Freimut Leidenberger (Hrsg.)
Thomas Strowitzki (Hrsg.)
Olaf Ortmann (Hrsg.)

Klinische Endokrinologie für Frauenärzte

3. vollständig überarbeitete und erweiterte Auflage

Mit 219 Abbildungen und 104 Tabellen

Unter Mitarbeit von

Ch. M. Bamberger, Th. Gudermann, R. Ivell, H. Jung,

U. Karck, C. Knabbe, M. Ludwig, E. Malik, A. Möller, J. Olcese,

W. G. Rossmanith, U. H. Winkler

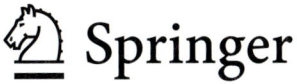

Prof. Dr. med. Freimut Leidenberger
Lokstedter Damm 15
22453 Hamburg

Prof. Thomas Strowitzki
Universitätsfrauenklinik Heidelberg
Abt. Gynäkologische Endokrinologie und Fertilitätsstörungen
Voßstraße 9
69115 Heidelberg

Prof. Olaf Ortmann
Klinik für Frauenheilkunde und Geburtshilfe der Universität Regensburg
am Caritas Krankenhaus St. Josef
Landshuter Straße 65
93053 Regensburg

ISBN 3-540-44162-X
Springer Medizin Verlag Heidelberg

Bibliografische Information der Deutschen Bibliothek
Die Deutsche Bibliothek verzeichnet diese Publikation in der Deutschen Nationalbibliografie;
detaillierte bibliografische Daten sind im Internet über http.//dnb.ddb.de abrufbar.

Springer Medizin Verlag.
Ein Unternehmen von Springer Science+Business Media
springer.de
© Springer Medizin Verlag Heidelberg 2005
Printed in Germany

Planung: Elisabeth Narciss
Projektbetreuung: Lindrun Weber
Design: deblik, Berlin
Titelbild links: Max-Planck-Institut für experimentelle Endokrinologie, Hannover / Heike Heuer, Karl Bauer
Herstellung: ProEdit GmbH, Heidelberg
SPIN 10791441
Satz: SDS, Leimen
Druck: Stürtz AG, Würzburg
Gedruckt auf säurefreiem Papier   33/3160Re   5 4 3 2 1 0

Vorwort zur 3. Auflage

Die beiden ersten Auflagen haben dieses Buch zu einem Standardwerk für die Endokrinologie der täglichen Frauenarztpraxis gemacht, das es ermöglicht, auch für seltenere Fragestellungen eine detaillierte Antwort und Anleitung zu finden, und das für die mit der Endokrinologie noch nicht ausreichend vertrauten Frauenärzte einen systematischen Weg in dieses wichtige und reizvolle Tätigkeitsgebiet des Frauenarztes aufzeigt. In den Jahren seit der 2. Auflage hat die Endokrinologie bedeutsame Entwicklungen und Wechsel erfahren:

Zum einen hat sich diese Disziplin zwischen und in den älteren klassischen medizinischen Fächern dynamischer denn je zuvor entwickelt, sichtbar an der immer noch zunehmenden Zahl von Journalen, Büchern, Veranstaltungen und anderen Medienprodukten. Zum anderen diversifiziert die Endokrinologie immer mehr und bereichert diese Disziplinen.

Zwei weitere, immer deutlicher erkennbare Entwicklungsmerkmale der Endokrinologie sollen noch erwähnt werden: einmal die bereits heute bestehende inhaltliche und methodische Interdisziplinarität der Endokrinologie und der Bedeutungswandel, dem der Begriff der Endokrinologie dadurch ausgesetzt ist. Die inhaltlichen Überlappungen sind vor allen in Bereichen wie Stoffwechsel-, Ernährungs-, Sportmedizin und vergleichbaren Feldern deutlich zu erkennen, während die Methodenansätze, derer sich die moderne Endokrinologie heute bedient, im Großen und Ganzen dieselben sind, die andere Disziplinen der modernen Lebenswissenschaften, wie Physiologie, Biochemie und Onkologie nutzen. Dazu zählen unter vielen anderen die jüngst entwickelten Methoden der Zellbiologie bis zur Analyse einzelner Zellen, die funktionelle Genomanalyse, die Proteomik, die Pharmakogenetik und die aufgrund der Überfülle an medizinisch-naturwissenschaftlichen Daten zwingend gewordene Vernetzung aller Daten mit Hilfe der modernen Bioinformatik.

Die demoskopische Entwicklung in unserem und in anderen Kulturkreisen stellt eine massive Herausforderung an das Gesundheitssystem und andere soziale Netzwerke dar. Diese sozialen Einrichtungen haben Auswirkungen nicht nur auf die Inhalte der Forschung in der Endokrinologie selbst, sondern auch auf die Prioritäten, nach denen man künftig Forschung und ärztliche Tätigkeit finanziert. In diesem Zusammenhang müssen die vielen präventiven Ansätze erwähnt werden, die gerade in den interdisziplinären Feldern zwischen Ersatztherapie, Sport und Ernährung aus der ärztlichen Tätigkeit und der Eigenverantwortung von Klienten und Patienten nicht mehr wegzudenken sind. Diese wenigen Andeutungen zur modernen Endokrinologie illustrieren ihre qualitative und quantitative Bedeutung nicht nur für Gesunde und Kranke, sondern auch für die Tätigkeit von Ärzten, für die Gesundheits - (struktur) - politik und für unsere sozialen Systeme.

Was hat ein Lehrbuch der Endokrinologie mit all diesen Entwicklungen der Wissenschaften, der Methoden, der ärztlichen Tätigkeit und deren gesellschaftlich-politischem Umfeld zu tun? Die Antwort muss lauten: Wenn ein Lehrbuch für die Praxis wertvoll sein soll, muss es die Akzente so setzen, dass alle mit der Endokrinologie befassten, insbesondere jedoch die praktisch tätigen Ärzte ihren aktuellen Informationsbedarf erfüllt sehen, wenn sie die Lektüre des Buchs mit Gewinn beenden wollen. Genau darum haben wir Autoren und Herausgeber uns bemüht.

Wir mussten viele neue Akzente und Schwergewichte setzen, beispielsweise
- die Rolle der Molekularbiologie in der Diagnostik, Therapie und Prävention aufzeigen,
- die Einbettung klassischer endokriner und reproduktionsmedizinischer Funktionen in den durch ein bioinformatisches Netzwerk gesteuerten Gesamtorganismus darstellen,
- aufzeigen, warum bestimmte Funktionsstörungen, zum Beispiel diejenigen der Ovarfunktion, nicht isoliert entstehen, sondern auf der Basis einer Stoffwechselstörung und darstellen, welche modernen, gleichwohl aber technisch simplen, hoch effizienten, nebenwirkungsarmen und kostengünstigen Therapieformen aus solchen neuen Ansätzen abgeleitet werden können,
- außerdem mussten wir unter Wissenschaftlern, Ärzten und in der Laienöffentlichkeit kontrovers geführte Diskussionen um bestimmte Diagnose- und Therapieverfahren so gewichten und bewerten, dass unsere Aussagen hierzu noch von praktischem Wert sind.

Die 3. Auflage spiegelt einen Generationswechsel wider: Der Erstherausgeber hat mit seinen beiden Mitherausgebern und mehreren Mitautoren eine harmonische Arbeitsgruppe schaffen können, die sich in den Zielen einig ist. Mit den neuen Mitherausgebern wird die Kontinuität gewährleistet werden. Diese Auflage stellt den Versuch dar, mit dem Spezialwissen einzelner Autoren den neuesten Stand der klinischen Wissenschaft zu gewährleisten, mit einem eng und gemeinsam auf Prioritäten ausgerichteten Herausgeber-Team Ausgewogenheit, Praxisnähe und thematische Gewichtung zu sichern und mit der sprachlichen Überarbeitung des Gesamtwerks durch einen einzelnen Herausgeber dieses auch homogen zu gestalten.

Ein Buch lebt auch und gerade von seiner Schönheit; man muss es nicht nur gerne lesen, sondern es auch gerne in die Hand nehmen wollen. Bei diesem Anliegen hat uns in außerordentlich zuvorkommender Weise der Springer Verlag unterstützt. Allen Mitarbeitern und Verantwortlichen des Verlags insbesondere Frau E. Narciss, Frau L. Weber, Herrn J. Engelbrecht und Herrn B. Reichenthaler gilt der Dank der Autoren und Herausgeber für die Freiheit zu gestalten.

Schon zum 3. Mal ist Frau Ch. Stegen in der Tagesarbeit der redaktionellen Arbeit im Brennpunkt des Geschehens gestanden, diesmal nicht nur mit der Umsetzung des Textes eines Autors, sondern vieler Autoren und Herausgeber, darüber hinaus mit der Koordinierung der Arbeit zwischen Autoren, Herausgebern und dem Verlag. Die ihr eigene Mischung aus Identifikation mit dem Werk und kaum erschöpfbarem Fleiß ist besonders hervorzuheben und unentbehrlich gewesen. Ihr gilt unser herzlicher Dank.

Nicht geringer soll unser Dank sein an einige weitere Damen und Herren sein, die zum Gelingen Entscheidendes beigetragen haben: an Frau Apothekerin Dr. H. Dierking, Hamburg, Frau Dr. R. Schneider, Schering AG, Berlin, Herrn Privatdozent Dr. Th. Zimmermann, Jenapharm GmbH, Jena und Herrn M. Sax, Organon GmbH, die uns bei der Durchsicht, der Korrektur und der Ergänzung der Arzneimittelliste behilflich waren, desgleichen Herrn Prof. E. Windler, Hamburg, der die sich mit der Hormonersatztherapie befassenden Kapitel aus der Sicht des Internisten und Stoffwechselforschers kritisch bewertet hat.

Wir hoffen, mit dieser Neuauflage einen wertvollen Beitrag zur Tätigkeit des Frauenarztes geleistet, darüber hinaus den Leser erfreut zu haben.

Freimut Leidenberger, Thomas Strowitzki, Olaf Ortmann
Hamburg, Heidelberg, Regensburg, im Juli 2004

Inhaltsverzeichnis

Die gestörten Funktionen

Autorenverzeichnis

Bamberger, Christoph M.,
Prof. Dr. med.
Medizinische Klinik I/
Endokrinologie, Zentrum für
Innere Medizin,
Martinistr. 52,
20246 Hamburg

Gudermann, Thomas,
Prof. Dr. med.
Institut für Pharmakologie und
Toxikologie, Fachbereich Medizin,
Philipps-Universität Marburg,
Karl-von-Frisch-Str. 1 (Lahnberge),
35033 Marburg/Lahn

Ivell, Richard,
Prof., Ph. D.
School of Molecular and
Biomedical Sciences, The
University of Adelaide, Medical
School South,
4th floor, Frome Road,
Adelaide SA 5005, Australia

Jung, Heike,
Dr. med.
Lilly Deutschland GmbH,
Med. Abteilung Endokrinologie,
Saalburgstr. 153,
61350 Bad Homburg

Karck, Ulrich,
PD Dr. med.
Frauenklinik Berg,
Obere Straße 2,
70190 Stuttgart

Knabbe, Cornelius,
Prof. Dr. med.
Zentrum für diagnostische
Medizin, Robert-Bosch-
Krankenhaus,
Auerbachstr. 110,
70376 Stuttgart

Leidenberger, Freimut,
Prof. Dr. med.
Lokstedter Damm 15,
22453 Hamburg

Ludwig, Michael,
PD Dr. med.
Endokrinologikum Hamburg,
Lornsenstraße 6,
22767 Hamburg

Malik, Eduard,
Prof. Dr. med.
Klinik für Frauenheilkunde und
Geburtshilfe der Universität
Regensburg
am Caritas-Krankenhaus St. Josef,
Landshuter Str. 65,
93053 Regensburg

Möller, Anja,
Apothekerin
Auf der Weide 22,
35037 Marburg

Olcese, James,
Prof. Ph. D.
The Florida State University,
College of Medicine,
Tallahassee,
Florida 32306 – 4300, USA

Ortmann, Olaf,
Prof. Dr. med.
Klinik für Frauenheilkunde und
Geburtshilfe der Universität
Regensburg
am Caritas-Krankenhaus St. Josef,
Landshuter Str. 65,
93053 Regensburg

Rossmanith, Winfried G.,
Prof. Dr. Dr. med. habil.
Frauenklinik,
Diakonissenkrankenhaus
Karlsruhe-Rüppurr,
Diakonissenstr. 28,
76199 Karlsruhe

Strowitzki, Thomas,
Prof. Dr. med.
Universitätsfrauenklinik
Heidelberg, Abt. Gyn.
Endokrinologie und
Fertilitätsstörungen,
Voßstr. 9,
69115 Heidelberg

Winkler, Ulrich Horst,
PD Dr. med.
Klinikum Wetzlar-Braunfels,
Forsthausstraße 1,
35578 Wetzlar

Einführung in die Endokrinologie

J. Olcese und R. Ivell

1.1 Was ist ein Hormon?

Nach der klassischen Definition versteht man unter Hormonen biologisch aktive Substanzen, die vom Organismus in hierfür spezialisierten Organen, den sog. **endokrinen Drüsen** synthetisiert werden und nach ihrer Freisetzung (Sekretion) über den Blutweg oder das Lymphsystem an ihre entsprechenden Erfolgsorgane gelangen, wo sie eine organ- bzw. zellspezifische Reaktion auslösen. Die Dauer und die Intensität der Hormonwirkung wird durch multiple Regelkreise und molekulare Signalübertragungsketten gesteuert. Teil dieser Regelkreise sind nicht nur die jeweiligen Hormone und die Produkte der Hormonwirkung im Erfolgsorgan, sondern auch Hormone und nicht hormonale Signalmoleküle aus anderen Organen, insbesondere aus den großen Stoffwechselorganen. Darüber hinaus spielen über die Sinnesorgane aufgenommene Informationen aus der Umgebung (z. B. Helligkeit, Dunkelheit, Kälte, Wärme) eine wichtige Rolle bei der Steuerung von hormonalen Regelkreisen. Der über das neurale System der Sinnesorgane erfolgende Informationsaustausch zwischen Umwelt und Organismus stellt das Bindeglied zwischen Umwelt und dem Hormonsystem (Endokrinium) sowie anderen Informations- und Regulationssystemen (z. B. Immunsystem) dar.

Bei der Lektüre dieses Buches wird deutlich, dass das Endokrinium nicht isoliert von und parallel zu den anderen erwähnten Informations- und Regulationssystemen arbeitet; vielmehr ist es mit diesen funktionell zu einem integrierten Netzwerk verbunden, das die vitalen Funktionen des Organismus gewährleistet. Die Trennung des Endokriniums von den anderen Mitspielern dieses Netzwerkes hat lediglich historische, didaktische und methodische Gründe.

Endokrinologie ist die Lehre von der sog. **inneren Sekretion**. Geprägt wurde dieser Begriff von Claude Bernard im Jahr 1855, der darunter die Sekretion von Substanzen im lebenden Organismus verstand, die – über den Blutweg transportiert – an anderen Organen und Zellen ihre spezifische Wirkung ausüben. Den Substanzen, die auf diesem Wege biologisch aktiv sind, gab Ernest Henry Starling im Jahre 1905 erstmals ihren Namen »**Hormon**« (altgriech. hormaein, antreiben).

Die Geburtsstunde der Endokrinologie wird auf das Jahr 1849 datiert, in dem der Göttinger Physiologe Arnold Adolph Berthold den Versuch unternahm, kastrierten Hähnen die Hoden anderer Hähne einzupflanzen. Dabei stellte er fest, dass nach Einpflanzung dieser Hoden die kastrierten Hähne ihr sexualspezifisches Verhaltensmuster wieder aufnahmen. Berthold schloss hieraus korrekt auf die Existenz einer oder mehrerer Substanzen, die, aus dem übertragenen Hoden stammen, über den Blutweg an anderer Stelle ihre spezifische Wirkung entfalten.

Während der letzten Jahrzehnte hat der Begriff »Hormon« infolge des raschen methodischen Fortschritts der Endokrinologie im Vergleich zur klassischen Definition eine Erweiterung und einen Bedeutungswandel erfahren. Man hat nämlich verschiedene hormonähnliche Substanzklassen entdeckt, beispielsweise die Prostaglandine, die am Ort ihrer Synthese oder in unmittelbarer Nachbarschaft spezifische Wirkungen ausüben und nicht über den Blutkreislauf an entfernten Organen wirksam werden. Dieses Phänomen wird **parakrine Wirkung** genannt. Die direkte Wirkung auf dieselbe Zelle, in der auch das Hormon gebildet wird, wird als **autokrine Wirkung** bezeichnet.

Darüber hinaus hat man einigen klassischen Hormonen weitere Synthese- und Wirkorte zuweisen können.

So wird z. B. das Hormon Oxytozin nicht nur im Hypothalamus, sondern auch im Ovar, in der Leydig-Zelle des Hodens und in der Dezidua gebildet (Wathes et al. 1986; Schams et al. 1985; Kruip et al. 1985; Khan-Dawood et al. 1988). Während Oxytozin als hypothalamisches, im Hypophysenhinterlappen gespeichertes Hormon unter anderem funktionell am Stillvorgang beteiligt ist, also eine klassische endokrine Funktion hat, übt es auf ovarieller Ebene lokale (auto- oder parakrine) Wirkungen aus. Bei einigen Tierspezies wirkt es auf Nachbarorgane der Ovarien und ist Teil eines lokalen Regelkreises (eines sog. **Gegenstromsystems**), zu dem Adnexe und Uterus gehören. Bei diesen Spezies (z. B. beim Schaf) löst Oxytozin über diesen lokalen Regelkreis den Zusammenbruch der Gelbkörperfunktion (die Luteolyse) aus. Beim Menschen ist das in der Dezidua gebildete Oxytozin in der Endphase der Schwangerschaft Teil des weheninduzierenden Mechanismus und wirkt von Zelle zu Zelle (parakrin).

Eine Reihe weiterer Substanzen dient dem **Informationsaustausch** zwischen Nervensystem und Endokrinium. Bei ihnen handelt es sich um biologisch aktive Substanzen, die in Nervenzellen gebildet und nach Transport durch die Axone am Nervenende sezerniert werden. Zu diesen gehören u. a. Adrenalin, Noradrenalin, Serotonin, Dopamin, Azetylcholin, Histamin und einige peptidartige Substanzen wie die Endorphine und Enkephaline. Diese sekretorischen Produkte von Neuronen können je nach topographischer Lage in ein Kapillarnetz gelangen, dann als Hormon wirken oder durch unmittelbaren Einfluss auf ein benachbartes Neuron die Funktion eines Neurotransmitters haben. Der dank neuester molekulargenetischer und zellbiologischer Methoden möglich gewordene Nachweis nicht nur biologisch aktiver Substanzen in Einzelzellen, sondern sogar der Wirkung einzelner Moleküle in der lebenden Zelle, wird unser Bild von der Regulation von Zellverbänden und von Organsystemen erweitern und den Hormonbegriff modifizieren.

Die Entdeckung zahlreicher lokal gebildeter und im Zellverband wirkender Substanzen, wie den Wachstumsfaktoren und Zytokine, deren Bildung und Hemmung der Fernsteuerung der klassischen Hormonsysteme unterstehen, komplizieren zwar einerseits das ehemals einfache Bild der Regulation endokriner Drüsen, ihrer Sekretionsprodukte und deren Wirkungen. Andererseits ist es durch deren Nachweis mittels heute hoch sensibler und spezifischer Methoden möglich geworden, die vielfältige Absicherung von Organ- und Gewebsfunktionen zu dokumentieren. Diese Mannigfaltigkeit der Absicherung nennt man **Redundanz** (Definition s. weiter unten).

Die begrifflichen Grenzen zwischen den klassischen Informationssystemen des Organismus, dem endokrinen System, dem Immunsystem und dem Nervensystem verwischen sich in dem Maße, wie bekannt wird, dass sie denselben Regulationsprinzipien folgen und teilweise die gleichen Substanzen als Informationsüberträger benutzen.

Hormone sind wie andere Produkte einer Zelle eine der funktionellen Ausdrucksformen der Gesamtheit an Erbinformationen (des Genoms) eines Organismus. Sie sind als Botenstoffe in die Regulation jeder Lebensäußerung, sei es der Stoffwechsel, die zelluläre Differenzierung, das Verhalten oder die

Fortpflanzungsfunktionen, eingebunden. Die Wirkungsmechanismen, die der Regulation der genannten Körperfunktionen durch Hormone zu Grunde liegen, sind sehr komplex und stellen einen dynamischen Prozess dar, der durch Rückkopplungssysteme, Zyklen und interagierende funktionelle Netzwerke gekennzeichnet ist; sie erinnern, der Informatik entlehnt, an Computeralgorithmen und an Informationsprozesssysteme.

In der Tat sind Informationsaustausch und Gestaltung von Informationsprozessen nicht nur Merkmale einer einzelnen lebenden Zelle, sondern des Lebens schlechthin. Die »Programme« der lebenden Zelle oder eines ganzen Organismus sind in Gestalt des Genoms vererbt. Das Genom, die Summe aller Erbinformationen eines Organismus, ist die biologische Information, die weder einer abstrakten Sprache von 26 Buchstaben wie der unseres Alphabets entspricht, noch einem binären Code moderner digitaler Prozessoren, sondern eher einer chemischen Sprache, bestehend aus vier spezifischen Nukleotidmolekülen (Adenin, Guanin, Cytosin und Thymin), die miteinander verknüpft die Desoxyribonukleinsäure (DNS, engl. DNA) bilden. Die »Grammatik«, derer sich die genomische Sprache der DNA bedient, ist während der Evolution in hohem Maß konstant gehalten (konserviert) worden, und über den gesamten Verlauf der Evolution hat die DNA als eine Art Blaupause gedient, mit deren Hilfe Zellen von Millionen von Lebensformen eine Unzahl biochemischer Produkte generiert haben, nämlich die Proteine.

Weil Proteine auf verschiedene Weise Teil des Syntheseapparates von Hormonen und viele Hormone selbst Proteine oder Glykoproteine sind, erscheint es angebracht, an dieser Stelle kurz auf Besonderheiten der Proteinsynthese einzugehen: Proteine sind nicht einfach das fotografische Positiv des Negativs DNA; vielmehr unterliegen sie nach der Bildung der für das jeweilige Protein typischen Aminosäurenkette (der sog. Translation) massiven Sekundärveränderungen wie der Abspaltung spezieller Segmente, Angliederung von anderen organischen Molekülen, z. B. von Lipiden, Phosphatresten und verschiedenen Zuckern. Proteine reorganisieren sich dreidimensional im Raum je nach elektrischer Ladung und können sich physikalisch mit anderen Proteinen assoziieren. Der Proteintyp, den eine bestimmte Zelle produziert, wird nicht nur durch die zellspezifischen Funktionen determiniert, sondern hängt auch ab vom Differenzierungsgrad einer Zelle im Embryonal- oder Erwachsenenleben, vom Alter und vom hormonalen Milieu, in dem die Zelle funktioniert. Sogar die Tageszeit kann für die Produktion und Sekretion eines Proteins bzw. Hormons entscheidend sein: manche Proteine werden nur nachts gebildet, andere tagsüber.

Bemerkenswert ist, dass diese Endprodukte des genomischen Codes nicht nur dazu dienen, ein breites Spektrum spezifischer und diversifizierter Funktionen auszuüben; vielmehr stehen sie auch für eine äußerst vitale Funktion, nämlich die Aufrechterhaltung eines weitgehend fehlerfreien Genoms während der sich wiederholenden Zellteilungszyklen. Fehler im Genom können ohne ersichtlichen Anlass (»spontan«) entstehen, während der Organismus der physikalischen und chemischen Umwelt ausgesetzt ist, wie z. B. den UV-Strahlen des Sonnenlichts oder den beim Stoffwechsel gebildeten freien Radikalen, die dem Organismus oxidativen Schaden zufügen.

Organismen müssen in der Lage sein, ihr Genom und die von ihm abgeleiteten Genprodukte nutzen zu können, um zwei fundamentale Ziele zu erreichen, Überleben und Fortpflanzung.

Das erste Ziel ist offensichtlich, unter sich laufend ändernden Lebensbedingungen (Nahrungsressourcen, Temperatur, Licht und die Abwehr von Konkurrenten im Kampf um diese Ressourcen) zu überleben. Um dies zu erreichen, bedarf es der Adaptation an eine spezifische Umgebung in einem vorgegebenen Zeitraum. Da sich über eine Zeitspanne von tausenden von Generationen deren Umgebung ändert, ist die lebende Spezies gezwungen, ihren Phänotypus zu ändern. Man bezeichnet dies als Evolution, die nicht von einem einzelnen Individuum, sondern von der Spezies, genauer gesagt, vom Genom derselben durchlaufen wird.

Sowohl die Adaptation an die jeweiligen Lebensumstände als auch das zweite Ziel eines lebenden Organismus, die Fortpflanzung, sind biologische Prozesse, die abhängig sind vom Genom als Quelle der Information.

In multizellulären Organismen ist der Informationsaustausch zwischen den Zellen genauso kritisch wie das Lesen der genetischen Information in der einzelnen Zelle. Die Komplexität multizellulärer Organismen und die Notwendigkeit zeitgerecht koordinierter Antworten auf die jeweiligen Lebensumstände hat die Entwicklung komplexer biologischer Informations- und Signalübertragungssysteme gefördert. Der Informationsaustausch dieser Systeme umspannt sehr unterschiedliche Entfernungen: von der direkten Kommunikation innerhalb und zwischen zwei benachbarten Zellen bis hin zur Kommunikation zwischen weit entfernten Zellen. Die Hormone als eine Gruppe der signalübertragenden Moleküle partizipieren an allen Ebenen der interzellulären Kommunikation; sie werden von einer Vielzahl von Geweben synthetisiert, und zwar auch von solchen Geweben, die man nicht unmittelbar mit den klassischen endokrinen Funktionen assoziiert, u. a. vom Magen-Darm-Trakt, dem Herz, der Niere, der Haut und den Immunzellen.

1.2 Funktionsweisen und biologische Wirkungen von Hormonen und hormonähnlichen Substanzen

Um die Prinzipien der Hormonwirkung besser zu verstehen, lohnt sich eine Betrachtung aus der Sicht der Evolution. Primitive Einzeller waren vor etwa einer Milliarde Jahre aufgrund ihrer Fähigkeit, auf ihre Umwelt zu reagieren, in der Lage zu überleben und sich fortzupflanzen. Als isolierte Zellen entwickelten sie Mechanismen zur Erfassung der chemischen, physikalischen und biologischen Eigenschaften des Milieus, in dem sie lebten. Die Zellen waren nicht nur mit spezifischen Empfängermolekülen ausgestattet, durch die sie zwischen unterschiedlichen Arten äußerer Stimuli differenzieren konnten, sondern sie waren auch in der Lage, auf äußere Reize mit spezifischen physiologischen Reaktionen zu antworten. Sie hatten also die Fähigkeit, externe Informationen in die Zelle zu integrieren und diesen angemessen zu antworten. Wahrscheinlich waren diese Empfängermoleküle zunächst Membranrezeptoren, die auf wasserlösliche äußere Signale mit primitiven Signalübertragungssystemen antworteten. Es ist anzunehmen, dass die ältesten Informationssysteme auf Ionen und auf Aminosäuren, in einer späteren Phase der Phylogenese auf Peptide reagierten, da Rezeptoren für solche Moleküle in allen Bereichen der Tier- und Pflanzenwelt zu finden sind, diese also sehr alt sein müssen.

Einer der größten Sprünge in der Evolution und zugleich der Schlüssel zu unserem Verständnis der Endokrinologie ist die Entwicklung der Multizellularität: aus einem zunächst wahrscheinlich nur vorteilhaften Zusammenbleiben von identischen Tochterzellen bildete sich eine Spezialisierung und Arbeitsteilung unter den einzelnen Zellen heraus. Eine Arbeitsteilung ist nur möglich, wenn die einzelne, nunmehr funktionell unterschiedliche Zelle eines Gebildes ihren physiologischen Zustand anderen Zellen mitteilen kann. Mit dem Entstehen multizellulärer Organismen haben sich auch die interzellulären Informationsübertragungssysteme weiterentwickelt: von der Bildung der oben erwähnten Membranrezeptoren über die des Informationsaustauschs durch **Zell-zu-Zell-Kontakte** bis zur Ausgestaltung der **intrazellulären Signaltransduktions-** und **Reaktionskaskaden.**

Im Lauf der Evolution wurden aus schlichten, multizellulären Gebilden Organismen mit speziellen Organen. Damit entstand die Notwendigkeit, Informationen auch über längere Distanzen innerhalb des Organismus zu übertragen. Um diesen Informationsaustausch zu ermöglichen, waren zwei wesentliche Voraussetzungen erforderlich: erstens eine strukturelle Evolution spezialisierter Informationsträgersysteme (z. B. von Nerven und Nervensynapsen) und die Evolution komplexerer Hormonmoleküle; zweitens Entwicklungen in der Art der Informationsübertragung selbst, z. B. die Evolution von Mechanismen zur Reduktion des »Rauschens« im Informationsfluss über längere Distanzen, nämlich die Pulsatilität der Hormonsekretion und die Entwicklung komplexerer Hormone mit multiplen Epitopen (Bereiche des Moleküls, welche die Spezifität der Hormonwirkung bestimmen) sowie komplexerer Signaltransduktionswege innerhalb der Zelle.

Irgendwann während dieser Evolution wurden auch wasserunlösliche (**hydrophobe**) Moleküle (z. B. Steroide) als Informationsträger verwendet. Da solche Moleküle in wässriger Lösung nicht frei beweglich sind, entstanden sie wahrscheinlich im Zusammenhang mit den lipidhaltigen Zellmembranen und dem Lipidstoffwechsel innerhalb einer Zelle. Eine weitere Entwicklung waren Proteine, die durch spezifische Wechselwirkungen mit der DNA im Genom bestimmte Gene funktionell »an- oder abschalten« können, die sog. **Transkriptionsfaktoren.** Die ältesten Transkriptionsproteine ähnelten wahrscheinlich den heutigen **Orphanrezeptoren.** Letztere sind Rezeptoren, für die noch keine Liganden (an den Rezeptor spezifisch anbindende Moleküle, die in der Zielzelle zelltypische Reaktionen auslösen) bekannt sind (engl. orphan, Waise), d. h. sie werden nicht durch besondere Liganden aktiviert, sondern sind entweder allein aktiv oder durch Wechselwirkung mit anderen Proteinen bzw. durch enzymatische Modifizierungen aktivierbar (beispielsweise durch eine Phosphorylierung).

In einem entwicklungsgeschichtlich späteren Zeitraum kam es zur Aktivierbarkeit einiger Transkriptionsfaktoren durch eine Interaktion mit kleinen hydrophoben Molekülen wie z. B. den Steroiden. Heute bilden die sog. **ligandenabhängigen Transkriptionsfaktoren** eine große eigenständige Familie der Transkriptionsfaktoren, zu der die Steroidhormon- und Schilddrüsenhormonrezeptoren sowie die Retinoidrezeptoren gehören.

Klassen der Informationsträger

Die nachfolgende Übersicht zeigt, wie eine Zelle in der Lage ist, auf eine Reihe sehr verschiedener Reize zu reagieren. Für die meisten solcher Reize sind spezifische Rezeptorsysteme entwickelt worden, die zusammen mit deren intrazellulären Signalübertragungswegen eine spezifische physiologische Antwort ermöglichen, z. B. Ausschüttung eines Hormons, morphologische Veränderungen, Stoffwechseländerungen, Proliferation, Apoptose.

Bekannteste zelluläre Reize
- Wirkstoffe (z. B. Hormone, Zytokine, Wachstumsfaktoren)
- Elektrische Signale
- Elektrolyte, pH-Wert, Ionen
- Substrate (z. B. Energie)
- Metabolite, Stoffwechselprodukte
- Andere physikalische Stimuli (z. B. Blutdruck, Muskeldehnung)
- Zell-Zell-Kontakte (z. B. über Oberflächenantigene oder die extrazelluläre Matrix)

Alle Wirkstoffe und Signale, die oben aufgelistet sind, haben einen bestimmten Informationsinhalt. Aufgabe der Zelle bzw. des Organismus ist es, diesen zu bestimmen, zu interpretieren (»decoding«) und zu verteilen. Die Endokrinologie ist als eine besondere Form der biologischen Informatik anzusehen, die allen Regeln der Informatik folgt (s. unten).

Man kann bei Hormonen oder hormonähnlichen Substanzen unterschiedliche Funktionsmuster unterscheiden (◘ Abb. 1.1):

- **Autokrine Funktion.** Das Produkt einer Zelle vermag an derselben Zelle über Rezeptoren eine Wirkung auszulösen.
- **Parakrine Funktion.** In einer Zelle wird ein Hormon synthetisiert und sezerniert, das an einer benachbarten Zelle unter Umgehung des großen Kreislaufs seine Wirkung ausübt. Eine der Voraussetzungen für seine Wirkung ist die Existenz spezifischer Rezeptoren an der Nachbarzelle.
- **Neurokrine Funktion.** Sie stellt einen Spezialfall der parakrinen Wirkung dar: ein Hormon wird in einem Neuron synthetisiert und in den extrazellulären Raum abgegeben, um dann an benachbarten Zellen seine Wirkung auszuüben.
- **Neuroendokrine Funktion.** Das Hormon wird in einem Neuron synthetisiert, in den extrazellulären Raum abgegeben und nach Passage über den Blutkreislauf (oder Hirnliquor) an entfernten Zellen wirksam. Ein Beispiel ist die Stimulation der Gonadotropinsekretion der Hypophyse durch das den hypothalamischen Neuronen entstammende Gonadotropin-releasing-Hormon (GnRH), welches über den portalen Kreislauf zu den gonadotropinproduzierenden Zellen der Hypophyse gelangt.
- **Endokrine Funktion.** Diese ist die am längsten bekannte Funktion eines Hormons. Das Hormon wird in einer endokrinen Zelle synthetisiert, sezerniert und gelangt über den Blutweg an eine weit entfernte Zelle oder in ein Organ, wo es durch eine spezifische Rezeptorbindung eine spezifische Reaktion auslöst.

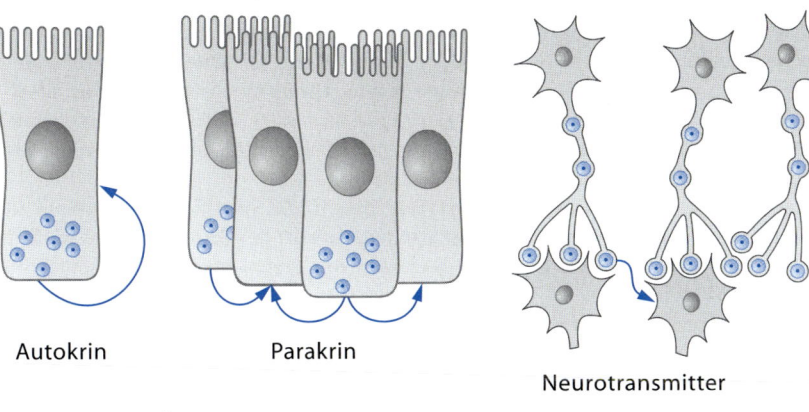

Abb. 1.1. Formen der Informationsübermittlung durch Botenstoffe (Hormone)

Autokrin Parakrin

Neurotransmitter

Neuroendokrin Endokrin

— **Neurotransmitterfunktion.** Ein Hormon wird in einem Neuron synthetisiert und am Nervenende sezerniert, bindet sich nach Überquerung der Synapse an spezifische Rezeptoren des benachbarten Neurons und übt dort seine Wirkung aus.

Spezifitätsmechanismen

In der folgenden tabellarischen Übersicht werden die wesentlichen Merkmale typischer endokriner Systeme aus dem Blickwinkel des Informatikers beschrieben.

Was bedeuten Begriffe wie Rauschen und Redundanz im Kontext des Organismus?

Kennzeichen biologischer Informationssysteme

Para-/ Autokrin	A – B	Kurzer Weg Wenig Rauschen Wenig Redundanz Einfache Moleküle Mäßig schnell
Endokrin	A – B	Langer Weg Viel Rauschen Viel Redundanz Komplexe Moleküle Weitere Kodierung (z. B. digital/pulsatil) Langsam
	A.B (Synapsen)	Sehr kurzer Weg Sehr wenig Rauschen Wenig Redundanz Sehr einfache Moleküle Schnell
	A.B (Zell-Zell-Kontakte)	Kein Rauschen Null Redundanz Sehr einfache Moleküle (z. B. Protonen, Ionen, cAMP usw.) Sehr schnell

Von Rauschen spricht man, wenn auf dem Weg vom Signalgeber (einer sekretorischen Zelle, z. B. einer hypophysären gonadotropinproduzierenden Zelle) bis zum Empfänger (z. B. dem LH-Rezeptor auf der Thekazelle des Ovarfollikels) viele störende Faktoren existieren (z. B. Proteasen, Bindungsproteine, Verdünnungseffekte usw.), welche die Wirkung des luteinisierenden Hormons (LH) beeinträchtigen. Im Folgenden wird aufgeführt, was der Organismus tun könnte, um den Informationsgehalt aufrechtzuerhalten:

— Erhöhung der Menge des ausgeschütteten Hormons (wie z. B. beim ovulatorischen LH-Gipfel der Frau in der Mitte des Ovarzyklus),

— Verlängerung der Halbwertszeit des Informationsträgers (Hormons), z. B. durch Bindungsproteine, durch Glykosylierungen, durch Modifizierungen am Ende der Aminosäurenkette (terminale Modifizierungen) über Amidgruppen und andere Mechanismen,

— Ausstattung der Trägermoleküle (d. h. hier eines Hormons) mit mehreren informationshaltigen Epitopen und/oder

— Kodierung der Information.

Die meisten Hormone werden als sog. **AM-Systeme** produziert. AM steht für Amplitudenmodulation und bedeutet soviel wie »mehr Hormon = mehr Signal«. AM-Systeme sind wie bei der AM-Mittelwelle der alten Radiosender oder bei den alten Langspielplatten aus Vinyl meist mit viel Rauschen verbunden. Bei den heutigen FM(Frequenz-Modulation)-Radios und digitalen CD-Platten ist die Information digital kodiert und mit wesentlich weniger Rauschen verbunden. Auch im Körper wird dieses Prinzip verwandt, indem manche Hormone pulsatil ausgeschüttet werden (z. B. GnRH, LH). Nur wenn die Frequenz der Hormonpulse innerhalb bestimmter Grenzen liegt, gibt es eine entsprechende Antwort, für die ein besonderer biologischer »decoder« bei der Empfängerzelle notwendig ist. Dieser nutzt die Kinetik der Desensibilisierung (»Herunterregelung«) und der Internalisierung des Rezeptors in die Zelle. Wenn Rezeptoren zu wenig oder zu viele Hormonpulse empfangen, werden sie entweder gar nicht angeregt oder dauerhaft »heruntergeregelt«.

Unter **Redundanz** versteht man das Phänomen, dass die gleichen Informationen über mehrere parallele Informationswege vermittelt werden. Eine Redundanz beobachtet man sehr häufig bei parakrin agierenden Informationssystemen. Anhand folgenden Experiments konnte diese Redundanz nachgewiesen werden: Man hat in letzter Zeit mehrere sog. »Knockout-Mäuse« produziert, bei denen ein bestimmtes funktionell relevantes Gen irreversibel ausgeschaltet wurde. Trotzdem ergab sich keine Änderung des Phänotyps bzw. der untersuchten Zellfunktion. Erst wenn diese normal erscheinenden Knockout-Mäuse miteinander gekreuzt wurden oder eine Knockout-Maus in eine Stresssituation gebracht wurde, zeigte sich ein spezifischer Effekt des ausgeschalteten Gens. Redundanz bedeutet also nicht unnützer Informationsüberschuss! Endokrine Redundanz ist eher wie das Sicherheitssystem in einer Raumkapsel zu verstehen, das erst in einer Notsituation Verwendung findet: sie dient also der multiplen Absicherung vitaler Funktionen.

Die nächste Frage betrifft die **Spezifität**. Sie wird anhand der Art der spezifischen Antwort der Zielorgane und der Zeitspanne, in der diese Antwort erzielt wird, definiert. Viele Reflexe, Rückkopplungssysteme sowie Stressantworten müssen sehr schnell ablaufen, andere Hormonwirkungen langsam aber stetig, z. B. bei der Differenzierung von Zellen und Geweben oder während des Ovarzyklus. Um diesen unterschiedlichen Bedürfnissen gerecht zu werden, nutzt der Körper verschiedene Kategorien von Molekülen, die unterschiedliche strukturelle und daher auch dynamische Charakteristika aufweisen (☐ Tabelle 1.1).

Tabelle 1.1 zeigt deutlich, dass für schnelle Effekte Moleküle mit kurzen Halbwertszeiten, wie Peptide (z. B. Insulin, Opioide) oder Katecholamine (z. B. Adrenalin) benutzt werden. Für langsame Differenzierungsvorgänge werden Steroide (z. B. Androgene) oder Schilddrüsenhormone bevorzugt. Dazwischen liegen Wirkungen, die Stunden oder einige Tage anhalten; diese werden dann vorwiegend durch Proteine (z. B. LH) oder manche Steroide (z. B. Kortisol) vermittelt. Für die sehr schnellen Informationsübertragungen werden Moleküle benutzt, die auch über besonders schnelle Entsorgungssysteme verfügen. Im Gehirn werden neuronale Kontakte durch Ionen, Aminosäuren, Katecholamine oder Kleinstpeptide vermittelt, die sehr schnell und spezifisch durch Ionenkanäle oder Abbauenzyme beseitigt werden. Auch bei pulsatilen Systemen ist die Effizienz der Informationsübertragung durch die kurzen Halbwertszeiten der Peptide bestimmt.

☐ Tabelle 1.1. Eigenschaften von Hormonmolekülen

	Proteine	Peptide	Katecholamine	Schilddrüsenhormone	Steroide
Chemie	5 bis 20 nm	<5 nm	Abkömmlinge von Tyrosin	Abkömmlinge von Tyrosin	Sterolderivate
Eigenschaft	Hydrophil	Hydrophil	Hydrophil	Hydrophob	Hydrophob
Biosynthese	Genetisch	Genetisch	Enzymatisch	Enzymatisch	Enzymatisch
Sekretion	Meist geregelte Exozytose	Meist geregelte Exozytose	Streng geregelte Exozytose	Diffusion	Diffusion
Transport	Frei	Meistens frei, auch proteolysegeregelt	Frei	Transportproteine	Transportproteine
Schranken-Permeabilität (z. B. Zellmembran)	Nicht permeabel	Begrenzt permeabel	Begrenzt permeabel	Permeabel	Permeabel
Halbwertzeit in Plasma	Minuten bis Stunden	Minuten	Sekunden	Tage	Stunden
Rezeptoren	Zellmembran	Zellmembran	Zellmembran	Zellkern, Zytoplasma	Zellkern, Zytoplasma

Schlussfolgerung

Die Informatik stellt ein sehr nützliches Vokabular und Vorstellungsmuster zur Verfügung, mit denen die Wirkungen und Funktionen von Hormonen und anderen Signalgebern anschaulich beschrieben werden können. Nach den obigen Ausführungen dürfte klar sein, dass sich Peptide für auto- oder parakrine Systeme gut eignen, dass modifizierte Aminosäuren als Neurotransmitter besser funktionieren als Steroide, und dass für die klassischen endokrinen Systeme Peptide relativ groß sein und/oder digital kodiert sein müssen.

Dank hochsensibler Methoden weiß man heute, dass es in praktisch jedem Organ hormonproduzierende Zellen gibt und keine Körperzelle existiert, die nicht einer hormonalen Wirkung ausgesetzt ist. Darüber hinaus hat die klinische Forschung der letzten Jahrzehnte gezeigt, dass Organsysteme, die nicht zu den klassischen endokrinen Organen gehören, wie z. B. Haut, Herz, Fettgewebe und Muskelmasse, Hormonbildner sind, Hormone ab- und umbauen können und somit Teil der Homöostase des Endokriniums sind.

In der endokrinologischen Sprechstunde sind wir also gut beraten, uns außer mit den klassischen endokrinen Organfunktionen auch mit dem funktionellen Zustand des übrigen Organismus, insbesondere der großen Stoffwechselorgane zu befassen (▶ Kap. 6 und 17).

Die vielfältigen biologischen Wirkungen von Hormonen kann man in vier Hauptbereiche einteilen:

- Aufrechterhaltung des internen Milieus,
- Energieproduktion, -speicherung und -nutzung sowie Reaktion auf Notfallsituationen (Hunger, Trauma, Infektion, Stress),
- Wachstum und Entwicklung sowie
- Fortpflanzungsfunktionen.

Um diese Funktionen adäquat erfüllen zu können, ist das Endokrinium auf vielfältige Weise regulier- und beeinflussbar. Vitale Funktionen werden durch mehrere Hormonsysteme abgesichert, die Fortpflanzungsfunktionen beispielsweise durch die gonadotropen Hormone FSH (follikelstimulierendes Hormon), LH (luteinisierendes Hormon), ihr hypothalamisches Releasing-Hormon GnRH und darüber hinaus durch eine Reihe modulierend und permissiv wirkender Hormone (unter vielen anderen Leptin, Prolaktin, Insulin, L-Thyroxin).

Die Ökonomie des Endokriniums besteht darin, dass viele Hormone mehrere Funktionen ausüben. Die **Stoffwechselhormone** (z. B. Insulin und die Schilddrüsenhormone) haben Wirkungen auf praktisch alle Körperzellen. Auch für die **Sexualhormone** und **Nebennierenrindenhormone** finden sich spezifische Rezeptoren und Wirkungen an vielen Organen. Die Tatsache, dass Hormone nicht nur an vielen Organen unterschiedliche Wirkungen ausüben können, sondern in vielen Fällen auch in der Lage sind, unterschiedliche Wirkungsmechanismen (s. oben) zu nutzen und an verschiedenen Körperstellen produziert werden können, zeigt eindringlich, dass mit einem Minimum an genetischer Information ein Maximum an Regulationspotential erreicht werden kann.

Durch eine enge Interaktion mit dem Nervensystem wird das Regulationspotential des Endokriniums noch erweitert. Das Nervensystem hat über die hypothalamischen Schaltstellen und Funktionen unmittelbaren Einfluss auf die Funktion endokriner Organe. Der Hypothalamus ist die Transformationsstation, in der Informationen aus dem Großhirn, aus der Außenwelt über die Sinnesorgane und aus der Körperperipherie aufgenommen, gewichtet und in endokrine Impulse umgewandelt werden. Zum anderen wird die Funktion der endokrinen Organe auch durch deren neuronale Versorgung gesteuert. Dies trifft auch auf die Gonaden zu.

Ein wichtiges Charakteristikum endokriner Systeme ist der **biologische Rhythmus** der Hormonsekretion. Er besteht darin, dass die Hormonsekretion – und damit die Konzentration der Hormone im Blut – jeweils typischen Schwankungen unterliegt. Diese können durch einen jahreszeitlichen, monatlichen, tageszeitlichen oder schlafabhängigen Rhythmus oder durch noch kürzere Intervalle (wenige Stunden oder weniger, zirkhoral) gekennzeichnet sein. Ein Beispiel zirkhoraler Schwankungen ist die pulsatile Gonadotropinsekretion (▶ Kap. 5; Kiesel et al. 1986; Knobil 1981; Santen u. Bardin 1973; Yen et al. 1972; Yen 1982). Schlaf- oder lichtabhängige Rhythmen sind die nächtlich erhöhten Konzentrationen von Prolaktin (Frohmann u. Krieger 1987; Frohmann 1987), von ACTH, Kortisol (Yen 1982; Gallagher et al. 1973) und von Melatonin (Reiter 1980; Preslock 1985).

Auch zahlreiche andere Hormonsysteme und Körperfunktionen zeigen einen Tag-Nacht-Rhythmus. Neben den schon genannten Hormonen sind dies das Wachstumshormon (STH), das schilddrüsenstimulierende Hormon (TSH), Insulin, Testosteron und einige andere Steroidhormone (van Cauter 1990; Fehm et al. 1993; Hastings 1995). Innerhalb dieses Tag-Nacht-Rhythmus unterliegt die Sekretion dieser Hormone noch etlichen anderen Einflüssen, z. B. dem des Schlaf-Wach-Rhythmus, dem Schlaftyp (Tiefschlaf- oder Traumphasen), der ovariellen Zyklusphase oder dem Zeitpunkt der letzten Nahrungsaufnahme. Daneben zeigen praktisch alle hormonsezernierenden Zellen ein in Minuten zu messendes sog. **oszillatorisches Sekretionsmuster** (◻ Abb. 1.2).

Der in einen regelmäßigen Tag-Nacht- bzw. Schlaf-Wach-Rhythmus eingebundene Organismus zeigt neben den genannten zirkadianen Schwankungen der verschiedenen Hormonsysteme noch zahlreiche andere zirkadiane Rhythmen. Zu diesen gehören unter anderem die Temperaturregulation, das Immunsystem, Entzündungsreaktionen, der Glukoseverbrauch, die Herzschlagfrequenz, der Blutdruck und die psychomotorische Reaktionsfähigkeit.

Warum haben alle lebenden Organismen solche biologische Rhythmen? Die Antwort scheint einfach: Tages-, Monats- und saisonale Rhythmen sind entstanden, weil sich das Leben auf dem Planeten Erde entwickelt hat, auf dem es einen Tag-Nacht-Rhythmus, einen Temperaturrhythmus, Jahreszeitrhythmen, elektromagnetische und Schwerefelder gibt. Die Evolution ist also erfolgt in der Umgebung eines rhythmisch wechselnden Energieangebots. Darüber hinaus gewährleistet die rhythmische Organisation zeitlicher Prozesse die maximale Stabilität eines lebenden Organismus und die optimale Nutzung von Energie. Sie erlaubt eine optimale Justierung des Organismus auf eine sich dynamisch ändernde Umgebung (Hrushesky 1994). Auf die Pulsatilität der Hormonsekretion sind wir oben im Rahmen der Diskussion der Informationsübermittlung bereits eingegangen.

Die Kenntnis der Oszillation, der zirkhoralen und der Tag-Nacht-Rhythmik vieler Organfunktionen und der endokrinen Systeme hat durchaus praktische Folgen:

Zum einen müssen wir sie bei der Interpretation von Funktionsparametern, z. B. der Hormonwerte berücksichtigen, zum anderen spielt die Tag-Nacht-Rhythmik von Organfunktio-

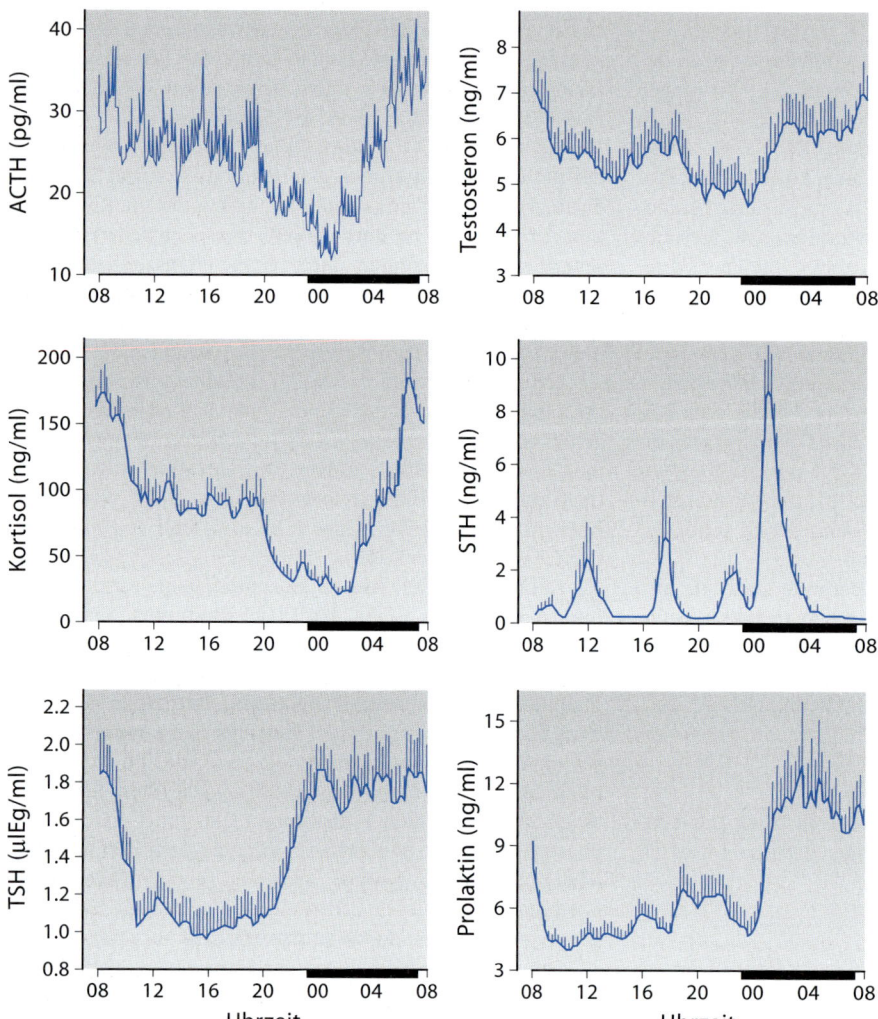

◻ Abb. 1.2 a–f. Tagesprofile (±SEM) von Plasmakonzentrationen einer Gruppe gesunder Probanden, Blutabnahmen alle 15 Minuten über die Dauer von 24 Stunden. ACTH, Kortisol, TSH, Testosteron, STH, Prolaktin. Dunkle Querbalken Schlafzeiten. (Nach van Cauter 1990)

nen bei der sog. **Chronopharmakologie** und **Chronotherapie** eine wichtige Rolle. Die Chronotherapie berücksichtigt die Rhythmik bestimmter Erkrankungen und die normale Rhythmik von Organfunktionen. Hierzu gehören u. a. die tageszeitlich unterschiedliche Resorptionsfähigkeit für Medikamente und die Intensität von medikamentösen Nebenwirkungen. Besonders wichtig ist die Berücksichtigung der Tageszeit bei der Chemotherapie maligner Erkrankungen (Hrushesky 1994).

Ein Beispiel monatlicher Rhythmen sind die Funktionen der Follikelreifung, der Ovulation und des Corpus luteum. Weniger bekannt ist die Auswirkung jahreszeitlicher Schwankungen auf den Menschen wie die der Testosteronproduktion beim Mann.

Man weiß heute, dass die beschriebenen biologischen Rhythmen durch eine oder mehrere »biologische Uhren« im Zentralnervensystem (ZNS) gesteuert werden; diese kann gelegentlich »verstellt« werden, z. B. der Tag-Nacht-Rhythmus bei Wechsel des Ortes, der geographischen Breite, der Länge und des Klimas.

Zentrale Schaltstelle für den zirkadianen Rhythmus ist der Nucleus suprachiasmaticus des Hypothalamus. Er hat einen vom Licht unabhängigen, individuell etwas variablen, endogenen 23,5- bis 25-stündigen Rhythmus, der dem Tag-Nacht-Rhythmus der jeweiligen Jahreszeit angepasst wird.

Dieser zirkadiane Rhythmus ist beim Neugeborenen noch unreif und entwickelt sich zum gewohnten Tag-Nacht-Rhythmus in den ersten Lebensmonaten (▶ Kap. 8). Der genetisch determinierte Rhythmus wird durch das über die Retina einfallende Licht modifiziert. Retina, Nucleus suprachiasmaticus und die Zirbeldrüse (Corpus pineale) sind die Funktionseinheiten der biologischen Uhr, welche die Tag-Nacht-Rhythmik des Organismus bestimmt. Die nächtliche Ausschüttung des Hauptprodukts des Corpus pineale, des Melatonins, ist Ausdruck dieser Tag-Nacht-Rhythmik (Wetterberg 1993).

1.3 Rückkopplungssysteme und Interaktionen endokriner Systeme mit anderen Organfunktionen

Rückkopplungssysteme (engl. feedback systems) sind bioinformatische Regulationsmechanismen, mit denen die endokrinen Organe den Organismus im dynamischen Gleichgewicht (Homöostase) halten und ihre Wirkung gegenseitig beeinflussen. Rückkopplungssysteme unterscheidet man nach der Distanz zwischen dem Ursprungsort des Stimulus und dem Erfolgsorgan sowie nach ihrer Wirkung. Man spricht demnach von einem **langen**, **kurzen** oder **ultrakur** zen Rückkopplungsmechanismus, je nach Distanz zwischen Ursprungs- und Wirkort des Hormons. Außerdem gibt es eine **positive** und eine **negative Rückkopplung** sowie **modulierende Wirkungen.**

Ein Beispiel **negativer Rückkopplung** ist die Blockade der hypophysären Gonadotropinsekretion durch die Produkte des reifen Ovarfollikels, nämlich die Sexualsteroide und das Proteohormon Inhibin: ein Mechanismus, der zur Empfängnisverhütung mit Hilfe der Ovulationshemmer genutzt wird.

Ein Beispiel **positiver Rückkoppelung** ist die östradiolinduzierte Freisetzung des luteinisierenden Hormons (LH) unmittelbar vor der Ovulation. Hier bewirkt das Produkt der Gonadotropinwirkung am Ovar, nämlich das vom Follikel sezernierte Östradiol (wenn im Folgenden von Östradiol gesprochen wird, ist damit immer 17β-Östradiol gemeint, die 17α-Konfiguration wird speziell erwähnt) die Freisetzung großer Mengen an LH aus der Hypophyse. Voraussetzung für eine akute Freisetzung großer Mengen an LH ist dessen vorausgehende Synthese und Speicherung in der Hypophyse als Folge einer mehrtägigen Östradiolwirkung in der späten Follikelreifungsphase (▶ Abschn. 5.3).

Ein weiteres, weniger bekanntes Beispiel der positiven Rückkopplung ist die akute, ebenfalls präovulatorisch erfolgende Zunahme der Sekretion des follikelstimulierenden Hormons (FSH) als direkte Folge der schon unmittelbar präovulatorisch zunehmenden Progesteronsekretion des Follikels (Hoff et al. 1983).

Eine dritte Form der Interaktion zwischen Sexualsteroiden und Gonadotropinen ist die **Modulation der Frequenz der pulsatilen LH-Sekretion** (Catt u. Pierce 1986) unter dem Einfluss von Progesteron (▶ Abschn. 5.2.2; ◘ Abb. 5.3): Progesteron wirkt auf den hypothalamischen Nucleus arcuatus und verlangsamt die Frequenz der Sekretion des GnRH und damit der hypophysären LH-Sekretion (Clarke 1985).

Besteht die hormonale Rückkopplung in einem Informationsaustausch entfernter endokriner Organe, spricht man von einem **langen Rückkopplungsmechanismus.** Ein Beispiel hierfür ist das Gleichgewicht zwischen dem hypothalamischen TRH (TSH-releasing-Hormon), dem hypophysären schilddrüsenstimulierenden Hormon (TSH) und den beiden Schilddrüsenhormonen Trijodthyronin (T3) und L-Thyroxin (T4); Letztere hemmen auf dem Blutweg die TRH- und damit die TSH-Sekretion.

Es gibt eine Reihe von **Modifikationen der langen Rückkopplungsmechanismen.** So kann ein Stimulus die Synthese und Sekretion von einem oder mehreren Produkten bewirken. Eines oder alle diese Produkte können einen positiven oder negativen Rückkopplungseffekt auslösen. Das hypothalamische Kortikotropin-releasing-Hormon (CRH) beispielsweise setzt aus der Hypophyse das adrenokortikotrope Hormon (ACTH) frei. Dieses wiederum fördert in der Nebenrenrinde die Sekretion von zwei Produkten ganz unterschiedlicher Wirkung, nämlich von Glukokortikoiden (Kortisol) und von Androgenen. Kortisol blockiert im Rahmen der negativen Rückkopplung die CRH-induzierte ACTH-Sekretion, die Androgene haben periphere Wirkungen, unter anderem auch im ZNS (◘ Abb. 1.3).

Das für die gynäkologische Endokrinologie besonders relevante Beispiel eines langen Rückkopplungssystems ist das Zusammenspiel zwischen dem hypothalamischen GnRH, den hypophysären Hormonen FSH und LH und den Produkten der FSH-/LH-Stimulation bei der Follikelreifung, nämlich den Sexualsteroiden Östradiol und Progesteron sowie dem im reifenden Follikel gebildeten Protein Inhibin.

Dieses lange Rückkopplungssystem wird also repräsentiert durch ein Releasing-Hormon, zwei gonadotrope Hormone und mehrere Produkte des Ovars, die in Abhängigkeit von der Zyklusphase unterschiedliche Signale an Hypophyse und Hypothalamus abgeben können (positive, negative und die pulsatile LH-Sekretion modulierende Signale; ◘ Abb. 1.4; ▶ Abschn. 5.3).

Viele Monoamine (so u. a. Dopamin, Adrenalin und Noradrenalin) und peptiderge Neurotransmitter spielen eine kritische Rolle bei der Regulation der Hormonfreisetzung aus hypothalamischen Neuronen. Von besonderer Bedeutung ist die Funktion dieser Neurone bei der Vermittlung von Steroidwirkungen auf die hypothalamische Peptidsekretion, beispielsweise während des Verlaufs des menstruellen Zyklus. Neurone, die vom hypothalamischen, im Nucleus suprachiasmaticus lokalisierten Zeitgeber (»innere Uhr«) ausgehen, dirigieren die pulsatile und tageszeitabhängige Sekretion hypothalamischer Hormone, die ihrerseits den Tag-Nacht-Rhythmus der hypophysären Hormonausschüttung regulieren. Darüber hinaus erhalten die für die Sekretion der hypothalamischen Releasing-Hormone zuständigen Neurone aus anderen Regionen des ZNS neuronale Informationen, die sie in die Lage versetzen, aus der Umgebung unterschiedliche Informa-

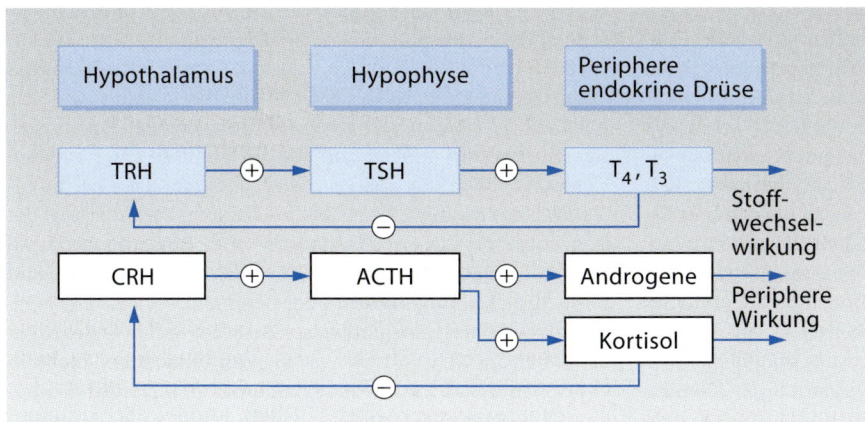

◘ **Abb. 1.3.** Beispiele von Rückkopplungssystemen anhand der Hypothalmus-Hypophysen-Schilddrüsen- und der Hypothalmus-Hypophysen-Nebennierenrinden-Achse

1

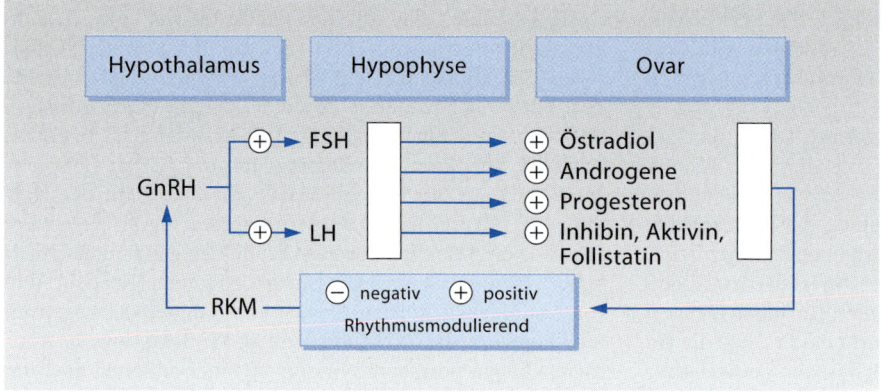

◼ **Abb. 1.4.** Endokrine Rückkopplungsmechanismen der Hypothalamus-Hypophysen-Ovar-Achse. Ein hypothalamisches Signal (GnRH) setzt zwei hypophysäre Hormone (FSH, LH) frei, diese stimulieren Follikelreifung, Ovulation und Corpus-luteum-Funktion. Die ovariellen Produkte üben auf Hypothalamus und Hypophyse stimulierende, hemmende und modulierende Wirkungen aus und haben lokale (para- und autokrine) sowie periphere Effekte. RKM Rückkopplungsmechanismus

tionen aufzunehmen und in neuroendokrine Signale umzuwandeln. Zu diesen Informationen gehören nicht nur diejenigen der verschiedenen Sinnesorgane, sondern auch Signale der seelischen Befindlichkeit und vor allem Signale des Stoffwechsels, die aus der Körperperipherie, insbesondere aus den großen Stoffwechselorganen (Fettgewebe, Muskulatur, Leber u. a.) zum Hypothalamus gelangen (▶ Kap. 6 und 7).

> Den Hypothalamus kann man deshalb auch als einen Hirnbezirk ansehen, der diverse Signale biologischer, physikalischer und chemischer Natur aufnimmt, integriert, gewichtet und in eine andere Sprache transformiert, nämlich in die Sprache der Neurosekretion.

Am Beispiel der GnRH-Sekretion kann auch verdeutlicht werden, wie vielfältig diese beeinflussbar ist. An dieser Stelle seien nur wenige, jedoch sehr typische Bespiele genannt: Der hungernde Organismus bremst durch Ausbleiben von Signalen aus dem Fettgewebe (Abnahme der Leptinkonzentration im Blut) die pulsatile GnRH-Freisetzung und damit letztlich die Ovarfunktion und Fortpflanzung; durch die hypothalamische Blockade der Fortpflanzungsfunktionen verschafft sich der hungernde Organismus der Frau im Überlebenskampf bessere Chancen, als wenn er noch mit der zusätzlichen energetischen Herausforderung einer Schwangerschaft konfrontiert wäre. Im Hypothalamus zieht der Organismus also Bilanz über die zur Verfügung stehende Gesamtenergie und priorisiert entweder zugunsten der Fortpflanzung und des individuellen Überlebens oder ausschließlich zugunsten des aktuellen individuellen Überlebens. Andererseits beeinflussen, wie oben schon erwähnt, die Produkte des reifen Ovarfollikels, nämlich Inhibin, Aktivin und die Sexualsteroide nicht nur die Frequenz und die Amplitude der hypothalamischen GnRH-Freisetzung und damit die Frequenz und das Ausmaß der Sekretion der beiden Gonadotropine, sondern auf direkt hypophysärer Ebene auch die qualitative Zusammensetzung des Zuckeranteils der beiden Glykoproteinhormone LH und FSH. Dieser Zuckeranteil beeinflusst ihre Überlebenszeit im Blutkreislauf und damit die Dauer ihrer Wirkungsmöglichkeit.

Auf **zellulärer Ebene** erfolgt die Regulation der Homöostase der Hormone durch einen Informationsaustausch zwi-

schen Hormon und Zelle über den Mechanismus der **hormonspezifischen Rezeptoren** und der nachgeschalteten kaskadenartig funktionierenden **Signalübertragungsketten**. Man könnte diesen Informationsaustausch auf zellulärer Ebene auch als eine Art Rückkopplungsmechanismus ansehen: Von einer positiven Rückkopplung zwischen Hormon und Rezeptoren kann gesprochen werden, wenn ein Hormon die Bildung zusätzlicher, für dieses Hormon spezifischer Rezeptoren induziert; von einer negativen Rückkopplung, wenn die Zahl solcher Rezeptoren als Folge der Hormonwirkung vermindert wird. Östradiol fördert beispielsweise die Bildung seiner eigenen Rezeptoren (Richards 1975) und derjenigen für Progesteron und Prolaktin. Progesteron hingegen blockiert die Bildung neuer Östrogenrezeptoren (Muldoon 1980). Zwischen Progesteron und der Bildung von Östrogenrezeptoren besteht also eine negative Rückkopplung, ein Mechanismus, der große klinische Relevanz hat, da beispielsweise am Endometrium durch Progesteron die ungehemmte Proliferationswirkung von Östrogenen gebremst wird. Der letztgenannte Mechanismus ist die Basis für die Anwendung von Progesteron oder anderen Gestagenen bei chronisch-anovulatorischen Ovarfunktionsstörungen zur Verhinderung einer Hyperplasie des Endometriums oder gar eines Endometriumkarzinoms.

Die obigen Ausführungen zur Regulation der Synthese, der Sekretion, und der Wirkung von Hormonen beschreiben nur unzureichend die Vielfalt der Regulationsmöglichkeiten. Hormone können über die bereits beschriebenen Mechanismen hinaus ihre eigene Wirksamkeit, die Wirkung anderer Hormone sowie deren Transport und Stoffwechsel dadurch beeinflussen, dass sie nicht nur die Rezeptorzahl, das Ausmaß der Bindungsfähigkeit (Affinität) eines Hormons zu seinem Rezeptor ändern und auf die Synthese eines anderen Hormons einwirken, sondern auch dadurch, dass sie die biologische Wirkung eines Hormons durch Veränderung der Konzentration der sog. **Transport-** oder **Bindungsproteine** im Blutkreislauf beeinflussen oder seinen Metabolismus und seine Ausscheidung fördern oder hemmen.

So induzieren beispielsweise Östradiol und L-Thyroxin in der Leber die Neusynthese von thyroxinbindendem Globulin (TBG; Geola et al. 1980), von sexualhormonbindendem Globulin (SHBG; Yen 1986a) und von kortisol- und progesteronbindendem Globulin (Transkortin). Durch reversible Bindung an diese im Blut nachweisbaren Transportglobuline kommt es zu einer **reversiblen biologischen Inaktivierung** der betreffenden Hormone (L-Thyroxin, Androgene und Sexualsteroide, Kortisol und Progesteron; ▶ s. auch Kap. 2 und 10).

Die Vorstellung, dass diesen Bindungsproteinen ausschließlich die Aufgabe zukommt, die genannten Hormonklassen durch reversible Bindung temporär zu inaktivieren, beschreibt nur einen Teilaspekt ihrer Funktionen. Jüngere Untersuchungen haben nämlich gezeigt, dass viele auf Steroide reagierende Zellen spezifische zellmembranständige Rezeptoren für SHBG und Transkortin haben. In freier Form können SHBG und Transkortin an zellmembranständige Rezeptoren binden; man vermutet, dass sie dort die Bioverfügbarkeit von Steroiden erleichtern (Hammond 1995).

Einige der nicht zum klassischen Endokrinium zählenden Organe (Leber, Fettgewebe, Niere u. a.) beeinflussen also in wechselndem Ausmaß die Funktion und das Gleichgewicht endokriner Systeme. Eine normale Leber- und Nierenfunktion ist für die Homöostase fast aller endokriner Systeme ausschlaggebend, da Leber und Nieren zwei Hauptorgane ihrer Verstoffwechselung sind. Wenn man sich diese Partialfunktionen von Leber und Niere vergegenwärtigt, wird verständlich, dass bei schweren Störungen der Leber- und Nierenfunktion Störungen des Sexualsteroid- und Proteohormonmetabolismus auftreten und sich klinisch bemerkbar machen. Ein Beispiel ist die Gynäkomastie bei Alkoholikern mit Leberzirrhose, ein anderes Beispiel die Hyperprolaktinämie-Amenorrhö bei Patientinnen mit Niereninsuffizienz (▶ Kap. 17).

Die Bedeutung des Fettgewebes für endokrine Funktionen wird erst in jüngerer Zeit voll gewürdigt (▶ Abschn. 6.3 und 17.3).

Zellen des Immunsystems, Quellen molekularer Signale und Mitspieler im Bioinformationsnetz

Zwischen Endokrinium und dem Immunsystem gibt es zahlreiche funktionelle Vernetzungen: Die Zellen des Immunsystems sind Teil eines bioinformatischen Netzwerkes, das mithilft, einen komplexen Organismus im dynamischen Gleichgewicht zu halten. Spezifische Zellen des Immunsystems, beispielsweise Makrophagen und Lymphozyten eines bestimmten Gewebes nutzen bei Infektion eines Gewebes eine Reihe von Signalmolekülen, um andere Immunzellen zu rekrutieren und zu aktivieren. Die rekrutierten Zellen werden durch Bindung solcher Signalmoleküle an Membranrezeptoren aktiviert; dort sind sie Teil der unmittelbaren Immunreaktion, die darauf abzielt, eindringende Keime oder Toxine zu zerstören oder zu neutralisieren. Ein Beispiel eines solchen Signalmoleküls, das von aktivierten Makrophagen benutzt wird, ist Interleukin I, ein Peptidhormon (Zytokin), welches das Wachstum und die Vermehrung von Lymphozyten fördert. Auf ähnliche Weise sezernieren aktivierte T-Lymphozyten verschiedene andere Hormone, die Zytokinen ähnlich sind, die ihrerseits wiederum spezifische Klone von antikörperproduzierenden B-Lymphozyten stimulieren.

Etliche der uns aufgrund ihrer klassischen endokrinen Funktionen bekannten Hormone findet man mit den modernen Methoden der Biologie auch in Zellen des Immunsystems. Zu diesen gehören beispielsweise Prolaktin und das Kortikotropin-releasing-Hormon (CRH). Welchen Beitrag sie zur Funktionalität des Immunsystems im Einzelnen leisten, ist derzeit noch schwer abzuschätzen. Wahrscheinlich regulieren sie im Immunsystem, in dessen Zellen sie produziert werden, Funktionen auf lokaler Ebene, das heißt innerhalb der Zelle (autokrine Funktionen) oder sie regeln Funktionen zwischen benachbarten Zellen (parakrine Funktionen). Umgekehrt sind viele der zuerst im Immunsystem entdeckten Zytokine mittlerweile auch in anderen Geweben gefunden worden. Heute weiß man von diesen Zytokinen, dass sie ein breites Spektrum von Wirkungen haben, beispielsweise dass sie die Funktion der Blutgefäße, den Lebermetabolismus und Hirnfunktionen beeinflussen.

Was die Fortpflanzungsfunktionen anbetrifft, so sind die endometrialen Stromazellen ein gutes Beispiel eines nicht zum Immunsystem gehörenden Zellsystems, in dem Zytokine produziert werden. In diesem Gewebe wird eine Reihe von Zytokinen sezerniert, die für die Implantation kritisch sind (▶ Abschn. 8.2). In der Mitte des menstruellen Zyklus, also um den Ovulationstermin herum, wird ihre Sekretion gefördert durch Interferon γ, welches von lokalen Lymphozyten freigesetzt wird (Kelly et al. 2001).

Das Beispiel der Implantation zeigt plastisch, wie – als eine der Voraussetzungen der Fortpflanzung – die zwei Bioinformationsnetzwerke Endokrinium und Immunsystem auf lokaler Ebene zusammenarbeiten und dass ihr Auseinanderdividieren eine methodisch bedingte Simplifizierung ist.

1.4 Einige Hormonklassen und ihre Wirkungsmechanismen

1.4.1 Stoffwechselhormone, pleiotrope Hormone

Stoffwechselhormone wie Insulin, die Schilddrüsenhormone und Kortisol lösen an einer Vielzahl von Zellen unterschiedliche Wirkungen aus. **Insulin** beispielsweise, ein Produkt des Inselapparats des Pankreas, beeinflusst den Herzmuskel sowie die glatte und die Skelettmuskulatur, Fettgewebe, Leber, Leukozyten, Brustgewebe, Samenbläschen, Fibroblasten, Knorpel, Knochen, Haut, Augenlinsen, Hypophyse, periphere Nerven und das Gehirn. Dass Insulin derart vielfältige Wirkungen ausübt, ist insofern nicht verwunderlich, als es einer der großen Regulatoren des gesamten Energiehaushalts ist. Es fördert unter anderem Glukosetransport und -oxidation, Glykogenolyse, Lipogenese, Proteinsynthese sowie die Bildung von Adenosintriphosphat (ATP), Desoxyribonukleinsäure (DNA) und Ribonukleinsäure (RNA).

Hormone, die vielfältige Funktionen an mehreren Erfolgsorganen und -zellen haben, nennt man **pleiotrop**. Zu diesen gehören die in der Schilddrüse produzierten Hormone **Thyroxin** (T4) und **Trijodthyronin** (T3) und das **Kortisol**, ein Produkt überwiegend der Zona fasciculata der Nebennierenrinde.

> **Stoffwechselfunktionen der Schilddrüsenhormone und des Kortisols**
> ▬ Thyroxin und Trijodthyronin
>   – Regulation des Wärmehaushalts (Thermogenese), z. B. durch Steigerung der ATPase-Aktivität   ▼

1

- Steigerung der Sympathikus-Aktivität
- Steigerung der hepatischen Glukoseproduktion
- Stimulation der hepatischen Fettsäure-, Triglyzerid- und Cholesterolsynthese
- Mobilisation von Fettsäuren und Glyzerol aus Fettgewebe
- Kortisol
  - Steigerung der Bereitstellung der peripheren Glukose (z. B. durch erhöhte Glukosefreisetzung aus der Leber, Hemmung der Glukoseaufnahme in peripheren Geweben)
  - Stimulation der Glykogensynthese
  - Stimulation der Freisetzung von Aminosäuren, Glyzerol und Fettsäuren (Lipolyse) aus peripheren Geweben
  - Stimulation der Proteinsynthese in der Leber, Hemmung in peripheren Geweben
  - Immunsuppression (u. a. bei pathologisch erhöhtem Kortisolspiegel)
  - Hemmung von Autoimmunreaktionen
  - Regulatorische Einflüsse auf das Herz-Kreislauf-System und den Elektrolythaushalt
  - Beeinflussung des Knochen- und Kalziumstoffwechsels
  - Beeinflussung des ZNS (Verhalten, Stimmung, Gedächtnis, neuronale Aktivität und biochemische Prozesse)
  - Beeinflussung des Augeninnendrucks
  - Inhibitorische und stimulatorische Effekte auf Wachstum und Entwicklung zahlreicher Gewebe
  - Beeinflussung von Produktion und Ausscheidung anderer Hormone, Interaktion mit der Wirkung anderer Hormone
  - Überwiegend inhibitorische Effekte auf Fortpflanzungsfunktionen

1.4.2 Hormone mit eingeschränkterem Wirkungsspektrum

Hormone mit eingeschränkterem Wirkungsspektrum sind die gonadotropen Hormone LH und FSH sowie TSH und ACTH. Sie sind Produkte des Hypophysenvorderlappens. Inwieweit diesen Hormonen andere als die ihnen bisher zugeschriebenen klassischen Funktionen zukommen, bleibt im Einzelnen zu klären (McNeilly et al. 1988; Hsu u. Hammond 1987).

Dem LH und hCG sind in jüngerer Zeit mehrere nichtklassische Wirkungen, u. a. im ZNS zugeschrieben worden. Basis ihrer dortigen Wirkungen sind LH-Rezeptoren, die in mehreren Hirnarealen nachgewiesen worden sind (▶ Abschn. 8.2; Rao 2001; Lei u. Rao 2001).

1.4.3 Proteo-, Peptid- und Glykoproteinhormone, Steroidhormone

Die im Rahmen der gynäkologischen Endokrinologie dem Arzt vertrautesten Hormongruppen sind die Steroidhormo-

ne und die Peptidhormone, unter Letzteren die Peptidhormone der Neurosekretion des Hypothalamus (GnRH, TRH, CRH, Somatostatin) sowie die Glykoproteinhormone des Hypophysenvorderlappens, nämlich FSH, LH und TSH. Zu den Proteohormonen des Hypophysenvorderlappens, die in der Regel keinen Kohlenhydratanteil haben, gehören ACTH, STH und Prolaktin (zu den plazentaren Proteohormonen ▶ Abschn. 8.4).

Proteo- und Glykoproteinhormone

Die Biosynthese von Proteo- und Glykoproteinhormonen erfolgt über Vorstufen, sog. Prohormone. Für die Biosynthese der meisten Proteo- und Peptidhormone, die aus einer einzelnen Aminosäurenkette bestehen, ist ein einzelnes Gen verantwortlich. Anders ist dies bei den Glykoproteinhormonen (TSH, FSH, LH, hCG): Sie bestehen aus einer α- und einer β-Untereinheit, die unterschiedlichen Genen entstammen (Naylor et al. 1983; Layman 1995).

Die Biosynthese von Peptid- und Proteohormonen läuft nach einem ähnlichen Schema ab. Das unmittelbare Produkt der Übersetzung (Translation) der genetischen Information in eine Aminosäurenkette ist biologisch inaktiv und besteht aus einer Aminosäurenkette, die um eine variable Anzahl von Aminosäuren länger ist als das biologisch aktive Endprodukt. Infolge Abspaltung einer Aminosäurenkette durch selektive Proteolyse an prädisponierten Stellen der Aminosäurensequenz (diesen Vorgang nennt man posttranslationale Prozessierung) kommt es zur Aktivierung des Hormons und zum Anfall von Nebenprodukten in Form meist kurzgliedriger Peptide. Gelegentlich haben auch diese abgespaltenen Peptide biologische Wirkungen. Dies ist in ◻ Abb. 1.5 anhand der biosynthetischen Vorstufe von ACTH illustriert.

Die im Falle der ACTH-Synthese unmittelbar von der Messenger-Ribonukleinsäure (m-RNA) abgeleitete Aminosäurensequenz, das Proopiomelanokortin (POMC), bezeichnet man als Präprohormon. Dieses unmittelbare Translationsprodukt enthält die Sequenz des fertigen Hormons, dazu eine Signalsequenz, deren Aufgabe es ist, während der Biosynthese der Gesamtaminosäurensequenz mit der Membran des endoplasmatischen Retikulums zur weiteren Verarbeitung des Proteins Kontakt aufzunehmen.

Ein Enzym (eine Endopeptidase), das auf der Membran des endoplasmatischen Retikulums verankert ist, löst die Signalsequenz (eine Peptidkette) des Präprohormons ab, sodass das unmittelbare Translationsprodukt der m-RNA um einige Aminosäuren kürzer ist. Die verbleibende Vorstufe nennt man Prohormon.

Dieses Prohormon ist in der Regel biologisch wenig oder nicht aktiv. Die proteolytische Spaltung zum biologisch aktiven Hormon erfolgt im Golgi-Apparat der Zelle. Das Prohormon stellt also ein Intermediärprodukt dar, von dem durch selektive Proteolyse das biologisch aktive und letztlich in den Blutkreislauf sezernierte Hormon abgetrennt wird.

Nach Entfernung der Signalsequenz kann das Protein noch erheblich modifiziert werden, z. B. durch Phosphorylierung, Glykosylierung, Azetylierung oder Methylierung.

Im Falle der Glykoproteinhormone (LH, FSH, TSH, hCG) wird eine für jedes Glykoproteinhormon typische Sequenz von Zuckerresten an die Aminosäurenkette der beiden Untereinheiten (α- und β-Kette) geknüpft. Diese Glykosylierung ist nicht nur ein Charakteristikum für jedes einzelne Glyko-

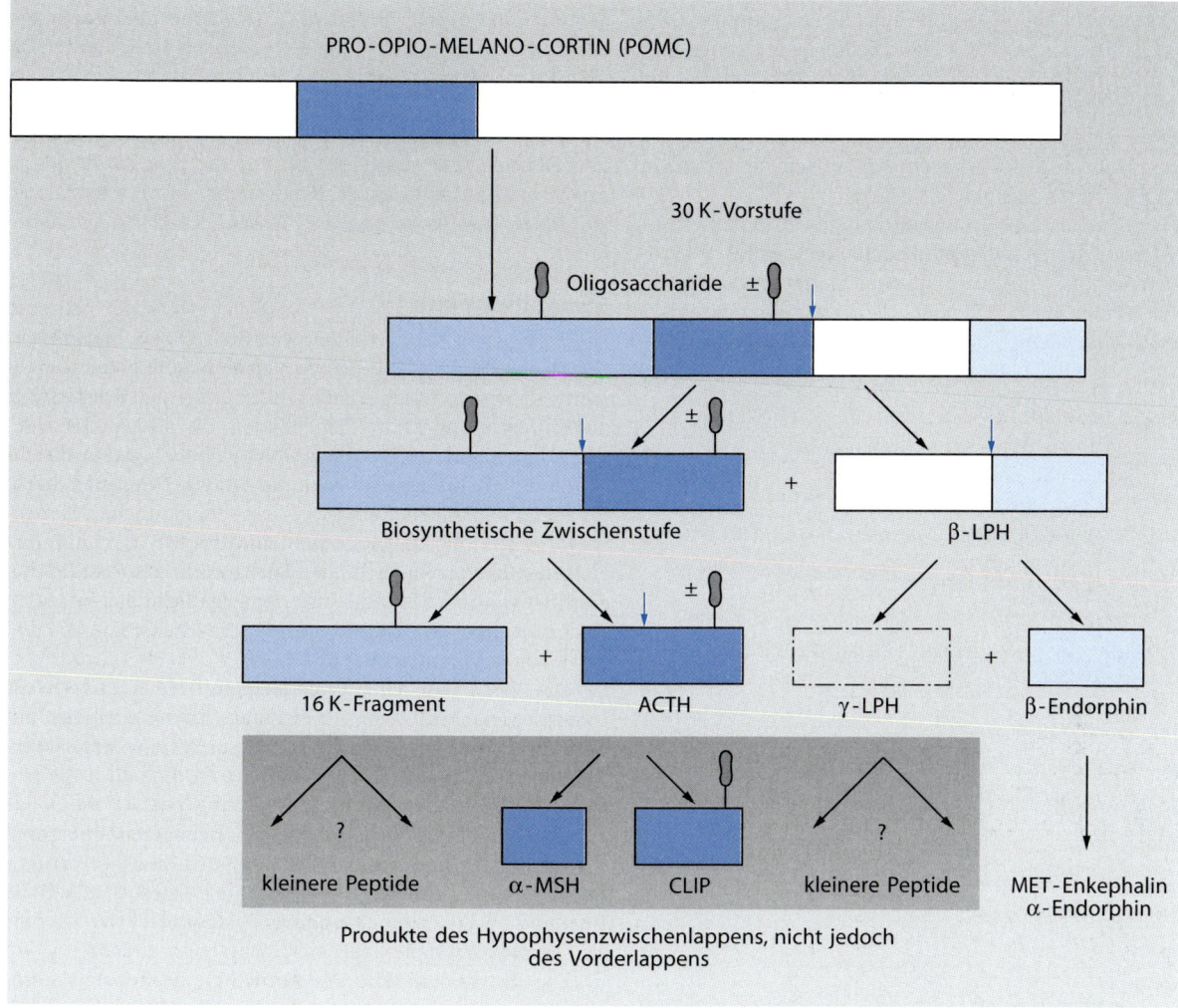

Abb. 1.5. Biosynthese verschiedener biologisch aktiver Hypophysenpeptide aus einer gemeinsamen Vorstufe. (Mod. nach Eipper und Mains 1980)

proteinhormon der jeweiligen Tierspezies, sondern sie hängt auch vom hormonalen (d. h. hier: steroidalen) Milieu ab, in welchem die Glykosylierung abläuft. So haben beispielsweise die Gonadotropine von postmenopausalen Frauen mit einem Östrogenmangel quantitativ andere Zuckeranteile als diejenigen jüngerer Frauen. Das Ausmaß und die Besonderheiten dieser Glykosylierung wiederum bestimmen die biologische Aktivität eines Glykoproteinhormons (▶ Abschn. 5.3). Im Golgi-Apparat bekommen die Proteo- und Peptidhormone bzw. die Untereinheiten der Glykoproteinhormone ihre endgültige räumliche Konformation, die sie für die Entfaltung ihrer biologischen Aktivität benötigen.

Die Glykoproteinhormone sind biologisch nur aktiv, wenn es zur relativ lockeren Verknüpfung der α- und β-Untereinheiten kommt. Erst dann erhält das aus je einer, jede für sich biologisch inaktiven α- und ß-Untereinheit zusammengesetzte Hormon die dreidimensionale Struktur, die für die biologische Aktivität erforderlich ist (Leidenberger u. Reichert 1973). Die Proteohormone oder Glykoproteinhormone werden dann in Sekretgranula verpackt und von dort aus durch einen gegebenen Stimulus sezerniert. Freie, biologisch nicht aktive Un-

tereinheiten findet man in variabler Konzentration immer im Blut, gelegentlich auch bei bestimmten Malignomen.

Die Synthese mehrerer biologisch aktiver Substanzen aus einem einzigen Translationsprodukt, z. B. dem Proopiomelanokortin, einem Präprohormon, ist ein Beispiel biologischer Ökonomie: Aus der genetischen Information eines einzelnen Gens entstehen nach gezielter proteolytischer Spaltung ACTH und β-Lipotropin, aus Letzterem durch weitere proteolytische Spaltung eine Reihe anderer biologisch aktiver Substanzen, nämlich α-Melanozyten-stimulierendes Hormon, α-, β- und γ-Endorphine und Enkephaline. Die opiatähnliche Stoffklasse der Endorphine, vor allem das β-Endorphin, hat vielseitige biologische Wirkungen. Man findet Rezeptoren für diese Peptide in fast allen Strukturen des Nervensystems (Yen 1986b; Numa u. Imura 1985; Chin 1985; Richter u. Ivell 1985; Krieger et al. 1980).

Die zur gezielten Proteolyse des Proopiomelanokortins erforderlichen Enzymmuster entscheiden letztlich darüber, an welchen Stellen das Präprohormon gespalten wird, d. h. welche biologisch aktiven Substanzen entstehen. Proopiomelanokortin wird nicht nur im Hypophysenvorderlappen, sondern auch im Intermediärlappen der Hypophyse gebildet.

Dieser ist nur während der Fetalzeit deutlich ausgeprägt. Darüber hinaus besitzen auch der Hypothalamus und einige Hirnareale die Fähigkeit zur Produktion dieses Vorprodukts. Sie haben jedoch unterschiedliche spezifische Enzymmuster, sodass in den genannten Arealen letztlich diese Enzymmuster darüber entscheiden, welche biologisch aktiven Substanzen in jeweils äquimolaren Mengen entstehen:

Im Gehirn sind die Hauptprodukte des Proopiomelanokortins Opiate, im Hypophysenvorderlappen ACTH, β-Lipotropin und geringe Mengen an Opiaten, im Intermediärlappen des Fetus können aus ACTH noch zwei weitere biologisch aktive Substanzen, nämlich das CLIP («corticotropin-like inter-

mediate lobe peptide") und MSH (melanozytenstimulierendes Hormon) entstehen (Yen 1986b; Numa u. Imura 1985; Chin 1985; Richter u. Ivell 1985; Krieger et al. 1980).

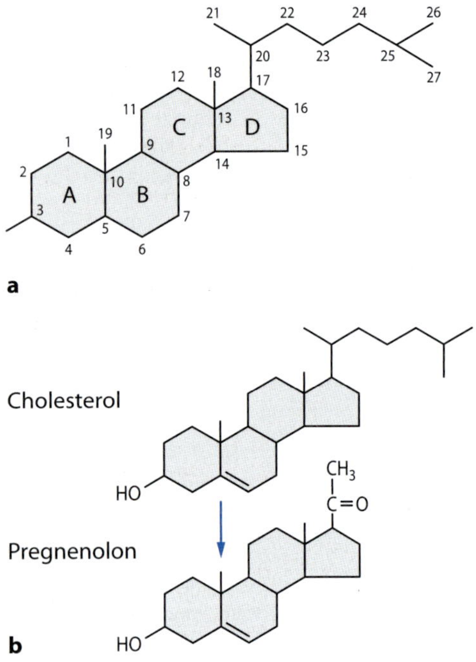

Peptid-, Proteo- und Glykoproteinhormone werden in Niere und Leber abgebaut. Im Urin vorkommende, biologisch partiell noch aktive FSH- und LH-Formen sind aus dem Urin extrahiert, gereinigt und zur Behandlung von Ovarfunktionsstörungen benutzt worden (► Abschn. 23.4.4: hMG-Behandlung).

Steroidhormone

Die Steroide sind eine Gruppe von Substanzen, die sich aus drei Ringstrukturen mit jeweils 6 Kohlenstoffatomen und einem 5 Kohlenstoffatome umfassenden Ring, dem **Steroidring**, zusammensetzen. Er hat Seitenketten, die abgespalten werden können; er kann Doppelbindungen haben, deren Lokalisation für die biologische Wirkung der verschiedenen Steroidklassen wichtig ist. Zum Zweck einer einheitlichen Sprachregelung sind die einzelnen Kohlenstoffatome durchnummeriert und die vier Ringe mit den Buchstaben A, B, C, und D bezeichnet worden. Die Muttersubstanz der Steroidhormone ist das Cholesterol bzw. das über einige Zwischenstufen aus ihm entstehende Pregnenolon (◘ Abb. 1.6).

Die verschiedenen Steroidhormongruppen mit jeweils charakteristischen biologischen Eigenschaften entstehen aus der Muttersubstanz Cholesterol durch sukzessive Abspaltung der Seitenketten und durch chemische Modifikation des Steroidrings (◘ Abb. 1.7; ► Kap. 2).

Zu den steroidbildenden Organen im engeren Sinne zählt man die Nebennierenrinden, die Gonaden und die Plazenta. Darüber hinaus können viele periphere Gewebe, z. B. Haut, Fett- und Muskelgewebe und Leber, biologisch aktive Steroide aus Steroidvorstufen bilden.

Die für die klinische Endokrinologie wichtigsten Steroidgruppen sind die Glukokortikoide (z. B. Kortisol) und Mineralokortikoide (z. B. Aldosteron), die natürlichen Gestagene (z. B. Progesteron), die Androgene (z. B. Testosteron, Dihydrotestosteron, Androstendion, Dehydroepiandrosteron (DHEA und sein Sulfat) und die Östrogene (Östron, Östradiol, Östriol).

Diese Substanzklasse ist für die Praxis der gynäkologischen Endokrinologie von essentieller Bedeutung, weshalb ihr ein eigenes Kapitel gewidmet ist. Dort wird unter anderem auch ihr Wirkungsmechanismus beschrieben (► Kap. 2).

◘ **Abb. 1.6.** **a** Chemische Struktur der Steroide, **b** Biosynthese von Pregnenolon aus Cholesterol

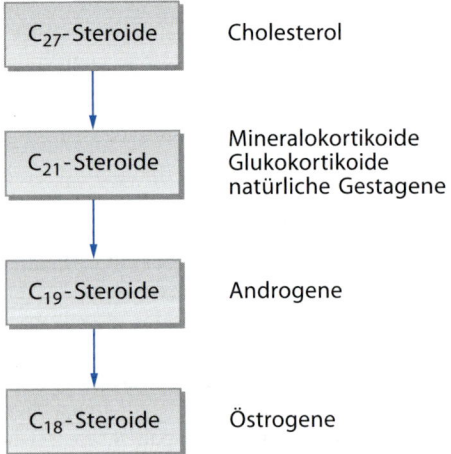

◘ **Abb. 1.7.** Bildung verschiedener Steroidklassen durch sukzessive, enzymatische Abspaltung von Seitenketten

1.4.4 Vermittlung von Hormonwirkungen über membranständige Rezeptoren

Wasserlösliche signalübertragende Moleküle (**hydrophile Hormone**) sind nicht in der Lage, die lipidreiche Zellmembran zu durchdringen. Sie übertragen ihre spezifische metabole Botschaft an ihre Zielzellen, indem sie mit Molekülen interagieren, die an der Zelloberfläche sitzen. Solche zellmembranlokalisierten Rezeptorproteine sind entweder Ionenkanäle oder Rezeptorproteine, die selbst enzymatische Aktivitäten aufweisen. Zu den Signalübertägern, die Ionenkanäle für ihre spezifische Wirkung auf Zellen nutzen, gehören kleine Aminosäurenderivate, wie z. B. **Glutamat** und **Serotonin.**

Die Zellmembranrezeptoren gehören einer Klasse von Transmembranmolekülen an, die sich durch eine Reihe struktureller Charakteristika auszeichnen. Einige besitzen eine externe Ligandenbindungsdomäne, eine einfache Transmembrandomäne und eine zytoplasmatische Domäne, die die enzymatische Aktivität enthält. In einigen Fällen können diese Rezeptoren Homo- oder Heterodimere bilden, indem sie mit Molekülen des gleichen oder eines anderen Rezeptortyps interagieren. Beispiele für den Rezeptortyp mit einer einfachen Transmembrandomäne sind verschiedene **Rezeptoren für Wachstumsfaktoren**, wie der Rezeptor für den epidermalen Wachstumsfaktor (EGF). Der EGF-Rezeptor enthält in seinem zytoplasmatischen Teil eine Tyrosinkinase-Aktivität, die im Anschluss an die Interaktion des EGF mit der externen Ligandenbindungsdomäne des Rezeptors aktiviert wird. Die aktivierte Tyrosinkinase kann im Zellinneren eine Vielzahl von Proteinsubstanzen phosphorylieren, was eine weitere Kaskade von Phosphorylierungen innerhalb der Zelle nach sich zieht und letztendlich zur physiologischen Antwort der Zelle führt.

Ein anderes Beispiel für diese Rezeptorklasse sind die Rezeptoren für die sog. **atrialen natriuretischen Peptide** (ANPs), deren zytoplasmatische Domäne eine Guanylatzyklase-Aktivität umfasst, welche die Bildung zyklischen GMPs (cGMP) katalysiert. Nach Aktivierung dieses Rezeptors durch den entsprechenden Liganden (ANP) steigt der intrazelluläre cGMP-Spiegel dramatisch an, und dieses zyklische Nukleotid aktiviert verschiedene metabolische Reaktionswege, unter anderem eine cGMP-abhängige Kinase. Diese Kinase kann eine Reihe spezifischer zellulärer Proteine phosphorylieren und somit eine Kaskade metabolischer Ereignisse auslösen, die in die zellspezifische Reaktion mündet.

Zu einer anderen großen Klasse von Zelloberflächenrezeptoren gehören die Rezeptoren mit sieben Transmembrandomänen, die **7-Transmembran- oder Serpentinrezeptoren** genannt werden. Beispiele für diesen Rezeptortyp sind die Rezeptoren für Katecholamine, Oxytozin, Melatonin, etliche Peptid-, Protein- oder Glykoproteinhormone, wie ACTH, LH, hCG oder TSH. Die Bezeichnung dieser Rezeptoren als Serpentinenrezeptoren beruht darauf, dass sie zusätzlich zur externen Ligandenbindungsdomäne und der intrazytoplasmatischen Domäne Molekülstrukturen besitzen, die die Zellmembran nicht einmal, sondern siebenmal durchdringen (● Abb. 1.8).

Im Gegensatz zu den einfachen Transmembranrezeptoren sind diese Rezeptormoleküle enzymatisch selbst nicht aktiv. Statt dessen interagieren diese Rezeptoren nach Aktivierung durch einen spezifischen Liganden mit einem heterotrimeren Membranprotein, das aus α-, β- und γ-Untereinheiten besteht. Diese membranassoziierten Proteinkomplexe werden G-Proteine genannt, da sie Guanosinnukleotide binden. Im inaktiven Zustand bindet die α-Untereinheit Guanosindiphosphat (GDP) und ist in einem Komplex mit der β- und der γ-Untereinheit verbunden. Nach Aktivierung des Rezeptors mit dem jeweiligen Liganden wird das GDP in der α-Untereinheit durch Guanosintriphosphat (GTP) ersetzt, und die β-γ-Untereinheiten dissoziieren aus dem Komplex. Die GTP tragende aktivierte α-Untereinheit des G-Proteins kann in der Folge mit einer Reihe von Effektorsystemen (s. unten) in Wechselwirkung treten und somit eine Vielzahl von Signalübermittlungswegen aktivieren. Die α-Untereinheit verfügt über eine intrinsische GTPase-Aktivität, die das gebundene GTP in GDP überführt und somit das aktivierte G-Protein schnell inaktivieren und in den Ausgangszustand zurückbringen kann. In Anwesenheit eines hormonellen Stimulus jedoch verbleibt

GTP an die α-Untereinheit des G-Proteins gebunden, was zu einer kontinuierlichen Aktivierung des Effektorsystems führt. Im Allgemeinen handelt es sich bei diesem Effektorsystem, das durch die GTP-bindende α-Untereinheit des G-Proteins aktiviert wird, um ein Enzym, und diese Aktivierung führt zur Bildung sog. **sekundärer Botenstoffe** (engl. **second messengers**) in der Zelle.

Ein Beispiel für einen derartigen sekundären Botenstoff ist das **zyklische AMP** (cAMP), das von dem Enzym Adenylatzyklase aus ATP gebildet wird. Die Adenylatzyklase kann je nach Hormon- und Rezeptortyp entweder stimuliert oder gehemmt werden. Im Fall einer Aktivierung erhöht die Adenylatzyklase die Bildung des intrazellulären cAMP, das eine cAMP-abhängige Proteinkinase anschaltet. Die aktivierte Kinase kann eine Reihe von Proteinen phosphorylieren und so eine Kette intrazellulärer metabolischer Reaktionen auslösen. Es gibt andere Rezeptoren, die nach Besetzung mit dem jeweiligen Liganden die Adenylatzyklase hemmen. Diese Hemmung führt zu einem Absinken des intrazellulären cAMP-Spiegels und wirkt somit antagonistisch zu dem oben beschriebenen Reaktionsweg. Die gonadotropen Hormone FSH, LH, hCG benutzen als sekundären Botenstoff das Adenylatzyklase-cAMP-System.

Weitere Rezeptoren sind an ein anderes Enzym, die **Phospholipase C** gekoppelt, die für die Bildung von Inositolphosphaten und Diazylglyzerol verantwortlich ist. Inositolphosphate bewirken eine Erhöhung der Konzentration an Kalzi-

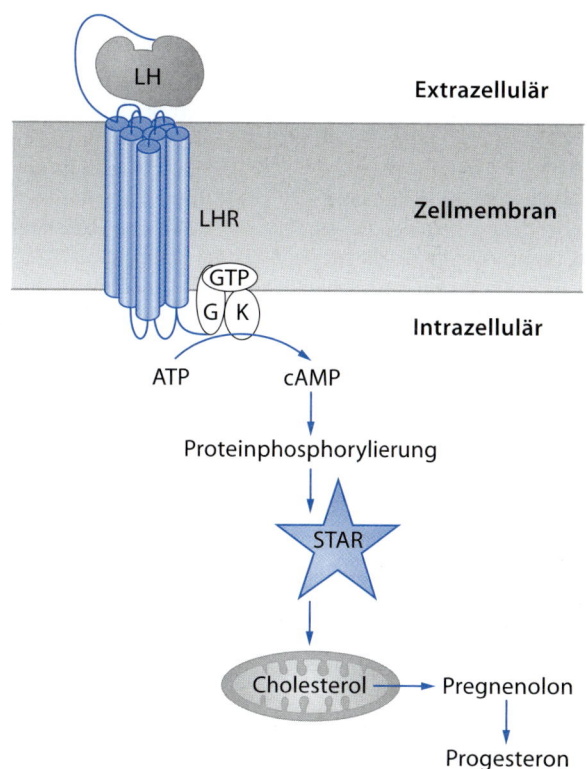

● **Abb. 1.8.** Die molekulare Wirkung von LH wird über seinen membranständigen spezifischen Rezeptor vermittelt. Mechanismus der Hormonwirkung am Beispiel einer Luteazelle, die auf die Einwirkung von LH mit Progesteronsekretion reagiert. G G-Protein, K katalytische Einheit, LHR LH-Rezeptor, STAR Steroidgenese-Akutregulationsprotein

umionen in der Zelle, und Diazylglyzerol stimuliert eine Proteinkinase C. Eine Erhöhung des Kalziumspiegels und der Aktivität der Proteinkinase C führt zur Phosphorylierung bestimmter zellulärer Proteine und initiiert eine Folge metabolischer Ereignisse, die in die erforderlichen spezifischen Zellantworten münden.

In anderen Zellen wiederum kann ein Membranrezeptor mit sieben Transmembrandomänen Ionenkanäle via Aktivierung von G-Proteinen beeinflussen. In diesem Fall ist das Effektorsystem kein Enzym, sondern ein **Kaliumionenkanal**. Die Öffnung dieser Ionenkanäle bewirkt einen Ausstrom (Efflux) von Kaliumionen aus der Zelle und verändert so die elektrische Ladung der Zellmembran, was letztlich zu der Zellantwort auf die hormonale Stimulation führt (Catt et al. 1980; Roncari 1979; Catt 1987; Davis 1994; Landis et al. 1989; Iirl et al. 1994).

Zu den Hormonen mit membranständigen Rezeptoren, die nicht das Adenylatzyklase-cAMP-System als sekundären Boten benutzen, gehören Oxytozin, das Wachstumshormon (STH oder GH), das humane Plazenta-Laktogen (HPL), Prolaktin, das atriale natriuretische Peptid (ANP) und Somatostatin.

Zellspezifische Stoffwechselleistungen, zu denen eine Zelle durch eine Hormon-Rezeptor-Interaktion angeregt wird, sind oft vielfältig abgesichert. Beispielsweise kann die Testosteronsekretion der Leydig-Zelle des Hodens sowohl durch LH als auch durch ANP angeregt werden. Diese Hormone nutzen jedoch unterschiedliche Rezeptoren und intrazelluläre Signalübertragungswege.

1.4.5 Stickoxid als Informationsträger

Ein weiteres signalübertragendes Molekül ist Stickoxid (NO), ein gasförmiges Molekül, das die Zellmembran durchdringen kann. Es hat eine wichtige Signalübertragungsfunktion von Zelle zu Zelle, es dient somit der **parakrinen Informations-übermittlung** in vielen Geweben, z. B. im ZNS, im Kreislauf- und Immunsystem. Stickoxid wird aus der Aminosäure Arginin als Reaktion auf unterschiedliche molekulare Signale synthetisiert. Sein spezifischer Rezeptor ist das im Zytosol enthaltene Enzym Guanylatzyklase. Dieses Enzym induziert die Bildung des »Moleküls des zweiten Boten« (engl. »second messenger molecule«)«, nämlich des zyklischen GMP (cGMP). Der intrazelluläre Signalübertragungsmechanismus des cGMP unterscheidet sich gänzlich von dem der Steroidhormone.

1.5 Synopsis

In diesem Kapitel wurde dargelegt, warum der klassische Begriff des Hormons unzureichend ist: Die Vorstellung, dass ein Hormon in einem spezialisierten Organ, der sog. endokrinen Drüse synthetisiert, von dort freigesetzt wird und an einem anderen Ort seine spezifische Wirkung entfaltet, ist, wie wir heute wissen, nur ein Teil der Wirklichkeit und gründet in historischen und methodischen Gegebenheiten: Hormone konnten in der Kindheitsphase der Endokrinologie mit den damaligen unempfindlichen und unspezifischen Methoden nur dort nachgewiesen wer-

den, wo sie in höchster Konzentration vorliegen (Beispiel: FSH und LH in der Hypophyse) und am augenfälligsten waren (Beispiel: Östrogene anhand des Uteruswachstums). Die heute zur Verfügung stehende Methodik hat das alte klassische Verständnis von Hormonen und ihren Wirkungen so gründlich geändert, dass sogar deren Bezeichnung nur Teilwirkungen widerspiegeln. Den sog. Sexualhormonen beispielsweise kann man heute nicht nur Wirkungen in den Fortpflanzungsorganen, bei der Sexualität und bei multiplen Fortpflanzungsfunktionen zuordnen. Sie sind darüber hinaus ubiquitär wirksam, was heute allgemein bekannt ist. Selbst gonadotrope Hormone, deren Wirkungen man bis vor kurzem nur in den Gonaden gekannt hat, werden heute zusätzliche Wirkungsorte und Wirkungen zugesprochen, wie an anderer Stelle diskutiert werden wird (▶ Abschn. 8.2).

Der heute bekannte, weit über frühere Vorstellungen hinausgehende Wirkungsradius vieler Hormone veranlasst auch die Fachdisziplinen Endokrinologie und Frauenheilkunde, über die bisherigen Fachgrenzen hinaus interdisziplinäre Ansätze in Diagnostik, Therapie und Prophylaxe zu suchen. Verfeinerte Methoden haben auch unsere Vorstellungen von Regelkreisen und vom dynamischen Gleichgewicht von Organfunktionen nachhaltig verändert, insbesondere, seitdem wir wissen, dass es auf der Ebene klassischer Erfolgsorgane von Hormonen zahlreiche lokal, d. h. auto- und parakrin wirkende Regelkreise und Signalübertragungssysteme gibt, welche die klassischen Hormonwirkungen auf lokaler Ebene modifizieren können. Von der Vorstellung eines mehr oder weniger hierarchisch aufgebauten und eindimensional funktionierenden endokrinen Systems weg hat sich unsere Sicht in Richtung eines bioinformatisch aufgebauten funktionellen Netzwerkes hin entwickelt.

Wir begreifen heute das Endokrinium als Teil eines Informationsnetzwerks, zu dem das ZNS und das Immunsystem ebenso gehören wie die Stoffwechselsignale aus den großen Stoffwechselorganen Leber, Niere, Muskel- und Fettgewebe. In dem Maße, wie wir gelernt haben, dass die zellulären und molekularen Mechanismen anderer Informationsüberträger (ZNS, Immunsystem) prinzipiell gleich bzw. vergleichbar mit denjenigen des Endokriniums sind und manchen Substanzen Funktionen in mehr als einem der Informationssysteme zukommen können, haben sich für uns die Grenzen zwischen Endokrinium, Stoffwechsel, ZNS und Immunsystem verwischt.

Der über die genannten Systeme organisierte und vielfach abgesicherte Informationsaustausch dient dem dynamischen Gleichgewicht des Organismus im Spannungsfeld zwischen Individuum und Umfeld, zwischen individuellem Überleben, Fortpflanzung, Energiereserven und -bedarf. In diesem Kontext ist das Endokrinium Teil eines Bioinformationssystems. Es dürfte ein fruchtbarer Ansatz sein, die Prinzipien und Methoden der Bioinformatik auf die klinisch-wissenschaftlichen Fragestellungen der Endokrinologie anzuwenden.

Literatur

Catt KJ (1987) Molecular mechanisms of hormone action: control of target cell function by peptide, steroid, and thyroid hormones. In: Felig P, Baxter JD, Broadus AE, Frohmann LA (eds) Endocrinology and metabolism. McGraw-Hill, New York, p 82

Catt KJ, Pierce JG (1986) Gonadotropic hormones of the adenohypophysis. In: Yen SSC, Jaffe RB (eds) Reproductive endocrinology. Saunders, Philadelphia, p 75

Catt KJ, Harwood JP, Clayton RN et al. (1980) Regulation of peptide hormone receptors and gonadal steroidogenesis. Recent Prog Horm Res 36: 557

Cauter van E (1990) Diurnal and ultradian rhythms in human endocrine function: a minireview. Horm Res 34: 45

Chin WW (1985) Organization and expression of glycoprotein hormone genes. In: Imura H (ed) The pituitary gland. Raven, New York, p 103

Clark IJ (1985) The relationship between GnRH and LH secretion. In: Labrie F, Proulx L (eds) Endocrinology. Excerpta Medica, Amsterdam, p 366

Davis JS (1994) Mechanisms of hormone action: luteinizing hormone receptors and second-messenger pathways. Current Opinion in Obstet Gynecol 6: 254

Eipper BA, Mains RE (1980) Structure and biosynthesis of pro-adrenocorticotropin/endorphin and related peptides. Endocr Rev 1: 1

Fehm HL, Späth-Schwalbe E, Pietrowsky R et al. (1993) Entrainment of nocturnal pituitary-adrenocortical activity to sleep processes in man – a hypothesis. Exp Clin Endocrinol 101: 267

Frohmann LA (1987) Diseases of the anterior pituitary. In: Felig P, Baxter JD, Broadus AE, Frohmann LA (eds) Endocrinology and metabolism. McGraw-Hill, New York, p 247

Frohmann LA, Krieger DT (1987) Neuroendocrine physiology and disease. In: Felig P, Baxter JD, Broadus AE, Frohmann LA (eds) Endocrinology and metabolism. McGraw-Hill, New York, p 185

Gallagher TF, Yoshda K, Roffwarg HD et al. (1973) ACTH and Cortisol secretory patterns in man. J Clin Endocrinol Metab 36: 1058

Geola FL, Frumar AM, Tataryn IV et al. (1980) Biological effects of various doses of conjugated equine estrogens in postmenopausal women. J Clin Endocrinol Metab 51: 620

Hammond GL (1995) Potential functions of plasma steroid-binding proteins. Trends Endocrinol Metab 6: 298

Hastings M (1995) Circadian rhythms: Peering into the molecular clockwork. J Neuroendocrinol 7: 331

Hoff JD, Quigley ME, Yen SSC (1983) Hormonal dynamics at midcycle: a reevaluation. J Clin Endocrinol Metab 57: 792

Hrushesky WJM (1994) Timing is everything. Sciences July/August 32

Hsu CJ, Hammond JM (1987) Gonadotropins and estradiol stimulate immuno-reactive insulin-like growth factor-I production by porcine granulosa cells in vitro. Endocrinology 120: 198

Iirl T, Herzmark P, Nakamoto JM et al. (1994) Rapid GDP release from Gsα in patients with gain and loss of endocrine function. Nature 371: 164

Kelly RW, Kind AE, Critchley HO (2001) Cytokine control in human endometrium. Reproduction 121: 3

Khan-Dawood FS, Huang JC, Dawood MY (1988) Baboon corpus luteum oxytocin: an intragonadal peptide modulatur of luteal function. Am J Obstet Gynecol 158: 882

Kiesel L, Rabe T, Schweizer M et al. (1986) Pulsatile secretory pattern of gonadotropins and steroids during the follicular and luteal phase of the menstrual cycle in women. In: Coelingh Bennik HJT, Dogterom AA, Lappöhn RE, Rolland R, Schoemaker J (eds) Pulsatile GnRH. Proc of the 3rd Ferring Symp, Noordwijk, Ferring, Haarlem, The Netherlands, p 43

Knobil E (1981) Patterns of hypophysiotropic signals and gonadotropin secretion in the rhesus monkey. Biol Reprod 24: 44

Krieger DT, Liotta AS, Brownstein MJ, Zimmermann EA (1980) ACTH, β-lipotropin, and related peptides in brain, pituitary, and blood. Recent Prog Horm Res 36: 277

Kruip ThAM, Vullings HGB, Schams D et al. (1985) Immunocytochemical demonstration of oxytocin in bovine ovarian tissues. Acta Endocrinol (Copenh) 109: 537

Landis CA, Masters SB, Spada A et al. (1989) GTP-ase inhibiting mutations activate the alpha chain of Gs and stimulate adenyl cyclase in human pituitary tumours. Nature 340: 692

Layman LL (1995) Molecular biology in reproductive endocrinology. Current Opinion Obst Gynecol 7: 328

Lei ZM, Rao CV (2001) Neural actions of luteinizing hormone and human chorionic gonadotropin. Semin Reprod 19: 103

Leidenberger FA, Reichert LE (1973) Species differences in luteinizing hormone as inferred from slope variations in a radioligand receptor assay. Endocrinology 92: 646

McNeilly AS, Tsonis GG, Baird DT (1988) Inhibin. Hum Reproduction 3: 45

Muldoon TG (1980) Regulation of steroid hormone receptor activity. Endocr Rev 1: 339

Naylor SL, Chin WW, Goodman HM et al. (1983) Chromosome assignment of genes encoding the alpha and beta subunits of glycoprotein hormones in man and mouse. Somatic Cell Genet 9: 757

Numa S, Imura H (1985) ACTH and related peptides: gene structure and biosynthesis. In: Imura H (ed) The pituitary gland. Raven, New York, p 83

Preslock YP (1985) The pineal gland: basic implications and clinical correlations. Endocr Rev 5: 282

Rao CV (2001) An overview of the past, present, and future of nongonadal LH/hCG actions in reproductive biology and medicine

Reiter RJ (1980) The pineal gland and its hormones in the control of reproduction. Endocr Rev 1: 109

Richards JS (1975) Estradiol receptor content of rat granulosa cells during follicular development: modification by estradiol and gonadotropins. Endocrinology 97: 1174

Richter D, Ivell R (1985) Gene organization, biosynthesis and chemistry of neurohypophyseal hormones. In: Imura H (ed) The pituitary gland. Raven, New York, p 127

Roncari DAK (1979) Mechanisms of hormone action. In: Ezrin C, Godden JO, Volpe R (eds) Systematic endocrinology, 2nd edn. Hagerstown/MA, Haper & Row, p 8

Santen RJ, Bardin CW (1973) Episodic luteinizing hormone secretion in man. J Clin Invest 52: 2617

Schams D, Kruip Th AM, Koll R (1985) Oxytocin determination in steroid producing tissues and in vitro production in ovarian follicles. Acta Endocrinol (Copenh) 109: 530

Wathes DC, Gulenaar EF, Swann RW et al. (1986) A combined radioimmunoassay and immunocytochemical study of ovarian oxytocin production during the periovulatory period in the ewe. J Reprod Fertil 78: 167

Wetterberg L (ed) (1993) Light and biological rhythms in men. Pergamon, Oxford

Yen SSC (1982) Neuroendocrine regulation of gonadotropin and prolactin secretion in women: disorders in reproduction. In: Vaitukaitis JL (ed) Current endocrinology, clinical reproductive neuroendocrinology section. Elsevier Biomedical, New York, p 137

Yen SSC (1986a) Chronic anovulation caused by peripheral endocrine disorders. In: Yen SSC, Jaffe RB (eds) Reproductive endocrinology. Saunders, Philadelphia, p 441

Yen SSC (1986b) Neuroendocrine control of hypophyseal function. In: Yen SSC, Jaffe RB (eds) Reproductive endocrinology. Saunders, Philadelphia, p 33

Yen SSC, Tsai CC, Naftolin F, Vandenberg G, Ajabor L (1972) Pulsatile patterns of gonadotropin release in subjects with and without ovarian function. J Clin Endocrinol 34: 671

Wirkungen und Stoffwechsel der wichtigsten natürlichen Sexualsteroide der Frau

T. Gudermann und F. Leidenberger

2

2.1 Einleitung

▼ Die sog. Sexualsteroide der Frau lassen sich den Hormongruppen der Östrogene, Gestagene und Androgene zuordnen. Sie werden im weiblichen Organismus gebildet und sind an der Regulation zahlreicher physiologischer Prozesse beteiligt. Bei der Frau unterliegen essentielle biologische Prozesse wie die Embryonalentwicklung, die neuroendokrine Steuerung des weiblichen Zyklus, die Vorbereitung des Fortpflanzungstrakts für die Fertilisation und Implantation sowie wichtige Vorgänge im Kohlenhydrat-, Eiweiß- und Fettstoffwechsel der Kontrolle durch Sexualsteroide. Auch das geschlechtsspezifische Verhalten wird durch die genannten Steroidhormone wesentlich mit geprägt.

Die Grundlagen der Biosynthese und des Stoffwechsels von Sexualsteroiden sind im Detail bekannt. Durch genaue Kenntnisse über die Rezeptoren dieser Hormone und ihre zellulären Wirkmechanismen steht uns heute eine gute konzeptionelle Basis zur Verfügung, um die physiologischen und pathophysiologischen Wirkungen der Sexualhormone zu verstehen und darüber hinaus ihren rationalen pharmakologischen Einsatz steuern zu können.

Im Folgenden werden für die wichtigsten Vertreter der drei aufgeführten Steroidklassen Synthese, Transport im Blut, Sekretions- und Produktionsraten, Stoffwechsel sowie Hauptwirkungen und Wirkmechanismen an den Fortpflanzungsorganen besprochen, anschließend einige allgemeine Stoffwechselaktivitäten und Wirkungen auf andere Organsysteme, soweit sie relevant sind für das Verständnis von klinischen Symptome und von Nebenwirkungen und für die Therapie.

2.2 Synthese von Sexualsteroiden

2.2.1 Wichtige Enzymsysteme

Cholesterol, die unmittelbare Vorstufe der Steroidbiosynthese, ist ein 27 Kohlenstoffatome enthaltendes Steroid (ein sog. C27-Steroid). Zum Verständnis seiner Chemie sind die einzelnen Kohlenstoffatome durchnummeriert (▶ Abschn. 1.4; ◻ Abb. 1.6). Es wird mit der Nahrung aufgenommen oder in kleinen Mengen intrazellulär aus Azetyl-CoA synthetisiert. Aus dem Blut gelangt Cholesterol über ein Trägerlipoprotein (LDL-Lipoprotein) in das Zellinnere. Nach Abspaltung der Seitenkette zwischen den Kohlenstoffatomen 20 und 22 entsteht aus dem Cholesterol das **Pregnenolon** (◻ Abb. 2.1).

Die an der Steroidhormonsynthese beteiligten Enzyme sind entweder **Dehydrogenasen** oder **Cytochrom P450 enthaltende mischfunktionelle Oxidasen.** Dehydrogenasen sind Enzyme, die Steroide entweder um zwei Elektronen reduzieren oder oxydieren. Cytochrom-P450-Enzymreaktionen bewirken am Steroidmolekül den Einbau von Sauerstoff bei Hyperoxylierungsschritten.

Früher glaubte man, jeder einzelne Biosyntheseschritt werde durch ein gesondertes, hoch spezialisiertes Enzym katalysiert. Erst durch die molekulare Klonierung von Enzym-cDNA* wurde klar, dass ein einzelnes Enzym mehrere Stoffwechselschritte katalysieren kann und dass eine bestimmte Anzahl von Syntheseschritten nicht automatisch gleich viele verschiedene Enzyme erfordert (Stocco u. Clark 1996). Die an der Biosynthese von Sexualsteroiden beteiligten Cytochrom-

P450-Enzyme und ihre Lokalisation in der Zelle sind in ◻ Tabelle 2.1 aufgeführt.

P450scc ist an der inneren Mitochondrienmembran lokalisiert und katalysiert die Umwandlung von Cholesterol zu Pregnenolon. Der geschwindigkeitsbestimmende Schritt der Steroidbiosynthese ist der Transport des Cholesterols von der äußeren zur inneren Mitochondrienmembran. Er ist derjenige Schritt bei der Biosynthese biologisch aktiver Steroide, der bestimmt, wie viel Steroide produziert werden; die nachfolgenden enzymatischen Reaktionen bestimmen, welche Steroide synthetisiert werden. Während für die chronische Stimulation der Steroidbiosynthese Gentranskription* und Translation* erforderlich sind, verläuft die akute Stimulation unabhängig von der m(messenger)RNA*-Bildung, jedoch abhängig vom Aufbau neuer Proteine, vornehmlich solcher, die am Cholesteroltransport über die mitochondriale Membran beteiligt sind.

Das am besten untersuchte und in seiner Funktion verstandene Sterol-Transferprotein* ist das **StAR (»steroidogenic acute regulator«;** Clark et al. 1995), das cAMP-abhängig in steroidbildenden Zellen der Gonaden und der Nebenniere heraufreguliert wird. Die wichtige physiologische Rolle von StAR für die Steroidsynthese wird durch eine natürlicherweise vorkommende, autosomal-rezessiv vererbte Mutation im StAR-Gen unterstrichen. Diese führt zu einem **angeborenen Steroidbiosynthesedefekt** in Gonaden und Nebennierenrinde mit lipoider Nebennierenhyperplasie (Lin et al. 1995).

In Abschn. 1.4 (◻ Abb. 1.7) ist schon erwähnt worden, dass während der von Cholesterol ausgehenden Biosynthese biologisch aktiver Steroide auch Kohlenstoffseitenketten abgespalten werden. Nach ihrer Zahl an Kohlenstoffatomen kann man die verschiedenen Steroide einteilen in C27-, C21-, C19- und C18-Steroide. Pregnenolon ist ein biologisch inaktives C21-Steroid. Wie Cholesterol ist es durch eine Doppelbindung zwischen den Kohlenstoffatomen (C-Atomen) 5 und 6

◻ **Tabelle 2.1.** Für die Synthese von Sexualsteroiden relevante Cytochrom-P450-Enzyme

Enzym	Lokalisation in der Zelle	Katalysierte Reaktionen
P450scc	Mitochondrien	Abspaltung der Cholesterol-Seitenkette (20,22-Lyase)
P450c11	Mitochondrien	11-Hydroxylierung 18-Hydroxylierung 19-Methyloxidierung
P450c17	Endoplasmatisches Retikulum	17-Hydroxylierung, 17,20-Lyase
P450arom	Endoplasmatisches Retikulum	Aromatisierung

Definitionen der mit * gekennzeichneten Begriffe im Glossar am Ende dieses Kapitels

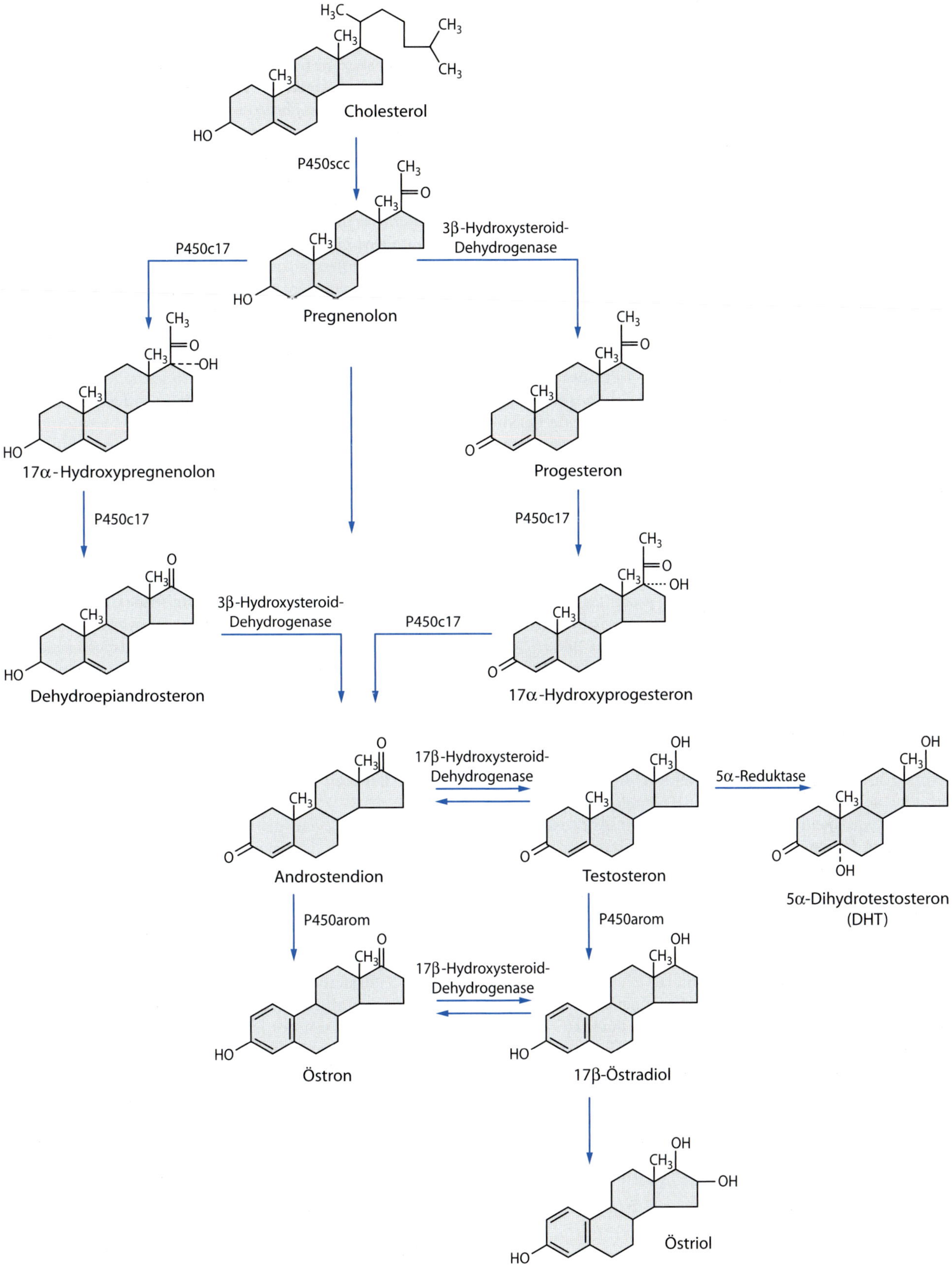

Abb. 2.1. Biosynthese der Sexualsteroide

gekennzeichnet. Alle Steroidverbindungen, die zwischen den C-Atomen 5 und 6 eine Doppelbindung haben, werden als Δ5-Steroide bezeichnet. Sie sind biologisch wenig oder nicht aktiv, durch Verlagerung der Doppelbindung von C-Atom 5/6 auf C-Atom 5/4 können sie biologisch aktiviert werden. Durch Umlagerung dieser Doppelbindung mit Hilfe von Isomerasen entstehen aus Δ5-Steroiden Δ4-Steroide (◘ Abb. 2.2).

Im Ovar kann Pregnenolon über zwei verschiedene Stoffwechselwege in biologisch hoch aktive Steroidhormone umgewandelt werden: entweder auf dem sog. Δ5-Syntheseweg über das Zwischenprodukt Dehydroepiandrosteron oder auf dem Δ4-Weg über Progesteron und 17α-Hydroxyprogesteron (◘ Abb. 2.1). Die Umwandlung von Pregnenolon zu Progesteron erfolgt in zwei Schritten: In der 3β-Hydroxysteroid-Dehydrogenase-Reaktion wird die 3-Hydroxy-Gruppe durch eine Ketogruppe ersetzt; die Δ5–4-Isomerase-Reaktion überträgt die Doppelbindung von der 5–6- in die 4–5-Position. Das Enzym 3β-Hydroxysteroid-Dehydrogenase, das in zwei unterschiedlichen Isoformen vorkommt, katalysiert beide Reaktionsschritte.

Die Umwandlung weniger oder gar nicht biologisch aktiver Δ5-Steroide in biologisch aktive Δ4-Steroide ist ein wichtiger Mechanismus zur Regulation der biologischen Aktivität von Steroiden. Alle biologisch aktiven C21- und C19-Steroide haben zwischen den C-Atomen 4 und 5 eine Doppelbindung, sind also Δ4-Steroide (z. B. Progesteron, Kortisol, Aldosteron, Testosteron). Östrogene haben im Ring A drei Doppelbindungen, also einen Benzolring. Das Wesentliche der Synthese von Östrogenen aus Androgenen besteht also in der Bildung dieses Benzolrings, einen Vorgang, den man Aromatisierung nennt und das diese Reaktion bewirkende Enzym Aromatase (◘ Tabelle 2.1). Es existiert in großen Mengen u.a. in Granulosazellen und im Fettgewebe, aber auch in Theka- und Sertoli-Zellen (Simpson et al. 1994).

Durch Abspaltung der Seitenkette (C-Atome 20 und 21) entsteht aus Progesteron bzw. 17-OH-Progesteron das C19-Steroid Androstendion, also ein Androgen. Androstendion kann entweder durch die P450arom zu Östron oder durch die 17-Hydroxysteroid-Dehydrogenase zu Testosteron umgewandelt werden. Das letztgenannte Enzym ist im endoplasmatischen Retikulum lokalisiert und liegt in vier verschiedenen Isoformen vor (Penning 1997), die die reversible Bildung von Östradiol aus Östron (Typ I und IV) und die von Testosteron aus Androstendion (Typ II und III) bewerkstelligen. Das beim Menschen in relativ großer Menge gebildete Androgen Testosteron ist ein Δ4-C19-Androgen mit einer am C-Atom 17 befindlichen Hydroxygruppe. Gegenüber seinem Vorläu-

fer, dem Androstendion, ist es biologisch wesentlich aktiver (s. unten). Biologisch kaum aktive C19-Steroide (Androgene) sind die Δ5-Steroide Dehydroepiandrosteron und sein Sulfat. Diese können enzymatisch (Isomerase) in biologisch aktivere Δ4-Androgene umgewandelt werden (◘ Abb. 2.1). In fast allen Erfolgsorganen muss Testosteron erst in Dihydrotestosteron (DHT) umgewandelt werden, um seine biologische Wirksamkeit zu entfalten (s. unten).

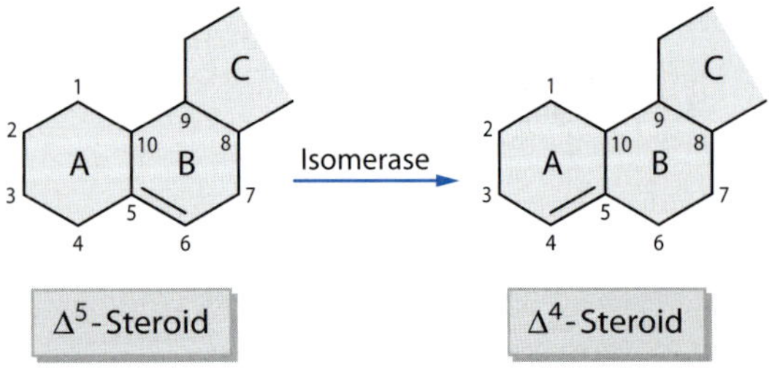

Die natürlichen Östrogene des Menschen sind Östron, Östradiol (das biologisch eigentlich aktive Östrogen) und Östriol. Zu ihrer Bildung sind obligat C19-Steroide (Androgene oder ihre Vorstufen) erforderlich. Durch die Umwandlung des A-Ringes in einen Benzolring entfällt die Methylgruppe am Kohlenstoffatom 19. Östradiol liegt im menschlichen Organismus fast ausschließlich als 17β-Östradiol vor. Deshalb ist im Folgenden, soweit nicht ausdrücklich vermerkt, unter Östradiol immer seine 17β-Konfiguration zu verstehen.

Bei der Betrachtung der Steroidbiosynthese sind einige wichtige Prinzipien zu erkennen:

1 Bildung verschiedener Steroidklassen durch sukzessive Abspaltung von Seitenketten (C27 → C21 → C19 → C18).
2 Biologische Aktivierung bzw. Inaktivierung durch Bildung von Δ4- bzw. Δ5-Steroiden mit Hilfe von Isomerasen (◘ Abb. 2.2).

Eine wichtige Quelle von biologisch aktiven Steroidklassen, nämlich Androgenen, Östrogenen, Progesteron und 17OH-Progesteron ist das Ovar, speziell der reifende und ovulationsbereite Follikel und das sich aus ihm entwickelnde Corpus luteum. Die Biosynthese dieser Steroide wird nochmals ausführlich in Kap. 5 besprochen, denn die Fähigkeit des Ovars zur Biosynthese von Sexualsteroiden ist ein zentrales Thema der klinischen Endokrinologie in der Frauenheilkunde.

2.2.2 Zwei-Zell-System des Ovars

Das Stroma ovarii und die den Follikel umschließende Thekazellschicht sind als vaskularisierte Zellkompartimente zur Bildung von Androgenen befähigt. Zur Bildung von Gluko- oder Mineralokortikoiden ist das Ovar nicht in der Lage, da es die hierfür erforderlichen Enzyme (21- und 11β-Hydroxylase) nicht enthält. Analog zur Stimulation der Nebenniere durch ACTH stimuliert im Ovar LH die Umwandlung (Konversion) von Cholesterol in solche Vorstufen, die als Substrat für die Androgensynthese dienen (◘ Abb. 2.1). Während der Follikelreifung (Stadium des mittelgroßen bis großen Follikels) bilden Thekazellschicht und ovarielles Stroma unter dem Stimulus ansteigender LH-Spiegel zunehmend Androgene, überwiegend Androstendion, in geringerer Menge auch Testosteron und DHEA; in den frühen Phasen des Follikels ist die Thekazellschicht zur Steroidsynthese überhaupt nicht fähig bzw. nur zur Progesteronsynthese (kleine antrale Follikel).

Die Steroidbiosynthese in den Follikeln des Eierstocks erfolgt in einem eng abgestimmten Zusammenspiel zwischen zwei benachbarten Zellarten, den Theka- und den Granulosazellen. Letztere exprimieren FSH-Rezeptoren. LH-Rezeptoren sind initial nur auf den Thekazellen anzutreffen. Die FSH-Stimulation am Anfang des weiblichen Zyklus bewirkt einerseits die Erhöhung der FSH-Rezeptordichte und der Aktivität der Aromatase, andererseits die Induktion von LH-Rezeptoren auf den Granulosazellen.

◘ **Abb. 2.2.** Umwandlung eines Δ5-Steroids in ein Δ1-Steroid mit Hilfe des Enzyms Isomerase. Alle biologisch aktiven Steroide sind Δ4-Steroide oder leiten sich unmittelbar aus einer Δ4-Vorstufe ab

Die Thekazellen besitzen etwa 20.000 membranständige LH-Rezeptoren und zeichnen sich durch eine LH-abhängige Steroidsynthese aus, die sich vor allem in vermehrter Transkription der P450scc-, P450c17- und 3β-Hydroxysteroid-Dehydrogenase-Gene sowie in gesteigerter Androgenbildung äußert.

Die Aromatisierung der Androgene zu Östrogenen ist eine spezifische Fähigkeit der Granulosazellen, die durch eine FSH-abhängige Steigerung der P450arom-Aktivität zustande kommt (▶ Kap. 5; ▣ Abb. 5.16). Es gibt gute Hinweise darauf, dass bei Primaten FSH der alles entscheidende Stimulus für eine erfolgreiche Follikelentwicklung ist und dass Peptide, die in auto- und parakriner Weise ihre Wirkung entfalten, die Antwort der Zellen auf Gonadotropine modulieren (Kol u. Adashi 1995). So verstärken »insulin-like growth factors« (IGFs), die von den Thekazellen gebildet und ausgeschüttet werden, sowohl die LH-abhängige Androgenproduktion als auch die FSH-vermittelte Aromatisierungsreaktion in den Granulosazellen. Sowohl IGF I als auch IGF II können ihre zelluläre Wirkung über den Typ-I-IGF-Rezeptor entfalten, der strukturelle und funktionelle Ähnlichkeiten zum Insulinrezeptor aufweist.

Die Peptide **Inhibin** und **Aktivin** werden in den Granulosazellen FSH-abhängig gebildet und sind wichtige lokal wirkende Faktoren, um die Effekte der Gonadotropine auf die Bildung von Sexualhormon zu modifizieren. Aktivin verstärkt die FSH-Wirkung auf Granulosazellen, besonders hinsichtlich der Expression weiterer FSH-Rezeptoren. Inhibin potenziert im Gegensatz zu Aktivin in den Thekazellen die LH-abhängige Synthese von Androgenen, die dann als Aromatisierungssubstrate den Granulosazellen zur Verfügung stehen.

Nach der Ovulation schütten die verbleibenden Zellen in LH-vermittelter Weise Progesteron und Östrogene in die Blutbahn aus. Dabei ist die Funktion der luteinisierten Granulosazellen von einer ausreichenden präovulatorischen Induktion von LH-Rezeptoren und damit von einer ausreichenden FSH-Wirkung abhängig.

Chronische Störungen der hypophysären Gonadotropinpulsatilität führen unweigerlich zur Beeinträchtigung der Arbeitsteilung zwischen Granulosa- und Thekazellen. Bei einem chronischen LH-Überangebot kommt es zu charakteristischen Krankheitsbildern, deren Gemeinsamkeit ein Androgenexzess ist. Eine verstärkte LH-Wirkung und damit einen Androgenexzess gibt es auch in all den klinischen Konstellationen, die durch eine Hyperinsulinämie oder eine Erhöhung der Konzentration des IGF I gekennzeichnet sind (z. B. Diabetes mellitus Typ II, massives Übergewicht).

Unter dem Einfluss erhöhter LH-Spiegel ist das **postmenopausale Ovar** zur Sekretion erheblicher Androgenmengen befähigt. Während Androstendion überwiegend aus der Thekazellschicht stammt, ist Testosteron das bevorzugte Syntheseprodukt des ovariellen Stromas. So ist zu erklären, dass die Androstendionsekretion des postmenopausalen Ovars gering und die des Testosterons relativ hoch ist.

2.3 Transport von Sexualsteroiden im Blut

In der Blutzirkulation sind die meisten Sexualsteroide, insbesondere Östradiol und Testosteron, an ein Trägerprotein gebunden, das **sexualhormonbindende Globulin (SHBG)**. Etwa 10 bis 30% liegen im Komplex mit Albumin vor, nur etwa 1% der genannten Hormone sind ungebunden im Blut, können also biologische Wirkungen in der Zelle entfalten (▣ Tabelle 2.2).

Ein geringer Anteil des Östradiols und Testosterons bindet zusätzlich an das **kortikosteroidbindende Globulin (CBG)**, das **Transkortin**, das eine hohe Affinität für Kortikosteroide und Progesteron aufweist. Normalerweise sind etwa 75% des zirkulierenden Kortisols an Transkortin und 15% an Albumin gebunden, 10% liegen frei im Blut vor. Progesteron liegt im Blut in folgender Verteilung vor: 2% ungebunden, 80% an Albumin gebunden, 18% an Transkortin und <1% an an SHBG.

Unter dem Einfluss von Schilddrüsenhormonen und Östrogenen kommt es in der Leber zu einer gesteigerten Bildung dieser Transportproteine. Deshalb sind die SHBG-Konzentrationen im Blut bei Hyperthyreose, in der Schwangerschaft sowie nach Verabreichung exogener Östrogene erhöht. Kortikosteroide, Androgene, Progesteron sowie Wachstumshormon, Insulin und IGF I erniedrigen die peripheren SHBG-Spiegel.

Somit finden wir bei adipösen Patientinnen – bedingt durch Hyperinsulinismus und Insulinresistenz – häufig erniedrigte SHBG-Konzentrationen im Blut und damit eine Erhöhung des freien, d. h. biologisch wirksamen Anteils von Östradiol und Testosteron. Hiermit ist eine Hauptursache der Anovulation und der Androgenisierungserscheinungen bei Adipositas benannt.

Die Bindung von Testosteron an SHBG ist eine reversible biologische Inaktivierung. Indem ein hoher Östradiolspiegel

▣ **Tabelle 2.2.** Bindung von Steroidhormonen an Trägerproteine. (Mod. nach Mendel 1989)

Hormon	Ungebunden [%]	An Albumin gebunden [%]	An SHBG gebunden [%]
Östradiol	1	30	69
Testosteron	1	30	69
Dehydroepiandrosteron	4	88	8
Androstendion	7	85	8
Dihydrotestosteron	1	71	28

die Synthese von SHBG in der Leber stimuliert, schützt er in gewissen Grenzen vor Androgenisierungserscheinungen: Das an SHBG gebundene Testosteron steht für die Umwandlung in Dihydrotestosteron nicht zur Verfügung.

Andere quantitativ wichtige Bindungsproteine sind Albumin und saures α1-Glykoprotein. Bei der gesunden geschlechtsreifen Frau liegt ca. 1% des Gesamttestosterons in freier Form vor, bei Männern ca. 2 bis 3%.

SHBG ist ein Glykoprotein, das in dimerer Form nur eine einzige Bindungsstelle für Sexualsteroide hat. Das SHBG-Gen kodiert auch für das androgenbindende Protein (ABP), das in den Samenkanälchen des Hodens zu finden ist und von den Sertoli-Zellen gebildet wird (Hammond u. Bocchinfuso 1996).

Wie bereits erwähnt, werden die biologischen Effekte der Sexualsteroide durch die ungebundene, freie Hormonfraktion im Blut vermittelt, der SHBG-gebundeneAnteil wird als inaktiv eingestuft. Diese Ansicht ist möglicherweise nicht ganz zutreffend, denn der Hormon-Protein-Komplex könnte an der Aufnahme des Hormons in die Zielzelle beteiligt sein (Rosner 1990). Darüber hinaus wird dem hormonbesetzten SHBG eine Rolle in der nichtgenomischen Signalübertragung von Steroiden an der Zellmembran zugeschrieben (s. unten; Rosner et al. 1999). Ob diese Befunde im klinischen Alltag relevant sind, ist z. Z. noch völlig unklar.

2.4 Sekretions- und Produktionsrate

Die gesamte Tagesproduktion eines bestimmten Steroids wird nicht nur durch die sekretorische Aktivität der klassischen steroidbildenden Organe (Nebennierenrinde, Gonaden, Pla-

zenta), die **Sekretionsrate**, bestimmt, sondern auch durch die Bildung des jeweiligen Steroids in der Körperperipherie, das heißt außerhalb der klassischen endokrinen Drüse. Hierzu gehören die Synthese eines Steroids aus Vorstufen in nichtendokrinen Organen, u.a. Muskeln, Haut, Fettgewebe und Leber. Die Summe aus der peripheren Bildung eines bestimmten Steroids an einem Tag und seiner Tagessekretion aus einem steroidproduzierenden Organ nennt man die **Produktionsrate**. Sie ist immer größer als die Sekretionsrate.

Dass die Entstehung eines biologisch aktiven Steroidhormons durch periphere Umwandlung in einem nichtendokrinen Organ ein wichtiges biologisches Regulans ist, geht beispielsweise aus der Tatsache hervor, dass im Fettgewebe aus Androgenen in erheblichem Maße Östrogene gebildet werden können. Durch das Vorhandensein des Enzyms Aromatase ist das Fettgewebe zur Umwandlung von Androgenen in Östrogene in der Lage (◘ Abb. 2.3; Friedman u. Kim 1985; Nimrod u. Ryan 1975).

Das Ausmaß der Umwandlung von Androgenen im Fettgewebe hängt von seiner Masse ab, bei Übergewichtigen werden also verstärkt Androgene in Östrogene umgewandelt. Darüber hinaus ist bei Übergewichtigen, insbesondere bei solchen mit einem männlichen Fettverteilungsmuster, die Sekretionsrate der androgen wirksamen oder in Androgene umwandelbaren Steroide in der Nebennierenrinde und meist auch im Ovar im Vergleich zu Normalgewichtigen erhöht (▶ Kap. 15 und 16).

Unabhängig vom Körpergewicht kommt hinzu, dass die Produktionsrate an Androgenen ohnehin um eine Zehnerpotenz höher ist als die an Östrogenen (mehrere Milligramm im Vergleich zu 100–300 µg pro Tag). Diese Tatsache erklärt, dass eine nur geringe Zunahme der peripheren Umwandlung

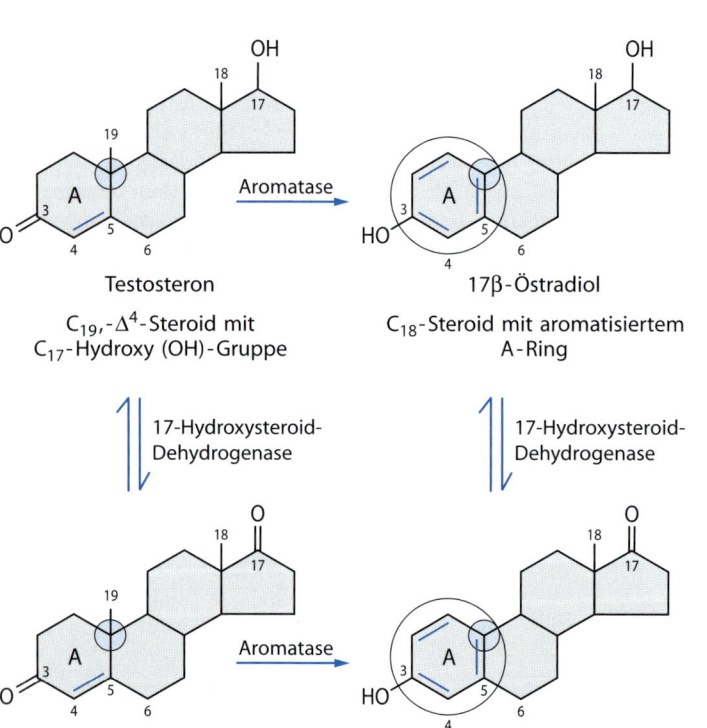

◘ **Abb. 2.3.** Androgene als obligate Vorstufe von Östrogenen

Testosteron
C_{19},-Δ^4-Steroid mit C_{17}-Hydroxy (OH)-Gruppe

17β-Östradiol
C_{18}-Steroid mit aromatisiertem A-Ring

17-Hydroxysteroid-Dehydrogenase

Androstendion
C_{19},-Δ^4-Steroid mit C_{17}-Keto (C = O)-Gruppe

Östron
C_{18}-Steroid mit aromatisiertem A-Ring

(Konversion) von Androgenen in Östrogene zu einer signifikanten Erhöhung der Östrogenspiegel und -wirkungen führen kann, wie man dies bei übergewichtigen, postmenopausalen Frauen (im Vergleich zu normal- und untergewichtigen) beobachtet hat. Übergewichtige Frauen können durch die verstärkte Bildung von Östrogenen Postmenopausenblutungen entwickeln (Friedman u. Kim 1985); sie sind auch einem höheren Risiko für östrogenassoziierte Tumore ausgesetzt. Im Fettgewebe wird aus dem C19-Steroid Androstendion überwiegend Östron gebildet. Androstendion wird zu etwa gleichen Anteilen im Ovar und in der Nebennierenrinde gebildet, die Konversionsrate beträgt etwa 1%. Diese 1%ige Konversion von Androstendion in Östron ist im geschlechtsreifen Alter für etwa 20 bis 30% des täglich produzierten Östrons verantwortlich, die restlichen 70 bis 80% entstammen dem Ovar. Wenn also als Folge einer Zunahme der Fettmasse die periphere Konversion um das Doppelte bis Dreifache zunimmt, so wirkt sich dies zwar kaum auf die Androstendionspiegel, wohl aber massiv auf den Östronspiegel im Blut aus.

Die Produktionsrate von Testosteron bei der Frau im geschlechtsreifen Alter beträgt etwa 0,2 bis 0,3 mg pro Tag. Davon wird etwa ein knappes Viertel in der Nebennierenrinde gebildet, ein weiteres Viertel im Ovar, die andere Hälfte entsteht durch Konversion von Androstendion in Testosteron (◘ Abb. 2.4).

Dehydroepiandrosteron (DHEA) wird zu 90% von der Nebenniere und nur zu etwa 10% vom Ovar ausgeschüttet. Das entsprechende Sulfat, Dehydroepiandrosteron-Sulfat (DHEAS), wird nahezu ausschließlich in der Nebenniere gebildet und kann im Fall eines Hyperandrogenismus als Maß für die adrenale Aktivität herangezogen werden.

Die Produktionsrate an Progesteron ist im geschlechtsreifen Alter zyklusabhängig: In der Lutealphase beträgt sie 20 bis 30 mg, in der Follikelreifungsphase 2 bis 3 mg pro Tag.

◘ Tabelle 2.3 gibt eine Übersicht über die wichtigsten Steroide, ihre Produktions- und Sekretionsrate, ihre metabole Clearancerate und ihre Konzentrationen im Blut während der verschiedenen Phasen des weiblichen Zyklus.

2.5 Stoffwechsel und Abbau von Sexualsteroiden

2.5.1 Östrogenstoffwechsel

Östriol ist der periphere Hauptmetabolit von Östron und Östradiol und wird selbst nicht vom Ovar sezerniert

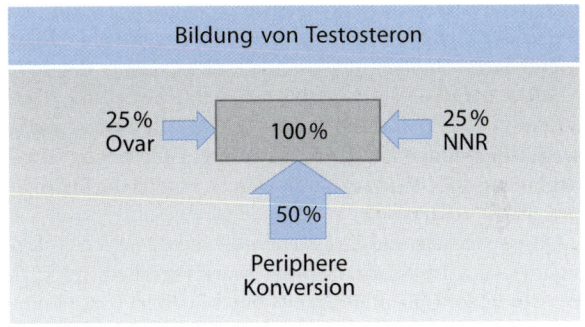

◘ **Abb. 2.4.** Testosteron ist kein für ein endokrines Organ spezifisches Steroid

◘ **Tabelle 2.3.** Metabole Clearanceraten (MCR), Plasmakonzentrationen, Prdouktionsraten (PR) und ovarielle Sekretionsraten (SR) der wichtigsten Steroide im Blut. (Nach Ross 1985)

Substanz	MCR der Substanz im Plasma [l/Tag]	Phase des menstruellen Zyklus	Konzentration im Plasma [ng/ml]	PR der zirkulierenden Substanz [mg/Tag]	SR beider Ovarien [mg/Tag]
Östradiol	1,35	Frühe Follikelphase	0,06	0,081	0,07
		Späte Follikelphase	0,33–0,7	0,445–0,945	0,4–0,8
		Mittluteal	0,2	0,27	0,25
Progesteron	2,2	Follikelphase	0,95	2,1	1,5
		Lutealphase	11,3	25	24
17-Hydroxyprogesteron	2	Frühe Follikelphase	0,3	0,6	0–0,3
		Späte Follikelphase	2	4	3,0–4
		Mittluteal	2		3,0–4
Androstendion	2,01		1,59	3,2	0,8–1,6
Testosteron	0,69		0,38	0,26	
Dehydroepiandrosteron	1,64		4,9	8	0,3–3

2

(Abb. 2.5). Am Beispiel des Androstendions wurde bereits illustriert, dass die Metabolisierung von Steroidhormonen in der Peripherie nicht automatisch einer Inaktivierung gleichkommt. Dies kann auch am Beispiel des Östriols verdeutlicht werden: Östriol hat im direkten Vergleich zum Östradiol nur etwa 20% der Affinität zum Östrogenrezeptor und ist daher ein schwach wirksames Östrogen. Wenn die effektive Konzentration jedoch dauerhaft aufrecht erhalten wird, so kann Östriol durchaus dem Östradiol vergleichbare biologische Effekte hervorrufen. So liegt z. B. während der Schwangerschaft eine besonders hohe Östriolkonzentration vor, so dass das Steroid in dieser Situation nicht als Metabolit, sonders als wichtiges und wirksames Hormon anzusehen ist.

Geringere Mengen Östradiol werden in der Leber, aber auch im Hypothalamus und in der Hypophyse zu **2-OH-Katecholöstrogenen** oxidiert. Eine physiologische Rolle für Katecholsteroide ist z. Z. noch nicht sicher nachgewiesen. Geringe Mengen der Katecholöstrogene werden zu reaktiven Chinonen und Semichinonen umgewandelt; diese sind in der Lage, sog. DNA-Addukte* und reaktive Sauerstoffspezies zur DNA-Oxidierung zu bilden. Möglicherweise trägt dieser Stoffwechselweg neben der allgemeinen Proliferationsförderung östrogenabhängiger Gewebe zur karzinogenen Potenz der Östrogene bei (Liehr 2000).

Aktive Steroide und ihre Metabolite werden nach Anbindung von Glukuron- oder Schwefelsäure vor allem im Urin, aber auch in der Gallenflüssigkeit ausgeschieden. Diese Kopplungs- oder Konjugationsreaktion wandelt ein hydrophobes Steroid in eine hydrophile, d. h. wasserlösliche Substanz um und inaktiviert in der Regel ein Steroidhormon.

2.5.2 Progesteronstoffwechsel

Die Eliminationshalbwertszeit von Progesteron beträgt etwa 5 Minuten. Es wird im Wesentlichen in der Leber zu hydroxylierten Metaboliten und ihren glukuronidierten und sulfa-

tierten Derivaten umgesetzt, die mit dem Urin ausgeschieden werden. Etwa 10 bis 20% des Progesterons werden als **Pregnandiol** eliminiert, **Pregnantriol** ist der im Urin nachweisbare Hauptmetabolit des 17α-Hydroxy-Progesterons (Abb. 2.6). Pregnandiol und Pregnantriol sind relevant in der Diagnostik des adrenogenitalen Syndroms, bei dem es durch einen Enzymdefekt (z. B. des Enzyms P450c21, 21-Hydroxylase), zur Akkumulation von 17α-OH-Progesteron im Blut kommt und zur vermehrten Ausscheidung von Pregnantriol.

2.5.3 Androgenstoffwechsel

Die wichtigsten Androgene, die in den Stroma- und Thekazellen des Ovars produziert werden, sind **Androstendion** und **Dehydroepiandrosteron (DHEA).** Die Nebennierenrinde als zweites Androgene synthetisierendes Organ produziert von den Andorgenen fast ausschließlich DHEA und sein Sulfat. Abbildung 2.7 zeigt die Strukturformeln der im Folgenden näher besprochenen Androgene. Der Androgenstoffwechsel ist komplexer als der der anderen Sexualsteroide, u.a. weil in vielen Erfolgsorganen das Hauptandrogen Testosteron erst zu seinem wirksamen Metaboliten **5α-Dihydrotestosteron** (5α-DHT) umgewandelt werden muss. 5α-DHT und (in einigen Erfolgsorganen) Testosteron haben die höchste Affinität zu den Androgenrezeptoren. Andere Androgenmetabolite wie Androstendion, DHEA und DHEA-Sulfat binden nicht an die Androgenrezeptoren der klassischen Erfolgsorgane.

Im Folgenden soll das mögliche Schicksal der Androgene im Fettgewebe und in der Leber beschrieben werden. Diese Organe haben unterschiedliche, durch Enzyme vermittelte Mechanismen, Androgene zu verstoffwechseln. Es werden drei wichtige Reaktionen vorgestellt, die die biologische Aktivität von Androgenen durch Strukturänderung modifizieren:

- die irreversible Metabolisierung von Testosteron in das biologisch hochwirksame 5α-Dihydrotestosteron,
- die irreversible Inaktivierung von Androgenen durch Aromatisierung in Östrogene und

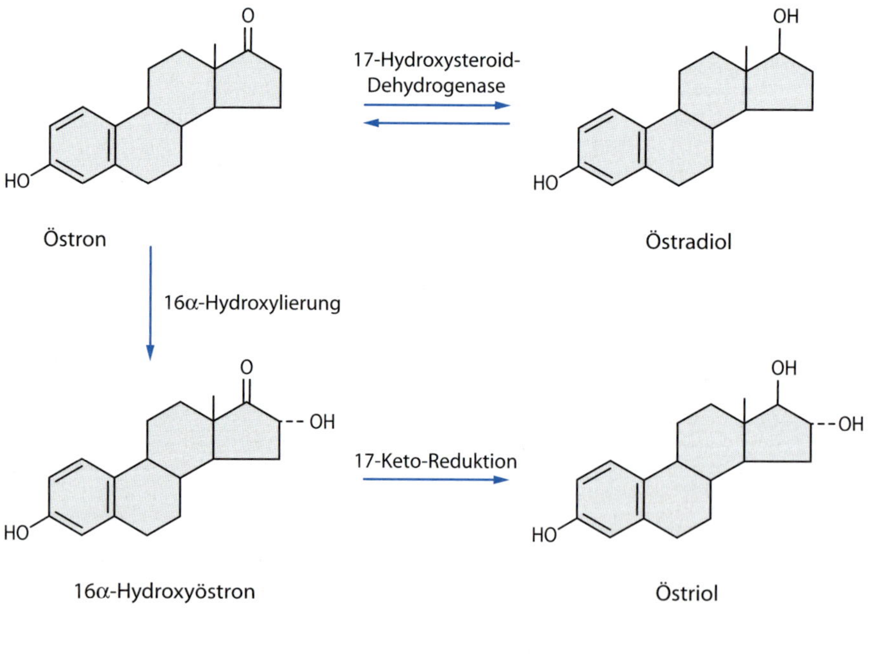

Abb. 2.5. Stoffwechsel von Östrogenen

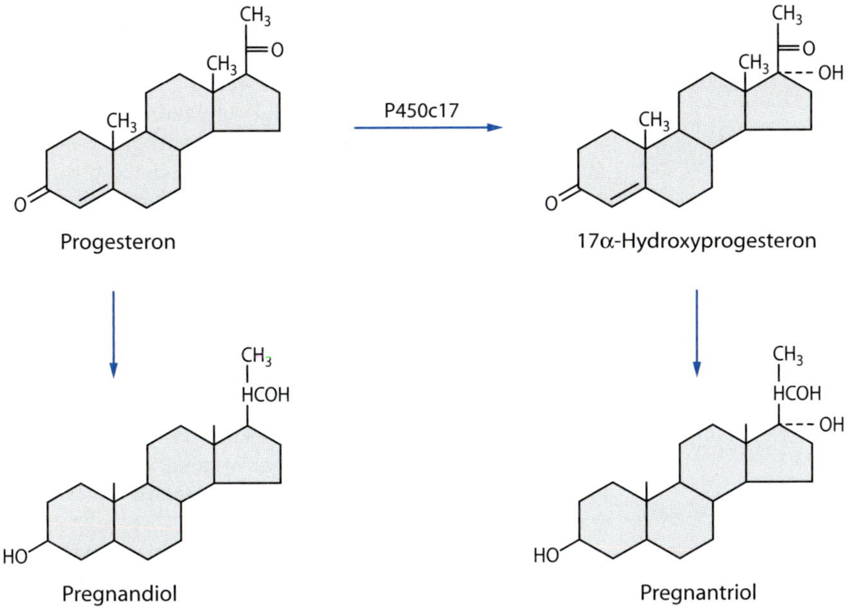

Abb. 2.6. Stoffwechsel von Progesteron

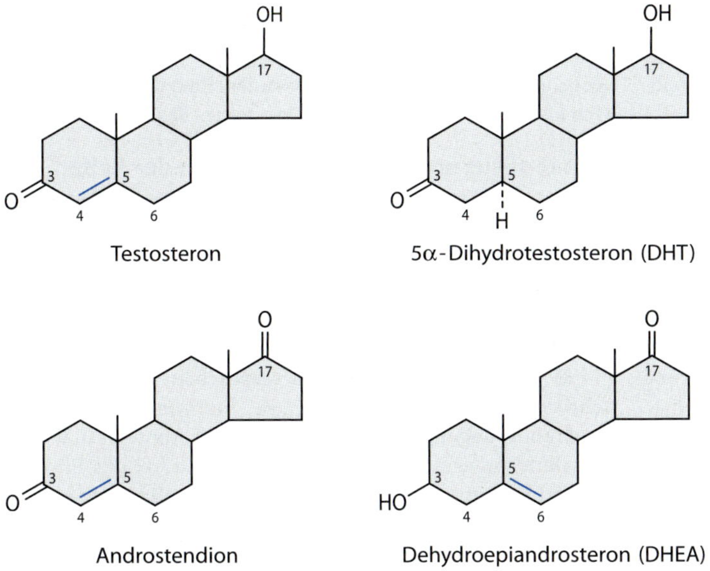

Progesteron

P450c17

17α-Hydroxyprogesteron

Pregnandiol

Pregnantriol

Abb. 2.7. Strukturformel einiger Androgene

Testosteron

5α-Dihydrotestosteron (DHT)

Androstendion

Dehydroepiandrosteron (DHEA)

— die reversible Umwandlung der biologisch aktiven 17-Hydroxyandrogene (Testosteron, 5α-DHT) in die biologisch gering aktiven 17-Ketoandrogene (**▯** Abb. 2.8).

Die **Umwandlung von Testosteron** in das biologisch hochwirksame Androgen **5α-Dihydrotestosteron** stellt eine irreversible Reduktion dar und wird, wie an anderer Stelle schon erwähnt, durch das Enzym **5α-Reduktase** vermittelt, das in den Erfolgsorganen in unterschiedlichen Konzentrationen vorliegt. Auch im selben Organ, z. B. der Haut, kann seine Konzentration individuell unterschiedlich hoch sein. Einige Individuen scheinen auf genetischer Basis eine erhöhte 5α-Reduktase der Haut zu haben, wandeln dadurch Testosteron vermehrt in 5α-Dihydrotestosteron um, und neigen deshalb zur Androgenisierung der Haut (Akne, Hirsutismus, Seborrhö; Serafini u. Lobo 1985). Mit molekularbiologischen Methoden sind zwei **Isoformen der 5α-Reduktase** identifiziert worden: Typ I ist vornehmlich in der extragenitalen Haut und in der Leber, Typ II im männlichen Urogenitaltrakt sowie in der Genitalhaut von Frauen und Männern exprimiert. Diese Entdeckung hat größere Aufmerksamkeit erweckt, nachdem therapeutisch einsetzbare 5α-Reduktase-Hemmer entwickelt worden waren.

Eine Enzymreaktion zur irreversiblen Inaktivierung von Androgenen ist deren Umwandlung in Östrogene durch Aromatisierung des A-Rings (**▯** Abb. 2.3). Das hierfür erforderliche Enzym, die Aromatase, ist u.a. im Zwischenhirn, in den Granulosazellen und im Fettgewebe nachweisbar. In Abhängigkeit von der Menge des Fettgewebes erfolgt dort eine mehr oder weniger kontinuierliche Aromatisierung von Androgenen in Östrogene, ein wichtiger Aspekt bei der Pathogenese der Anovulation, besonders bei übergewichtigen Frauen (Kirschner et al. 1990).

Während die Metabolisierung von Androgenen durch die 5α-Reduktase und die Aromatase irreversibel ist, stellt die

2

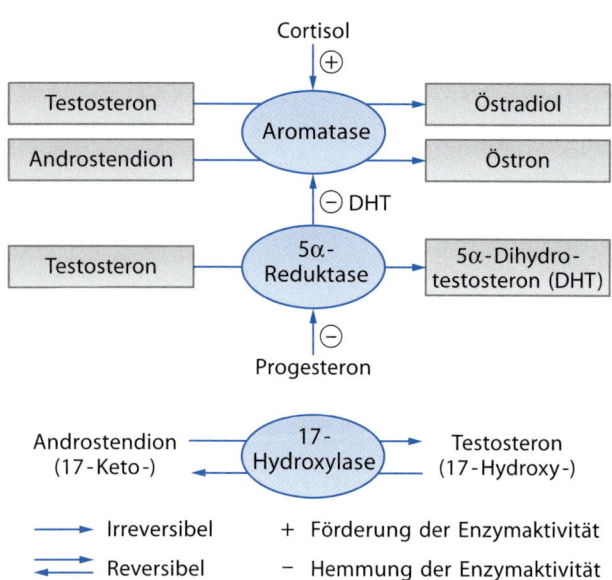

❏ **Abb. 2.8.** Quantitativ bedeutsame enzymatische Schritte zur Metabolisierung von Androgenen

Umwandlung von 17-Keto- zu 17-Hydroxysteroiden durch das Enzym **17-Hydroxysteroiddehydrogenase** eine reversible Reaktion dar. Diese Reaktion erlaubt entweder

- die Bildung von biologisch weniger aktiven 17-Ketosteroiden (z. B. Androstendion) oder
- die Synthese biologisch aktiverer, 17-hydroxylierter Androgene (z. B. Testosteron und DHT).

Die 17-Hydroxysteroiddehydrogenase liegt in vier verschiedenen Isoenzymen vor (Penning 1997), die die reversible Bildung von Östradiol aus Östron (Typ I und IV) sowie von Testosteron aus Androstendion (Typ II und III) bewerkstelligen (❏ Abb. 2.1 und ❏ Abb. 2.3, in denen die Aromatisierung des A-Rings sowie die Bildung einer Ketogruppe, C=O, bzw. einer Hydroxygruppe, C=OH, dargestellt ist).

Vom gesamten zur Verfügung stehenden Testosteron werden etwa 5 bis 8% in den Erfolgsorganen und in der Leber zu Dihydrotestosteron umgewandelt, ein kleiner Teil in der Leber, im Hypothalamus, in der Nebennierenrinde und im Fettgewebe zu Östrogenen aromatisiert und weniger als 0,1% unverändert im Urin ausgeschieden.

DHT selbst wird größtenteils intrazellulär metabolisiert. Das Hormon wird durch eine 3α-Ketoreduktase zum inaktiven Metaboliten 3α-Androstandiol reduziert. Dessen wasserlösliches Glukuronidkonjugat, 3α-Androstandiolglukuronid, ist der DHT-Hauptmetabolit und kann im Plasma bestimmt werden. Seine Messwerte geben einen Hinweis auf die Aktivität der Konversionsreaktion von Testosteron zu DHT im Erfolgsgewebe und damit auf das Ausmaß der DHT-Bildung.

Metabolisierung von Androgenen im Fettgewebe

Das Fettgewebe kann Androgene in Östrogene aromatisieren. Das hierfür erforderliche Enzym, die Fettgewebsaromatase, wird im Gegensatz zur Aromatase der Granulosazellen im Ovarfollikel nicht durch FSH induziert. Die extraovarielle Östrogensynthese erfolgt kontinuierlich. Zwischen der Masse des Fettgewebes und der Menge des dort überwiegend gebildeten Östrogens (Östron) besteht eine lineare Korrelation.

Diese chronisch-tonische Östrogensynthese wird im fertilen Alter als ein Faktor in der Pathogenese von Ovarfunktionsstörungen, besonders beim polyzystischen Ovarsyndrom, angesehen. Die Aromatase wird weniger im intakten Adipozyten als in den Stromazellen des Fettgewebes nachgewiesen. Das Ausmaß der aromatasevermittelten Konversion ist von der Zahl der Stromazellen und Adipozyten abhängig und nicht von der in den einzelnen Adipozyten enthaltenen Fettmasse (Cleland et al. 1985).

Bei postmenopausalen Frauen ist das Fettgewebe die Hauptquelle der noch vorhandenen Östrogene; der direkte Beitrag der Ovarien ist außerordentlich gering. Die verstärkte Östrogensynthese im Fettgewebe übergewichtiger postmenopausaler Frauen verringert das Risiko für eine Osteoporose und erhöht das Risiko für die Entwicklung eines Korpuskarzinoms, wenn die chronische Östrogenstimulation nicht durch Progesteron oder Gestagene »neutralisiert« wird (MacDonald et al. 1978; MacDonald u. Siiteri 1974).

Neben dem Enzym Aromatase enthält das Fettgewebe auch eine 5α-Reduktase und eine 17-Hydroxylase (17β-Hydroxysteroidoxido-Reduktase) (Wirkung dieser Enzyme s. Abb. 2.8). Die Aktivität der Aromatase wird durch Kortisol gesteigert, die der 5α-Reduktase durch Progesteron gehemmt. Dihydrotestosteron, das Produkt der 5α-Reduktaseaktivität, hemmt die Aromatase. Die im Fettgewebe vorhandenen, den Androgenstoffwechsel beeinflussenden Enzyme beeinflussen sich also gegenseitig durch ihre Produkte (❏ Abb. 2.8).

Metabolisierung von Androgenen in der Leber

Die Leber ist der Ort der Veresterung der Androgene. Dies bedeutet, dass dort die Androgene mit einem Glukuronid- oder Sulfatrest versehen und dadurch wasserlöslich, d. h. auch nierengängig und biologisch inaktiv werden. Biologisch aktive 17-Hydroxyandrogene wie 5α-Dihydrotestosteron und Testosteron werden in der Leber zu 17-Ketosteroiden inaktiviert und verestert.

❏ Abbildung 2.9 fasst die wesentlichen Inaktivierungsschritte in der Leber zusammen. Bei bestimmten Stoffwechselveränderungen, z. B. bei Hypothyreose, Anorexia nervosa, bei akuter intermittierender Porphyrie und bei der Einnahme von Barbituraten kommt es zu einer Abnahme der Aktivität der 5α-Reduktase der Leber, nicht jedoch in der Haut. Die Abbildung zeigt außerdem, dass ein Teilschritt zur Inaktivierung von biologisch aktiven Androgenen zu inaktiven Metaboliten auch die Wirkung der 5α-Reduktase einschließt. So ist es verständlich, dass bei stärkerer Beeinträchtigung der Leberfunktion bei den genannten Erkrankungen Androgene in geringerem Umfang inaktiviert werden. Dadurch kann es zu einer relativen Verstärkung der Androgenwirkung an der Haut kommen. Dies trifft im besonderen Maße dann zu, wenn die Grunderkrankung auch die SHBG-Synthese vermindert (▶ Abschn. 2.3), wie beispielsweise bei einer Hypothyreose.

2.6   Hauptwirkungen der natürlichen Sexualsteroide

2.6.1   Östrogene

Östrogenwirkungen auf die Fortpflanzungsorgane

Die wichtigsten natürlichen Östrogene der Frau sind Östradiol, Östron und Östriol (❏ Abb. 2.1). Sie sind Steroide, die durch

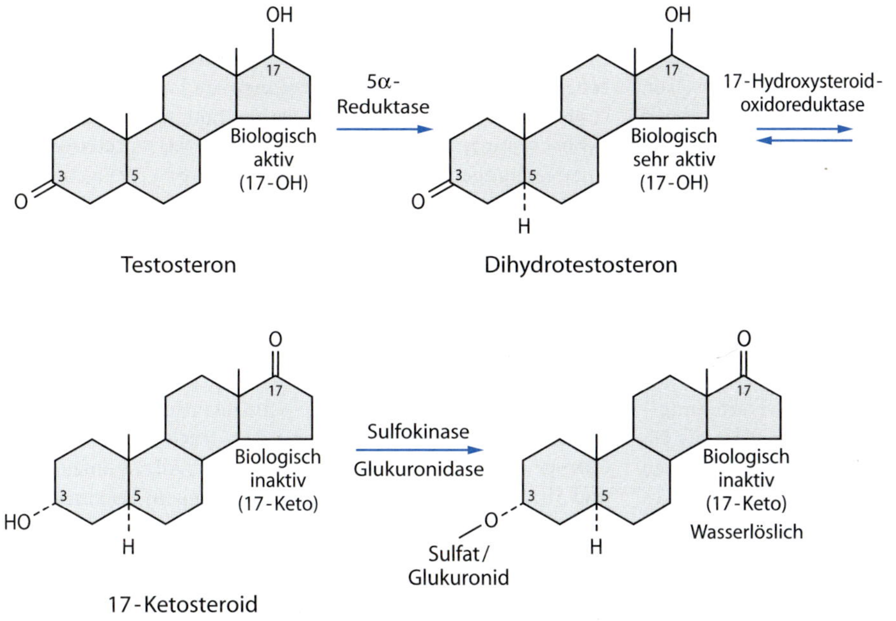

Abb. 2.9. Inaktivierung von Androgenen in der Leber

einen aromatischen A-Ring und durch 18 Kohlenstoffatome gekennzeichnet sind. Die spezifische östrogene Aktivität wird durch den Benzolring (A-Ring) mit der Hydroxylgruppe am Kohlenstoffatom 3 und beim Östradiol durch die zusätzliche Hydroxylgruppe am Kohlenstoffatom 17 bewirkt. Diese Struktur-Funktions-Zusammenhänge für die natürlichen Östrogene der Frau sollten jedoch nicht vergessen lassen, dass die Gruppe der östrogen wirksamen Substanzen durch ihre biologischen Hauptwirkungen und nicht primär durch ihre Struktur definiert ist. Wie sonst könnte man verstehen, dass Moleküle recht unterschiedlicher Struktur, wie z. B. Östradiol und die aus Pferdeharn gewonnenen sog. equinen Östrogene ähnliche biologische Wirksamkeit haben. Östradiol ist das am stärksten wirksame natürliche Östrogen der Frau und wird im geschlechtsreifen Alter fast ausschließlich in den Granulosazellen des reifen Follikels gebildet (Gruber et al. 2002).

Ein wichtiger Ort der peripheren Östrogensynthese ist das Fettgewebe. Aber auch Erfolgsorgane der Östrogene, wie das Skelettsystem und die Brust haben eine Enzymausstattung, die eine Östrogensynthese erlaubt.

Eine weitere Möglichkeit der Östrogenentstehung ist die Rückumwandlung von Metaboliten. Enzyme, die Sulfatreste abspalten können, sog. Sulfatasen, setzen in manchen Geweben (z. B. im Brustgewebe) Östron aus Östronsulfat frei. Östron seinerseits kann in Östradiol umgewandelt werden. Diese Stoffwechselschritte haben durch ihre Lokalisation eine große Bedeutung für physiologische Abläufe. Sie werden auch im pathophysiologischen Zusammenhang diskutiert, z. B. bei der Entstehung von hormonabhängigen gut- und bösartigen Tumoren (► Kap. 21 und 22).

Neuroendokrine Zykluskontrolle

Während man früher davon ausging, dass das enge Zusammenspiel von Hypothalamus und Hypophyse die Chronologie der Ereignisse im Ovar und im Uterus determiniert, stellte sich in den letzten Jahren immer deutlicher heraus, dass der Menstruationszyklus auch durch Sexualsteroide und Peptide kontrolliert wird, die im dominanten Follikel selbst ge-

bildet werden. Hierdurch wird die essentielle Rolle höherer neuroendokriner Zentren (Hypothalamus, Hypophyse) für den Gesamtablauf nicht in Abrede gestellt, jedoch erfolgt die entscheidende endokrine Steuerung der Ovulation durch Rückkopplungsmechanismen auf der Ebene der Hypophyse (► Kap. 5).

In der frühen Follikelphase üben Östrogene einen inhibitorischen Einfluss auf den Hypophysenvorderlappen aus. Mit dem kontinuierlichen Anstieg der Östradiolkonzentration geht deshalb zunächst eine Verminderung der FSH-Ausschüttung aus der Hypophyse einher. Das unter dem Einfluss von FSH in den Granulosazellen produzierte Inhibin unterdrückt über einen negativen Rückkopplungsmechanismus ebenfalls die hypophysäre FSH-Freisetzung.

Der erfolgreiche dominante Follikel zeichnet sich durch eine hohe Aromataseaktivität und eine hohe LH-Rezeptordichte aus, die unter FSH-Stimulation während der Follikelphase erworben worden sind. Ist zum Zeitpunkt der Zyklusmitte die Östradiolkonzentration etwa 36 Stunden auf 150 bis 200 pg/ml erhöht, so kehrt sich die östrogenbedingte negative Rückkopplung in einen positiven Rückkopplungseffekt auf die Hypophyse um, wodurch der präovulatorische LH- und FSH-Gipfel ausgelöst wird. Grundlage hierfür ist eine östradiolabhängige Sensivierung der gonadotropen Hypophysenzellen gegenüber GnRH. Ob auch ein positiver Östrogeneffekt auf hypothalamische Neurone zur vermehrten Gonadotropinfreisetzung beiträgt, ist z. Z. noch unklar.

Die Effekte von Östrogenen und Progesteron auf die Hypophyse stellen die entscheidenden Mechanismen dar, über die die Höhe der Amplitude der LH-Pulse bestimmt wird. Auf die Frequenz der LH-Freisetzung wirkt allerdings nur Progesteron. Die genannten Mechanismen beeinflussen die Basalaktivität des hypothalamischen GnRH-Pulsgenerators dergestalt, dass die Follikelphase durch eine hohe Frequenz von LH-Pulsen mit niedriger Amplitude, die Lutealphase durch weniger häufige Pulse mit größerer Amplitude gekennzeichnet sind.

2

Auch beim Mann ist die pulsatile LH-Freisetzung Voraussetzung für eine normale Testosteronproduktion in den Leydig-Zellen des Hodens. Man geht davon aus, dass Testosteron die Hypothalamus-Hypophysen-Gonaden-Achse sowohl auf hypothalamischer als auch auf hypophysärer Ebene reguliert. Die negative Rückkopplung wird zu einem nicht unwesentlichen Teil durch Östradiol vermittelt, das durch Aromatisierung von Testosteron entsteht.

Sekundäre Geschlechtsmerkmale und Geschlechtsorgane

Östrogene sind verantwortlich für die Ausbildung der sekundären Geschlechtsmerkmale, zu denen neben der Brust die geschlechtsspezifischen Proportionen, das Fettverteilungsmuster, das Ausmaß der Fettablagerung und vor allem die östrogenabhängigen Veränderungen des äußeren und inneren Genitales gehören. Zu den Zielorganen zählen neben den Tuben Corpus und Cervix uteri, Vagina, äußeres Genitale, außerdem nicht zum Reproduktionstrakt zählenden Organe und Gewebe, nämlich die Haut und ihre Anhangsgebilde, das Knochensystem und die ableitenden Harnwege. Östrogenwirkungen kann man auch am Herz-Kreislauf-System, am Zentralnervensystem, an der Hypophyse und anderen endokrinen Organen, am Magen-Darm-Trakt, am Immun- und erythropoetischen System und an der Leber nachweisen.

Östrogene fördern im Bereich des Reproduktionstrakts die Zellteilung und die Zunahme des Zellvolumens, sie erhöhen die Blutzufuhr, fördern die Retention von Wasser und Elektrolyten, die Akkumulation von Aminosäuren und die Synthese von Proteinen. Sie haben dort also anabole Wirkungen.

Um die Wirkungen der Östrogene auf ihre Erfolgsorgane voll zu verstehen, sollte man sich vergegenwärtigen, dass Östrogene fast immer im Verein mit anderen Hormonen zur Entwicklung, Differenzierung und zur Funktion der Zielorgane beitragen. Im Bereich des weiblichen Genitaltrakts sind hier in erster Linie Progesteron zu nennen. Darüber hinaus gibt es eine Fülle von Wechselwirkungen mit anderen Hormonen, wie an zahlreichen Beispielen illustriert werden kann (z. B. bei der Funktion der Hypophyse und des Hypothalamus, der Entwicklung der Brust und bei der Vorbereitung zur Laktation).

An Uterus und Ovar induzieren Östrogene eine Hyperämie und fördern das Wachstum und die Zunahme des kontraktilen Potentials des Myometriums, indem unter ihrem Einfluss die Masse des Myometriums zunimmt. Das Endometrium proliferiert. Die proliferativen Wirkungen der oben genannten drei natürlichen Östrogene sind am Endometrium allerdings sehr unterschiedlich. Die Wirksamkeit von Östron beruht letztlich auf seiner Umwandlung in Östradiol. Im Gegensatz zu Östron kann Östriol nicht mehr in Östradiol umgewandelt werden. Es ist also ein Endprodukt der Östrogensynthese. Östriol hat im Vergleich zum Östradiol eine deutlich geringere Affinität zum Östrogenrezeptor.

An der Zervix induzieren Östrogene die Sekretion eines dünnflüssigen, wässrigen Schleims von typischen physikochemischen Eigenschaften, die den Transport von Spermatozoen zulassen. Die Auswirkung der Östrogene am Vaginalepithel im Sinne der Proliferation, Kornifikation und der Glykogenspeicherung sind jedem Frauenarzt bekannt.

An den Brustdrüsen kontrollieren Östrogene die Proliferation der Alveolen und der Milchgänge im Zusammenspiel mit Progesteron und einer Reihe anderer Hormone.

Allgemeine Stoffwechselwirkungen der Östrogene

Dass das Zentralnervensystem ein Erfolgsorgan von Östrogenen und anderen Sexualhormonen und zur Metabolisierung derselben in der Lage ist, ist aus zahlreichen klinischen Beobachtungen und Anwendungen sowie wissenschaftlichen Untersuchungen bekannt (Ciocca u. Roig 1995; McEwen 2002; McEwen et al. 1990; Rupprecht et al. 2001).

Wie zuvor bereits ausgeführt, sind Östrogene über ihre vielfältigen Wirkungen im Bereich des Hypothalamus-Hypophysen-Systems an der neuroendokrinen Steuerung des weiblichen Zyklus an zentraler Stelle beteiligt. Darüber hinaus beeinflussen Östrogene die Bildung von endogenen Opiaten sowie den Katecholamin- und den Dopaminstoffwechsel (s. Kontrolle der Prolaktinsekretion), und sie beeinflussen das Temperatur- und Blutdruckverhalten. Dass Östrogene nachhaltige Auswirkungen auf Allgemeinzustand und Stimmungslage haben, ist eine seit langem bekannte Tatsache. Die Ausfallsymptome und psychischen Veränderungen beim Östrogenmangel im Klimakterium und in der Postmenopause sind für viele der betroffenen Frauen einschneidende Ereignisse ebenso wie die wohltuende psychotrope Wirkung der Östrogensubstitution.

Bei vielen Tierspezies beeinflussen Östrogene direkt das Sexualverhalten, indem weibliche Tiere unmittelbar vor der Ovulation unter dem Einfluss der dem reifen Follikel entstammenden Östrogene paarungsbereit werden.

Von großer klinischer Relevanz sind die Auswirkungen der Östrogene auf den Knochen. Es ist seit langem bekannt, dass Östrogene einen positiven Einfluss auf die Knochenmasse haben (Delmas 2002; Riggs u. Melton 1992). Die Aufrechterhaltung der Gesamtknochenmasse beruht auf einem ausgewogenen Verhältnis von Knochenbildung zu -resorption, wie es im frühen Erwachsenenalter vorherrscht. In späteren Lebensabschnitten überwiegt der Knochenabbau. Östrogene steuern direkt die Funktion der Osteoblasten (der die Knochenmatrix aufbauenden Zellen) und die Synthese des Kollagens Typ I sowie die Synthese von Proteinen des Knochens (z. B. Osteocalcin, Osteopontin), der alkalischen Phosphatase und anderer Marker differenzierter Osteoblasten. Der Haupteffekt der Östrogene besteht jedoch in der Verringerung der Anzahl und Aktivität der Osteoklasten, der die Knochenmatrix abbauenden Zellen.

Im Speziellen besteht der Östrogeneffekt in einer Modifikation des Spektrums lokal wirksamer Peptide, sog. Zytokine, mit denen Osteoblasten die Osteoklastenaktivität beeinflussen: Östrogene reduzieren die Produktion von osteoklastenaktivierenden Zytokinen wie Interleukin(IL)-1, IL-6, Tumor-Nekrose-Faktor(TNF)-α in Osteoblasten und Stromazellen und sie steigern die Bildung antiresorptiver Zytokine und Wachstumsfaktoren wie IGF-I, »bone morphogenic protein 6« (BMP 6) und »transforming growth factor β« (TGF-β).

In den Osteoblasten bewirken Östrogene die vermehrte Bildung von Osteoprotegerin (OPG), einem nicht membrangebundenen löslichen Mitglied der Tumornekrosefaktor(TNF)-Familie. OPG funktioniert als löslicher Rezeptor und funktioneller Antagonist für den OPG-Liganden (OPG-L) und verhindert dessen Bindung an seinen Rezeptor (RANK, »receptor activator of nuclear factor κB«), über den die Osteoklastenreifung eingeleitet wird (Hofbauer et al. 2000). Das Nettoergebnis der OPG-Wirkung ist die Hemmung des Knochenbaus durch Osteoklasten.

Bei beiden Geschlechtern sind Östrogene an Knochenwachstum und Epiphysenschluss beteiligt (▶ Abschn. 4.9). Dies wird illustriert durch die klinische Beobachtung eines männlichen Patienten mit defektem Östrogenrezeptor, offenen Epiphysenfugen und gesteigertem Knochenlängenwachstum (Smith et al. 1994). Ein ähnlicher Phänotyp wurde bei einem männlichen Patienten mit angeborenem Fehlen der Aromataseaktivität beobachtet (Carani et al. 1997).

Östrogene induzieren in gewissen Grenzen die Wassereinlagerung in das Unterhautbindegewebe und damit den Hautturgor. Unter ihrem Einfluss kommt es zur Ausbildung von Kollagen und Mukopolysacchariden. Eine Folge exzessiver Östrogenwirkung kann die Ödembildung sein.

Auch die Leber ist ein östrogenabhängiges Organ, sie enthält Östrogen- und Androgenrezeptoren. Unter dem Einfluss von Östrogenen – abhängig von deren Quantität, Qualität und Einwirkungsdauer – macht sie massive Funktionsänderungen durch. Ihre Fähigkeit zur Proteinsynthese ist deutlich erhöht. Klinisch relevant ist die östrogenabhängig verstärkte Produktion von Steroidtransportproteinen (CBG, SHBG, thyroxinbindendes Globulin). Der Einfluss von Ethinylöstradiol/Mestranol bzw. der Einfluss oraler Kontrazeptiva auf die Bildung biologisch aktiver und klinisch relevanter Leberproteine ist im Folgenden zusammengestellt (Briggs u. Briggs 1985).

Eine weitere Östrogenwirkung an der Leber ist die Beeinflussung des Gerinnungssystems: Östrogene fördern das Potential zur Gerinnung; dieser Effekt scheint überwiegend in einer Zunahme von Fibrinogen und der Faktoren VII, VIII, X und XII zu bestehen (Briggs u. Briggs 1985 ; s. oben). Parallel sinkt die Konzentration gerinnungshemmender Eiweiße wie Protein C, Protein S und Antithrombin III ab.

Protein	Wirkung
Hormonbinder	
Transkortin	Zunahme
SHBG	Zunahme
Thyroxinbindendes Globulin	Zunahme
Thyroxinbindendes Präalbumin	Zunahme
Aldosteronbindendes Globulin	Zunahme
Vitaminbinder	
Transkobalamin	Zunahme
Retinolbindendes Globulin	Zunahme
Folatbindendes Globulin	Zunahme
Blutgerinnungsfaktoren	
Prothrombin	Keine Veränderung
Fibrinogen	Zunahme
Faktor VI	Keine Veränderung
Faktor VII	Zunahme
Faktor VIII	Zunahme
Faktor IX	Keine Veränderung
Faktor X	Zunahme
Faktor XI	Keine Veränderung
Faktor XII	Zunahme
Faktor XIII	Geringe Abnahme
Antithrombin III	Abnahme
Fibrinolyseaktivator	Abnahme

Diese gerinnungsspezifischen Wirkungen der Östrogene sind bei synthetischen und natürlichen Östrogenen nicht gleich stark ausgeprägt. Das in den meisten Ovulationshemmern enthaltene Ethinylöstradiol fördert beispielsweise die Bildung der genannten Gerinnungsfaktoren sehr stark. Bezogen auf seine FSH-hemmende Aktivität ist seine Leberwirkung zehnfach stärker als die der natürlichen Östrogene. Diese Wirkung ist bei der Verabreichung von sog. konjugierten Östrogene und von Östriol – zumindest in den üblichen therapeutischen Dosen – nur begrenzt nachweisbar.

Andererseits verstärken Östrogene die fibrinolytische Aktivität, indem sie die Produktion des Plasminogen-Aktivator-Inhibitors(PAI)-I herabsetzen. Östrogene beeinflussen also sowohl koagulatorische als auch fibrinolytische Reaktionsabläufe im Blut, so dass leicht vorstellbar ist, dass eine Störung dieses Gleichgewichts zu unerwünschten Wirkungen führen kann (Koh et al. 1999).

Zu den klinisch bedeutsamen Erfolgsorganen der Sexualsteroide, speziell auch der Östrogene, gehören Herz und Kreislauf (The Writing Group for the PEPI Trial 1995). Die vasodilatierenden Wirkungen der Östrogene und die vasokonstriktorische Wirkungen des Progesterons und anderer Gestagene auf das arterielle System sind ausreichend belegt. Die langfristige Verabreichung von Östrogenen ist assoziiert mit einer Abnahme der peripheren Konzentrationen von Renin, Angiotensinkonversionsenzym (ACE) und Endothelin 1, von Peptiden und Enzymen also, die das Blutdruckverhalten und den arteriellen Gefäßtonus regulieren (Polderman et al. 1993). Zudem scheint die Expression des AT1-Angiotensin-Rezeptors herabgesetzt zu sein. Die Synthese von Angiotensinogen, einem Bestandteil des Renin-Angiotensin-Systems, ist erhöht. Diese Wirkung fördert bei einigen wenigen Frauen unter der Einnahme von ethinylöstradiolhaltigen Medikamenten die Neigung zum Bluthochdruck.

Zu den direkten Östrogeneffekten an der Gefäßwand gehört auch die vermehrte Stickoxyd(NO)-Produktion, ein Effekt, der schon nach wenigen Minuten zu beobachten ist. Östrogene fördern das Wachstum von Endothelzellen, während sie die Proliferation glatter Muskelzellen des Gefäßsystems hemmen.

Der Lipidstoffwechsel wird durch Östrogene in vielfältiger Weise beeinflusst. Zusammenfassend kann man festhalten, dass Östrogene die Serum-Triglyzerid-Konzentration leicht erhöhen, während der Cholesterolspiegel gesenkt wird (Lobo 1991; Walsh et al. 1991). Als besonders wichtig wird der östrogenabhängige Anstieg des HDL(»high density lipoprotein«)- und der Abfall des LDL(»low density lipoprotein«)-Cholesterols sowie der Lipoprotein(a)-Konzentrationen angesehen (Campos et al. 1993), wodurch ein antiatherogener Effekt der Östrogene erreicht wird. Bei relativ hohen Konzentrationen haben Östrogene antioxidative Wirkungen und könnten möglicherweise der LDL-Oxidation entgegenwirken (Sack et al. 1994). Der Lipoproteinstoffwechsel wird durch eine direkte Östrogenwirkung auf die Leber positiv beeinflusst. Eine Unzahl wissenschaftlicher Publikationen belegen die günstigen Auswirkungen der Östrogene auf den Fettstoffwechsel, die präventiv und therapeutisch genutzt werden.

Über eine gesteigerte Cholesterolausscheidung verändern Östrogene die Zusammensetzung der Gallenflüssigkeit, was die berichtete – aber nicht wirklich bewiesene – häufigere Gallensteinbildung bei Frauen unter Östrogentherapie erklären könnte.

Die Verabreichung von Östrogenen wirkt sich günstig auf die Nüchtern-Blutzuckerwerte und die Insulinkonzentration aus und beugt der mit dem Altern verbundenen Zunahme des abdominalen/viszeralen Fettgewebes vor (Gambacciani et al. 1997). Ältere Untersuchungen mit oralen Kontrazeptiva der ersten Generation (mit deutlich höheren Östrogen- und Gestagenanteilen als heute üblich) wiesen eine gestörte Glukosetoleranz unter Therapie nach. Die dabei beobachtete relative Insulinresistenz ist bei kombinierter Östrogen-/Gestagen-Therapie in aller Regel auf den Gestagenanteil zurückzuführen (Godsland et al. 1990, 1992). Die zusammenfassende Bewertung zahlreicher neuerer Untersuchungen liefert keine eindeutigen Hinweise auf einen relevanten Einfluss von Östrogenen auf den Glukosestoffwechsel.

Die proliferative Wirkung natürlicher und synthetischer Östrogene ist von besonderer klinischer Relevanz bei den östrogenabhängigen Tumoren.

Die Vielfältigkeit von Wirkungen der Östrogene machen deutlich, warum die Einordnung der Östrogene allein unter den Begriff »Sexualhormone« zu eng ist.

Weitere Einzelheiten zum Spektrum der Östrogenwirkungen werden an vielen Stellen dieses Lehrbuchs dargestellt.

2.6.2 Progesteron

Progesteronwirkungen auf die Fortpflanzungsorgane

Zusammen mit Östradiol hat Progesteron einen essentiellen Anteil an der neuroendokrinen Steuerung des weiblichen Zyklus. Progesteron senkt die Frequenz des hypothalamischen Pulsgenerators und erhöht die Amplitude der LH-Pulse, die aus dem Hypophysenvorderlappen freigesetzt werden. Progesteron wirkt auf hypophysärer Ebene also antiöstrogen, es verhindert die Neubildung von Östradiolrezeptoren und blockiert damit die östradiolabhängige, massive Synthese und akute Sekretion von LH. Damit ist eine massive LH-Ausschüttung, wie sie unmittelbar vor der Ovulation erfolgt, nicht mehr möglich. Diese Progesteronwirkung kommt auch den synthetischen Substanzen mit progesteronähnlichen Wirkungen zu, nämlich den Gestagenen, und stellt die Basis der Funktion von Ovulationshemmern dar.

Da Östradiol die Bildung von Progesteronrezeptoren induziert, ist eine wichtige Bedingung für die zellkernvermittelte (genomische) Wirkung von Progesteron (und anderen Gestagenen) die vorausgehende Östradiolwirkung am Erfolgsorgan. Progesteron (◘ Abb. 2.1) wirkt auf die Zielorgane und -gewebe der Östrogene.

> ⊘ Einige der Wirkungen von Progesteron (und der synthetischen Gestagene) können als antiöstrogen bezeichnet werden, in anderen Fällen ergänzen sich die Wirkungen.

Die proliferationshemmende Wirkung von Progesteron ist ein Beispiel für seinen antiöstrogenen Effekt, er beruht auf
- der Hemmung der Synthese neuer Östradiolrezeptoren
- der Aktivierung des Enzyms Östradioldehydrogenase, das Östradiol zu dem weitaus schwächeren Östron metabolisiert,
- sowie der Aktivierung des Enzyms Östrogensulfotransferase, das Östrogene konjugiert und dadurch wasserlöslich und nierengängig macht (Tseng u. Liu 1981).

Ein Beispiel komplementärer Wirkung von Progesteron ist die Ausdifferenzierung des Endometriums in der Lutealphase durch Bildung von Drüsenschläuchen und Spiralaterien sowie durch Glykogeneinlagerung unter dem Einfluss von Progesteron, also die sekretorische Transformation des Endometriums. Die Gesamtdosis von Progesteron oder eines synthetischen Gestagens, die zur vollen Ausbildung der Endometriumtransformation erforderlich ist, nennt man die Transformationsdosis. Die kontraktile Aktivität des Myometriums wird durch Progesteron unterdrückt, für die Biologie der Schwangerschaft ist dies eine wichtige Wirkung. Frauen, bei denen man einen gestörten Quotienten aus Progesteron- und Östradiolkonzentrationen in der zweiten Zyklushälfte nachweisen kann, haben häufig eine Neigung zu Uteruskontraktionen und zu prämenstruellen Unterbauchschmerzen.

Auf die Funktion der Zervixdrüsen wirken Progesteron und andere Gestagene antiöstrogen, indem sie Qualität und Quantität des Zervixschleims drastisch ändern, so dass unter ihrem Einfluss eine Spermatozoenmigration in das Cavum uteri und in die Tuben nicht mehr möglich ist.

An den Brustdrüsen ist die Wirkung von Progesteron komplementär, es trägt bei zu Proliferation und Differenzierung der Alveoli. Das Maximum an Mitosen im Brustepithel findet man im zeitlichen Zusammenhang mit dem kurz vorausgehenden Progesteronmaximum zwischen dem 22. und 28. Zyklustag. Es handelt sich bei diesem synergistischen Östrogen- und Progesteroneffekt um eine einzige mitotische Teilung im Brustdrüsenepithel. Die Progesteronwirkung ist transient, eine kontinuierliche Hormonexposition führt zum Wachstumsarrest der Epithelzellen (Clarke u. Sutherland 1990). Dieser hormonelle Steuerungsmechanismus unterscheidet sich von dem im Endometrium, wo die Zellproliferation unter zunehmendem Östrogeneinfluss in der Follikelphase am größten ist und durch Progesteron in der Lutealphase gebremst wird.

Es gibt zahlreiche Untersuchungen zum Einfluss von Östrogenen und Progesteron auf die Tubenfunktion; aufgrund unterschiedlicher Versuchsbedingungen lassen sie jedoch keine eindeutigen Aussagen zu.

Allgemeine Stoffwechselwirkungen von Progesteron

Progesteron und 17α-OH-Progesteron sind zwei natürliche Gestagene der Frau. Durch Beeinflussung zentralnervöser Zentren erhöht Progesteron die Lungenventilation und erniedrigt den Partialdruck des CO_2 in den Alveolen.

In der zweiten Zyklushälfte erhöht es die Körpertemperatur um etwa 0,5–0,6°C. Der progesteronabhängige Anstieg der Aufwachtemperatur (auch Basaltemperatur genannt, weil sie noch im Ruhezustand gemessen wird) ist ein früher häufig verwendetes Diagnostikum in Sterilitätsdiagnostik und -therapie. Dieser Temperatureffekt ist individuell sehr unterschiedlich stark ausgeprägt, er kann sogar völlig fehlen (bei ca. 5% aller Frauen).

Wie Progesteron oder einige synthetische Gestagene das Verhalten beeinflussen, ist pauschal schwierig zu beurteilen. Depressive und hypnotische Wirkungen auf das Zentralnervensystem (ZNS) sind schon lange bekannt. Einigen Gestagenen schreibt man zumindest in höheren Dosen eine Verminderung der Libido zu, im Wesentlichen betrifft dies Gestagene mit antiandrogener Partialwirkung bzw. Antiandrogene mit gestagener Partialwirkung (► Kap. 10).

Neben seinen spezifischen Wirkungen auf die Organe der Fortpflanzung und die zentrale Regulation der Gonadenfunktion kommen Progesteron noch **katabole Wirkungen** zu, es fördert die negative Stickstoffbilanz.

Sein **Antagonismus zu dem Mineralokortikosteroid Aldosteron** ist ein weiteres Merkmal. In der Schwangerschaft kann man die Erhöhung der Mineralokortikoidspiegel als Gegenregulation zu den hohen Progesteronspiegeln auffassen, mit der Folge, dass Elektrolyt- und Wasserhaushalt im Gleichgewicht bleiben. Zwischen Kortisol und Progesteron besteht ein funktioneller Antagonismus insofern, als Progesteron und Kortisol an dasselbe Plasmabindungsprotein (Transkortin, CBG) binden. In hohen Konzentrationen kann Progesteron Kortisol aus der Bindung an Transkortin verdrängen (Ottosson et al. 1985).

Progesteron hat zahlreiche weitere metabole Effekte. Auch wenn Progesteron den Insulinanstieg nach Kohlenhydratgabe verstärkt, so ist doch in aller Regel keine Verschlechterung der Glukosetoleranz zu beobachten. Die Dauermedikation mit hochpotenten Gestagenen wie Norgestrel kann jedoch die **Glukosetoleranz** verschlechtern (Godsland 1996).

Progesteron wirkt den östrogenabhängigen Veränderungen im **Fettstoffwechsel** entgegen. Es stimuliert die Lipoproteinlipase und verstärkt die Fetteinlagerung (Näheres zu Gestagenwirkungen ► Kap. 10).

> **Cave**
>
> Da synthetische Gestagene unterschiedlicher Provenienz sind und ein breites Spektrum an Partialwirkungen haben, ist ihr Wirkungsspektrum mit dem des Progesterons nicht identisch. Dies muss bei der therapeutischen Anwendung von Gestagenen bzw. von Progesteron berücksichtigt werden.

2.6.3 Androgene

Der normale Androgenhaushalt der Frau

Testosteron und sein biologisch hochwirksamer Metabolit 5α-Dihydrotestosteron (DHT; ► Abb. 2.1) haben an den androgenabhängigen Organen anabole und androgenisierende Wirkungen. Androgene sind außerdem die obligaten Vorstufen der Östrogenbildung bei Frau und Mann (► Abschn. 2.5.1).

Im gesunden Zustand führen die anabolen und androgenen Wirkungen der Androgene bei der Frau nicht zu einer klinischen Symptomatik, erst bei angeborenem oder erworbenem Androgenüberschuss, z. B. beim sog. adrenogenitalen Syndrom, bei androgenbildenden Tumoren und bei Verabreichung exzessiver Androgenmengen: In diesen Fällen entfalten die Androgene genuine androgene und antiöstrogene Wirkungen an den Genitalorganen und an der Brust. Es kommt zu Atrophieerscheinungen an Brust und innerem Genitale (speziell auch am Endometrium) sowie zu einer Klitorishypertrophie. Letztere ist eine direkte Androgenwirkung. Testosteron und 5α-Dihydrotestosteron sind im Embryonal- und Fetalleben unerlässlich für die normale Ausbildung der männlichen Sexualorgane.

Bei der Frau sind Zustände mit einer subnormalen Androgensynthese und -sekretion oder mit einem Überschuss an Androgenen meist vergesellschaftet mit einer Störung der zyklischen Ovarfunktion. Bei leichteren Störungen im Androgenhaushalt kann die zyklische Ovarfunktion noch intakt sein; doch auch leichtere Funktionsstörungen des Androgenhaushalts können körperliche Veränderungen mit Krankheitswert hervorrufen (z. B. Seborrhoe, Akne, Hirsutismus, androgenabhängige Alopezie), die nicht nur kosmetisch störend wirken, sondern auch psychisch erheblich belasten. Über die kosmetische Beeinträchtigung und die psychische Belastung der Patientin hinaus sind Zeichen einer chronisch-exzessiven Androgenwirkung ein ernstzunehmendes Indiz, dass die Fähigkeit zur Fortpflanzung kurz- oder langfristig eingeschränkt sein kann.

Darüber hinaus besteht bei Frauen mit einer Störung im Androgenhaushalt, besonders bei übergewichtigen, eine hohe Prävalenz von Insulinresistenz und metabolem Syndrom. Störungen im Androgenhaushalt stellen eine alltägliche und häufig interdisziplinär zu behandelnde Herausforderung dar.

Während der frühen Kindheit sind die Androgenspiegel im Blut niedrig, weil die Androgensynthese sowohl der Gonaden als auch der Nebennierenrinden im Vergleich zum Erwachsenenstadium sehr gering ist.

Als erstes Zeichen der Pubertät steigen die Konzentrationen adrenaler Androgene graduell an – nämlich von Dehydroepiandrosteron (DHEA) und seinem Sulfat (DHEA-S; ► Abb. 2.1) – etwa ab dem 7. Lebensjahr (**Adrenarche**). Körperlicher Ausdruck der Zunahme der adrenalen Androgensynthese und -sekretion ist das Auftreten von Scham- und Achselhaaren (**Pubarche** bzw. **Axillarche**), das mit einer zeitlichen Verzögerung von ca. zwei Jahren nach der Adrenarche nachweisbar ist. Eine zusätzliche Quelle von Androgenen steht nach der **Gonadarche** zur Verfügung. Dies ist der Beginn der Ovarfunktion beim gesunden Mädchen also etwa 2 bis 2,5 Jahre vor der **Menarche** (Details ► Kap. 4).

Die Sekretion der meisten der bekannten Androgene erfolgt wie die der meisten Hormone in einem pulsatilen und zirkadianen Rhythmus mit einem Maximum in den frühen Morgenstunden (Testosteron 4 Uhr, DHEA und Androstendion 7 Uhr) und einem Minimum ungefähr um Mitternacht (► Abb. 2.10).

> **Cave**
>
> Bei der Interpretation von Androgenparametern muss das Ausmaß der Pulsatilität und die tageszeitliche Rhythmik berücksichtigt werden (Lejeune-Lenain et al. 1987).

Androgenwirkungen

Eine Besonderheit der Androgenwirkung ist die Tatsache, dass an vielen Erfolgsorganen der Hauptmetabolit Testosteron zur Entfaltung seiner biologischen Wirkung erst metabolisiert werden muss (► Abb. 2.11). An Haut, Haarfollikeln und Talgdrüsen (sowie beim Mann in der Prostata) ist der eigentlich wirksame Metabolit das 5α-Dihydrotestosteron, das unter Vermittlung des Enzyms 5α-Reduktase irreversibel aus Testosteron entsteht. Die anabolen Wirkungen an der Skelettmuskulatur, die Stimmveränderungen und die Entwicklung der Wolff-Gänge hingegen sollen auf eine unmittelbare Testo-

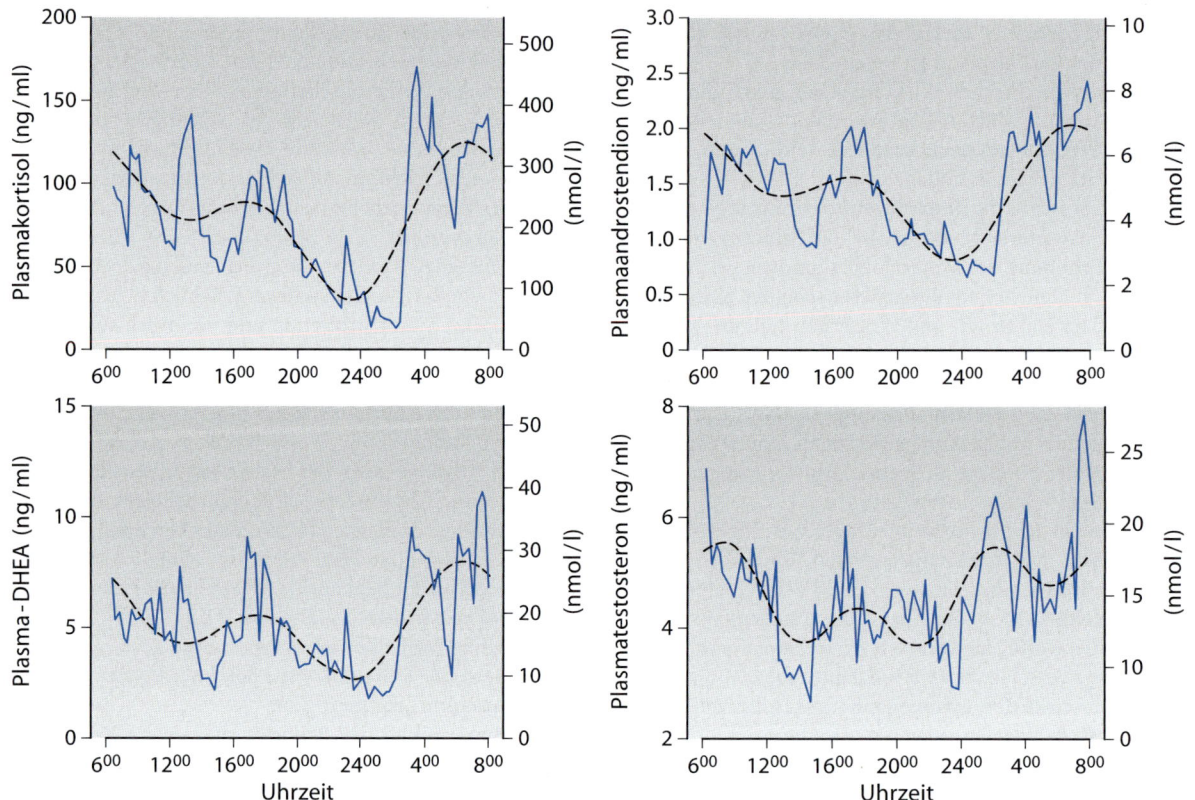

◻ Abb. 2.10. Pulsatiles Sekretionsmuster und zirkadiane Rhythmik einiger Androgenmetabolite im Blut im Vergleich zu Kortisol. (Nach Lejeune-Lenain et al. 1987)

steronwirkung zurückzuführen sein, ebenso wie die Faltenbildung und Pigmentierung des Skrotums und die Entwicklung der Axillar- und der Schambehaarung.

Die androgene Wirkung an Erfolgsorganen und -zellen setzt – wie bei allen Steroidhormonen – die Bindung des betreffenden Androgens an spezifische Rezeptoren voraus. 5α-Dihydrotestosteron (5α-DHT) und (in einigen Erfolgsorganen) Testosteron haben die höchste Affinität zu den Androgenrezeptoren.

Andere Androgenmetabolite wie Androstendion, DHEA und DHEA-S binden nicht an die Androgenrezeptoren der klassischen Erfolgsorgane. Damit ist allerdings nicht ausgeschlossen, dass sie möglicherweise auch andere, bisher unbekannte Wirkungen über noch nicht entdeckte Rezeptoren ausüben können.

Zur Wirkung der Androgene am ZNS, z. B. zur psychosexuellen Prägung, bedarf es der Umwandlung von Testosteron in Östradiol unter Vermittlung des Enzyms Aromatase.

Die bekanntesten Androgenwirkungen sind im Folgenden zusammengefasst.

Funktion/Zielorgan	Androgenwirkung
Geschlechtsspezifische Wirkungen	Prägung der sekundären Geschlechtsmerkmale, männliche Ausprägung des Genitale, Fertilität, geschlechtsspezifische Verhaltensweise.
Leber	Hemmung der Synthese von SHBG und anderer in der Leber gebildeter Proteine.
Fettstoffwechsel	Senkung der HDL-, Erhöhung der LDL-Cholesterolspiegel
Niere	Stimulation von Erythropoetin bzw. der Erythropoese
Skelett	Stimulation der Knochenmarkstammzellen
Muskulatur	Aufbau der Muskelmasse
Psychische/zentralnervöse Wirkungen	Libidosteigerung Beeinflussung des Stoffwechsels von Neurotransmittern

Da es zwei androgensezernierende endokrine Organe gibt, ergibt sich bei jeder differentialdiagnostischen Abklärung einer übermäßigen Androgenwirkung oder hoher Androgenspiegel im Blut die Frage nach der Quelle der exzessiven

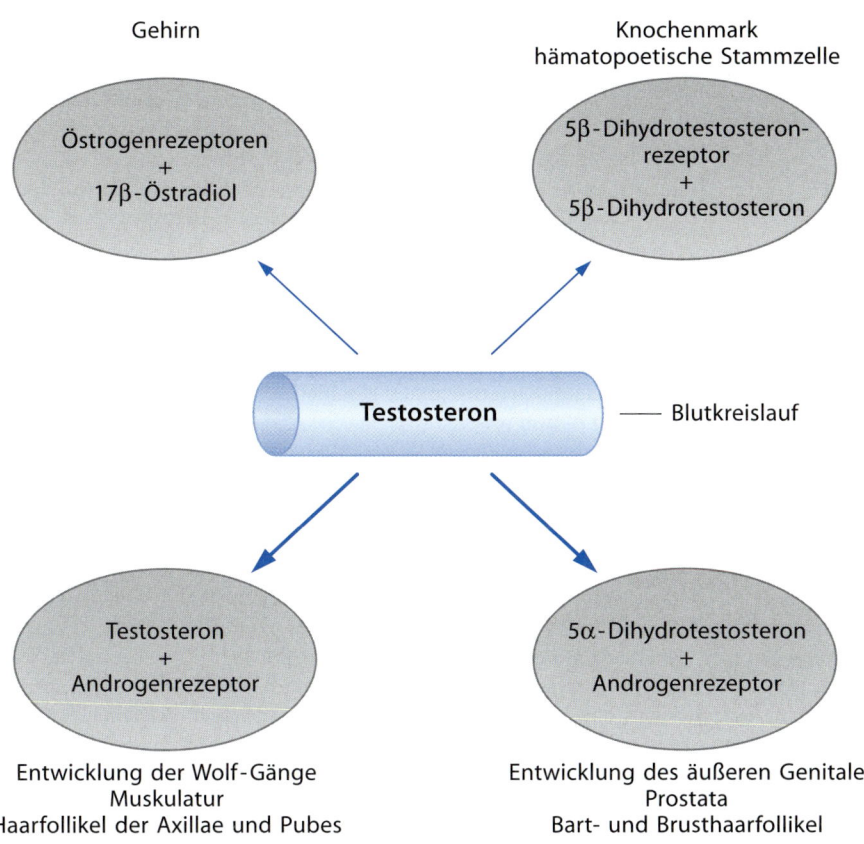

Gehirn

Knochenmark
hämatopoetische Stammzelle

Östrogenrezeptoren
+
17β-Östradiol

5β-Dihydrotestosteron-
rezeptor
+
5β-Dihydrotestosteron

Testosteron —— Blutkreislauf

Testosteron
+
Androgenrezeptor

5α-Dihydrotestosteron
+
Androgenrezeptor

Entwicklung der Wolf-Gänge
Muskulatur
Haarfollikel der Axillae und Pubes

Entwicklung des äußeren Genitale
Prostata
Bart- und Brusthaarfollikel

Abb. 2.11. Verschiedene Mechanismen, mit Hilfe derer Testosteron an Androgenerfolgsorganen seine Wirkung direkt oder indirekt ausübt. (Nach Randall 1994)

Funktion/Zielorgan	Androgenwirkung
Haut	Stimulation des androgenabhängigen Haarwachstums und der Talgdrüsensekretion, Umwandlung: Lanugo- in Terminalhaare, Einfluss auf die qualitative Schweißzusammensetzung, Fibroblastenstimulation, Blockade des Haupthaarwachstums (Parietal- und Frontalregion)
Fettverteilung	Bevorzugung des androiden Fettverteilungsmusters
Hypothalamus-Hypophysen-Ovar-Achse	Anovulation, Follikelatresie, Ausbildung von polyzystischen Ovarien
Brust/weibliches	Atrophie Genitale/Endometrium

Androgensekretion. Diese Frage ist insofern häufig schwer oder nicht zu beantworten, als keiner der Androgenparameter organspezifisch ist und dynamische Suppressions- und Stimulationstests zur Lokalisation der Quelle diagnostisch nicht geeignet sind (Haning et al. 1993). In Einzelfällen, in denen die Identifikation der Androgenquelle essentiell ist, z. B. bei dringendem Verdacht auf einen androgenproduzierenden Tumor, gibt die selektive Venenkatheterisierung zuverlässige Auskunft über einen Androgenexzess.

Die biologischen Wirkungen eines Androgens (s. oben) sind durch eine Reihe von Faktoren bestimmt, die im Folgenden zusammengefasst sind.

Welche Faktoren bestimmen die Androgenwirkung an den Erfolgsorganen?
— **Auf der Ebene des Erfolgsorgans**
  – Zahl der spezifischen Androgenrezeptoren
  – Affinität des Androgens zum Rezeptor
  – Zellbiologische Auswirkungen des Androgen-Rezeptor-Komplexes
  – Konzentration des dem Erfolgsorgan zur Verfügung stehenden Androgens
  – Quantitativer und qualitativer Enzymbesatz des Erfolgsorgans (z.B. 5α-Reduktase Typ 1 und 2)
— **Sekretion und Metabolismus**
  – Sekretions- und Produktionsrate des Androgens
  – Konzentration des Androgens im Blut   ▼

Cave

Eine exzessive Androgenwirkung an den Erfolgsorganen der Androgene ist in jedem Lebensalter als pathologisch aufzufassen und muss abgeklärt werden.

> – Ausmaß der Bindung des Androgens an Transportproteine (z.B. SHBG, Albumin)
> – Anteil des freien, nichtproteingebundenen Hormons
> – Abbau- und Ausscheidungsrate (Clearance)

Unter **Sekretionsrate** versteht man die Gesamtmenge des jeweiligen aus einem endokrinen Organ in einer Zeiteinheit (z. B. 24 Stunden) sezernierten Hormons; die **Produktionsrate** schließt neben der Sekretionsrate auch die Synthese des betreffenden Hormons aus Vorstufen in der Peripherie (z. B. in den großen Stoffwechselorganen und im Fettgewebe) ein (▶ Abschn. 2.4).

Zweifellos sind die Affinität zwischen Androgen und seinem spezifischen nukleären Rezeptor und die auf der Ebene der Erfolgszelle zur Verfügung stehende Konzentration des freien Hormons die Grundvoraussetzungen einer biologischen Wirkung an der Erfolgszelle.

Wenn die Zahl der spezifischen Androgenrezeptoren am Erfolgsorgan und die Affinität des Androgen-Rezeptor-Komplexes sowie die Konzentration des Enzyms 5α-Reduktase am Erfolgsorgan einerseits und die Konzentration der freien Androgenfraktion im Blut andererseits die wichtigsten Determinanten der Androgenwirkung sind, wundert es nicht, dass bei gleicher Androgenkonzentration im Blut die Auswirkungen von Androgenen in ihren Erfolgsorganen sehr unterschiedlich sein können: So ist beispielsweise die Zahl der Androgenrezeptoren und die Konzentration des Enzyms 5α-Reduktase in den verschiedenen Erfolgsorganen verschieden. Daneben gibt es erhebliche individuelle Unterschiede je nach ethnischer Zugehörigkeit, die bei der Beurteilung erhöhter Androgenspiegel oder von Androgenisierungserscheinungen bedacht werden müssen. Dass bei einer Reihe von Krankheitsbildern trotz erhöhter Androgenkonzentration Androgenisierungserscheinungen ausbleiben, kann u.a. auf einer Verminderung der 5α-Reduktase oder der Zahl der Androgenrezeptoren beruhen.

> ❯ Die Höhe der Androgenspiegel im Blut korreliert also nicht unbedingt mit den an der Haut nachweisbaren Androgenwirkungen (▶ Kap. 16).

Das dynamische Gleichgewicht zwischen Östrogenen, Progesteron und Androgenen, wie wir es bei der gesunden Frau im geschlechtsreifen Alter finden, ist eine der Voraussetzungen für einen normalen Stoffwechsel und für intakte Fortpflanzungsfunktionen. Androgene machen sich erst dann nachteilig bemerkbar, wenn sie in erhöhten Konzentrationen vorliegen und exzessiv wirken. Klinisch relevant sind die Auswirkungen von Testosteron und 5α-Dihydrotestosteron auf den **Fettstoffwechsel**. Sie erniedrigen die HDL-Cholesterolspiegel und stimulieren die LDL-Cholesterolspiegel, einen Trend also, der zur Arteriosklerose und damit zu Herz-Kreislauf-Erkrankungen prädisponiert. Ihre Wirkung auf die Blutfettspiegel ist also derjenigen des Östradiol genau entgegengesetzt.

Unter dem Einfluss von Androgenen wird die **Synthese von Steroidbindungsproteinen** in der Leber vermindert. Bei Androgenexzess findet man deshalb eine Erhöhung der Kon-

zentration des freien Testosterons und des 5α-Dihydrotestosterons, das peripher entsteht und dort (z. B. an der Haut) Wirkungen, wie beispielsweise eine erhöhte Talgproduktion und – im krankhaften Fall – Androgenisierungserscheinungen auslöst. Die Synthese des sexualhormonbindenden Globulins (SHBG) wird unter exzessiver Androgenwirkung erniedrigt und dadurch die Kapazität des Blutes zur reversiblen Testosteronbindung vermindert.

Im Bereich des **ZNS** wirken Androgene psychotrop; u.a. steigern sie die Libido. Auch ist bekannt, dass Androgene sowohl während der intrauterinen Entwicklung als auch nach der Geburt Hirnfunktionen geschlechtsspezifisch prägen und damit Determinanten geschlechtsspezifischen Verhaltens sind (Wilson 1999).

Biologische Funktionen von DHEA und seinem Sulfat

Lange ist bekannt, dass DHEA und DHEAS, die zwei Steroide mit der höchsten Produktionsrate, für die biologisch weitaus aktiveren Steroide Prohormone darstellen, so z. B. für die Testosteronsynthese des reifenden ovariellen Follikels und während der Schwangerschaft für die Östrogensynthese der Plazenta (Longcope 1995). Da die beiden Androgenprohormone sowohl in biologisch aktive Androgene als auch Östrogene umgewandelt werden können, können ihnen indirekt – je nach hormonalem Milieu – androgene oder östrogene Wirkungen zukommen (Ebeling u. Koivisto 1994).

Daneben diskutiert man in jüngster Zeit DHEA und sein Sulfat als Immunmodulatoren, die möglicherweise der sog. Immunsceneszenz im höheren Lebensalter entgegenwirken. Etliche Beobachtungen sowohl im Tierexperiment als auch beim Menschen sind mit dieser Vorstellung vereinbar. Die vorhandenen Daten reichen jedoch bei weitem noch nicht aus, DHEA und seinem Sulfat eine solche Funktion definitiv zuzusprechen oder hieraus gar abzuleiten, eine Substitution im höheren Lebensalter zu empfehlen. Zweifellos ist das wissenschaftliche Interesse an dieser Thematik außerordentlich groß (Johnson et al. 2002), zumal in einigen Untersuchungen (beim Mann) seine mortalitäts- und morbiditätssenkende Wirkung, insbesondere bei Herz-Kreislauf-Erkrankungen und Malignomen dokumentiert worden ist (Nippoldt u. Nair 1998). Ein Nachweis für DHEA-spezifische Rezeptoren steht jedenfalls noch aus, erscheint jedoch angesichts der Tatsache möglich, dass molekularbiologische Forschungen, sog. Waisenrezeptoren (engl. »orphan receptors«) nachweisen konnten, für die es noch keine spezifischen Wirksubstanzen (Liganden) gibt.

Die Nebennierenrinde als androgenbildendes Organ

Die Nebennierenrinde des älteren Kindes und des Erwachsenen besteht aus drei anatomisch und funktionell unterschiedlichen Schichten:
- Zona glomerulosa (Außenschicht),
- Zona fasciculata (Mittelschicht) und
- Zona reticularis (Innenschicht; ❑ Abb. 2.12).

Diese Strukturen der Nebennierenrinde sezernieren fünf Hauptgruppen von Steroiden: Progesteron und andere Gestagene, Glukokortikosteroide, Mineralokortikosteroide, Androgene und Östrogene. Zwischen den genannten Zonen der Nebennierenrinde gibt es eine – wenn auch nicht komplette – Arbeitsteilung. So wird in der **Zona glomerulosa** haupt-

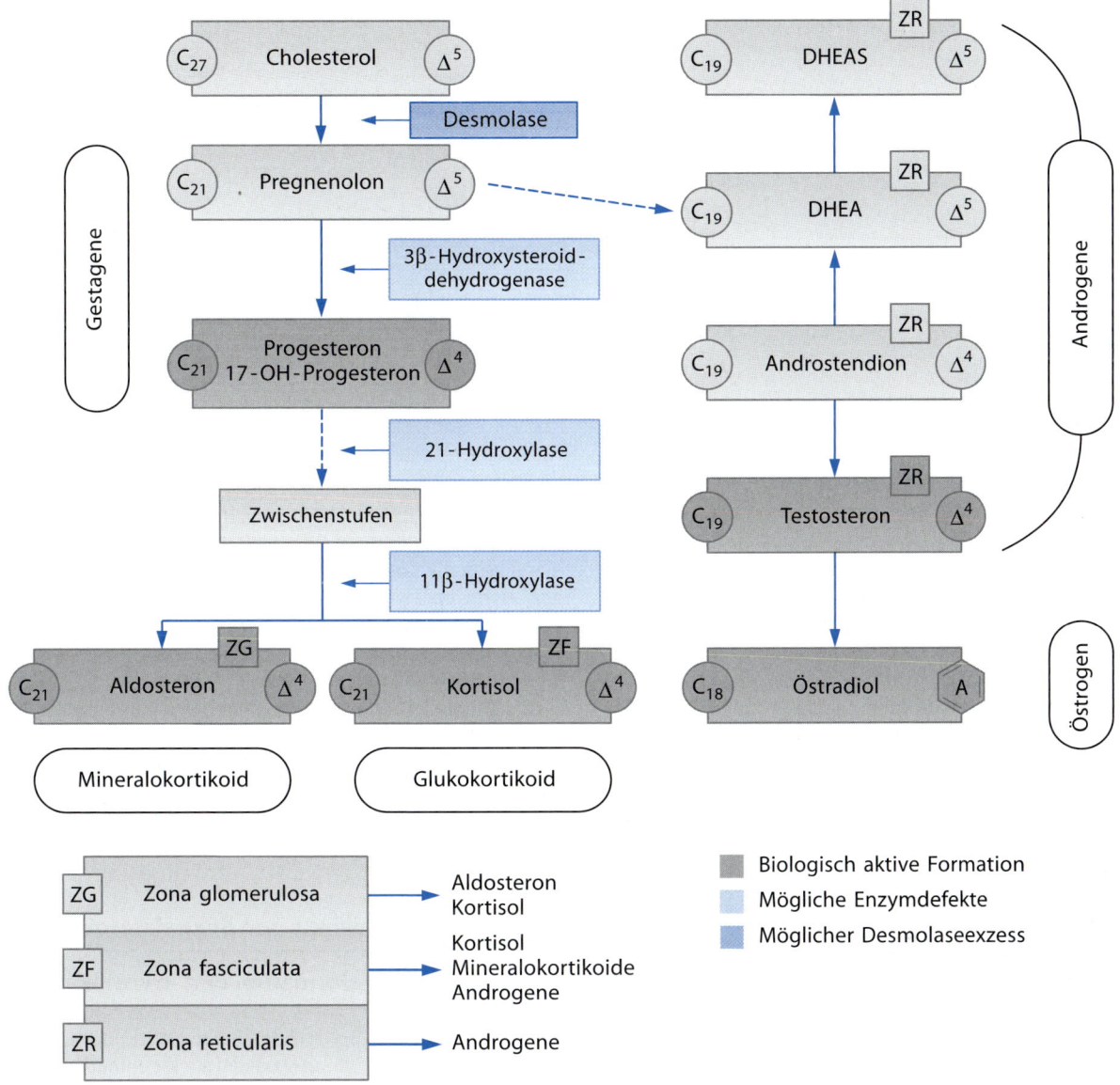

Abb. 2.12. Wichtige Metabolisierungsschritte bei der Synthese von Steroiden in der Nebennierenrinde

sächlich **Aldosteron** gebildet, weniger Kortisol. Hauptort der **Kortisolbildung** ist die **Zona fasciculata**, die daneben aber auch Mineralokortikoide (Kortikosteron) und Androgene bildet.Hauptort der **Androgensynthese** ist die **Zona reticularis** (Bentley 1980).

Abbildung 2.12 zeigt ein extrem vereinfachtes Schema der Steroidsynthese in der Nebennierenrinde. Die unmittelbaren biosynthetischen Vorstufen der vier Hauptgruppen biologisch aktiver Steroide (Mineralokortikoide, Glukokortikoide, Androgene, Östrogene) sind Pregnenolon, Progesteron und 17-Hydroxyprogesteron. Mineralo- und Glukokortikoide sind C21-Steroide, ihre Hauptvertreter beim Menschen sind Aldosteron und Kortisol. Sie sind neben C19-Steroiden, Androgenen bzw. Androgenvorstufen die quantitativ wichtigsten Sekretionsprodukte der Nebennierenrinde.

Die Funktion der Nebennierenrinde zeigt eine typische Tag-Nacht-Rhythmik (Abb. 2.13). Bei regelmäßigem Tag-Nacht-Rhythmus sind nachts und in den frühen Morgenstun-

den hohe, am späten Nachmittag (16–18.Uhr) und am frühen Abend niedrige ACTH- und Kortisolspiegel physiologisch. Das ACTH-Kortisol-Sekretionsmuster ist charakterisiert durch einen steilen Anstieg während der 3. bis 5. Stunde des Schlafs und durch ein Maximum unmittelbar vor dem Aufwachen. Dieses regelmäßige Sekretionsmuster der Hypothalamus-Hypophysen-Nebennierenrinden-Achse kann durch Abweichungen von den Schlafgewohnheiten verändert werden. Unabhängig von Tageszeit und Plasmakortisolspiegeln ist ein Anstieg von ACTH- und damit auch der Kortisolsekretion als Reaktion auf größere Stressbelastungen physiologisch.

Die hier beschriebene Tag-Nacht-Rhythmik der Nebennierenfunktion spiegelt sich auch im zirkadianen Sekretionsmuster der Androgene wider (Abb. 2.10).

Die Mechanismen, die die adrenale Androgensekretion regulieren, sind trotz vielfältiger Forschungsbemühungen immer noch ungeklärt. Die wichtigsten adrenalen Androgenmetaboliten, DHEA und sein Sulfat, stammen zu etwa 90% oder

2

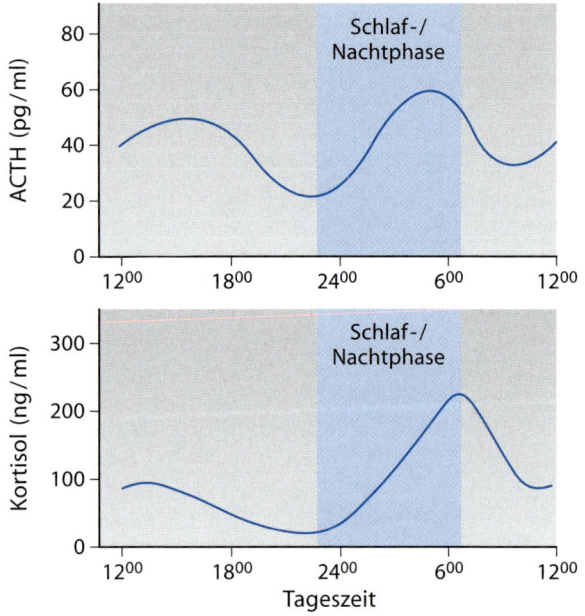

⬚ Abb. 2.13. Tag-Nacht-Rhythmik der ACTH- und Kortisolkonzentration im Blut (idealisiert). (Nach Daughaday 1985)

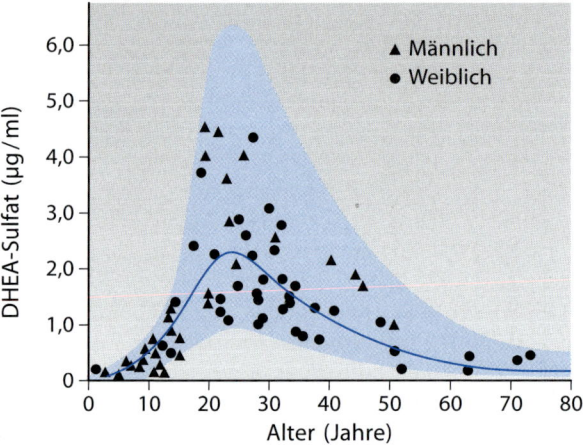

⬚ Abb. 2.14. Altersabhängigkeit der DHEA-Sulfatkonzentrationen, 95%-Vertrauensgrenze und Median. (Nach Bondy 1985)

mehr aus der Nebennierenrinde und gelten als Marker der Androgensekretion der Nebennierenrinde. Daneben werden noch signifikante Mengen an Androstendion und Testosteron synthetisiert (ca. 50% der im Blut zirkulierenden Androstendionmenge und etwa 20% der Testosteronmenge entstammen der Nebennierenrinde).

Regulation der adrenalen Androgensynthese und -sekretion

ACTH ist sicher nicht der einzige Regulator; dass die adrenale Androgensekretion nur locker an die ACTH-Regulation der Nebennierenrinde gekoppelt ist, zeigen folgende Phänomene.

- In der **frühen Pubertät** kommt es zu einem signifikanten Anstieg der Plasmaspiegel von DHEA, DHEA-Sulfat und Androstendion, ohne dass vergleichbare Veränderungen der Kortisolkonzentrationen messbar sind.
- Während des physiologischen **Alterungsprozesses** sind die Konzentrationen von Kortisol und der Mineralokortikoide nicht oder nur mäßiggradig auf ca. 70% der Konzentrationen im Alter von 20 bis 30 Jahren reduziert, während die Spiegel von DHEA und DHEA-Sulfat auf 20% der Ausgangswerte im Alter abfallen (⬚ Abb. 2.14).
- Bei **längerfristigem Fasten** und bei **Untergewicht** (z. B. bei Anorexia nervosa) nimmt die Blutkonzentration von DHEA und der gesamten Androgenfraktion der Nebennierenrinde ab, während die Blutkortisolspiegel normal bleiben oder sogar ansteigen können.
- In **Stresssituationen**, z. B. während größerer chirurgischer Eingriffe, kann die Kortisolsekretionsrate bzw. die Kortisolkonzentration im Blut um das Mehrfache ansteigen, während die Androgenparameter dabei häufig keine oder eine nur geringe Änderung zeigen.
- Nach Absetzen einer längerfristigen **Glukokortikoidtherapie** zur Suppression der adrenalen Androgensekretion kann man beobachten, dass die Blut- oder Urinandrogene der Nebennierenrinde längere Zeit supprimiert bleiben,

während die Konzentration des Kortisols und die anderer 17-Hydroxysteroide (z. B. der Mineralokortikoide und des 17-Hydroxyprogesterons) wieder normal sind. Eine Übersekretion adrenaler Androgene kann in verschiedenen klinischen Situationen erfolgen.

Aus ⬚ Abb. 2.12 ist unschwer ableitbar, dass es bei Vorliegen bestimmter Enzymdefekte in der Nebennierenrinde zum Rückstau von Metaboliten und deren Umleitung in andere Synthesewege kommt. Diese Enzymdefekte sind in der Regel nicht komplett; sie können auch in verschiedenen Lebensphasen eines Individuums unterschiedlich ausgeprägt sein.

2.7   Wirkmechanismus von Sexualsteroiden

2.7.1   Rezeptortransformation und -translokation

Steroidhormone üben ihre zellspezifischen Wirkungen durch eine Wechselwirkung mit intrazellulären Rezeptorproteinen aus (▶ Kap. 1). Die Familie der Steroidhormonrezeptoren umfasst sechs Subfamilien. Für viele dieser Rezeptorproteine sind die natürlichen, an ihnen abbindenden und eine spezifische Zelleistung auslösenden Moleküle, die sog. Liganden noch unbekannt. Daher werden sie »Waisenrezeptoren« (»orphan receptors«) genannt. An der Aufklärung der physiologischen Rolle dieser Rezeptoren und der neuen hormonalen Regulationssysteme, in die sie eingebunden sind, wird in vielen Laboratorien intensiv gearbeitet (Giguere 1999). Diese »Waisenrezeptoren« sind für die pharmazeutische Forschung und für klinische Anwendungen zurzeit von größtem Interesse.

Die Steroidrezeptoren liegen in den hormonreaktiven Zellen in loser Bindung vor und im Gleichgewicht zwischen Zytoplasma und Kern. Sie sind die potentiellen Regulatoren der Genexpression, sie schalten nach spezifischer Bindung des Hormons die spezifische Genfunktion an oder ab und bewirken damit die zell- und hormonspezifische Reaktion. In ihrer nativen Form, d. h. ohne gebundenes Hormon, sind sie mit anderen intrazellulären Proteinen (hauptsächlich sog. Hitzeschockproteine) assoziiert, welche die DNA-bindende Region der Rezeptoren blockieren (Smith u. Toft 1993). Damit halten diese Hitzeschockproteine den Rezeptor in einem inaktiven

Zustand (Aranda u. Pascual 2001; Gruber et al. 2002). Wenn der Rezeptor mit dem spezifischen Hormon reagiert, wird dieses Konglomerat auseinandergerissen (◨ Abb. 2.15) und der Rezeptor geht in seine aktive Form über. Diesen Vorgang nennt man **Transformation***. Den Transfer des transformierten Rezeptors in den Zellkern nennt man **Translokation***.

Nach der Transformation und Translokation interagiert im Zellkern der Hormon-Rezeptor-Komplex mit der DNA. Dabei bindet der Komplex als Dimer an das »hormone-responsive-element« eines spezifischen Gens und initiiert die Boten-RNA(messenger RNA)-Synthese, diesen Vorgang nennt man **Transkription***. Diese Boten-RNA dient dann als Bauvorschrift für die Synthese der Aminosequenz spezifischer Peptide oder Proteine; diesen Prozess nennt man **Translation***.

2.7.2 Sexualhormonrezeptoren

Die Östrogenwirkungen auf den Organismus werden über zwei **Östrogenrezeptoren (ER)**, ERα und ERβ, vermittelt (Gruber et al. 2002). Der zuerst entdeckte Rezeptor, ERα, wird besonders hoch im weiblichen Fortpflanzungstrakt, in der Brustdrüse, im Hypothalamus und in der glatten Gefäßmuskulatur exprimiert. Die Verteilung von ERβ im Gewebe unterscheidet sich deutlich; wir finden diesen Subtypus in Prostata, Ovar, Lunge, Gehirn und Gefäßsystem (Kuiper et al. 1996).

Beide Östrogenrezeptoren haben – wie die anderen Mitglieder der Steroidhormonfamilie – eine sehr ähnliche **Domänenstruktur*** (Evans 1988; ◨ Abb. 2.16). Die aminoterminale A/B-Domäne* – auch regulatorische **Domäne*** genannt – aktiviert die **Transkription***, unabhängig vom spezifischen **Liganden***. Die C-Domäne umschließt den DNA-Bindungsbereich der Rezeptoren und zeichnet sich strukturell durch eine spezifische Anordnung von zweimal 4 Cystein-Resten in Positionen aus, die in der Entwicklungsgeschichte (Phylogenese) hochkonserviert worden sind und mit jeweils einem Zinkatom einen Komplex bilden, so entstehen sog. Zinkfinger. Die beiden Zinkfinger der Östrogenrezeptoren sind für die Spezität der Rezeptorbindung an bestimmte DNA-Abschnitte, die sog. östrogenresponsiven Elemente, verantwortlich.

An die C-Domäne schließt sich eine Verbindungs- oder Gelenkregion (»hinge region«) an, in der sich eine bestimmte Aminosäuresequenz, befindet, die für die Lokalisierung des Rezeptors im Zellkern verantwortlich ist (Kernlokalisierungssignal). Die E/F-Domäne hat verschiedene Funktionen wie die Hormonbindung, die Dimerisierung und die ligandenabhängige Transaktivierung, d. h. die östrogenabhängige Stimulation der Gentranskription*. Im Gegensatz zur Transkriptions-

aktivität in der regulatorischen Domäne, die ohne Ligandenbindung erfolgt und **Aktivierungsfunktion 1 (AF1)** genannt wird, nennt man die ligandenabhängige Aktivierungsfunktion in der E/F-Domäne (s. Abb. 2.17) AF2 und die E/F-Domäne auch AF2-Region.

Die beiden Östrogenrezeptoren haben im Bereich der DNA- und der hormonbindenden Domänen viele identische Aminosäuren (im molekularbiologischen Kontext spricht man von einer 97 bzw. 60%igen Homologie), die Ähnlichkeit in den anderen Domänen ist deutlich geringer. So kann z. B. aufgrund der verschiedenen A/B-Domänen der ERβ im Gegensatz zum ERα die Gentranskription über die AF1 nicht beeinflussen. Die Rezeptoren haben ähnliche biologische Funktionen, reagieren aber unterschiedlich auf verschiedene Östrogene. Beide binden Östradiol mit ähnlicher Affinität (KD ca. 0,3 nM), jedoch reagiert das Phytoöstrogen Genistein bereits bei fünffach niedrigeren Konzentrationen mit dem ERβ und kaum mit ERα (Kuiper et al. 1997). Die große Ähnlichkeit der DNA-Bindungsdomänen deutet darauf hin, dass die beiden Rezeptortypen an die gleichen DNA-Sequenzen binden und ein gleiches Spektrum von Zielgenen regulieren.

Im menschlichen Genom ist ein einziges **Progesteronrezeptor (PR)-Gen** vorhanden, das allerdings aufgrund zweier unterschiedlicher östrogenabhängiger Promotoren* in zwei verschiedene PR-Isoformen, PR-A und PR-B, umgesetzt werden kann. Die beiden Rezeptorformen unterscheiden sich lediglich im aminoterminalen Ende, das im Fall des PR-A um 164 Aminosäuren verkürzt ist. PR-A und PR-B erfüllen an den verschiedenen Zielgenen unterschiedliche biologische Rollen. Man vermutet, dass der kürzere PR-A funktionell andere Steroidhormonrezeptoren blockiert, indem er deren Transkription (DNA* in mRNA*) hemmt.

Wertvolle Informationen über die physiologische Rolle der verschiedenen Östrogen- und Progesteronrezeptoren haben Mausmodelle geliefert, in denen die Rezeptoren genetisch inaktiviert wurden (»Knock-out-Technik«, »Knock-out-Mäuse«). Die Ausschaltung des ERα induziert bei weiblichen transgenen Mäusen Infertilität. Überraschenderweise sind auch männliche Mäuse unfruchtbar und zeichnen sich durch eine beeinträchtigte Spermatogenese, herabgesetzte Knochendichte und kardiovaskuläre Defekte aus (Couse u. Korach 1999). Die Inaktivierung des ERβ führt beim Weibchen ebenfalls zu Infertilität und zu einer Blockade der Follikelreifung, männliche ERβ-Knock-out-Mäuse sind dagegen fertil (Korach 2000). Entsprechende Untersuchungen mit transgenen Mäusen, in denen entweder PR-A oder PR-B inaktiviert ist, erlauben den Schluss, dass PR-A notwendig ist, um die progesteronabhängigen physiologischen Antworten im weiblichen Reproduktionstrakt hervorzurufen. PR-B ist erforderlich, da-

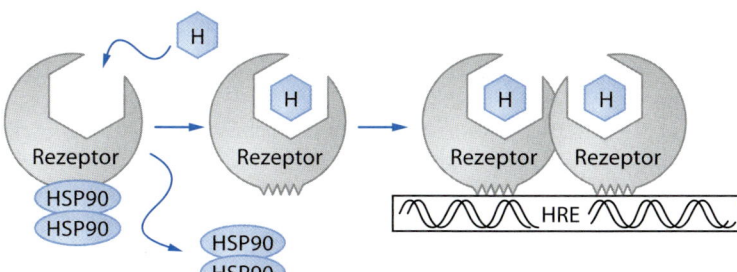

◨ **Abb. 2.15.** Hormoninduzierte Rezeptortransformation und Interaktion des dimeren transformierten Rezeptors mit dem Zielgen; H Steroidhormon, HSP Hitzeschockprotein, HRE hormonreaktives Element des Gens. (Nach Carson-Jurica et al. 1990)

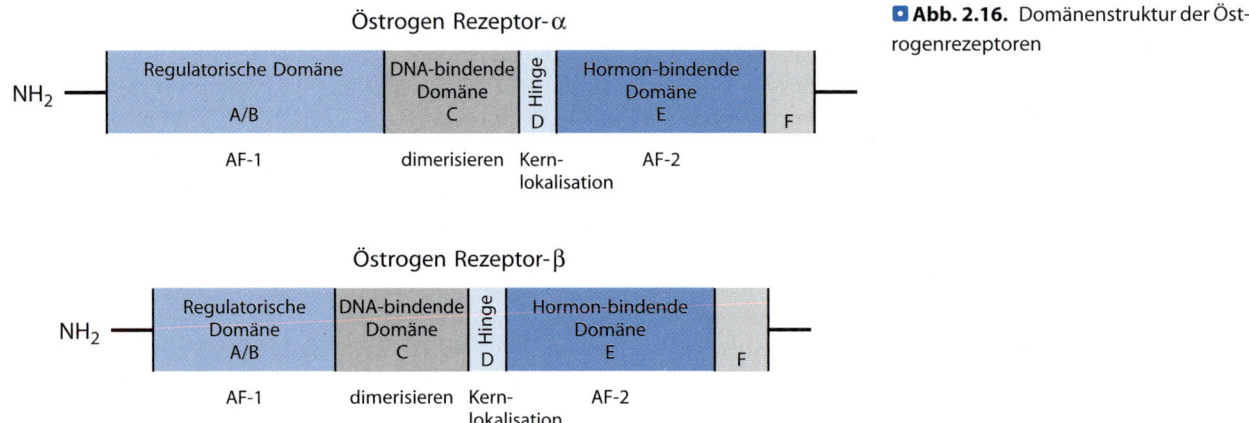

■ **Abb. 2.16.** Domänenstruktur der Östrogenrezeptoren

mit Progesteron seinen proliferativen Effekt auf die Brustdrüse ausüben kann (Conneely et al. 2002).

Testosteron und Dihydrotestosteron lösen ihre biologischen Effekte nach Bindung an den **Androgenrezeptor (AR)** aus, der ebenfalls zur großen Familie der Steroidhormonrezeptoren gehört und eine den Östrogen- und Progesteronrezeptoren ähnliche Domänenstruktur aufweist. Ein wichtiges Merkmal der besonders großen aminoterminalen regulatorischen Domäne des Androgenrezeptors ist das Auftreten sog. CAG-Wiederholungen*, die jeweils für die Aminosäure Glutamin kodieren. Während beim gesunden Mann 17 bis 29 solcher Wiederholungen anzutreffen sind, können sie bei Patienten mit dem sog. **Kennedy-Syndrom** (spinale und bulbäre muskuläre Atrophie) um ein Vielfaches häufiger (»amplifiziert«) sein (La Spada et al. 1991). Die klinische Konsequenz dieses molekularen Defekts ist eine milde Androgenresistenz sowie eine schwere progressive Atrophie motorischer Neurone.

Weitere angeborene Defekte im Androgenrezeptor wie Punktmutationen* oder Fehlen ganzer Sequenzen (sog. Deletionen*) können den Androgenrezeptor funktionell anderweitig beeinträchtigen. Das klinische Bild reicht von der **testikulären Feminisierung** als Ausdruck der völligen Androgenresistenz bis zur Untervirilisierung bei Männern als milderem klinischen Phänotypen (McPhaul u. Griffin 1999).

Auch bei Prostatakarzinompatienten sind Mutationen im Androgenrezeptor beschrieben worden. Inwieweit diese die Tumorentstehung, -progression oder -metastasierung beeinflussen, ist noch unklar (Tilley et al. 1996).

2.7.3 Beeinflussung der Gentranskription durch Sexualhormonrezeptoren

In ▶ Abschn. 2.7.2 ist dargestellt worden, dass die Bildung der Boten-DNA (mRNA; Transkription) dadurch initiiert wird, dass der nukleäre Hormon-Rezeptor-Komplex – als Dimer* vorliegend – an das »hormone responsive element« des spezifischen Gens bindet. Östrogenrezeptoren werden also durch das andockende Östrogen (den Liganden) zu **ligandenaktivierten Transkriptionsfaktoren**.

Je nachdem, welcher Typ eines Liganden abbindet, kann die Synthese der für das Zielgen spezifischen mRNA aktiviert

oder unterdrückt werden. Man spricht dann entweder von **Transaktivierung** oder von **Transrepression**.

An dieser Stelle soll daran erinnert werden, dass Östrogene aufgrund ihrer Wirkung und nicht primär aufgrund ihrer chemischen Struktur definiert werden.

Bekanntlich können an den beiden Subtypen von Östrogenrezeptoren hunderte von östrogen wirksamen Substanzen nicht nur anbinden, sondern auch östrogene oder antiöstrogene Wirkungen erzielen. Das Spektrum der mit den Rezeptoren interagierenden Substanzen reicht von dem klassischen Östrogen Östradiol über das im ZNS gebildete Katecholöstrogen, von aus der Natur oder in der chemischen Industrie stammenden, die Fortpflanzungsfunktionen und -organe beeinträchtigenden Xenöstrognenen bis zu den in der pflanzlichen Nahrung befindlichen verschiedenen Klassen von Phytoöstrogenen, den bei der Kontrazeption und Substitution eingesetzten synthetischen Östrogenen (z. B. Ethinylöstradiol) und den therapeutisch genutzten sog. Antiöstrogenen (u.a. Clomifen, Tamoxifen und Raloxifen), von denen jedoch jeder praktisch tätige Frauenarzt weiß, dass sie – abhängig vom Erfolgsorgan/-gewebe und ihrer chemischen Struktur – auf sehr unterschiedliche Weise ein breites Spektrum sowohl östrogener als auch antiöstrogener Wirkung entfalten können.

Wie kann es geschehen und was sind die molekulargenetischen Grundlagen dafür, dass am gleichen Östrogenrezeptor eine Substanz abbindend östrogen, eine andere Substanz antiöstrogen wirkt, eine dritte eine unterschiedliche Affinität zum Östrogenrezeptor hat und zusätzliche, andere Wirkungen erzielt? Eine Antwort auf diese Frage könnte etwa so lauten: Die Ligandendomäne (Domäne E) zeichnet sich durch eine charakteristische Anordnung von 12 Proteinspiralen (α-Helices) aus, deren Lage zueinander durch die Ligandenbindung verändert wird (Brzozowski et al. 1997). Die Bindung des Hormons an seinen Rezeptor löst also im Rezeptor eine Konformationsänderung aus, die – je nach Liganden – unterschiedlich ausfällt. Diese ligandenabhängigen Konformationsänderungen unterscheiden sich auch funktionell (McDonell et al. 2001).

Diese mit neuesten physikochemischen Methoden (Kristallisierungsexperimente) gewonnenen Einsichten stellen die konzeptionelle Grundlage dafür dar, die Wirkung neuer Medikamentenklassen zu verstehen, z. B. die der selektiven Östrogenrezeptormodulatoren (SERM) wie Clomifen, Tamoxifen und Raloxifen (▶ Abschn. 10.7.1).

Durch die oben erwähnten Konformationsänderungen entsteht im Östrogen-Rezeptor-Dimer eine hydrophile Bindungstasche für die Wechselwirkung mit sog. **Koaktivatoren**. Östrogenrezeptorantagonisten induzieren eine andere Rezeptorkonformation als Agonisten (Wijayaratne et al. 1999), sodass Bindungsstellen für sog. **Korepressoren** entstehen. Die Mengenverhältnisse von Koaktivatoren und Korepressoren in einer Zelle bestimmen, welche Komplexe mit dem Östrogenrezeptor gebildet werden und tragen damit zur zell- und gewebespezifischen Östrogen- oder Antiöstrogenwirkung bei.

Ein weiterer Mechanismus für eine zell- und gewebespezifische Reaktion ist die Fähigkeit der beiden Östrogenrezeptortypen ERα und ERβ, Homo- und Heterodimere zu bilden (z. B. ERα – ERα; ERβ – ERβ; ERα – ERβ). In Zellen, in denen beide Subtypen gebildet werden, verhält sich ERβ funktionell zumindest partiell als Hemmer von ERα (Hall u. McDonnell 1999).

Der **molekulare Wirkmechanismus des Progesteronrezeptors** entspricht im Prinzip dem für den Östrogenrezeptor beschriebenen. Auch die Konformationen der Progesteronrezeptoren unterscheiden sich in Abhängigkeit vom gebundenen Ligand. Diese Tatsache ist die konzeptionelle Grundlage für die pharmakologische Entwicklung selektiver Progesteronrezeptormodulatoren (SPRM; Chwalisz et al. 2002; s. Abschn. 10.8). Im Reproduktionstrakt stellt Progesteron über die Wirkung an seinen Rezeptoren den physiologischen negativen Regulator der Östrogenwirkung dar. Eine der Hauptfunktionen des PR-A scheint hierbei die Inhibition der Transkription durch ERα zu sein (McDonnell u. Norris 2002).

Auch die **transkriptionelle Fähigkeit des Androgenrezeptors** wird durch seine ligandenabhängigen Wechselwirkungen mit Koaktivatoren und Korepressoren bestimmt (Heinlein u. Chang 2002). Klassischerweise geht man davon aus, dass der zell- oder gewebsspezifische Besatz mit Aktivatoren und Repressoren die Androgenwirkungen steuern. In Analogie zu den anderen Steroidhormonrezeptoren besteht auch in diesem Fall größtes Interesse an der Entwicklung selektiver Rezeptormodulatoren (SARM), um spezifische Androgenwirkungen gezielt manipulieren zu können (Negro-Vilar 1999). Ziel wäre es z. B., durch den Einsatz eines SARM die anabole Androgenwirkung auf die Muskulatur zu nutzen, ohne gleichzeitig das Risiko für kardiovaskuläre Erkrankungen zu erhöhen.

Neuere Forschungen über selektive Wirkungen von Steroidhormonen haben deutlich gemacht, dass die Hormonrezeptoren und ihre Regulatorproteine in ein komplexes Signalübertragungsnetzwerk eingebunden sind. Es ist zu erwarten, dass ein besseres Verständnis dieser Zusammenhänge in der Zukunft neue pharmakologische Zielstrukturen aufzudecken helfen wird.

2.7.4 Rasche, nichtgenomische Steroideffekte

Neben den klassischen zellvermittelten und transkriptionsabhängigen Steroidwirkungen (den genomischen Wirkungen also) werden an vielen zellulären Systemen rasche Steroidwirkungen beobachtet, die in Sekunden bis wenigen Minuten nachweisbar sind. Ein in der Reproduktionsmedizin bekanntes Beispiel ist die Steigerung der Spermatozoenmotilität und die Auslösung der Akrosomreaktion durch Progesteron.

Wahrscheinlich wirkt das Steroid über einen membranständigen Progesteronrezeptor, dessen Aktivierung einen raschen Einstrom von Kalziumionen aus dem Extrazellulärraum nach sich zieht (Revelli et al. 1998; Schaefer et al. 1998). Welche physiologische Bedeutung dieser Effekt hat, ist z. Z. noch nicht abschließend geklärt.

Prinzipiell können rasche Steroidwirkungen ausgelöst werden
- durch eine rezeptorunabhängige Wirkung von Steroiden auf die Plasmamembran,
- durch neue, bisher nicht bekannte Steroidhormonrezeptoren und
- über klassische Steroidrezeptoren, die an der Plasmamembran verankert sind (Cato et al. 2002)

Allerdings werden für die Realisierung der ersten Möglichkeit in der Regel hohe Steroidkonzentrationen notwendig, die physiologischerweise nicht anzutreffen sind. Ferner gilt es anzumerken, dass es bisher in der Literatur keinen wirklich schlüssigen Beweis und schon gar keine Isolierung eines völlig neuen, membranären Steroidhormonrezeptors gibt. Es liegen aber interessante Befunde zur Beeinflussung bekannter Membranproteine wie G-Protein-gekoppelter Rezeptoren (Grazini et al. 1998) und Ionenkanäle (Mellon et al. 2001; Valverde et al. 1999) durch Steroide vor.

Insgesamt lässt sich die biologische Relevanz rascher nichtgenomischer Steroidwirkungen noch nicht abschließend bewerten. Neue Erkenntnisse deuten darauf hin, dass die dem programmierten Zelltod entgegenwirkenden und proliferationsfördernden Wirkungen der Sexualsteroide nicht primär über den klassischen genomischen Mechanismus, sondern über eine rasche Aktivierung von Kinasekaskaden vermittelt werden (Castoria et al. 1999; Kousteni et al. 2001; Migliaccio et al. 2000). Möglicherweise wird es in der Zukunft notwendig sein, viele Steroidwirkungen mechanistisch grundsätzlich anders als bisher zu bewerten.

2.8　Synopsis

Die natürlichen Sexualsteroide des Menschen beeinflussen vom ersten Tag der Menschwerdung bis zum Tod praktisch alle Körperfunktionen von Frau und Mann. Ihre zentrale Bedeutung in der Diagnostik, Therapie und Prävention im Rahmen der frauenärztlichen Sprechstunde illustriert die Tatsache, dass sie in jedem Kapitel dieses Werkes an hervorragender Stelle erwähnt werden.

Ihre ubiquitären Wirkungen auf jede Körperzelle und -funktion – weit über die geschlechtsspezifischen Funktionen der Frau hinaus – rechtfertigt es, sie als »Stoffwechselhormone« zu bezeichnen und den Begriff »Sexualhormone« eher historisch zu sehen.

Die verschiedenen Klassen von Steroidhormonen entstehen aus einer gemeinsamen Muttersubstanz, dem Cholesterol, einem 27 Kohlenstoffatome umfassenden Molekül mit typischem Steroidring und Seitenketten, indem mit Hilfe einer spezifischen Enzymkaskade der Steroidring umgebaut und die Seitenringe sukzessive abgespalten werden.

▼

Biologisch aktive Steroide werden nicht nur in den klassischen endokrinen Organen, den Gonaden, der Nebennierenrinde und der Plazenta gebildet, sondern in vielen anderen Geweben, wie der Muskulatur, dem Fettgewebe, der Leber und dem Zentralnervensystem. Die Wirkungen der Sexualsteroide umfassen ein breites Spektrum von den zuerst bekannten Funktionen der Prägung der Geschlechtsgestalt und -funktion sowie der geschlechtsspezifischen Verhaltensweisen über viele Stoffwechselfunktionen an praktisch allen Körperorganen bis zur Modulation des Immunsystems und Beeinflussung vieler Partialfunktionen des Zentralnervensystems.

Während in einer frühen Phase der Steroidforschung die Hauptwirkungen der klassischen Vertreter der fünf Steroidklassen (Progesteron, Glukokortikoide, Mineralkortikoide, Androgene, Östrogene) von zentralem Interesse gewesen sind, konzentriert sich in jüngerer Zeit die Aufmerksamkeit auch auf biologische Wirkungen von Um- und Abbauprodukten von klassischen Steroiden, die als Produkte der Verstoffwechselung für den Organismus nicht wertlos sind, sondern selbst organspezifische Partialfunktionen ausüben können (z. B. einige Stoffwechselprodukte des Progesterons

im Zentralnervensystem) oder in den Kreislauf der Steroidsynthese zurückgeführt werden.

Die jüngsten Methodenentwicklungen der biologischen Wissenschaften ermöglichen es heute, die komplexen molekularen Grundlagen der zell- und gewebespezifischen Steroidwirkungen zu verstehen, die durch die Bindung eines Steroids an seinen jeweiligen Rezeptor höchst unzureichend beschrieben sind, sondern vielmehr durch eine große Anzahl von Kofaktoren im Netzwerk der intrazellulären Funktionskaskaden bestimmt werden.

Das breite Wirkungsspektrum der natürlichen Steroide und ihrer Metabolite sowie die neuesten Einsichten in die molekulare Basis zellspezifischer Funktionskaskaden hat die pharmazeutische Forschung, die Entwicklung neuer synthetischer Steroidderivate und die Entwicklung nichtsteroidaler Substanzen ungemein beflügelt, die entweder steroidrezeptorvermittelte spezifische Wirkungen ausüben oder über Stimulation bzw. Hemmung der Enzymsysteme des Steroidstoffwechsels Steroidwirkungen organselektiv imitieren, hemmen oder modifizieren. Ein Teil dieser faszinierenden, die klinische Anwendung bereichernden Entwicklungen wird im ▶ Kap. 10 beschrieben werden.

Testfragen

1. Welche Substanz ist das unmittelbare Substrat für die Steroidbiosynthese und was ist der geschwindigkeitsbestimmende Schritt für die Biosynthese?
2. Welche biologischen und medizinischen Befunde sprechen für eine zentrale Rolle des StAR-Proteins für die Steroidbiosynthese?
3. In welchen Zellen erfolgt im Ovar der geschlechtsreifen Frau die Östradiolsynthese und wie werden die unmittelbaren Vorläufersubstanzen bereitgestellt?
4. Welche Rolle haben lokal gebildete und lokal wirkende Wachstumsfaktoren für die Steroidbiosynthese im Ovar? Nennen Sie einige Wachstumsfaktoren.
5. An welche Proteine und zu ungefähr welchem Prozentsatz sind Östradiol, Testosteron und Progesteron im Serum gebunden?
6. Welchen Einfluss hat ein Hyperinsulinismus auf die SHBG-Konzentration im Serum und welche klinischen Konsequenzen ergeben sich?
7. Welche Rolle spielt bei der Frau das Fettgewebe für die Metabolisierung von Androgenen?
8. Was ist der zelluläre Mechanismus, über den Östrogene ihren antiresorptiven Effekt auf die Knochen ausüben?
9. Wie beeinflussen Östrogene die Blutgerinnung und den Lipidstoffwechsel?
10. Welche Androgene werden hauptsächlich im Ovar, welche vor allem in der Nebennierenrinde gebildet? Hat dieses Wissen eine klinische Bedeutung?
11. Wie viele verschiedene Östrogenrezeptoren gibt es und wie unterscheiden sie sich in ihrem molekularen Wirkungsmechanismus?
12. Welche wichtigen Hauptdomänen muss man in der Architektur der Steroidhormonrezeptoren unterscheiden?
13. Was versteht man in Bezug auf den Östrogenrezeptor unter »Transaktivierung«, was unter »Transrepression« von Genen?
14. Was ist der molekulare Wirkmechanismus der selektiven Steroidhormonrezeptormodulatoren? Wie kann es zu einer organ- und gewebsspezifischen Steroidwirkung kommen?
15. Was versteht man unter nichtgenomischen Steroideffekten?

Literatur

Aranda A, Pascual A (2001) Nuclear hormone receptors and gene expression. Physiol Rev 81: 1269

Bentley P (1980) The adrenal glands. In: PJ B (ed) Endocrine pharmacology. Cambridge University Press, Cambridge, p 149

Bondy PK (1985) Disorders of the adrenal cortex. In: Wilson JD, Foster DW (ed) Williams textbook of endocrinology. Saunders, Philadelphia, p 816

Briggs MH, Briggs M. (1985) Pharmacology of hormonal contraceptives. In: Shearman RP (ed) Clinical reproductive endocrinology. Churchill Livingstone, Edinburgh, p 656

Brzozowski AM, Pike AC, Dauter Z et al. (1997) Molecular basis of agonism and antagonism in the oestrogen receptor. Nature 389: 753

Campos H, Sacks FM, Walsh BW et al. (1993) Differential effects of estrogen on low-density lipoprotein subclasses in healthy postmenopausal women. Metabolism 42: 1153

Carani C, Qin K, Simoni M et al. (1997) Effect of testosterone and estradiol in a man with aromatase deficiency. N Engl J Med 337: 91

Carson-Jurica MA, Schrader WT, O'Malley BW (1990) Steroid receptor family: structure and function. Endocr Rev 11: 201

Castoria G, Barone MV, Di Domenico M et al. (1999) Non-transcriptional action of oestradiol and progestin triggers DNA synthesis. EMBO J 18: 2500

Cato AC, Nestl A, Mink S (2002) Rapid actions of steroid receptors in cellular signaling pathways. Sci STKE 2002: RE9

Chwalisz K, Garg R, Brenner RM et al. (2002) Selective progesterone receptor modulators (SPRMs): a novel therapeutic concept in endometriosis. Ann NY Acad Sci 955: 373

Ciocca DR, Roig LM (1995) Estrogen receptors in human nontarget tissues: biological and clinical implications. Endocr Rev 16: 35

Clark BJ, Soo SC, Caron KM et al. (1995) Hormonal and developmental regulation of the steroidogenic acute regulatory protein. Mol Endocrinol 9: 1346

Clarke CL, Sutherland RL (1990) Progestin regulation of cellular proliferation. Endocr Rev 11: 266

Cleland WH, Mendelson CR, Simpson ER (1985) Effects of aging and obesity on aromatase activity of human adipose cells. J Clin Endocrinol Metab 60: 174

Conneely OM, Mulac-Jericevic B, DeMayo F et al. (2002) Reproductive functions of progesterone receptors. Recent Prog Horm Res 57: 339

Couse JF, Korach KS (1999) Estrogen receptor null mice: what have we learned and where will they lead us? Endocr Rev 20: 358

Daughaday WH (1985) The anterior pituitary. In: Wilson JD, Foster DW (eds) Williams textbook of endocrinology. Saunders, Philadelphia, p 568

Delmas PD (2002) Treatment of postmenopausal osteoporosis. Lancet 359: 2018

Ebeling P, Koivisto VA (1994) Physiological importance of dehydroepiandrosterone. Lancet 343: 1479

Evans RM (1988) The steroid and thyroid hormone receptor superfamily. Science 240: 889

Friedman CI, Kim MH (1985) Obesity and its effect on reproductive function. Clin Obstet Gynecol 28: 645

Gambacciani M, Ciaponi M, Cappagli B et al. (1997) Body weight, body fat distribution, and hormonal replacement therapy in early postmenopausal women. J Clin Endocrinol Metab 82: 414

Giguere V (1999) Orphan nuclear receptors: from gene to function. Endocr Rev 20: 689

Godsland IF (1996) The influence of female sex steroids on glucose metabolism and insulin action. J Intern Med Suppl 738: 1

Godsland IF, Crook D, Simpson R et al. (1990) The effects of different formulations of oral contraceptive agents on lipid and carbohydrate metabolism. N Engl J Med 323: 1375

Godsland IF, Walton C, Felton C et al. (1992) Insulin resistance, secretion, and metabolism in users of oral contraceptives. J Clin Endocrinol Metab 74: 64

Grazzini E, Guillon G, Mouillac B, Zingg HH (1998) Inhibition of oxytocin receptor function by direct binding of progesterone. Nature 392: 509

Gruber CJ, Tschugguel W, Schneeberger C, Huber JC (2002) Production and actions of estrogens. N Engl J Med 346: 340

Hall JM, McDonnell DP (1999) The estrogen receptor beta-isoform (ERbeta) of the human estrogen receptor modulates ERalpha transcriptional activity and is a key regulator of the cellular response to estrogens and antiestrogens. Endocrinology 140: 5566

Hammond GL, Bocchinfuso WP (1996) Sex hormone-binding globulin: gene organization and structure/function analyses. Horm Res 45: 197

Haning RV Jr., Hackett RJ, Flood CA et al. (1993) Testosterone, a follicular regulator: key to anovulation. J Clin Endocrinol Metab 77: 710

Heinlein CA, Chang C (2002) Androgen receptor (AR) coregulators: an overview. Endocr Rev 23: 175

Hofbauer LC, Khosla S, Dunstan CR et al. (2000) The roles of osteoprotegerin and osteoprotegerin ligand in the paracrine regulation of bone resorption. J Bone Miner Res 15: 2

Johnson MD, Bebb RA, Sirrs SM (2002) Uses of DHEA in aging and other disease states. Ageing Res Rev 1: 29

Kirschner MA, Samojlik E, Drejka M et al. (1990) Androgen-estrogen metabolism in women with upper body versus lower body obesity. J Clin Endocrinol Metab 70: 473

Koh KK, Horne MK 3rd, Csako G et al. (1999) Relation of fibrinolytic potentiation by estrogen to coagulation pathway activation in postmenopausal women. Am J Cardiol 83: 466

Kol S, Adashi EY (1995) Intraovarian factors regulating ovarian function. Current opinion Obstet Gynecol 7:209

Korach KS (2000) Estrogen receptor knock-out mice: molecular and endocrine phenotypes. J Soc Gynecol Investig 7: S16

Kousteni S, Bellido T, Plotkin LI et al. (2001) Nongenotropic, sex-nonspecific signaling through the estrogen or androgen receptors: dissociation from transcriptional activity. Cell 104: 719

Kuiper GG, Carlsson B, Grandien K et al. (1997) Comparison of the ligand binding specificity and transcript tissue distribution of estrogen receptors alpha and beta. Endocrinology 138: 863

Kuiper GG, Enmark E, Pelto-Huikko M et al. (1996) Cloning of a novel receptor expressed in rat prostate and ovary. Proc Natl Acad Sci USA 93: 5925

La Spada AR, Wilson EM, Lubahn DB et al. (1991) Androgen receptor gene mutations in X-linked spinal and bulbar muscular atrophy. Nature 352: 77

Lejeune-Lenain C, van Cauter E, Desir D et al. (1987) Control of circadian and episodic variations of adrenal androgens secretion in man. J Endocrinol Invest 10: 267

Liehr JG (2000) Role of DNA adducts in hormonal carcinogenesis. Regul Toxicol Pharmacol 32: 276

Lin D, Sugawara T, Strauss JF 3rd et al. (1995) Role of steroidogenic acute regulatory protein in adrenal and gonadal steroidogenesis. Science 267: 1828

Lobo RA (1991) Clinical review 27: effects of hormonal replacement on lipids and lipoproteins in postmenopausal women. J Clin Endocrinol Metab 73: 925

Longcope C (1995) Metabolism of dehydroepiandrosterone. Ann NY Acad Sci 774: 143

MacDonald PC, Edman CD, Hemsell DL et al. (1978) Effect of obesity on conversion of plasma androstenedione to estrone in postmenopausal women with and without endometrial cancer. Am J Obstet Gynecol 130: 448

MacDonald PC, Siiteri PK (1974) The relationship between the extraglandular production of estrone and the occurrence of endometrial neoplasia. Gynecol Oncol 2: 259

McDonnell DP, Chang CY, Norris JD (2001) Capitalizing on the complexities of estrogen receptor pharmacology in the quest for the perfect SERM. Ann NY Acad Sci 949: 16

McDonnell DP, Norris JD (2002) Connections and regulation of the human estrogen receptor. Science 296: 1642

McEwen B (2002) Estrogen actions throughout the brain. Recent Prog Horm Res 57: 357

McEwen BS, Coirini H, Schumacher M (1990) Steroid effects on neuronal activity: when is the genome involved? Ciba Found Symp 153: 3

McPhaul MJ, Griffin JE (1999) Male pseudohermaphroditism caused by mutations of the human androgen receptor. J Clin Endocrinol Metab 84: 3435

Mellon SH, Griffin LD, Compagnone NA (2001) Biosynthesis and action of neurosteroids. Brain Res Brain Res Rev 37: 3

Mendel CM (1989) The free hormone hypothesis: a physiologically based mathematical model. Endocr Rev 10: 232

Migliaccio A, Castoria G, Di Domenico M et al. (2000) Steroid-induced androgen receptor-oestradiol receptor beta-Src complex triggers prostate cancer cell proliferation. Embo J 19: 5406

Negro-Vilar A (1999) Selective androgen receptor modulators (SARMs): a novel approach to androgen therapy for the new millennium. J Clin Endocrinol Metab 84: 3459

Nimrod A, Ryan KJ (1975) Aromatization of androgens by human abdominal and breast fat tissue. J Clin Endocrinol Metab 40: 367

Nippoldt TB, Nair KS (1998) Is there a case for DHEA replacement? Baillieres Clin Endocrinol Metab 12: 507

Ottosson UB, Nilsson B, Sodergard R, von Schoultz B (1985) Effects of progesterone, progestogens, and danazol on the specific cortisol binding in human plasma. Fertil Steril 43: 856

Penning TM (1997) Molecular endocrinology of hydroxysteroid dehydrogenases. Endocr Rev 18: 281

Polderman KH, Stehouwer CD, van Kamp GJ et al. (1993) Influence of sex hormones on plasma endothelin levels. Ann Intern Med 118: 429

Randall VA (1994) Role of 5α-reductase in health and disease. Baillieres Clin Endocrinol Metab 8: 405

Revelli A, Massobrio M, Tesarik J (1998) Nongenomic actions of steroid hormones in reproductive tissues. Endocr Rev 19: 3

Riggs BL, Melton LJ 3rd (1992) The prevention and treatment of osteoporosis. N Engl J Med 327: 620

Rosner W (1990) The functions of corticosteroid-binding globulin and sex hormone-binding globulin: recent advances. Endocr Rev 11: 80

Rosner W, Hryb DJ, Khan MS et al. (1999) Sex hormone-binding globulin mediates steroid hormone signal transduction at the plasma membrane. J Steroid Biochem Mol Biol 69: 481

Ross GT (1985) Disorders of the ovary and female reproductive tract. In: Wilson JD, Foster DW (eds) Textbook of endocrinology, 7th edn. Saunders, Philadelphia, p 206

Rupprecht R, DiMichele F, Hermann B et al. (2001) Neuroactive steroids: molecular mechanisms of action and implications for neuropsychopharmacology. Brain Res Brain Res Rev 37: 59

Sack MN, Rader DJ, Cannon RO, 3rd (1994) Oestrogen and inhibition of oxidation of low-density lipoproteins in postmenopausal women. Lancet 343: 269

Schaefer M, Hofmann T, Schultz G, Gudermann T (1998) A new prostaglandin E receptor mediates calcium influx and acrosome reaction in human spermatozoa. Proc Natl Acad Sci USA 95: 3008

Serafini P, Lobo RA (1985) Increased 5 alpha-reductase activity in idiopathic hirsutism. Fertil Steril 43: 74

Simpson ER, Mahendroo MS, Means GD et al. (1994) Aromatase cytochrome P450, the enzyme responsible for estrogen biosynthesis. Endocr Rev 15: 342

Smith DF, Toft DO (1993) Steroid receptors and their associated proteins. Mol Endocrinol 7: 4

Smith EP, Boyd J, Frank GR et al. (1994) Estrogen resistance caused by a mutation in the estrogen-receptor gene in a man. N Engl J Med 331: 1056

Stocco DM, Clark BJ (1996) Regulation of the acute production of steroids in steroidogenic cells. Endocr Rev 17: 221

Tilley WD, Buchanan G, Hickey TE, Bentel JM (1996) Mutations in the androgen receptor gene are associated with progression of human prostate cancer to androgen independence. Clin Cancer Res 2: 277

The Writing Group for the PEPI Trial (1995) Effects of estrogen or estrogen/progestin regimens on heart disease risk factors in postmenopausal women. The Postmenopausal Estrogen/Progestin Interventions (PEPI) Trial. JAMA 273: 199

Tseng L, Liu HC (1981) Stimulation of arylsulfotransferase activity by progestins in human endometrium in vitro. J Clin Endocrinol Metab 53: 418

Valverde MA, Rojas P, Amigo J et al. (1999) Acute activation of Maxi-K channels (hSlo) by estradiol binding to the beta subunit. Science 285: 1929

Walsh BW, Schiff I, Rosner B et al. (1991) Effects of postmenopausal estrogen replacement on the concentrations and metabolism of plasma lipoproteins. N Engl J Med 325: 1196

Wijayaratne AL, Nagel SC, Paige LA et al. (1999) Comparative analyses of mechanistic differences among antiestrogens. Endocrinology 140: 5828

Wilson JD (1999) The role of androgens in male gender role behavior. Endocr Rev 20: 726

Glossar

Allel

eine von zwei oder mehreren alternativen Formen eines Gens, die am selben chromosomalen Locus vorkommen

Amplifikation

Vermehrung bestimmter DNA-Abschnitte mittels Polymerase-Kettenreaktion*

chromosomale Disjunktion

Fehlerhafte Aufteilung der Chromosomen bei der Meiose (Reduktionsteilung)

cDNA

Desoxyribonukleinsäure, hergestellt durch reverse Transkription* von (Gesamt-RNA (engl. «copy-DNA»)

Deletion

Verlust von DNA-Abschnitten

Dimer

Proteinkomplex, der aus zwei Untereinheiten besteht

DNA

Desoxyribonukleinsäure

Domäne

durch ihre Struktur definierte Untereinheit eines Proteins

Exon

Sequenzabschnitt eines Gens, der auch nach dem Spleißen* Bestandteil der vollständig prozessierten* mRNA bleibt (s. auch Intron)

Expression

s. «Genexpression»

Genexpression (Expression)

regulierte Schritte zur «Übersetzung» des Gens in das funktionelle Genprodukt (z. B. in ein funktionell aktives Protein)

Genkonversion (Konversion)

Vorgang, bei dem ein Allel* eines Gens während der meiotischen Rekombination in ein anderes Allel überführt wird

Gentranskription (Transkription)

«Übersetzung» von DNA in RNA

Genom

Gesamtheit der genetischen Information eines Organismus

Insertion

Einfügung von DNA-Abschnitten an «unpassenden» Stellen

interchromosomale Rearrangements

Austausch von DNA-Abschnitten zwischen verschiedenen Chromosomen (häufig reziprok)

Intron

Sequenzabschnitt eines Gens, der beim Spleißen* herausgeschnitten wird und nicht mehr Bestandteil der vollständig prozessierten mRNA ist (s. auch Exon)

Inversion

Umkehrung eines Chromosomenstücks um 180°

Kodieren

verschlüsseln, «übersetzen» einer genetischen Information; hiermit ist z. B. die Übersetzung der genetischen Information in eine Aminosäurensequenz bzw. in ein Protein gemeint

Konversion

s. »Genkonversion«

Kopplungsanalyse

Bestimmung des Abstands zwischen Genloci aufgrund der Häufigkeit ihrer gemeinsamen Vererbung (Kopplung)

Leseraster

Bereich der mRNA, dessen Basentripletts für die Aminosäuresequenz eines Proteins kodieren* (endet mit einem Stopkodon)

Liganden

extrazelluläre Bindungspartner für Rezeptoren

Monosomie

Vorliegen nur eines Autosoms in einer diploiden Zelle

mRNA

Boten-Ribonukleinsäure (engl. messenger-RNA)

Mutation

Abweichung von der normalen Gensequenz

Onkogen

Gen, dessen Mutation die Entstehung eines bösartigen Tumors zur Folge hat (z. B. Ras Proto-Onkogen)

Polymerase-Kettenreaktion

Vervielfältigung von DNA-Sequenzen durch eine zyklische Synthese der beiden komplementären Stränge mit Hilfe von sequenzspezifischen Startermolekülen und einem DNA-synthetisierenden Enzym (DNA-Polymerase)

Polymorphismus

Variante auf Genebene (Genotyp), die phänotypisch keine Auswirkung hat

posttranslationale Prozessierung

Reifungsschritte des Proteins nach Fertigstellung des primären Translations*produkts, im Speziellen Abspalten von Peptidabschnitten. Dadurch entstehen ein, häufig auch mehrere Peptide oder Proteine (z. B. Proopiomelanocortin, ACTH, β-Endorphin, ► Kap. 1)

Primärtranskript

komplette Abschrift eines Gens als RNA, in der noch die Intron*-Sequenzen vorliegen

2

Promotor

regulatorische DNA-Region, über welche die Kontrolle der Transkription erfolgt

Proteom

der komplette Satz aller Proteine, die basierend auf dem Genom einer Zelle innerhalb ihrer Lebensspanne exprimiert werden können

Proteomik

Analyse des Proteoms

prozessieren

Reifung des Primärtranskripts* zur mRNA, u.a. durch enzymatische Entfernung der Intron-Sequenzen

Punktmutation

Veränderung bzw. Austausch einer einzelnen Nukleinsäure im Gen

Rearrangement

Austausch bzw. Umlagerung von Chromosomenabschnitten

RNA

Ribonukleinsäure

semikonservative Replikation

Mechanismus der DNA-Verdoppelung, wobei zu jedem der beiden DNA-Stränge der jeweils komplementäre Strang neu synthetisiert wird

Spleißapparat

Molekülkomplex aus Proteinen und RNA-Molekülen, der das Entfernen der Intron*-Sequenzen aus den Primärtranskripten* katalysiert

Spleißen

Entfernen der Intron-Sequenzen* aus den Primärtranskripten*

Spleißmutation

Basenaustausch, der verhindert, dass der Spleißapparat* an der richtigen Stelle wirkt

Sterol-Transferprotein

Protein, das am Transport von Steroiden über Lipidmembranen beteiligt ist (z. B. StAR, »steriodogenetic acute regulator«)

Stopkodon

Basentriplett*, durch welches das Ende eines offenen Leserasters* bestimmt ist

Transkribierter Abschnitt

der Teil der DNA, der in das Primärtranskript umgeschrieben wird

Transkript

Synonym zu »mRNA«

Transkription (Gentranskription)

»Übersetzung« des DNA in RNA

Transkriptionsfaktoren

Proteine, welche die Transkription* der DNA in RNA regulieren

Translation

»Übersetzung« der mRNA in eine Aminosäurenabfolge

Translokation

Umlagerung von DNA-Abschnitten von einem Genort (Lokus) zu einem anderen

Triplett

Nukleotidabfolge dreier Purin- bzw. Pyrimidinbasen der DNA, welche für eine bestimmte Aminosäure kodieren*

Entwicklung und Funktion der weiblichen Fortpflanzungsorgane

T. Strowitzki

3.1 Einleitung

🔽 Das Geschlecht eines Individuums kann man chromosomal, gonadal, genital, hormonal und psychosozial definieren. Normalerweise ist das **gonadale Geschlecht**, d. h. die Differenzierung der Gonaden, durch das **chromosomale Geschlecht** bedingt. Das Geschlecht ist genetisch kontrolliert, die chromosomale Konstellation 46XY wird männlich und 46XX wird weiblich determiniert.

Die sekretorischen Produkte der Gonaden bestimmen dann letztlich die geschlechtsspezifische Entwicklung des inneren und äußeren Genitales (**genitales Geschlecht**) aus einer indifferenten, bisexuellen Anlage und letztlich auch das **hormonale Geschlecht**, d. h. die Dominanz männlicher oder weiblicher Geschlechtshormone. Letztlich kann sich ein Individuum – unabhängig von seinem somatischen Geschlecht – als männliches oder weibliches Individuum fühlen (**psychosoziales Geschlecht**). Im Regelfall sind chromosomales, gonadales, genitales, hormonales und psychosoziales Geschlecht identisch. Die gonadale Geschlechtsentwicklung (⊡ Abb. 3.1), d. h. die embryonale und fetale Entwicklung der weiblichen und männlichen Gonaden aus einer indifferenten Anlage, erfolgt zu verschiedenen Zeitpunkten. Die männliche Differenzie-

rung geht der weiblichen voraus und steht unter der Kontrolle einer Kaskade zahlreicher geschlechtsspezifischer Gene und ihrer Produkte. Ohne die Einwirkung dieser Faktoren zu einem frühen Zeitpunkt der Entwicklung würde die gonadale Entwicklung irreversibel weiblich sein.

3.2 Differenzierung der Gonaden

3.2.1 Embryonale Entwicklung

Erste Entwicklungsstadien der primitiven Gonade können bereits beim 5 mm großen menschlichen Embryo als Verdickung des Zölomepithels im medialen Bereich der Urogenitalfalte abgegrenzt werden (Ludwig 1969; Jirasek 1976), der Ursprung – mesonephrisch oder zölomisch – ist nach wie vor unklar. Kurz darauf wird die indifferente Gonade von primordialen Geschlechtszellen besiedelt, die dem Dottersack entstammen. Ab Tag 32 der Schwangerschaft wandert die primitive Gonade in die Zölomhöhle.

Die gonadale Differenzierung findet zwischen der 6. und 9. Schwangerschaftswoche (SSW) statt, wobei die männliche Differenzierung der weiblichen vorausgeht.

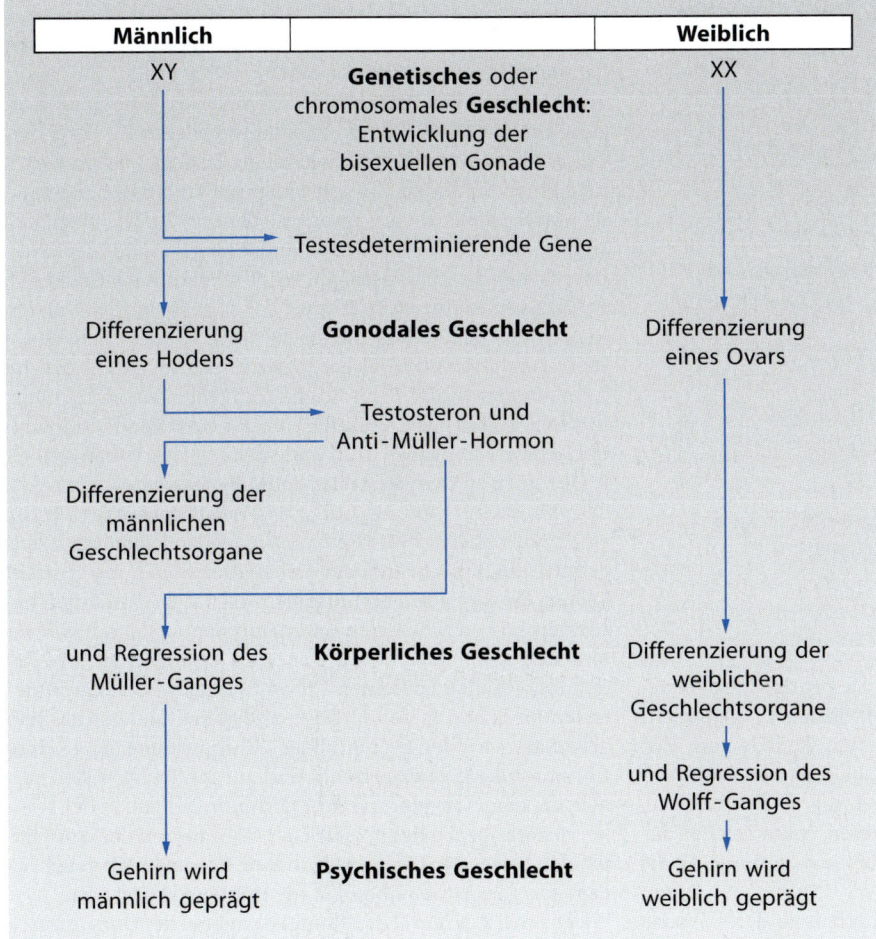

⊡ **Abb. 3.1.** Die Geschlechtsentwicklung als ein »asymmetrischer« Prozess geschlechtsbildender Faktoren. (Nach Wartenberg 1990)

Männlich		**Weiblich**
XY	**Genetisches** oder chromosomales **Geschlecht**: Entwicklung der bisexuellen Gonade	XX
	Testesdeterminierende Gene	
Differenzierung eines Hodens	**Gonodales Geschlecht**	Differenzierung eines Ovars
	Testosteron und Anti-Müller-Hormon	
Differenzierung der männlichen Geschlechtsorgane		
und Regression des Müller-Ganges	**Körperliches Geschlecht**	Differenzierung der weiblichen Geschlechtsorgane
		und Regression des Wolff-Ganges
Gehirn wird männlich geprägt	**Psychisches Geschlecht**	Gehirn wird weiblich geprägt

3

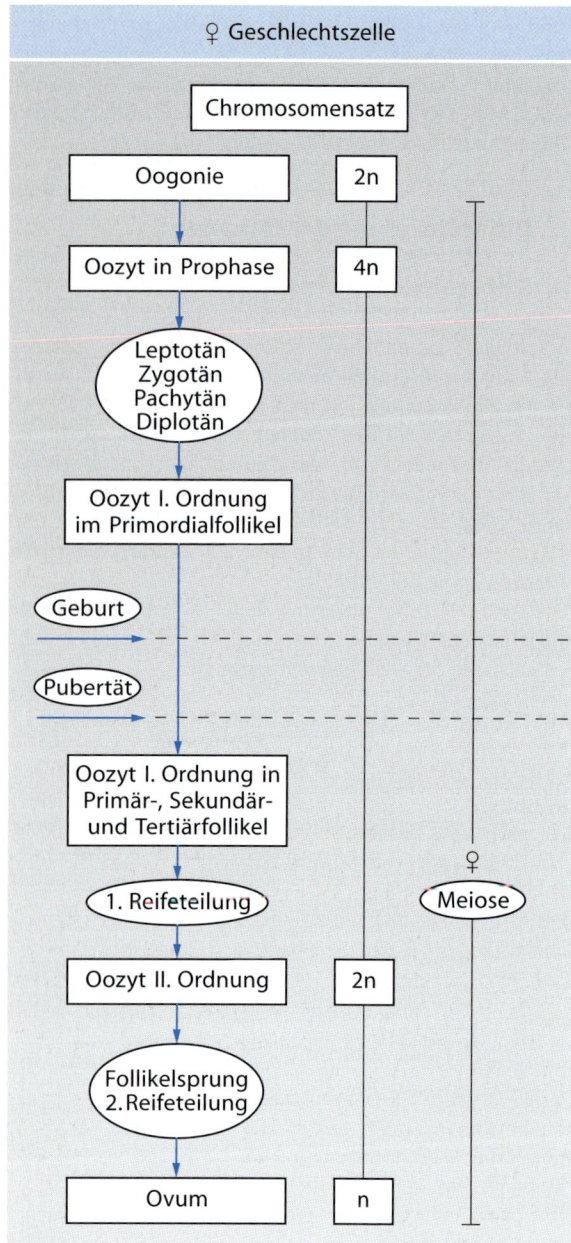

♀ Geschlechtszelle

Chromosomensatz

Oogonie — 2n

Oozyt in Prophase — 4n

Leptotän
Zygotän
Pachytän
Diplotän

Oozyt I. Ordnung
im Primordialfollikel

Geburt

Pubertät

Oozyt I. Ordnung in
Primär-, Sekundär-
und Tertiärfollikel

1. Reifeteilung — Meiose ♀

Oozyt II. Ordnung — 2n

Follikelsprung
2.Reifeteilung

Ovum — n

Abb. 3.2. Chronologische Zuordnung der weiblichen Geschlechts-
zellenentwicklung. (Mod. nach Wartenberg 1985)

Männliche Differenzierung

Sertoli-Zellen sind mesonephrischen Ursprungs und entstehen aus interstitiellen Zellen der embryonalen Urogenitalfalte. Die Entwicklung der undifferenzierten Gonade zum Hoden beginnt mit dem Nachweis der Ausbildung der primitiven
Sertoli-Zellen, die zwischen 43. und 50. Tag zu Zellsträngen,
den späteren Samenkanälchen aggregieren, erstes Zeichen der
männlichen Differenzierung. Der Embryo ist zu diesem Zeitpunkt 18 bis 21 mm lang.

Die Keimzellen, die zunächst indifferent ab der 5. Woche
mit amöboiden Bewegungen in die Gonaden eingewandert
sind, differenzieren durch den Kontakt mit Sertoli-Zellen zu
Spermatogonien. Leydig-Zellen bilden sich um die 8. Embryo-

nalwoche aus; sie sind schon in diesem Frühstadium zur Synthese und Sekretion von Testosteron fähig.

Weibliche Differenzierung

Der Schritt von der indifferenten Gonade zur ovariellen Differenzierung erfolgt bis zur 9. SSW; der früheste histologische Nachweis der Differenzierung der indifferenten Gonade zum Ovar ist beim 18 bis 25 mm großem Embryo möglich
(Simpson 1976). Follikel lassen sich später, nämlich erst ab der
13. Woche bei einer Embryolänge von 100 mm, nachweisen.

Die Keimzellen selbst spielen für die Geschlechtsbestim-
mung keine Rolle (s. oben); die geschlechtliche Differenzierung von Keimzellen ist nicht genetisch fixiert, sondern wird
vom umgebenden Gewebe determiniert. Die weibliche Gonade bleibt bis zum Einwandern von Keimzellen indifferent. Ein
erstes Zeichen der ovariellen Entwicklung sind Keimzellen
mit meiotischer Teilung; die Aromatisierung von Androgenen
zu Östrogenen im Ovar kann aber schon vor dem Nachweis
von Follikeln erfolgen. Schon ab der 12. Woche findet man in
den inneren Anteilen der Ovarrinde morphologische Hinweise auf eine Steroidproduktion (Erickson 1987).

Oogenese

Nach dem Übergang der indifferenten Gonade in das embryonale Ovar nennt man die inkorporierten primordialen Geschlechtszellen **Oogonien**. Zunächst können sie sich noch
selbst amöboid fortbewegen, eine Fähigkeit, die man auch
mit der Entwicklung abnormer Proliferationen, z. B. mit der
Teratombildung in Zusammenhang gebracht hat (Dvorak u.
Tesarik 1980). Die Präsenz von Oogonien ist eine Voraussetzung für die Entwicklung hormonproduzierender Vorläufer-
zellen zu Granulosa- und Thekazellen. Zunächst haben Oogonien einen diploiden Chromosomensatz und durchlaufen eine mitotische Vermehrungsphase (■ Abb. 3.2). Die Oogonien
sind untereinander verbunden und bilden so unter der Ovaroberfläche eine Rindenschicht. Mitotische Aktivität findet sich
in **Oozyten erster Ordnung** ab der 13. SSW an der inneren
Rindenschicht. Die Reifung der Oozyten kann man zunächst
zentral im Ovar nachweisen, später im Kortex des Ovars. Im
7. Fetalmonat wird die mitotische Aktivität beendet. Damit ist
die Zahl weiblicher Keimzellen für das betreffende Individuum definitiv festgelegt. Zum Ende der Fetalzeit haben sich alle Oogonien zu Oozyten erster Ordnung weiterentwickelt. Alle
Oozyten erster Ordnung sind in die erste Prophase der Meiose
eingetreten. Ziel der Meiose ist es, in den zwei aufeinanderfolgenden Teilungsschritten der ersten und zweiten meiotischen
Teilung die diploide Chromosomenzahl auf den einfachen haploiden Satz zu reduzieren und damit den Austausch von väterlichen und mütterlichen Genen zu ermöglichen. Die Reduktion auf eine haploiden Chromosomensatz erfolgt in der
ersten Prophase; in den folgenden Phasen – Meta-, Ana- und
Telophase – werden die homologen Chromosomenpaare eines
Chromosomenpaares getrennt und auf die Tochterzellen verteilt, die dann **Oozyten zweiter Ordnung** heißen. In der zweiten meiotischen Teilung wird jedes Chromosom des dann haploiden Satzes der Länge nach in zwei Chromatiden geteilt, so
dass auch der DNA-Gehalt auf die Hälfte reduziert wird.

Die meiotischen Reifeteilungen sind bei der Oozyte durch
eine oft langjährige Ruhephase gekennzeichnet. In der ersten
Prophase verharren die Oozyten erster Ordnung im sog. Dik-
tiotän, die erste Reifeteilung wird nicht abgeschlossen. In die-

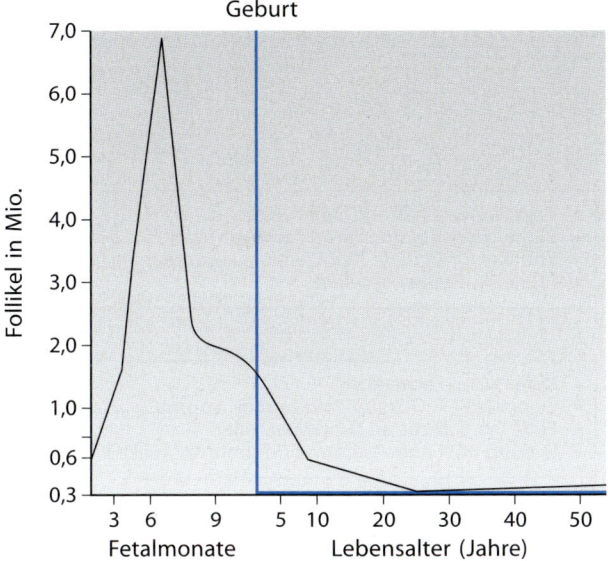

□ Abb. 3.3. Zahl der Oozyten im menschlichen Ovar

sem Ruhestadium der ersten Reifeteilung ist die Oozyte bis zum eigentlichen Follikelreifungszyklus unter Umständen bis zu mehreren Jahrzehnten arretiert. In jedem Follikelreifungszyklus vollenden mehrere Oozyten die erste Prophase und treten in die zweite Reifeteilung bis zur Metaphase ein. Diese zweite Reifeteilung kann erst nach Befruchtung durch ein Spermium beendet werden.

Die Oozyte erster Ordnung liegt ruhend in einem **Primärfollikel** eingeschlossen vor. Hier ist sie zunächst von nur ca. 50 Granulosazellen umgeben; deren Zahl nimmt bei einem sprungreifen Follikel auf 50 Mio. Zellen zu. In der späten Fetalperiode sind neben den Primärfollikeln auch schon spätere Stadien, nämlich die **Sekundärfollikel**, zu beobachten. Nach der Geburt degeneriert ein Teil der primären Follikel. Erst unter dem Einfluss der Gonadotropine in der Pubertät wird die weitere Entwicklung zu Sekundärfollikeln eingeleitet; aus diesen können sich letztlich **sprungreife Tertiärfollikel** entwickeln. Zum Zeitpunkt der Ovulation ist die Oozyte in die Metaphase II eingetreten, ein Polkörperchen ist als Zeichen dieses Reifestadiums unter dem Mikroskop gut sichtbar ausgetreten und unter der Zona pellucida zu sehen. Nur in dieser Phase ist die Oozyte befruchtungsfähig.

Schon ab Beginn der frühesten Eizellentwicklung setzt ein permanent anhaltender Abbau und Verlust von Keimzellen ein. Das Phänomen des gezielten Zelltodes (Apoptose) findet sich im Ovar während der gesamten Fetalzeit und erreicht ihr Maximum in primären Oozyten zwischen der 14. und 28. Woche (Vaskivuo et al. 2001). Die höchste Zahl weiblicher Keimzellen findet sich mit durchschnittlich knapp 7 Mio. zwischen der 18. und 20. SSW (□ Abb. 3.3). Zur Geburt hat die Zahl auf ungefähr 2 Mio. abgenommen; von diesen wiederum lässt die Hälfte bereits Degenerationszeichen erkennen (Baker u. Sum 1976). Beim siebenjährigen Mädchen sind es nur noch 300.000 Oozyten. Zum Beginn ovulatorischer Zyklen stehen laut etwas unterschiedlicher Angaben in der Literatur noch maximal 200.000 bis 300.000 Oozyten zur Verfügung. Eine Synopsis der embryonalen und fetalen Gonadenentwicklung ist in □ Abb. 3.4. dargestellt.

3.2.2 Hormonale Steuerung der Gonadenentwicklung

Hormone haben in der Gonadendifferenzierung eine untergeordnete Rolle, lokale Östrogene scheinen allerdings eine gewisse Bedeutung für die ovarielle Differenzierung zu haben. Gonadotropine fördern anscheinend das frühe Follikelwachstum. Das **Anti-Müller-Gang-Hormon (MIS)** führt zur Rückbildung der Keimzellen, die sich sonst zu Oogonien differenziert hätten. Das MIS hat also nicht nur beim männlichen Embryo eine Funktion.

Der für die Funktion der männlichen Gonade wichtige Deszensus der Hoden wird hormonal gesteuert; hierzu wird das Lig. suspensorii zurückgebildet und das Gubernaculum wächst. Welche hormonalen Faktoren in welchem Stadium des Deszensus eine Rolle spielen, ist beim Menschen letztlich noch offen. Östrogene und Antiandrogene hemmen, Testosteron fördert offensichtlich den Deszensus. Ob die Testosteronwirkung direkt oder indirekt, essentiell oder permissiv ist, kann z. Z. nicht gesagt werden, zumal man in jüngster Zeit weitere »Kandidaten« für dieses wahrscheinlich multihormonale Geschehen diskutiert, insbesondere den **»relaxin-like factor« (RLF)** und das **»insulin-like growth factor molecule 3« Insl 3**. Im Gegensatz zu früheren Vermutungen dürfte das Anti-Müller-Gang-Hormon (MIS) für den Deszensus irrelevant sein (Ivell 2002, persönliche Mitteilung).

3.2.3 Genetische Steuerung der Geschlechtsdifferenzierung und Gonadenentwicklung

Im Jahre 1909 hat Wilson erstmals die unterschiedlichen gonosomalen Chromosomen von Mann und Frau beschrieben, er hat festgestellt, dass die Frau zwei X-Chromosomen, der Mann dagegen ein X- und ein Y-Chromosom hat (Wilson 1909).

Worauf genetisch die morphologische Entwicklung hin zum männlichen Genitale zurückzuführen ist, ist nicht im Detail verstanden (Wartenberg 1990; Donahoe 2001). Das Y-Chromosom ist nicht – wie früher angenommen – überwiegend »leer« und unbedeutend, auf ihm sind ebenso wie auf dem X-Chromosom und auf Autosomen zahllose **»testes determining genes«** lokalisiert, denen eine Funktion bei der Differenzierung von Gonaden und Genitale zugewiesen wird.

In den somatischen Zellen der Gonadenanlage wird das SRY (**»sex related gene on the Y chromosome«**) aktiviert (Drews 1995; Neumann 1995). Dieses kleine Gen ist auf dem Y-Chromosom somatischer gonadaler Zellen vor der Hodendifferenzierung exprimiert und findet sich am Ende der embryonalen Entwicklung im intermediären Mesoderm. Es trägt entscheidend zur normalen Hodenentwicklung und zur Differenzierung der Sertoli-Zellen bei und erleichtert wahrscheinlich den Zugang anderer Transkriptionsfaktoren zu entsprechenden Promoterregionen von Genen, die für die männliche Differenzierung wichtig sind. Wenn eines dieser Gene, nämlich das **DAX-1-Gen** inaktiviert ist, wie z. B. beim Krankheitsbild der angeborenen adrenalen Hypoplasie, wird die transkriptionelle Aktivität von SRY und somit die Entwicklung zum Hoden blockiert.

3

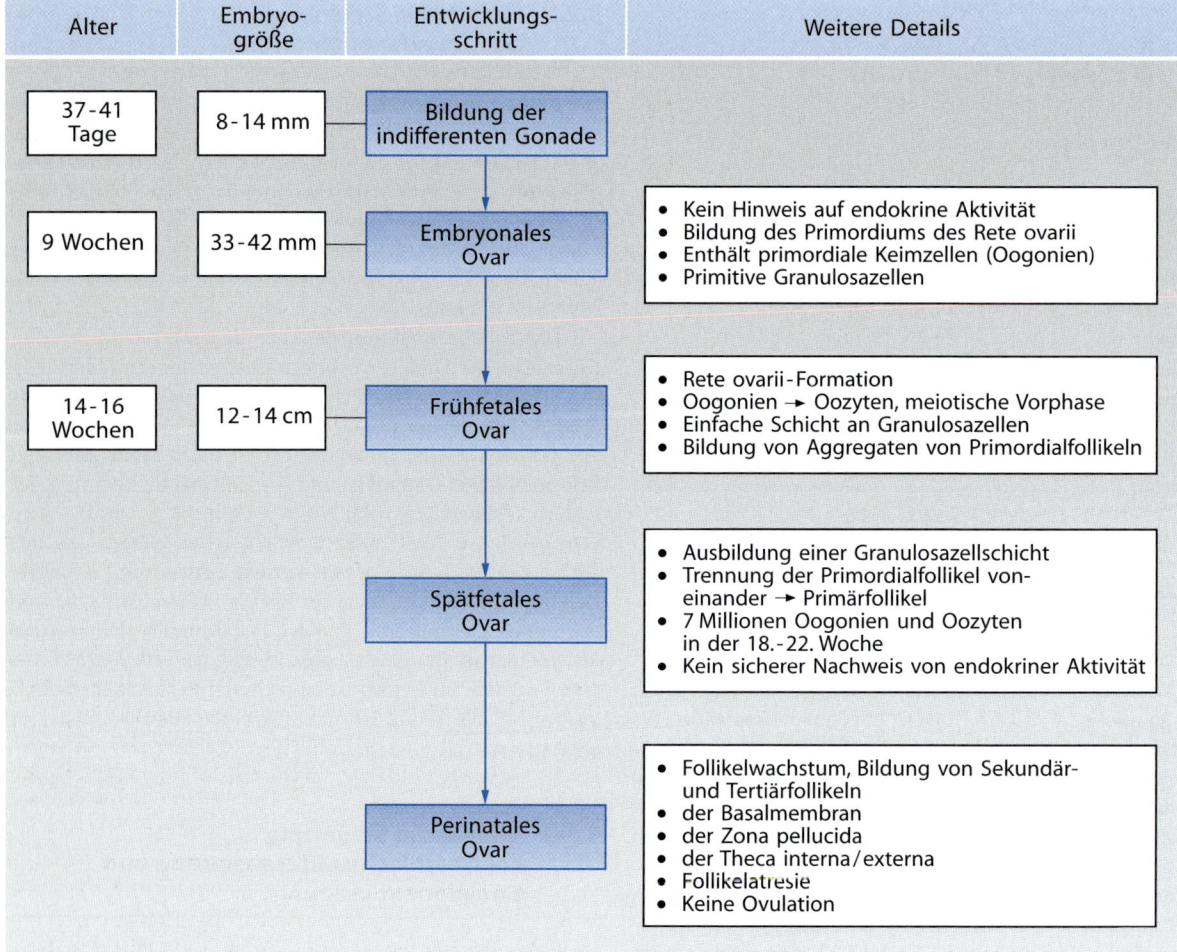

Alter	Embryo-größe	Entwicklungs-schritt	Weitere Details
37–41 Tage	8–14 mm	Bildung der indifferenten Gonade	
9 Wochen	33–42 mm	Embryonales Ovar	• Kein Hinweis auf endokrine Aktivität • Bildung des Primordiums des Rete ovarii • Enthält primordiale Keimzellen (Oogonien) • Primitive Granulosazellen
14–16 Wochen	12–14 cm	Frühfetales Ovar	• Rete ovarii-Formation • Oogonien → Oozyten, meiotische Vorphase • Einfache Schicht an Granulosazellen • Bildung von Aggregaten von Primordialfollikeln
		Spätfetales Ovar	• Ausbildung einer Granulosazellschicht • Trennung der Primordialfollikel voneinander → Primärfollikel • 7 Millionen Oogonien und Oozyten in der 18.–22. Woche • Kein sicherer Nachweis von endokriner Aktivität
		Perinatales Ovar	• Follikelwachstum, Bildung von Sekundär- und Tertiärfollikeln • der Basalmembran • der Zona pellucida • der Theca interna/externa • Follikelatresie • Keine Ovulation

⬛ Abb. 3.4. Synopsis der embryonalen und fetalen Gonadenentwicklung beim Mädchen

Ein vergleichbares Gen für die Entwicklung des Ovars ist bis heute nicht bekannt. Zur Aufrechterhaltung des Oozytenpools kommt dem **Gen Wnt-4** eine Bedeutung zu.

3.2.4 Klinisch relevante Fehlentwicklungen

Beim **Turner-Syndrom** (45,XO) ist in der frühembryonalen Phase vor dem Auftreten von Follikeln die Gonadenentwicklung noch normal. Der Follikelapparat degeneriert aber fast unmittelbar nach dem ersten Nachweis von Primärfollikeln, sodass zumeist eine Rindenatrophie resultiert (▶ Abschn. 12.3.1).

Die **XY-Gonadendysgenesie** geht mit der Ausbildung eines weiblichen Phänotyps einher (▶ Kap. 12). Eine mögliche Ursache, die an 25 Patientinnen mit XY-Gonadendysgenesie beschrieben worden ist, kann eine Deletion in der SRY-Region auf dem kurzen Arm des Y-Chromosoms sein (McElreavy et al. 1992).

Akzessorische Ovarien sind seltene Störungen der embryonalen Gonadenentwicklung. Obwohl ihr gemeinsames Vorkommen auch mit malignen Tumoren beschrieben ist, ist das akzessorische Ovar in der Regel nicht mit malignem Wachstum assoziiert (Lachman u. Berman 1991).

3.3 Entwicklung von Tuben und Uterus

3.3.1 Embryonale Entwicklung

In der frühen Entwicklung ist wie die indifferente Gonadenanlage auch der reproduktive Trakt ohne Geschlechtsdifferenzierung angelegt. Bis zur 8. Woche der Entwicklung besteht bei männlichen und weiblichen Feten der Urogenitaltrakt aus den paarig angelegten unipotentialen Wolff (Ductus mesonephrici)- und Müller (Ductus paramesonephrici)-Gängen, dem bipotentialen Sinus urogenitalis und den Anlagen des äußeren Genitales. Die **Wolff-Gänge** sind ursprünglich die exkretorischen Gänge des Mesonephrons, der Vorniere und der Urniere. Sie wachsen auf die sog. Kloake zu. Die **Müller-Gänge** entwickeln sich aus dem Anfangsteil und in Abhängigkeit der Wolff-Gänge und wachsen parallel zu ihnen nach kaudal. Bei einer Embryogröße von 23 bis 25 mm erreichen sie die Kloake und verschmelzen miteinander zum Canalis urogenitalis; diese Entwicklung ist bei einer Embryogröße von 50 mm abgeschlossen.

Wolff-Gänge bilden den Nebenhoden (Epididymis), den Samenleiter (Ductus deferens) und die Samenbläschen (Vesiculae seminales), Müller-Gänge Tuben, Uterus, Zervix und oberes Scheidendrittel. Die Eileiter leiten sich aus den oberen

Abschnitten der Müller-Gänge – von ihrem abdominalen Ende bis zur Anheftung am Inguinalband der Urniere – ab. Die Fimbrien mit ihrer abdominalen Öffnung persistieren beim weiblichen Geschlecht, beim männlichen Geschlecht sind sie unter dem Einfluss von MIS bei einer Scheitel-Steiß-Länge (SSL) von 30 mm zurückgebildet. Der Uterus ist zunächst ein Uterus bicornis und entwickelt erst später ein einheitliches Cavum. Die Zervix entsteht aus dem oberen Teil des Canalis uterovaginalis.

Während die Rückbildung der Müller-Gänge um die 8. Entwicklungswoche der erste Schritt zur männlichen Differenzierung ist, verläuft die weibliche Differenzierung später. Die Degeneration der Wolff-Gänge beginnt mit 10 Wochen, ihre obliterierten Reste werden in die Müller-Gänge inkorporiert.

3.3.2 Hormonale Steuerung der Entwicklung

Ab der Differenzierung des Hodens sezernieren die fetalen Leydig-Zellen Testosteron »relaxin-like-factor« (RLF) und die Sertoli-Zellen das Anti-Müller-Gang-Hormon (MIS). Die fetalen Konzentrationen von **Testosteron** korrelieren direkt mit den hCG-Spiegeln mit einem Maximum um die 14. SSW. Zum Zeitpunkt der Geburt unterscheiden sich die Testosteronspiegel von Jungen und Mädchen nicht mehr. Testosteron stimuliert die Differenzierung des Wolff-Gang-Systems in die Epididymis, die Vasa deferentia und die seminalen Vesikel. Ohne Testosteron atrophieren die Wolff-Gänge. Sie reagieren auf den androgenen Stimulus aber erst dann, wenn die definitive Niere ihre Funktion aufgenommen hat (Price et al. 1975). Dihydrotestosteron stimuliert das Wachstum des Penis.

MIS spielt für die weitere Ausbildung des männlichen Fetus eine entscheidende Rolle (Josso 1986). MIS ist ein großmolekulares, dimeres Glykoprotein (MG 140.000), das zur sog. TGF-β-Familie (»**transforming growth factor** β«) gehört. Es ist somit ein typischer Wachstumsfaktor, bindet an den MIS-Typ-II-Serinthreoninkinase-Rezeptor und an Typ-I-Rezeptoren des MIS. Sein Gen umfasst 2,8 kd (Kilodalton) und ist auf Chromosom 19 lokalisiert. Die Hauptfunktion des MIS ist die Hemmung der Entwicklung der Müller-Gänge. Seine Wirkung wird durch Testosteron potenziert, LH und hCG fördern die Bildung von MIS, FSH hemmt sie.

Da bei weiblichen Embryonen das MIS weitgehend fehlt, kommt es zur Differenzierung der Müller-Gänge zu Tuben, Uterus, Zervix und oberem Scheidendrittel. Obwohl im Epithel der Müller-Gänge beide Typen des Östrogenrezeptors (ER-α und ER-β) exprimiert werden, sind Östrogene für die Differenzierung der Müller-Gänge ohne Belang (Couse u. Korach 1999), sie können aber eine korrekte männliche Entwicklung beeinträchtigen.

3.3.3 Genetische Steuerung der Entwicklung

Für die Entwicklung der Müller-Gänge ist das **Gen Wnt-4** von großer Bedeutung. Ist das Gen deletiert (Definition ► Kap. 2), so fehlen die Derivate der Müller-Gänge (Mayer-Rokitansky-Küster-Hauser-Syndrom, s. unten, s. auch ► Abschn. 12.9). In Wolff-Gängen ist Wnt-4 nicht exprimiert.

Ein anderes Gen, **Wnt-7a**, ist ebenfalls wesentlich für die Entwicklung der Müller-Gang-Systeme; sein Gendefekt führt zu Unterentwicklung der Müller-Gang-Strukturen. Andererseits kontrolliert Wnt-7a auch auf einer früheren Ebene den MIS-Typ-II-Rezeptor, sodass bei Fehlen von Wnt-7a bei männlichen Individuen die Müller-Gänge bis ins Erwachsenenstadium persistieren.

Weitere wichtige Gene für die Entwicklung der indifferenten Anlagen des Urogenitaltraktes sind der **Wilms-Tumorfaktor WT1** und der **steroidogene Faktor SF-1**. WT1 und SF-1 aktivieren das Gen für MIS und unterstützen somit die männliche Entwicklung und die Unterdrückung der Müller-Gänge.

3.3.4 Klinisch relevante Fehlentwicklungen

Entwicklungstörungen der Wolff-Gänge können sich sowohl auf die regelrechte Entwicklung der Nieren als auch auf die Entwicklung der Derivate der Müller-Gänge auswirken. Beim **Mayer-Rokitansky-Küster-Hauser-Syndrom** (MRKH-Syndrom) endigt die Scheide blind und ist oft nur als verkürzter Rezessus angelegt, der Uterus fehlt bei einseitiger Nierenagenesie. Der Habitus ist normal weiblich, die Ovarien sind häufig völlig normal angelegt. Möglicherweise ist das Gen Wnt-4 von entscheidender Bedeutung bei der Entwicklung eines MRKH-Syndroms. Wnt-4 ist sowohl in die Ausbildung von Uterus, Tuben, Zervix und oberem Scheidendrittel als auch in die Nephrogenese involviert (Vainio et al.1999; Stark et al.1994).

Hemmungsmissbildungen des Uterus finden sich in großer Formenvielfalt. Beim Uterus arcuatus fällt lediglich die Mittelfurche im Fundus bei herzförmigem Cavum auf. Eine komplette Separierung in zwei Hörner zeigt sich beim Uterus bicornis bzw. Uterus didelphys. Der Uterus subseptus ist die häufigste Fehlbildung der Müller-Gänge (DeCherney 1984). Auswirkungen auf eine Schwangerschaft sind durchaus umstritten. Beim Uterus septus kann mit einer Septumresektion die Wahrscheinlichkeit einer ausgetragenen Schwangerschaft signifikant gesteigert werden (Hucke 1993).

3.4 Entwicklung der Scheide und des äußeren Genitale

3.4.1 Embryonale Entwicklung

Das äußere Genitale entsteht aus dem genitalen Tuberculum und den urogenitalen Falten, die sich in der embryonalen Periode aus dem Mesenchym gebildet haben. Bis zu einer Scheitel-Steiß-Länge (SSL) von 40 mm ist bei beiden Geschlechtern das äußere Genitale gleich, d. h. vor der 9. oder 10. Woche finden sich keine Unterschiede in der Entwicklung des äußeren Genitales (Jirasek 1971). Durch die Proliferation der dorsalen Anteile des Urogenitalsinus beginnt die Entwicklung der unteren Scheidenanteile. Vom Ende der fusionierten Müller-Gänge, dem Müller-Hügel, bildet sich entlang der Urethra in kraniokaudaler Richtung ein Proliferationsstrang, die Corda vaginalis, bis zum Damm aus. In diesem zunächst soliden Strang formt sich bei einer SSL von 150 bis 170 mm ein Lumen als Zeichen der frühen vaginalen Anlage.

Die Entwicklung des äußeren männlichen Genitales besteht in der Vergrößerung der Distanz zwischen Anus und Damm, der Fusion der labioskrotalen Schwellungen zu einem Skrotum sowie dem Wachstum des Phallus. Nach der 12. bis 14. SSW können die Labioskrotalfalten nicht mehr fusionieren, das Wachstum des Phallus dagegen schreitet voran.

3.4.2 Hormonale Steuerung der Entwicklung

Der untere Anteil der Scheide und das äußere Genitale sind androgensensible Gewebe. Ihre regelrechte Ausbildung kann deshalb unter dem Einfluss von Androgenen gestört werden. Ob Testosteron oder sein hydroxylierter Metabolit **Dihydrotestosteron (DHT)** wirksam wird, hängt davon ab, ob ein androgensensibles Organsystem das für die Umwandlung von Testosteron in DHT erforderliche Enzym, die **5α-Reduktase**, enthält. Derivate des Sinus urogenitalis sind reich an 5α-Reduktase im Gegensatz zu den Derivaten der Wolff-Gänge, wie Epididymis, Vas deferens und Samenbläschen. Dihydrotestosteron trägt entscheidend zur Maskulinisierung des äußeren Genitales bei.

3.4.3 Klinisch relevante Fehlentwicklungen

Die **Hymenalatresie** ist eine der häufigsten Entwicklungsfehlbildungen des Genitales. Mögliche genetische Ursachen sind nicht geklärt. Wird die Hymenalatresie nicht im Rahmen der Neugeborenenuntersuchung oder in der Kindheit erkannt, ist die Ausbildung eines Hämatokolpos bei primärer Amenorrhö und regelmäßigen zyklischen Schmerzen das führende klinische Symptom. Eine rasche plastische Korrektur mit Entlastung des Hämatokolpos ist dann umgehend indiziert, um einen funktionsfähigen Reproduktionstrakt zu erhalten.

Scheidenzysten durch persistierende Residuen des Müller-Epithels finden sich unter anderem als Gartner-Gang-Zysten paravaginal, als paraurethrale Zysten und als Zysten des Septum rectovaginale.

Ein typisches Beispiel für die Bedeutung der Androgene auf die Ausbildung des äußeren Genitales ist das **adrenogenitale Syndrom** (▶ Abschn. 16.4.1).

Eine zusammenfassende Darstellung der Entwicklung der äußeren und inneren Genitalien gibt ◻ Abb. 3.5.

3.5 Hormonale und neurale Steuerung der Tubenfunktion

3.5.1 Aufgabe des Gametentransports

Der Transport der Spermatozoen und der Oozyte ist ein hormonabhängiger Prozess und die wesentliche Voraussetzung für eine Befruchtung im physiologischen Milieu der Tube. Oozyten müssen vom Fimbrienende nach der Eizellaufnahme bis zum Ort der natürlichen Befruchtung, dem ampulloisthmischen Übergang, transportiert werden, Spermien ebenso, wenn auch in gegenläufigem Sinne.

Der Gametentransport zur Tube wird im Detail in ▶ Abschn. 3.7 beschrieben.

3.5.2 Die Tube als Ort der Fertilisierung

Die Befruchtung findet im Bereich des ampulloisthmischen Übergangs innerhalb von 24 Stunden nach der Ovulation statt. Das tubare Milieu ist dafür von großer Bedeutung. Periovulatorisch ist die Sekretionsrate tubarer Flüssigkeit mit fast 10 ml pro Tag am höchsten.

3.5.3 Physiologie des tubaren Transports

Die Tube hat für den Gametentransport verschiedene Aufgaben zu erfüllen. Die Zilien der Fimbrienmukosa und die enge anatomische Beziehung zwischen Ovaroberfläche und Fimbrie scheinen für den Eiauffangmechanismus essentiell, obwohl auch eine sekundäre Aufnahme einer Oozyte vom Peritoneum möglich ist (Motta et al. 1993).

Nach der Befruchtung verbleibt die Zygote wenigstens 72 Stunden im Bereich des ampulloisthmischen Übergangs und macht mehrere Zellteilungen durch. Insgesamt dauert die tubare Passage der sich teilenden Zygote 4 bis 5 Tage. Sie scheint ein für viele Spezies gemeinsames Phänomen zu sein. Die abschließende isthmische Passage ist dagegen ein kurzfristiges Ereignis von etwa 8 Stunden. Beim Eintritt in den Uterus befindet sich die Zygote im Acht- bis Zwölfzellstadium (Harper 1988).

3.5.4 Hormonale und neuronale Steuerung der tubaren Funktion

Die Abgabe von Steroidhormonen in das Tubenlumen zeigt eine zyklische Abhängigkeit. Im Lumen ist zum Zeitpunkt der Ovulation die Konzentration von Östradiol am höchsten, in der Lutealphase die von Progesteron. Die Östradiolkonzentration im Tubenlumen kann in der ersten Zyklushälfte bis auf das Zwölffache der Plasmakonzentration steigen. Die Steroidhormone werden wahrscheinlich direkt vom Follikel oder vom Corpus luteum in das Tubenlumen abgegeben. Aufgrund niedriger SHBG-Konzentrationen in der Tubenflüssigkeit werden noch höhere Konzentrationen an freien Steroidhormonen erzielt.

Östrogene stimulieren Wachstum und Differenzierung der Tube einschließlich der Zilienbildung; Progesteron hemmt diese Effekte (Donnez et al. 1985). Unter dem Einfluss von Östradiol erreicht das Tubenepithel in der späten follikulären Phase mit 25 bis 35 μm seine größte Höhe. Progesteron und andere Gestagene induzieren den Verlust und die Atrophie von Zilien; die Atrophie ist am stärksten in der Schwangerschaft ausgeprägt. Demnach sind Östrogen und Progesteron in der Tube antagonistisch wirksam (Brenner u. Slayden 1996). Möglich ist die Wirkung von Östradiol und Progesteron, weil sich in den Tuben Östrogen- und Progesteronrezeptoren in hoher Dichte befinden, ähnlich denen des Endometriums (Pollow 1981); daneben gibt es dort aber auch Rezeptoren für andere Hormone wie hCG und Wachstumsfaktoren (EGF, TGF; Lei et al. 1993; ▶ Abschn. 8.2).

Es wird deshalb postuliert, dass Sexualsteroidhormone direkt epitheliale, subepitheliale und muskuläre Zellen der Tube regulieren. Progesteron supprimiert die Bildung von Östrogenrezeptoren, Östrogene erhöhen die Zahl der Östrogenre-

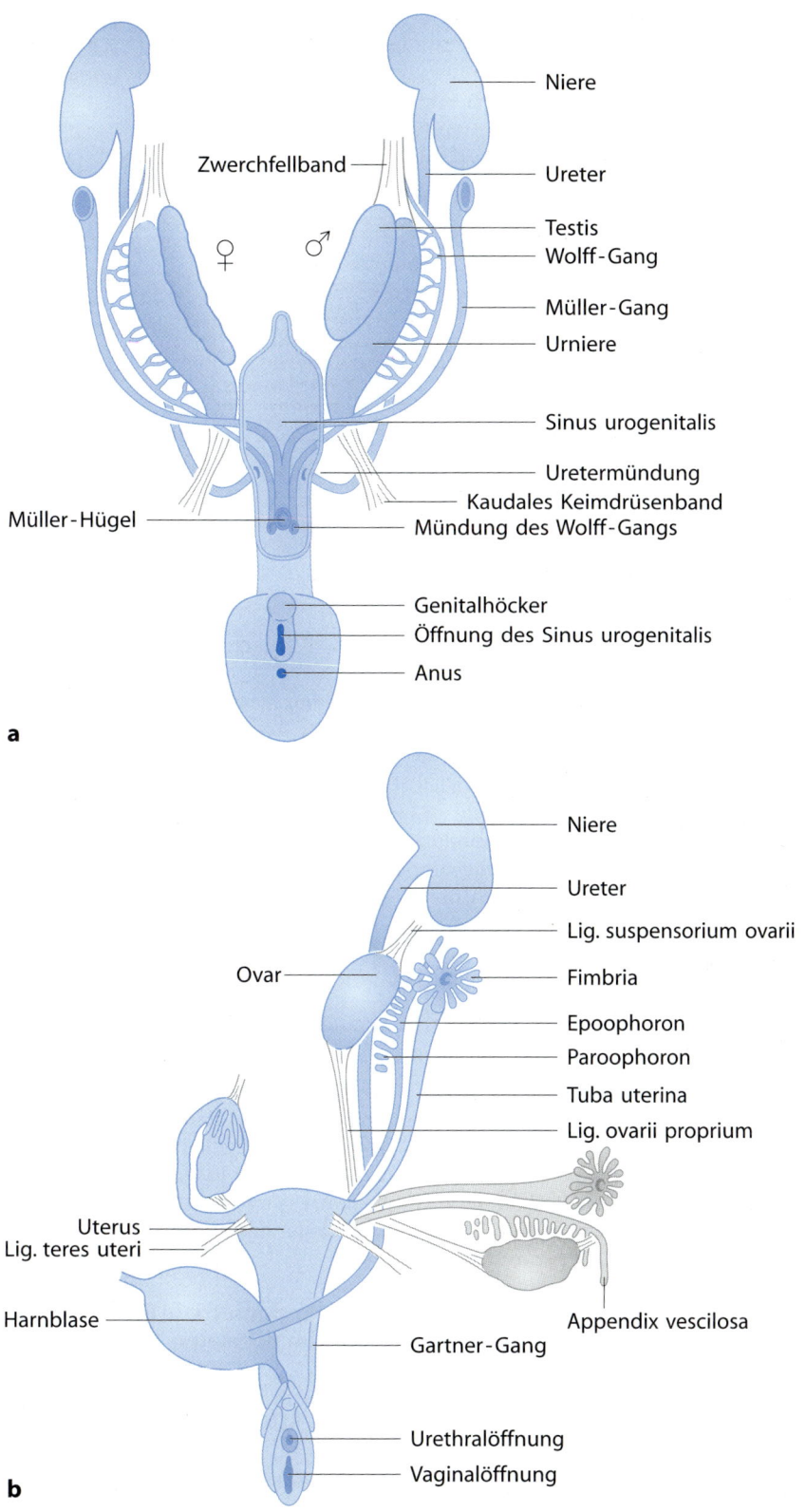

Niere

Zwerchfellband

Ureter

Testis
Wolff-Gang

Müller-Gang
Urniere

♀   ♂

Sinus urogenitalis

Uretermündung
Kaudales Keimdrüsenband
Müller-Hügel
Mündung des Wolff-Gangs

Genitalhöcker
Öffnung des Sinus urogenitalis
Anus

a

Niere

Ureter

Lig. suspensorium ovarii

Ovar
Fimbria

Epoophoron
Paroophoron
Tuba uterina
Lig. ovarii proprium

Uterus
Lig. teres uteri

Appendix vescilosa

Harnblase
Gartner-Gang

Urethralöffnung
Vaginalöffnung

b

◻ **Abb. 3.5 a-b.** Synopsis der embryonalen und fetalen Entwicklung der äußeren und inneren Geschlechtsorgane. **a** Indifferentes Stadium der Geschlechtsentwicklung, **b** Entwicklung der Genitalorgane der Frau (Nach Wartenberg 1985).

zeptoren. Beide Rezeptortypen (ER und PR) sind allerdings in zilientragenden Zellen nicht nachweisbar. Nur Stromazellen, sekretorische Zellen und glatte Muskelzellen tragen diese Re-

zeptoren. Da Östrogene dennoch für die Ziliogenese wichtig sind, werden ihre Effekte möglicherweise über Wachstums-faktoren vermittelt.

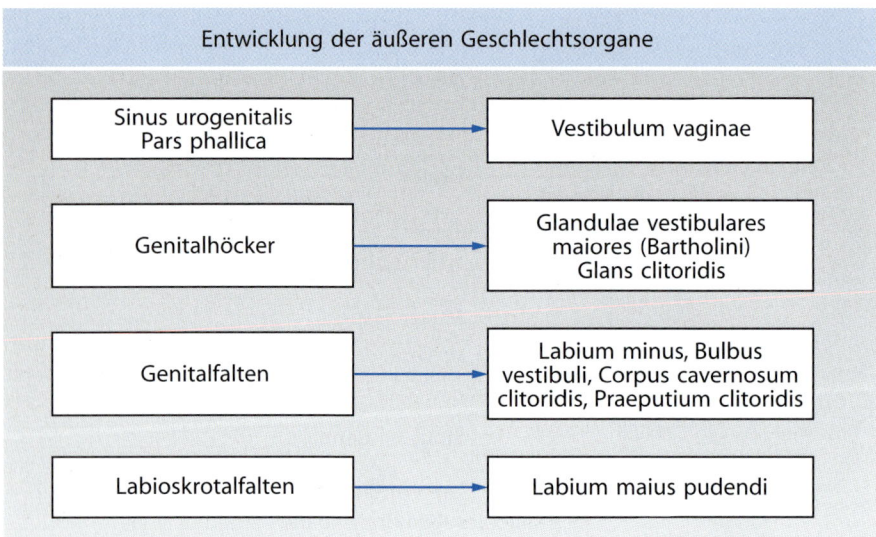

Abb. 3.5 c. Entwicklung der äußeren Geschlechtsorgane. (Nach Wartenberg 1985)

c

Hormone können auch den Gametentransport beeinflussen. Erste Hinweise darauf ergaben sich aus der Beobachtung, dass unter der Dauerapplikation niedriger Gestagendosen in Form der Minipille Eileiterschwangerschaften gehäuft zu verzeichnen waren (s. Abschn. 3.5.5). Die Gabe hoher Dosen von Östrogenen oder Gestagenen hat die Häufigkeit von Eileiterschwangerschaften beim Menschen allerdings nicht erhöht. Während in verschiedenen Tiermodellen die Beeinflussung des tubaren Transportes durch Sexualsteroide eindeutig nachgewiesen ist, steht dieser Beweis beim Menschen noch aus. Katecholamine und Prostaglandine beeinflussen ebenfalls den Gametentransport in der Tube und damit die tubare Funktion.

Der Embryotransport kann durch verschiedene Mechanismen modifiziert werden:

- durch einen erhöhten Tonus im Isthmus
- durch eine Reduktion des uterusgerichteten Zilienschlages
- durch eine Zunahme der Rigidität der Wand im Isthmus und letztlich
- hormonal, z. B. durch das Proteohormon Relaxin.

Relaxin wird unter anderem in der Tube synthetisiert, außerdem verfügt die Tube über spezifische Relaxinrezeptoren (Tang u. Chegini 1995). Seine relaxierende Wirkung könnte ein für die Tubenfunktion bedeutsamer Mechanismus sein.

Darüber hinaus wird die Tubenfunktion vermutlich durch eine Reihe weiterer Faktoren beeinflusst, wie Wachstumsfaktoren, ihre Rezeptoren und diverse Lipide der Tubenmukosa (Pfeifer u. Chegini 1994, Henault u. Killian 1993) sowie »platelet activating factor« (PAF; Velasquez et al. 2001), Endotheline und Oxytozin (Wijayagunawardane et al. 2001), Stickoxydsynthetase (Perez Martinez et al. 2000) und Lektine (Kiss et al. 1998).

Die Tube besitzt zwar eine ausgedehnte sympathische Innervation, dennoch gibt es bislang keine Belege dafür, dass die Transportfunktion der Tube auch neural gesteuert sein könnte. Darüber hinaus gibt es aus dem Tierexperiment Hinweise, dass der frühe Embryo selbst den tubaren Transport beeinflussen kann, z. B. durch die Sekretion von Prostaglandinen.

3.5.5 Klinisch relevante Pathologie

Die Pathogenese der Tubargravidität ist nach wie vor oft unklar. Eine Assoziation zwischen der Häufigkeit tubarer Implantationen und postentzündlichen Veränderungen der Tube ist belegt. Die höhere Inzidenz extrauteriner Graviditäten bei Frauen, die Antikonzeption mit Gestagenpillen betreiben, legt eine Beeinflussung der Tubenmotilität durch Progesteron bzw. Gestagene nahe (Zarcone et al. 1996).

3.6 Uterus – Zielorgan von Hormonen und endokrin, parakrin und autokrin aktives Organ

Der Uterus ist weit mehr als ein von Östrogenen und Progesteron abhängiges Erfolgsorgan. Er unterliegt in der zyklischen Entwicklung des Endometriums nicht nur einem wesentlich komplexeren Regulationssystem, sondern ist selbst Quelle einer Vielzahl von Faktoren und hormonalen Signalen, die den endometrialen Zyklus und die Einnistung des Embryos auf para-, auto- und endokrine Weise beeinflussen.

3.6.1 Endometriale Entwicklung im normalen Zyklus

Anatomisch ist der menschliche Uterus aus einer äußeren Muskelschicht, dem Myometrium, und einer inneren Schleimhautschicht, dem Endometrium, aufgebaut. Das **Myometrium** weist verschiedene Schichten von Muskelzügen auf. Das Endometrium besteht aus einer basalen Schicht (Stratum basale) und einer oberflächlichen Schicht (Stratum functionale). Letztere kann in eine lumennahe »Zona spongiosa« und eine lumenferne »Zona compacta« unterteilt werden. Das Stratum functionale wird während der Menstruation weitgehend abgestoßen.

Das **Endometrium** setzt sich im Wesentlichen zusammen aus Epithelzellen, die sich in oberflächliches und glanduläres Epithel unterteilen lassen, Stromazellen, die im Zyklusverlauf die dezidualen Zellen bilden, vaskulären Zellen und Zellen des blutbildenden Systems, in erster Linie immunkompetenten Zellen.

Für das Epithel stellen vermutlich die inneren Drüsenzellen die Stammzellen dar (Gerschenson et al. 1979). Im Gegensatz zu den meisten Epithelzellen anderer Organe sind die uterinen Epithelien mesenchymalen Ursprungs.

Das Stroma enthält neben den stromalen Fibroblasten zahlreiche lymphoide Zellen. Den größten Teil stellen T-Lymphozyten und Monozyten dar. Weiterhin findet man Makrophagen, Mastzellen, B-Zellen, dendritische und NK-Zellen.

Zu Beginn des Zyklus ist die endometriale Schicht noch dünn, die Drüsenschläuche sind gerade. Im weiteren Verlauf um Tag 8 bis 10 beginnen sich die Drüsenschläuche zu schlängeln, das Stroma wird etwas ödematös und nimmt beständig an Dicke zu. Bis zur Ovulation hat das Endometrium eine Dicke von mindestens 5 mm erreicht. Unter dem Einfluss des Progesterons erfolgt postovulatorisch die sekretorische Umwandlung, die epitheliale und stromale Proliferation ist bis auf eine kurze Proliferation in der Mitte der zweiten Zyklushälfte blockiert (Clarke u. Sutherland 1991). Ab dem 16. Tag zeigen sich zylindrische Vakuolen in den Drüsen. Ab Tag 17 akkumuliert Glykogen in den Vakuolen der glandulären Epithelien, die Kerne der Drüsenzellen ordnen sich palisadenartig an. Am Tag 18 dehnen sich die Vakuolen über die Höhe der Kerne hinaus aus und werden ab Tag 19 bis 20 in das glanduläre Lumen abgegeben. Die Zahl der intrazellulären Vakuolen nimmt somit wieder ab, die Kerne liegen wieder basal. Zu diesem Zeitpunkt setzen typische Veränderungen des endometrialen Stromas ein mit Ödembildung (Tag 20 bis 23), Aufknäueln der Spiralarterien (Tag 22 bis 25) und Dezidualisierung des Stromas (Tag 23 bis 28). Um den Tag 24 beginnt eine ausgeprägte lymphozytäre Infiltration. Gegen Ende des Zyklus sind die Epithelien kuboid, die Zellkerne sind geschrumpft und die apikalen Oberflächen erscheinen ausgefranst. Im Endometrium finden sich nekrotische Veränderungen. Die Regeneration des neuen Endometriums beginnt um den Tag 4 des nächsten Zyklus.

> Die Veränderungen sind derartig charakteristisch und zeitlich eng definierbar, dass sie bei genau bekanntem Ovulationstermin zu einer exakten Bewertung der endometrialen Reifung herangezogen werden können (Noyes et al. 1950; ▶ Abschn. 3.6.9).

3.6.2 Hormonale Steuerung der endometrialen Entwicklung

Das Endometrium ist das klassische Erfolgsorgan für Östradiol und Progesteron. Unter Östrogeneinfluss findet in der ersten Zyklushälfte die oben beschriebene Proliferation des Endometriums statt. Die Wirkung wird über Östrogenrezeptoren vermittelt. Sie finden sich in maximaler Dichte in der proliferativen Phase und nehmen nach der Ovulation unter dem supprimierenden Einfluss des Progesterons ab (Lessey et al. 1988). Östrogenrezeptoren bewirken die Proliferation sowohl direkt, d. h. durch Induktion von Genen, als auch indirekt durch Interaktion mit einer Fülle endometrialer Faktoren.

Der aktivierte Östrogenrezeptor stimuliert auch die Expression des Gens für den Progesteronrezeptor (Kastner et al. 1990) und schafft somit die Voraussetzung für die sekretorische Umwandlung unter dem Einfluss des Progesterons. Progesteron bindet in der zweiten Zyklushälfte an die unter dem Östrogeneinfluss gebildeten Progesteronrezeptoren. Progesteron hemmt nicht nur die weitere Proliferation des Endometriums, sondern induziert durch die sog. Transformation desselben die weitere Differenzierung des Endometriums. Die Transformation ist für die Dezidualisierung und die mögliche Implantation von Bedeutung.

Alle Zelltypen des Endometriums sind unter In-vivo-Bedingungen hormonsensitiv; Östrogen- und Progesteronrezeptoren finden sich in hoher Konzentration mit einem Maximum im glandulären Epithel.

Auch andere Hormone, wie Wachstumshormon und Gonadotropine, scheinen die endometriale Differenzierung mit zu bestimmen. Unter den zahlreichen Modulatoren der endometrialen Differenzierung sind vor allem Prostaglandine, insbesondere PGE2 und PGF2α, ausführlich untersucht worden (▶ Abschn. 3.6.5).

3.6.3 Das uterine IGF-System

Zu den insulinähnlichen Wachstumsfaktoren, welche die Proliferation, Differenzierung und den Stoffwechsel von Zellen beeinflussen, gehört der »insulin-like growth factor« (IGF 1).

Die mRNA für IGF 1 lässt sich zyklusabhängig mit einem Maximum um den Zeitpunkt der Ovulation nachweisen (Giudice et al. 1993). In der späten sekretorischen Phase, zum Zeitpunkt der Dezidualisierung, nimmt die IGF 1-mRNA deutlich ab. IGF 1 wird daher eher eine Funktion in der Weitervermittlung des östrogenen Signals zugeschrieben. Im Rattenmodell führt z. B. die Gabe von Östradiol zu einer bis zu 20fachen Steigerung der IGF-1-mRNA (Murphy u. Luo 1989).

Die mRNA des IGF 2 hingegen ist maximal in der Dezidua der späten sekretorischen Phase und der frühen Schwangerschaft nachweisbar. IGF 2 wird deshalb Bedeutung für die endometriale Differenzierung beigemessen (Giudice et al. 1993). Beide bekannten Typen der IGF-Rezeptoren, Typ 1 und Typ 2, sind im Endometrium vertreten. Während einige Studien ein Maximum im sekretorischen Gewebe finden, zeigen andere Daten keine unterschiedliche Verteilung der endometrialen IGF-Rezeptoren im Zyklusverlauf. Beide Rezeptoren sind überwiegend im Epithel lokalisiert (Zhou et al. 1994).

Die Wirkung der IGFs wird vorwiegend über eine Familie von Bindungsproteinen moduliert, »insulin-like growth factor binding proteins«(IGFBP) 1–6, die alle im Endometrium exprimiert sind. Insbesondere IGFBP 1 ist für das endometriale IGF-System von entscheidender Bedeutung. Es ist das wichtigste sekretorische Produkt des sekretorischen Endometriums und enthält die Arginin-Glycin-Aspartase(RGD)-Sequenz, die sich auch in extrazellulären Matrixproteinen findet, welche sog. Integrine (s. unten) binden. Endometriales IGFBP 1 zeigt einen eindeutigen zyklusabhängigen Verlauf mit einem Maximum im sekretorischen Endometrium und in der Dezidua (Julkunen et al. 1988).

Der Nachweis von IGF 1 und -2, ihren Rezeptoren und aller Bindungsproteine belegt die Bedeutung dieser Wachstumsfaktoren für die auto- und parakrine endometriale Regulation.

3.6.4 Dezidualisierung als Voraussetzung für die Implantation

Dezidualisierung beschreibt einen endometrialen Differenzierungsvorgang, der sowohl Morphologie als auch Funktion der Stromazellen umfasst. Der Dezidualisierungsprozess setzt um den 23. Tag ein, umfasst zunächst das gefäßumgebende Stroma und breitet sich später auf das gesamte subluminale Endometrium aus, um im Falle einer Schwangerschaft die Dezidua zu bilden. Die zuvor fibroblastenartig langgestreckten Stromazellen nehmen hierbei eine pflastersteinartige, polygonale Form an.

Wesentliche Sekretionsprodukte, die sog. dezidualen Marker, sind das endometriale Prolaktin (Gellersen et al. 1994; Handwerger u. Brar 1992) und das oben erwähnte IGFBP 1.

Die Bedeutung des Prolaktins ist nicht endgültig geklärt. Nach neuesten Daten (Tessier et al. 2001) hat es einen antiapoptotischen Effekt auf die Dezidua und könnte an osmoregulatorischen und immunmodulatorischen Prozessen in der frühen Schwangerschaft beteiligt sein. Die deziduale Prolaktinproduktion setzt in der späten Lutealphase ein und bleibt im Falle einer Einnistung auch während der gesamten Schwangerschaft erhöht. In der Zirkulation ist es im Unterschied zum hypophysären Prolaktin nicht nachweisbar, wohl aber während der Schwangerschaft in hoher Konzentration in der Amnionflüssigkeit. Die Konzentration des endometrialen Prolaktins ist nicht durch Dopamin beeinflussbar und unterliegt einem streng zyklusabhängigen Muster. Die zeitliche Abfolge zwischen Anstieg der ovariellen Progesteronsekretion und dem Nachweis des dezidualen Prolaktins machen auf den ersten Blick eine progesteronabhängige Prolaktinsekretion wahrscheinlich. In vitro lässt sich aber zeigen, dass eine vollständige Dezidualisierung mit Prolaktinsekretion in das Kulturmedium auch ohne Progesteron möglich ist, z. B. mit cAMP oder Relaxin.

IGFBP 1 wird vom Endometrium gebildet. Seine Bildung verläuft progesteronabhängig und lässt sich im in-vitro dezidualisierten Stroma eindeutig als Marker der Dezidualisierung nachweisen. Auch Relaxin stimuliert die IGFBP-1-Produktion und zeigt die Bedeutung von Relaxin für die Dezidualisierung.

Besondere Bedeutung für eine erfolgreiche Implantation scheint den endometrialen Integrinen zuzukommen. Integrine sind eine Peptidfamilie und haben eine Funktion bei der Apposition und Adhäsion des frühen Embryo auf der Endometriumoberfläche (s. auch Abschn. 8.2). Es wird allgemein angenommen, dass Adhäsion und Invasion der Blastozyste auf einer durch αvβ3-Integrin vermittelten embryonal-endometrialen Interaktion beruht. Die Bedeutung des αvβ3-Integrins bei der Implantation leitet sich aus immunhistochemischen (Lessey et al. 1992, 1994) und molekularbiologischen Untersuchungen ab, die eine maximale Expression dieses Integrins in den endometrialen Drüsenzellen der mittleren Sekretionsphase, dem sog. Implantationsfenster (s. unten), zeigten. Außerdem wird das αvβ3-Integrin in Patientinnen mit ungeklärter Infertilität vermindert exprimiert (Lessey et

al. 1995). Die genauen Regulationsmechanismen einer gerichteten, exakt gesteuerten Adhäsion und Invasion der blastozystären Trophoblastzellen, die letztlich zur Entwicklung der Plazenta führen, sind jedoch noch nicht geklärt.

Aktuelle Erkenntnisse aus der Grundlagenforschung eröffnen nun neue Perspektiven zum Verständnis des Wirkungsmechanismus einer Integrin-vermittelten Implantation. Einer der Liganden des αvβ3-Integrins, das Osteopontin, wird simultan maximal während des Implantationsfensters in den endometrialen Drüsenzellen exprimiert. Das Implantationsfester ist der eng begrenzte Zeitraum in der Lutealphase, in dem eine Implantation möglich ist (s. auch ◘ Abb. 8.2, ► Abschn. 8.2). Osteopontin wird in das Cavum uteri sezerniert, auch mRNA für Osteopontin ist im Endometrium nachweisbar (von Wolff et al. 2001). Trophoblastzellen exprimieren ihrerseits das β3-Integrin, an welches Osteopontin mittels seiner Tripeptid-Sequenz Arginin-Glyzin-Asparaginsäure (RGD-Sequenz) binden und zum embryonal-maternalen Dialog beitragen kann.

3.6.5 Prostaglandinsekretion

Im nichtschwangeren Uterus werden Prostaglandine hauptsächlich im Endometrium und dort im glandulären Epithel synthetisiert (Smith u. Kelly 1988). Von Bedeutung sind PGE und PGF2α. PGE wirkt vasodilatatorisch, während PGF2α konstriktorisch und Kontraktionen auslösend wirkt. PGF2α wird in der sekretorischen Phase deutlich erhöht sezerniert (Downie et al. 1975), während der Gipfel für PGE2 in der Zyklusmitte nachgewiesen werden konnte.

Prostaglandine erfüllen im Zyklusverlauf unterschiedliche Funktionen. Sie erleichtern die Implantation durch eine Erhöhung der Gefäßpermeabilität und sind dadurch mit für die Ausbildung des stromalen Ödems verantwortlich (Kennedy 1987). Im Falle einer möglichen Einnistung muss die uterine PGF2α-Produktion erniedrigt werden, da es sonst zu Uteruskontraktionen, Konstriktionen der Spiralarteriolen und letztlich zur Auslösung einer Abbruchblutung kommen könnte. In der Frühschwangerschaft nimmt die Konzentration von PGE2 und PGF2α in der Dezidua ab im Unterschied zu erhöhten PG-Konzentrationen an der Stelle der Implantation (Parr u. Parr 1989).

Bei den bekannterweise bei Dysmenorrhö nachweisbaren uterinen Konzentrationen ist der PGF2α/PGE-Quotient im Menstruationsblut erhöht.

3.6.6 Wachstumsfaktoren, Zytokine und andere uterine Faktoren

Unter den klassischen Wachstumsfaktoren spielt neben dem IGF 1 vor allem der »epidermal growth factor« (EGF) eine wesentliche Rolle für die endometriale Differenzierung (◘ Abb. 3.6). EGF-Rezeptoren im Endometrium sind sowohl im Stroma als auch im Epithel beschrieben. Unklar ist, ob die EGF-Rezeptorzahl zyklusabhängig mit einem Maximum in der Präovulationsphase ist oder gleichmäßig im Zyklusverlauf exprimiert wird. EGF wirkt als mitogener Stimulus und Überträger des Östrogensignals.

Eine ganze Reihe von Zytokinen wie TNF, IL-1β, IL-6, IL-8, LIF, TGFβ-1, MCSF und VEGF werden zyklusabhängig im Endometrium exprimiert (Abb. 3.6). Ihre mRNA ist im sekretorischen Endometrium stark exprimiert, in der follikulären Phase dagegen nur gering nachweisbar (von Wolff et al. 2000).

Unter den Zytokinen ist vor allem das uterine Interleukin(IL)-1-System ein bedeutender Regulator während der Implantation. Rezeptoren für IL-1 finden sich sowohl in epithelialen als auch in stromalen Zellen. IL-1β und ein IL-Rezeptorantagonist (IL-1ra) werden beide im Endometrium exprimiert mit einem Maximum in der sekretorischen Phase. Die Bedeutung von IL-1 für die Einnistung zeigt sich in einer im Vergleich zu fertilen Frauen signifikant verminderten mRNA-Expression von IL-1bei Frauen mit habituellen Aborten (von Wolff et al. 2000).

Auch das IL-1β, welches vom sich einnistenden Embryo sezerniert wird, beeinflusst die endometriale Differenzierung. Es induziert im Endometrium die Expression des »vascular endothelial growth factor« (VEGF), der seinerseits die endometriale Angiogenese und die Expression der erwähnten Integrine stimuliert.

Der »leukemia inhibiting factor« (LIF) ist ein entscheidender Regulator der Implantation bei der Maus. Bei Mäusen mit einem LIF-Defekt erfolgt keine Einnistung. Beim Menschen ist die Einnistung nicht abhängig vom LIF. LIF induziert Enzyme, welche die Einnistung des Embryos erleichtern.

Das plazentare Protein 14 (PP14, auch Glykodelin genannt; ☐ Abb. 3.6), wird – anders als sein Name andeutet – nicht von der Plazenta, sondern vom Endometrium gebildet. mRNA für PP14 konnte in sekretorischem und dezidualisiertem Endometrium nachgewiesen werden. Bereits 10 Tage nach der Ovulation sind alle endometrialen Drüsen positiv für PP14 (Seppälä et al. 1988). Seine biologische Funktion ist nach wie vor nicht klar, eine immunsuppressive Wirkung wird postuliert (Bolton et al. 1987). PP12 ist identisch mit IGFBP 1.

Die Aktivität des Plasminogenaktivators nimmt in der proliferativen Phase zu, in der sekretorischen Phase wieder ab und erreicht ein weiteres Maximum zur Menstruation. Die Aktivität ist östrogen- und gestagenabhängig. Man schreibt ihm eine Rolle bei der frühen proliferativen endometrialen Reparatur zu.

Relaxin ist in seiner Struktur dem Insulin und den IGFs homolog, weist jedoch im Endometrium völlig unterschiedliche Funktionen auf. Es stimuliert in der Dezidua die IGFBP-1-Produktion, es stimuliert die Aromataseaktivität und damit

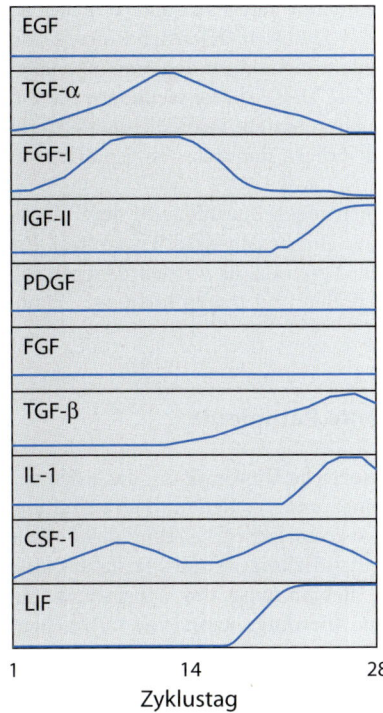

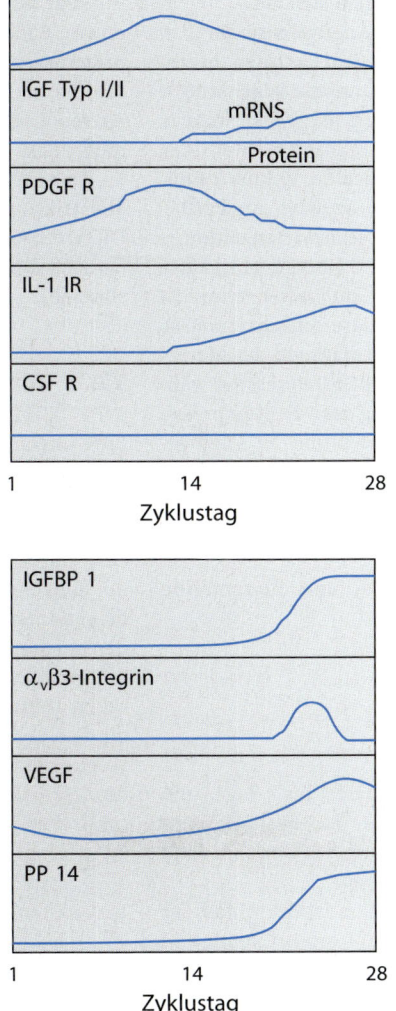

☐ **Abb. 3.6.** Faktoren der endometrialen Differenzierung

Abkürzungen

EGF	epidermal growth factor
TGF-α	transforming growth factor
IGF-I	insulin-like growth factor I
IGF-II	insulin like growth factor II
PDGF	platelet derived growth factor
FGF	fibroblast growth factor
TGF-β	transforming growth factor
IL-1	Interleukin 1
CSF-1	colony stimulating factor
LIF	leukemia inhibiting factor
EGF-R	epidermal growth factor receptor
PDGF-R	platelet derived growth factor receptor
IL-1-R	Interleukin-1-receptor
CSF-R	colony stimulating factor receptor
IGFBP	IGF binding protein
VEGF	vascular endothelial growth factor
PP14	placental protein 14

die endometriale Östrogenproduktion. Ein Maximum an Relaxin ist in der Dezidua der frühen Schwangerschaft nachweisbar. Die relaxinbedingte Kollagenolyse soll die Einnistungsbedingungen für den Embryo verbessern.

3.6.7 Endometriale Durchblutung und endometriale Angiogenese

Die Angiogenese ist zyklusabhängig reguliert, macht im Zyklusverlauf ausgeprägte Veränderungen durch und ist eine unabdingbare Voraussetzung für die koordinierte Proliferation und die sekretorische Umwandlung des Endometriums. Die endometriale Blutversorgung wird in der Regel sichergestellt durch Spiralarteriolen, die den Radialarterien entspringen. Zum endometrialen Epithel hin formen Kapillaren einen subepithelialen Plexus (Hickey u. Fraser 2000a), der mit den venösen Plexus der Zona functionalis konfluiert. Spiralige Arteriolen sind östrogen- und progesteronabhängig, der genaue Mechanismus, wie Sexualsteroide auf die Mikrovaskularisierung des Endometriums wirken, ist noch nicht im Detail erforscht. In der proliferativen, östrogenabhängigen Phase findet sich ein ausgeprägtes Längenwachstum der endometrialen Gefäße, d. h. der Spiralarteriolen auf das Fünffache. In der sekretorischen Phase kommt es unter dem zusätzlichen Einfluss des Progesterons zur Spiralisierung der Gefäße. Die Arteriolen nehmen an Größe zu und schlängeln sich auf.

Auf molekularer Ebene wird die Angiogenese im Wesentlichen von verschiedenen peptidergen Faktoren beeinflusst, von denen der »vaskuläre endotheliale Wachstumsfaktor« (VEGF) entscheidende Bedeutung hat. VEGF wird in den endometrialen Zellen unter dem Einfluss von Steroiden produziert, seine mRNA ist in allen Phasen des Zyklus im Endometrium präsent, sowohl im Stroma als auch im Epithel (Charnock-Jones et al. 1993). In in-vitro gezüchteten endometrialen Zellen zeigt sich die östrogen- und gestagenabhängige Sekretion von VEGF (Shifren et al. 1996). Im Endometrium ist die VEGF-mRNA in der proliferativen Phase zunächst niedrig, nimmt im Zyklusverlauf zu und erreicht während der Menstruation ein Maximum. Die maximale VEGF-Expression während der Menstruation und die Regelung der VEGF-Expression durch Hypoxie unterstreichen die Bedeutung der Angiogenese für die Reparaturvorgänge nach der Abstoßung des Endometriums (Popovici et al. 1999). Diese von VEGF kontrollierte Reparatur der endometrialen Architektur ist am 4. bis 5. Zyklustag abgeschlossen.

Zur Angiogenese bei Implantation und Plazentation ▶ Abschn. 8.2.

3.6.8 Menstruation: hormonale Steuerung

Die normale Menstruationsblutung dauert 3 bis 5 Tage. 50% des abgestoßenen Endometriums werden innerhalb der ersten 24 Stunden eliminiert. Der Abstoßung des Gewebes folgt normalerweise ab Tag 4 sein Wiederaufbau.

Der initiale Auslöser der Menstruation ist der Abfall der Progesteron- und Östradiolsekretion des Corpus luteum und der entsprechenden Blutkonzentrationen. Dadurch werden zahlreiche lokale Faktoren aktiviert, die die Struktur der Gefäße beeinflussen; es kommt zur Stase in den Mikrogefäßen und zum Zusammenbruch des vaskulären Systems. In den letzten Tagen des Zyklus werden die oberen zwei Drittel des Endometriums zunehmend nekrotisch. Dazu tragen Prostaglandine, Plasminogenaktivatoren, Zytokine, Lysosomen, Matrixmetalloproteinasen und die zelluläre Apoptose bei (Hickey u. Fraser 2000b).

Vor der Menstruation nimmt die Zahl endometrialer Granulozyten, T-Lymphozyten und Makrophagen massiv zu. Nach Beginn der Luteolyse setzen Lysosomen ab dem 25. Zyklustag hydrolytische Enzyme frei; diese bewirken eine Autodigestion der glandulären und stromalen Zellen. Der Progesteronabfall führt zu einer massiven Freisetzung vor allem von PGF2α, das vaskuläre Spasmen auslöst. Diese gehen der menstruellen Vasodilatation voraus. Außerdem fördert PGF2α myometriale Kontraktionen und damit die Ausstoßung des abgelösten Endometriums.

Ein weiterer wichtiger Vasokonstriktor, der eine Voraussetzung für die endometriale Abstoßung ist, ist das Peptid Endothelin. Endotheline werden durch bestimmte endometriale Enzyme, die sog. Membranmetalloendopeptidasen (Giudice u. Ferenczy 1996) abgebaut, die sich in höchster Konzentration in der Mitte der sekretorischen Phase finden. Im prämenstruellen Endometrium sind sie nur schwach exprimiert. Das Endometrium ist so zyklusabhängig in der Lage, die Wirkung der Endotheline selbst zu steuern. Endothelin liegt also am Ende des Zyklus in höchster Konzentration vor. Entscheidende Bedeutung kommt den Matrixmetalloproteinasen auch auf weitere Weise zu: sie verändern die Zusammensetzung der zellulären Matrix, lösen die basale Lamina von Gefäßen auf und fördern dadurch den Gefäßzusammenbruch.

Das Ausmaß der menstruellen Blutung wird durch Vasokonstriktion der rupturierten basalen Arterien kontrolliert. Die arteriellen Gefäße der Functionalis werden dagegen mit dem Endometrium abgestoßen und tragen nicht zur Hämostase bei.

3.6.9 Klinisch relevante Pathologie

Eine ungenügende sekretorische Umwandlung des Endometriums kann Ergebnis einer unzureichenden Follikelreifung und einer insuffizienten sekretorischen Leistung des Corpus luteum sein. Die luteale Insuffizienz als Sterilitätsfaktor lässt sich durch mehrmalige Bestimmung des Progesterons in der Lutealphase erfassen. Allerdings kann eine ausreichende endometriale Reifung selbst bei ausgeprägten Variationen der hormonalen Spiegel vorliegen (Santoro et al. 2000). Eine Endometriumbiopsie erlaubt aufgrund der genauen histologischen Datierbarkeit des Endometriums eine exakte Aussage, ob eine zeitgerechte endometriale Entwicklung vorliegt. Ihre Wertigkeit ist gänzlich abhängig von der exakten Bestimmung des Zyklustages, die über eine genaue Bestimmung des mittzyklischen LH-Spiegels im Blut erfolgen sollte.

3.7 Passage von Spermatozoen, Oozyte und Zygote

Bis zu 300 Mio. Spermatozoen sind nach der Ejakulation im hinteren Scheidengewölbe auffindbar. Davon gelangen letztlich nur einige Hundert in die Tube (Croxatto 1996). Auf dem Weg in die Tuben über die Cervix uteri und ihre Krypten und durch das Cavum uteri werden motiler Spermien selektiert und filtriert.

3.7.1 Zervix und zervikaler Faktor – Migration der Spermatozoen

Die Passage durch die Zervix wird durch mehrere Mechanismen bzw. Faktoren beeinflusst:
- Qualität des zervikalen Mukus,
- zervikale Krypten,
- Motilität der Spermatozoen,
- Sogwirkung des muskulären Uterus und
- durch die muskuläre Aktivität von Vagina und Zervix

Die Bedeutung der progressiven Motilität der Spermatozoen ist wichtig für die zervikale Passage, insbesondere für die Durchdringung des zervikalen Mukus. Mukus und seminales Plasma vermischen sich nicht, die Spermatozoen müssen diese Grenze aktiv durchdringen. Zum Zeitpunkt der Ovulation besteht der zervikale Mukus zu 95% aus Wasser, ist sehr dünnflüssig und spinnbar. Er enthält kohlenhydratreiche Glykoproteine mit fibrillärer Anordnung und lösliche Komponenten (anorganische Salze, Proteine, Glukose, Mannose, Maltose, Aminosäuren, Peptide und Lipide; Gorodesky 1996). Zyklusabhängig werden zwischen 20 und 700 mg pro Tag produziert, Menge und Zusammensetzung stehen unter der Kontrolle von Östrogen und Progesteron.

Wahrscheinlich sind schon wenige Sekunden nach der Sperma-Ablage Spermatozoen im zervikalen Mukus zu finden, 30 Minuten danach kann man im Zervikalkanal 200.000 bis 400.000 Spermatozoen nachweisen. Diese Zahl bleibt dann über Stunden stabil (Insler et al. 1981).

Unter dem Einfluss von Progesteron verfestigt sich der Schleim unter deutlicher Abnahme des Wassergehalts. Er wird dickflüssig und verliert die parallel gerichtete fibrilläre Struktur. Die Hohlräume im Mukus sind letztlich für den Spermatozoentransport nicht mehr durchlässig, ein bis zwei Tage nach der Ovulation ist der zervikale Mukus nicht mehr passierbar (Insler u. Bettendorf 1977).

In der Zervix finden sich etwa 100 Krypten, in denen jeweils ein Mukusstrang gebildet wird. In den Krypten und im zervikalen Mukus können Spermatozoen mindestens 48 Stunden, wahrscheinlich sogar mehrere Tage nachweisbar bleiben. Die Passage durch den zervikalen Mukus erlaubt es, Spermatozoen vom seminalen Plasma zu separieren und ist damit ein wichtiger Schritt für die Filterung und die Kapazitation.

3.7.2 Uterine Spermatozoenpassage

Über die uterine Passage liegen nur wenig Erkenntnisse vor. Die Passage durch den Uterus scheint kaum von der Eigenmotilität der Spermatozoen abzuhängen. Mit Hilfe der Hysterosalpingoszintigraphie konnte gezeigt werden, dass radioaktiv markierte Partikel innerhalb von Minuten in den Uterus aufgenommen werden, ein Weitertransport zur Tube wurde aber nur in der follikulären, nicht in der sekretorischen Phase nachgewiesen (Wildt et al. 1998).

Mit zunehmendem Östrogeneinfluss während der Follikelreife sistieren die in der frühen Zyklusphase vom Fundus zur Zervix hin laufenden uterinen Spontankontraktionen. Sie weichen umgekehrt gerichteten Bewegungsabläufen. Sonographisch zeigen sich die meisten uterinen Kontraktionswellen um den Zeitpunkt der Ovulation, um unter dem Einfluss von Progesteron in der zweiten Zyklushälfte wieder abzunehmen (Bulletti et al. 2000), dabei dreht sich die Richtung der Kontraktionswellen erneut um. Der Transport ist darüber hinaus zu der Tube der Seite des dominanten Follikels gerichtet. Dieser Effekt konnte durch die Gabe von Oxytozin deutlich verstärkt werden. Der Uterus kann deshalb im Zusammenspiel mit der Tube als eine Art peristaltische Pumpe für den aufwärts gerichteten Samentransport angesehen werden (Wildt et al. 1998). Interessanterweise wird diese Form des passiven Transports im Unterschied zur aktiven Vorwärtsbewegung von Spermatozoen durch intrauterine Kupferspiralen nicht beeinträchtigt (Kadanali et al. 2001).

3.7.3 Spermatozoentransport in der Tube

Obwohl es keinen anatomischen Sphinkter zwischen Uterus und Tube gibt, wird diese Übergangszone beim Menschen nur von etwa 1000 oder weniger Spermatozoen überwunden (Ahlgren 1975; Kunz et al. 1996). Zwei bis 34 Stunden nach Geschlechtsverkehr hat man in der Ampulle der Tube nicht mehr als 200 Spermatozoen gefunden (Ahlgren 1975). Der kurze Zeitraum zwischen Verkehr und intratubarem Spermatozoennachweis belegt darüber hinaus, dass es überwiegend peristaltische Kräfte sein müssen, die den Transport der Spermatozoen bewerkstelligen, da sie aufgrund ihrer Eigenmotilität allein die Tube in diesem kurzen Zeitabschnitt wohl nie erreichen können. Noch 85 Stunden nach dem Geschlechtsverkehr sind motile Spermatozoen in der Tube nachweisbar. Die dem intratubaren Transport zugrundeliegenden Mechanismen sind weitgehend ungeklärt, eine Chemotaxis der Spermatozoen durch follikuläre Stoffe wird diskutiert (Ralt et al. 1994).

3.7.4 Oozytentransport

Die enge anatomische Beziehung zwischen Ovaroberfläche und Fimbrientrichter der Tube scheint für den Eiauffangmechanismus essentiell zu sein. Durch die transvaginale Hydrolaparoskopie konnte der Moment der Eiaufnahme visualisiert werden (Gordts et al. 1998): Die Fimbrie liegt dem Ovar unmittelbar an und zeigt pulsatile Bewegungen. Der Kumuluskomplex ist der Fimbrie adhärent und wird durch die pulsatilen Bewegungen weiter zwischen die Falten der Fimbrienmukosa geleitet. Dabei wird vermutet, dass die Bewegungen und die Füllung der Fimbrie mit Follikelflüssigkeit durch das ovulierende Ovar direkt beeinflusst werden. Die Lebensfähigkeit der menschlichen Oozyte wird im Allgemeinen mit 24 Stunden angegeben (Austin 1970, 1982).

3

3.8   Synopsis

In der embryonalen Entwicklung würde sich die zunächst indifferente Gonade ohne die Einwirkung geschlechtsspezifischer Gene und ihrer Produkte irreversibel weiblich entwickeln. Wichtige Gene für die Gonadendifferenzierung sind unter anderem SRY, DAX1 und Wnt4. Oozyten 1. Ordnung sind in der Gonade ab der 13. Embryonalwoche nachweisbar und liegen zum Ende der Fetalzeit in der 1. Prophase der Meiose vor. Die weitere Entwicklung setzt erst nach der Pubertät für die jeweiligen Follikelreifungszyklen ein. Das innere Genitale entwickelt sich aus den paarig angelegten Wolff- und Müller-Gängen. Hormonal wird die Entwicklung durch Testosteron und MIS, nicht aber durch Östrogene gesteuert. Genetisch sind unter anderem Wnt4, Wnt7a, WT1 und SF-1 beteiligt.

Der Gametentransport mit dem Ziel, eine Befruchtung im isthmo-ampullären Übergang der Tube zu ermöglichen, ist unter anderem durch den Zilienschlag und hormonal, u.a. durch Relaxin, gesteuert.

Die endometriale Differenzierung als Voraussetzung für eine erfolgreiche Implantation macht das Zusammenspiel zahlloser Faktoren, wie z.B. von Hormonen, Wachstumsfaktoren, Zytokinen und Prostaglandinen, erforderlich. Neben der Regulation durch Östrogene und Progesteron hat vor allem das uterine IGF-System entscheidende Bedeutung für Proliferation und sekretorische Transformation. Die Adhäsion und die Invasion der Blastozyste beruhen auf einer durch Integrine vermittelten Interaktion zwischen Embryo und Endometrium. Wichtige Marker der Dezidualisierung des Endometriums sind das IGF Bindungsprotein IGFBP-1, Prolaktin und Relaxin sowie PP14.

Die Menstruation wird primär durch den Abfall der Östrogene und des Progesterons ausgelöst. Weitere wichtige Faktoren für den Abbau des Endometriums sind Prostaglandine, Plasminogenaktivatoren, Zytokine, Matrixmetalloproteinasen und der Vasokonstriktor Endothelin.

Testfragen

1. Wann erfolgt die weibliche Differenzierung?
2. Wie entwickelt sich die Zahl der Oozyten in der Fetalperiode und im weiteren Verlauf bis zur Pubertät?
3. Welche Bedeutung kommt SRY zu?
4. Welche Faktoren sind an der endometrialen Differenzierung beteiligt?
5. Wie wird der Spermatozoentransport zur Tube gesteuert?
6. Welche Aufgaben hat der tubare Transport zu erfüllen?
7. Welche Faktoren spielen bei der Auslösung der Menstruation eine Rolle?

Literatur

Ahlgren M (1975) Sperm transport to and survival in the human Fallopian tube. Gynecol Obstet Invest 6: 206

Austin CR (1970) Aging and reproduction: post-ovulatory detioration of the egg. J Reprod Fertil 12 (Suppl): 39

Austin CR (1982) The egg. In: Austin CR, Short RV (eds) Reproduction in mammals. I. Germ cells and fertilization, 2nd edn. Cambridge University Press, Cambridge, p 46

Baker TG, Sum OW (1976) Development of the ovary and oogenesis. Clin Obstet Gynecol 3: 3

Bolton AE, Pockley AG, Clough KJ et al. (1987) Identification of placental protein 14 as an immunosuppressive factor in human reproduction. Lancet 14;1(8533): 593–595

Brenner RM, Slayden OVD (1996) The Fallopian tube cycle. In: Adashi EY, Rock JA, Rosenwaks Z (eds) Reproductive endocrinology, surgery, and technology. Lippincott-Raven, Philadelphia New York, p 325

Bulletti C, de Ziegler D, Polli V et al. (2000) Uterine contractility during the menstrual cycle. Hum Reprod 15 (Suppl 1): 81

Charnock-Jones DS, Sharkey AM, Rajput-Williams J et al. (1993) Identification and localization of alternately spliced mRNAs for vascular endothelial growth factor in human uterus and estrogen regulation in endometrial carcinoma cell lines. Biol Reprod 48: 1120

Clarke CL, Sutherland RL (1991) Progestin regulation of cellular proliferation. Endocr Rev 11: 266

Couse JF, Korach KS (1999) Estrogen receptor null mice: what have we learned and where will they lead us? Endocr Rev 20: 358

Croxatto HB (1996) Gamete Transport. In: Adashi EY, Rock JA, Rosenwaks Z (eds) Reproductive endocrinology, surgery, and technology. Lippincott-Raven, Philadelphia New York, p 385

DeCherney AH (1984) Hysteroscopic management of mullerian fusion defects. In: Siegeler AM, Lindemann HJ (eds) Hysteroscopy. Principles and practice. Lippincott, Philadelphia

Donahoe PK (2001) Perspective: reproductive tract development – new discoveries and future directions. Endocrinology 142: 2167

Donnez J, Casanas-Roux F, Caprasse J et al. (1985) Cyclic changes in ciliation, cell height, and mitotic activity in human tubal epithelium during reproductive life. Fertil Steril 43: 554

Downie J, Poyser N, Wunderlich M (1974) Levels of prostaglandins in human endometrium during the normal menstrual cycle. J Physiol 236: 465

Drews U (1995) Morphologische Entwicklung der Sexualorgane. Gynäkologe 28: 5

Dvorak M, Tesarik J (1980) Ultrastructure of human ovarian follicles. In: Motta PM, Hafez ESE (eds) Biology of the ovary. Nijhoff, The Hague, Boston London, p 121

Erickson GF (1987) The ovary: basic principles and concepts. A physiology. In: Felig P, Baxter JD, Broadus AE, Frohman LA (eds) Endocrinology and metabolism. McGraw-Hill, New York, p 905

Gellersen B, Kempf R, Telgmann R, DiMattia GE (1994) Nonpituitary human prolactin gene transcription is independent of Pit-1 and differentially controlled in lymphocytes and in endometrial stroma. Mol Endocrinol 8: 356

Gerschenson LE, Conner EA, Yang J, Anderson M (1979) Hormonal regulation of proliferation in two populations of endometrial cells in culture. Life Sci 24: 1337

Giudice LC, Dsupin BA, Jin ICH et al. (1993) Differential expression of messenger ribonucleic acids encoding insulin-like growth factors and their receptors in human uterine endometrium and decidua. J Clin Endocrinol Metab 76: 1115

Giudice LC, Ferenczy A (1996) The endometrial cycle. In: Adashi EY, Rock JA, Rosenwaks Z (eds) Reproductive endocrinology, surgery, and technology. Lippincott-Raven, Philadelphia New York, p 271–300

Gordts S, Campo R, Rombauts L, Brosens I (1998) Endoscopic visualization of the process of fimbrial ovum retrieval in the human. Hum Reprod 13: 1425

Gorodesky GI (1996) The cervical cycle. In: Adashi EY, Rock JA, Rosenwaks Z (eds) Reproductive endocrinology, surgery, and technology. Lippincott-Raven, Philadelphia New York, p 301

Handwerger S, Brar A (1992) Placental lactogen, placental growth hormone, and decidual prolactin. Semin Reprod Endocrinol 10: 106

Harper MJ (1988) Gamete and zygote transport. In: Knobil E, Neill J et al. (eds) The physiology of reproduction. Raven, New York, p 103

Henault MA, Killian GJ (1993) Synthesis and secretion of lipids by bovine oviduct mucosal explants. J Reprod Fertil 98: 431

Hickey M, Fraser IS (2000a) A functional model for progestogen-induced breakthrough bleeding. Hum Reprod 15 Suppl 3: 1

Hickey M, Fraser IS (2000b) The structure of endometrial microvessels. Hum Reprod 15 Suppl 3: 57

Hucke J, De Bruyne F, Wangsatimur BR et al. (1993) Operative Hysteroskopie. Gynäkologe 26: 338

Insler V, Bettendorf G (1977) The uterine cervix in reproduction. Thieme, Stuttgart New York

Insler V, Glezerman M, Bernstein O et al. (1981) Cervical crypts and their role in storing spermatozoa. In: Insler V, Bettendorf G (eds) Advances in diagnosis and treatment of infertility. Elsevier, North Holland New York, p 195

Jirasek JE (1971) Development of the genital system and male pseudohermaphroditism. Johns Hopkins, Baltimore

Jirasek JE (1976) Principles of reproductive endocrinology. In: Simpson JL (eds) Disorders of sexual differentiation. Academic Press, New York, p 51

Neumann F (1995) Endokrinologie der Geschlechtsentwicklung. Gynäkologe 28: 12

Julkunen M, Koistinen R, Aalto-Setala K et al. (1988) Primary structure of human insulin-like growth factor-binding protein/placental protein 12 and tissue-specific expression of its mRNA. FEBS Lett 236: 295

Kadanali S, Varoglu E, Komec D et al. (2001) Evaluation of active and passive transport mechanisms in genital tracts of IUD-bearing women with radionuclide hysterosalpingoscintigraphy. Contraception 63: 41

Kastner P, Krust A, Turcotte B et al. (1990) Two distinct estrogen-regulated promoters generate transcripts encoding the two functionally different human progesterone receptor forms A and B. EMBO J 9: 1603

Kennedy TG (1987) Interactions of eicosanoids and other factors in blastocyst implantation. In: Hillier K (eds) Eicosanoids and reproduction. MTP, Lancaster, p 73

Kiss H, Walter I, Lehner R et al. (1998) Lectin histochemistry of fallopian tube epithelial cells. Relation to ovum transport and ovum pickup. J Reprod Med 43: 535

Kunz G, Beil D, Deininger H et al. (1996) The dynamics of rapid sperm transport through the femal genital tract: evidence from vaginal sonography of uterine peristalsis and hysterosalpingoscintigraphy. Human Reprod 11: 101

Lachman MF, Berman MM (1991) The ectopic ovary. A case report and review of the literature. Arch Pathol Lab Med 115: 233

Lei ZM, Toth P, Rao CV, Pridham D (1993) Novel coexpression of human chorionic (hCG)/human luteinizing hormone receptors and their ligand hCG in human Fallopian tubes. J Clin Endocrinol Metab 77: 863

Lessey BA, Killam AP, Metzger DA et al. (1988) Immunohistochemical analysis of human uterine estrogen and progesterone receptors throughout the menstrual cycle. J Clin Endocrinol Metab 67: 334

Lessey BA, Damjanovich L, Coutifaris C et al. (1992) Integrin adhesion molecules in the human endometrium. Correlation with the normal and abnormal menstrual cycle. J Clin Invest 90: 188–195

Lessey BA, Castelbaum AJ, Buck CA et al. (1994) Further characterization of endometrial integrins during the menstrual cycle and in pregnancy. Fertil Steril 62: 497

Lessey BA, Castelbaum AJ, Sawin SW, Sun J (1995) Integrins as markers of uterine receptivity in women with primary unexplained infertility. Fertil Steril 63: 535

Ludwig KS (1969) Normale Entwicklung und Entwicklungsstörungen des weiblichen Genitale. In: Käser O et al. (Hrsg) Gynäkologie und Geburtshilfe, Bd I. Thieme, Stuttgart New York, S 71

McElreavy K, Vilain E, Abbas N et al. (1992) XY sex reversal associated with a deletion 5' to the SRY «HMG box» in the testis-determining region. Proc Natl Acad Sci USA 89: 11016

Motta T, Marchini M, Fadin M (1993) Successive transperitoneal migration of ova in a woman with extensive pelvic adhesions. Fertil Steril 59: 1311

Murphy LJ, Luo JM (1989) Effects of cycloheximide on hepatic and uterine insulin-like growth factor-I mRNA. Mol Cell Endocrinol 64: 81

Noyes RW, Hertig AT, Rock J (1950) Dating the endometrial biopsy. Fertil Steril 1: 3

Parr MB, Parr EL (1989) The implantation reaction. In: Wynn RM, Jollie WP (eds) Biology of the uterus. Plenum, New York, p 233

Perez Martinez S, Viggiano M, Franchi AM et al. (2000) Effect of nitric oxide synthase inhibitors on ovum transport and oviductal smooth muscle activity in the rat oviduct. J Reprod Fertil 118: 111

Pfeifer TL, Chegini N (1994) Immunohistochemical localization of insulin-like growth factor (IGF-I), IGF-I receptor, and IGF binding proteins 1–4 in human Fallopian tube at various reproductive stages. Biol Reprod 50: 281

Pollow K, Inthraphuvasak J, Manz B et al. (1981) A comparison of cytoplasmic and nuclear estradiol and progesterone receptors in human fallopian tube and endometrial tissue. Fertil Steril 36: 615

Popovici RM, Irwin JC, Giaccia AJ, Giudice LC (1999) Hypoxia and cAMP stimulate vascular endothelial growth factor (VEGF) in human endometrial stromal cells: potential relevance to menstruation and endometrial regeneration. J Clin Endocrinol Metab. 84: 2245

Price D, Zaaijer JJP, Ortiz E, Brinkmann AO (1975) Current views on embryonic sex differentiation in reptiles, birds and mammals. Am J Zoology 15 (Suppl 1): 173

Ralt D, Manor M, Cohen-Dayag A et al. (1994) Chemotaxis and chemokinesis of human spermatozoa to follicular factors. Biol Reprod 50: 774

Santoro N, Goldsmith LT, Heller D et al. (2000) Luteal progesterone relates to histological endometrial maturation in fertile women. J Clin Endocrinol Metab 85: 4207

Seppälä M, Wahlström T, Julkunen M et al. (1988) Endometrial proteins as indicators of endometrial function. In: Tomoda Y, Mizutani S, Narita O, Klopper A (eds) Placental and endometrial proteins: basic and clinical aspects. VNU Science, Utrecht, p 35

Shifren JL, Tseng JF, Zaloudek CJ et al. (1996) Ovarian steroid regulation of vascular endothelial growth factor in the human endometrium: implications for angiogenesis during the menstrual cycle and in the pathogenesis of endometriosis. J Clin Endocrinol Metab 81: 3112

Simpson JL (1976) Development of the ovary. In: Simpson JL (eds) Disorders of sexual differentiation. Academic Press, New York, p 75

Smith SK, Kelly RW (1988) The release of PGF2 alpha and PGE2 from separated cells of human endometrium and decidua. Prostaglandins Leukot Essent Fatty Acids 33: 91

Stark K, Vainio S, Vassileva G, McMahon AP (1994) Epithelial transformation of metanephric mesenchyme in the developing kidney regulated by Wnt-4. Nature 372: 679

Tang XM, Chegini N (1995) Human Fallopian tube as an extra-ovarian source of relaxin: messenger ribonucleic acid expression and cellular localization of immunoreactive protein and 125I-relaxin binding sites. Biol Reprod 52: 1343

Tessier C, Prigent-Tessier A, Ferguson-Gottschall S et al. (2001) PRL anti-apoptotic effect in the rat decidua involves the PI3 K/protein kinase B-mediated inhibition of caspase-3 activity. Endocrinology 142: 4086

Vainio S, Heikkila M, Kispert A et al. (1999) Female development in mammals is regulated by Wnt-4 signalling. Nature 397: 405

Vaskivuo TE, Anttonen M, Herva R et al. (2001) Survival of human ovarian follicles from fetal to adult life: apoptosis, apoptosis-related proteins, and transcription factor GATA-4. J Clin Endocrinol Metab 86: 3421

Velasquez LA, Maisey K, Fernandez R et al. (2001) PAF receptor and PAF acetylhydrolase expression in the endosalpinx of the human Fallopian tube: possible role of embryo-derived PAF in the control of embryo transport to the uterus. Hum Reprod 16: 1583

Wartenberg H (1985) Die Entwicklung der Harn- und Geschlechtsorgane. In: Benninghoff A (Hrsg) Makroskopische und mikroskopische Anatomie des Menschen, Bd II. Urban & Schwarzenberg, München, S 399

Wartenberg H (1990) Entwicklung der Genitalorgane und Bildung der Gameten. In: Hinrichsen KV (Hrsg) Humanembryologie. Springer, Berlin Heidelberg New York Tokyo, S 744

Wijayagunawardane MP, Miyamoto A, Taquahashi Y et al. (2001) In vitro regulation of local secretion and contraction of the bovine oviduct: stimulation by luteinizing hormone, endothelin-1 and prostaglandins, and inhibition by oxytocin J Endocrinol 168: 117

Wildt L, Kissler S, Licht P, Becker W (1998) Sperm transport in the human female genital tract and its modulation by oxytocin as assessed by hysterosalpingoscintigraphy, hysterotonography, electrohysterography and Doppler sonography. Hum Reprod Update 4: 655

Wolff von M, Thaler CJ, Strowitzki T et al. (2000) Regulated expression of cytokines in human endometrium throughout the menstrual cycle: dysregulation in habitual abortion. Mol Hum Reprod 6: 627–634

Wolff von M, Strowitzki T, Becker V et al. (2001) Endometrial osteopontin, a ligand of beta3-integrin, is maximally expressed around the time of the »implantation window«. Fertil Steril 76: 775

Zarcone R, Vicinanza G, Carfora E, Colacurci N (1996) Extrauterine pregnancy: epidemiology and etiology. Minerva Ginecol 48: 283

Zhou J, Dsupin BA, Giudice LC, Bondy CA (1994) Insulin-like growth factor system gene expression in human endometrium during the menstrual cycle. J Clin Endocrinol Metab 79: 1723

Endokrinologie der Kindheit, Pubertät und Adoleszenz

H. Jung

4.1 Einleitung

⊘ Die körperlichen Veränderungen, welche die Pubertät ankündigen, beruhen auf der Aktivierung der Hypothalamus-Hypophysen-Ovar-Achse. Man nennt die Aktivierung dieser Funktionskreise **Gonadarche**. Dieses Kapitel konzentriert sich auf die Ausreifung des hypothalamisch-hypophysär-gonadalen Systems im Allgemeinen und beim weiblichen Geschlecht im Besonderen.

4.2 Die Hypothalamus-Hypophysen-Ovar-Achse bis zur Pubertät

Fetale, neonatale und infantile Entwicklungsphase

Die Entwicklung des reproduktiven Systems lässt sich bei beiden Geschlechtern in verschiedene Phasen einteilen. Die erste oder intrauterine Entwicklungsperiode ist charakterisiert durch die Organentwicklung und den Beginn der hormonalen Sekretion auf der Ebene von Hypothalamus, Hypophyse und Gonaden. Diese Entwicklungsschritte werden zunächst durch das genetische Geschlecht bestimmt, bevor sie schon früh durch die verschiedenen hormonalen Einflüsse des Feten selbst, aber auch des plazentaren und mütterlichen Kompartments modifiziert werden.

Die hypothalamo-hypophysäre Einheit

Im Gegensatz zu der lange favorisierten Annahme, dass die Funktion der Hypophyse und der Keimdrüsen für die Entwicklung des reproduktiven Systems, insbesondere den Beginn der Pubertät entscheidend seien, herrscht heute Einigkeit darüber, dass eine kleine Zahl (ca. 1.000 bis 2.000) hochspezialisierter Zellen im Hypothalamus diese zentrale Rolle spielt. Diese Zellen synthetisieren ein Dekapeptid, das als Luteinisierendes-Hormon(LH)-releasing-Hormon (LHRH) bekannt ist, neben LH auch die Sekretion des follikelstimulierenden Hormons (FSH) der Hypophyse steuert und daher auch als **Gonadotropin-releasing-Hormon (GnRH)** bezeichnet wird. Auch wenn es Hinweise darauf gibt, dass spezifische FSH-releasing-Hormone im ZNS existieren, soll in der Folge die Bezeichnung »GnRH« verwandt werden.

⊙ Die pulsatile Sekretion des Gonadotropin-Releasing-Hormons (GnRH) ist also essentiell für den Beginn der Pubertät und ihren Verlauf.

Die embryonale Entwicklung der GnRH-Neurone und ihrer Funktion

Die oben erwähnten 1.000 bis 2.000 hochspezialisierten GnRH-sezernierenden Neurone wandern im Laufe der embryonalen Entwicklung aus einer frühen Entwicklungsstufe des Riechhirns über die Lamina cribrosa in ihre endgültige hypothalamische Position, die sie in etwa der 9. Schwängerschaftswoche erreichen. Die Migration wird von verschiedenen neuronalen und glialen Faktoren sowie vom Glykoprotein **Anosmin I**, einem Zelladhäsionseiweiß, dem Produkt des sog. Kal-Gens, beeinflusst (▶ Abschn. 17.10.5). Darüber hinaus sind aber vermutlich auch eine Reihe bislang unbekannter Faktoren daran beteiligt, den Neuronen ihren Weg in den Hypothalamus zu ermöglichen.

Bei den verschiedenen Formen des sog. Kallmann-Syndroms ist diese Migration aus unterschiedlichen Gründen gestört, sodass die Patienten einerseits aufgrund der fehlenden GnRH-Sekretion unter einem Mangel an Gonadotropinen, d. h. an einem sog. hypogonadotropen Hypogonadismus leiden und andererseits häufig an einem eingeschränkten Riechvermögen (▶ Abschn. 12.8.2, 16.10.5).

Im Hypothalamus finden sich die GnRH-Neurone vorwiegend in der präoptischen, suprachiasmatischen Region und im mediobasalen Hypothalamus im Bereich des Tuber cinereums, besonders im Nucleus arcuatus. Von dort senden sie ihre Ausläufer in die Eminentia mediana, in der sich ab der 11. bis 12. Schwangerschaftswoche auch die Gefäßkontakte zum portalen Kreislauf der Hypophyse ausbilden. Ungefähr ab diesem Zeitraum lassen sich die hypophysären Gonadotropine im Serum nachweisen, in diesem Stadium der Embryonalentwicklung wird das System der GnRH-Neurone pulsatil aktiv. Nur eine rhythmische (pulsatile) Sekretion von GnRH mit einem ausreichend hohen Spiegel ist in der Lage, eine messbare, pulsatile Sekretion von Gonadotropinen aus der Hypophyse zu induzieren. Der zentrale Teil des hypothalamischen Netzwerkes wird daher auch als GnRH-Pulsgenerator bezeichnet. Die Phasen, die sich der intrauterinen Entwicklungsperiode anschließen, werden in Abhängigkeit von der Aktivität dieses pulsatilen Systems charakterisiert (zur Funktion des GnRH-Pulsgenerators im Erwachsenenleben ▶ Abschn. 5.2).

⊙ Nur 1.000 bis 2.000 pulsatil aktive GnRH-Neurone im Hypothalamus bilden das zentrale Element des reproduktiven Systems.

Die Ovarien

Von den bereits in der 5. bis 6. Schwangerschaftswoche nachweisbaren primordialen Keimzellen der Genitalleiste (▶ Abschn. 3.2) verbleiben zum Zeitpunkt der Geburt nur noch etwa 1-2 Mio. primäre Oozyten, die von flachen Follikelepithelzellen umgeben sind und als Primordialfollikel bezeichnet werden. Diese Primordialfollikel können auch in der Kindheit, also lange vor der Pubertät zu antralen Follikeln reifen; sie werden aber atretisch, ohne dass es zur Ovulation kommt. Zum Zeitpunkt der Pubertät sind noch maximal 300.000 bis 400.000 Primordialfollikel vorhanden.

Die weitere Reifung der Ovarfunktion in der Pubertät, die Entwicklung antraler Follikel bis zur Ovulationsreife und die ovarielle Hormonproduktion sind von einer Reihe hormonspezifischer Rezeptoren abhängig, die erst unter dem Einfluss der pubertär ansteigenden hypophysären Gonadotropine ausgebildet werden. Die im Laufe der Ausreifung der Ovarfollikel gebildeten Steroidhormone und das den Granulosazellen des Follikels entstammende Peptidhormon Inhibin nehmen ihrerseits auf hypothalamischer und hypophysärer Ebene im Sinne der Rückkopplung Einfluss auf die Hormonsekretion (▶ Abschn. 5.3 u. 5.4).

Postnatale »Minipubertät«

Der postnatale Anstieg der hypophysären Gonadotropine wird auch als «Minipubertät" bezeichnet, ohne dass diese sich klinisch bemerkbar macht. Dieser Anstieg der Gonadotropine (◻ Abb. 4.1) ist ebenso wie die gelegentlich **postnatal auftretenden Vaginalblutungen** Ausdruck und Folge des Abfalls plazentarer Hormonspiegel, insbesondere der plazenta-

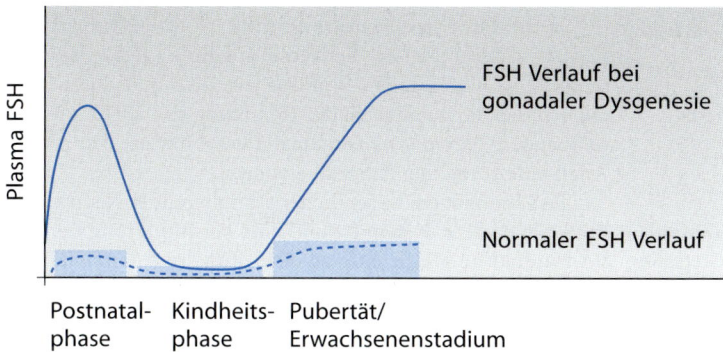

■ **Abb. 4.1.** Schematische Darstellung des Verlaufes der FSH-Spiegel in verschiedenen Entwicklungsphasen bei normaler und fehlender Gonadenfunktion. (Nach Conte et al. 1975)

ren Steroide in den ersten Tagen nach der Geburt. Durch den plötzlichen Ausfall der negativen Rückkopplung infolge des Wegfalls der plazentaren Steroide kommt es zu einem Anstieg der FSH-Sekretion, die bei Mädchen deutlicher ist als bei Jungen, gleichzeitig nimmt die pulsatile LH-Sekretion zu; diese ist bei Jungen intensiver. Neben dem Verlust der negativen Rückkopplung durch die plazentaren Steroide scheinen auch noch unbekannte frühkindliche Faktoren am postnatalen pulsatilen Gonadotropinanstieg beteiligt zu sein, denn beim männlichen Geschlecht ist diese hormonale Konstellation durchschnittlich sechs Monate, beim Mädchen etwa 2 Jahre nachweisbar, bevor die Gonadotropinspiegel in der sog. infantilen Ruhephase deutlich abfallen.

Infantile Ruhephase

Wenn sich die hypothalamische, pulsatile GnRH-Sekretion in der infantilen Ruhephase auf einem niedrigeren Niveau einreguliert, bleibt zwar die Pulsatilität der GnRH- und damit der Gonadotropinsekretion erhalten, aber die Pulse werden deutlich seltener, ihre Amplitude geringer und sie sind dadurch mit Routineverfahren nicht mehr messbar. Diese Entwicklung zeigt sich auch bei Individuen mit einer Gonadendysgenesie, wie sie beispielsweise beim Ullrich-Turner-Syndrom vorliegt (▶ Abschn. 12.3). Daraus kann man schließen, dass die Einleitung der infantilen Ruhephase der Hypothalamus-Hypophysen-Gonaden-Achse zu einem erheblichen Teil durch zentralnervöse, von den Gonaden unabhängige Einflüsse erfolgt (■ Abb. 4.1). Es handelt sich hierbei vermutlich sowohl um die Zunahme hemmender Einflüsse als auch um eine Reduktion stimulierender Faktoren des Zentralnervensystems, die diese Ruhephase auf hypothalamischer Ebene einleiten. Die in der infantilen Ruhephase befindliche Hypothalamus-Hypophysen-Gonaden-Achse ist jederzeit aktivierbar, wie das Beispiel der Pubertas praecox zeigt.

> Der GnRH-Pulsgenerator ist in der infantilen Ruhephase jederzeit aktivierbar, was eine Pubertas praecox auslösen würde.

werk, dessen zentrale Elemente, die GnRH-sezernierenden Neurone, eine zellspezifische, intrinsische Pulsatilität besitzen, die sie selbst in vitro beibehalten. Einen messbaren GnRH- bzw. Gonadotropin-Puls induzieren sie allerdings nur dann, wenn sie synchron aktiv sind. Diese zelleigene Pulsatilität ist eingebettet in andere Rhythmen, wie den Tag-Nacht-Rhythmus und den 28-tägigen ovariellen Rhythmus der geschlechtsreifen Frau und wird von diesem modifiziert.

Da beim Menschen die Konzentration von GnRH aufgrund seiner sehr kurzen biologischen Halbwertszeit und niedriger Konzentrationen im peripheren Blut nicht direkt messbar ist, begnügt man sich mit der Bestimmung der vom GnRH abhängigen hypophysären Gonadotropine, des luteinisierenden Hormons (LH) und des follikelstimulierenden Hormons (FSH), deren Serumspiegel die GnRH-Sekretion widerspiegeln. Das Dekapeptid GnRH induziert nur dann messbare Gonadotropinpulse aus der Hypophyse, wenn es in ausreichend hohen Pulsen ausgeschüttet wird. Ist der GnRH-Spiegel im portalen Kreislauf konstant niedrig oder hoch, wird weder die LH- noch die FSH-Sekretion stimuliert. Dieses Phänomen ist Grundlage der infantilen Ruhephase, denn die auf niedrigem Niveau pulsatil aktiven GnRH-sezernierenden Neurone sind nicht in der Lage, Bildung und Aktivierung hypophysärer GnRH-Rezeptoren zu induzieren und damit eine messbare pulsatile Gonadotropinausschüttung auszulösen. Wie schon erwähnt, kann dieses System zu jedem Zeitpunkt aktiviert werden, was dann z. B. zu einer pathologisch verfrühten Pubertät, der Pubertas praecox (s. Abschn. 12.6) führen würde. Andererseits aber lässt sich die Progredienz einer Pubertas praecox durch eine konstant hohe GnRH-Wirkung – wie sie bei Gabe eines GnRH-Agonisten mit Depotwirkung entsteht – unterdrücken. Die essentielle Bedeutung der Pulsatilität der GnRH-Sekretion als Grundvoraussetzung der ovulatorischen Ovarfunktion wird in ▶ Abschn. 5.2.2 im Detail beschrieben.

> GnRH kann nur dann die Gonadotropinsekretion in der Hypophyse messbar stimulieren, wenn es pulsatil mit ausreichend hoher Amplitude sezerniert wird.

4.3 Die zentrale Rolle der hypothalamischen, pulsatilen GnRH-Sekretion für die sexuelle Entwicklung

Der hypothalamische GnRH-Pulsgenerator

Der GnRH-Pulsgenerator im Hypothalamus ist keine klar abgegrenzte anatomische Struktur, sondern vielmehr ein Netz-

Reaktivierung des hypothalamischen Pulsgenerators

Grundlage der Gonadenaktivierung im Rahmen des Pubertätsbeginns ist also die Reaktivierung des in der infantilen Ruhephase auf sehr niedrigem Niveau tätigen GnRH-Pulsgenerators, der im Leben des Individuums schon zweimal zuvor, nämlich während des Embryonal-/Fetallebens und während der postpartalen »Minipubertät« auf höherem Niveau aktiv war.

> ⟩ Die Pubertät wird eingeleitet durch eine Reaktivierung des GnRH-Pulsgenerators.

Einflüsse auf die GnRH-Sekretion

Die Feststellung, dass präpubertäre Kinder deutlich empfindlicher auf die negative Rückkopplung der gonadalen Steroide reagieren als Erwachsene, hat zu der Vorstellung geführt, dass die Pubertät dadurch ausgelöst wird, dass die Empfindlichkeit der negativen Rückkopplung zwischen gonadalen Produkten, insbesondere Sexualsteroiden, und dem Hypothalamo-Hypophysen-System abgeschwächt werde, indem über einen unbekannten Mechanismus die suppressive Wirkung der gonadalen Sexualsteroide nachlasse. Man hat vermutet, dass eine solche »Neueinstellung des sog. Gonadostaten« die Pubertät in Gang setzt. Diese Hypothese ist jedoch nicht länger haltbar, denn sowohl im Tierversuch als auch beim Menschen konnte gezeigt werden, dass die abnehmende Sensibilität der hypothalamo-hypophysären Funktionseinheit gegen die negative Rückkopplung der Sexualsteroide erst ein Phänomen der späten Pubertät ist.

Vielmehr gibt es Hinweise dafür, dass die hypothalamische GnRH-Sekretion im Hypothalamus selbst aktiviert wird. Hierbei diskutiert man einerseits eine Abnahme hemmender Einflüsse, andererseits eine Zunahme stimulierender Faktoren, die zu einer pubertär vermehrten Aktivität des GnRH-sezernierenden Netzwerkes führen (◘ Abb. 4.2).

Im Tierexperiment lässt sich die Pubertät von Rhesusaffen zu jedem Zeitpunkt auch während der infantilen Ruhephase induzieren, indem ein stimulierender synthetischer Neurotransmitter, NMDA (N-Methyl-D,L-Aspartat), ein Analog des endogenen Glutamats, in pulsatiler Form verabreicht wird. Anderseits sind inhibierende, neuronale Einflüsse – hier in erster Linie der hauptsächliche inhibitorisch wirksa-

me, zentralnervöse Neurotransmitter γ-**Aminobuttersäure (GABA)** – wesentlich am Erhalt der infantilen Ruhephase beteiligt. Eine Blockade der Synthese von GABA aus ihrem Vorläufermolekül Glutamat durch Hemmung des GABA-synthetisierenden Enzyms, der Glutamat-Decarboxylase, kann beim Affen eine vorzeitige Pubertät erzeugen.

Da Glutamat ein wesentlicher stimulierender Neurotransmitter in diesem System ist und eine Verminderung der GABA-Produktion gleichzeitig zu einer Zunahme der Glutamatverfügbarkeit führt, sind vermutlich beide Prozesse, nämlich die vermehrte Bildung von Glutamat und die Hemmung der GABA-Bildung, an der Auslösung der Pubertät beteiligt.

Auch andere Neurotransmitter, wie **Noradrenalin (NA)** und **Neuropeptid Y (NPY)** sind in den pubertären Reifungsprozess involviert. Da aber das endogene NA erst gegen Mitte der Pubertät ansteigt und die GnRH-Neurone erst später in der Pubertät auf NPY reagieren, scheinen beide Substanzen nicht an der Auslösung der Pubertät beteiligt zu sein.

Neben diesen transsynaptischen Einflüssen auf die GnRH-Sekretion gibt es noch mindestens ein weiteres regulierendes System, das **Gliazellsystem**: In den letzten Jahren ist deutlich geworden, dass nur 2% der Oberfläche der GnRH-Neurone mit Synapsen bedeckt sind, während diese Zellen intensive Kontakte zu benachbarten Gliazellen, insbesondere Astrozyten, aufweisen. Diese Kontakte sind besonders dicht im Bereich des basalen Hypothalamus, in der Eminentia mediana, wo die GnRH-Neurone über Zellfortsätze ihr Peptid in den Portalkreislauf abgeben. Spezielle Astrozyten steuern an dieser Grenzfläche den Kontakt der Blutgefäße zu den Fortsätzen der GnRH-Neurone. Darüber hinaus produzieren Astrozyten im Hypothalamus unabhängig von der Aktivierung der Gonaden zu Beginn der Pubertät vermehrt Wachstumsfaktoren, z. B. den **transformierenden Wachstumsfaktor α (TGFα)**, der über neuroaktive Substanzen (z. B. Prostaglandin E2) die GnRH-Sekretion aktiviert. Wird der Anstieg der genannten Wachstumsfaktoren unterdrückt, kann die Puber-

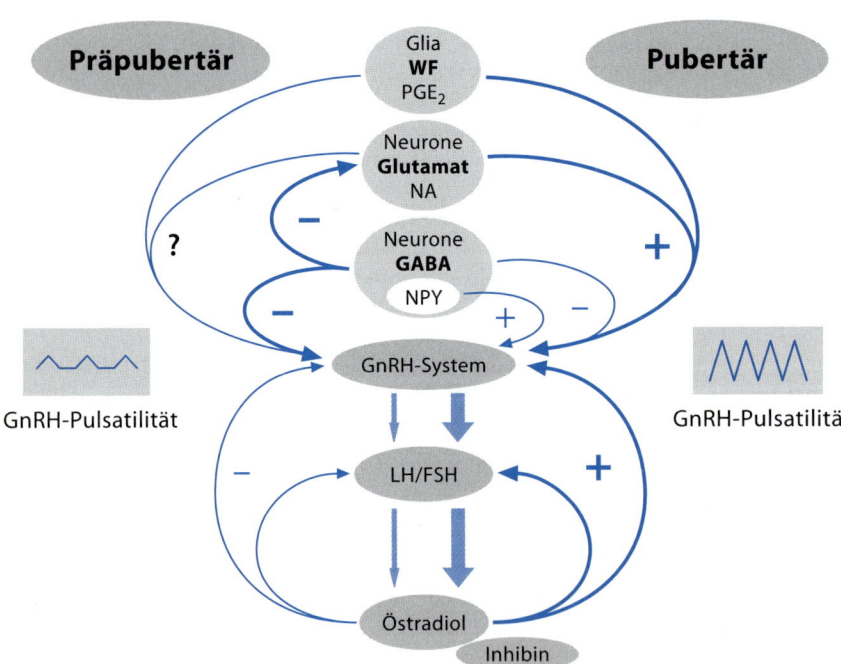

◘ **Abb. 4.2.** Darstellung der präpubertären und pubertären bzw. adulten Regulation der GnRH-Sekretion.

WF	=	Wachstumsfaktoren
PGE$_2$	=	Prostaglandin E$_2$
NA	=	Noradrenalin
GABA	=	γ-Aminobuttersäure
NPY	=	Neuropeptid Y

tät hinausgezögert werden, eine vermehrte Produktion in der infantilen Ruhephase hingegen führt zu einer vorzeitigen Pubertät (Ojeda et al. 2003).

Eine solche vorzeitige Aktivierung der Produktion von Wachstumsfaktoren in Gliazellen könnte auch beteiligt sein an der Pathophysiologie einiger Formen der Pubertas praecox nach Schädigung des Hypothalamus durch Bestrahlung, Tumore oder Entzündungsprozesse.

Die qualitative Bedeutung der Gliazellen für die Auslösung der Pubertät konnte allerdings bisher nur am Tiermodell demonstriert werden, beim Menschen ist sie bisher noch nicht eindeutig darzustellen.

> Der Beginn der Pubertät wird von mindestens drei miteinander interagierenden zentralnervösen Systemen bestimmt. Zwei sind transsynaptischer (stimulierender oder hemmender) Natur und eines besteht aus Gliazellen.

Neuroendokrine Kontrolle des Pubertätsbeginns

Der Pubertätsbeginn wird durch eine quantitative, nicht aber qualitative Änderung des pulsatilen Sekretionsmusters des GnRH-Pulsgenerators eingeleitet und spiegelt sich in der pulsatilen Sekretion der hypophysären Gonadotropine, insbesondere des LH wider.

> LH eignet sich besser als FSH zum indirekten Nachweis der GnRH-Pulsatilität, da es im Vergleich zu FSH eine kürzere Plasmahalbwertszeit hat. Dadurch lassen sich die im Serum nachweisbaren LH-Pulse besser von den LH-Basalwerten unterscheiden.

Die Amplitude der einzelnen Sekretionspulse nimmt zunächst nur während der Nachtstunden zu. Gleichzeitig findet sich jetzt im Vergleich zur kindlichen Ruhephase eine deutlich höhere Sekretion von LH im Vergleich zu FSH. Dies lässt sich nach Stimulation mit synthetischem GnRH durch einen LH/FSH-Quotienten >1 dokumentieren, wogegen die einmalige Bestimmung der basalen Gonadotropinspiegel zu diesem Zeitpunkt keinen sicheren Rückschluss auf den Aktivitätsstatus des Pulsgenerators zulässt. Die im peripheren Blut nachweisbare pulsatile LH-Ausschüttung erfolgt dabei im 90-Minutentakt. Mit Fortschreiten der pubertären Reifungsprozesse nehmen auch während der Tagesstunden die Gonadotropin-Pulsamplituden zu (◘ Abb. 4.3).

> Die Pubertät ist kein eigenständiges Phänomen, sondern ein Kontinuum in der Entwicklung des hypothalamischen GnRH-Pulsgenerators.

Mit zunehmender Reifung des GnRH-Pulsgenerators regulieren die Gonadotropine ihrerseits die Produktion von Steroid- und Peptidhormonen in den Gonaden. Diese Steroidhormone sind die Grundlage der somatischen Veränderungen, insbesondere der Entwicklung sekundärer Geschlechtsmerkmale (s. unten). Die Sekundärbehaarung (Pubes und Axillae) scheint sich dabei durch das Zusammenspiel von gonadaler und adrenaler Hormonsekretion auszubilden (► Abschn. 4.8, Adrenarche). In Kombination mit gonadalen Peptiden, wie z. B. dem Inhibin, beeinflussen die gonadalen Steroide (besonders Östradiol und Progesteron) die hypophysäre Gonadotropinsekretion. Diese Rückkopplung kann auf hy-

pophysärer Ebene direkt an den gonadotropen Zellen erfolgen und indirekt auf hypothalamischer Ebene über zwischengeschaltete Zellen, wie Neurone oder Gliazellen (► Abschn. 5.2 bis 5.4).

4.4 Übergeordnete Regulationsmechanismen

Relevante Transkriptionsfaktoren

Die Regulation der GnRH-Sekretion durch die erwähnten drei interagierenden Systeme wird ihrerseits durch weitere, übergeordnete Faktoren beeinflusst. Zu diesen Faktoren zählen einerseits vermutlich genetische Voraussetzungen, die bisher nicht definiert sind, andererseits sog. Transkriptionsfaktoren. Letztere sind Eiweißstoffe, die an bestimmten Elementen der DNA einer Zelle binden und die Abschrift (Transkription) nachgeschalteter Gene beeinflussen.

Man kann die Relevanz solcher Transkriptionsfaktoren indirekt ablesen, wenn man die klinischen Folgen ihres funktionellen Ausfalls kennt, z. B. bei Mutationen: So führt beispielsweise ein Funktionsverlust im DAX-1(Dosage-Sensitive-Sex-Reversal-Adrenal-Hypoplasia-Congenita on the X-Chromosome-Gene-1)-Gen auf dem X-Chromosom zur Kombination eines hypothalamischen Hypogonadismus mit einer primären Nebennierenrindeninsuffizienz.

In den letzten Jahren sind weitere Transkriptionsfaktoren für den sich entwickelnden Hypothalamus beschrieben worden. Ein solcher Faktor ist der »thyroid transcription factor« TTF-1, in der aktuellen Nomenklatur als Transkriptionsfaktor Nkx 2.1 bezeichnet. Er ist u.a. für die Entwicklung der für die Reproduktion relevanten Areale des Hypothala-

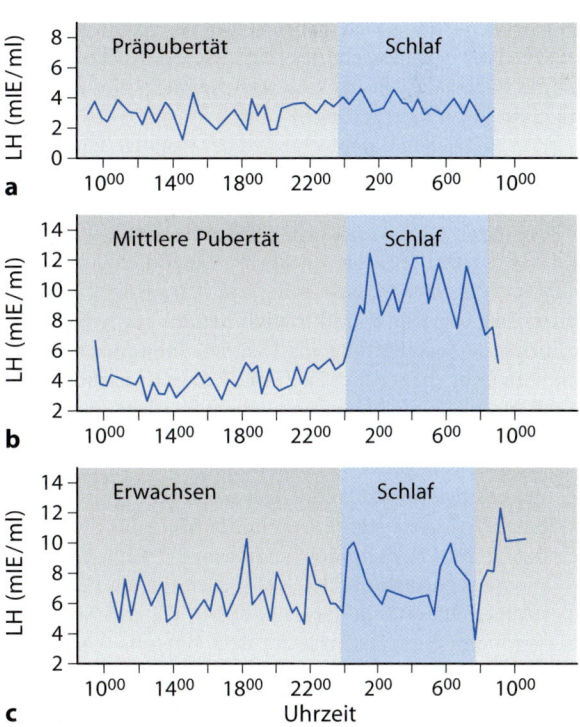

◘ **Abb. 4.3 a-c.** Ontogenese der LH-Sekretion bei einem normalen Pubertätsverlauf während unterschiedlicher Entwicklungsphasen: a Präpubertät, b mittlere Pubertät, c Erwachsen

4

mus, der Lunge und der Schilddrüse (daher der ursprüngliche Name) verantwortlich. Im Tiermodell konnte nachgewiesen werden, dass die Expression dieses Transkriptionsfaktors im Hypothalamus in der Umgebung der GnRH-Neurone zum Zeitpunkt der normalen Pubertät und in der Nähe einer experimentellen hypothalamischen Läsion, die zur vorzeitigen Pubertät führt, signifikant zunimmt.

Trotz zunehmender wissenschaftlicher Erkenntnisse auf diesem Gebiet lassen sich nur mit wenigen der genannten Faktoren bzw. ihren Mutationen heute schon spezifische klinische Krankheitsbilder beim Menschen verbinden. In naher Zukunft jedoch werden moderne molekularbiologische Methoden erlauben, etliche der beschriebenen Krankheitsbilder dem zugrunde liegenden Pathomechanismus rascher zuzuordnen.

Die beiden Rückkopplungsmechanismen

Der negative Rückkopplungsmechanismus des hypothalamo-hypophysär-gonadalen Systems wird einerseits durch die gonadalen Steroide, insbesondere durch Östrogene und Progesteron, andererseits durch gonadale Peptide, wie das Inhibin und Aktivin (aus den Sertoli-Zellen des Hodens oder den Granulosazellen des Ovars), sowohl auf hypophysärer, als auch hypothalamischer Ebene ausgeübt.

Dieses Rückkopplungssystem ist in der Fetalphase zwar schon nachweisbar, aber noch unterentwickelt und wird erst während der Kindheit voll funktionsfähig. Sowohl aus Tierversuchen als auch von Untersuchungen am Menschen weiß man, dass das präpubertäre und juvenile System im Sinne der negativen Rückkopplung auf Östrogene und Androgene 6- bis 15-mal empfindlicher reagiert als das Erwachsener. Eine Abnahme dieser Empfindlichkeit auf die suppressive Wirkung der gonadalen Steroide, d. h. eine sog. »Neueinstellung des Gonadostaten«, findet sich jedoch erst in der späten Pubertät, sodass daraus der Rückschluss erlaubt ist, dass dieses Phänomen die Pubertät nicht in Gang setzt, sondern erst in ihrem Verlauf an Bedeutung gewinnt.

Beim weiblichen Geschlecht wird der negative Rückkopplungseffekt auf das LH hauptsächlich durch die in den Ovarien gebildeten Östrogene erzeugt. Die Androgene scheinen bei der Frau daran nicht wesentlich beteiligt zu sein, während sie beim Mann wohl teilweise direkt, im Wesentlichen aber indirekt nach ihrer Aromatisierung zu Östrogenen wirksam werden. Das ovarielle Peptid Inhibin hemmt auf hypophysärer Ebene die Ausschüttung von FSH. Die Inhibinproduktion nimmt im Ovar aber erst im Laufe der Pubertät zu, sodass dieser Teil des Rückkopplungssystems ebenfalls nicht an der Auslösung der Pubertät beteiligt sein kann.

Neben dem negativen Rückkopplungsmechanismus reift auch die positive Rückkopplung erst während der späten Pubertät aus. Östrogene stimulieren in der Mitte des Zyklus die Freisetzung des LH, der präovulatorische LH-Gipfels löst die Ovulation aus (s. auch Abschn. 5.4). Östrogene sind aber erst in der späten Pubertät in der Lage, diesen LH-Anstieg zu induzieren, wenn die Hypophyse auf GnRH bereits wie bei der erwachsenen Frau reagiert.

Weder der negative noch der positive Feedback-Mechanismus stehen in einem direkten Zusammenhang mit dem Beginn der Pubertät.

4.5   Metabole Signale für den Pubertätsbeginn

Wachstumshormon

Das somatotrope Hormon (STH, Wachstumshormon oder »growth hormone«, GH) ist ein wesentlicher Motor des Körperlängenwachstums. Die Hypophyse sezerniert es pulsatil. Während der Schlafphasen sind Amplitude und Frequenz am höchsten. Obwohl die Wachstumshormonspiegel mit Beginn der Pubertät als Folge einer höheren Pulsfrequenz und der Zunahme der Hormonsekretion pro Puls ansteigen, löst dieser Anstieg den Pubertätsprozess nicht aus. Vielmehr ist die Zunahme der GH-Sekretion eine Wirkung der ansteigenden gonadalen Östrogene. Auch beim männlichen Geschlecht wird dieser Effekt zu einem großen Teil durch Östrogene vermittelt, die über Aromatisierung aus androgenen Vorläufersteroiden entstehen. Da Mädchen früher als Jungen zur Synthese signifikanter Östrogenmengen in der Lage sind, tritt bei ihnen der Wachstumsschub (❑ Abb. 4.7) in einem früheren Pubertätsstadium auf als bei Jungen. Der maximale Wachstumsschub während der Pubertät korreliert nicht mit der GH-Sekretion, sondern mit den Serumspiegeln der gonadalen Steroide.

> ❯ Das Wachstumshormon ist kein essentieller Faktor für die Initiierung der Pubertät.

Auch wenn Wachstumshormon kein entscheidender Faktor für die Auslösung der Pubertät ist, so unterstützt es doch den pubertären Reifungsprozess: Bei Patienten mit einem Wachstumshormonmangel ist häufig auch die Pubertät verzögert und normalisiert sich erst nach Substitution. Andererseits gibt es keinen Anhalt dafür, dass bei Kindern ohne GH-Mangel, die wegen eines Kleinwuchses mit Wachstumshormon behandelt werden, die Pubertätsentwicklung durch das Wachstumshormon beschleunigt würde.

Mit Ende der Pubertät und dem Schluss der Epiphysenfugen fallen die GH-Serumspiegel kontinuierlich auf das niedrigere Niveau Erwachsener ab.

Insulin-like growth Faktor 1 (IGF-1)

Der Insulin-like growth factor 1 (IGF-1), dessen Produktion durch Wachstumshormon stimuliert wird, unterliegt auch beim Menschen im Laufe seiner Lebensphasen charakteristischen Veränderungen (Blum et al. 2003). So steigt er bereits während der Kindheit an, um dann mit dem pubertären Wachstumsschub ein Maximum zu erreichen, jedoch ohne dass seine Serumspiegel eng mit der höchsten Wachstumsgeschwindigkeit korrelieren.

Einerseits ist der Anstieg der gonadalen Steroide, insbesondere der Östrogene, über die gesteigerte Sekretion von Wachstumshormon für einen Teil des pubertären IGF-1-Anstiegs verantwortlich. Andererseits stimulieren die gonadalen Steroide auch lokal an den Epiphysenfugen die IGF-1-Produktion. Darüber hinaus spielen gonadenunabhängige Faktoren eine Rolle bei der pubertären Steigerung der IGF-1-Sekretion.

Im Tierversuch lässt sich durch IGF-1 die Freisetzung von GnRH im Hypothalamus insofern stimulieren, als durch die Injektion kleiner Mengen IGF-1 direkt in den dritten Ventrikel die pubertäre Entwicklung beschleunigt werden kann.

Die Tatsache aber, dass der Anstieg der IGF-1-Serumspiegel mit der Pubertät fortschreitet, macht es unwahrscheinlich, dass IGF-1 an der Auslösung der Pubertät beteiligt ist. Dennoch bleibt festzuhalten, dass die Bedeutung des IGF-1 für die Pubertätsentwicklung noch nicht völlig geklärt ist.

Das kritische Gewicht

Seit Ende der fünfziger Jahre wird der funktionelle Zusammenhang zwischen Gewicht und Pubertätsentwicklung erforscht, zumal bekannt ist, dass es in dieser Lebensphase unter anderem zu einer geschlechtsspezifischen Zunahme der relativen und absoluten Fettmasse kommt. Die Tatsache, dass hier eine sehr enge funktionelle Verbindung besteht, lässt sich besonders häufig in der gynäkologischen Praxis demonstrieren.

So stellen sich dort nicht selten aktive Leistungssportlerinnen, Balletttänzerinnen und anorektische Adoleszentinnen wegen einer ausbleibenden Pubertät oder einer **primären bzw. sekundären Amenorrhö** vor. Diese klinischen Phänomene sind Ausdruck einer hypothalamischen Dysfunktion bei ansonsten intakter hypophysär-gonadaler Achse. Nach Reduktion der körperlichen Aktivität und Anstieg des Gewichtes über eine kritische Grenze kommt es in der Regel zu einem Fortschreiten der Pubertät oder zu einer Restitution des menstruellen Zyklus. Es ist bekannt, dass das dem Fettgewebe entstammende Proteohormon Leptin (s. unten) die pulsatile GnRH-Sekretion stimuliert. Es ist in umso höherer Konzentration im Blut nachweisbar, je größer die Fettmasse ist. Dieses vor wenigen Jahren entdeckte Produkt der Fettzellen wird in mehreren Kapiteln dieses Buches erwähnt, insbesondere bei der Diskussion reproduktiver Funktionen unter energetischen Gesichtspunkten (▶ Abschn. 5.2.3 und 6.3).

Wenngleich die Zunahme der Körperfettmasse mit der Pubertät unbestritten ist, so bleibt doch die Frage offen, ob dieser Anstieg nicht auch Folge der hormonalen Veränderungen der Pubertät sein kann.

Dem mit zunehmender Häufigkeit beobachteten Übergewicht bei Kindern und Jugendlichen wird eine wesentliche Bedeutung für den frühzeitigeren Eintritt der Pubertät im Sinne des unten erwähnten säkularen Trends zugesprochen. Es fällt jedoch andererseits auf, dass gerade stark übergewichtige Mädchen nicht selten eine verzögerte Menarche zeigen.

Trotz vieler klinischer Studien und Tierversuche sind die kausalen Zusammenhänge zwischen Zunahme der Körperfettmasse und Pubertätsentwicklung noch nicht eindeutig geklärt. Eine kritische Körperfettmasse stellt sicher – insbesondere in der pubertären Reifung des weiblichen Geschlechts – einen wichtigen unterstützenden Faktor dar, während ein Gewichtsverlust unter diese Grenze den Reifungsprozess unterbrechen kann (▶ Abschn. 17.2 und 17.3).

Leptin

Im Zusammenhang mit der Diskussion um das für die Pubertät kritische Gewicht hat in den letzten Jahren Leptin, ein im Fettgewebe exprimiertes, zytokinähnliches Protein, an Bedeutung gewonnen. Initial hat man an der sog. ob/ob-adipösen Maus, die einen genetischen Defekt im Leptingen trägt, beobachten können, dass diese nicht nur übergewichtig, sondern auch infertil ist. Leptin stellt im Hypothalamus, über spezifische Rezeptoren wirkend, einerseits ein Sättigungssignal dar und steigert andererseits zentral die Aktivität des Sympathikus. Hieraus resultiert ein verstärkter Kalorienverbrauch.

Darüber hinaus stimuliert Leptin (wahrscheinlich indirekt) auch die GnRH-sezernierenden Neurone. Durch Substitution mit Leptin konnte sowohl die Gewichtshomöostase als auch die Fertilität der ob/ob-Maus wiederhergestellt werden. Diese Beobachtung hat zu der Annahme geführt, dass Leptin wesentlich an der Auslösung der Pubertät beteiligt ist. Diese Annahme wurde dadurch unterstützt, dass bei beiden Geschlechtern Leptin im Laufe der Pubertätsentwicklung ansteigt, wobei Mädchen entsprechend ihrer größeren relativen Fettmasse immer höhere Leptinkonzentrationen im Blut aufweisen als Jungen. Dennoch korrelieren präpubertär und im Verlauf der Pubertät die Leptinkonzentrationen im Blut eher mit dem Alter und der Fettmasse als mit dem Pubertätsfortschritt.

Detaillierte Untersuchungen an Rhesusaffen und an Menschen haben gezeigt, dass Leptin die Pubertät nicht auslöst, sondern dasjenige Hormon ist, das im Verlauf der Pubertät bzw. während der Geschlechtsreife ausreichende Energiereserven für eine erfolgreiche Fortpflanzung signalisiert und daher über einen vom Ausmaß des vorhandenen Fettgewebes abhängigen Schwellenwert die GnRH-Freisetzung und damit die Ovarfunktion stimuliert.

> ❯ Steigende Leptinkonzentrationen signalisieren dem Hypothalamus die Energiereserven des Organismus und über diese seine Fähigkeit zur Fortpflanzung. Leptin ist vermutlich eher ein, als ein primär initiierender Faktor für die Pubertätsentwicklung.

4.6 Die Pubertät

An die oben beschriebene infantile Ruhephase schließt sich die Pubertät an. Sie ist körperlicher Ausdruck der **Gonadarche**, d. h. des Anstiegs an gonadalen Sexualsteroiden, und ist charakterisiert durch hormonale, physische und psychische Veränderungen, die letztlich in das Erwachsenendasein und die Fortpflanzungsfähigkeit des Individuums münden. Da die Pubertät lediglich ein weiterer Schritt in der kontinuierlichen Ausreifung und Entwicklung des hypothalamisch-hypophysär-gonadalen Systems ist, sollte man sie nicht als funktionell isoliertes Ereignis verstehen.

Der Zeitpunkt des Beginns der pubertären Entwicklung ist vermutlich in erster Linie genetisch bestimmt, wird aber von verschiedenen endogenen und exogenen Ereignissen modifiziert. Ausgehend vom Zentralnervensystem und vom Hypothalamus bis zu den Gonaden läuft dieser Reifungsprozess auf allen Ebenen in einer definierten, geordneten Sequenz ab. Durch den Einsatz moderner molekularbiologischer Methoden konnte im Tierversuch ein tieferer Einblick in die Mechanismen der Pubertätsentwicklung gewonnen werden, die sich in wesentlichen Teilen auch auf den Menschen übertragen lassen.

Eintritt der Pubertät – der säkulare Trend

Die pubertären Reifungsschritte sind während der letzten 150 Jahre vor 1950 bis 1960 zunehmend früher aufgetreten. Dieses Phänomen wird auch als »säkularer Trend« bezeichnet. Allerdings lassen die seitdem verfügbaren Daten nicht eindeutig erkennen, ob sich diese Entwicklung auch in den letzten Dekaden fortgesetzt hat.

Das **mittlere Menarchealter** hat sich bis zu diesem Zeitpunkt pro Dekade um etwa 2 bis 3 Monate vermindert; es scheint in den USA für weiße Mädchen derzeit bei ca.12,9 Jahren (Herman-Giddens et al. 1997; ◘ Abb. 4.4) und für holländische Mädchen bei 13,1 Jahren (Frederiks et al. 2000) zu liegen.

> Die Menarche tritt heute in verschiedenen europäischen Ländern und den USA deutlich früher ein als noch vor 1960.

Für diesen säkulären Trend zur früher eintretenden Pubertät macht man überwiegend nichtgenetische Faktoren verantwortlich. Zu diesen gehören vor allem sozioökonomische Faktoren, wie bessere Gesundheit und Gesundheitsfürsorge, gute Ernährung, Verbesserung hygienischer Verhältnisse und möglicherweise eine allgemeine Zunahme des Körpergewichts. Letztlich jedoch sind die potentiellen Ursachen dieses säkularen Trends noch nicht in allen Einzelheiten geklärt. Auch ist unklar, ob sich der Trend wie bisher fortsetzt oder zu einem Stillstand gekommen ist.

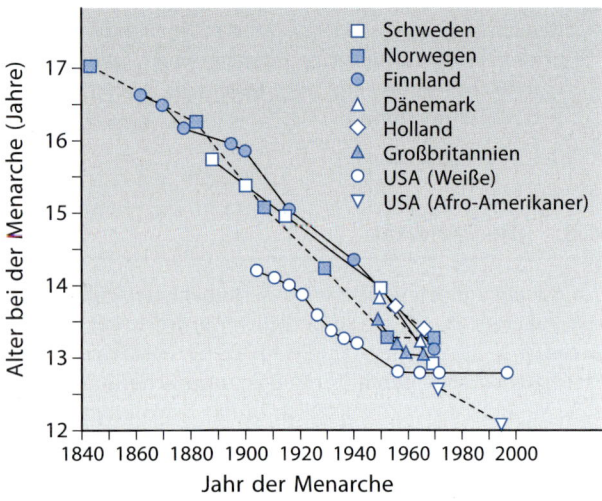

◘ **Abb. 4.4.** Veränderungen des Menarchealters in Westeuropa und den USA 1840–2000. (Nach Ojeda et al. 2000; Darstellung nach Tanner u. Eveleth 1975).

Bei Jungen beginnt die Pubertät im Mittel ein bis eineinhalb Jahre später als bei Mädchen, ihr Beginn bei Jungen liegt zwischen 9 und ca. 14 Jahren. Im Rahmen dieses Buchs kann an dieser Stelle nur auf die pubertären Veränderungen des Mädchens eingegangen werden.

Somatische Veränderungen in der Pubertät

Unter den körperlichen Veränderungen während der Pubertät muss man diejenigen, die ausschließlich aufgrund der zentral gesteuerten Aktivierung der Keimdrüsen, der sog. Gonadarche auftreten, von solchen unterscheiden, die auf die Sekretion von Nebennierenrinden-Androgenen in Kombination mit der Sekretion von gonadalen Sexualsteroiden zurückzuführen sind.

Erst die Reifung der Hypothalamus-Hypophysen-Gonaden-Achse induziert über einen Anstieg der gonadalen Steroide und über die Aktivierung ihrer spezifischen Rezeptoren an den Erfolgsorganen die Entwicklung der sekundären Geschlechtsmerkmale (Brustentwicklung, weibliche Formung des Körpers), den pubertären Wachstumsschub und letztlich die Fähigkeit zur Fortpflanzung.

Beim Mädchen setzt durch den Anstieg der Östrogenkonzentrationen im Blut zunächst die Brustentwicklung ein.

Die Reihenfolge der Entwicklung sekundärer Geschlechtsmerkmale ist in ◘ Abb. 4.5 dargestellt. In dieser wurden die Daten der Züricher longitudinalen Wachstumsstudie nach Prader dargestellt (Prader et al. 1984, Prader et al. 1989).

Entwicklung sekundärer Geschlechtsmerkmale: die Tanner Stadien

Das 1962 von Tanner vorgestellte Schema der Klassifikation sekundärer Geschlechtsmerkmale, das auf der Basis von Fotografien erarbeitet worden ist, findet auch heute noch allgemein Verwendung (Tanner 1962). Dieses Schema bezieht sich bei Mädchen auf die Entwicklung der Brustdrüse und der Pubesbehaarung. Für die Brustentwicklung gibt es fünf (B1–5), für die Pubesbehaarung sechs Stadien (P1–6; ◘ Abb. 4.6; Marshall u. Tanner 1987).

Brustentwicklung

Die Brustentwicklung kann einseitig beginnen und zunächst asymmetrisch verlaufen. Anfängliche Seitendifferenzen oder Formabweichungen sind nicht selten, verlieren sich aber im

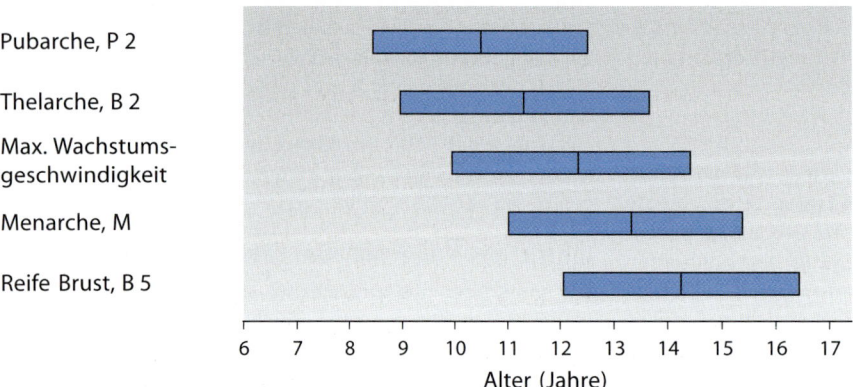

◘ **Abb. 4.5.** Sequenz der Pubertätsentwicklung beim Mädchen nach Prader et al. 1984 und 1989. Ein Balken entspricht jeweils dem Mittelwert ± 2 Standardabweichungen.

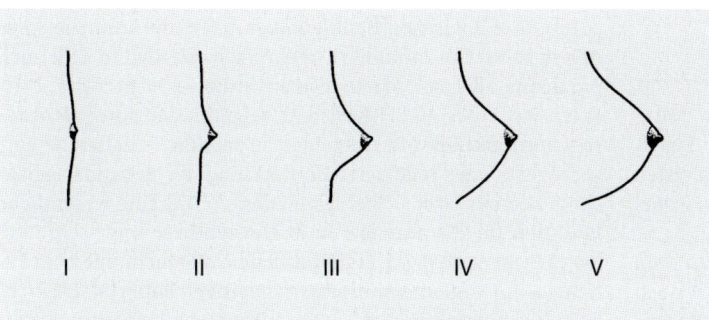

◘ **Abb. 4.6.** Stadien der Brust- und Pubesentwicklung. (Nach Marshall u. Tanner 1987)

Laufe der Entwicklung, sodass ein abwartendes Verhalten gerechtfertigt ist. In der Folge werden die Stadien entsprechend ◘ Abb. 4.6 beschrieben:

B1 Präpubertäre Brust (kein tastbarer Drüsenkörper).

B2 Brustknospung, die der Thelarche entspricht. Im Bereich der Mamille (Areola) bildet sich eine Vorwölbung des Brustgewebes. Diese kann relativ fest sein, sodass sie nur schwer von einem vergrößerten Lymphknoten zu unterscheiden ist.

B3 In diesem Stadium vergrößert sich die Brust zunehmend. Der Durchmesser des Brustgewebes geht über den Durchmesser der Mamillen hinaus; letzterer verbreitert sich auch. Die Areola hebt sich in der Kontur nicht von der Brust ab.

B4 Brust und Areola vergrößern sich weiter, wobei sich Letztere jetzt deutlich von der Brust abhebt. Die Pigmentierung von Areola und Brustwarze beginnt. Bei manchen Jugendlichen wird dieses Stadium übersprungen oder ist nur sehr kurz.

B5 Stadium der reifen Brust. Jetzt befindet sich die Areola wieder im Brustniveau. Der Durchmesser der Brustwarze ist im Mittel knapp 1 cm.

Größe und Form der Brust sind genetisch und durch den Ernährungsstatus bestimmt.

Pubesbehaarung (◘ Abb. 4.6)

P1 Präpubertärer Zustand (ohne Pubesbehaarung).

P2 Beginn der Pubesbehaarung mit wenigen geraden, längeren, kräftiger pigmentierten Haaren im Bereich der großen Labien. Dieses Stadium wird als Pubarche bezeichnet.

P3 Zunehmende Behaarung, es finden sich mehr gekräuselte, deutlich pigmentierte Haare auch im Bereich des Mons pubis.

P4 Kräftige adulte Behaarung nur im Bereich des Mons pubis.

P5 Nach oben horizontal begrenzte, dreieckig geformte adulte Behaarung über der Pubesregion mit Ausdehnung auf die Oberschenkelinnenseiten.

P6 Bei einigen Frauen dehnt sich die Behaarung auch auf die Linea alba aus, oder überschreitet die horizontale obere Grenze.

Äußeres Genitale

Das äußere Genitale des Mädchens verändert sich über die oben beschriebenen Veränderungen hinaus insofern, als sich das zunächst dünne, durchscheinende, rötliche Erscheinungsbild des Introitus vaginae unter dem Einfluss der Östrogene praller bzw. rosiger darstellt. Gleichzeitig beginnt eine deutliche Sekretion aus der Vagina. Darüber hinaus vergrößern sich die Klitoris, die großen und die kleinen Labien, die jetzt eine deutlich gefältelte Oberflächenstruktur zeigen. Über dem Schambein wird mehr Fett eingelagert. Das Erscheinungsbild des gesamten Beckens verändert sich, indem es sich vergrößert und mehr nach vorne gekippt wird. In der gleichen Zeit nehmen Länge und Weite der Vagina ebenso zu, wie die des Uterus. Die sonographisch bestimmbare Länge bzw. das Volumen (Volumen=Länge × Breite × Tiefe × 0,523) der Gebärmutter korreliert gut mit den Stadien der pubertären Entwicklung (Andre et al. 1984; Haber et al. 1995; Ivarsson et al. 1983).

Menarche

Die Menarche, d. h. die erste Regelblutung, tritt dann ein, wenn genügend Endometrium im Cavum uteri aufgebaut und nach Abfall der Östrogenspiegel im Rahmen der beginnenden Zyklizität abgestoßen wird (► Abschn. 3.6). Für Deutschland existieren im Gegensatz zu den USA, wo bei weißen Mädchen die Menarche – wie schon erwähnt – im Mittel mit 12,9 Jahren einsetzt, derzeit keine entsprechend aktuellen Daten, während der Trend in der pubertären Entwicklung für einige andere europäische Länder vor kurzem zusammenfassend dargestellt worden ist (DeMuinck Keizer-Schrama u. Mul 2001).

4.7   Zeitpunkt des Pubertätsbeginns bei Mädchen

In Europa wird der Zeitpunkt des Pubertätseintrittes, dokumentiert anhand des Nachweises der beginnenden Brustknospung (Tanner-Stadium B2, **Thelarche**), in den meisten Lehrbüchern im Mittel mit knapp 11 Jahren angegeben, wobei die Spanne von 8 bis 13 Jahren reicht.

Die wissenschaftliche Diskussion über den säkularen Trend und seine Fortsetzung in den letzten Dekaden ist noch nicht abgeschlossen. Es gilt daher zumindest in Europa immer noch als Konsens, dass die Pubertät bei einem Mädchen als pathologisch verfrüht anzusehen ist, wenn vor dem 8. Geburtstag sekundäre Geschlechtsmerkmale nachweisbar sind (▶ Kap. 12). In diesen Fällen sollte eine detaillierte fachgerechte Diagnostik erfolgen.

1992 und 1993 haben niedergelassene Ärzte in einer US-amerikanischen Querschnittstudie den pubertären Entwicklungszustand von 17.077 Mädchen untersucht (Herman-Giddens et al. 1997). Bei weißen Mädchen fanden sich erste Pubertätszeichen 6 bis 12 Monate früher als in älteren Studien. Das mittlere Thelarche-Alter weißer Mädchen lag bei 10±1,8 Jahren, während afroamerikanische Mädchen im Mittel schon mit 8,8±1,9 Jahren die erste Brustentwicklung zeigten.

Die Pubesbehaarung (Tanner Stadium 2, entsprechend der **Pubarche**) hatten weiße Mädchen im Mittel mit 10,5±1,7 Jahren, während afroamerikanische Mädchen die Pubarche schon fast 2 Jahre früher mit 8,8±2,0 Jahren hatten. Da individuell die Pubarche auch vor der Thelarche einsetzen kann, ist in dieser Studie untersucht worden, zu welchem Zeitpunkt im Mittel eines der sekundären Geschlechtsmerkmale im Sinne der Definition des Tanner-Stadiums 2 auftrat. Dieses Alter lag bei den weißen Amerikanerinnen im Mittel bei 9,7±1,8 Jahren, afroamerikanische Mädchen zeigten ein erstes Pubertätszeichen durchschnittlich mit 8,1±2 Jahren.

In einer niederländischen Untersuchung von 1997 lag das mittlere Alter für eine beginnende Brustentwicklung (Tanner-Stadium B2) bei 10,7 Jahren, das mittlere Menarchealter bei 13.1 Jahren (Frederiks et al. 2000). Die Dauer der Pubertät ist abhängig von ihrem Beginn. Im Mittel vergehen 4,2 Jahre zwischen Tanner-Stadium 2 und 5. Die Zeit bis zur Menarche ist umso länger, je früher die Pubertät beginnt. Bei einem Mädchen, das mit 9 Jahren in die Pubertät eintritt, vergehen im Durchschnitt 2,8 Jahre bis zur Menarche, während bei einem Pubertätsbeginn mit 13 Jahren die Menarche bereits nach durchschnittlich 0,6 bis 0,7 Jahren zu beobachten ist (Reiter u. Lee 2001). Die Ursachen dieses Phänomen sind wissenschaftlich bisher nicht erklärt.

4.8   Die Adrenarche

Die Adrenarche, d. h. die Aktivierung der Androgensynthese in der Zona reticularis der Nebennierenrinde geht der Gonadarche zwei bis vier Jahre voraus. Sie ist charakterisiert durch einen Anstieg der Blutkonzentration der adrenalen Androgene, insbesondere des Dehydroepiandrosterons (DHEA) und seines Sulfats (DHEA-S).

Die Mechanismen, die zur Aktivierung der **adrenalen Androgensynthese** führen, sind nur wenig verstanden. Einerseits ist allgemein akzeptiert, dass unter physiologischen und pathophysiologischen Bedingungen ACTH die adrenale Androgenproduktion stimuliert, andererseits werden hierfür auch parakrine adrenale Mechanismen in Betracht gezogen. Patienten mit einer ACTH-Resistenz zeigen keine adrenale Androgenproduktion und trotz einer normalen Gonadarche eine verzögerte oder reduzierte Entwicklung der Sekundärbehaarung. Hieraus lässt sich ableiten, dass ACTH eine wesentliche Funktion für die adrenale Androgensynthese und -sekretion hat (Weber et al. 1997). Longitudinale Untersuchungen bei Patienten mit sog. idiopathischer vorzeitiger Pubertätsentwicklung lassen vermuten, dass die Adrenarche kein akut einsetzendes Geschehen, sondern das Ergebnis eines kontinuierlichen Entwicklungsprozesses ist, der in der frühen Kindheit beginnt und möglicherweise erst in der dritten Lebensdekade abgeschlossen ist, wenn die maximalen Serumspiegel der adrenalen Androgene erreicht werden (Palmert et al. 2001).

Da die Androgene der Nebenniere die Entwicklung der Sekundärbehaarung (Pubes, Axillarbehaarung; s. oben) mit induzieren und eine prämature Pubarche auf eine vorzeitige Aktivierung der adrenalen Steroidsynthese hindeutet, bleibt unklar, warum Pubes- und Axillarbehaarung im normalen Pubertätsverlauf meist erst während oder nach den ersten körperlichen Zeichen der Gonadarche (Brustentwicklung, Hodenwachstum) auftreten. So findet man bei Kindern mit einer echten Pubertas praecox vor dem 6. Lebensjahr zu Beginn der Erkrankung selten Pubesbehaarung. Dagegen entwickeln Patientinnen mit einer gonadalen Dysgenesie und fehlender Ovarfunktion, wie z. B. bei einem Ullrich-Turner-Syndrom, eine eher normale Pubesbehaarung. Diese Dissoziationen von Gonadarche und Adrenarche sind bisher unzureichend erklärt. Es ist denkbar, dass das Wachstum der Sekundärbehaarung und die funktionelle Reifung apokriner Drüsen erst durch das Zusammenspiel von gonadaler und adrenaler Aktivität möglich sind.

4.9   Andere körperliche Veränderungen in der Pubertät

Reifung des Skelettsystems

Das wachsende Skelett unterscheidet sich vom ausgereiften Skelett in erster Linie durch die offenen Epiphysenfugen. Es gibt aber auch deutliche Unterschiede in Form und Größe des einzelnen Knochens, der Dicke der Kortikalis und der Struktur der Spongiosa.

Das biologische Reifestadium des Knochens wird radiologisch anhand von Form, Weite und Struktur der Epiphysenfuge beurteilt: Eine Röntgenaufnahme der linken Hand einschließlich des Handgelenks wird beispielsweise mit einer Aufnahme im Atlas von Greulich & Pyle verglichen und entweder nach Bayley & Pinneau oder nach einer anderen Methode bewertet (Greulich u. Pyle 1959; Bayley u. Pinneau 1952; Tanner et al. 1975 a u. b). Anhand dieses Vergleichs bestimmt man das sog. **Knochenalter**, einen weiteren Parameter der körperlichen Entwicklung im ersten und zweiten Lebensjahrzehnt. Die Entwicklung des Knochenalters eines Kindes kann im Vergleich zu gleichaltrigen Kindern durchschnittlich sein, rückständig oder dem Durchschnitt vorauseilen. Abweichungen, die weniger als ein Jahr umfassen, gelten jedoch als normal. Auf der Basis des Knochenalters und der aktuellen Körpergröße lässt sich anhand der Tabellen von Bayley u. Pinneau

(1952) die Erwachsenengröße mit einer gewissen Wahrscheinlichkeit vorausberechnen.

> **Das Knochenalter korreliert besser mit dem Beginn der Pubertät und mit dem Menarchealter als das chronologische Alter.**

Der Knochenumbau (»turnover«) nimmt während der Pubertät zunächst massiv zu, wie man anhand spezieller Parameter des Knochenumbaus nachweisen kann (Blumsohn et al. 1994; Rauch et al. 1994; Shaw et a. 1995). Wohl unter zunehmendem Östradioleinfluss nimmt in der späten Pubertät der Knochenumbau bis auf das Erwachsenenniveau ab.

Der Abschluss des Körperlängenwachstums ist mit dem Schluss der Epiphysenfugen erreicht. Der Epiphysenschluss ist bei beiden Geschlechtern östrogenabhängig. Fehlen diese oder können sie aufgrund eines Östrogenrezeptordefektes nicht wirken, kommt es zu einem »eunuchoiden« Hochwuchs: Im Vergleich zum Rumpf sind die Extremitäten auffallend lang, da sich die Epiphysenfugen besonders der langen Röhrenknochen verspätet oder gar nicht schließen.

Neben den Formveränderungen des knöchernen Skeletts nimmt in der Pubertät auch der Mineralgehalt des Knochens zu. Dabei wird die maximale Knochenmasse (engl. »peak bone mass«), die genetisch determiniert zu sein scheint, beim Mädchen im Alter von 15 bis 16 Jahren erreicht (Bonjour et al. 1991). Individuen mit bestimmten Allgemeinerkrankungen oder Ernährungsdefiziten in dieser Entwicklungsphase erreichen häufig nicht das normale Plateau der maximalen Knochenmasse und sind dann für die Entstehung einer Osteoporose prädisponiert. Zu diesen Allgemeinerkrankungen gehören unter anderem all diejenigen, die mit einem Östrogendefizit bei gestörter Ovarfunktion oder mit Resorptionsstörungen des Magen-Darm-Kanals einhergehen (z. B. Anorexia nervosa, Leistungssport, M. Crohn, chronische Heparinbehandlung u. a.).

Wachstumsschub

Die Wachstumsgeschwindigkeit zeigt während des Wachstums in der Kindheit und Pubertät ein charakteristisches Muster. Dabei reduziert sie sich zunächst in den ersten zwei bis vier Lebensjahren von >25 cm/Jahr auf im Mittel 6 cm/Jahr in der infantilen Ruhephase. In dieser Lebensphase bleibt sie relativ stabil, bevor sie kurz vor Beginn der Pubertät einen Tiefpunkt erreicht. Der pubertäre Wachstumsschub (◘ Abb. 4.7) tritt bei Mädchen ca. 2 Jahre früher ein als bei Jungen, weist aber eine geringere Amplitude auf. Dieses beschleunigte Wachstum ist bei beiden Geschlechtern in erster Linie Ausdruck der Östrogenwirkung, die beim Jungen erst in der späteren Pubertätsphase durch Aromatisierung, d. h. Umwandlung von Androgenen in Östrogene, einsetzt. Dadurch ist der Wachstumsschub beim männlichen Geschlecht ein Phänomen der fortgeschrittenen Pubertät, während beim Mädchen schon im Tanner-Stadium B2 bis 3 die maximale pubertäre Wachstumsgeschwindigkeit erreicht wird.

Nach Eintritt der Menarche besteht ein nur noch begrenztes Wachstumspotential von maximal 4% der erreichten Körpergröße (Tanner et al. 1975 a u. b; Marshall u. Limongi 1976; Marshall u. Tanner 1969; Bayley u. Pinneau 1952). Der pubertäre Wachstumsschub variiert wie alle Veränderungen der körperlichen Merkmale in der Pubertät erheblich. Die Dau-

er des Wachstumsschubs beträgt durchschnittlich 2,8 Jahre (Standardabweichungen von 0,6 Jahren; Faust 1977). Bei über 60% der Mädchen sind die Epiphysenfugen im ersten Jahr nach der Menarche noch offen und verschließen sich zunehmend rascher, was die Variation im verbleibenden Wachstumspotential erklärt (Porcu et al. 1994; ◘ Abb. 4.8).

Östrogene fördern das Wachstum einerseits durch die Stimulation der STH-Sekretion auf hypothalamisch-hypophysärer Ebene, andererseits durch eine Stimulation lokaler Wachstumsfaktoren an den Wachstumsfugen.

Die STH-Konzentration im Blut erreicht ihr Maximum in der mittleren bis späten Pubertät (Tanner-Stadien 3 bis 4). Dieser STH-Anstieg ist ein östrogenvermittelter Prozess, der charakterisiert ist durch die Zunahme der Amplitude der pulsatilen Wachstumshormonsekretion (STH) in den Nachtstunden. Für einen normalen pubertären Wachstumsschub ist sowohl eine intakte STH-Sekretion als auch eine intakte Gonadenachse erforderlich (Metzger et al. 1994).

Die adrenalen Androgene bzw. Androgenvorstufen scheinen für den pubertären Wachstumsschub von untergeordneter Bedeutung zu sein.

Die Bedeutung der Östrogene und des STH für das pubertäre Wachstum zeigt sich auch in verschiedenen klinischen Situationen: Während Kinder mit Hypogonadismus keine Beschleunigung ihres Wachstums erfahren, haben Kinder mit Nebennierenrindeninsuffizienz in der Regel keine oder eine nur geringe Verzögerung ihres Wachstumsschubs. Kinder mit fehlender Gonadotropin- und STH-Produktion wachsen normal nur, wenn neben Wachstumshormon auch Sexualsteroide verabreicht werden (Tanner et al. 1976; Aynsley-Green et al. 1976).

Auch wenn die Sekretion des Wachstumshormons und des Wachstumsfaktors IGF-1 in der Pubertät zunimmt, korreliert der pubertäre Wachstumsschub mit keinem der beiden Hormonspiegel, wohl aber sehr gut mit den Serumspiegeln der gonadalen Steroide, insbesondere mit denen der Östrogene.

Änderungen der Körperzusammensetzung

Während des pubertären Reifungsprozesses ändert sich mit dem Längenwachstum und der Knochenstruktur auch die übrige Körperzusammensetzung. Bei Mädchen nimmt die Muskelmasse früher zu als bei Jungen, jedoch nicht im selben Ausmaß wie bei jenen. Bei Jungen beginnt dieser Prozess später, ist dafür aber ausgeprägter. Dagegen nimmt die relative Fettmasse von Mädchen während ihrer Pubertät in Vorbereitung auf die reproduktiven Funktionen deutlich zu. Als Folge des Körperlängenwachstums und der veränderten Körperzusammensetzung vergrößert sich auch die Kehlkopfregion in geschlechtsspezifischer Weise. Der Stimmbruch des männlichen Jugendlichen ist Ausdruck dieses Phänomens und führt schließlich zu einer Verminderung der Stimmlage um eine Oktave. Weniger allgemein bekannt ist, dass sich die Tonlage auch bei Mädchen um etwa eine drittel Oktave verringert und später in Abhängigkeit von der hormonalen Rhythmik variieren kann (► Abschn. 17.13; Abitbol et al. 1999).

Axillarbehaarung und exokrine Drüsen

Die Axillarbehaarung entwickelt sich meist erst nach der Pubesbehaarung oder mit dieser parallel und verläuft in verschiedenen Stadien, die aber im Gegensatz zu den oben be-

4

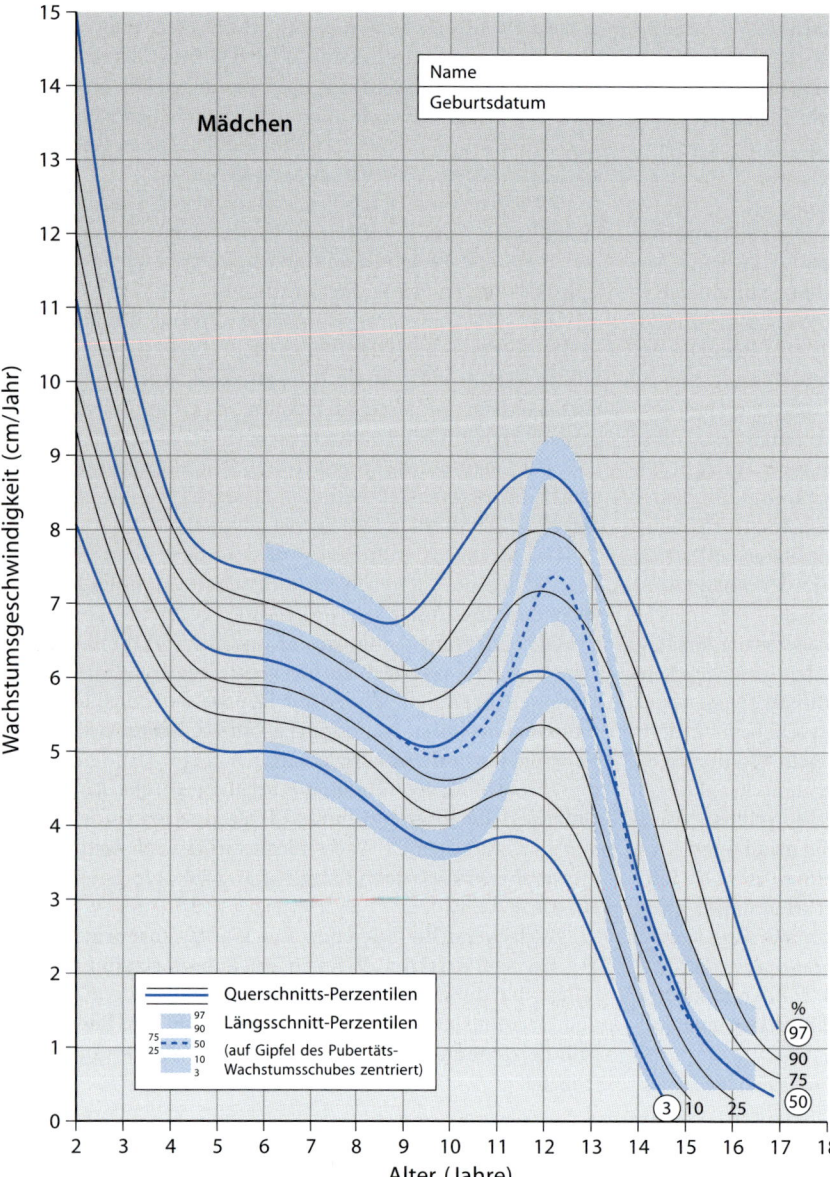

Abb. 4.7 Wachstumsgeschwindigkeitskurve für Mädchen. (Nach Reinken u. van Oost 1992)

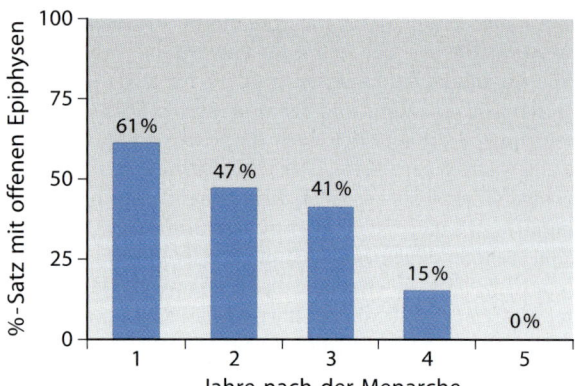

□ **Abb. 4.8.** Prozentsatz von Mädchen mit offenen Epiphysenfugen während der ersten 5 Jahre nach der Menarche. (Nach Porcu et al. 1994)

schriebenen Tanner-Stadien nicht eindeutig definiert sind. Parallel zu der Zunahme dieser sekundären Körperbehaarung verändert sich unter dem Einfluss der Sexualsteroide auch das Sekretionsmuster der Schweiß- und Talgdrüsen, es setzt sich ein adulter Körpergeruch durch. Mit der unter Androgeneinfluss ausreifenden Funktion der Talgdrüsen kommt es bei beiden Geschlechtern zu einer mehr oder weniger ausgeprägten Seborrhö, die zur Akne prädisponiert.

Verhaltensänderungen

Die Veränderungen im Verhalten Jugendlicher während der Pubertät und im Adoleszentenstadium sind jedem Elternpaar geläufig. Sie sind auf den Ablösungsprozess von der Familie und auf den Erwerb der eigenen Unabhängigkeit ausgerichtet. Diese psychosoziale Entwicklung ist nicht ohne weiteres mit endokrinen Veränderungen zu korrelieren.

Es soll an dieser Stelle lediglich erwähnt werden, dass sich auch Schlafverhalten und EEG-Muster deutlich verändern. Frequenz und Qualität einer präexistenten Epilepsie können in der Pubertät deutlich variieren, manchmal sistieren die Anfälle sogar. Andererseits können epileptische Anfälle auch erst während der Pubertät primär manifest werden.

Ovarfunktion in Pubertät und Adoleszenz

Die Stabilität der ovulatorischen Funktion in den ersten Monaten nach der Menarche – und im Zusammenhang damit – die Sicherheit empfängnisverhütender Maßnahmen, ist für die Beratung pubertierender und jugendlicher Mädchen ein praxisrelevantes Thema. Deshalb sei an dieser Stelle eine der letzten Entwicklungen in der Übergangsphase ins junge Erwachsenendasein beschrieben: die ovulatorische Funktion. Sie ist die letzte Errungenschaft in der Ontogenese der Hypothalamus-Hypophysen-Ovar-Achse, denn sie setzt die Existenz der negativen Rückkopplung zwischen Hypothalamus, Hypophyse und den gonadalen Sexualsteroiden und die Aktivierung der pulsatilen hypothalamischen GnRH-Sekretion voraus.

Die ovulatorische Funktion ist nichts Anderes als Ergebnis und Ausdruck der positiven Rückkopplung zwischen den konstant ansteigenden Blutöstradiolspiegeln in Folge der Follikelreifung und der akuten Ausschüttung großer LH-Mengen.

Wie die klinische Beobachtung lehrt, ist die regelmäßige ovulatorische Funktion bei Adoleszenten eine Funktion, die sich über den Zeitraum weniger Jahre stabilisiert. Unmittelbar nach der Menarche ist der ovulatorische Zyklus eher die Ausnahme (ca. 10% aller Zyklen; ◘ Abb. 4.9); erst zwischen dem 25. und 30. Lebensjahr hat die ovulatorische Funktion ihre größte Stabilität erreicht, sodass die Jahre unmittelbar nach der Menarche durch eine relative funktionelle Sterilität gekennzeichnet sind (Döring 1963; Lauritzen 1983; ◘ Abb. 4.9, 4.10). In dieser unmittelbar postmenarchalen Zeitspanne sind anovulatorische Zyklen ein normales Übergangsphänomen und haben in der Regel keinen Krankheitswert. Die für die unmittelbar postmenarchale Phase typischen oligomenorrhoischen Zyklen sind Ausdruck dieser anovulatorischen

Verläufe. Erst ungefähr zwei Jahre nach der Menarche nähert sich die Zykluslänge 28 Tagen; damit beginnt die Phase, in der ovulatorische Zyklen überwiegen (◘ Abb. 4.9, 4.10).

> **Cave**
>
> Erste klinische Hinweise (z. B. eine primäre Oligomenorrhö, die länger als zwei Jahre nach der Menarche immer noch besteht) auf spätere Ovarfunktionsstörungen (z. B. auf polyzystische Ovarien) zeigen sich relativ häufig in dieser Übergangsphase. Dem behandelnden Arzt sollten diese Anzeichen bekannt sein, damit er zwischen abwartendem und intervenierendem Vorgehen entscheiden kann (Differentialdiagnostik ▶ Kap. 23.3).

4.10 Synopsis

Die Pubertät ist kein »De-novo-Ereignis«, sondern Teil eines kontinuierlichen Reifungsprozesses, der im Fetalleben beginnt. Sie ist Ausdruck einer zentralen Reaktivierung der Hypothalamus-Hypophysen-Gonaden-Achse mit pulsatiler Sekretion des hypothalamischen Dekapeptids GnRH am Ende der infantilen Ruhephase. Diese pulsatile Sekretion ist zwar essentiell für eine reibungslose Funktion der Hypothalamus-Hypophysen-Gonaden-Achse, aber nicht der primär auslösende Faktor, denn sie wird wiederum von übergeordneten neuronalen, glialen und anderen Faktoren gesteuert. Innerhalb einer genetisch festgelegten Variabilität wird der Zeitpunkt des Pubertätsbeginns auch von äußeren Einflüssen bestimmt. So zeigt sich ein säkularer Trend mit zunehmend früher einsetzender Pubertät, sodass die amerikanische Gesellschaft für pädiatrische Endokrinologie die Empfehlung ausgesprochen hat, die Definition der pathologisch verfrühten Pubertät neu zu überdenken.

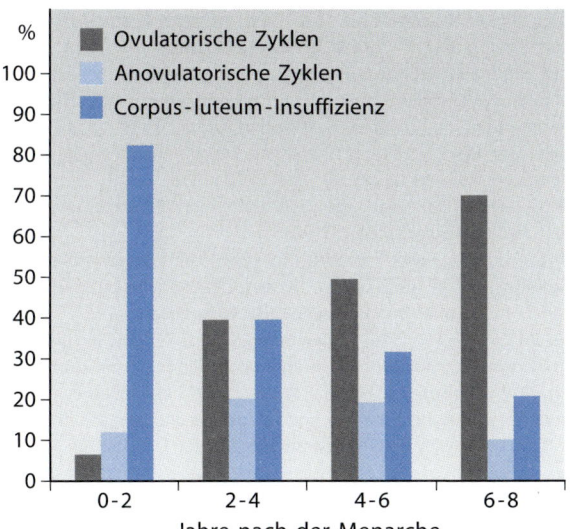

◘ **Abb. 4.9.** Häufigkeit normaler und gestörter Zyklen in den Jahren nach der Menarche. (Nach Lauritzen 1983)

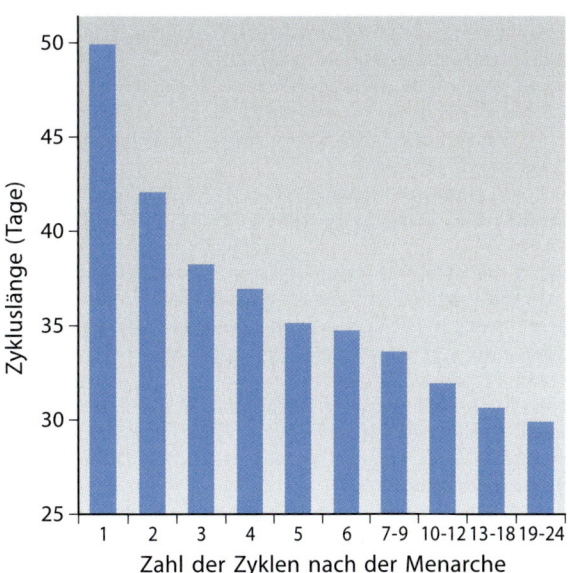

◘ **Abb. 4.10.** Menstruationsintervalle in der Adoleszenz. (Nach Teoh u. Ratman 1987)

Testfragen

1. Aus welcher embryonalen Hirnregion stammen die GnRH-sezernierenden Neurone?
2. Wie muss das GnRH ausgeschüttet werden, um die Sekretion der Gonadotropine aus der Hypophyse zu aktivieren?
3. Welche übergeordneten Systeme beeinflussen die pubertäre Aktivierung der GnRH-Neurone im Hypothalamus?
4. Was bedeutet die Bezeichnung »säkularer Trend« für die Pubertätsentwicklung?
5. Welche Faktoren werden überwiegend für den »säkularen Trend« verantwortlich gemacht?
6. Welche Hormone sind am pubertären Wachstumsschub beteiligt?
7. Wann ist der pubertäre Wachstumsschub beendet?
8. Bei welchen Krankheitsbildern wird von einem »kritischen Gewicht« für die Pubertätsentwicklung gesprochen?
9. Was ist mit dem Begriff der «Adrenarche" gemeint?
10. Ist die Adrenarche essentieller Bestandteil der zentralen Pubertät?

Literatur

Abitbol J, Abitbol P, Abitbol B (1999) Sex hormones and the female voice. J Voice 13: 424

Andre C, Le Bihan B, Foucaud P (1984) L'echographie pelvienne. Ann Pediatr 31: 177–182

Aynsley-Green A, Zachmann M, Prader A (1976) Interrelation of the therapeutic effects of growth hormone and testosterone on growth in hypopituitarism. J Pediatr 89: 992

Bayley N, Pinneau S (1952) Tables for predicting adult height from skeletal age. J Ped Endocrinol Metabolism 40: 423

Blum WF Schweizer R (2003) Insulin-like growth factors and their binding proteins. In: Ranke MB (ed) Diagnostics of endocrine function in children and adolescents. Karger, Basel, p166

Blumsohn A, Hannon RA, Wrate R, Barton J, Al-Dehaimi AW, Colwell A, Eastell R (1994) Biochemical markers of bone turnover in girls during puberty. Clin Endocrinol 40: 663

Bonjour JP, Theintz G, Buchs B et al. (1991) Critical years and stages of puberty for spinal and femoral bone mass accumulation during adolescence. J Clin Endocrinol Metab 73: 555

Conte FA, Grumbach MM, Kaplan S (1975) A diphasic pattern of gonadotropin secretion in patients with the syndrome of gonadal dysgenesis. J Clin Endocrinol Metab 40: 670

DeMuinck Keizer-Schrama SMPF, Mul D (2001) Trends in pubertal development in Europe. Hum Reprod (Update) 7: 287

Döring GK (1963) Über die relative Sterilität in den Jahren nach der Menarche. Geburtshilfe Frauenheilkd 23: 30

Faust MS (1977) Monographs of the Society for Research in Child Development. 42: 1–90

Frederiks AM, van Buuren S, Burgmeijer RJ et al. (2000) Continuing positive secular growth change in the Netherlands 1955–1997. Pediatric Res 47: 316

Greulich W, Pyle S. (1959) Radiographic atlas of skeletal development of the hand and wrist, 2nd edn. Stanford University Press, Stanford

Haber HP, Wollmann HA, Ranke MB (1995) Pelvic ultrasonography: early differentiation between isolated premature thelarche and central precocious puberty. Eur J Pediatr 154: 182

Hermann-Giddens ME, Slora EJ, Wassermann RC et al. (1997) Secondary sexual characteristics and menses in young girls seen in office practice: A study from the pediatric research in Office Settings Network. Pediatrics 99:505

Ivarsson SA, Nilsson KO, Persson PH (1983) Ultrasonography of the pelvic organs in prepubertal and postpuberal girls. Arch Dis Child 58: 352

Lauritzen CH (1983) Diagnostik und Therapie der Zyklusstörungen während der Pubertät und Adoleszenz. Gynäkologe 16: 32

Marshall WA, Tanner JM (1969) Variations in the pattern of pubertal changes in girls. Arch Dis Child 44: 291

Marshall WA, Limongi Y (1976) The skeletal maturity and the prediction of menarche. Ann Hum Biol 3: 235

Marshall WA, Tanner JM (1987) Klinische und endokrinologische Merkmale der weiblichen Pubertät. In: Stolecke H, Terruhn V (Hrsg) Pädiatrische Gynäkologie. Springer, Berlin Heidelberg New York Tokio, S 83–103

Metzger DL, Kerrigan JR, Rogol AD (1994) Gonadal steroid hormone regulation of the somatotropic axis during puberty in humans – mechanism of androgen and estrogen action. Trends Endocrinol Metab 5: 290

Ojeda SR, Bilger M (2000) Neuroendocrine regulation of puberty. In: Conn PM, Freeman ME (eds) Neuroendocrinology in physiology and medicine. Humana, Totowa/NJ, p 210

Ojeda SR, Prevot V, Heger S, et al. (2003) The neurobiology of female puberty. Horn Res 60 (Suppl 3): 15

Palmert MR, Hayden DL, Mansfield MJ et al. (2001) The longitudinal study of adrenal maturation during gonadal suppression: evidence that adrenarche is a gradual process. J Clin Endocrinol Metab 86: 4536

Porcu E, Venturoli S, Fabbri R, Paradisi R, Longhi M, Sganga E, Flamigni C (1994) Skeletal maturation and hormonal levels after the menarche. Arch Gynecol Obstet 255: 43

Prader A, Largo RH, Wolf C (1984) Timing of pubertal growth and maturation in the first Zürich longitudinal growth study. Acta Paediatr Hung 25: 155

Prader A, Largo RH, Molinari et al. (1989) Physical growth of Swiss children from birth to 20 years of age – first Zürich longitudinal study of growth and development. Helv Paediatr Acta 52 (Suppl): 1

Rauch F, Schönau E, Woitge H, Remer T, Seibel M (1994) Urinary excretion of hydroxy-pyridinium cross-links of collagen reflects skeletal growth velocity in normal children. Exp Clin Endocrinol 102: 97

Reinken L, van Oost G (1992) Longitudinale Körperentwicklung gesunder Kinder von 0 bis 18 Jahren. Klin Pädiatr 204: 129

Reiter EO, Lee PA (2001) Have the onset and tempo of puberty changed? Arch Pediatr Adolesc Med 155: 988

Shaw NJ, Dutton J, Fraser WD, Smith CS (1995) Urinary pyridinoline and deoxypyridinoline excretion in children. Clin Endocrinol 42: 607

Tanner J (1962) Growth at adolescence. Blackwell, Oxford

Tanner JM, Eveleth PB (1975) In: Berenberg SR (ed) Puberty, biologic and psychosocial components. Stenfert Kreose, Leiden, pp 256–273

Tanner JM, Whitehouse RH, Marshall WA et al. (1975 a) Prediction of adult height from height, bone age, and occurrence of menarche, at ages 4 to 16 with allowance for midparent height. Arch Dis Child 50: 14

Tanner JM, Whitehouse RH, Marshall, WA (1975 b) Assessment of skeletal maturity and prediction of adult height (TW 2 method). Academic Press, London New York

Tanner JM, Whitehouse RH, Hughes PCR, Carter BS (1976) Relative importance of growth hormone and sex steroids for the growth at puberty of trunk length, limb length and muscle in growth hormone-deficient children. J Pediatr 89: 1000

Teoh ES, Ratnam SS, Wong PC (1987) (eds) Ovulation and early pregnancy. Parthenon, Casterton Hall, Carnforth

Weber A, Clark AJ, Perry LA (1997) Diminished adrenal androgen secretion in familial glucocorticoid deficiency implicates a significant role for ACTH in the induction of adrenarche. Clin Endocrinol 46: 431

Regulation der Ovarfunktion

M. Ludwig

5.1   Einleitung

⊘ Dieses Kapitel soll die Grundprinzipien der Ovarfunktion aufzeigen, um die Pathophysiologie des Ovars und neuere Therapieansätze verständlich zu machen. Ansatzweise soll auch wissenschaftliches Neuland erwähnt werden, dessen Bewertung derzeit noch nicht möglich ist, z. B. die Rolle der Innervation des Ovars und der inzwischen zahlreichen, im Ovar aufgefundenen protein- und peptidartigen Stoffe, denen man eine lokale parakrine Wirkung unterstellt (▶ Abschn. 5.4.8).
Zunächst werden die endokrinen Funktionen des zentralen Nervensystems und der Hypophyse dargestellt, danach die Regulation der Ovarfunktion auf ovarieller Ebene, anschließend eine kurze Zusammenfassung im Sinne des kleinsten gemeinsamen Nenners, auf den man eine pathophysiologisch und klinisch sinnvolle Darstellung der Ovarfunktion bringen kann. Zuletzt sollen die wichtigsten noch offenen Fragen diskutiert werden.
Die normale Ovarfunktion der Frau im geschlechtsreifen Alter wird herkömmlicherweise eingeteilt in die **Follikelreifungsphase**, die **Ovulationsphase** und die **Corpus-luteum-Phase**. Die Hauptprodukte der Ovarien in diesen Phasen (z. B. Östradiol und Progesteron) wirken sich auf sehr viele Organe aus, u. a. – wie in diesem Kapitel zu zeigen ist – auf die hypothalamisch-hypophysäre Funktionseinheit und auf das Endometrium. Während der Follikelreifungsphase durchläuft das **Endometrium** eine östrogenabhängige **Proliferation** und in der Corpus-luteum-Phase eine progesteronabhängige **Transformation**.
Die ovarzyklusabhängigen morphologischen und funktionellen Veränderungen des Endometriums sind in ▶ Abschn. 3.6 dargestellt worden.

5.2   Endokrine Funktionen des Zentralnervensystems, insbesondere des Hypothalamus

Die hypothalamisch-hypophysär-ovarielle Funktionseinheit ist durch einen 28-tägigen Rhythmus gekennzeichnet. Die Mitte dieser 28-tägigen Zeitspanne stellt das Ereignis der Ovulation dar. Auf Follikelreifungsphase und Ovulation entfallen ebenso wie auf die folgende Lutealphase etwa 14 Tage.

Das Ovar ist nicht nur hormonaler Befehlsempfänger des Hypothalamus-Hypophysen-Systems, vielmehr bestehen zwischen beiden Systemen vielfältige Wechselbeziehungen. So werden die Funktionen von Hypophyse und Hypothalamus durch die sekretorischen Produkte sowohl des reifenden Graaf-Follikels als auch des Corpus luteum gesteuert.

Während man das Ovar als »menstruelle Uhr« mit einem biologisch vorgegebenen 28-tägigen Rhythmus bezeichnen kann (Knobil u. Hotchkiss 1988), die unter der Kontrolle der Hypophyse steht, ist der Hypothalamus eine Art **zirkhorales biologisches Pendel** (lat. hora, Stunde), denn er entsendet im Takt von einer bis wenigen Stunden neuroendokrine (Gonadotropin-releasing-Hormon, GnRH) Signale an die Hypophyse. Ähnlich dem Uhrwerk, dessen komplizierte Funktionen allein durch die Pendelbewegung in Gang gehalten werden können, kann durch die zirkhorale GnRH-Ausschüttung der ganze menstruelle Zyklus aufrechterhalten werden (Knobil 1980a; Dierschke et al. 1970).

5.2.1   Anatomische Voraussetzungen für die Interaktion zwischen Hypothalamus und Hypophyse

Der Hypophysenvorderlappen hat keine direkte Nervenverbindung zum Großhirn. Die Blutversorgung der Hypophyse erfolgt durch das **hypophysäre Pfortadersystem**, das aus Kapillaren der hypothalamischen Eminentia mediana hervorgeht. Diese Kapillaren vereinigen sich am Hypophysenstiel zu größeren Blutgefäßen und gehen dann in sinusartige Kapillaren des Hypophysenvorderlappens über (◘ Abb. 5.1). Die Hauptrichtung des Blutflusses geht vom Hypothalamus in Richtung Hypophyse; möglicherweise fließt eine kleinere Fraktion dieses portalen Blutes in entgegengesetzter Richtung (Oliver et al. 1977). Der größere Teil des Blutflusses vom Hypothalamus zur Hypophyse gelangt auf der Vorderseite des Hypophysenstiels zum Hypophysenvorderlappen. Teile des Hypophysenvorderlappens werden jedoch offensichtlich auch durch Blutgefäße versorgt, die vom Hypophysenhinterlappen

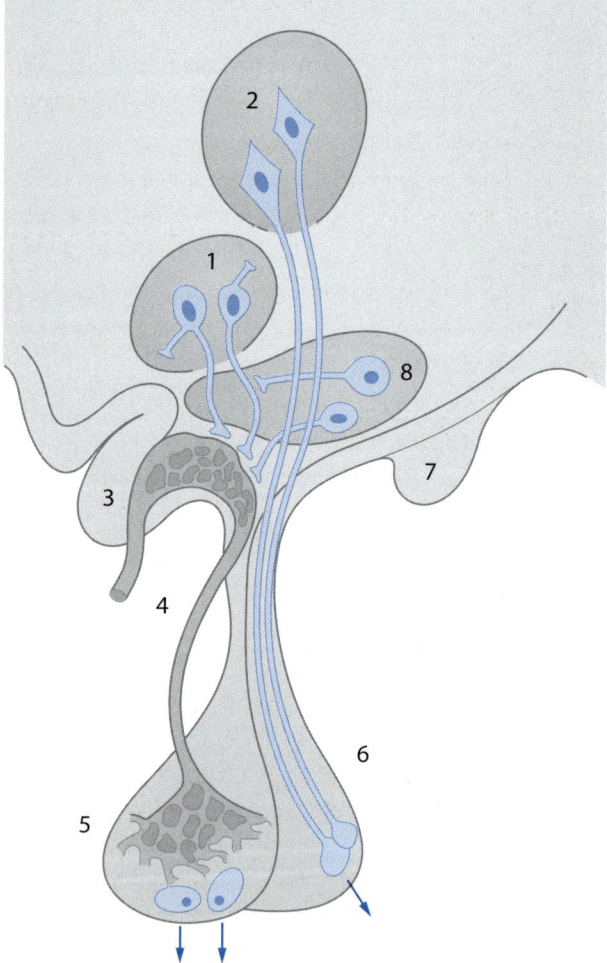

◘ **Abb. 5.1.** Neuroanatomische Verbindungen zwischen Hypothalamus und Hypophyse: 1 Nucleus arcuatus, 2 Nucleus paraventricularis, 3 Chiasma opticum, 4 hypothalamisch-hypophysärer Pfortaderkreislauf, 5 Hypophysenvorderlappen, 6 Hypophysenhinterlappen, 7 Corpus mamillare, 8 Neuronen des Dopaminsystems und der endogenen Opiate. (Nach Rossmanith 1991)

her die Pars distalis des Hypophysenvorderlappens erreichen (Page 1982, 1983).

Entwicklungsgeschichtlich ist der Hypophysenvorderlappen ein Abkömmling der Rathke-Tasche, einer Ausstülpung des Rachendachs, also kein Derivat des Zentralnervensystems, während der Hypophysenhinterlappen eine direkte Fortsetzung des Hypothalamus ist. Über mögliche Funktionen des Hypophysenhinterlappens bei der Regulation der Hypothalamus-Hypophysen-Ovar-Achse wird in ▶ Abschn. 5.2.3 berichtet.

5.2.2 Hypothalamische Kontrolle der pulsatilen Gonadotropinfreisetzung als Voraussetzung einer normalen Ovarfunktion

Grundvoraussetzung für eine optimale Hypophysenfunktion und damit für eine normale Entwicklung des Graaf-Follikels, für die Ovulation und die Lutealfunktion ist **das pulsatile Verhalten eines hypothalamischen Kerngebiets, des Nucleus arcuatus**, und ihm benachbarter Gebiete. Die hier lokalisierten Neuronen produzieren das **hypothalamische GnRH** und geben es über den Tractus tuberoinfundibularis in den hypophysären Pfortaderkreislauf ab (Fink 1978; ◻ Abb. 5.2). GnRH enthaltende Nervenfasern findet man auch im hinteren Hypothalamusbereich, in Nervenendigungen des Hypophysenhinterlappens und im Bereich des Nucleus suprachiasmaticus. Die Zerstörung der Region des Nucleus arcuatus führt zum Sistieren der Gonadenfunktion und zur Amenorrhoe.

Die entscheidend wichtige Funktion des Nucleus arcuatus, dieser zirkhoralen, biologischen Uhr des Hypothalamus, besteht in der **pulsatilen (episodischen) GnRH-Freisetzung**. Diese im Abstand von etwa einer bis wenigen Stunden erfolgende akute GnRH-Neurosekretion ist die Grundvoraussetzung der normalen Ovarfunktion bei Primaten (Knobil 1980a,b). Sie versetzt die Hypophyse in die Lage, eine für die normale Ovarfunktion optimale Gonadotropinsekretion zu gewährleisten. Die pulsatile GnRH-Sekretion spiegelt sich im Blut in pulsatilen (episodischen) Schwankungen der Gonadotropinkonzentrationen wider (◻ Abb. 5.3). Das im Nucleus arcuatus vorhandene funktionelle, synchronisierte Netzwerk und Areal, welches für die **GnRH-Pulsation** verantwortlich ist, wird als GnRH-Pulsgenerator bezeichnet (Lincoln et al. 1985; Stojilkovic et al. 1994).

Die Folge der elektrophysiologischen Aktivität dieses Areals ist die synchron mit den dort erzeugten elektrischen Impulsen nachweisbare GnRH-Sekretion (O'Byrne u. Knobil 1993). Die Frequenz dieses elektrophysiologischen Impulses ist in der Follikelreifungsphase größer als in der Lutealphase (Couzinet u. Schaison 1993; Knobil 1990) und während der Nacht geringer als tagsüber (Rossmanith u. Lauritzen 1991; Rossmanith 1993), Letzteres wohl eine unmittelbare Folge der Lichteinwirkung. Die Dauer der elektrischen Impulse wird durch Sexualsteroide moduliert: Unter Östradioleinfluss dauern sie 1 bis 3 Minuten, in der Postmenopause bzw. nach Ovarektomie ca. 20 Minuten (O'Byrne u. Knobil 1993). Während intensiven körperlichen Trainings, Stress, im Hungerzustand, während der Laktationsperiode und in der Pubertät (▶ Kap. 4) sind Änderungen der Aktivität des hypothalamischen Pulsgenerators beobachtet worden, insofern ist verständlich, dass während dieser Lebensphasen anovulatorische Zyklen auftreten (▶ Kap. ▮).

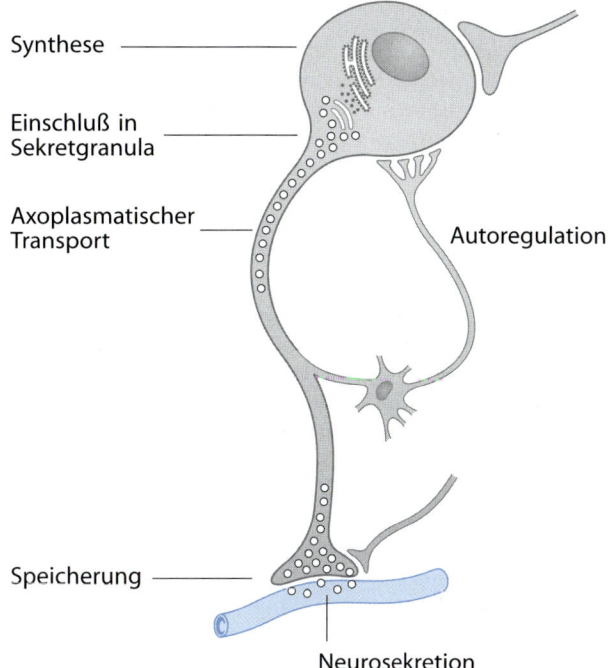

◻ **Abb. 5.2.** Funktionen eines GnRH-Neurons. Synthese von GnRH und Einschluss in Sekretgranula, Transport im Axoplasma, Speicherung und Neurosekretion. Die GnRH-Sekretion kann durch benachbarte Neurone mit anderer Neurosekretion (z. B. Serotonin, Noradrenalin, Dopamin) beeinflusst werden. (Nach Judd 1985)

Erhöht oder vermindert man im biologischen Experiment Frequenz oder Amplitude des neuroendokrinen Impulses an die Hypophyse, kommt es zu Störungen der Ovarfunktion (◻ Abb. 5.4). Klinische Anwendung findet diese Einsicht aus der biologischen Grundlagenforschung bei hypogonadotrop-amenorrhoischen Frauen in Form der pulsatilen GnRH-Verabreichung zur Ovulationsinduktion, außerdem zur therapeutischen Suppression der Gonadotropinsekretion bei Endometriose, bei bestimmten ovariellen Funktionsstörungen (▶ Abschn. 23.4.) und bei der Behandlung von Mädchen mit bestimmten Formen der vorzeitigen Pubertät.

Für das Verständnis der normalen Ovarfunktion und einiger klinischer Krankheitsbilder ist es wichtig zu wissen, welchen weiteren modifizierenden Einflüssen die Funktion des Nucleus arcuatus bzw. die GnRH-Freisetzung ausgesetzt sein kann.

— **Dopaminerge Neuronen** des Nucleus arcuatus enden im Bereich des hypophysären Pfortaderkreislaufs. Dopamin und dopaminerge Substanzen (z. B. Bromocriptin) supprimieren die GnRH-Freisetzung, daneben die hypophysäre Prolaktinsekretion (Bohnet et al. 1976).

— **Noradrenerge und serotoninerge Neuronen** im Bereich des Zwischenhirns und des Hirnstamms synthetisieren Noradrenalin bzw. Serotonin. Die Neuronen dieser Regionen enden in der Nähe der GnRH- und dopaminsezernierenden Neuronen des Nucleus arcuatus und sind in der Lage, Noradrenalin freizugeben. Damit sind auch für noradrenalinfreisetzende Neuronen die anatomischen Gegebenheiten geschaffen, die GnRH-Sekretion zu modulieren: Noradrenalin und andere adrenerge Substanzen (Adrenalin) wirken auf die GnRH-Freisetzung positiv im Sinne einer Förderung der GnRH-Sekretion (Knobil 1980a).

— **Katecholöstrogene** gehören zu den hypothalamischen Informationsübermittlern; sie besitzen strukturelle Ähnlichkeiten sowohl mit Östrogenen als auch mit Katecholaminen (Adrenalin, Noradrenalin, Dopamin; ◘ Abb. 5.5) und werden in Arealen des Zwischenhirns gebildet, in denen auch Östrogene und GnRH nachweisbar sind. Katecholöstrogene können Enzyme stimulieren oder blockieren, die auch für die Synthese adrenerger Substanzen wichtig sind; damit können sie indirekt die Neubildung von Noradrenalin und damit dessen Einfluss auf die GnRH-Sekretion modulieren (Ball et al. 1975).

— **Endogene opiatartige Peptide** werden in vielen Hirnarealen gebildet, so auch im Nucleus arcuatus und seiner Nachbarschaft. Zu diesen endogenen Opiaten zählen die **Enkephaline** und **β-Endorphin**. Letzteres ist ein aus 31 Aminosäuren bestehendes Peptid und ist ein Produkt einer gezielten (limitierten) Proteolyse der biosynthetischen Vorstufe von ACTH und einer Reihe anderer Substanzen, nämlich des **Proopiomelanocortin** (POMC; ► Abschn. 1.4.3). Voraussetzung für die Kontrolle der Go-

nadotropinsekretion durch β-Endorphin ist seine Bildung und Sekretion in Neuronen in der Nähe des GnRH-Pulsgenerators. Es kann heute als gesichert angesehen werden, dass die **tonische Blockade der Gonadotropinfreisetzung** durch endogene Opiate, v.a. durch β-Endorphin, erfolgt. Man kann demnach erwarten, dass die stressinduzierte Sekretion von β-Endorphin (und ACTH) aus der Vorstufe Proopiomelanocortin die Gonadotropinsekretion beeinträchtigt. Auch im klinischen Experiment kann man durch Verabreichung von Opiaten die Gonadotropinfreisetzung blockieren und durch Verabreichung von Naloxon, einem kompetitiven Hemmer der Opiate, eine Erhöhung der pulsatilen GnRH-Sekretion und damit der Gonadotropinsekretion erreichen (Grossmann et al. 1981; Ropert et al. 1981). Opiate und ihre Antagonisten modulieren die GnRH-Sekretion auf hypothalamischer Ebene, auf hypophysärer Ebene haben sie keinen direkten Einfluss.

Zu den inhibitorischen Neuromodulatoren der GnRH-Sekretion gehört auch das

— **Kortikotropin(ACTH)-releasing-Hormon (CRH),** welches in Stresssituationen vermehrt freigesetzt wird und die

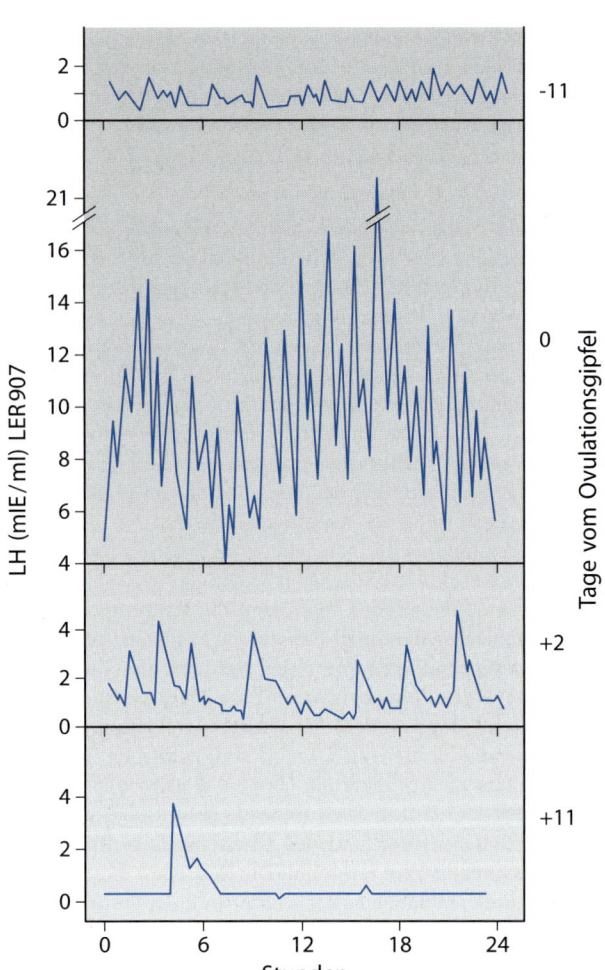

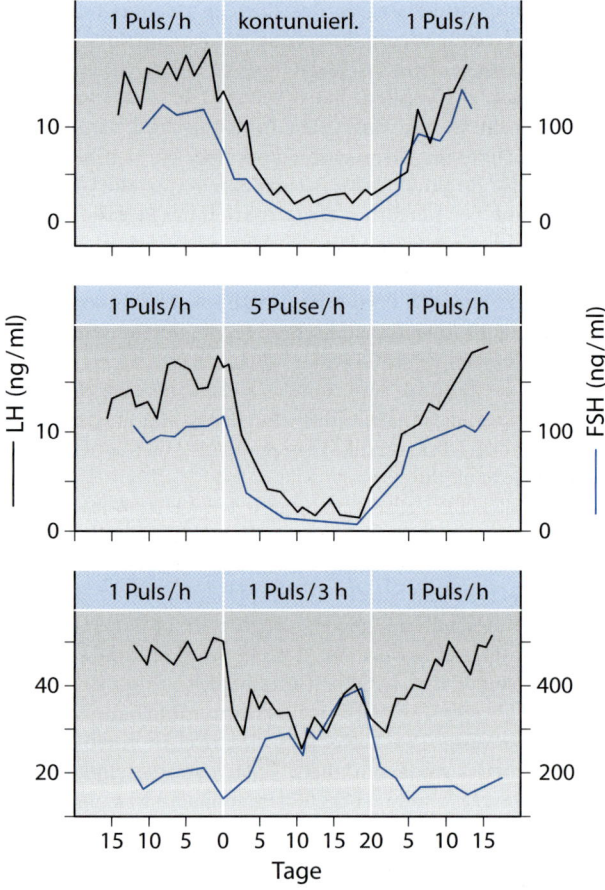

◘ **Abb. 5.3.** Zyklusabhängigkeit von Frequenz und Amplitude der pulsatilen LH-Sekretion: s. a. Abb. 5.6. (Nach Knobil u. Hotchkiss 1988)

◘ **Abb. 5.4.** Abhängigkeit der Gonadotropinsekretion und -konzentration von der GnRH-Pulsfrequenz. Bemerkenswert ist die Wirkung, die eine Änderung der Pulsfrequenz auf den LH-FSH-Gipfel hat. (Nach Wildt 1989)

Stressachse (Hypothalamus-Hypophysen-Nebennieren-rinden-Achse) aktiviert. Es stimuliert die POMC-Synthese, die Synthese des Vorläufermoleküls von ACTH und β-Endorphin also. Die enge anatomische und funktionelle Verbundenheit des GnRH-Pulsgebers im Nucleus arcuatus mit anderen Hirnarealen zeigt sich auch in der Tatsache, dass das Nervenfasersystem der im Nucleus arcuatus vorhandenen β-Endorphin produzierenden Nervenzellen sich auf verschiedene andere Bereiche des Hypothalamus und in den Thalamus, die Stria terminalis, das Septum, das Corpus amygdaloideum und den Hirnstamm verteilt. GnRH- und β-Endorphin enthaltende Strukturen finden sich in enger anatomischer Nachbarschaft im Bereich des Nucleus arcuatus, sodass die anatomischen Voraussetzungen für einen unmittelbaren, suppressiven Effekt des β-Endorphins auf die GnRH-Freisetzung gegeben sind (Ferin et al. 1984; Judd 1985). Die hypothalamische Produktion von β-Endorphin hängt offensichtlich von Sexualsteroiden ab. Im sexualsteroidfreien Milieu – etwa im Tierexperiment nach Gonadektomie – lässt sich im Hypothalamus kaum β-Endorphin nachweisen, während es nach Östrogengabe und – noch ausgeprägter – nach Gabe von Östrogenen und Progesteron gut nachweisbar ist. Bezogen auf die Situation in der Lutealphase dürfte dies heißen, dass als Folge der kombinierten Östrogen-Progesteron-Wirkung auf hypothalamischer Ebene die Synthese von Endorphin angeregt wird, und damit Voraussetzungen für deren Einwirkungsmöglichkeit auf die GnRH-induzierte Gonadotropinsekretion geschaffen werden. Eine weitere Modulation der pulsatilen GnRH-Sekretion erfolgt durch den Einfluss von

— **Progesteron,** unter dessen Einfluss es in der Lutealphase zur **Verlangsamung der GnRH-Pulsfrequenz** auf einen Impuls alle drei oder mehr Stunden kommt, damit auch zur Verlangsamung der LH-Pulsatilität, wobei sich durch eine höhere LH-Ausschüttung bei verlangsamter Frequenz die Gesamtausscheidung an LH im Vergleich zur frühen Follikelreifungsphase nicht wesentlich verändert. ◻ Abbildung 5.6 zeigt die Zyklusabhängigkeit des LH-Pulsintervalls und der LH-Pulsamplitude: In der Lutealphase findet man unter Progesteron-Einfluss seltener LH-Pulse, ihre Amplitude ist bis zur Mitte der Lutealphase erhöht und nimmt dann ab. FSH zeigt wie LH eine GnRH-abhängige Pulsatilität; im Gegensatz zu LH sind die Amplituden der im Blut nachweisbaren FSH-Pulse sehr viel geringer und häufig kaum nachweisbar. Diese, die Frequenz und Amplitude der LH-Ausschüttung beeinflussende Wirkung des Progesterons auf hypothalamischer Ebene kann durch Opiatantagonisten (z. B. Naloxon) aufgehoben werden (Ropert et al. 1981; Ferin et al. 1984).

Die durch Progesteron und β-Endorphin induzierte Frequenzänderung des GnRH wirkt sich durch die Vermittlung der Hypophyse auf Blut-LH- und Blut-FSH-Konzentrationen offensichtlich in unterschiedlicher Weise aus: Die **Blut-LH-Konzentrationen** fallen in der Lutealphase im Vergleich zur FSH-Sekretion (bis auf die kurzen LH-Impulse alle drei oder mehr Stunden) stärker ab. Ob diese Veränderung ausschließlich Folge der etwas längeren Plasmaüberlebenszeit des FSH im Vergleich zu LH ist, bleibt offen. Wahrscheinlich ist während der Lutealphase die Sekretion der gonadotropinsezernie-

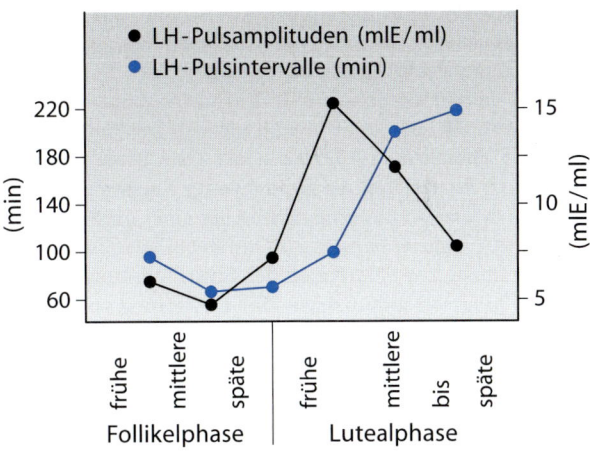

2-Hydroxy-Östradiol, ein Katecholöstrogen

Dopamin, ein Katecholamin

Noradrenalin, ein Katecholamin

◻ **Abb. 5.5.** Vergleich der Strukturen von Katecholaminen und Katecholöstrogenen.

◻ **Abb. 5.6.** Zyklusabhängigkeit von LH-Pulsintervallen und -amplituden. (Nach Filicori et al. 1986)

renden Zellen zugunsten der Produktion von FSH verschoben, obgleich FSH und LH offenbar denselben Hypophysenzellen entstammen (Tougard u. Tixier-Vidal 1988).

Der **FSH-Anstieg** in der Übergangsphase zum nächsten Zyklus ist ein kritischer Schritt für die Reifung der nächsten Follikelgeneration und für die Selektion des dominierenden Follikels im nächsten Zyklus (Goodman u. Hodgen 1983). Offen bleibt jedoch, wodurch er zustande kommt: durch die veränderte GnRH-Pulsatilität und deren Auswirkungen auf die Hypophyse, durch abfallende Steroid- und Inhibinkonzentrationen als Folge der beginnenden Luteolyse (und damit durch die Enthemmung des negativen Rückkopplungsmechanismus) oder durch eine Kombination dieser Faktoren.

5

Abbildung 5.4 zeigt schematisch den Einfluss einer Änderung der Frequenz von GnRH-Pulsen auf die Konzentration der beiden Gonadotropine im Blut unter experimentellen Bedingungen und die zentrale Bedeutung des GnRH-Pulsgenerators im Nucleus arcuatus. Die regelrechte pulsatile GnRH-induzierte LH- und FSH-Sekretion der Hypophyse ist die Grundvoraussetzung der normalen Ovarfunktion und die pulsatile GnRH-Sekretion ist ihr kleinster gemeinsamer Nenner. Sie allein reicht aus, die Ovulation eines reifen Follikels und eine normale Lutealfunktion zu induzieren.

Unmittelbar nach der massiven präovulatorischen LH-Sekretion (Abb 5.9) kommt es als Folge derselben zur Luteinisierung von Granulosa- und Thekazellen des Ovars. Hierunter versteht man eine funktionelle und morphologische Umstellung dieser Zellen unter dem Einfluss von LH und eines größeren Substratangebots (LDL-Cholesterol). Möglich ist diese funktionelle Umstellung durch die starke Vaskularisierung des luteinisierenden Follikels. Eines der Zeichen der Luteinisierung ist die vermehrte Progesteronbildung. Diese setzt schon vor der Follikelruptur ein. Dem Progesteronanstieg vor der Follikelruptur kommt bei der zentralen Regulation der Ovarfunktion offensichtlich Bedeutung zu, weil er den mittzyklischen FSH-Anstieg induziert. Dieser mittzyklische FSH-Anstieg ist auch insofern auf ovarieller Ebene für die weitere Funktion des Ovars wichtig, als FSH in den luteinisierenden Granulosazellen die Bildung von LH-Rezeptoren als Voraussetzung einer weiteren LH-Wirkung stimuliert. Mit der LH-Rezeptorinduktion ist eine wichtige Voraussetzung für die 14-tägige Funktion eines LH-abhängigen Organs mit determinierter Lebensdauer, nämlich des Corpus luteum, geschaffen.

Als Folge der Progesteronwirkung in der Lutealphase wird, wie bereits erwähnt, die GnRH-Pulsfrequenz drastisch vermindert. (Abb. 5.6). Diese Minderung der Pulsfrequenz und wahrscheinlich die Blockade der Östrogenrezeptorbildung durch Progesteron auf hypophysärer Ebene verhindern nach der Ovulation die erneute Bildung eines größeren LH-Reservoirs. Progesteron trägt also auf hypothalamisch-hypophysärer Ebene zur Modulation der GnRH-Wirkung bei und über die progesteroninduzierte FSH-Freisetzung zum Erhalt der Lutealfunktion. Mit diesen Feststellungen ist die aktive Rolle des sich bildenden Corpus luteum im hypothalamisch-hypophysär-ovariellen Zusammenspiel dokumentiert.

5.2.3 Mögliche Einflüsse anderer zentralnervöser Strukturen und peripherer Faktoren auf den Hypothalamus-Hypophysen-Ovar-Funktionskreis

Vasopressin und Oxytozin

Der Hypophysenhinterlappen stellt eine direkte anatomische Fortsetzung des Hypothalamus dar. Zwei sekretorische Hauptprodukte hypothalamischer Neurone sind Oxytozin und Vasopressin. Sie werden im Hypophysenhinterlappen gespeichert und gehen wie alle anderen Peptidhormone der Hypophyse und des Zentralnervensystems aus der enzymatischen Spaltung von Prohormonen oder Präprohormonen hervor (Prooxyphysin, Oxytozin und Neurophysin I, Propressophysin, Vasopressin und Neurophysin II; Ivell et al. 1983). Oxytozin und Vasopressin sind nicht nur im Hypophysenhinterlappen nachweisbar, sondern gelangen auch in die zerebrospinale Flüssigkeit des dritten Ventrikels und in das Pfortadersystem des Hypophysenvorderlappens.

Neben den bekannten Wirkungen im Herz-Kreislauf-System schreibt man dem Vasopressin eine Modulation der ACTH-Sekretion des Hypophysenvorderlappens zu. Es soll auch die Lernfähigkeit und Gedächtnisleistungen bei jüngeren Individuen und bei Depressiven fördern (Speroff et al. 1984; Koob et al. 1985), wahrscheinlich auch soziale Verhaltensweisen.

Die Rolle des Oxytozins bei der Laktation kann als gesichert angesehen werden (► Abschn. 8.9). Mittzyklisch wird Oxytozin wohl als Folge der Östrogenwirkung verstärkt ausgeschüttet. Da GnRH und Oxytozin durch gleiche hypophysäre Enzyme abgebaut werden, erscheint es möglich, dass durch kompetitive Besetzung dieser Enzyme durch Oxytozin der GnRH-Abbau verlangsamt wird. Diese kompetitive Besetzung könnte also präovulatorisch mittelbar die LH-Sekretion fördern. Oxytozin kann nicht nur über den dritten Ventrikel und über das hypophysäre Pfortadersystem in den Hypophysenvorderlappen gelangen, sondern auch durch das kleine Pfortadersystem, eine direkte Gefäßverbindung zwischen dem Hypophysenhinter- und -vorderlappen (Abb. 5.1; Page 1983).

Einfluss des Tag-Nachtrhytmus und des Corpus pineale auf die Ovarfunktion

Der Tagesrhythmus vieler Körperfunktionen, u. a. auch der endokrinen Systeme, wurde bereits in Abschn. 1.2 kurz gestreift. Die biologische Uhr auch beim Menschen ist das hypothalamische Kerngebiet des Nucleus suprachiasmaticus, dessen endogener 23- bis 25-stündiger Rhythmus durch den jahreszeitlich schwankenden Tag-Nacht-Rhythmus über die Retina und den N. opticus modifiziert wird.

Ausdruck des Hell-Dunkel-Rhythmus ist die Produktion und Sekretion von Melatonin im Corpus pineale (Zirbeldrüse; Cardinali 1981). Dieses empfängt über den Nucleus suprachiasmaticus vermittelte, neurale Impulse von den Ganglien der Retina. Das Corpus pineale ist das Endorgan des optischen Systems; als Folge des Lichteinfalls auf die Retina wird die Melatoninsynthese und -sekretion blockiert (Reiter 1993).

Dass auch die neuroendokrin gesteuerte Gonadenfunktion durch das Corpus pineale bzw. sein Hauptprodukt Melatonin beeinflusst wird, ist nicht nur aus den zahlreichen Beobachtungen »saisonaler Brüter« (z. B. Schaf, Igel, Rotwild) bekannt, also Tieren, deren Fortpflanzungsfunktionen einem eindeutigen jahreszeitlichen Rhythmus folgen. Vielmehr kann man den Einfluss des Melatonins auf die Hypothalamus-Hypophysen-Ovar-Achse anhand zahlreicher Beobachtungen auch beim Menschen belegen. Solche Beobachtungen betreffen die potentielle Rolle der Corpus-pineale-Funktion bei der normalen und gestörten Pubertät, zahlreiche Störungen der Gonadenfunktion bei Mann und Frau als Folge von Störungen des Tag-Nacht-Rhythmus oder krankhafte Formen der Melatoninsekretion und jahreszeitlichen Schwankungen der Fortpflanzungsfunktionen und des -verhalten in nördlichen Regionen.

Auch zahlreiche Tag-Nacht-Rhythmen reproduktiver Funktionen dürften durch Melatonin zumindest beeinflusst und moduliert werden, z. B. wahrscheinlich die Tag-Nacht-Rhythmik der LH-Sekretion (Abb. 5.7), besonders die Häufung ovulatorischer LH-Gipfel in den frühen Morgenstunden, die durch exogen verabreichtes Melatonin beeinflusst wer-

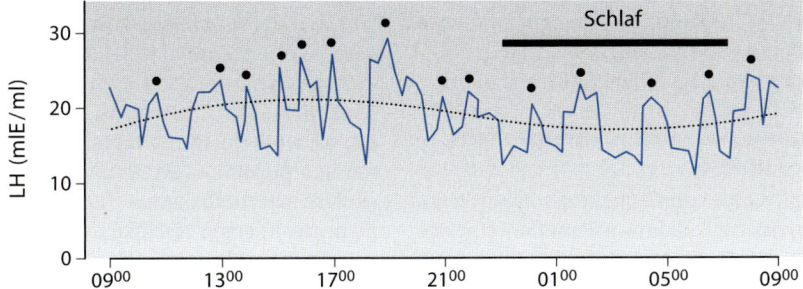

Frühe Follikelphase

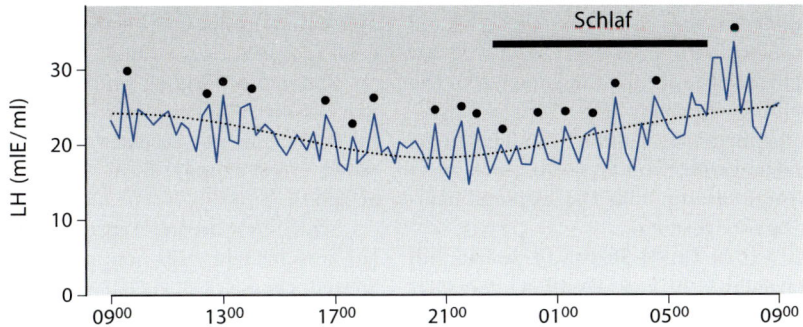

Späte Follikelphase

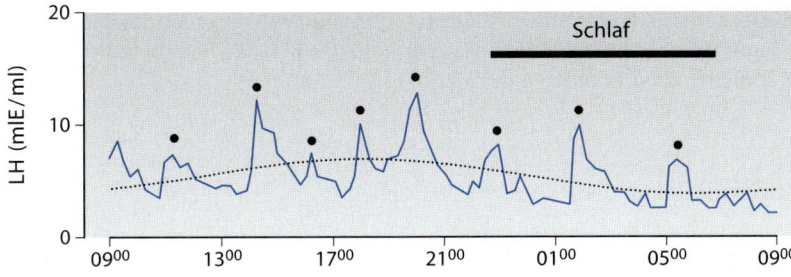

Mittluteale Phase

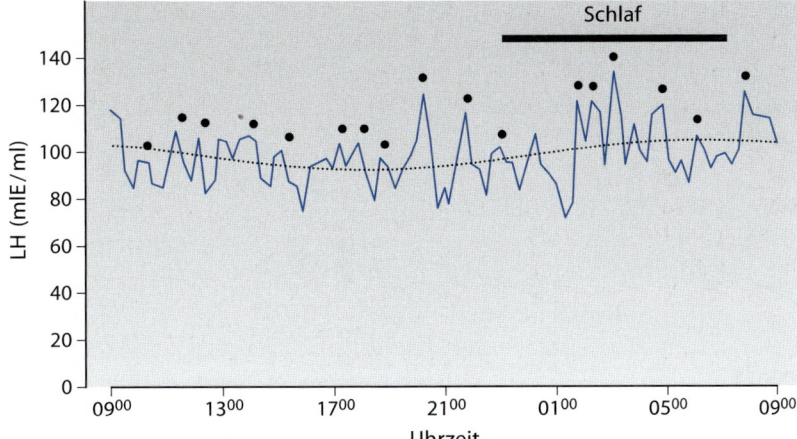

Postmenopause

◘ Abb. 5.7. Zirkadiane Variation des 24-h-LH-Sekretionsprofils einer jüngeren Frau in den verschiedenen Zyklusphasen und einer Frau in der Postmenopause. Dunkle Punkte signifikante Pulsation, gepunktete Linien Durchschnittsprofil (Rossmanith 1993)

den kann. Dass auch Schlafintensität und -qualität durch Melatonin beeinflusst werden, erschwert die Deutung von Beobachtungen, welche die Schlafabhängigkeit der Gonadotropinsekretion betreffen (Reiter 1993; Brown 1992, Cagnacci et al. 1995a,b; Rossmanith u. Wirth 1993; Rossmanith et al. 1993).

Leptin, das Bindeglied zwischen Körpergewicht und reproduktiver Funktion

Schon lange ist bekannt, dass es zum Eintritt der Pubertät und zur Aufrechterhaltung der reproduktiven Funktion eines gewissen Mindestkörpergewichts bedarf und dass andererseits ein zu hohes Körpergewicht die Fähigkeit zur Fortpflanzung beeinträchtigen kann.

Mittlerweile ist bekannt, dass die **Signalkodierung des Körpergewichts** durch Leptin vermittelt wird. Leptin ist ein Zytokin, welches vom Fettgewebe produziert wird und auf Hypothalamus, Hypophyse sowie auf die Gonaden wirkt. Die Leptinspiegel sind deutlich abhängig vom Ernährungszustand. Sie korrelieren positiv mit der Fettmasse und fallen bei Restriktion der Kalorienaufnahme. Im Hypothalamus wirkt Leptin auf die **Appetitregulierung**; hohe Leptinspiegel hemmen den Appetit, niedrige steigern ihn.

Ferner wirkt Leptin auf die **GnRH-Sekretion**. So kann im Tiermodell durch intravenöse Gabe von rekombinantem Leptin der inhibierende Effekt des Fastens auf die LH-Sekretion aufgehoben und die pulsatile LH-Sekretion wieder hergestellt werden (Pinilla et al. 1999). Auch bei Patientinnen mit Amenorrhoe bei Anorexia nervosa und deutlich reduziertem Gewicht fallen die Leptinspiegel extrem ab. Leptinspiegel >1,85 ng/ml korrelieren mit dem Wiedereinsetzen der Menstruation (Kopp et al. 1998). Die Wiederherstellung der reproduktiven Funktion ist allerdings ganz offensichtlich nicht allein von einem Wiederanstieg des Körpergewichts abhängig, auch andere Faktoren scheinen involviert zu sein.

Die Vermittlung der hypothalamischen Wirkung funktioniert nicht direkt über Leptinrezeptoren sondern intrazerebral, v.a. wohl durch die Bildung eines Peptids, des sog. »galanin-like peptide« (GALP). Dieses findet sich vorwiegend im medialen Hypothalamus. Die GALP-produzierenden Neurone liegen in enger Nachbarschaft zu den GnRH produzierenden. Tierexperimentelle Untersuchungen konnten bestätigen, dass einerseits eine zentrale Infusion von GALP eine verminderte Nahrungsaufnahme und Abnahme des Körpergewichts bewirkt, andererseits eine verminderte Nahrungsaufnahme eine Zunahme der GALP-Sekretion (Takatsu et al. 2001; Jureus et al. 2000).

Neben der Wirkung auf den Hypothalamus hat Leptin einen direkten Effekt auf die **Hypophyse**: Hier kommt es unter Leptin-Einfluss zu einer **Ausschüttung von Gonadotropinen** (Yu et al. 1997) sowie zu einer **Zellproliferation** (Jin et al. 2000).

Schließlich hemmt Leptin die **Steroidogenese im Ovar** auf verschiedenen Ebenen: sowohl die parakrin modulierte Steroidogenese (z. B. via IGF 1) als auch auf Ovarebene die endokrin stimulierte (z. B. via FSH). Dies erklärt, warum eine zu hohe Leptinproduktion, wie beispielsweise bei übergewichtigen Frauen, die Funktion des Ovars beeinträchtigen kann. Die zusammenhängenden Wirkungen von Leptin auf die reproduktiven Funktionen sind in ◘ Abb. 5.8 dargestellt.

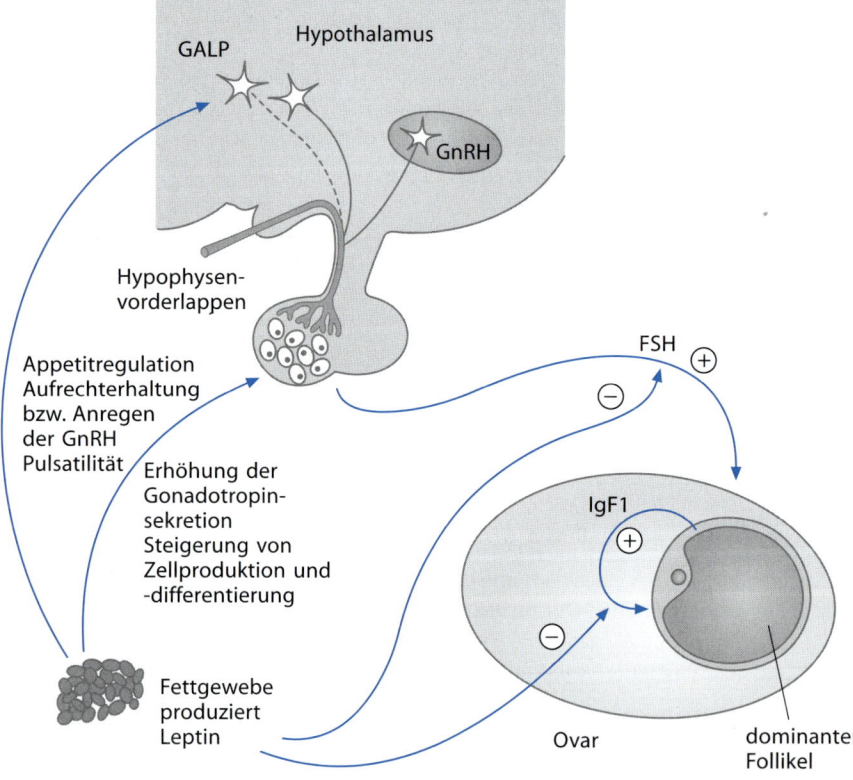

◘ **Abb. 5.8.** Wirkung von Leptin auf die reproduktive Funktion. Details siehe Text

5.3 Funktionen der Hypophyse: Synthese, Speicherung und Sekretion von Gonadotropinen

LH

Wir haben im vorigen Abschnitt erfahren, dass die pulsatile GnRH-Wirkung auf die Hypophyse die Grundvoraussetzung für eine normale Funktion der hypophysären gonadotropinbildenden Zellen ist und der pulsatile Grundrhythmus Voraussetzung für deren optimale Steuerung.

Synthese, Speicherung und Sekretion der Gonadotropine, insbesondere des LH werden darüber hinaus durch die **Östradiolkonzentration** beeinflusst, die in der späten Follikelreifungsphase steil zunimmt. Nahezu ausschließliche Quelle des Östradiols ist der reifende Graaf-Follikel. Wie ▯ Abb. 5.9 zeigt, kommt es vor dem zur Ovulation führenden LH-Gipfel im Blut zu einem rapiden Anstieg der Östradiolkonzentration. Dieser Anstieg ist Folge der Sekretionsleistung der schnell zunehmenden Zahl an Granulosazellen im Graaf-Follikel und verläuft parallel zur Zunahme der Follikelgröße. Er führt zur Ausschüttung der zur Ovulation erforderlichen LH-Mengen, wenn er eine gewisse Schwelle (ca. 150 pg/ml Serum) und eine kritische Zeitdauer (36 h) überschreitet. Dieser **östradiolinduzierte ovulatorische LH-Anstieg** ist Teil einer positiven Rückkopplung. Das Ovar bestimmt also durch seine sekretorische Leistung selbst, wann der reife Follikel zur Ruptur kommt, ist also der Zeitgeber der Ovulation (▯ Abb. 5.10).

Diesem Konzept zufolge ist die Grundvoraussetzung einer normalen ovulatorischen Funktion die gleichmäßige, stündlich bis eineinhalbstündlich erfolgende pulsatile LH-Sekretion in genügender Höhe. In vivo scheinen jedoch die Verhältnisse nicht derart einfach zu sein: Periovulatorisch erfolgt offenbar zusätzlich eine verstärkte GnRH-Sekretion (Norman et al. 1982; Neill et al. 1977; Carmel et al. 1976; Kalra 1993).

Somit ist das Konzept schlüssig, dass das Hauptprodukt des reifenden Follikels, nämlich Östradiol, über seine hypothalamo-hypophysäre Wirkung hauptverantwortlich ist für die verstärkte Synthese und letztlich für die akute, massive Freisetzung des für die Ovulation erforderlichen LH.

Daneben gibt es *in vivo* weitere Mechanismen, welche die GnRH- und damit die präovulatorische Gonadotropinsekretion steuern: Eine Reihe hypothalamischer Peptide sichert die präovulatorische Gonadotropinsekretion zusätzlich ab. Zu den die GnRH-Sekretion fördernden **peptidartigen (peptidergen) hypothalamischen Signalen** gehören Neuropeptid Y, Galanin, Neurotensin und Angiotensin II. Hypothalamische Peptide, deren GnRH-hemmende Wirkung präovulatorisch geblockt wird, sind einige endogene opiatartige Peptide und sog. Tachykinine (Kalra 1993; Shoham et al. 1995; Clark 1995; Sahu et al. 1994).

Als zusätzlicher Mediator der präovulatorischen Gonadotropinsekretion wird auch Stickstoffoxid (NO) erwähnt (Bonavera et al. 1993). Möglicherweise reguliert es auch intraovariell den Blutfluss zum dominant gewordenen Follikel (Kol u. Adashi 1995).

Damit mittzyklisch zum unmittelbar präovulatorischen Zeitpunkt massive Mengen an LH akut freigesetzt werden können, um eine Ovulation und Luteinisierung des Follikels zu erreichen, muss vorher ein ausreichend großes **LH-Reservoir** gebildet worden sein. Eine verstärkte, die aktuelle LH-Sekretion übertreffende LH-Synthese und -Speicherung in den

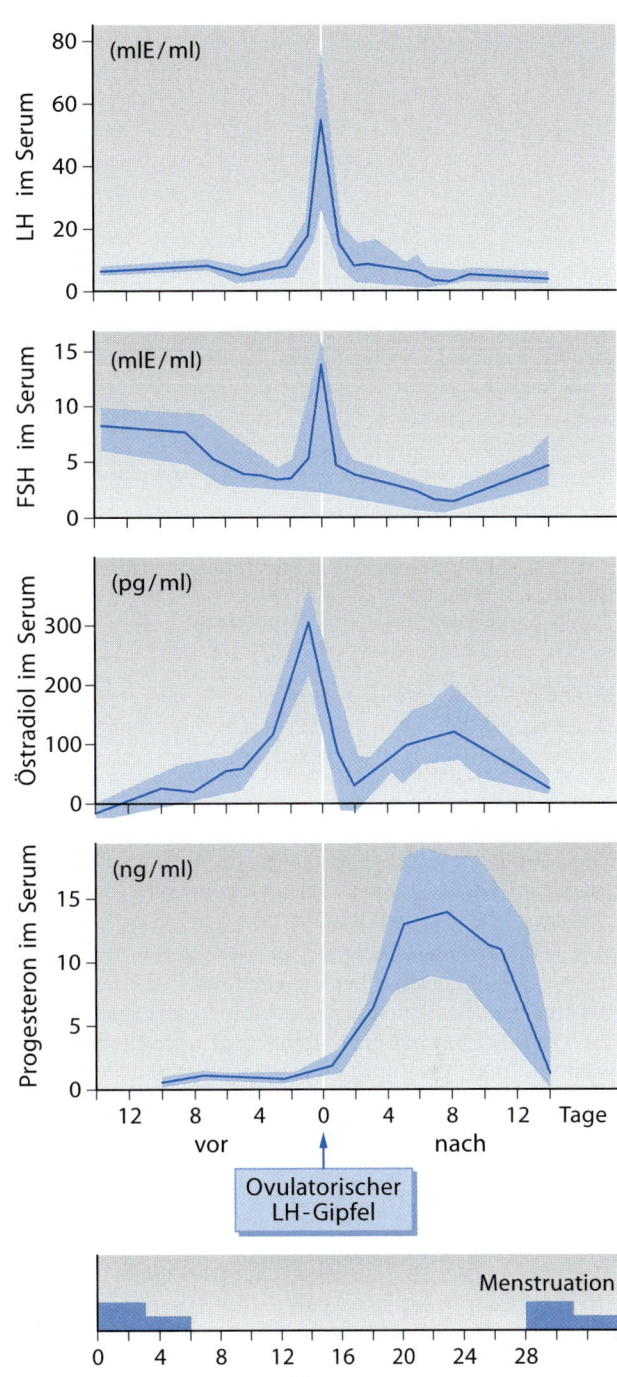

▯ Abb. 5.9. Serumkonzentrationen von FSH, LH, Östradiol und Progesteron in normalen Zyklus (Mittelwert ± SD)

Tagen vor der ovulatorischen, akuten LH-Ausschüttung ist Voraussetzung für dieses LH-Reservoir. In der Tat bewirkt die als Folge der Granulosazellvermehrung im reifenden Graaf-Follikel zunehmende Östradiolkonzentration auf hypophysärer Ebene zunächst ein **Überwiegen der Neusynthese und Speicherung von LH**, obwohl auch die Sekretion zunimmt (▯ Abb. 5.10). In der späten Follikelphase nimmt der LH-Gehalt der Hypophyse um etwa das 5fache im Vergleich zur frühen bis mittleren Follikelreifungsphase zu, während die Men-

5

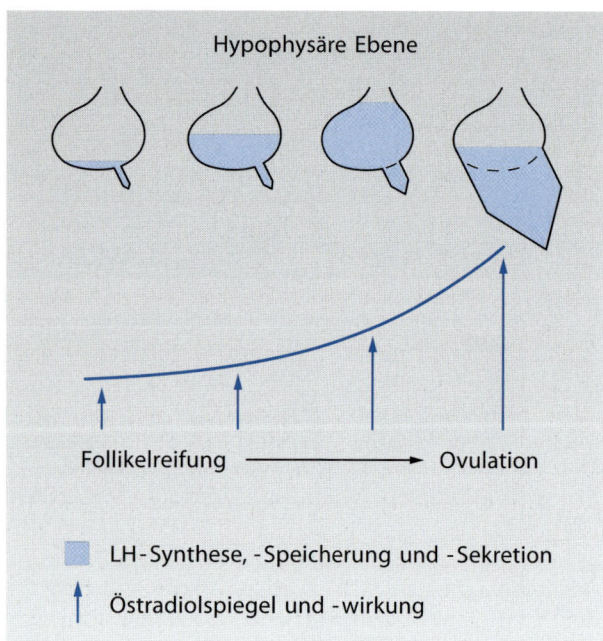

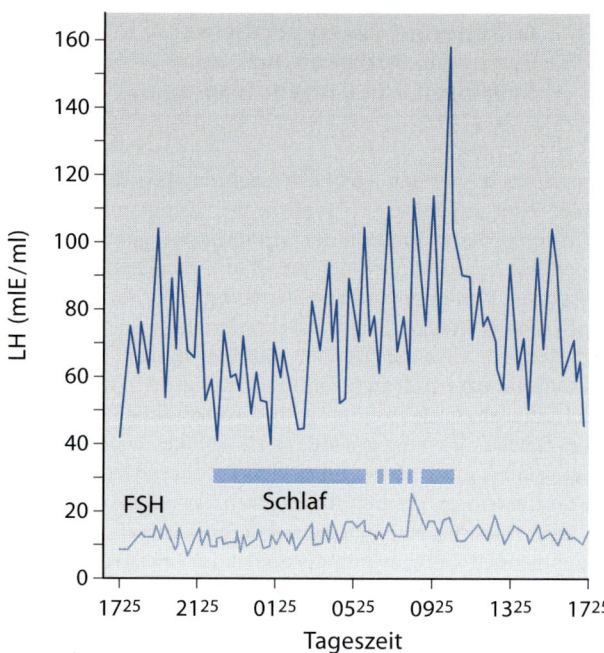

■ **Abb. 5.10.** Der reifende Follikel bestimmt den Zeitpunkt der Ovulation: direkter Einfluss von Östradiol auf die hypophysäre LH-Synthese, -Speicherung und -Sekretion

■ **Abb. 5.11.** Pulsatile LH- und FSH-Sekretion am Tag des zur Ovulation führenden LH-Gipfels. (Nach Filicori et al. 1986)

ge des akut durch GnRH freisetzbaren LH in dieser Zeitphase nur um das 2,5fache zunimmt. Dies liegt daran, dass LH in der Follikelreifungsphase in zweierlei Form in der Hypophyse vorliegt, als Reservoir mit »leicht« und »schwer sezernierbaren« LH. Zur Freisetzung von »schwer sezernierbarem« LH bedarf es im klinischen Experiment eines wiederholten GnRH-Impulses. GnRH und Östradiol fördern die Synthese von LH, Östradiol bewirkt die Vergrößerung des LH-Reservoirs, während GnRH die Zunahme der Menge an akut freisetzbarem LH fördert.

Die ansteigenden Östradiolkonzentrationen in der späten Follikelreifungsphase bewirken auf hypophysärer Ebene nicht nur eine Vergrößerung des LH-Reservoirs, sondern offensichtlich auch eine **Induktion zusätzlicher GnRH-Rezeptoren** (Adams et al. 1981). Hierdurch wird die Wirkung gleichbleibender oder gar intensiverer GnRH-Impulse verstärkt (Neill et al. 1977). Die so verstärkte GnRH-Wirkung mag für die Umwandlung des LH von seiner Lagerungsform in die leicht sezernierbare Form verantwortlich sein.

Die akute mittzyklische LH-Ausschüttung bedarf noch eines weiteren Kommentars: Auf hypothalamischer Ebene vermindert Östradiol die Dopaminsekretion und erhöht den hypothalamischen Noradrenalinumsatz. Beide Wirkungen sind geeignet, die hypothalamische GnRH-Freisetzung zu fördern. Insofern erscheinen die Beobachtungen an Primaten (Neill et al. 1977), dass auch die GnRH-Sekretion mittzyklisch verstärkt nachweisbar ist, plausibel. Die mittzyklische LH-Ausschüttung ist kein einzelnes großes Signal der Hypophyse an das Ovar, sondern ein Sturm von Impulsen mit hoher Frequenz und Amplitude (■ Abb. 5.11).

Während bisher lediglich von den quantitativen Auswirkungen des Östradiols auf die hypophysäre LH-Synthese, -Speicherung und -Sekretion die Rede war, sollte auch die Wirkung des Östradiols auf die Qualität des LH Erwähnung finden: Unter dem Einfluss von Östradiol wird offensichtlich die **Mikrostruktur des LH** – nämlich der Kohlenhydratanteil – derart modifiziert, dass die biologische Wirksamkeit des Moleküls zunimmt (Mukhopadhyay et al. 1979; Marut et al. 1981). Östradiol induziert also auf unmittelbar hypophysärer Ebene nicht nur die Synthese, Speicherung und Sekretion von LH, sondern modifiziert auch dessen biologische Qualität.

FSH

Während die Prinzipien der Regulation der LH-Synthese und -Sekretion relativ ausführlich und schlüssig beschrieben sind, sind die Mechanismen, welche der FSH-Synthese und -Sekretion zugrunde liegen, derzeit nur unscharf darstellbar. Drei gonadale Peptide, nämlich Inhibin, Aktivin und Follistatin werden mit der Regulation der FSH-Synthese und -Sekretion in Zusammenhang gebracht.

Inhibin, ein Glykoproteinhormon, welches aus zwei unterschiedlichen Untereinheiten (α- und β-Untereinheit) zusammengesetzt ist, entstammt den Granulosazellen des reifen Follikels; seine Synthese ist jedoch auch in anderen Geweben nachgewiesen worden (Plazenta, Dezidua, Hypophyse u. a.; Burger et al. 1996). Inhibin wird eine FSH-supprimierende Rolle zugeschrieben (Burger 1993).

Aktivin, ein aus zwei β-Untereinheiten des Inhibin bestehendes Glykoprotein, stimuliert selektiv die hypophysäre FSH-Synthese und -Sekretion, ohne die Synthese und Sekretion von LH zu beeinflussen. Daneben hat man für Aktivin diverse andere lokale (parakrine) Wirkungen nachweisen können, wie z. B. Differenzierung von Knochenmarks- und Blutbildungszellen, Mesoderminduktion in der Embryogenese, sowie Funktionen bei der Follikulogenese und der Granulosazelldifferenzierung (DePaolo et al. 1991).

Für das Verständnis der Regulation von Organfunktionen, wie der des Ovars und der Hypophyse, ist es von großem Interesse zu sehen, dass je nach Dimerisierung einer α- und β-Untereinheit oder zweier β-Untereinheiten zwei hormonähnliche Glykoproteine entstehen, die im ersten Fall FSH-inhibierende und im letzteren Fall FSH-stimulierende Wirkungen haben.

Follistatin, ein monomeres Glykoprotein, das sowohl im Follikel als auch in verschiedenen anderen Geweben gebildet wird (Robertson et al. 1987), hat mit Inhibin und Aktivin keine strukturelle Ähnlichkeit. Ihm kommt eine überwiegend parakrine Rolle zu: es bindet reversibel Aktivin und trägt dadurch zur FSH-Suppression bei. Indem es Aktivin bindet und dadurch reversibel inaktiviert, hemmt es auch alle anderen bisher bekannten Wirkungen von Aktivin (Asashima et al. 1991).

Da die Wirkungen der genannten Glykoproteine teils klassisch-endokrin, teils para- oder autokrin sind, und zudem ein Teil ihres Wirkungsspektrum außerhalb der Hypothalamus-Hypophysen-Ovar-Achse zu suchen ist, ist der jeweilige Einfluss auf die FSH-Synthese und -Sekretion schwer zu gewichten (Burger et al. 1996, Khoury et al. 1995; Mayo 1994; Fraser u. Lunn 1993).

Neben den genannten Faktoren fördert der Wachstumsfaktor **TGF-β** die FSH-Sekretion (Ying 1988).

Abbildung 5.12 fasst die FSH-regulierenden gonadalen Proteine und ihre strukturellen Gemeinsamkeiten zusammen (Ying 1988), Abb. 5.13 illustriert die hypothalamisch-hypophysären Interaktionen (Ying 1988).

5.4 Veränderungen von Ovarstruktur und -funktion während des menstruellen Zyklus

5.4.1 Morphologische Veränderungen

Im Ovar der geschlechtsreifen Frau befinden sich Follikel unterschiedlicher Reifungsstadien. Man unterscheidet Primordialfollikel, Primärfollikel, Sekundär- und Tertiärfollikel. Follikel in der Spätphase des Sekundärstadiums und im Tertiärstadium, v.a. die unmittelbar präovulatorischen Follikel (Graaf-Follikel), sind durch die Ausbildung eines Hohlraums (Antrum) gekennzeichnet.

Primordialfollikel haben eine einfache Schicht flacher Granulosazellen um die Oozyte. Bei **Primärfollikeln** ist die Granulosazellschicht eher kubisch und in Abhängigkeit vom Entwicklungsstadium oft mehrschichtig; ihre Basalmembran ist deutlicher als beim Primordialfollikel zu sehen. Beide haben noch keinen sichtbaren Anschluss an das Gefäßsystem.

Das Wachstum der Frühformen der Follikel ist kontinuierlich; es ist in der Fetalzeit, der Kindheit und während der geschlechtsreifen Phase unabhängig vom Zyklusgeschehen. Auch in anovulatorischen Lebensphasen der geschlechtsreifen Frau (Schwangerschaft, Stillzeit, Einnahme oraler Kontrazeptiva) ist das kontinuierliche Wachstum der Frühformen der Follikel nicht unterbrochen.

Ein Follikel kann alle Reifungsstadien bis zum unmittelbar präovulatorischen sprungbereiten und anschließend ovulierenden Follikel durchlaufen; bei den höheren Säugetieren und beim Menschen trifft dies nur auf eine kleine Minderheit der Follikel zu (Abb. 5.14). Die meisten Follikel werden in unterschiedlichen Wachstumsstadien oder aus dem Ruhezustand heraus atretisch. Man kann sich diese Tatsache allein dadurch vergegenwärtigen, dass man die Zahl der Oozyten und Oogonien in der Fetalzeit (7 Mio.) mit der Zahl der in der geschlechtsreifen Phase zur vollen Entfaltung und zur Ovulation kommenden Follikel (wenige hundert) vergleicht (Abschn. 3.2).

Das normale Schicksal eines Follikels ist also der Untergang (Atresie): Bei der Geburt sind schon 80% aller Follikel zugrunde gegangen, zu Beginn der Pubertät 95% (Himmelstein-Braw et al. 1976).

Der Verlust von Oozyten und Follikeln durch **Atresie** (Definition: Verlust von Oozyten durch nichtovulatorische Prozesse) ist ein kontinuierlicher Prozess vom sechsten Monat der Fetalzeit bis zur Menopause. In jedem Entwicklungsstadium kann der Follikel atretisch werden. Die komplette Reifung mit Ovulation kann als »Rettung« vor der Atresie aufgefasst werden.

Ovarielle Faktoren, welche die Atresie fördern, sind Androgene sowie einige ovarielle Wachstumsfaktoren und regulatorischen Proteine, zu denen Interleukin 6 und das auch lokal im Ovar gebildete GnRH gehören.

Zu den Faktoren, welche der Atresie entgegenwirken, gehören offensichtlich die hypophysären Gonadotropine, daneben auch Östrogene und die lokal gebildeten Wachstumsfaktoren »insulin-like growth factor 1« (IGF 1), epidermaler Wachstumsfaktor (»epidermal growth factor«, EGF), »transforming growth factor α« (TGFα) sowie »basic fibroblast growth factor« (bFGF; Hsueh et al. 1994; Adashi 1996).

Jede Form des Gonadotropin- oder Östrogenentzugs beschleunigt die als apoptotischen Prozess aufgefasste Follikelatresie (Definition der Apoptose im Gegensatz zum Zell-/Gewebsuntergang bei Nekrose: Apoptose ist ein programmierter, aktiv und geordnet ablaufender Zelltod in Geweben, die eine Entwicklung oder eine Umformung durchmachen oder auf eine Änderung physiologischer Stimuli reagieren).

Die Entwicklung eines Follikels zur vollen Reife hängt nicht nur von seinem initialen Reifestadium ab, sondern auch vom hormonalen Milieu in seiner unmittelbaren Umgebung (s. unten) und von der Vaskularisierung seiner näheren Umgebung. Wenn man gewohnt ist, die Ovarfunktion ausschließlich unter klinischen Gesichtspunkten zu betrachten, also wenn speziell das Heranreifen eines Follikels zum sprungbereiten Graaf-Follikel, die Ovulation und die Corpus-luteum-Bildung von Interesse sind, übersieht man leicht das zyklusunabhängige, kontinuierliche Wachstum der Frühformen der Follikel und ihren frühzeitigen Untergang als ihr weitaus häufigstes Schicksal (Peters et al. 1975).

Der **Sekundärfollikel** zeigt im Spätstadium und im Übergang zum Tertiärfollikel eine unterschiedlich stark ausgeprägte Antrumbildung (Abb. 5.15), eine mehrschichtige Granulosazellschicht, eine Basalmembran und eine Thekazellschicht. In diesem Stadium erfolgt der **Anschluss des Follikels an das Gefäßsystem**: Er wird vaskularisiert. Dadurch gewinnen die gonadotropen Hormone verstärkten Einfluss auf die Follikelreifung und die Steroidproduktion nimmt deutlich zu.

5

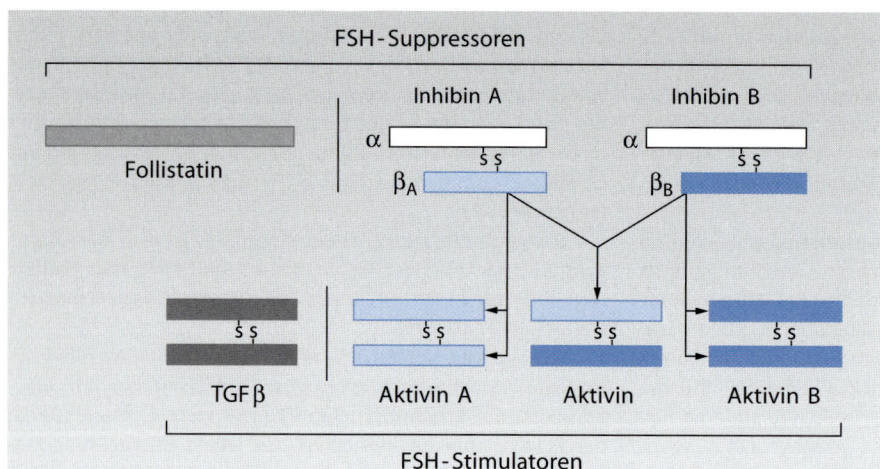

□ Abb. 5.12. Gonadale Modulatoren der FSH-Sekretion. (Nach Ying 1988)

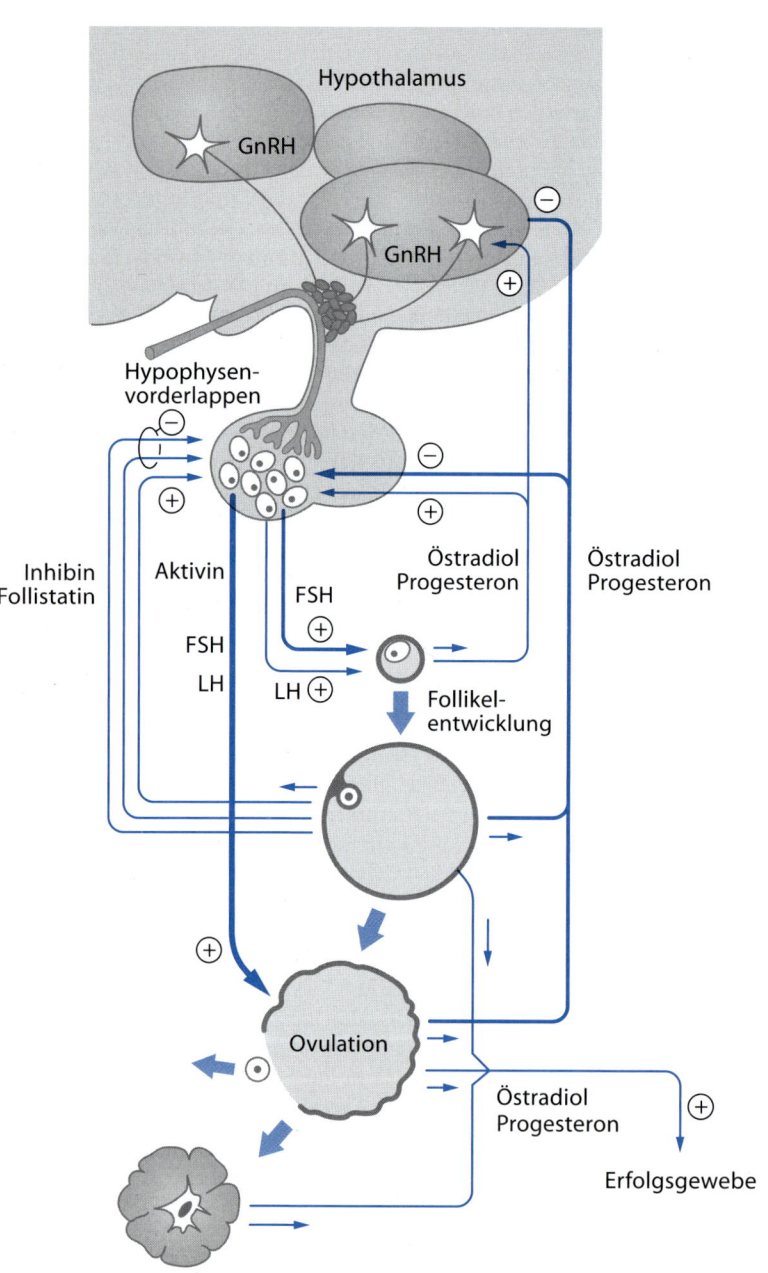

□ Abb. 5.13. Zusammenspiel zwischen Hypothalamus, Hypophyse und Ovar. (Nach Ying 1988)

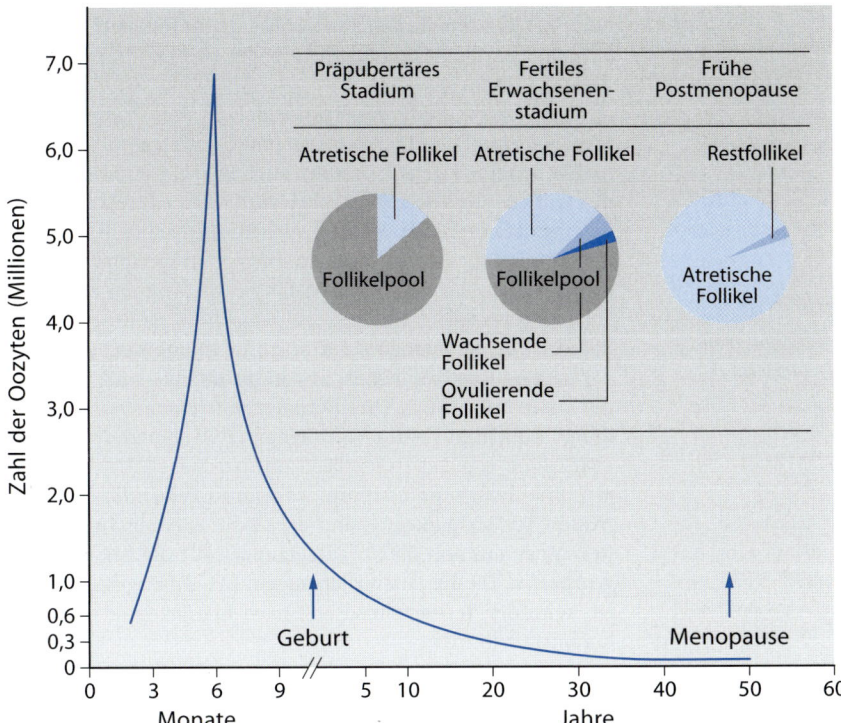

5.4.2 Zur Entwicklung des ovariellen Gefäßsystems

Die Vaskularisierung des Follikels sichert die angemessene Versorgung follikulärer Zellen mit Substrat für die Steroidsynthese. Gleichzeitig mit der Vaskularisierung erlangen die gonadotropen Hormone direkten Zugang zum reifenden Follikel. **Angiogenesefaktoren**, in den Granulosazellen des reifenden Follikels unter Östrogeneinfluss gebildete, parakrin wirksame Peptide, induzieren dieses Gefäßwachstum (Koos 1989). Diese Vaskularisierung ist besonders wichtig für die Lutealphase des Zyklus, in welcher das Corpus luteum massive Progesteronmengen produziert und eine im Vergleich zur Follikelphase riesige Steroidsyntheseleistung erbringen muss.

5.4.3 Steroidsynthese im Follikel, eine Arbeitsteilung von Theka- und Granulosazellschicht

In den Strukturen des heranreifenden Sekundär- und Tertiärfollikels entstehen zwei Hauptgruppen von Steroidhormonen,

- Androgene (im Wesentlichen Androstendion und Testosteron) und
- Östrogene (das typische Östrogen des Follikels und des Corpus luteum ist Östradiol).

Die Androgene sind die obligaten Vorstufen der Östrogene. Die Umwandlung von Androgenen in Östrogene nennt man **Aromatisierung**, das hierfür verantwortliche Enzym **Aromatase**, dessen Bildung durch FSH induziert wird. Die Arbeitsteilung zwischen Theka- und Granulosazellschicht geschieht auf folgende Weise (□ Abb. 5.16): Die **Thekazellschicht** synthetisiert und sezerniert unter dem Einfluss von LH Androgene; die Androgene diffundieren durch die Basal-

membran des Follikels in die Granulosazellschicht. Wenn Granulosazellen unter FSH-Einfluss einen ausreichenden Besatz an Aromatase haben, können sie Androgene in Östradiol umwandeln (aromatisieren).

Die FSH-induzierte Aromataseaktivität findet sich innerhalb des Ovars praktisch nur in der **Granulosazellschicht**. Bei niedriger FSH-Konzentration oder geringer FSH-Bindungsfähigkeit ist die erforderliche Feinabstimmung zwischen dem Angebot an Androgenen einerseits und der Fähigkeit der Granulosazellschicht andererseits, Androgene in Östradiol umzuwandeln, gestört. Hinkt die Umwandlung der Androgene in Östradiol hinterher bzw. liegt ein lokaler Androgenexzess vor, überwiegt lokal der Androgeneinfluss. Dieser manifestiert sich durch Degenerationserscheinungen am Follikel und in der Neigung zur Atresie des Follikels. In der Pathophysiologie des Ovars findet man einen vergleichbaren Zustand beim Syndrom polyzystischer Ovarien. (▶ Kap. 23).

Thekazellen bilden nicht nur Androgene aus ihren biosynthetischen Vorstufen, sondern u. a. auch das Proteohormon **Prorenin**, einen Teil des ovariellen Prorenin-Renin-Angiotensin-Systems, dessen physiologische Rolle als parakriner Faktor unzureichend bekannt ist.

Auch Granulosazellen sind neben der Aromatisierung von Androgenen zur Synthese einer Vielzahl von Produkten fähig, u. a. von Inhibin, Aktivin, Oozytenmaturationsinhibitor, Angiogenesefaktoren und Plasminogenaktivator.

5.4.4 Reifender Follikel und Entwicklung von Rezeptoren im reifenden Follikel als Voraussetzung für Hormonwirkungen

Voraussetzung für Hormonwirkungen ist die Existenz spezifischer Rezeptoren. Im Folgenden soll dargestellt werden, wie in

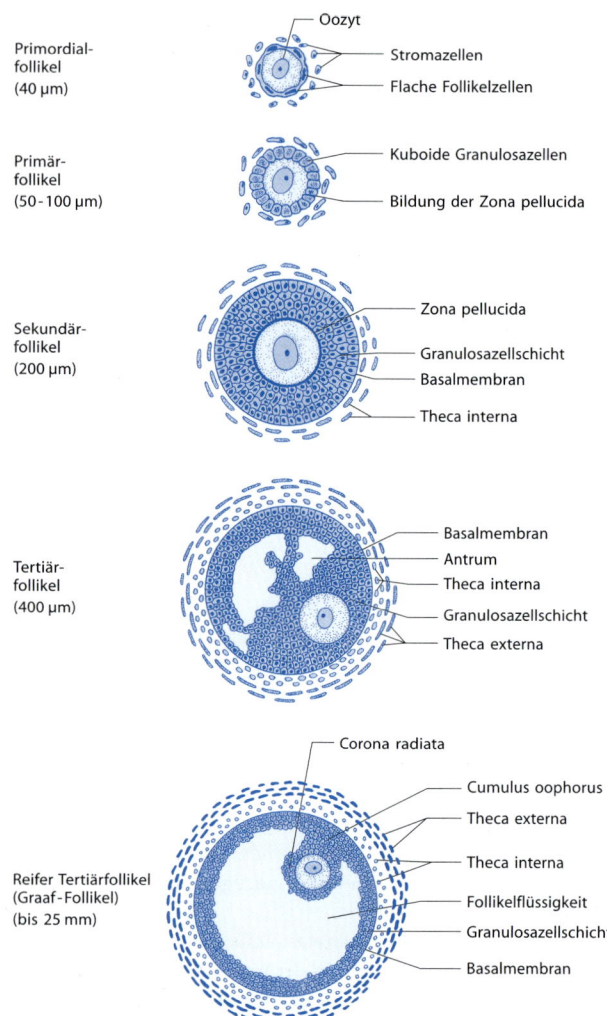

Primordial-
follikel
(40 μm)
— Oozyt
— Stromazellen
— Flache Follikelzellen

Primär-
follikel
(50–100 μm)
— Kuboide Granulosazellen
— Bildung der Zona pellucida

Sekundär-
follikel
(200 μm)
— Zona pellucida
— Granulosazellschicht
— Basalmembran
— Theca interna

Tertiär-
follikel
(400 μm)
— Basalmembran
— Antrum
— Theca interna
— Granulosazellschicht
— Theca externa

Reifer Tertiärfollikel
(Graaf-Follikel)
(bis 25 mm)
— Corona radiata
— Cumulus oophorus
— Theca externa
— Theca interna
— Follikelflüssigkeit
— Granulosazellschicht
— Basalmembran

▣ **Abb. 5.15.** Reifungsstadien eines Follikels

einer Kaskade von Ereignissen während der Entwicklung vom Primär- zum Tertiärfollikel Hormonrezeptoren induziert werden (▣ Abb. 5.17).

Die Umwandlung des **Primordial-** in den **Primärfollikel** erfolgt vermutlich unter Östrogeneinfluss. Östradiol induziert nicht nur seine eigenen, sondern auch FSH-Rezeptoren. Die in der frühen Follikelreifungsphase vorhandenen, relativ geringen Östradiolkonzentrationen reichen offensichtlich für diese Rezeptorinduktion aus. Bei extremem Östrogenmangel fehlt dieser Schutz der Östrogene, dann ist die Neigung zur Follikelatresie verstärkt, ein Prozess, dem klinische Relevanz zukommt, z. B. bei hypogonadotropen Amenorrhöformen.

Im Stadium des **frühen Sekundärfollikels** sind als Folge der Östradiolwirkung FSH-Rezeptoren nachweisbar. Ihre Bildung ist nicht nur östradiolabhängig, FSH induziert nämlich auch seine eigenen Rezeptoren und zusätzlich LH-Rezeptoren: Erst dann – im Stadium des **späten Sekundär-** und des **frühen Tertiärfollikels** – sind durch die FSH-abhängige LH-Rezeptorinduktion die Voraussetzungen für die LH-Wirkung geschaffen. Da die Luteinisierung ein LH-abhängiger Prozess ist, kann der Tertiärfollikel erst nach LH-Rezeptorinduktion luteinisiert werden.

Im unmittelbar **präovulatorischen Stadium des Tertiärfollikels** (Graaf-Follikel) findet man zusätzlich zu den genannten FSH- und LH-Rezeptoren solche für Prolaktin und für Prostaglandin F2α. Diesem Prostaglandin schreibt man sowohl bei der Ovulation als auch bei der Luteolyse eine Funktion zu. Durch die Induktion von Prostaglandinrezeptoren dürften funktionelle Voraussetzungen für den Untergang des Corpus luteum (Luteolyse) geschaffen worden sein. Prolaktin stimuliert die LH-Rezeptorbildung im Corpus luteum und beeinflusst darüber hinaus die Steroidogenese. So hemmt Prolaktin z. B. die weitere Metabolisierung von Progesteron zu 20α-Hydroxyprogesteron (Huber 1998).

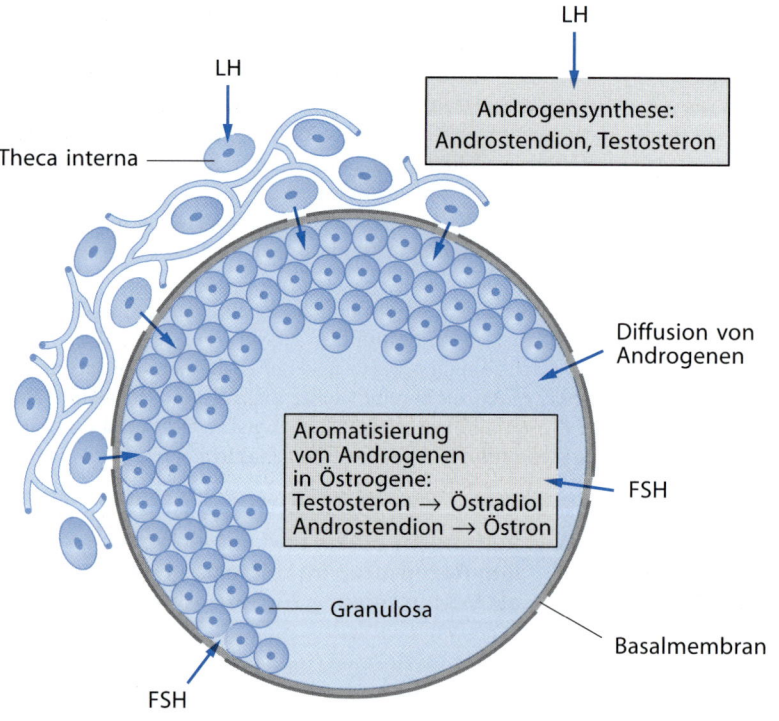

LH

LH

Theca interna

Androgensynthese:
Androstendion, Testosteron

Diffusion von
Androgenen

Aromatisierung
von Androgenen
in Östrogene:
Testosteron → Östradiol
Androstendion → Östron

FSH

Granulosa

Basalmembran

FSH

▣ **Abb. 5.16.** Arbeitsteilung zwischen Theka- und Granulosazellschicht des reifen Follikels. Die LH-abhängige Androgensynthese und -sekretion erfolgt in der Thekazellschicht. Nach Diffusion durch die Basalmembran findet die Aromatisierung der Androgene in Östrogene fast ausschließlich in den Granulosazellen statt, deren Aromataseaktivität FSH-abhängig ist

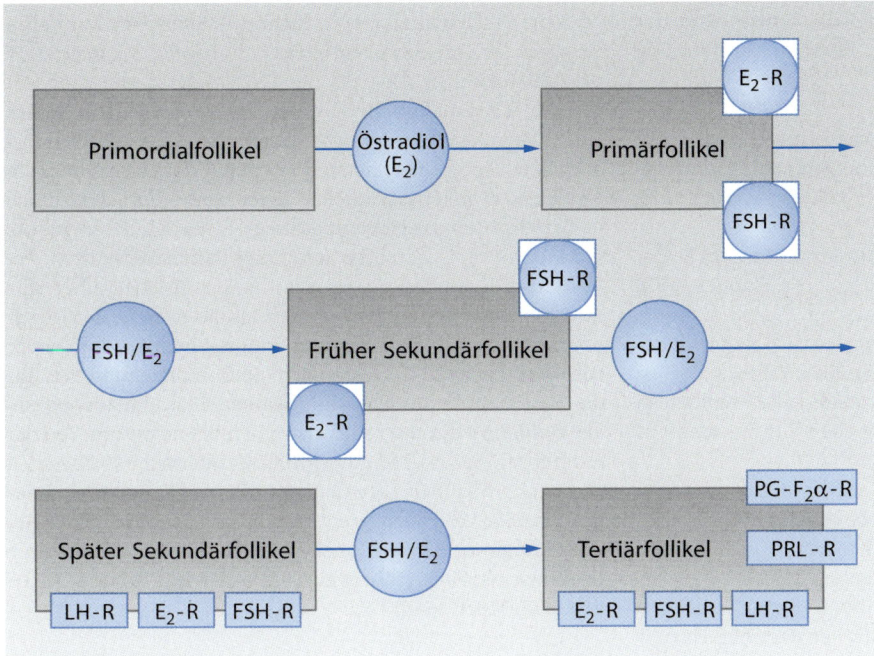

☐ Abb. 5.17. Induktion von Rezeptoren im reifenden Follikel

Um den 7. Tag des menstruellen Zyklus erfolgt die **Selektion** des zur **Ovulation bestimmten Follikels**. Diesem Ereignis geht in der Übergangsphase des Intermenstruums die FSH-abhängige Rekrutierung einer Anzahl von Sekundär- und Tertiärfollikeln voraus, ein Prozess, den der Anstieg der FSH-Sekretion in der Endphase des vorausgegangenen Zyklus ermöglicht (Hillier 1994; Erickson u. Danforth 1995).

Vom 7. Tag an steigen die Östradiolkonzentrationen im Blut kontinuierlich an; dieser Anstieg ist ausschließlich Folge des Wachstums des selektierten Follikels und der schnellen Zunahme der Zahl an Granulosazellen. Die Mechanismen, die zur Selektion des zur Ovulation bestimmten Follikels führen, sind noch nicht ausreichend geklärt. Die Granulosazellen des heranreifenden, dominanten Follikels sezernieren nicht nur Östradiol in steigender Menge, sondern auch Inhibin (Steinberger u. Ward 1988; Mason et al. 1986; Ling et al. 1986). Der Abfall des FSH in der späten Follikelreifungsphase wird auf die zunehmende Suppression durch das im Graaf-Follikel gebildete Inhibin zurückgeführt.

Als Folge ansteigender Östradiolkonzentrationen und zunehmenden Östrogeneinflusses auf die hypophysären, gonadotropinbildenden Zellen kommt es zur vermehrten LH-Sekretion (s. oben). Das steigende LH-Angebot induziert in der Thekazellschicht – auch in der des dominanten Follikels – eine vermehrte Synthese und Sekretion von Androgenen, die für den reifenden Follikel nur deshalb nicht deletär im Sinne der Atresie sind, weil dieser durch die hohe Aromataseaktivität seiner Granulosazellen in der Lage ist, Androgene in Östradiol umzuwandeln. Dies gelingt den kleineren Follikeln in der näheren Umgebung nicht; sie werden atretisch.

In der Endphase der Follikelreifung, im **präovulatorischen Stadium**, erreicht die Östradiolkonzentration im Blut durch das maximale Wachstum des dominanten Follikels einen Schwellenwert, der – adäquate Zeitdauer vorausgesetzt – ausreichend ist, die normale ovulatorische LH-Freisetzung auszulösen (Schwellenwert bei 150 pg/ml über mindestens 36 Stunden).

In diesem Stadium sind die LH-Rezeptoren durch FSH bereits induziert, sodass im unmittelbar präovulatorischen Stadium die Luteinisierung des zur Ruptur anstehenden Follikels erfolgen kann. Die schon präovulatorisch einsetzende Bildung von Progesteron in relativ kleinen Mengen stimuliert synchron mit dem LH-Anstieg die mittzyklische FSH-Sekretion. Dieser FSH-Anstieg fördert im Corpus luteum zusätzlich die Bildung von LH-Rezeptoren und schafft damit optimale Voraussetzungen für die Funktion des Corpus luteum.

Der herangereifte Follikel beeinflusst also in zweierlei Hinsicht die Funktion der Hypophyse: Eine ausreichend hohe Konzentration und adäquat lange Einwirkung von Östradiol bewirkt die LH-Synthese und -Speicherung und später den ovulatorischen LH-Gipfel, die beginnende Progesteronsekretion induziert den FSH-Anstieg. Der Follikel ist also in doppelter Hinsicht der Zeitgeber der Ovulation.

5.4.5 Die Ovulation

Im unmittelbar präovulatorischen Prozess vollendet als Folge der zunehmenden LH-Wirkung die Oozyte die Reduktionsteilung. Bis zu diesem Stadium war die Oozyte im engen anatomischen und funktionellen Kontakt mit den Granulosazellen der Corona radiata. Die Zellen des **Cumulus oophorus** und der **Corona radiata** reichen mit langen Fortsätzen zur präovulatorischen Oozyte und sezernieren bis zur LH-Einwirkung ein Peptid, den **Oozytenmaturationsinhibitor (OMI)**, der die Reduktionsteilung der Oozyte hemmt. OMI wiederum wird durch LH gehemmt; unter LH-Einfluss wird also die Hemmwirkung auf die Meiose aufgehoben, die Reduktionsteilung wird vollendet (Channing et al. 1980).

Die eigentliche **Follikelruptur** und die **Freisetzung der Oozyte** kommt offenbar durch die kombinierte Wirkung mehrerer Substanzen zustande,

- Gonadotropine,
- progesteroninduzierte proteolytische Enzyme und
- FSH-induzierte Prostaglandinwirkungen an den kontraktilen Strukturen des Follikels (Lipner 1988; Strickland u. Beers 1976; Liu et al. 1981).

Die Aktivierung des **Plasminogenaktivators** durch Gonadotropine, Prostaglandine und Progesteron (Lipner 1988) führt über eine enzymatische Kaskade zur Plasminbildung, zur Aktivierung von Kollagenasen und letztlich zur Follikelruptur. Das im sprungbereiten Tertiärfollikel und im Corpus luteum unter LH-Einfluss gebildete Proteohormon **Relaxin** ist über seine kollagenolytische Wirkung ebenfalls an der Ovulation beteiligt.

Die Folge der Follikelruptur ist neben der Freisetzung der Oozyte die Freigabe der Follikelflüssigkeit, die neben vielen anderen Substanzen hohe Steroidkonzentrationen enthält (▶ Abschn. 3.5).

Welchen funktionellen Beitrag die **adrenergen Neuronen an der Follikelwand** und das von Mastzellen des Follikels freigesetzte Histamin zur Freisetzung der Oozyte leisten, ist derzeit schwer zu bewerten. Ein funktioneller Beitrag könnte in der Kontraktion der kontraktilen Elemente in der Follikelwand bestehen.

Ein auffälliges Merkmal des ovulatorischen Prozesses ist seine Ähnlichkeit mit einer Entzündungsreaktion. Hier sind in erster Linie zu nennen die unter LH-Einfluss lokal verstärkt freigesetzten vasoaktiven Substanzen, wie **Bradykinin**, **Histamin** und der **thrombozytenaktivierende Faktor** sowie die durch diese ausgelöste lokale Vasodilatation und Hyperämie des Follikels. Eine weitere Parallele zwischen beiden Prozessen ist die lokal verstärkte Freisetzung von Prostaglandinen.

Als potentielle Modulatoren des Ovulationsprozesses werden auch mitogene Wachstumsfaktoren, wie der **Fibroblastenwachstumsfaktor (FGF)** und der **epidermale Wachstumsfaktor (EGF)** genannt; sie haben auch bei Entzündungsprozessen eine wichtige Funktion.

Unklar ist, ob Leukozyten bzw. den von ihnen freigesetzten proteolytischen Enzymen und Zytokinen eine Funktion bei der Follikelruptur zukommt (Espey 1994; Brännström u. Norman 1993).

Von klinischer Bedeutung ist die schon lange bekannte Tatsache, dass die Follikelruptur keine Voraussetzung für die Luteinisierung ist (s. Syndrom des luteinisierten, nicht rupturierten Follikels, LUF-Syndrom, ▶ Abschn. 5.4.6).

Zeitliche Beziehungen zwischen Ovulation und Veränderungen von Hormonkonzentrationen

Den genauen Zeitpunkt der Ovulation zu wissen, ist in bestimmten klinischen Situationen wünschenswert, z. B. bei eingeschränkter Fertilität oder für die Gewinnung von Oozyten bei der In-vitro-Fertilisation. Es bietet sich an, dazu charakteristische Veränderungen der Bluthormonspiegel heranzuziehen, insbesondere die **Veränderungen der LH- und Östradiolkonzentrationen** oder die Basaltemperaturkurve und die Änderung der Qualität des Zervixsekrets. Die Basaltemperaturkurve ist allerdings, wie viele Untersuchungen gezeigt haben, nicht geeignet, den Zeitpunkt der Ovulation vorherzusagen (Brown u. Gronow 1985).

Zur Abschätzung des Ovulationstermins werden herangezogen der präovulatorische Östradiolgipfel, der Beginn des präovulatorischen Anstiegs der Östradiolkonzentration und der der LH-Konzentration sowie der präovulatorische LH-Gipfel. Angaben über zeitliche Zusammenhänge zwischen Anstieg bzw. Gipfel einerseits und Zeitpunkt der Ovulation andererseits schwanken erheblich, u. a. aus methodischen Gründen (z. B. Definition des Hormonanstiegs, Nachweis der Ovulation mit laparoskopischen oder sonographischen Methoden).

Nimmt man den ersten signifikanten Anstieg einer Hormonkonzentration (meist definiert als das 1,5fache der Durchschnittswerte der zwei bis drei vorausgehenden Basalwerte) zum Ausgangspunkt, liegen nach einer multizentrischen Studie zwischen dem ersten signifikanten Östradiolanstieg und der Ovulation durchschnittlich 82,5 Stunden (95%ige Vertrauensgrenzen 54–100,5 Stunden), für das Intervall zwischen dem ersten signifikanten LH-Anstieg und der Ovulation 32 Stunden (95%ige Vertrauensgrenzen 23,6–38,2 Stunden; Einzelheiten ▶ Abschn. 23.4 und Tabelle 23.8, Moghissi 1982; Brown u. Gronow 1985; Pauerstein et al. 1978; WHO Task Force 1980; Peters u. McNatty. 1980).

5.4.6 Die Lutealfunktion

Die **mittzyklische präovulatorische LH-Ausschüttung** ist der Auslöser für die Umwandlung des reifen und sprungbereiten Follikels in ein Corpus luteum; gleichzeitig initiiert sie den **Abschluss der Reduktionsteilung (Meiose)** der Oozyte und die **Follikelruptur**. Die mittzyklische LH-Ausschüttung dauert normalerweise ca. 48 Stunden.

Die Dauer des LH-Gipfels im Blut und damit die Dauer der LH-Wirkung am Zielorgan ist kritisch für alle LH-induzierten Ereignisse. Ein zu schwacher oder zu kurzer LH-Impuls führt zwar zur Meiose und zur Luteinisierung, nicht jedoch zur Ruptur des Follikels und zu einem vollwertigen Corpus luteum. Ein wichtiger Faktor für eine optimale Corpus-luteum-Funktion ist die Gefäßbildung durch die Neovaskularisierung des Graaf-Follikels (▶ Abschn. 5.4.2).

Das **Corpus luteum** ist neben der Plazenta ein einzigartiges Organ insofern, als es in jedem Zyklus neu gebildet wird; genetisch vorprogrammiert gibt es nach ca. 12 bis 14 Tagen seine Funktion auf, es sein denn, seine Struktur und Funktion werden durch eine LH-ähnliche Substanz (nämlich humanes Choriongonadotropin, hCG) unmittelbar während und nach der Implantation der Frucht gerettet.

Bereits präovulatorisch finden sich im dominanten **Follikel Zeichen der Luteinisierung:** Die Granulosazellen sind größer und enthalten reichlich Lipidtröpfchen als morphologisches Substrat der gesteigerten Steroidsynthese (◘ Abb. 5.18).

Quantitativ ist das Hauptprodukt der luteinisierten Granulosazelle Progesteron; es wird in 10- bis 20fach größerer Menge als Östradiol gebildet. Nach funktioneller Umstellung des Follikels im Sinne der Luteinisierung sprechen wir von einem Corpus luteum. Die Bildung des Corpus luteum und seine normale Funktion sind keine isolierten Ereignisse, sondern Folge einer normalen Follikelreifung und der LH-abhängigen Luteinisierung im Rahmen der präovulatorischen LH-Ausschüttung (DiZerega u. Hodgen 1981). Auf hypothalamisch-hypophysärer Ebene ist der Zeitraum der Lutealphase gekennzeichnet durch die kombinierte Wirkung von Östra-

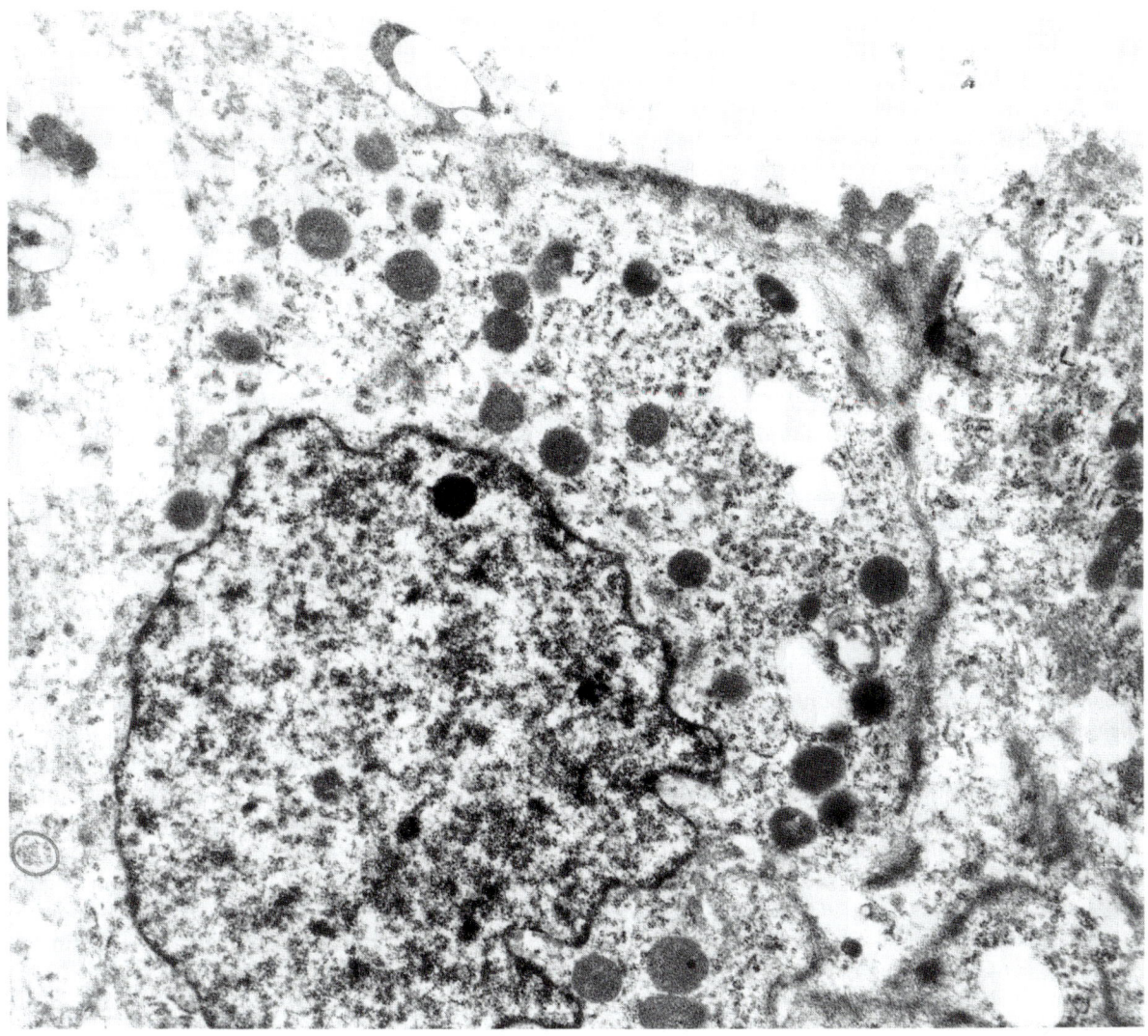

◻ Abb. 5.18. Elektronenmikroskopische Aufnahme einer luteinisierten Granulosazelle unter dem Einfluss von LH. Im Zytoplasma zahlreiche Lipidtröpfchen als Ausdruck der sekretorischen Aktivität

diol und Progesteron; durch die Auswirkungen beider Steroide, insbesondere des Progesterons, kommt es zur vermehrten Bildung von β-Endorphin und zur Verlangsamung des GnRH-Pulsgenerators, die Hypophyse empfängt also seltener GnRH-Impulse. Auf hypophysärer Ebene hemmt Progesteron die Bildung neuer Östradiolrezeptoren und damit ist die östradiolinduzierte Neubildung größerer LH-Mengen blockiert.

Das Corpus luteum besteht aus einer heterogenen Population kleiner und großer Zellen, die sich aus Granulosa- und Thekazellen ableiten. Zusammen stellen sie wahrscheinlich eine arbeitsteilige Einheit dar, der neben der Produktion von Progesteron, Östradiol und Androgenen noch andere Syntheseleistungen zu kommen (Stouffer 1996): So ist die Synthese von Inhibin, Oxytozin, Relaxin und anderer Peptide auch für das Corpus luteum der Frau gesichert (Stouffer 1996; Maas et al. 1992; Khan-Dawood et al. 1995). Die Funktion des Corpus luteum besteht also nicht ausschließlich in der Synthese von Progesteron.

Neben den genannten Zellen findet man noch Gefäßzellen, Fibrozyten und Zellen des Immunsystems.

Die Lebensphase des Corpus luteum kann sowohl durch LH als auch hCG verlängert werden. Die innerhalb der ersten Tage nach der Ovulation ansteigende Progesteronsekretion ist Folge der Luteinisierung sowohl der Granulosazellen als auch der Progesteronsekretion aus Thekaluteinzellen, die sich aus der Thekazellschicht und aus dem umliegenden Stroma differenziert haben und Teil des Corpus luteum werden (Peters u. McNatty 1980).

LH gilt beim Menschen als das luteotrope Hormon, das heißt also als das Hormon, welches die Corpus-luteum-Funktion aufrecht erhält. Abhängig von der jeweiligen Zyklusphase sind Pulsfrequenz und -amplitude der Gonadotropinsekretion unterschiedlich, es ist jedoch fraglich, ob sich eine nachhaltige Modifikation dieses pulsatilen Sekretionsmusters der Gonadotropine auf die normale Lutealfunktion nachteilig auswirken würde. Während die Progesteronspiegel in der ersten Hälfte der Lutealphase kaum schwanken, zeigen sie erhebliche Schwankungen in der zweiten Hälfte der Lutealfunktion (Filicori et al. 1984; Hinney et al. 1995; ◻ Abb. 5.19). Dies ist besonders relevant bei der Interpretation von Progesteronkonzentrationen im Hinblick auf die Corpus-luteum-Funktion.

Die für eine optimale Funktion wichtige **Vaskularisierung des Corpus luteum** ist eine Woche nach Ovulation abgeschlossen. Die funktionelle Kapazität des Corpus luteum, besonders seine Fähigkeit zur Progesteronsynthese, hängt nicht nur von der LH-Wirkung ab, sondern auch wesentlich vom Substratangebot (LDL-Cholesterol; Carr et al. 1981, 1982).

Der Luteinisierungsprozess eines unmittelbar präovulatorischen Follikels koinzidiert mit seiner zunehmenden Vaskularisierung. Über die neu gebildeten Gefäße können die für die Progesteronsynthese erforderlichen großen Mengen an LDL-Cholesterol zu den Follikelzellen gelangen und eine ausreichende Steroidbiosynthese des künftigen Corpus luteum gewährleisten.

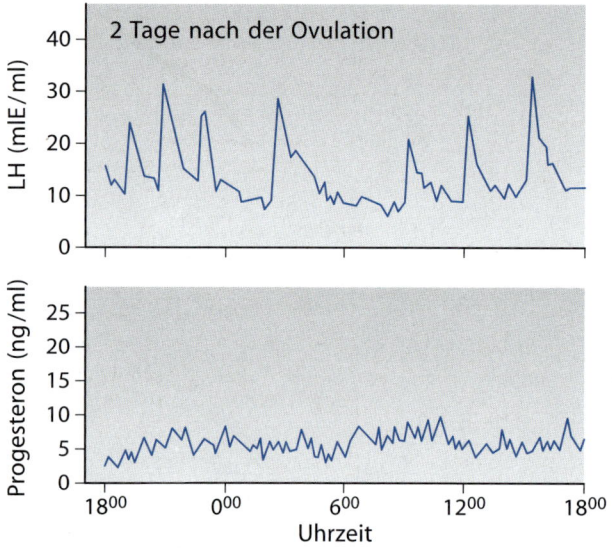

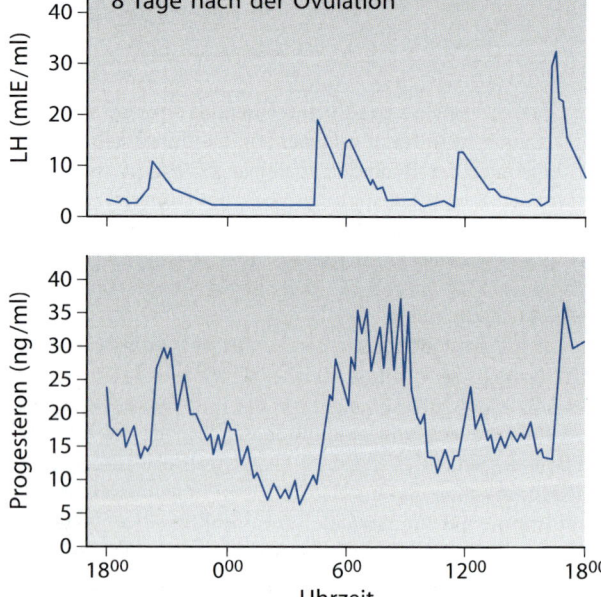

◻ Abb. 5.19. LH- und Progesteronpulsatilität in Abhängigkeit von der Zyklusphase. (Nach Filicori et al.1984)

5.4.7 Die Luteolyse

Das menschliche Corpus luteum hat nach dem ovulatorischen LH-Anstieg eine Autonomie von maximal 4 bis 5 Tagen, während derer es ohne neuen LH-Stimulus auskommen könnte. Im Gegensatz hierzu reicht eine einzige hCG-Injektion aus, um das menschliche Corpus luteum 14 Tage am Leben zu halten (Rothchild 1981). Dieser qualitativ unterschiedliche Effekt von hCG ist nicht nur Folge seiner längeren Plasmaüberlebenszeit, sondern auch bedingt durch die unterschiedliche Wirkung an der Plasmamembran luteinisierter Zellen, an der die hCG-Wirkung länger nachweisbar ist.

Unsere Kenntnisse zur Luteolyse sind letztlich noch sehr oberflächlich. Wodurch sie verursacht wird, ist nach wie vor offen. Diskutiert wird, wie bei anderen Spezies, die Wirkung lokal gebildeter Prostaglandine (Prostaglandin F2α), möglicherweise unter dem Einfluss der lokalen Östradiolbildung (Karsch u. Sutton 1976). Die Rolle des Oxytozin bei der Luteolyse des menschlichen Corpus luteum ist ebenso unklar wie diejenige von Produkten des Immunsystems (Zytokinen) oder die freier Sauerstoffradikale (Khan-Dawood et al.1995; Stouffer 1996).

In der Endphase seiner Funktionszeit verliert das Corpus luteum anscheinend auch LH-Rezeptoren (Halme et al. 1978); warum es zu diesem Verlust kommt, muss noch geklärt werden.

5.4.8 Die intraovarielle (parakrine) Regulation der Ovarfunktion

In jüngster Zeit sind durch zell- und molekularbiologische Methoden eine Reihe von Substanzen im Ovar gefunden worden, über deren biologische Relevanz wir noch wenig wissen. Im Folgenden sind einige dieser Peptide, die durch lokale Wirkungen zur Feinabstimmung der Ovarfunktion beitragen, zusammengestellt.

Wahrscheinliche oder potentielle intraovarielle Regulatoren der Ovarfunktion
- Aktivin
- Arginin-Vasopressin
- Epidermaler Wachstumsfaktor (EGF)
- Fibroblastenwachstumsfaktor(en) (FGFs)
- Follistatin
- GnRH oder GnRH-like-Protein
- Inhibin und Inhibinderivate
- Insulinähnliche Wachstumsfaktoren (IGFs; IGF 1, IGF 2)
- Müller-Gänge-inhibierende-Substanz (MIS)
- Oozytenmaturationsinhibitor (OMI)
- Ovarielles Prorenin-Renin-Angiotensin-System (OVRAS)
- Oxytozin

▼

- Proopiomelanocortin (POMC)
- Relaxin
- Transformierender Wachstumsfaktor-β (TGF-β)
- Tumornekrosefaktor (TNF)
- Vasoaktives intestinales Peptid (VIP)

Eine Gewichtung ihrer biologischen Relevanz erscheint derzeit nicht sinnvoll. Ein Teil der aufgeführten peptidartigen Substanzen sind Wachstumsfaktoren, die auch in anderen Geweben nachweisbar sind.

»Insulin-like growth factors«, IGF 1 und -2, und Wachstumshormon potenzieren die gonadotrope Wirkung an Granulosa- und Thekazellen (Adashi 1989).

Relativ gut beschrieben ist die Funktion des Oozytenmaturationsinhibitors (OMI), insbesondere seine Rolle bei der Hemmung der Meiose (▶ Abschn. 5.4.5).

Auch Inhibin, das im Sinne eines klassischen Hormons die FSH-Sekretion supprimiert, wird als lokaler parakriner Regulator diskutiert.

Hemmer und Stimulatoren der Luteinisierung (Hillensjö et al. 1978) und Hemmer der LH- und FSH-Bindung (Reichert et al. 1984) können derzeit höchstens erwähnt werden.

Die Funktionen von GnRH, Oxytozin, Vasopressin, Vasotozin und Relaxin sowie Renin und Prorenin als klassische Hormone sind seit Jahren bekannt. Dass ihnen auch eine physiologische Rolle als parakrine Regulatoren der Ovarfunktion zukommt, ist relativ neu.

5.5 Synopsis

Die folgende Synopsis stellt eine extrem vereinfachte Zusammenfassung unseres aktuellen Wissensstands dar, wie er erforderlich ist, um die gestörte Ovarfunktion zu verstehen.

Neuroendokrine Kontrolle der Ovarfunktion
- Das Gonadotropin-Releasing-Hormon (GnRH) wird in pulsatiler Weise aus neurosekretorischen Neuronen im Nucleus arcuatus freigesetzt, es induziert die pulsatile Freisetzung von Gonadotropinen durch die Hypophyse.
- Die ovariellen Steroide modulieren sowohl auf hypophysärer als auch auf hypothalamischer Ebene Funktionen von Hypothalamus und Hypophyse. Progesteron verlangsamt die Frequenz der pulsatilen GnRH-Sekretion und damit die Pulsfrequenz der LH-Ausschüttung, gleichzeitig erhöht es die Amplitude der LH-Ausscheidung. Östradiol induziert auf hypophysärer Ebene die LH-Synthese und -Sekretion und modifiziert die LH-Qualität. Das ovarielle Inhibin hemmt die FSH-Sekretion.
- Die GnRH-Sekretion wird von Katecholaminen und noradrenergen Substanzen stimuliert, dopaminerge Substanzen hemmen die GnRH-Sekretion.
- Im ZNS gebildete endogene Opiate (z. B. β-Endorphin) modulieren Neurotransmittermechanismen und hemmen die GnRH-Sekretion. Sie hemmen die Gonadotropin- und fördern die Prolaktinsekretion.

- Katecholöstrogene im Hypothalamus, die strukturelle Ähnlichkeit sowohl mit Katecholaminen als auch mit Östrogenen haben, modulieren die zentralen Einflüsse der ovariellen Steroide, insbesondere die des Östradiols.

Veränderungen auf ovarieller Ebene
Der präantrale Follikel
- Die FSH-induzierte Aromatisierung von Androgenen in der Granulosazellschicht führt zur Synthese von Östrogenen (Östradiol).
- FSH und Östradiol erhöhen die FSH-Rezeptorkonzentration des Follikels und stimulieren die Granulosazellproliferation.
- Die Bildung eines Östrogenmilieus ist für das kontinuierliche Wachstum des Follikels entscheidend wichtig.

Der antrale Follikel
- Die peripheren Östradiolkonzentrationen steigen ab Tag 7 des Zyklus an, also kurz nach der Selektion des zur Ovulation bestimmten, dominanten Follikels.
- Das fast ausschließlich aus dem dominanten Follikel stammende Östradiol steigt konstant an und unterdrückt über einen negativen Rückkopplungsmechanismus zusammen mit dem in den Granulosazellen gebildeten Inhibin zunehmend FSH.
- FSH unterliegt also in dieser Phase einem negativen Rückkopplungsmechanismus, während Östradiol auf LH im Sinne einer positiven Rückkopplung auf hypophysärer Ebene einwirkt. Die zunehmende Östrogensekretion aus dem reifenden Graaf-Follikel erlaubt eine längerfristige und hinreichend starke Einwirkung des Östradiol auf hypophysärer Ebene (Synthese, Speicherung und letztlich Freisetzung von LH im Sinne des positiven Rückkopplungsmechanismus bzw. der ovulatorischen Funktion).
- Der LH-Blutspiegel steigt in der späten Follikelreifungsphase als Folge der zunehmenden Östradiolwirkung deutlich an; die Androgensynthese in der Thekazellschicht wird durch LH stimuliert.
- Der dominante Follikel behält seine Fähigkeit, auf FSH zu reagieren; dies erlaubt ihm, die angebotenen Androgene in Östrogene umzuwandeln und so seine weitere Östrogenproduktion zu steigern. Er hat dadurch in seiner nächsten Umgebung ein östrogenbetontes Milieu; durch die Aromatisierung von Androgenen in Östradiol schützt er sich vor der atretisierenden Wirkung der Androgene.
- In dem östrogenbetonten Milieu des dominanten Follikels induziert FSH in den Granulosazellen LH-Rezeptoren und schafft damit Voraussetzungen für die Luteinisierung

Der präovulatorische Follikel
- Durch die Östrogensekretion des präovulatorischen Follikels werden in der Peripherie die für die Auslösung des ovulatorischen LH-Anstiegs benötigten Schwellenkonzentrationen an Östradiol erreicht.

▼

5

- Nach Induktion seiner Rezeptoren durch FSH kann LH die Luteinisierung einleiten. Der reife, zur Luteinisierung und zur Ovulation bereite Tertiärfollikel (Graaf-Follikel) besitzt außer Östradiol-, FSH- und LH-Rezeptoren auch Prolaktin- und Prostaglandin-F2α-Rezeptoren.
- Der aus der Luteinisierung resultierende präovulatorische Progesteronanstieg löst den mittzyklischen FSH-Anstieg aus.

Ovulation

- Vorbedingungen für die Ovulation sind die pulsatile GnRH-Sekretion, die dadurch ermöglichte Gonadotropinsekretion und die Reifung des Follikels. Durch die Östradiolausschüttung in der späten Follikelreifungsphase signalisiert der Follikel der Hypophyse seine Reife.
- Die ovulatorische LH-Ausschüttung ist Ausdruck der positiven Rückkopplung zwischen Östradiol und LH. Die Ausschüttung großer LH-Mengen innerhalb weniger Stunden ist möglich, weil die Hypophyse unter zunehmendem Östradioleinfluss LH maximal synthetisiert und gespeichert hat.
- Die Gonadotropine aktivieren mit Hilfe eines kaskadenartigen Mechanismus im Follikel proteolytische Enzyme (u. a. Plasminogenaktivator, Kollagenasen), LH hemmt den Oozytenmaturationsinhibitor und ermöglicht dadurch die Wiederaufnahme der Meiose der Oozyte.
- Die mit ihrer Zona pellucida und Corona radiata ausgestoßene Oozyte wird von den Fimbrien der Tube aufgenommen. Die im Follikel synthetisierten Steroide gelangen mit der Follikelflüssigkeit in hoher Konzentration in die Tube, wo sie spezifische Wirkungen ausüben (▶ Abschn. 3.5).

Lutealphase

- Die normale Lutealfunktion erfordert eine optimale Entwicklung des präovulatorischen Follikels, inklusive dessen Vaskularisierung und eine LH-Wirkung über die Dauer der Lutealphase. LH ist der luteotrope Faktor.
- Progesteron verhindert durch zentrale und möglicherweise auch lokale ovarielle Wirkungen die Entwicklung neuer Follikel. In der Lutealphase sind als Folge der Progesteronwirkung die hypophysären LH-Reserven gering. Deshalb ist in der Lutealphase eine positive Rückkoppelung nicht möglich.
- Der genaue Mechanismus der Luteolyse ist letztlich noch unklar. Die Regression des Corpus luteum dürfte durch die luteolytische Wirkung seiner eigenen Östrogene gefördert werden; die lokalen, östrogeninduzierten Prostaglandine vom Typ F2α sind hierfür wahrscheinlich unmittelbar verantwortlich. Die Voraussetzungen für die lokale Wirkung dieser Prostaglandine sind in der späten Follikelreifungsphase durch Induktion ihrer Rezeptoren geschaffen worden.
- In der frühen Schwangerschaft unterhält hCG die Lutealfunktion.

5.6 Offene Fragen zur Regulation der Ovarfunktion

So einleuchtend die Mechanismen sein mögen, die die Ovarfunktion bestimmen, so bestehen doch noch viele offene Fragen. Je nach deren Beantwortung könnte sich nicht nur unser Bild von der Regulation der Ovarfunktion ändern, sondern auch die Diagnostik und Therapie von Ovarfunktionsstörungen.

Die Mechanismen aufzuklären, welche die Lebensdauer des Corpus luteum und die Luteolyse bestimmen, hat ganz offensichtlich klinisches Anwendungspotential.

Mehr Fragen aufgeworfen als beantwortet hat auch die Entdeckung der intraovariell nachweisbaren parakrinen hormonartigen Substanzen; deren lokale Wirkungen und ihre physiologische Rolle für die Regulation der Ovarfunktion müssen weiter erforscht werden. Sollte sich herausstellen, dass einzelnen dieser Faktoren relevante Funktionen zukommen, so sind selektive Eingriffe an Partialfunktionen denkbar, ohne in die Funktion der gesamten Hypothalamus-Hypophysen-Ovar-Achse einzugreifen.

Der weiteren Erforschung bedürfen auch die Mechanismen, die zur Selektion des dominierenden Follikels sowie zur Atresie heranreifender Follikel führen. Auch über den Mechanismus des Rechts-links-Wechsels bei der Follikelreifung und der Ovulation wissen wir noch außerordentlich wenig. Ob dieser ausschließlich eine Frage der lokalen Steroidkonzentration ist, wie aufgrund früherer Versuche vermutet werden konnte (Hoffmann 1960), bleibt noch zu beweisen. Sicher ist jedoch, dass der Rechts-links-Wechsel der Follikelselektion und Ovulation kein regelmäßig alternierendes Ereignis ist (Potashnik et al. 1987).

Die normale Funktion des Ovars ist nicht denkbar ohne eine adäquate Gefäßversorgung. Darüber hinaus besitzt das Ovar auch eine reichliche Nervenversorgung. Damit sind die anatomischen Voraussetzungen gegeben, die Funktion der Follikelreifung und der Luteinisierung durch Vaskularisierungsvorgänge und durch Neurotransmittersubstanzen zu beeinflussen. Um die Bedeutung der Innervation des Ovars für die normale oder abnorme Ovarfunktion abschätzen zu können, ist noch zu wenig bekannt.

Sinngemäß trifft dies auch für die Rolle der Gefäßversorgung zu. Die Existenz von Angiogenesefaktoren ist zwar gesichert, viele Detailfragen zu ihrer Regulation und Bedeutung für die normale Ovarfunktion bleiben jedoch noch zu beantworten (Koos 1989).

Nicht zuletzt soll erwähnt werden, dass das Endometrium zur Synthese und Sekretion von Proteinen und Peptiden in der Lage ist (s. hierzu auch ausführliche Darstellungen in ▶ Abschn. 3.6.6 und 8.2.2); bei einigen Spezies spielt die endokrine Funktion des Uterus eine zentrale Rolle bei der Luteolyse. Bei der Frau nimmt der Uterus diese Funktion in einem solchen Maße zweifellos nicht wahr, andererseits ist nicht auszuschließen, dass Sekrete des Uterus über die Gefäßarchitektur der Adnexe zum Ovar gelangen und dessen Funktion modulieren.

Literatur

Adams TE, Norman RL, Spies HG (1981) Gonadotropin-releasing hormone receptor binding and pituitary responsiveness in estradiol-primed monkeys. Science 213: 1388

Adashi EY (1989) Putative intrauterine regulators. Sem Reprod Endocrinol 7: 1

Adashi EY (1996) The ovarian follicular apparatus. In: Adashi EY, Rock JA, Rosenwaks Z (eds) Reproductive endocrinology, surgery and technology. Lippincott-Raven, Philadelphia New York, p 17

Asashima M, Nakano H, Uchiyama H et al. (1991) Follistatin activity in the mesoderm activity of activin A and the vegetalizing factor from chicken embryo. Roux's Arch Develop Biol 200: 4

Ball P, Gelbke P, Knuppen R (1975) The excretion of 2-hydroxyestrone during the menstrual cycle. J Clin Endocrinol Metab 40: 406

Bohnet HG, Dahlen HG, Wuttke W, Schneider HPG (1976) Hyperprolactinemic anovulatory syndrome. J Clin Endocrinol Metab 42: 132

Bonavera JJ, Sahu A, Kalra PS, Kalra SP (1993) Evidence that nitric oxide may mediate the ovarian steroid-induced luteinizing hormone surge: Involvement of excitatory amino acids. Endocrinol 133: 2481

Brännström M, Norman RJ (1993) Involvement of leukocytes and cytokines in the ovulatory process and corpus luteum function. Human Reprod 8: 1762

Brown GM (1992) Day-night rhythm disturbance, pineal function and human disease. Horm Res 37 [Suppl 3]: 105

Brown JD, Gronow M (1985) Endocrinology of ovulation prediction. In: Shearman R (ed) Clinical reproductive endocrinology. Churchill Livingston, Edinburgh, p 165

Burger HG (1993) Evidence for a negative feedback role of inhibin in follicle stimulating hormone regulation in women. Human Reprod 8 [Suppl. 2]: 129

Burger HG, Findlay JK, Robertson DM (1996) Inhibin/Activin/Follistatin. In: Adashi EY, Rock JA, Rosenwaks Z (eds) Reproductive endocrinology, surgery and technology. Lippincott Raven, Philadelphia New York, p 801

Cagnacci A, Soldani R, Yen SCS (1995a) Exogenous melatonin enhances luteinizing hormone levels of women in the follicular but not in the luteal menstrual phase. Fertil Steril 63: 996

Cagnacci A, Paoletti AM, Soldani R, Orru M, Maschio E, Melis GB (1995b) Melatonin enhances the luteinizing hormone and follicle-stimulating hormone responses to gonadotropin-releasing hormone in the follicular, but not in the luteal, menstrual phase. J Clin Endocrinol Metab 80: 1095

Cardinali DP (1981) Melatonin. A mammalian pineal hormone. Endocrine Rev 2: 327

Carmel PD, Araki S, Ferin M (1976) Prolonged stalk portal blood collection in rhesus monkeys: pulsatile release of gonadotropin-releasing hormone (GnRH). Endocrinol 99: 243

Carr BR, MacDonald PC, Simpson ER (1982) The role of lipoproteins in the regulation of progesterone secretion by the human corpus luteum. Fertil Steril 38: 303

Carr BR, Sadler RK, Rochelle DDB, Stalmach MA, MacDonald PC, Simpson ER (1981) Plasma lipoprotein regulation of progesterone biosynthesis by human corpus luteum tissue in organ culture. J Clin Endocrinol Metab 52: 875

Channing CP, Schaerf FW, Anderson LD, Tsafriri A (1980) Ovarian follicular and luteal physiology. In: Reproductive physiology III. Int Rev Physiol 22: 117

Clark IJ (1995) The preovulatory LH surge – a case of a neuroendocrine switch. Trends Endocrinol 6: 241

Couzinet B, Schaison G (1993) The control of gonadotropin secretion by ovarian steroids. Human Reprod 8 [Suppl 2]: 97

DePaolo LV, Bicsack TA, Erickson GF et al. (1991) Follistatin and activin: a potential regulatory system within diverse tissues. Proc Soc Endocrinol Biol Med 198: 500

Dierschke DJ, Bhattacharya AN, Atkinson LE, Knobil E (1970) Circhoral oscillations of plasma LH levels in the ovarectomized rhesus monkey. Endocrinology 87: 850

DiZerega GS, Hodgen GD (1981) Luteal phase dysfunction infertility: A sequel to aberrant folliculogenesis. Fertil Steril 35: 489

Erickson GF, Danforth DR (1995) Ovarian control of follicle development. Am J Obstet Gynecol 172: 736

Espey LI (1994) Current status of the hypothesis that mammalian ovulation is comparable to an inflammatory reaction. Biol Reprod 50: 233

Ferin M, van Vugt D, Wardlaw S (1984) The hypothalamic control of the menstrual cycle and the role of endo-genous opioid peptides. Recent Progr Horm Res 40: 441

Filicori M, Butler JP, Crowley WF Jr (1984) Neuroendocrine regulation of the corpus luteum in the human evidence for pulsatile progesteron secretion. J Clin Invest 73: 1638

Filicori M, Santoro N, Merriam G, Crowley WF Jr (1986) Characterization of the physiological pattern of episodic gonadotropin secretion throughout the human menstrual cycle. J Clin Endocrinol Metab 62: 1136

Fink G (1978) The development of the releasing factor concept. Clin Endocrinol [Suppl] 5: 245s

Fraser HM, Lunn SF (1993) Does inhibin have an endocrine function during the menstrual cycle? Trends Endocrinol Metab 4: 187

Goodman AL, Hodgen GD (1983) The ovarian triad of the primate menstrual cycle. Recent Progr Horm Res 39: 1

Grossmann A, Moult PJA, Gaillard RC, Delitala G, Toff BD, Rees CH, Besser GM (1981) The opioid control of LH and FSH release: effect of metencephalin analogue and naloxone. Clin Endocrinol (Oxf) 14: 41

Halme J, Ikonen M, Rutanen EM, Seppälä M (1978) Gonadotropin receptors of human corpus luteum during menstrual cycle and pregnancy. Am J Obstet Gynecol 131: 728

Hillensjö R, Batta SK, Schwartz-Kripner A, Wentz AC, Sulewski J, Channing CP (1978) Inhibitory effect of human follicular fluid upon the maturation of porcine oocytes in culture. J Clin Endocrinol Metab 47: 1332

Hillier SG (1994) Current concepts of the roles of follicle stimulating hormone and luteinizing hormone in folliculogenesis. Human Reprod 9: 188

Himelstein-Braw R, Byskov AG, Peters H, Faber M (1976) Follicular atresia in the infant human ovary. J Reprod Fertil 46: 55

Hinney B, Henze C, Wuttke W (1995) Regulation of luteal function by luteinizing hormone and prolactin at different times of the luteal phase. Eur J Endocrinol 133: 701

Hoffmann F (1960) Untersuchungen über die hormonale Beeinflussung der Lebensdauer des Corpus luteum im Zyklus der Frau. Geburtshilfe Frauenheilkd 20: 1153

Hsueh AJW, Billig H, Tsafriri (1994) Ovarian follicle atresia: a hormonally controlled apoptotic process. Endocrine Rev 15: 707

Huber J (1998) Endokrine Gynäkologie. Maudrich, Wien München Bern

Ivell R, Schmale H, Richter D (1983) Vasopressin and oxytocin precursors as model preprohormones. Neuroendocrinology 37: 235

Jin L, Zhang S, Burguera BG et al. (2000) Leptin and leptin receptor expression in rat and mouse pituitary cells. Endocrinology 141(1): 333

Judd SJ (1985) The neuroendocrinology of reproduction. In: Shearman RP (ed) Clinical reproductive endocrinology. Churchill Livingstone, Edinburgh, p 1

Jureus A, Cunningham MJ, McClain ME et al. (2000) Galanin-like peptide (GALP) is a target for regulation by leptin in the hypothalamus of the rat. Endocrinology 141: 2703

Kalra SP (1993) Mandatory neuropeptide-steroid signaling for the preovulatory luteinizing hormone-releasing hormone discharge. Endocrine Rev 14: 507

Karsch FJ, Sutton GP (1976) An intra-ovarian site for the luteolytic action of estrogen in the rhesus monkey. Endocrinology 98: 553

Khan-Dawood FS, Anwer JY, Dawood MY (1995) Bioactive oxytocin in human and baboon corpora lutea. J Endocrinol 147: 525

Khoury RH, Wang QF, Crowley WF Jr, Hall JE, Schneyer AL, Toth T, Midgley AR, Sluss PM (1995) Serum follistatin levels in women: Evidence against an endocrine function of ovarian follistatin. J Clin Endocrinol Metab 80: 1361

Knobil E (1980a) The neuroendocrine control of the menstrual cycle. Recent Prog Horm Res 36: 53

Knobil E (1980b) Patterns of hypophysiotropic signals and gonadotropic secretion in the rhesus monkey. Biol Reprod 24: 44

Knobil E, Hotchkiss J (1988) The menstrual cycle and its neuroendocrine control. In: Knobil E, Neill J et al. (eds) The physiology of reproduction. Raven, New York, p 1971

Knobil E (1990) The GnRH pulse generator. Am J Obstet Gynecol 163: 1721

Kol S, Adashi EY (1995) Intraovarian factors regulating ovarian function. Current Opinion Obstet Gynecol 7: 209

Koob GF, LeBrun C, Martinez JL Jr, Bluthe RM, Danzer R, Bloom FE, LeMoal M (1985) Use of arginine vasopressin antagonists in elucidating the mechanism of action for behavioral effects of arginine vasopressin. In: Schrier RW (ed) Vasopressin. Raven, New York, p 195

Koos R (1989) Potential relevance of angiogenic factors to ovarian physiology. Sem Reprod Endocrinol 7: 29

Kopp W, Blum WF, Ziegler A et al. (1998) Serum leptin and body weight in females with anorexia and bulimia nervosa. Horm Metab Res 30: 272

Lincoln DW, Fraser HM, Lincoln GA, Martin GB, McNeilly AS (1985) Hypothalamic pulse generator. Recent Prog Horm Res 41: 369

Ling N, Ying SY, Ueno N, Shimasaki S, Esch F, Hotta M, Guillemin R (1986) Pituitary FSH is released by a heterodimer of the Ð-subunits from the two forms of inhibin. Nature 321: 779

Lipner H (1988) Mechanism of mammalian ovulation, In: Knobil, E, Neill J (eds) The physiology of reproduction. Raven, New York, p 447

Liu BK, Burleigh BD, Ward DN (1981) Steroid and plasminogen activator production by cultured rat granulosa cells in response to hormone treatment. Mol Cell Endocrinol 21: 63

Maas S, Jarry H, Teichmann A, Rath W, Kuhn W, Wuttke W (1992) Paracrine actions of oxytocin, prostaglandin F2α, and estradiol within the human corpus luteum. J Clin Endocrinol Metab 74: 306

Marut EL, Williams RF, Cowan BD, Lynch A, Lerner SP, Hodgen GD (1981) Pulsatile pituitary gonadotropin secretion during maturation of the dominant follicle in monkeys: estrogen positive feedback enhances the biological activity of LH. Endocrinology 109: 2270

Mason AJ, Niall HD, Seeburg PH (1986) Structure of the two human ovarian inhibins. Biochem Biophys Res Commun 135: 957

Mayo KE (1994) Inhibin and activin – molecular aspects of regulation and function. Trends Endocrinol Metab 5: 407

Moghissi KS (1982) Prediction and detection of ovulation. In: Wallach EE, Kempers RD (eds) Modern trends in infertility and conception control, vol 2. Harper & Row, Philadelphia, p 224

Mukhopadhyay AK, Leidenberger FA, Lichtenberg V (1979) A comparison of bioactivity and immunoactivity of luteinizing hormone stored in and released in vitro from pituitary glands of rats under various gonadal states. Endocrinology 104: 925

Neill GJD, Patton JM, Dailey RA, Tsou RC, Tindall GT (1977) Luteinizing hormone releasing hormone (LHRH) in pituitary stalk blood of rhesus monkeys: relationship to level of LH release. Endocrinology 101: 430

Norman RL, Gliessman P, Lindstrom SA, Hill J, Spies HG (1982) Reinitiation of ovulatory cycles in pituitary stalk-sectioned rhesus monkeys: evidence for a   specific hypothalamic message for the preovulatory release of luteinizing hormone. Endocrinology 111: 1874

O'Byrne KT, Knobil E (1993) Electrophysiological approaches to gonadotropin releasing hormone pulse generator activity in the rhesus monkey. Human Reprod 8 [Suppl 2]: 37

Oliver C, Mical RS, Porter JC (1977) Hypothalamic pituitary vasculature: Evidence for retrograde blood flow in the pituitary stalk. Endocrinology 101: 598

Page RB (1982) Pituitary blood flow. Am J Physiol 243: 427

Page RB (1983) Directional pituitary blood flow: a micro-cinephotographic study. Endocrinology 112: 157

Pauerstein CJ, Eddy CA, Croxatto DH, Hess R, Siler-Khodr TM, Croxatto HB (1978) Temporal relationships of oestrogen, progesteron and luteinizing hormone levels to ovulation in women and in infrahuman primates. Am J Obstet Gynecol 130: 876

Peters H, McNatty KP (1980) Morphology of the ovary. In: The ovary. Univ. California, Los Angeles, p 12

Peters H, Byskov AG, Himelstein-Braw R, Faber M (1975) Follicular growth: the basic event in the mouse and human ovary. J Reprod Fert 45: 559

Pinilla L, Seoane LM, Gonzalez L et al. (1999) Regulation of serum leptin levels by gonadal function in rats. Eur J Endocrinol 140: 468

Potashnik G, Insler V, Meizner I (1987) Frequency, sequence, and side of ovulation in women menstruating normally. Br Med J 294: 219

Reichert LE, Andersen TT, Branca AA, Fletcher PW, Sluss PM (1984) FSH binding inhibitors of follicular fluid. In: Sairam MR, Atkinson LE (eds) Gonadal proteins and peptides and their biological significance. World Scientific, Singapore, p 153

Reiter RJ (1993) The pineal gland: from last to first. Endocrinologist 3: 425

Robertson DM, Klein R, de Vos FL et al. (1987) The isolation of polypeptides with FSH suppressing activity from bovine follicular fluid which are structurally different from inhibin. Biochem Biophys Res Commun 149: 744

Ropert JF, Quigley ME, Yen SSC (1981) Endogenous opiates modulate pulsatile luteinizing hormone release in humans. J Clin Endocrinol Metab 52: 583

Rossmanith WG (1991) Zirkadiane und ultradiane Rhythmen in der Gonadotropinsekretion: Regulation durch ovarielle Steroide. Geburtshilfe Frauenheilkd 51: 585

Rossmanith WG (1993) Ultradian and circadian patterns in luteinizing hormone secretion during reproductive life in women. Human Report 8 [Suppl. 2]: 77

Rossmanith WG, Lauritzen C (1991) The luteinizing hormone pulsatile secretion: diurnal excursions in normally cycling and postmenopausal women. Gynecol Endocrinol 5: 249

Rossmanith WG, Wirth U (1993) Einflüsse des Schlafes auf die Gonadotropinsekretion. Geburtshilfe Frauenheilkd 53: 735

Rossmanith WG, Boscher S, Kern W, Fehm HL (1993) Impact of sleep on the circadian excursion in the pituitary gonadotropin responsiveness of early follicular phase women. J Clin Endocrinol Metab 76: 330

Rothchild I (1981) The regulation of the mammalian corpus luteum. Recent Prog Horm Res 37: 183

Sahu A, Crowley WR, Kalra SP (1994) Hypothalamic neuropeptide-Y gene expression increases before the onset of the ovarian steroid-induced luteinizing hormone surge. Endocrinol 134: 1018

Shoham Z, Schachter M, Loumaye E, Weissman A, MacNamee M, Insler V (1995) The luteinizing hormone surge – the final stage in ovulation induction: modern aspects of ovulation triggering. Fertil Steril 64: 237

Speroff L, Glass RH, Kase NG (1984) Clinical gynecologic endocrinology and infertility, 3rd edn. Williams & Wilkins, Baltimore London, p 159

Steinberger A, Ward DN (1988) Inhibin. In: Knobil E, Neill J et al. (eds) The physiology of reproduction. Raven, New York, p 567

Stojilkovic SS, Krsmanovic LZ, Spergel DJ, Catt KJ (1994) Gonadotropin-releasing hormone neurons – intrinsic pulsatility and receptor-mediated regulation. Trends Endocrinol Metab 5: 201

Stouffer RL (1996) Corpus luteum formation and demise. In: Adashi EY, Rock JA, Rosenwaks Z (eds) Reproductive Endocrinology, Surgery and Technology. Lippincott-Raven, Philadelphia New York, p 251

Strickland S, Beers WH (1976) Studies on the role of plasminogen activator in ovulation. In vitro response of granulosa cells to gonadotropins, cyclic nucleotides and prostaglandins. J Biol Chem 251: 5694

Takatsu Y, Matsumoto H, Ohtaki T et al. (2001) Distribution of galanin-like peptide in the rat brain. Endocrinology 142: 1626

Tougard C, Tixier-Vidal A (1988) Lactotropes. In: Knobil E, Neill J. et al. (eds) The physiology of reproduction. Raven, New York, p1305

Wildt L (1989) Hypothalamus. In: Bettendorf G, Breckwoldt M (Hsg) Reproduktionsmedizin. Fischer, Stuttgart, S. 6

World Health Organization Task Force fpr the Determination of the Fertile Period (1980) Temporal relationship between ovulation and defined changes in the concentration of plasma estradiol-17β, Luteinizing hormone and progesterone. I Probit analysis. Am J Obstet Gynecol 138:383

Ying Sy (1988) Inhibins, activins, and follistatins: gonadal proteins modulating the secretion of follicle-stimulating hormone. Endocr Rev 9:267

Yu WH, Walczewska A, Karanth S, McCann SM (1997) Nitric oxide mediates leptin-induced luteinizing hormone-releasing hormone (LHRH) and LHRH and leptin-induced LH release from the pituitary gland. Endocrinology 138: 5055

Reproduktive Funktionen und Endokrinium im Netzwerk des Zentralnervensystems und der großen Stoffwechselorgane

F. Leidenberger

6.1 Einleitung

⌄ Das folgende Kapitel beschreibt das funktionelle Netzwerk, in welches das Endokrinium und die reproduktiven Funktionen zwischen Zentralnervensystem und großen Stoffwechselorganen eingebettet sind und in dem die Homöostase des Organismus und seine Fortpflanzungsfunktionen geregelt werden. Mit den folgenden Ausführungen soll vor allem die Einsicht gefördert werden, wie das Endokrinium einerseits interaktiv mit den Sinnesorganen, dem Zentralnervensystem, dem Immunsystem und den großen Stoffwechselorganen und andererseits durch Informationsaustausch mit der Umgebung die Körperfunktionen reguliert. Die zellulären und molekularen Mechanismen, derer sich das Endokrinium bedient, sind dieselben, welche die anderen erwähnten Funktionskreise nutzen: Die historisch gewachsenen Begriffe wie Immunsystem oder Endokrinium implizieren eine funktionale Trennung von Körperfunktionen, die in der Wirklichkeit des lebenden und sich fortpflanzenden Organismus nicht existiert. Diese künstliche Trennung, wie sie sich auch in der Ausdifferenzierung der Fachdisziplinen widerspiegelt, ist historisch entstanden und heute selbst unter didaktischen Gesichtspunkten nur noch begrenzt berechtigt.

Die Betrachtung des Gesamtorganismus nicht nur mit den multiplen Reglerkreisen seiner Funktionsnetze, sondern auch in seinem Informations- und Energieaustausch mit seiner Umgebung, soll auch beim ärztlich Tätigen über die engeren Grenzen der eigenen Disziplin und der täglichen Arbeit hinaus die Einsicht fördern, warum und unter welchen Voraussetzungen ein Organismus Teilfunktionen, wie beispielsweise die Gonadenfunktion, einschränken kann.

Spätestens bei der Abklärung von Störungen der Ovarfunktion und von Einschränkungen der Fertilität wird verständlich, dass diese in der Regel Allgemeinerkrankungen und Funktionsstörungen des Organismus sowie Lebens- und Verhaltensweisen widerspiegeln, die die Fortpflanzung behindern können, insbesondere wenn man die Ovarfunktion im Spannungsfeld zwischen Überleben des Individuums, Fortpflanzung und Evolution betrachtet, oder individuelles Überleben und Fortpflanzung unter dem Gesichtspunkt der Energieaufnahme und des Energieverbrauchs sieht.

Nicht zuletzt soll dieses Kapitel den Leser auf einige klinische Kapitel vorbereiten, insbesondere auf ▶ Kap. 17, in dem ausführlich die Auswirkungen von Allgemeinerkrankungen und Erkrankungen der großen Stoffwechselorgane auf das Endokrinium und die Reproduktion diskutiert werden. Sowohl bei der Differentialdiagnostik der gestörten Gonadenbzw. Fortpflanzungsfunktionen als auch bei therapeutischen Schlussfolgerungen ist es geboten, andere Organfunktionsstörungen nicht zu vernachlässigen. Eine solche gesamtheitliche Betrachtung der gestörten Gonadenfunktion und Fertilität hält den Therapeuten davon ab, den weiblichen Organismus in eine ihm aktuell unangemessene Stoffwechselsituation, z. B. in eine Schwangerschaft zu zwingen, der der Organismus nicht gewachsen ist und die der Entwicklung des Kindes im Uterus abträglich wäre. Mit diesem gesamtheitlichen Ansatz wird er vielmehr die einer Ovarfunktionsstörung zugrunde liegende Allgemeinstörung zu beseitigen versuchen

und von häufig nicht sinnvollen symptomatischen Maßnahmen zur Stimulation der Ovarfunktion absehen.

6.2 Zentralnervensystem, Syntheseort und Zielorgan von Hormonen

In ▶ Abschn. 1.3 ist bereits auf die essentielle Funktion des Hypothalamus als Empfänger multipler Signale aus der Umgebung und aus der Körperperipherie sowie als Transformator dieser Signale in neuroendokrine Impulse hingewiesen und in ▶ Kap. 5 ist dargelegt worden, dass die pulsatile GnRH- und Gonadotropinsekretion das Ergebnis einer optimalen Hypothalamusfunktion ist, die von vielen sensorischen, hormonalen und Stoffwechselsignalen gesteuert wird.

Das Gehirn ist ein wichtiges Erfolgsorgan für Steroidhormone und darüber hinaus für eine ganze Reihe von Proteo-, Peptidhormonen und anderen Hormonklassen. Steroide gelangen leicht durch die Blut-Hirn-Schranke, während Proteo- und Peptidhormone diese nicht passieren können. Ihre zentralnervösen Wirkungen üben Letztere entweder durch aktiven Transport in die Zerebrospinalflüssigkeit aus oder sie haben lokal umschriebene Wirkungen in denjenigen Hirnarealen, in denen keine Blut-Hirn-Schranke existiert (McKinley u. Oldfield 1998). Zu diesen Peptidhormonen gehören unter anderem Insulin, Leptin, Relaxin, Angiotensin II und das atriale natriuretische Peptid (ANP).

Das Zentralnervensystem seinerseits ist in der Lage, eine Vielfalt verschiedener Hormonklassen selbst zu bilden, die zahlreiche Gehirn- und Körperfunktionen steuern.

Viele dieser Hormone sind uns aus der klassischen klinischen Endokrinologie bekannt. Eine überraschende, erst durch neueste methodische Entwicklungen ermöglichte Entdeckung war, dass klassische Hormone, wie die Proteo- und Glykoproteinhormone der Hypophyse und Plazenta, nicht nur an anderen Stellen, z. B. auch im Zentralnervensystem (ZNS) in kleinen Mengen gebildet werden, sondern dort auch lokale Wirkungen entfalten und damit zahlreiche zentralnervöse Funktionen beeinflussen können.

Steroidhormone

Analog gilt dies auch für die große Substanzklasse der Steroidhormone, deren Synthese und zahlreiche Wirkungen im ZNS schon lange bekannt sind. So wirken beispielsweise Androgene schon in der Frühphase der Hirnentwicklung auf zentralnervöse Funktionen ein, indem sie das Gehirn männlich prägen. In Situationen, in denen Androgene auf das ZNS nicht wirken können, z. B. infolge eines Androgenrezeptordefekts bei der sog. testikulären Feminisierung (▶ Abschn. 11.5), unterbleibt die männliche Ausprägung, und die somatisch und psychisch weiblichen Individuen entwickeln trotz hoher Testosteronspiegel feminine Muster des Verhaltens und des räumlichen und verbalen Lernens (Cooke et al. 1998). Zahlreiche andere klinischen Beobachtungen nach Androgenexposition weiblicher Feten in utero, beispielsweise bei Vorliegen eines unerkannten klassischen adrenogenitalen Syndroms (▶ Kap. 11 und 16), bei androgensezernierenden Tumoren oder versehentlicher Androgenverabreichung belegen den prägenden Einfluss der Androgene auf Lern- und Sozialverhalten sowie Sexualität.

Östrogene haben ein anderes, breites Spektrum an zentralnervösen Wirkungen (McEwen 1999). Sie fördern in der Fetal- und in der frühen Postnatalzeit das Überleben, die Differenzierung und die Vernetzung spezieller neuronaler Populationen in Gehirn und Rückenmark. Ihre Wirkungen sind auch im Erwachsenenleben vielfältig nachweisbar; sie stimulieren vor allem Synapsenbildung und -funktionen, sind neuroprotektiv, fördern bestimmte Gedächtnis- und motorische Leistungen und beeinflussen das affektive Verhalten (Baulieu u. Schumacher 2000; McEwen 1999). Die verschiedenen Gruppen der Sexualsteroide (Androgene, Östrogene, Progesteron) scheinen jeweils unterschiedliche neurotrophe Wirkungen auf das Nervensystem des Erwachsenen auszuüben, Wirkungen, die man präventiv und therapeutisch zu nutzen versucht.

In jüngster Zeit finden die sog. Neurosteroide besondere Aufmerksamkeit. Man versteht hierunter im Gehirn und in den peripheren Nerven gebildete Steroide und einige ihrer Metabolite. Zu diesen gehören einige in der Klinik seit langem bekannte Steroide wie Progesteron und Dehydroepiandrosteron (DHEA) und ihre Metabolite. Ihre spezifischen, in bestimmten Hirnarealen nachweisbaren Auswirkungen auf Gedächtnisleistungen, auf kognitive Funktionen und auf die neuronale Plastizität werden z. Z. intensiv erforscht (Vallée et al. 2001). Die Therapie zahlreicher in der gynäkologischen Endokrinologie vorkommender Krankheitsbilder und Funktionseinschränkungen, wie z. B. hormon- oder zyklusassoziierte Verhaltens- und Befindlichkeitsstörungen im Prämenstruum oder in der Postmenopause, werden von dieser Forschungsrichtung profitieren können. Neurosteroide und die klassischen Sexualsteroidgruppen (Östrogene, Androgene, Progesteron und sein Metabolit Allopregnanolon) beeinflussen nicht nur die Organisation zahlreicher Hirnfunktionen, sondern stimulieren, modulieren oder hemmen die letzteren. Progesteron und DHEA wirken allerdings nicht über ihre klassischen Kernrezeptoren (▶ s. Kap. 1 und 2), sondern über schnelle, zellmembrangebundene Mechanismen, die zahlreiche Neurotransmitterfunktionen modulieren (Genazzani et al. 2000; Baulieu u. Schumacher 2000).

Die neurotropen Effekte von Progesteron sind nicht generell gestagener Natur; deshalb sind die heute erhältlichen synthetischen Gestagene (▶ Kap. 10 und 25) hinsichtlich ihrer zentralnervösen Wirkung mit Progesteron nicht identisch.

Stress

Von zentraler Bedeutung für das Verständnis der Zyklusfunktion der Frau und ihrer Störungen ist die Kenntnis der Stressfaktoren und Stressfunktionen (▶ Abschn. 7.4.1). In einer wie auch immer gearteten als bedrohlich empfundenen Stresssituation versucht der Organismus, mit Hilfe seines zentralnervösen und peripheren Stresssystems seine Körperfunktionen so zu modifizieren und an die jeweilige Situation zu adaptieren, dass eine dynamische Homöostase erhalten bleibt. Einige Reaktionen auf Stressoren sind im Folgenden zusammengefasst.

Adaptation des Verhaltens und von Körperfunktionen auf Stressoren (nach Dorn u. Chrousos 1997 -modifiziert-)

- Adaption des Verhaltens
  - Adaptive Verhaltensänderung
  - Akute Aktivierung adaptiver und Hemmung nicht zur Adaption führender neuraler Funktionen wie
    - erhöhte und fokussierte Aufmerksamkeit
    - erhöhtes Wahrnehmungsvermögen
    - Unterdrückung von Essen und Essverhalten
    - Unterdrückung reproduktiven Verhaltens

- Periphere Adaption
  - Adaptive Umleitung von Energie
    - Sauerstoff- und Energieumleitung ins ZNS und in gestresste Körperregionen
    - Veränderunge des Blutgefäßtonus, Blutdruckanstieg, Zunahme der Herzfrequenz
    - Zunahme der Atemfrequenz
    - erhöhte Gluconeogenese und Lipolyse
    - Hemmung des Wachstums und der Fortpflanzungsfunktionen.

Das Stresssystem besteht
- aus dem hypothalamischen Kortikotropin-releasing-Hormon (CRH),
- den Arginin-Vasopressin(AVP)-Neuronen und
- aus dem sympathischen Nervensystem in Gehirn und Peripherie, dessen charakteristischen Sekrete Noradrenalin und Adrenalin sind.

Zum CRH-System gehört funktionell die gesamte Hypothalamus-Hypophysen-Nebennierenrinden-Achse (HHN-Achse). Zwischen den genannten Stresssystemen gibt es zahlreiche, hier nicht näher zu erörternde Interaktionen, teils hemmender, teils stimulierender Natur.

Die Aktivierung des Stresssystems hat nachhaltige Auswirkungen auf andere endokrine Funktionen, besonders auf die Hypothalamus-Hypophysen-Ovar-Achse sowie auf die Funktionskreise des Wachstumshormons und der Schilddrüse. Die Gonadenfunktion wird über die Blockade der hypothalamischen GnRH-sezernierenden Neurone durch CRH unterdrückt. Darüber hinaus supprimiert das stressabhängig vermehrt freigesetzte Nebennierenrindenhormon Kortisol die Hypothalamus-Hypophysen-Ovar-Achse auf allen Ebenen, auch auf der Ovarebene. Ein Beispiel für den beschriebenen Mechanismus ist die hypothalamische Amenorrhö bei Leistungssportlerinnen (▶ Abschn. 7.4).

Auch die Sekretion des Wachstumshormons (STH) und des hypothalamischen TSH-releasing-Hormons (TRH) ist bei chronischem Stress vermindert, weil das hypothalamische Stresshormon CRH auf direktem Weg, nämlich durch Stimulation der Somatostatinsekretion sowohl die STH- als auch die TRH-Sekretion bremst.

Zeitspannen erhöhter Vulnerabilität gegenüber Stressfaktoren und der chronisch aktivierten Stressachse sind wahrscheinlich die Lebensphasen des Übergangs, also die kritische Zeit der Organentwicklung in utero, die perinatale Übergangsphase, die Pubertät und die Schwangerschaft einer Adoleszenten. Die inzwischen vielfach bestätigte und gut abgesicherte These, dass die Lebensbedingungen des Kindes in utero und seine spezifische Reaktion auf intrauterine Stressoren die Morbidität und Mortalität im Erwachsenenalter beeinflussen können, wird nochmals in ▶ Abschn. 8.3 besprochen werden.

Zur klinischen Thematik des Stresses und seiner endokrinen, metabolen Folgen und Begleiterscheinungen, bei denen die Stressachse aktiviert ist, gehören auch

- affektive Erkrankungen (z. B. endogene Depressionen),
- Essstörungen (wie Anorexia nervosa, Bulimie) und
- chronischer Alkoholismus (Dorn u. Chrousos 1997; Genazzani u. Bernadi 1999; ▶ Abschn. 7.4).

Melatonin

Zuletzt soll an dieser Stelle ein seit mehr als 40 Jahren bekanntes Hormon Erwähnung finden, nämlich das Hauptprodukt des Corpus pineale, Melatonin, das, über das Augenlicht und über den mit dem Sehnerv verbundenen Nucleus suprachiasmaticus gesteuert, dem Organismus den **Tag-Nacht-Rhythmus** vermittelt und über seine nächtliche Sekretion zahlreiche diurnal ablaufende, endokrine und andere Körperfunktionen beeinflusst, unter anderem die Hypothalamus-Hypophysen-Ovar-Achse. Wird der Tag-Nacht-Rhythmus gestört, kommt es gehäuft zu Funktionsstörungen des Ovars, so bei Schichtarbeiterinnen und Flugpersonal.

Dass Melatonin auch als Radikalfänger und antioxidativ wirkt, ist in einer Vielzahl von Geweben nachgewiesen worden. Ein klinisch wichtiges Phänomen ist die Abnahme der nächtlichen Melatoninsekretion mit zunehmendem Alter und – als Folge davon – der partielle Verlust der diurnalen Rhythmik vieler Körperfunktionen und endokriner Systeme. Dies gilt beispielsweise für das **Wachstumshormon (STH),** dessen Sekretion überwiegend nachts erfolgt, allerdings im höheren Lebensalter in nur noch geringen Mengen. Dadurch werden die anabolen Wirkungen des STH zum Nachteil der Muskelkraft abgeschwächt, und dies in einem Lebensabschnitt, der durch einen häufig übergewichtsbedingten relativen funktionellen Hyperkortisolismus – und im Gefolge davon – durch eine katabole Stoffwechsellage gekennzeichnet ist. Normalgewicht und – besonders in Abend- und Nachtstunden – Zurückhaltung bei der Kalorienaufnahme fördern die nächtliche Sekretion sowohl von Melatonin als auch von STH. Inwieweit die längere durchschnittliche Lebenserwartung schlanker Individuen und ihr im höheren Lebensalter im Vergleich zum Durchschnitt der Bevölkerung besserer Gesundheitszustand unmittelbar oder mittelbar auch auf die weniger gestörte Melatoninsekretion und diurnale Rhythmik zurückzuführen ist, muss im Detail noch geklärt werden. Kein Zweifel jedoch besteht daran, dass ein Großteil altersassoziierter Schlafstörungen mit einer eingeschränkten Melatoninsekretion einhergeht. Mit langwirksamen Melatoninpräparaten lassen sich diese Schlafstörungen älterer Menschen günstig beeinflussen (Reiter 1995; Roth et al. 2001; Dawson u. van den Heuvel 1998).

Die Schlafqualität hängt allerdings nicht nur vom Ausmaß der Melatoninsekretion ab, sondern auch von einer ganzen Reihe bekannter Neuropeptide: Kortikotropin(ACTH)-releasing-Hormon (CRH) und ACTH stören den Schlaf, während das Wachstumshormon freisetzende Hormon (GHRH) den Schlaf fördert ebenso wie die Peptide Galanin und Neuropeptid Y (NPY). Im Alterungsprozess verschiebt sich die quantitative Relation zwischen der GHRH- und CRH-Sekretion zu-

gunsten des CRH, was zusätzlich zu der verringerten Melatoninsekretion der alterassoziierten Schlaflosigkeit Vorschub leistet (Steiger u. Holsboer 1997; Åström 1995).

Melatonin betrachtet man heute weniger als klassisches Hormon, sondern ordnet ihm vielmehr zwei Kategorien von Wirkungen zu:

- die Adaption des Organismus an den Tag-Nacht-Rhythmus über die Regulierung zirkadianer Rhythmen im funktionellen Netzwerk mit dem Nucleus suprachiasmaticus sowie
- die Förderung von Reparaturmechanismen und von anabolen physiologischen Prozessen (Dawson u. van den Heuvel 1998).

6.3 Die zentrale Rolle des Fettgewebes als Energiespeicher und bei der Regulation der Fortpflanzungsfunktionen

Das sog. **weiße Fettgewebe** wird heute nicht mehr nur in seiner traditionellen Rolle als Energiespeicher gesehen, der im Bedarfsfall Fettsäuren freisetzt. Viel mehr wissen wir heute, dass die Stoffwechselfunktionen des Fettgewebes viel komplexer sind: So hat es eine wichtige Funktion bei der Homöostase des Zuckerstoffwechsels und bei entzündlichen Prozessen, außerdem bei der Regulation des Gerinnungssystems und der Gefäßbiologie. Spätestens seit der Entdeckung einiger fast ausschließlich in den Adipozyten gebildeter und sezernierter Hormone (z. B. Leptin, Resistin) gehört das Fettgewebe zu den endokrinen Organen. ◻ Abbildung 6.1 illustriert die vielfältigen Wirkungen von Sekreten des Fettgewebes auf andere Organsysteme und macht die jedem Arzt bekannten Komplikationen der Adipositas plausibel. Im Folgenden sind einige im Fettgewebe gebildete Proteine und – soweit bekannt – ihre Funktionen aufgelistet (Trayhurn u. Beatti 2001).

Protein	Funktion
Leptin	Reduktion der Nahrungsaufnahme, Förderung der Insulinsensitivität u. a. (▶ Abschn. 6.4)
Resistin	Fördert Insulinresistenz
Angiotensinogen	Blutdruckregulation
Adipsin	Serinprotease, Komplementprotein
Acylation stimulierendes Protein	Stimuliert Triglyzeridsynthese
Adiponectin	Antiinflammatorisch Antiatherosklerotisch
Retinol bindendes Protein	Vitamin-A-Stoffwechsel
Tumor-Nekrosis-Faktor α	Interferiert mit der Insulinwirkung
Interleukin 6	Funktioneller Teil des Immunsystems
Plasminogen-Aktivator-Inhibitor-1	Hämostase ▼

»Fasting-induced adipose factor« (FIAF)	Fastensignal
Metallothionein	Antioxidans
»Fibrinogen-angiopoietin related protein«	Schutz des Endothels

Das Fettgewebe speichert also nicht nur passiv Energie in Form von Triglyzeriden. Vielmehr ist es ein endokrines Organ, das mithilfe endo-, para- und autokriner Funktionen der Adipozyten in die Homöostase des Energiehaushalts eingreift und über seine endokrinen Signale das Hunger- und Sättigungsgefühl und damit die Nahrungsaufnahme beeinflusst. Der Energiehaushalt und das Körpergewicht werden im Hypothalamus durch eine Vielzahl von Signalen gesteuert, welche Appetitverhalten und Energieaufnahme und -speicherung regulieren (Fruhbeck et al. 2001). Es ist leicht zu verstehen, dass die Homöostase des Energiehaushalts eine zentrale Voraussetzung aller Körperfunktionen ist. Sie ist durch eine Vielzahl den Appetit fördernder (orexigener) und hemmender (anorexigener) Substanzen vielfältig abgesichert (Kalra et al. 1999). In ▶ Abschn. 8.6 bei der Betrachtung des Energiehaushalts in der Schwangerschaft wird die Rolle des Fettgewebes ausführlich diskutiert.

In ▶ Abschn. 17.2 werden einige Funktionen des fast ausschließlich aus Adipozyten stammenden Hormons **Leptin**, einer anorexigenen (Appetit hemmenden) wirksamen Substanz beschrieben; in ▶ Kap. 5 ist seine stimulierende Wirkung auf die GnRH-abhängige Gonadotropinsekretion und damit auf die Fortpflanzungsfähigkeit beschrieben.

Diesem vor wenigen Jahren entdeckten Proteohormon kommt bei der Regulation der Energiespeicherung und der Nahrungsaufnahme eine zentrale Rolle zu. Leptin ist im Wesentlichen ein Produkt der Adipozyten, in geringen Mengen wird es auch im Magen und in der Skelettmuskulatur produziert, außerdem in der Plazenta. Über seine zentralnervösen Wirkungen auf der Ebene des Hypothalamus steuert es das Ausmaß der Nahrungsaufnahme und die Energiebilanz. Die

direkten Stoffwechselwirkungen des Leptins in der Muskulatur werden in ▶ Abschn. 6.4. beschrieben.

Leptin wird pulsatil sezerniert und zeigt einen diurnalen Rhythmus mit Maximalkonzentrationen im Blut zwischen 1 und 2 Uhr nachts. Seine Blutkonzentrationen steigen mit zunehmender Fettmasse an; die Blutspiegel sind bei Frauen drei- bis viermal höher als bei Männern. Vor der Pubertät, zu einem Zeitpunkt also, an dem der Fettanteil an der gesamten Körpermasse noch unter der mit einer ovulatorischen Ovarfunktion zu vereinbarenden kritischen Größe ist, sind die Leptinkonzentrationen niedrig.

> ❯ Leptin ist also ein Indikator der Körperfettmasse und der Energiereserven. Es informiert das Gehirn über die Fettspeicher des Körpers, besonders über die im subkutanen Bereich, und moduliert die Aktivität des hypothalamischen Hormons Neuropeptid Y und anderer Peptide des Hypothalamus, welche nicht nur Nahrungsaufnahme und Sättigung regulieren, sondern auch die Ovarfunktion beeinflussen.

Bei der Erörterung der Beziehungen von Körpergewicht bzw. metabolen Syndrom zu ovariellen Funktionsstörungen werden wir nochmals auf Leptin zurückkommen.

Die Tatsache, dass bei Übergewichtigen sowohl die Insulin- als auch die Leptinspiegel – wenn auch in variablem Ausmaß – erhöht sind und miteinander korrelieren, ist auf mehrere Faktoren zurückzuführen: die Hyperinsulinämie entsteht im Zuge der Insulinresistenz; letztere ist vor allem Ausdruck der metabolen Besonderheiten des abdominal/intestinal abgelagerten Fettgewebes und der Leber. Leptin hingegen ist quantitativer Ausdruck des peripher, glutäal und femoral abgelagerten Speicherfetts. Es wirkt zwar lokal der Insulinresistenz entgegen, im Zuge des abdominalen/viszeralen Übergewichts entwickelt sich jedoch eine relative Leptinresistenz. Die Tatsache, dass auch bei nur gering übergewichtigen oder sogar normalgewichtigen Personen eine Insulinresistenz oder gar ein Diabetes mellitus Typ II auftreten kann, ist meist auf eine selektive Fettablagerung im Viszeralbereich zurückzuführen (Cnop et al. 2002; ▶ Abschn. 17.3).

Da polyzystische Ovarien meist mit einem metabolen Syndrom und einer Insulinresistenz einhergehen, sollte ihr

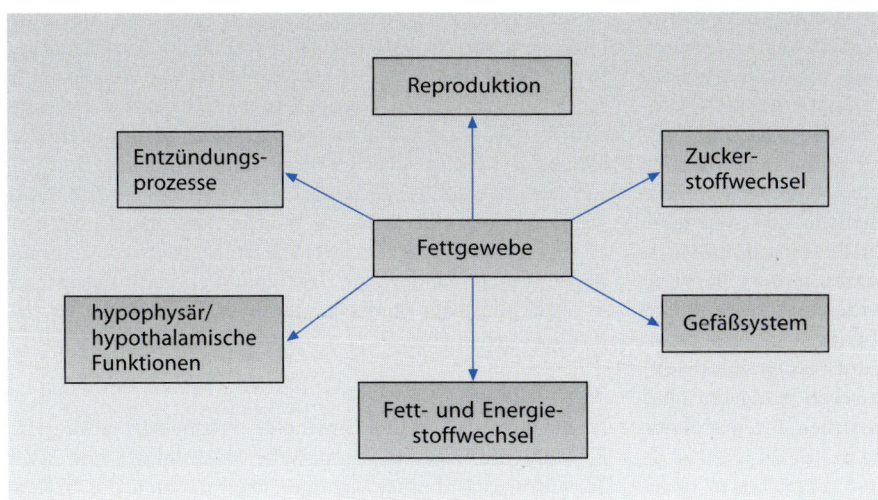

◻ **Abb. 6.1.** Wirkung von Produkten des Fettgewebes auf Organe und Organfunktionen

sonographischer Nachweis den Frauenarzt an diese therapierbaren Erkrankungen denken lassen, auch wenn die Patientin nicht übergewichtig ist.

Warum ist Leptin für die Ovarfunktion wichtig?

Leptin fördert auf vielfältige Weise über den Hypothalamus und wahrscheinlich auch über die Hypophyse die hypophysäre Gonadotropinsekretion. Schon unmittelbar vor den in der frühen Pubertät zunächst nur nächtlich vorhandenen LH-Ausschüttungen sind nächtliche Leptinanstiege im Blut nachweisbar. Mittlerweile lassen zahlreiche Hinweise aus experimentellen und klinischen Studien den Schluss zu, dass Leptin auf hypothalamischer Ebene, nämlich im Bereich der GnRH-Neurone die pulsatile GnRH- und damit indirekt die Gonadotropinsekretion fördert. Seine optimale Wirkung auf die GnRH-Sekretion im Bereich des Nucleus arcuatus und des Nucleus ventromedialis entfaltet Leptin allerdings nur dann, wenn andere metabole Signale, wie z. B. Glukose, ausreichend zur Verfügung stehen.

> ❯ **Leptin vernetzt also auf hypothalamischer Ebene die von der Körperperipherie kommenden Signale und Informationen zur Energiebilanz und zu den Energiespeichern mit den reproduktiven Funktionen.**

Bei akuten oder chronischen Hungerzuständen und bei Untergewicht sinken die Leptinspiegel ab und mit ihnen die GnRH- und Gonadotropinproduktion. Auf diese Weise wird verhindert, dass unter energetisch ungünstigen Bedingungen (Untergewicht) eine Schwangerschaft eintritt. Leptinspiegel unter 1,85 ng/ml sind in der Regel mit einer Amenorrhö assoziiert.

> ❯ **Über einem gewissen Schwellenwert liegende Leptinspiegel sind also für eine normale Ovarfunktion erforderlich, aber allein nicht ausreichend, die Stabilität der Ovarfunktion zu gewährleisten.**

Warum diese funktionelle Verknüpfung zwischen Energiespeicherung, Energiehaushalt und Fortpflanzungsfähigkeit? Eine einfache energetische Betrachtung mag die Antwort geben: Ein Lebewesen überlebt als Individuum, wenn es genügend Energiereserven hat. Andererseits ist im Rahmen der Evolution einem zu einer bestimmten Tierspezies gehörenden Lebewesen die Fortpflanzung aufgegeben und genetisch programmiert: keine Evolution ohne Fortpflanzung! Unter energetischem Blickwinkel stellen Schwangerschaft und Stillzeit Lebensphasen größten Energiebedarfs dar. (▶ Abschn. 8.3.1).

Eine erfolgreiche Fortpflanzung setzt also genügend Energiereserven in Form von Fettspeichern voraus. Sind diese im chronischen Hungerzustand nicht mehr vorhanden, schränkt der Organismus seine Körperfunktionen ein, und zwar in einer prioritären Hierarchie. Eine der ersten Einschränkungen betrifft die Gonadenfunktion und damit die Fortpflanzung. Sie kann immer dann beobachtet werden, wenn das Individuum im Kampf ums individuelle Überleben in einen Konflikt mit der Fortpflanzung und seiner Rolle als Spezies bei der Evolution gerät, z. B. in einem chronischen Hungerzustand, bei Untergewicht, akuten und chronischen Stresssituation und während der Laktationsperiode.

Der gemeinsame Nenner von Energiespeicherung und Fortpflanzung sind die Signale aus dem Fettgewebe an das ZNS (Hypothalamus), u. a. in Form des oben beschriebenen Leptins. Sind reichlich Energiereserven in Form von Speicherfett, insbesondere in der Gluteal- und Oberschenkelregion vorhanden, wird reichlich Leptin ausgeschüttet, das seinerseits die pulsatil sezernierte GnRH-Sekretion und damit die Gonadenfunktion fördert (▶ Kap. 5).

6.4 Muskulatur und Skelettsystem

Es ist leicht zu verstehen, dass – wie alle anderen Organsysteme – auch die Skelettmuskulatur und das Skelett zur Hömoostase des Organismus beitragen. Bisher wenig Beachtung gefunden hat jedoch ihr Einfluss auf die Fortpflanzungsfunktionen und ihre Bedeutung als hormonabhängige und hormonproduzierende Organe.

Muskulatur

Deutlich wird die Relevanz der Muskulatur für Endokrinium und Fortpflanzungsfunktionen spätestens dann, wenn man sich pathophysiologischer Zustände erinnert, in welche die Muskulatur einbezogen sind. Ein Beispiel ist die mit der Adipositas assoziierte Insulinresistenz des Muskelgewebes, die mit einer Hyperinsulinämie, einer Neigung zur Hyperglykämie sowie erhöhten Serumkonzentrationen von Triglyzeriden und freien Fettsäuren einhergeht.

Die mit der **Insulinresistenz** einhergehende Hyperinsulinämie ist mit Lipidablagerungen im Muskelgewebe in Form von Triglyzeriden assoziiert. Das uns von der hypothalamischen Regulation des Appetitverhaltens und der Energiezufuhr bekannte Leptin hingegen hat neben den in ▶ Abschn. 6.3 beschriebenen hypothalamischen Funktionen eine direkte, an der Muskulatur angreifende Wirkung, indem es dort zu Insulin antagonistische Wirkungen hat: Leptin fördert die Oxidation freier Fettsäuren und reduziert den Triglyzeridgehalt speziell der Skelettmuskulatur, wodurch sich die Insulinsensitivität des Muskelgewebes erhöht (Ceddia et al. 2001). Da die Insulinresistenz des Skelettmuskels (und der Leber) mit allen ihren nachteiligen gesundheitlichen Folgen (▶ Kap. 16) durch die intrazelluläre Akkumulation freier Fettsäuren und ihrer Metabolite verursacht wird, kommt dieser lokalen Wirkung von Leptin klinische Relevanz zu (Kim et al. 2001).

Eine besondere Bedeutung bei der Entstehung der Insulinresistenz der Skelettmuskulatur scheint der Fettablagerung in den Muskelzellen selbst zuzukommen. Wie anhand klinischer Versuche gezeigt werden konnte, führt eine weitgehend fettfreie Nahrungsaufnahme zunächst zur bevorzugten Entleerung der Fettspeicher im Muskel und damit zur Normalisierung der Insulinsensitivität, lange bevor das Gewicht eines Adipösen normalisiert zu sein braucht (Greco et al. 2002).

Die normale Insulinsensitivität ist ihrerseits von zentraler Bedeutung für die normale Ovarfunktion und für die optimale Entwicklung des Kindes in utero, wie an anderer Stelle ausgeführt werden wird.

Skelettsystem

Ernährungszustand und Umfang der Fettmasse, mechanische Belastung des Skeletts, Ausmaß der Muskelmasse und deren Trainingszustand sind wichtige Determinanten der Skelettmasse und -architektur. Dass das Skelett ein hormonabhängiges Organsystem ist, ist uns spätestens bewusst, seit wir uns um den Erhalt der Knochendichte und um die Reduktion von Frakturrisiken bei Östrogenmangelzuständen kümmern, insbesondere bei Frauen in der Postmenopause (▶ Kap. 19).

Der Frauenarzt ist mit vielen Krankheitsbildern und Stoffwechselbesonderheiten konfrontiert, die mit einer Störung der Skelettbiologie und mit einem erhöhten Osteoporose- und Frakturrisiko einhergehen. Hierzu gehören auch die mit einem Östrogendefizit einhergehenden Amenorrhöformen, insbesondere wenn sie durch Fehl- und Unterernährung gekennzeichnet sind (z. B. bei Anorexia nervosa und bei Hochleistungssportlerinnen; Grinspoon et al. 1999). Auch das Alter bei der Menarche gehört zu den Determinanten der Knochendichte im Erwachsenenalter.

Dass die Ernährung nicht nur über das Gewichtsverhalten Skelettarchitektur und -funktion beeinflusst, sondern dass auch die qualitative Zusammensetzung (Kalzium-, Vitamin D-Gehalt, Anteil an Frucht und Gemüse) und die Resorption (z. B. bei M. Crohn, Zöliakie) wichtige Determinanten der Skelettgesundheit sind, ist uns erst durch Studien jüngeren Datums bewusst geworden (New et al. 2000). Die Hormonabhängigkeit der Skelettbiologie zeigt sich auch in der geringeren Mineralisierung bestimmter Skelettregionen bei Frauen mit chronischen Zyklusanomalien und in der Zyklusabhängigkeit der Knochenresorption und -formation (Micklesfield et al. 1998; Chiu et al. 1999).

Wie alle anderen Organe unterliegt das Skelettsystem lokalen, das heißt autokrinen und parakrinen Regulationsmechanismen. Es ist ein Organ, das einen Zelltyp enthält, nämlich die Osteoklasten, deren Aufgabe ausschließlich der Abbau von Knochenmasse ist. Zwischen Osteoklasten und den die Knochensubstanz aufbauenden Osteoblasten gibt es zahlreiche funktionelle Beziehungen; so fördern beispielsweise Osteoblasten auf parakrinem Weg die Differenzierung der Osteoklasten. Andere klassische Hormonsysteme, wie das Parathormon (PTH) und die Sexualsteroide beeinflussen die Funktion dieser beiden Zelltypen nachhaltig und sind Teil eines Funktionsnetzes mit dem Zweck, das Skelettsystem das ganze Leben lang umzubauen (engl. »remodeling«) und den Funktionen des Bewegungs- und Stützapparats sowie dem variablen Kalziumbedarf (insbesondere während Schwangerschaft und Stillzeit) anzupassen.

Wenig Beachtung fand bisher die Beobachtung, dass das Proteohormon Leptin auch auf das Skelett regulierende Funktionen ausübt: Es blockiert bzw. bremst die Knochenformation, und zwar nicht auf lokalem, parakrinem Wege, sondern über seine hypothalamischen Mechanismen. Die leptininduzierten Informationsträger, mit Hilfe derer der Hypothalamus die Knochenformation bremst, sind allerdings nicht bekannt (Amling et al. 2000).

Dem aus dem Fettgewebe und in geringen Mengen auch aus der Skelettmuskulatur stammenden Leptin kommen also drei wichtige regulatorische Funktionen zu (◘ Abb. 6.2):

- Förderung der Hypothalamus-Hypophysen-Ovar-Achse über die Stimulation der pulsatilen GnRH-Sekretion, damit also Förderung der Fortpflanzung,
- Einhaltung des Körpergewichts (und damit des Fettanteils an der gesamten Körpermasse) durch Regulation des Appetits sowie
- Mitgestaltung des Skeletts.

Leptin ist also ein wichtiger endokriner Inhibitor der Knochenformation. Adipöse Individuen entwickeln eine Leptinresistenz, deren molekularen Mechanismen nicht geklärt sind. Als Folge dieser Leptinresistenz bei Adipösen wird die Knochenformation trotz erhöhter Leptinspiegel nicht gehemmt.

Dass auch die afferente Nervenversorgung von Periost, kortikalem und trabekulären Knochen den Knochenstoffwechsel beeinflusst, kann an dieser Stelle nur erwähnt werden.

Sexualsteroide, insbesondere Östrogene, haben essentielle Wirkungen auf Skelettwachstum, -entwicklung, und -reifung sowie auf die Aufrechterhaltung der Skelettmasse, die auf den klassischen Rezeptoren für Östradiol beruhen. Sowohl in Knochen- als auch in Knorpelzellen sind α- und β-Rezeptoren für Östradiol und Androgenrezeptoren nachweisbar (Arts et al. 1997; Kusec et al. 1998; Abu et al. 1997). Individuen mit Östrogenrezeptordefekten entwickeln einen Hochwuchs und eine Osteoporose. Dass auch Androgene die Knochendichte fördern, wurde durch den Nachweis einer relativ hohen Knochendichte bei hirsuten Frauen belegt (Dagogo-Jack et al. 1997). Hormonale Kontrazeptiva in Form oraler Ethinylöstradiol-Gestagen-Kombinationen schützen vor Demineralisation, während es unter Depotgestagenen bei jüngeren Frauen zu einer geringfügigen Demineralisation kommen kann (Berenson et al. 2001; Tang et al. 2000).

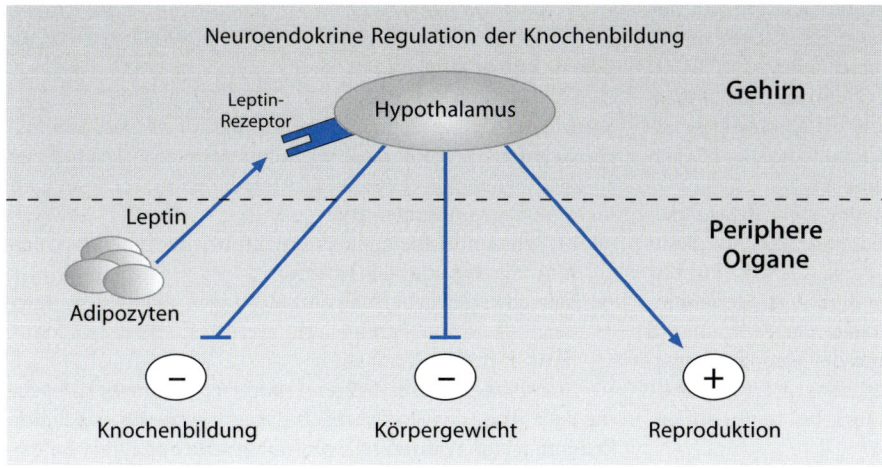

◘ **Abb. 6.2.** Vereinfachte schematische Darstellung der zentralnervösen Kontrolle des Körpergewichts, der Knochenmasse und der Reproduktion durch Leptin. (Nach Amling 2000)

STH und das unter seiner stimulativen Wirkung in der Leber gebildete IGF I (»insulin-like growth factor I«) sind weitere Determinanten des linearen Körperwachstums und der Knochenmasse des Erwachsenen. Mit STH und STH-releasing-Substanzen (z. B. GHRH) können Knochenmasse und Knochenwachstum von Individuen mit einem STH-Mangel gefördert werden (Svenson et al. 2001).

Große praktische Bedeutung für die Knochengesundheit kommen dem Kalzium- und Vitamin-D-Stoffwechsel zu. Der tägliche Bedarf an Vitamin D beträgt 800 bis 1000 IE; mit Überdosierungserscheinungen (Hyperkalzämie) ist bei Dosen unter 2400 IE nicht zu rechnen (Utiger 1998). Die intestinale Kalziumaufnahme ist abhängig vom aktiven Vitamin-D-Metaboliten 1,25(OH)2D. Bei älteren Frauen ist die intestinale Reaktion auf diesen Metaboliten abgeschwächt, sodass es zu verminderter Kalziumabsorption kommt. Östrogene verbessern die intestinale Kalziumabsorption (Pattanaungkul et al. 2000). Der tägliche Bedarf älterer Personen an Kalzium (Aufnahme durch die Nahrung oder als Kalziumtablette) beträgt mindestens 1200 mg (Prince 1997).

Die Knochengesundheit basiert auf

- mechanischer Belastung (altersadaptierte sportliche Betätigung),
- angemessener Östrogenexposition bzw. -zufuhr und
- ausreichender, regelmäßiger Zufuhr von Kalzium und Vitamin D.

Skelett und Kalziumstoffwechsel in Schwangerschaft und Stillzeit

Die während der Schwangerschaft und in der Stillphase beobachteten Veränderungen des mütterlichen Kalziumstoffwechsels und der Knochendichte reflektieren den hohen Bedarf an Kalzium für das fetale Wachstum und für die Produktion der Muttermilch. Stillende Mütter übertragen auf ihre Kinder täglich 200 bis 400 mg Kalzium (Misra u. Anderson 1990). Während der Schwangerschaft ist die Kalziumaufnahme und die urinäre Kalziumausscheidung höher als vor der Konzeption und nach der Entbindung. Der mütterliche Kalziumbedarf steigt während der Schwangerschaft auf ca. 2 g täglich an. Der Körper reagiert darauf mit einer erhöhten intestinalen Kalziumresorption, die auf 50% der oralen Kalziumaufnahme ansteigen kann (Heaney u. Skillman 1971). Während der Schwangerschaft ist die Kalziumbilanz einer angemessen ernährten Schwangeren leicht positiv, während der Stillzeit wird sie negativ (Misra u. Anderson 1990).

Auch die Knochenresorption ist erhöht, wie man an den Resorptionsmarkern, z. B. an der knochenspezifischen sauren Phosphatase und an der urinären Ausscheidung der Kollagen-Crosslinks dokumentieren kann. Allerdings zeigen Plasmamarker für den Knochenaufbau, wie die knochenspezifische alkalische Phosphatase und die Prokollagen-Peptide, eine Zunahme auch der Knochenformation an.

Nach der Entbindung normalisieren sich Kalziumabsorption und urinäre Kalziumausscheidung. Stillende Frauen scheiden weniger Kalzium im Urin aus, was auf eine verstärkte Schonung der Kalziumreserven durch die Nieren hindeutet. Während der ersten sechs Monate der Stillzeit sind die Marker der Knochenresorption und der Knochenformation, einschließlich Osteocalcin, erhöht, danach erreichen sie das Niveau vor der Schwangerschaft, auch bei weiter stillenden Frauen.

Durch neuere absorptionsmetrische Techniken lassen sich heute in longitudinalen Studien Informationen über das Stadium von Skelettveränderungen gewinnen; so hat man zeigen können, dass es während der ersten drei bis sechs Monate der Stillzeit zur Abnahme des Mineralgehalts des mütterlichen Skeletts kommt, besonders ausgeprägt an Wirbelsäule und Hüftknochen. Dort kann typischerweise eine Abnahme des Mineralgehalts von 3 bis 5% festgestellt werden, also deutlich mehr als die jährliche Abnahme in der Postmenopause (1 bis 3%). Bei Frauen, die längere Zeit stillen, ist die Abnahme des Mineralgehalts größer als bei Frauen, die kurze Zeit stillen und deren Milchvolumen gering ist. In Einzelsituationen erreicht die Abnahme des Mineralgehalts 10%. Diese Reaktion des Skelettsystems auf das Stillen ist vom primären Mineralisierungsstatus und von der Kalziumaufnahme unabhängig. Inwieweit der Mineralgehalt des Skeletts längere Zeit nach der Geburt und nach Beendigung der Stillphase wieder sein ursprüngliches Niveau erreicht, ist immer noch umstritten. Einigen Studien zufolge ist der Mineralgehalt des gesamten Körpers, der Trochanterregion und der Lumbalregion normal oder höher als vor der Schwangerschaft, während die Schenkelhals- und die distale Radiusregion einen etwas niedrigeren Mineralgehalt haben.

Eine erhöhte Kalziumaufnahme in der Schwangerschaft durch diätetische Maßnahmen oder die Einnahme von Kalziumtabletten hat weder Einfluss auf die erwähnten laktationsabhängigen Veränderungen der Knochendichte noch auf die Kalziumkonzentration in der Milch und auf die biochemischen Marker des Knochenauf- und -abbaus.

> **Cave**
>
> Eine niedrige Kalziumaufnahme ist allerdings mit einem höheren Risiko für die Entwicklung eines Bluthochdrucks in der Schwangerschaft verbunden, daher sollte eine ausreichende Kalziumaufnahme von ca. 1,5 g bis 2 g/Tag gewährleistet sein (Prentice 2000).

Die Beschreibung der Kalziumhomöostase in der Schwangerschaft macht deutlich, dass Schwangerschaft und Stillzeit zur Demineralisation prädisponieren, insbesondere in klinischen Problemsituationen, zu denen die Bettruhe, eine Heparinbehandlung und eine kalziumarme Ernährung gehören (Haram et al. 1993).

6.5 Leber und Niere

Störungen der Leber- und Nierenfunktion bewirken zahlreiche Krankheitssymptome, die auf hormonale Wirkungen zurückgeführt werden können. Die folgenden Beispiele mögen diese Aussage untermauern:

- bei Niereninsuffizienz das Galaktorrö-Amenorrhö-Syndrom mit Hyperprolaktinämie,
- bei schweren Leberfunktionsstörungen Zyklusstörungen bei Frauen und Feminisierungserscheinungen bei Männern (z. B. Gynäkomastie).

Solche hormonabhängigen Sekundärphänomene spiegeln die Bedeutung des Stoffwechsels dieser Organe für das Endokrinium wider. Während die physiologische und klinische Relevanz beider Organe für die **Proteo-** und **Peptidhormone** und deren Metabolisierung wenig Beachtung gefunden haben, ist die Rolle der Leber beim Stoffwechsel der Steroidhormone und der Transportproteine (sexualhormonbindendes Globulin, Transkortin, TBG) gut dokumentiert.

Leber

Aufgrund ihres Enzymbesatzes und ihrer Fähigkeit zur Synthese von Transportproteinen, insbesondere von sexualhormonbindendem Globulin (SHBG), ist die Leber ein wichtiger Mitspieler im großen Konzert der Homöostase der Steroide. Auch wenn andere Organe wie die Haut, das Fettgewebe und das ZNS ebenfalls zum Metabolismus von Steroiden fähig sind, so ist die Leber allein aufgrund ihrer Masse für den **Stoffwechsel der Steroide** und anderer Hormone quantitativ außerordentlich bedeutsam (◘ Abb. 6.3).

Eine der funktionellen Möglichkeiten, das Gleichgewicht des Steroidstoffwechsels zu beeinflussen, ist die Bindung von Steroiden an **Transportproteine**, die mit jeweils variabler Spezifität und Affinität Steroide und andere Hormone reversibel binden. Die Leber synthetisiert

— Transkortin (CBG), das reversibel Kortisol und Progesteron bindet,

— Thyroxin bindendes Globulin (TBG), das reversibel Trijodthyronin und Thyroxin bindet, und das

— sexualhormonbindendes Globulin (SHBG), das reversibel einige Androgene und Östrogene bindet.

Indem und solange diese Transportproteine biologisch aktive Hormone reversibel binden, hindern sie diese an ihrer biologischen Wirkung.

SHGB

Das wie die anderen Transportproteine hauptsächlich in der Leber, aber auch in der Brust, im Endometrium und in der Prostata gebildete SHBG ist ein Glykoprotein, von dem verschiedene sog. Isoformen mit unterschiedlichem Anteil endständiger Zucker (Sialinsäuren) vorliegen. Der prozentuale Anteil der Sialinsäure bestimmt die Plasmaüberlebenszeit der jeweiligen Isoformen (Brenta et al. 2002).

SHBG reguliert durch die reversible Bindung von Sexualsteroiden die Bioverfügbarkeit von Sexualsteroiden auf zellulärer Ebene und moduliert das Zellwachstum (Murayama et al. 1999).

Dihydrotestosteron und Testosteron werden von SHBG mit größerer Affinität gebunden als Östradiol. Östron und Östriol binden nur sehr schwach, ebenso DHEA und Androstendion. Nicht gebunden werden auch andere 17-Ketosteroide. Der quantitativ größte Teil von Testosteron und Östradiol liegt im Blut in an SHBG gebundener Form vor.

Die Synthese in der Leber und die Plasmaspiegel von SHBG werden von einer Reihe von Hormonen beeinflusst: Trijodthyronin und Östrogene führen zur Erhöhung der SHBG-Blutspiegel, Androgene und Insulin sowie IGF I (»insulin-like growth factor I«) und einige andere Wachstumsfaktoren wie EGF (»epidermal growth factor«) und TGF-α (»transforming growth factor α«) erniedrigen die SHBG-Spiegel (Plymate et al. 1990). Bei allen physiologischen oder pathophysiologischen Konstellationen, bei denen sich die Konzentrationen der genannten Einflussfaktoren ändern, verändern sich auch die SHBG-Konzentrationen.

Bei Kindern sind die SHBG-Spiegel im Vergleich zu Erwachsenen niedrig, bei Frauen in der geschlechtsreifen Phase sind sie insbesondere in der Schwangerschaft deutlich höher als bei Männern, nach der Menopause fallen sie wieder ab. Exogene Östrogene, speziell solche mit starker Leberwirksamkeit wie Ethinylöstradiol, führen zum Anstieg der SHBG-Spiegel, Androgene und Anabolika zu deren Abfall.

Eine ganze Reihe von Krankheitsbildern in der gynäkologischen Endokrinologie gehen mit Veränderungen der SHBG-Spiegel einher. Sie sind aus den obigen Ausführungen ableitbar: Bei allen Östrogenmangelzuständen und Krankheitsbildern mit Androgenexzess und Hyperinsulinämie sind die SHBG-Spiegel erniedrigt. Dies gilt insbesondere für alle Störungen der Ovarfunktion, die mit einem metabolen Syndrom und im Zusammenhang damit mit einem Insulinresistenzsyndrom, mit Hyperinsulinämie und mit einer Hyperandrogenämie einhergehen. Der klassische Fall ist der einer Frau mit androider Adipositas und polyzystischen Ovarien; zwei wichtige Merkmale dieser klinischen Konstellation sind Hyperinsulinämie und Hyperandrogenämie. Der Anstieg der SHGB-Konzentration von einem niedrigen Niveau ist ein sen-

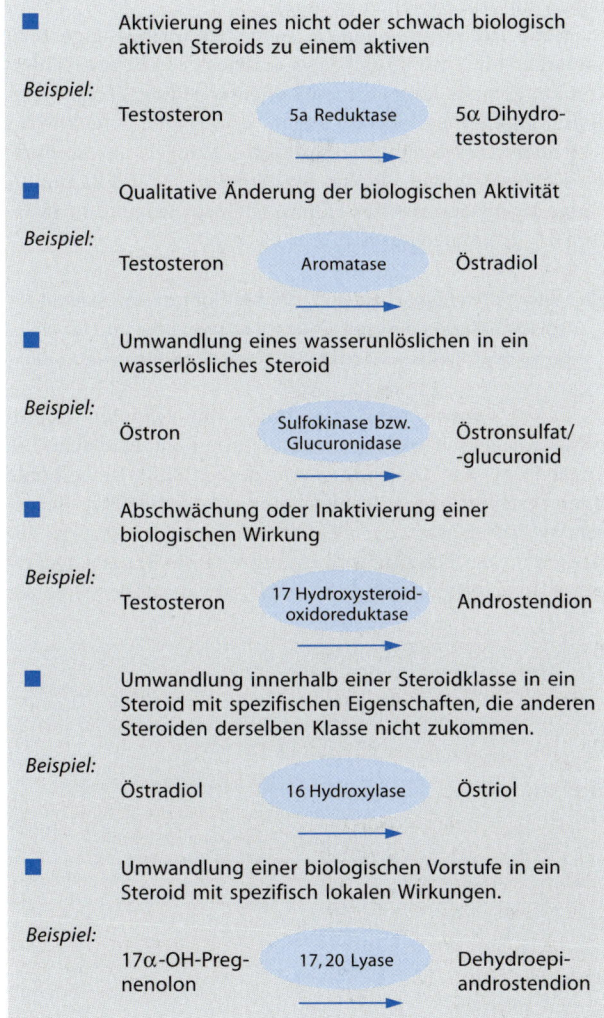

◘ **Abb. 6.3.** Einige Stoffwechselleistungen der Leber bei Synthese und Metabolismus der Steroidhormone

sibler Marker des Erfolgs einer Therapie, die auf Normalisierung des metabolen Syndroms ausgerichtet ist.

> **Cave**
>
> **Sehr niedrige SHBG-Spiegel zu Beginn einer Schwangerschaft sprechen bis zum Beweis des Gegenteils für eine Insulinresistenz, die mit einem hohen Risiko für die Entwicklung einer Präeklampsie assoziiert ist (Wolf et al. 2002).**

Auch sollen niedrige SHBG-Spiegel bei Frauen im geschlechtsreifen Alter, nicht jedoch bei postmenopausalen Frauen und bei Männern, einen prädiktiven Wert für das spätere Eintreten eines Diabetes mellitus Typ II haben (Haffner et al. 1993).

Kürzlich beschriebene Mutationen des SHBG-Gens vermindern die Fähigkeit von SHBG, Androgene zu binden und damit zu Krankheitsbildern aus dem hyperandrogenämischen Formenkreis. Hypothyreosen verändern das Spektrum der Isoformen und mindern die Bindungskapazität von SHBG, während unter Hyperthyreosen ein Anstieg der SHBG-Konzentration zu beobachten ist.

Andere Faktoren, die SHBG und seine Bindungskapazität beeinflussen können, sind Xenoöstrogene wie DDT und die quantitative Zusammensetzung der Nahrung, im speziellen ihr Gehalt an verschiedenen sog. Pflanzenöstrogenen (Phytoöstrogenen).

In jüngerer Zeit hat man membrangebundene SHBG-Rezeptoren entdeckt, die wahrscheinlich die lokale Östrogenwirkung modulieren können. Der Nachweis dieser SHBG-Rezeptoren in Brustkrebszellen korreliert positiv mit dem Nachweis von Östrogen- und Progesteronrezeptoren und mit einer geringeren Proliferationsrate. Stark glykolysierte SHBG-Varianten kommen bei Frauen mit Brustkrebs doppelt so häufig vor wie bei gesunden Frauen. Was diese Befunde letztlich für Dignität, Diagnostik und Therapie des Brustkrebses bedeuten, ist z. Z. offen (Fortunati 1999; Becchis et al. 1999).

Homozystein

Zu den Stoffwechselleistungen der Leber gehören, wie bei anderen Organen auch, Synthese und Stoffwechsel der Aminosäuren. Eine von ihnen ist die Aminosäure Homozystein, die einen wichtigen Marker für die Prävention von arteriosklerotischen Erkrankungen darstellt und deren Stoffwechsel durch das Endokrinium und die Vitamine B6, B12 und Folsäure beeinflusst wird.

Homozystein entsteht durch Demethylierung aus Methionin und kann in dieses oder in Zystein metabolisiert werden. In der westlichen Welt findet man durchschnittliche Homozysteinspiegel von ca. 12 μmol/l.

> Erhöhte Homozysteinspiegel sollte man in der gynäkologisch-endokrinologischen Sprechstunde, insbesondere bei präventiven Ansätzen wie der Hormonersatztherapie insofern beachten, als sie zum einen das Risiko kardiovaskulärer Erkrankungen signalisieren, zum andern bei Fehlernährung durch Substitution mit Folsäure, Vitamin B12 und B6 günstig beeinflusst werden können.

Des Weiteren sind erhöhte Homozysteinspiegel Anlass, Erkrankungen auszuschließen, bei denen eine Hyperhomozysteinämie als Begleiterscheinung auftritt (◻ Tabelle 6.1).

Östrogene vom Typ des Östradiol senken die Homozysteinspiegel, Ethinylöstradiol jedoch nicht. Dies ist relevant für Frauen in der Postmenopause unter einer Hormonersatztherapie (van der Mooren et al. 1994).

Hohe Homozysteinspiegel gelten als unabhängige Risikomarker für Thrombosen und arteriosklerotische Gefäßerkrankungen. Sie können medikamentenbedingt, Folge hereditärer Stoffwechselerkrankungen, erworbener Krankheiten sein oder eines ernährungsbedingten Mangels an essentiellen Kofaktoren, wie Vitamin B12, Folsäure oder Vitamin B6. Einige Ursachen erhöhter Homozysteinspiegel sind in ◻ Tabelle 6.1 zusammengefasst.

> In der Schwangerschaft sind erhöhte Homozysteinspiegel ein Risikomarker für eine plazentare Vaskulopathie und für ein thromboembolisches Geschehen (van der Molen et al. 2000).

Es ist sinnvoll, bei Patientinnen mit erhöhten Homozysteinspiegeln eine Vitaminsubstitution zu erwägen. Die Angaben zu den Dosen, die erforderlich sind, um erhöhte Homozysteinspiegel zu senken, sind unterschiedlich. Bei einem typischen westlichen Ernährungsverhalten reichen zusätzlich 0,5 mg Folsäure und 0,5 mg Vitamin B12 aus, um erhöhte Homozysteinspiegel um 25 bis 33% zu senken. Eine zu-

◻ **Tabelle 6.1.** Klinische und pathophysiologische Situationen mit erhöhten Homozysteinspiegeln

Ernährungsbedingte Mängel an	Medikamente	Erkrankungen	Genetische Störungen
Folsäure	Methotrexat	Niereninsuffizienz	Diverse Enzymdefekte (z. B. Methylen-Tetrahydrofolat-Reduktase, Methionin-Synthase, Cystathionin-β-Synthase)
Vitamin B12	Phenytoin	Akute lymphoblastische Leukämie	
Vitamin B6	Carbamazepin Theophyllin	Hypothyreose Diabetes mellitus Typ II, Insulinresistenz	
	Metformin Colestipol Niacin	Andere maligne Erkrankungen	

sätzliche Gabe von Vitamin B6 scheint keinen zusätzlichen Effekt zu haben (Homocysteine Lowering Trialists Collaboration 1998).

> **Das Risiko für Neuralrohrdefekte beim Feten kann durch prophylaktische Gabe von 0,4 mg Folsäure/Tag vor der Konzeption und in der Frühschwangerschaft nachhaltig gesenkt werden (Fonseca et al. 1999).**

Niere

Die Niere erfüllt zwei wichtige endokrine Funktionen: zum einen als **Syntheseort der Hormone Erythropoietin, Calcitriol** und **Renin**, zum anderen als Organ der Exkretion von Hormonen und Hormonmetaboliten, die nierengängig, d. h. wasserlöslich sind. Erythropoetin regt die Erythrozytenbildung an, Calcitriol ($1,25$-(OH_2D_3)) ist der aktive Regulator des Kalziumstoffwechsels, und Renin beeinflusst als Mitspieler im Renin-Angiotensin-Aldosteron-System die Elektrolyt- und Flüssigkeitsbilanz und das Blutdruckverhalten.

Die **renale Ausscheidung von primär nicht wasserlöslichen Hormonen** (wie alle Steroide) ist nur möglich durch die Veresterung mit wasserlöslichen Säuren zu Steroidsulfaten und -glucuroniden. Quantitativ erfolgt diese Veresterung in der Leber. Proteo- und insbesondere Glykoproteohormone sind wasserlöslich und im Urin meist in modifizierter, aber biologisch aktiver Form nachweisbar.

Liegt eine Störung der Nierenfunktion vor, kommt es, abhängig vom Schweregrad der Insuffizienz, zu multiplen Störungen des Endokriniums, des Stoffwechsels und des Wasser- und Elektrolythaushaltes. Die in diesem Zusammenhang für die frauenärztliche Hormon- und Sterilitätssprechstunde relevanten Krankheitsbilder sind in ▶ Abschn. 17.7 und 17.11 abgehandelt.

6.6 Magen-Darm-Trakt

Nachdem dargelegt worden ist, welch enger funktioneller Zusammenhang besteht zwischen Energieaufnahme-, -speicherung, und -verbrauch einerseits und endokrinen sowie reproduktiven Funktionen andererseits, überrascht es sicherlich nicht, wenn im Folgenden der Darmtrakt und sein Inhalt als ein für das Endokrinium wichtiges System dargestellt wird.

An dieser Stelle sollen zunächst lediglich die Auswirkungen einer überwiegend pflanzlichen Ernährung auf Endokrinium und reproduktive Funktionen dargestellt werden. Pflanzliche Ernährung ist im Gegensatz zu einer Ernährung, in der Fleisch und andere tierische Produkte überwiegen, durchschnittlich kalorien- und fettärmer, enthält ein anderes Fettspektrum und ist voluminöser und faserreicher. Eine überwiegend pflanzliche Ernährung enthält darüber hinaus eine Reihe von Stoffklassen, die man unter dem Oberbegriff **Phytoöstrogene** zusammenfasst. Es handelt sich um ubiquitär in Pflanzen vorkommende nichtsteroidale Verbindungen, denen organ- und gewebespezifisch sowohl östrogene als auch antiöstrogene Wirkung zukommt. Ihre Hauptklassen werden als **Isoflavone, Coumestane** und **Lignane** bezeichnet. Sojabohnen, Sojaprodukte und Leguminosen sind die Hauptquellen der Isoflavone. Coumestane kommen vor allem in Leinsamen, Sonnenblumenkernen, Erdnüssen, Kümmelkörnern, Cashewkernen, Brombeeren, Erdbeeren, Preisel-

beeren, Guaveblättern, Knoblauch, Schnittlauch, Mungobohnen- und Alfalfa-Sprossen (weiße Luzerne) vor und Lignane finden sich in hohen Konzentrationen in Schwarztee.

Pflanzenlignane werden durch die bakterielle Flora des Dünndarms in biologisch aktive Metabolite verwandelt. Insofern ist der Darm des Menschen ein Organ, das Substanzen mit endokrinen Wirkungen nicht nur aufnimmt, sondern auch selbst synthetisiert. In Analogie zu Clomifen, Raloxifen und Tamoxifen können Phytoöstrogene auch als SERMs (selektive Östrogenrezeptormodulatoren) bezeichnet werden. Sie binden, je nach Struktur-Funktions-Zusammenhang der einzelnen Substanzen an Östrogen-α- oder Östrogen-β-Rezeptoren und stimulieren oder hemmen unterschiedliche Signalübertragungswege und zellspezifische Enzyme intrazellulärer Signalkaskaden. Auf diese Weise induzieren sie an den multiplen Erfolgsorganen der Östrogene über vielerlei Mechanismen teils östrogene, teils antiöstrogene Wirkungen. Sie sind trotz ihrer im Vergleich zu Östradiol geringen Rezeptoraffinität hierzu in der Lage, weil sie in der pflanzlichen Nahrung in sehr hoher Konzentration vorkommen.

Die Wirkung der **Isoflavone**, insbesondere ihrer Hauptvertreter Genistein und Daidzein sind im Vergleich zu anderen Phytoöstrogenen intensiv untersucht worden, nachdem man die schon seit Jahrzehnten bekannte, im Vergleich zu Europa und den USA in Japan und anderen südostasiatischen Ländern sehr niedrige Prävalenz von hormonassoziierten Tumoren (Brust-, Prostatakrebs) und von Herz-Kreislauf-Erkrankungen auf die südostasiatischen Ernährungsgewohnheiten zurückgeführt hatte. In mittlerweile hunderten von epidemiologischen Studien sehr unterschiedlicher Qualität konnte die niedrige Prävalenz von Brust-, Endometrium- und Prostatakarzinomen sowie der atherosklerosebedingten Morbidität und Mortalität auf die dortigen Nahrungsgewohnheiten zurückgeführt werden.

Während die niedrige Prävalenz des Brust- und Endometriumkarzinoms u.a. auf direkte und indirekte Antiöstrogenwirkungen zurückzuführen ist, findet man östrogene Wirkungen von Isoflavonen und Lignanen an der Leber (Stimulation der SHBG-Synthese, Erhöhung der SHBG-Spiegel), am Skelett postmenopausaler Frauen (Reduktion der Demineralisierung) und im ZNS (Reduktion der Häufigkeit und Intensität klimakterischer Symptome).

Abhängig von der Art der Ernährung ist auch die Prävalenz des Kolonkarzinoms. Diese ist in Ländern mit überwiegend pflanzlicher, fettarmer Ernährung, wie z. B. in Südostasien, deutlich niedriger als in Ländern mit fleisch- und fettreicher Ernährung wie in den USA und in Zentral- und Westeuropa. Die niedrigere Erkrankungsrate dürfte jedoch höchstens partiell auf Phytoöstrogenwirkungen, vielmehr überwiegend auf den Faserreichtum und die Fettarmut der pflanzlichen Nahrung zurückzuführen sein, die mit einer geringeren Ausschüttung von Gallenflüssigkeit einhergehen (Clarkson et al. 1995; Knight u. Eden 1996; Adlercreutz 1998).

Zwar sind hinsichtlich der Wirkungen und der Wirkungsmechanismen der einzelnen Phytoöstrogene und ihres quantitativen Beitrags zur Senkung von Krankheitsrisiken, noch viele Fragen offen, doch scheinen jetzt schon folgende Aussagen gerechtfertigt:

- Der Nutzen, insbesondere die morbiditäts- und morbiditätssenkenden Wirkungen einer überwiegend pflanzlichen Ernährung sind vielfältig dokumentiert und gesichert.
- Die quantitative und qualitative Zusammensetzung des Darminhalts stellt ein hormonaktives System dar, das auf vielfältige Weise Stoffwechselfunktionen, Energiehaushalt, Endokrinium sowie Fortpflanzungsfunktionen und -organe beeinflusst.
- Darm- und Darminhalt gehören zum funktionellen Netzwerk der großen Stoffwechselorgane und des ZNS, in dem das Endokrinium multiple Funktionen ausübt, aber auch seinerseits vielfältig beeinflusst wird.

6.7   Synopsis

Die Ausführungen dieses Kapitels sollen dem Leser vermitteln, dass das Endokrinium neben den Sinnesorganen, dem ZNS und dem Immunsystem Teil eines funktionellen Netzwerks des Organismus ist, das ihn in den Lage versetzt, zwei wichtige Herausforderungen anzunehmen, die ihm die Evolution auferlegt hat, nämlich Energiebedarf und Nahrungsaufnahme in Einklang zu bringen mit der Fortpflanzung.

Endokrinium und Immunsystem bedienen sich im Rahmen eines funktionellen Netzwerks zum Transport ihrer Signalstoffe insbesondere des Blutkreislaufs. Es ist nicht zu übersehen, dass er auf vielfältige Weise als hormonabhängiges Organsystem Teil der adaptiven Mechanismen ist, mit denen der Organismus im Spannungsfeld zwischen Energiebedarf, Energieverbrauch, Fortpflanzung und seiner Umwelt zurechtkommt.

Die obigen Ausführungen zeigen, dass der vielzellige Organismus Mechanismen entwickelt hat, mit denen er in Extremsituationen (z. B. Hunger, Lebensgefahr) Prioritäten setzt, die ihm helfen, vorübergehend das individuelle Überleben zu Lasten der Fortpflanzung und der Evolution zu gewährleisten.

Für die klinische Endokrinologie und Reproduktionsmedizin sind hieraus durchaus Konsequenzen zu ziehen: Eine Störung beispielsweise der Ovarfunktion entsteht nicht ohne Störung des oben umrissenen funktionellen Netzwerks. Deshalb sollte das Augenmerk vermehrt auf die klinischen Zeichen, die für die Störung einer der beschriebenen Organsysteme sprechen, gelenkt werden. Eine der gestörten Ovarfunktion zu Grunde liegende Störung der Homöostase des Organismus lässt sich häufig beseitigen; damit sind auch Voraussetzungen für die spontane Normalisierung der Ovarfunktion gegeben.

Ein gesunder mütterlicher Organismus und eine stabile Ovarfunktion sind die besten Voraussetzungen für eine komplikationslose Schwangerschaft und für die optimale Entwicklung eines Kindes im und außerhalb des Uterus. Der hier umrissene kausale Ansatz einer Therapie der gestörten Ovarfunktion ist auf jeden Fall der kritiklosen und symptomorientierten direkten Stimulation der funktionsgestörten Ovarien vorzuziehen.

Literatur

Abu EO, Horner A, Kusec V et al. (1997) The localization of androgen receptors in human bone. J Clin Endcrinol Metab 82: 3493

Adlercreutz H (1998) Epidemiology of phytoestrogens. In: Adlercreutz H (ed) Phytoestrogens. Bailliere's Clin Endcrinol Metab 12, p 605

Amling M, Takeda S, Karsenty G (2000) A neuro (endo)crine regulation of bone remodeling. BioEssay 22: 970

Arts J, Kuiper G, Janssen J et al. (1997) Differential expression of estrogen receptors α and β mRNA during differentiation of human osteoblast SV-HFO Cells. Endocrinol 138: 5067

Åström C (1995) Interaction between sleep and growth hormone. Acta Neurol Scand 92: 281

Baullieu EE, Schumacher M (2000) Progesterone as a neuroactive neurosteroid, with special reference to the effect of progesterone on myelination. Hum Reprod 15 (Suppl 1): 1

Becchis M, Frairia R, Ferrera P et al. (1999) The additionally glycosylated variant of human sex hormone-binding globulin (SHBG) is linked to estrogen-dependence of breast cancer. Breast Cancer Res Treat 54: 101

Berenson AB, Radecki CM, Grady JJ et al. (2001) A prospective, controlled study of the effects of hormonal contraception on bone mineral density. Obstet Gynecol 98: 576

Brenta G, Bedecarras P Schnitman M et al. (2002) Characterization of sex hormone-binding globulin isoforms in hypothyroid women. Thyroid 12: 101

Ceddia RB, William WN Jr, Curi R (2001) The response of skeletal muscle to leptin. Front Biosc 1: 90

Clarkson TB, Antony MS, Hughes Jr. CL (1995) Estrogenic soybean isoflavones and chronic disease – risk and benefit. Trends Endocrinol Metab 6: 11

Chiu KM, Ju J, Mayes D et al. (1999) Changes in bone resorption during the menstrual cycle. J Bone Miner Res 14: 609

Cnop M, Landchild MJ, Vidal J et al. (2002) The concurrent accumulation of intra-abdominal and subcutaneous fat explains the association between insulin resistance and plasma leptin concentrations: distinct metabolic effects of two fat compartments. Diabetes 51: 1005

Cooke B, Hegstrom CD, Villeneuve LS, Breedlove SM (1998) Sexual differentiation of the vertebrate brain: principles and mechanism. Front Neuroendocrinol 19: 323

Dagogo-Jack S, Al-Ali N, Qurttom M (1997) Augmentation of bone mineral density in hirsute women. J Clin Endocrinol Metab 82: 2821

Dawson D, van den Heuvel C (1998) Integrating the actions of melatonin on human physiology. Ann Med 30: 95

Dorn LD, Chrousos GP (1997) The neurobiology of stress. Understanding regulation of affect during female biological transitions. Sem Reprod Endocrinol 15: 19

Fonseca V, Guba SC, Fink LM (1999) Hyperhomocysteinemia and the endocrine system: Implications for atherosclerosis and thrombosis. Endocrine Rev 20: 738

Fortunati N (1999) Sex hormone-binding globulin: not only a transport protein. What news is around the corner? J Endocrinol Invest 22: 223

Fruhbeck G, Gomez-Ambrosi J, Muruzabal FJ, Burell MA (2000) The adipocyte: a model for integration of endocrine and metabolic signalling in energy metabolism regulation. Am J Physiol Endocrinol Metab 280: E827

Genazzani AR, Bernardi F (1999) The brain as a new frontier for reproductive endocrinology. Current Opinion Obstet Gynecol 11: 237

Genazzani AR, Stomati M, Morittu A et al. (2000) Progesterone, progestagens and the central nervous system. Hum Reprod 15 (Suppl 1): 14

Greco AV, Mingrone G, Giancaterini A (2002) Insulin resistance in morbid obesity: reversal with intramyocellular fat depletion. Diabetes 51: 44

Grinspoon S, Miller K, Coyle C et al. (1999) Severity of osteopenia in estrogen-deficient women with anorexia nervosa and hypothalamic amenorrhea. J Cin Endocrinol Metab 84: 2049

Haffner SM, Valdez RA, Morales PA et al. (1993) Decreased sex hormone-binding globulin predicts noninsulin-dependent diabetes mellitus in women but not in men. J Clin Endcrinol Metab 77: 56

Haram K, Thordason H, Hervig T (1993) Calcium homeostasis in pregnancy and lactation. Acta Obstet Gynecol Scand 72:509

Heaney RM, Skillman TG (1971) Calcium metabolism in normal human pregnancy. J Clin Endocrinol 33: 661

Homocysteine Lowering Trialists Collaboration (1998) Lowering blood homocysteine with folic acid based supplements: meta-analysis of randomised trials. BMJ 316: 894

Kalra SP, Dube MG, PU S et al. (1999) Interacting appetite-regulation pathways in the hypothalamic regulation of body weight. Endocr Rev 20: 68

Kim JK, Fillmore JJ, Chen Y et al. (2001) Tissue-specific overexpression of lipoprotein lipase causes tissue-specific insulin resistance. Proc Natl Acad Sci 19: 98

Knight DC, Eden JA (1996) A review of the clinical effects of phytoestrogens. Obstet Gynecol 87: 897

Kusec V, Virdi AS Prince R, Triffitt JT (1998) Localization of estrogen receptor-α in human and rabbit skeletal tissues. J Clin Endocrinol Metabol 83: 2421

McEwen (1999) The molecular and neuroanatomical basis for estrogen effects in the central nervous system. J Clin Endocrinol Metab 84: 1790

McKinley MJ, Oldfield BJ (1998) The brain as an endocrine target for peptide hormones. TEM 9: 349

Micklesfield LK, Reyneke L, Fataar A, Myburgh KH (1998) Long-term restoration of deficits in bone mineral density is inadequate in premenopausal women with prior menstrual irregularity. Clin J Sport Med 8: 155

Misra R, Anderson DC (1990) Providing the fetus with calcium. Dietary supplements are needed for women in high risk groups. Br Med J 300: 1220

Molen van der EF, Verbruggen B, Nováková I et al. (2000) Hyperhomocysteinemia and other thrombotic risk factors in women with placental vasculopathy. Br J Obstet Gynaecol 107: 785

Mooren van der MJ, Wouters MGAJ, Blom HJ et al. (1994) Hormone replacement therapy may reduce high serum homocysteine in postmenopausal women. Eur J Clin Invest 24: 733

Murayama Y, Hammond GL, Sugihara K (1999) The SHBG gene and hormone dependence of breast cancer. A novel mechanism of hormone dependence of MCF-7 human breast cancer cells based upon SHBG. Breast Cancer 25: 338

New SA, Robins SP Campell MK et al. (2000) Dietary influences on bone mass and bone metabolism: further evidence of a positive link between fruit and vegetable consumption and bone health? Am J Clin Nutr 71: 142

Pattanaungkul S, Riggs BL, Yergey AL et al. (2000) Relationship of intestinal calcium absorption to 1,25-dihydroxyvitamin D [1,25 (OH)2D] levels in young versus elderly women: Evidence for age-related intestinal resistance to 1,25 (OH)2D action. J Clin Endocrinol Metab 85: 4023

Plymate SR, Hoop RC, Jones RE, Matej LA (1990) Regulation of sex hormone-binding globulin production by growth factors. Metabolism 39: 967

Prentice A (2000) Maternal calcium metabolism and bone mineral status. Am J Clin Nutr 71 (Suppl): 1312S

Prince RL (1997) Diet and the prevention of osteoporotic fractures. N Engl J Med 337: 701

Reiter RJ (1995) Functional pleiotropy of the neurohormone Melatonin: antioxidant protection and neuroendocrine regulation. Frontiers Neuroendocrinol 16: 383

Roth GS, Lesnikov V, Lesnikov M et al. (2001) Dietary caloric restriction prevents the age-related decline in plasma melatonin levels of rhesus monkeys. J Clin Endocrinol Metab 86: 3292

Steiger A, Holsboer F (1997) Neuropeptides and human sleep. Sleep 20: 1038

Svensson J, Lall S, Sickson SL (2001) Effects of growth hormone and its secretagogues on bone. Endocrine 14: 63

Tang OS, Tang G, Yip PSF, Li B (2000) Further evaluation on long-term depot-medroxyprogesterone acetate use and bone mineral density: a longitudinal cohort study. Contraception 62: 161

Trayhurn P, Beattie JH (2001) Physiological role of adipose tissue: white adipose tissue an endocrine and secretory organ. Pro Nutr Soc 60: 329

Utiger RD (1998) The need for more vitamin D. N Engl J Med 338: 828

Vallée M, Mayo W, Koob GF, La Moal M (2001) Neurosteroids in learning and memory processes. In: Biggio G, Purdy RH (eds) Neurosteroids and brain function. Academic Press, San Diego San Francisco New York, p 273

Wolf M, Sandler L, Munoz K et al. (2002) First trimester insulin resistance and subsequent preeclampsia: a prospective study. J Clin Endocrinol Metab 87: 1563

Umwelt und Lebensstil, Determinanten des Endokriniums und reproduktiver Funktionen

F. Leidenberger

7.1   Einleitung

 Der menschliche Organismus lebt in einer Umwelt, von der er existenziell abhängig ist: zahlreiche Informationen, die der Organismus aus der Umgebung aufnimmt, beeinflussen seine endokrinen, metabolen und reproduktiven Funktionen. Zu diesen Informationen gehören unter anderem das Licht und die Dunkelheit (Tag-Nacht-Rhythmus), an die der Organismus mit seinem Schlaf-Wach-Rhythmus gebunden ist. Aus der bekannten Adaption der Organfunktionen an den Tag-Nacht-Rhythmus lässt sich ableiten, dass viele dieser Funktionen auch jahreszeitlichen Schwankungen unterliegen, insbesondere in weit nördlichen und südlichen Regionen, in denen die Länge des Tages und der Nacht massiv variiert.

Daneben beeinflussen viele andere biophysikalische Größen, wie beispielsweise Leben in großer Höhe, Temperatur, Luftfeuchtigkeit sowie Ausmaß, Kontinuität und Art des Nahrungsangebots mehr oder weniger erkennbar alle Organfunktionen. Ob dies auch für Mondphasen zutrifft, ist noch nicht hinreichend geklärt.

Indem sich der Mensch in seine Umwelt hinein begibt und bewegt, verbraucht er zusätzliche Energie. Das Ausmaß seines Energieverbrauchs hängt nicht nur von der zurückgelegten Wegstrecke und von der Überwindung von Höhen, sondern auch von physikalischen Umweltbedingungen wie beispielsweise Außentemperatur, Luftbewegung und -feuchtigkeit ab.

Im vorausgegangenen Kapitel sind einige funktionelle Beziehungen zwischen Energieaufnahme und -verbrauch, Organfunktionen, Endokrinium und Reproduktion dargestellt worden. An dieser Stelle wollen wir einige Interaktionen zwischen Organismus und Umwelt beschreiben, z. B. die Bedeutung des Tag-Nacht-Rhythmus sowie die über die Sinnesorgane und das Zentralnervensystem gesteuerten zirkadianen Rhythmen unserer Körperfunktionen und die funktionelle Bedeutung des Schlafs. Diese von der Umwelt mitgesteuerten Körperfunktionen beeinflussen nachhaltig unser subjektives Wohlbefinden, den Stoffwechsel, das Endokrinium und die Fortpflanzungsfunktionen. Sie sind Determinanten unseres Gesundheitszustands und im negativen Fall Faktoren, die Morbidität und Mortalität beeinflussen.

Daneben hat man in der jüngeren Vergangenheit den Einfluss von natürlichen und von Menschenhand geschaffenen Umweltnoxen auf das Endokrinium und die reproduktiven Funktionen zu bewerten versucht.

Zur Umwelt gehören schließlich auch das soziale Umfeld und durch dieses mitgeprägte individuelle Verhaltensweisen, (Lebens- und Genussgewohnheiten, z. B. Sport, Ess- und Trinkgewohnheiten). Das soziale Umfeld und die im Austausch mit diesem adaptierten Verhaltens- und Lebensgewohnheiten beeinflussen auf vielfältige Weise den Stoffwechsel, das Endokrinium und das Fortpflanzungspotential.

Die Einsicht, dass sowohl die unwillkürliche Reaktion unseres Organismus auf die Umwelt als auch unser willensgesteuerter Umgang mit der Umwelt und mit ihren Signalen Determinanten unserer Gesundheit sind, muss mehr und systematischer als bisher in unserem klinischen Handeln verankert werden, damit wir die Entstehungsgeschichte umweltassoziierter Störungen verstehen und potentielle Ansätze für Therapie- und Prävention richtig nutzen können.

7.2   Natürliche Umweltfaktoren

7.2.1   Tag-Nacht-Rhythmus

Praktisch alle Körperfunktionen und Verhaltensmuster unterliegen einem 24-Stunden-Rhythmus. Dieser spiegelt das Zusammenspiel von angeborenen, endogenen Signalen mit dem Tag-Nacht-Wechsel und dem Wach-Schlaf-Rhythmus wider. Diese Tagesrhythmik (zirkadiane Rhythmik) wird von einem sog. Zeitgeber im Nucleus suprachiasmaticus des Hypothalamus generiert. Ohne den Tag-Nacht-Wechsel hat sie einen 23- bis 25-stündigen Rhythmus. Die zirkadiane Rhythmik beeinflusst den Beginn und das Ende des Schlafs sowie die Verteilung der sog. REM-Schlafphasen (Schlafphasen mit schnellen Augenbewegungen, engl. »rapid eye movements«), nicht aber die sog. SWS-Schlafphasen (engl. »slow-wave sleep«).

Die vielen bekannten zirkadianen Rhythmen des Stoffwechsels und des Endokriniums unterliegen der doppelten Kontrolle, nämlich der durch den Nucleus suprachiasmaticus und der durch den Schlaf (van Cauter et al. 1998). Der gemeinsame Nenner der zirkadianen Rhythmik und des Schlafs ist die nachtabhängige, durch den Nucleus suprachiasmaticus vermittelte Freisetzung des Melatonins aus dem Corpus pineale (▶ Kap. 6.2). Melatonin eröffnet das Fenster zum Schlaf (Brzezinski 1997); ihm schreibt man die Funktion zu, den diversen Organfunktionen den zirkadianen Rhythmus zu vermitteln. Es initiiert und fördert den Schlaf, induziert den nächtlichen Temperaturabfall, stimuliert das Immunsystem und schützt möglicherweise den Organismus vor der Wirkung sog. freier Radikale (Cagnacci 1996).

Ein von der zirkadianen Rhythmik und vom Schlaf abhängiges endokrines System ist die Kortisolsekretion, die in den frühen Morgenstunden (6–8 Uhr) ihr Maximum und in den frühen Abendstunden (18–20 Uhr) ihr Minimum hat.

Prolaktin hat ein nacht- und schlafabhängiges Maximum und die während der Nacht ausgeprägte Sekretion des Wachstumshormons ist abhängig von den SWS-Schlafphasen (s. oben).

Saisonale Änderungen der Tageslänge verändern die Dauer und Intensität der nächtlichen Sekretion von Melatonin, Prolaktin, Wachstumshormon und Kortisol. Ein dem modernen Lebensstil insbesondere in urbaner Umgebung angepasster Tag-Nacht- und Wach-Schlaf-Rhythmus kann nachhaltige Auswirkungen auf die normale nächtliche Hormonsekretion haben (Wehr 1998).

Von besonderem klinischen Interesse ist die vom zirkadianen Rhythmus abhängige Hemmung der Hypothalamus-Hypophysen-Nebennierenrinden-Achse (HHN-Achse) bzw. der Kortisolsekretion. Bekanntlich ist diese Funktionsachse der wichtigste Vermittler der neuroendokrinen Reaktion auf Stress. Sie unterliegt nicht nur der Kontrolle des diurnalen Rhythmus und des Schlafs, sondern auch des Hippocampus. Letzterer hemmt über die in ihm vorhandenen sog. Typ-1-Mineralokortikoidrezeptoren während der Tageszeit die HHN-Achse und damit auch die Kortisolsekretion (Born u. Fehm 1998).

Von besonderem Interesse ist diese Tatsache deshalb, weil eine Hauptfunktion des Schlafs die Förderung des mit dem Hippocampus assoziierten Langzeitgedächtnisses ist. Dieses kann durch eine übermäßige Glukokortikoid- und Kortisoleinwirkung, wie sie in einer chronischen Stresssituation und im höheren Lebensalter gegeben ist, beeinträchtigt werden.

7.2.2 Andere natürliche Umweltfaktoren

Zu den natürlichen Umweltfaktoren, die das Endokrinium und die Fortpflanzungsfunktionen nachhaltig beeinflussen, gehören nicht nur der saisonal unterschiedliche Tag-Nacht-Rhythmus und Wach-Schlaf-Rhythmus, sondern auch die Außentemperatur und die Höhe, in der man lebt. Sie spielen jedoch im Vergleich zu den bisher beschriebenen Einflussgrößen und dem unten zu diskutierenden Lebensstil in unserer Gesellschaft eine untergeordnete Rolle.

Hingegen beeinflussen Kontinuität, Umfang und Art des Nahrungsangebots sowie der für eine angemessene Ernährung erforderliche Energieaufwand alle Körperfunktionen und damit auch Endokrinium und Fortpflanzung (▶ Abschn. 6.3, 6.6, 17.2 und 17.3).

Die durch die Art und Weise des Nahrungsangebots induzierten Veränderungen des Endokriniums und die damit assoziierten Veränderungen von Morbiditäts- und Mortalitätsrisiken spielen bei Naturvölkern und in Hungerphasen eine wichtige Rolle (▶ Abschn. 17.2). In unserem gesellschaftlichen Rahmen mit einem beliebigen Angebot an Nahrungsmitteln sind die nahrungsassoziierten Veränderungen des Endokriniums eher auf spezielle Verhaltensweisen, Essgewohnheiten und Besonderheiten des Lebensstils zurückzuführen (Sport, Über- und Untergewicht, willentliches Hungern u.a.) (▶ Abschn. 7.4, 17.2 und 17.3).

7.3 Umweltnoxen

Auch wenn Störungen der Fortpflanzung und der an der Fortpflanzung beteiligten hormongesteuerten Organsysteme durch Umweltnoxen keine ausschließlich endokrinologischen Fragestellungen sind, sollen sie an dieser Stelle aus zwei Gründen umrissen werden: Zum einen soll gezeigt werden, auf wie vielfältigen Wegen Umweltnoxen die Funktionen endokriner Organsysteme beeinflussen können. Zum anderen lehrt uns die Darstellung dieser Thematik plastisch, dass wir in die Diagnostik, Therapie und Prophylaxe von Störungen des Endokriniums und der Fortpflanzungsfunktionen das Umfeld eines Individuums, unter anderen auch seinen Arbeitsplatz, einbeziehen müssen. Soweit bekannt, sollen auch die pathophysiologischen Mechanismen aufgezeigt werden, welche die Fortpflanzungsfunktionen beeinträchtigen. Faktoren, deren schädigender Einfluss gesichert ist oder vermutet wird, sollen summarisch abgehandelt werden.

Zu den Noxen, denen sich ein Individuum unfreiwillig oder ohne es zu wissen aussetzt, gehören neben den Bedingungen und Belastungen am Arbeitsplatz Umweltgifte wie Schwermetalle, Insektizide, Herbizide, Chemikalien und hormonartige Stoffe in der Nahrungskette. ▶ Tabelle 7.1 fasst Chemikalien zusammen, von denen angenommen werden kann, dass sie mit dem Endokrinium interferieren können. Die dort zusammengefassten Chemikalien werden gegenwärtig intensiv diskutiert, da die befürchtete, jedoch noch nicht bewiesene Abnahme der männlichen Fertilität am ehesten durch einen Anstieg der Xenoöstrogene (östrogen oder antiandrogen wirksame Stoffe, die im menschlichen Organismus nicht synthetisiert werden und häufig aus industrieller Produktion stammen) in unserer Umwelt erklärt werden kann (Carlsen et al. 1992; Auger et al. 1995).

Wenn in den folgenden Ausführungen überwiegend von der Beeinträchtigung der Fortpflanzungsfunktionen der Frau durch Umwelteinflüsse die Rede ist, sollte man darüber nicht vergessen, dass von ihnen die reproduktiven Funktionen des Mannes in derselben Weise betroffen sein können.

Mechanismen, durch die exogene Noxen die Fortpflanzungsfunktionen der Frau beeinträchtigen können, sind in der folgenden Übersicht zusammengefasst und in ▢ Abb. 7.1 illustriert (Abdul-Karim 1985).

▢ **Tabelle 7.1.** Beispiele möglicher mit dem Hormonsystem interferierender Substanzen. (Nach Römbke 1995; Kelce et al. 1998)

Chemikalie	Verwendungszweck	Möglicher Wirkmechanismus
Bisphenol A	Plastikweichmacher u. a.	Östrogen
DDT	Pflanzenschutzmittel	Östrogen
Hexachlorbenzol	Industriechemikalie	Androgen
Isoflavone	Nahrung, z. B. Sojabohnen	Östrogen, antiöstrogen
Lindan (γ-HCH)	Pflanzenschutzmittel	Östrogen, antiöstrogen
Nonylphenol	Plastikweichmacher u. a.	Östrogen
Phenolrot	Farbstoff	Östrogen
Vinclozolin	Fungizid	Antiandrogen
Verschiedene Phthalate	Plastikweichmacher u. a.	Östrogen
TCDD (Dioxin)	Industriechemikalie	Östrogen, antiöstrogen
Tributylzinn (TBT)	Anti-Fäulnis-Biozid	Androgen

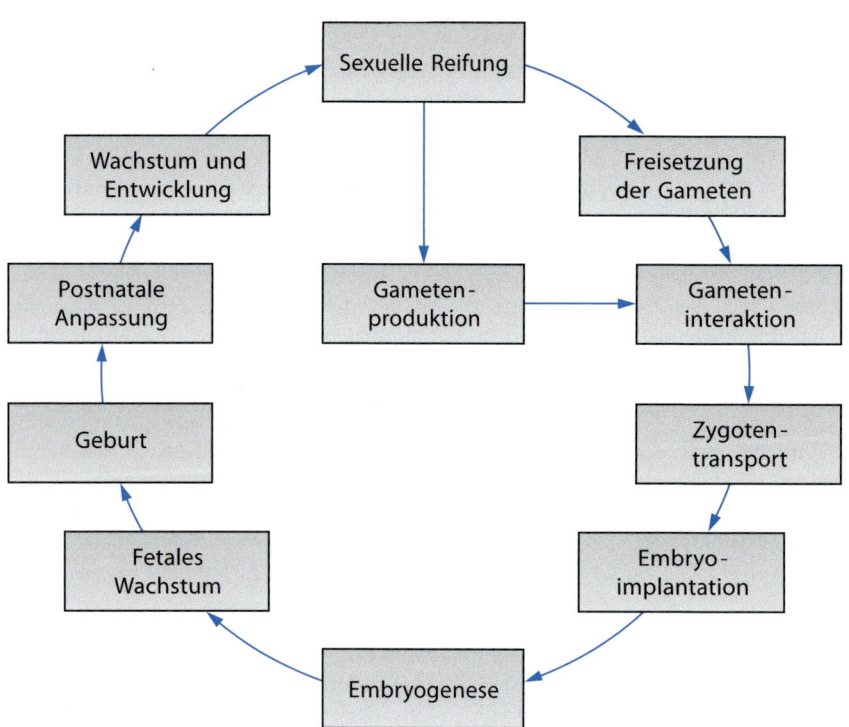

■ **Abb. 7.1.** Fortpflanzungsfunktionen und mögliche Störungen. (Nach Mattison 1982)

Beeinträchtigungen von Fortpflanzungsfunktionen durch exogene Noxen (Nach Abdul-Karim 1985)
- Verminderte Libido
- Beeinträchtigung der hypothalamo-hypophysären Funktionen
- Direkte Einwirkungen auf das Ovar (ruhende und reifende Follikel)
- Chromosomale Veränderungen und mutagene Effekte
- Störungen des Embryotransports und der Nidation
- Erhöhte Frequenz von Aborten
- Fehlbildungen (teratogene Effekte)
- fetale Wachstums- und Entwicklungsverzögerungen
- fetale und postnatale Malignome
- peri- und postnatale Mortalität

Die obige Übersicht und ■ Abb. 7.1 verdeutlichen, dass die Identifikation eines Umweltfaktors als Noxe auch davon abhängig ist, welche Partialfunktion man im Gefüge der Fortpflanzung betrachtet. So ist es beispielsweise leichter, einen schädlichen Einfluss auf die Gametenproduktion (z. B. Spermatogenese) nachzuweisen als auf die Geburtenrate. Da relativ häufig unkritisch Kausalzusammenhänge zwischen tatsächlichen oder vermeintlichen Einschränkungen des reproduktiven Potentials, dem Endokrinium und Schadstoffen angenommen werden, soll am Schluss dieses Abschnitts auf methodische Schwierigkeiten bei der Beweisführung hingewiesen werden.

7.3.1 Noxen am Arbeitsplatz

Die reproduktionstoxikologische Forschung befasst sich zunehmend mit den möglichen Beeinträchtigungen der Fortpflanzungsfunktionen durch chemische und physikalische Noxen am Arbeitsplatz (Barlow u. Sullivan 1982; Lockey et al. 1984). Sie ist jedoch, insbesondere mit ihrem epidemiologischen Ansatz, mit einer Reihe schwerwiegender methodischer Schwierigkeiten behaftet. Letztere zeigen sich darin, dass sehr viele physikalische und chemische Noxen verdächtigt werden, nachteilige Auswirkungen auf die Fortpflanzungsfunktionen zu haben, bei relativ wenigen jedoch ein definitiver Nachweis erbracht werden konnte. Da die Fähigkeit einer Frau sich fortzupflanzen auch vom reproduktiven Potential ihres Mannes abhängig ist, müssen toxikologische Untersuchungen dieser Art immer die Auswirkung von Noxen auf beide Partner erfassen.

In der obigen Übersicht und in Abb. 7.1 wurde bereits dargestellt, auf welche Weise sich physikalische, chemische oder biologische Noxen auf die Fortpflanzungsfunktionen der Frau auswirken können. Analoge schädliche Auswirkungen chemischer, physikalischer oder biologischer Noxen können auch beim Mann beobachtet werden. Die folgende Übersicht stellt zusammen, auf welchen Ebenen die männlichen Fortpflanzungsfunktionen beeinträchtigt werden können.

Auswirkungen exogener Noxen auf die Fortpflanzungsfunktionen des Mannes
- Störungen der sexuellen Funktionen (Libidoverlust, Impotenz, Ejakulationsstörungen)
- Chromosomale Anomalien
- Abnormer Spermatozoentransport

▼

- Gestörte Spermatozoenproduktion mit
  - Verminderung der Zahl,
  - morphologischen Störungen,
  - Motilitätseinschränkungen und
  - eingeschränkter Fähigkeit, Oozyten zu penetrieren

Noxen können sich vielfältig auch auf die Fruchtanlage und den Fetus auswirken. Dies fasst die folgende Übersicht zusammen:

Auswirkungen exogener Noxen auf Fruchtanlage und Fetus
- Häufung chromosomaler Abnormalitäten
- Erhöhte Abortrate
- Kongenitale Fehlbildungen
- Wachstumsverzögerungen
- Veränderungen der Geschlechtsverteilung
- Erhöhte perinatale Sterblichkeit
- Postnatale Entwicklungsverzögerungen
- Postnatale Verhaltensstörungen
- Häufung bösartiger Tumoren in der frühen Kindheit
- Erhöhte Krankheitsanfälligkeit in der Kindheit

Im Folgenden sind einige als Schadstoffe bekannte Substanzen und ihre klinischen Manifestationen zusammengefasst (Paul 1993). Es ist schwer nachzuprüfen, ob und in welchem Ausmaß diese Chemikalien sich außerhalb spezieller, besonders belasteter Arbeitsplätze auf die Fortpflanzungsfunktionen der Bevölkerung auswirken. Sicher ist aber, dass ein erheblicher Teil der ausgiebig untersuchten und als eindeutig schädlich nachgewiesenen Noxen aus der unmittelbaren Umgebung des Individuums selbst stammt (▶ Abschn. 7.4). Das Individuum hat es also weitgehend selbst in der Hand, das Ausmaß seiner Exposition zu bestimmen.

Stoffklasse	Eigenschaften und klinische Manifestation
Metalle	
Blei	Fortpflanzungs- und Entwicklungsgift, neurophysiologische Ausfälle
Cadmium	Anreicherung in der Plazenta, fetotoxisch, teratogen, spermatotoxisch, senkt Libido
Quecksilber	Teratogen, Zyklusstörungen, senkt Libido, bei Quecksilbervergiftung Impotenz
Pestizide	
Clordecone	Östrogene Wirkung, fetotoxisch, fraglich teratogen, Verwendung in etlichen Ländern verboten
DDT	Östrogene Wirkung, neurophysiologische Ausfälle, bei hohen Spiegeln: Aborte, Frühgeburt, bei Männern Karzinome. Verwendung in etlichen Ländern verboten

Stoffklasse	Eigenschaften und klinische Manifestation
Fungizide	
Äthylenoxid	Fetotoxisch
Äthylen-dibromid	Spermatotoxisch, Verwendung in etlichen Ländern verboten
Organische Lösungsmittel	
Tetrachlorkohlen-wasserstoff	Fetotoxisch, spermatotoxisch
Toluene	Fetotoxisch, Zyklusstörungen, in hohen Dosen teratogen
Andere Stoffe	
Polychlorierte Biphenyle (PCB)	Östrogene Wirkung, fetotoxisch, neonatales PCB-Syndrom

7.3.2 Methodische Probleme beim Nachweis von Schadstoffen

Will man das reproduktionstoxikologische Risiko einer fraglichen Noxe abschätzen, so ist festzulegen, anhand welchen Kriteriums man das Risiko abschätzt. Die wichtigsten Kriterien sind in folgenden Übersicht zusammengefasst.

Kriterien reproduktionstoxikologischer Einflüsse
- Sterilität der Frau oder des Mannes
- Schwangerschaftswahrscheinlichkeit pro Zeiteinheit (z. B. Zyklus)
- Zeitraum bis zur erwünschten Empfängnis
- Geburtenrate
- Schwangerschaftskomplikationen
- Prä- und Postmaturität bei der Geburt
- Früher Fruchttod
- Später Fruchttod
- Geschlechterquotient
- Geburtsgewicht
- Apgar-Zahl
- Angeborene Fehlbildungen
- Frühkindliche und kindliche Morbidität und Mortalität

Die Abschätzung eines reproduktionstoxikologischen Risikos ist dadurch erschwert, dass alle genannten Kriterien auch spontan auftreten, d. h. ohne dass Individuen spezifischen Noxen ausgesetzt gewesen sein müssen (Stahlmann u. Neubert 1985). Die Wahrscheinlichkeit, eine Noxe als solche zu erkennen und nachweisen zu können, hängt von der Häufigkeit des natürlichen Auftretens des beobachteten Ereignisses ab. Je seltener ein beobachtetes Ereignis ist, desto schwieriger ist es, diejenige Noxe nachzuweisen, welche die Häufigkeit dieses Ereignisses beeinflusst. Die oben zusammengestellten Kriterien haben also eine recht unterschiedliche Sensitivität. Um beispielsweise eine zweifache Zunahme eines bestimmten Ereignisses zu belegen, bedarf es einer sehr unterschiedli-

◨ Tabelle 7.2. Erforderliche Größe eines Untersuchungskollektivs, um eine 2fache Erhöhung eines reproduktiven Risikos nachzuweisen. (Daten aus OTA-Bericht 1984)

Ereignis/Parameter	Größe des Kollektivs
Einschränkung der Fruchtbarkeit (keine Schwangerschaft nach einem Jahr ungeschützten Verkehrs)	322 Paare
Fruchttod vor der 20. Woche	322 Schwangerschaften
Fehlbildungen oder Mangelentwicklungen	**Lebendgeburten**
Niedriges Geburtsgewicht	586
Alle größeren angeborenen Fehlbildungen	631
Neuralrohrdefekte	1.819
Schwere geistige Retardierung	8.986
Chromosomale Abnormalitäten	17.902
Säuglingstod (≤1 Jahr)	1.856

chen Zahl von Beobachtungen im Gesamtkollektiv – je nachdem, wie häufig das zur Untersuchung stehende Ereignis ohne die fragliche Noxe vorkommt (◨ Tabelle 7.2, OTA-Report 1984). Ein weiteres Beispiel mag die Schwierigkeit beleuchten, eine Noxe nachzuweisen: Raucherinnen haben gegenüber Nichtraucherinnen eine um etwa 20 bis 30% reduzierte Konzeptionserwartung pro Zeiteinheit (z. B. pro Zyklus). Eine sonst gesunde Raucherin hat also innerhalb eines längeren Zeitraums (z. B. innerhalb eines Jahres), durchaus eine hohe Wahrscheinlichkeit, eine Frucht zu empfangen und auszutragen. Der die Fruchtbarkeit beeinträchtigende Faktor Rauchen wird somit kaum nachweisbar sein, es sei denn, man untersuche in einem vergleichenden Forschungsprojekt den durchschnittlichen Zeitraum bis zur Empfängnis bei Raucherinnen im Vergleich zu Nichtraucherinnen. Dieses Beispiel illustriert, dass es im Sinne einer präventiv orientierten epidemiologischen Forschung sein muss, mit Hilfe möglichst sensibler Parameter den Nachweis reproduktionstoxikologischer Noxen zu führen.

7.4 Soziales Umfeld und Lebensstil

Das soziale Umfeld eines Individuums beeinflusst dessen Verhalten und seinen Lebensstil auf vielfältige Weise und wirkt damit auch auf den Körper des Individuums ein. Das Individuum reagiert auf seine ihm eigene Weise und dies, wie wir aus unserer täglichen Erfahrung wissen, durchaus mit körperlichen Aktionen und Reaktionen.

In ► Abschn. 7.2 ist die Einbettung endokriner und reproduktionsbiologischer Faktoren in den natürlichen Tag-Nacht- und Schlaf-Wach-Rhythmus beschrieben worden. Hieraus ist die Frage abzuleiten, wie sich die Durchbrechung dieser natürlichen Rhythmen durch Lebensstil- und Arbeitsplatzfaktoren (z. B. Fernreisen, besonders in andere Zeitzonen, erzwungene oder sozial bedingte Verkürzungen, Fraktionierung

und Verschiebung des Schlafs durch Schichtarbeit) auf das Endokrinium auswirken.

Die Folgen dieser Lebensstilfaktoren werden subjektiv häufig als Stress empfunden und objektiv als Stressreaktion ausgewiesen, die sich nachteilig auf Morbidität und Mortalität einer Person auswirken kann. Somit sollten wir aus metabolischer und endokrinologischer Sicht zunächst die Frage beantworten, was unter Stress zu verstehen ist und wie er sich auf Endokrinium und Stoffwechsel auswirkt.

7.4.1 Stress

Eine einheitliche Definition des Begriffs »Stress« gibt es bis heute nicht (Pacák u. Palkovits 2001). Stress kann man als Bedrohung der Homöostase begreifen; auf jeden Stress auslösenden Faktor (**Stressor**) reagiert der Organismus mit einer adaptiven Reaktion. Hormonaler Ausdruck einer adaptiven Reaktion ist die Aktivierung der **Hypothalamus-Hypophysen-Nebennierenrinden(HHN)-Achse** und des **systemischen** und **adrenomedullären sympathischen Nervensystems.** Als Folge der stressinduzierten Aktivierung beider Systeme findet man eine Erhöhung der Blutkortisol- und Katecholaminspiegel. Sie stellen die peripheren Arme des **Stresssystems** dar, dessen zentrale Komponenten in Hypothalamus (Nuclei paraventriculares) und Hirnstamm lokalisiert sind.

Das in verschiedenen dort lokalisierten Kernregionen synthetisierte Peptidhormon **CRH**, das Kortikotropin(ACTH)-releasing-Hormon, das aus den genannten Kernarealen zusammen mit dem Peptidhormon **AVP** (Arginin-Vasopressin) sezerniert wird, stimuliert die Sekretion von ACTH aus dem Hypophysenvorderlappen und damit indirekt die Kortisolsekretion aus der Zona fascicularis der Nebennierenrinde und inerviert noradrenerge Neurone des zentralen Stresssystems. Daneben vermag CRH endogene opiatähnliche Peptide, wie beispielsweise das β-Endorphin, aus der mit ACTH gemeinsamen metabolen Vorstufe, dem POMC (Proopiomelanocortin), freizusetzen, was zur relativen Schmerzarmut in Stresssituationen führt. Daneben sind eine Reihe weiterer Wirkungen des CRH bekannt: Verminderung der SWS-Phasen des Schlafs, Verminderung der nächtlichen Wachstumhormonsekretion, Verhaltensänderungen, Blutdruckerhöhung, depressive Tachykardie u. a. (Holsboer 1998).

Das **sympathische Nervensystem** hat seinen Ursprung in Kernarealen des Hirnstamms. Präganglionäre Nervenfasern dieses Systems verlassen das Zentralnervensystem über die thorakalen und lumbalen Spinalnerven und enden in der Kette der para- und prävertebralen Ganglien des vertebralen Sympathikussystems. Die meisten setzen Noradrenalin frei, während das Nebennierenmark als Reaktion auf Stress Adrenalin freisetzt.

Droht die Homöostase des Organismus durch innere oder äußere Herausforderungen aus dem Gleichgewicht zu kommen, wird sowohl die HHN-Achse als auch der Sympathikus aktiviert mit der Folge erhöhter Blutkonzentrationen von Kortisol und Katecholaminen (Adrenalin, Noradrenalin).

> ◉ Häufiges Kennzeichen akuten und chronischen Stresses ist die Hemmung der hypothalamischen pulsatilen Freisetzung von Gonadotropin-releasing-Hormon (GnRH) als direkte Folge der vermehrten hypothalamischen CRH- und

Endorphinfreisetzung. Die medikamentöse Hemmung der CRH- und der Endorphinfreisetzung mit CRH-Antagonisten bzw. Opiatantagonisten (z. B. Naloxon), fördert die pulsatile GnRH-Sekretion und damit die Ovarfunktion.

Umgekehrt ist die zentrale, d. h. die durch normale bzw. durch mehr oder weniger erniedrigte Gonadotropinspiegel gekennzeichnete Ovarfunktionsstörung unterschiedlicher Ausprägung (im Kontinuum von der Corpus-luteum-Insuffizienz über den anovulatorischen Zyklusverlauf bis zur sog. hypothalamischen Amenorrhö) häufiges Begleitphänomen akuter und chronischer Stresssituationen (Xiao et al. 2002).

Neben der Hemmwirkung auf die Gonaden und damit auf die reproduktiven Funktionen hat die chronische Aktivierung der beiden Stressachsen multiple Auswirkungen auf Schmerzempfinden, Immun- und antiinflammatorischen Reaktionen, auf die Mastzell- und Histaminachse, Gefäßpermeabilität und auf Autoimmunprozesse.

Eine chronische Aktivierung der HHN-Achse bei inflammatorischen oder Immunreaktionen führt zu adaptiven Reaktionen in dem Sinne, dass die stimulierenden Wirkungen von CRH und ACTH partiell abgeschwächt werden.

Welche Stressoren sind im Rahmen der Reproduktionsendokrinologie relevant? Von diesen sind einige der häufigsten hier zusammengefasst.

> **Unter reproduktionsendokrinologischen, Aspekten relevante Stressoren**
> - Chronischer psychischer Stress multiplen Ursprungs
> - Falsches Essverhalten (Menge, Zusammensetzung, Zeitpunkt)
> - Übergewicht, insbesondere die abdominal-viszerale Form
> - Restriktives, streng kontrolliertes Essverhalten
> - Chronisch exzessiver Alkoholkonsum
> - Verschiebung des Tag-Nacht-Rhythmus (Schichtarbeit, Wechsel von Zeitzonen, gesellschaftliche Aktivitäten)
> - Chronischer Schlafentzug unterschiedlicher Ursache
> - Immobilisierung
> - Chronisch exzessiver Sport, insbesondere bei untrainierten Individuen
> - Andere (z. B. Kälte, Hypoglykämie, Blutverlust, Schmerz, Infektionen)

Gemeinsam ist diesen Stressoren die Aktivierung der HHN-Achse und des Sympathikus. Am Beispiel des veränderten Schlafverhaltens seien einige endokrine und metabole Auswirkungen tabellarisch zusammengefasst.

> **Endokrine und metabole Folgen langfristigen Schlafentzugs**
> - Verminderte Glucosetoleranz, Entwicklung einer Insulinresistenz
> - Verminderte TSH-Konzentration
> - Verminderte Wachstumshormonkonzentration
> - Erhöhte abendliche Kortisolkonzentration

> - Übergewicht
> - Aktivierung des Sympathikussytems
> - Bluthochdruck
> - Beeinträchtigung des Langzeitgedächtnisses

Schon akuter und kurzfristiger Schlafentzug führt zur Erhöhung der abendlichen (normalerweise niedrigen) Kortisolspiegel, also zur Aktivierung der Stressachse, am unmittelbar dem Schlafentzug folgenden Tag(Leproult et al. 1997).

Die stressabhängigen Veränderungen der Schlafarchitektur ähneln denjenigen bei älteren und depressiven Menschen (Spiegel et al. 1999; Dodt et al. 1994; Born u. Fehm 1998; Vgontzas et al. 1999). Die Auswirkungen körperlichen Trainings auf Schlafarchitektur und HHN-Achse hängen vom Ausmaß des Trainings und vom Trainingszustand ab. Untrainierte Personen reagieren in Form einer starken Stressreaktion mit Aktivierung der HHN-Achse, Verkürzung der gesamten Schlafzeit und der SWS-Phasen, häufig auch mit Menstruationsstörungen (Buguet et al. 1998; ▶ Abschn. 7.4.2).

Wenn wir akzeptieren, dass die chronische Aktivierung der genannten Stressachsen nicht nur reproduktionsendokrinologisch relevante Funktionen beeinträchtigt, sondern auch multiple andere Organfunktionen und dass sie damit Morbidität und Mortalität erhöht, ergibt die Frage: Wie können wir Stress abbauen und Stressfolgen vermeiden?

Aus der täglichen Erfahrung wissen wir, dass Stress keine statische Größe ist. Jeder Mensch geht mit seinen täglichen Herausforderungen individuell um und hat gelernt, adaptive Mechanismen zu entwickeln und zu nutzen. Warum aber gehen wir mit Stress sehr unterschiedlich um und warum verkraften wir ihn individuell sehr unterschiedlich?

Es ist heute bekannt, dass genetische, familiär gehäuft vorhandene Prädispositionen den individuellen Umgang mit Stressoren ebenso beeinflussen wie frühkindliche Prägungen in der unmittelbaren Postnatalphase, möglicherweise sogar in der Intrauterinphase (Weinstock 2001). Der Ursprung von Vorlieben und Neigungen zu einem als Stress auslösend bekannten Lebensstil sowie zu bestimmten Genuss- und Essverhalten sind sicher komplexer Natur, dennoch ist ein erster Schritt zum angemessenen Umgang mit Stress bzw. zur Stressprävention eine angemessene Information über die körperlichen Auswirkungen und potentiellen Krankheitsfolgen eines stressfördernden Lebensstils (Chrousos u. Elenkov 2001; Holsboer 1998).

7.4.2 Sport

Sportliche Betätigung, Aktivität und Fitness sind nicht nur natürliche Bedürfnisse, sondern auch Ausdruck unseres Lebensstils und Körpergefühls. Sie sind durchaus wünschenswert, verbunden mit einer ausgeprägten und rigiden Kontrolle des Gewichtsverhaltens kann sportliche Betätigung allerdings auch Teilaspekt krankhaften Verhaltens sein (▶ Abschn. 17.2.2). Aufgrund der Bedeutung, die Sport in unserem Alltag mittlerweile erlangt hat, ist er häufiger Beratungsinhalt in der frauenärztlichen Sprechstunde. Häufige Fragen sind:

- In welchem Umfang und warum beeinflusst (Leistungs-) Sport endokrine Funktionen und das Fortpflanzungspotential?
- Welchen Einfluss üben Sportart, Trainingsumfang und Trainingsgrad auf die endokrinen Funktionen, besonders die Ovarfunktion und auf das Fortpflanzungspotential aus?
- Inwieweit ist die durch Sport aktivierte Stressachse für Zyklusstörungen und Einschränkungen der Fertilität relevant?
- Inwieweit beeinflusst der Reifegrad der reproduktiven Funktionen (gynäkologisches Alter) die Reaktion des Endokriniums auf Sport?
- Welchen Einfluss haben das Zyklusgeschehen und der Tagesrhythmus auf die sportliche Leistungsfähigkeit?
- Wie vertragen sich hormonale Kontrazeption und Sport?
- Wie verträgt sich Sport mit Schwangerschaft und Stillzeit?
- Welcher Sport ist für das höhere Lebensalter geeignet?
- Inwieweit ändern sich Morbiditäts- und Mortalitätsrisiken durch Sport?
- Welche Auswirkungen hat Sport auf den Bewegungs- und Halteapparat?

Für Sportlerinnen, insbesondere für Leistungssportlerinnen ergeben sich einige zusätzliche, nur teilweise zu beantwortende Fragen:

- Häufigkeit von Fertilitätsstörungen während und nach Beendigung der aktiven Laufbahn,
- langfristige Konsequenzen von Fettreduktion und relativem bis absolutem Östrogenmangel auf das Herz-Kreislauf-System,
- Häufigkeit von Karzinomen bei (ehemaligen) Sportlerinnen im Vergleich zu Nichtsportlerinnen,
- Auswirkungen von sportlicher Betätigung und Untergewichts (mit und ohne Östrogenmangel) auf die ossäre Mineralisation und Frakturhäufigkeit

Auswirkungen von Sport auf Ovarfunktion und Fertilität

Die Fertilität von Frauen, insbesondere von Leistungssportlerinnen, die während ihrer sportlichen Betätigung Zyklusstörungen entwickeln, ist infolge der Zyklusstörungen mehr oder weniger eingeschränkt. Solange lediglich Lutealinsuffizienzen oder leichtere Formen der Oligomenorrhö entstehen, ist nur mit einer Verminderung der **Fekundabilität** (Schwangerschaftserwartung pro Zyklus) zu rechnen, während bei oligomenorrhoisch-anovulatorischen Zyklen oder Amenorrhöen als Folge sportlicher Betätigung und Gewichtsreduktion mit Infertilität zu rechnen ist. Die Ansprechbarkeit auf ovulationsinduzierende Maßnahmen (z. B. Clomifengabe) ist solange vermindert, wie die sportlichen Aktivitäten nicht deutlich reduziert werden (DeCrée et al. 1991). Intensiv Sport treibende Frauen und Leistungssportlerinnen müssen sich also, wenn sie in einem überschaubaren Zeitrahmen schwanger werden wollen, gegen den Leistungssport entscheiden. Da dann die durch Leistungssport ausgelösten Zyklusstörungen in der Regel reversibel sind, dürfte die Fertilität nach Leistungssport wenig eingeschränkt sein. Eine Ausnahme sind möglicherweise diejenigen Frauen, die im Rahmen hyperandrogenämischer Ovarfunktionsstörungen polyzystische Ovarien entwickelt haben (▶ Abschn. 17.3.2).

Es besteht breiter Konsens darüber, dass eine nicht übertriebene sportliche Betätigung, welche der langfristigen Gesundheit dient, gefördert werden sollte. Der Energierahmen, von dem man in diesem Zusammenhang spricht, liegt bei 150 bis 400 kcal pro Tag; dies entspricht etwa einer Laufdistanz von 2,5 bis 6 km pro Tag bei einer ca. 60 kg schweren Frau (Marti 1991).

Abhängig von den unten aufgeführten Einzelfaktoren können Ovarfunktion und Fertilität bei Sport treibenden Frauen in unterschiedlichem Ausmaß eingeschränkt sein. Die variabel häufig auftretenden ovulatorischen Funktionsstörungen können als eine funktionelle Anpassung an den durch den Sport ausgelösten körperlichen Stress und an den erhöhten Energieverbrauch gesehen werden. Dieses Adaptionsmodell basiert auf folgender, experimentell untermauerter Vorstellung (Petit u. Prior 2000):

- Die Ovarfunktionsstörung ist hypothalamischen Ursprungs und im Sinne einer Adaption zu verstehen, die auf die Einsparung von Energiereserven ausgerichtet ist; Letztere würden sonst durch eine Schwangerschaft verbraucht werden.
- Auslöser dieser hypothalamischen Anpassung sind eine Reihe von physischen und psychischen Stressoren im Rahmen der sportlichen Betätigung.
- Das Ausmaß der zu beobachtenden Veränderungen (z. B. der Abschwächung der Pulsatilität der GnRH- und damit der Gonadotropinsekretion, ▶ Abschn. 5.2.2) hängt von Intensität und Dauer der körperlichen Betätigung und vom Trainingszustand ab.

Der oben erwähnte hypothalamische Anpassungsprozess ist reversibel, und zwar unter der Voraussetzung, dass das Ausmaß des Trainings reduziert wird, und/oder dass die stressinduzierte Aktivierung der Stressachse (HHN-Achse) im Rahmen eines Adaptionsprozesses vermindert wird (Petit u. Prior 2000). Einen solchen Anpassungsprozess spiegelt die ◘ Abb. 7.2: Während der ersten Monate körperlichen Trainings nimmt die Länge der Lutealphasen (und damit auch die Fekundabilität) zunächst mit zunehmender Trainingsintensität ab, danach normalisiert sich die Ovarfunktion wieder trotz des weitergeführten erheblichen, wenn auch reduzierten Trainings.

Die wichtigsten Faktoren, die das Ausmaß einer Ovarfunktionsstörung determinieren, sind:

- Trainingsintensität
- Anpassung der Stressachse an die Trainingsintensität
- Energieverbrauch und -bilanz
- Trainingsdauer
- Körpermasseindex (Fettmasse)
- Art der Ernährung
- Essverhalten (restriktives Essen)
- Reifegrad der Hypothalamus-Hypophysen-Ovar-Achse (gynäkologisches Alter)

Zu den endokrinen Faktoren, die der Stressachse und dem Fettgewebe entstammen und die Pulsatilität der GnRH- und Gonadotropinsekretion bei intensivem Sport beeinflussen, gehören unter anderem **CRH** (ACTH-releasing-Hormon), **β-Endorphin** und **Leptin**. Während CRH und β-Endorphin als Folge der Aktivierung der Stressachse vermehrt freigesetzt werden und die Pulsatilität der GnRH-Sekretion abschwächen, fördert das dem Fettgewebe entstammende Leptin die Pulsatilität der GnRH-Sekretion. Bei Fehlen einer angemessenen

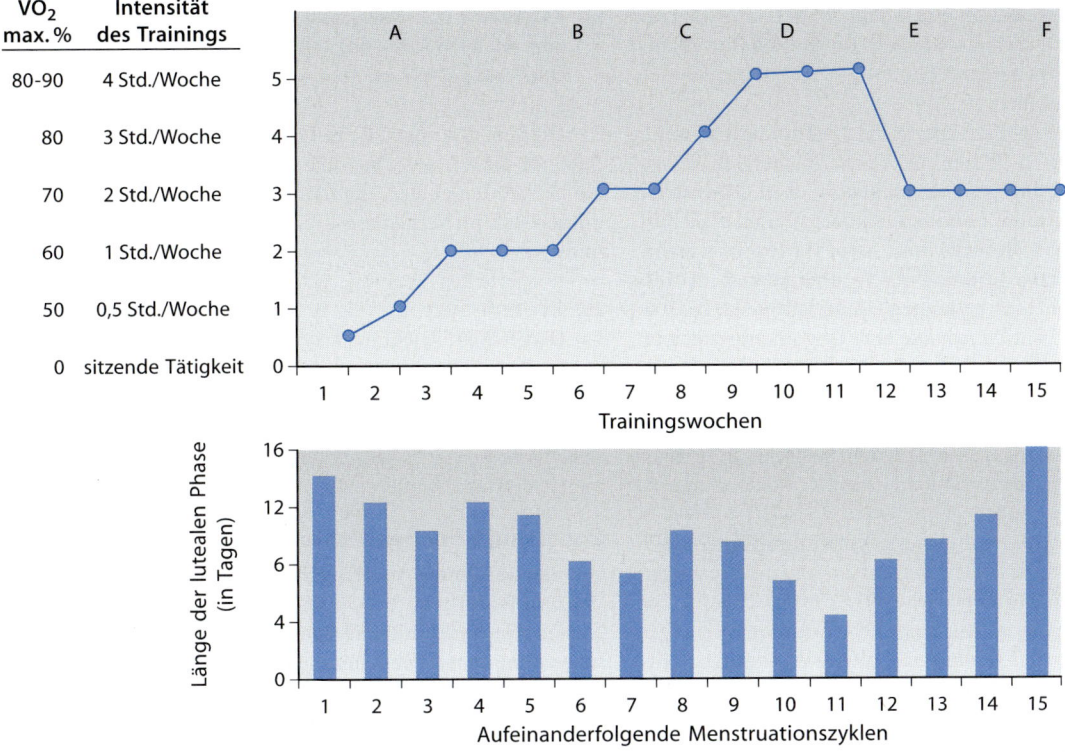

Abb. 7.2. Anpassungsprozess der Luthealphasen.(Nach Petit u. Prior 2000) Die Abbildung illustriert, wie es bei einer zunächst untrainierten jungen Frau nach mehreren Wochen Training wieder zur Normalisierung der Lutealphasenlänge kommt.

Fettmasse (BMI <19–20) ist Leptin allerdings in nur geringen Mengen vorhanden.

> **Der Mangel an Leptin bei Untergewicht ist eine wichtige Ursache der verminderten bis fehlenden GnRH- und Gonadotropinpulsatilität und -sekretion und damit der Ovarfunktionsstörung.**

Die verschiedenen Sportarten unterscheiden sich hinsichtlich ihres Intensitätsgrades der körperlichen Belastung, ihres Energieverbrauchs und des Verlusts an Körperfettmasse (Abb. 7.3).

Eine Reihe von Studien belegt den engen funktionellen Zusammenhang zwischen körperlicher Dauerbelastung bei intensiver sportlicher Betätigung (insbesondere bei Hochleistungssport), dem Trainingsgrad, dem Reifestadium der Hypothalamus-Hypophysen-Ovar-Achse einerseits und der Häufigkeit sowie dem Ausmaß von Ovarfunktionsstörungen andererseits (Russell et al. 1984; Dixon et al. 1984; Bullen et al. 1985; Shangold et al. 1981; Feicht et al. 1978; Frisch 1984; Warren 1989, 1991; Cumming 1990; Pirke et al. 1990; Wolf 1994; Elias u. Wilson 1993; Pokan et al. 1992).

Sind Ausmaß des Energieverbrauchs sowie Trainingszustand des Organismus und die Reduktion der Körperfettmasse voneinander unabhängige, Häufigkeit und Ausmaß von Ovarfunktionsstörungen beeinflussende Variablen, so ist zu erwarten, dass die Kombination dieser Faktoren bei einigen Sportarten die Ovarfunktion besonders beeinträchtigt. Dies ist in der Tat der Fall bei Sportarten, die gekennzeichnet sind durch hohe oder extreme körperliche Belastungen und deut-

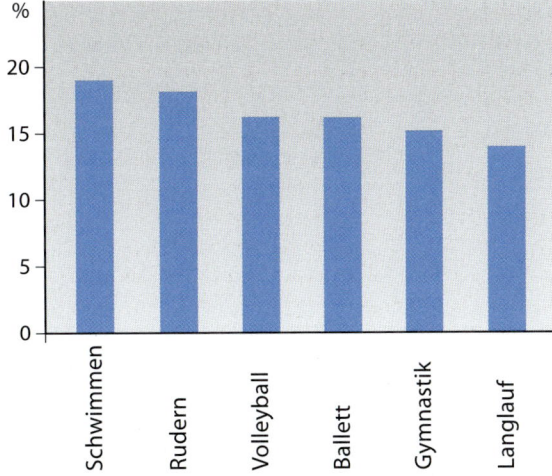

Abb. 7.3. Relativer Gewichtsanteil des Fettgewebes bei verschiedenen Sportarten. (Nach Warren 1985)

liche Reduktion des Fettgewebes (z. B. Marathon, Ballett). Ausdruck der aeroben Leistungsfähigkeit ist die maximale Sauerstoffaufnahmefähigkeit, die beim Mittel- und Langstreckenlauf, beim Skilanglauf und Hochleistungsradsport deutlich höher ist als bei anderen Sportarten (z. B. Sprint, Speerwurf, Diskus; Pokan et al. 1992).

Das Minimalgewicht, das zur Aufrechterhaltung der Menstruation in Relation zur Körpergröße angegeben wird, geht aus Tabelle 7.3 hervor. Da das Auftreten der Menstruation bekanntlich nicht unbedingt einen ovulatorischen Zyklus impliziert, ist damit zu rechnen, dass das für die stabile ovulatorische Funktion erforderliche Mindestgewicht höher liegt als in der Tabelle angegeben.

Dass auch eine mäßige sportliche Betätigung bei wenig oder nicht trainierten Frauen ohne wesentliche Gewichtsreduktion zur Destabilisierung der ovulatorischen Ovarfunktion führt, ist seit längerer Zeit dokumentiert (Bullen et al. 1985; Ellison u. Lager 1986; Broocks et al. 1990; Harlow u. Matanoski 1991): Studentinnen, die sich nur vorübergehend mehrere Wochen täglich sportlich betätigten (Dauerlauf von 6 bis später 16 km pro Tag), hatten fast alle eine Oligomenorrhö, anovulatorische Zyklen oder Lutealphasendefekte. Ihre Stressachse war offensichtlich noch nicht an das Ausmaß ihres Trainings angepasst. Nach Beendigung der körperlichen Belastung, durch Verbesserung des Trainingszustands oder nach Reduktion der Sportintensität kam es in der Regel wieder zu Normalzyklen (Prior 1985).

Am Beispiel von Hochleistungsschwimmerinnen lässt sich demonstrieren, dass Gewichtsdefizit und relativer Fettanteil am gesamten Körpergewicht nicht die ausschließlichen Faktoren sind, die das Ausmaß der Ovarfunktionsstörungen determinieren. Sie sind in der Phase aktiven Trainings in der überwiegenden Zahl oligomenorrhoisch, obwohl sich ihr Körpergewicht und ihr relativer Fettanteil während der Phasen der Oligomenorrhö nicht von denjenigen in den Phasen regulärer Menses außerhalb der Trainingszeit unterscheiden. Ihre Oligomenorrhö ist also überwiegend bedingt durch die Aktivierung der Stressachse (Constantini u. Warren 1995).

> **Körperliche Dauerbelastungen können also unabhängig vom relativen Anteil des Fettgewebes zu Störungen der Ovarfunktion führen.**

Bei Sportlerinnen, die mit dem Hochleistungstraining bereits vor ihrer Menarche anfangen, tritt diese deutlich später ein als bei denjenigen, die damit erst nach der Menarche beginnen (15,1 im Vergleich zu 12,8 Jahren; Frisch et al. 1981; Malina et al. 1978).

Körperliches Training über ein bestimmtes Maß hinaus beeinträchtigt also die normale Ovarfunktion unmittelbar (Baker 1981; Feicht et al. 1978; Hale et al. 1983; Mann 1981). Dass schon Ruhephasen zur Wiederaufnahme der Menstruation führen, ohne dass sich das Gewicht signifikant verändert, zeigen Beobachtungen an amenorrhoischen Balletttänzerinnen, die allein durch verletzungsbedingte Ruhephasen wieder menstruierten (Warren 1989).

Sport und Knochendichte

Was das Risiko des vorzeitigen Knochenmasseverlusts anbetrifft, so findet man bei Sportlerinnen mit Östrogenmangelphasen Hinweise auf vorzeitigen Knochenverlust bzw. eine geringere maximale Knochenmasse, wenn Hochleistungssport schon vor der Menarche einsetzt und mit einem längeren Östrogendefizit einhergeht. Warren (1989) berichtet beispielsweise über einen hohen Prozentsatz an Skoliosen und Stressfrakturen bei Balletttänzerinnen, insbesondere solchen mit verzögerter Menarche. Andere Autoren stellten eine Verminderung des Mineralgehalts der Wirbelsäule bei amenorrhoischen

◻ Tabelle 7.3. Vergleich des Mindestgewichts in Relation zur Größe zur Aufrechterhaltung der Menstruation. (Nach Frisch 1977)

	Menarche oder primäre Amenorrhö		Sekundäre Amenorrhö	
Körpergröße	Minimalgewicht 10% Perzentile	Durchschnittsgewicht 50% Perzentile	Minimalgewicht 10% Perzentile	Durchschnittsgewicht 50% Perzentile
[cm]	[kg]	[kg]	[kg]	[kg]
135	30,3	34,9	33,9	38,9
137	31,2	36	34,9	40,1
139	32,1	37	35,9	41,2
141	33	38	36,9	42,4
143	33,8	39	37,9	43,5
145	34,7	40,1	38,9	44,7
147	35,6	41,1	39,9	45,8
149	36,5	42,1	40,9	47
151	37,4	43,1	41,9	48,1
153	38,3	44,2	42,9	49,3
155	39,2	45,2	43,9	50,4
157	40,1	46,2	44,9	51,5
159	41	47,2	45,9	52,7
161	41,9	48,3	46,9	53,8
163	42,7	49,3	47,9	55
165	43,6	50,3	48,9	56,1
167	44,5	51,4	49,9	57,3
169	45,4	52,4	50,9	58,4
171	46,3	53,4	51,8	59,6
173	47,2	54,4	52,8	60,7
175	48,1	55,5	53,8	61,8
177	49	56,5	54,8	63
179	49,8	57,5	55,8	64,1
181	50,8	58,5	56,9	65,3

Sportlerinnen fest (Fisher et al. 1986). Die mechanische Belastung des Skeletts durch die sportliche Betätigung scheint also allein die östrogenmangelbedingte negative Kalziumbilanz bei Sportlerinnen nicht auszugleichen. Die naheliegende Konsequenz wäre, Hochleistungssportlerinnen mit Amenorrhö und Östrogenmangel in geeigneter Form Östrogene zu verabreichen. Ob sie in dieser Situation voll wirksam und akzeptabel sind, muss noch geklärt werden. (Heath 1985; Drinkwater et al. 1984, 1986; Lindberg et al. 1984; Lloyd et al. 1986; Marcus et al. 1985; Warren 1989; Speroff u. Redwine 1980).

Da eumenorrhoische Leistungssportlerinnen ihre Knochendichte besser halten und die Verletzungsgefahr ihres Gelenk- und Skelettsystems geringer ist als bei amenorrhoischen Sportlerinnen, kann unterstellt werden, dass Östrogen-Gestagen-Gemische das Skelett schützen. Daneben ist auch bei Sportlerinnen die Zusammensetzung der Nahrung (Faserreichtum, Kalziumgehalt) ein wichtiger Faktor (Heinonen et al. 1993; Hetland et al. 1993; Marti 1991).

Sport während der Schwangerschaft

Kürzlich wurden hierzu mehrere offizielle Empfehlungen ausgesprochen (ACOG Committee Opinion 2002; SMA Sport Medicine Australia 2002). Basierend auf den Aussagen mehrerer großer Studien kann zusammenfassend festgestellt werden, dass die regelmäßige sportliche Betätigung einer gesunden Schwangeren in einem Ausmaß, das die anaerobe Schwelle nicht überschreitet, weder dem Kind noch der Mutter schadet (ACOG Committee Opinion 2002). Frauen, die in der zweiten Schwangerschaftshälfte nicht länger als 20 bis 30 Minuten mit einer 40 bis maximal 80% Auslastung ihrer anaeroben Kapazität regelmäßig Sport treiben, entwickeln offensichtlich keine Schwangerschaftsprobleme. Insbesondere kommt es weder während noch nach den Übungen zu uterinen Kontraktionen. Solange also das Training dieses Ausmaß nicht überschreitet, sind Plazenta- und Geburtsgewicht eher etwas höher als bei nicht Sport treibenden Frauen. Sportliche Betätigung, deren Ausmaß über das oben beschriebene hinausgeht, kann mit Wachstumsverzögerung und fetalem Gewichtsverlust verbunden sein. Gute Erfahrungen hat man auch mit mäßiger sportlicher Betätigung beim Gestationsdiabetes gemacht (Artal 1990; Meyer et al. 1994).

Möglicherweise hat ein, wie oben beschrieben, mäßiges Training in der Schwangerschaft neben den vorteilhaften Auswirkungen auf den mütterlichen Organismus langfristig positive Auswirkungen auf die Entwicklung des Kindes sogar bis in dessen Kindheit hinein (verbesserte Stresstoleranz, Funktionen des Zentralnervensystems, verminderte Entwicklung des Fettorgans; Clapp 2000).

Zyklusabhängigkeit sportlicher Leistungen

Eine andere noch nicht detailliert beantwortete Frage ist die nach der physischen Leistungsfähigkeit einer Sport treibenden Frau in den verschiedenen Zyklusphasen: Während die motorische Koordination prämenstruell und während der Menstruation vermindert zu sein scheint, soll sie nach der Menstruation zunehmen. Die allgemeine körperliche Leistungsfähigkeit soll jedoch in den einzelnen Zyklusphasen nicht wesentlich variieren. Die Daten hierzu sind allerdings nicht einheitlich (Davies et al. 1991; Quadagno 2000).

Sport und Reifegrad reproduktiver Funktionen

Der Reifegrad der Hypothalamus-Hypophysen-Ovar-Achse ist eine wichtige Variable, welche die Reaktion der GnRH-Sekretion auf gegebene Stressoren wie Sport oder psychischen Trainingsdruck mitbestimmt. Junge Frauen brauchen ab ihrer Menarche ungefähr ein Jahrzehnt, bis sie eine stabile ovulatorische Funktion erreicht haben. Je jünger das sog. **gynäkologische Alter** (Anzahl der Jahre nach der Menarche) ist, desto labiler ist die hypothalamische GnRH-Sekretion. Wenn eine adoleszente Frau schon vor Beginn sportlichen Trainings unregelmäßige Menses und anovulatorische Zyklen hatte, kann sich mit dessen Aufnahme mit großer Wahrscheinlichkeit die präexistenten Ovarfunktionsstörung bis hin zu einer hypothalamischen Amenorrhö mit Östrogenmangel entwickeln.

Während bei pubertierenden Mädchen die adrenale Androgensekretion (Adrenarche) und damit die Pubesentwicklung unabhängig vom Ausmaß ihrer sportlicher Betätigung beginnt, gilt dies nicht für die Ovarfunktion (Menarche) und die von der Sexualhormonsekretion der Ovarien abhängige Brustentwicklung (Thelarche) (Warren 1980).

> Eine deutliche Verzögerung der Thelarche gegenüber der Pubarche ist deshalb ein Hinweis auf ein Östrogendefizit aufgrund einer Störung der Ovarfunktion, insbesondere bei Sportarten, die mit einem hohen Energieverbrauch und geringen Fettreserven einhergehen (Petit u. Prior 2000). Das erstmalig bei sportlicher Betätigung beobachtete Auftreten von Zyklusstörungen ist ein Hinweis darauf, dass zwei Körperfunktionen miteinander konkurrieren, nämlich die Stressachse und die Fortpflanzungsfunktion.

Sport und hormonale Kontrazeption

Auf die sportliche Leistungsfähigkeit scheinen hormonale Kontrazeptiva keinen wesentlichen Einfluss zu haben (Quadagno 2000).

7.4.3 Olfaktorische Einflüsse

In das Grenzgebiet von Umwelt- und Sozialfaktoren gehören olfaktorische Einflüsse auf Ovarfunktion und Fortpflanzungspotential. So sollen Duftstoffe des Achselschweißes in der Lage sein, den Zeitpunkt der Menses zu beeinflussen, wie man anhand einer partiellen Synchronisation der Menses bei Collegestudentinnen beobachten konnte (McClintok 1971; Jarett 1984). Die ersten Beobachtungen von McClintok (1971), der zeigen konnte, dass sich die Menses von Studentinnen, die im selben Zimmer wohnten, tendenziell synchronisierten, wurden in der Folgezeit von anderen Untersuchungen bestätigt. Andere Untersucher zeigten ebenfalls eine Synchronisierung der Menses bei jeweils zwei miteinander befreundeten Studentinnen, nicht jedoch bei weiter entfernten Nachbarinnen (Graham u. McGrew 1980). Dazu konnte gezeigt werden, dass die beobachtete Synchronisierung der Menses auf Produkte der Axillarsekretion zurückzuführen ist (Russel et al. 1980; Preti et al. 1986). Deren Wirkung ist allerdings nicht geschlechtsspezifisch, denn eine Synchronisierung der Menses lässt sich auch durch Extrakte des Axillarsekrets von Männern auslösen (Cutler et al. 1986).

Ob die höhere Ovulationsrate bei Studentinnen, die häufiger sexuellen Kontakt hatten, ein auf spezielle Duftstoffe zurückzuführendes Phänomen ist, oder ob umgekehrt eine stabilere ovulatorische Funktion zu häufigeren Sexualkontakten prädisponiert, soll hier nicht diskutiert werden (Veith et al. 1983).

Offensichtlich beeinflusst das MHC-(»major histocompatibility complex«)-System, das ein Teil des Immunsystems ist, den Körpergeruch und die Aufnahme desselben durch das olfaktorische System. Dies konnte bei jungen Frauen gezeigt werden, die im klinischen Experiment den Körpergeruch von Männern bevorzugten, die sich hinsichtlich ihres MHC-Systems deutlich von ihrem eigenen unterschieden (Wedekind et al. 1995). Dieselbe Studie zeigte, dass hormonale Kontrazeptiva die Qualität der Wahrnehmung veränderten. Ob diese als Pheromone bezeichneten chemischen Signale des Schweißes das Verhaltensmuster und die Fortpflanzungsfunktionen von Frauen über ein wie bei Nagern vorhandenes sog. Vomeronasalorgan im Bereich des Nasenseptums steuern oder über das olfaktorische System, ist umstritten. Einige Befunde sprechen dafür, dass das bei vielen Menschen nachweisbare Vomeronasalorgan funktionell inaktiv ist (Keverne 2000).

7.4.4 Genussgewohnheiten und Medikamente

Zu den das Endokrinium und die reproduktiven Funktionen beeinflussenden Genussgewohnheiten gehören Tabak-, Rauschgift-, Alkohol-, und Koffeinkonsum.

Rauchen

Wie viele andere klinische Disziplinen muss sich auch die Reproduktionsmedizin in zunehmendem Maße mit den kurz- und langfristigen Folgen des Rauchens befassen (Stillman et al. 1986 u. 1988; Phipps et al. 1987; Weisberg 1985; Baron u. Person 1993). Tabakkonsum führt bekanntlich zur Kontamination des Organismus mit einem breiten Spektrum an Schadstoffen. Im Tabak und Tabakrauch sind über tausend Verbindungen nachgewiesen worden, deren bekannteste Vertreter,

- Nikotin,
- Alkaloide,
- polyzyklische aromatische Kohlenwasserstoffe,
- Kohlenmonoxid,
- Zyanid und
- (Schwer-)Metalle (z. B. Kadmium),

zu den Reproduktionstoxinen zählen. Mehrere epidemiologische Hinweise belegen deren nachteilige Auswirkungen auf die Fertilität (Mattison 1982). Zigarettenrauch, im Speziellen sein Bestandteil Nikotin, beeinträchtigt die Hypothalamus-Hypophysen-Funktion (Hendrickx 1984), führt zur vermehrten Ausschüttung von Katecholaminen (Quigley et al. 1979) und hat offensichtlich auch nachteilige Auswirkungen auf Follikelreifung und Lutealfunktion (MacMahon et al. 1982; Windham et al. 1999; van Voorhis et al. 1996).

Dass die Bestandteile des Zigarettenrauchs nicht nur zu reversiblen Funktionsstörungen des hypothalamo-hypophysär-ovariellen Reglerkreises führen, sondern auch zu unmittelbaren Schädigungen der Ovarien, belegen Untersuchungen, denen zufolge starke Raucherinnen durchschnittlich 2-3 Jahre früher in die Postmenopause kommen als nicht rauchende Altersgenossinnen (Jick u. Porter 1977; Mattison 1982; Daniell 1976). Andere Befunde sprechen für eine Verzögerung und Störung von Gametenentwicklung und Implantation

(Rice and Yoshinaga, 1980; Zenzes et al. 1997). Ein weiterer Mechanismus, der die Fertilität durch Rauchgewohnheiten einschränken könnte, ist der fehlgesteuerte Transport des Embryos im frühsten Stadium seiner Entwicklung durch die nikotininduzierte Adrenalinfreisetzung (Neri u. Eckerling 1969; Quigley et al. 1979), durch die die Kontraktilität der glatten Muskulatur von Tuben und Uterus verändert werden kann. Eine schon früher beschriebene Häufung pathologischer Hysterogramme bei Raucherinnen könnte man mithilfe eines solchen Mechanismus deuten (Drocz u. Kopecny 1970). Worauf die beschriebene 3- bis 4fache Häufung einer Placenta praevia bei rauchenden Schwangeren zurückzuführen ist, ist unbekannt (Chelmow et al. 1996).

Nikotin und sein Abbauprodukt Kotinin werden im Zervixsekret angereichert (McLachlan et al. 1976; Sasson et al. 1985); inwieweit dadurch die Vitalität von Spermatozoen beeinträchtigt wird, ist quantitativ schwer abzuschätzen. Bei Raucherinnen ist auch ein erhöhtes Risiko einer Dysplasie der Zervix uteri beschrieben worden (Hellberg et al. 1983; Trevathan et al. 1983). Ein Zusammenhang zwischen Rauchen und dem In-situ-Adenokarzinom der Zervix konnte jedoch nicht gefunden werden (Nicklin et al. 1991). Lacey et al. (2001) beschreiben bei Raucherinnen ein leicht erniedrigtes Risiko für ein Adenokarzinom der Zervix und ein mäßig erhöhtes Risiko für die Entwicklung eines Plattenepithelkarzinoms der Zervix.

Während derzeit noch schwer quantifizierbar ist, in welchem Umfang sich das Rauchen auf einzelne Partialfunktionen der Fortpflanzung auswirkt, sind dessen nachteiligen Einflüsse auf die Fruchtentwicklung in der Schwangerschaft gut dokumentiert. Es kann beispielsweise zu einer fetalen Wachstumsretardierung mit Spätfolgen für das Neugeborene kommen (Lindsay et al. 1997). Das Ausmaß der Wachstumsretardierung hängt von der Anzahl der gerauchten Zigaretten ab; die Feten fast aller Frauen, die während der Schwangerschaft eine oder mehrere Packungen Zigaretten pro Tag rauchen, sind mangelentwickelt.

Umstritten ist noch, ob die Spontanabortrate von Raucherinnen gegenüber Nichtraucherinnen erhöht ist (Harlap u. Shiono 1980; Florack et al. 1994). Einige Autoren berichten über eine größere Häufigkeit von Spontanaborten chromosomal normaler Früchte bzw. über eine höhere Häufigkeit von Infertilität bei Raucherinnen gegenüber Nichtraucherinnen (Tokuhatu 1968; Mattison 1982). Wie man aus vielen Beobachtungen in der Sterilitätssprechstunde weiß, beeinträchtigt Rauchen die Fekundabilität (Konzeptionswahrscheinlichkeit pro Zyklus) und damit die Effizienz der Sterilitätsbehandlung.

Die bekannte Mangelentwicklung von Feten rauchender Mütter dürfte auf die verminderte Durchblutung der uteroplazentaren Funktionseinheit zurückzuführen sein (Economides u. Braithwaite 1994; Rocha et al. 1998). Stark rauchende Schwangere haben durchschnittlich niedrigere HPL- und Östriolspiegel; die Konzentrationen des mütterlichen Carboxyhämoglobins sowie die Kadmiumkonzentrationen im mütterlichen und fetalen Blut nehmen zu. Die bei Raucherinnen wohl als Folge einer vermehrten Dopaminfreisetzung häufig gefundenen niedrigeren Prolaktinspiegel wirken sich offensichtlich nicht auf die Milchsekretion aus. Die häufiger zu beobachtende Kropfbildung könnte auf den Thiozyanatgehalt des Zigarettenrauchs zurückzuführen sein (Christensen et al. 1984; Hegedues et al. 1985; Mochizuki et al. 1984).

Zunehmende Aufmerksamkeit findet auch das Passivrauchen, ohne dass bisher schädigende Auswirkungen schlüssig belegt werden konnten (Bottoms et al. 1982; Hauth et al. 1984; Rebagliato u. Bolumar 1995; Rubin et al. 1986).

> **Potentielle reproduktionstoxische Mechanismen von Tabakbestandteilen**
> - Gestörte Spermatogenese
> - Störungen von Östrogensynthese und -metabolismus
> - Funktionelle relative Sterilität infolge von Zyklusstörungen
> - Zunahme der tubaren Sterilität
> - Zunahme der Eileiterschwangerschaftsrate
> - Zunahme der Abortrate
> - Geringes Geburtsgewicht
> - Höhere intrauterine Todesrate
> - Zunahme der Häufigkeit einer vorzeitigen Geburt
> - Zunahme der perinatalen Mortalität
> - Früheres Klimakterium
> - Zunahme des Risikos osteoporotischer Frakturen

Rauschgifte

Die Auswirkungen von Rauschgiften auf die Fortpflanzungsfunktionen sind von denjenigen des Zigaretten- und Alkoholkonsums insofern schwer zu trennen, als ein großer Teil der Süchtigen zusätzlich raucht und Alkohol konsumiert (Fried et al. 1984; Weiner et al. 1983; Smith u. Asch 1987). Hinzu kommt, dass Süchtige sich häufig in einem schlechten Allgemeinzustand befinden, mangelernährt sind und zu Infektionskrankheiten im Bereich des Genitaltrakts sowie zu Hepatitiden neigen.

Zu den am häufigsten konsumierten Rauschmitteln gehören Marihuana, Heroin, Kokain, Lysergsäurediethylamid (LSD), Psychopharmaka, Amphetamine und Metaqualon; einige verursachen über zentralnervöse Mechanismen Ovarfunktionsstörungen (Mueller et al. 1990). Die in Marihuana enthaltene Substanz Δ9-Tetrahydrocannabinol (THT) und Heroin hemmen die LH- und FSH-Freisetzung und stören auf diesem Weg die Gonadenfunktion (Asch et al. 1979a,b; Smith et al. 1979; Stauber et al. 1982). Es wird allerdings auch berichtet, dass bei einigen Frauen mit regelmäßigem Marihuana- oder Kokainkonsum die Zeit bis zum Eintritt einer Schwangerschaft kürzer sei als bei Frauen, die diese Drogen nie eingenommen hatten (Joesoef et al. 1993).

Bei einigen Abhängigen findet man als Folge einer verminderten Dopaminfreisetzung erhöhte Prolaktinspiegel (Smith 1983). Auch andere im Zentralnervensystem wirksame Drogen wie Narkotika, Barbiturate und Tranquilizer beeinträchtigen die Gonadotropinsekretion, teilweise über den Mechanismus der Hyperprolaktinämie (▶ Abschn. 14.2.3). Die Folge dieser zentralnervösen Auswirkungen von Drogen sind bei der überwiegenden Anzahl rauschgiftsüchtiger Frauen Zyklusstörungen, eine dadurch eingeschränkte Fertilität, Abnahme der Libido und – als spezielle Form einer Zyklusstörung – ein Galaktorrhö-Amenorrhö-Syndrom (Gabbe 1984).

Schwangerschaften drogenabhängiger Patientinnen sind gekennzeichnet durch ein erhöhtes Risiko, aus vielfältigen Gründen nicht nur der Drogen wegen. So findet man beispielsweise bei Heroinabhängigen häufiger Aborte, Extrauterinschwangerschaften und mangelentwickelte Kinder (Meriggi u. Mansueto 1980). Einige Autoren berichten über eine dosisabhängige Verkürzung der Schwangerschaftsdauer bei Marihuana inhalierenden Frauen (Fried et al. 1984). Andere können dies nicht bestätigen, stellen aber eine Verminderung des durchschnittlichen Geburtsgewichts fest (Greenland et al. 1982). Über spezielle Probleme bei der Betreuung heroinabhängiger Frauen und ihrer Kinder während Schwangerschaft, Geburt und Wochenbett berichten Stauber et al. (1982).

Alkohol

Dass chronischer und übermäßiger Alkoholkonsum die männlichen Fortpflanzungsfunktionen schädigt, ist hinreichend bekannt. Alkoholabhängige neigen zu Impotenz, vermindertem Testosteronspiegeln, testikulärer Atrophie, herabgesetzter Fertilität und zu Gynäkomastie. Die Auswirkungen des Alkohols auf die Ovarfunktion hingegen sind, wenn man von der durch chronischen Alkoholabusus ausgelösten Leberschädigung absieht, nicht so eindeutig (van Thiel 1981). Möglicherweise kommt es bei einigen Alkoholikerinnen zu einer alkoholinduzierten Lutealinsuffizienz. Während man annimmt, dass die Fertilität von Alkoholikerinnen durch Ovulationsstörungen und eine erhöhte Endometrioserate eingeschränkt sein kann (Grodstein et al. 1994), ist ihre erhöhte Abortrate eindeutig nachgewiesen (Harlap u. Shiono 1980; Kline et al. 1980).

Bei chronischem Alkoholismus ist auch die Stressachse (HHN-Achse) aktiviert, was zu variablen Einschränkungen der Ovarfunktion führen kann. Die Mechanismen sind an anderer Stelle ausführlich beschrieben (▶ Abschn. 7.4.1).

Die deletären Auswirkungen des Alkoholkonsums auf die Leibesfrucht sind seit langem bekannt und in Publikationen über das Alkoholsyndrom bei Kindern eindrucksvoll dargestellt (Lemoine et al. 1968; Jones u. Smith 1973; Bierich 1978).

Alkoholkonsum in der Schwangerschaft ist die quantitativ bedeutendste teratogene Noxe. Eine Alkoholembryopathie findet man bei einem Drittel aller Kinder schwerer Alkoholikerinnen und bei 14% der Kinder mäßiger Trinkerinnen (Ouelett et al. 1977).

❯ Alkohol und seine Abbauprodukte haben nicht nur unmittelbar toxische und teratogene Wirkungen, sondern beeinträchtigen auch das Immunsystem und erhöhen dadurch die Anfälligkeit für Virusinfektionen. Auf diese Weise kann die Häufigkeit teratogener Schädigungen über die unmittelbaren toxischen und teratogenen Wirkung des Alkohols hinaus erhöht sein (Heine 1981).

Hinzu kommt, dass die meisten Alkoholikerinnen Raucherinnen sind, viele von ihnen Drogen einnehmen, mangel- und unterernährt sind.

Chronischer Alkoholismus führt zu einem Mangel an Thiamin, Pyridoxin und Folat, an Substanzen also, die für die zerebrale Differenzierung und für die Prävention von Neuralrohrdefekten essentiell sind (Baker et al. 1975).

Koffein

Koffein ist in Kaffee, Tee, Coca-Cola und vielen anderen Lebensmitteln enthalten. Ähnlich wie beim Alkohol wurde bei Männern in Abhängigkeit von der Menge des konsumierten Koffeins eine Zunahme von Fertilitätsstörungen beobachtet (Parazzini et al. 1993). Hinweise auf Ovarfunktionsstörungen durch den Genuss von Koffein sind schwer zu interpretieren, da oft eine enge Beziehung zu erhöhtem Zigarettenkonsum besteht, eine direkte Beeinflussung der Ovarfunktion durch Koffein wird nicht vermutet (Olsen 1991). Bei Genuss von mehr als 300 mg Koffein pro Tag (entspricht mehr als 3 Tassen Kaffee) soll die Fekundabilität (Konzeptionswahrscheinlichkeit pro Zyklus) um ein Viertel reduziert sein (Hatch u. Bracken 1993).

Etwas widersprüchlich sind die Angaben über Auswirkungen des Koffeins auf die Schwangerschaft. Wenn überhaupt, dürfte sich ein Kaffeekonsum erst in sehr hohen Mengen nachteilig auf die Entwicklung einer Schwangerschaft bzw. auf die Wahrscheinlichkeit einer Risikoschwangerschaft auswirken (Weathersbee et al. 1977; Hogue 1981; Linn et al. 1982). Eine synergistische Wirkung von Koffein mit anderen Toxinen wurde während der Präimplantationsphase beobachtet (Vogel u. Spielmann 1987).

Medikamente

Ebenso wie nichtmedikamentöse Schadstoffe können Medikamente auf verschiedenen Ebenen die Fortpflanzungsfunktionen beeinträchtigen (◘ Abb. 7.1): Sie können sowohl die Hypothalamus-Hypophysen-Funktionseinheit stören als sich auch direkt nachteilig auf die Ovarien auswirken; über ihre Auswirkungen auf die Verstoffwechselung von Hormonen in Leber und Niere haben sie Einfluss auf andere endokrine Organe, die ihrerseits mit der Gonadenfunktion oder anderen Partialfunktionen der Fortpflanzung funktionell zusammenhängen.

Zu den Medikamenten, die die zentralnervösen reproduktiven Funktionen beeinflussen, gehören alle Psychopharmaka, Schlafmittel und anderweitige Medikamente, die zu Änderungen der Prolaktinsekretion führen (▸ Abschn. 14.2.3 und 23.3.10).

Für die Funktion endokriner Organe und für die Fortpflanzungsfunktionen relevant sind auch diejenigen Medikamente, welche die Schilddrüse oder die Nebennierenrinde beeinflussen bzw. zur Substitution bei gestörter Organfunktion verwendet werden (z. B. Schilddrüsenpräparate, thyreostatisch wirksame Medikamente, Gluko- und Mineralokortikoide, Sexualhormone).

Barbiturate, Antikonvulsiva, einige Antibiotika und Tuberkulostatika können zur Induktion von Leberenzymen führen und auf diese Weise den Stoffwechsel von Sexualsteroiden beeinflussen, z. B. in Form einer erhöhten Abbaurate derselben. Wenn Medikamente Ovar- und Trophoblastfunktionen auf direktem oder indirektem Wege beeinträchtigen und zu mehr oder weniger ausgeprägten Ovarfunktionsstörungen führen können, so ist nicht auszuschließen, dass unter ihrer Einnahme auch die Abortrate erhöht sein kann.

Zu den Folgen gestörter Fortpflanzungsfunktionen kann man im weiteren Sinne auch angeborene Fehlbildungen rechnen (s. unten). Da die Art der Auswirkungen von Medikamenten auch vom Entwicklungsstand der Frucht zum Zeitpunkt der Einwirkung abhängig ist, ist nicht auszuschließen, dass alle auch die Frühabortrate erhöhen.

> **Sicher oder wahrscheinlich teratogene Medikamente.** (Mod. nach Knörr et al. 1989)
> - Thalidomid
> - Folsäureantagonisten (Aminopterin, Methotrexat)
> - Steroidhormone (virilisierende Wirkung beim weiblichen Feten, feminisierende beim männlichen)
> - Diethylstilbestrol (DES)
> - Retinoide (Etretinat)
> - Antikonvulsiva
> - Kumarinderivate
> - Zytostatika (Alkylantien, Alkaloide)
> - Antibiotika

Heparin verursacht keine Fehlbildungen, kann aber Blutungen provozieren und dadurch den Feten gefährden (Kalter u. Warkany 1983).

Zytotoxisch wirksame Medikamente (Chemotherapeutika) führen nicht nur in unterschiedlichem Ausmaß zu Schädigungen der Leibesfrucht, sondern zerstören Keimepithel und können somit zu einem Klimakterium praecox führen (Damewood u. Grochow 1988).

Eine Zusammenfassung zur Arzneimittelwirkungen und -verordnung in der Schwangerschaft findet sich bei Schaefer Spielmann et al. 2001.

7.5 Synopsis

Die vorliegende Darstellung belegt, dass und auf welche Weise Fortpflanzungspotential und Endokrinium eines Individuums in seine Umwelt eingebunden und von dieser beeinflusst werden. Umwelt ist nicht nur ein unveränderliches Schicksal; vielmehr gestaltet ein Individuum seine Umwelt auf mannigfaltige Weise selbst. Die von Menschenhand verursachte Kontamination unserer Erde, Gewässer, Luft und der Nahrungskette ist hierbei ein weniger gravierender Aspekt als die Schadstoffe, denen das Individuum ausgesetzt ist als Folge seines selbst zu verantwortenden Lebensstils (z. B. Rauchen, Alkohol- und Drogenkonsum). Zu den Umweltfaktoren mit Relevanz für das Endokrinium und das Fortpflanzungspotential gehört auch das soziale Umfeld, das uns vielfältig prägt und unsere Lebens-, Arbeits- und Genussgewohnheiten sowie unser Schlafverhalten beeinflusst. Sportliche Betätigung, Ernährungsgewohnheiten, psychische Interaktionen zwischen Individuum und sozialem Umfeld sind weitere Möglichkeiten, alle Funktionen des Organismus zu beeinflussen oder gar zu beeinträchtigen. Die endokrinen und Stoffwechselmechanismen, mithilfe derer der Informationsaustausch zwischen Mensch und seiner Umgebung erfolgt und Organfunktionen beeinflusst werden, sind zumindest soweit bekannt, dass ein Individuum die Mechanismen schädlicher

▼

Einflüsse kennen und vermeiden kann. Dies trifft insbesondere für solche nachteiligen sozialen Umgebungs- und Verhaltensfaktoren zu, für die das Individuum unmittelbar und selbst verantwortlich ist.

Ein Arzt, der sich mit der Differentialdiagnostik von Fortpflanzungsstörungen und des gestörten Endokriniums befasst,

muss die in diesem Kapitel zusammengefassten funktionellen Zusammenhänge kennen und in seine diagnostischen und therapeutischen Überlegungen einbeziehen.

Testfragen

1. Welche endokrinen Regelkreise beeinflussen den Tag-Nacht- und den Wach-Schlaf-Rhythmus?
2. Wie wirkt sich der Trainingszustand auf die Beeinflussung der Ovarfunktion durch sportliche Betätigung aus?
3. Beeinflusst sportliche Aktivität, die Störungen der Ovarfunktion bedingt, den Knochen?
4. Welche sportliche Betätigung ist Schwangeren erlaubt?

5. Welche Bereiche der reproduktiven Funktionen können durch das Rauchen beeinträchtigt werden?
6. Wie wirkt sich Alkohol auf die männliche und weibliche Fruchtbarkeit aus?
7. Welche Medikamente können als sicher oder wahrscheinlich teratogen gelten?

Literatur

Abdul-Karim RW (1985) Women workers at higher risk of reproductive hazards. In: Chamberlain G (ed) Pregnant women at work. The Royal Society of Medicine and The Macmillan Press, London, p 35

American College of Obstetricians and Gynecologists (2002) ACOG committee opinion. Exercise during pregnancy and the postpartum period. Int J Gynaecol Obstet 77: 79

Artal R (1990) Exercise and diabetes mellitus in pregnancy: a brief review. Sports medicine 9: 261

Asch RH, Fernandez EO, Smith CG, Pauerstein DJ (1979a) Precoital single doses of 9-Tetrahydrocannabinol block ovulation in the rabbit. Fertil Steril 31: 331

Asch RH, Smith CG, Siler-Khodr TM, Pauerstein CJ (1979b) Effects of Ð9-Tetrahydrocannabinol administration on gonadal steroidogenic activity in vivo. Fertil Steril 32: 576

Auger J, Kunstmann JM, Czyglik F, Jouannet P (1995) Decline in semen quality among fertile men in Paris during the past 20 years. N Engl J Med 332: 281

Baker ER (1981) Menstrual dysfunction and hormonal status in athletic women: a review. Fertil Steril 36: 691

Baker H, Frank O, Zetterman RK, Rajan KS, ten Hove W, Leevy CM (1975) Inability of chronic alcoholics with liver disease to use food as a source of folates, thiamin and vitamin B6. Am J Clin Nutr 28: 1377

Barlow SM, Sullivan FM (1982) Reproductive hazards of industrial chemicals. Academic Press, London

Baron JA, Persson I (1993) Effect of smoking on early pregnancy. Lancet 341: 241

Bierich JR (1978) Pränatale Schädigungen durch Alkohol. Gynäkologe 11: 142

Born J, Fehm HL (1998) Hypothalmus-pituitary-adrenal activity during human sleep: A coordinating role for the limbic hippocampal system. Exp Clin Endocrinol Diabetes 106: 153

Bottoms SF, Kuhnert BR, Kuhnert PM, Reese AL (1982) Maternal passive smoking and fetal serum thiocyanate levels. Am J Obstet Gynecol 144: 787

Broocks A, Pirke KM, Schweiger U et al. (1990) Cyclic ovarian function in recreational athletes. J Appl Physiol 68: 2083

Brzezinski A (1997) Melatonin in humans. N Engl J Med 336: 186

Buguet A, Cespuglio R, Radomski MW (1998) Sleep and stress in man: an approach through exercise and exposure to extreme environments. Can J Physiol Pharmacol 76: 553

Bullen BA, Skrinar GS, Beitins IZ, von Mering G, Turnbull BA, McArthur JW (1985) Induction of menstrual disorders by strenuous exercise in untrained women. N Engl J Med 312: 1349

Cagnacci A (1996) Melatonin in relation to physiology in adult humans. J Pineal Res 21: 200

Carlsen B, Giweremann A, Keiding N, Skakkebaek NE (1992) Evidence for decreasing quality of semen during the past 50 years. Brit Med J 305: 609

Cauter van E, Plat L, Copinschi G (1998) Interrelations between sleep and the somatotropic axis. Sleep 15: 553

Chelmow D, Andrew DE, Baker ER (1996) Maternal cigarette smoking and placenta previa. Obstet Gynecol 87: 703

Christensen SB, Ericsson U-B, Janzon L, Tibblin S, Melander A (1984) Influence of cigarette smoking on goiter formation, thyroglobulin, and thyroid hormone levels in women. J Clin Endocrinol Metab 58: 615

Chrousos GP, Elenkov IJ (2001) Interactions of the endocrine and immune system. In: DeGroot LJ, Jameson JL (eds) Endocrinology, 4th edn. Saunders, Philadelphia London New York, p 571

Clapp JF 3rd (2000) Exercise during pregnancy. A clinical update. Clin Sports Med 19: 273

Constantini NW, Warren MP (1995) Menstrual dysfunction in swimmers: a distinct entity. J Clin Endocrinol Metab 80: 2740

Cumming DC (1990) Physical activity and control of the hypothalamic-pituitary-gonadal axis. Sem Reprod Endocrinol 8: 15

Cutler WB, Preti G, Krieger A et al. (1986) Human axillary secretions influence women's menstrual cycles: The role of donor extract from men. Horm Behav 20: 463

Damewood MD, Grochow LB (1988) Prospects for fertility after chemotherapy or radiation for neoplastic disease. In: Wallach EE, Kampers RD (eds) Modern trends in infertility and conception control. Year Book Medical, Chicago, p 63

Daniell HW (1976) Osteoporosis of the slender smoker. Arch Intern Med 136: 298

Davies BN, Elford JCC, Jamieson KF (1991) Variations in performance in simple muscle tests at different phases of the menstrual cycle. J Sports

Med Phys Fitness 31: 532

DeCrée C, Lewin R, Ostyn M (1991) Failure to induce ovulation with clomiphene citrate and bromocriptine in luteal deficient women athletes. Int J Sports Med 12: 269

Dixon G, Eurman P, Stern BE, Schwartz B, Rebar RW (1984) Hypothalamic function in amenorrhoic runners. Fertil Steril 42: 377

Dodt Ch, Theine KJ, Uthgenannt D et al. (1994) Basal secretory activity of the hypothalamo-pituitary-adrenocortical axis is enhanced in healthy elderly. An assessment during undisturbed night-time sleep. Eur J Endocrinol 131: 443

Drinkwater BL, Nilson K, Chestnut CH et al. (1984) Bone mineral content of amenorrheic and eumenorrheic athletes. N Engl J Med 311: 273

Drinkwater BL, Nilson K, Ott S, Chestnutt CH III (1986) Bone mineral density after resumption of menses in amenorrheic athletes. JAMA 256: 380

Drocz P, Kopecny J (1970) Sterilität bei Raucherinnen und Nichtraucherinnen. Zentralbl Gynäkol 27: 865

Economides D, Braithwaite J (1994) Smoking, pregnancy and the fetus. J R Soc Health 114: 198

Elias AN, Wilson AF (1993) Exercise and gonadal function. Human Reprod 8: 1747

Ellison PT, Lager C (1986) Moderate recreational running is associated with lowered salivary progesterone profiles in women. Am J Obstet Gynecol 154: 1000

Feicht CB, Johnson TS, Martin BJ et al. (1978) Secondary amenorrhoea in athletes. Lancet November: 1145

Fisher EC, Nelson ME, Frontera WR et al. (1986) Bone mineral content and levels of gonadotropins and estrogens in amenorrheic running women. J Clin Endocrinol Metab 62: 1232

Florack EI, Zielhuis GA, Rolland R (1994) Cigarette smoking, alcohol consumption, and caffeine intake and fecundability. Prev Med 23: 175

Fried PA, Watkinson B, Willan A (1984) Marijuana use during pregnancy and decreased length of gestation. Am J Obstet Gynecol 150: 23

Frisch RE (1977) Food intake, fatness, reproductive ability. In: Vigersky RA (ed) Anorexia nervosa. Raven, New York, p 149

Frisch RE, Gotz-Welbergen AV, McArthur JW et al. (1981) Delayed menarche and amenorrhea of college athletes in relation to age of onset of training. JAMA 246: 1559

Frisch R (1984) Body fat, puberty and fertility. Biol Rev 59: 161

Gabbe SG (1984) Reproductive hazards of the american life style. In: Chamberlain G (ed) Pregnant women at work. The Royal Society of Medicine and the Macmillan Press, London, p 45

Graham CA, McGrew WC (1980) Menstrual synchrony in female undergraduates living on a coeducational campus. Psychoneuroendocrinol 5: 245

Greenland S, Staisch KJ, Brown N, Gross SJ (1982) The effects of marijuana use during pregnancy. Am J Obstet Gynecol 143: 408

Grodstein F, Goldman MB, Cramer DW (1994) Infertility in women and moderate alcohol use. Am J Public Health 84: 1429

Hale RW, Kosasa T, Krieger J, Pepper S (1983) A marathon: The immediate effect on female runners' luteinizing hormone, follicle-stimulating hormone, prolactin, testosterone, and cortisol levels. Am J Obstet Gynecol 146: 550

Harlap S, Shiono PH (1980) Alcohol, smoking, and incidence of spontaneous abortions in the first and second trimester. Lancet II: 173

Harlow SD, Matanoski GM (1991) The association between weight, physical activity, and stress and variation in the length of the menstrual cycle. Am J Epidemiol 133: 38

Hatch EE, Bracken MB (1993) Association of delayed conception with caffeine consumption Am J Epidemiol 138: 1082

Hauth JC, Hauth J, Drawbaugh RB, Gilstrap II LC, Pierson WP (1984) Passive smoking and thiocyanate concentrations in pregnant women and newborns. Obstet Gynecol 63: 519

Heath H (1985) Athletic women, amenorrhea and skeletal integrity. Ann Intern Med 102: 258 (editorial)

Hegedues L, Karstrup S, Veiergang D, Jacobsen B, Skovsted L, Feldt-Rasmussen U (1985) High frequency of goitre in cigarette smokers. Clin Endocrinol 22: 287

Heine MW (1981) Alcoholism and reproduction. Prog Biochem Pharmacol

18: 75

Heinonen A, Oja P, Kannus P, Sievänen H, Mänttäri A, Vuori I (1993) Bone mineral density of female athletes in different sports. Bone Miner 23: 1

Hellberg D, Valentin J, Nilsson S (1983) Smoking as risk factor in cervical neoplasia. Lancet II: 1497

Hendrickx AG (1984) Disorders of fertilization, transport, and implantation. In: Lockey JE (ed) Reproduction: the new frontier in occupational and environmental health research. Alan R. Liss, New York, p 211

Hetland ML, Haarbo J, Christiansen C (1993) Running induces menstrual disturbances but bone mass is unaffected, except in amenorrheic women. Am J Med 95: 53

Hogue CJ (1981) Percentage low birthweight (LBW) with in utero exposure to smoking and coffee drinking in van den Berg's study. Lancet I: 554

Holsboer F (1998) The endocrinology of mental disease. In: Grossman A (ed) Clinical endocrinology, 2nd edn. Blackwell, Oxford, p 1096

Jarett LR (1984) Psychosocial and biological influences on menstruation: synchrony, cycle length, and regularity. Psychoneuroendocrinology 9: 21

Jick H, Porter J (1977) Relation between smoking and age of natural menopause. Lancet I: 1354

Joesoef MR, Beral V, Aral SO, Rolfs RT, Cramer DW (1993) Fertility and use of cigarettes, alcohol, marijuana, and cocaine. Ann Epidemiol 3: 592

Jones KL, Smith DW (1973) Recognition of the fetal alcohol syndrome in early infancy. Lancet II: 999

Kalter H, Warkany J (1983) Congenital malformations – etiologic factors and their role in prevention – first part. N Engl J Med 308: 424

Kelce WR, Gray LE, Wilson EM (1998) Antiandrogens as enviromental endocrine disruptors. Reprod Fertil Dev 10: 105

Keverne EB (2000) Neuroendocrinology briefings: pheromones and reproduction. J Endocrinol 12: 1045

Kline J, Stein Z, Shrout P, Susser M (1980) Drinking during pregnancy and spontaneous abortion. Lancet II: 176

Knörr K, Knörr-Gärtner H, Beller FK, Lauritzen C (1989) Umweltfaktoren und Schwangerschaft. In: Knörr K, Knörr-Gärtner H, Beller FK (Hrsg) Geburtshilfe und Gynäkologie, 3. Aufl. Springer, Berlin Heidelberg New York Tokyo, S 124

Lacey JV, Frisch M, Brinton LA et al. (2001) Associations between smoking and adenocarcinomas and squamovs cell carcinomas of the uterine cervix. Cancer Cavses Control 12:153

Lemoine P, Harousseau H, Borteyru JP, Menuet JC (1968) Les enfants de parents alcooliques: anomalies observées, á propos de 127 cas. Arch Franc Pediat 25: 831

Leproult R, Copinschi G, Buxton O, van Cauter E (1997) Sleep loss results in an elevation of cortisol levels the next evening. Sleep 20: 865

Lindberg JS, Fears WB, Hund MM, Powell MR, Boll D, Wade CE (1984) Exercise induced amenorrhea and bone density. Ann Intern Med 101: 647

Lindsay CA, Thomas AJ, Catalano PM (1997) The effect of smoking tobacco on neonatal body composition. Am J Obstet Gynecol 177: 1124

Linn S, Schoenbaum SC, Monson RR, Rosner B, Stubblefield PG, Ryan KJ (1982) No association between coffee consumption and adverse outcomes of pregnancy. N Engl J Med 306: 141

Lloyd T, Triantafyllou SJ, Baker ER et al. (1986) Women athletes with menstrual irregularity have increased musculoskeletal injuries. Med Sci Sports Exerc 18: 374

Lockey JE, Lemasters GK, Keye WR Jr (1984) Reproduction: the new frontier in occupational and environmental health research. Alan R. Liss, New York

MacMahon B, Trichopoulos D, Cole P, Brown J (1982) Cigarette smoking and urinary estrogens. N Engl J Med 307: 1062

Malina RM, Spirduso WW, Tate C, Baylor AM (1978) Age at menarche and selected characteristics in athletes at different competitive levels and in different sports. Med Sci Sports 10: 218

Mann GV (1981) Menstrual effects of athletic training. Med Sport 14: 195

Marcus R, Cann CE, Madvig P et al. (1985) Menstrual function and bone mass in elite women distance runners. Ann Intern Med 102: 158

Marti B (1991) Health effects of recreational running in women: Some epidemiological and preventive aspects. Sports Med 11: 20

Martin TR, Bracken MB (1986) Association of low birth weight with passive smoke exposure in pregnancy. Am J Epidemiol 124: 633–642

Mattison DR (1982) The effects of smoking on fertility from gametogenesis to implantation. Environ Res 28: 410

McClintock MK (1971) Menstrual synchrony and suppression. Nature 229: 244

McLachlan JA, Dames NM, Sieber SM, Fabro S (1976) Accumulation of nicotine in the uterine fluid of the six-day pregnant rabbit. Fertil Steril 27: 1204

Meriggi E, Mansueto MG (1980) Die Rauschgiftsucht im Bereich der Gynäkologie und Geburtshilfe (La tossicodi pendenza in campo ostetrico e ginecologico). Minverva Ginecol 32: 143

Meyer WR, Pierce EF, Katz VL (1994) The effect of exercise on reproductive function and pregnancy. Curr Opin Obstet Gynecol 6: 293

Mochizuki M, Maruo T, Masuko K, Ohtsu T (1984) Effects of smoking on fetoplacental-maternal system during pregnancy. Am J Obstet Gynecol 149: 413

Mueller BA, Daling JR, Weiss NS, Moore DE (1990) Recreational drug use and the risk of primary infertility. Epidemiology 1: 195

Nicklin JL, Wright RG, Bell JR, Samaratunga H, Cox NC, Ward BG (1991) A clinicopathological study of adenocarcinom in situ of the cervix. The influence of cervical HPV infection and other factors, and the role of conservative surgery. Aust N Z J Obstet Gynecol 31: 179

Neri A, Eckerling B (1969) Influence of smoking and adrenaline (epinephrine) on the uterotubal insufflation test (Rubin Test). Fertil Steril 20: 818

Olsen J (1991) Cigarette smoking, tea and coffee drinking, and subfecundity. Am J Epidemiol 133: 734

OTA-Project Staff (1984) Reproductive health hazards in the work place. Congress of the United States, Office of Technology Assessment, p 167

Ouellet EM, Rosett HL, Rosman NP, Weiner L (1977) Adverse effects on offspring of maternal alcohol abuse during pregnancy. N Engl J Med 297: 528

Pacák, K, Palkovits M (2001) Stressor specificity of central neuroendocrine responses: Implications of stress-related disorders. Endocr Rev 22: 502

Parazzini F, Marchini M, Tozzi L, Mezzopane R, Fedele L (1993) Risk factors for unexplained dyspermia in infertile men: a case-control study. Arch Androl 31: 105

Paul M (1993) Occupational an environmental reproductive hazards. Williams & Wilkins, Baltimore Hongkong London München, p 393

Petit MA, Prior JC (2000) Exercise and hyothalamus. In: Warren MP, Constantini NW (eds) Sports endocrinology. Humana, Totowa New Jersey, p 133

Phipps WR, Cramer DW, Schiff I et al. (1987) The association between smoking and female infertility as influenced by cause of the infertility. Fertil Steril 48: 377

Pirke KM, Schweiger U, Broocks A, Tuschl RJ, Laessle RG (1990) Luteinizing hormone and follicle stimulating hormone secretion patterns in female athletes with and without menstrual disturbances. Clin Endocrinol 33: 345

Pokan R, Schwaberger G, Klein W (1992) Frauen im Leistungssport aus sportmedizinischer Sicht. WMW 14: 314

Preti G, Cutler WB, Garcia CR et al. (1986) Human axillary secretions influence women's menstrual cycles: The role of donor extracts of females. Horm Behav 20: 474

Prior JC (1985) Luteal phase defects and anovulation: adaptive alterations occurring with conditioning exercise. Sem Reprod Endocrinol 3: 27

Quadagno DM (2000) Exercise and the female reproductive system. In: Warren MP, Constantini NW (eds) Sports endocrinology. Humana, Totowa New Jersey, p 321

Quigley ME, Sheehan KL, Wilkes MM, Yen SSC (1979) Effects of maternal smoking on circulating catecholamine levels and fetal heart rates. Am J Obstet Gynecol 133: 685

Ratcliffe JM, Gladen BC, Wilcox AJ, Herbst AL (1992) Does early exposure to maternal smoking affect future fertility in adult males? Reprod Toxicol 6: 297

Rebagliato M, Bolumar F (1995) Assessment of exposure to environmental tobacco smoke in nonsmoking pregnant women. Amer J Epidemiol 142: 525–530

Rice C, Yoshinaga K (1980) Effect of nicotine on oviducal lactate dehydrogenase during early pregnancy in the rat. Biol Reprod 23: 445

Rocha JES, Matheus M, Sala MA (1998) Effect of cigarette smoke on human placenta morphometry. Int J Gynecol Obestet 62: 237

Römbke I (1995) ECT, Oekotoxikologie GmbH, persönliche Mitteilung

Rubin DH, Krasilnikoff PA, Leventhal JM, Weile B, Berget A (1986) Effect of passive smoking on birth-weight. Lancet 2: 415–417

Russel MJ, Switz GM, Thompson K (1980) Olfactory influences on the human menstrual cycle. Pharmacol Biochem Behav 13: 737

Russell JB, Mitchell D, Musey PI, Collins DC (1984) The relationship of exercise to anovulatory cycles in female athletes: hormonal and physical characteristics. Obstet Gynecol 63: 452

Sasson IM, Haley NJ, Hoffmann D, Wynder EL (1985) Cigarette smoking and neoplasia of the uterine cervix smoke constituents in cervical mucus. N Engl J Med 312: 315

Schaefer C et al. (2001), Spielmann H, Arzneiverordnung in Schwangerschaft und Stillzeit, 6. Aufl. Urban & Fischer, Jena

Shangold MM, Gatz ML, Thysen B (1981) Acute effects of exercise on plasma concentrations of prolactin and testosterone in recreational women runners. Fertil Steril 35: 699

SMA Sport Medicine Australia (2002) SMA statement the benefits and risks of exercise during pregnancy. J Sci Med Sport 5: 11

Smith CG (1983) Reproductive toxicity: Hypothalamic-pituitary mechanisms. Am J Ind Med 4: 107

Smith CG, Asch RH (1987) Drug abuse and reproduction. Fertil Steril 48: 355

Smith CG, Besch NF, Smith RG, Besch PK (1979) Effect of tetrahydrocannabinol on the hypothalamic-pituitary axis in the ovariectomized rhesus monkey. Fertil Steril 31: 335

Sperhoff L, Redwine DB (1980) Exercise and menstrual function. Physician Sportsmed 8: 42

Spiegel K, Leproult R, van Cauter E (1999) Impact of sleep debt on metabolic and endocrine function. Lancet 354: 1435

Stahlmann R, Neubert D (1985) Welche Medikamente in der Schwangerschaft? In: Künzel W (Hrsg) Gießener Fortbildungstage, S 59

Stauber M, Schwerdt M, Hollenbach B (1982) Schwangerschaft, Geburt und Wochenbett bei heroinabhängigen Frauen – derzeitiger Wissensstand und eigene Erfahrungen. Geburtshilfe Frauenheilkd 42: 345

Stillman RJ, Rosenberg MJ, Sachs BP (1986) Smoking and reproduction. Fertil Steril 46: 545

Stillman RJ, Rosenberg MJ, Sachs BP (1988) Smoking and reproduction. In: Wallach EE, Kempers RD (eds) Modern trends in infertility and conception control. Year Book Medical, Chicago, p 21

Thiel van DH (1981) Hypothalamic-pituitary-gonadal function in liver disease. Prog Biochem Pharmacol 18: 24

Tokuhatu GM (1968) Smoking in relation to infertility and fetal loss. Arch Environ Health 17: 353

Trevathan E, Layde P, Webster LA, Adams JB, Benigno BB, Ory H (1983) Cigarette smoking and dysplasia and carcinoma in situ of the uterine cervix. JAMA 250: 499

Veith JL, Buck M, Getzlaf S et al. (1983) Exposure of men influences the occurrence of ovulation in women. Physiol Behav 31: 313

Vgontzas AN, Mastorakos G, Bixler EO et al. (1999) Sleep deprivation effects on the activity of the hypothalamic-pituitary-adrenal and growth axes: potential clinical implications. Clin Endocrinol 51: 205

Vogel R, Spielmann H (1987) Potentiating effect of caffeine on embryotoxicity of cyclophosphamide treatment during the preimplantation period. Teratorgenesis Carcinog Mutagen 7: 169

Voorhis van BJ, Dawson JD, Stovall DW et al. (1996) The effect of smoking on ovarian function and fertility during assisted reproduction cycles. Obstet Gynecol 88: 785

Warren MP (1980) The effects of exercise on pubertal progression and reproductive function in girls. J Clin Endocrinol Metab 51: 1150

Warren MP (1985) Effect of exercise and physical training on menarche. Sem Reprod Endocrinol 3: 17

Warren MP (1989) Reproductive function in ballet dancers. In: Pirke KM, Wuttke W, Schweiger U (eds) The menstrual cycle and its disorders. Springer, Berlin Heidelberg New York Tokyo, p 161

Warren MP (1991) Exercise in women, effects on reproductive system and pregnancy. Clin Sports Med 10: 131

Weathersbee PS, Olsen L, Lodge JR (1977) Topics in primary care: caffeine and pregnancy – a retrospective survey. Postgrad Med 62: 64

Wedekind C, Seebeck T, Bettens F, Paepke AJ (1995) MHC-dependent mate preferences in humans. Proc R Soc Lond B 260: 245

Wehr TA (1998) Effect of seasonal changes in daylength on human neuroendocrine function. Horm Res 49: 118

Weiner L, Rosett HL, Edelin KC, Alpert JJ, Zuckerman B (1983) Alcohol consumption by pregnant women. Obstet Gynaecol 61: 6

Weinstock M (2001) Alterations induced by gestational stress in brain morphology and behaviour of the offspring. Prog Neurobiol 65: 427

Weisberg E (1985) Smoking and reproductive health. Clin Reprod Fertil 3: 175

Windham GC, Swan SH, Fenster L (1992) Parental cigarette smoking and the risk of spontaneous abortion. Am J Epidemiol 135:1394–1403

Windham GC, Elkin EP, Swan SH et al. (1999) Cigarette smoking and effects on menstrual function. Obstet Gynecol 93: 59

Wolf AS (1994) Frauensport und Ovarialfunktion. Speculum 2: 23

Xiao E, Xia-Zhang L, Ferin M (2002) Inadequate luteal function is the initial clinical cyclic defect in a 12-day stress model that include a psychogenic component in the rhesus monkey. J Clin Endocrinol Metab 87: 2232

Zenzes MT, Reed TE, Casper RF (1997) Effects of cigarette smoking and age on the maturation of human oocytes. Hum Reprod 12: 1736

Endokrinologie der Schwangerschaft
Kind und Mutter von der Implantation bis zur Stillzeit

F. Leidenberger

8.1   Einleitung

 Die Endokrinologie der Schwangerschaft befasst sich mit zwei Individuen, die sich schon in der Übergangsphase von der Befruchtung zur Nidation gegenseitig beeinflussen, Energie und zahlreiche Informationssignale austauschen und sich nach der Plazentation hierfür eines nur wenige Monate funktionsfähigen Organs, der Plazenta, bedienen. Diese passagere fetoplazentare-maternale Funktionseinheit wird im Folgenden beschrieben.

In den vorausgehenden Kapiteln 6 und 7 ist dargestellt worden, dass eine normale, das heißt hier, ovulatorische Ovarfunktion als Vorbedingung für eine Schwangerschaft nur unter bestimmten körperlichen Voraussetzungen und Umgebungsbedingungen zu erwarten ist. Allgemein gesprochen sind diese Vorbedingungen gegeben, wenn die Summe der Signale, welche die an der Fortpflanzung beteiligten Organe und Funktionskreise aufnehmen, dem Organismus signalisieren, dass sowohl das Leben der werdenden Mutter nicht gefährdet ist als auch gute Voraussetzungen für die Entstehung und normale Entwicklung des neu entstehenden Lebens vorhanden sind. Der Organismus muss also seine ihm von der Evolution vorgegebene Funktion, nämlich die Fortpflanzung, nicht zugunsten des individuellen Überlebens vorübergehend hintanstellen.

Schwangerschaft und Stillzeit müssen auch unter energetischen Gesichtspunkten betrachtet werden. Die bei der gesunden, geschlechtsreifen Frau im Vergleich zum erwachsenen Mann deutlich größeren Fettdepots an hierfür prädisponierten Körperpartien sind beredte Zeugen, dass der Organismus auf die metabole und energetische Herausforderung der Schwangerschaft und der Stillzeit vorbereitet ist.

Faszinierend an der Schwangerschaft ist auch, dass über ihre gesamte Dauer der mütterliche Organismus den kindlichen Organismus nicht abstößt, obwohl er immunologisch gesehen ein Fremdkörper ist. Worin besteht also diese passagere Immuntoleranz und welche Rolle spielen hierbei das Endokrinium und embryonale und fetale Signale?

Zuletzt sei noch ein für die praktische Medizin, insbesondere unter präventiven Gesichtspunkten relevanter Aspekt erwähnt, die Tatsache nämlich, dass der Allgemeinzustand des mütterlichen Organismus, seine Stoffwechselleistungen und die anatomischen Voraussetzungen der Frau (z. B. Uterus, Beckenverhältnisse) für das sich entwickelnde Kind die Umwelt darstellen, an deren Bedingungen sich Organe und Organfunktionen des Kindes anpassen. Schon im Mutterleib also erfolgt – angepasst an das in der jeweiligen Umgebung Mögliche – die individualspezifische Prägung von Organ- und Stoffwechselfunktionen. Diese Prägung steuert nicht nur die intrauterine Entwicklung des Kindes, sondern auch die Entwicklung im Kindes- und Erwachsenenalter, d. h. also in der Konsequenz, auch die Morbiditäts- und Mortalitätsrisiken im Erwachsenenalter (Martyn et al. 1996). Forschungsergebnisse, die den Kausalzusammenhang zwischen mütterlichen Erkrankungen während der Schwangerschaft, intrauteriner Mangelentwicklung einerseits und erhöhter kardiovaskulärer Morbidität und Mortalität im Erwachsenenalter andererseits aufzeigen, belegen eindringlich, dass schon im Mutterleib die Zukunft eines Individuums programmiert wird (Martyn et al. 1996; Ashworth u. Baker 2000; Reynolds u. Godfrey 2000).

Eine zentrale Rolle bei der ins Erwachsenenleben hineinwirkenden frühkindlichen Prägung von Stoffwechselbesonderheiten im Mutterleib, in der unmittelbaren Postnatalperiode und in der Stillzeit spielt die fetale Entwicklung der individuellen Stressreaktion (▶ Abschn. 7.4). Ein normaler Schwangerschaftsverlauf bei einer gesunden Frau ohne wesentliche Morbiditätsrisiken (z. B. ohne Insulinresistenz) und eine ungestörte Stillzeit erlauben dem Kind die Entwicklung einer normalen Stressreaktion, die ihm auch im späteren Erwachsenenalter ermöglicht, durch angemessene Reaktion auf Stressoren eine krankmachende, chronische Aktivierung der Hypothalamus-Hypophysen-Nebennierenrinden-Achse und des Sympathikussystems zu vermeiden.

8.2   Von der Befruchtung zur Implantation

Die Phase von der Befruchtung bis zur Implantation ist eine Zeitspanne intensiven metabolen Dialogs zwischen Frucht, Endometrium und Corpus luteum graviditatis.

Nach der Befruchtung verweilt der menschliche Embryo bis zur Implantation wenige Tage in der Tube und anschließend frei flottierend auf der Endometriumoberfläche. Die Implantation beginnt ca. 6 Tage nach der Fertilisation und ist ca. 9,5 Tage nach der Ovulation abgeschlossen. Zur erfolgreichen Implantation und Weiterentwicklung der Frucht bedarf es des Informationsaustausches zwischen Embryo, Corpus luteum graviditatis und Endometrium mithilfe klassischer Hormone wie hCG, Östradiol und Progesteron sowie zahlreicher lokaler, in den verschiedenen Kompartments des Genitaltrakts gebildeter Proteine und Peptide (Chemokine, Zytokine, Adhäsions- und Antihäsionsmoleküle u. a.; s. auch ▶ Kap. 3). Es besteht kein Zweifel daran, dass die schwangerschaftstypische Entwicklung der Immuntoleranz eine der ersten Gemeinschaftsleistungen von Frucht und mütterlichem Organismus und eine essentielle Voraussetzung für die ungestörte Entwicklung der Frucht ist (s. unten). Die methodischen Entwicklungen der letzten Jahre, insbesondere in der modernen Zell- und Molekularbiologie, haben nicht nur den Nachweis zahlreicher, funktionell aktiver Gene und ihrer spezifischen Produkte im weiblichen Genitaltrakt möglich gemacht, sondern auch die Entdeckung vielfältiger molekularer Signalkaskaden. Eine kaum mehr überschaubare Fülle neuer Daten gibt Einblicke in die Komplexität und Vielfalt der mütterlich-kindlichen Interaktionen, der Mechanismen, mithilfe derer sich der Embryo unmittelbar nach dem Übergang der befruchteten Oozyte in das Blastozystenstadium bis zur Implantation praktisch alle mütterlichen Organfunktionen nutzbar macht, um seine eigene Entwicklung abzusichern. Diese Umstellung des weiblichen Organismus betrifft nicht nur die eigentlichen Reproduktionsorgane und -funktionen, sondern alle Organfunktionen der Mutter, inklusive ihr Zentralnervensystem und das, was wir ihre psychische Befindlichkeit nennen.

8.2.1   Wie erkennt der weibliche Organismus die Schwangerschaft?

Schon nach der ersten Zellteilung und vor der Implantation setzt der menschliche Embryo den mütterlichen Organismus von seiner Existenz in Kenntnis, indem er zahlreiche Stoffwechselsignale zunächst im Eileiter, wenige Tage später am Endometrium abgibt. Einige erst seit kurzem bekannte, vom Embryo stammende Peptide (**»embryo derived pre-implantation factors«, PIFs**) modulieren die zelluläre Immunität und induzieren dadurch die immunologische Toleranz der Tube und später des Endometriums gegenüber der Frucht (Barnea 2001). Das humane Choriongonadotropin (hCG) und der **»early pregnancy factor« (EPF)**, letzterer ein Mitglied der sog. Chaperonin-10-Familie von Peptiden, sind weitere früheste Signale der Schwangerschaft. HCG wird von der Blastozyste schon vor dem ersten Kontakt mit dem Endometrium gebildet (Hearn 2001). EPF wird von Lymphozyten Schwangerer synthetisiert, hat immunsuppressive und Wachstumsfaktoren ähnliche Wirkungen (Morton 1998; Haq et al. 2001) und wird wenige Stunden nach der Fertilisierung in den mütterlichen Organismus abgegeben. HCG ist ein lange bekanntes Produkt der Frucht und kann 9 Tage nach dem ovulatorischen LH-Anstieg bzw. 2 bis 3 Tage nach der Kontaktaufnahme des Embryo mit dem Endometrium im Blut der Mutter nachgewiesen werden. Ob auch hCG wie EPF und PIF immunsuppressive und -modulierende Wirkungen hat und somit zur immunologischen Koexistenz von Mutter und Frucht beiträgt, ist noch umstritten. HCG erhält die Corpus-luteum-Funktion aufrecht; diese hCG-(LH)-Rezeptor-vermittelte Stimulation der Corpus-luteum-Funktion ist eines der sehr frühen Signale einer Schwangerschaft. Die hCG-Wirkung am Corpus luteum besteht nicht nur in der Aufrechterhaltung der Progesteron- und Östradiolsekretion sowie in der Synthese und Sekretion von zahlreichen Proteo- und Peptidhormonen (z. B. Relaxin), vielmehr induziert es auch in einem zweiten Schub die Angiogenese und die Gefäßstabilisierung im Corpus luteum (der erste erfolgt während der LH-abhängigen Corpus-luteum-Bildung; Wulff et al. 2001). Da als Folge der rapiden Zellteilung des Trophoblasten die hCG-Produktion und -Sekretion in den mütterlichen Kreislauf schnell ansteigt, hat hCG große praktische Bedeutung bei der Diagnose der normalen und gestörten Schwangerschaft.

> Ein hCG-Spiegel der Mutter von <50 mIE/ml 14 Tage nach der Ovulation signalisiert eine meist nicht lebensfähige Frucht; 21 Tage nach der Ovulation spricht ein Wert von <200 mIE/ml immer für eine nicht lebensfähige Frucht (Sunder u. Lenton 2000; ▶ Kap. 18).

Über die Beeinflussung der Corpus-luteum-Funktion und der mütterlichen Lymphozyten übt also die frühe Frucht Kontrolle über zwei wichtige Systeme aus, die für ihr Überleben wichtig sind: über die endokrinen Funktionen von Ovar, Tuben und Uterus und über das Immunsystem. Allerdings ist es nach wie vor ein Geheimnis, warum und wie der histoinkompatible Konzeptus in einem immunkompetenten Organ überlebt (Roberts et al. 1996).

Eine weitere Vorbedingung für eine erfolgreich ausgetragene Schwangerschaft sind die Funktionen des Gefäßsystems und die Angiogenese nicht nur im Corpus luteum graviditatis, sondern auch im Endometrium, Myometrium und bei der Bildung der Plazenta: Eine angemessene Angiogenese und damit eine verbesserte Durchblutung der genannten Organe sind Voraussetzungen für Implantation, Plazentation und Wachstum in einer erfolgreich ausgetragenen Schwangerschaft (▶ Kap. 3). Auch die Angiogenese steht unter dem Einfluss von hCG.

Wie man seit kurzem weiß, finden sich LH/hCG-Rezeptoren und damit hCG-Wirkungen nicht nur im Corpus luteum: Der Nachweis von LH/hCG-Rezeptoren und von weiteren hCG-induzierten Funktionen in vorher nicht vermuteten Organen hat unsere Vorstellungen von der Regulation der Peri-Implantationsphase und der Schwangerschaft nachhaltig erweitert.

Bekannte oder wahrscheinliche Funktionen von hCG
(Mod. nach Rao u. Sanfilippo 1997; Rao 1998)

Lokalisation von LH/hCG-Rezeptoren	Funktionen von hCG
Endometriale Stromazellen und endometriale Drüsen	Dezidualisierung; lokale Produktion von Prolaktin, IGF-bindendem Protein (IGF-BP), Prostaglandin E2, Zyklooxygenase 2; Stimulation lokaler, para- und autokrin wirkender Proteine und Peptide
Myometrium	Förderung der Mitose und der Hyperplasie von Myometriumzellen; Verminderung der myometrialen Zellbrücken (»gap junctions«), dadurch Ruhigstellung des Myometriums
Uterine Arterien	Angiogenese; Relaxation der Arterien des Uterus und der Parametrien, vermehrter Blutfluss
Endo- und perivaskuläre Trophoblastzellen	Förderung der Invasion des Trophoblasten und damit der Implantation
Corpus luteum (CL) und Corpus luteum graviditatis	Stimulation der Steroidgenese, der Sekretion von Relaxin und anderer CL-Produkte
Eileiter	Stimulation der Zyklooxygenase 2 (induziert Prostaglandin E2; dieses hemmt die Kontraktilität von Tuben und Uterus), Bildung von Oviductin (fördert die Spermatozoenkapazitation)
Fetale Nebennierenrinde (NNR)	Stimulation des Wachstums der fetalen NNR und der Synthese von DHEA/DHEA-S
Fetale Gonaden	Stimulation der fetalen Gonaden, insbesondere der Produktion von Testosteron und »relaxin-like factor« (dieser bewirkt den Descensus der fetalen Testes)

Diese tabellarische Aufstellung lässt offen, ob die hCG-Wirkungen direkte sind oder ob hCG Signalketten induziert, welche die Produktion lokal wirksamer Substanzen auslösen, macht aber deutlich, dass hCG zu den pleiotop, d. h. an vielen Orten wirksamen Hormone gehört.

Der Synzytiotrophoblast des Trophoblastgewebes ist schon lange als Syntheseort von hCG bekannt (O'Connor et al. 1994); daneben ist in jüngerer Zeit auch die Blastozyste bereits vor der Kontaktaufnahme mit dem Endometrium als Syntheseort von hCG belegt (Roberts et al. 1996), wahrscheinlich auch der Eileiter selbst (Rao 1998; ◘ Abb. 8.1). Im Eileiter induziert hCG die Bildung eines für den Eileiter spezifischen Glykoproteins (Oviductin), das die Spermatozoenkapazitation und die Fertilisationsrate durch Bindung der Spermatozoen an die Zona pellucida der Oozyte verbessert (Verhage et al. 1997; Sun et al. 1997).

Wie man aus älteren Untersuchungen mithilfe des Nachweises des EPF (s. oben) weiß, gehen mehr als zwei Drittel der befruchteten Eizellen (Zygoten) frühzeitig zugrunde, davon die Mehrheit vor der Implantation bzw. vor dem 28. Zyklustag, so dass die Frau diese Frühestaborte in der Regel nicht registriert. Die Technik der In-vitro-Fertilisation bei Haus- und Nutztieren sowie beim Menschen hat uns über einige Ursachen dieser hohen Verlustrate aufgeklärt: In ihrer Entwicklung (z. B. aufgrund genetischer und chromosomaler Defekte) gestörte Embryonen sind nicht in der Lage, auf lokaler Ebene (z. B. im Eileiter oder am Endometrium) angemessene Stoffwechselsignale an den mütterlichen Organismus abzugeben. Eine weitere Ursache ist eine **Asynchronie** zwischen Embryo und mütterlichem Organismus, unter der man nicht zeitgerecht aufeinander abgestimmte Entwicklungen und Prozesse in beiden Organismen versteht. Die Ursachen einer solchen Asynchronie sind vielfältig. Zum einen ist das Zeitfenster der uterinen/endometrialen Fähigkeit zur Aufnahme der Frucht (**Rezeptivität**) begrenzt. Durch eine Verzögerung der Reduktionsteilung (**Meiose**) können Oozyten unreif bleiben. Auch die Fertilisation kann verzögert ablaufen, ebenso die Geschwindigkeit der Zellteilung des Embryo in der Präimplanta-

tionsphase, so dass die Chancen der Implantation minimiert sind (Roberts et al. 1996).

Auch funktionelle Fehlsteuerungen der ovariellen Steroidsynthese (z. B. eine Dominanz der Östradiol- über die Progesteronsynthese) können eine asynchrone Entwicklung auslösen, die Mobilität von Tuben und Uterusmuskulatur ändern und die Frucht außerhalb des Zeitfensters der Implantation in den Uterus gelangen lassen.

8.2.2 Implantation

Die Implantation erfolgt in dem oben erwähnten uterinen/ endometrialen Zeitfenster, das bei der Frau maximal 4 Tage lang ist und auf den Zeitraum zwischen dem 20. und 24. Tag des menstruellen Zyklus bzw. – bezogen auf den ovulatorischen LH-Anstieg – zwischen Tag +7 und +11 begrenzt ist (Aplin 1996). Diese Daten gelten nur für spontane, nicht für clomifen- oder gonadotropininduzierte Zyklen, bei denen das Zeitfenster vorverlegt ist; sie gelten auch nicht für die Implantation von Spenderembryos, für die das Endometrium nur mit Östradiol und Progesteron vorbereitet wird und das Implantationsfenster verzögert ist (Giudice et al. 2002; ◘ Abb. 8.2).

Morphologischer Ausdruck der Aufnahmefähigkeit (Rezeptivität) des Endometriums ist das Auftreten von **Pinopoden**; dies sind hormonabhängige Ausstülpungen der apikalen Plasmamembran des endometrialen luminalen Epithels. Sie sind elektronenmikroskopisch 6 bis 8 Tage nach der Ovulation nachweisbar. Ihre Entstehung ist vom Progesteronanstieg und vom Progesteronrezeptor B abhängig. Ihre Zahl korreliert mit der Implantationswahrscheinlichkeit (Stavreus-Evers et al. 2001; Bentin-Ley 2000).

Auf der Ebene des Endometriums sind essentielle Voraussetzungen der Implantation die
▬ Dezidualisierung des sekretorischen Endometriums,

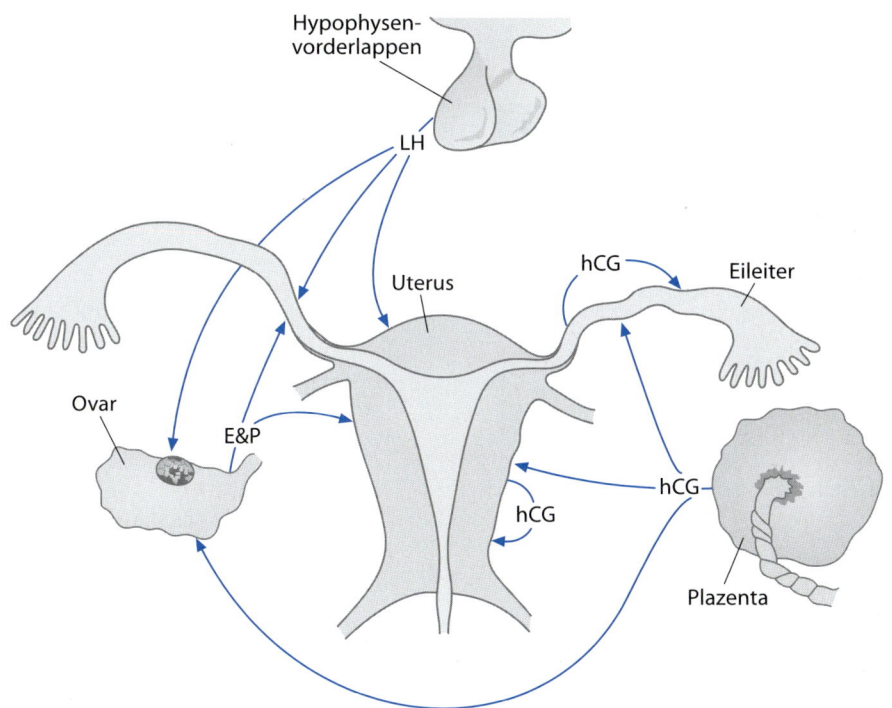

◘ **Abb. 8.1.** Orte alter und neuer Funktionen von hCG. (Details s. Text)

Hypophysen-vorderlappen

LH

Uterus

hCG

Eileiter

Ovar

E&P

hCG

hCG

Plazenta

- Einwanderung und Rekrutierung mütterlicher Leukozyten in den Bereich der Implantationsstelle,
- Angiogenese im Endometrium,
- Apoptose des Endometriumepithels an der Stelle der Implantation,

- Apposition der Frucht (Kontaktaufnahme mit dem Endometrium) vor der Implantation.

An allen diesen Prozessen ist der Embryo beteiligt (Simón et al. 2001).

In ◘ Abb. 8.3 und ◘ Tabelle 8.1 wird versucht, das Funktionsdreieck zwischen Embryo, Endometrium und Cor-

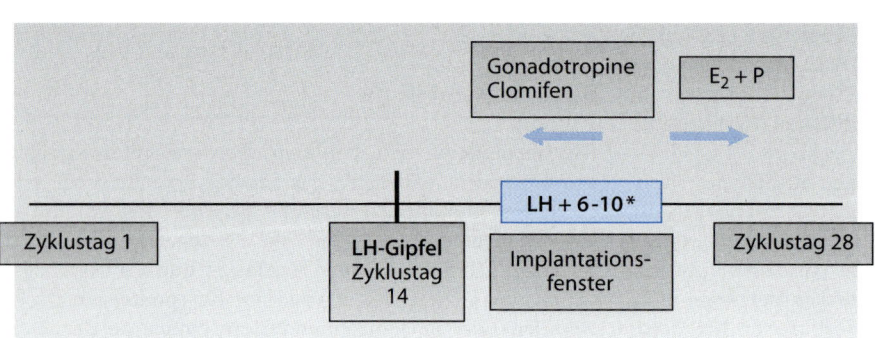

◘ **Abb. 8.2.** Schema des Zeitfensters für die Implantation im Spontanzyklus im Vergleich zu stimulierten bzw. substituierten Zyklen. (Nach Giudice et al. 2002)

* entspricht etwa dem Tag +7 bis +11, bezogen auf den LH-Anstieg und dem Tag 5–7 nach der Ovulation

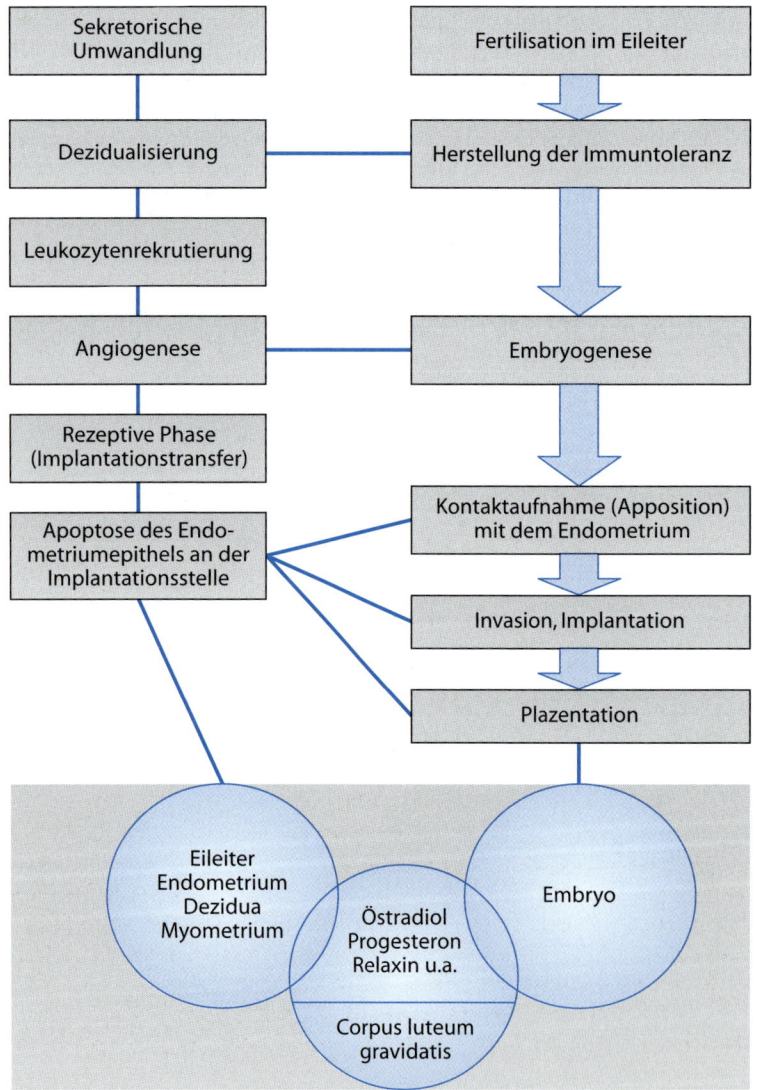

◘ **Abb. 8.3.** Funktionsabläufe und Entwicklungsschritte von der Fertilisation bis zur Implantation

◻ Tabelle 8.1. Einige für das Verständnis der Phase bis zur Implantation wichtige Produkte und Funktionen

	Produkt	Funktion
Embryo/Trophoblast	Embryo derived preimplantation factors (PiFs)	Fördern/induzieren Immuntoleranz im Eileiter und am Endometrium
	Humanes Choriongonadotropin (hCG)	s. Abschn. 8.2.1.
	Interleukin 1	Stimuliert γ-Interferon von T-Lymphozyten Aktiviert Integrine im Endometrium (wichtig für Embryo-Adhäsion am Endometrium) Induziert im Endometrium VEGF (s. unten)
	Leptin	Energiehaushalt, s. Text
Endometrium/Dezidua	»Leukemia inhibiting factor« (LIF; entsteht in der Dezidua durch Interaktion von natürlichen Killerzellen mit dem Trophoblast)	Induziert Gelatinase und uPA (urokinase-type plasminogen activator) und fördert dadurch Trophoblastinvasion und -adhäsion Fördert Dezidualisierung Reguliert Wachstum und Differenzierung u. a. von embryonalen Stammzellen
	NO(Stickoxid)-Synthase	Bildet NO, dadurch Vasodilatation, Ruhigstellung des Uterus, Hemmung der Thrombozytenaggregation
	Glykodelin (PP14)	Immunsuppressive Wirkung
	Integrine und Pinopoden	Funktion bei der Apposition und Adhäsion der Frucht an das Endometrium
	VEGF	Induziert Angiogenese und Integrinsynthese im Endometrium
	Prostaglandin E2 (PGE2)	Fördert durch Stimulation von zyklischem AMP die Ruhigstellung des Uterus
	Chemokine	Induzieren im Endometrium die Synthese von Zytokinen (u. a. LIF, Interleukin 1, Heparin-bindendem epidermalen Wachstumsfaktor Induzieren die Migration mütterlicher Lymphozyten an die Implantationsstelle
	Relaxin, Prolaktin	Mehrere parakrine Funktionen im Endometrium/Dezidua
Eileiter	Oviductin (tubenspezifisches Glykoprotein)	Fördert Spermatozoenkapazitation, Kontakt der Spermatozoen mit der Zona pellucida und Fertilisierung
	»Leukemia inhibiting factor« (LIF)	s. Endometrium/Dezidua
Corpus luteum graviditatis	Östradiol	Proliferation von Endometrium und Myometrium Induktion von Angiogenesefaktoren Induziert Oviductinbildung im Eileiter Stimulation der LIF-Bildung in Eileiter und Endometrium
	Progesteron	Sekretorische Umwandlung und Dezidualisierung des Endometriums Stimuliert NO-Synthase und damit die Bildung von Stickoxid (NO) und fördert dadurch indirekt die Ruhigstellung des Uterus
	Relaxin	Förderung der Angiogenese im Endometrium

pus luteum graviditatis zu illustrieren. Die Hauptprodukte des Corpus luteum, Progesteron und Östradiol, schaffen in diesem Funktionsbereich lediglich die äußeren hormonalen Rahmenbedingungen, indem sie funktionelle Gene im Reproduktionstrakt an- und abschalten und damit die grobe Steuerung der vielfältigen protein- oder peptidartigen, lokal para- oder autokrin wirksamen Substanzen übernehmen.

Eine der essentiellen Voraussetzungen der Implantation ist die Gefäßneubildung (Angiogenese) im Endometrium, die durch zahlreiche, lokal wirksame Wachstums- und Angiogenesefaktoren meist peptiderger Natur stimuliert wird (Taylor et al. 2001; Smith 2000; ▶ Abschn. 3.6.7). Gesteuert wird dieses funktionelle, para- und autokrin wirkende Netzwerk von Wachstums- und Angiogenesefaktoren durch direkte Einwirkung von hCG und/oder Produkte des Corpus luteum (neben Östradiol und Progesteron auch Relaxin, ► Kap. 3).

Die Angiogenese ist nicht nur ein Prozess elementarer Bedeutung für Implantation, Plazentabildung und -funktion, sondern auch für Entzündungsprozesse, Wundheilung, Immunreaktionen und Tumorentwicklung. Ein Blick auf Analogien solcher Prozesse mit der Implantation und Plazentation ist durchaus reizvoll. Die Hemmung der Gefäßbildung ist sowohl für die Klinik der gestörten Schwangerschaft als auch für neue Formen der Krebstherapie (Angiogenesehemmung) von Bedeutung (Sherer u. Abulafia 2001).

Zu den im Synzytiotrophoblasten des Trophoblastgewebes gebildeten Substanzen gehört auch das Hormon **Leptin**, das auch im Zusammenhang mit der Regulation des Fettstoffwechsels, des Energiehaushalts und der GnRH-abhängigen ovulatorischen Funktion besprochen worden ist. Bei der Schwangerschaft kommen ihm folgende essentielle Partialwirkungen zu:

- Förderung des Wachstums und der Entwicklung der Frucht,
- embryonale, fetale und plazentare Angiogenese,
- embryonale Hämatopoese und
- Energiemobilisierung (Henson u. Castracane 2000).

8.3   Entwicklung der endokrinen Funktionen des Fetus

8.3.1   Funktionen von Hypothalamus und Hypophyse in der Frühschwangerschaft

Schon im intrauterinen Alter von 6 Wochen kann man im Hypothalamus der Frucht GnRH nachweisen. In der 8. Schwangerschaftswoche (SSW) sind Hypothalamus und Hypophyse differenziert. Um die 14. Woche ist die Hypophyse morphologisch ausgebildet, ebenso das hypophysäre Portalgefäßsystem. Man kann um diesen Zeitpunkt GnRH und andere Releasing-Hormone mit morphologischen Methoden in Neuronen nachweisen (► Kap. 4). In der Hypophyse des Embryos lassen sich nachweisen:

- die α-Untereinheit von LH, FSH und TSH in der etwa 6. bis 7. SSW (Dubois u. Begeot 1978),
- intaktes FSH, LH und andere Hypophysenhormone bei 10 bis 12 Wochen alten Früchten (Franchimont u. Pasteels 1972),
- die Synthese von Wachstumshormon in der 8. bis 10. SSW und
- die Prolaktinsekretion der fetalen Hypophyse nach der 25. Woche (Fisher 2001).

Die Fähigkeit der embryonalen Hypophyse zur Bildung von ACTH und damit zur Stimulation der Nebennierenrinde setzt ebenfalls früh ein (wahrscheinlich 11. SSW; Kastin et al. 1968). TSH kann man ungefähr in der 10. SSW im Blut des Fetus nachweisen (Fisher et al. 1977; Greenberg et al. 1970).

Die rasche Zunahme der hypothalamischen GnRH-Konzentration erfolgt etwa synchron mit der Zunahme des hypophysären Gehalts an FSH und LH in der 11. Woche. Das TSH-releasing-Hormon (TRH) lässt sich bereits in der 8. bis 10. SSW nachweisen (Winters et al. 1974; Kaplan et al. 1976).

Die vaskulären Verbindungen zwischen Hypothalamus und Hypophyse sind in der 11. bis 12. Woche nachweisbar (Th-

liveris u. Currie 1980), ab der 12. bis 13. Woche sind also die anatomischen Voraussetzungen für die Interaktionen zwischen Hypothalamus und Hypophyse gegeben, auch wenn die Funktion der Hypophyse noch nicht völlig gereift ist (Fisher 2001).

Der negative Rückkopplungsmechanismus zur Regulation der hypothalamisch-hypophysären Gonadotropinfreisetzung scheint ebenfalls sehr früh entwickelt zu sein: östrogen-, androgen- und progesteronbindende Rezeptoren finden sich im menschlichen Hypothalamus spätestens in der Mitte der Schwangerschaft (Davies et al. 1975). Zur selben Zeit ist dort der Enzymbesatz (Aromatase) nachweisbar, der zur Umwandlung von Androgenen in Östrogene erforderlich ist. Ab der Mitte der Schwangerschaft (ca. 20. bis 24. SSW) kommt es zur Senkung der fetalen Gonadotropinspiegel (◘ Abb. 8.4). Dies ist ein Hinweis auf die Existenz des negativen Rückkoppelungsmechanismus.

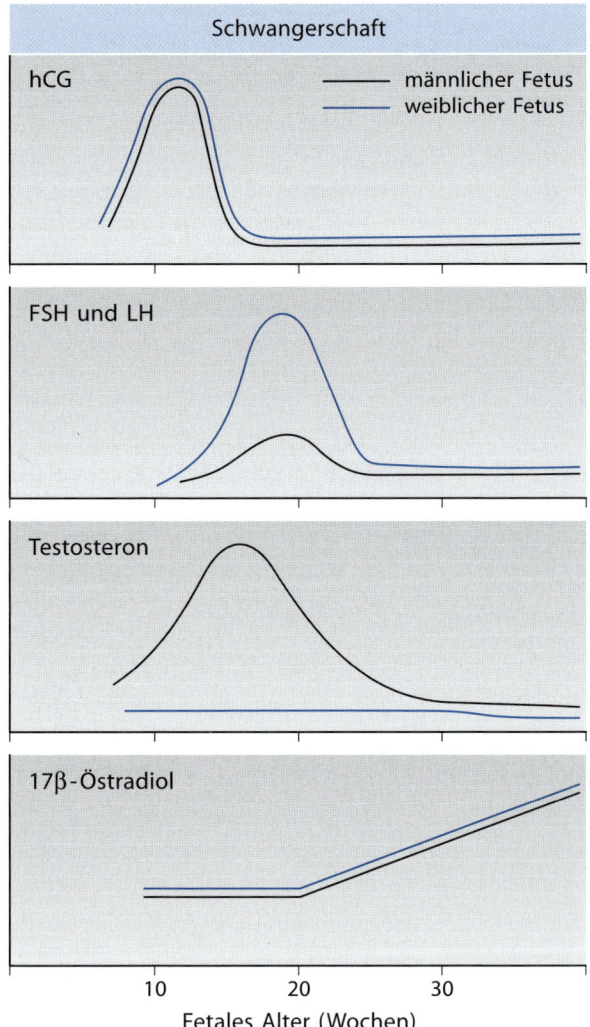

◘ **Abb. 8.4.** Der Abfall der FSH- und LH-Konzentrationen im fetalen Blut ist Folge zunehmender Östrogen- und Progesteronkonzentrationen sowie der zunehmenden Sensibilität der negativen Rückkopplung des fetalen Hypothalamus-Hypophysen-Systems. (Mod. nach Findlay 1984)

In der zweiten Schwangerschaftshälfte scheinen die Gonadotropine der fetalen Hypophyse eine wichtige Funktion für die Differenzierung der Gonaden (und der Nebennierenrinde) zu haben. Man sieht dies daran, dass es bei Anenzephalen zur Unterentwicklung der Testes, zur Reduktion der Leydig-Zellzahl und zur Unterentwicklung des äußeren Genitales männlicher anenzephaler Feten bzw. zur Beschleunigung der Follikelatresie weiblicher anenzephaler Feten kommt (Gulyas et al. 1977). Bei ihnen ist die Hypophyse nicht angelegt.

8.3.2 Gonaden

Die Entwicklungsgeschichte der Gonaden und Details der Gonadenentwicklung wurden in ▶ Abschn. 3.2 dargestellt. Fetale und plazentare Gonadotropine beeinflussen die Gonaden sehr frühzeitig; so besitzt der fetale Hoden bereits in der Frühphase seiner Entwicklung, in der 15. SSW oder früher, LH-spezifische Rezeptoren (Frowein u. Engel 1974; Huhtaniemi et al. 1977). Vermutlich sprechen die Leydig-Zellen des fetalen Hodens bereits unmittelbar nach ihrem Auftreten um den 60. Schwangerschaftstag herum auf hCG an; hCG ist im fetalen Kreislauf nachweisbar und kann somit die Entwicklung der Gonaden und des inneren Genitales beeinflussen (Dubois u. Begeot 1978). Ein Produkt der embryonalen/fetalen Leydig-Zelle, »relaxin-like factor« (RLF), ist wahrscheinlich für den Hodendescensus erforderlich (Nef u. Parada 2000). Bei einem Defekt des hierfür erforderlichen Gens kommt es zum Kryptorchismus (Tomboc et al. 2000). Auf die Fähigkeit der embryonalen Sertoli-Zellen, das Anti-Müller-Hormon zu produzieren und damit die Ausdifferenzierung der Müller-Gänge in Uterus und Tuben beim männlichen Fetus zu verhindern, sei nochmals hingewiesen (Huhtaniemi 1994). In den fetalen Gonaden konnten auch Inhibin, Aktivin und Follistatin nachgewiesen werden, proteinartige Mitspieler der hypothalamisch-hypophysär-gonadalen Funktionsachse, die wir bereits in ▶ Kap. 5 kennengelernt haben (Jenkin et al. 1995).

8.3.3 Fetale Nebennierenrinde

Die fetale Nebennierenrinde (NNR) ist für die Funktion der weiter unten (▶ Abschn. 8.8 und 8.9) zu diskutierenden fetoplazentaren Einheit ein außerordentlich wichtiges Organ, da in ihr neben Kortisol die Vorstufen für die Synthese der Schwangerschaftsöstrogene, insbesondere des Östriols, gebildet werden. Die NNR des Fetus besteht aus einer inneren, fetalen Zone, die die Vorstufen der Östrogene (im Wesentlichen DHEA und sein Sulfat) bildet, und der Erwachsenenzone, die zunächst schwach ausgeprägt ist und Kortisol bildet (Séron-Ferré et al. 1978), ihr Umfang und ihre Funktion nehmen zum Ende der Schwangerschaft hin zu.

In der 6. SSW – gerechnet vom ersten Tag der letzten Regel – ist die Anlage der NNR nachweisbar, in der 10. SSW sind die innere (fetale) und die äußere (Erwachsenen-)Zone nachweisbar (Davies 1980). Die fetale Zone erreicht in der 18. SSW das Maximum ihrer relativen Größe; sie bleibt über den gesamten Schwangerschaftsverlauf groß und umfasst 80% des gesamten Volumens, um sich im ersten Lebensjahr weitestgehend zurückzubilden (◘ Abb. 8.5).

Die fetale NNR unterliegt offensichtlich zwei Einflüssen: In der ersten Hälfte der Schwangerschaft kann hCG die fetale Zone der NNR stimulieren. Diese Wirkung von hCG erklärt den Befund, dass bei anenzephalen Feten in der ersten Schwangerschaftshälfte im Gegensatz zur zweiten Schwangerschaftshälfte, wenn die hCG-Konzentrationen deutlich abgefallen sind, die Nebennierenrindenstruktur normal ist (Gluckman et al. 1980). ACTH und möglicherweise andere hypophysäre (fetales Prolaktin) oder plazentare Hormone (das plazentare CRH-ACTH-System; Winters et al. 1975) sind ebenfalls in der Lage, die Produktion von fetalem DHEA und DHEA-S zu stimulieren. Das fetale ACTH ist in der zweiten Schwangerschaftshälfte der Hauptstimulator der fetalen NNR.

In der fetalen Zone der NNR findet man Zeichen massiver Steroidbiosynthese, während die Erwachsenenzone bis zur Mitte der Schwangerschaft kaum Hinweise auf Differenzie-

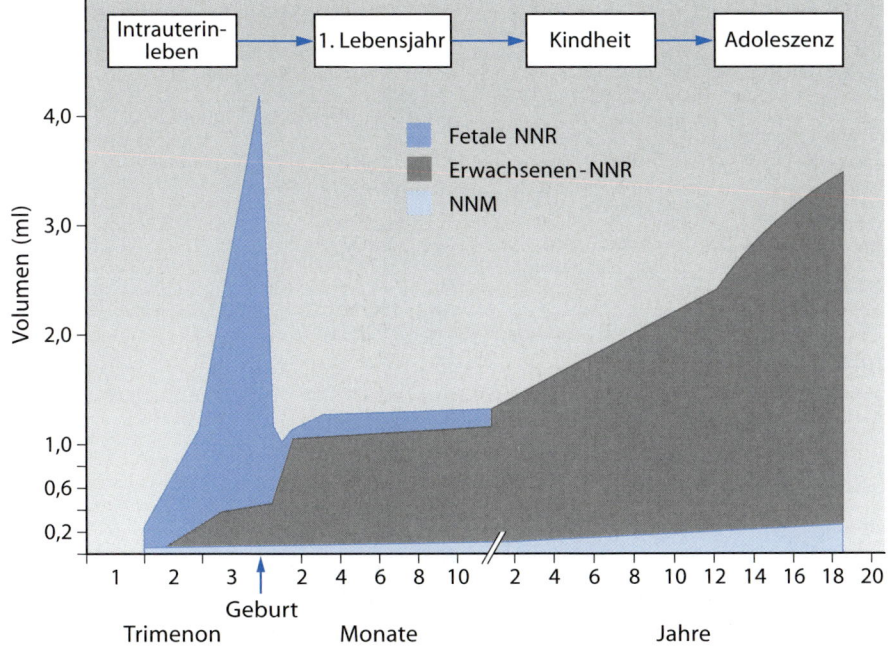

◘ **Abb. 8.5.** Größe der Nebenniere und ihrer Zonen im Intrauterinleben, im ersten Lebensjahr sowie in Kindheit und Adoleszenz. NNM Nebennierenmark. (Nach Bethune 1974)

rung und Steroidsekretion gibt. Beide Zonen unterscheiden sich voneinander in ihrem histochemischen Verhalten, in ihren Fähigkeiten zur Biosynthese und in ihrer Struktur. Enzyme, die für die Synthese biologisch aktiver Steroide (Δ4-Steroide) verantwortlich sind, finden sich nahezu ausschließlich in der Erwachsenenzone. Ein Hauptmerkmal der fetalen Zone ist die Produktion der wenig oder gar nicht biologisch aktiven Steroide, der Δ5-Steroide. DHEA und sein Sulfat, Hauptprodukte der fetalen Zone, sind Δ5-Steroide. Sowohl die fetale NNR als auch die fetale Leber sind reich an Enzymen, die Steroide mithilfe eines Sulfatrests konjugieren und damit biologisch inaktivieren können (Sulfokinasen). Die Abspaltung dieses Sulfats ist dem Fetus kaum möglich, wohl aber der Plazenta, da diese das erforderliche Enzym (Sulfatase) hat (▶ Abschn. 8.8).

Die Bedeutung der fetalen NNR für die Östriolsynthese der fetoplazentaren Einheit kann man anhand einiger negativer Beobachtungen belegen: Sicher ist, dass die ACTH-Sekretion der fetalen Hypophyse für die Funktion der fetoplazentaren Einheit wichtig ist; bei Anenzephalen, die keine Hypophyse und damit auch kein hypophysäres ACTH haben, sind die Östriolspiegel als Folge der geringen Mengen an Vorstufen für Östriol (DHEA, bzw. 16-αOH-DHEA) aus der fetalen NNR erniedrigt, desgleichen findet man bei gesunden Feten nach Suppression der fetalen ACTH-Freisetzung durch Verabreichung von plazentagängigen Glukokortikoiden an die Mutter erniedrigte Östriolspiegel. Die fetalen Kortisolspiegel betragen nur 10 bis 20% der Erwachsenenwerte, weil beim Fetus Kortisol schnell zu Kortison inaktiviert wird. Gegen Ende der Schwangerschaft erfolgt diese Inaktivierung nicht mehr und Kortisol kann dann seine bei der Lungenreifung und We-

heninduktion bekannte, wichtige Rolle spielen (Liggins 1994; ▶ Abschn. 8.9). Die Hauptcharakteristika der Steroidsynthese der fetalen NNR sind in ◘ Abb. 8.6 illustriert.

8.3.4 Schilddrüse

Die Schilddrüse, die sich in der 4. SSW aus der Pharynx heraus entwickelt und um den 50. Schwangerschaftstag ihre definitive Lage erreicht hat, zeigt in der 11. bis 12. SSW die Fähigkeit zur Jodidkonzentration und zur Hormonsynthese (Fisher et al. 1977; Shepard 1967). Die fetale Hypophysen-Schilddrüsen-Achse scheint also am Ende des ersten Trimesters intakt zu sein, ihre Funktion reift allerdings erst im Lauf der Schwangerschaft. Insbesondere Thyroxin (T4) wird zunächst in nur geringem Maße in das biologisch eigentlich wirksame Trijodthyronin (T3) umgewandelt (Burrow et al. 1994). Auf andere endokrine Systeme wird an dieser Stelle nicht eingegangen.

8.4 Produkte der Plazenta und ihre Funktionen

Die Plazenta synthetisiert eine Vielfalt von Hormonen und Wachstumsfaktoren, einige dieser Syntheseleistungen sind uns von der Physiologie des Ovars bekannt. Es ist nicht sinnvoll, auf alle bekannten Wirkungen dieser Substanzen einzugehen; die unten stehende Übersicht (nach Fisher 2001, ergänzt, aber ohne Anspruch auf Vollständigkeit) lässt allerdings die relative Autonomie der fetoplazentaren Funktionseinheit und die netzwerkartige Organisation der Plazentafunktion ahnen.

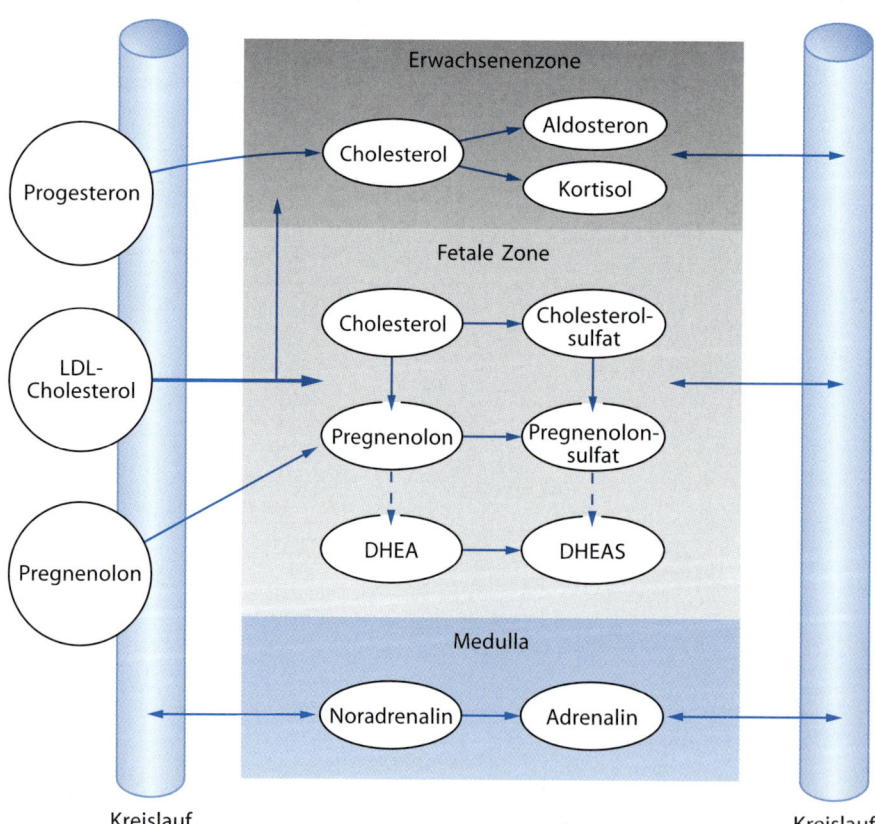

◘ **Abb. 8.6.** Steroidsynthese in der fetalen Nebenniere. Die quantitativ überwiegende fetale Zone produziert überwiegend DHEA und DHEA-S, Δ5-C19-Steroide, die Vorstufen der Östriolsynthese. Die Erwachsenenzone synthetisiert Aldosteron und Kortisol, also biologisch aktive Δ4-Steroide. (Nach Yen 1986)

Von der Plazenta synthetisierte Hormone, Wachstumsfaktoren und Gefäßfaktoren

(Nach Fischer 2001, ergänzt)

- Steroidhormone
  - Östradiol
  - Östriol
  - Östron
  - Progesteron
- Proteine und Peptidhormone
  - Aktivin
  - Adrenomedullin
  - Angiotensinogen
  - ANP (atriales natriuretisches Peptid)
  - Arginin-Vasopressin
  - Chorion-Thyreotropin
  - hCG (humanes Choriongonadotropin)
  - HPL (humanes plazentares Laktogen)
  - Inhibin
  - Kalzitonin
  - Leptin
  - Oxytozin
  - Pit-1 (»pituitary protein transcription factor 1″)
  - Plazentares Prolaktin
  - Proliferin
  - POMC (Proopiomelanocortin) und seine Spaltprodukte
    - ACTH (Adrenokortikotropes Hormon)
    - β-Endorphin
    - α-Melanozyten stimulierendes Hormon
  - PAPP-A/PAPP-B (schwangerschaftsassoziierte Plasmaproteine A und B)
  - PTH (ein dem Parathormon verwandtes Protein)
  - PP1 – PP16 (Plazentaproteine 1 bis 16)
  - Relaxin
  - Renin/Prorenin
  - SHBG (sexualhormonbindendes Globulin)
  - SP1 (schwangerschaftsassoziiertes Glykoprotein 1)
  - STH (somatotropes Hormon)
  - Urocortin
- Neuropeptide
  - CRH (Kortikotropin-releasing-Hormon)
  - GnRH (Gonadotropin-releasing-Hormon)
  - GHRH (Wachstumshormon-releasing-Hormon)
  - NPY (Neuropeptid Y)
  - Somatostatin
  - TRH (Thyreotropin-releasing-Hormon)
- Wachstumsfaktoren
  - CSF (Colonie-stimulierender Faktor)
  - EGF (»epidermal growth factor«)
  - Endothelin-1
  - Erythropoietin
  - HGF (»hepatocyte growth factor«)
  - IGF I (»insulin-like growth factor I«)
  - IGF II (»insulin-like growth factor II«)
  - IGF-BP (»insulin-like growth factor binding protein«)
  - NGF (»nerve growth factor«)
  - Onkomodulin
  - PDGF (»placental derived growth factor«)
  - TGF-β (»transforming growth factor β«)
  - TNF-α (Tumornekrosefaktor-α)
  - VEGF (vaskulärer endothelialer Wachstumsfaktor)

8.4.1 Humanes Choriongonadotropin

Die multiplen Funktionen des hCG während der Übergangsphase von der Befruchtung bis Implantation (▶ Abschn. 8.2) sind in ▶ Abschn. 8.2.1 zusammengefasst worden.

Das aus zwei Untereinheiten (α und β) bestehende **Glykoprotein** ist das wohl bekannteste Produkt der Plazenta. Seine Sekretion in das Blut der Schwangeren kann unmittelbar nach der Implantation, d. h. also nach dem 7. bis 8. postovulatorischen Tag (bei einem 28tägigen Zyklus am ca. 21. bis 23. Zyklustag) nachgewiesen werden. Die Synthese der α- und β-Untereinheit entstammt unterschiedlichen genetischen Informationen. Erst die Kombination beider Untereinheiten miteinander führt zu einem chemisch losen Komplex des biologisch aktiven Hormons, die Untereinheiten selbst sind biologisch nicht aktiv.

Unmittelbar nach der Implantation kann hCG im Blut der Mutter nachgewiesen werden. In den darauf folgenden Tagen und Wochen nimmt seine Konzentration einen charakteristischen Verlauf mit einem Maximum um die 10. bis 12. SSW (■ Abb. 8.7; ▶ Kap. 23). Die **Sekretionsrate** des biologisch aktiven hCG wird im Wesentlichen bestimmt durch die Syntheserate der β-Untereinheit (Chard et al. 1995). Diese zeigt den für hCG charakteristischen Gipfel in der 10. bis 12. SSW; dagegen weist die Konzentration der α-Untereinheit einen kontinuierlichen Anstieg während der Schwangerschaft auf.

Im zweiten Trimenon kommt es zum raschen Abfall der hCG-Konzentration. Möglicherweise hängt der starke Abfall nach der 12. SSW damit zusammen, dass in der reifen Plazenta die hCG-Biosynthese einer Selbstregulation unterliegt: Hohe hCG-Konzentrationen blockieren die Neusynthese und die Sekretion der α-Untereinheit (Licht et al. 1993; Merz 1994).

Die hCG-Konzentrationen in der Plazenta verlaufen parallel zu den Serumkonzentrationen (Diczfalusy 1953). Die täglichen Schwankungen der mütterlichen hCG-Konzentrationen betragen nicht mehr als 30% (Keller et al. 1971), sie reflek-

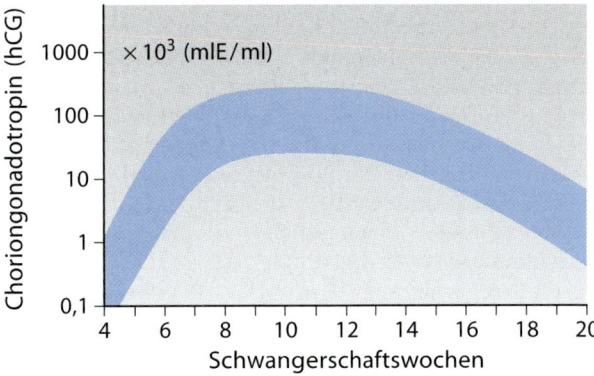

■ **Abb. 8.7.** hCG-Konzentrationen im Serum bei normal verlaufenden Einlingsschwangerschaften (dunkler Bereich 95%ige Vertrauensgrenze)

tieren das pulsatile Sekretionsmuster mit ca. vier Amplituden pro 24 Stunden und einen Tag-Nacht-Rhythmus mit niedrigen Konzentrationen um Mitternacht (Diaz-Cueto et al. 1994). In den ersten Tagen der Schwangerschaft sezerniert der Trophoblast überwiegend intaktes hCG, etwas später auch freie Untereinheiten. In der normalen Schwangerschaft findet man intaktes hCG und die β-Untereinheit im konstant gleichen molaren Verhältnis (Ozturk et al. 1987). Bemerkenswert ist, dass während der gesamten Schwangerschaft die beiden Untereinheiten nicht in äquimolaren Mengen sezerniert werden (Chard et al. 1995).

Die lange Plasmahalbwertszeit von mehreren Stunden (Reste von injiziertem hCG können im Blut noch bis zu 37 Stunden nach Injektion nachgewiesen werden; Faiman et al. 1968; Midgley u. Jaffe 1968; Yen et al. 1968) ist bedingt durch den hohen Gehalt an N-Azetylneuraminsäure, sie bildet den endständigen Zucker des Kohlenhydratanteils von hCG.

Im Urin erscheint nur ein Bruchteil des synthetisierten hCG (5–25%; Salvatierra 1954). Die hCG-Bestimmung hat (außer beim sog. Triple-Screening) nur im ersten Trimenon klinische Relevanz (▶ Kap. 18 und 23).

Dass hCG für die **Stimulation der fetalen NNR** und für die **Gonadenentwicklung** essentiell ist, wurde erwähnt. Es stimuliert die fetalen **Leydig-Zellen,** die unter hCG-Einfluss zur Sekretion von Testosteron und des »Relaxin Like factor« (RLF) in der Lage sind (Tomboc et al. 2000).

Die **mögliche immunsuppressive Wirkung** von hCG kann helfen, die Abstoßung der Leibesfrucht zu verhindern. Diese Fähigkeit ist immer noch ein Feld kontroverser Aussagen und künftiger Forschung.

Eine weitere Funktion von hCG ist die **arterielle Gefäßdilatation im Genitaltrakt** (Toth et al. 1994). Zu weiteren belegten oder wahrscheinlichen Funktionen des hCG ▶ Abschn. 8.2.1.

8.4.2 Humanes Plazentalaktogen

HPL ist ein reines Proteohormon und enthält im Gegensatz zu hCG keine Zuckerbestandteile. Ein kleiner Anteil des HPL liegt in hochmolekularer Form vor und ist an Makroglobulin gebunden. Mit Prolaktin und dem Wachstumshormon der menschlichen Hypophyse hat es Strukturanalogien (Bewley u. Li 1974; Handwerger 1991). HPL ist eines der Hauptprodukte der Plazenta und wird im Synzytiotrophoblasten gebildet. Die HPL-Produktion in der Schwangerschaft entspricht 10% der gesamten Proteinproduktion der Plazenta (Boime u. Boguslawski 1974a,b; Chatterjee et al. 1976).

Wie hCG kann HPL bald nach der Implantation nachgewiesen werden (Beck 1970). Die HPL-Konzentration verläuft parallel zur Zunahme des Plazentagewichts und erreicht im mütterlichen Serum ein Plateau zwischen der 34. und 36. SSW (▶ Abb. 8.8). Seine Konzentration ist also ein **Indikator der Plazentamasse** (▶ Abschn. 18.4)

Die biologischen Aktivitäten von HPL, Prolaktin und Wachstumshormon (STH) überlappen sich teilweise. HPL hat als funktionelles Zwitterhormon nicht nur wachstumshormon-, sondern auch prolaktinähnliche Eigenschaften (Friesen 1974). Es erkennt Prolaktinrezeptoren an der Brust. HPL dürfte also ein Wachstumsfaktor und ein Hormon sein, das die Brust zusammen mit anderen Hormonen auf ihre Funktionen vorbereitet.

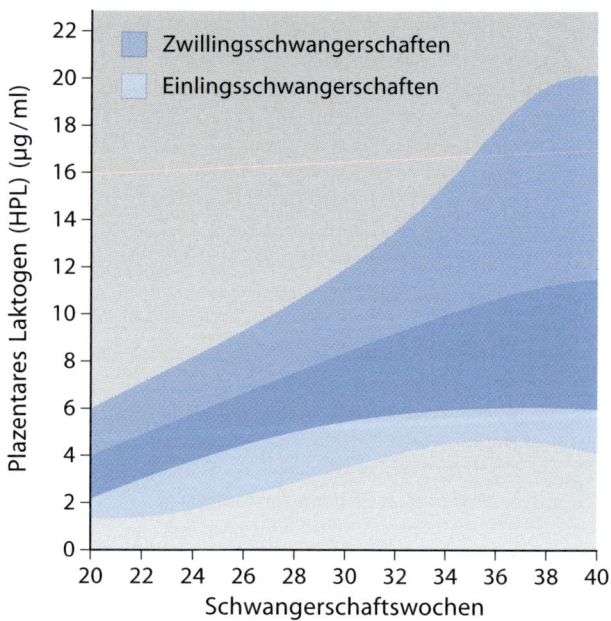

☐ Abb. 8.8. HPL-Konzentrationen. Farbig unterlegte Bereiche 95%ige Vertrauensgrenzen der HPL-Konzentrationen im Serum von Frauen mit normal verlaufenden Einlings- und Zwillingsschwangerschaften

Weitere Fähigkeiten des HPL sind offensichtlich die **Förderung der Lipolyse** bei der Schwangeren: Durch Fettspaltung werden mütterliche Fettsäuren als Energiequelle frei, so dass die Mutter durch die HPL-induzierte Fettspaltung ihren eigenen Energiebedarf aus dem Körperfett bestreiten und damit mütterliche Glukose dem Fetus konstant zur Verfügung stellen kann (Grumbach et al. 1968). In Übereinstimmung mit dieser Vorstellung kann man auch bei Hungerzuständen einen Anstieg der mütterlichen HPL-Konzentrationen beobachten (Kim u. Felig 1971; Tyson et al. 1971). Wahrscheinlich fördert HPL durch seine **proteolytische Aktivität** bei der Mutter auch die Bereitstellung von Aminosäuren für den Fetus (Friesen 1974).

Beim Embryo und Fetus induziert HPL die Bildung des »**insulin-like growth factor**« **(IGF I)**, es fördert die Aminosäurenaufnahme und die Gluconeogenese und wirkt dadurch als **Wachstumshormon.** Wahrscheinlich gehört es auch zur Gruppe von Substanzen, welche die Angiogenese fördern (Corbacho et al. 2002). Zudem stimuliert es die Proliferation der β-Zellen des Pankreas. Die HPL-Synthese und -sekretion wird durch das »high density lipoprotein« (HDL) gefördert; HDL steigt während der Schwangerschaft parallel zu HPL an. Während man die Funktion des HPL in der ersten Schwangerschaftshälfte überwiegend als direkten Wachstumsfaktor beim Fetus sieht, stehen in der zweiten Schwangerschaftshälfte seine metabolen Effekte im Vordergrund, die letztlich die Bereitstellung von Nahrungskomponenten bewirken (Handwerger 1991; Talamantes u. Ogren 1996).

Ob HPL für die Aufrechterhaltung der Schwangerschaft essentiell ist, kann man aufgrund von Beobachtungen an einzelnen Frauen bezweifeln, bei denen die HPL-Konzentration sehr niedrig bzw. unterhalb der Nachweisgrenze lagen, und die trotzdem eine normale Glukosetoleranz, unauffällige

Konzentrationen von hCG, Östriol, Progesteron, Prolaktin, Wachstumshormon sowie eine normale Laktation nach unauffälliger Geburt hatten. Allerdings wird bei Feten aus einer Schwangerschaft mit einem Defekt der HPL-Synthese eine Wachstumsverzögerung berichtet (Nielsen et al. 1979; Siiteri u. McDonald 1963).

Die früher übliche Messung der HPL- und Östriolkonzentrationen im mütterlichen Blut zur Überwachung von Risikoschwangerschaften ist zugunsten spezifischerer und sensitiver Methoden verlassen worden (▶ Abschn. 18.4).

Weitere in ▶ Abschn. 8.4 angegebene Produkte der Plazenta sollen an dieser Stelle nicht näher beschrieben werden. Sie werden, soweit sie Bedeutung für das Verständnis des weiteren Schwangerschaftsverlauf, der Wehen und der Geburt haben, an späterer Stelle erwähnt. Dies gilt insbesondere für die Rolle des plazentaren CRH bei der Vorbereitung der Wehen.

8.5 Produkte des Fetus und ihre Funktionen

In ▶ Abschn. 8.2 (◨ Tabelle 8.1) sind einige früh nachweisbare Produkte der jungen Frucht erwähnt worden, sofern sie für die Aufnahme der ersten Kontakte mit dem mütterlichen Organismus, speziell für die Implantation bedeutungsvoll erschienen.

α-**Fetoprotein (AFP)** ist eine weiteres Produkt der Frucht. Es handelt sich um ein in hoher Konzentration im kindlichen Kreislauf vorkommendes fetspezifisches, saures α1-Glykoprotein, dessen molekulare Struktur der von Albumin ähnelt. Es wird im Fetus unmittelbar nach Implantation gebildet, zunächst im Dottersack, später in der Leber und wahrscheinlich auch in geringsten Mengen im Gastrointestinaltrakt. Maximale AFP-Konzentrationen werden im fetalen Serum zwischen 12. und 16. SSW, im Fruchtwasser zwischen 14. und 15. SSW und im mütterlichen Blut um die 32. SSW nachgewiesen (◨ Abb. 8.9). Die AFP-Konzentrationen im fetalen Serum verlaufen nahezu parallel zu denjenigen im Fruchtwasser, allerdings in weitaus höherer Konzentration. AFP ist in der Lage, Östradiol zu binden. Es gehört zu den sog. onkofetalen Proteinen, die als Tumormarker Verwendung finden.

> ❯ Praktische Bedeutung hat AFP nicht nur als Tumormarker, insbesondere bei embryonalen Tumoren und Leberzellkarzinomen, sondern auch als Marker bei Verdacht auf Neuralrohrdefekte und zur Abschätzung des Risikos eines Down-Syndroms, dann meist in Kombination mit hCG und Östriol.

8.6 Stoffwechsel und Endokrinium während der Schwangerschaft

Die Schwangerschaft stellt eine dynamische, anabole Stoffwechselsituation dar. Wenige Wochen nach der Konzeption sezerniert die neu gebildete Plazenta eine Reihe von Hormonen, die den Stoffwechsel der Mutter an die Erfordernisse der Schwangerschaft anpassen.

Diese Anpassung besteht

- in der Bildung neuen Gewebes und/oder von mütterlichen Speicherdepots,
- in der Umverteilung zwischen den Geweben und

- im höheren Energieumsatz bzw. in einer erhöhten Rate der Verstoffwechselung.

8.6.1 Anpassung des mütterlichen Stoffwechsels

Obwohl der Fetus größere Energieanforderungen an die Mutter erst in der zweiten Schwangerschaftshälfte stellt, wenn mehr als 90% des fetalen Wachstums erfolgen, stellt sich der mütterliche Stoffwechsel schon im ersten Schwangerschaftsdrittel um (◨ Tabelle 8.2; King 2000). Der Aufbau der mütterlichen Fettdepots erfolgt hauptsächlich zwischen der 10. und 30. SSW, also deutlich vor dem maximalen Energiebedarf des Fetus im letzten Schwangerschaftsdrittel. Die gesamte Fettansammlung von durchschnittlich 4 kg verteilt sich zu 80% auf die Mutter und zu 20% auf den Fetus.

Mit fortschreitender Schwangerschaft bzw. in der Spätschwangerschaft retinieren Schwangere zugunsten der Proteinsynthese bis zu viermal mehr Stickstoff als im nichtschwangeren Zustand bzw. in der Frühschwangerschaft. Diese Retention erfolgt vor allem über die massive Reduktion der Harnstoffsynthese und der urinären Harnstoffausscheidung um fast die Hälfte.

Frauen mit Normalgewicht erhöhen schon am Ende des ersten Trimenons ihren Grundumsatz, während dies bei Frauen mit Unterernährung erst im letzten Schwangerschaftsviertel erfolgt.

Um den durch Erhöhung des Grundumsatzes erforderlichen Mehrbedarf an Energie zu decken, braucht eine nor-

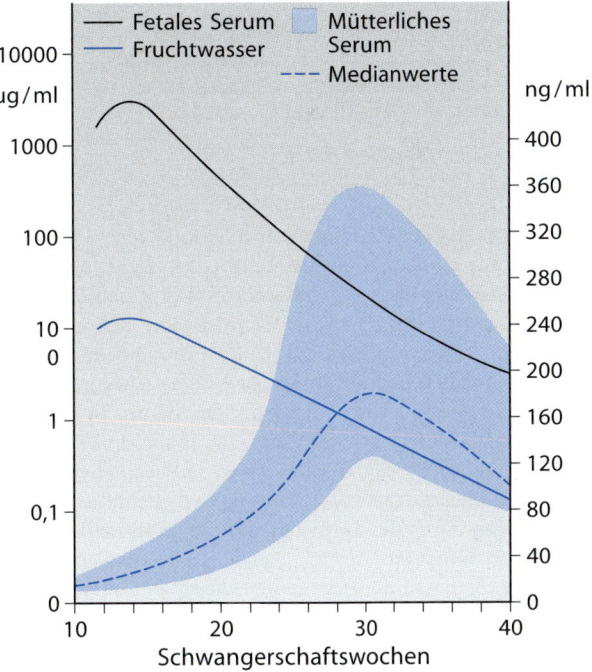

◨ **Abb. 8.9.** Mütterliche AFP-Konzentrationen bei normal verlaufenden Einlingsschwangerschaften. Die blaue Fläche stellt die 95%ige Vertrauensgrenze dar. Die Medianwerte der AFP-Konzentrationen im Fruchtwasser und im fetalen Serum zeigen ein Maximum zu Beginn des zweiten Trimenons. (Daten zur AFP-Konzentration im Fruchtwasser und im fetalen Serum nach Seppälä et al. 1979)

Tabelle 8.2. Anpassung des mütterlichen Stoffwechsels an die Schwangerschaft. (Nach King 2000)

Schwangerschaftswoche	10.	20.	30.	40.
Plazentare Hormone im Serum				
hCG [$\times 10^4$ mIE/ml]	1,3	4	3	2,5
HPL [nmol/l]	23.148	138.888	254.628	393.516
Östradiol [pmol/l]	5.507	22.026	33.065	66.078
Progesteron [nmol/l]	79,5	159,0	318,0	413,4
Stoffwechsel und Nahrungsbestandteile im Serum				
Veränderungen des basalen Stoffwechsels	0,19	0,41	0,62	0,95
Albumin [g/l]	32	29	28	28
Triazylglycerol [%] [a]	120	150	210	280
α-Tocopherol [%] [a]	110	120	135	150
Vitamin A [%] [a]	75	75	75	75
Vitamin C [%] [a]	85	75	68	62
Folsäure [%] [a]	78	68	60	58
Produkte der Schwangerschaft				
Fetus [g]	5	300	1.500	3.400
Plazenta [g]	20	170	430	650
Amnionflüssigkeit [g]	30	250	750	800
Gewichtszunahme mütterlicher Gewebe				
Uterus [g]	140	320	600	970
Brustdrüse [g]	45	180	360	405
Plasmavolumen [ml] [b]	50	800	1.200	1.500
Gesamtanbau an Grund- und Spurenstoffen				
Protein [g]	36	165	498	925
Fett [g]	328	2.064	3.594	3.825
Kalzium [g]				30
Eisen [mg]				565
Zink [mg]				100

[a] Prozentsatz bzw. absolute Menge bezogen auf den nichtschwangeren Zustand.
[b] Multiparae.

malgewichtige Frau eine kumulative Energie von 36.000 kcal. (151 MJ), das entspricht einem Mehrbedarf von 230 kcal pro Tag im letzten Schwangerschaftsviertel. Der gesamte für die Schwangerschaft erforderliche Energiebedarf schwankt außerordentlich, wie vergleichende Untersuchungen an Schwangeren aus reichen und aus hungerbedrohten Ländern gezeigt haben; er schwankt von <30 MJ bis 520 MJ pro Schwangerschaft (entspricht <7.200 kcal. bis >125.000 kcal.; Prentice u. Goldberg 2000), der Durchschnittswert in Europa liegt bei ca. 285 MJ (Robinson et al. 1993). Um also den energetischen Anforderungen durch den Fetus und dem unterschiedlichen Energie- und Nahrungsangebot gerecht zu werden, muss der weibliche Organismus verschiedene Adaptionsmechanismen entwickelt haben: er beschafft sich die erforderliche Zusatzenergie durch

- Reduktion der Fettsynthese und -speicherung,
- Reduktion der körperlichen Aktivitäten und durch
- zusätzliche Nahrungsaufnahme.

Der tägliche Zusatzbedarf, verteilt über 280 Schwangerschaftstage, schwankt zwischen 200 und fast 600 kcal pro Tag. Offensichtlich also haben Schwangere eine große Bandbreite adaptiver Mechanismen, um den Mehrbedarf an Energie

durch den veränderten Grundumsatz, die Zunahme des Depotfettes und der fettfreien Masse abzudecken.

Warum erhöhen manche Schwangere ihren Grundumsatz erst sehr spät, andere schon in der Frühschwangerschaft? Warum schwankt der aufgebrachte Energiebedarf für die Fettablagerung von 0 bis über 100.000 kcal. und der Gesamtbedarf für eine Schwangerschaft wie oben beschrieben?

Allen heute bekannten Daten zufolge hängen Energiestoffwechsel und Wachstum des Fetus vom körperlichen Zustand der Mutter und ihren Lebens- und Ernährungsbedingungen vor der Schwangerschaft ab. Untergewichtige Frauen mit begrenztem Nahrungszugang und körperlicher Arbeit, die aus Armut keine zusätzlichen Nahrungsmittel haben und weiter körperlich arbeiten müssen, können während der Schwangerschaft kaum Fettreserven aufbauen. Die ihnen zur Verfügung stehende Option, trotzdem ein lebensfähiges, wenn auch oft im Wachstum retardiertes Kind zu bekommen, ist die Reduktion des Grundumsatzes zur Konservierung von Energie.

> Durch eine spät im letzten Schwangerschaftsdrittel erfolgende zusätzliche Ernährung der Mutter kann nicht nur das Geburtsgewicht, sondern auch das Gewicht des Kindes

in den ersten Jahren nach der Geburt verbessert werden (Kusin et al. 1992). Eine angemessene Ernährungsberatung vor und während der Schwangerschaft schafft also Voraussetzungen für eine normale intrauterine und postpartale Kindesentwicklung.

Ein Beispiel für den Erfolg einer solchen Ernährungsberatung ist in ◘ Abb. 8.10 gezeigt.

Das andere Extrem sind übergewichtige Frauen, die mit voll ausgebildeten Fettdepots in die Schwangerschaft gehen und während dieser den Grundumsatz um ca. 20% erhöhen.

Der Organismus einer Schwangeren reagiert also extrem flexibel auf das Nahrungsangebot mit dem Ziel, das Überleben der Leibesfrucht abzusichern. Allerdings sind diese Schutzmechanismen insofern nicht perfekt, also sie in Extremsituationen zwar das intrauterine Überleben des Kindes gewährleisten mögen, den kindlichen Stoffwechsel aber so programmieren, dass das Neugeborene erhebliche Nachteile und künftige Zusatzrisiken zu erwarten hat, nämlich erhöhte Morbiditäts- und Mortalitätsrisiken sowohl in der Perinatalphase als auch im Erwachsenenleben (Herz-Kreislauf-Erkrankungen, Bluthochdruck, Diabetes mellitus Typ II u. a.; Prentice u. Goldberg 2000; Jackson 2000).

Mit fortschreitender Schwangerschaft nimmt die Glukosetoleranz ab; diese kommt in der Tendenz zur Insulin-Insensitivität und in etwas höheren Insulinspiegeln im Blut sowie in einer Verringerung der postprandialen Thermogenese zum Ausdruck. Letztlich dienen auch diese Anpassungsmechanismen dem optimalen Umgang mit den vorhandenen Ressourcen (Catalano et al. 1998; Robinson et al. 1993). Mit der Hilfe der durch die relative Insulin-Insensitivität induzierten eingeschränkten Thermogenese kann die Schwangere ca. 13% ihres zusätzlichen Energiebedarfs einsparen.

Bei gesunden und normal ernährten Frauen in der Spätschwangerschaft sind die Summe des Energieverbrauchs, der Grundumsatz und der Stoffwechselumsatz während des Schlafs um 15 bis 25% höher als nach der Geburt bzw. im nichtschwangeren Zustand. Stillende Mütter behalten diese Erhöhung länger bei (Butte et al. 1999).

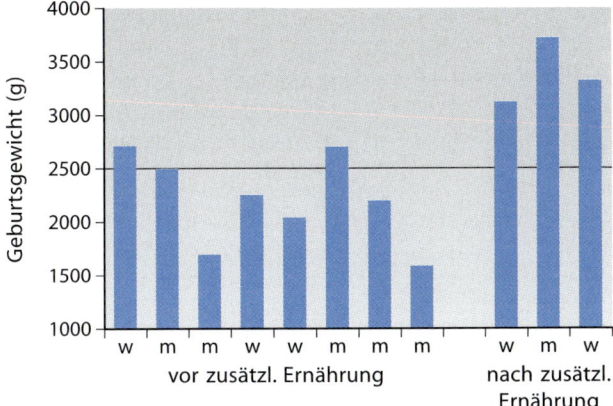

◘ **Abb. 8.10.** Geburtsgewicht von 11 Kindern einer in Armut lebenden Mutter: 8 Kinder werden vor, die letzten 3 Kinder nach Ernährungsberatung und zusätzlicher Ernährung der Mutter während der Schwangerschaft geboren. Alle letztgeborenen drei Kinder wogen >2.500 g. w̲ weiblich, m̲ männlich (Nach King 2000)

8.6.2 Hypophyse

Die mütterliche Hypophyse macht während der ersten Wochen der Schwangerschaft eine bemerkenswerte Änderung durch: Ihre Größe nimmt um etwa ein Drittel zu und die Zahl der prolaktinproduzierender Zellen nimmt massiv zu. Der kontinuierliche Anstieg der Serumprolaktinspiegel bei der Mutter ist weitestgehend auf die Zunahme der sekretorischen Leistung der Hypophyse zurückzuführen, denn die in der Dezidua produzierten Prolaktinmengen sind zu gering, um die Prolaktinspiegel im Serum nachhaltig zu ändern (▶ Abschn. 8.4). Die Zunahme der hypophysären Prolaktinproduktion und -sekretion und die Bildung prolaktinproduzierender Zellen ist Folge des zunehmenden Östrogeneinflusses während der Schwangerschaft.

8.6.3 Leber

Die im Laufe der Schwangerschaft in der Plazenta gebildeten Östrogene induzieren in der Leber der Schwangeren eine massive Neusynthese von **Transkortin (CBG).** Andere hormonbindende Globuline, die während der Schwangerschaft unter Östrogeneinfluss in der Leber vermehrt gebildet werden, sind das **thyroxinbindende Globulin (TBG)** und das **sexualhormonbindende Globulin (SHBG).** Für die klinische Praxis haben diese Konzentrationsänderungen der Bindungsglobuline zur Folge, dass sich die Referenzbereiche derjenigen Hormone in der Schwangerschaft ändern, die von solchen Globulinen gebunden werden (◘ Tabelle 8.3).

8.6.4 Nebennierenrinde

Als Folge der Zunahme der mütterlichen CGB-Konzentrationen wird das der Zona fasciculosa der NNR entstammende Kortisol vermehrt an CGB gebunden. Die Folge ist eine Zunahme der Gesamtkortisolkonzentration um einen Faktor von ca. 3 im Vergleich zum nichtschwangeren Zustand. Auch die Konzentration des ungebundenen Kortisols steigt während der Schwangerschaft um einen Faktor von 2 bis 3 an (zur Bedeutung des Kortisols für die Kontraktilität des Uterus ▶ Abschn. 8.9). Die biologische Halbwertszeit des Kortisols ist

◘ **Tabelle 8.3.** Konzentrationsänderungen einiger an Transportglobuline gebundene Hormone. (Nach Gurpide u. Holinka 1980)

Hormon-konzentration	Im nichtschwangeren Zustand [ng/ml±SEM]	Im dritten Trimenon [ng/ml±SEM]
Gesamttrijod-thyronin	1,21±0,03	2,12±0,05
Gesamtthyroxin	78±2,2	100±2,2
Gesamttestosteron	0,37±0,49	1,0±1,4
Gesamtkortisol	78±150	268±365

in der Schwangerschaft durch die Zunahme der CBG-Konzentration deutlich verlängert.

8.6.5 Schilddrüse

Die Schilddrüse wird im ersten Trimenon häufig größer aufgrund einer Zunahme der Follikelgröße, der Menge an Kolloid, der Höhe des Follikelepithels und der Blutversorgung. Es ist leicht verständlich, dass durch die östrogenbedingte Zunahme der TBG-Konzentration die Konzentrationen an Gesamtthyroxin (T4) und Gesamttrijodthyronin (T3) deutlich zunehmen, die Konzentration der in freier Form vorliegenden und damit biologisch aktiven Hormone sich jedoch nur mäßig ändert. Die TSH-Spiegel als sensibler Parameter der Schilddrüsenfunktion bleiben im Referenzbereich, die Schwangere kann also als euthyreot betrachtet werden.

> **Cave**
>
> Da hCG und insbesondere seine basische Isoformen (Strukturvarianten) eine intrinsische TSH-Aktivität haben, kann es bei Schwangerschaften mit besonders hohen hCG-Konzentrationen (z. B. Mehrlingsschwangerschaften) zur Hyperthyreose kommen (Yoshimura et al. 1994).

Der Jodbedarf steigt in der Schwangerschaft und wird mit ca. 250 bis 300 µg/Tag angesetzt (▶ Abschn. 15.7).

8.6.6 Androgene

Die Gesamtkonzentration von Testosteron steigt im Laufe der Schwangerschaft an, die Konzentrationen des freien und damit biologisch aktiven Testosterons allerdings nicht. Dies ist auf die Bindung von Testosteron an das in erhöhter Konzentration vorliegende SHBG zurückzuführen. Die Fähigkeit, an SHBG zu binden, kommt auch anderen sog. 17-Hydroxyandrogenen zu (z. B. Dihydrotestosteron), jedoch nicht den 17-Ketoandrogenen (z. B. DHEA, Androstendion).

Die Konzentrationen des DHEA und seines Sulfats ändern sich während der Schwangerschaft kaum; wenn überhaupt, kommt es eher zu einem leichten Abfall. Dies trifft insbesondere für DHEA-S zu, da seine metabole Clearance in der Schwangerschaft höher ist als seine erhöhte Produktion, die möglicherweise dem Einfluss erhöhter Prolaktinspiegel zuzuschreiben ist (Gibson u. Tulchinsky 1980). Als 17-Ketosteroid gehören DHEA und sein Sulfat zu denjenigen Sexualsteroiden, welche durch SHBG nicht gebunden werden.

Weder Mutter noch Fetus werden durch die erhöhten Gesamt-Testosteronspiegel androgenisiert, da in der Schwangerschaft Androgene in der Plazenta zu Östrogenen aromatisiert werden können und der Anteil der ungebundenen, biologisch aktiven Androgene nicht zunimmt. Dies trifft in der Regel auch auf Frauen mit primär mäßig erhöhten Androgenspiegeln zu, z. B. Patientinnen mit polyzystischem Ovarsyndrom, die während einer Sterilitätsbehandlung schwanger werden (▶ vgl. 23.4.5).

8.6.7 Renin-Angiotensin-Aldosteron-System

Das Renin-Angiotensin-Aldosteron-System reguliert das Blutdruckverhalten und nimmt mittels seiner Fähigkeit, die Natrium- und Kaliumausscheidung zu regulieren, Einfluss auf das Plasmavolumen. Renin ist ein proteolytisches Enzym. Es wird in der Niere vermehrt gebildet, wenn die Nierendurchblutung vermindert ist. Renin bewirkt die gezielte Proteolyse eines in der Leber gebildeten α2-Globulins, des Angiotensinogens. Dessen Abspaltprodukt Angiotensin I wird durch das Angiotensinkonversionsenzym (ACE) in der Lunge und im Plasma in das eigentlich aktive Angiotensin II umgewandelt. Letzteres hat zwei wichtige Effekte: Es steigert den Gefäßtonus und stimuliert die Aldosteronsekretion aus der NNR. Aldosteron wiederum fördert am distalen Tubulus der Niere die Natriumretention und damit die Retention von Wasser sowie die Ausdehnung des extrazellulären Flüssigkeitsvolumens. Es fördert neben der Natriumrückresorption die Kaliumausscheidung (◻ Abb. 8.11).

In der Schwangerschaft nimmt die Plasmareninaktivität wohl aufgrund der erhöhten Östrogenkonzentrationen um

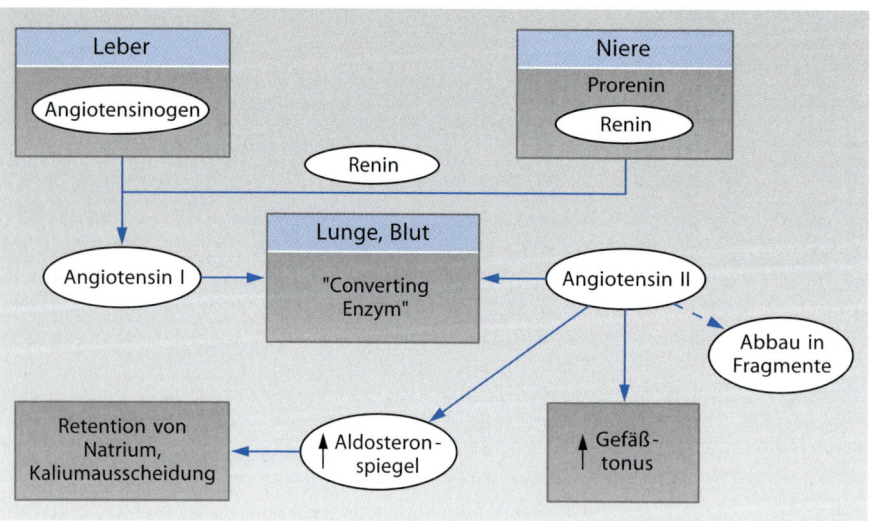

◻ **Abb. 8.11.** Funktionen des während der Schwangerschaft sekundär stimulierten Renin-Angiotensin-Systems

das 2- bis 3fache zu (schon in der Frühschwangerschaft). Gegenüber dem nichtschwangeren Zustand kommt es auch zur Zunahme des Reninsubstrats (des erwähnten in der Leber gebildeten α2-Globulins Angiotensinogen) und der Angiotensin-II-Konzentrationen.

Die Konzentration von Aldosteron steigt in der Schwangerschaft als Folge der Zunahme der Aktivität des Renin-Angiotensin-Systems massiv an (Gibson u. Tulchinsky 1980). Dass es trotzdem nicht zu aldosteronbedingten Ödemen kommt, liegt an dem funktionellen Antagonismus zwischen Aldosteron und Progesteron: dieses natürliche Gestagen der Frau hat eine mäßige antimineralokortikoide Wirkung, die den meisten synthetischen Gestagenen nicht zukommt (▶ Kap. 10).

Auch der Blutdruck steigt in der Schwangerschaft trotz Zunahme der Angiotensin-II-Aktivität normalerweise nicht. Dies ist darauf zurückzuführen, dass die Empfindlichkeit der Gefäße gegenüber Angiotensin II schon im ersten Trimenon abnimmt (Gant et al. 1973).

8.7 Frühschwangerschaft

Die Funktionsfähigkeit des Corpus luteum graviditatis wird durch hCG gewährleistet. Dieses Produkt des Synzytiotrophoblasten induziert unmittelbar nach der Implantation ab der zweiten Hälfte der Corpus-luteum-Phase einen zweiten Schub der Gefäßneubildung im Corpus luteum und eine massive Bildung des »vascular endothelial growth factor« (VEGF), der die Proliferation von Endothelzellen stimuliert (Wulff et al. 2001).

Wir wissen schon lange, dass die Existenz des Corpus luteum in der Frühschwangerschaft für das Überleben des Embryos essentiell ist, während die Schwangerschaft nach der Übernahme der endokrinen Funktionen durch den Trophoblasten nach der 8. SSW auch dann intakt bleibt, wenn die Funktion des Corpus luteum verloren geht (Csapo et al. 1973). Dieser luteoplazentare Übergang beginnt in der 5. auf die 6. SSW und ist nach der 8. bis 9. SSW abgeschlossen (Scott et al. 1991).

Die endokrinen Funktionen des Corpus luteum graviditatis sind nicht nur durch die Produktion von Progesteron, Östradiol, Androgenen und 17α-Hydroxyprogesteron gekennzeichnet, sondern auch durch die Synthese und Sekretion von vielen anderen parakrin und autokrin wirksamen Produkten, u. a. des Proteohormons Relaxin. Relaxin ist ein strukturelles Analogon zu Insulin, hat aber keine insulinähnliche Wirkung.

Relaxin wird in mehreren Organen, unter anderem auch im Corpus luteum graviditatis unter dem Einfluss von hCG synthetisiert, ebenso wie eine andere dort produzierte Hormongruppe, das Prorenin-Renin-System, das wie Relaxin ein Produkt der Thekazellschicht ist (Sealy et al. 1986). Für die Aufrechterhaltung der Corpus-luteum-Funktion werden nur geringe Mengen an hCG benötigt; der exponentielle hCG-Anstieg in der Frühschwangerschaft bis zur 10. bis 12. SSW (◘ Abb. 8.7) ist für die Corpus-luteum-Funktion nicht erforderlich. Nach der 8. bis 9. SSW nimmt die Syntheseleistung des Corpus luteum zwar ab, es hält aber seine sekretorische Aktivität durch die gesamte Schwangerschaft aufrecht. Ausdruck dieser nachlassenden Syntheseleistung sind die absinkenden Konzentrationen des vom Corpus luteum produzierten 17α-Hydroxprogesterons.

8.7.1 Endokrine Funktionen von Dezidua und Myometrium

Prolaktin

Es wurde bereits erwähnt, dass der kontinuierliche Anstieg der Prolaktinkonzentration im Blut im Wesentlichen auf die erhöhte hypophysäre Prolaktinsekretion zurückzuführen ist. Von dem Proteohormon Prolaktin sind mehrere molekulare Formen mit unterschiedlichem Molekulargewicht bekannt; teilweise besitzen sie auch einen Zuckeranteil. In Anbetracht dieser Heterogenität sollte man eigentlich von einer Prolaktinfamilie sprechen. Das in der Dezidua synthetisierte Prolaktin gelangt ins Fruchtwasser und kann in diesem nachgewiesen werden. Die Regulation der dezidualen Prolaktinsekretion folgt einem anderen Muster als diejenige des hypophysären Prolaktins: im Fruchtwasser findet man höchste Prolaktinkonzentrationen während des mittleren Schwangerschaftsdrittels (Tyson et al. 1972). In der 17. bis 20. SSW sind dies Konzentrationen von rund 3000 ng/ml, während die mütterlichen Konzentrationen zur selben Zeit bei 100 ng/ml und am Ende der Schwangerschaft bei durchschnittlich 200 ng/ml liegen (Luciano u. Varner 1984).

> Anders als das hypophysäre Prolaktin unterliegt das deziduale Prolaktin nicht der dopaminergen Kontrolle. Seine Synthese und Sekretion lässt sich also nicht mit Prolaktinhemmern blockieren (Salzman u. Cooke 1996).

Die biologische Bedeutung der hohen Konzentrationen des endometrialen und dezidualen Prolaktins ist noch nicht geklärt. Wahrscheinlich hat es eine wichtige Funktion bei der Regulation des intrauterinen Wasser- und Elektrolythaushalts, eine phylogenetisch alte Funktion des Prolaktins, die man schon bei Fischen nachweisen kann.

Daneben beeinflusst Prolaktin die Immunkompetenz: Lymphozyten sind wichtige Erfolgszellen. Es stimuliert die Reifung von Lymphozyten und fördert die Hämatopoese. Prolaktin wird auch in Zellen des Immunsystems synthetisiert und hat in diesen auto- und parakrine Wirkungen (Salzman u. Cooke 1996).

Relaxin

Relaxin ist nicht nur ein Produkt des Corpus luteum der schwangeren (wie der nichtschwangeren) Frau, sondern auch des Synzytiotrophoblasten der Plazenta, der Dezidua Schwangerer und des Endometriums nichtschwangerer Frauen (Yki-Järvinen et al. 1983), sowie der Prostata (Fisher et al. 2002). Die Synthese und die Sekretion des endometrialen Relaxins dürfte Folge der Progesteronwirkung am Endometrium sein. Wir wissen heute, dass Relaxin auch im Herz und in Teilen des arteriellen und venösen Gefäßsystems synthetisiert wird. Dort moduliert es als eine von mehreren vasoaktiven Substanzen das Blutdruckverhalten und die Osmolalität des Blutes (Fisher et al. 2002).

◘ Abbildung 8.12 zeigt den Verlauf der Relaxinkonzentrationen im Blut der Schwangeren (Kristiansson et al. 1996); ◘ Tabelle 8.4 fasst die meisten seiner heute bekannten Funkti-

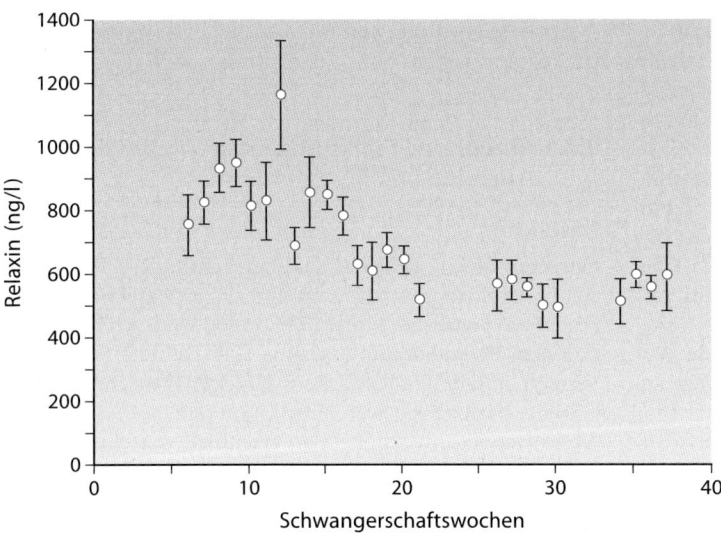

■ **Abb. 8.12.** Relaxinkonzentrationen im Serum. (Aus Kristiansson et al. 1996)

■ **Tabelle 8.4.** Einige Funktionen von Relaxin

Ort der Wirkung	Art der Wirkung	Relevanz
Ovarien/Corpus luteum	Stimulation der DNA-Synthese für Theka- und Granulosazellen und der IGF-1-Synthese	Absicherung der Corpus-luteum-Funktion
Endometrium Implantation	Fördert die Angiogenese und das Endometriumwachstum, Letzteres über die Stimulation der IGF-1-Sekretion	Absicherung der Schwangerschaft
Dezidualisiertes Endometrium	Stimulation der Glykodelin- (PP14)-Sekretion im Endometrium	Förderung der Immunsuppression, Hemmung der Bindung von Spermatozoen an die Zona pellucida
Zervix, Corpus uteri	Kollagenolyse, Blockade von Uteruskontraktionen	Auflockerung der Zervix, Vorbereitung des Geburtsvorgangs
Amnion/Chorion	Degradation des interstitiellen Kollagens	Teil der Geburtsvorbereitung/-einleitung
Brust	Stimulation des Wachstums und Differenzierung von Brustparenchym und -stroma	Differenzierung des Brustgewebes, Vorbereitung auf die Stillfunktion
Brustkrebs	Mögliche Funktionen bei Differenzierung und Metastasierung	Klinische Relevanz z. Z. in Diskussion
Bindegewebe	Verminderung der Kollagenbildung und -synthese, Stimulation der Kollagenaseaktivität	Modulation des Bindegewebes (s. auch Zervix)
Leber	Abbau von Glykogendepots, Aktivierung von Hepatozyten	Anpassung des Leberstoffwechsels an die Bedürfnisse in der Schwangerschaft
Gefäßsystem	Induziert VEGF-Bildung, Endothelwachstum und Angiogenese, Vasodilatation des arteriellen Gefäßsystems, hemmt den Gefäßkonstriktor Endothelin	Vaskularisierung des Corpus luteum graviditatis und des Endometriums, Senkung des systolischen Blutdrucks
Gerinnungssystem	Blockiert die Aggregation von Thrombozyten und ihre Freisetzung aus Megakaryozyten	Teil des dynamischen Gleichgewichts des Gerinnungssystems
Immunsystem	IFN-γ-Produktion in menschlichen T-Zellen, hemmt Histaminfreisetzung von Mastzellen	Teil der Homöostase des Immunsystems
Zentralnervensystem	Steuert die Oxytozin-, Vasopressinsekretion und das Angiotensin-II-System	Teil des den Blutdruck regulierenden Systems

onen zusammen und zeigt, dass Relaxin nicht nur ein Schwangerschaftshormon ist, sondern sich im unserem Verständnis zu einem ubiquitären Mitspieler und pleiotropen Hormon im Organismus gewandelt hat (Bani 1997; Ivell u. Einspanier 2002).

8.8 Zweites und drittes Schwangerschaftstrimenon

In den vorausgehenden Abschn. 8.3 bis 8.7 haben wir gelernt, dass schon im ersten Schwangerschaftsdrittel die Produkte und Signale des Embryos, der Plazenta, des Amnions und Chorions sowie der Fortpflanzungsorgane der Mutter in Abstimmung untereinander die Entwicklung der Leibesfrucht sichern, indem sie die Immuntoleranz gewährleisten, das Wachstum des Kindes und des Uterus fördern, den Uterus ruhigstellen, Kreislauf, Gefäßbildung und Energiehaushalt der Mutter auf die energetischen Bedürfnisse der Schwangerschaft einstellen und durch Wachstum und Differenzierung des Brustgewebes Voraussetzungen für eine ungestörte Stillphase schaffen.

Das zweite und dritte Trimenon ist durch massives Wachstum der Plazenta gekennzeichnet, eines Stoffwechselorgans mit einer Fülle endokriner Funktionen. An ihr kann die aktive Teilnahme der Frucht an den Stoffwechselleistungen in der Schwangerschaft und ihr Beitrag zum eigenen Überleben dokumentiert werden.

Im Folgenden soll gezeigt werden, dass der Fetus, insbesondere über seine NNR und Leber, mit der Plazenta und den Eihäuten eine Funktionseinheit darstellt, deren Teilen unterschiedliche Stoffwechselleistungen zukommen, die den jeweils anderen Kompartimenten dieses Systems fehlen: Die Funktionen des Fetus und der Plazenta ergänzen sich also. Folgerichtig spricht man von **fetoplazentarer Funktionseinheit**, einem Begriff, den Diczfalusy in den 60-er Jahren des letzten Jahrhunderts geprägt hat (Diczfalusy 1985). Die folgende Übersicht fasst die Arbeitsteilung zwischen Fetus und Plazenta zusammen.

> **Arbeitsteilung im Rahmen der fetoplazentaren Einheit**
> ■ Fetus
> – Er bildet hauptsächlich biologisch inaktive $\Delta 5$-Steroide (z. B. DHEA)
> – Er konjugiert diese zu Sulfaten mithilfe des Enzyms Sulfokinase; durch die Sulfatierung werden die Steroide wasserlöslich und nierengängig
> – Diese erreichen die Plazenta überwiegend als C3-Sulfate (Sulfatrest ist an das Kohlenstoffatom 3 gekoppelt)
> – Der Fetus hat keine 3β-Hydroxysteroiddehydrogenase, ein Enzym, das für die Bildung biologisch aktiver Steroide erforderlich ist
> – Er bezieht die Vorstufen zur Bildung von Steroiden, die für die Östriolsekretion der fetoplazentaren Einheit erforderlich sind (s. unten) aus dem mütterlichem und plazentaren Blut, insbesondere in Form von Progesteron
> – Er besitzt eine Reihe von hydroxylierenden Enzymen, die für die Bildung unmittelbarer Vorstufen des Östriol verantwortlich sind (z. B. 16-Hydroxylase zur Bildung von 16-Hydroxy-DHEA, des unmittelbaren Vorläufers von Östriol)

> ■ Plazenta
> – Sie ist kaum in der Lage zur De-novo-Synthese von Steroiden
> – Sie hat den enzymatischen Besatz zur Abspaltung von Sulfatresten (Sulfatase)
> – Sie besitzt 3β-Hydroxysteroiddehydrogenase
> – Sie besitzt $\Delta 5$– $\Delta 4$-Isomerasen, Enzyme, die aus biologisch inaktiven $\Delta 5$-Steroiden biologisch aktive $\Delta 4$-Steroide produzieren können
> – Sie besitzt aromatisierende Enzyme (Aromatasen), die zur Umwandlung von Androgenvorstufen in Östrogene erforderlich sind

8.8.1 Progesteron

Progesteron wird nahezu ausschließlich in der Plazenta gebildet. Die hierfür erforderlichen biosynthetischen Vorstufen, insbesondere Cholesterol, entnimmt die Plazenta dem mütterlichen Kreislauf (Telegdy et al. 1970). Die Produktionsrate von Progesteron und die Progesteronspiegel im Blut steigen bis ins letzte Trimenon an; die tägliche Produktionsrate von Progesteron gegen Ende der Schwangerschaft wird auf 100 bis über 200 mg geschätzt (Zander 1952; Lin et al. 1972). Durch exogene Verabreichung von hCG, ACTH und Glukokortikoiden wird die plazentale Progesteronproduktion nicht beeinflusst. Die ihr zu Grunde liegenden Steuerungsmechanismen dürften Teil der para- und autokrinen Kontrolle der Plazentafunktion sein.

Progesteron liegt zum größten Teil (über 90%) in gebundener Form vor; es ist vor allem an CBG, weniger an Albumin und Orosomukoid gebunden (Klopper u. Fuchs 1977). Der größte Teil des Progesterons gelangt zur Mutter und zum Fetus. Dieser entnimmt dem Nabelschnurblut Progesteron in erheblichen Mengen (arteriovenöse Differenz 300 ng/ml; Harbert et al. 1964). Für den Fetus ist Progesteron eine wichtige Vorstufe zur Synthese adrenaler Gluko- und Mineralokortikoide. Die im Fetalblut vorhandene hohe Konzentration des Bindungsproteins CBG ist eine günstige Voraussetzung für die Extraktion von Progesteron aus dem mütterlichen Kreislauf und für die hohe Konzentration von Progesteron im Fetus. CBG bindet nicht nur Kortisol in reversibler Weise, sondern auch Progesteron (▶ Abschn. 2.6.2). Da der Fetus kaum zur Bildung biologisch aktiver $\Delta 4$-Steroide in der Lage ist, verwendet er das $\Delta 4$-Steroid Progesteron als Vorstufe für die Bildung von Gluko- und Mineralokortikoiden.

> **Funktionen und Wirkungen des Progesterons in der Schwangerschaft**
> ■ Substrat für die fetale Steroidproduktion (Gluko- und Mineralokortikoide, Androgene, Letztere insbesondere in ihrer $\Delta 5$-Form)
> ■ Immunmodulation im mütterlichen Organismus
> ■ Vorbereitung des Endometriums für die Implantation
> ▼

— Wachstum und Differenzierung des Myometriums (zusammen mit Östradiol)
— Ruhigstellung des Endometriums durch Blockade der Bildung von Interzellularbrücken, Veränderung des Blutflusses (zusammen mit Relaxin und Östrogenen)
— Neutralisierung der biologischen Wirkungen von Aldosteron durch
    – Förderung der Natriumexkretion und
    – Hemmung des Kaliumverlusts.

8.8.2 Östrogene

Von den bei der Frau in höchster Konzentration vorkommenden Östrogenen (Östron, Östradiol und Östriol) spielt in der Schwangerschaft Östriol quantitativ die größte Rolle. Es ist das Hauptprodukt der Gemeinschaftsleistung der fetoplazentaren Funktionseinheit.

Östradiol und **Östron** werden zum größten Teil aus DHEA gebildet, das zu etwa gleichen Teilen aus mütterlichem und fetalem Blut stammt (Siiteri u. MacDonald 1963; Adlercreutz et al. 1975). ☐ Abbildung 8.13 zeigt einige metabole Leistungen der Plazenta: Die wasserlöslichen Sulfate 16-OH-DHEA-S und DHEA-S werden in der Plazenta ihrer Sulfatreste durch das Enzym Sulfatase entledigt. Aus dem Δ5-Steroid DHEA wird durch die Aktivität des Enzymsystems 3β-Hydroxysteroiddehydrogenase/Δ5– Δ4-Isomerase ein Δ4-Steroid (Androstendion) und das Enzym Aromatase vermittelt die Bildung von Östrogenen aus Androstendion. Sulfatase, 3β-Hydroxydehydrogenase/Δ5– Δ4-Isomerase und Aromatase sind drei für die Plazenta charakteristische Enzyme.

Das ebenfalls in der Plazenta synthetisierte, für die Schwangerschaft charakteristische und für die Diagnostik der gestörten Schwangerschaft wichtige **Östriol** entstammt zum größten Teil der 16-hydroxylierten Form des DHEA-S.

Zu welchen Syntheseleistungen ist der Fetus in der Lage?

Die fetale NNR bildet fast ausschließlich biologisch nicht oder nur wenig aktive Δ5-Steroide und ist in der Lage, Steroide zu konjugieren, d. h. mit einem Sulfatrest zu versehen. Dadurch wird ein Steroid biologisch inaktiviert und wasserlöslich, d. h. auch nierengängig. Für diese Konjugierung hat die fetale NNR einen spezifischen Besatz an Enzymen, die bereits erwähnten **Sulfokinasen (Sulfotransferasen).** Sie kommen in hoher Konzentration nicht nur in der fetalen NNR vor, sondern auch in der fetalen Leber und Niere (Barker et al. 1994).

❯ Die Produktion überwiegend inaktiver oder wenig aktiver Steroide (Δ5-Formen) und die Konjugierung mit Sulfatresten sind Mechanismen, mithilfe derer sich der fetale Organismus vor hohen Konzentrationen biologisch aktiver Steroide schützt.

Die fetale Leber hat die Fähigkeit zur Hydroxylierung des Kohlenstoffatoms 16 am Steroidring (16α-Hydroxylierung). Das hierfür erforderliche Enzym, die **16α-Hydroxylase** vermittelt die Umwandlung von DHEA-S in 16α-DHEA-S. Die wichtigsten Syntheseleistungen des Fetus sind also:
— Bildung von Δ5-Steroiden,
— Konjugierung von Steroiden mit Sulfat,
— 16α-Hydroxylierung.

16α-OH-DHEA-S gelangt in die Plazenta. Die Plazenta ist – wie in ▶ Abschn. 8.8 beschrieben – in der Lage, aus einer Androgenvorstufe (16α-OH-DHEA-S) mithilfe des Enzyms Aromatase ein Östrogen (Östriol) zu bilden und durch seinen Besatz mit Sulfatase den Sulfatrest abzuspalten. Das Ergebnis ist, abhängig von der fetalen und plazentaren Syntheseleistung, die zunehmende Bildung von Östriol in der Schwangerschaft und der Anstieg seiner Konzentrationen in Blut und Urin (☐ Abb. 8.14).

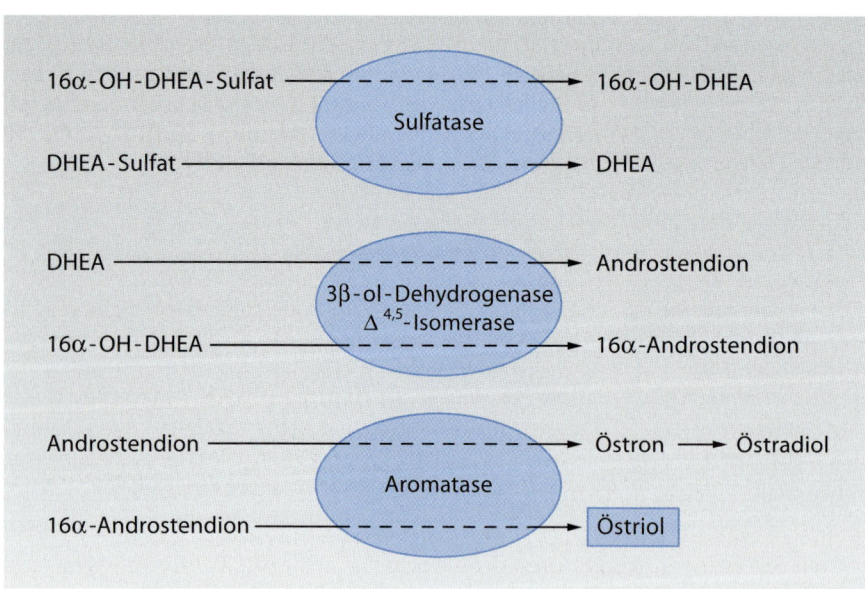

☐ **Abb. 8.13.** Einige Stoffwechselleistungen der Plazenta

Cave

Bei Suppression der ACTH-Sekretion der fetalen Hypophyse durch Gabe plazentagängiger Glukokortikoide (bzw. bei Fehlen der fetalen Hypophyse) können die adrenalen Vorstufen des Östriols in der fetalen NNR nicht gebildet werden. Die Folge ist ein extrem niedriger Östriolgehalt im mütterlichen Serum.

Abbildung 8.15 illustriert das Prinzip dieser fetoplazentaren Funktionseinheit (Kuss 1994; Pepe u. Albrecht 1995).

8.8.3 Zirkadiane Rhythmen während Schwangerschaft und Peripartalperiode

Der genetisch determinierte 23- bis 25stündige Biorhythmus des Organismus, der durch den Hell-Dunkel-Rhythmus des Tagesablaufs auf einen 24-Stunden-Rhythmus mit variablen Hell-Dunkel-Phasen modifiziert und über den Nucleus suprachiasmaticus des Zwischenhirns gesteuert wird, entwickelt sich schon im frühen Fetalleben. Der Fetus erhält photoperiodische Informationen von der Außenwelt über das mütterliche zirkadiane System (Melatonin) und steuert durch die von

Zwillingsschwangerschaften
Einlingsschwangerschaften
Freies Östriol (ng/ml)
0
5
10
15
20
25
30
35
40
45
50
20
22
24
26
28
30
32
34
36
38
40
Schwangerschaftswochen

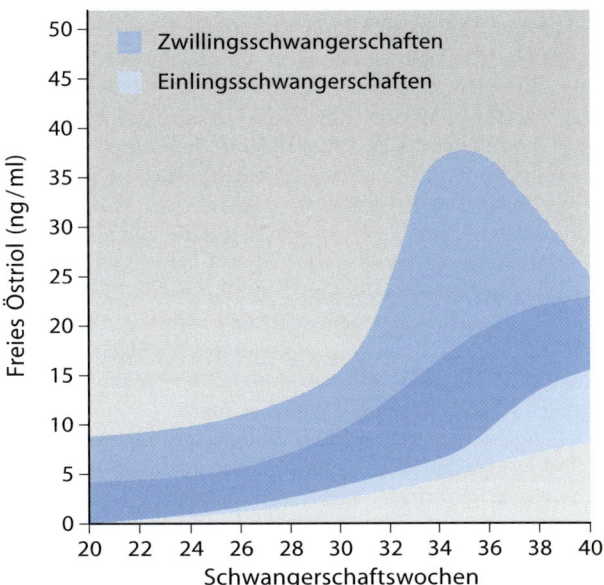

Abb. 8.14. Konzentration von freiem Östriol. Farbig unterlegte Bereiche 95%ige Vertrauensgrenzen bei normal verlaufenden Einlings- bzw. Zwillingsschwangerschaften

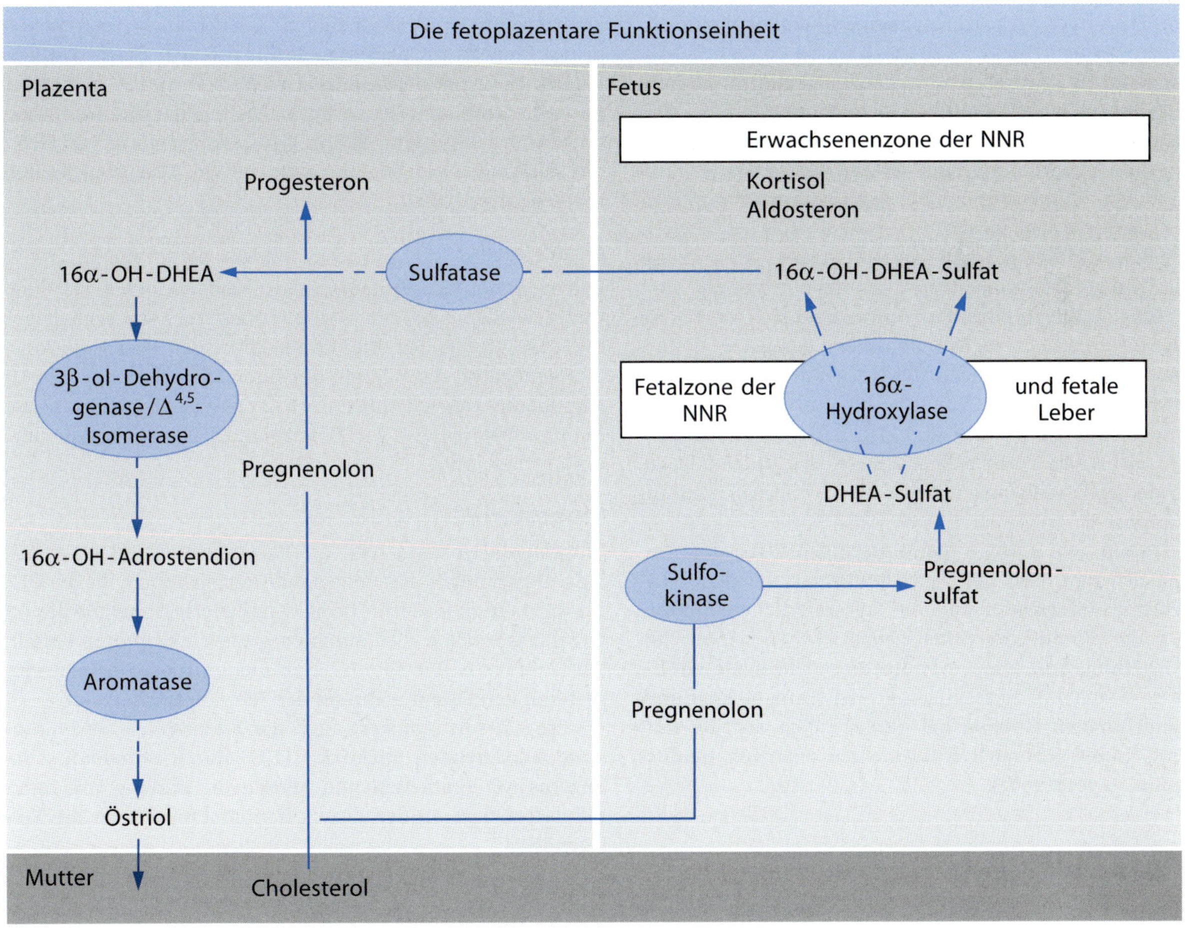

Die fetoplazentare Funktionseinheit
Plazenta
Fetus
Erwachsenenzone der NNR
Progesteron
Kortisol
Aldosteron
16α-OH-DHEA
Sulfatase
16α-OH-DHEA-Sulfat
3β-ol-Dehydrogenase/Δ4,5-Isomerase
Fetalzone der NNR
16α-Hydroxylase
und fetale Leber
Pregnenolon
DHEA-Sulfat
16α-OH-Adrostendion
Sulfokinase
Pregnenolon-sulfat
Aromatase
Pregnenolon
Östriol
Mutter
Cholesterol

Abb. 8.15. Weitgehend vereinfachte Darstellung der Funktion der fetoplazentaren Einheit: die Synthese von Östriol ist eine fetoplazentare Gemeinschaftsleistung, während die Progesteronsynthese in der Spätschwangerschaft nahezu ausschließlich plazentaren Ursprungs ist

der Mutter übermittelte Information zur Tageszeit mithilfe seines Nucleus suprachiasmaticus diejenigen Körperfunktionen, die einem zirkadianen Rhythmus folgen. Hierzu gehört eine Vielzahl endokriner Rhythmen (Seron-Ferré et al. 1993). Über ihr zirkadianes System also kann die Mutter ihren Fetus auf ihren eigenen 24-Stunden-Rhythmus einstellen (Honnebier 1994). Der zirkadiane Biorhythmus der Mutter bleibt während der Schwangerschaft intakt, was anhand etlicher endokriner Systeme dokumentiert werden kann. So zeigen bei der schwangeren Frau die Konzentrationen von Progesteron, Östriol, Prolaktin, Melatonin, TSH und wahrscheinlich auch von Oxytozin ein Maximum während der Nachtzeit, Kortisol und DHEA hingegen Maxima während der frühen Morgenstunden (Ducsay et al. 1993; Roti et al. 1995).

Einige dieser mütterlichen endokrinen Rhythmen, wie z. B. derjenige für Progesteron und Östriol sollen im letzten Schwangerschaftsdrittel nicht mehr eindeutig nachweisbar sein (Ducsay et al. 1993). Die nächtlichen mütterlichen Oxytozingipfel am Ende der Schwangerschaft korrelieren mit der nächtlichen uterinen kontraktilen Aktivität und mit der Sensitivität des Myometriums auf Oxytozin. Welche Beteiligung die Sekretion des den Hell-Dunkel-Rhythmus widerspiegelnden Hormons Melatonin an der nächtlichen Kontraktionsneigung des Uterus hat, ist offen. Immerhin konnten jüngst Melatoninrezeptoren im Myometrium nachgewiesen werden, über die Melatonin das Myometrium zur Kontraktion bringen kann. Die nächtliche kontraktile Aktivität des schwangeren Uterus kann durch plazentagängige Glukokortikoide unterbunden werden (Ducsay et al. 1993).

Vor dem Hintergrund der zirkadianen Rhythmik des kontraktilen Potentials des Uterus ist es nicht erstaunlich, dass viele Studien und die Erfahrung jedes Geburtshelfers eine Häufung von Geburten während der Zeit von Mitternacht bis zu den frühen Morgenstunden belegen (Panduro-Baron et al. 1994; Seron-Ferré et al. 1993).

Wie jede Mutter am Schlaf-Wach-Rhythmus ihres neugeborenen Kindes erfährt, ist seine zirkadiane Rhythmik noch nicht völlig ausgereift, sondern entwickelt sich erst während der ersten drei bis sechs Lebensmonate (Rivkees u. Reppert 1992). Das Corpus pineale des Neugeborenen sezerniert zwar Melatonin, allerdings zunächst nicht nach zirkadianem Rhythmus (Munoz-Hoyos et al. 1993). Die in Untersuchungen des Nabelschnurblutes beobachtete zirkadiane Abhängigkeit der Melatoninkonzentration ist vermutlich mütterlichen Ursprungs.

Melatonin geht auch in die Muttermilch über; dort findet man den typischen Tag-Nacht-Rhythmus, der dem Neugeborenen als Information über die Tageszeit dienen und ihm helfen mag, während der ersten Lebenswochen seinen Tag-Nacht-Rhythmus mit dem der Mutter zu synchronisieren (Illnerova et al. 1993). Eine regelmäßige Hell-Dunkel-Rhythmik auf Neugeborenenstationen hat offensichtlich auf die Entwicklung unreif geborener Kinder einen positiven Einfluss (Rivkees u. Reppert 1992).

8.9 Geburt, Wochenbett und Stillzeit

An der Übergangsphase vom intra- zum extrauterinen Leben lässt sich nochmals das enge funktionelle Zusammenspiel zwischen Fetus, Plazenta und Mutter plastisch darstellen.

Nach der Phase der kontraktilen Ruhe wird der Uterus in einer Übergangsphase durch eine Reihe funktioneller Umstellungen auf den Wehenbeginn und die Geburt vorbereitet wird. Zu diesen gehören die Reifung der Zervix, die Zunahme der Zahl von Interzellularbrücken zwischen den Myometriumzellen (»gap junctions«), der Zahl von Oyxtozinrezeptoren und – als Folge davon – eine Zunahme der Kontraktionsbereitschaft (Casey u. MacDonald 1993).

Der **Kalziumstoffwechsel** der Frau wird durch eine Schwangerschaft nachhaltig beeinflusst (Haram et al. 1993). Er ist ausführlich in ▶ Abschn. 6.4 beschrieben.

8.9.1 Geburt

Voraussetzung für den Beginn der Wehen und für die Geburt sind zwei Veränderungen:

- der Übergang der Uterusmuskulatur von einem ruhiggestellten Organ mit asynchronen Kontraktionen in eines, das zu geordneten und gerichteten Kontraktionen fähig ist, wofür es der Bildung von Interzellularbrücken bedarf sowie
- die morphologische und funktionelle Änderung des zervikalen Bindegewebes; diese besteht in der enzymatischen Erweichung durch relaxininduzierte Kollagenasen und in der Dehnbarkeit des Zervixkanals.

Die Endokrinologie der Geburt ist weniger durch endokrine Rückkopplungsmechanismen im klassischen Sinne gekennzeichnet, sondern ist eher ein lokales, überwiegend parakrines Ereignis auf plazentar-dezidual-fetaler Ebene. Um den lokalen Informationsaustausch zu verstehen, der in der para- und autokrinen Regulation während Spätschwangerschaft und Geburt stattfindet (◘ Abb. 8.16), wollen wir uns zunächst die Wirkungen einiger Hormone auf die Uterusmuskulatur ins Gedächtnis rufen.

Östrogene

Östrogene fördern Proteinsynthese und Wachstum der kontraktilen Elemente der Uterusmuskulatur; sie erniedrigen die Reizschwelle für die Kontraktion der Uterusmuskulatur. Sie fördern die Bildung der Interzellularbrücken und sie stimulieren wahrscheinlich die Bildung von Oyxtozinrezeptoren und die Synthese von Prostaglandin F2α in Dezidua und im Myometrium.

Progesteron

Progesteron Hormon setzt die Reizschwelle der Uterusmuskulatur gegenüber denjenigen Substanzen herauf, die die Uteruskontraktion fördern. Die hCG-induzierte Abnahme der Interzellularbrücken wird durch Progesteronrezeptoren vermittelt (Ambros u. Rao 1994). Zusammen mit Relaxin stellt Progesteron den Uterus während der Schwangerschaft ruhig.

Progesteron induziert auch die Bildung des die Muskulatur relaxierenden Stickoxids (NO) durch Stimulation des Enzyms NO-Synthetase und hemmt die Bildung von Interzellularbrücken. In der Zervix hemmt Progesteron die Kollagenolyse.

Prostaglandine

Ob der lokalen Prostaglandinsynthese in der Dezidua und der Zunahme der Prostaglandinkonzentration in der Amnionflüssigkeit am Ende der Schwangerschaft und während der

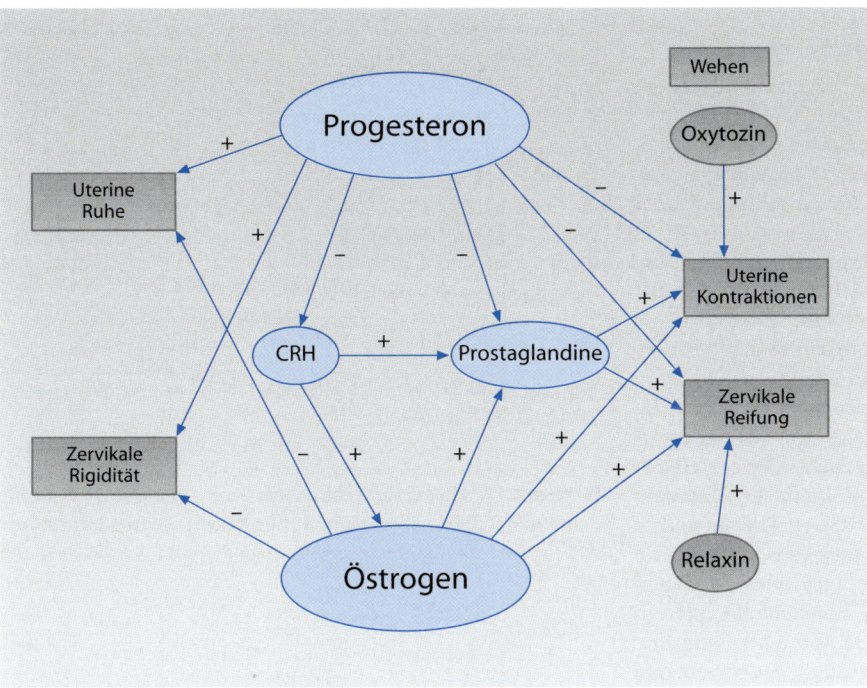

Abb. 8.16. Vereinfachtes Schema zur endokrinen und para-/autokrinen Regulation der späten Schwangerschaft und der Geburt. (Weiss 2000)

Geburt bei der Weheninduktion eine zentrale Rolle zukommt, wie man viele Jahre annahm, wird in jüngerer Zeit bezweifelt. Vielmehr vermutet man jetzt, dass die Bildung von Prostaglandinen und andere Uterotonika (thrombozytenaktivierender Faktor, Endothelin, Interleukin-1β und Tumornekrosefaktor-α) eher Begleiterscheinungen der Wehen sind (Casey u. MacDonald 1993).

> **Parakrine Beziehungen zwischen Uterus, Plazenta und Amnion: Rolle der Prostaglandine**
> ▬ Induktion der Bildung von Rezeptoren für
>   – Oxytozin in Endometrium und Myometrium
>   – Prostaglandine im Myometrium
>   – Relaxin im Myometrium
> ▬ Förderung der Relaxinsynthese im Endometrium
> ▬ Erhöhung der Einwirkungsmöglichkeiten von Relaxin und Oxytozin

Oxytozin

Beim Beginn regelmäßiger Wehen wird vermutlich letztlich nur eine kritische Schwelle der Kontraktionsbereitschaft überschritten. Sicher ist, dass das über den Hypophysenhinterlappen freigesetzte mütterliche hypothalamische Oxytozin nicht der unmittelbare Auslöser der Wehen ist. Dies kann man sowohl durch die gleichbleibenden Oxytozinspiegel im mütterlichen Blut vor und bei Wehenbeginn als auch durch die Tatsache belegen, dass auch hypophysektomierte schwangere Frauen, die durch eine Sterilitätsbehandlung schwanger geworden sind, spontane Wehen bekommen. Allerdings kommt es bei der Mutter gegen Ende der Schwangerschaft zu einer stetigen Zunahme nächtlicher Oxytozinausschüttungen. Diese Steigerung der nächtlichen Oxytozinsekretion kann zusammen mit der zunehmenden Oxytozinsensitivität des Uterus

zum Wehenbeginn beitragen. Die nächtlichen Oyxtozinfreisetzungen zu diesem Zeitpunkt sind pulsatil. Die lokale Synthese und Freisetzung von Oxytozin im uterinen Kompartment dürfte ebenfalls zum Prozess zunehmender Ansprechbarkeit auf Oxytozin beitragen (Hirst u. Mitchell 1993; Mitchell u. Wong 1995; Mitchell 1995).

Am Ende der Schwangerschaft ist die Konzentration von Oxytozinrezeptoren als Folge der Östrogenwirkung erhöht und damit die Kontraktionsbereitschaft des Uterus. Man hat auch, zumindest bei einigen Tierspezies, beobachtet, dass die Dehnung der myometrialen Muskelzellen durch das zunehmende Uterusvolumen Oxytozinrezeptoren induziert. Ob dieser Mechanismus für den Menschen zutrifft, ist noch ungeklärt. Oxytozin kann auf zweierlei Weise Uteruskontraktionen auslösen: durch Stimulation der lokalen Prostaglandinfreisetzung und durch direkte Stimulation des Myometriums.

Möglicherweise trägt auch der fetale Hypophysenhinterlappen in einem schwer abzuschätzenden Ausmaß zum Wehenbeginn und zum Unterhalt der Wehen bei: im Fruchtwasser von Frauen mit spontanem Wehenbeginn ist nämlich die Oxytozinkonzentration deutlich höher als im Fruchtwasser von Frauen, die durch Sectio entbunden werden, ohne Wehen zu haben.

Erst nach Beginn spontaner Wehen setzt offensichtlich auch die Mutter vermehrt Oxytozin frei.

Der funktionelle Beitrag des aus dem fetalen Hypothalamus über den Hypophysenhinterlappen freigesetzten Oxytozins an den Wehen wird durch die Beobachtung relativiert, dass die durchschnittliche Schwangerschaftsdauer bei Früchten mit Fehlbildungen des Hypothalamus-Hypophysen-Systems (Anenzephalie) nicht wesentlich anders ist als bei Früchten mit intaktem zentralen Nervensystem. Bei Schwangerschaften mit Anenzephalen soll allerdings der Zeitpunkt des Wehenbeginns sehr viel stärker streuen als bei normalen Schwangerschaften (Honnebier u. Swaab 1973).

Kortikotropin(ACTH)-releasing-Hormon

In den letzten Jahren hat sich herausgestellt, dass das Kortikotropin(ACTH)-releasing-Hormon (CRH) bei Geburtsvorbereitung und Geburt eine wichtigere, um nicht zu sagen, zentrale Rolle spielt. Im Folgenden sollen deshalb Konzentrationsänderungen, Regelkreise und Wirkungsmechanismus von CRH beschrieben werden.

CRH, ein hypothalamisches Releasing-Hormon, ist uns bei der Diskussion der Stressachse als Teil der Hypothalamus-Hypophysen-Nebennierenrinden-Achse bereits bekannt geworden. Es wird nicht nur im Hypothalamus synthetisiert, sondern während der Schwangerschaft auch in der Synzytiotrophoblastschicht der Plazenta. Daneben ist CRH ein Produkt von Lymphozyten und wird bei Infektionen vermehrt im infizierten Gewebe nachgewiesen. Angesichts dieser Befunde ist von Interesse, dass Frauen mit Urogenitalinfektionen während der Schwangerschaft erhöhte CRH-Spiegel haben und zu Frühgeburten neigen (Bamberger u. Bamberger 2000). Die im mütterlichen Blut während der Schwangerschaft ansteigenden Konzentrationen sind Ausdruck zunehmender plazentarer CRH-Synthese und -sekretion (◘ Abb. 8.17). Aufgrund der zentralen Funktion, welche die Zunahme der plazentaren CRH-Sekretion für die Vorbereitung der Wehentätigkeit und für den Zeitpunkt der Geburt hat, hat man CRH »plazentare Uhr des Geburtszeitpunkts« genannt (McLean et al. 1995).

Die plazentare CRH-Sekretion kann durch Anoxie, durch Zytokine bei Entzündungsreaktionen, durch Kortisol, Neuropeptid Y und durch einige Prostaglandine (Mastorakos u. Ilias 2000; Robidoux et al. 2000) stimuliert werden. Es wundert deshalb nicht, dass man bei einigen geburtshilflichen Krankheitsbildern **erhöhte CRH-Konzentrationen** im Blut der Mutter (und im Nabelschnurblut) findet, z. B. bei

- intrauteriner Wachstumsverzögerung im Rahmen von Gestosen,
- Entzündungen des Urogenitaltrakts während der Schwangerschaft,
- chronischem Stress der Mutter während der Schwangerschaft.

In der Tat sind diese Krankheitsbilder bzw. Lebensumstände mit einem deutlich erhöhten Risiko einer vorzeitigen Geburt assoziiert (◘ Abb. 8.18).

Für das Verständnis des Wehenbeginns ist ein weiteres Phänomen von zentraler Bedeutung: Während die mütterliche hypothalamische CRH-Sekretion einem negativen Rückkopplungsmechanismus unterliegt, d. h. durch das NNR-Produkt Kortisol gehemmt wird, wird das plazentare CRH im Sinne einer positiven Rückkopplung reguliert: Als Folge des Übertritts des plazentaren CRH in den Fetus wird dessen Hypophysen-Nebennierenrinden-Achse aktiviert, seine NNR synthetisiert vermehrt Kortisol und Östrogenvorstufen (DHEA und DHEA-S). Letztere werden in der Plazenta in Östrogene umgewandelt.

Vor Wehenbeginn und zum Ende der Schwangerschaft hin hat dieser sich selbst regelnde Mechanismus folgende Konsequenzen für das endokrine Milieu der fetoplazentaren Einheit:

- Es wird zunehmend fetales Kortisol synthetisiert und sezerniert, d. h. auch, dass die fetale NNR beginnt, sich funktionell in Richtung der erwachsenen NNR umzustellen (◘ Abb. 8.2).

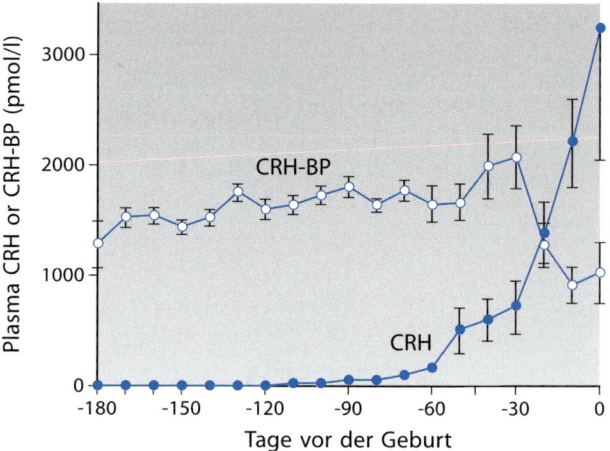

◘ **Abb. 8.17.** Molare Konzentrationen von CRH und CRH-bindendem Protein (CRH-BP) im mütterlichen Plasma während der letzten 180 Tage vor der Geburt. (Aus McLean et al. 1995)

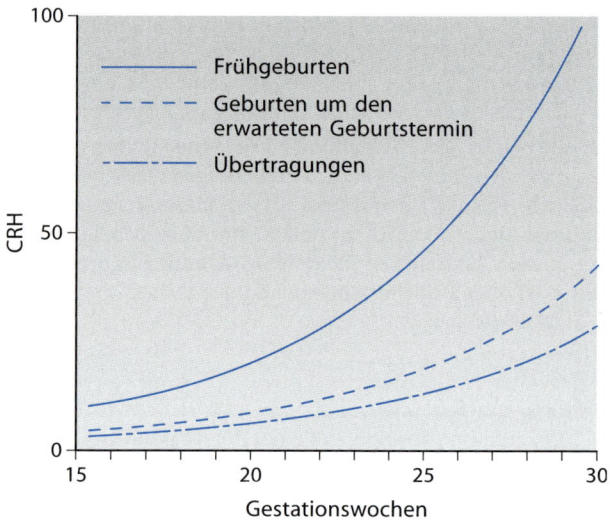

◘ **Abb. 8.18.** Mediane mütterlicher CRH-Konzentrationen während Schwangerschaften, die in einer Frühgeburt, zum erwarteten Zeitpunkt bzw. postmatur endeten. (Aus McLean et al. 1995)

- Das fetale Kortisol stimuliert im Sinne eines positiven Rückkopplungsmechanismus die plazentare CRH-Sekretion.
- Als Folge der Stimulation durch die ansteigenden CRH-Spiegel werden in der fetalen NNR vermehrt DHEA und DHEA-S sezerniert, die infolge ihrer plazentaren Konversion in Östrogene im Blut der Mutter zum Anstieg der Östradiolspiegel führen, während die Progesteronkonzentrationen in den letzten Schwangerschaftswochen ein Plateau erreicht haben und nicht weiter ansteigen;
- Die im mütterlichen Blut ansteigenden CRH-Konzentrationen stimulieren die mütterliche ACTH- und Kortisolsekretion.

Am Ende der Schwangerschaft ist also die Funktion der fetoplazentaren Einheit charakterisiert durch eine Verschiebung des **Östrogen-Progesteron-Quotienten** zugunsten der

Östrogene und durch einen Anstieg der lokalen Kortisolkonzentrationen und -wirkungen.

Was haben diese Veränderungen für die Uterusmuskulatur zur Folge? Die zunehmenden Östrogenkonzentrationen fördern die **Kontraktionsbereitschaft des Myometriums** u. a. durch

- zusätzliche Neubildung von myometrialen Interzellularbrücken,
- Stimulation der lokalen Oxytozinbildung und der Oxytozinrezeptorsynthese
- lokale Freisetzung des kontraktionsfördernden Prostaglandin F2α.

Kortisol induziert die fetale Lungenreifung. Ein Parameter für das Ausmaß der Lungenreifung ist bekanntlich die Veränderung der Lezithin-Sphingomyelin-Relation im Fruchtwasser. Die Erhöhung der fetalen Kortisolkonzentration bewirkt eine schnellere Metabolisierung von Progesteron bei gleichbleibender Produktionsrate insofern, als beide Steroide dasselbe Bindungprotein (CBG) haben und durch Erhöhung des Kortisolangebots Progesteron vom Bindungsprotein verdrängt wird und damit der Metabolisierung zufließt. Hierdurch und durch eine vermehrte Metabolisierung von Progesteron in 17α-Hydroxyprogesteron kommt es zu einem relativen Progesteronentzug, der über die dadurch entstehende Östrogendominaz das kontraktile Potential des Myometriums in den letzten Schwangerschaftswochen fördert.

Da das im Blut der Mutter in ansteigenden Konzentrationen nachweisbare CRH nicht nur die fetale Hypothalamus-Hypophysen-Nebennierenrinden-Achse stimuliert, sondern auch die mütterliche, sezerniert die mütterliche NNR gegen Ende der Schwangerschaft zunehmend Kortisol mit der Folge, dass sowohl die Konzentration des an Transkortin gebundenen als auch die des freien Kortisols ansteigt. Der mütterliche Organismus ist also gegen Ende der Schwangerschaft im Zustand eines relativen Hyperkortisolismus (Mastorakos u. Ilias 2000).

Die endokrinen Mechanismen, die zur Geburt führen, lassen sich – vereinfacht dargestellt – folgendermaßen zusammenfassen:

- Die Vorbereitung von Uterus und Zervix auf die Geburt wird durch ein lokales, auto- und parakrin funktionierendes hormonales Netzwerk gesteuert, das überwiegend in der Plazenta und den Eihäuten, aber auch in der Dezidua lokalisiert ist.
- In der Spätschwangerschaft verschiebt sich das Gleichgewicht zwischen Östrogenen und Progesteron zugunsten der Östrogene.
- Diese Östrogendominanz fördert die Bildung lokaler Oxytozinrezeptoren, die Oxytozinfreisetzung und -wirkung und die Freisetzung lokal gebildeter Prostaglandine; alles in allem hat dies eine Erhöhung der Kontraktionsbereitschaft zur Folge.
- Das plazentare CRH stimuliert die Hypothalamus-Hypophysen-Nebennierenrinden-Achsen von Fetus und Mutter. Die dadurch vermehrt freigesetzten Δ5-Androgene (DHEA) fördern indirekt die Wehenbereitschaft, da sie obligate metabole Vorstufen der plazentaren Östrogene sind.
- Der CRH-induzierte relative Hyperkortisolismus mindert die Progesteronwirkung u. a. durch Beschleunigung des Progesteronmetabolismus, was im Ergebnis ebenfalls zur Dominanz der kontraktionsfördernden Mechanismen führt.

Letztendlich wird eine kritische Schwelle überschritten und die Geburt beginnt. Es sind überwiegend die von Plazenta, Eihäuten und Fetus ausgehenden hormonalen Signale und Mechanismen, welche den Übergang in das extrauterine Leben einleiten; man könnte auch sagen: das Kind versucht den Uterus dann zu verlassen, wenn die intrauterinen Risiken für seine Gesundheit und sein Überleben zu groß werden (z. B. bei drohender Postmaturität, intrauterinen Infektionen, Mangelentwicklung oder Hypoxie).

8.9.2 Stillzeit

Energiebedarf der Stillenden

Das voll gestillte Kind nimmt pro Tag zwischen 620 und 840 g Milch auf. Der verstoffwechselbare Energiegehalt der Muttermilch beträgt etwa 0,25 bis 0,3 MJ/100 ml (60–70 kcal/100 ml). Die durchschnittliche, vom voll gestillten Kind mit der Muttermilch aufgenommene Energie beträgt also ungefähr 500 kcal (2 MJ)/Tag. Die Effizienz, mit der die von der Mutter aufgenommene Nahrung in Milchenergie umgewandelt werden kann, beträgt maximal 75 bis 80%.

Der Organismus der Mutter hat mehrere Mechanismen, um den erhöhten Energieanforderungen während der Stillzeit gerecht zu werden: Mehraufnahme, Nutzung der Ressourcen im Depotfett und Energieeinsparung:

Die durchschnittliche kalorische **Mehraufnahme** beträgt bei ausreichendem Nahrungsangebot an die Mutter ungefähr 1,8 bis 2 MJ (430 bis 480 kcal)/Tag (Prentice u. Prentice 1988).

Bei gut genährten Frauen spielt die **Mobilisierung von Depotfett** eine untergeordnete Rolle; die Gewichtsreduktion ist bei stillenden Frauen mit 0,3 bis 1,3 kg vergleichbar mit derjenigen nicht Stillender im selben postpartalen Zeitraum. Das Depotfett ist also eine Reserve für Notzeiten, wenn das Nahrungsangebot knapp und der Energieaufwand für Nahrungsgewinnung groß ist.

Die **Einsparung von Energie** durch Senkung des Grundumsatzes sowie durch Verminderung körperlicher Aktivitäten und der Thermogenese ist ein weiterer Anpassungsmechanismus. Die pro Tag so eingesparte Energie dürfte 0,5 bis 1,0 MJ (120–240 kcal) betragen (Prentice u. Prentice 1988).

Nach der Geburt kommt es zu einem massiven Entzug von Hormonen (◘ Abb. 8.19): Die Konzentration aller plazentarer Hormone und der Hormone der fetoplazentaren Funktionseinheit sinkt in kürzester Zeit ab. Zu diesem Zeitpunkt ist die weibliche Brust für die Laktation vorbereitet. Während der Schwangerschaft wird die Brust durch die Proliferation neuer Alveoli und Ausführungsgänge auf die Laktation vorbereitet. Die Entwicklung der Brustdrüsengänge erfolgt unter dem Einfluss der Östrogene, die der Alveolen unter dem Einfluss des Progesterons; die Wirkungen anderer Hormone, wie Insulin, Kortisol, Thyroxin, Relaxin und Wachstumshormone sowie der lokalen Wachstumsfaktoren sind ebenfalls Voraussetzung für die Entwicklung, Differenzierung und Funktion. Nach der Geburt entfällt die Hemmung der Milchsekretion durch die plazentaren Steroide.

Die **Laktogenese**, der Beginn der Milchproduktion und -sekretion, steht zweifellos unter Prolaktineinfluss. Sie wird durch die hohen Östrogenspiegel in der Spätschwangerschaft verzögert. Die laktationshemmende Wirkung der Östrogene

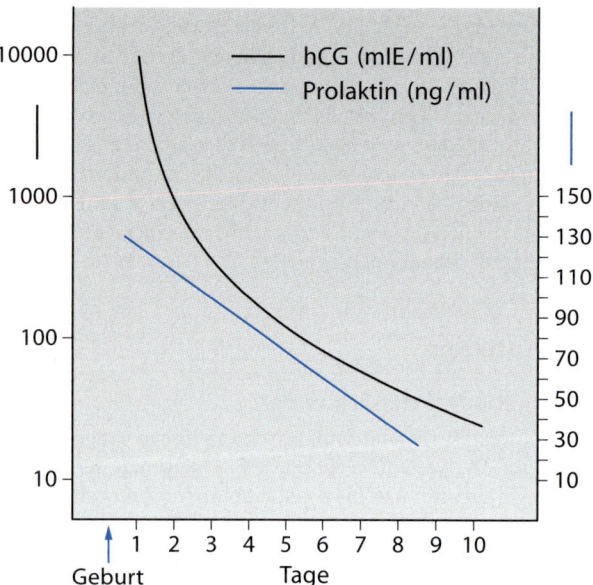

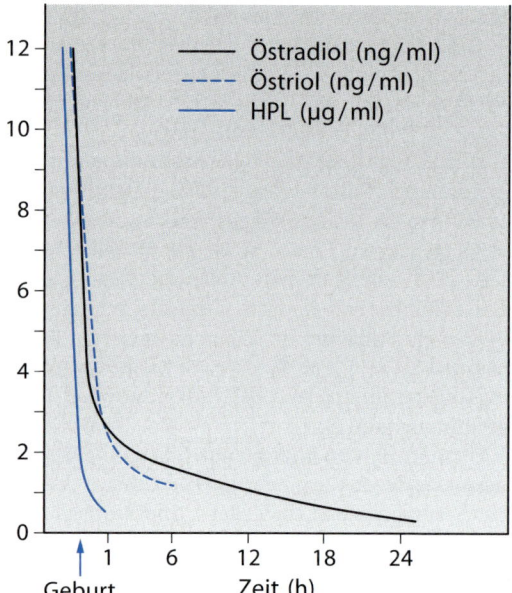

◻ Abb. 8.19. Blutkonzentration einiger Proteo- und Sexualsteroidhormone nach der Geburt. Der Abfall von HPL-, Östrogen- und Progesteronspiegeln ist Voraussetzung für die Laktogenese. Der Abfall der Prolaktinkonzentration bezieht sich auf stillende Frauen

hat man früher zum primären und sekundären Abstillen mithilfe von Östrogenpräparaten genutzt.

Entscheidende Voraussetzung für den Beginn der Milchproduktion ist der rapide Abfall der Sexualsteroide nach der Geburt der Plazenta. Es kommt zwar auch zu einem drastischen Abfall der Prolaktin- und HPL-Konzentrationen, offensichtlich reichen jedoch die noch vorhandenen Prolaktinkonzentrationen zusammen mit der durch den Saugakt des Neugeborenen ausgelösten akuten Prolaktinsekretion aus, um die Milchproduktion in Gang zu setzen und zu unterhalten. Die Laktogenese ist also durch folgende Ereignisse bedingt:

- durch den Abfall der Östrogen- und Progesteronkonzentrationen,

- möglicherweise durch den Abfall der HPL-Konzentrationen und

- durch die dadurch verstärkte Einwirkungsmöglichkeit des Prolaktins an der Brust trotz insgesamt abfallender Prolaktinspiegel.

Die Galaktopoese, die Aufrechterhaltung der Milchproduktion, ist ein prolaktinabhängiger Prozess.

Ein weiteres Beispiel, wie das Kind für seine eigene Entwicklung sorgt, lässt sich am Stillvorgang zeigen. Über einen neuroendokrinen Reflexbogen bewirkt der Saugreiz an der Brust die Freisetzung von Oxytozin und Prolaktin und damit nicht nur die Kontraktion der myoepithelialen kontraktilen Elemente in Alveoli und Milchgängen, sondern auch die prolaktininduzierte Neubildung von Muttermilch. Bei einigen Frauen kommt es nicht nur durch das Anlegen des Säuglings an der Brust und die taktile Reizung der Brustwarze, sondern schon durch Blickkontakt zu diesem Reflex (Frantz et al. 1972; Noel et al. 1974; ◻ Abb. 8.20).

Die Höhe der Prolaktinspiegel im Blut und das Ausmaß der Milchproduktion hängen von der Häufigkeit und Dauer des Stillvorgangs sowie von der Entleerung der Brust ab. Bei Frauen, die nicht stillen, fällt der Prolaktinspiegel innerhalb 1 bis 2 Wochen auf die Normalspiegel des nichtschwangeren Zustands ab (Brun del Re et al. 1973; Tyson et al. 1972).

Die Tatsache, dass die Milchproduktion mit Prolaktinhemmern rasch und zuverlässig zum Erliegen gebracht werden kann, belegt die zentrale Bedeutung des Prolaktins für den Stillvorgang.

Während der Stillphase ist die Reaktionsfähigkeit der mütterlichen Stressachse auf Stressoren abgeschwächt (Mastorakos u. Ilias 2000). Übermäßige Stressexposition von Mutter und Kind während Geburt und Laktationsphase verzögern die Laktogenese und schwächen die durch den Saugreiz bewirkte Oxytozinfreisetzung ab. (Dewey 2001).

Viele Daten zur **Neuroendokrinologie der Mutter-Kind-Beziehung** sprechen dafür, dass Oxytozin nicht nur die Milchentleerung der Brust während des Stillvorgangs fördert; es hat darüber hinaus zahlreiche Wirkungen im Zentralnervensystem und bewirkt Verhaltensmuster, die der emotionalen Bindung und der Stillfähigkeit dienen. Oxytozin wird nicht nur durch das Saugen während des Stillens freigesetzt, sondern auch durch den Hautkontakt, möglicherweise auch durch andere Sinnesreize (Stimme und Geruch des Kindes).

> Hohe Oxytozinspiegel schon während der Schwangerschaft, eine schmerzarme Geburt und möglichst frühe körperliche Kontakte mit dem Kind fördern die Mutter-Kind-Interaktion und die Stillfähigkeit (Uvnäs-Moberg 1996).

Ovarfunktion und Fertilität während der Postpartal- und Stillphase

Während der initialen, durch den Saugreiz ausgelösten Laktationsamenorrhö ist die hypothalamische, pulsatile GnRH-Sekretion maximal unterdrückt; deshalb ruht in der unmittelbaren Postpartalphase die Ovarfunktion weitgehend und die Gonadotropinspiegel der Mutter sind niedrig. Dies gilt sowohl für Frauen, die stillen, als auch für solche, die primär abgestillt haben. Wie lange die für den nichtschwangeren Zustand typische, pulsatile GnRH-Sekretion unterdrückt bleibt, hängt von der Intensität des Saugreizes, der Häufigkeit und Dauer des Stillens ab. Über den Mechanismus der GnRH-Suppression während der Stillzeit besteht noch keine Klarheit, insbesondere nicht über die Rolle des Prolaktins.

Wenn man bedenkt, dass der Stillvorgang und die Abgabe der Muttermilch nicht nur endokrin geregelte Prozesse sind, sondern auch die Abgabe von Energie auf das Kind bedeuten, wundert es nicht, dass man in jüngster Zeit das Hormon **Leptin** in Zusammenhang mit dem Stillvorgang gebracht hat. Dieses Hormon, das eine zentrale Rolle bei der Regulation des Energiehaushalts spielt, findet man während der Schwangerschaft als Produkt der Plazenta in erhöhter Konzentration. Nach der Geburt fällt es auf sehr niedrige Spiegel ab (s. auch Abschn. 6.3; Caprio et al. 2001; McNeilly 2001). Der Leptinentzug fördert das Appetitverhalten.

Bei stillenden Frauen besteht nach der unmittelbaren Postpartalphase eine relative Infertilität mit einem hohen Anteil anovulatorischer Zyklen, auch wenn die Menses wieder auftreten. Im Vergleich mit nicht Stillenden ist der Eintritt der ersten Menses verzögert (Berman et al. 1972; Delvoye et al. 1978, Tolis et al. 1974). Bei Frauen, die regelmäßig und häufig stillen und keine empfängnisverhütenden Methoden anwenden, ist der Eintritt einer erneuten Schwangerschaft erheblich verzögert (Wenlock 1977; Tulchinsky 1980; ◘ Abb. 8.21 bis 8.23).

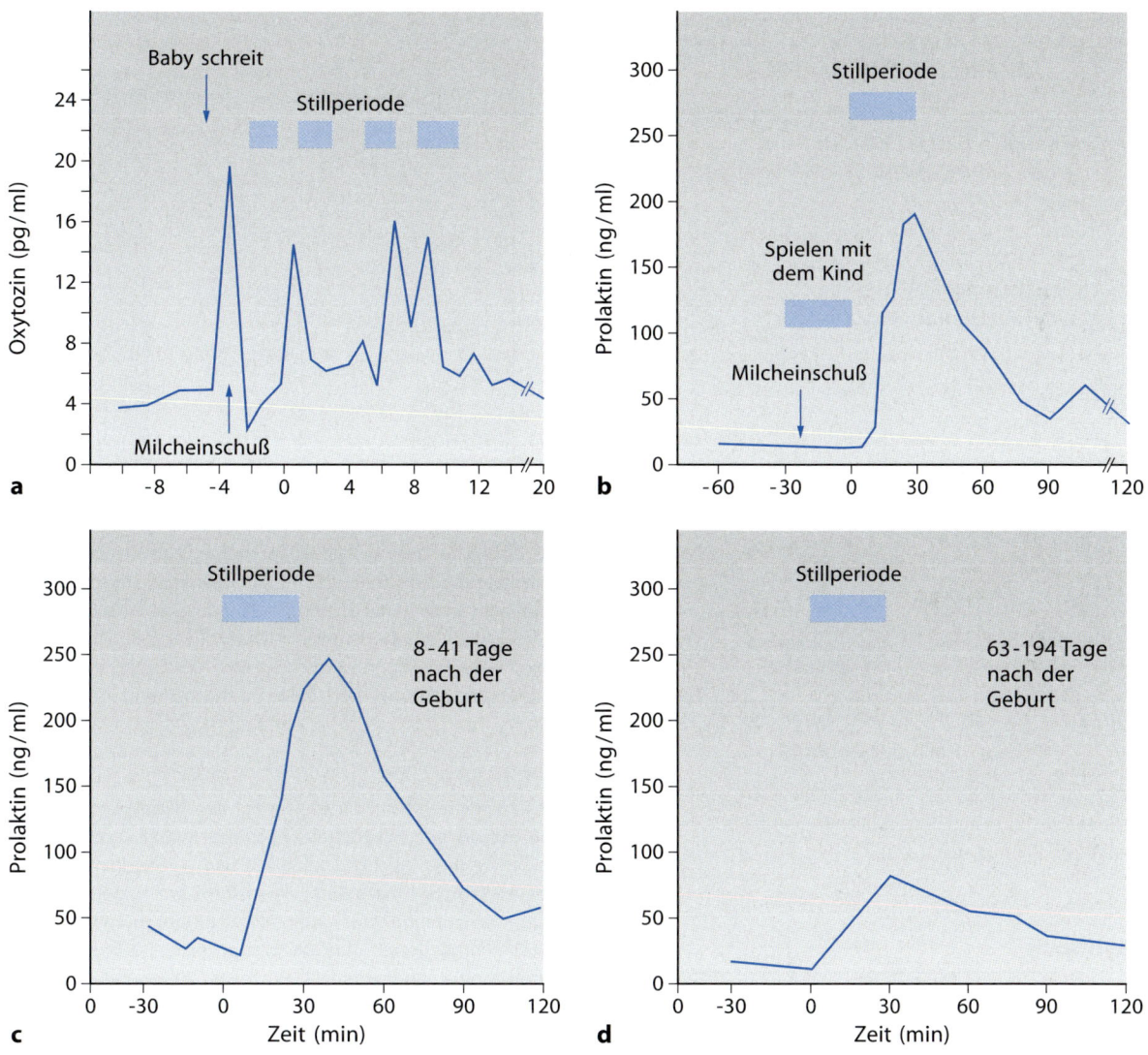

◘ **Abb. 8.20.** Einfluss des Stillens auf die mütterlichen Oxytozin- und Prolaktinkonzentrationen. **a,b** Der Säugling löst im Kontakt mit der Mutter (Schreien, Spielen, Saugen) hormonale Vorgänge aus, die der Milchproduktion und der Entleerung der Brust dienlich sind. (Nach Yen 1986) **c,d** Die durch den Stillvorgang ausgelöste akute Prolaktinsekretion wird mit der Zeit geringer. (Nach Noel et al. 1974)

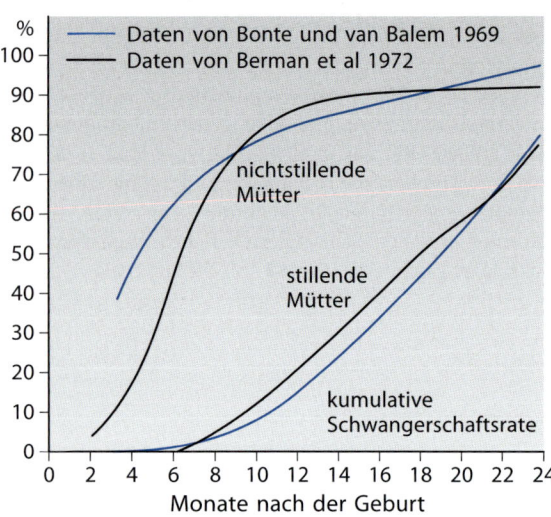

◘ Abb. 8.21. Auswirkungen des Stillens auf die postpartale Fruchtbarkeit. Die Grafik zeigt in einer kumulativen Darstellung den Zeitpunkt einer erneuten Schwangerschaft bei stillenden Frauen. (Nach
Berman et al. 1972)

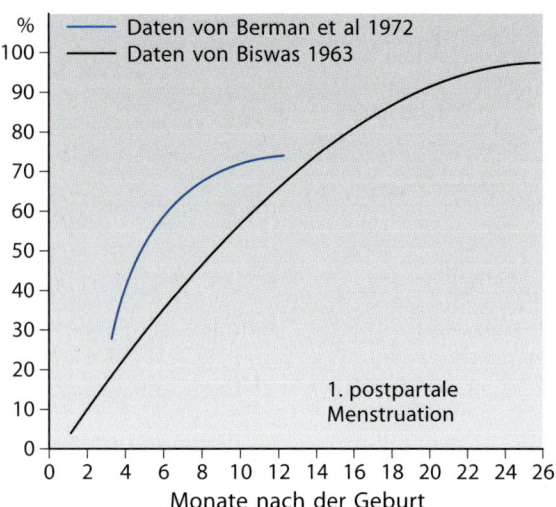

◘ Abb. 8.22. Auswirkungen des Stillens auf die postpartale Fertilität: kumulative Rate der ersten postpartalen Menstruation bei stillenden Frauen. (Nach Berman et al. 1972)

8.10 Synopsis

Kind und Mutter bilden vom Tag der Befruchtung an eine
funktionelle Einheit, deren Zielsetzung und Endpunkt die
Geburt eines gesunden Kindes, seine Ernährung in den ersten Lebensmonaten und der lebenswichtige Aufbau einer
emotionalen Beziehung zwischen Kind und Mutter ist.
Die Entwicklung der Immuntoleranz zwischen Frucht und
Mutter, die Umstellung des gesamten mütterlichen Organismus, insbesondere der für die erfolgreiche Fortpflanzung unmittelbar wichtigen Organe und die Ausrichtung

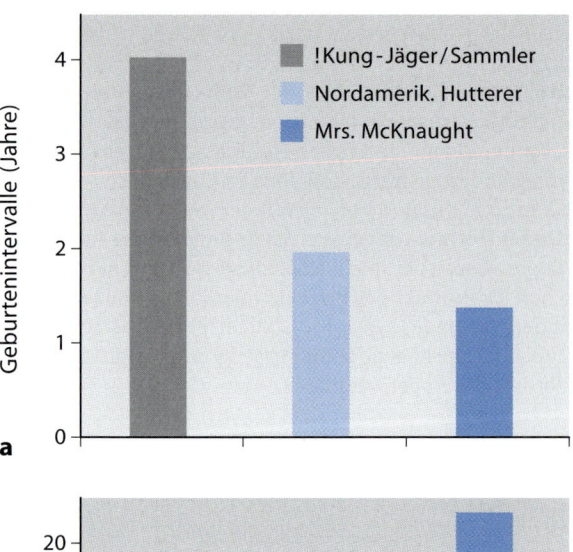

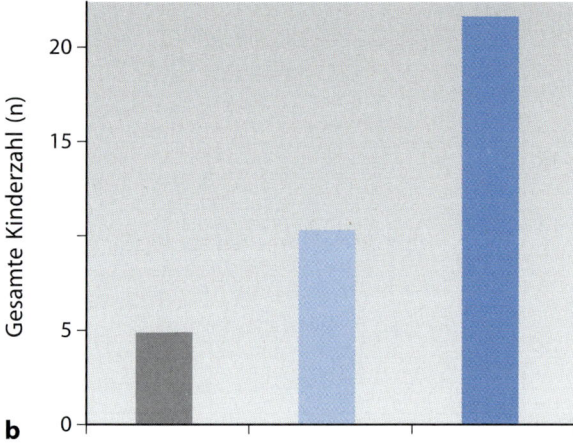

◘ Abb. 8.23. Auswirkungen des Stillens auf die Geburtenintervalle (**a**)
und die Zahl lebend geborener Kinder (**b**) bei Fehlen jeglicher Empfängnisverhütung. Frauen der !Kung-Jäger/Sammler stillen voll über
mehrere Jahre und benutzen keine Empfängnisverhütung. Die Frauen
nordamerikanischer Hutterer stillen mit reduzierter Frequenz, auch sie
betreiben keine Empfängnisverhütung. Mrs. McKnaught betrieb weder Empfängnisverhütung, noch stillte sie. (Nach Short 1984)

des Energiehaushalts der Mutter auf den gesteigerten Energiebedarf von Schwangerschaft und Stillzeit sind Prozesse, welche die Frucht schon vor und unmittelbar nach
der Implantation beeinflusst. Wachstum und Differenzierung von Embryo/Fetus, Plazenta, Uterus und mütterlicher
Brust und die durch diese Wachstumsprozesse bedingte
Angiogenese sind ebenfalls Prozesse, die von der frühen Frucht, dem Corpus luteum graviditatis und – in späteren Schwangerschaftsphasen – von der fetoplazentaren Einheit (einschließlich der Eihäute) gesteuert werden.
Indem die Frucht in diese Umstellungs-, Wachstums- und
Differenzierungsprozesse der mütterlichen Organe und
Funktionen eingreift, entwickelt sie eine relative Autonomie und sorgt für ihre eigene Weiterentwicklung und Rei-
fung. Das Studium der fetoplazentaren-maternalen Funktionseinheit zeigt andererseits die Komplementarität von
Stoffwechselleistungen dieser drei Kompartments: Mutter,
Fetus und Plazenta sind zu jeweils sich ergänzenden Stoff-

wechselleistungen fähig, zu denen einzelne Kompartments nicht in der Lage sind.

Ein eindrucksvolles Beispiel relativer Autonomie der fetoplazentaren Einheit ist die Vorbereitung der Wehenbereitschaft, der Kontraktilität und der Wehenkraft und schließlich die Geburt.

Sowohl vor als auch nach der Geburt und in den ersten Wochen der Stillzeit sorgt das Neugeborene für sein eigenes Fortkommen nach der Geburt, indem die fetoplazentare Einheit die mütterliche Brustdrüse für die Milchproduktion

vorbereitet. Das Neugeborene sichert durch den Saugreiz und die Entleerung der Brust seine eigene Versorgung prioritär ab und stellt über das Stillen sicher, dass keine neue Ovulation oder Schwangerschaft eintritt.

Die Frucht kann die Mutter nur noch bedingt beeinflussen, wenn die essentielle Energieversorgung der Mutter nicht mehr gewährleistet ist und aus der Perspektive des Fetus die intrauterine Umwelt so feindlich wird, dass dem Fetus eine Mangelentwicklung und vorzeitige Geburt drohen.

Testfragen

1. Wie beeinflusst und erleichtert hCG die Implantation des Embryos?
2. An welchen Organen ist eine hCG-Wirkung nachgewiesen?
3. Welche Bedeutung hat die fetale Nebenniere für die fetomaternale Einheit?
4. Zu welchen Syntheseleistungen ist der Fetus in der Lage?
5. Welche Hormone werden von der Dezidua sezerniert?
6. Wie passt sich der mütterliche Energiehaushalt an die Anforderungen der Schwangerschaft an?
7. Welche Rolle spielt CRH für die Einleitung der Geburt?
8. Welche Rolle spielen Oxytozin und Östrogene für die Geburtseinleitung?
9. Durch welche Mechanismen wird die Laktogenese in Gang gesetzt?

Literatur

Adlercreutz H, Martin F, Tikkanen MJ, Pulkkinen M (1975) Effect of ampicillin administration on the excretion of twelve oestrogens in pregnancy urine. Acta Endocrinol 80: 551

Aplin JD (1996) The cell biology of human implantation. Placenta 17: 269

Ambros G, Rao CV (1994) Novel regulation of pregnant human myometrial smooth muscle cell gap junctions by human chorionic gonadotropin. Endocrinol 135: 2772

Ashworth JR, Baker PN (2000) Coexistent maternal disease and intrauterine growth restriction. In: Kingdom J, Baker B (eds) Intrauterine growth restriction – aetiology and management. Springer, Berlin Heidelberg New York Tokyo, p 293

Bamberger CM, Bamberger AM (2000) The peripheral CRH/urocortin system. Ann N Y Acad Sci 917: 290

Bani D (1997) Relaxin: a pleiotropic hormone. Gen Pharmacol 28: 13

Barker EV, Hume R, Hallas A, Coughtrie MWH (1994) Dehydroepiandrosterone sulfotransferase in the developing human fetus: Quantitative biochemical and immunological characterization of the hepatic, renal and adrenal enzymes. Endocrinol 134: 982

Barnea (2001) Embryo maternal dialogue: From pregnancy recognition to proliferation control. Early Pregnancy 5: 65

Beck JS (1970) Time of appearance of human placental lactogen in the embryo. N Engl J Med 283: 189

Bentin-Ley U (2000) Relevance of endometrial pinopodes for human blastocyst implantation. Hum Reprod 15 [Suppl] 6: 67

Berman ML, Hanson K, Hellman IL (1972) Effect of breast-feeding on postpartum menstruation, ovulation and pregnancy in Alaskan eskimos. Am J Obstet Gynecol 114: 524

Bethune JE (1974) The adrenal cortex. A scope monograph. Kalamazoo, Upjohn, p 11

Bewley TA, Li CH (1974) Structural similarities between human pituitary growth hormone, human chorionic somato-mammotropin, and ovine pituitary growth and lactogenic hormones. In: Josimovich JB, Reynolds M, Cobo E (eds) Lactogenic hormones, fetal nutrition, and lactation. Wiley & Sons, New York, p 19

Boime J, Boguslawski S (1974a) Radioimmunoassay of human placental lactogen synthesized on ribosomes isolated from first trimester and third trimester placentae. FEBS Lett 45: 104

Boime J, Boguslawski S (1974b) The synthesis of human placental lactogen by ribosomes derived from human placenta. Proc Nat Acad Sci 71: 1322

Brun del Re R, del Pozo E, de Grandi P, Friesen H, Hinselman M, Wyss H (1973) Prolactin inhibition and suppression of puerperal lactation by α-Br-ergocryptine (CB 154). Obstet Gynecol 41: 884

Burrow GN, Fisher DA, Larsen PR (1994) Maternal and fetal thyroid function. N Eng J Med 20: 1072

Butte NF, Hopkinson JM, Mehta N et al. (1999) Adjustments in energy expenditure and substrate utilization during late pregnancy and lactation. Am J Clin Nutr 69: 299

Caprio M, Fabbrini E, Isidori AM et al. (2001) Leptin in reproduction. Trends Endocrinol Metab 12: 65

Casey ML, MacDonald PC (1993) Human parturition: distinction between the initiation of parturition and the onset of labor. Sem Reprod Endocrinol 11: 272

Catalano PM, Roman-Drago MM, Amini SB, Sims EA (1998) Longitudinal changes in body composition and energy balance in lean women with normal and abnormal glucose tolerance during pregnancy. Am J Obstet Gynecol 179: 156

Chard T, Iles R, Wathen N (1995) Why is there a peak of human chorionic gonadotropin (HCG) in early pregnancy? Human Reprod 10: 1837

Chatterjee M, Baliga BS, Munroe HN (1976) Synthesis of human placental lactogen and human chorionic gonadotropin by polyribosomes and messenger RNAs from early and full term placentas. J Biol Chem 251: 2945

Corbacho AM, de la Escalera GM, Clapp C (2002) Roles of prolactin and related members of the prolactin/growth hormone/placental lactogen family in angiogenesis. J Endocrinol 173: 219

8

Csapo AI, Pulkkinen MO, Wiest WG (1973) Effect of luteectomy and progesterone replacement therapy in early pregnant patients. Am J Obstet Gynecol 115: 759

Davies IJ (1980) The fetal adrenal. In: Tulchinsky D, Ryan KJ (eds) Maternal-fetal endocrinology. Saunders, Philadelphia, p 242

Davies IJ, Naftolin F, Ryan KJ, Siu J (1975) A specific, high-affinity, limited-capacity estrogen binding component in the cytosol of human fetal pituitary and brain tissues. J Clin Endocrinol Metab 40: 909

Delvoye P, Demaegd M, Uwayitu-Nyampeta, Robyn C (1978) Serum prolactin, gonadotropins, and estradiol in menstruating and amenorrheic mothers during two years lactation. Am J Obstet Gynecol 130: 635

Dewey KG (2001) Maternal and fetal stress are associated with impaired lactogenesis in humans. J Nutr 131: 3012

Diaz-Cueto L, Méndez JP, Barrios-de-Tomasi J, Lee JY, Wide L, Veldhuis JD, Ulloa-Aguirre A (1994) Amplitude regulation of episodic release, in vitro biological to immunological ratio, and median charge of human chorionic gonadotropin in pregnancy. J Clin Endocrinol Metab 78: 890

Disczfalusy E (1985) The early history of the fetoplacental unit or the rise and fall of the placental empire. In: Jaffe RB, Dell'Acqua S (eds) The endocrine physiology of pregnancy and the peripartal period. Serono Symposia 21. Raven, New York, p 1

Disczfalusy E (1953) The estimation of human chorionic gonadotrophin in placental tissue. Acta Endocrinol [Suppl] 12: 15

Dubois PM, Begeot M (1978) Immunocytological localization of LH, FSH, TSH and their subunits in the pituitary of normal and anencephalic human fetuses. Cell Tissue Res 191: 249

Ducsay CA, Serón-Ferré M, Germain AM, Valenzuela GJ (1993) Endocrine and uterine activity rhythms in the perinatal period. Sem Reprod Endocrinol 11: 285

Faiman C, Ryan RJ, Zwirek SJ, Rubin ME (1968) Serum FSH and hCG during human pregnancy and puerperium. J Clin Endocrinol 28: 1323

Findlay ALR (1984) Reproduction and the fetus. Physiological Principles in Medicine, Edward Arnold, Melbourne, p 6

Fisher C, MacLean M, Morecroft I et al. (2002) Is the pregnancy hormone relaxin also a vasodilator peptide secreted by the heart? Circulation 106: 292

Fisher DA (2001) Fetal and neonatal endocrinology. In: DeGroot LJ, Jameson JL (eds) Endocrinology, 4th edn. Saunders, Philadelphia, p 2400

Fisher DA, Dussault JH, Sack J, Chopra IJ (1977) Ontogenesis of hypothalamic – pituitary – thyroid function and metabolism in man, sheep and rat. Recent Prog Horm Res 35: 59

Franchimont P, Pasteels JL (1972) Secretion independante des hormones gonadotropes et de leurs sus-unites. CR Acad Sci Paris 275: 1799

Frantz AG, Kleinberg DL, Noel GL (1972) Studies in prolactin in man. Recent Prog Horm Res 28: 527

Friesen HG (1974) Placental protein hormones and tissue receptors for hormones. In: Gluck L (ed) Modern perinatal medicine. Year Book Medical, Chicago, p 224

Frowein J, Engel W (1974) Constitutivity of the HCG-receptor protein in the testis of rat and men. Nature 249: 377

Gant NF, Daley GL, Chand S, Whalley PJ, MacDonald PC (1973) A study of angiotensin II pressor response throughout primigravid pregnancy. J Clin Invest 52: 2682

Gibson M, Tulchinsky D (1980) The maternal adrenal. In: Tulchinsky D, Ryan KJ (eds) Maternal-fetal endocrinology. Saunders, Philadelphia, p 129

Giudice LC, Telles TL, Lobo S, Kao L (2002) The molecular basis for implantation failure in endometriosis. Ann N Y Acad Sci 955: 252

Gluckman PD, Grumbach MM, Kaplan S (1980) The human fetal hypothalamus and pituitary gland. The maturation of neuroendocrine mechanisms controlling the secretion of fetal pituitary growth hormone, prolactin, gonadotropin and adrenocorticotropin-related peptides. In: Tulchinsky D, Ryan KJ (eds) Maternal-fetal endocrinology. Saunders, Philadelphia, p 196

Greenberg AH, Czernichow P, Reba RC, Tyson J, Blizzard RM (1970) Observations on the maturation of thyroid function in early fetal life. J Clin Invest 49: 1790

Grumbach MM, Kaplan SL, Sciarra JJ, Burr IM (1968) Chorionic growth hormone – prolactin: secretion, disposition, biologic activity in man and postulated function as the «growth hormone" of the second half of pregnancy. Ann N Y Acad Sci 148: 501

Gulyas BJ, Hodgen GD, Tullner WW, Ross GF (1977) Effects of fetal or maternal hypophysectomy on endocrine organs and body weight in infant rhesus monkies (Macaca mulatta) with particular reference on oogenesis. Biol Reprod 16: 216

Gurpide E, Holinka Ch (1980) Pregnancy-related changes in the metabolism of hormones. In: Tulchinsky D, Ryan KJ (eds) Maternal-fetal endocrinology. Saunders, Philadelphia, p 45

Handwerger S (1991) Clinical counterpoint: the physiology of placental lactogen in human pregnancy. Endocrine Rev 12: 329

Haq A, Mothi BA, Al-Hussein K et al. (2001) Isolation and partial characterization of early pregnancy factor (EPF) from sera of pregnant women. Eur J Med Res 29: 209

Haram K, Thordarson H, Hervig T (1993) Calcium homeostasis in pregnancy and lactation. Acta Obstet Gynecol Scand 72: 509

Harbert GM, McGoughey HS, Scoggin WA, Thorton WN (1964) Concentration of progesterone in newborn and maternal circulations at delivery. Obstet Gynecol 23: 413

Hearn JO (2001) Embryo implantation and embryonic stem cell development in primates. Reprod Fertil Dev 13: 511

Henson MC, Castracane VD (2000) Leptin in pregnancy. Biol Reprod 63: 1219

Hirst JJ, Mitchell BF (1993) Role of oxytocin in the regulation of uterine activity during pregnancy and in the initiation of labor. Sem Reprod Endocrinol 11: 219

Honnebier MBOM (1994) The role of the circadian system during pregnancy and labor in monkey and man. Acta Obstet Gynecol Scand 73: 85

Honnebier WJ, Swaab DF (1973) The influence of anencephaly upon intrauterine growth of fetus and placenta and upon gestation length. J Obstet Gynaecol Br Commonw 80: 577

Huhtaniemi IP (1994) Fetal testis – a very special endocrine organ. Europ J Endocrinol 130: 25

Huhtaniemi IP, Korenbrot CC, Jaffe RB (1977) hCG binding and stimulation of testosteron biosynthesis in the human fetal testes. J Clin Endocrinol Metab 44: 963

Illnerová H, Buresová M, Presl J (1993) Melatonin rhythm in human milk. J Clin Endocrinol Metab 77: 838

Ivell R, Einspanier A (2002) Relaxin peptides are new global players. J Trends in Endocrinology and Metabolism 8: 343

Jackson AA (2000) Nutrients, growth, and the development of programmed metabolic function. Adv Exp Med Biol 478: 41

Jenkin G, McFarlane JR, de Krester DM (1995) Implication of inhibin and related proteins in fetal development. Reprod Fertil Dev 7: 323

Kaplan SL, Grumbach MM, Aubert ML (1976) The ontogenesis of pituitary hormones and hypothalamic factors in the human fetus. Maturation of central nervous system regulation of anterior pituitary function. Recent Prog Horm Res 32: 161

Kastin AJ, Gennser G, Arimura A, Miller MC III, Schally AV (1968) Melanocyte-stimulating and corticotrophic activities in human foetal glands. Acta Endocrinologica (Copenh) 58: 6

Keller PJ, Gerber C, Greub H (1971) Die Proteohormone der menschlichen Plazenta. Schw Gynäkol Geburtshilfe 2: 99

Kim YJ, Felig P (1971) Plasma human chorionic somatomammotropin levels during starvation in midpregnancy. J Clin Endocrinol Metab 32: 864

King JC (2000) Physiology of pregnancy and nutrient metabolism. Am J Clin Nutr 71 [Suppl]: 1218

Klopper A, Fuchs F (1977) Progestagens. In: Fuchs F, Klopper A (eds) Endocrinology of pregnancy, 2nd edn. Harper & Row, New York, p 105

Kristiansson P, Svärdsudd K, von Schoultz B (1996) Serum relaxin, symphyseal pain, and back pain during pregnancy. Am J Obstet Gynecol 175: 1342

Kusin JA, Kardjati S, Houtkooper JM et al. (1992) Energy supplementation during pregnancy and postnatal growth. Lancet 12: 623

Kuss E (1994) The fetoplacental unit of primates. Exp Clin Endocrinol 102: 135

Licht P, Cao H, Lei ZM, Rao ChV, Merz WE (1993) Novel self-regulation of human chorionic gonadotropin biosynthesis in term pregnancy human placenta. Endocrinol 133: 3014

Liggins GC (1994) The role of cortisol in preparing the fetus for birth. Reprod Fertil Dev 6: 141

Lin TJ, Lin SC, Erlenmeyer, F, Kline IT, Underwood R, Billiar RB, Little B (1972) Progesterone production rates during the third trimester of pregnancy in normal women, diabetic women and women with abnormal glucose tolerance. Clin Endocrinol Metab 34: 287

Luciano AA, Varner MW (1984) Decidual amniotic fluid, maternal and fetal prolactin in normal and abnormal pregnancies. Obstet Gynecol 63: 384

Martyn CN Barker DJP, Osmond C (1996) Mothers' pelvic size, fetal growth, and death from stroke and coronary heart disease in men in the UK. Lancet 348: 1264

Mastorakos G, Ilias I (2000) Maternal hypothalamic-pituitary-adrenal axis in pregnancy and the postpartum period: postpartum-related disorders. Ann N Y Acad Sci 900: 95

McLean M, Bisits A, Davies J et al. (1995) A placental clock controlling the length of human pregnancy. Nature Med 1: 460

McNeilly AS (2001) Neuroendocrine changes and fertility in breast-feeding women. Prog Brain Res 133: 207

Merz WE (1994) The primate placenta and human chorionic gonadotropin. Exp Clin Endocrinol 102: 222

Midgley HR Jr, Jaffe RW (1968) Regulation of human gonadotropins. II Disappearance of hCG following delivery. J Clin Endocrinol 28: 1712

Mitchell BF (1995) Oxytocin synthesis and metabolism in human decidua. Reprod Fertil Dev 7: 319

Mitchell BF, Wong S (1995) Metabolism of oxytocin in human decidua, chorion and placenta. J Clin Endocrinol Metab 80: 2729

Morton H (1998) Early pregnancy factor: an extracellular chaperonin 10 homologue. Immunol Cell Biol 76: 483

Muñoz-Hoyos A, Jaldo-Alba F, Molina-Carballo A et al. (1993) Absence of plasma melatonin circadian rhythm during the first 72 hours of life in human infants. J Clin Endocrinol Metab 77: 699

Nef S, Parada LF (2000) Hormones in male sexual development. Genes Development 14: 3075

Nielsen PV, Pedersen H, Kampmann EM (1979) Absence of human placental lactogen in an otherwise uneventful pregnancy. Am J Obst Gynecol 135: 322

Noel GL, Suh HK, Frantz HG (1974) Prolactin release during nursing and breast stimulation in postpartum and non-postpartum subjects. J Clin Endocrinol Metab 38: 413

O'Connor JF, Birken S, Lustbader JW, Krichevsky A, Chen Y, Canfield RE (1994) Recent advances in the chemistry and immunochemistry of human chorionic gonadotropin: impact on clinical measurements. Endocrine Rev 15: 650

Ozturk M, Bellet D, Manik L, Hennen G, Frydman R, Wands J (1987) Physiological studies of human chorionic gonadotropin (hCG), hCG, and βhCG as measured by specific monoclonal immunoradiometric assays. Endocrinology 120: 549

Panduro-Baron G, Gonzales-Moreno J, Hernandes-Figueroa E (1994) The biorhythm of birth. Int J Gynecol Obstet 45: 283

Pepe GJ, Albrecht ED (1995) Actions of placental and fetal adrenal steroid hormones in primate pregnancy. Endocrine Rev 16: 608

Prentice AM, Prentice A (1988) Energy costs of lactation. Ann Rev Nutr 8: 63

Prentice AM, Goldberg GR (2000) Energy adaptations in human pregnancy: limits and long-term consequences. Am J Clin Nutr 71 [Suppl]: 1226

Rao CV (1998) Novel concepts in neuroendocrine regulation of reproductive tract functions. In: Bazer FW (ed) Endocrinology of pregnancy. Humana, Totowa/NJ, p 125

Rao CV, Sanfilippo JS (1997) New understanding in the biochemistry of implantation: Potential direct roles of luteinizing hormone and human chorionic gonadotropin. Endocrinologist 7: 107

Reynolds RM, Godfrey KM (2000) Long term implications for adult health. In: Kingdom J, Baker B (Eds) Intrauterine growth restriction – aetiology and management. Springer, Berlin Heidelberg New York Tokyo, p 367

Rivkees SA, Reppert SM (1992) Perinatal development of day-night rhythms in humans. Horm Res 37 [Suppl 3]: 99

Roberts RM, Xie S, Mathialagan N (1996) Maternal recognition of pregnancy. Biol Reprod 54: 294

Robidaux J, Simoneua L, St-Pierre S et al. (2000) Characterization of neuropeptide Y-mediated corticotropin-releasing factor synthesis and release from hum placental trophoblasts. Endocrinol 141: 2795

Robinson S, Viira J, Learner J et al. (1993) Insulin insensitivity is associated with a decrease in postprandial thermogenesis in normal pregnancy. Diabet Med 10: 139

Roti E, Bartalena L, Minelli R et al. (1995) Circadian thyrotropin variations are preserved in normal pregnant women. Eur J Endocrinol 133: 71

Salvatierra V (1954) Über den Gonadotropinstoffwechsel während der Schwangerschaft. Arch Gynäkol 184: 617

Salzman A, Cooke NE (1996) Prolactin. In: Adashi EY, Rock JA, Rosenwaks Z (eds) Reproductive endocrinology, surgery and technology. Lippincott-Raven, Philadelphia New York, p 747

Scott R, Navot D, Liu HC, Rosenwaks Z (1991) A human in vivo model for the luteoplacental shift. Fertil Steril 56: 481

Sealy JE, Glorioso N, Itskovitz J, Troffa C, Cholst J, Rosenwaks Z (1986) Prorenin as a reproductive hormone. Am J Med 81: 1041

Seppälä M, Ranta T, Geroff L, Lindgren J (1979) Alpha-fetoprotein in obstetrics and gynecology. In: Weitzel HK, Schneider J (eds) Alphafetoprotein in clinical medicine. Thieme, Stuttgart New York, p 47

Serón-Ferré M, Lawrenc CC, Jaffe RW (1978) Role of hCG in the regulation of the fetal zone of the human fetal adrenal gland. J Clin Endocrinol Metab 46: 834

Serón-Ferré M, Ducsay CA, Valenzuela GJ (1993) Circadian rhythm during pregnancy. Endocrine Rev 14: 594

Shepard TJ (1967) Onset of function in the human fetal thyroid: Biochemical and radioautographic studies from organ culture. J Clin Endocrinol Metab 27: 945

Sherer DM, Abulafia O (2001) Angiogenesis during implantation, and placental and early embryonic development. Placenta 22: 1

Short RV (1984) Species differences in reproductive mechanisms. In: Austin CR, Short RV (eds) Reproductive fitness. Cambridge University Press, p 24

Siiteri PK, MacDonald PC (1963) The utilization of circulating dehydroisoandrosterone sulfate for estrogen synthesis during human pregnancy. Steroids 2: 713

Simón C, Dominguez F, Remohi J, Pellicer A (2001) Embryo effects in human implantation. Ann N Y Acad Sci 943: 1

Smith SK (2000) Angiogenesis and implantation. Hum Reprod 15 [Suppl 6]: 59

Stavreus-Evers A, Nikas G, Sahlin L et al. (2001) Formation of pinopodes in human endometrium is associated with the concentrations of progesterone and progesterone receptors. Fertil Steril 76: 782

Sun T, Lei ZM, Rao CV (1997) A novel regulation of the oviductal glycoprotein gene expression by luteinizing hormone in bovine tubal epithelial cells. Mol Cell Endocrinol 4: 97

Sunder S, Lenton EA (2000) Endocrinology of the peri-implantation period. Ballieres Best Pract Res Clin Obstet Gynaecol 14: 789

Talamantes F, Ogren L (1996) Human placental lactogen. In: Adashi EY, Rock JA, Rosenwaks Z (eds) Reproductive endocrinology, surgery and technology. Lippincott Raven, Philadelphia New York, p 769

Taylor RN, Lebovic DI Hornung D, Mueller MD (2001) Endocrine and paracrine regulation of endometrial angiogenesis. In: Buletti C, De Ziegler D, Guller S et al. (eds) Human fertility and reproduction: the oocyte, the embryo, and the uterus. Ann N Y Acad Sci 943: 109

Telegdy G, Weeks JW, Wiqvist N, Disczfalusy E (1970) Acetate and cholesterol metabolism in the human foeto-plancental unit at midgestation. Acta Endocrinol (Copenh) 63: 105

Thliveris JA, Currie RW (1980) Observations on the hypothalamus-hypophyseal portal vasculature in the developing human fetus. Am J Anat 157: 441

Tolis G, Guyda H, Pillorger R, Friesen HG (1974) Breast-feeding: effects on the hypothalamic pituitary gonadal axis. Endocr Res Commun 1: 293

Tomboc M, Lee PA, Mitwally MF et al. (2000) Insulin-like 3/Relaxin-like factor gene mutations are associated with cryptorchidism. J Clin Endocrinol Metab 85: 4013

Toth P, Li X, Rao CV, Lincoln SR, Sanfilippo JS, Spinnato JA, Yussman MA (1994) Expression of functional human chorionic gonadotropin/human luteinizing hormone receptor gene in human uterine arteries. J Clin Endocrinol Metab 79: 307

Tulchinsky D (1980) The postpartum period. In: Tulchinsky D, Ryan K (eds) Maternal-fetal endocrinology. Saunders, Philadelphia, p 144

Tyson JE, Austin KL, Farinholt JW (1971) Prolonged nutritional deprivation in pregnancy: changes in human chorionic somatomammotropin and growth hormone secretion. Am J Obstet Gynecol 109: 1080

Tyson JE, Wang P, Guyda H, Friesen HG (1972) Studies on prolactin secretion in human pregnancy. Am J Obstet Gynecol 113: 14

Uvnäs-Moberg K (1996) Neuroendocrinology of the mother-child interaction. Trends Endocrinol Metab 7: 126

Verhage HG, Fazleabas AT, Mavrogianis PA et al. (1997) Characteristics of an oviductal glycoprotein and its potential role in fertility control. J Reprod Fertil Suppl 51: 217

Weiss G (2000) Endocrinology of parturition. J Clin Endocrinol Metab 85: 4421

Wenlock RW (1977) Birth spacing and prolonged lactation in rural Zambia. J Biosoc Sci 9: 481

Winters AJ, Eskay RL, Porter JC (1974) Concentration and distribution of TRH and LRH in the human fetal brain. J Clin Endorinol Metab 39: 960

Winters AJ, Colston C, MacDonald BP, Porter JC (1975) Fetal plasma prolactin levels. J Clin Endocrinol Metab 41: 626

Wulff C, Dickson SE, Duncan WS, Fraser HM (2001) Angiogenesis in the human corpus luteum: simulated early pregnancy by HCG treatment is associated with both angiogenesis and vessel stabilization. Hum Reprod 16: 2515

Yen SSC (1986) Prolactin in human reproduction. In: Yen SSC, Jaffe RB (eds) Reproductive endocrinology. Saunders, Philadelphia, p 237

Yen SSC, Llerena O, Little B, Pearson OH (1968) Disappearance rates of endogenous luteinizing hormone and chorionic gonadotropin in man. J Clin Endocrinol 28: 1763

Yki-Järvinen H, Wahlström T, Seppälä M (1983) Immun-histochemical demonstration of relaxin in the genital tract of pregnant and nonpregnant women. J Clin Endocrinol Metab 57: 451

Yoshimura M, Pekary AE, Pang XP, Berg L, Goodwin TM, Hershman JM (1994) Thyrotropic activity of basic isoelectric forms of human chorionic gonadotropin extracted from hydatidiform mole tissues. J Clin Endocrinol Metab 78: 862

Zander J (1952) Über die Ausscheidung der C21 Glucuramide (Pregnandiol-Komplex) nach kontinuierlicher Zufuhr hoher Progesterondosen. Klin Wochenschr 30: 312

Endokrinologie der perimenopausalen Übergangsphase, der Postmenopause und des Seniums

O. Ortmann

9.1 Einleitung

> Einführende Bemerkungen zum Alterungsprozess: Altern ist
> ein Prozess, der mit dem Anfang des Lebens beginnt und mit
> dem Tod endet. Überlagert wird dieser langfristige Prozess
> durch Phasen von Wachstum, Entwicklung und Ausdifferen-
> zierung.
> Jede Tierspezies hat eine genetisch festgelegte Lebensspanne.
> Eines der zellbiologischen Korrelate dieser genetisch definier-
> ten Lebensspanne ist die begrenzte Anzahl von Zellteilungs-
> zyklen, an deren Ende der Tod einer Zelle steht. Die Zahl der
> Zellteilungszyklen ist für jeden Zelltyp unterschiedlich. Nach
> jedem Zellteilungszyklus normaler Körperzellen werden die
> endständigen Chromosomenabschnitte, die Telomere, immer
> kürzer, so dass letztendlich eine Zellteilung nicht mehr mög-
> lich ist.
> Außeneinflüsse (z. B. ionisierende Strahlen, Schadstoffein-
> wirkungen) und der Lebensstil des Individuums können das
> Potential seiner Lebensspanne modifizieren. Ein Ausdruck des
> Alterns ist das begrenzte Potential zur Zellteilung (Touitou
> u. Haus 1994). Das Altern eines Organismus ist auch gekenn-
> zeichnet durch seine eingeschränkte Fähigkeit zur Reparatur
> molekularer Mechanismen, u. a. auf der Ebene der genetischen
> Information und der Mitochondrien und durch seine zuneh-
> mende Unfähigkeit, schädliche freie Radikale abzufangen.

An anderer Stelle (▶ Abschn. 1.2) ist dargestellt worden, dass biologische Systeme und Funktionen oszillieren und rhythmisch verlaufen. Dort sind auch die Formen und die funktionelle Bedeutung von Oszillationen und Rhythmen für die Informationsübertragung im Organismus beschrieben.

Einflüsse des Körpers und der Außenwelt können die biologischen Rhythmen der Körperfunktionen, speziell auch diejenigen der endokrinen Funktionen, auf vielfältige Weise modifizieren. Die Fähigkeit des Organismus, durch Adaption seiner Biorhythmen mit der Umgebung zu interagieren, ist eine essentielle Voraussetzung für die Gesundheit des Organismus.

Auch diese biologischen Rhythmen altern. Schon ab einem Alter von 20 bis 30 Jahren nimmt die Fähigkeit oszillierender und diurnaler Systeme ab, mit der Umgebung in voller Konsonanz zu leben. Der Alterungsprozess ist also auch gekennzeichnet durch einen partiellen oder totalen Verlust der zeitlichen Dimension. Eindrucksvoll kann man dies an der altersbedingten Modulation zirkadianer, neuroendokriner Funktionen und des Schlafs demonstrieren (Copinschi u. van Cauter 1995; Swaab 1995). Zwar ist die Rhythmik neuroendokriner Funktionen (z. B. die von Kortisol, TSH, Prolaktin und Wachstumshormon u. a. Hormone) erhalten; sie ist jedoch im Alter gekennzeichnet durch niedrigere nächtliche Hormonausschüttungen (Amplituden und/oder Abflachung, z. B. Aldosteron, DHEA, Melatonin), und in einigen Fällen durch eine Phasenverschiebung der diurnalen Rhythmik der nächtlich verstärkten Hormonsekretion, (z. B. Kortisol); ▫ Abb. 9.1. Dies gilt auch für den Schlaf, der bei vielen älteren Menschen gekennzeichnet ist durch relativ frühen abendlichen Beginn, frühes Erwachen und häufige nächtliche Unterbrechungen. Da der Schlaf, im Speziellen der Tiefschlaf zu Beginn des ersten und zweiten Schlafzyklus, den stärksten Stimulus für die Sekretion des Wachstumshormons darstellt, ist eine altersbedingte Schlafstörung langfristig nicht ohne Relevanz für die Muskel- und Skelettmasse.

Da die hypothalamischen zirkadianen Rhythmen mit Hilfe der Melatoninsekretion des Corpus pineale gesteuert und modifiziert werden, ist die altersabhängige Abnahme der nächtlichen Melatoninsekretion von besonderem klinischen Interesse, zumal wegen des bekannten Einflusses von Melatonin auf Immunfunktionen und das Schlafverhalten und wegen seiner potentiellen Einwirkungen auf Alterungsprozesse (Mocchegiani et al. 1994).

In der Summe führen diese altersabhängigen Veränderungen verschiedener biologischer Rhythmen zu einer zunehmenden Störung der zeitlichen Organisation des Organismus. Mit diesen Bemerkungen kann nur ein Teilaspekt des Alterungsprozesses unter vielen erwähnt werden, der allerdings für die klinische Endokrinologie von großer Relevanz ist.

Die Übergangsphase aus dem fortpflanzungsfähigen Alter der Frau in die Phase der Erschöpfung der generativen Funktion und der Östrogensekretion des Ovars bezeichnet man als **Klimakterium**. In dieser Lebensphase liegt der Zeitpunkt der letzten funktionellen Blutung, die **Menopause**, ein – biologisch gesehen – relativ willkürlicher Zeitpunkt, da hier lediglich eine kritische Schwelle der uterinen Östrogenstimulation unterschritten wird, und der erst ein Jahr nach der letzten funktionellen Blutung bestimmt werden kann. Die **Perimenopause** ist die jeweils etwa ein Jahr dauernde Phase unmittelbar vor und nach der Menopause. Die **Postmenopause** ist der Zeitraum nach der Menopause; die ersten fünf postmenopausalen Jahre werden auch als frühe Postmenopause bezeichnet. Die Zeitspanne ab dem 65. Lebensjahr nennt man **Senium**.

Die **Prämenopause** sind die wenigen Jahre vor der Perimenopause. Sie ist gekennzeichnet durch beginnende vegetative Beschwerden, Häufung von Ovarfunktionsstörungen, Zyklusstörungen und die drastische Abnahme der Fertilität.

Der Anstieg der durchschnittlichen Lebenserwartung hat dazu geführt, dass Frauen mehrere Jahrzehnte in einer Phase leben, die aus klinisch-endokrinologischer Sicht durch das Sistieren der generativen Ovarfunktion und durch ein Östrogendefizit gekennzeichnet ist. Im Mittelpunkt stehen dabei die Symptome des klimakterischen Syndroms, die den Alterungsprozess in einer für die Frau markanten Weise signalisieren und dies in einem Zeitraum sozialen und psychischen Umbruchs. Obwohl der Ausfall der Ovarfunktion zu Recht als die markanteste und auch Laien bewusste endokrine Umstellung angesehen wird, darf man nicht übersehen, dass auch alle anderen endokrinen Systeme und Organfunktionen einem Alterungsprozess unterworfen sind.

Daneben ist man gut beraten, das Endokrinium dieser Altersphase, welches im Folgenden in einigen Details beschrieben wird, nicht isoliert, sondern im Kontext der Stoffwechseländerungen zu bewerten, die für die Altersklasse peri- und postmenopausaler Frauen charakteristisch sind; diese Änderungen sind teils altersbedingt, teils auch verursacht durch einen unangemessenen Lebensstil und somit durch das betroffene Individuum beeinflussbar (s. unten). Einige wesentliche Charakteristika des Stoffwechsels im höheren Lebensalter sind:

- Abnahme anaboler Prozesse, u. a. durch Reduktion körperlicher Arbeit, Verminderung der Sekretion anabol wirksamer Hormone wie des Wachstumshormons (STH) und der adrenalen Androgene,
- Zunahme und Dominanz kataboler Prozesse über anabole Wirkungen durch eine gleichbleibende oder gar gesteigerte Kortisolsekretion und -wirkung,

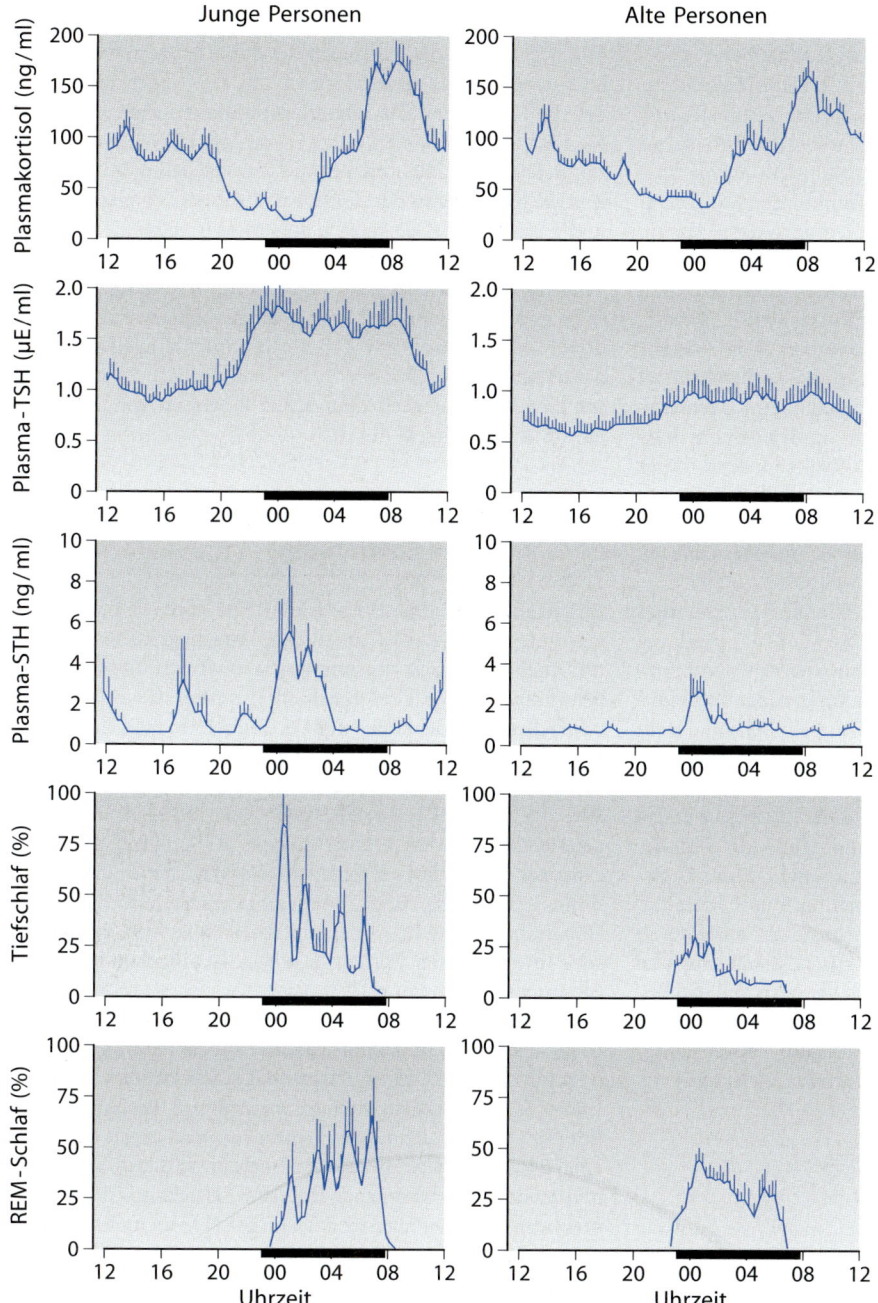

■ **Abb. 9.1.** Durchschnittliche 24-h-Profile mehrerer Hormone und 2 Schlaftypen bei jüngeren (20–27 Jahre) und älteren (67--84 Jahre) Individuen. Schwarze Querbalken Schlafphasen. (Nach Copinschi u. van Cauter 1995)

— häufig Zunahme des Körpergewichts und hohe Prävalenz von Übergewicht mit Tendenz zur Insulinresistenz,

— Einschränkung der körperlichen Betätigung mit all ihren nachteiligen Folgen für den Stoffwechsel sowie

— Störungen des Schlafs und der diurnalen Rhythmik vieler endokriner und Stoffwechselfunktionen.

Die Alterungsprozesse dieser Lebensphase sind bekanntlich assoziiert mit einem ansteigenden allgemeinen Morbiditäts- und Mortalitätsrisiko. Da wir uns als Frauenärzte intensiv mit der Prävention altersassoziierter Morbiditäts- und Mortalitätsrisiken sowie mit der Lebensqualität der älteren Frau zu befassen haben, lohnt es sich an dieser Stelle, die häufigsten Todesursachen und Mobiditätsrisiken unserer Bevölkerung zu erwähnen: etwa die Hälfte aller Bundesbürger

stirbt an den Folgen kardiovaskulärer Erkrankungen und ein Viertel an bösartigen Tumoren; von Letzteren wiederum sind die häufigsten hormonassoziierte Tumore (Brust-, Endometrium-, Prostatakarzinome und – auf indirekte Weise – maligne Kolontumoren). Mit der Prävention von hormonassoziierten Tumoren und von Erkrankungen des Herz-Kreislauf-Systems befassen wir uns als Frauenärzte, weil diese Tumoren selbst, die von ihnen betroffenen Organe und das Herz-Kreislauf-System von Hormonen beeinflusst werden bzw. Zielorgane von Hormonen sind.

Zu bedenken gilt es, warum gerade die hormonassoziierten Tumore in unserem Land wie in allen Ländern mit westlichem Lebensstil besonders häufig sind. Dieses Phänomen ist primär kein klassisch-endokrinologisches Problem, sondern betrifft den Lebensstil und über diesen den Stoffwechsel in jüngeren und späteren Lebensphasen. In früheren Kapiteln (z. B. ▶ Kap. 6) sind die engen funktionellen Verbindungen zwischen dem Stoffwechsel (insbesondere dem Fett- und Kohlenhydratstoffwechsel) und dem klassischen Endokrinium auf eine Weise dargestellt worden, die dem aufmerksamen Leser zeigt, dass die begriffliche Trennung in Stoffwechsel und Endokrinium artifiziell ist und lediglich der Didaktik dient. Die Prävalenz von Morbidität und Mortalität des höheren Lebensalters ist – lange vor dem präfinalen körperlichen Verfall – abhängig von der Art und Weise, wie wir langfristig mit unserem Körper umgegangen sind, d. h. vor allem, wie wir uns ernährt haben und ob und wie wir uns körperlich betätigt haben. Beide Faktoren beeinflussen entscheidend Gewichtsverhalten, Endokrinium, Fett-, Protein- und Kohlenhydratstoffwechsel und damit auch bekannte Risikofaktoren dieser Stoffwechselsysteme, von deren Zustand letztlich das Morbiditäts- und Mortalitätsrisiko im Bereich des Herz-Kreislauf-Systems abhängt und die Prävalenz der hormonassoziierten bösartigen Tumoren.

Eine der häufigsten Stoffwechselerkrankungen im Alter ist der Diabetes mellitus Typ II. Dass diese Massenerkrankung und ihre obligaten durch eine Insulinresistenz gekennzeichneten Vorstufen mit ihren Folgeerkrankungen das Individuum selbst und das Gesundheitssystem massiv belasten, steht außer Frage. Das Hauptmanifestationsalter dieser Diabetesform liegt bei der Frau zwischen dem 40. und 55. Lebensjahr. Ein Kausalzusammenhang zwischen dem Östrogenmangel der postmenopausalen Lebensphase und dem Auftreten dieser Stoffwechselerkrankung konnte bisher nicht schlüssig bewiesen werden. Die für den Diabetes mellitus Typ II charakteristische Insulinresistenz ist fast immer Ausdruck einer durch Übergewicht, qualitativ wie quantitativ falsche Ernährung und Bewegungsarmut gekennzeichneten Lebensweise. Die Insulinresistenz ist lange vor der Manifestation des Diabetes mellitus Typ II nachweisbar und ist in diesem Stadium durch geeignete, den Lebensstil betreffende Maßnahmen vollständig re-

versibel (▶ Abschn. 6.3, 7.4 und 16.3). Eine Östrogensubstitution wirkt sich zwar positiv auf die Glukosetoleranz aus (Kuhl u. Taubert 1987b), ersetzt aber nicht die Überprüfung und ggf. die Umstellung der Lebensgewohnheiten. Dies muss dem Frauenarzt bewusst sein, wenn er sich mit präventiven Ansätzen befasst, denn den quantitativ gewichtigeren Teil der Prävention hat die Frau durch Anpassung ihres Lebensstils selbst in der Hand, wenn sie ärztlich angemessen informiert wird.

Zur Beurteilung etlicher gynäkoendokriner Erkrankungen und Befindlichkeitsstörungen in der zweiten Lebenshälfte ist es unerlässlich, die Veränderungen der Ovarfunktion in dieser Lebensphase und damit zusammenhängende Sekundärerkrankungen genauer zu kennen, die sich nicht abrupt, sondern kontinuierlich über einen Zeitraum von mehreren Jahren entwickeln (◘ Abb. 9.2).

9.2   Klimakterische Symptome und ihre Entstehung

Das Klimakterium ist durch eine Reihe von Symptomen gekennzeichnet, die man unter dem Oberbegriff des klimakterisches Syndroms zusammenfasst. Hitzewallungen und Schweißausbrüche sind Kardinalsymptome des klimakterischen Beschwerdebildes (Kuhl u. Taubert 1987a), dazu kommen weitere Symptome, u. a. die Neigung zu Depressionen, Reizbarkeit und Schlaflosigkeit. Diese Symptome, insbesondere die Schlaflosigkeit, sind nicht nur Ausdruck des Östrogendefizits! Weitere Auswirkungen des postmenopausalen Östrogendefizits auf verschiedene Organsysteme- und -funktionen (Sexualität, ZNS, Genitalorgane, Skelett, Haut- und Hautanhangsgebilde, Auge) und präventive wie therapeutische Implikationen werden in ▶ Kap. 19 eingehend erläutert (▶ Abschn. 19.5 bis 19.11).

Hitzewallungen und Schweißausbrüche haben ihren Ursprung im Hypothalamus. Sie sind zurückzuführen auf eine **neuroendokrine Dysregulation**, die aus stark schwankenden und sinkenden Östrogenspiegeln resultiert. Es handelt sich um ein abrupt auftretendes Geschehen, das durch eine Aura eingeleitet wird. Das Hitzegefühl beginnt im Brustbereich und breitet sich über Oberarme, Hals und Gesicht aus. Es tritt gemeinsam mit einer Hautrötung auf, gefolgt von mehr oder weniger ausgeprägten Schweißausbrüchen. Seine Dauer beträgt nur wenige Minuten, die Häufigkeit ist unterschiedlich. Einige Frauen beobachten nur wenige dieser Episoden, während sie bei anderen bis zu 30-mal innerhalb von 24 Stunden auftreten. Über Hitzewallungen und Schweißausbrüche klagen etwa ein Drittel der postmenopausalen Frauen und etwa zwei Drittel perimenopausaler Frauen. Mehr als drei Jahre nach der Menopause sind noch immer 30 bis 40% der Frauen ohne Hormonersatztherapie von diesen Symptome betroffen (Lauritzen 1987; Neugarten u. Kraines 1965; Schneider 1982).

Jede Hitzewallung ist zeitlich mit einer akuten LH-Sekretion (einem »LH-Puls«) assoziiert, was auf einen Zusammenhang dieses Symptoms mit neuroendokrinen Prozessen hinweist (◘ Abb. 9.3). Umgekehrt allerdings geht nicht jeder LH-Puls mit einer Hitzewallung einher. Möglich ist diese zeitliche Assoziation von Hitzewallungen und LH-Pulsen durch die enge topographische Nachbarschaft des Temperaturregulationszentrums mit GnRH-Neuronen. Dieses Zentrum ist in der Regio praeoptica des Hypothalamus lokalisiert und wird durch

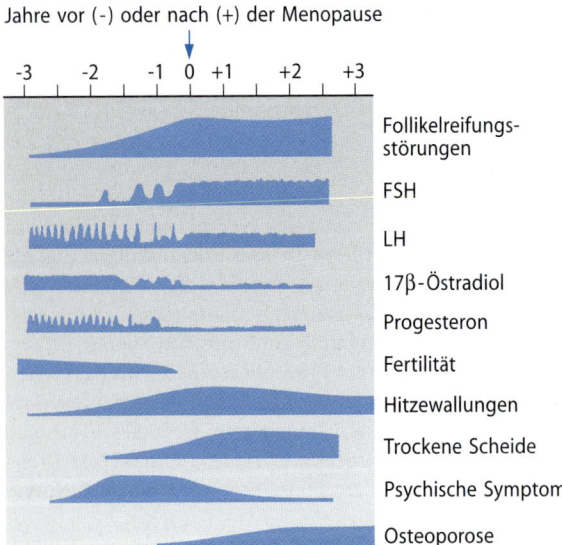

Jahre vor (-) oder nach (+) der Menopause

◘ **Abb. 9.2.** Klinische, biologische und hormonale Veränderungen in der perimenopausalen Übergangsphase und in der frühen Postmenopause. (Nach Adams 1984)

eine Vielzahl von Neurotransmittern beeinflusst, die östrogen-abhängig gebildet werden. Einige an der Temperaturregulation beteiligten Neurotransmitter (z. B. adrenerge und noradrenerge Substanzen, Serotonin, Azetylcholin und β-Endorphin) können auch die GnRH-Sekretion beeinflussen. Der Östrogenmangel führt u. a. zu einer Abnahme der lokalen hypothalamischen β-Endorphin-Konzentration, was insbesondere die Ausschüttung von noradrenergen Neurotransmittern fördert. Diese wiederum stimulieren die GnRH-Ausschüttung und regulieren die Körpertemperatur. Da noradrenerge und adrenerge Aktivitäten überwiegen, kann die Situation der klimakterischen Frau als überwiegend sympathikoton beschrieben werden.

Im Klimakterium kommt es zu einer Veränderung des Sollwertes für die Körperkerntemperatur, er wird kurzfristig herunterreguliert. Die Mechanismen der Temperaturregulation schalten auf Wärmeabgabe und die Folge ist eine reaktive Vasodilatation (Genazzani u. Petraglia 1989; Lamberts et al. 1997). Der postulierte, oben beschriebene Wirkmechanismus macht deutlich, dass es nicht die LH-Pulse selbst sind, welche die Hitzewallungen auslösen; vielmehr sind die LH-Pulse ein Parallelphänomen. Hitzewallungen können auch bei Frauen auftreten, die hypophysektomiert sind oder mit GnRH-Analoga behandelt werden (Casper et al. 1979).

9.3   Das alternde Ovar

Das Sistieren der generativen Ovarfunktion findet seinen klinischen Ausdruck in Zyklusunregelmäßigkeiten. In der Prämenopause nimmt die Zahl ovulatorischer Zyklen schnell ab. In der Phase zwischen 25 und 35 Jahren beobachtet man die geringste Anzahl anovulatorischer Zyklen (Collett et al. 1954: ca. 0–5%, Döring 1963: 5–7%), in den letzten fünf Jahren vor der Menopause findet sich ein zunehmender Anteil anovulatorischer Zyklen oder Zyklen mit einer Lutealinsuffizienz (Döring 1963: 15% anovulatorische Zyklen, ca. 35% mit Lutealinsuffizienz; Collett et al. 1954: mehr als 15% anovulatorische Zyklen; ◘ Abb. 9.4). Zwei bis acht Jahre vor der Menopause nimmt die Zykluslänge zu. Die Zyklen werden dann häufig anovulatorisch oder weisen eine Lutealinsuffizienz auf. Für 95% aller Frauen beginnt diese Übergangsphase zwischen dem 39. und dem 51. Lebensjahr (Median 46. Lebensjahr), sie dauert bei 95% der Frauen zwischen zwei und acht Jahren (Median 5). Hinweise auf eine ovulatorische Funktion anhand morphologischer Untersuchungen sind umso seltener, je näher man dieser Altersgrenze kommt (Sharman 1962). Jenseits des 52. Lebensjahres, dem häufigsten Menopausenalter, kommt es offensichtlich nur noch selten zur Bildung eines Corpus luteum. Novak (1970) fand mit Hilfe histologischer Untersuchungsmethoden bei 46 von 200 Frauen im Alter von 50 Jahren oder mehr Corpora lutea, wobei 20 dieser 46 Frauen mit Corpora lutea im Alter von 50 bis 51 Jahren, 10 weitere 52 Jahre, fünf 54-jährig und drei 56-jährig oder älter waren.

> Neben dem chronologischen Alter ist ein Indiz für die Wahrscheinlichkeit von Ovulationen die Regelmäßigkeit der Menstruation: Regelmäßig menstruierende Frauen haben in der Regel noch ovulatorische Zyklen (Wahrscheinlichkeit >90%), während Frauen mit unregelmäßigen Blutungsintervallen meist anovulatorisch sind oder Zyklen mit einer Lutealinsuffizienz aufweisen (Gebbie et al. 1995).

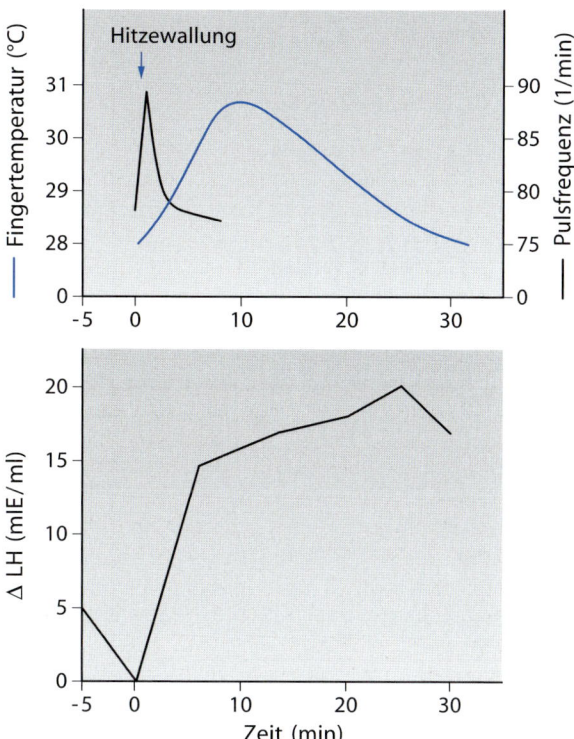

◘ **Abb. 9.3.** Klimakterische Hitzewallungen: Veränderung der Fingertemperatur, der Pulsfrequenz und der LH-Ausschüttung. (Nach Judd u. Korenman 1982; Casper et al. 1979)

In der Phase des Klimateriums nimmt die Zahl der noch vorhandenen Follikel und Oozyten rapide ab. Diese Aussage gilt sowohl für die Anzahl von wachsenden als auch von ruhenden Follikeln. Für diese beiden Gruppen von Follikeln können zwei Phasen beschrieben werden, die durch Abnahme der Follikelzahl infolge Atresie gekennzeichnet sind: Die erste im jüngeren Alter hat eine relativ gering Verlustrate an wachsenden und ruhenden Follikeln; eine weitere, im Alter von ca. 38 bis 39 Jahren beginnende Phase ist gekennzeichnet durch den relativ schnellem Verlust von nachwachsenden und ruhenden Follikeln (Costoff u. Mahesh 1975; Gosden 1987; Gougeon et al. 1994; Richardson et al. 1987; Richardson u. Nelson 1990; Thatcher u. Naftolin 1999; ◘ Abb. 9.5). Während des Zeitpunkts der Menarche existieren maximal noch 300.000 bis 400.000 Follikel, bis zum 40. Lebensjahr gehen 250.000 bis 350.000 dieser Follikel verloren. Bei Eintritt der Menopause sind noch ca. 1000 Primordialfollikel vorhanden (◘ Tabelle 9.1). Der Kortex des postmenopausalen Ovars ist dünn und weist kaum noch Follikel auf (Adashi 1991; Bigelow 1958; Hertig 1944; Woll et al. 1948). Die morphologischen Veränderungen sind mit einem Gewichtsverlust und einer Volumenabnahme des Ovars verbunden; dieser Prozess ist ab dem 30. Lebensjahr beschleunigt (Campbell et al. 1982; Goswamy et al. 1983, 1988). In der Postmenopause liegt das mittlere Ovarvolumen zwischen 3,5 und 4,2 ml, das Gewicht unter 10 g (◘ Abb. 9.4; Bigelow 1958; Hertig 1944; Woll et al. 1948).

Obwohl zum Zeitpunkt der letzten Menstruation, der Menopause, noch bis zu 1000 Primärfollikel vorhanden sind, reifen diese Follikel nur noch sehr selten heran, dann meist in der frühen Postmenopause. Sie sind trotz reaktiv erhöhter Go-

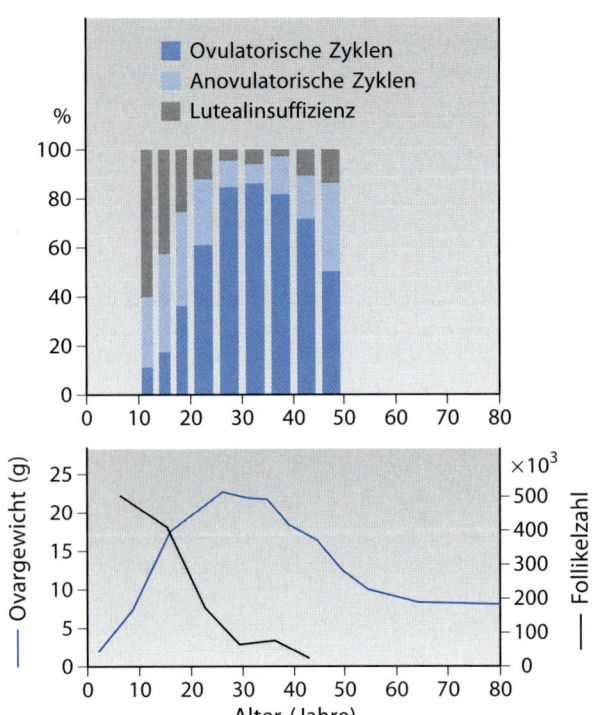

Abb. 9.4. Ovar und Ovarfunktion in den verschiedenen Lebensphasen der Frau. (Nach Döring 1963; Lauritzen 1987; Talbert 1978)

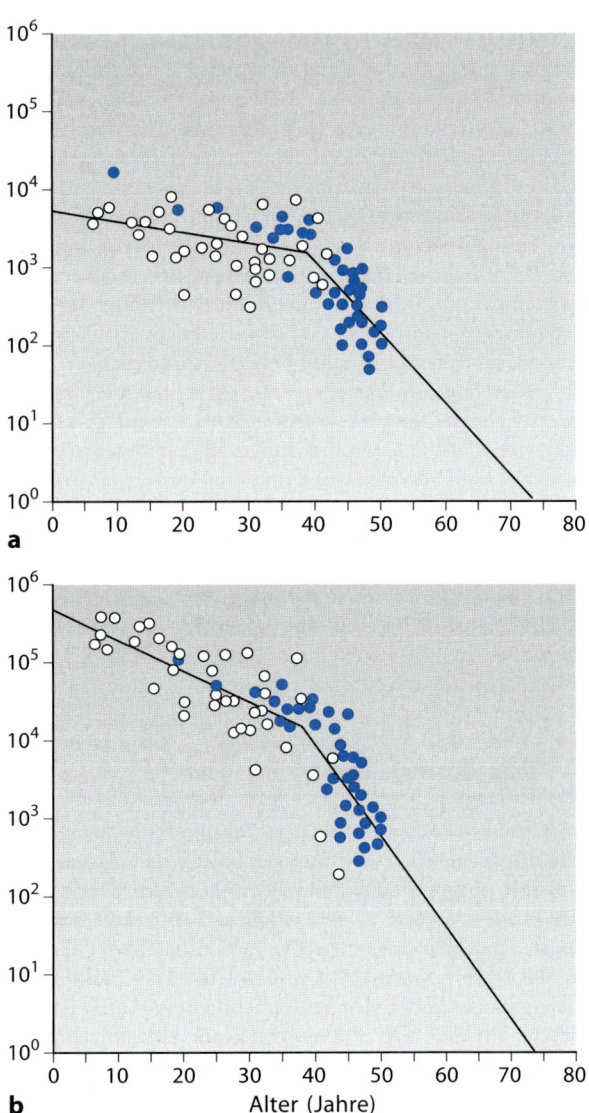

Abb. 9.5 a-b. Zahl wachsender (**a**) und ruhender (**b**) Follikel im Ovar der Frau über ihre gesamte Lebensphase. (Nach Gougeon et al. 1994). Offene Kreise Daten von Block (1952), geschlossene Daten von Gougeon

nadotropinspiegel gonadotropinresistent. Infolge Follikelatresie und Verlusts funktionsfähiger Granulosazellen sinkt der Östradiolspiegel auf postmenopausales Niveau (■ Tabellen 9.2 und 9.3). Die Thekazellen und das interstitielle Kompartment (Stroma) - die Orte der ovariellen Androgensynthese also – sind jedoch intakt, so dass Androgene weiter in relevanten Mengen synthetisiert werden können (Plotz et al. 1967). Unter dem Einfluss postmenopausal erhöhter LH-Spiegel kann sogar eine Hiluszellhyperplasie entstehen (▶ Abschn. 9.4).

Neben den oben beschriebenen morphologischen Veränderungen des Ovargewebes kann man auch regressive Veränderungen an den ovariellen Blutgefäßen beobachten: Die Arterienwände werden dicker. Daneben findet man partielle oder komplette Obliterationen des Gefäßlumens, eine Fibrose der subendothelialen Schichten und Lipidablagerungen. Durch diese Veränderungen erhöht sich der Gefäßwiderstand und der Blutfluss nimmt ab, was man mit Hilfe der Dopplersonographie nachweisen kann (Kurjak u. Kupesic 1995). Die abnehmende ovarielle Steroidbiosynthese ist somit auch auf vaskuläre Veränderungen zurückzuführen. Diese sind insbesondere für das Corpus luteum relevant, da dessen volle Funktionsfähigkeit vom Grad der Vaskularisierung abhängt.

Die Dynamik der oben beschriebenen morphologischen Veränderungen, insbesondere diejenige der Follikelatresie, bestimmt den Zeitpunkt der Menopause.

Das Durchschnittsalter der Menopause liegt im mitteleuropäischen Raum um 52 Jahre. Die Spannbreite des als physiologisch bezeichneten Bereichs ist allerdings groß (40 bis 60 Jahre).

Häufig ist das Menopausenalter von Müttern und Töchtern ähnlich, insbesondere eine frühzeitige Menopause hat möglicherweise erbliche Komponenten. Unterernährte Frauen mit einem verringertem Anteil an Körperfettmasse und

Tabelle 9.1. Altersabhängigkeit der durchschnittlichen Zahl an Follikeln in verschiedenen Reifungsstadien. (Nach Block 1952)

Altersgruppe [Jahre]	Primordialfollikel	Wachsende Follikel [bis 100 μm]	Alle Follikel
6–9	484.000	15.400	499.400
12–16	382.000	7.380	389.300
18–24	155.000	6.800	161.800
25–31	59.000	3.500	62.500
32–38	74.000	6.200	80.200
40–44	8.300	2.600	10.900

Tabelle 9.2. Serumkonzentrationen von Östradiol und FSH nach der Postmenopause. (Nach Longcope et al. 1986)

Monate nach der Menopause	Anzahl der Frauen	Östradiol [pg/ml]	FSH [mlE/ml]
<3	40	108±19	27±4
3–9	12	32±7	57±9
9–12	18	26±4	84±16
12–24	6	19±4	97±18
>24	12	14±1	69±9

Tabelle 9.3. Serumkonzentrationen einiger Sexualsteroide in der Postmenopause. (Nach Longcope et al. 1986)

	Periphere Venen	V. ovarica	Produktionsrate [µg/Tag]
Östradiol [pg/ml]	17,9±2,6	52,5±29,5	6
Östron [pg/ml]	40,2±4,7	64,9±20,1	42,1±1,5
Androstendion [ng/dl]	82,3±11,2	303,7±39,7	1610±81,7
Testosteron [ng/dl]	31,6±3,6	167,7±55,9	233±84,6

Vegetarierinnen sind zur Menopause im jüngeren Lebensalter prädisponiert, auch bei hysterektomierten Frauen und bei Raucherinnen kann die Menopause frühzeitiger eintreten. Alkoholkonsum ist mit einem höheren Menopausenalter, höheren Östrogenspiegel und einer höheren Knochenmasse assoziiert. Es besteht keine Korrelation zwischen dem Menarche- und dem Menopausenalter. In den meisten Studien konnte kein Einfluss von ethnischer Abstammung, Parität, Körpergröße oder verbesserten Lebensbedingungen auf das Menopausenalter gefunden werden. Zwei Untersuchungen konnten belegen, dass zunehmende Parität mit einem späteren Einsetzen der Menopause korreliert. Das frühzeitige Auftreten von unregelmäßigen Zyklen ist ein prädiktiver Faktor für eine frühere Menopause.

9.4 Steroidbiosynthese

Der folgende Abschnitt gibt eine Übersicht über die Steroidbiosynthese der Ovarien und der Nebennierenrinde der peri- und postmenopausalen Frau, soweit sie nicht in ▶ Abschn. 9.7 erwähnt wird.

Mit der Reduktion der Zahl voll funktionsfähiger Follikel und Granulosazellen ist die Fähigkeit des Ovars zur Östrogenbildung weitgehend erloschen, denn bekanntlich sind die Granulosazellen der Ort der Östrogenbiosynthese (Adamopoulos et al. 1971; Longcope 1971; Marshall et al. 1977; Pin-

cus et al. 1954; Rader et al. 1973; Sall u. Calanog 1972; Studd et al. 1978; ▶ Abb. 9.6).

❯ In der perimenopausalen Übergangsphase ist die Östrogensekretion des Ovars variabel, denn es häufen sich anovulatorische Zyklen mit einer Follikelpersistenz und solche, die eine Corpus-luteum-Insuffizienz aufweisen (Sherman u. Korenman 1975).

Ausdruck der letzteren sind erniedrigte Progesteronwerte in der zweiten Zyklushälfte. Selbst erhöhte FSH-Konzentrationen sind nicht mehr in der Lage, die noch vorhandenen, jedoch auf die gonadotrope Stimulation nur noch partiell reagierenden Follikel zur vollen Funktionsfähigkeit zu bringen. Die auch in dieser Phase schon erhöhten FSH-Spiegel sind als Ausdruck einer unzureichenden ovariellen Sekretion von Inhibin anzusehen (s. unten und ▶ Abschn. 5.3). Selbst wenn Zyklen noch ovulatorisch sind, findet man im Vergleich mit denen junger Frauen meist erniedrigte Östradiol- und Progesteronspiegel.

Die ersten zwölf Monaten nach der Menopause sind gekennzeichnet durch eine drastische Abnahme der Östradiolkonzentration im Serum (▶ Tabelle 9.2). Dieser Phase schließt sich ein längerer Zeitraum mit einem langsamen aber steten Rückgang der Steroidproduktion an. Gelegentlich beobachtet man einzelne Episoden mit erneuter Östradiolproduktion (Judd et al. 1974a), allerdings meist ohne Menstruationen, was Ausdruck einer reduzierten Ansprechbarkeit des Endometriums auf Östrogene sein kann. Diese gelegentlich zu beobachtenden postmenopausalen Östradiolanstiege beruhen auf der endokrinen Aktivität der noch verbliebenen Follikel. Ovulationen werden dabei nicht beobachtet, und dementsprechend findet man Progesteronwerte unter 1 ng/ml.

In Gewebekulturen postmenopausaler Ovarien ist nachgewiesen worden, dass auch im kortikalen Stroma Östradiol in geringen Mengen synthetisiert werden kann (Dennefors et al. 1980, 1982). Weiterhin ist gezeigt worden, dass die Konzentrationen von Östradiol und Östron in Ovarialvenen doppelt so hoch sind wie in peripheren Venen (▶ Tabelle 9.3). Auch wurde der immunhistochemische Nachweis von Aromatase in Stromazellen des Ovars erbracht, des Enzyms, das Androgenvorstufen in Östrogene umwandelt (Inkster u. Brodie 1991). Diese experimentellen, allerdings nicht unumstrittenen Befunde sprechen für eine geringgradige Östrogensekretion des postmenopausalen Ovars (Mattingly u. Huang 1969; Nagamani et al. 1986).

Insgesamt können wir aber festhalten, dass das postmenopausale Ovar keinen relevanten Beitrag zur Gesamtmenge der im Blutkreislauf zirkulierenden Östrogene leistet. Der überwiegende Anteil dieser Östrogene stammt aus der peripheren Aromatisierung von adrenalen und ovariellen Androgenen in Östrogene. Den größten Anteil zirkulierender Östrogene bei der postmenopausalen Frau bildet das Östron. Die mittleren Östronkonzentrationen liegen zwischen 20 und 80 pg/ml (▶ Tabelle 9.3; Abraham et al. 1969; Adamopoulos et al. 1971; Brandau et al. 1974; Breuer et al. 1958; Grodin et al. 1973; Hausknecht u. Gusberg 1973; MacDonald u. Siiteri 1974; Poortman et al. 1973; Procope 1969).

❯ Da in der Postmenopause die Östrogenvorstufen überwiegend aus der Nebennierenrinde stammen, zeigen die

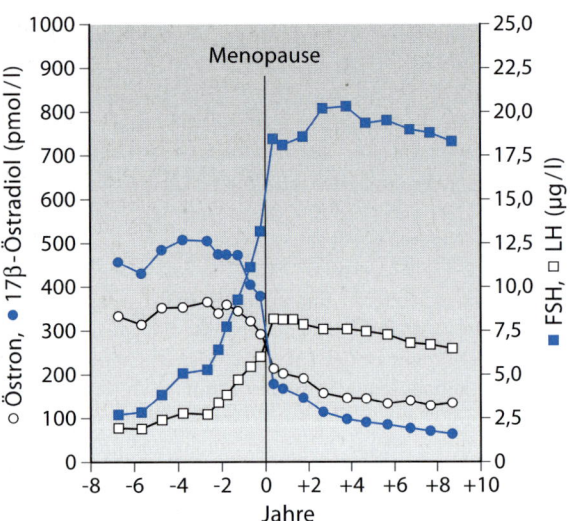

Abb. 9.6. Durchschnittliche Serumkonzentrationen von FSH, LH, Östradiol und Östron während der perimenopausalen Übergangsphase. (Mod. nach Rannevik et al. 1995)

Östronkonzentrationen im Blut Tagesschwankungen, wie sie für die sekretorische Aktivität der Nebennierenrinde typisch sind: morgens höhere Konzentrationen als in den frühen Abendstunden.

Die Konversion von Androgenvorstufen in Östrogene (die Aromatisierung) findet in einer Vielzahl von Organen statt. Quantitativ am bedeutsamsten sind Fett- und Muskelgewebe sowie die Leber. Das für die Aromatisierung essentielle Enzym Aromatase ist – anders als die in den Granulosazellen des Follikels vorhandenen Aromatase – nicht FSH-abhängig. Die gesamte Aromatisierungsaktivität korreliert mit dem Körpermasseindex. Dies beruht vorwiegend auf der Zunahme von Fettgewebe bei höherem Körpergewicht (Adashi 1991). Zu den aus klinischer Sicht wichtigen Organen mit der Fähigkeit zur Aromatisierung gehört auch das Brustgewebe. In ihm können Östrogenkonzentrationen erreicht werden, die um ein Vielfaches höher sind als in der Peripherie des Blutkreislaufs. Für die Aromatisierung ist Androstendion quantitativ der bedeutsamste Vorläufer. Dieses stammt vorwiegend aus der Nebennierenrinde (Meldrum et al. 1981). Führt man bei postmenopausalen Frauen eine Ovarektomie durch, so beobachtet man keinen signifikanten Abfall der Östrogenspiegel (■ Abb. 9.7), wohl aber fallen nach zusätzlicher Entfernung der Nebennieren die Östrogenwerte unter die Nachweisgrenze ab (Barlow et al. 1969; Bullbrook u. Greenwood 1957; Procope 1969). Der Abfall der Östronspiegel im Klimakterium weist einen ähnlichen Verlauf wie Östradiol auf. Seine absoluten Konzentrationen sind jedoch höher als die von Östradiol (■ Tabelle 9.3). Im Gegensatz zu Östradiol wird Östron als 17-Ketoöstrogen nicht an sexualhormonbindendes Globulin (SHBG) gebunden, da SHBG nur 17-Hydroxysteroide reversibel bindet.

> Der Östrogenstoffwechsel der postmenopausalen Frau ist durch ein Überwiegen der Östronspiegel und eine Verschiebung der Östron-Östradiol-Relation zu Gunsten des Östrons gekennzeichnet (Rannevik et al. 1995).

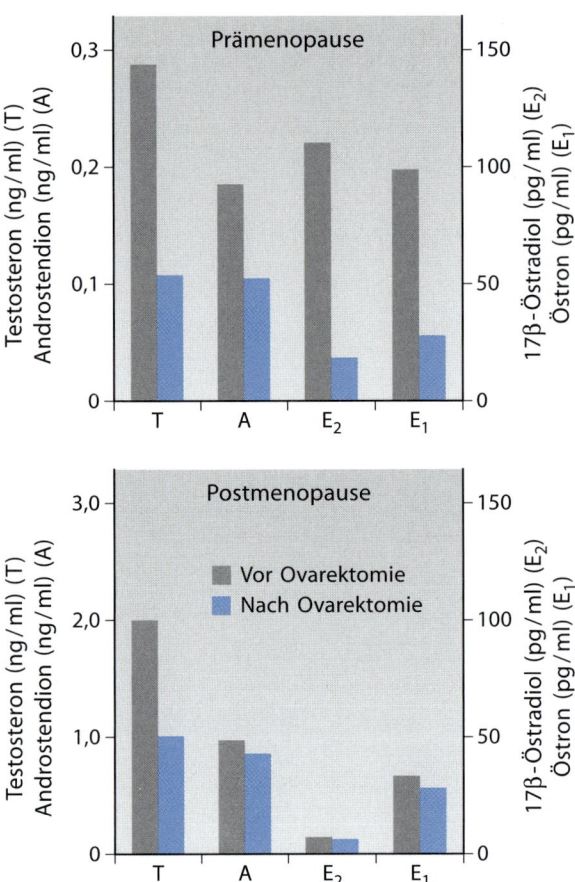

Abb. 9.7. Das prä- und postmenopausale Ovar als steroidproduzierendes Organ. (Daten aus Judd u. Korenman 1982). Erläuterungen siehe Text.

Durch das Enzym **Sulfotransferase** wird aus Östron Östronsulfat gebildet. Es stellt gewissermaßen eine Speicherform für Östrogene dar. Auch Östradiol kann zu Östronsulfat konvertiert werden. Die Serumkonzentration dieses Steroids fallen während des Klimakteriums ab. Östronsulfat hat zwar selbst keine direkte Östrogenaktivität, nach Abspalten der Sulfatgruppe kann jedoch aus diesem Metaboliten sowohl Östron als auch Östradiol gebildet werden. Dieser Prozess findet in einer Reihe von Organen statt. Östron und sein Sulfat sind also, obwohl biologisch selbst kaum aktiv, als Reserveöstrogen anzusehen, das Östrogenwirkungen über seine Konversion in Östradiol ausübt. Die Metabolisierung von Östronsulfat kann direkt in der Brustdrüse stattfinden und ist möglicherweise für die Regulation der lokalen Östrogenwirkung relevant (Santen et al. 1986).

Die Tatsache, dass nach der Menopause praktisch alle Follikel atretisch geworden sind, bedeutet nicht, dass das Ovar endokrin inaktiv ist. Das Stroma und die Hiluszellregion des postmenopausalen Ovars sind nämlich durchaus in der Lage, Androgene zu synthetisieren. Die Zahl der Androgene synthetisierenden Hiluszellen scheint in der Postmenopause eher zuzunehmen (Sternberg et al. 1953), wohl eine Folge erhöhter LH-Konzentrationen in der frühen Postmenopause: Die Hiluszellen hyperplasieren und infiltrieren das Stroma ovarii, wo sich Zellstränge bilden können (Balboni 1982). Die in dieser Gewebsschicht unter dem Einfluss des hohen LH-Angebots gebildeten ovariellen Androgene (Judd et al. 1974a,b) können im Fettgewebe der postmenopausalen Frau in Östrogene umgewandelt (aromatisiert) werden (Siiteri u. MacDonald 1977; Schindler et al. 1972). Die Fähigkeit des postmenopausalen Ovars zur Sekretion von Testosteron, Androstendion, DHEA und – in geringen Mengen – von Östron und Östradiol ist vielfältig dokumentiert (Vermeulen u. Verdonck 1978; Judd et al. 1974a,b; Adashi 1994; Ushiroyama u. Sugimoto 1995). Zur gesamten Produktionsrate von Testosteron und Androstendion steuert das Ovar 40% bzw. 20% bei (Adashi 1994).

Die Synthese von Testosteron, Androstendion und DHEA findet sowohl im ovariellen Kortex als auch im medullären Gewebe statt (Brandau et al. 1974). Im kortikalen Stroma ist ein Schlüsselenzym der Androgensynthese, die 3β-**Hydroxysteroid-Dehydrogenase**, nachgewiesen worden (Dowsett et al. 1988). In beiden ovariellen Kompartimenten ist die Steroidproduktion LH-abhängig. Nach Ovarektomie postmenopausaler Frauen sinkt deren Androstendionspiegel nur leicht, während die Testosteronspiegel drastisch abfallen (Abb. 9.7). Die Testosteronspiegel von Frauen in der Postmenopause liegen durchschnittlich etwas unterhalb derjenigen in der Prämenopause und deutlich höher als diejenigen Spiegel, die man bei jungen Frauen nach Ovarektomie findet. Diese Tatsache belegt, dass das postmenopausale Ovar Testosteron in signifikanten Mengen sezerniert (Judd et al. 1974b).

Die Androgensynthese im Ovar ist also eine Folge der LH-Stimulation. Deshalb kann sie – abhängig von der Intensität des LH-Stimulus – bei postmenopausalen Frauen auch höher sein als bei prämenopausalen Frauen (Judd et al. 1974b; Lloyd et al. 1971).

Da das Ovar in der gesamten postmenopausalen Zeit relativ konstante Mengen an Testosteron und anderen Androgenen synthetisiert und sezerniert, kann es auch in dieser Lebensphase als eine androgenproduzierende endokrine Drüse bezeichnet werden. Der Abfall der Androgenproduktion in der Postmenopause ist somit vorwiegend durch Einbußen in extraovariellen Geweben zu erklären (Abraham et al. 1969; Adashi 1991; Greenblatt et al. 1976; Judd et al. 1974b).

Quantitativ sind die wichtigsten Androgene Androstendion, DHEA, dessen Sulfat und Testosteron. Letzteres ist ein relativ stark wirksames Androgen und stellt die obligate Vorstufe für das in der Haut und in einigen Zielorganen gebildete – und dort eigentlich wirksame Androgen – Dihydrotestosteron dar (Abschn. 2.5.3). Im reproduktiven Alter stammt das in der Peripherie nachweisbare Testosteron zu jeweils einem Viertel aus dem Ovar und der Nebennierenrinde (Abb. 9.8), zur anderen Hälfte der peripheren Konversion. Androstendion wird vor der Postmenopause zu gleichen Teilen aus Ovar und Nebennierenrinde sezerniert (Abb. 9.9), in der Postmenopause hingegen überwiegt die adrenale Sekretion. Da die Sekretion adrenaler Androgene mit zunehmendem Altern abnimmt, fallen in der Postmenopause Abfall auch die Androstendionspiegel auf durchschnittlich 0,8 bis 0,9 ng/ml ab (Greenblatt et al. 1976).

Die Androstendionkonzentrationen im Serum zeigen eine deutliche zirkadiane Rhythmik mit hohen Werten in den frühen Morgenstunden und niedrigeren Konzentrationen in den Nachmittags- und Abendstunden. Diese Rhythmik ist Spiegelbild der Funktion der Nebennierenrinde. Ein kleinerer Teil des Androstendions wird im Ovar synthetisiert.

DHEA und seine sulfatierte Form sind fast ausschließlich adrenalen Ursprungs. Die Konzentrationen beider Androgene sinken in der Postmenopause um mehr als 50% (Abraham u. Maroulis 1975; Judd u. Korenman 1982). Die Abnahme der adrenalen Androgensekretion bezeichnet man als **Adrenopause**. Die Adrenopause ist allerdings keine enge Zeitspanne, sondern ein sich über Jahre hinziehender Prozess. Bis heute ist nicht geklärt, inwieweit diesem Prozess klinische Bedeutung zukommt. DHEA schreibt man in etlichen experimentellen und klinischen Untersuchungen eine Reihe von positiven Wirkungen zu, wie beispielsweise Verbesserung der Muskelkraft und der Libido, einiger kognitiven Funktionen und der Immunkompetenz (Casson et al. 1993).

Im Gegensatz zu dem 17-Keto-Androstendion hat Testosteron als 17-Hydroxy-Androgen eine hohe Affinität zu SHBG (Rosner 1969). Aufgrund dieser hohen Bindungsfähigkeit ist die metabolische Clearancerate von Testosteron (600 l/24 h) deutlich geringer als diejenige von Androstendion (1800 l/24 h; Judd u. Korenman 1982).

Bei der älteren Frau treten häufig Androgenisierungserscheinungen auf, die auf zwei Ursachen zurückzuführen sind: zum einen sind die Testosteronspiegel im Vergleich zur Prämenopause nicht wesentlich reduziert, zum anderen wird als Folge des postmenopausalen Östrogenmangels SHBG in der

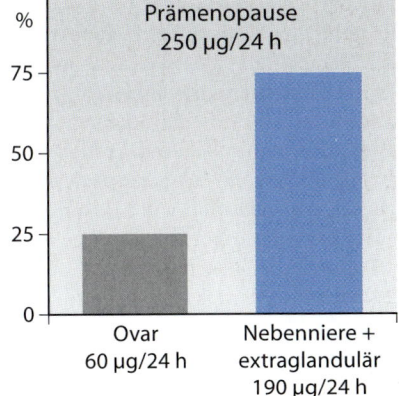

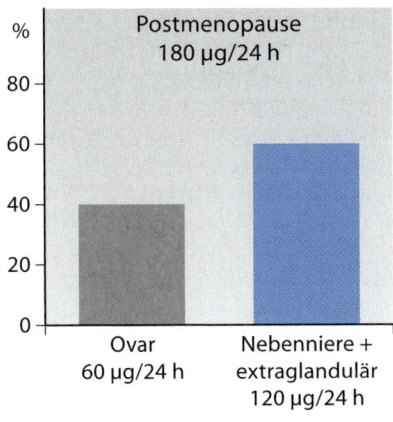

 Abb. 9.8. Produktions- bzw. Sekretionsraten von Testosteron bei prä- und postmenopausalen Frauen. (Mod. nach Adashi 1991)

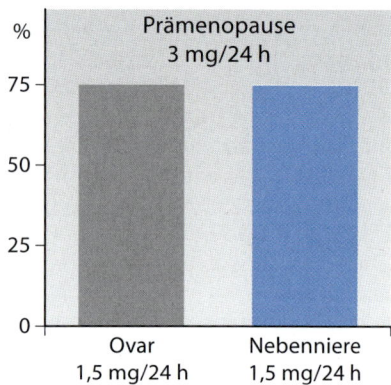
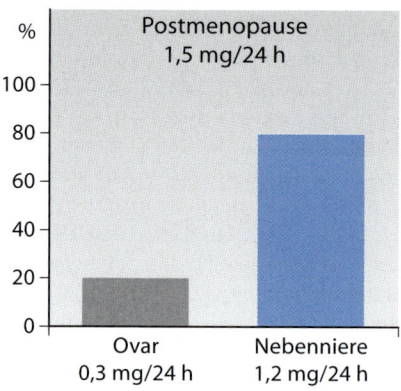

Abb. 9.9. Sekretionsraten von Androstendion bei prä- und postmenopausalen Frauen. (Mod. nach Adashi 1991)

Leber vermindert gebildet. Deshalb kann weniger Testosteron reversibel an SHBG gebunden werden, und der Anteil des freien und damit biologisch wirksamen Testosterons nimmt zu.

Zusammenfassend kann man also festhalten, dass die Androgenproduktion in der Postmenopause wesentlich geringer abfällt, als die des Östradiols. Das relative Überwiegen der Androgenwirkung gegenüber der von Östrogenen kann sich klinisch manifestieren. Demgegenüber sind die Konsequenzen niedriger Androgenspiegel weniger gut erfasst.

9.5   Gonadotropine

Die Sekretion der beiden gonadotropen Hormone, des FSH und des LH wird durch die an anderen Stellen schon vielfach erwähnte pulsatile Sekretion des hypothalamischen Peptidhormons GnRH reguliert. Ovarielle Steroide und Peptide modulieren die Gonadotropinsekretion auf vielfältige Weise (▶ Kap. 5). Schon in der Prä- und Perimenopause sinken als Ausdruck der funktionellen Insuffizienz von Follikeln die Inhibinspiegel ab, was eine verstärkte FSH-Sekretion und erhöhte FSH-Serumspiegel zur Folge hat.

Der Anstieg der FSH-Serumspiegel in der Perimenopause verläuft nicht kontinuierlich und geht der Menopause voraus. Erhöhte FSH-Werte werden schon bei noch menstruierenden Frauen gefunden, dann sind allerdings die ovariellen Zyklen meist durch Follikelreifungsstörungen und eine Corpusluteum-Insuffizienz gekennzeichnet, die Menstruationsintervalle werden unregelmäßig. Das Maximum der FSH-Spiegel wird ein Jahr nach der Menopause erreicht (▣ Tabelle 9.2 und Abb. 9.6). In der Phase des postmenopausalen Östrogendefizits entfällt nach der Hemmung der FSH-Sekretion durch Inhibin auch noch diejenige durch die ovariellen Östrogene, so dass die FSH-Spiegel konstant im hypergonadotropen Bereich liegen (Metcalf et al. 1981; Metcalf 1988; Rannevik et al. 1995; Rossmanith 1995; Sherman et al. 1976), später sinken sie meist ab. Sie liegen jedoch auch im Senium über denen der frühen Follikelphase von Frauen im fortpflanzungsfähigen Alter.

Wie an anderer Stelle erwähnt, kontrolliert LH die Androgensynthese des postmenopausalen Ovars (Judd et al. 1974b). Es konnte zwar gezeigt werden, dass in Kulturen von ovariellem Stroma und Hilusgewebe humanes Choriongonadotropin (hCG), ein mit LH quantitativ identisch wirksames Glykoproteinhormon, die Produktion von zyklischem Adenosin-

monophosphat (cAMP) und von Androgenen stimuliert (Poliak et al. 1971; Vermeulen 1976), die Gabe von hCG an klimakterische Frauen aber zu keinem Anstieg von Testosteron im Serum führt. Wiederholte Injektionen von hCG induzieren jedoch eine Hiluszellhyperplasie. Als Folge der Suppression der hypophysären Gonadotropinsekretion senken GnRH-Analoga auch bei postmenopausalen Frauen die Serumkonzentrationen von Testosteron, Androstendion und Östradiol.

Die Serumspiegel des LH sind meist erst postmenopausal eindeutig erhöht. Ihr Maximum wird ein Jahr nach der Menopause erreicht. Während die postmenopausale Erhöhung der FSH-Spiegel im Serum überwiegend direkte Folge der fehlenden Hemmung der FSH-Sekretion durch Inhibin aus den Granulosazellen ist, steigen die LH-Spiegel vor allem deshalb an, weil die negative Rückkopplung durch den Ausfall ovarieller Steroide, insbesondere des Östradiols, nicht mehr existiert. Das Überwiegen der Serum-FSH-Konzentration über die von LH in der Postmenopause ist die Folge des Inhibin- und Östrogendefizits.

Östrogene beeinflussen nicht nur die Höhe der LH-Sekretion, sondern auch dessen biologische Aktivität; im Milieu des Östrogenmangels wird ein LH sezerniert, dessen biologische Aktivität geringer ist als diejenige des LH unter Östrogeneinfluss. Dieses Phänomen beruht auf dem Einfluss des steroidalen Milieus auf die Synthese des Zuckeranteils von LH.

Die auch bei postmenopausalen Frauen vorhandene pulsatile Sekretion von GnRH bewirkt eine ebenfalls pulsatile Sekretion der hypophysären Gonadotropine, LH und FSH (Copinschi u. van Cauter 1995; Rossmanith et al. 1990, 1994; Rossmanith 1995; Rossmanith u. Lauritzen 1991; Rossmanith u. Scherbaum 1992; Timiras 1983; Yen et al. 1972). Ihr besonderes Kennzeichen ist eine hohe Frequenz und eine hohe Amplitude, eine Folge des Östrogendefizits in der Postmenopause, das die Aktivität des GnRH-Pulsgenerators enthemmt. Hieraus folgt umgekehrt, dass die Substitution der postmenopausalen Frau mit Sexualsteroiden die pulsatile Sekretion von LH verlangsamen kann. Die im Senium beobachtete Abnahme der episodischen (pulsatilen) Sekretion von LH und FSH kann als Ausdruck neuroendokrinen Alterns angesehen werden (Aiman et al. 1986; Barlow et al. 1969; Bigelow 1958; Meites 1995; Rossmanith u. Ulrich 1993; Simpkins u. Millard 1987; Swaab 1995).

9.6 Das Fortpflanzungspotential der älteren Frau

9.6.1 Schwangerschaftserwartung

Die Fähigkeit, eine Frucht zu empfangen und eine empfangene Frucht auszutragen, nimmt ab dem 40. Lebensjahr drastisch ab. Einer der Hauptfaktoren – wenn auch nicht der einzige – welche die Fähigkeit zur Fortpflanzung in dieser Lebensphase drastisch reduzieren, ist die erlöschende generative Ovarfunktion. Sichtbar ist diese Einschränkung der Fortpflanzungsfähigkeit an der Zunahme der vom Lebensalter abhängigen Sterilität bei Populationen, die keine Empfängnisverhütung betreiben. Das Risiko kinderlos zu bleiben, steigt mit zunehmendem Alter der Frau von wenigen Prozent (<5% im Alter von 20 bis 25 Jahren) auf ca. 65% im Alter von 40 bis 45 Jahren, danach sehr schnell (Abb. 9.10; Menken u. Larsen 1986).

Folgende Faktoren tragen zur Abnahme der Fruchtbarkeit der Frau in der Prämenopause bei:

- abnehmende Oozytenqualität,
- zunehmende Häufigkeit gestörter ovarieller Zyklen,
- Zunahme der Abortrate (teilweise auf die Zunahme chromosomaler Störungen zurückzuführen),
- geringere Häufigkeit des Geschlechtsverkehrs und
- Zunahme pathologischer Veränderungen des inneren Genitale, insbesondere die altersabhängige Zunahme von
    - Eileiterfunktionsstörungen,
    - Myombildungen und
    - geburtstraumatisch bedingten anatomischen Veränderungen an Zervix und Uterus.

Die Wahrscheinlichkeit einer Schwangerschaft bei Frauen von 50 Jahren oder mehr ist außerordentlich gering. So betrug beispielsweise die Schwangerschaftserwartung bei Amerikanerinnen im Alter von 50 Jahren oder mehr nur 1:20.000 (Newell u. Rock 1952).

Das eingeschränkte Fortpflanzungspotential von Frauen im höheren Lebensalter spiegelt sich auch in der niedrigen Schwangerschaftserwartung pro Zyklus (Fekundabilität) wider. Diese beträgt bei jüngeren Frauen im Zeitraum ihres vollen Fortpflanzungspotentials zwischen dem 20. und 30. Lebensjahr ca. 0,3 pro Zyklus (d. h. eine Schwangerschaft pro 3 Zyklen). Diese altersabhängige natürliche Abnahme der Fruchtbarkeit ist in Gesellschaften, in denen das Fortpflanzungsverhalten stark reglementiert ist, von besonderem Interesse für den Arzt, der sich mit der ungewollten Kinderlosigkeit von Paaren befaßt, denn er betreut meist Frauen im fortgeschrittenen reproduktiven Alter. Bei ca. 40- bis 45-jährigen Patientinnen darf man im Vergleich zu 20- bis 25-Jährigen höchstens noch mit einer 15 bis 25%igen Chance einer Schwangerschaft unter Sterilitätstherapie rechnen; dies illustriert Abb. 9.11, die Daten aus dem mitteleuropäischen Raum repräsentiert. Unberücksichtigt hierbei ist die in dieser Altersgruppe deutlich erhöhte Abortwahrscheinlichkeit (Koller 1983).

9.6.2 Abortrate

Die schwindende Fähigkeit, sich fortzupflanzen, ist auch bedingt durch die altersabhängige Erhöhung der Abortrate. Diese Tatsache ist insofern nicht verwunderlich, als ein erheblicher Teil aller Früh- und Frühestaborte eine Folge chromosomaler Aberrationen ist und die Häufigkeit chromosomaler Aberrationen altersabhängig rasch zunimmt (Keller et al. 1984; Hassold et al. 1980; Kajii et al. 1980) (Abb. 9.12).

Es bleibt für die Betreuung von Sterilitätspatientinnen im höheren Lebensalter festzuhalten, dass der kritische Faktor für die drastische Abnahme der Fruchtbarkeit im prä- und perimenopausalen Alter die Oozytenalterung ist. Unter anderem zeigen dies die in Deutschland aufgrund rechtlicher Restriktionen nicht möglichen Eispenden für klimakterische oder frühpostmenopausale Frauen: Bei älteren Frauen findet man nach Oozytenspende von jungen Spenderinnen und Embryotransfer eine mit jüngeren Frauen vergleichbare Schwanger-

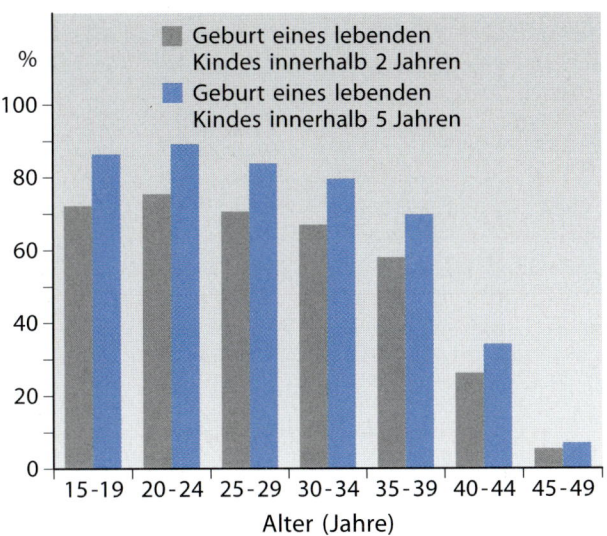

Abb. 9.10. Altersabhängigkeit der Fertilität in einer Population ohne Empfängnisverhütung. (Nach Menken u. Larsen 1986)

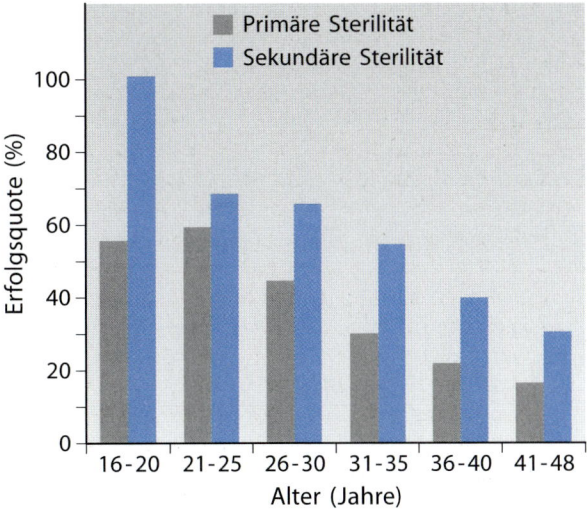

Abb. 9.11. Altersabhängige Erfolgsraten bei Sterilitätsbehandlung. (Nach Cavin et al. 1987)

schafts- und Abortrate (Navot et al. 1991; Abdalla et al. 1993; Borini et al.1995).

Demgegenüber wird dem Altern des Endometriums und seiner verminderten Aufnahmefähigkeit für einen implantationsbereiten Embryo nur insofern Bedeutung beigemessen, als sich infolge von Ovarfunktionsstörungen in der Perimenopause das Endometrium häufig nicht phasengerecht entwickelt (Yaron et al. 1993; Meldrum et al. 1992; Meldrum 1993; Noci et al. 1995; Fitzgerald et al. 1994). Der uterine-endometriale Faktor stellt also kein prinzipielles Hindernis für eine Schwangerschaft im höheren Lebensalter dar (Sauer et al. 1992).

> Die in der Prämenopause beobachtete Häufung ovarieller Zyklen mit Verzögerung der Follikelreifung wirkt sich ebenfalls nachteilig auf die Fortpflanzungsfähigkeit aus: Hierdurch kommt es nicht nur zur Störung des zeitgerechten Abstands zwischen Oozytenreifung, Ovulation und Implantation, sondern auch zu einer Häufung abnorm entwickelter Gameten: Während Gameten nach rechtzeitiger Ovulation nur selten Abnormitäten zeigen, kommen solche bei später Ovulation in über der Hälfte der Fälle vor (Talbert 1978), ein Befund, der bei der Sterilitätstherapie auch jüngerer Frauen beachtenswert ist.

9.6.3 Genetische Abnormitäten

Die mit zunehmendem Alter der Mutter am häufigsten beobachtete chromosomale Aberration ist das Down-Syndrom des Neugeborenen. Eine Übersicht über die Häufigkeit des Down-Syndroms und anderer chromosomaler Aberrationen in Abhängigkeit vom mütterlichen Alter gibt ◘ Abb. 9.13 (Hook 1981). Bei Eltern von Kindern mit Down-Syndrom finden sich überproportional häufig Merkmale, die für Alterungsprozesse charakteristisch sind, so beispielsweise eine erhöhte Frequenz von Neoplasien, eine verminderte Immunkompetenz (Hsia et al. 1971), eine Häufung seniler Demenz (Burger u. Vogel 1973) und das Auftreten von Autoantikörpern gegen endokrin aktives Gewebe (Kram u. Schneider 1978).

Andere bei Kindern älterer Frauen relativ häufig nachweisbare autosomale Trisomien sind das Edwards- (Trisomie 18; Edwards 1960) und das Patau-Syndrom (Trisomie 13; Patau et al. 1960); dies trifft auch auf das Klinefelter-Syndrom mit einem Geschlechtschromosomensatz von XXY zu (Lenz 1959). Das Turner-Syndrom (Chromosomenkonstellation X0) hingegen hat offensichtlich keine Altersabhängigkeit (Boyer et al. 1961; Munné et al. 1995).

9.7 Nebennierenrinde

Die Nebennierenrinde synthetisiert und sezerniert bekanntlich Mineralokortikoide (Aldosteron), Glukokortikoide (Kortisol) und Androgene (DHEA, DHEA-S und Androstendion). Die adrenale Kortisol- und Androgensekretion unterliegt der Kontrolle durch hypophysäres ACTH, dessen Synthese und Sekretion wiederum durch das hypothalmische Kortikotro-

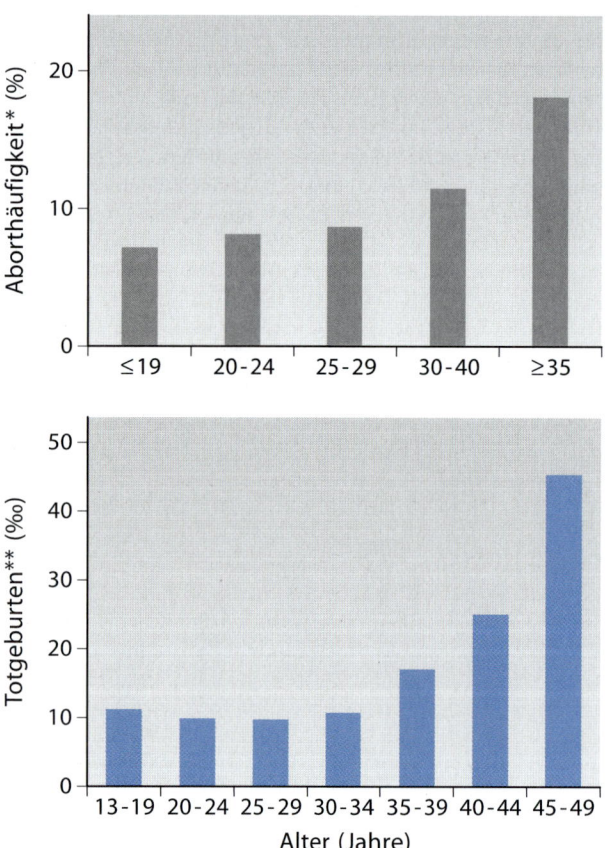

◘ **Abb. 9.12.** Altersabhängige Zunahme der Abort- und Totgeburtenhäufigkeit. (Nach Koller 1983*; Adams 1984**)

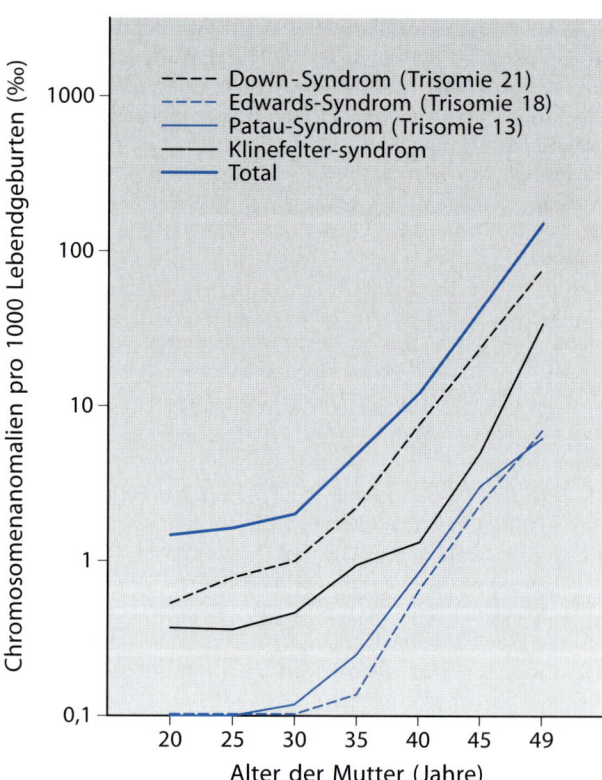

◘ **Abb. 9.13.** Altersabhängige Häufigkeit einzelner Chromosomenanomalien pro 1000 Chromosomenanomalien bei Lebendgeburten. (Nach Hook 1981)

pin-releasing-Hormon (CRH) stimuliert wird. Die von der Nebennierenrinde synthetisierten Androgene, insbesondere Androstendion, werden in peripheren Geweben zu Östrogenen aromatisiert.

Somit ist in der Postmenopause die Nebennierenrinde indirekt die Hauptquelle für Östrogene. Die Sekretion und damit die Serumkonzentrationen der adrenalen Androgene DHEA und DHEA-S nehmen bereits ab dem 30. Lebensjahr kontinuierlich ab. Die klinische Bedeutung des Abfalls dieser schwach wirksamen adrenalen Androgene ist Gegenstand aktueller Forschung. Es liegen Hinweise dafür vor, dass DHEA und sein Sulfat Immunprozesse beeinflussen. Protektive Wirkungen werden bei der Entwicklung des Altersdiabetes und bei kardiovaskulären Erkrankungen sowie bei bestimmten Malignomen diskutiert (Carlstrom et al. 1988; Proceedings of a conference 1995; Zumoff et al. 1980).

Nach der Menopause sinkt die Androstendionsekretion ebenso wie die von DHEA und DHEA-S weiter ab, während die Kortisolsekretion wenig verändert ist. Das morphologische Substrat der reduzierten Androgensekretion der Nebennierenrinde ist eine stärkergradige Atrophie der Zona reticularis, in der überwiegend Androgene synthetisiert werden. Die Zona fasciulata hingegen als der Syntheseort von Kortisol zeigt weniger ausgeprägte Veränderungen. Die Stimulierbarkeit der Kortisolsekretion durch ACTH ist im Alter erhalten, während die der adrenalen Androgene eingeschränkt ist (Touitou u. Haus 1994). Im Laufe des Alterungsprozesses spricht die Hypophyse verstärkt auf das CRH an mit der Folge einer verstärkten adrenalen Kortisolsekretion in der Nacht und einer Phasenvorverlegung dieses Kortisolanstiegs um etwa eine Stunde (Dodt et al. 1994). Die Veränderungen dieser Funktionsachse werden in funktionellen Zusammenhang mit der Verkürzung des Schlafs und mit der Verschlechterung der Schlafqualität älterer Menschen gebracht (▶ Abschn. 6.2). Wahrscheinlich trägt die Dominanz der nächtlichen Kortisolsekretion im Verhältnis zur adrenalen Androgensekretion substantiell zum Katabolismus älterer Menschen bei. Über die funktionelle Bedeutung des Kortisols für das metabole Syndrom, die abdominale Adipositas und die Insulinresistenz ▶ Abschn. 17.3.

9.8   Schilddrüse

Auch an der Schilddrüse beobachtet man altersabhängige morphologische Veränderungen. Das Organ atrophiert und zeigt einen fibrotischen Umbau. Häufig findet man in der Schilddrüse älterer Frauen Knotenbildungen und zelluläre Infiltrationen. Das Klimakterium ist zwar eine Phase, in der gehäuft Schilddrüsenerkrankungen diagnostiziert werden, das höhere Lebensalter hingegen hat keine höhere Prävalenz an Schilddrüsenfunktionsstörungen. Die Sekretion von Thyreotropin (TSH) erfolgt wie die Gonadotropinsekretion pulsatil und bleibt mit zunehmendem Alter erhalten (Rossmanith et al. 1992; van Coeverden et al. 1989). Sowohl die basalen als auch die TRH-stimulierten TSH-Spiegel sind bei gesunden älteren Frauen und Männern etwas niedriger als in jüngerem Alter. Dieses Phänomen ist Folge des Östradioldefizits postmenopausaler Frauen. Die Konzentration der freien Schilddrüsenhormone Trijodthyronin (fT3) und Thyroxin (fT4) nehmen mit zunehmendem Alter nur wenig ab (Ross-

manith u. Scherbaum 1992), und ein reaktiver Anstieg von TSH ist nicht zu verzeichnen (Müller 1994; van Coeverden et al. 1989). Die Konzentration des östrogenabhängig sezernierten TBG nimmt als Folge des postmenopausalen Östrogenmangels ab (Hesch et al. 1977).

9.9   Hypophyse

Die Veränderungen der gonadotropen Partialfunktionen der Hypophyse als Folge des postmenopausalen Verlusts des Follikelapparats sind oben beschrieben worden.

9.9.1   Prolaktin

Da die Prolaktinsynthese und -sekretion ein östrogenabhängiger Prozess ist, findet man als Folge des Östrogendefizits in der Postmenopause niedrige Prolaktinspiegel. Sie sind bei Frauen nach dem 60. Lebensjahr am niedrigsten (Robyn u. Vekemans 1976). Die Prolaktinspiegel von Frauen ohne klimakterische Beschwerden sollen höher sein, als diejenigen von Frauen mit klimakterischen Beschwerden (Sonnendecker et al. 1981). Im postmenopausalen Alter bleibt die Tag-Nacht-Rhythmik, die schlafabhängige Rhythmik der Prolaktinsekretion und die von einigen Autoren beschriebene jahreszeitliche Rhythmik erhalten (Touitou u. Haus 1994).

9.9.2 Wachstumshormon

Funktionseinbußen der Sekretion von Wachstumshormon (somatotropes Hormon, STH, synonym wird verwandt GH, »growth hormone«) sind schon ab dem dritten Lebensjahrzehnt zu verzeichnen. Wachstumshormon wird überwiegend nachts und schlafabhängig sezerniert. Die Dynamik der pulsatilen Sekretion ändert sich altersabhängig sowohl im Hinblick auf die Frequenz als auch auf die Amplitude. Ursache dafür ist die verminderte Sekretion des hypothalamischen GH-releasing-Hormons (GHRH). Die hypophysäre Reserve an somatotropen Zellen ist nicht reduziert; dies kann man bei älteren Frauen an einer normalen GH-Antwort auf eine GH-RH-Stimulation illustrieren. Altersassoziierte Schlafstörungen, Übergewicht und abendliche Mahlzeiten prädisponieren zu einer verminderten Sekretion von GH. Den Mangel an GH im Alter macht man neben der reduzierten Östrogensynthese und einigen anderen Faktoren für eine Reihe von Symptomen wie Müdigkeit, Muskelschwäche und geringe psychische Belastbarkeit verantwortlich. GH hat anabole Wirkungen. Da mit zunehmendem Alter, insbesondere bei Gewichtszunahme und eingeschränkter Mobilität, die Kortisolsekretion nicht ab- sondern eher zunimmt und damit auch die katabolen Wirkungen des Kortisols, kommt es bei der progressiv eingeschränkten Androgen- und GH-Sekretion zu einer altersassoziierten Dominanz kataboler Stoffwechselleistungen. Eine GH-Substitution zur Therapie dieser Störung kann derzeit nicht empfohlen werden (Urban u. Veldhuis 1988; Wüster 1991).

Die in ◻ Abb. 9.1 zusammengefassten typischen, altersassoziierten Veränderungen des Endokriniums illustrieren nicht nur die altersabhängige Abnahme einiger Hormonkonzentrationen und der diurnalen Rhythmik, sondern auch das die Kortisol- und STH-Sekretion nachhaltig beeinflussende, massiv verschlechterte Schlafmuster. In den altersabhängig auftretenden Schlafstörungen kommt ein für das Altern typischer Prozess zum Ausdruck, nämlich der partielle Verlust zirkadianer Rhythmen und dessen nachteilige Folgen für den alternden Organismus. Diese sind

- ein subjektiv erlebter Verlust von Lebensqualität durch Schlafstörungen,
- der Verlust anaboler Wirkungen durch verminderte STH-Sekretion und
- die Dominanz kataboler Kortisolwirkungen.

Die zunehmend gestörte funktionelle Einbettung des Organismus in den Tag-Nacht-Rhythmus der Umgebung ist ein wesentliches Merkmal des Alterungsprozesses.

9.10 Immunsystem

Wie die bereits beschriebenen neuroendokrinen Funktionsachsen besitzt auch das Immunsystem einen zirkadianen Rhythmus und zeigt eine altersabhängige Abnahme seiner Kompetenz (Cannon u. Levi 1994). Die Häufung von Infektionen, Autoimmunerkrankungen und Karzinomen im Alter sind Ausdruck dieser abnehmenden Immunkompetenz (Pawelec et al. 1995). Genauere Untersuchungen zu funktionellen Abhängigkeiten zwischen Immunsystem, neuroendokrinen Achsen und der Zeitgeberfunktion des Corpus pineale mit seinem Hauptprodukt Melatonin stehen noch aus (Blalock 1994; Fabris et al. 1995; Gaillard 1994). Sowohl Schilddrüsenhormone als auch DHEA und Melatonin stimulieren und modulieren die Funktion immunkompetenter Zellen (Mocchegiani et al. 1994). Ob eine Substitution mit den letztgenannten Hormonen die Immunkompetenz und die Lebensqualität älterer Menschen verbessert, bleibt zu klären (Pawelec et al. 1995).

9.11 Synopsis

Der Übergang von der Fähigkeit zur Fortpflanzung in das höhere Lebensalter ist für die Frau gekennzeichnet durch eine Vielfalt von Veränderungen ihrer sozialen Position in Familie und Beruf sowie ihrer seelischen und körperlichen Befindlichkeit.

Kapitel 9 beschreibt einige Besonderheiten der körperlichen Befindlichkeit der Frau in der perimenopausalen Übergangsphase und in der Postmenopause, aus denen sich praktische Schlussfolgerungen für die ärztliche Betreuung von Frauen in dieser Lebensphase ziehen lassen. Eine Fülle detaillierter Ratschläge hierzu finden sich im ▶ Kap. 19.

Besondere Erwähnung verdient der Verlust des reproduktiven Potentials und der Östrogenentzug durch die Atresie des Follikelapparats. Im Zusammenhang mit dem partiellen Funktionsverlust des Ovars und der Nebennierenrinde sind auch die Funktionsänderungen einiger anderer endokriner Organe zu beachten, insbesondere des Hypothalamus-Hypophysen-Systems.

Würden wir diese Lebensphase der Frau ausschließlich unter klassisch-endokrinologischem Blickwinkel betrachten, würden wir weder der Interdisziplinarität der Endokrinologie noch dem ganzheitlichen präventiven Ansatz für diese Lebensphase gerecht. Wenn es Aufgabe der gynäkologischen Endokrinologie sein soll, zusammen mit anderen Disziplinen der älter werdenden Frau präventiv zu einer besseren Lebensqualität zu verhelfen, so müssen sich Endokrinologen und praktizierende Frauenärzte intensiv nicht nur mit einigen Hormonen, sondern vor allem mit den Stoffwechselbesonderheiten des höheren Lebensalters befassen, insbesondere mit dem erhöhten Morbiditäts- und Mortalitätsrisiko. Deshalb darf die Frauenheilkunde ihre präventiven Anstrengungen nicht nur auf die Hormonersatztherapie mit Östrogenen und anderen Sexualsteroiden fokussieren. Das erhöhte Morbiditäts- und Mortalitätsrisiko im höheren Lebensalter ist zum einen Folge von natürlichen Alterungsprozessen, zum anderen werden Krankheitswahrscheinlichkeit, Todesursachen und Todeszeitpunkt nachhaltig beeinflusst von der Art und Weise, wie eine Frau über Jahrzehnte mit ihrem Organismus umgegangen ist. Deshalb muss der Arzt die metabolen Voraussetzungen für eine die Gesundheit fördernde Lebensweise, Selbständigkeit und Mobilität bis ins hohe Lebensalter kennen und diese Kenntnisse den ihm anvertrauten Frauen weitergeben. Dass er sich mit dieser Aufgabe über seine gewohnten Fachgrenzen in interdisziplinäre Bereiche hinein bewegen muss, liegt auf der Hand.

In der Vergangenheit wenig beachtet worden ist die Einbettung des Organismus in die natürliche Umgebung, insbesondere in den Tag-Nacht- und den Hell-Dunkel-Rhythmus, die mit Hilfe von Zentren im Hypothalamus (Nucleus suprachiasmaticus) und der Zirbeldrüse (Corpus pineale) erfolgt. Die für das Altern typische Desynchronisierung und Abkopplung der Körperfunktionen von biophysikalischen Rhythmen unserer Umgebung sind weitgehend unbeachtet geblieben. Neuere Erkenntnisse, insbesondere auch aus der Stressforschung, lassen aber den Schluss zu, dass diese Desynchronisierung vermutlich in vergleichbarem Ausmaß wie das metabole Syndrom und die Insulinresistenz, Morbidität, Mortalität und subjektive Befindlichkeit beeinträchtigen. Also müssen wir uns auch in Forschung und Klinik mit der Frage befassen, unter welchen Voraussetzungen dieser chronobiologische Aspekt unserer Organfunktionen praktisch berücksichtigt werden kann.

Die frauenärztliche Endokrinologie befasst sich mit der alternden und älteren Frau überwiegend unter dem Gesichtspunkt der Prävention und der Verbesserung der Lebensqualität der Frau. Sie muss in die Lage kommen, das volle Spektrum sinnvoller präventiver Maßnahmen einzusetzen; zu diesem Spektrum gehört nicht nur der Einsatz von Hormonen und anderer Substanzen auf Gebieten, auf denen die Wirksamkeit wissenschaftlich fundiert nachgewiesen und das Nebenwirkungspotential akzeptabel ist. Eine gleich große, möglicherweise sogar noch größere Herausforderung ist die angemessene Beratung der älteren Frau über ihre Eigenleistungen für ein gesundes Altern. Um sie in die Lage zu

▼

versetzen, diese mit einem gesunden Lebensstil zu erbringen, müssen wir sie zu drei wichtigen Bereichen beraten können. Diese sind:

- eine angemessene Ernährung,
- eine den Möglichkeiten des jeweiligen Alters angemessene körperliche Betätigung und
- die Bedeutung des Tag-Nacht-Rhythmus für eine stressarme Lebensführung.

Alle drei Bereiche erfordern detailliertes, abgesichertes Wissen und die Bereitschaft, dies weiterzugeben.

Literatur

Abdalla H, Burton G, Kirkland A, Johnson MR, Leonhard T, Brooks AA, Studd JWW (1993) Age, pregnancy and miscarriage: uterine versus ovarian factors. Human Reprod 8: 1512

Abraham GE, Lobotsky J, Lloyd CW (1969) Metabolism of testosterone and androstenedione in normal and ovariectomized women. J Clin Invest 48: 696

Abraham GE, Maroulis GB (1975) Effect of exogenous estrogen on serum pregnenolone, cortisol, and androgens in postmenopausal women. Obstet Gynecol 45: 271

Adams CE (1984) Reproductive senescence. In: Austin CR, Short RV (eds) Reproductive fitness, 2nd edn. Cambridge University Press, Cambridge, p 210

Adamopoulos DA, Loraine JA, Dove GA (1971) Endocrinological studies in women approaching the menopause. J Obstet Gynaecol Br Commonw 78: 62

Adashi EY (1991) The climacteric ovary: a viable endocrine organ. Semin Reprod Endocrinol 9: 200

Adashi EY (1994) The climacteric ovary as a functional gonadotropin-driven androgen-producing gland. Fertil Steril 62: 20

Aiman J, Forney JP, Parker CR, Jr. (1986) Secretion of androgens and estrogens by normal and neoplastic ovaries in postmenopausal women. Obstet Gynecol 68: 1

Balboni GC (1982) Morphological features of the human ovary during the menopause. In: Fioretti P, Martini L, Melis GB, Yen SSC (eds) The menopause: clinical, endocrinological and pathophysiological aspects. Academic Press, London (Serono Symp 39), p 191

Barlow JJ, Emerson K Jr, Saxena BN (1969) Estradiol production after ovariectomy for carcinoma of the breast. N Engl J Med 280: 633

Bigelow B (1958) Comparison of ovarian and endometrial morphology spanning the menopause. Obstet Gynecol 11: 487

Blalock JE (1994) The syntax of immune-neuroendocrine communication. Immunol Today 15: 504

Block E (1952) Quantitative morphological investigations of the follicular system in women. Acta Anat (Basel) 14: 108

Borini A, Bafaro G, Violini F, Bianchi L, Casadio V, Flamigni C (1995) Pregnancies in postmenopausal women over 50 years old in an oocyte donation program. Fertil Steril 63: 258

Boyer SH, Ferguson-Smith MA, Grumbach MM (1961) The lack of influence of parental age and birth order in the aetiology of nuclear sex cromatin-negative Turner's syndrome. Ann Hum Genet 25: 215

Brandau H, Brandau L, Mestwerdt W (1974) Endocrine activity in postmenopausal ovaries. Eur J Obstet Gynecol Reprod Biol 4: 187

Breuer H, Nocke W, Bayer JM (1958) Effect of ACTH and cortisone on the urinary oestrogens in oophorectomized and postmenopausal women with mammary cancer. Acta Endocrinol (Copenh) 38 (Suppl): 69

Bullbrook RD, Greenwood FC (1957) Persistence of urinary oestrogen excretion after oophorectomy and adrenalectomy. Br Med J 1: 662

Burger PC, Vogel FS (1973) The development of the pathologic changes of Alzheimer's disease and senile dementia in patients with Down's syndrome. Am J Pathol 73: 457

Campbell S, Goessens L, Goswamy R, Whitehead M (1982) Real-time ultrasonography for determination of ovarian morphology and volume. A possible early screening test for ovarian cancer? Lancet 1: 425

Cannon C, Levi F (1994) Immune system in relation to cancer. In: Touitou Y, Haus E (eds) Biologic rhythms in clinical and laboratory medicine, Springer, Berlin Heidelberg New York Tokyo, p 635

Carlstrom K, Brody S, Lunell NO et al. (1988) Dehydroepiandrosterone sulphate and dehydroepiandrosterone in serum: differences related to age and sex. Maturitas 10: 297

Casper RF, Yen SS, Wilkes MM (1979) Menopausal flushes: a neuroendocrine link with pulsatile luteinizing hormone secretion. Science 205: 823

Casson PR, Andersen RN, Herrod HG et al. (1993) Oral dehydroepiandrosterone in physiologic doses modulates immune function in postmenopausal women. Am J Obstet Gynecol 169: 1536

Cavin C, Rido R, Samartzis S, Hauser GA (1987) Einfluss des Alters und der Therapiedauer auf den Erfolg bei 1296 Sterilitätsfällen. Ther Rdsch 44: 328

Cleland WH, Mendelson CR, Simpson ER (1985) Effects of aging and obesity on aromatase activity of human adipose cells. J Clin Endocrinol Metab 60: 174

Coevorden van A, Laurent E, Decoster C et al. (1989) Decreased basal and stimulated thyrotropin secretion in healthy elderly men. J Clin Endocrinol Metab 69: 177

Collet ME, Wertenberge GE, Fiske VM (1954) The effect of age upon the pattern of the menstrual cycle. Fertil Steril 5: 437

Copinschi G, van Cauter E (1995) Effects of ageing on modulation of hormonal secretions by sleep and circadian rhythmicity. Horm Res 43: 20

Costoff A, Mahesh VB (1975) Primordial follicles with normal oocytes in the ovaries of postmenopausal women. J Am Geriatr Soc 23: 193

Dennefors BL, Janson PO, Hamberger L, Knutsson F (1982) Hilus cells from human postmenopausal ovaries: gonadotropin sensitivity, steroid and cyclic AMP production. Acta Obstet Gynecol Scand 61: 413

Dennefors BL, Janson PO, Knutson F, Hamberger L (1980) Steroid production and responsiveness to gonadotropin in isolated stromal tissue of human postmenopausal ovaries. Am J Obstet Gynecol 136: 997

Dodt C, Theine KJ, Uthgenannt D et al. (1994) Basal secretory activity of the hypothalamo-pituitary-adrenocortical axis is enhanced in healthy elderly. An assessment during undisturbed night-time sleep. Eur J Endocrinol 131: 443

Döring GK (1963) Über die relative Häufigkeit des anovulatorischen Zyklus im Leben der Frau. Arch Gynäkol 199: 115

Dowsett M, Cantwell B, Lal A et al. (1988) Suppression of postmenopausal ovarian steroidogenesis with the luteinizing hormone-releasing hormone agonist goserelin. J Clin Endocrinol Metab 66: 672

Edwards JH, Harnden DG, Cameron AH, Crosse VM, Wolff OH (1960) A new trisomic syndrome. Lancet 9: 787

Fabris N, Mocchegiani E, Provinciali M (1995) Pituitary-thyroid axis and immune system: a reciprocal neuroendocrine-immune interaction. Horm Res 43: 29

Fitzgerald CT, Seif MW, Killick SR, Bennett DA (1994) Age related changes in the female reproductive cycle. Br J Obestet Gynaecol 101: 229

Gaillard RC (1994) Neuroendocrine-immune system interactions. The immune-hypothalamo-pituitary-adrenal axis. Trends Endocrinol Metab 5: 303

Gebbie AE, Glasier A, Sweeting V (1995) Incidence of ovulation in perimenopausal women before and during hormone replacement therapy. Contraception 52: 221

Genazzani AR, Petraglia F (1989) Opioid control of luteinizing hormone secretion in humans. J Steroid Biochem 33: 751

Gosden RG (1987) Follicular status at the menopause. Hum Reprod 2: 617

Goswamy RK, Campbell S, Whitehead MI (1983) Screening for ovarian cancer. Clin Obstet Gynaecol 10: 621

Goswamy RK, Campbell S, Royston JP et al. (1988) Ovarian size in postmenopausal women. Br J Obstet Gynaecol 95: 795

Gougeon A, Ecochard R, Thalabard JC (1994) Age-related changes of the population of human ovarian follicles: increase in the disappearance rate of non-growing and early-growing follicles in aging women. Biol Reprod 50: 653

Greenblatt RB, Colle ML, Mahesh VB (1976) Ovarian and adrenal steroid production in the postmenopausal woman. Obstet Gynecol 47: 383

Grodin JM, Siiteri PK, MacDonald PC (1973) Source of estrogen production in postmenopausal women. J Clin Endocrinol Metab 36: 207

Hassold T, Chen N, Funkkouser J et al. (1980) A cytogenetic study of thousand spontaneous abortions. Am Hum Genet 44: 1951

Hausknecht RU, Gusberg SB (1973) Estrogen metabolism in patients at high risk for endometrial carcinoma. II. The role of androstenedione as an estrogen precursor in postmenopausal women with endometrial carcinoma. Am J Obstet Gynecol 116: 981

Hertig AT (1944) The aging ovary, a preliminary note. J Clin Endocrinol Metab 4:

Hesch RD, Gatz J, Juppner H, Stubbe P (1977) TBG-dependency of age related variations of thyroxine and triiodothyronine. Horm Metab Res 9: 141

Hook EB (1981) Rates of chromosomal abnormalities at different maternal age. Obstet Gynecol 58: 282

Hsia DYY, Justice P, Smith GF, Dowben RM (1971) Downs' syndrome. A critical review of the biochemical and immunological data. Am J Dis Child 121: 153

Inkster SE, Brodie AM (1991) Expression of aromatase cytochrome P-450 in premenopausal and postmenopausal human ovaries: an immunocytochemical study. J Clin Endocrinol Metab 73: 717

Judd HL, Judd GE, Lucas WE, Yen SS (1974a) Endocrine function of the postmenopausal ovary: concentration of androgens and estrogens in ovarian and peripheral vein blood. J Clin Endocrinol Metab 39: 1020

Judd HL, Lucas WE, Yen SS (1974b) Effect of oophorectomy on circulating testosterone and androstenedione levels in patients with endometrial cancer. Am J Obstet Gynecol 118: 793

Judd HL, Korenman SG (1982) Effects of aging on reproductive function in women. In: Korenman SG (eds) Endocrine aspects of aging. Elsevier Biomedical, New York Amsterdam London, p 163

Kajii T, Ferrier A, Niikaga N, Takanara H, Ohama K, Aviracha S (1980) Anatomic and chromosomal anomalies in 639 spontaneous abortuses. Hum Genet 55: 87

Keller DW et al. (1984) Clinical infertility. Appleton-Century-Crofts, Norwalg, p 231

Koller S (1983) Risikofaktoren der Schwangerschaft. Springer, Berlin Heidelberg New York Tokyo

Kram D, Schneider EL (1978) An effect of reproductive aging: increased risk of genetically abnormal offspring. In: Schneider EL (ed) The aging reproductive system. Raven, New York, p 237

Kuhl H, Taubert HD (1987a) Das Klimakterium – Pathophysiologie, Klinik, Therapie. Thieme, Stuttgart New York

Kuhl H, Taubert HD (1987b) Endokrine Veränderungen. In: Kuhl H, Taubert HD (Hrsg) Das Klimakterium – Pathophysiologie, Klinik, Therapie. Thieme, Stuttgart New York

Kurjak A, Kupesic S (1995) Ovarian senescence and its significance on uterine and ovarian perfusion. Fertil Steril 64: 532

Lamberts SW, van den Beld AW, van der Lely AJ (1997) The endocrinology of aging. Science 278: 419

Lauritzen C (1987) Endokrinologie der Prä- und Postmenopause. In: Lauritzen C (Hrsg) Gynäkologische Endokrinologie. Frauenheilkunde und Geburtshilfe. Urban & Schwarzenberg, München, p 217

Lenz W (1959) Der Einfluss des Alters der Eltern und Geburtennummer auf angeborene pathologische Zustände beim Kind. Acta Genet 9: 249

Lloyd CW, Lobotsky J, Weisz J et al. (1971) Concentration of unconjugated estrogens, androgens and gestagens in ovarian and peripheral venous plasma of women: the normal menstrual cycle. J Clin Endocrinol Metab 32: 155

Longcope C (1971) Metabolic clearance and blood production rates of estrogens in postmenopausal women. Am J Obstet Gynecol 111: 778

Longcope C, Jaffee W, Griffing G (1981) Production rates of androgens and oestrogens in post-menopausal women. Maturitas 3: 215

Longcope C, Franz C, Morello C et al. (1986) Steroid and gonadotropin levels in women during the peri-menopausal years. Maturitas 8: 189

MacDonald PC, Siiteri PK (1974) The relationship between the extraglandular production of estrone and the occurrence of endometrial neoplasia. Gynecol Oncol 2: 259

Marshall DH, Crilly RG, Nordin BE (1977) Plasma androstenedione and oestrone levels in normal and osteoporotic postmenopausal women. Br Med J 2: 1177

Mattingly RF, Huang WY (1969) Steroidogenesis of the menopausal and postmenopausal ovary. Am J Obstet Gynecol 103: 679

Meites J (1995) Age-dependent changes in brain neurotransmitter and their influence on neuroendocrine functions. In: Scherbaum WA, Rossmanith WG (eds) The endocrinology of aging. De Gruyter, Berlin

Meldrum DR (1993) Female reproductive aging – ovarian and uterine factors. Fertil Steril 59: 1

Meldrum DR, Davidson BJ, Tataryn IV, Judd HL (1981) Changes in circulating steroids with aging in postmenopausal women. Obstet Gynecol 57: 624

Meldrum DR, Marr B, Stubbs C, Wisot A, Yeo L, Hamilton F (1992) Impaired uterine receptivity in infertile women over age 40 having oocyte donation and correction with increased progesterone replacement. Reprod Fertil Dev 4: 689

Menken J, Larsen V (1986) Fertility rates and aging. In: Mastroinanni L jr, Paulsen CA (eds) Aging, reproduction and the climacteric. Plenum, New York, p 147

Metcalf MG (1988) The approach of menopause: a New Zealand study. N Z Med J 101: 103

Metcalf MG, Donald RA, Livesey JH (1981) Pituitary-ovarian function in normal women during the menopausal transition. Clin Endocrinol (Oxf) 14: 245

Mocchegiani E, Bulian D, Santarelli L et al. (1994) The zinc-melatonin interrelationship. A working hypothesis. Ann N Y Acad Sci 719: 298

Müller MJ (1994) Thyroid and ageing. Eur J Endocrinol 130: 242

Munné S, Alikani M, Tomkin G, Grifo J, Cohen J (1995) Embryo morphology, developmental rates, and maternal age are correlated with chromosome abnormalities. Fertil Steril 64: 382

Nagamani M, Hannigan EV, Dillard EA Jr., Van Dinh T (1986) Ovarian steroid secretion in postmenopausal women with and without endometrial cancer. J Clin Endocrinol Metab 62: 508

Navot D, Bergh PA, Williams MA, Garrisi GJ, Guzman I, Sandler B, Grunfeld L (1991) Poor oocyte quality rather than implantation failure as a cause of age-related decline in female fertility. Lancet 337: 1375

Neugarten BL, Kraines RJ (1965) «Menopausal symptoms" in women of various ages. Psychosom Med 27: 266

Newell JW, Rock J (1952) Upper age limit of parturition. Am J Obstet Gynecol 63: 875

Noci I, Borri P, Chieffi O, Scarselli G, Biagiotti R, Moncini D, Paglierani M, Taddei G (1995) I. Aging of the human endometrium: a basic morphological and immunohistochemical study. Eur J Obstet Gynecol Reprod Biol 63: 181

Novak ER (1970) Ovulation after fifty. Obstet Gynecol 36: 903

Patau K, Smith D, Therman E, Inhorn S, Wagner HP (1960) Multiple congenital anomaly caused by an extra autosome. Lancet 9: 790

Pawelec G, Adibzadeh M, Pohla H, Schaudt K (1995) Immunosenescence: ageing of the immune system. Immunol Today 16: 420

Pincus G, Romanoff LP, Carlo J (1954) The excretion of urinary steroids by men and women of various ages. J Gerontol 9: 113

Plotz EJ, Wiener M, Stein AA, Hahn BD (1967) Enzymatic activities related to steroidogenesis in postmenopausal ovaries of patients with and without endometrial carcinoma. Am J Obstet Gynecol 99: 182–197

Poliak A, Jones GE, Woodruff JD (1971) The effect of human chorionic gonadotropin on castrated postmenopausal women. Am J Obstet Gynecol 109: 555

Poortman J, Thijssen JH, Schwarz F (1973) Androgen production and conversion to estrogens in normal postmenopausal women and in selected breast cancer patients. J Clin Endocrinol Metab 37: 101–109

Proceedings of a conference (1995) Dehydroepiandrosterone (DHEA) and aging. Proceedings of a conference. Washington/DC, June 17–19, 1995. Ann N Y Acad Sci 774: 1–350

Procope BJ (1969) Studies on the urinary excretion, biological effects and origin of oestrogens in post-menopausal women. Acta Endocrinol (Copenh) 5–110

Rader MD, Flickinger GL, DeVilla GO, Jr. et al. (1973) Plasma estrogens in postmenopausal women. Am J Obstet Gynecol 116: 1069

Rannevik G, Jeppsson S, Johnell O et al. (1995) A longitudinal study of the perimenopausal transition: altered profiles of steroid and pituitary hormones, SHBG and bone mineral density. Maturitas 21: 103

Richardson SJ, Nelson JF (1990) Follicular depletion during the menopausal transition. Ann N Y Acad Sci 592: 13

Richardson SJ, Senikas V, Nelson JF (1987) Follicular depletion during the menopausal transition: evidence for accelerated loss and ultimate exhaustion. J Clin Endocrinol Metab 65: 1231

Robyn C, Vekemans M (1976) Influence of low dose oestrogen on circulating prolactin. LH and FSH levels in post-menopausal women. Acta Endocrinol (Copenh) 83: 9

Rosner W (1969) Interaction of adrenal and gonadal steroids with proteins in human plasma. N Engl J Med 281: 658

Rossmanith WG (1995) Gonadotropin secretion during aging in women: review article. Exp Gerontol 30: 369

Rossmanith WG, Lauritzen C (1991) The luteinizing hormone pulsatile secretion: diurnal excursions in normally cycling and postmenopausal women. Gynecol Endocrinol 5: 249

Rossmanith WG, Scherbaum WA (1992) Neuroendokrine Regulation der Schilddrüse während des Alterns. In: Lauritzen C (Hrsg) Menopause – Hormonsubstitution heute. Stabil, München

Rossmanith WG, Ulrich U (1993) Neuroendokrine Aspekte der Hormonregulation in Peri- und Postmenopause. In: Kiesel L, Rabe T, Runnebaum B (Hrsg) Aktuelle Hormontherapie in der Gynäkologie. Zuckerschwerdt, München

Rossmanith WG, Liu CH, Laughlin GA et al. (1990) Relative changes in LH pulsatility during the menstrual cycle: using data from hypogonadal women as a reference point. Clin Endocrinol (Oxf) 32: 647

Rossmanith WG, Szilagyi A, Scherbaum WA (1992) Episodic thyrotropin (TSH) and prolactin (PRL) secretion during aging in postmenopausal women. Horm Metab Res 24: 185

Rossmanith WG, Handke-Vesely A, Wirth U et al. (1994) Does the gonadotropin pulsatility of postmenopausal women represent the unrestrained hypothalamic-pituitary activity? Eur Endocrinol 130:485

Sall S, Calanog A (1972) Steroid excretion patterns in postmenopausal women with benign and neoplastic endometrium. Am J Obstet Gynecol 114: 153

Santen RJ, Leszczynski D, Tilson-Mallet N et al. (1986) Enzymatic control of estrogen production in human breast cancer: relative significance of aromatase versus sulfatase pathways. Ann N Y Acad Sci 464: 126

Sauer MV, Paulson RJ, Lobo RA (1992) Reversing the natural decline in human fertility. JAMA 268: 1275

Schindler AE, Ebert A, Friedrich E (1972) Conversion of androstendione to estrone by human fat tissue. J Clin Endocrinol Metab 35: 627

Schneider HPG (1982) Workshop II: The premenopause. In: Van Keep PA, Utian WH,Vermeulen A (eds) The controversial climacteric. MTB, Lancaster Boston The Hague, pp 9

Sharman A (1962) Occurrence of ovulation around the time of the menopause. In: Zuckerman S (ed) The ovary. Academic Press, New York, p 544

Sherman BM, Korenman SG (1975) Hormonal characteristics of the human menstrual cycle throughout reproductive life. J Clin Invest 55: 699

Sherman BM, West JH, Korenman SG (1976) The menopausal transition: analysis of LH, FSH, estradiol, and progesterone concentrations during menstrual cycles of older women. J Clin Endocrinol Metab 42: 629

Siiteri PK, MacDonald PC (1977) Role of extraglandular estrogen in human endocrinology. In: Handbook of physiology. Endocrinology II. American Physiological Society, Washington/DC, p 615

Simpkins JW, Millard WJ (1987) Influence of age on neurotransmitter function. In: Sacktor B (ed) Endocrinology and aging. Endocrinology and metabolism clinics of North America, Saunders, Philadelphia

Sonnendecker EW, Polakow ES, Gerdes L (1981) Psycho-endocrine differences and correlations in symptomatic and asymptomatic climacteric women – the possible role of prolactin. S Afr Med J 60: 661

Sternberg WH, Segaloff A, Gaskill CJ (1953) Influence of chorionic gonadotropin on human ovarian hilus cells (Leydig-like cells). J Clin Endocrinol Metab 13: 139

Studd JW, Chakravarti S, Collins WP (1978) Plasma hormone profiles after the menopause and bilateral oophorectomy. Postgrad Med J 54 Suppl 2: 25

Swaab DF (1995) Ageing of the human hypothalamus. Horm Res 43: 8

Talbert GB (1978) Effect of aging of the ovaries and female gametes on reproductive capacity. In: Schneider EL (ed) The aging reproductive system. Raven, New York, p 59

Thatcher SS, Naftolin F (1999) The aging and aged ovary. Semin Reprod Endocrinol 9: 189

Timiras PS (1983) Neuroendocrinology of aging. In: Meites J (ed) Neuroendocrinology of aging. Plenum, New York

Touitou Y, Haus E (1994) Biological rhythms and aging. In: Touitou Y, Haus E (eds) Biological rhythms in clinical and laboratory medicine. Springer, Berlin Heidelberg New York Tokyo, p 188

Urban RJ, Veldhuis JD (1988) Hypothalamo-pituitary concomitants of aging. In: Sowers JR, Felicetta JV (eds) Endocrinology of aging. Raven, New York

Ushiroyama T, Sugimoto O (1995) Endocrine function of the peri- and postmenopausal ovary. Horm Res 44: 64

Vermeulen A (1976) The hormonal activity of the postmenopausal ovary. J Clin Endocrinol Metab 42: 247

Vermeulen A, Verdonck L (1978) Sex hormone concentrations in postmenopausal women. Clin Endocrinol 9:59

Woll E, Hertig AT, Smith GV, Johnson LC (1948) The ovary in endometrial carcinoma, with notes on the morphological history of aging ovary. Am J Obstet Gynecol 56: 617

Wüster C (1991) Growth hormone and aging. In: Scherbaum WA, Rossmanith WG (eds) The endocrinology of aging. De Gruyter, Berlin

Yaron Y, Botchan A, Amit A, Kogosowski A, Yovel I, Lessing JB (1993) Endometrial receptivity: the age-related decline in pregnancy rates and the effect of ovarian function. Fertil Steril 60: 314

Yen SS, Tsai CC, Naftolin F et al. (1992) Pulsatile patterns of gonadotropin releasing in subjects with and without ovarian function. J. Clin. Endocrinol Metab 34: 671

Zumoff B, Rosenfeld RS, Strain GW et al. (1980) Sex differences in the twenty-four-hour mean plasma concentrations of dehydroisoandrosterone (DHA) and dehydroisoandrosterone sulfate (DHAS) and the DHA to DHAS ratio in normal adults. J Clin Endocrinol Metab 51: 330

Endokrinpharmakologie

T. Gudermann

10.1   Einleitung

⌄ Im folgenden Kapitel soll die Pharmakologie der für die Therapie in der frauenärztlichen Praxis wichtigsten Hormone und hormonähnlichen synthetischen Substanzen besprochen werden, soweit sie nicht in den klinischen Kapiteln in anderem Zusammenhang angemessen dargestellt wird. Entsprechend ihrer großen praktischen Bedeutung werden hierbei die Sexualsteroide und ihre synthetischen Abkömmlinge einen breiten Raum einnehmen. Sexualsteroide und ihre Derivate gehören weltweit zu den am häufigsten verschriebenen Medikamenten. Die wichtigsten Indikationsbereiche sind die orale Kontrazeption und die Hormonersatztherapie im Alter. Unter den Sexualsteroiden unterscheidet man bekanntlich nach ihren Hauptwirkungen Östrogene von Androgenen und progesteronähnlichen Substanzen (Gestagenen). Die geschlechtsspezifischen Wirkungen der Sexualsteroide auf die Fortpflanzungsorgane und -funktionen von Frau und Mann sind uns schon lange bekannt und in den ▶ Kap. 1 und 2 ausführlich besprochen worden. Darüber hinaus wurde in ▶ Kap. 2 bereits dargestellt, dass Sexualsteroide auf praktisch alle Organe und Körperfunktionen Auswirkungen haben und Nebenerscheinungen auslösen können, deren richtige Deutung praktisch-klinisches Handeln zur Folge hat.

Sexualsteroide haben breiten Eingang in die Diagnostik sowie in die Therapie und Prophylaxe gefunden. Da die genannten natürlichen Sexualsteroide in der Regel wenig aktiv sind, wenn sie in ihrer natürlichen Form verabreicht werden – insbesondere bei peroraler Verabreichung –, werden sie meist chemisch modifiziert angewandt. Viele dieser chemisch modifizierten Hormone haben nicht nur eine stärkere biologische Hauptwirkung und können peroral verabreicht werden, sondern haben auch neue Partialwirkungen. Diese Partialwirkungen sind insofern von besonderem Interesse, als sie bei gezielter Auswahl eine differenzierte Therapie zulassen und erwünschte Nebenwirkungen genutzt werden können.

Weitere Details über den gezielten Einsatz von synthetischen Steroiden und antagonistisch wirkenden Steroidabkömmlingen sind in diesem Kapitel beschrieben sowie in den ▶ Kapiteln 18 (Klinik der Prämenopause, der Peri- und Postmenopause und des Seniums) und 11 (hormonale Kontrazeption).

10.2   Östrogene und einige Abkömmlinge

Die natürlichen Östrogene des Menschen sind Östron, Östradiol (das biologisch aktivste Östrogen) und Östriol (▶ Abb. 10.1). Die Östrogene unterscheiden sich von den anderen Steroidhormonen durch ihren aromatische A-Ring.

Die Hydroxylgruppe in Position 3 ist zur Salzbildung befähigt, was die Grundlage der chemische Abtrennung der Östrogene von den anderen Steroidhormonen bildet. Im Jahr 1929 gelang es Doisey und Butenandt fast zeitgleich, jedoch unabhängig voneinander, Östron als erstes Steroidhormon in kristalliner Form zu isolieren. Auf Biosynthese, Wirkmechanismus (Pharmakodynamik), physiologische Östrogenwirkungen und auf den Metabolismus natürlicher Sexualsteroide wird nicht weiter eingegangen, sondern auf ▶ Kap. 2 verwiesen. An dieser Stelle werden lediglich die für die Pharmakotherapie relevanten Aspekte verschiedener Substanzen besprochen.

10.2.1   Östrogen wirksame Substanzen, Pharmakodynamik und Pharmakokinetik

Substanzen

Obwohl Östradiol – mit Östradiol ist hier und im gesamten Text 17β-Östradiol gemeint – das biologisch aktivste natürliche Östrogen ist, wird es kaum oral verabreicht, da es durch präsystemische Elimination in der Leber, auch als «First-pass-Effekt" bezeichnet, sehr effektiv inaktiviert wird. Dieses Problem wird auch durch neue mikronisierte Östradiol-Präparationen nicht komplett beseitigt, die heute für die orale Gabe zur Verfügung stehen. Da die absolute Bioverfügbarkeit nach wie vor niedrig ist, müssen hohe orale Dosierungen verabreicht werden (Fotherby 1996).

Ein wesentlicher Durchbruch gelang bereits 1938 mit der Entdeckung, dass die Einführung einer Ethinylgruppe an Position 17 des Steroidgrundgerüsts Östradiol oral aktiv machte. **Ethinylöstradiol** ist ein hochpotentes orales Östrogen und stellt eine von zwei wichtigen Östradiolpräparationen dar, die in fast allen oralen Kontrazeptiva vertreten sind (⬛ Abb. 10.2). **Mestranol**, der 3-Methyläther des Ethinylöstradiols, ist das zweite wichtige orale Östrogen. Die beiden Östrogene werden infolge des Ethinylrests von der Leber wesentlich langsamer als das natürliche Hormon (17β-Östradiol) abgebaut. Diese Tatsache erklärt auch die starke Wirkung dieser Substanzen auf den Leberstoffwechsel (z. B. Synthese von Bindungsproteinen, Gerinnungsfaktoren, Angiotensinogen; ▶ Abschn. 2.6.1).

Ethinylöstradiol wird aus dem Organismus wesentlich langsamer als das natürliche Östradiol entfernt. Die Eliminationshalbwertszeit liegt zwischen 13 und 27 Stunden. Mestranol wird in der Leber rasch zu Ethinylöstradiol demethyliert, das somit seine aktive Form darstellt.

Die Abbauwege des Östradiols im Rahmen der hepatischen Elimination sind im Detail in ▶ Abschn. 2.5.1 bespro-

Östradiol   Östron   Östriol

⬛ **Abb. 10.1.** Strukturformeln der wichtigsten natürlichen Östrogene

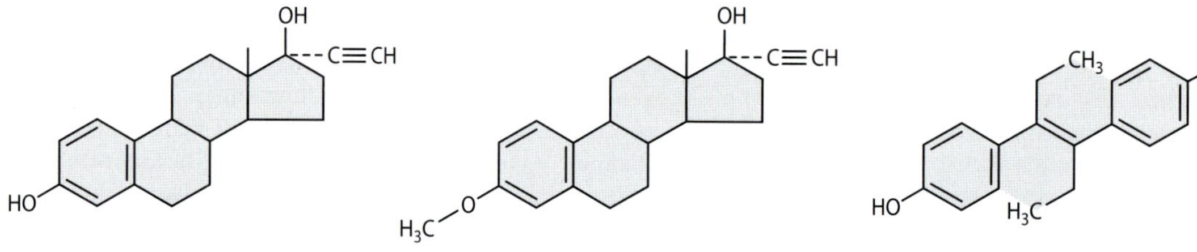

Ethinylöstradiol   Mestranol   Diethylstilböstrol

Abb. 10.2. Strukturformeln wichtiger oral einzunehmender Östrogene

chen und werden deshalb an dieser Stelle nicht weiter aufgeführt.

Diethylstilböstrol (DES; □ Abb. 10.2) ist eine der ersten, vollsynthethisch hergestellten östrogen wirksamen Substanzen, die selbst kein Steroidgrundgerüst mehr besitzt und nur noch entfernt mit dem natürlichen Hormon verwandt ist. DES weist in den meisten Bioassays die gleiche Potenz wie Östradiol auf, ist jedoch nach oraler Applikation aktiv und hat eine längere Eliminationshalbwertszeit. Aufgrund seiner nachgewiesenen karzinogenen Wirkung spielt DES heute therapeutisch keine große Rolle mehr, stellt jedoch in der Rückschau einen entscheidenden Schritt in Richtung der Entwicklung einer effektiven oralen Hormontherapie dar.

Östradiolester

Die Stabilität von Östradiol kann chemisch auch durch Veresterung erhöht werden. Nach Applikation wird aus Östradiolestern Östradiol wieder freigesetzt. Da Östradiolester ein injiziertes Öldepot nur langsam verlassen, eignen sie sich für injizierbare Depotpräparate.

Östradiolvalerat, Östradiolbenzoat und **Östradiolundecylat** sind einige der Ester des Östradiols, die Eingang in die Therapie gefunden haben (s. Liste der östrogen wirksamen Substanzen, ▶ Abschn. 25.1 und 25.3). Mit zunehmender Größe des Aryl- oder Alkyl-Substituenden verringert sich die Polarität der Östradiolester und die Absorption wird dementsprechend verlangsamt. Nach einer einzigen **intramuskulären Injektion** werden die veresterten Östrogene über mehrere Wochen aus dem Depot resorbiert und üben auch so lange ihre Wirkung aus.

Konjugierte Östrogene

Für die orale Behandlung therapeutisch genutzte, veresterte Östrogene stellen auch die Sulfatverbindungen der konjugierten Östrogene dar. Es handelt sich um Östrogene, die aus Pferdeharn extrahiert werden (equine Östrogene). Sie wurden bereits zu Beginn der 40er-Jahre des letzten Jahrhunderts zur Behandlung von Wechseljahrsbeschwerden in Amerika zugelassen. Bemerkenswerterweise erfolgte erst in den 70er-Jahren mit Hilfe der Gaschromatographie eine genaue quantitative Analyse der Zusammensetzung (Speroff et al. 1999).

Konjugate der Östrogene sind an der Östrogenerfolgszelle selbst nicht oder kaum aktiv, sie stellen jedoch Speicherformen dar. Durch Hydrolyse (Abspaltung des Säurerests) können sie in das biologisch aktive Hormon umgewandelt werden. Östradiolvalerat und equine konjugierte Östrogene können oral verabreicht werden. Die wichtigsten Östrogensubstanzen, die im Substanzgemisch der equinen konjugierten Östrogene enthalten sind, sind Na-Östronsulfat, Na-Equilinsulfat

Zusammensetzung konjugierter Östrogene. (Nach Speroff et al. 1999)	
Östrogen wirksame Komponenten (liegen als Natriumsulfate vor)	**Anteil** [%]
Östron	49,3
Equilin	22,4
17α-Dihydroequilin	13,8
17α-Östradiol	4,5
Δ8,9-Dehydroöstron	3,5
Equilenin	2,2
17β-Dihydroequilin	1,7
17α-Dihydroequilenin	1,2
17β-Östradiol	0,9
17β-Dihydroequilenin	0,5

und Na-17α-Dihydroequilinsulfat. Die größte Bedeutung haben wegen ihres hohen Anteils an der Gesamtmenge (zusammen mehr als 70% der konjugierten Östrogene in den üblichen Präparationen) und ihrer Östrogenwirkung Na-Östronsulfat und Na-Equilinsulfat(s. oben).

Applikationsformen

Neben der oralen Verabreichung und der intramuskulären Injektion verschiedener Östrogenpräparationen ist weiterhin die **transdermale Applikationsform** aufzuführen. Das Hormon wird hierbei langsam und kontinuierlich freigesetzt, und es werden konstantere Blutspiegel als nach oraler Gabe erreicht. Darüber hinaus vermeidet die transdermale Hormongabe hohe Östrogenkonzentrationen, die – wie im Falle der oralen Verabreichung – der Leber über die Pfortader zugeführt werden. Aus diesem Grund unterscheiden sich die orale und transdermale Verabreichung hinsichtlich ihres Effekts auf den Leberstoffwechsel und das periphere Lipoproteinprofil (Sacks u. Walsh 1994). Verschiedene Zubereitungen von Östradiol und konjugierten Östrogenen stehen uns für die **vaginale Applikationsform** zur Verfügung. In den meisten Fällen ist eine lokale Wirkung beabsichtigt, jedoch können die Östrogene in erheblichem Umfang resorbiert werden und systemische Wirkungen auslösen (Rigg et al. 1978).

Pharmakodynamik und Pharmakokinetik

Die für therapeutische und prophylaktische Zwecke wichtigsten Östrogengruppen sind einerseits Ethinylöstradiol und sein Methylester, das Mestranol, die beide für die orale Kontrazeption und für die Behandlung von Proliferationsstörungen des Endometriums (Zyklusstörungen) eingesetzt werden, und Östrogene, die zur Behandlung klimakterischer Beschwerden bzw. zu prophylaktischen Zwecken verwandt werden. Die wichtigsten Vertreter der letzten Gruppe sind Östradiolvalerat, die oben erwähnten equinen konjugierten Östrogene mit ihren Hauptvertretern Na-Östronsulfat, Na-Equilinsulfat und Na-17α-Dehydroequilinsulfat und Östriol bzw. Östriolsuccinat. Östriol und sein Succinat sind jedoch zumindest bei oraler Verabreichung nicht für die Osteoporoseprophylaxe geeignet, da sie nicht zu einer ausgeglichenen Kalziumbilanz am Knochen führen.

Die Wirkung dieser verschiedenen Östrogene und unterschiedlichen Applikationsformen miteinander zu vergleichen, ist nicht ohne weiteres möglich, da die qualitativen Auswirkungen auf verschiedenen Wirkebenen sehr unterschiedlich sind. So kann im Rahmen der Hormonersatztherapie («hormone replacement therapy", HRT) die Reduktion der erhöhten FSH-Werte nicht als Parameter herangezogen werden, um den therapeutischen Erfolg einer Östrogenverabreichung zu überprüfen. Die FSH-Ausschüttung wird außer von Östradiol noch von weiteren Faktoren (z. B. von Inhibin) kontrolliert, und die Suppression durch die postmenopausale Hormontherapie unterliegt großen individuellen Schwankungen (Castelo-Branco et al. 1993). Um einen sinnvollen Vergleich zwischen verschiedenen Östrogenen zu ermöglichen, muss deshalb zunächst definiert werden, welche spezifische Partialwirkung der Östrogene verglichen werden soll. Für klinische Zwecke relevant sind

- Wirkungen am Vaginalepithel,
- proliferative Wirkungen am Endometrium,
- Einflüsse auf klimakterische Beschwerden,
- Wirkungen auf die Kalziumbilanz (Osteoporoseprophylaxe),
- gonadotropinsupprimierende Wirkung,
- Auswirkungen auf den Leberstoffwechsel (insbesondere auf die Bildung hepatischer Bindungsproteine und Gerinnungsfaktoren) und die
- Auswirkungen auf das Renin-Angiotensin-System.

Die unten angegebene Zusammenstellung gibt die relative Rezeptorbindungsaffinität für verschiedene Östrogene auf zellulärer Ebene wieder (Kuhl u. Taubert 1987; zum Wirkungsmechanismus der Östrogene auf zellulärer Ebene ▶ Abschn. 2.7).

Relative Bindungsaffinität einiger Östrogene an den Östradiolrezeptor [%]

17β-Östradiol	100
Mestranol	1
Östradiolsulfate	ca. 2
Östradiolvalerat	2
Equilin	40
Equilenin	7

Ihre relative Affinität bezieht sich auf Östradiol. Den anderen beiden natürlichen Östrogenen der Frau, Östron und Östriol kommt nur geringe Bindungsaffinität zu, ihre biologische Aktivität ist allein dadurch begrenzt. Wahrscheinlich beruht die biologische Wirkung von Östron ausschließlich auf seiner intrazellulären Konversion in Östradiol. Östriol bindet zwar an den Östradiolrezeptor, dissoziiert jedoch schnell wieder ab. Die Übersicht zeigt, dass die biologische Wirkung einiger klinisch angewandter Östrogenpräparate erst nach chemischer Modifikation möglich ist (Hydrolyse von Östrogensulfaten und Östradiolvalerat sowie anderer Konjugate, Umwandlung von Mestranol in Ethinylöstradiol).

Wenn man versucht, die Wirkung der genannten Östrogene anhand der oben genannten Partialwirkungen zu vergleichen, so muss man noch die galenische Zubereitung der Präparate und vor allem die Art ihrer Verabreichung (oral, vaginal, transdermal) berücksichtigen. Wie erwähnt, werden oral verabreichte Östradiolpräparate nach Aufnahme durch den Gastrointestinaltrakt schon bei der ersten Leberpassage rasch und umfassend in das weniger wirksame Östron umgewandelt und weiter metabolisiert, bei der vaginalen und transdermalen Anwendung von Östradiolpräparaten jedoch weitaus weniger, sodass man bei gleicher Ausgangsdosis wenige Stunden nach Applikation je nach Verabreichungsform sehr unterschiedliche Östradiol- und Östronspiegel und Östradiol/Östron-Quotienten im Blut nachweisen kann. Zu den die Magen-Darm- und Leberpassage vermeidenden Applikationsformen gehört auch die bukkale Verabreichung von Östradiol- oder Östradiolvalerat, auch damit erzielt man vermutlich höhere Wirkspiegel als mit der oralen/enteralen Verabreichung einer gleichen Dosis.

Bei oraler Verabreichung ist die **gonadotropinsupprimierende Wirkung** von Ethinylöstradiol im Vergleich zu der von Östradiol, Östron, Östriol und konjugierten Östrogenen weitaus höher; dies gilt besonders für die ovulatorische Gonadotropinsekretion und – weniger – für die basalen Gonadotropinspiegel. In ähnlicher Weise trifft dies auch für Mestranol zu.

Der langsamere Abbau von Ethinylöstradiol in der Leber dürfte die Hauptursache dieser ausgeprägten gonadotropinsuppressiven Wirkung sein. Diese Partialwirkung findet Anwendung in der Kontrazeption durch Ovulationshemmer. Ethinylöstradiol hemmt zwar die Gonadotropinsekretion, allerdings ist die in der »Pille« enthaltene Dosis für eine verlässliche Ovulationshemmung nicht ausreichend. Wichtig für die ovulationshemmende Wirkung ist die Induktion von Progesteronrezeptoren durch Ethinylöstradiol. Dies ist die Basis eines hyperadditiven Synergismus zwischen Östrogen- und Gestagenkomonente und allein hierauf beruht die Gonadotropinsuppression bzw. Ovulationshemmung der in der »Pille« üblichen Östrogendosierungen.

Die spezifischen Auswirkungen der verschiedenen Östrogenpräparate auf den **Leberstoffwechsel** sind ebenfalls von klinischer Bedeutung. Zum einen ist diese Partialwirkung bei ausgeprägten Leberfunktionsstörungen von Interesse, zum anderen im Hinblick auf Synthese und Sekretion spezifischer in der Leber gebildeter Proteine, zu denen die Transport- oder Bindungsproteine gehören. Einige dieser Bindungsproteine (Transkortin, CBG; sexualhormonbindendes Globulin, SHBG, und Thyroxin bindendes Globulin, TBG) haben zusammen mit anderen Plasmaproteinen (Albumin, α1-Glykoprotein) insofern eine wichtige Funktion bei der Regulation des Hormonhaushalts als sie durch spezifische reversible Bindung Sexualsteroide, Kortisol, Mineralokortikoide und Schilddrüsenhormone reversibel biologisch inaktivieren können.

Da Ethinylöstradiol nur langsam metabolisiert wird, hat es bei oraler Verabreichung von allen Östrogenen die weitaus stärkste Wirkung auf die Synthese dieser Bindungsproteine in der Leber, speziell auf SHBG, dessen Konzentration unter der Einnahme höher dosierter Ovulationshemmer um das 2- bis 3fache zunimmt (relative Wirkung auf die SHBG-Spiegel bei oraler Aufnahme: Ethinylöstradiol : konjugierte Östrogene : Östradiol : Östronsulfat : Östriol etwa 500–600:3:1:0,9: 0; Kuhl 1987). Diese bei den einzelnen Östrogenen äußerst unterschiedlich ausgeprägte Partialwirkung hat große praktische klinische Bedeutung:

Die vermehrte Bildung von SHBG unter dem Einfluss von Ethinylöstradiol führt beispielsweise bei der Verabreichung von Ovulationshemmern zur verstärkten Bindung von Testosteron und Dihydrotestosteron an SHBG, ein Vorgang, der bei der Behandlung des Hirsutismus insofern wahrscheinlich von Relevanz ist, als durch diese reversible Bindung Androgene an ihrer Wirkung am Erfolgsorgan (Haut) gehindert werden. Der Einfluss der Östrogene auf die Bindung von endogenen Sexualhormonen beruht nicht nur auf der Stimulation von SHBG-Synthese und -Sekretion, sondern – wenn sie in Kombination mit einigen Gestagenen verabreicht werden – auf der Fähigkeit Letzterer, selbst an SHBG reversibel zu binden und damit endogene Sexualsteroide aus ihrer SHBG-Bindung zu verdrängen. Wie ◘ Abb. 10.3 zeigt, ist diese Fähigkeit bei einigen Gestagenen der 19-Nortestosteron-Reihe (Levonorgestrel, Norethisteron) viel stärker ausgeprägt als bei den Progesteronderivaten (Victor et al. 1976). Eine Ausnahme hiervon macht Dienogest, das nicht an SHBG bindet.

Wichtig ist dieser Effekt von Östrogenen auf die SHBG-Bildung auch in der Diagnostik endokriner Störungen, da unter dem Einfluss von Ovulationshemmern oder durch die hohen Östrogenspiegel in der Schwangerschaft die Konzentration der Bindungsproteine zunimmt. Dadurch verändert sich die Gesamtkonzentration von Kortisol und der Schilddrüsenhormone, während sich der relative Anteil der freien, nicht SHBG- oder TBG- bzw. transkortingebundener Steroide wenig oder gar nicht ändert.

Neben den erwähnten Bindungsproteinen wird durch Ethinylöstradiol und sein Ester Mestranol auch die Synthese anderer (hepatischer) Proteine induziert (▶ Abschn. 2.6.1).

Die unterschiedlichen Auswirkungen der verschiedenen Östrogene auf das Renin-Angiotensin-System sind insofern von besonderem klinischem Interesse, als eine Aktivierung des Renin-Angiotensin-Systems zur Veränderungen des Plasmavolumens und zur Veränderung des Blutdrucks führen kann. Unter langfristiger Östrogentherapie, z. B. im Rahmen der oralen Kontrazeption, kommt es zur deutlichen Erhöhung der Angiotensinogenkonzentration im Plasma (auf das bis zu Achtfache des Ausgangswertes). Eine daraus herrührende Vasokonstriktion wird jedoch durch gleichzeitige Abnahme der peripheren Konzentrationen von Renin, Angiotensinkonversionsenzym (ACE) und Endothelin I verhindert (Polderman et al. 1993).

Die in den oralen Kontrazeptiva enthaltenen Östrogene (Ethinylöstradiol, Mestranol) haben deutlich stärkere Wirkungen auf das Renin-Angiotensin-System als equine konjugierte Östrogene, Östradiolvalerat, freies Östradiol und Östriol (relative Aktivität bei oraler Aufnahme: Ethinylöstradiol : konjugierte Östrogene : Östronsulfat : Östradiol : Östriol etwa 350:5:1,5:1:0; Kuhl 1987). Diese unterschiedliche Partialwirkung auf das Renin-Angiotensin-System erklärt, warum in Einzelfällen unter Ovulationshemmern eine Blutdruckerhöhung auftreten kann, bei Anwendung equiner konjugierter Östrogene, Östradiol oder von Östriol in der Postmenopause diese Wirkung jedoch praktisch nicht beobachtet wird.

Die proliferativen Wirkungen auf das Endometrium sind ebenfalls sehr unterschiedlich. Östradiol, Ethinylöstradiol und Mestranol haben eine außerordentlich starke proliferative Wirkung, während Östriol und sein Succinat in der gebräuchlichen oralen Dosierung das Endometrium praktisch nicht zur Proliferation bringen. Es hat also wenig Zweck, eine Blutungsrhythmusstörung in Form von prämenstruellen Schmierblutungen, Durchbruchsblutungen oder verlängerten Blutungen mit Östriolpräparaten beeinflussen zu wollen, klimakterische Beschwerden hingegen (Hitzewallungen, Schweißausbrüche) können durch Östriolpräparate in adäquater Dosierung günstig beeinflusst werden. Die fehlende uterotrope Wirkung des Östriols ist bei Frauen in der Postmenopause gelegentlich sogar von Vorteil.

Den konjugierten Östrogenen und dem Östradiolvalerat kommen eine Zwischenstellung zu. Die Wirkung dieser Östrogene am Endometrium ist im Vergleich zu Ethinylöstradiol

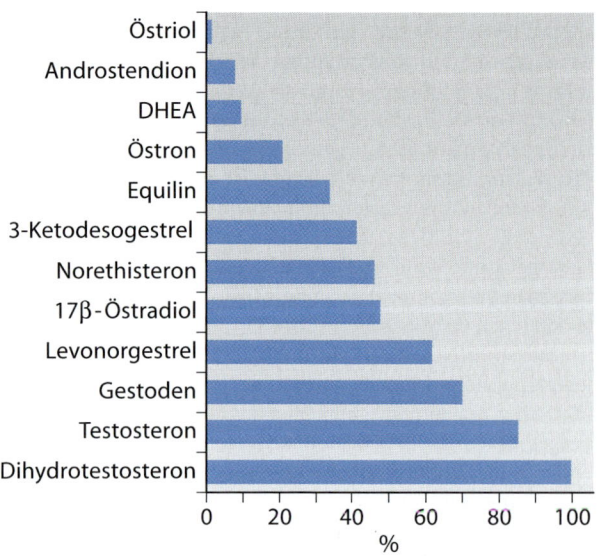

◘ **Abb. 10.3.** Relative Affinität verschiedener natürlicher und synthetischer Sexualsteroide zu SHBG. (Nach Kuhl u. Taubert 1987)

schwach, wenn auch deutlich stärker als die des Östriols und seines Succinats. Da sie klimakterische Beschwerden ausgezeichnet beeinflussen, kommen sie hauptsächlich bei dieser Indikation in Frage. Bei ihrem Einsatz ist allerdings die Häufigkeit von postmenopausal auftretenden Zwischenblutungen größer als bei Anwendung von Östriol und seiner Ester.

Auf das Vaginalepithel haben alle der genannten Präparate eine für therapeutische Zwecke adäquate Wirkung. Östriol zeigt im Gegensatz zu seiner kaum nachweisbaren Wirkung am Endometrium am Vaginalepithel einen ausgeprägten Östrogeneffekt. Es eignet sich deshalb besonders zur Behandlung lokaler Östrogenmangelsymptome.

Die ausgeglichene ossäre Kalziumbilanz als eine der Voraussetzungen einer wirksamen Osteoporoseprophylaxe ist ein weiterer wichtiger Gesichtspunkt der östrogenen Partialwirkung. Die zellbiologischen Mechanismen, die dem positiven Östrogeneinfluss auf die Knochenmasse zugrunde liegen, beruhen im Wesentlichen auf einer Modifikation des Zytokinmusters, mit dem Osteoblasten die Osteoklastenaktivität beeinflussen (▶ Abschn. 2.6.1). Die bei Östrogenmangelsyndromen unterschiedlicher Genese, insbesondere aber die in der Postmenopause auftretende negative Kalziumbilanz, ist normalisierbar durch Ethinylöstradiol, Östradiol, Östronsulfat, Östradiolvalerat und konjugierte Östrogene. Östriol und seine Ester hingegen sind, zumindest in den augenblicklich zur Verfügung stehenden Dosierungen und Verabreichungsformen, zur Osteoporoseprophylaxe nicht geeignet, da sie nicht zu einer ausgeglichenen Kalziumbilanz führen.

Die langfristig wirksame Tagesdosis, die zur Osteoporoseprophylaxe ausreichend ist, liegt bei den equinen konjugierten Östrogenen bei etwa 0,6 mg, bei Ethinylöstradiol bei ca. 10 μg und bei Östradiolvalerat bei ca. 1 mg.

▶ Tabelle 10.1 gibt eine Synopsis der erörterten Partialwirkungen der genannten Östrogengruppen. Diese Zusammenfassung kann nur näherungsweise informieren, da das Ausmaß der jeweiligen Partialwirkungen nicht nur von der Art und Dosis des jeweiligen Östrogens abhängig ist, sondern erheblich beeinflusst wird von Applikationsart und Galenik.

10.2.2   »Natürliche« Östrogene

Auf dem Markt gibt es eine Reihe von Nahrungsmitteln und »Naturstoffpräparaten«, die eine östrogene Wirkung aufweisen. Es handelt sich im Allgemeinen um nicht verschreibungspflichtige Präparate, für die ähnliche therapeutische Wirkungen wie für die etablierten Östrogene (▶ Abschn. 10.2.1) postuliert werden. Meistens ist die exakte Zusammensetzung der pflanzlichen Präparate unbekannt, und es liegen kaum aussagekräftige klinische Studien zur Nutzen-Risiko-Abwägung vor (Israel u. Youngkin 1997). Es ist deshalb unbedingt notwendig, die Patientinnen darauf hinzuweisen, dass sie sich Präparate zuführen, über die es keine verlässlichen Daten zur Wirksamkeit, Verträglichkeit und Unbenklichkeit gibt. Es handelt sich also letztlich um ein Experiment mit dem eigenen Körper.

Pflanzliche Substanzen mit östrogenartiger Wirkung, sog. Phytoöstrogene, werden in drei chemische Familien eingeteilt: Flavonoide, Coumestane und Lignane (Murkies et al. 1998; Tham et al. 1998). Phytoöstrogene, vor allem Isoflavone, sind reichlich in Soja enthalten. Die am häufigsten vorkommenden Isoflavone sind Genistein (□ Abb. 10.4) und Dadzein, die sich in Abhängigkeit vom Zielgewebe sowohl durch östrogene als auch durch antiöstrogene Wirkungen auszeichnen. Die unterschiedlichen Effekte in verschiedenen Geweben könnten unter anderem darauf zurückzuführen sein, dass Soja-Phytoöstrogene in der Regel eine höhere Affinität zum Östrogenrezeptor-β (ER-β) als zum ER-α haben (□ Tabelle 10.2; nach Kuiper et al. 1997, 1998). In Versuchen an Affen haben Östrogene und Soja-Phytoöstrogene vergleichbare erwünschte Wirkungen auf das Lipidprofil gezeigt (Wagner et al. 1997), während klinische Studien am Menschen keine einheitlichen Ergebnisse lieferten (Tham et al. 1998).

Durch tägliche Einnahme von Sojaextrakten kann die Frequenz der Hitzewallungen bei postmenopausalen Frauen gesenkt werden, wobei eine deutlich höhere Variabilität des therapeutischen Erfolgs als mit den in ▶ Abschn. 10.2.1 beschriebenen Östrogenen zu verzeichnen ist. Bemerkenswerterweise findet sich in Gegenden der Welt mit hohem Sojaverzehr eine geringere Inzidenz von Brust-, Endometrium- und Prostata-

□ **Tabelle 10.1.** Partialwirkungen von Östrogenen. [+++ sehr stark, ++ stark, + schwach, (+) marginal (z. B. bei hoher Dosierung)]

Ort der Wirkung	Ethinylöstradiol/Mestranol	Konjugierte Östrogene	Östradiol	Östriol
Vaginalepithel	+++	+++	+++	+++
Endometrium	+++	+	++	(+)
Gonadotropinsuppression	+++	(+)	+ bis ++[a]	(+) bis −
Bindungsproteine	+++	+	+	−
Gerinnungsfaktoren	+++	+	+	−
Renin-Angiotensin-System	+++	+	+	−
Klimakterische Symptome	++++	++	++	+
Kalziumbilanz ausgeglichen	Ja	Ja	Ja	Nein[b]

[a] Abhängig von Dosis und Applikationsart (schwächer bei oraler Gabe).
[b] Bei üblichen oralen Dosierungen.

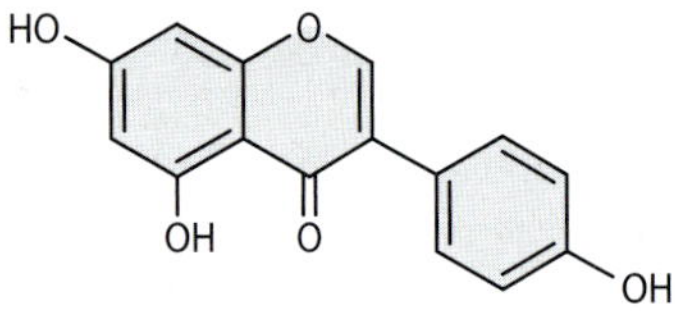

◘ Abb. 10.4. Struktur von Genistein, einem nichtsteroidalen Phytoöstrogen

◘ Tabelle 10.2. Relative Bindungsaffinitäten östrogen wirksamer Substanzen. Die maximale Affinität des natürlichen Liganden ist auf 100 gesetzt. Niedrigere Zahlen zeigen eine geringere, höhere eine größere Affinität an. (Nach Gruber et al. 2002)

Ligand	Östrogen-rezeptor-α	Östrogen-rezeptor-β
17β-Östradiol	100	100
Östron	60	37
Östriol	14	21
Tamoxifen	4	3
Raloxifen	69	16
Genistein	4	87
Coumestrol	20	140
Daidzein	0,1	0,5
Nonylphenol	0,05	0,09

karzinomen (Adlercreutz u. Mazur 1997), was mit der antiöstrogenen Wirkkomponente der Flavonoide in Verbindung gebracht wird. Es ist jedoch keinesfalls wissenschaftlich belegt, dass diese epidemiologische Beobachtung kausal mit der Zufuhr von Soja-Phytoöstrogenen zusammenhängt. Bisher fehlt es an geeigneten klinischen Studien, die einen Vergleich zwischen der Wirksamkeit von Östrogenen und definierten Phytoöstrogenen führten. Aus diesem Grund und wegen der Tatsache, dass es sich bei den meisten pflanzlichen Östrogenpräparaten nicht um reine, definierte Substanzen handelt, können Kausalzusammenhänge zwischen Präparat und therapeutischem Erfolg nicht abgeleitet werden, so dass eine gezielte, den Prinzipien der evidenzbasierten Medizin genügende Therapie mit Phytoöstrogenen meistens nicht möglich ist (Tahm et al. 1998; Mäkela 1999).

10.2.3 Indikationen

Östrogenpräparate gehören zu den in Deutschland am häufigsten verordneten Medikamenten. Die zwei bei weitem größten Indikationsfelder sind die hormonale Kontrazeption bei geschlechtsreifen Frauen und die HRT bei postmenopausalen Frauen. Eine deutlich seltenere Indikation ist die Hormonsubstitution in anderen Fällen von Hypogonadismus. Da im Fall der beiden häufigsten Indikationen ein Medikament in der Regel gesunden Frauen verabreicht wird, ist die pharmakotherapeutische Grundregel des »primum non nocere« besonders stringent zu befolgen, und es müssen hohe Anforderungen an den Nachweis der Wirksamkeit und der Unbedenklichkeit der verordneten Präparate gestellt werden.

Die pharmakologischen Grundlagen der Östrogentherapie zur hormonalen Kontrazeption und zur Hormonsubstitution sind aufgrund unterschiedlicher Präparate und Dosierungen prinzipiell sehr differenziert zu betrachten. Zur HRT werden vor allem Östradiol, Östradiolvalerat, in jüngster Zeit sehr viel seltener konjugierte equine Östrogene und Östriol herangezogen, mit neueren Verhütungspräparaten werden 20 bis 35 µg Ethinylöstradiol pro Tag verabreicht.

Wie in ► Abschn. 10.2.1 ausgeführt, unterscheiden sich konjugierte Östrogene und Ethinylöstradiol deutlich in ihren pharmakokinetischen Eigenschaften. So geht man beispielsweise davon aus, dass eine Dosis von 0,6 mg konjugierter equiner Östrogene in ihrer Wirkung nach oraler Zufuhr etwa 2 bis 10 µg Ethinylöstradiol äquivalent sind. Daraus wird deutlich, dass die Östrogendosis, die zur HRT verwendet wird, ganz klar unter der in oralen Kontrazeptiva liegt. Wie wir später sehen werden, sind die unerwünschten Arzneimittelwirkungen von Östrogenen dosisabhängig. Es ist deshalb verständlich, dass sich die unerwünschten Östrogenwirkungen im Rahmen einer HRT von denen bei oraler Kontrazeption unterscheiden. Somit ist es nicht zulässig, von unerwünschten Wirkungen, die im Gefolge oraler Kontrazeption beobachtet wurden, direkt auf entsprechende Wirkungen im Rahmen der hormonalen Ersatztherapie zu schließen und umgekehrt.

Die hormonale Kontrazeption wird ausführlich im Kap. 11 behandelt und soll an dieser Stelle nicht weiter besprochen werden.

Postmenopausale Hormonersatztherapie

> Primäre Therapieziele der postmenopausalen HRT sind die Prävention des Knochenabbaus und die Verhinderung der Osteoporose, die Prävention kardiovaskulärer Erkrankungen sowie die Behandlung klassischer vasomotorischer Wechseljahrsbeschwerden.

Die Mechanismen, die den positiven Östrogeneinfluss auf die Knochenmasse bewirken, bestehen im Wesentlichen aus einer Veränderung des Zytokinmusters, mit dem Osteoblasten die Osteoklastenaktivität beeinflussen. Die Gabe von Östrogenen ist jedoch nur eine Komponente einer umfassenden Osteoporoseprophylaxe/-therapie, die neben einer Kalzium- und Vitamin-D-reichen Ernährung und körperlicher Aktivität (sowie ggf. Schmerztherapie) spezifisch am Knochen ansetzt. Prinzipiell (auf spezielle klinische Aspekte wird in ► Abschn. 19.10 und 19.12 ausführlich eingegangen) können unterschieden werden

- eine knochenspezifische Basistherapie bestehend aus Kalzium- und Vitamin-D3-Gabe,
- eine antiresorptive Therapie mit Östrogenen, Kalzitonin und Biphosphonaten und eine
- knochenanabole Fluoridtherapie.

Als weiterer wichtiger Aspekt der postmenopausalen HRT ist die **Prävention kardiovaskulärer Erkrankungen** zu nennen. Statistisch gesehen, haben Frauen im fortpflanzungsfähigen Alter einen gewissen Schutz vor koronarer Herzkrankheit (KHK), der Inzidenzgipfel der KHK ist im Vergleich zu gleichaltrigen Männern um etwa 10 Jahre verschoben. Man nimmt an, dass der protektive Östrogeneffekt auf die günstigen Veränderungen des Lipoproteinprofils als auch auf direkte Gefäßwirkungen des Östrogens zurückzuführen sind. An den arteriellen Blutgefäßen haben Östrogene eine möglicherweise über nichtgenomische Mechanismen vermittelte vasodilatatorische Wirkung (Shaul 2000). Darüber hinaus stimulieren Östrogene in vitro und in vivo das Wachstum von Endothelzellen, während die Proliferation glatter Muskelzellen unterdrückt wird. Zahlreiche Beobachtungsstudien an gesunden Frauen kommen zu dem Schluss, dass Östrogene das kardiovaskuläre Risiko um bis zu 50% verringern können (Psaty et al. 1994; Grodstein et al. 1996). Andererseits scheinen thromboembolische Ereignisse und Erkrankungen der Gallenblase unter Östrogentherapie gehäuft aufzutreten.

Die neuesten Ergebnisse der Women's Health Initiative (WHI 2002), der ersten randomisierten Primärpräventionsstudie, stellen die insgesamt positive Einschätzung der postmenopausalen HRT jedoch prinzipiell in Frage, so dass eine kritische, differenzierte Neubewertung notwendig erscheint. Dieser Aspekt wird in ► Abschn. 10.2.4 ausführlich behandelt. Einschränkend muss für die Daten dieser Studie aber angemerkt werden, dass nur 33% der Studienteilnehmerinnen in der für eine Prophylaxe kardiovaskulärer Erkrankungen günstigen Altersgruppe zwischen 50 und 59 Jahren waren, dass 50% der Teilnehmerinnen Raucherinnen waren und bei >10% deutliche Risikofaktoren vorlagen (z. B. Z. n. Herzinfarktoder Bypass-Operation). Eine genaue Bewertung des Stellenwertes der HRT zur Prophylaxe kardiovaskulärer Erkrankungen erscheint auch nach dieser Studie noch nicht möglich.

In einigen retrospektiven Studien wird auf eine günstige Wirkung von Östrogenen auf **kognitive Fähigkeiten** sowie auf ein verringertes Risiko für das Auftreten der Alzheimer-Erkrankung hingewiesen (Green u. Simpkins 2000). Als Wirkmechanismen werden antioxidative Östrogeneffekte, die Erniedrigung der Serumkonzentration des Amyloid-β-Peptids, Inhibition der Apoptose und die Aktivierung der sog. MAP-Kinasekaskade diskutiert. In prospektiven klinischen Studien konnten diese erwünschten Wirkungen jedoch nicht bestätigt werden.

Symptome im Zusammenhang mit der **postmenopausalen urogenitalen** Atrophie werden entweder mit lokalen oder systemisch applizierten Östrogenpräparaten behandelt.

Nach dem verstärkten Einsatz der Östrogenersatztherapie bei postmenopausalen Frauen seit etwa 1960 wiesen epidemiologische Untersuchungen in den USA 15 Jahre später eine stark angestiegene Inzidenz von Endometriumkarzinomen aus. Wichtigste Ursache hierfür ist die östrogenbedingte kontinuierliche Wachstumsstimulation, die zu einem hyperplastischen Endometrium führt. Aufgrund dieser Beobachtung wurde ein neues Konzept der postmenopausalen HRT entwickelt, das auf der gemeinsamen Verabreichung von Östrogenen – wegen seiner erwünschten zentralnervösen, metabolischen und kardiovaskulären Wirkungen – und Gestagenen – zur Proliferationshemmung und sekretorischen Umwandlung des Endometriums – beruht. Weiterhin leitet sich der funktionelle Östrogenantagonismus der Gestagenkompo-

nente von einer Verringerung der Östrogenrezeptordichte ab und von der Induktion der 17β-Hydroxysteroid-Dehydrogenase ab, wodurch lokal im Endometrium vermehrt Östradiol in das weniger potente Östron umgewandelt wird.

Während für Frauen mit intaktem Uterus aus den genannten Gründen eine HRT aus Östrogenen und Gestagenen indiziert ist, kann nach erfolgter Hysterektomie eine Behandlung allein mit Östrogenen durchgeführt werden.

In den westlichen Gesellschaften werden etwa die Hälfte aller Frauen nach der Menopause mit Hormonsubstitution behandelt. Die östrogene Komponente besteht bei oraler Therapie meistens aus Östradiolvalerat, mikronisiertem Östradiol, die in verschiedenen sequentiellen oder kontinuierlichen Strategien mit Gestagenen kombiniert werden. Während in den USA das unmittelbar aus dem Progesteron abgeleitete Medroxyprogesteronacetat (MPA, 2,5 mg pro Tag) meist in Kombination mit 0,6 mg equinen konjugierten Östrogenen das am häufigsten für diese Indikation eingesetzte Gestagen ist, kommen in Europa verstärkt Gestagene mit verschiedenen anderen Partialwirkungen zum Einsatz (► Abschn. 25.3.2).

Neben der Frage nach den spezifischen Präparaten und dem Darreichungsschema (sequentiell oder kontinuierlich) spielt auch die Art der Darreichung (oral oder transdermal) eine wichtige Rolle. Mit oraler Verabreichung werden der Leber hohe Östrogenmengen zugeführt, die rasch dekonjugiert und zu Östron metabolisiert werden. Während beide Applikationsformen erfolgreich zur Behandlung typischer vasomotorischer Wechseljahrsbeschwerden eingesetzt werden können und auch dem Knochenverlust entgegenwirken, induziert nur die orale Östrogengabe in der Leber die vermehrte Synthese von SHBG und anderen Bindungsproteinen. Die transdermale Östrogenzufuhr wirkt sich zudem kaum günstig auf das Lipidprofil aus.

Spezifische Dosierungen und Therapieschemata werden in ► Kap. 19 diskutiert.

10.2.4 Unerwünschte Wirkungen der Östrogentherapie

Aufgrund ihrer Hauptindikationen werden Östrogene meistens gesunden Frauen mit präventiven Zielen verabreicht, sodass eine exakte Risiko-Nutzen-Analyse für jede Frau erstellt werden muss.

Seit langem diskutierte unerwünschte Wirkungen von Östrogenen sind bestimmte Krebserkrankungen, thromboembolische Komplikationen, ungünstige Beeinflussung des Kohlenhydrat- und Lipidstoffwechsels, Bluthochdruck, Gallenblasenerkrankungen, Übelkeit und Migräne.

Die wissenschaftliche Literatur zu diesem Thema ist reichhaltig, allerdings höchst inkonsistent und sogar widersprüchlich. Man geht von der Annahme aus, dass die für die HRT verwendeten Östrogendosen in ihrer Wirkung etwa 2 bis 10 µg Ethinylöstradiol entsprechen. Es ist deshalb letztlich nicht überraschend, dass sich die unerwünschten Östrogenwirkungen im Rahmen einer HRT von denen bei oraler Kontrazeption unterscheiden. Es ist oben schon darauf hingewiesen worden, dass es nicht zulässig ist, von unerwünschten Wirkungen, die im Gefolge oraler Kontrazeptiva beobachtet werden, direkt auf entsprechende Wirkungen im Rahmen der hormonalen Ersatztherapie zu schließen und umgekehrt.

Es gibt gute Hinweise darauf, dass die Dosierung des verabreichten Östrogens für eine erwünschte Wirkung von entscheidender Bedeutung ist: Hinsichtlich kardiovaskulärer und metabolischer Parameter führen beispielsweise Dosierungen equiner konjugierter Östrogene von 0,625 mg pro Tag zu erwünschten Effekten (z. B. verbesserte Kontraktilität des linken Ventrikels, Vorbeugung der altersassoziierten Hyperinsulinämie), während die Verabreichung von 1,25 mg pro Tag entgegengesetzte Wirkungen nach sich zieht, d. h. die Kontraktionskraft verringert und keinen Effekt auf die Insulinresistenz ausübt (Lindheim et al. 1993; Pines et al. 1998). Wahrscheinlich hat eine Dosis von 0,625 mg konjugierter equiner Östrogene einen günstigeren Einfluss auf Inzidenz und Mortalität der koronaren Herzkrankheit als höhere Dosierungen.

Zur Zeit übliche Mengen von Ethinylöstradiol in oralen Kontrazeptiva (20 bis 30 µg pro Tag) werden als Untergrenze der Östrogendosierungen angesehen, die eingesetzt werden können, ohne die kontrazeptive Effizienz zu gefährden. Ältere Kombinationspräparate mit höherem Östrogenanteil (>50 µg Ethinylöstradiol) haben bei 4 bis 5% normotensiver Frauen eine klinisch relevante Hypertonie verursacht und den Blutdruck von 10 bis 15% von Patientinnen mit vorbestehender Hypertonie weiter erhöht. Man geht davon aus, dass die heutzutage üblichen oralen Kontrazeptiva mit niedrigem Östrogenanteil keine klinisch signifikante Blutdruckerhöhung nach sich ziehen (Darney 1993; Shen et al. 1994).

Diese Beobachtungen illustrieren deutlich die Dosisabhängigkeit der unerwünschten Östrogenwirkungen und unterstützen das Konzept eines therapeutischen Fensters in der Östrogentherapie.

Das Spektrum und die Bewertung unerwünschter Wirkungen unterscheidet sich je nachdem, ob Östrogene zur Kontrazeption oder zur postmenopausalen HRT eingesetzt werden. Die detaillierte Besprechung der unterwünschten Wirkungen soll daher im Folgenden getrennt nach den beiden Hauptindikationen erfolgen.

Hormonale Kontrazeption
Kardiovaskuläres System

Wie zuvor erwähnt, stimulieren orale Östrogene wie Ethinylöstradiol und Mestranol in hochdosierten oralen Kontrazeptiva in der Leber die Produktion von Fibrinogen sowie der Gerinnungsfaktoren V, VIII und X (Meade 1982). Parallel dazu nehmen die Konzentrationen antikoagulatorisch wirkender Faktoren ab (z. B. Proteine C und S, Antithrombin III). Insgesamt fördert diese Konstellation das Auftreten von Thromboembolien bei gesunden Frauen, die orale Östrogene zu sich nehmen.

In den ersten Jahren nach Einführung der oralen Kontrazeptiva enthielten die Kombinationspräparate bis zu 150 µg Ethinylöstradiol. Unter so hohen Dosierungen war das Risiko für Frauen, eine venöse Thrombose zu entwickeln, um das 6fache erhöht. Wegen des erhöhten Risikos für venöse Thrombosen, Herzinfarkt und Schlaganfälle unter den hohen Dosierungen, wurden niedriger dosierte Präparate (<50 µg Ethinylöstradiol) entwickelt, die Anwenderinnen wurden vor der Verordnung oraler Kontrazeptiva auf kardiovaskuläre Risikofaktoren untersucht. Das Risiko für die Entwicklung einer venösen Thrombose ist dadurch zwar drastisch zurückgegangen, aber immer noch leicht erhöht (Porter et al. 1987).

1995 wurde von mehreren Autoren über ein zweifach erhöhtes Risiko für venöse Thromboembolien, wenn orale Kontrazeptiva der dritten Generation mit den Gestagenen, Desogestrel oder Gestoden mit älteren Kombinationspräparaten, die Norenthindron oder Levonorgestrel enthielten, verglichen wurden. Diese höchst umstrittenen und viel diskutierten Unterschiede konnten erst 1999 unabhängig von den verwendeten Präparaten auf unterschiedliche Studiendesigns und -kollektive zurückgeführt werden (Barbieri et al. 1999).

Insgesamt kann der Einfluss oraler Kontrazeptiva auf die Inzidenz thromboembolischer Komplikationen wie folgt zusammengefasst werden: Alle oralen Kontrazeptiva ziehen – unabhängig vom verwendeten Gestagen – ein erhöhtes Risiko venöser Thromboembolien nach sich. Rauchen hat unter diesen Umständen keinen Einfluss auf die Entwicklung venöser Thrombosen. Allerdings haben Nikotinabusus und Östrogene einen additiven Effekt auf das Risiko für arterielle Thromboembolien und das Auftreten von Schlaganfällen (Hannaford et al. 1994).

Die heutzutage üblichen oralen Kontrazeptiva mit niedrigem Östrogenanteil führen zu keinerlei klinisch signifikanten Blutdruckerhöhungen (Darney 1993; Shen et al. 1994).

> **Cave**
>
> Eine präexistente Hypertonie ist jedoch ein wichtiger additiver Risikofaktor für einen Apoplex unter Therapie mit oralen Kontrazeptiva.

Zahlreiche jüngere klinische Studien zeigen abschließend, dass unter Einnahme von oralen Kontrazeptiva mit niedrigem Östrogenanteil bei gesunden Nichtraucherinnen unabhängig vom Alter kein erhöhtes Risiko besteht für einen Herzinfarkt oder Apoplex. Die Mehrzahl aller Herzinfarkte und Schlaganfälle treten bei Einnahme hochdosierter (>50 µg Ethinylöstradiol) oraler Kontrazeptiva bei Frauen über 35 Jahre mit kardiovaskulären Risikofaktoren auf. Diese Fälle können heutzutage durch Verordnung moderner Präparate und durch sorgfältige Voruntersuchung vor allem älterer Patientinnen auf kardiovaskuläre Risikofaktoren, insbesondere Hypertonie, vermieden werden.

Lipid- und Glukosestoffwechsel

Wie oben bereits erwähnt, erhöhen Östrogene die periphere HDL-Konzentration und senken den LDL-Spiegel, während Gestagene entweder keinen oder einen gegenteiligen Effekt haben. Neueste Untersuchungen mit den niedrigdosierten Kombinationspräparaten ergaben außer einer leichten Triglyzeriderhöhung keine signifikanten Änderungen des Gesamt-Cholesterolspiegels oder des weiteren Lipoproteinprofils.

Die bei älteren Präparaten bisweilen beobachtete pathologische Glukosetoleranz ist auf die Gestagenkomponente der oralen Kontrazeptiva zurückzuführen (Godsland et al. 1990).

> Bei Verwendung der neuen niedrig dosierten oralen Kontrazeptiva haben Veränderungen des Glukosestoffwechsels und der Insulinresistenz keinerlei klinische Relevanz mehr (Van der Vange et al. 1987; Gaspard u. Lefebvre 1990).

Karzinomerkrankungen

Eine für die Anwenderin beunruhigende Frage ist die nach einem möglicherweise erhöhten Risiko für Brustkrebs. Eine groß angelegte Fall-Kontroll-Studie, die CASH(Cancer and Steroid Hormone)-Studie aus dem Jahr 1986 konnte keinerlei Assoziation zwischen der Einnahme oraler Kontrazeptiva und der Inzidenz von Brustkrebs aufzeigen (The Cancer and Steroid Hormone Study of the Centers for Disease Control and the National Institute of Child Health and Human Development 1986). Im Gegensatz dazu wiesen die Ergebnisse einer Metaanalyse von 54 epidemiologischen Studien darauf hin, dass während der Einnahme von oralen Kontrazeptiva ein leicht erhöhtes Brustkrebsrisiko besteht (relatives Risiko=1,24; Collaborative Group on Hormonal Factors in Breast Cancer 1996). Das Risiko nahm nach Absetzen der Medikation langsam ab und war 10 Jahre nach beendeter oraler Kontrazeption statistisch nicht mehr erhöht. Allerdings wird die Aussagekraft dieser Metaanalyse durch die unterschiedliche Qualität der verschiedenen Studien eingeschränkt und durch die Tatsache, dass nur 40% aller Frauen in den zugrunde liegenden Studien jemals orale Kontrazeptiva eingenommen hatten.

Eine aktuelle Fall-Kontroll-Studie, die Women's Contraceptive and Reproductive Experiences (Women's CARE)-Studie, die 4575 Frauen mit Brustkrebs und 4682 Kontrollen einschließt, konnte keinerlei Beziehungen zwischen oralen Kontrazeptiva und Brustkrebs aufzeigen und damit die Ergebnisse der CASH-Studie bestätigen (Marchbanks et al. 2002). In dieser neuen Studie hatten mehr als 75% der Frauen mit oralen Kontrazeptiva verhütet. Die Brustkrebsfälle wurden zwischen 1994 und 1998 diagnostiziert, also etwa 30 Jahre nach Markteinführung oraler Kontrazeptiva und zu einer Zeit, in der mammographische Vorsorgeuntersuchungen zum Standard gehörten. Aufgrund der Größe der Studie konnten auch Untergruppen von Patientinnen analysiert werden und weitere Faktoren wie Beginn und Dauer der Hormoneinnahme, Verwandte ersten Grades mit Brustkrebs sowie Höhe des Östrogenanteils in Kombinationspräparaten mit in die Auswertung einbezogen werden. Keine der untersuchten Untergruppen hatte ein signifikant erhöhtes Brustkrebsrisiko.

Die Women's CARE-Studie beweist eindrucksvoll den enormen Wert sorgfältig geplanter und durchgeführter Beobachtungsstudien und liefert eine solide Grundlage für die Annahme, dass die Einnahme oraler Kontrazeptiva auch über einen langen Zeitraum nicht mit einem erhöhten Brustkrebsrisiko assoziiert ist.

Die berechtigte Sorge über unerwünschte Wirkungen darf allerdings den Blick auf die positiven Effekte oraler Kontrazeptiva für die reproduktive Gesundheit der Frauen nicht verstellen. So besteht nach der CASH-Studie bereits nach 12 Monaten Einnahmedauer eine 40%ige Reduktion des Risikos für ein Endometriumkarzinom (The Cancer and Steroid Hormone Study of the Centers for Disease Control and the National Institute of Child Health and Human Development 1986).

Bereits nach einer Einnahmedauer von 3 bis 6 Monaten ist das Risiko für ein Ovarialkarzinom ebenfalls um 40% gesenkt, nach 10 und mehr Jahren sogar um 80%.

Die zukünftige Entwicklung der oralen Kontrazeptiva wird auf die Entwicklung solcher Präparate abzielen, die das Risiko für Brust-, Ovarial- und Endometriumkarzinome senken, ohne die kardiovaskuläre Komplikationsrate zu erhöhen.

Hormonersatztherapie in der Postmenopause

Neben der Behandlung der typischen vasomotorischen Wechseljahrsbeschwerden sind die wichtigsten Ziele der langfristigen oralen postmenopausalen HRT die Prävention kardiovaskulärer Erkrankungen und der Osteoporose. Da die Therapie präventive Maßnahmen umfasst, ist eine besonders kritische Analyse der Nutzen-Risiko-Relation erforderlich.

Zahlreiche Beobachtungsstudien an gesunden Frauen kommen zu dem Schluss, dass Östrogene das kardiovaskuläre Risiko um bis zu 50% verringern können (Psaty et al. 1994; Grodstein et al. 1996). Auch heute noch ist diese Ansicht weit verbreitet und wird gezielt propagiert.

Nicht alle Studienergebnisse unterstützen jedoch diese sehr positive Einschätzung. So wurde im Rahmen der Framingham Heart Study in den Jahren 1978 und 1985 über eine 50%ige Zunahme des Risikos kardiovaskulärer Erkrankungen bei Östrogenverabreichung berichtet (Gordon et al. 1978; Wilson et al. 1985). Bemerkenswerterweise lieferte eine erneute Analyse des Datenmaterials mit Ausschluss bestimmter Patientengruppen entgegengesetzte Schlussfolgerungen mit einem positiven Effekt auf kardiovaskuläre Erkrankungen (Eaker 1987). Somit steht die Erstauswertung der Framingham-Heart-Studie im Gegensatz zur übergroßen Mehrheit anderer Untersuchungen, die insgesamt zu einer positiven Einschätzung der Östrogenverabreichung kommen.

In der Nurses' Health Study mit einer Nachbeobachtungsperiode von 16 Jahren kam es zu einer deutlichen Absenkung des Risikos koronarer Herzerkrankung sowohl bei alleiniger Östrogengabe als auch bei Östrogen/Gestagen-Kombination (Grodstein et al. 1996). Bemerkenswert in dieser Studie war die Dosisabhängigkeit des protektiven Effekts: Bei mehr als 0,625 mg konjugierter equiner Östrogene pro Tag stieg das Risiko für eine koronare Herzerkrankung. Ferner hat die Östrogengabe nicht vor dem Auftreten von Schlaganfällen geschützt.

Zahlreiche weitere aufwändige Studien wie die Postmenopausal Estrogen/Progestin Interventionsstudie (Writing Group for the PEPI Trial 1995) wiesen günstige Effekte einer HRT auf Surrogatparameter wie die Konzentrationen von Serumlipiden aus.

Seit mehr als 60 Jahren ist bekannt, dass Östrogene in verschiedensten Versuchstieren Tumoren hervorrufen können. Seit etwa 30 Jahren wissen wir, dass für Töchter von Frauen, die im ersten Schwangerschaftstrimenon das synthetische Östrogen Diethylstilböstrol (DES) eingenommen haben, ein erhöhtes Risiko für vaginale und zervikale Adenokarzinome besteht.

Die alleinige und kontinuierliche Gabe von Östrogenen zur postmenopausalen HRT erhöht das Endometriumkarzinomrisiko um den Faktor 5 bis 15 (Shapiro et al. 1985), durch die kombinierte Östrogen/Gestagen-Gabe kann die Endometriumkarzinominzidenz drastisch gesenkt werden (Pike et al. 1997). Deshalb ist in Deutschland ist die Östrogenmonotherapie bei Frauen mit Gebärmutter nicht zugelassen.

Auf ein erhöhtes Brustkrebsrisiko hatte bereits eine Metaanalyse von 51 Beobachtungsstudien zum Verhältnis von HRT und Brustkarzinom hingewiesen. Unter laufender Therapie stieg das Risiko an Brustkrebs zu erkranken (nicht die Mortalität!) um 35% und blieb auch nach Absetzen auf 14% erhöht. Aus den zur Verfügung stehenden Daten wurde ein etwa 2%iger Anstieg des Brustkrebsrisikos pro Einnahmejahr berechnet. Bemerkenswerterweise war die Brustkrebsmortalität der Hormonanwenderinnen im Vergleich zur Kontrollgruppe gesenkt (Collaborative Group on Hormonal Factors in Breast Cancer 1997).

Drei neue randomisierte Interventionsstudien mit patientenrelevanten Endpunkten zeigen neuerdings, dass die älteren Beobachtungsstudien oder Studien mit Surrogatparametern als Endpunkt wenig geeignet sind, um die Wirksamkeit und Unbedenklichkeit präventiv verordneter Hormone zu belegen.

Bereits 1998 wurden die Ergebnisse der **Heart and Estrogen/Progestin Replacement-Studie (HERS)**, einer randomisierten, verblindeten, placebokontrollierten prospektiven Studie, veröffentlicht, um den Effekt von 0,625 mg konjugierter equiner Östrogene und 2,5 mg Medroxyprogesteronacetat auf den Krankheitsverlauf von postmenopausalen Frauen mit diagnostizierter KHK zu untersuchen: Im ersten Behandlungsjahr erlitten unter Hormontherapie deutlich mehr Frauen Herz-Kreislauf-Komplikationen als unter Placeboeinnahme (Hulley et al. 1998). Nach Kritik am Studiendesign und den verwendeten statistischen Methoden wurde die Hypothese formuliert, die HRT werde erst nach längerer Anwendung wirksam und es sei eine längere Studiendauer erforderlich. Allerdings wurde vor kurzem auch die Follow-up-Studie **HERS II** vorzeitig abgebrochen, da ein Nutzen der Hormontherapie hinsichtlich koronarer Komplikationen ausblieb und das Thromboembolierisiko sowie das von Gallenblasenerkrankungen deutlich anstieg (Grady et al. 2002; Hulley et al. 2002).

Zu einer negativen Bilanz kam auch eine weitere randomisierte Sekundärpräventionsstudie **(WEST, Women's Estrogen for Stroke Trial)** mit Frauen, die vor Studienbeginn bereits einen ischämischen Schlaganfall oder eine transitorische ischämische Attacke erlitten hatten (Viscoli et al. 2001). Über durchschnittlich 2,8 Jahre wurden täglich 1 mg Östradiol eingenommen. Die Gebärmutter wurde entweder einmal pro Jahr sonographisch untersucht oder es wurden einmal pro Jahr für 12 Tage 5 mg Medroxyprogesteronacetat zugeführt. Insgesamt ergab sich ein deutlicher Trend zu erhöhtem Schlaganfallrisiko unter Östrogentherapie, das in den ersten 6 Monaten signifikant höher in der Hormon- als in der Kontrollgruppe war.

Im Mai 2002 wurde bereits nach fünf Jahren (geplant waren 8,5) die erste randomisierte Primärpräventionsstudie, ein Studienarm der WHI, wegen der Schädigungen durch die verabreichten Hormonpräparate vorzeitig abgebrochen (Fletcher u. Colditz 2002; WHI 2002). Beendet wurde der Östrogen-Gestagen-Arm (0,625 mg konjugierte equine Östrogene + 2,5 mg MPA), in der Hormongruppe trat im Vergleich zur Placebogruppe auf:

- Zunahme von Schlaganfällen (41%),
- Zunahme von koronarer Herzerkrankung (29%),
- mehr als eine Verdopplung der Zahl von Lungenembolien und eine
- Zunahme von Brustkrebs (26%).

Die meisten unerwünschten Wirkungen traten innerhalb der ersten ein bis zwei Behandlungsjahre auf. Die Brustkrebsinzidenz nahm erst im dritten Jahr deutlich zu und stieg dann kontinuierlich über den gesamten Beobachtungszeitraum weiter an.

Als positive Ergebnisse der Studie sind ein deutlicher Rückgang von Oberschenkelhalsfrakturen und von kolorektalen Karzinomen zu verzeichnen. Insgesamt überschreiten jedoch die Schädigungen die prospektiv festgelegte Sicherheitsgrenze (RR 1,15).

Nach den Ergebnissen der WHI-Studie wäre bei den etwa 4 Mio. Frauen unter postmenopausaler HRT in Deutschland mit einer erheblichen Anzahl durch die Therapie verursachten Gesundheitsschäden zu rechnen.

Eine sichere Konsequenz aus den vorgestellten Studien könnte sein, die Kombination aus 0,625 mg konjugierten equinen Östrogene und 2,5 mg MPA nicht mehr zur Langzeittherapie einzusetzen. Ob andere Östrogene, andere Gestagene, geringere Dosierungen und/oder andere Anwendungsformen eine günstige Nutzen-Risiko-Relation haben, ist aufgrund nicht vorhandener und in Deutschland bisher nicht geförderter klinischer Studien noch nicht bekannt.

Die Tatsachen, dass die an der WHI-Studie teilnehmenden Frauen durchschnittlich deutlich älter waren als deutsche Frauen unter Hormontherapie und dass in Deutschland meistens andere Gestagene verordnet werden, rechtfertigen allein eine unkritische Fortführung der Therapien wie bisher nicht.

Allerdings muss man berücksichtigen, dass 21% der Frauen in der WHI-Studie zu Studienbeginn bereits über 70 Jahre alt waren und somit nicht dem klassischen Kollektiv für eine primäre Prävention entsprechen.

Arzt und Patientin müssen wissen, dass es außer den wenn auch vorsichtig zu interpretierenden Daten der WHI-Studie z. Z. keine gesicherten patientenrelevanten Daten zu Wirksamkeit und Sicherheit der verschiedenen Schemen zur postmenopausalen HRT gibt. Aus gesundheitspolitischer Sicht sind dringender denn je neue, breit angelegte Forschungsinitiativen auch in Deutschland zu fordern, um neue Strategien zur Erhaltung der Gesundheit von Frauen in der zweiten Lebenshälfte zu entwickeln.

10.3 Gestagen wirksame Substanzen

10.3.1 Wirkstoffe und Eigenschaften

Das natürliche Gestagen der Frau ist Progesteron. Es kann nur in spezieller (mikronisierter) Form oral verabreicht werden, ebenso wirksam vaginal oder rektal. 17α-Hydroxyprogesteron kann parenteral in Form von 17α-Hydroxyprogesteronkaproat appliziert werden. Es wirkt gestagen nur in Form von Kaproat, 17α-Hydroxyprogesteron dagegen ist in freier Form inaktiv.

Die synthetischen Gestagene sind oral wirksam. Sie entfalten ein breites Spektrum physiologischer und pharmakologischer Wirkungen. Ihr Wirkungsspektrum ist untereinander und mit dem von Progesteron nicht identisch, einige von ihnen haben spezifische – teils erwünschte, teils unerwünschte – potentielle Nebenwirkungen. Sie können östrogene, androgene oder anabole Restwirkungen haben, einige beeinflussen die Regulation der Körpertemperatur, andere haben mehr oder weniger stark ausgeprägte antiandrogene Wirkungen oder sind Aldosteronantagonisten (■ Tabelle 10.3).

Ein Ziel bei der chemischen Synthese ist die Herstellung oral oder parenteral applizierbarer Präparate mit ausreichend langer Wirkung. Die derzeit auf dem Markt befindlichen Gestagene (s. unten) leiten sich von folgenden Substanzen ab: Progesteron bzw. 17α-Hydroxyprogesteron und Testosteron bzw. 19-Nortestosteron.

▣ Tabelle 10.3. Vergleich einiger pharmakologischer Wirkungen der wichtigsten im Handel befindlichen Gestagene.

Präparat	Erforderliche (perorale) Durchschnittsdosis		
	Menstruationsverschiebung Tagesdosis [mg]	Transformationsdosis Gesamtdosis [mg]	Ovulationshemmung Tagesdosis [mg]
Allylestrenol	?	150–250	?
Chlormadinonacetat	4 –	20–30 25[b]	1,5–2 1,7[b]
Cyproteronacetat	? –	20 –	1 1,0[b]
Desogestrel	0,25 ca. 0,25[a]	0,4–2,5 2,0[b]	0,06 0,06[b]
Dienogest	?	6,3[c]	1[c]
Drospirenon	?	40–60	2
Dydrogesteron	10	>75[d]	Inaktiv[d]
Ethynodioldiacetat	1,0–1,5 –	10–15 –	1–2 2[b]
Gestoden	ca.0,2[a] –	2,0–3,0 3[b]	0,03–0,05 0,03[b]
Levonorgestrel	0,25–1 –	6,0 –	0,05 0,06[b]
Lynestrenol	10 –	70–150 70[b]	1–2 2[b]
Medrogeston	?	?	?
Medroxyprogesteronacetat	7,5–22 –	80–120 50[b]	? –
Megestrolacetat	?	?	?
Norethisteron	10–15 –	100–150 120[b]	0,5 0,4[b]
Norethisteronacetat	7,5 10,0–15[a]	40–60 50[b]	0,5 0,5[b]
Norgestimat	5[a] –	ca. 5,0–10[a] –	0,18–0,25 0,02[b]
Norgestrel (Racemat)	0,5–2	12	0,1

Angaben nach [a]Runnebaum u. Rabe 1987; [b]Kuhl u. Taubert 1987; [c]Lippert u. Mück 1995; [d]Ferin1972.

Wichtige synthetische Gestagene in kommerziell erhältlichen Präparaten

Derivate von Nortestosteron	
Norethisterongruppe	Norethisteronacetat Norethisteronenanthat Ethinodioldiacetat Lynestrenol Norethynodrel Dienogest

Norgestrelgruppe	Levonorgestrel Gestoden Desogestrel Norgestimat

Derivate von Progesteron	
Progesterongruppe	Quingestron Dydrogesteron Drospirenon

▼

17-OH-Progesterongruppe	Megestrolacetat
	Medroxyprogesteronacetat
	Cyproteronacetat
Derivat von Spironolacton	Drospirenon

Den Derivaten des Progesterons und des 17α-Hydroxyprogesterons ist gemeinsam, dass sie keine signifikanten oder nur minimale androgene oder anabole Restwirkungen haben. Die unmittelbaren Abkömmlinge des Testosterons, Ethisteron und Dimethisteron, haben heute keine klinische Bedeutung mehr.

Nach der Entdeckung der verbesserten oralen Östrogenwirkung durch Ethinylsubstitution, wurde als erstes oral verfügbares Präparat **Ethisteron** aus Testosteron hergestellt. Die Entfernung des Kohlenstoffatoms an Position 19 führte zum **Norethindron**, welches statt primär androgener nun gestagene Eigenschaften hatte (◘ Abb. 10.5).

Die gestagenen Abkömmlinge des **19-Nortestosterons** haben immer noch große praktische Bedeutung, sie sind in vielen oralen Kontrazeptiva enthalten. Fast alle gestagen wirksamen Abkömmlinge des Testosterons und des 19-Nortestosterons haben in hohen, in der Regel nicht gebräuchlichen Dosen anabole Restwirkungen. **Norethindron, Norethynodrel** und **Ethinodioldiacetat** sollen, zumindest in minimalen Mengen, in Östrogene metabolisiert werden. Sie weisen eine schwache Bindung an den Östrogenrezeptor auf und entfalten so eine östrogene Restwirkung (Edgren 1980).

Dienogest ist zwar ein 19-Nortestosteronderivat, pharmakologisch verhält es sich aber wie ein Hydroxyprogesteronderivat. Es ist nicht androgen, sondern deutlich antiandrogen wirksam.

Norgestrel liegt als Racemat aus d- und l-Norgestrel (**Levonorgestrel**) vor, Levonorgestrel ist das aktive Isomer. Die halbe Dosis an Levornorgestrel entspricht als hinsichtlich der pharmakologischen Wirkung der vollen Dosis Norgestrel.

Neuere Gestagene, die sich vom Norgestrel ableiten sind **Gestoden, Norgestimat** und **Desogestrel**. Sie unterscheiden sich von den anderen Substanzen durch ihre nahezu vollstän-

dig fehlende androgene Wirkkomponente in therapeutischer Dosierung (Rebar u. Zeserson 1991). Sie werden als gestagene Komponente in den **oralen Kontrazeptiva der dritten Generation** eingesetzt. Obwohl Norgestimat aufgrund seiner Entwicklungsgeschichte zu den »neuen« Progestinen gehört, wird es in epidemiologischen Studien oftmals nicht zusammen mit Gestoden und Desogestrel einer neuen Substanzfamilie zugerechnet. Es gibt nämlich gute Hinweise dafür, dass Levonorgestrel oder seine Metabolite die tatsächliche Wirkkomponente im Norgestimat darstellen.

Drospirenon ist ein neuartiges Gestagen, das als erstes synthetisches Gestagen in pharmakotherapeutisch relevanter Dosierung sowohl eine antiandrogene als auch eine antimineralokortikoide Wirkkomponente in einer Substanz vereint. Es kommt als Bestandteil eines oralen Kontrazeptivums seit Ende 2000 zum Einsatz. Durch die antimineralokortikoide Aktivität kann Drospirenon einer Gewichtszunahme und anderen Symptomen, die auf einer Flüssigkeitsretention beruhen, entgegenwirken, es beugt so der östrogenbedingten Natriumretention vor. Die antiandrogene Aktivität von Drospirenon führt zur Reduktion von Akneläsionen und der Sebumproduktion. Drospirenon hat keinerlei androgene, östrogene, glukokortikoide oder antiglukokortikoide Wirkung. Angesichts seiner antimineralokortikoiden und antiandrogenen Eigenschaften ist das pharmakologische Profil des Drospirenons dem des natürlichen Progesterons sehr ähnlich.

Gestagene sind als funktionelle Antagonisten der Östrogene anzusehen, die oft den erwünschten Östrogeneffekten z. B. auf das Lipidprofil oder die Glukosetoleranz entgegenwirken. Wie bereits erwähnt, sind viele unerwünschte Wirkungen substanzspezifisch. Während beispielsweise viele Gestagene den östrogenabhängigen Anstieg des SHBG hemmen, trifft dies z. B. auf Drospirenon nicht zu. Deswegen wird der Anteil der freien Androgene im Blut bei Einnahme von Drospirenon nicht erhöht.

Das relativ große Spektrum an im Handel erhältlichen Gestagenen kann man therapeutisch gezielt nutzen, wenn man neben dem eigentlichen therapeutischen Ziel die bekannten erwünschten oder unerwünschten Nebenwirkungen vor Augen hat (◘ Tabelle 10.4).

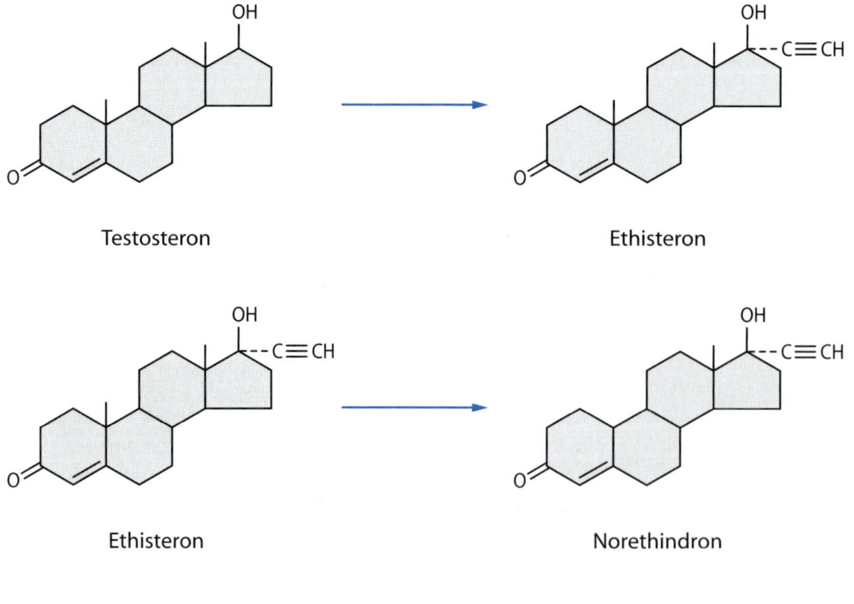

◘ **Abb. 10.5.** Von Testosteron abgeleitete gestagen wirksame Präparate

□ **Tabelle 10.4.** Partialwirkungen verschiedener Gestagene. (Mod. nach Taubert u. Kuhl 1995)

Gestagen	Endometrium-transformation	Ovulations-hemmung	Antige-stagen	Östrogen	Anti-östrogen	Androgen	Antian-drogen	Gluko-kortikoid	Antimineral-okortikoid
Progesteron	+	+	-	-	+	-	±	±	-
Megestrolacetat	+	+	-	-	+	-	-	+	-
Chlormadinon-acetat	+	+	-	-	+	-	+	+	-
Cyproteronacetat	+	+	-	-	+	-	+	+	-
Medroxypro-gesteronacetat	+	+	-	-	+	(+)	-	+	-
Dienogest	+	+	-	-	+	-	+	-	-
Norethisteron	+	+	-	(+)	+	+	-	-	-
Norethisteron-acetat	+	+	-	(+)	+	+	-	-	-
Lynestrol	+	+	-	(+)	+	+	-	-	-
Ethynodioldi-acetat	+	+	-	(+)	+	+	-	-	-
Norethynodrel	±	+	-	+	-	±	-	-	-
Allylestrenol	±	±	-	-	-	±	-	-	-
Levonorgestrel	+	+	-	-	+	+	-	-	-
Norgestimat	+	+	-	-	+	+	-	-	-
Desogestrel	(+)	(+)	-	-	+	+	-	-	-
Gestoden	+	+	-	-	+	+	-	±	-
Drospirenon	+	+	-	-	+	-	+	-	+

10.3.2 Klinischer Einsatz von Gestagenen

In der Frauenheilkunde werden Gestagene eingesetzt zur
- Kontrazeption,
- Palliativtherapie und Rezidivprophylaxe östrogenabhängiger Tumoren,
- Zyklusregulierung,
- Prophylaxe von Frühaborten,
- Behandlung des prämenstruellen Syndroms und zur
- Antiandrogentherapie.

Kontrazeption

Die empfängnisverhütende Wirkung von Gestagenen allein oder in Kombination mit Ethinylöstradiol bzw. Mestranol besteht im Wesentlichen in der ovulationshemmenden Wirkung (damit wird die Verschmelzung von Ei- und Samenzelle verhindert) und in ihrer Wirkung auf Zusammensetzung und Struktur des Zervixsekrets: Die Menge des Zervixsekrets nimmt unter Gestageneinfluss ab. Es wird zähflüssig und für Spermatozoen kaum durchgängig; außerdem soll die Kapazitation der Spermatozoen, eine Voraussetzung für die Befruchtungsfähigkeit, blockiert sein. Welchen Anteil die gestagenabhängige Veränderung der Tubenmobilität und der Tubenschleimhaut an der kontrazeptiven Sicherheit hat, ist schwer

abzuschätzen. Gestagene induzieren in hohen Dosen auch eine Endometriumatrophie, ein Effekt, der auch in der Endometriosebehandlung genutzt wird.

Gestagene werden zur Empfängnisverhütung eingesetzt
- in Kombination mit Ethinylöstradiol oder Mestranol
  - als Kombinations- und
  - als Sequentialpille sowie
- isoliert
  - in Form der Minipille und
  - in der parenteral verabreichten Depotform (▶ Kap. 11).

Palliativtherapie und Rezidivprophylaxe östrogenabhängiger Tumoren

Hier ist die antiproliferative, mitosehemmende und antiöstrogene Wirkung des jeweiligen Gestagens von Interesse (▶ Abschn. 22.3.5 und 22.4.5).

Zyklusregulierung

Da beim Einsatz von Gestagenen zur Zyklusregulierung eine bereits erfolgte Proliferation des Endometriums vorausgesetzt wird, können Gestagene für diesen Zweck nur dann eingesetzt werden, wenn das Endometrium durch endogenes Östradiol oder exogen verabreichte Östrogene adäquat proliferiert ist. Nach der regelmäßigen, in der zweiten Zyklushälfte erfolgenden Gestagengabe in voller Transformationsdosis erzielt man eine sekretorische Transformation und regelmäßige Abbruchblutungen eines zuvor proliferierten Endometriums. Die Gestagengabe wirkt dabei gleichzeitig proliferationshemmend. Die Fähigkeit zur sekretorischen Transformation ist eines der wichtigsten Kennzeichen der gestagenen Partialwirkung. Diese Wirkung der Gestagene spielt auch in der Sterilitätstherapie eine gewisse Rolle, zumindest bei manchen Formen der Gelbkörperschwäche. Hierbei ist zu berücksichtigen, dass einige der Gestagene (etliche 19-Nortestosteronderivate) zwar eine ausgeprägte Transformationswirkung haben, gleichzeitig aber in hoher Dosierung die Luteolyse des Corpus luteum beschleunigen können. 19-Nortestosteronderivate supprimieren die Corpus-luteum-Funktion allerdings nur, wenn sie in relativ hohen Dosen von Beginn der Lutealphase an verabreicht werden (Johansson 1971). Für einige andere, z. B. für das in üblichen Dosen vaginal verabreichte Progesteron und für Dydrogesteron trifft dies nicht zu. Auch sind die Auswirkungen der einzelnen kontrazeptiv oder therapeutisch eingesetzten Gestagene auf die Feinstruktur des Endometriums nicht identisch: Nach Progesteron- und Dydrogesterongabe findet man ein dem natürlichen Zyklus am ähnlichsten transformiertes Endometrium.

Den Zeitpunkt der Menstruation hinauszuzögern, ist eine weitere Anwendung. Diese Partialwirkung der Gestagene kann mit Hilfe des Menstruationsverschiebungstests ermittelt werden (◩ Tabelle 10.3).

In der Differentialdiagnostik der Amenorrhö hat der Gestagentest früher eine gewisse Rolle gespielt: eine uterine Blutung nach Gabe der vollen Transformationsdosis eines Gestagens belegt die Existenz proliferierten Endometriums und ein bestimmtes Maß an Östrogeneinwirkung. Bei Östrogenmangel ist der Gestagentest negativ. Allerdings lässt dieser Test keine quantitativen Aussagen hinsichtlich der Östrogenexposition des Gesamtorganismus zu und eignet sich deshalb nicht als Kriterium für oder gegen die Entscheidung zur Östrogensubstitution bei fraglichen Östrogenmangelzuständen.

Prophylaxe und Behandlung von Frühaborten

Natürliche und synthetische Gestagene generell zur Prophylaxe von Frühaborten oder zur Behandlung eines Abortus imminens einzusetzen, ist eine unkritische und nicht gerechtfertigte Maßnahme. In einzelnen klinischen Situationen mag jedoch die frühzeitige Gestagenabortprophylaxe sinnvoll sein. Man sollte dann aber nur Gestagene verwenden, die keine androgenen Restwirkungen, keine antiandrogenen Wirkungen haben und die Lutealfunktion nicht unterdrücken (◩ Tabelle 10.4). In Frage kommen also vor allem Progesteron oder 17α OH-Progesteronkaproat.

Prämenstruelles Syndrom

Da zumindest einige Symptome, die beim prämenstruellen Syndrom auftreten, als Ausdruck einer Östrogendominanz gelten können, ist der Einsatz von Gestagenen beim Auftreten der betreffenden Symptome gelegentlich gerechtfertigt (z. B. bei ausgeprägter Mastodynie).

Thermogenetischer Effekt

Den thermogenetischen Effekt einiger Gestagene kann man zur Deutung monophasischer Temperaturverläufe im Rahmen der Differentialdiagnostik der gestörten Ovarfunkti-

on nutzen. Zu berücksichtigen ist aber, dass 5 bis 10% aller Frauen keinen oder einen wenig ausgeprägten Temperatureffekt haben. Bei ihnen täuscht die Basaltemperaturkurve einen anovulatorischen Zyklus vor. Retroprogesteronpräparate (Dydrogesteron) haben keinen thermogenetischen Effekt.

Antiandrogenbehandlung

Einigen Substanzen mit Gestagenwirkung, insbesondere dem Cyproteronacetat – und in etwas geringerem Maße dem Dienogest, dem Chlormadinonacetat und dem Drospirenon – kommen antiandrogene Partialwirkungen zu, die bei der Behandlung von Androgenisierungserscheinungen genutzt werden können. Diese Substanzen, die in der Regel zusammen mit einem Östrogen, nur in Ausnahmefällen allein eingesetzt werden, die Wirkungen der Androgene auf verschiedene Weise abschwächen oder verhindern:

- durch Hemmung der Gonadotropinfreisetzung (LH) und damit durch Blockade der Androgensynthese und -sekretion der Ovarien,
- durch partielle Hemmung der adrenalen Androgensekretion,
- durch Hemmung der Metabolisierung schwächer wirksamer in stärker wirksame Androgene z. B. durch Hemmung des Enzyms 5α-Reduktase. Zu den 5α-Reduktasehemmern gehören Gestoden, Desogestrel (und 3-Keto-Desogestrel), Norethisteron, Levonorgestrel, Norgestimat und Lynestrenol,
- durch kompetitive Hemmung der Androgenbindung und -wirkung auf Rezeptorebene (eigentliche Antiandrogenwirkung im engeren Sinne).

Generell wirken alle Ovulationshemmer insofern antiandrogen als sie die Hypothalamus-Hypophysen-Ovar-Achse mehr oder weniger stark partiell blockieren und damit die ovarielle (und in geringerem Maße auch die adrenale Androgenbildung) blockieren. Die kompetitive Hemmung der Androgenbindung und -wirkung auf Rezeptorebene kommt nur den eigentlich antiandrogen wirksamen Gestagenen zu (◩ Tabelle 10.4).

Cyproteronacetat blockiert die Wirkung von Testosteron und 5α-Dihydrotestosteron durch kompetitive Bindung an die zytoplasmatischen Androgenrezeptoren.

Da Cyproteronacetat eine stark antiandrogen wirksame Substanz ist, darf es in der Schwangerschaft nicht angewandt werden.

Als antiandrogene Substanz mit gestagener Partialwirkung wirkt es im Verbund mit Ethinylöstradiol als Ovulationshemmer und wird in dieser Kombination eingesetzt, wenn eine kontrazeptive Wirkung erwünscht oder tolerabel ist und gleichzeitig ein ausgeprägter antiandrogener Effekt erforderlich ist.

Cyproteronacetat ist auch zur Behandlung einer Pubertas praecox und in diesem Zusammenhang zur Verhinderung eines vorzeitigen Epiphysenschlusses eingesetzt worden, allerdings in Dosen, die in der Regel wesentlich höher waren als diejenigen, die zur Antiandrogenbehandlung bei Hirsutismus und Akne angewandt werden. Nach Absetzen der für diese Indikationen erforderlichen extrem hohen Dosen (100 mg oder mehr Cyproteronacetat pro Tag/m2 Körperoberfläche) ist eine passagere Nebennierenrindeninsuffizienz beobachtet worden. Diese ist bei den in der Frauenheilkunde üblichen Maximaldosen (50–100 mg/Tag) nicht zu befürchten. Da es für die Behandlung der Pubertas praecox heute weitaus bessere Alternativen gibt (GnRH-Analoga), wird Cyproteronacetat für diese Indikation nicht mehr eingesetzt.

Weitere antiandrogen wirksame Substanzen ohne Gestagenwirkung (▶ Abschn. 25.6).

Gestagenpotenz und klinisch relevante Partialwirkungen

In der klinischen Praxis wird häufig die Frage nach der Potenz eines Gestagens gestellt. Wenn die biologische und klinische Wirksamkeit eines Gestagens mit der eines anderen verglichen werden soll, so muss man nicht nur definieren, welche der vielen Partialwirkungen von Gestagenen verglichen werden soll, sondern auch die genauen Versuchsbedingungen des Vergleichs. Verstehen kann man diese Forderung nach Definition der Versuchsbedingungen leicht, wenn man bedenkt, dass Grundvoraussetzung einer gestagenen Wirkung die Existenz von Progesteronrezeptoren im Erfolgsorgan ist; deren Induktion ist jedoch östrogenabhängig. Die Wirkung eines Gestagens hängt also nicht nur von der Struktur, der Dosis und der Applikationsweise ab, sondern auch von der Qualität der verabreichten Östrogene, von der Zeitdauer ihrer Einwirkung und von ihrer Dosis. Zu den wichtigsten Partialfunktionen von Gestagenen gehören:

- Transformation des Endometriums,
- zeitliche Verschiebung der Menstruation und die
- Fähigkeit zur Ovulationshemmung.

In den ◘ Tabellen 10.3 und 10.4 sind einige Charakteristika der gebräuchlichen Gestagene miteinander verglichen worden. Aus diesen Tabellen ist ersichtlich, dass es eine einfach zu definierende Gestagenpotenz, die Gestagenpotenz, nicht gibt. Vermutlich sind die Aussagen zur Ovulationhemmdosis die zuverlässigsten, da diese Wirkung ohne invasive Maßnahmen sicher ermittelt werden kann.

Andere mögliche Partialwirkungen oder Nebenwirkungen sind östrogene oder androgene Restwirkungen, antiöstrogene und antiandrogene, anabole und katabole Wirkungen, Wirkungen auf den Elektrolythaushalt (Natriurese) und auf das Renin-Angiotensin-System.

Die in ◘ Tabelle 10.4 zusammengefassten Partialwirkungen der einzelnen Gestagengruppen sind entweder bei der Frau oder am Tier definiert worden. Da Ergebnisse aus Experimenten am Tiermodell nur eingeschränkt übertragen werden können, sind die Angaben in dieser Tabelle keine quantitativ verbindlichen Aussagen, sondern können lediglich Hilfen bieten bei der Entscheidung, welche der möglichen (Partial-)Wirkungen in individuellen klinischen Grenzsituationen genutzt bzw. vermieden werden sollten.

Alle gebräuchlichen Gestagene zeigen eine **antiöstrogene Wirkung**: Sie sind also in der Lage, die Proliferation eines östrogenabhängigen Gewebes wie des Endometriums zu blockieren und sekretorisch umzuwandeln. Diese Wirkung ist am stärksten bei der Norgestrelgruppe ausgeprägt.

Die antiöstrogene Wirkung von Progesteron und der Gestagene beruht wesentlich auf der Abnahme der Östradiolrezeptorkonzentration als Folge der Progesteronwirkung sowie auf der Induktion des Enzyms 17β-Hydroxysteroid-Dehydrogenase. Letzteres induziert die Abnahme der intrazellulären Östradiolkonzentration.

Im Hinblick auf die Stoffwechselaktivität der Leber sind Gestagene mit androgener Partialwirkung stark antiöstrogen.

Man sieht dies beim Einsatz von Kontrazeptiva, die Levonorgestrel oder Norethisteronacetat enthalten: bei ihrer Verwendung ist der Anstieg der SHBG-Blutkonzentrationen sehr viel geringer ausgeprägt als bei der Kontrazeption mit Ethinylöstradiol in Kombination mit 17α-Hydroxyprogesteronderivaten oder antiandrogen wirksamen Gestagenen. Drospirenon beeinflusst den Anstieg des SHBG-Blutspiegels überhaupt nicht.

Eine schwache **östrogene Restwirkung** ist nur der Norethisterongruppe eigen und fehlt der Norgestrelgruppe. Man findet sie im Tierversuch ausschließlich nach oraler Applikation.

Androgene/anabole Restwirkungen sind relativ deutlich bei der Norethisterongruppe. Eine androgene Restwirkung könnte auch dadurch entstehen, dass Norethisteronderivate und einige ihrer Metaboliten relativ stark von SHBG gebunden werden; dadurch werden endogenes Testosteron und 5α-Dihydrotestosteron aus der SHBG-Bindung verdrängt. Androgene Restwirkungen sind bei der jüngeren Gestagengeneration der Norgestrelgruppe in gebräuchlichen Dosen (Desogestrel, Gestoden) noch weniger ausgeprägt als bei Norethisteronderivaten und bei Levonorgestrel und haben klinisch keine Relevanz.

Eine **antiandrogene Wirkung** durch kompetitive Rezeptorbindung findet man nur bei Cyproteronacetat, Dienogest und Chlormadinonacetat, nicht bei Medroxyprogesteronacetat. Die schwache antiandrogene Partialwirkung von Progesteron ist durch die kompetitive Blockade des Enzyms 5α-Reduktase bedingt, zudem bindet Progesteron in geringem Ausmaß an Androgenrezeptoren. Drospirenon hat als eines der neuesten Gestagen eine deutliche antiandrogene Wirkkomponente.

> **Cave**
>
> Gestagene mit stärkerer antiandrogener, aber auch solche mit androgener Restwirkung sind wegen der Gefahr einer Feminisierung bzw. Virilisierung zur Behandlung des drohenden oder habituellen Aborts kontraindiziert.

Bei versehentlicher Einnahme solcher Gestagene enthaltender Präparate in der Frühschwangerschaft muss mit Auswirkungen auf den Embryo allerdings nur bei Anwendung sehr hoher, im Allgemeinen nicht üblicher Dosen gerechnet werden, also nicht bei den in Kontrazeptiva enthaltenen Dosen.

Glukokortikoide Restwirkungen sind nur von Progesteronderivaten und dann auch nur in höherer Dosierung zu erwarten: Progesteron kann in hohen Konzentrationen Kortisol von seinem Plasmabindungsprotein Transkortin (CBG) verdrängen und dadurch potentiell den relativen Anteil an freiem, biologisch aktivem Kortisol im Blut erhöhen.

Eine **antimineralokortikoide Wirkung** ist bei Progesteron, Drospirenon und Gestoden feststellbar; die für einen klinisch fassbaren antimineralokortikoiden Effekt benötigte Dosis von Gestoden übersteigt jedoch die normale Dosierung so sehr, dass diese Restwirkung klinisch irrelevant ist. Die antimineralokortikoide Wirkung von Drospirenon ist in therapeutischer Dosierung nachweisbar und wichtiger Bestandteil des Wirkprofils dieser Substanz.

Nortestosteronderivate mit einer 17α-Ethinylgruppe können in höheren Dosen einen beträchtlichen Einfluss auf den Leberstoffwechsel ausüben, über ihre androgenen Restwirkungen, aber auch unabhängig davon. Durch Verwendung der niedrigsten noch ausreichend wirksamen Dosis können die unerwünschten Wirkungen (z. B. Verschiebung des Lipoproteinprofils, Beeinträchtigung der Glukosetoleranz, Erhöhung des Insulin- und des Reninsubstratspiegels und der Reninaktivität mit konsekutiver Blutdrucksteigerung, Hemmung der Produktion von Transportproteinen, Veränderungen von Transaminasen und der Gallenblasenfunktion) weitgehend abgeschwächt werden.

Von den unterschiedlichen pharmakologischen Wirkungen der einzelnen Gestagene dürften die durch den androgenen bzw. antiöstrogenen Effekt hervorgerufenen Einflüsse auf den Fettstoffwechsel die wichtigsten sein. Je stärker androgen oder antiöstrogen ein Steroid wirkt, desto deutlicher wird – abhängig von Dosis und Applikationsart – das Lipoproteinspektrum in Richtung der Low-density-Lipoproteine (LDL) verschoben. Dass die atherogene Entwicklung nicht nur vom Lipoproteinspektrum abhängig ist, sondern auch von vielen anderen pathogenetischer Faktoren, muss ebenso betont werden wie die Tatsache, dass die neueren Vertreter der Norgestrelgruppe (Gestoden, Desogestrel, Norgestimat) wegen ihrer starken gestagenen Wirkung einer nur geringen Dosierung bedürfen und die minimalen androgenen Restwirkungen keine Gefahr für die Entstehung der Atherosklerose darstellen, zumal sie in der Regel zusammen mit Ethinylöstradiol eingesetzt werden.

10.4 Androgen wirksame Substanzen

Zu dieser Gruppe zählen Methyltestosteron und einige Testosteronkonjugate (u. a. Fluoxymesteron, ein Methyltestosteronderivat, sowie Testosteronpropionat, Testosteronenantat, Testosteronundecanoat), außerdem einige zu den Anabolika zählenden Sexualsteroidabkömmlingen. Sie spielen in der Praxis des Frauenarztes kaum eine Rolle. Zu den Sexualsteroidderivaten mit androgener Restwirkung zählt das Danazol (s. unten).

10.5 Danazol

Danazol ist ein Derivat des synthetischen Steroids 17α-Ethinyltestosteron. Es wird zur medikamentösen Behandlung der Endometriose eingesetzt. Andere Indikationen (z. B. Mastopathie, schwere Formen der Mastodynie und der Gynäkomastie, prämenstruelles Syndrom, heriditäres bzw. erworbenes angioneurotisches Ödem) sind weniger umfassend und eindeutig erarbeitet. Von einigen Autoren wird Danazol als Antigonadotropin bezeichnet, damit sind seine Wirkungsmechanismen jedoch nur unzureichend charakterisiert. Danazol hat Wirkungen auf hypothalamisch-hypophysärer Ebene, auf der Rezeptorebene der Sexualsteroide in den Erfolgsorganen des Reproduktionstrakts und unmittelbare Wirkungen auf gonadaler Ebene.

Eine massive Suppression der basalen LH- und FSH-Spiegel findet sich unter Danazol nicht, allerdings supprimiert Danazol die mittzyklischen LH- und FSH-Gipfel (selbst in relativ niedrigen Dosen von 200 mg pro Tag). Unter Danazol bleibt die Ausschüttung der Gonadotropine nach GnRH-Applikation normal, die Prolaktinkonzentration fällt ab (Bohnet et al. 1981).

Danazol hat unterschiedliche Bindungsaffinitäten zu Rezeptoren von Androgenen, Progesteron und Östrogenen. Es bindet außerordentlich stark an Androgenrezeptoren und übt dort auch eine androgene Restwirkung aus. An Progesteronrezeptoren ist die Bindung mäßig stark, die Affinität zu Östrogenrezeptoren ist sehr schwach. Es hat eine deutliche Affinität zum SHBG, verursacht dadurch eine Verdrängung von Testosteron vom SHBG und einen massiven Anstieg des freien Testosterons: Während normalerweise nur 1 bis 2% des Testosterons in freier Form vorliegen, können bei Frauen unter Danazol mehr als 90% in freier und damit biologisch aktiver Form vorliegen (Nilsson et al. 1983). Seine androgenen Restwirkungen sind also nicht nur auf die Bindung an Androgenrezeptoren, sondern auch auf die Verdrängung des Testosterons vom SHBG zurückzuführen.

> **Praktisch relevant ist, dass unter Danazoltherapie gelegentlich extrem hohe Testosteronspiegel beobachtet werden, die auf die Interferenz eines oder mehrerer nicht identifizierter Metabolite von Danazol mit einigen Testosteron-Immunoassays zurückzuführen sind.**

Danazol wird zu mehr als 60 verschiedenen Produkten metabolisiert, es ist unklar, welche von ihnen zu den zahlreichen Effekten beitragen.

Danazol interferiert auch mit der Steroidgenese. Es inhibiert die Steroidbiosynthese im Corpus luteum (Barbieri et al. 1981) und verkürzt die Lutealphase.

Die bei der Danazoltherapie erwünschte Wirkung, nämlich die Atrophie endometriotischer Läsionen, kommt über folgende Mechanismen zustande:

- Danazol hemmt die ovarielle Follikelentwicklung und Östrogenproduktion durch partielle Blockade der hypophysären LH- und FSH-Sekretion und wahrscheinlich durch eine direkte Wirkung auf gonadaler Ebene.
- Danazol bindet an Androgenrezeptoren im Endometriosegewebe, stellt damit ein hyperandrogenes Milieu her und verursacht so eine Atrophie der Endometrioseherde.
- Danazol verdrängt Testosteron aus seiner Bindung an SHBG, das dadurch entstehende freie Testosteron bindet an die Androgenrezeptoren der Endometrioseherde.
- Die Danazolbindung an Androgen- und/oder Progesteronrezeptoren in Endometrioseherden hat lokal antiöstrogene Wirkungen.
- Das durch Danazol ausgelöste hypoöstrogene Milieu ist ein wohl entscheidender Wirkungsmechanismus für seinen therapeutischen Einsatz bei der Endometriose. Gleichwohl soll nicht verkannt werden, dass Danazol nicht nur ein relatives Östrogendefizit auslöst, sondern dass zur Effizienz von Danazol bei der Endometriosetherapie auch die deutlich androgene Partialwirkung beiträgt. Östrogenentzug und androgene Partialwirkung üben darüber hinaus auf das Immunsystem gleichsinnige Wirkungen aus. Ob die Beeinflussung des Immunsystems für den Behandlungserfolg bei einer Erkrankung wie der Endometriose wichtig ist, ist offen.

Die erheblichen Nebenwirkungen von Danazol sind einerseits Folge seiner androgenen Restwirkungen (Akne, Seborrhö, leichter Hirsutismus, irreversible Stimmveränderungen), andererseits Folge der antiöstrogenen Wirkung (Veränderungen der Brustgröße, Schwitzen, Hitzewallungen, Vaginitis, Libidoveränderungen).

> **Cave**
>
> Danazol wird vor allem in der Leber metabolisiert und kann einen Leberschaden verursachen. Es ist daher bei Patientinnen mit vorbestehender Lebererkrankung kontraindiziert.

Beachtenswert sind die unter Danazol beobachteten Veränderungen im Fettstoffwechsel (Erniedrigung des HDL-, Erhöhung des LDL-Cholesterols). Diese sind allerdings nach Absetzen der Therapie reversibel.

> **Cave**
>
> Durch Flüssigkeitsretention kann Danazol die klinische Situation bei arterieller Hypertonie und bei Herz- bzw. Niereninsuffizienz verschlechtern.

Die Behauptung, Danazol sei effektiver in der Therapie der Endometriose als andere Maßnahmen wie z. B. GnRH-Analoga oder orale Kontrazeptiva, ist bisher durch klinische Studien nicht sicher belegt.

10.6 Tibolon

Tibolon ist ein der 19-Nortestosteron-Familie verwandtes Steroid, das zur Prävention der Osteoporose und zur Behandlung vasomotorischer Wechseljahrsbeschwerden geeignet ist. Die übliche Tagesdosis beträgt 2,5 mg (Ross u. Adler 1995; Bjarnason et al. 1996).

Tibolon wird zu drei Steroidisomeren metabolisiert, die unterschiedliche östrogene, gestagene und androgene Eigenschaften haben. Die Metabolite zeichnen sich hinsichtlich der Betonung ihrer jeweiligen Wirkung durch eine Gewebsspezifität aus. So übt Tibolon einerseits eine erwünschte östrogene Wirkung auf den Knochen aus und lindert vasomotorische Beschwerden, induziert andererseits eine Atrophie des Endometriums (Ginsburg et al. 1995). An der Vagina hat Tibolon östrogenartige Wirkung, sodass eine Dyspareunie aufgrund von Scheidentrockenheit erfolgreich therapierbar ist.

Kurzfristig kommt es zur Abnahme des HDL-Cholesterols, deren langfristige Konsequenzen bisher noch nicht untersucht sind (Farish et al. 1994). Möglicherweise wirken günstige Veränderungen in der Konzentration der Gerinnungsfaktoren und eine gesteigerte Fibrinolyseneigung den unerwünschten Wirkungen auf das Lipoproteinprofil entgegen (Bjarnason et al. 1997).

Bei 10 bis 20% der Anwenderinnen von Tibolon findet man unerwünschte Durchbruchblutungen. *In vitro* wurde eine Proliferationshemmung von Brustkarzinomzellen durch Tibolon beobachtet, was in klinischen Studien noch auf seine Relevanz hin geprüft werden muss.

10.7 Selektive Östrogenrezeptormodulatoren und antagonistisch wirksame Substanzen

Natürliche Antagonisten der Östrogene sind Gestagene und Androgene, daneben gibt es eine Reihe polyzyklischer Substanzen wie die Triphenylethylenderivate **Clomifen, Tamoxifen, Droloxifen, Toremifen** und das Benzothiphenderivat **Raloxifen**. Sie alle haben agonistische und antagonistische Eigenschaften (◘ Abb. 10.6, 10.7), bemerkenswerterweise sind diese gewebs- und zielgenspezifisch. So hat Tamoxifen z. B. eine hemmende Wirkung auf das Wachstum von Brustkrebszellen, während das Endometrium zur Proliferation gebracht wird. Zusätzlich gibt es noch im Entwicklungsprozess befindliche sog. **reine Antiöstrogene** (z. B. ICI 182,780 [Fulvestrant] und ICI 164, 384), die ein ausschließlich antagonistisches Wirkungsspektrum haben.

Die Ursachen für reine antagonistische bzw. gemischt agonistisch/antagonistische Wirkungen einer Substanz hat man lange Zeit nicht verstanden. Ein entscheidender Fortschritt wurde durch die Erkenntnis erzielt, dass unterschiedliche Liganden verschiedene Konformationen des Östrogenrezeptors induzieren können (s. Abschn. 2.7.3). Die einfachen ursprünglichen Modelle eines Steroidhormonrezeptorliganden, der nach Bindung z. B. an den Östrogenrezeptor überall im Körper mit gleichem Mechanismus agonistische östrogene Wirkungen auslöst oder eines Antagonisten, der in einfacher Kompetition mit dem Agonisten um die Bindung an nukleäre Rezeptoren konkurriert, sind heute nicht mehr länger aufrechtzuerhalten.

> ❯ Verschiedene Liganden können durch subtile Konformationsänderungen an den beiden Östrogenrezeptor-Subtypen (ER-α und ER-β) mit unterschiedlichen Koaktivatoren und Korepressoren in einem zell- und promotorspezifischen Kontext ein breites Spektrum von Wirkungen auslösen: vom reinen Agonismus über gewebsspezifische gemischt agonistisch/antagonistische Wirkungen bis hin zum reinen Antagonismus.

Die Aufklärung der Mechanismen einer zell- und promotorspezifischen Wirkung von Liganden stellt einen wesentlichen Fortschritt in der Pharmakologie der Sexualsteroide dar und schafft die konzeptionelle Grundlage zur Entwicklung neuer Pharmaka mit hochselektiven Wirkmustern.

10.7.1 Selektive Östrogenrezeptormodulatoren

Selektive Östrogenrezeptormodulatoren (SERM) sind Substanzen, deren östrogene Aktivität gewebsspezifisch ist. Therapeutisches Ziel ist es, Östrogenwirkungen nur in den Organen und Geweben zu erreichen, in denen sie erwünscht sind (z. B. Knochen, Gehirn, Leber), während keine oder sogar antagonistische Wirkungen an Brustdrüse oder Endometrium. Die wichtigsten Substanzen in dieser Wirkstoffklasse sind **Tamoxifen, Raloxifen** und **Toremifen.**

Tamoxifen war ursprünglich als Antiöstrogen einklassifiziert, bis man feststellte, dass die Substanz neben der **antagonistischen Wirkungen an Brustkrebszellen** agonistische Effekte am Knochen, der Leber und am Endometrium auslöst. Tamoxifen ist strukturell dem Diethylstilböstrol

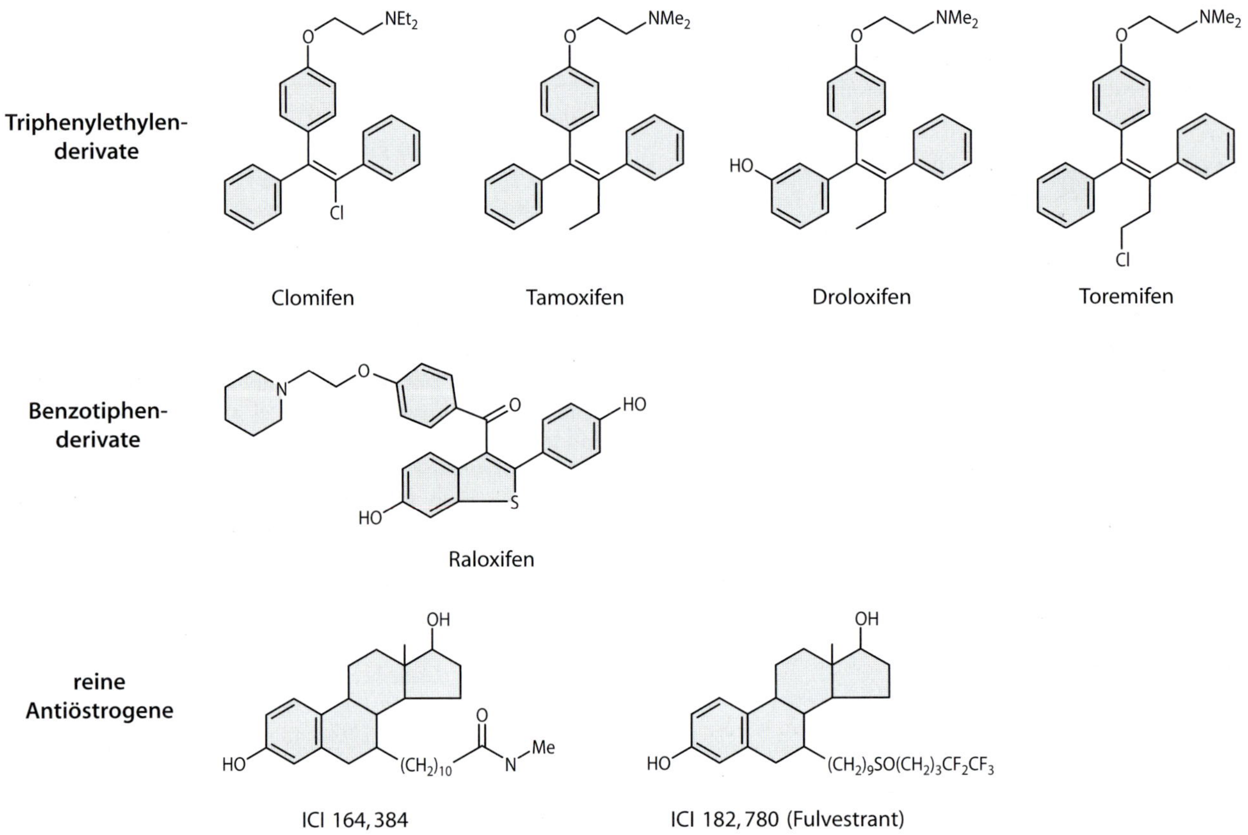

Abb. 10.6. Struktur selektiver Östrogenrezeptormodulatoren und antiöstrogen wirksamen Substanzen, NEt_2 = Stickstoff + 2 Äthinyl-gruppen, NMe_2 = Stickstoff + 2 Methylgruppen

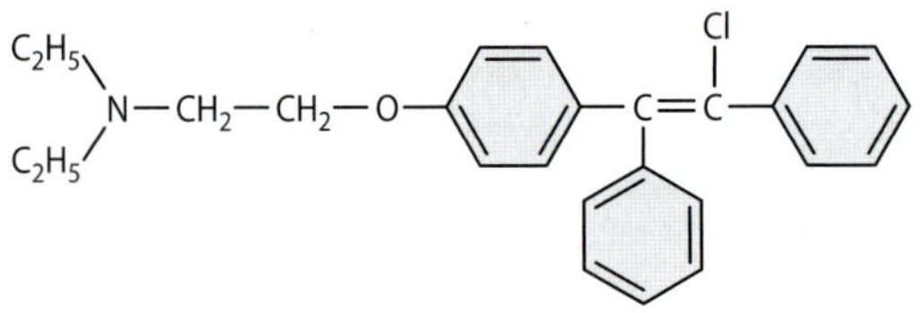

Abb. 10.7. Clomifen

verwandt. Die Affinität des Tamoxifens zu den Östrogenre-zeptoren ist 100- bis 1000fach niedriger als die des Östradi-ols, so dass hohe Konzentrationen eingesetzt werden müssen, um das Wachstum von Brustkrebszellen zu hemmen. In der Regel hat das trans-Isomer eine antiöstrogene, die cis-Kon-formation östrogene Aktivität. Die biologische Wirkung der trans-Komponente hängt jedoch ganz wesentlich vom Gewe-be und dem untersuchten Gen ab. Die durch hepatische De-methylierung entstehenden Substanzen haben eine zur Mut-tersubstanz vergleichbare Affinität zum Östrogenrezeptor. Zu-sätzlich entsteht im Rahmen der Verstoffwechselung ein akti-ver 4-Hydroxy-Metabolit, der eine deutlich höhere Affinität zu den beiden Östrogenrezeptoren hat als Tamoxifen selbst (Kui-per et al. 1997). Zusätzlich zu den verschiedenen aktiven Me-taboliten kommt es in vivo zu einer Isomerisierungsreaktion der 4-Hydroxy-Abkömmlinge, wodurch ein direkter Vergleich der In-vivo- und In-vitro-Effekte des Tamoxifens erschwert wird. Tamoxifen wird als reines **trans-Isomer** auf den Markt gebracht. Es entfaltet eine **antiöstrogene Wirkung am Brust-**

gewebe und hemmt die Proliferation von Brustkrebszellen. Darüber hinaus wird die Tumorgröße bei betroffenen Patien-tinnen reduziert, die Ansprechraten liegen bei 30 bis 35% und erreichen etwa 70% bei Tumoren, die hoch positiv für Östro-genrezeptoren sind (WHI 1998). Als weiterer Ausdruck der antiöstrogenen Komponente ist bei einigen Frauen das Auf-treten von Hitzewallungen zu sehen.

Tamoxifen hat auf das **Endometrium proliferative Wir-kungen,** Endometriumhyperplasie, -polypen und -karzino-me werden unter Tamoxifentherapie beobachtet (Kedar et al. 1994; Fisher et al. 1994). Die Veränderungen bestimmter Se-rumproteine spiegeln ebenfalls die östrogene Aktivität des Tamoxifens wieder: Es kommt zu einem Abfall an Antithrom-bin III, Gesamt- und LDL-Cholesterol, während HDL- und SHBG-Konzentrationen zunehmen. Bei postmenopausalen Frauen kann Tamoxifen (20 mg pro Tag) die FSH-Spiegel et-wa gleich wirksam senken wie 2 mg Östradiol (Helgason et al. 1982). Am Knochen sind antiresorptive östrogene Wirkungen zu beobachten. Ob Tamoxifen das generelle kardiovaskuläre Risiko für postmenopausale Frauen erhöht, ist umstritten.

Tamoxifen ist zur Behandlung von Mammakarzinomen im Rahmen einer adjuvanten Therapie indiziert. **Toremifen** wird bei metastasierendem Brustkrebs bei postmenopausa-len Frauen vor allem mit positivem Östrogenrezeptorstatus eingesetzt.

Raloxifen hat ein Benzothiophen-Grundgerüst. Die Sub-stanz bindet mit gleicher Affinität an die ER-α und -β (Kuiper et al. 1997). Raloxifen verhält sich am Knochen wie ein Östrogenagonist und entfaltet eine antiresorptive Wirkung. In großen klinischen Studien konnte gezeigt werden, dass Raloxifen dosisabhängig die Anzahl der Wirbelkörperfrakturen um bis zu 50% senken kann (Delmas et al. 1997; Ettinger et al. 1999). Durch östrogene Wirkung an der Leber wird die LDL-Cholesterol-, Fibrinogen- und Lp(a)-Konzentration gesenkt, die HDL-Werte werden nicht beeinflusst. Zur Zeit ist noch unklar, ob Raloxifen hinsichtlich kardiovaskulären Erkrankungen protektiv wirkt. Hierzu wird man die Ergebnisse einer internationalen Primär- und Sekundärpräventionsstudie zur koronaren Herzkrankheit (Raloxifen Use for the Heart, RUTH) abwarten müssen, die in wenigen Jahren zu erwarten sind.

Anders als Tamoxifen induziert Raloxifen keine Endometriumhyperplasie. In präklinischen Studien konnte als antiöstrogener Effekt eine Proliferationshemmung rezeptorpositiver Mammakarzinome nachgewiesen werden (Hol et al. 1997). Darüber hinaus reduziert Raloxifen signifikant das Risiko für ein rezeptorpositives, nicht aber für ein -negatives Karzinom (Cummings et al. 1999).

Raloxifen ist zur Behandlung und Prävention der Osteoporose bei postmenopausalen Frauen indiziert, stellt aber keinen vollen Ersatz für die HRT dar. Raloxifen hat keine positiven Wirkung auf vasomotorische Wechseljahresbeschwerden, es kann sie sogar auslösen. Als weitere unerwünschte Wirkungen sind Beinkrämpfe und thromboembolische Komplikationen (tiefe Beinvenenthrombose und Lungenembolie) beschrieben worden (Cummings et al. 1999).

Wirkungsmechanismen der SERM

Wie können die gewebsspezifischen agonistischen bzw. antagonistischen Wirkungen selektiver Östrogenrezeptormodulatoren erklärt werden? Der ER-α zeichnet sich durch zwei bekannte Transkriptions-Aktivierungsdomänen, AF-1 und AF-2, aus (▶ Abschn. 2.7.2), die durch unterschiedliche SERM differenziell reguliert werden können.

Die Bindung eines Sexualsteroids an seinen Rezeptor ruft im Rezeptor eine Konformationsänderung hervor. Hierbei ist besonders wichtig, dass unterschiedliche Liganden verschiedene Rezeptorkonformationen induzieren können, die sich funktionell deutlich voneinander unterscheiden (McDonnell et al. 2001). Der natürliche Agonist Östradiol übt seine agonistische Wirkung über AF-1 und ligandeninduziert über AF-2 aus. Während die agonistische Wirkung des Tamoxifen durch AF-1 ausgelöst wird, verhält sich die Substanz wie ein AF-2-Antagonist. Durch moderne Methoden können wir heute die Rezeptor-Ligand-Kofaktor-Wechselwirkungen auf atomarer Ebene verstehen.

Die durch SERM induzierten spezifischen Östrogenrezeptorkonformationen führen dazu, dass sich für die entsprechenden Konformationen das Spektrum der Interaktionspartner (Koaktivatoren und Korepressoren) unterscheidet und damit die biologische Wirkung. Zusammen mit der spezifischen Ausstattung einer Zelle an Koaktivatoren und -repressoren sowie deren jeweiliger Expressionshöhe wird auf diesem Wege die Gewebsspezifität der selektiven Östrogenrezeptormodulatoren verwirklicht (Shang u. Brown 2002). Wahrscheinlich trägt darüber hinaus die Regulation der Kofaktoraktivität z. B. durch Phosphorylierung im Rahmen von zellulären Signalnetzwerken entscheidend zur Verwirklichung zellspezifischer Steroidwirkungen bei (McDonnell u. Norris 2002).

Resistenz von Tumorzellen gegenüber SERM

Ein relevantes klinisches Problem bei der Tumortherapie mit Tamoxifen ist die nach einer gewissen Zeit zu beobachtende Resistenzentwicklung. Hierzu können viele Mechanismen beitragen, z. B. die Herunterregulation von Östrogenrezeptoren, Veränderungen in der zellulären Konzentration oder Zusammensetzung der Kofaktoren oder ein verändertes ER-α/ER-β-Verhältnis. Tatsächlich wandelt sich in HeLa-Zellen (in der onkologischen Forschung benutzte Karzinomzelllinien, die selektiv auf unterschiedliche Konfrontationen der Östrogenrezeptor- und Kofaktorkomplexe wirken) Tamoxifen bei Überexpression des Koaktivatorproteins SRC-1 vom Östrogenrezeptorantagonisten zum -agonisten (Smith et al. 1997). Eine wichtige Aufgabe der experimentellen Pharmakologie besteht darin, neue Substanzen zu entwickeln, um die Tamoxifenresistenz von Brustkrebszellen zu durchbrechen. Mit modernen molekularbiologischen und biochemischen Methoden wird intensiv daran gearbeitet, mit völlig neuen Wirkstoffen die Protein-Protein-Kontakte zwischen dem ligandbesetzten Östrogenrezeptor und den Kofaktoren gezielt zu beeinflussen und neue konformationsselektive Liganden zu entwickeln (McDonnell et al. 2001; Norris 2001).

10.7.2 Antiöstrogene

Clomifen

Substanzen, die Östrogenwirkungen vollständig oder teilweise aufheben können, bezeichnet man als Antiöstrogene. Meistens handelt es sich um partielle Antagonisten, d. h. unter bestimmten Bedingungen können die Substanzen noch schwache agonistische (östrogene) Effekte auslösen. Zu dieser Substanzgruppe wird das nichtsteroidale Stilbenderivat Clomifen, eine weitere Substanz (ICI 182,780, Fulvestrant) und ihr weniger potenter Vorgänger (ICI 164,384) gezählt.

Clomifen liegt als racemisches Gemisch aus zwei Stereoisomeren, Zuclomifen (cis-) und Enclomifen (trans-Clomifen) vor. Das cis-Isomer zeichnet sich durch schwache östrogene Partialwirkungen aus, die allerdings erst bei Abwesenheit endogenen Östrogens deutlich werden. Insgesamt überwiegt bei Clomifen die antiöstrogene Komponente. Clomifen hat keinerlei gestagene, glukokortikoide, androgene oder antiandrogene Wirkkomponente. Die Substanz bindet für lange Zeit an den Östrogenrezeptor, was schließlich zur Reduktion der zellulären Rezeptorkonzentration führt.

> ❯ In Gegenwart von Clomifen reagiert die Hypothalamus-Hypophysen-Achse nicht auf die Östrogene der peripheren Zirkulation, d. h. der natürliche negative Rückkopplungsmechanismus des endogenen Östrogens auf die Hypophysenfunktion wird aufgehoben.

Wenn Frauen mit normalem Zyklus Clomifen verordnet wird, nimmt die Gonadotropin-Pulsfrequenz, nicht aber die Amplitude, zu, was auf eine gesteigerte GnRH-Pulsfrequenz hindeutet (Kerin et al. 1985); anovulatorische Patientinnen reagieren mit einer gesteigerten Gonadotropin-Pulsamplitude, möglicherweise da die GnRH-Pulsfrequenz bereits maximal beschleunigt ist (Kettel et al. 1993).

Die auffälligsten Effekte sind die über die gesteigerte Gonadotropinsekretion vermittelte Follikelreifung und die Ovulationsinduktion bei vielen Patientinnen mit anovulatorischen Zyklen, Grundlagen für die Hauptindikation für die Verabreichung von Clomifen: die Auslösung einer Ovulation bei Frauen mit intaktem Hypothalamus-Hypophysen-Ovar-System und ausreichender endogener Östrogenproduktion.

> Häufige unerwünschte Wirkungen sind die Reifung mehrerer Follikel mit Vergrößerung der Ovarien, Mehrlingsschwangerschaften, Ovarialzysten und antiöstrogene Wirkungen auf die Follikelreifung, das Endometrium und den Zervikalmukus.

Über mehr als 25 Jahre wurde Clomifen aufgrund der niedrigen Kosten, der oralen Verfügbarkeit und der weniger anspruchsvollen Patientenüberwachung zur Ovulationsauslösung im Rahmen der Infertilitätsbehandlung eingesetzt.

Cave

Auch wenn es keine sicheren Hinweise auf teratogene Wirkungen beim Menschen gibt, ist Clomifen in der Schwangerschaft kontraindiziert (Mills et al. 1990; Shoham et al. 1991).a

---

Fulvestrant

Die Substanz ICI 182,780 und ihre Vorgängerin, ICI 164,384, sind 7α-substituierte Derivate des Östradiols und binden sowohl an ER-α als auch an ER-β (Van den Bemd et al. 1999). Die ligandenabhängige Konformation des Östrogenrezeptors wird so verändert, dass die Rezeptordimerisierung, die DNA-Bindung und die Interaktion mit Koaktivatoren verhindert werden. Ferner wird der Abbau des ER-α in der Zelle beschleunigt, während der ER-β möglicherweise eher geschützt ist (Van den Bemd et al. 1999). Zu den biologischen Effekte von ICI 182,780 trägt wahrscheinlich die verringerte Expression von Aromatase und einigen Wachstumsfaktoren bei.

Therapeutisch relevant könnte die Beobachtung sein, dass tamoxifenresistente Tumoren in einigen Fällen auf diese reinen Antiöstrogene mit einer Proliferationshemmung reagieren (Howell et al. 1995). Zur Zeit sind in Deutschland noch keine reinen Antiöstrogene zugelassen.

10.7.3 Inhibitoren der Aromatase

Die Wirkung endogener Östrogene kann auch blockiert werden, indem ihre Biosynthese gehemmt wird. Eine mögliche Strategie besteht in der Verabreichung lang wirksamer GnRH-Analoga, um die Gonadotropinsekretion zu supprimieren. Allerdings wird hierdurch nicht die periphere Umwandlung der adrenalen Androgene in Östrogene verhindert.

Aminoglutethimid ist ein Aromataseinhibitor und blockiert die Östrogensynthese aus allen androgenen Vorstufen. Allerdings wirkt die Substanz nicht selektiv und hemmt auch andere Cytochrom-P450-Enzyme, die an der Steroidbiosynthese (z. B. in der Nebennierenrinde) beteiligt sind (▶ Abschn. 2.2).

Die heute zur Verfügung stehenden Aromatasehemmer der dritten Generation zeichnen sich durch eine höhere Selektivität und Potenz im Vergleich zu Aminoglutethimid aus. Wir unterscheiden steroidale (Formestan und Exemestan) von

nichtsteroidalen Aromatasehemmern (Anastrozol, Letrozol und Vorozol). Diese Präparate sind therapeutisch von großem Interesse, da sie die lokale Produktion von Östrogenen selektiv inhibieren, damit kann ein wichtiger Wachstumsstimulus hormonabhängiger Tumoren unterdrückt werden. Die Substanzen kommen in der Behandlung tamoxifenresistenter Mammatumoren zum Einsatz (Brodie u. Njar 2000).

10.8 Selektive Progesteronrezeptor-modulatoren und reine Antigestagene

Großes Anwendungspotential haben auch antigestagen wirksame Substanzen. Während Antiöstrogene seit über 40 Jahren auf dem Markt sind, wurde erst 1981 erstmals über den Glukokortikoid-Antagonisten RU 38486 berichtet, der sich durch antigestagene Eigenschaften auszeichnete. Die Substanz wurde unter den Namen RU 486 und Mifepriston als Abortivum bekannt.

Mifepriston (RU 486), ein Derivat von 19-Norsteroiden, ist eine steroidale Substanz mit antigestagener und antiglukokortikoider Wirkung. Sie beeinträchtigt die Fertilität bei Mensch und Tier (Kovacs et al. 1984; Baulieu 1985; Haspels 1985; Herrmann 1985).

Eine weitere antigestagen wirksame Substanz ist das Onapriston (ZK 98299), das strukturell dem Mifepriston verwandt ist. Onapriston bindet wie Mifepriston auch an den Glukokortikoidrezeptor, doch sind insgesamt seine antiglukokortikoiden Eigenschaften geringer. In einer Reihe von Studien wurden weitere Unterschiede deutlich. Während Mifepriston in vivo ein reiner Gestagenantagonist ist, wurden in einigen In-vitro-Testsystemen agonistische Effekte beobachtet. Hierbei bestimmt das Koaktivator-/Korepressor-Spektrum in der jeweiligen Zelle die durch Mifepriston ausgelöste transkriptionelle Aktivität (Liu et al. 2002). Onapriston verhält sich unter In-vivo- und In-vitro-Bedingungen immer wie ein reiner Gestagenantagonist. Die beiden Antagonisten induzieren unterschiedliche Konformationen des Progesteronrezeptors (Gass et al. 1998), so dass sie in Analogie zu den SERM und den reinen Antiöstrogenen unterschiedlichen Substanzfamilien zugeordnet werden müssen. Onapriston und die noch experimentelle Substanz ZK 230211 sind als reine Antigestagene zu klassifizieren.

Mifepriston imponiert klinisch hauptsächlich als Gestagenantagonist, hat jedoch, wie erwähnt, auch agonistische Wirkkomponenten. Die Substanz ist daher als gemischter Progesteronrezeptoragonist/-antagonist und – mit Blick auf die SERM – als selektiver Progesteronrezeptormodulator (SPRM) einzuklassifizieren (Spitz u. Coelingh Bennink 2000). Mifepriston ist das bekannteste Mitglied einer aus vielen Hundert Substanzen bestehenden Familie von SPRM, zu der experimentelle Substanzen wie J 867, J 956 und J 1042 gehören (Spitz u. Chwalisz 2000).

Mifepriston hat zu den uterinen Progesteronrezeptoren eine hohe Affinität. Diese ist mit der von Progesteron nahezu identisch (Gravanis et al. 1985). Seine Affinität zu Glukokortikoidrezeptoren des Menschen ist höher als die von Dexamethason (Moguilewsky u. Philibert 1984). Mifepriston besetzt Mineralokortikoid- und Östradiolrezeptoren nicht, es geht auch keine reversible Bindung mit dem Plasmaprotein SHBG ein (Baulieu 1985).

Die Wirkung auf den Zyklus der Frau, im Speziellen auf die Lutealphase, hängt davon ab, wann es verabreicht wird. In der Follikelreifungsphase beobachtet man eine Verzögerung der Follikelreifung und des mittzyklischen LH-Anstiegs und eine Verlängerung der Blutungsabstände. In der frühen Lutealphase blockiert Mifepriston die Progesteronsynthese, wirkt also luteolytisch (Herrmann 1985).Warum diese Substanz in der Frühphase der Corpus-luteum-Funktion luteolytisch wirkt, in der Spätphase jedoch nicht, ist unklar. Die bei der Behandlung mit Mifepriston in der frühen Lutealphase beobachteten vaginale Blutungen treten während oder unmittelbar nach dieser Behandlung auf. In der mittleren und späten Lutealphase kommt es zu vaginalen Blutungen auch ohne Senkung der Progesteron- und Östradiolspiegel. Die innerhalb von 48 Stunden nach Beginn der Behandlung auftretenden Blutungen ohne Beeinflussung der Progesteronspiegel deuten auf eine Progesteronblockade am Endometrium hin.

Im Frühstadium der Schwangerschaft verursacht Mifepriston (50 bis 200 mg täglich) uterine Blutungen und einen Frühabort (Kovacs et al. 1984). Die Zuverlässigkeit von Mifepriston als Abortivum hängt vom Schwangerschaftsstadium ab. Vor der 7. Woche findet man bei rund 80% aller schwangeren Frauen einen kompletten Abort, nach der 8. Schwangerschaftswoche aber nur bei etwa einem Drittel (Kovacs et al. 1984).

Als Glukokortikoidantagonist blockiert Mifepriston sowohl in vitro als auch in vivo die Glukokortikoidbindung und -wirkung. Es fördert beispielsweise die ACTH-Freisetzung aus der Hypophyse. Als Folge dieser Wirkung kommt es zum Anstieg der Serum-ACTH-Spiegel und zur Erhöhung der Kortisolsekretion (Healy 1985).

Es bedarf noch weiterer klinischer Studien, um den Indikationsbereich sowie Wirkungen und Nebenwirkungen von Mifepriston und anderer Antiprogesterone angemessen zu beschreiben.

Potentielle künftige Anwendungsgebiete von Mifepriston und anderen Antiprogesteronen. (Cadepond et al. 1997; Chwalisz et al. 2002)

- Weheneinleitung
- Kontrazeption
- Postkoitalinterzeption
- Kontrollierte Verzögerung der Endometriumentwicklung bei einigen Methoden der assistierten Reproduktion (z. B. In-vitro-Fertilisation)
- Gestagenfreie HRT (in Kombination mit Östrogenen) bei Östrogenmangelzuständen
- Endometriosetherapie
- Myomtherapie
- Therapie von Mammakarzinomen

Antigestagene mit antiglukokortikoider Partialwirkung wie Mifepriston haben möglicherweise ein Anwendungspotential beim Cushing-Syndrom (Brogden et al. 1993; Katkam et al. 1995).

10.9 Antiandrogen wirksame Substanzen

10.9.1 Androgenrezeptorantagonisten und selektive Modulatoren

Das in der Gynäkologie bekannteste Antiandrogen ist das Cyproteronacetat. Da ihm eine gestagene Partialwirkung zukommt und es meist im Verbund mit Östrogenen verabreicht wird, wurde es bereits ausführlich in Abschn. 10.3.2 beschrieben. Weitere Gestagene mit schwächeren antiandrogenen Partialwirkungen sind Dienogest, Chlormadinonacetat und Drospirenon (▶ Abschn. 10.3.2).

Eine andere, allerdings nicht zu den in Gestagenen zählende Steroidsubstanz mit antiandrogener Partialwirkung ist Spironolacton. Spironolacton ist ein Antagonist der Mineralokortikoide und fördert damit die Natriumausscheidung und die Kaliumretention. Es wirkt bei sekundärem Hyperaldosteronismus blutdrucksenkend. In Dosen von 50 bis maximal 200 mg pro Tag wirkt es antiandrogen, führt aber allein verordnet zu Störungen des Blutungsrhythmus und zu Durchbruchblutungen, da es die Synthese der obligaten Vorstufen der Östrogene, nämlich der ovariellen Androgene, blockiert. Möglicherweise beschleunigt Spironolacton auch die ovarielle Umwandlung von Androgenen in Östrogene und besetzt Androgenrezeptoren. Die klinischen Erfahrungen mit Spironolacton als antiandrogen wirksame Substanz zur Behandlung des Hirsutismus sind begrenzt, die Substanz ist nur moderat wirksam (Cumming et al. 1982). Sein Einsatz als antiandrogen wirksame Substanz sollte deshalb höchstens auf Ausnahmesituationen beschränkt sein. Zur Antiandrogentherapie ist es nicht zugelassen.

Andere antiandrogen wirksame Substanzen sind Flutamid und Bicalutamid, nichtsteroidale Substanzen mit hoch potenten antiandrogenen Eigenschaften. Sie werden zusammen mit GnRH-Analoga in der Behandlung des metastasierenden Prostatakarzinoms eingesetzt. Während Flutamid zur Aufrechterhaltung eines ausreichenden Wirkstoffspiegels dreimal täglich verabreicht werden muss, ist für Bicalutamid eine einmalige Gabe ausreichend. Zudem ist die hepatotoxische Wirkung des Bicalutamids deutlich geringer als die des Flutamids. Zur Behandlung des Hirsutismus wurde Flutamid auch bei Frauen eingesetzt (Venturoli et al. 1999). Die Therapie hat aber gegenüber anderen antiandrogenen Strategien keine Vorteile. Aus diesem Grund und angesichts der Hepatotoxizität der Substanz ist beim Einsatz von Flutamid aus kosmetischen Gründen größte Zurückhaltung geboten.

Die transkriptionelle Aktivität des Androgenrezeptors wird ebenso wie die der anderen Steroidhormonrezeptoren durch die Wechselwirkung des ligandenbesetzten Rezeptors mit Koaktivatoren und Korepressoren bestimmt (Heinlein u. Chang 2002). Ziel der aktuellen Forschung ist es, neue Liganden zu entwickeln, über die die Rezeptorkonformation und damit der biologische Effekt differenziert steuerbar ist. Im Rahmen der Entwicklung selektiver Androgenrezeptormodulatoren (SARM) ist es bereits gelungen, neue Quinolin-Derivate mit selektiven androgenen Eigenschaften zu identifizieren. Ein idealer selektiver Modulator sollte eine anabole Wirkung auf die Muskulatur ohne Erhöhung des kardiovaskulären Risikos ausüben (Negro-Vilar 1999).

10.9.2 5α-Reduktase-Hemmstoffe

Viele Androgenwirkungen in der Peripherie werden nicht durch Testosteron selbst, sondern durch Dihydrotestosteron vermittelt. Das Enzym 5α-Reduktase katalysiert die irreversible Umwandlung des Testosterons zum Dihydrotestosteron, das eine höhere Affinität zum Androgenrezeptor aufweist. Es sind zwei Isoformen der 5α-Reduktase bekannt: Typ I wird vor allem in der Haut außerhalb des Genitalbereichs und in der Leber, Typ II im Urogenitaltrakt von Männern und in der Genitalhaut von Männern und Frauen exprimiert.

Finasterid ist ein Hemmstoff der 5α-Reduktase mit mäßiger Selektivität für den Typ II des Enzyms. Die Substanz wurde primär zur Behandlung der benignen Prostatahyperplasie entwickelt. Finasterid kommt auch zur Therapie der androgenetischen Alopezie zum Einsatz, obschon die Typ-I-Isoform der 5α-Reduktase in der Kopfhaut für die Dihydrotestosteron-Synthese verantwortlich ist. Bei der Behandlung des Hirsutismus ist mit Finasterid die gleiche Wirkung zu erreichen wie mit der Kombination aus Östrogenen und Cyproteronacetat (Venturoli et al. 1999).

◻ Tabelle 10.5. Ausgewählte Beispiel für die Auswirkungen von Pharmaka auf kontrazeptiv wirkende Sexualsteroide. (Mod. nach Briggs u. Briggs 1985; Lauritzen 1987; Taubert u. Kuhl 1995; ohne Anspruch auf Vollständigkeit)

Gruppe	Medikament	Mögliche unerwünschte Wirkungen [Durchbruchblutung (DB), Schwangerschaft (S)]
Antikonvulsiva, Sedativa, Hypnotika	Phenytoin Carbamezepin Phenobarbital Primidon	DB, S DB, S DB, S
Antibiotika, Antiinfektiva, Antimykotika, Bakteriostatika	Ampicillin Chloramphenicol Griseovulvin Metronidazol Rifampicin Tetrazykline Neomycin	DB, S DB, S DB, S DB, S S, DB S, DB
Antipyretika, Analgetika	Phenylbutazon Oxyphenbutazon	DB, S DB, S
Tranquillizer	Chlordiazepoxid	Eingeschränkte Clearance
Antidepressiva	Meprobamat	DB, S
Phenonothiazine	Chlorpromazin Promethazin Aluminiumhydroxid Magnesiumtrisilicat Tierkohle	DB, S DB, S Verringerte Aufnahme im Magen-Darm-Trakt Kaolin
Antikoagulantien	Dicoumarol	Abgeschwächte Wirkung
Steroidhormone	Kortisol Prednisolon Testosteron	DB DB DB
Histaminhemmer bei Allergien	Diphenhydramin	DB
Sonstige	Polybromierte Diphenyle Dihydroergotamin Clofibrat Guanethidin	Erhöhung der Steroidclearance S, Hemmung von Leberstoffwechsel und Nierenfunktion möglich, Abbau- und Ausscheidungsstörung der Hormone, Überdosierungs-erscheinungen, Zunahme von Nebenwirkungen Kann Diarrhö bewirken, Resorptionsstörung der Pille

10.10 Interaktion von Sexualsteroiden mit anderen Medikamenten

Natürliche und synthetische Sexualsteroide können die Wirkungen von (anderen) Medikamenten beeinflussen, und umgekehrt können einige Medikamente die Wirksamkeit von Sexualhormonen verändern. Folgende Interaktionen werden beobachtet:

- Abnahme der biologischen Wirksamkeit von Sexualsteroiden,
- Zunahme der biologischen Wirksamkeit von Sexualsteroiden,
- Zunahme der Wirksamkeit oder der Toxizität anderer Substanzen und Medikamente unter dem Einfluss von Sexualsteroiden,
- Abnahme der Wirksamkeit von Medikamenten unter dem Einfluss von Sexualsteroiden.

Die Mechanismen, die für solche Interaktionen verantwortlich sein können, sind recht unterschiedlich (Tabelle 10.5, 10.6). Beispiele sind

- Faktoren (Medikamente, Funktionsstörungen), die die Aufnahme (Absorption) während der Magen-Darm-Passage beeinflussen,
- Aktivierung oder Hemmung von Leberenzymen, die für den Abbau von Medikamenten oder Sexualsteroiden erforderlich sind,
- kompetitive Bindung an Rezeptoren oder Bindungsproteine,
- Beeinflussung der renalen Ausscheidung.

Zu den bekanntesten klinisch gebräuchlichen Medikamenten, die den Abbau von Steroidhormonen beschleunigen, gehören Phenytoin, Barbiturate und Rifampicin. Die genannten Substanzen sind potente Induktoren bestimmter Cytochrom-P450-Isoenzyme, die für die Biotransformation der Steroide verantwortlich sind und tragen so zur pharmakokinetischen Toleranzentwicklung bei. Die meisten Arzneistoffe, u. a. auch Ethinylöstradiol, werden durch CYP3A4 (CYP3A4

ist ein Cytochrom-P450-Enzym) durch Oxidation, Reduktion oder Hydrolyse metabolisiert und dann mit Glukuronsäure, Essigsäure, Schwefelsäure, mit Aminosäuren oder Glutathion konjugiert. Ziel der Biotransformation ist es, wasserunlösliche, lipophile Substanzen wasserlöslich zu machen, damit sie aus dem Organismus eliminiert werden können.

Das Antikonvulsivum Phenytoin beschleunigt durch CYP3A4-Induktion in der Leber den Abbau von Sexualsteroiden und Glukokortikoiden (Prednison, Dexamethason). Die Wirkung dieser Steroide ist also bei gleichzeitiger Verabreichung von Phenytoin vermindert, ihre Halbwertszeit verringert.

Barbiturate führen zur beschleunigten Degradation von synthetischen Sexualsteroiden, Desoxykortikosteron, endogenen Östrogenen, Progesteron, Androstendion und Testosteron sowie einer Reihe anderer Steroide wie Methylprednisolon.

Bei der Einnahme von Barbituraten und anderen enzymminduzierenden Präparaten ist also zu beachten, dass die therapeutische Wirkung von Glukokortikoiden vermindert und die kontrazeptive Zuverlässigkeit von Sexualsteroiden eingeschränkt sein kann.

Rifampicin, ein in der Tuberkulosebehandlung benutztes Antibiotikum, fördert den Metabolismus von Kortisol und von Östrogenen. Ein großer Teil von Patientinnen, die Rifampicin zusammen mit oralen Kontrazeptiva einnehmen, haben Durchbruchblutungen und eine verminderte kontrazeptive Sicherheit. Die Halbwertszeit von Ethinylöstradiol wird durch Rifampicin massiv verkürzt, wahrscheinlich auch die anderer Östrogen- und Gestagenpräparate.

Auch einige andere Antibiotika (s. Tabelle 10.5) beeinflussen den Östrogenhaushalt. Der klinische Ausdruck der eingeschränkten Wirksamkeit von Östrogenen und Gestagenen sind Durchbruchblutungen, gelegentlich auftretende Ovulationen und Schwangerschaften.

Im umgekehrten Fall, der durch exzessive Dosen Vitamin C induzierten verstärkten Resorption von Ethinylöstradiol (Kuhnz et al. 1995), kann es zu den unerwünschten Ne-

◻ Tabelle 10.6. Einfluss oraler hormonaler Kontrazeptiva (OK) auf andere Medikamente. (Nach Lauritzen 1987)

Medikament	Wirkungsmechanismus der Interferenz	Folgen
Antikonvulsiva (Primidon, Phenytoin, Ethosuximid)	Beeinflussung der Verstoffwechselung der Antikonvulsiva, Verdrängung aus der Proteinbindung	Wirkung der Antikonvulsiva vermindert, Epilepsie verschlimmert
Paracetamol	OK beeinflussen die Verstoffwechselung des Paracetamol	Verlängerte Prothrombinzeit
Imipramin	OK beeinflussen die Verstoffwechselung	Imipramin weniger wirksam
Adrenergika	OK hemmen adrenerge Reaktion, MAO-Wirkung	Höhere Toleranz für Adrenergika
Tolbutamid	OK beeinflussen die Verstoffwechselung des Tolbutamid	Verminderte antidiabetische Aktivität
Phenothiazine	OK beeinflussen die Verstoffwechselung von Phenothiazinen	Gesteigerte Ausscheidung unveränderter Phenothiazine
Kortikosteroide	Östrogene erhöhen die Kortikosteroidbindung an Globulin im Blutplasma	Abschwächung von Wirkungen und Nebenwirkungen
Koffein	Verringerte Elimination von Koffein unter OK	Verstärkung der Koffeinwirkung
Vincristin	Potenzierung der Wirkung durch OK	Verstärkte Toxizität

benwirkungen durch hohe Ethinylöstradiolkonzentrationen kommen. Komponenten in Grapefruitsaft inhibieren das CYP3A4-Enzym und damit den Abbau von Ethinylöstradiol, wodurch die Wirkung von exogenen Östrogenen verstärkt werden kann (Schubert et al. 1994).

Ausführliche Darstellungen zu Wechselwirkungen zwischen Sexualhormonen und (anderen) Pharmaka finden sich bei Taubert u. Kuhl (1995), Kuhl (1994) und Teichmann (1990).

10.11 GnRH und GnRH-Analoga

10.11.1 Wirkprinzipien

Das physiologische Gonadotropin-releasing-Hormon GnRH ist ein Dekapeptid mit einer biologischen Halbwertszeit von nur wenigen Minuten. Es wird in pulsatiler Form vom Hypothalamus an den Hypophysenvorderlappen abgegeben, Frequenz und Amplitude der GnRH-Pulse sind kritische Faktoren für die normale Ovarfunktion (▶ Abschn. 5.2). Dieses Grundprinzip der pulsatilen GnRH-Sekretion findet klinische Anwendung bei Frauen mit hypothalamisch-hypophysärer Amenorrhö, wenn eine Ovulation induziert werden soll. Wird GnRH pulsatil, im richtigen Zeitabstand und in optimaler Dosis verabreicht, kommt es zu einem Optimum an Gonadotropinsynthese und -sekretion als Voraussetzung einer normalen Ovarfunktion. Wird GnRH kontinuierlich und überdosiert verabreicht, werden zwar initial Gonadotropine akut ausgeschüttet, bei weiterer kontinuierlicher Verabreichung kommt es jedoch zu einem Abfall der Gonadotropinsekretion – insbesondere der LH-Spiegel – unter die Nachweisgrenze und als Folge dessen zu einem dosisabhängigen völligen Sistieren der Ovarfunktion, erkennbar an Östradiolspiegeln im Blut <20 pg/ml (◘ Abb. 10.8). Ursache dieser von Applikationsart und -dosis abhängigen gegenteiligen Wirkung ist die Abnahme der Reaktionsfähigkeit der hypophysären gonadotropinsezernierenden Zellen auf GnRH (Desensitivierung) durch die Abnahme (»down-regulation«) ihres GnRH-Rezeptorbesatzes.

Nach Entdeckung des Wirkprinzips von GnRH ist eine Vielzahl von GnRH-Analoga geschaffen worden, die teils agonistische, teils antagonistische Wirkungen haben (Lunenfeld 1999).

Das hypothalamische GnRH bindet auf den gonadotropen Zellen der Hypophysen an den GnRH-Rezeptor, der zur großen Familie der sog. 7-Transmembranrezeptoren gehört (Pierce et al. 2002). Die meisten Spezies haben zwei GnRH-Varianten: GnRH I, das klassische von Andrew Schally in den 60er-Jahren des letzten Jahrhunderts entdeckte Dekapeptid aus dem Hypothalamus (◘ Tabelle 10.7), und GnRH II, das in allen untersuchten Spezies hoch konserviert ist, vor allem in extrahypothalamischen Hirnregionen und anderen neuronalen Zellen vorkommt und wahrscheinlich eine Rolle als Neuromodulator hat. Entsprechend sind zwei prinzipiell unterschiedliche GnRH-Rezeptoren bekannt: Der Typ-I-GnRH-Rezeptor ist nur bei Säugetieren anzutreffen und zeichnet sich strukturell gegenüber allen anderen 7-Transmembranrezeptoren durch das Fehlen des intrazellulären C-Terminus aus (Stojilkovic et al. 1994; ▶ Kap. 1). Der Typ-II-GnRH-Rezeptor besitzt einen intrazellulären C-Terminus, hat eine höhere Af-finität für GnRH II im Vergleich zum GnRH I und ist bei vielen Spezies anzutreffen. Kürzlich wurde auch bei Primaten ein Typ-II-GnRH-Rezeptor molekular identifiziert (Millar et al. 2001; Neill et al. 2001), seine Rolle ist noch weitgehend unklar. Ein GnRH-Rezeptor scheint auch in etlichen gynäkologischen Tumoren (Ovarial-, Endometrium-, Brustkarzinom) lokal exprimiert zu werden. Durch Angriff an diesen peripheren GnRH-Rezeptoren versucht man, mit GnRH-Analoga und radioaktiv markierten Peptiden das Tumorwachstum zu hemmen (Grundker et al. 2002).

GnRH nutzt als Signal in Hypophysenzellen das Effektorenzym Phospholipase C (Grosse et al. 2000b) und verschiedene Proteinkinase-Kaskaden (Grosse et al. 2000a) und beeinflusst hierdurch die Synthese und Sekretion der Gonadotropine LH und FSH (Kaiser et al. 1997).

Obwohl der Typ-I-GnRH-Rezeptor in der Hypophyse nicht rasch desensitiviert werden kann, kommt es bei nicht-pulsatiler Dauerstimulation und langer Besetzung des Rezeptors mit einem Agonisten zum Abfall der Gonadotropinsekretion. Wahrscheinlich beruht dieses Phänomen auf der Desensitivierung nicht des Rezeptors, sondern der intrazellulären Signalweiterleitung z. B. der Kalziumfreisetzung aus internen Zellspeichern sowie der Downregulation, d. h. der langfristigen Abnahme der Rezeptordichte auf der Zellmembran (McArdle et al. 2002). Diese funktionelle Desensitivierung der gonadotropen Zellen der Hypophyse bildet die Grundlage für den klinischen Einsatz von GnRH-Agonisten.

10.11.2 GnRH-Agonisten

Die meisten derzeit im Handel befindlichen GnRH-Analoga sind agonistische Präparate. Im Vergleich zum natürlichen GnRH ist ihnen eine hohe Rezeptoraffinität gemeinsam. Durch ihre chemische Modifikation widerstehen sie dem biologischen Abbau in der Peripherie besser als das natürliche GnRH und haben dadurch eine längere biologische Überle-

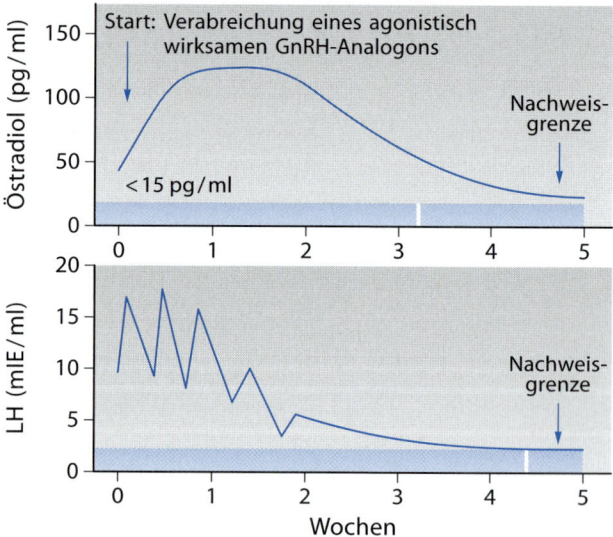

◘ **Abb. 10.8.** Verlauf der Serumöstradiol- und LH-Konzentrationen bei einer Suppressionstherapie mit agonistisch wirksamen GnRH-Analoga

benszeit zu haben. Das N-terminal blockierte Pyro-Glutamat und das C-terminale Glyzinamid (◻ Tabelle 10.7) sind für eine hohe GnRH-Bioaktivität essentiell und können nur durch ähnliche chemische Gruppen ersetzt werden. Viele GnRH-Analoga enden daher mit einem C-terminalen Ethylamid.

In Lösung ist das GnRH-Peptid flexibel und kann in vielen verschiedenen Konformationen vorliegen, von denen nur einige mit hoher Affinität an den Rezeptor binden können. Aktive Konformationen können durch den Ersatz der Aminosäure Glyzin an Position 6 (◻ Tabelle 10.7) durch eine andere D-Aminosäure begünstigt werden (Flanagan et al. 1997). Weitere

Modifikationen an dieser Position, z. B. die Einführung eines tertiären Butylrestes, schützen das Peptid vor dem raschen Abbau durch Peptidasen und verlängern die kurze (5 min.) biologische Halbwertszeit. Die positive Ladung des Argininrests an Position 8 ist für die hochaffine Bindung an den Typ-I-GnRH-Rezeptor essentiell.

❯ Gemeinsam ist den agonistisch wirkenden GnRH-Analoga auch, dass es bei ihrer Anwendung zunächst zu einer initialen ausgeprägten Gonadotropinsekretion kommt, gefolgt von einer mehr oder weniger ausgeprägten

◻ **Tabelle 10.7.** Struktur des nativen GnRH und seiner Analoga

Name	Aminosäure an Position									
	1	2	3	4	5	6	7	8	9	10
Agonisten										
GnRH I	pGlu	His	Trp	Ser	Tyr	Gly	Leu	Arg	Pro	Gly-NH2
GnRH II	-	-	-	-	His	-	Trp	Tyr	-	Gly-NH2
Buserelin	-	-	-	-	-	D-Ser (tBu)	-	-	-	N-EtNH2
Deslorelin	-	-	-	-	-	D-Trp	-	-	-	N-EtNH2
Goserelin	-	-	-	-	-	D-Ser (tBu)	-	-	-	AzGly-NH2
Histrelin	-	-	-	-	-	D-His (ImBzl)	-	-	-	N-EtNH2
Leuprorelin	-	-	-	-	-	D-Leu	-	-	-	N-EtNH2
Nafarelin	-	-	-	-	-	D-Nal	-	-	-	N-EtNH2
Triptorelin	-	-	-	-	-	D-Trp	-	-	-	Gly-NH2
Antagonisten										
Abarelix	D-Ala	D-Phe	D-Ala	-	-	D-Asp	-	Lys (iPr)	-	D-Ala
Antarelix	D-Nal	D-Phe	D-Pal	-	Phe	D-Hcit	-	Lys (iPr)	-	D-Ala
Cetrorelix	D-Nal	D-Phe	D-Pal	-	-	D-Cit	-	-	-	D-Ala
Ganirelix	D-Nal	D-Phe	D-Pal	-	-	D-hArg	-	hArg	-	D-Ala
Iturelix	D-Nal	D-Phe	D-Pal	-	NicLys	D-NicLys	-	Lys (iPr)	-	D-Ala
Nal-Glu	D-Nal	D-Phe	D-Pal	-	D-Glu	D-Glu	-	-	-	D-Ala

Abkürzungen:

Glu	Pyroglutaminsäure	D-Leu	D-Leucin
D-Ala	D-Alanin	D-Asp	D-Asparaginsäure
D-Nal	D-Naphtyl-Alanin	D-Hcit	D-Homo-Citrullin
His	Histidin	D-Cit	D-Citrullin
D-Phe	D-Phenylalanin	D-hArg	D-Homo-Arginin
Trp	Tryptophan	D-NicLys	D-Nicotinoyl-Lysin
D-Pal	D-Pyridyl-Alanin	D-Glu	D-Glutaminsäure
Ser	Serin	Leu	Leucin
Tyr	Tyrosin	Arg	Arginin
Phe	Phenylalanin	Lys(iPR)	Isopropyl-Lysin
NicLys	Nicotinoyl-Lysin	hArg	Homo-Arginin
D-Glu	D-Glutaminsäure	Pro	Prolin
Gly	Glycin	Gly-NH2	Glycinamid
D-Ser (tBu)	D-tertiär-Butyl-Serin	N-EtNH2	N-Ethylamidrest
D-Trp	D-Tryptophan	AzGly-NH2	Aza-Glyzinamid
D-His(ImBzl)	D-Imidobenzol-Histidin	D-Ala	A-Alanin

Suppression sowohl der Gonadotropine als auch – als Folge der Gonadotropinsuppression – der ovariellen Produkte (Östradiol) innerhalb weniger Tage oder Wochen.

Der aus der maximalen Gonadotropinsuppression resultierende Hypogonadismus wird therapeutisch genutzt. Die wichtigsten Anwendungsgebiete und potentielle Indikationen der sich derzeit im Handel oder in Erprobung befindlichen agonistisch wirkenden GnRH-Analoga sind:

- Endometriosebehandlung,
- uterine Myome,
- endogene Gonadotropinsuppression bei Gonadotropin-Behandlung,
- Pubertas praecox,
- Ovulationshemmung,
- polyzystisches Ovarsyndrom/Hyperandrogenämie,
- einige Hypophysenadenome und
- ablative Therapie bei östrogen-/androgenabhängigen bösartigen Tumoren (z. B. Mamma-, Prostatakarzinom)

Grundprinzip bei der Anwendung von GnRH-Analoga zur Suppression der Hypothalamus-Hypophysen-Ovar-Achse (bzw. der analogen Achse beim Mann) ist der Gonadotropinentzug (z. B. Ovulationshemmung) bzw. der aus dem Gonadotropinentzug resultierende Östrogenmangel. Wie tiefgreifend man mit GnRH-Analoga die Hypothalamus-Hypophysen-Ovar-Achse supprimieren sollte, hängt von der klinischen Situation ab. Ein möglichst weitgehender Östrogenentzug ist bei der Behandlung der Endometriose, einer Pubertas praecox und östrogenabhängiger benigner wie maligner Tumore (Myome, Mammakarzinom) erforderlich. Die Ovulationshemmung und die Suppression der endogenen Gonadotropine bei Gonadotropinbehandlung hingegen erfordern keine maximale Suppression der Hypothalamus-Hypophysen-Ovar-Achse.

Den gewünschten positiven Wirkungen des Steroidentzugs durch agonistisch wirksame GnRH-Analoga stehen die unerwünschten Nebenwirkungen gegenüber, z. B. der Verlust an Knochenmasse und andere Östrogenmangelerscheinungen, Potenz- und Libidoverlust. Die aus kurzer Behandlung mit GnRH-Analoga resultierende Knochenresorption scheint reversibel zu sein.

10.11.3 GnRH-Antagonisten

Im Vergleich zu den agonistisch wirkenden Analoga stehen uns erst seit kurzer Zeit GnRH-Antagonisten zur Verfügung, deren verbesserte Pharmakokinetik und Arzneimittelsicherheit die Grundlage für den klinischen Einsatz bildet. Wichtige Unterschiede zwischen Agonisten und Antagonisten sind in ◘ Tabelle 10.8 zusammengestellt.

Die im N-terminalen Abschnitt des GnRH-Dekapeptids liegenden Aminosäurereste Histidin und Tryptophan an den Positionen 2 und 3 sind für die Rezeptoraktivierung durch einen Agonisten notwendig. Modifikationen dieser hoch konservierten Aminosäuren führten zur Entwicklung peptiderger GnRH-Antagonisten (◘ Tabelle 10.7), die zwar noch mit hoher Affinität an den Rezeptor binden, aber kein Signal mehr in die Zelle weiterleiten.

Antagonistisch wirkende Analoga (s. Tabelle 10.7) haben gegenüber den agonistisch wirkenden den Vorteil, die Go-

nadotropinspiegel sofort zu senken, ohne erst einen initialen Gonadotropin- und Östradiolanstieg zu bewirken. Um wirksam zu sein, brauchen sie eine sehr hohe Rezeptoraffinität und eine extrem lange Wirkdauer (Huirne u. Lambalk 2001). Weitere Probleme bei der klinischen Anwendung der ersten Generation von GnRH-Antagonisten bestanden in der Histaminfreisetzung und konsekutiven Auslösung anaphylaktischer Reaktionen. Diese unerwünschten Partialwirkungen haben die neueren Substanzen weitestgehend verloren.

Bei der Gonadotropintherapie im Rahmen der assistierten Reproduktion scheinen antagonistische GnRH-Analoga ähnlich effektiv zu sein wie die etablierten Therapien mit Agonisten. Die Vorteile der neuen Präparate liegen in einer verkürzten Behandlungsdauer, einem geringeren Verbrauch an Gonadotropinen, hoher Akzeptanz seitens der Patientinnen und einer geringeren Zahl an Follikeln und Oozyten (Huirne u. Lambalk 2001). Wahrscheinlich gelten für die neuen Antagonisten alle Indikationen der Agonisten einschließlich der Endometriose, Leiomyomatose, Mammakarzinom bei der Frau sowie benigne Prostatahypertrophie und Prostatakarzinom bei Männern. Die beste Datenlage besteht z. Z. noch für den Einsatz im Rahmen der assistierten Reproduktion und beim Prostatakarzinom. Einzelheiten zur Dosierung von GnRH und seiner Analoga finden sich in den Kapiteln zur Endometriosebehandlung (▶ Abschn. 20.7.1) und der Ovulationsinduktion mit hMG und GnRH (▶ Abschn. 23.4.4).

Es wird intensiv an der Entwicklung neuer nichtpeptidischer GnRH-Antagonisten gearbeitet, die oral verabreicht werden können. Im Jahr 1998 wurde über die erste Leitsubstanz für oral verfügbare, nichtpeptidische GnRH-Antagonisten berichtet (Cho et al. 1998). Ähnliche Projekte werden aktuell von einer Reihe pharmazeutischer Unternehmen vorangetrieben, dem klinischen Einsatz dieser Substanzen sieht man mit großer Spannung und hoher Erwartung entgegensehen.

◘ **Tabelle 10.8.** Übersicht agonistisch und antagonistisch wirksamer GnRG-Analoga

	Agonisten	Antagonisten
Mechanismus der Gonadotropinsuppression	Desensibilisierung der Hypophyse	Kompetitive Rezeptorblockade
Akute Reaktion	Stimulation von LH-Sekretion, partielle Blockade der FSH-Sekretion	Komplette Blockade der LH und FSH
Chronische Reaktion	Hemmung von LH und FSH, keine Hemmung der freien α-Untereinheit	Hemmung von LH, FSH und der freien α-Untereinheit
Klinische Erfahrung	Groß	Begrenzt
Sicherheit	Hohe Sicherheit durch langjährige Erfahrung	Initiale Probleme mit der Histaminfreisetzung
Kosten (derzeitige)	Relativ hoch	Hoch

10.12 Gonadotropine

Mit einem Molekulargewicht von ungefähr 28 bis 37 kDa gehören die Gonadotropine LH, FSH und hCG zu den größten und komplexesten bekannten Liganden für die G-Protein-gekoppelten 7-Transmembranrezeptoren (s. Abschn. 1.4.4). Die Gonadotropine setzen sich aus einer allen Hormonen gemeinsamen α- und einer für die Wirkungsspezifität verantwortlichen β-Untereinheit zusammen; jede hat einen Kohlenhydratanteil, der variabel ist und sowohl für die biologische Wirksamkeit als auch für die Plasmaüberlebenszeit des jeweiligen Gonadotropins bedeutsam ist. Die hCG-β-Untereinheit hat sich erst spät in der Evolution aus der LH-β-Untereinheit entwickelt. Sie umfasst weitere 32 C-terminale Aminosäuren.

Die Rezeptoren für die Gonadotropine gehören zur großen Familie der G-Protein-gekoppelten Membranrezeptoren (▶ Abschn. 1.4) und leiten ihr Signal über den »second messenger« cAMP und möglicherweise auch über Kalzium und Diacylglycerol in die Zelle weiter (Gudermann et al. 1992a, 1992b). Aufgrund der zentralen Rolle der Gonadotropinrezeptoren im Reproduktionsgeschehen sind die Mechanismen der Gonadotropinbindung (das Gonadotropin ist also der Ligand), der Rezeptoraktivierung und der Signalweiterleitung in den letzten Jahren intensiv untersucht worden (Simoni et al. 1997; Ascoli et al. 2002).

Seit Einführung der Gonadotropine stehen verschiedene aus Urin extrahierte Präparate zur Verfügung. Humanes Choriongonadotropin (hCG), das die biologische Wirkung von LH imitiert, wird aus dem Urin schwangerer Frauen gewonnen. Der Urin postmenopausaler Frauen ist die Quelle der menschlichen Menotropine (humanes Menopausengonadotropin, hMG), die etwa gleiche Mengen an LH- und FSH-Aktivität sowie weitere Proteine enthalten. Aufgrund von Verunreinigungen werden Menotropine intramuskulär injiziert. Mit immunologischen Methoden wurde aus den Menotropinen nahezu alles LH entfernt. Die resultierende angereicherte FSH-Präparation wird als Urofollitropin (uFSH) bezeichnet. Darüber hinaus stehen mit monoklonalen Antikörpern hochgereinigte FSH-Präparationen für den klinischen Einsatz bereit.

Rekombinante Gonadotropine werden hergestellt, in dem man die Gene der α- und β-Untereinheiten zusammen in einer Zelllinie exprimiert, deren Fähigkeit, die Aminosäurenkette der jeweiligen Untereinheit mit einem Kohlenhydratanteil zu versehen (d. h. die Untereinheit zu glykosilieren), der der gonadotropen Hypophysenzellen ähnlich ist. Zwei rekombinante FSH-Präparationen, Follitropin α und Follitropin β, unterscheiden sich in ihrem Glykosilierungsmuster, das die biologische Aktivität und die Halbwertszeit der Hormone wesentlich mitbestimmt. Die beiden rekombinanten FSH-Präparationen werden subkutan injiziert, da sie wesentlich reiner und chemisch homogener sind als die aus Urin gewonnenen Hormone.

Gonadotropine werden im Rahmen einer Sterilitätsbehandlung zur Stimulation der Follikelreifung und zur Ovulationsauslösung eingesetzt (▶ Abschn. 23.4.4). Mittlerweile haben sie auch bei verschiedenen Verfahren der assistierten Reproduktion, z. B. bei der In-vitro-Fertilisation und der intrazytoplasmatischen Spermieninjektion (ICSI), ihren etablierten Stellenwert.

Die wichtigste unerwünschte Wirkung ist die ovarielle Hyperstimulation, die mit der Gefahr der Mehrlingsschwangerschaft und erheblichen Flüssigkeitsansammlungen in Peritonealhöhle, Thorax und sogar im Perikard einhergehen kann. Mögliche Konsequenzen sind Hypovolämie, Elektrolytveränderungen, Aszites, Pleuraergüsse mit respiratorischer Insuffizienz, Thromboembolien, Leberfunktionsstörungen und ein akutes Abdomen aufgrund einer Stieldrehung als Folge massiv vergrößerter Ovarien sein.

> **Cave**
>
> Schon bei Verdacht auf eine ovarielle Hyperstimulation ist die hCG-Verabreichung zur Ovulationsauslösung relativ kontraindiziert.

In jüngster Zeit konnten bei einer großen Zahl von Patientinnen in Gonadotropinrezeptoren Polymorphismen (▶ Kap. 24) identifiziert werden. So konnte beispielsweise gezeigt werden, dass sich aus dem Genotyp des FSH-Rezeptors und dem basalen FSH-Wert voraussagen lässt, welche Menge an exogenem FSH zur Zyklusstimulation erforderlich ist (Perez Mayorga et al. 2000). Durch solche pharmakogenetischen Untersuchungen kann somit möglicherweise in naher Zukunft die für die einzelne Patientin am besten geeignete FSH-Dosis festgelegt werden. Der praktische Stellenwert pharmakogenetischen Untersuchungen des FSH-Rezeptors im klinischen Alltag muss in weiteren Untersuchungen überprüft werden.

Durch die Möglichkeit, Gonadotropine rekombinant herzustellen, konnten gezielt Veränderungen in den Proteinen vorgenommen werden, um Halbwertszeit, In-vitro-Stabilität und Wirksamkeit gezielt zu beeinflussen. Am Beispiel eines weiteren Glykoproteinhormons, des schilddrüsenstimulierenden Hormons (TSH), konnte gezeigt werden, dass der gezielte Austausch bestimmter Aminosäurereste in der α-Untereinheit zur Entwicklung lang wirksamer Analoga mit deutlich gesteigerter Wirksamkeit (sog. »Super-Agonisten«) führt (Szkudlinski et al. 2002). Fernziel der Forschung an den Gonadotropinrezeptoren ist es, über ein tieferes Verständnis ihrer Funktionsweise neue nichtpeptidische, oral verfügbare Gonadotropinagonisten und -antagonisten zu entwickeln (Schulz et al. 2000).

10.13 Prolaktinhemmer

Unter den heute auf dem Markt befindlichen Prolaktinhemmern ist Bromocriptin das älteste, mit dem auch die breitesten klinischen Erfahrungen vorliegen. Insofern ist es auch heute noch der »Goldstandard« für alle Präparate späterer Generationen. Bromocriptin ist wie die meisten gebräuchlichen Prolaktinhemmer ein Ergotaminderivat. Es kann oral, vaginal und intramuskulär verabreicht werden. Seine prolaktinsupprimierende Wirkung beruht auf seiner Eigenschaft als Dopaminagonist, denn die hypophysäre Prolaktinsekretion unterliegt dopaminerger Kontrolle.

Zu den im Handel befindlichen dopaminergen Ergolinderivaten gehören noch Lisurid, Cabergolin und Pergolid.

Zwei weitere Prolaktinhemmer, **Metergolin** und **Quinagolid**, sind Dopaminagonisten mit **partieller serotoninantagonistischer Wirkung** (Metergolin) bzw. ein Dopaminagonist, der sich nicht vom Ergolin ableitet (Quinagolid).

Die fünf bekannten Dopaminrezeptoren lassen sich zwei funktionellen Gruppen zuteilen: die D_1- (D_1- und D_5-Dopaminrezeptoren) und die D_2-**Gruppe** (D_2-, D_3- und D_4-Rezeptoren), die ihre Wirkung über jeweils andere Signalübertragungsproteine an der Erfolgszelle ausüben.

D_2-Dopaminrezeptoren regeln die Prolaktinsekretion. Die Prolaktinhemmer der ersten Generation (Bromocriptin und Lisurid) sind eher unspezifische Dopaminagonisten, sie interagieren sowohl mit D_2- als auch mit D_1-Rezeptoren und können auch andere Neurotransmittersysteme beeinflussen (adrenerge und serotoninerge Funktionen). Auf diesem relativ unspezifischen Wirkungsmechanismus sollen einige der Nebenwirkungen von Bromocriptin und Lisurid zurückzuführen sein. Die Mehrzahl der Nebenwirkungen der Prolaktinhemmer betreffen das Herz-Kreislauf-System, das Brechzentrum und den Magen-Darm-Trakt, Prolaktinhemmer der zweiten Generation werden als besser verträglich geschildert (Webster et al. 1994).

Die **Dopaminagonisten der zweiten Generation** (Cabergolin und Quinagolid) besitzen eine hohe selektive Affinität zu den D_2-Rezeptoren der laktotrophen (prolaktinsezernierenden) Zellen des Hypophysenvorderlappens. Auf diese Spezifität führt man die etwas geringere Häufigkeit und Intensität von Nebenwirkungen unter Cabergolin- und Quinagolid-Therapie zurück. **Cabergolin** zeichnet sich durch eine besonders lange Halbwertszeit aus, es hat deshalb besonders große Einnahmeintervalle (zwei- bis viermal wöchentlich; alle anderen oral verabreichten Prolaktinhemmer der ersten und zweiten Generation müssen ein- bis dreimal täglich verabreicht werden). **Quinagolid** ist auch bei partieller Bromocriptinresistenz meist noch wirksam, so dass es dann eingesetzt werden kann, wenn Bromocriptin nicht zur Normalisierung der Prolaktinspiegel führt oder die Bromocriptintherapie nicht toleriert wird.

Bromocriptin, der älteste Prolaktinhemmer der ersten Generation, kann intramuskulär als Depot verabreicht werden (Webster et al. 1994); auch mit vaginaler Verabreichung hat man – wenn die orale Applikation zu intolerablen Nebenwirkungen geführt hat – gute Erfahrungen sammeln können, dabei muss allerdings eine andere Pharmakokinetik beachtet werden: Nach vaginaler Verabreichung werden maximale Serumkonzentrationen nach 10 bis 12 Stunden erreicht, bei oraler schon nach etwa einer Stunde. Die erreichbaren Maxima sind allerdings bei vaginaler Applikation deutlich höher.

Ein weiterer auf dem Markt befindlicher Prolaktinhemmer, das dopaminerge Ergolinderivat **Pergolid** ist nur für die Therapie der Parkinson-Erkrankung zugelassen. Seine dopaminagonistische Potenz ist ein Vielfaches der von Bromocriptin. Im oben beschriebenen Sinne ist es ein unspezifischer, sowohl mit D_1- als auch D_2-Rezeptoren interagierender Prolaktinhemmer. Als neue D_2-selektive Dopaminagonisten sind **Pramipexol** und **Ropinirol** hinzugekommen.

In der Frauenheilkunde haben Prolaktinhemmer folgende Indikationen:

- alle hyperprolaktinämischen Ovarfunktionsstörungen,
- primäres Abstillen,
- Verminderung des Milchflusses,
- puerperale und nonpuerperale Mastitis,
- Galaktorrhö,
- Prolaktinomtherapie und
- eingeschränkt: Mastodynie und prämenstruelles Syndrom.

Da die genannten Prolaktinhemmer nicht nur prolaktinsenkend, sondern auch antiproliferativ auf prolaktinsezernierende Hypophysentumoren (Prolaktinomen) wirken, werden sie auch in der konservativen Therapie von Prolaktinomen eingesetzt (► Abschn. 14.5).

10.14 Synopsis

Die Sexualsteroide, Östrogene und gestagen wirksame Substanzen, gehören weltweit zu den am häufigsten verordneten Pharmaka. Sie haben breiten Eingang in Diagnostik, Therapie und Prophylaxe von für den Frauenarzt wichtigen Erkrankungen gefunden. Da die natürlichen Sexualsteroide in der Regel nach oraler Verabreichung nur wenig aktiv sind, werden meistens chemisch modifizierte Abkömmlinge angewandt. Diese zeichnen sich oftmals sowohl durch eine stärkere biologische Hauptwirkung als auch durch ein verändertes Nebenwirkungsprofil aus. Ethinylöstradiol und Mestranol sind die beiden wichtigsten oral verabreichten Östrogene. Verschiedene Östrogenkonjugate sind Speicherformen des Hormons, die im Körper in die biologisch aktive Substanz umgewandelt werden können. Nicht nur die verschiedenen Hormonpräparate, sondern auch unterschiedliche Applikationsformen (oral, transdermal, intramuskulär, vaginal) sind für das Spektrum der erwünschten und unerwünschten Wirkungen von Bedeutung, wobei vor allem die Wirkungen auf die Leber zu beachten sind. Hauptindikationen für Östrogene sind die hormonale Kontrazeption und die Hormonersatztherapie. Eine abschließende Bewertung des Stellenwertes der Substitutionstherapie bei postmenopausalen Frauen ist z. Z. aufgrund der mangelhaften Studienlage noch nicht möglich.

Durch chemische Modifikationen ist es gelungen, oral wirksame Gestagene herzustellen, die eine Vielzahl pharmakologischer Wirkungen entfalten. Das große Spektrum der zugelassenen Gestagene kann man gezielt nutzen, wenn man neben dem eigentlichen Therapieziel auch die bekannten erwünschten und unerwünschten (Neben-)Wirkungen berücksichtigt. Haupteinsatzgebiet der Gestagene ist die orale Kontrazeption in Kombination mit Östrogenen. Darüber hinaus kommen sie bei zahlreichen weiteren Indikationen wie der Zyklusregulierung und der Antiandrogenbehandlung zum Einsatz. Neben rein antagonistisch wirksamen Substanzen gibt es selektive Östrogenrezeptormodulatoren, die gewebsspezifische agonistische und antagonistische Eigenschaften haben. In Analogie hierzu wurden in den letzten Jahren Antigestagene und selektiv wirkende Progesteronrezeptormodulatoren entwickelt. Die selektiven Steroidrezeptormodulatoren sind Gegenstand der aktuellen Forschung und zeichnen sich aufgrund ihres Wirkprinzips durch ein großes Entwicklungspotential aus.

GnRH-Analoga zur Blockade der Gonadotropinfreisetzung sind heute aus der endokrinologischen Praxis nicht mehr wegzudenken. Die meisten zur Verfügung stehenden Substanzen sind Rezeptoragonisten, erst seit kürzerer Zeit sind auch GnRH-Antagonisten auf dem Markt, die aufgrund einer verbesserten Pharmakokinetik und Arzneimittelsicherheit klinisch breit eingesetzt werden können. Noch sind alle zugelassenen GnRH-Analoga peptiderger Natur; neue nichtpeptidische GnRH-Antagonisten, die oral verabreicht werden können, befinden sich in der Entwicklung.

Testfragen

1. Warum entfalten chemisch modifizierte Östrogene wie Ethinylöstradiol und Mestranol im Gegensatz zum unveränderten Östradiol auch nach oraler Verabreichung eine starke östrogene Wirkung, während Östradiol nur schwach wirksam ist?
2. Warum unterscheiden sich die orale und transdermale Verabreichung östrogen wirksamer Substanzen hinsichtlich ihres Effekts auf den Leberstoffwechsel und das periphere Lipoproteinprofil?
3. In den modernen oralen Kontrazeptiva sind nur noch geringe Mengen von Östrogenen enthalten, die allein für eine verlässliche Ovulationshemmung nicht ausreichen und keine sichere Kontrazeption gewährleisten. Wieso trägt die Östrogenkomponente zur kontrazeptiven Wirkung oraler Kombinationspräparate bei?
4. Warum ist bei einer Patientin, die mit der »Pille« verhütet, die Verdachtsdiagnose Cushing-Syndrom, basierend auf einem erhöhten Gesamtkortisolspiegel, kritisch zu hinterfragen?
5. Wie unterscheiden sich die langfristig wirksamen Tagesdosen von konjugierten Östrogenen, Ethinylöstradiol und Östradiolvalerat, die zur Osteoseprophylaxe ausreichend sind?
6. Eine Patientin erkundigt sich, ob »natürliche« Östrogene aus Soja im Rahmen einer langfristigen HRT nicht gesünder als synthetische Substanzen sind. Wie beraten und informieren Sie die Patientin?
7. Wie beantworten Sie die Frage einer jungen Patientin, ob die Einnahme oraler Kontrazeptiva das Krebsrisiko erhöht?
8. Warum ist in Deutschland die Östrogenmonotherapie zur postmenopausalen HRT bei Frauen mit Gebärmutter nicht zugelassen?
9. Welche Art der hormonalen Verhütung ist einer Patientin mit bekannter Faktor-V-Leiden-Mutation anzuraten?
10. Wie antworten Sie einer Patientin auf die Frage nach der Wirksamkeit und Unbedenklichkeit der postmenopausalen HRT?
11. Wie unterscheidet sich die Wirkung neuerer Gestagene wie Gestoden oder Desogestrel von der älterer Substanzen?
12. Welche Gestagenkomponente sollte enthalten sein in einem oralen Kontrazeptivum für eine Patientin mit ausgeprägtem Hirsutismus?
13. Warum wird Tamoxifen heute nicht mehr als Antiöstrogen klassifiziert?
14. Warum stellt Raloxifen, das zur Osteoseprävention bei postmenopausalen Frauen indiziert ist, keinen vollwertigen Ersatz für Östrogene dar?
15. Wie kommt es, dass sowohl agonistisch als auch antagonistisch wirkende GnRH-Analoga langfristig die gleiche hemmende Wirkung auf die Hypophyse haben?

Literatur

Adlercreutz H, Mazur W (1997) Phyto-oestrogens and western diseases. Ann Med 29: 95

Ascoli M, Fanelli F, Segaloff DL (2002) The lutropin/choriogonadotropin receptor, a 2002 perspective. Endocr Rev 23: 141

Barbieri RL, Osathanondh R, Ryan KJ (1981) Danazol inhibition of steroidogenesis in the human corpus luteum. Obstet Gynecol 57: 722

Barbieri RL, Speroff L, Walker AM, McPherson K (1999) Therapeutic controversy: the safety of third-generation oral contraceptives. J Clin Endocrinol Metab 84: 1822

Barrett-Connor E, Grady D, Sashegyi A et al. (2002) Raloxifene and cardiovascular events in osteoporotic postmenopausal women: four-year results from the MORE (Multiple Outcomes of Raloxifene Evaluation) randomized trial. JAMA 287: 847–857

Baulieu EE (1985) RU 486: an antiprogestin steroid with contragestive activity in women. In: Baulieu EE, Segal SJ (eds) The antiprogestin steroid RU 486 and human fertility control. Plenum, New York, p 1

Bemd van den GJ, Kuiper GG, Pols HA, Van Leeuwen JP (1999) Distinct effects on the conformation of estrogen receptor alpha and beta by both the antiestrogens ICI 164,384 and ICI 182,780 leading to opposite effects on receptor stability. Biochem Biophys Res Commun 261: 1

Bjarnason NH, Bjarnason K, Haarbo J et al. (1997) Tibolone: influence on markers of cardiovascular disease. J Clin Endocrinol Metab 82: 1752

Bjarnason NH, Bjarnason K, Haarbo J et al (1996) Tibolone: prevention of bone loss in late postmenopausal women. J Clin Endocrinol Metab 81: 2419

Bohnet HG, Hanker JP, Schweppe KW, Schneider HP (1981) Changes of prolactin secretion following long-term danazol application. Fertil Steril 36: 725

Brodie AM, Njar VC (2000) Aromatase inhibitors and their application in breast cancer treatment. Steroids 65: 171

Brogden RN, Goa KL, Faulds D (1993) Mifepristone. A review of its pharmacodynamic and pharmacokinetic properties, and therapeutic potential. Drugs 45: 384

Cadepond F, Ulmann A, Baulieu EE (1997) RU486 (mifepristone): mechanisms of action and clinical uses. Annu Rev Med 48: 129

Castelo-Branco C, Martinez de Osaba MJ, Vanrezc JA et al. (1993) Effects of oophorectomy and hormone replacement therapy on pituitary-gonadal function. Maturitas 17: 101

Cho N, Harada M, Imaeda T et al. (1998) Discovery of a novel, potent, and orally active nonpeptide antagonist of the human luteinizing hormone-releasing hormone (LHRH) receptor. J Med Chem 41: 4190

Chwalisz K, Garg R, Brenner RM et al. (2002) Selective progesterone receptor modulators (SPRMs): a novel therapeutic concept in endometriosis. Ann N Y Acad Sci 955: 373

Collaborative Group on Hormonal Factors in Breast Cancer (1996) Breast cancer and hormonal contraceptives: collaborative reanalysis of individual data on 53297 women with breast cancer and 100239 women without breast cancer from 54 epidemiological studies. Lancet 347: 1713

Collaborative Group on Hormonal Factors in Breast Cancer (1997) Breast cancer and hormone replacement therapy: collaborative reanalysis of data from 51 epidemiological studies of 52,705 women with breast cancer and 108,411 women without breast cancer. Lancet 350: 1047

Cumming DC, Yang JC, Rebar RW, Yen SS (1982) Treatment of hirsutism with spironolactone. JAMA 247: 1295

Cummings SR, Eckert S, Krueger KA et al. (1999) The effect of raloxifene on risk of breast cancer in postmenopausal women: results from the MORE randomized trial. Multiple Outcomes of Raloxifene Evaluation. JAMA 281: 2189

Darney P (1993) Safety and efficacy of a triphasic oral contraceptive containing desogestrel: results of three multicenter trials. Contraception 48: 323

Delmas PD, Bjarnason NH, Mitlak BH et al. (1997) Effects of raloxifene on bone mineral density, serum cholesterol concentrations, and uterine endometrium in postmenopausal women. N Engl J Med 337: 1641

Eaker ED, Castelli, WP (1987) Coronary heart disease and its risk factors among women in the Framingham Study. In: Eaker E, Packard B, Wenger N (eds) Coronary heart disease in women. Haymarket Doyma, New York, p 122

EBCTCG, Early Breast Cancer Trialists' Collaborative Group (1998) Tamoxifen for early breast cancer: an overview of the randomised trials. Early Breast Cancer Trialists' Collaborative Group. Lancet 351: 1451

Edgren RA (1980) Progestagens. In: Givens J (ed) Clinical uses of steroids. Yearbook, Chicago, p 1

Ettinger B, Black DM, Mitlak BH et al. (1999) Reduction of vertebral fracture risk in postmenopausal women with osteoporosis treated with raloxifene: results from a 3-year randomized clinical trial. Multiple Outcomes of Raloxifene Evaluation (MORE) investigators. JAMA 282: 637

Farish E, Barnes JF, Rolton HA et al. (1994) Effects of tibolone on lipoprotein(a) and HDL subfractions. Maturitas 20: 215

Fisher B, Costantino JP, Redmond CK et al. (1994) Endometrial cancer in tamoxifen-treated breast cancer patients: findings from the National Surgical Adjuvant Breast and Bowel Project (NSABP) B-14. J Natl Cancer Inst 86: 527

Flanagan CA, Millar RP, Illing N (1997) Advances in understanding gonadotrophin-releasing hormone receptor structure and ligand interactions. Rev Reprod 2: 113

Fletcher SW, Colditz GA (2002) Failure of estrogen plus progestin therapy for prevention. JAMA 288: 366

Fotherby K (1996) Bioavailability of orally administered sex steroids used in oral contraception and hormone replacement therapy. Contraception 54: 59

Gaspard UJ, Lefebvre PJ (1990) Clinical aspects of the relationship between oral contraceptives, abnormalities in carbohydrate metabolism, and the development of cardiovascular disease. Am J Obstet Gynecol 163: 334

Gass EK, Leonhardt SA, Nordeen SK et al. (1998) The antagonists RU486 and ZK98299 stimulate progesterone receptor binding to deoxyribonucleic acid in vitro and in vivo, but have distinct effects on receptor conformation. Endocrinology 139: 1905

Ginsburg J, Prelevic G, Butler D et al. (1995) Clinical experience with tibolone (Livial) over 8 years. Maturitas 21: 71

Godsland IF, Crook D, Simpson R et al. (1990) The effects of different formulations of oral contraceptive agents on lipid and carbohydrate metabolism. N Engl J Med 323: 1375

Gordon T, Kannel WB, Hjortland MC et al. (1978) Menopause and coronary heart disease. The Framingham Study. Ann Intern Med 89: 157

Grady D, Herrington D, Bittner V et al. (2002) Cardiovascular disease outcomes during 6.8 years of hormone therapy: Heart and Estrogen/progestin Replacement Study follow-up (HERS II). JAMA 288: 49

Gravanis A, Schaison G, George M et al. (1985) Endometrial and pituitary responses to the steroidal antiprogestin RU 486 in postmenopausal women. J Clin Endocrinol Metab 60: 156

Green PS, Simpkins JW (2000) Neuroprotective effects of estrogens: potential mechanisms of action. Int J Dev Neurosci 18: 347

Grodstein F, Stampfer MJ, Manson JE et al. (1996) Postmenopausal estrogen and progestin use and the risk of cardiovascular disease. N Engl J Med 335: 453

Grosse R, Roelle S, Herrlich A et al. (2000a) Epidermal growth factor receptor tyrosine kinase mediates Ras activation by gonadotropin-releasing hormone. J Biol Chem 275: 12251

Grosse R, Schmid A, Schoneberg T et al. (2000b) Gonadotropin-releasing hormone receptor initiates multiple signaling pathways by exclusively coupling to G(q/11) proteins. J Biol Chem 275: 9193

Gründker C, Gunthert AR, Westphalen S et al. (2002) Biology of the gonadotropin-releasing hormone system in gynecological cancers. Eur J Endocrinol 146: 1

Gudermann T, Birnbaumer M, Birnbaumer L (1992a) Evidence for dual coupling of the murine luteinizing hormone receptor to adenylyl cyclase and phosphoinositide breakdown and Ca2+ mobilization. Studies with the cloned murine luteinizing hormone receptor expressed in L cells. J Biol Chem 267: 4479

Gudermann T, Nichols C, Levy FO et al. (1992b) Ca2+ mobilization by the LH receptor expressed in Xenopus oocytes independent of 3',5'-cyclic adenosine monophosphate formation: evidence for parallel activation of two signaling pathways. Mol Endocrinol 6: 272

Hannaford PC, Croft PR, Kay CR (1994) Oral contraception and stroke. Evidence from the Royal College of General Practitioners' Oral Contraception Study. Stroke 25: 935

Haspels AA (1985) Interruption of early pregnancy by an anti-progestational compound, RU 486. Eur J Obstet Gynecol Reprod Biol 20: 169

Healy DL (1985) Clinical status of antiprogesterone steroids. Clin Reprod Fertil 3: 277

Heinlein CA, Chang C (2002) Androgen Receptor (AR) Coregulators: an overview. Endocr Rev 23: 175

Helgason S, Wilking N, Carlstrom K et al. (1982) A comparative study of the estrogenic effects of tamoxifen and 17 beta-estradiol in postmenopausal women. J Clin Endocrinol Metab 54: 404

Herrmann WL, Schindler HM, Wyss R et al. (1985) Effects of the antiprogesterone RU 486 in early pregnancy and during the menstrual cycle. In: Baulieu EE, Segal, SJ (eds) The antiprogestin steroid RU 486 and human fertility control. Plenum, New York, p 179

Hol T, Cox MB, Bryant HU et al. (1997) Selective estrogen receptor modulators and postmenopausal women's health. J Womens Health 6: 523

Howell A, DeFriend D, Robertson J et al. (1995) Response to a specific antioestrogen (ICI 182780) in tamoxifen-resistant breast cancer. Lancet 345: 29

Huirne JA, Lambalk CB (2001) Gonadotropin-releasing-hormone-receptor antagonists. Lancet 358: 1793

Hulley S, Furberg C, Barrett-Connor E et al. (2002) Noncardiovascular disease outcomes during 6.8 years of hormone therapy: Heart and Estrogen/progestin Replacement Study follow-up (HERS II). JAMA 288: 58

Hulley S, Grady D, Bush T et al. (1998) Randomized trial of estrogen plus progestin for secondary prevention of coronary heart disease in postmenopausal women. Heart and Estrogen/progestin Replacement Study (HERS) research group. JAMA 280: 605

Israel D, Youngkin EQ (1997) Herbal therapies for perimenopausal and menopausal complaints. Pharmacotherapy 17: 970

Johansson ED (1971) Depression of the progesterone levels in women treated with synthetic gestagens after ovulation. Acta Endocrinol (Copenh) 68: 779

Kaiser UB, Conn PM, Chin WW (1997) Studies of gonadotropin-releasing hormone (GnRH) action using GnRH receptor-expressing pituitary cell lines. Endocr Rev 18: 46

Katkam RR, Gopalkrishnan K, Chwalisz K et al. (1995) Onapristone (ZK 98.299): a potential antiprogestin for endometrial contraception. Am J Obstet Gynecol 173: 779

Kedar RP, Bourne TH, Powles TJ et al. (1994) Effects of tamoxifen on uterus and ovaries of postmenopausal women in a randomised breast cancer prevention trial. Lancet 343: 1318

Kerin JF, Liu JH, Phillipou G et al. (1985) Evidence for a hypothalamic site of action of clomiphene citrate in women. J Clin Endocrinol Metab 61: 265

Kettel LM, Roseff SJ, Berga SL et al. (1993) Hypothalamic-pituitary-ovarian response to clomiphene citrate in women with polycystic ovary syndrome. Fertil Steril 59: 532

Kovacs L, Sas M, Resch BA et al. (1984) Termination of very early pregnancy by RU 486 – an antiprogestational compound. Contraception 29: 399

Kuhl H (1994) [How oral contraceptives and drugs interact]. Geburtshilfe Frauenheilkd 54: M23

Kuhl H, Taubert HD (1987) Das Klimakterium. Pathophysiologie, Klinik, Therapie. Thieme, Stuttgart New York

Kuhnz W, Louton T, Humpel M et al. (1995) Influence of high doses of vitamin C on the bioavailability and the serum protein binding of levonorgestrel in women using a combination oral contraceptive. Contraception 51: 111

Kuiper GG, Carlsson B, Grandien K et al. (1997) Comparison of the ligand binding specificity and transcript tissue distribution of estrogen receptors alpha and beta. Endocrinology 138: 863

Kuiper GG, Lemmen JG, Carlsson B et al. (1998) Interaction of estrogenic chemicals and phytoestrogens with estrogen receptor beta. Endocrinology 139: 4252

Lindheim SR, Presser SC, Ditkoff EC et al. (1993) A possible bimodal effect of estrogen on insulin sensitivity in postmenopausal women and the attenuating effect of added progestin. Fertil Steril 60: 664

Liu Z, Auboeuf D, Wong J et al. (2002) Coactivator/corepressor ratios modulate PR-mediated transcription by the selective receptor modulator RU486. Proc Natl Acad Sci USA 99: 7940

Lunenfeld B (1999) GnRH analogues. The state of the art at the millenium. Parthenon, New York London

Mäkela S, Hyder SM, Stancel GM (1999) Environmental estrogens. In: Oettel M, Schillinger E (eds) Handbook of experimental pharmacology. Estrogens and antiestrogens. Springer, Berlin Heidelberg New York Tokyo,

Marchbanks PA, McDonald JA, Wilson HG et al. (2002) Oral contraceptives and the risk of breast cancer. N Engl J Med 346: 2025

McArdle CA, Franklin J, Green L et al. (2002) Signalling, cycling and desensitisation of gonadotropin-releasing hormone receptors. J Endocrinol 173: 1

McDonnell DP, Chang CY, Norris JD (2001) Capitalizing on the complexities of estrogen receptor pharmacology in the quest for the perfect SERM. Ann N Y Acad Sci 949: 16

McDonnell DP, Norris JD (2002) Connections and regulation of the human estrogen receptor. Science 296: 1642

Meade TW (1982) Oral contraceptives, clotting factors, and thrombosis. Am J Obstet Gynecol 142: 758

Millar R, Lowe S, Conklin D et al. (2001) A novel mammalian receptor for the evolutionarily conserved type II GnRH. Proc Natl Acad Sci U S A 98: 9636

Mills JL, Simpson JL, Rhoads GG et al. (1990) Risk of neural tube defects in relation to maternal fertility and fertility drug use. Lancet 336: 103

Moguilewsky M, Philibert D (1984) RU 38486: potent antiglucocorticoid activity correlated with strong binding to the cytosolic glucocorticoid receptor followed by an impaired activation. J Steroid Biochem 20: 271

Murkies AL, Wilcox G, Davis SR (1998) Clinical review 92: phytoestrogens. J Clin Endocrinol Metab 83: 297

Negro-Vilar A (1999) Selective androgen receptor modulators (SARMs): a novel approach to androgen therapy for the new millennium. J Clin Endocrinol Metab 84: 3459

Neill JD, Duck LW, Sellers JC et al. (2001) A gonadotropin-releasing hormone (GnRH) receptor specific for GnRH II in primates. Biochem Biophys Res Commun 282: 1012

Nilsson B, Sodergard R, Damber MG et al. (1983) Free testosterone levels during danazol therapy. Fertil Steril 39: 505

Norris JD, Chang, C, McDonnell DP (2001) Estrogen receptor-cofactor interactions as targets for novel drug discovery. In: Schlichting I, Egner U (eds) Data mining in structural biology. Springer, Berlin Heidelberg New York Tokyo, p 181; Ernst Schering Research Foundation Workshop 34

Perez Mayorga M, Gromoll J, Behre HM et al. (2000) Ovarian response to follicle-stimulating hormone (FSH) stimulation depends on the FSH receptor genotype. J Clin Endocrinol Metab 85: 3365

Pierce KL, Premont RT, Lefkowitz RJ (2002) Signalling: seven-transmembrane receptors. Nat Rev Mol Cell Biol 3: 639

Pike MC, Peters RK, Cozen W et al. (1997) Estrogen-progestin replacement therapy and endometrial cancer. J Natl Cancer Inst 89: 1110

Pines A, Fisman EZ, Drory Y, Shapira I et al. (1998) The effects of sublingual estradiol on left ventricular function at rest and exercise in postmenopausal women: an echocardiographic assessment. Menopause 5: 79

Polderman KH, Stehouwer CD, van Kamp GJ et al. (1993) Influence of sex hormones on plasma endothelin levels. Ann Intern Med 118: 429

Porter JB, Jick H, Walker AM (1987) Mortality among oral contraceptive users. Obstet Gynecol 70: 29

Psaty BM, Heckbert SR, Atkins D et al. (1994) The risk of myocardial infarction associated with the combined use of estrogens and progestins in postmenopausal women. Arch Intern Med 154: 1333

Rebar RW, Zeserson K (1991) Characteristics of the new progestogens in combination oral contraceptives. Contraception 44: 1

Rigg IA, Hermann H, Yen SS (1978) Absorption of estrogens from vaginal creams. N Engl J Med 298: 195

Ross LA, Alder EM (1995) Tibolone and climacteric symptoms. Maturitas 21: 127

Sacks FM, Walsh BW (1994) Sex hormones and lipoprotein metabolism. Curr Opin Lipidol 5: 236

Schubert W, Cullberg G, Edgar B, Hedner T (1994) Inhibition of 17 beta-estradiol metabolism by grapefruit juice in ovariectomized women. Maturitas 20: 155

Schulz A, Bruns K, Henklein P et al. (2000) Requirement of specific intrahelical interactions for stabilizing the inactive conformation of glycoprotein hormone receptors. J Biol Chem 275: 37860

Shang Y, Brown M (2002) Molecular determinants for the tissue specificity of SERMs. Science 295: 2465

Shapiro S, Kelly JP, Rosenberg L et al. (1985) Risk of localized and widespread endometrial cancer in relation to recent and discontinued use of conjugated estrogens. N Engl J Med 313: 969

Shaul PW (2000) Novel role of estrogen receptors in vascular endothelium. Semin Perinatol 24: 70

Shen Q, Lin D, Jiang X et al. (1994) Blood pressure changes and hormonal contraceptives. Contraception 50: 131

Shoham Z, Zosmer A, Insler V (1991) Early miscarriage and fetal malformations after induction of ovulation (by clomiphene citrate and/or human menotropins), in vitro fertilization, and gamete intrafallopian transfer. Fertil Steril 55: 1

Simoni M, Gromoll J, Nieschlag E (1997) The follicle-stimulating hormone receptor: biochemistry, molecular biology, physiology, and pathophysiology. Endocr Rev 18: 739

Smith CL, Nawaz Z, O'Malley BW (1997) Coactivator and corepressor regulation of the agonist/antagonist activity of the mixed antiestrogen, 4-hydroxytamoxifen. Mol Endocrinol 11: 657

Speroff L, Glass, RH, Kase NG (1999) Clinical gynecologic endocrinology and infertility, 6th edn. Lippincott Williams & Wilkins, Baltimore/MD, p 1200

Spitz IM, Chwalisz K (2000) Progesterone receptor modulators and progesterone antagonists in women's health. Steroids 65: 807

Spitz IM, Coelingh Bennink HJ (2000) Progesterone receptor modulators at the start of a new millennium. Steroids 65: 837

Stojilkovic SS, Reinhart J, Catt KJ (1994) Gonadotropin-releasing hormone receptors: structure and signal transduction pathways. Endocr Rev 15: 462

Szkudlinski MW, Fremont V, Ronin C, Weintraub BD (2002) Thyroid-stimulating hormone and thyroid-stimulating hormone receptor structure-function relationships. Physiol Rev 82: 473

Taubert HD, Kuhl H (1995) Kontrazeption mit Hormonen. Thieme, Stuttgart New York

Teichmann AT (1990) Influence of oral contraceptives on drug therapy. Am J Obstet Gynecol 163:2208

Tham DM, Gardner CD, Haskell WL (1998) Clinical review 97: potential health benefits of dietary phytoestrogens: a review of the clinical, epidemiological, and mechanistic evidence. J Clin Endocrinol Metab 83: 2223

The Cancer and Steroid Hormone Study of the Centers for Disease Control and the National Institute of Child Health and Human Development (1986) Oral-contraceptive use and the risk of breast cancer. N Engl J Med 315: 405

The Writing Group for the PEPI Trial (1995) Effects of estrogen or estrogen/progestin regimens on heart disease risk factors in postmenopausal women. The Postmenopausal Estrogen/Progestin Interventions (PEPI) Trial. JAMA 273: 199

Vange van der N, Kloosterboer HJ, Haspels AA (1987) Effect of seven low-dose combined oral contraceptive preparations on carbohydrate metabolism. Am J Obstet Gynecol 156: 918

Venturoli S, Marescalchi O, Colombo FM et al.(1999) A prospective randomized trial comparing low dose flutamide, finasteride, ketoconazole, and cyproterone acetate-estrogen regimens in the treatment of hirsutism. J Clin Endocrinol Metab 84: 1304

Victor A, Weiner E, Johansson ED (1976) Sex hormone binding globulin: the carrier protein for d-norgestrel. J Clin Endocrinol Metab 43: 244

Viscoli CM, Brass LM, Kernan WN et al. (2001) A clinical trial of estrogen-replacement therapy after ischemic stroke. N Engl J Med 345: 1243

Wagner JD, Cefalu WT, Anthony MS et al. (1997) Dietary soy protein and estrogen replacement therapy improve cardiovascular risk factors and decrease aortic cholesteryl ester content in ovariectomized cynomolgus monkeys. Metabolism 46: 698

Webster J, Piscitelli G, Polli A et al. (1994) A comparison of cabergoline and bromocriptine in the treatment of hyperprolactinemic amenorrhea. Cabergoline Comparative Study Group. N Engl J Med 331: 904

Wilson PW, Garrison RJ, Castelli WP (1985) Postmenopausal estrogen use, cigarette smoking, and cardiovascular morbidity in women over 50. The Framingham Study. N Engl J Med 313: 1038

WHI, Writing Group for the Women's Health Initiative Investigators (2002) Risks and benefits of estrogen plus progestin in healthy postmenopausal women: principal results from the Women's Health Initiative randomized controlled trial. JAMA 288: 321

Hormonale Kontrazeption

U. Winkler

11.1   Einleitung

 **Die Beratung über geeignete Methoden der Empfängnisver-
hütung ist eine anspruchsvolle, gelegentlich unterschätzte
Aufgabe in der frauenärztlichen Praxis. Leicht wird übersehen, dass die hohe kontrazeptive Sicherheit hormonaler
Kontrazeptiva nur dann gewährleistet ist, wenn sie fehlerfrei
angewendet werden. Aufgrund von Erhebungen weiß man,
dass Jugendliche, die unmittelbar nach der Erstverordnung
befragt worden sind, welche Hinweise sie zum Gebrauch
hormonaler Kontrazeptiva erhalten haben, sich häufig nicht
mehr an die einfachsten Anwendungsrichtlinien erinnern. Ziel
beim ersten Beratungsgespräch zur Empfängnisverhütung
muss es daher sein, ein tragfähiges Vertrauensverhältnis zu
der Rat suchenden Frau aufzubauen, damit sie ermutigt ist,
bei einer zweiten Beratung eventuell Unverstandenes noch
einmal zu thematisieren.
Eine detaillierte Kenntnis der verschiedenen Methoden der
Empfängnisverhütung sowie ihrer Vor- und Nachteile ist
genauso wichtig wie die Beurteilung der Zuverlässigkeit der
Klientin, ebenso die sorgfältige Anamnese und Erstuntersuchung, mit deren Hilfe eine individuelle Gefährdung durch
Thrombosen, Infarkte und andere kardiovaskuläre Ereignisse
weitgehend ausgeschlossen werden kann. Bei der Entscheidung für ein bestimmtes kontrazeptives Verfahren geht es
nicht nur um die Frage der grundsätzlichen Eignung desselben, sondern auch darum, zusätzliche Risikokonstellationen
zu vermeiden, was nur möglich ist, wenn die Anwenderin
umfassend und verständlich informiert ist.**

Bedenkt man ferner, dass einige Nebenwirkungen oraler
Kontrazeptiva wie Brustspannen, Blutungsstörungen und Gewichtszunahme, die der Arzt anders als die Klientin gewichtet, nicht selten Anlass sind für den spontanen Entschluss, die
Einnahme abzubrechen, und dass die Phase der Umstellung
des kontrazeptiven Verfahrens mit einer hohen Versagerquo-
te belastet ist, sollten alle Fragen zur Verträglichkeit des Präparates, zu vermeintlichen und tatsächlichen Nebenwirkungen mit der Klientin erörtert und auch alternative Formen der
Verhütung erwogen werden. Angesichts der Gefahren sexuell übertragbarer Erkrankungen sollte sich die Erstberatung
nicht auf die hormonale Kontrazeption beschränken. Auch
ihre nicht die Kontrazeption betreffenden Vorteile und therapeutischen Potentiale müssen fester Beratungsinhalt sein.

Die folgenden Ausführungen sollen einen praxisnahen
Überblick über die heute zur Verfügung stehenden hormonalen kontrazeptiven Verfahren verschaffen, Anwendung und
systemische Wirkungen beschreiben, Risiken sowie erwünschte und unerwünschte Nebenwirkungen abschätzen helfen.

Zur hormonalen Empfängnisverhütung werden entweder
nur Gestagene oder – in den meisten Fällen – Östrogen-Gestagen-Kombinationen verabreicht.

Die Hauptwirkung der zur Kontrazeption benutzten Östrogen-Gestagen-Kombinationen besteht in der weitgehenden
Suppression der hypophysären Gonadotropinsynthese und -
sekretion. Indem die verabreichte Sexualsteroidkombinati-
on diese Teilfunktion der Hypothalamus-Hypophysen-Achse blockiert, hemmt sie die Reifung der Ovarfollikel in deren Spätstadien. Dadurch, dass die meisten oralen Kontrazeptiva die präovulatorische LH-Freisetzung verhindern, hemmen sie auch die Ovulation. Die Hauptwirkung kommt hier-

bei der Gestagenkomponente zu. Gestagene verlangsamen die
Frequenz der GnRH-Impulse und blockieren in der Hypophyse die östrogenabhängige LH-Synthese, -Speicherung und
-Sekretion. Ob ein Gestagen die Ovulation verhindert, ist eine Dosisfrage: Sofern die für jedes Gestagen charakteristische,
tägliche Hemmdosis erreicht und überschritten wird, hat ein
Gestagen neben seinen peripheren kontrazeptiven Wirkungen (s. unten) auch eine ovulationshemmende Wirkung.

Die Wirkungsweise der Ovulationshemmer ist mit der
Blockade der hypophysären Gonadotropinsekretion (und
damit der Ovulation) und der gestagenabhängigen **Blockade
der Spermatozoenmigration** in der Zervix nur teilweise beschrieben. Zusätzliche Sicherheit bieten sie dadurch, dass sie
die Einnistung (Nidation) eines frühen Embryos durch direkte Beeinträchtigung der physiologischen Gegebenheiten am
Endometrium verhindern. Daneben stören Ovulationshemmer die **Synchronisation zwischen Endometriumstransfor-
mation und Tubenmobilität** und verändern die **Zusammensetzung des Tubensekrets**. Außerdem vermutet man, dass
die Mehrzahl der hormonalen Kontrazeptiva die Kapazitation, also die zur Befruchtung befähigende biochemische Aktivierung der Spermatozoen hemmt.

Eine weitere hormonale Form der Geburtenkontrolle ist
als Notfallmethode die Implantationshemmung durch die
»Pille danach« (Interzeption).

Pharmakologie

Das zur hormonalen Kontrazeption verwendete synthetische
Östrogen **Ethinylöstradiol** entfaltet aufgrund seiner langen
Halbwertszeit (10 bis 27 Stunden) und seiner hohen Affinität zu den Östrogenrezeptoren intensive und lang anhaltende
Wirkungen. Die Ethinylgruppe blockiert die Wirkung spezieller Enzyme der sog. **Dehydrogenasen**, die das natürliche Östradiol sowohl in der Leber als auch peripher (z. B. im Endometrium) rasch metabolisieren. Diese Aktivität der Dehydrogenasen hat in der Vergangenheit den Versuch vereitelt, natür-
liches Östradiol als eine der Komponenten oraler Kontrazeptiva einzusetzen. Maximale Blutspiegel des Ethinylöstradiols
findet man nach zwei Stunden. 24 Stunden nach der Einnahme betragen sie noch 20 bis 30% des Maximalwertes.

Die in hormonalen Kontrazeptiva vorkommenden **Gestagene** leiten sich entweder vom Progesteron, vom 17α-Hydro-
xyprogesteron oder vom 19-Nortestosteron ab. Eine Ausnahme ist das Gestagen Drospirenon, ein Derivat des Antiminera-
lokortikoids Spironolacton (▶ Abschn. 10.3.1).

In Kap. 10 sind die pharmakologischen Wirkungen des
Ethinylöstradiols und der im Handel befindlichen oral wirksamen Gestagene ausführlich beschrieben. Letztere haben –
abhängig von ihrer Herkunft – Partialwirkungen, die man
therapeutisch nutzen kann (❏ Tabelle 10.4; Runnebaum u. Rabe 1987; Taubert u. Kuhl 1995; Keller 1986; Teichmann 1996).

Die typischen Stoffwechselwirkungen der oben genannten synthetischen Östrogen- und Gestagenpräparate werden –
sofern nicht schon in Kap. 10 beschrieben – in ▶ Abschn. 11.4
dargestellt.

Die nach oraler Verabreichung erzielbaren Blutspiegel von
Gestagenen reflektieren nicht unbedingt deren biologische
Wirksamkeit an den Erfolgszellen und -organen; zum einen,
weil einige von ihnen Vorstufen (»prodrugs«) der eigentlich
pharmakologisch wirksamen Substanz darstellen, zum anderen, weil einige Gestagene reversibel an SHBG binden, an-

dere aber nicht. Manche Gestagene weisen eine längere Plasmahalbwertszeit auf, weil ihr Abbau in der Leber unter dem Einfluss von Ethinylöstradiol verlangsamt abläuft. Diese Besonderheiten sind jedoch für die tägliche Praxis ohne Bedeutung, weil sie schon bei der Entwicklung der jeweiligen Pille berücksichtigt worden sind. Im ärztlichen Alltag zählen vor allem die kontrazeptive Sicherheit und das Spektrum erwünschter oder unerwünschter Nebenerscheinungen.

11.2 Formen der hormonalen Empfängnisverhütung

Im Folgenden werden die heute gebräuchlichen oral und parenteral verabreichten hormonalen Kontrazeptiva beschrieben (◘ Abb. 11.1). Dabei ist zu unterscheiden zwischen Kontrazeptiva, deren Hauptwirkung auf einer Verhinderung des Eisprungs (Ovulationshemmer) basiert, und solchen, bei denen der Eisprung nicht oder unzuverlässig unterdrückt wird.

11.2.1 Kombinationspräparate (Einphasenpräparate)

Unter Einphasenpräparaten versteht man Kombinationspräparate, bei denen an jedem Tag dieselbe Ethinylöstradiol- und Gestagendosis verabreicht wird (► Abschn. 25.3.1). Unter der Einnahme auch niedrig dosierter Kombinationspräparate werden Synthese und Sekretion von FSH und LH supprimiert; deshalb sind die in der Hypophyse gespeicherten Gonadotropinreserven gering. Das Ausmaß der Gonadotropinhemmung hängt wesentlich von Typ und Dosis des Gestagens ab. In modernen Ovulationshemmern mit niedrig dosiertem Östrogenanteil liegt die Ethinylöstradioldosis unterhalb der-

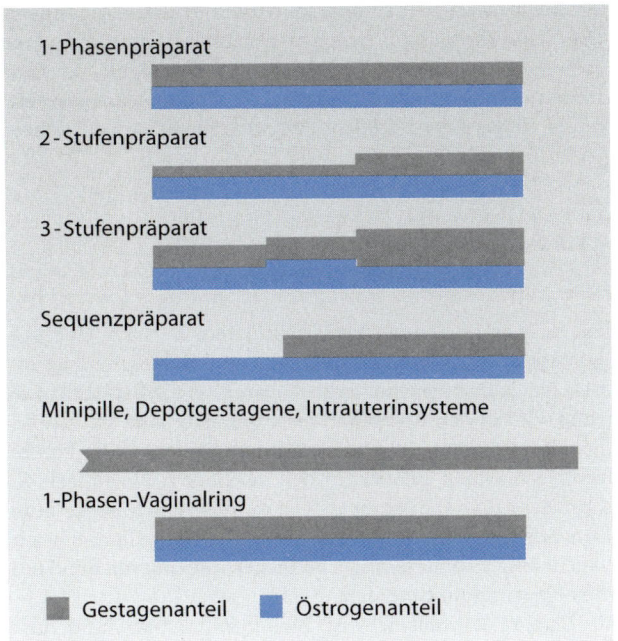

1-Phasenpräparat

2-Stufenpräparat

3-Stufenpräparat

Sequenzpräparat

Minipille, Depotgestagene, Intrauterinsysteme

1-Phasen-Vaginalring

▮ Gestagenanteil   ▮ Östrogenanteil

◘ **Abb. 11.1.** Verschiedene orale und nichtorale hormonale Kontrazeptiva

jenigen, die für eine zuverlässige, allein durch Ethinylöstradiol bewirkte Hemmung der Gonadotropinsynthese und -sekretion notwendig ist. In diesen Präparaten repräsentiert der zumeist deutlich über der Ovulationshemmdosis gewählte Gestagenanteil die antigonadotrope Wirkung.

Moderne, niedrig dosierte Kombinationspräparate beeinflussen die basalen LH- und FSH-Spiegel weniger als die älteren, höher dosierten. Von allen Kombinationspräparaten wird jedoch der präovulatorische LH-Gipfel zuverlässig supprimiert, sodass sowohl Ovulation als auch Corpus-luteum-Bildung unterbleiben. Unter der Einnahme dieser Kombinationspräparate sind die Blutspiegel von Östradiol niedrig, weil die Follikelreifung blockiert ist.

Die Gesamttestosteronspiegel hingegen können sich verändern: sie können gleich bleiben, abfallen oder unter Ethinylöstradioleinfluss als Folge der Bildung von SHBG auch leicht ansteigen. Die Konzentration des freien Testosterons fällt ab, weil die androgenbildenden Zellschichten, die Thekazellschicht des Follikels und das Stroma des Ovars, durch die supprimierten LH-Spiegel nicht mehr stimuliert werden. Testosteronspiegel, die vor Einnahme von Kombinationspräparaten aufgrund einer ovariellen Übersekretion von Androgenen erhöht gewesen sind, sinken unter dem Einfluss von Ovulationshemmern ab.

Prolaktinspiegel und -reserven (Prolaktinfreisetzung nach Metoclopramidinjektion, ► Kap. 24) können – abhängig von Dauer und Intensität der Einwirkung des Ethinylöstradiolanteils – normal bleiben oder leicht ansteigen.

Stark ansteigend hingegen ist – als Folge der ethinylöstradiolabhängigen Bildung von Transkortin (CBG) in der Leber – die Gesamtkortisolkonzentration. Der Einfluss einzelner Gestagene auf die Bildung von CBG ist unterschiedlich, weil sie mit ihrem jeweils verschiedenen Profil an Partialwirkungen die CBG-Synthese in der Leber variabel beeinflussen. ◘ Abbildung 11.2 zeigt die Auswirkungen eines höher dosierten Kombinationspräparates auf verschiedene Plasmahormone und Bindungsglobuline im Vergleich zur Wirkung eines niedrig dosierten Dreistufenpräparates (Gaspard et al. 1984).

Konventionelle Einphasenpräparate ahmen wie die anderen unten beschriebenen Ethinylöstradiol-Gestagen-Kombinationen den Rhythmus der natürlichen vierwöchigen Menstruationsintervalle nach. Es gibt jedoch keine biologische Notwendigkeit für vierwöchige Blutungsintervalle bei Einnahme von Ovulationshemmern. Im Bedarfsfall bieten sich gerade Einphasenpräparate für eine längere kontinuierliche Einnahme an, wenn Blutungen im vierwöchigen Rhythmus nicht erwünscht sind oder wenn man Ovulationshemmer therapeutisch nutzen will (► Abschn. 11.6).

Konventionellerweise nimmt die Anwenderin oraler Ethinylöstradiol-Gestagen-Präparate diese drei Wochen ein und hat anschließend eine einwöchige Einnahmepause, in der in der Regel eine Entzugsblutung einsetzt. Wird die einnahmefreie Pause verkürzt oder gar ausgelassen, ist die hohe kontrazeptive Sicherheit noch besser, weil die Gonadotropinsekretion stärker unterdrückt wird.

11.2.2 Modifizierte Kombinationspräparate (Zweistufenpräparate)

Als Zweistufenpräparate bezeichnet man solche, die schon in der ersten Einnahmephase eine niedrige Gestagendosis ent-

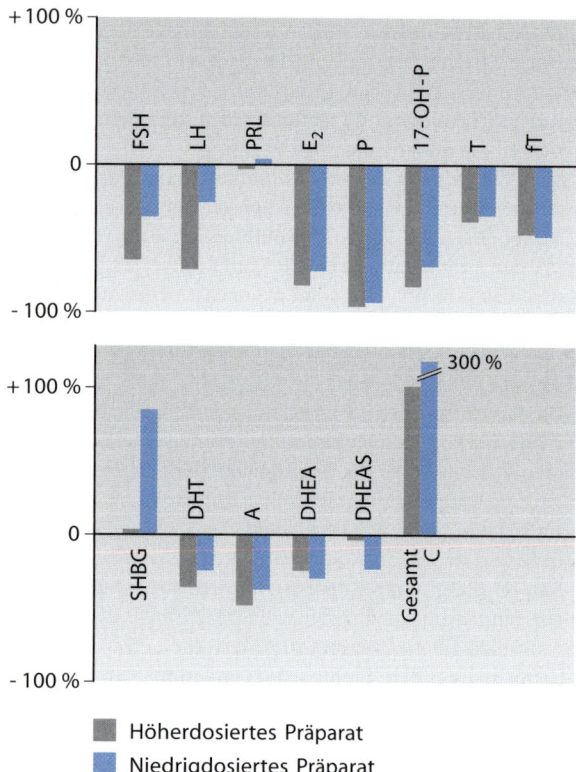

Abb. 11.2. Auswirkungen eines höher dosierten Kombinations-präparates und eines niedrig dosierten Dreistufenpräparates auf ver-schiedene Plasmahormone. (Nach Gaspard et al. 1984)

halten, die in der zweiten Zyklushälfte – bei gleich bleibender Ethinylöstradioldosis – erhöht wird (▶ Abschn. 25.3.1). Die Phase der niedrigen Gestagendosis dauert bei 21- bis 22-tägiger Gesamteinnahmedauer 11 Tage.

11.2.3   Modifizierte Kombinationspräparate (Dreistufenpräparate)

Dreistufenpräparate enthalten in den ersten Einnahmeta-gen neben niedrig dosiertem Ethinylöstradiol niedrig dosier-te Gestagene, die in zwei Stufen zur höchsten Gestagendo-sierung in den letzten 7 bis 10 Tagen ansteigen, während der Ethinylöstradiolanteil entweder gleich bleibt oder mittzyk-lisch kurzfristig über die Dauer von 5 bis 6 Tagen erhöht wird (▶ Abschn. 25.3.1). Man versucht, mit diesen Dreistufenpräpa-raten den Gesamtanteil an Gestagenen zu senken und damit unerwünschte Folgen der Gestagenwirkung zu minimieren

Zwei- und Dreistufenpräparate sind modifizierte Kom-binationspräparate, keine Sequenzpräparate. Ihr Wirkungs-mechanismus entspricht dem der Einphasenpräparate. Auch sie unterdrücken schon im ersten Einnahmezyklus sicher die Ovulation und verändern den Zervixschleim in Form einer Dysmukorrhö so, dass eine zuverlässige Barriere gegen die Spermatozoenaszension besteht.

Auch bei den moderneren Zwei- und Dreistufenpräpara-ten wird die Proliferation des Endometriums durch den früh einsetzenden Gestageneffekt gebremst, sodass seine Trans-formation unvollständig bleibt. Allen niedrig dosierten mo-

nophasischen und modifizierten Kombinationspräparaten (Zwei- und Dreistufenformen) ist gemein, dass sie den prä-ovulatorischen LH-Anstieg hemmen. Die Follikelreifung hinge-gen ist nicht in jedem Fall völlig blockiert; dies lassen die Go-nadotropinspiegel vermuten, die weniger stark supprimiert sind als bei den älteren, höher dosierten Kombinationspräpa-raten. Gelegentlich findet man sogar einen atypischen Östra-diolanstieg, der die Funktionalität eines wachsenden Follikels widerspiegelt, außerdem in der Einnahmepause einen Anstieg der Gonadotropinsekretion, was man bei den höher dosier-ten Kombinationspräparaten nicht beobachtet hat (Dericks-Tan et al. 1980). Für die kontrazeptive Sicherheit der Ovula-tionshemmer sind diese Phänomene irrelevant.

11.2.4   Sequenzpräparate (Zweiphasenpräparate)

Sequenzpräparate enthalten während der ersten 6 bis 7 Ta-ge nur Ethinylöstradiol, in der zweiten Phase Ethinylöstradi-ol kombiniert mit einem Gestagen; die Dosis des Östrogens ist in beiden Einnahmephasen gleich. Die Einwirkungsdau-er des Gestagens beträgt 15 Tage (▶ Abschn. 25.3.1). Ältere Se-quenzpräparate mit kürzerer Gestageneinwirkung sind nicht mehr im Handel, weil aufgrund der verkürzten Gestagenein-wirkungszeit die kontrazeptive Sicherheit deutlich geringer war als bei Kombinationspräparaten; zudem hat man gehäuft gut- und bösartige Proliferationserscheinungen am Endome-trium beobachtet.

Alle Sequenzpräparate enthalten 50 µg Ethinylöstradi-ol. Sie senken die basalen Gonadotropinspiegel in ähnlicher Weise wie Kombinationspräparate; die FSH-Spiegel sind stär-ker unterdrückt als die LH-Spiegel (Aktories 1976). Die Östra-diolspiegel sind als Folge der Suppression der Gonadotropin-sekretion und des Follikelwachstums erniedrigt, die Prolak-tinspiegel sind marginal höher.

Auch die Sequenzpräparate wirken ovulationshemmend. Die heute Gebräuchlichen, bei denen der Gestageneinfluss schon nach 6- bis 7-tägiger alleiniger Einnahme von Ethi-nylöstradiol einsetzt, blockieren die Spermatozoenaszensi-on durch die Zervix ab dem Zeitpunkt, an dem das Gestagen wirksam wird.

11.2.5   Minipille und andere orale Gestagenpräparate

Die in der angloamerikanischen Literatur auch als »pro-gestagen-only pill« (POP) bezeichnete Minipille enthält nur Gestagene, und zwar in vergleichbarer bis niedrigerer Dosie-rung wie bei den Kombinationspräparaten. Eine Ovulations-hemmung kommt überwiegend nicht zustande, die kontra-zeptive Wirkung basiert auf den peripheren Wirkungen der Gestagene. Die Einnahme erfolgt kontinuierlich im 24-Stun-den-Abstand ohne Einnahmepause. Die Minipille muss sehr regelmäßig mit nur geringer zeitlicher Toleranz von drei Stun-den eingenommen werden.

Typische Probleme sind Zwischenblutungen und Ame-norrhöen als Ausdruck der partiellen Störung der Gonado-tropinsekretion und der kontinuierlichen Einwirkung auf das Endometrium. Die Zwischen- und Schmierblutungen sind kein für die Einnahme der Minipille typisches Symptom, sie werden auch unter anderen Formen der kontinuierlichen Gestageneinwirkung, in welcher Darreichungsform auch immer, beobachtet. Häufiger als bei Kombinationspräparaten berichten Frauen, welche die Minipille einnehmen, von Stimmungsschwankungen mit Reizbarkeit und Depressionen, gelegentlich kommt es zu leichten Symptomen eines relativen Androgenübergewichts in Form von akneiformen Hautveränderungen und Haarausfall. Diese Symptomatik ist im Wesentlichen Folge des Abfalls des SHBG-Spiegels, durch den Androgene vermehrt in freier Form vorliegen.

Der Einfluss der Minipille auf Glukosestoffwechsel, Lipoproteine und Gerinnungssystem ist gering. Darauf basiert die Empfehlung, die Minipille als eine Alternative anzubieten, wenn eine orale Kontrazeption erwünscht ist, eine Kombinationspille jedoch kontraindiziert oder unerwünscht erscheint.

Neuere, kürzlich im Markt eingeführte, oral verabreichte reine Gestagene haben nicht nur die überwiegend peripheren Wirkungen der Minipille auf Zervixdrüsen und Endometrium, sondern hemmen auch die Ovulation.

11.2.6 Parenteral wirksame hormonale Kontrazeptiva

Zu den parenteral anzuwendenden hormonalen Kontrazeptiva gehören die Depotgestagene, die Einmonatsspritze, der Vaginalring, subkutane Implantate und das gestagenbeschichtete Intrauterinsystem (IUS), dessen hohe kontrazeptive Sicherheit praktisch ausschließlich auf der lokalen Gestagenwirkung beruht.

Parenterale Kontrazeption mit Gestagenen

Am Anfang der Entwicklung parenteral wirksamer Kontrazeptiva standen das als Dreimonatsspritze bekannte Präparat mit 150 mg Medroxyprogesteronacetat und die Zweimonatsspritze mit 200 mg Norethisteronacetat. Einen Tag nach intramuskulärer Injektion dieser Depotpräparate erreichen ihre Wirkspiegel im Blut das Maximum; anschließend fallen die Blutspiegel relativ rasch ab (Abb. 11.3). Diese Depotpräparate sind kontrazeptiv, indem sie die Ovulation hemmen, das Endometrium zur Atrophie bringen und an der Zervix eine Dysmukorrhö induzieren.

Wesentlich konstantere Blutspiegel erzielt man bei Anwendung von subkutanen Implantaten: über die Dauer von drei Jahren bleiben die Blutkonzentrationen sehr konstant, die initiale Erhöhung der Gestagenspiegel hält nicht länger als etwa 4 Wochen an. Ihr Wirkungsmechanismus ist mit dem der intramuskulären Depotgestagene identisch (Sivin 2003).

Beide Formen bieten eine optimale, nicht durch Einnahmefehler belastete kontrazeptive Sicherheit. Allerdings ist die Akzeptanz insbesondere der intramuskulären Injektion gering, da bei beiden Verfahren in 60% der Fälle mit Zyklusunregelmäßigkeiten, insbesondere initialen Schmier- und Zwischenblutungen sowie – im weiteren Verlauf – mit Amenorrhöen zu rechnen ist. Wie auch bei der oralen Gestagen-Kontrazeption sollte man potentielle Anwenderinnen auch auf andere mögliche Nebenwirkungen wie akneiforme Hautveränderungen, depressive Verstimmungen und Gewichtszunahme hinweisen.

Die Wirkung des gestagenbeschichteten Intrauterinsystems (IUS) basiert auf der gestageninduzierten Atrophie des Endometriums und der Dysmukorrhö an der Cervix uteri. Systemische Wirkungen, wie beispielsweise eine Absenkung der SHBG-Spiegel sind nicht beobachtet worden. Die zyklische Ovarfunktion bleibt erhalten, damit auch die übliche Häufigkeit funktioneller Ovarzysten (ca. 20%). Mehr als vier Fünftel aller Frauen haben auch nach einjähriger Anwendung noch ovulatorische Zyklen (Scholten et al. 1989). Die kontrazeptive Sicherheit dieses Systems ist über fünf Jahre exzellent und frei von Anwendungsfehlern, soweit es korrekt eingelegt und nicht unbemerkt ausgestoßen worden ist. Mit einem Pearl-Index von 0,1 bis 0,2 wird eine den oralen Kombinationspräparaten vergleichbare kontrazeptive Sicherheit erreicht (Andersson et al. 1994; Andersson 2001). Die Endometriumveränderungen sind reversibel; eine Empfängnis ist bereits unmittelbar nach Entfernung des IUS möglich (Nilsson u. Lähteenmäki 1977).

Trotz Suppression der endometrialen Proliferation tritt eine Amenorrhö nur bei etwa der Hälfte aller Trägerinnen ein (Baldaszti et al. 2003; Hidalgo et al. 2002). Blutungsstörungen, wenn auch mit nur geringem Blutverlust, sind jedoch in den ersten sechs Monaten bei bis zur Hälfte der Anwenderinnen zu beobachten. Nach einer multizentrischen Longitudinalstudie mit initial mehr als 2.500 Frauen sind nach 12 Jahren 60% der Frauen mit einem gestagenhaltigen IUS amenorrhoisch geworden und nur 28% hatten regelmäßige, wenn auch schwache Blutungen (Ronnerdag u. Odlind 1999). In dieser großen Studie ist keine Schwangerschaft und nur ein Fall einer Adnexitis beobachtet worden.

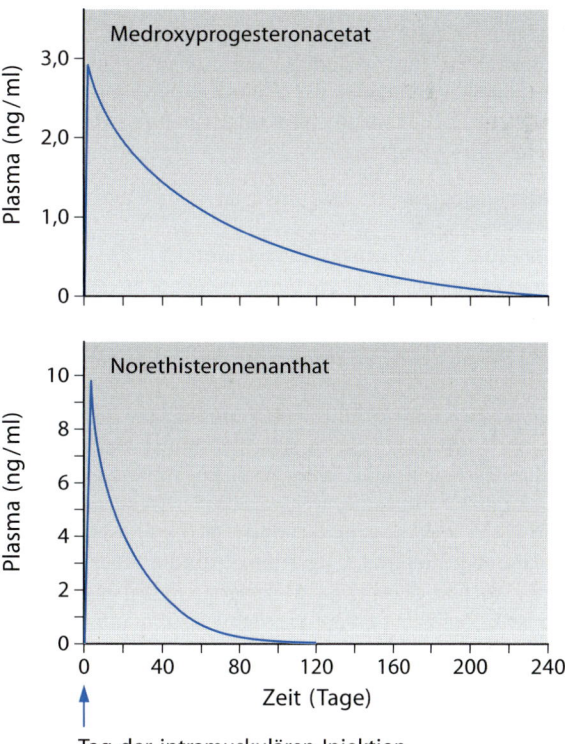

 Abb. 11.3. Plasmaverweildauer von zwei Depotgestagenen. (Nach Oritz et al.1977 und Weiner u. Johansson 1975, zit. nach Rabe u. Runnebaum 1982)

Aufgrund der Viskositätsänderung des Zervixschleims schützt das gestagenbeschichtete IUS vor der Gefahr aszendierender pelviner Infektionen und ist hierin den **kupferhaltigen IUP** überlegen. Durch seine lokale Gestagenwirkung reduziert das gestagenhaltige IUS Blutungsintensität und dysmukorrhoische Beschwerden.

> **Gestagenbeschichtete IUS werden häufig nach einer Geburt eingelegt. Um das IUS richtig zu positionieren und damit die kontrazeptive Sicherheit zu optimieren, kann man die Einlage jedoch erst nach vollständiger Rückbildung des Uterus empfehlen.**

Bei Frauen in der perimenopausalen Übergangsphase kann sowohl die das Endometrium atrophisierende als auch die hohe kontrazeptive Wirkung dieses IUS sinnvoll sein, da das Endometrium vor einer Hyperplasie geschützt ist.

In Phasen passageren und später permanenten Östrogenmangels kann man dieses IUS mit systemisch verabreichten Östrogenen kombinieren; es ersetzt dann effektiv die systemische zyklische Gestageneinnahme, die man bei Hormonsubstitution mit Östrogenen empfiehlt, um eine Endometriumhyperplasie oder ein Endometriumkarzinom zu verhindern (Varila et al. 2001).

Parenterale Kontrazeption mit Östrogenen und Gestagenen

Ausgehend von den Erfahrungen mit den Depotgestagenen sind kombinierte Präparate entwickelt worden, die aus niedrigeren Dosen an Gestagenen und Östrogenen zusammengesetzt sind, z. B. monatlich zu injizierende **Depotpräparate** bestehend aus 25 mg Medroxyprogesteronacetat und 5 mg Östradiolcypionat oder 50 mg Norethisteronenanthat und 5 mg Östradiolvalerat. Ihre Wirkungen und Nebenwirkungen sind im Wesentlichen mit denen der oralen Kombinationspräparate vergleichbar. Die monatlich erforderlichen Injektionen beschränken ihre Akzeptanz.

Cave	
Keinesfalls eignen sich diese Präparate für Anwenderinnen, die wegen thromboembolischer Risiken eine orale Kombinationspille nicht erhalten dürfen.	

Als jüngste Entwicklung stehen intravaginal zu tragende Ringe zur Verfügung, die in sehr konstanten Raten kontinuierlich Gestagene und Ethinylöstradiol freisetzen. Es sind dünne (4 mm), biegsame, weiche Silastic-Ringe mit einem Durchmesser von ca. 5 cm, die eine tägliche Freisetzung von 120 µg Etonogestrel und 15 µg Ethinylöstradiol über die Dauer von 3 Wochen gewährleisten. Bisherige Erfahrungen attestieren dem Vaginalring eine exzellente Akzeptanz und gute Zykluskontrolle sowie eine akzeptable kontrazeptive Effizienz (Pearl-Index 0,65). Das Verfahren ist ovulationshemmend, wirkt also systemisch. Frauen lernen schnell, den Vaginalring einzuführen; als Anwendungsfehler gilt hier, wenn der **Vaginalring** nach der 7-tägigen Pause zu spät eingelegt wird; sehr selten kann er unbemerkt verloren gehen. Die peripheren und insbesondere endometrialen Wirkungen scheinen ausgeprägt

zu sein und könnten die sehr niedrige Rate von irregulären Blutungen erklären (Szarewski 2002; Killick 2002).

Im Gegensatz zu den injizierbaren und implantierbaren parenteralen Systemen stehen mit dem mit Levonorgestrel beschichteten IUS und dem Ethinylöstradiol und Etonogestrel freisetzenden Vaginalring zwei Verfahren zur Verfügung, die eine gute Akzeptanz haben. Beiden gemeinsam ist die gegenüber der oralen Route direkt (unter Umgehung der Leberpassage) am Endometrium angreifende steroidale Wirkung, die eine erhebliche Absenkung der Dosis erlaubt. Die Spiegel der im Blut gemessenen synthetischen Sexualsteroide sind bei Einlage des Vaginalrings im Vergleich zu den bei oralen Kombinationspräparaten gemessenen zwar deutlich niedriger, dennoch sind sie immer noch hoch genug, um systemische Wirkungen auszulösen.

> **Nur das lokal wirkende gestagenbeschichtete IUS kommt ohne eine Östrogenkomponente aus und eignet sich daher als Alternative für Anwenderinnen mit Kontraindikationen gegen ethinylöstradiolhaltige orale Kontrazeptiva.**

11.2.7   Notfall-Kontrazeption (Interzeption)

Von Notfall-Kontrazeption oder Interzeption spricht man, wenn eine Frau nach einem Sexualkontakt ohne Schutz eine Schwangerschaft mit einer der unten beschriebenen Maßnahmen zu verhindern sucht.

Die im angelsächsischen Raum gebräuchliche Beschreibung der Methoden zur Interzeption als »emergency contraception« (Notfall-Kontrazeption) macht anschaulich, dass sich diese nicht als Regelmaßnahme zur Empfängnisverhütung eignen. Derzeit sind drei Verfahren mit akzeptablem Nebenwirkungsprofil und hoher Effizienz bekannt (◘ Tabelle 11.1).

Interzeption mit Östrogen-Gestagen-Kombinationen (Yuzpe-Verfahren)

Die Gabe von 2×100 µg Ethinylöstradiol in Kombination mit 500 µg Levonorgestrel im Abstand von 12 Stunden ist das in Deutschland bisher am meisten verbreitete Verfahren der Interzeption (Yuzpe-Verfahren).

> **Von den zu erwartenden Schwangerschaften können drei Viertel verhindert werden, sofern die erste Einnahme innerhalb von 48 Stunden nach dem Verkehr erfolgt; die Effizienz der Methode ist also abhängig von der Zeitspanne zwischen ungeschütztem Verkehr und Beginn der Behandlung. Das Kombinationspräparat sollte möglichst innerhalb der ersten 24 Stunden nach dem Verkehr eingenommen werden.**

Auch nach Ablauf von 48 Stunden ist diese Maßnahme keinesfalls sinnlos; offenbar ist zumindest bis zu 72 Stunden nach dem Verkehr eine interzeptive Wirkung zu erwarten. Als gelegentliche Nebenwirkungen sind Übelkeit, Erbrechen und Unterbauchkrämpfe bekannt, die man durch Vorbehandlung mit Metoclopramid (10 mg) deutlich mildern kann (Ragan et al. 2003).

Tabelle 11.1. Zuverlässigkeit verschiedener kontra- und interzeptiver Methoden. (Unter besonderer Berücksichtigung von Angaben und Sammelstatistiken von Taubert u. Kuhl 1995 sowie Rabe u. Runnebaum 1982, ergänzt durch Daten von Rabe 2001; Hammerstein 1984; Schindler 1984; Yuzpe et al. 1982; Fasoli et al. 1989; Teichmann 1996; Andersson et al. 1994)

Methoden	Pearl-Index
Keine Kontrazeption	>80
Orale Kontrazeptiva	
Hoch und niedrig dosierte Kombinationspräparate	0,03–0,9
Sequenzpräparate	0,2–1,4
Minipille	0,5–3
Nichtorale Östrogen-Gestagen-Kombinationen	
Vaginalring (NuvaRing)	0,65
Einmonatsspritze (Lunelle, Mesigyna)[a]	0–0,2
Gestagendepotpräparate	
Depot-Medroxyprogesteronacetat	0,03–0,4
Depot-Norethisteronenanthat	0,03–0,9
Gestagenhaltige IUS	0,05–0,2
Kupferhaltige IUP	0,5–3
Mechanische Methoden	
Kondom	2–12
Portiokappe	6–29
Diaphragma + Creme	1–20
Chemische Methoden	
Vaginalcreme	8–36
Vaginaltabletten	7–42
Schaumspray + -ovula	0,8–7,6
Andere	
Basaltemperaturkurve	0,8–3
Coitus interruptus	18 oder höher
Sterilisation der Frau	0,4
Sterilisation des Mannes	0,15
Interzeptive Maßnahmen	
	Sicherheit [%]
Reine Gestagengabe	98–99
Östrogen-Gestagen-Kombinationen	98–99
RU 486 (Mifepriston) + PGF[b]	98–99
Kupfer-IUD	>99

[a] In Deutschland z. Z. noch nicht zugelassen.
[b] Noch unzureichende Erfahrungen.

Cave

Bei Erbrechen innerhalb der ersten 2 Stunden nach Einnahme der Tabletten muss die Einnahme wiederholt werden.

In der frühen Follikelreifungsphase verhindert das Verfahren die Ovulation, in der späten verzögert es sie soweit, dass befruchtungsfähige Ova nicht mehr zu erwarten sind.

Cave

Fehlschläge der Notfall-Kontrazeption nach dem Yuzpe-Verfahren begründen keine medizinische Indikation zum Schwangerschaftsabbruch.

Levonorgestrel

In einer kontrollierten Studie mit knapp 2000 Frauen ist der Nachweis erbracht worden, dass die alleinige Gabe von Levonorgestrel in einer Dosis von 2×750 µg im Abstand von 12 Stunden innerhalb der ersten drei Tage nach ungeschütztem Verkehr einen dem Yuzpe-Verfahren gleichwertigen, möglicherweise sogar überlegenen Schutz vor einer Schwangerschaft bietet (WHO Task Force 1998). Nach dieser Studie liegen die Schwangerschaftsraten mit 0,4%, wenn die Einnahme innerhalb der ersten 24 Stunden erfolgt, und 1,2 bzw. 2,7% bei Einnahme jeweils am zweiten oder dritten Tag, deutlich unter denen, die mit dem Yuzpe-Verfahren erreicht werden. Die Nebenwirkungen dieser Methode sind offensichtlich deutlich geringer als die, welche man bei der Östrogen-Gestagen-Kombination beobachtet (Spycher u. Bigler 2001).

Mittlerweile hat man in groß angelegten randomisierten Doppelblindstudien zusätzlich nachgewiesen, dass auch eine einzige Levonorgestreldosis von 1,5 mg genauso effektiv ist wie 2×0,75 mg im Abstand von 12 Stunden und wie eine Einzeldosis von 10 mg Mifepriston (von Hertzen et al. 2002).

Mifepriston

Auch Mifepriston (RU 486), ein Antigestagen der ersten Generation, ist zur Notfall-Kontrazeption geeignet. Nachdem initiale Studien mit 600 mg seine sehr hohe Effizienz, verbunden allerdings mit Nebenwirkungen wie Kopfschmerzen, Müdigkeit und Übelkeit sowie obligater Verschiebung der Menstruation um mehrere Tage belegt haben, ist in mehreren späteren Studien der Nachweis erbracht worden, dass auch deutlich niedrigere Dosen (10 mg), ein- oder mehrmals innerhalb von 120 Stunden nach ungeschütztem Verkehr verabreicht, als Notfall-Kontrazeption geeignet und genauso effizient sind wie Levonorgestrel.

Dass Mifepriston zu einem späteren Zeitpunkt, nämlich nach der Nidation eines Embryos abortiv wirkt, ist hinreichend bekannt.

Sowohl mit Mifepriston als auch mit Levonorgestrel kann man 60 bis 85% der Schwangerschaften verhindern, die ohne Intervention eingetreten wären. Beide Methoden sind um so effektiver, je weniger Zeit zwischen dem Verkehr und der Medikamenteneinnahme verstrichen ist. Nach Mifepriston kann die erwartete Menstruation etwas verzögert sein, während sie nach Levonorgestrel eher früher eintritt (Xiao et al. 2001; von Hertzen et al. 2002).

11.3 Zuverlässigkeit

Die oral oder parenteral verabreichbaren hormonalen Kontrazeptiva sind derzeit die sichersten reversiblen Empfängnisverhütungsmittel. Ihre kontrazeptive Zuverlässigkeit ist außerordentlich hoch, auch unter Einbeziehung der potentiell fehlerhaften Anwendung. Die Wirksamkeit (Zuverlässigkeit) der jeweiligen Methode wird meistens mithilfe des **Pearl-Index** beurteilt (Pearl 1932), der die Zahl der ungewollten Schwangerschaften pro 1300 Anwendungsmonate (100 Frauenjahre) angibt (◻ Tabelle 11.1).

Extrem selten eintretende Schwangerschaften unter der Einnahme von oralen Kontrazeptiva sind fast immer auf **Anwendungsfehler** zurückzuführen. Diese resultieren meist aus unzureichender und unangemessener Aufklärung oder daraus, dass die Anwenderin Informationen nicht verstanden hat oder nicht verstehen kann. Man kann eine Anwenderin vor Anwendungsfehlern und ihren Folgen schützen, indem man sich zunächst versichert, ob sie zuverlässig und aufnahmefähig genug ist, um insbesondere mit den oralen Formen der Kontrazeption eine ausreichende Sicherheit erlangen zu können. Wenn diese Voraussetzungen gegeben erscheinen, kommt der Sprache, welche der informierende Arzt wählt und der Zeit, die er sich hierfür nimmt, zentrale Bedeutung zu. Die Klientin soll nicht nur über erreichbare Sicherheit, Wirkungsmechanismen und Einnahmeregeln informiert werden, sondern muss auch erfahren, wie sie sich verhalten soll, wenn sie bei der Anwendung Fehler gemacht hat. Des Weiteren muss der Arzt über vermeintliche oder tatsächliche, vorteilhafte und unerwünschte Nebenwirkungen und -erscheinungen, über potentielle Risiken und deren Wahrscheinlichkeit, über eine Reihe systemischer Wirkungen hormonaler Kontrazeptiva und über die Fruchtbarkeit nach Absetzen der hormonalen Kontrazeption informieren. Wenn der Arzt sicher ist, dass die von ihm favorisierte Kontrazeption nicht kontraindiziert ist, muss er über potentielle Nebenwirkungen und Risiken so berichten, dass sich die Klientin sachlich korrekt beraten fühlt und nicht abgeschreckt ist.

> **Cave**
>
> Nicht zuletzt bedarf die haftungsrechtlich orientierte Packungsbeilage der Erläuterung. Der Hinweis auf den Beipackzettel als einzige Information ist eine sträfliche Unterlassung.

Aus klinischen Studien wissen wir, dass etwa 3% der Teilnehmerinnen die Einnahme zumindest einer Pille im Zeitraum eines Anwendungsjahres vergessen. Unter den routinemäßigen Bedingungen außerhalb von Studien dürfte die Wahrscheinlichkeit solcher Fehler deutlich höher sein. Schätzungen gehen von einem Vielfachen des obigen Prozentsatzes aus, insbesondere in den Anfangsphasen, wenn die tägliche Einnahme einer Pille noch nicht internalisiert und in den Tagesablauf integriert ist.

> ❯ **Für die kontrazeptive Sicherheit ist es besonders kritisch, wenn die Anwenderin die Einnahme des oralen Kontra-**
> **zeptivums am Ende oder zu Beginn der Einnahmepause einmal oder gar mehrfach vergisst, weil dadurch die Einnahmepause so verlängert werden kann, dass gelegentlich ein Follikel heranreift und rupturiert (Rosenberg u. Waugh 1999).**

Es gibt Hinweise darauf, dass Einnahmefehler besonders häufig auftreten, wenn eine Anwenderin eine – nicht unbedingt bewusste – Ambivalenz gegenüber der Empfängnisverhütung im Allgemeinen oder dem Präparat im Besonderen hat. In diesem Zusammenhang ist es von entscheidender Bedeutung, mit ihr über die Verträglichkeit der Pille und die beobachteten Nebenwirkungen zu sprechen. Begleiterscheinungen wie Kopfschmerzen, Stimmungsschwankungen, Blutungsunregelmäßigkeiten oder Gewichtszunahme sind häufiger Anlass, das Präparat falsch einzunehmen oder spontan abzusetzen.

> **Cave**
>
> Die kontrazeptive Zuverlässigkeit kann auch dann eingeschränkt sein, wenn es im Zusammenhang mit der Einnahme des oralen Kontrazeptivums zu Erbrechen kommt oder bei einer Erkrankung, welche die Resorptionsfähigkeit des Dünndarms reduziert.

Da eine Diarrhö in der Regel ausschließlich den Dickdarm betrifft, beeinträchtigt diese die Sicherheit oraler Kontrazeptiva im Allgemeinen nicht.

> ❯ **Häufig auftretende Zwischenblutungen sollen ein Hinweis auf eine unzureichende kontrazeptive Zuverlässigkeit sein (▶ Abschn. 17.16, 11.6).**

Auch wenn Sexualsteroide durch **Interferenz mit anderen Medikamenten** in der Leber beschleunigt abgebaut werden, kann die Zuverlässigkeit eines hormonalen Kontrazeptivums eingeschränkt sein (zu den Medikamenten, die die Wirksamkeit kontrazeptiver Sexualsteroide beeinträchtigen oder Einfluss auf ihre Metabolisierung haben, ▶ Abschn. 10.10 und ◻ Tabelle 10.5). Die kontrazeptive Sicherheit kann man in solchen Situationen dadurch erhöhen, dass man die einnahmefreie Phase verkürzt oder Einphasenpräparate über einen längeren Zeitraum kontinuierlich einnehmen lässt (▶ Abschn. 11.6).

Umgekehrt können hormonale Kontrazeptiva den Stoffwechsel anderer Medikamente beeinflussen mit dem Ergebnis unerwünschter Nebenerscheinungen (◻ Tabelle 10.6). Deshalb ist es geboten, die potentielle Anwenderin zu fragen, ob sie Medikamente einnimmt und im Zweifelsfall zu recherchieren, ob es Interaktionen zwischen hormonalem Kontrazeptivum und einem gleichzeitig eingenommenen Medikament gibt.

11.4 Nebenwirkungen und Auswirkungen auf andere Körperfunktionen

Fast alle hormonalen Kontrazeptiva wirken systemisch; bei ihrer Anwendung können also Nebenwirkungen auftreten und Organfunktionen beeinflusst werden.

Nebenwirkungen sind entweder direkte Folge des hormonalen Kontrazeptivums oder auf die Umstände der Einnahme (z. B. Vorerkrankung, Einnahme von Medikamenten, Ambivalenz gegen eine Kontrazeption u.a.) zurückzuführen. Sie können subjektiv empfunden oder objektivierbar sein. Schließlich gibt er vorteilhafte, erwünschte Nebenwirkungen, die man therapeutisch oder präventiv nutzen kann, und nachteilige Nebenwirkungen oder gar Risiken, über die der Arzt die Anwenderin informieren sollte (◘ Tabelle 11.2, 11.3).

Ungeachtet der Tatsache, dass auch bei Anwendung von Plazebos nahezu alle den oralen Kontrazeptiva zugeordneten Nebenwirkungen beobachtet worden sind (◘ Tabelle 11.2), sollte der Arzt die oben erwähnten Zusammenhänge zwischen unerwünschten Begleiterscheinungen, Anwendungsfehlern, spontanem Wechsel der kontrazeptiven Methode (beides ist eng mit dem Auftreten unerwünschter Schwangerschaften korreliert) und der Verträglichkeit des verordneten Kontrazeptivums mit der Anwenderin besprechen. Durch einen Wechsel zu einem Präparat mit anderer Zusammensetzung ist oft eine Besserung der Symptomatik zu erreichen. In ◘ Tabelle 11.3 sind die häufig geäußerten Beschwerden einer der beiden Komponenten der oralen Kontrazeptiva zugeordnet.

Nicht weniger wichtig als nachteilige Nebenerscheinungen sind die positiven Folgen oraler Kontrazeptiva, weil sie teils einen Schutz vor möglichen oder eine Besserung bestehender Erkrankungen erwarten lassen. Im Folgenden sind **positive Wirkungen** zusammengefasst, ausgedrückt in relativen Risiken von jeweils <1 (Braendle 1998; zum gezielten therapeutischen Einsatz bestimmter Präparate ▶ Abschn. 11.6).

	Relatives Risiko
Eisenmangelanämie	0,58
Menorrhagie	0,52
Unregelmäßige Zyklen	0,65
Zwischenblutungen	0,72
Dysmenorrhö	0,37
Aszendierende Genitalinfektionen	0,50
Benigne Brusterkrankungen	0,69
Rheumatoide Arthritis	0,49
Endometriumkarzinom	0,50
Ovarialkarzinom	0,37

Im Folgenden sollen die systemischen Auswirkungen hormonaler Kontrazeptiva erörtert werden, soweit sie für das Verständnis von Verträglichkeit und Risiken erforderlich sind.

11.4.1 Fettstoffwechsel

Die Versorgung des Organismus mit Triglyzeriden und Cholesterol dient dem Zweck, ein Energiesubstrat in Form von Fettsäuren zur Verfügung zu stellen, welche durch Lipolyse der Triglyzeride entstehen und Cholesterol als Bestandteil

◘ **Tabelle 11.2.** Begleiterscheinungen bei Einnahme von Placebos statt hormonaler Kontrazeptiva. (Nach Stamm u. Kraus 1977)

Nebenerscheinung	[%]
Verminderung der Libido	47,8
Kopfschmerzen	37,8
Bauchschmerzen	28,4
Schwindelgefühl	22,4
Rückenschmerzen	20,9
Dysmenorrhö	16,4
Steigerung der Libido	13,4
Übelkeit	9,4
Nervosität	6
Schwächegefühl	3
Appetitlosigkeit	3
Appetitzunahme	3
Gewichtszunahme	3
Brustschmerzen	3

◘ **Tabelle 11.3.** Symptome unter hormonalen Kontrazeptiva, die man mit einiger Wahrscheinlichkeit auf eine übermäßige Östrogen- oder Gestagenwirkung zurückführen kann

Überwiegen der Östrogenwirkung	Gestagenwirkung
Übelkeit	
Wassereinlagerung[e]	Müdigkeit
Ödeme[e]	Depression
Spannungsgefühl in den Brüsten	Libidoverlust[f]
Mastopathie	Appetitzunahme
Zervikaler Fluor	Gewichtsanstieg
Wadenkrämpfe[a]	Trockene Scheide
Pigmentierung (Chloasma)	Neigung zu Pilzinfektionen
Cholestase	Akne, Hirsutismus[b]
Blutdruckanstieg[e]	Schwache/ausbleibende Blutung[d]
Myomwachstum[e]	Zwischenblutungen
Migräne[c]	

[a] Hohe Dosen; [b] Gestagene mit androgener Partialwirkung;
[c] wohl nicht Ursache, möglicherweise aber auslösender Faktor;
[d] besonders bei gestagenbetonten Präparaten oder reinen Gestagenen; [e] Östrogen- und Gestagenwirkung;
[f] bei Gestagenen mit antiandrogener Partialwirkung, insbesondere bei hoher Dosierung.

von Membranen und als Muttersubstanz zur Biosynthese von Steroidhormonen und Gallensäuren bereitzustellen.

Da sowohl Triglyzeride als auch Cholesterol wasserunlösliche (hydrophobe, lipophile) Substanzen sind, werden sie in Lipoproteinen transportiert. Diese entstehen entweder postprandial in der Darmmukosa als Chylomikronen oder in der Leber als »Very-low-density-Lipoproteine« (VLDL), von wo sie jeweils in den Blutkreislauf gelangen.

Lipoproteine sind hochmolekulare sphärische Partikel, die außen hydrophil sind und in ihrem Inneren die oben genannten wasserunlöslichen Fette speichern. Chylomikronen gelten als nicht atherogen, weil sie die Zellmembran nicht durchdringen, jedoch gelten ihre Abbauprodukte bei der Lipolyse, die Chylomikron-Remnants bei erhöhten Konzentrationen oder verlängerter Verweildauer im Blut als atherogen.

Die aus der Leber stammenden Lipoproteine versorgen den Organismus mit Lipiden unabhängig vom nahrungsabhängigen akuten Anfluten von Fetten (Triglyzeriden, Cholesterol, Fettsäuren, Phospholipiden). Die Lipoproteine klassifiziert man nach ihrer Dichte, beginnend mit dem Lipoprotein kleinster Dichte, dem VLDL, über das »Intermediate-density-« (IDL), das »Low-density-« (LDL) bis zum »High-density-Lipoprotein« (HDL), dem Lipoprotein mit höchster Dichte. Die größten und leichtesten Lipoproteine, VLDL, gelten als nicht atherogen.

LDL, die Hauptträger des Cholesterols, gelten als potentiell atherogen, dann nämlich, wenn sie oxidiert sind. Sie werden über spezifische LDL-Rezeptoren in das Zellinnere aufgenommen, wo sie Cholesterol als Muttersubstanz der Steroide und Gallensäuren aufnehmen. Liegen sie infolge falscher Ernährung im Überschuss vor, steigen die Plasma-LDL-Spiegel, LDL können von Makrophagen in die Gefäßwand transportiert werden.

HDL werden in Leber und Darm gebildet. Sie können Cholesterol aus Zellen – auch aus der arteriellen Gefäßwand – über spezifische HDL-Rezeptoren entfernen, abtransportieren und wirken auf diese Weise einer atherosklerotischen Plaquebildung der Gefäßwand entgegen.

Lipoprotein (a), ein den LDL ähnliches Lipoprotein, hemmt möglicherweise die Aktivierung von Plasminogen und die Fibrinolyse und gilt als Indikator eines erhöhten Atheroskleroserisikos (zum Fettstoffwechsel während hormonaler Kontrazeption s. Taubert u. Kuhl 1995).

Auswirkungen von Ethinylöstradiol und Gestagenen auf den Fettstoffwechsel

Östrogene wie Ethinylöstradiol üben Einfluss auf Fettstoffwechselparameter aus, die man als meist positiv einstuft, während Gestagene diesbezüglich als neutral oder nachteilig gelten. Letzteres trifft für Gestagene mit androgener Restwirkung zu, insbesondere bei höherer Dosierung. Das Ausmaß der durch die beiden Sexualsteroide ausgelösten Veränderungen der Fettstoffwechselparameter hängt von Art und Verabreichungsform ab: Ethinylöstradiol hat stärkere Auswirkungen als Östradiol, ältere Gestagene mit androgenen Restwirkungen wirken den Östrogenwirkungen stärker entgegen als die neueren, niedrig dosierten, insbesondere wenn Letztere antiandrogene Partialwirkungen haben. Die quantitativen Auswirkungen sowohl des Ethinylöstradiols als auch von Gestagenen auf die Parameter des Fettstoffwechsels sind wesentlich geringer, wenn man durch eine nicht orale Verabreichung

zunächst die Magen-Darm- und die Leberpassage vermeidet. Letztlich ist das Profil der bei einem einzelnen Präparat beobachteten Änderungen von Fettstoffwechselparametern die Summenleistung beider Komponenten des Kontrazeptivums.

Im Folgenden werden einige dieser Veränderungen beschrieben. Vorweg bleibt schon festzuhalten, dass die Veränderungen des Fettstoffwechsels unter der Einnahme hormonaler Kontrazeptiva gesunder Frauen als unerheblich eingestuft werden können, soweit dies kurz- und langfristige Nebenwirkungen und Risiken anbetrifft. Sie haben bei stoffwechselgesunden, risikofreien Frauen, welche die heute üblichen niedrig dosierten Kontrazeptiva einnehmen, keine klinische Relevanz.

> Ovulationshemmer sind nicht atherogen.

Bereits in den 60er-Jahren konnte gezeigt werden, dass die Anwendung der damals sehr hoch dosierten oralen Kontrazeptiva zu erheblichen Veränderungen der Lipoprotein-Fraktionen im Plasma führt. Die seit dieser Zeit intensivierte Begleitforschung hat die Entwicklung immer niedriger dosierter Präparate stimuliert. Es hat sich dabei gezeigt, dass die mit Ethinylöstradiol assoziierten Veränderungen (Anstieg der HDL-Fraktion und der Triglyzeride, geringfügiger Abfall der LDL-Fraktion) durch den Einfluss von Gestagenen moduliert werden. Im Allgemeinen findet man in der Klasse der 30 μg (und weniger) Ethinylöstradiol enthaltenden Präparate eine variable, jedoch bei nahezu jeder Anwenderin zu beobachtende leichte Zunahme der Triglyzeridspiegel ohne Veränderung des Gesamtcholesterolspiegels. Die Veränderungen der LDL-Fraktion sind minimal, während der Anstieg der HDL-Fraktion eine erhebliche Variation aufweist: Mikropillen mit 150 μg Levonorgestrel bewirken eher eine Absenkung der HDL-Spiegel, Mikropillen mit einem Gestagen mit antiandrogener Partialwirkung bewirken eher einen Anstieg der HDL-Fraktion.

Triglyzeride

Triglyzeridspiegel sind insbesondere bei Frauen Prädiktoren arterieller Erkrankungen, und ein Absenken der Triglyzeride durch Diät, Statine oder Änderungen der Lebensweise ist mit einer Senkung des kardiovaskulären Risikos assoziiert. Eine mit hormonaler Kontrazeption einhergehende Erhöhung der Triglyzeride scheint also auf den ersten Blick für das kardiovaskuläre Risiko ungünstig zu sein. Allerdings gilt diese Assoziation nur für diejenigen Fälle, in denen die Erhöhung der Triglyzeride auf einem reduzierten Katabolismus beruht und mit niedrigen HDL-Spiegeln einhergeht. Orale Kontrazeptiva erhöhen jedoch meist die HDL-Spiegel, und der Anstieg der Triglyzeride beruht in der Regel auf ihrer verstärkten Synthese und nicht auf einem reduzierten Katabolismus.

LDL- und HDL-Fraktion

LDL ist ein schwacher Prädiktor kardiovaskulärer Erkrankungen der Frau. Es ist insofern davon auszugehen, dass die geringfügigen Veränderungen, die durch die modernen hormonalen Kontrazeptiva induziert werden, keine klinische Relevanz haben. Hohe HDL-Spiegel sind mit einem verringerten Risiko kardiovaskulärer Erkrankungen assoziiert, der Anstieg der HDL-Fraktion um 10 bis 15%, wie man ihn bei der Mehrzahl der heute gebräuchlichen Mikropillen (35 μg Ethinylöstradiol) beobachtet, kann also als kardioprotektiver Effekt gewertet werden.

Hypertonie

Die arterielle Hypertonie ist eine der Indikatoren für bestimmte Gefäßerkrankungen (Myokardinfarkt, Apoplex; ◘ Tabelle 11.4; Petitti et al. 1979), ihre Häufigkeit nimmt altersabhängig zu. Ältere, höher dosierte orale Kontrazeptiva haben diesen Trend verstärkt. Präparate mit einem Östrogenanteil von 50 µg und mehr steigern meist geringfügig sowohl den diastolischen als auch den systolischen Blutdruck, in der Regel ohne dass pathologische Grenzen überschritten werden (Fisch u. Frank 1977). Ein Blutdruck >140/90 mmHg wurde bei ca. 5% aller Frauen unter höher dosierten oralen Kontrazeptiva festgestellt, die Häufigkeit scheint mit der Einnahmedauer zugenommen zu haben (Royal College of General Practitioners 1974; Weir et al. 1975).

> Niedrig dosierte Präparate (30 µg Ethinylöstradiol) zeigen im Wesentlichen keinen Einfluss auf das Blutdruckverhalten (Woutersz 1983; Guillebaud 1983).

Zu den prädisponierenden Faktoren, die unter Einnahme oraler Kontrazeptiva die Bildung einer Hypertonie begünstigen, gehören die Adipositas (Mason et al. 1973) sowie die Faktoren Alter und Rauchen (Woods 1988). In Kombination mit anderen Risikofaktoren (Nierenerkrankungen, Diabetes, Hyperlipidämie, Übergewicht) können auch leichte Blutdruckerhöhungen relevant werden.

Die unter dem Einfluss des Östrogenanteils beobachteten Veränderungen im Renin-Angiotensin-Aldosteron-System bringt man mit der Entstehung einzelner Hochdruckfälle in funktionellen Zusammenhang. Unter dem Einfluss von Ovulationshemmern steigen – als Folge der Aktivierung dieses Systems – innerhalb weniger Tage die Plasmaaldosteronspiegel an; erhöhte Aldosteronspiegel fördern die Retention von Natrium und damit die Tendenz zu Gewichtszunahme und Blutdruckerhöhung.

Neuere niedrig dosierte orale Kontrazeptiva beeinflussen den Blutdruck nicht oder nur marginal. Eine Sonderstellung nehmen die kürzlich in den Markt eingeführten drospirenonhaltigen oralen Kontrazeptiva ein: Unter dem Einfluss dieses antimineralokortikoid wirksamen Gestagens wird weder die sonst häufig beobachtete leichte Gewichtszunahme infolge von Natrium- und Wasserretention noch eine Blutdruckerhöhung beobachtet. Im Vergleich zu denen bei Einnahme anderer niedrig dosierter oraler Kontrazeptiva sind die mittleren Blutdruckwerte eher etwas niedriger (Oelkers 2000; Oelkers et al. 2000). Auch beeinflussen drospirenonhaltige Kontrazeptiva günstig eine Reihe prämenstrueller Symptome (Mansour 2002; Apter et al. 2003; Freeman 2002).

Die regelmäßige Messung des Blutdrucks als Teil der Vorsorgeuntersuchungen bei Frauen unter Kontrazeptiva ist eine essentielle Maßnahme zur Früherkennung von Risiken (◘ Abb. 11.4 gibt Handlungsanweisungen, wenn unter Einnahme hormonaler Kontrazeptiva der Blutdruck ansteigt).

11.4.2 Kohlenhydratstoffwechsel und Diabetes mellitus

Hormonale Kontrazeptiva beeinflussen den Kohlenhydrathaushalt sehr unterschiedlich. Potentiell nachteilig sind seine Veränderungen im Sinne der Zunahme einer Insulinresistenz bis hin zur klinischen Manifestation eines Diabetes mellitus Typ II. Eine solche Entwicklung beobachtet man allerdings nur in Risikosituationen. Es sind die gestagenen Partialwirkungen, die man hierfür verantwortlich macht. Die marginalen Veränderungen der Insulinsensitivität und der Glukosetoleranz bei der gesunden Frau durch die heute üblichen, niedrig dosierten oralen Kontrazeptiva sind quantitativ und damit klinisch irrelevant.

Die Frage nach dem Kohlenhydrathaushalt und der Insulinresistenz unter hormonaler Kontrazeption stellt sich aber bei Risikopatientinnen (Definition s. unten), bei reiner Gestagen-Kontrazeption, insbesondere wenn diese hoch dosiert erfolgt, bei älteren Gestagenen mit androgener Restwirkung und bei älteren, hoch dosierten oralen Kombinationspräparaten. Art und Dosis des Gestagens sowie der Verabreichungsmodus bestimmen also in Grenzsituationen das Ausmaß des Zusatzrisikos, dass der Kohlenhydratstoffwechsel entgleist.

◘ **Tabelle 11.4.** Relatives Risiko für vier Gefäßerkrankungen bei verschiedenen Risikofaktoren. (Nach Petitti et al. 1979)

Risikofaktor	Myokardinfarkt	Subarachnoidalblutung	Schlaganfall	Venöse Thromboembolie
Rauchen	2,9	5,7	4,8	3,9
Ovulationshemmer	0,8	6,5	0,7	7,6
Rauchen und Pille	2,8	21,9	2	6,1
Bluthochdruck	4,1	1,9	2,4	–
Adipositas	3,2	0,7	1	0,5
Gallenblasenerkrankung	6,6	3,6	0,6	3
Hypercholesterinämie	4	1,2	2,8	–
Kein Alkoholkonsum	3,1	0,4	0,8	1
Östrogentherapie	1,2	1,6	0,9	0,7

In die Ergebnisse dieser Studie sind nur die Auswirkungen höher dosierter, älterer Präparate eingegangen (s. zum Vergleich die altersabhängigen absoluten kardiovaskulären Risiken unter der Einnahme niedrig dosierter Präparate, Tabelle 11.6).

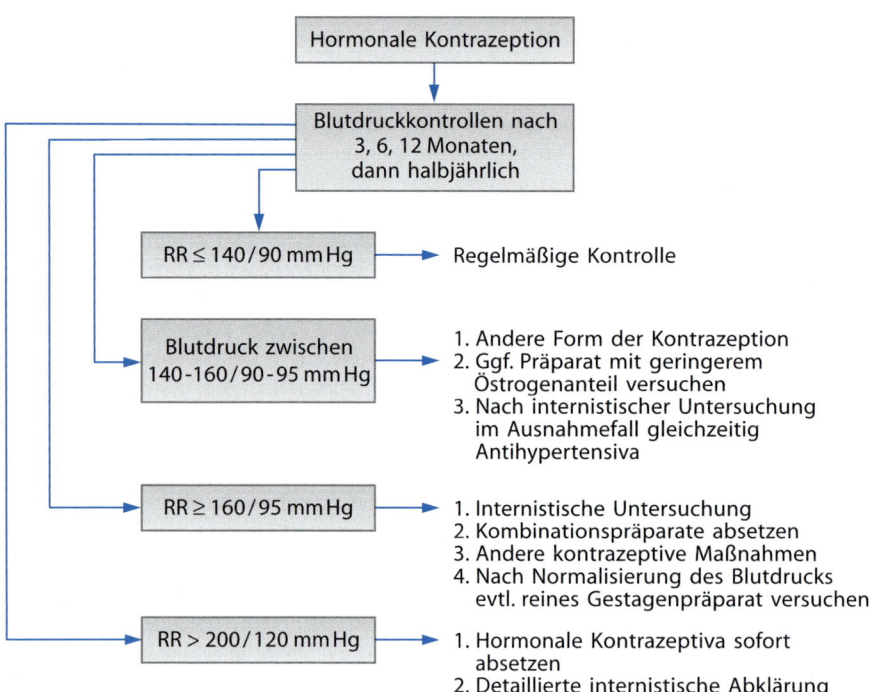

Abb. 11.4. Blutdruckkontrolle bei Einnahme von Ovulationshemmern: diagnostisches und therapeutisches Vorgehen. (Nach Taubert u. Kuhl 1995)

Bei der Diskussion um die Verordnung von hormonalen Kontrazeptiva bei Frauen mit erhöhtem Risiko für die Entwicklung eines Typ-II-Diabetes ist zu berücksichtigen, dass die Risiken überwiegend »hausgemacht« sind: Übergewicht, mangelnde körperliche Betätigung und falsche Ernährung. Die Insulinresistenz, die beim standardisierten Glukosetoleranztest durch die Mitbestimmung von Insulin oder C-Peptid erfasst werden kann, ist die obligate Vorstufe des Diabetes Typ II; sie ist im Gegensatz zu diesem durch Änderung des Lebensstils reversibel. Eine Frau ohne Insulinresistenz bekommt wegen eines hormonalen Kontrazeptivums keinen Diabetes Typ II.

Eine Erhöhung der Nüchtern-Blutzuckerkonzentration bei Anwenderinnen heute üblicher, niedrig dosierter oraler Kontrazeptiva tritt nicht auf. Eine Erhöhung der postprandialen Blutzuckerspiegel ist in den 60er-Jahren bei Anwenderinnen der damals sehr hoch dosierten Präparate beobachtet worden. Dabei sind vereinzelt Werte gefunden worden, die als Zeichen eines subklinischen Diabetes mellitus einzustufen sind (2 Stunden postprandial Werte >11,1 mmol/L).

Es ist ferner belegt, dass auch bei niedrig dosierten Präparaten eine diskrete Verringerung der Glukosetoleranz, d.h. eine höhere Insulinausschüttung auf eine standardisierte Glukosebelastung nachzuweisen ist. Vergleichende Untersuchungen haben gezeigt, dass bei gleicher Ethinylöstradioldosis die überhöhte Insulinausschüttung abhängig ist von der Dosis der Gestagene (Levonorgestrel und Norethisteron). Wichtiger noch ist die Beobachtung, dass die Prävalenz von Beobachtungen mit pathologischer Insulinresistenz bei levonorgestrelhaltigen Präparaten etwa 5- bis 7fach erhöht und von der Levonorgestreldosis abhängig war. Bei Verwendung niedrig dosierter norethisteronhaltiger Präparate oder von Gestagenen der neueren Generation sind die potentiell nachteiligen Wirkungen auf die Insulinsensitivität nur noch marginal oder gar nicht nachweisbar (Archer 1994; Petersen et al. 1996).

Sowohl die relative postprandiale Hyperglykämie als auch die Hyperinsulinämie sind charakteristische Merkmale des metabolen Syndroms, das durch die Kombination von Hypertonie, Übergewicht, Hypertriglyzeridämie und Insulinresistenz definiert ist. Die Entwicklung von Präparaten mit niedrigem Steroidgehalt und der Einsatz von Gestagenen ohne androgene Partialwirkung ist im Hinblick auf die zunehmende Häufigkeit des metabolen Syndroms auch bei jungen Frauen ein wichtiger Schritt zu einem geringeren metabolen Risiko hormonaler Kontrazeptiva.

Niedrig dosierte Kombinations- und Stufenpräparate haben einen geringeren Einfluss auf die Glukosetoleranz als hoch dosierte (Seed et al. 1984; Wynn u. Godsland 1986), man sollte sie deshalb bevorzugen (Rabe et al. 1988).

Vor der Verordnung von Ovulationshemmern sind alle anamnestischen Angaben zu beachten, die auf eine Neigung zu einem Diabetes Typ II und damit auf die Gefahr einer Manifestation hindeuten. Dazu gehören:

— familiäre Belastung mit Diabetes mellitus Typ II,
— diabetische Komplikationen während früherer Schwangerschaften,
— Dekompensation des Kohlenhydrathaushalts (z. B. stress- oder gewichtsbedingt) in der Anamnese,
— Geburt von Kindern >4 kg,
— Übergewicht und
— ein Taillen-Hüft-Quotient von >0,85.

Zur Gruppe gefährdeter Frauen gehören Frauen mit einem oder mehreren der genannten Risikofaktoren, aber noch normalem Glukosetoleranztest (»Prädiabetes«) und Frauen mit latentem Diabetes Typ II (also schon pathologischem Glukosetoleranztest). Bei Frauen mit einem latenten Diabetes ist die Wahrscheinlichkeit außerordentlich hoch, dass unter höher dosierten oralen Kontrazeptiva ein Diabetes mellitus Typ II manifest und irreversibel wird (Stéphan u. Réville 1977). In diesem letzteren Fall sollte man zumindest höher dosierte hormonale Kontrazeptiva vermeiden. Dies gilt auch für Kontrazeptiva, die nur Gestagene enthalten, nicht jedoch für niedrig dosierte, moderne orale Kombinationspräparate, wie bei Frauen mit Zustand nach Gestationsdiabetes gezeigt worden ist (Kjos et al. 1998).

Der manifeste Diabetes hingegen stellt dann eine Gegenindikation für die Verordnung von Ovulationshemmern dar, wenn Diabetikerinnen bereits Gefäßkomplikationen haben.

> **Cave**
>
> **Nehmen Diabetikerinnen hormonale Kontrazeptiva ein, so sollte man beachten, dass sich der Insulinbedarf verändern kann, meist im Sinne der Zunahme.**

Auch muss man berücksichtigen, dass Diabetikerinnen häufig atherosklerotisch vorgeschädigte Gefäßsysteme haben und allein deswegen höhere kardiovaskuläre Risiken haben können.

> **Bei Diabetikerinnen sind unter hormonaler Kontrazeption engmaschige Kontrollen des Glukose- und Lipidstoffwechsels zumindest in den ersten Monaten erforderlich (Skouby 1988).**

◻ Tabelle 11.5 fasst die Empfehlungen zur Verordnung von Kontrazeptiva bei Frauen mit Störungen im Glukosehaushalt zusammen.

11.4.3 Gerinnungssystem

Mehrere prospektive Studien haben eine Assoziation zwischen einem erhöhten Risiko für die Entstehung thromboembolischer Erkrankungen (Beinvenenthrombosen, Lungenembolien) und der Einnahme oraler Kontrazeptiva dokumentiert. Es besteht weitgehend Einigkeit darüber, dass Östrogene das Gerinnungssystem abhängig von ihrer Dosierung, der Verabreichungsweise und damit ihrer Leberwirksamkeit beeinflussen (Winkler et al. 1996; WHO 1995a,b), reine Gestagenpräparate jedoch nicht. Die Inzidenz tiefer Beinvenenthrombosen und Lungenembolien beträgt ungefähr 60 pro 1 Mio. Frauenjahre, die Inzidenz oberflächlicher Beinvenenthrombosen ungefähr 150 pro 1 Mio. Frauenjahre. Unter der Einnahme der heute gebräuchlichen ethinylöstradiolhaltigen oralen Kontrazeptiva steigen diese Risiken um etwa das 3fache an, anscheinend auch beeinflusst durch den Typ des jeweiligen Gestagens (Spitzer et al. 1996; Jick et al. 2000).

Bei älteren Präparaten mit höherem Östrogenanteil (50 µg Ethinylöstradiol) steigt dieses Risiko zusätzlich um das 1,5- bis 2fache im Vergleich zu den heute gebräuchlichen, niedrig dosierten Präparaten (Gerstman et al. 1991). Zusätzlich erhöhen mehrere Risikofaktoren das thromboembolische Risiko über die durch niedrig dosierte orale Ethinylöstradiol-Gestagen-Präparate bedingte Risikoerhöhung hinaus, so u. a. vorausgegangene Karzinome, Traumen, chirurgische Eingriffe, Immobilisierung, Rauchen, Bluthochdruck, Adipositas (Körpermasseindex >29 kg/m²), Diabetes, Homozysteinämie, Hypercholesterolämie und damit assoziierte arterielle Gefäßschäden sowie angeborene Thrombophilien (Goldhaber et al. 1997).

Auch die infolge einer Mutation des Faktors V erhöhte Thromboembolieneigung wird durch Kontrazeptiva zusätzlich erhöht, allerdings nur um denselben relativen Risikofaktor wie bei Gesunden (s. oben). Im Folgenden werden einige Besonderheiten des Gerinnungssystems während der Einnahme östrogenhaltiger oraler Kontrazeptiva beschrieben, deren Darstellung für das Verständnis der Pathogenese thromboembolischer Erkrankungen wichtig ist.

Das Gerinnungssystem ist im physiologischen Gleichgewicht mittels zahlreicher Rückkopplungsmechanismen; diese binden sowohl die zirkulierenden (im Wesentlichen die Gerinnungsfaktoren und korpuskulären Blutbestandteile) als auch die gefäßwandständigen Bestandteile (im Wesentlichen Rezeptoren, Aktivatoren und Inhibitoren) des Gerinnungssystems in einen permanenten Anpassungsprozess ein, der den jeweils erforderlichen Bedarf an lokalen Gerinnungsereignissen regelt. Zumindest für die zirkulierenden Gerinnungsfaktoren ist bekannt, dass im Plasma ein Sicherheitsreservoir inaktiver Gerinnungsfaktoren vorgehalten wird, damit das System im Falle eines akuten, hohen Bedarfes umgehend über eine ausreichende Kapazität verfügt.

◻ **Tabelle 11.5.** Klinische Empfehlungen für Kontrazeptiva bei gesunden Frauen und Frauen mit gestörter Glukosetoleranz

Klinik	Risiko	Maßnahme/Überwachung
Gesunde Frauen	Gering oder sehr gering	Hormonale Kontrazeption a. Glukosebestimmung im Urin (alle 6 Monate) b. Glukosebelastungstest (nach 3 bis 5 Jahren)
Diabetes bei Verwandten ersten Grades	Erhöht	Glukosebelastungstest Orale hormonale Kontrazeptiva Methode der zweiten Wahl
Gestörte Glukosetoleranz (latenter Diabetes)	Erhöht	Keine hormonale Kontrazeption
Gestationsdiabetes	Unsicher	Glukosebelastungstest Niedrig dosierte orale Kontrazeptiva möglich
Diabetes Typ I	Unsicher	Glukosebelastungstest Hormonale Kontrazeptiva Methode der zweiten Wahl
Diabetes Typ II	Erhöht	Keine hormonale Kontrazeptiva

Während das Unterschreiten einer Minimalkonzentration einzelner Gerinnungsfaktoren mit definierten Krankheitsbildern assoziiert ist (z. B. Blutungsneigung bei Hämophilie), gilt das Überschreiten der normalen Konzentration von Gerinnungsfaktoren per se nicht als Krankheitsrisiko. Dies schließt nicht aus, dass beispielsweise eine Entzündungsreaktion mit Anstieg der sog. **Akute-Phase-Proteine** (zu denen auch verschiedene Gerinnungsfaktoren wie z. B. Fibrinogen und Faktor VIII zählen) ein erhöhtes Thromboserisiko induziert, das aber eher der Gefäßwandalteration als dem Plasmaspiegel einzelner Gerinnungsfaktoren zuzurechnen ist. Man muss deshalb die klinische Relevanz der veränderten Konzentration von Gerinnungsfaktoren unter oralen Kontrazeptiva mit großer Vorsicht interpretieren.

Verschiedenen Studien, u. a. der sog. Leiden-Thrombophilie-Studie aus den Niederlanden, die zur Entdeckung der Faktor-V-Mutation geführt hat, verdanken wir die wichtige Information, dass erhöhte Spiegel von Gerinnungsfaktoren nicht als Risikofaktor der Thrombose einzustufen sind (Ausnahmen: Faktor VIII und Fibrinogen, beide bedürfen als typische Akute-Phase-Proteine einer gesonderten Betrachtung), wohl aber ein Mangel der Gerinnungsinhibitoren Antithrombin III und Protein C sowie die unzureichende Protein-C-Wirkung infolge einer Mutation des Faktor V (sog. **APC-Resistenz**), deren unzureichende Konzentrationen eindeutig als einer der prädisponierenden Faktoren für eine Thrombose ermittelt werden konnten. Untersuchungen an genetisch prädisponierten Familien haben gezeigt, dass mit Ausnahme des homozygoten Protein-C-Mangels alle Inhibitormangelzustände mit dem Leben vereinbar sind und Thrombosen sich praktisch nie vor der Pubertät und danach zumeist in Situationen einer verstärkten Gerinnungsaktivität oder eines erhöhten Inhibitorbedarfs manifestieren.

Als Thrombophilie kann daher ein Zustand definiert werden, bei dem eine unzureichende Inhibitorkapazität besteht, sodass ein normalerweise limitiertes Gerinnungsereignis eine überkritische Aktivität entwickelt und ein Thrombus ausgebildet wird. Das Ausmaß der Gerinnungsaktivität ist nur abschätzbar durch die Bestimmung von Reaktionsprodukten der verschiedenen enzymatischen Aktivierungs- und Deaktivierungsschritte während des Gerinnungs- und Fibrinolyseprozesses. Solange ein Gerinnungsprozess nicht in Gang gesetzt ist, ist die Bestimmung dieser Produkte – also etwa vor einer Operation – nicht zur Vorhersage einer postoperativen Thromboseneigung geeignet.

Orale Kontrazeptiva vom Kombinationstyp erhöhen die Plasmakonzentrationen nahezu aller Gerinnungsfaktoren um ungefähr das Doppelte. Dieser Effekt ist bei der Mehrzahl der Parameter von der Ethinylöstradioldosis abhängig. Minipillen und parenterale Gestagen-Kontrazeptiva verursachen keine oder nur minimale Veränderungen der Gerinnungsparameter.

Konzentration und Aktivität des Inhibitors Antithrombin III sinken bei Anwenderinnen der Kombinationspillen nur wenig (5%), die Protein-C-Spiegel steigen mäßig (bis 15%) an. Die Wirkung des aktivierten Protein C (APC) auf die Prothrombinzeit schwächt sich geringfügig ab, jedoch ohne dass bei nicht thrombophilen Anwenderinnen die Kriterien einer APC-Resistenz erfüllt werden. Thrombophilen Anwenderinnen droht durch diese Effekte am Inhibitorsystem eine Verringerung ihrer ohnehin eingeschränkten Inhibitorkapazität. Auch diese ethinylöstradiolabhängigen Wirkungen am Inhibitorsystem sind dosisabhängig. Anwenderinnen von Kombinationspräparaten weisen um 30 bis 50% erhöhte Spiegel der Reaktionsprodukte der Gerinnung auf. Dieser Effekt ist östrogenabhängig und wird bei reinen Gestagen-Kontrazeptiva nicht beobachtet. (Ausführliche Darstellungen zu Veränderungen der Hämostase durch Sexualsteroide finden sich bei Godsland et al. 2000 sowie bei Taubert u. Kuhl 1995).

> **Betrachtet man die Wirkung unterschiedlicher Präparate auf die folgenden Parameter, nämlich Zunahme der Konzentration der Gerinnungsfaktoren, Einfluss auf das Inhibitorsystem und Aktivierung der Gerinnung bzw. der Fibrinolyse, so schneiden die Präparate mit weniger als 50 µg Ethinylöstradiol deutlich besser ab. Kombinationspräparate mit 20 g Ethinylöstradiol oder weniger zeigen nur noch marginale Effekte. Die Minipille und parenterale Gestagen-Kontrazeptiva weisen keine oder minimale Gerinnungseffekte auf.**

11.4.4 Herz-Kreislauf-Erkrankungen

Venöse Thrombosen, ischämischer und hämorrhagischer zerebraler Insult sowie Myokardinfarkte gehören zu den schwerwiegendsten Erkrankungen, die bei Anwenderinnen hormonaler Kontrazeptiva zwar sehr selten, aber doch häufiger als in Kontrollgruppen beobachtet worden sind. Da diese Erkrankungen bei jungen Frauen äußerst selten sind, ist die Abschätzung dieser Risiken fast unmöglich.

Die Inzidenz vaskulärer Erkrankungen ist stark altersabhängig. Ihre Darstellung kann daher nur aussagekräftig sein, wenn die Angabe in Altersklassen erfolgt. Das dänische Krankheits- und Sterberegister hat die einzigartige Gelegenheit geboten, altersabhängige Morbiditäts- und Mortalitätsrisiken einer weiblichen Gesamtpopulation mit derjenigen von Frauen zu vergleichen, die hormonale Kontrazeptiva benutzen. Die in ◻ Abb. 11.5 dargestellten Daten entsprechen einer Auswertung des thromboembolischen Risikos bei Frauen zwischen 15 und 44 Jahren (Lidegaard 1998).

Myokardinfarkt

Wie ◻ Abb. 11.5b illustriert, steigt die Inzidenz von Erkrankungen und Sterbefällen ab dem 35. Lebensjahr nahezu linear und steil an. Nach der Übersichtsarbeit von Godsland et al. (2000) hat die Gesamtgruppe 35- bis 40-jähriger Frauen (einschließlich Raucherinnen und Frauen, die hormonale Kontrazeptiva einnehmen) eine Inzidenz von 219 pro 1 Mio. Frauenjahre und eine Inzidenz tödlicher Verläufe von ca. 55 pro 1 Mio. Frauenjahre (Godsland et al. 2000). Das Morbiditätsrisiko für die Gesamtgruppe von Frauen zwischen 20 und 24 Jahren ist 5 pro 1 Mio. Frauenjahre, ihr Mortalitätsrisiko 0,8 pro 1 Mio. Frauenjahre. Die häufigsten Risikofaktoren bei Frauen sind Rauchen, Bluthochdruck, Diabetes mellitus, Hyperlipidämie, Übergewicht, Präeklampsie und eine familiäre Belastung.

Die ausgeprägteste Risikoerhöhung unter einer hormonalen Kontrazeption haben Frauen, die rauchen. Unabhängig davon, ob Frauen orale Kontrazeptiva einnehmen oder nicht, steigt das Risiko eines Herzinfarkts bei Raucherinnen (>15 Zigaretten täglich) um das 4- bis 6fache, bei einem Konsum von 25 Zigaretten und mehr um das 11- bis 13fache (Godsland et al. 2000). Die Einnahme oraler Kontrazeptiva allein erhöht das

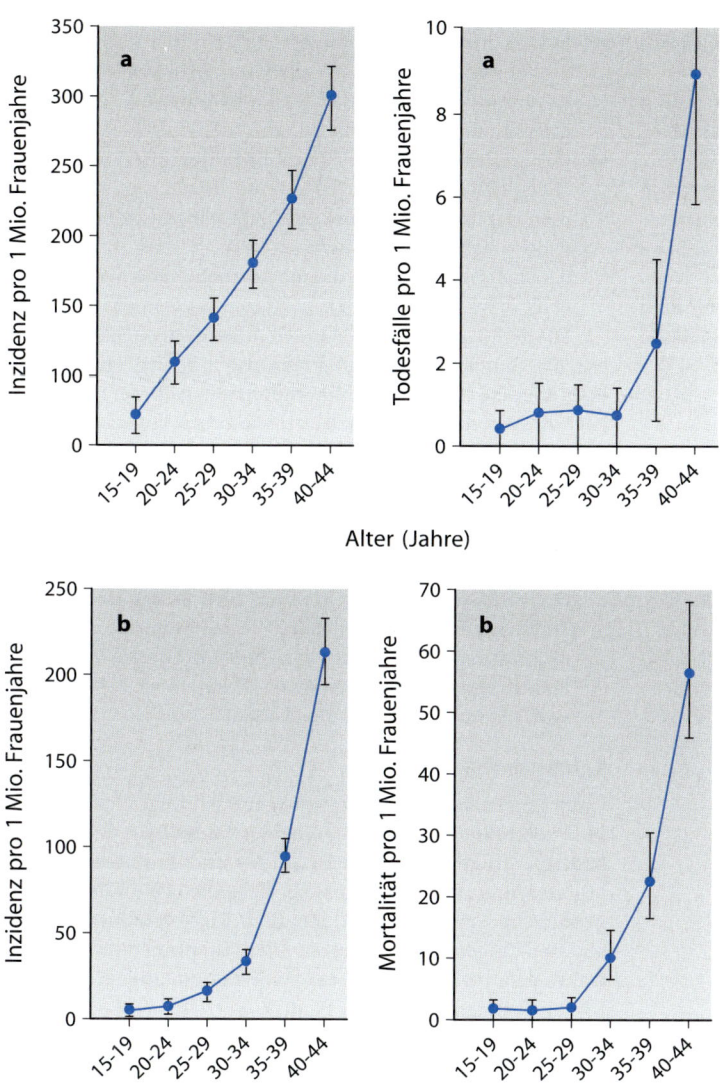

◼ **Abb. 11.5 a-b.** Venöse Thromboembolien (a) und Herzinfarkt (b): altersabhängige Morbidität und Mortalität zwischen 1980 und 1993 in Dänemark. (Nach Godsland et al. 2000)

Relative Risiken (RR) im Vergleich zu Frauen, die nie orale Kontrazeptiva genommen, nie geraucht und keine anderen Risikofaktoren gehabt haben (RR=1)	
	Relatives Risiko
Nur Einnahme oraler Kontrazeptiva	2,8
Nur Zigarettenrauchen	5
Nur Bluthochdruck	7,6
Orale Kontrazeptiva + Zigarettenrauchen	5,6
Bluthochdruck + Zigarettenrauchen	8,9
Bluthochdruck + Zigarettenrauchen +orale Kontrazeptiva	170

Risiko eines Myokardinfarkts um etwa das 2- bis 3fache (Tanis et al. 2001).

Die in der obigen Übersicht zusammengefassten Daten stammen aus retrospektiven Fall-Kontroll-Studien der »Nur-

ses Health Study« und umfassen den Beobachtungszeitraum zwischen 1964 bis 1976, eine Zeitspanne also, in der noch orale Kontrazeptiva mit 50 μg oder mehr Ethinylöstradiol eingenommen wurden (Godsland et al. 2000).

Auch wenn bei der heutigen Generation oraler Kontrazeptiva der Einfluss des Ethinylöstradiols auf das Erkrankungsrisiko deutlich geringer sein dürfte, illustriert die obige Übersicht, dass die Kombination mehrerer Faktoren das Risiko deutlich verstärkt (◼ Abb. 11.6).

Es bleibt für die Einnahme ethinylöstradiolhaltiger oraler Kontrazeptiva Folgendes festzuhalten (WHO Technical Report 1998:

▬ Die Inzidenz eines Herzinfarkts mit und ohne tödlichen Ausgang ist bei Frauen im fortpflanzungsfähigen Alter sehr niedrig.
▬ Die Dauer der Einnahme kombinierter oraler Kontrazeptiva erhöht das Myokardinfarkrisiko nicht.
▬ Das Risiko eines Myokardinfarkts für Frauen ohne Risikofaktoren ist unter einer heute üblichen niedrig dosierten oralen Kontrazeption nicht bzw. nur marginal erhöht.

— Das Risiko eines Herzinfarkts steigt bei Frauen altersabhängig ab dem ca. 30. bis 35. Lebensjahr steil an.
— Alle Risikofaktoren, die zur Schädigung des arteriellen Herzkreislaufsystems prädisponieren, erhöhen das Myokardrisiko.
— Das Herzinfarktrisiko von Frauen, die orale Kontrazeptiva einnehmen, steigt mit der Dosis des Ethinylöstradiols.
— Eine Kombination von Risikofaktoren kann das relative Risiko eines Herzinfarkts drastisch erhöhen.
— Nach Absetzen oraler Kontrazeptiva haben Frauen kein erhöhtes Infarktrisiko, das man auf die frühere Einnahme der Kontrazeptiva zurückführen könnte.

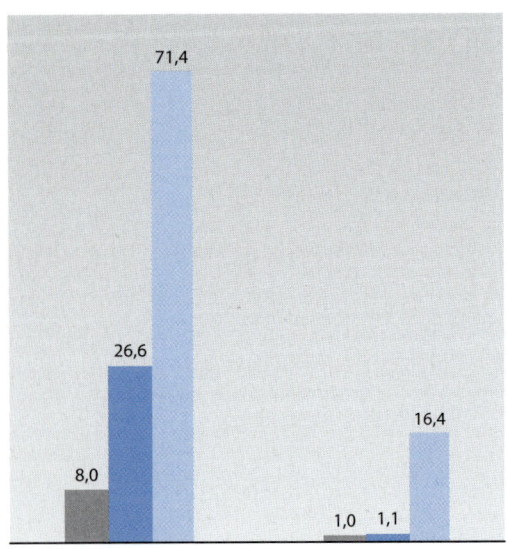

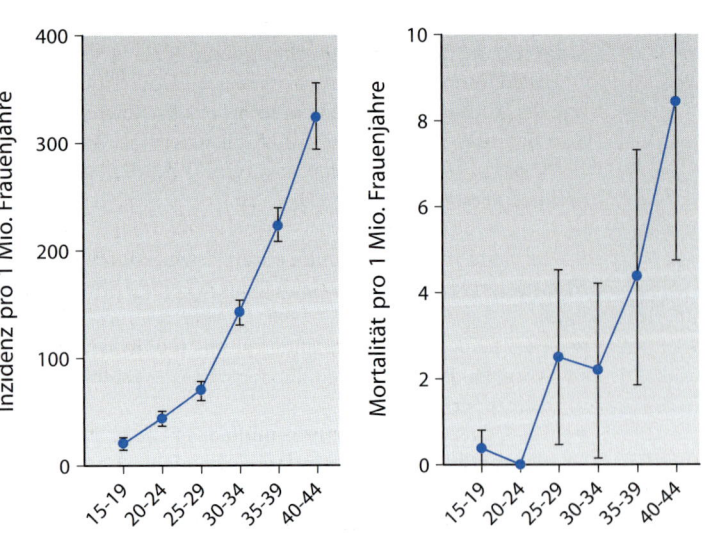

Abb. 11.6. Erhöhung des relativen Risikos für einen Herzinfarkt durch orale Kontrazeptiva und Bluthochdruck (mit und ohne Kontrolle). (Nach Godsland et al. 2000)

— Frauen mit einer Hypertonie haben unter kombinierten oralen Kontrazeptiva eine erhöhtes absolutes Risiko eines Herzinfarkts, ihr relatives Risiko ist während der Einnahme um ungefähr das 3fache erhöht.
— Das zusätzlich erhöhte Risiko eines Herzinfarkts bei Raucherinnen, die kombinierte orale Kontrazeptiva einnehmen, nimmt im Laufe einiger Jahre ab, nachdem sie aufgehört haben zu rauchen, es erreicht das Infarktrisiko gleichaltriger Männer, die nie geraucht haben (Rosenberg et al. 1985a,b, 1990, 2001).

Die oben zusammengefassten Erkenntnisse haben nicht nur die Entwicklung neuer Präparate mit niedrigerer Dosis insbesondere der Östrogenkomponente gefördert, sondern auch die Vorschriften präzisiert, wie orale Kontrazeptiva zu verordnen sind, wie man die Klientin überwachen muss und wie man Risikofaktoren frühzeitig erfasst.

> Heute gilt es als wichtige Regel, dass vor der Verordnung hormonaler Kontrazeptiva alle Risikofaktoren, die zur Schädigung des Herz-Kreislauf-Systems und zur Thrombophilie prädisponieren, erfasst werden müssen und dass nach Risikofaktoren während der gesamten Einnahmephase zu suchen ist, da sie auch nach der Erstversorgung neu auftreten können.

Schlaganfall

Unter den Frauen, die einen Schlaganfall infolge einer Thrombose zerebraler Venen erlitten haben, findet man 6- bis 7-mal häufiger Trägerinnen von Faktor-V- und Prothrombin-Mutationen und ungefähr 3-mal so viele, die orale Kontrazeptiva eingenommen haben. Über diese Risikoerhöhungen hinaus sind Trägerinnen thrombophiler Mutationen um ein Vielfaches gefährdet, wenn sie ethinylöstradiolhaltige Kontrazeptiva einnehmen (Martinelli et al. 1998).

Altersabhängige Morbidität und Mortalität bei ischämischen (thrombotischen) und hämorrhagischen zerebralen Insulten von Frauen sind in den ◼ Abb. 11.7 und 11.8 illustriert. Wie beim Herzinfarkt steigt das Risiko nach dem 30. Lebensjahr steil an.

Das relative Risiko, das die orale Kontrazeption für einen Schlaganfall darstellt, ist um weniger als das 2fache er-

Abb. 11.7. Ischämischer (thromboembolischer) zerebraler Insult: altersabhängige Morbidität und Mortalität zwischen 1980 und 1993 in Dänemark. (Nach Godsland et al. 2000)

höht und scheint von der Östrogendosis abhängig zu sein. Von klinischer Relevanz sind Interaktionen mit anderen Risikofaktoren. Die Einnahme ethinylöstradiolhaltiger Kontrazeptiva erhöht das Risiko, das mit erhöhtem Blutdruck, Migräne und Rauchen assoziiert ist, um das 2fache (also weniger als für den Myokardinfarkt). ◘ Tabelle 11.6 illustriert, dass unter dem Einfluss der genannten Risikofaktoren das jeweilige relative Risiko mehr oder weniger deutlich ansteigt, das absolute Risiko jedoch immer noch klein ist. Selbst in der Gruppe von Frauen mit drei Risikofaktoren (Alter, Rauchen, orale Kontrazeption) hat nur ein verschwindend kleiner Anteil ein Krankheitsereignis.

Venöse Thrombose und Thromboembolie

Abbildung ◘ 11.5a illustriert die altersabhängige Morbidität und Mortalität infolge venöser Thrombosen bei einer weiblichen Bevölkerung mit einem nahezu linearen und steilen Anstieg der Inzidenz nach dem 20. Lebensjahr. Es handelt sich hier um die Gesamtinzidenz diagnostizierter Thrombosen in Dänemark (Godsland et al. 2000). Diese ist wesentlich höher, als die der sog. spontanen Thrombosen, bei denen keine klinisch fassbaren thrombogenen Konstellationen nachzuweisen sind. Für die Altersgruppe der 15- bis 40-Jährigen ergibt sich aus den jüngsten Publikationen eine Inzidenz spontaner Thrombosen von 30 bis 100 pro 1 Mio. Frauenjahre und eine Mortalität von 0,5 bis 2 pro 1 Mio. Frauenjahre.

In den zurückliegenden Jahrzehnten ist insbesondere durch molekulargenetische Analysen der Nachweis erbracht worden, dass eine genetische Disposition bis zu 50% der spontanen Thrombosen und vermutlich mehr als 60% aller Thrombosen zu Grunde liegt. Diese thrombophile Diathese erklärt das Phänomen, dass in Familien oft eine Häufung von Thrombosefällen beobachtet wird, ohne dass eine besondere

familiäre Exposition gegenüber allgemeinen thrombogenen Risiken nachzuweisen ist. In ◘ Tabelle 11.7 sind die häufigsten z. Z. bekannten thrombophilen Gerinnungsstörungen mit ihrem relativen Risiko aufgelistet.

Neben den angeborenen sind mittlerweile zahlreiche erworbene Risikofaktoren bekannt, die zu thromboembolischen Erkrankungen prädisponieren (s. unten).

> **Risikofaktoren, die bei Einnahme oraler Kontrazeptiva zur Hyperkoagulabilität und zur Thrombose prädisponieren**
> - Vorausgegangene thromboembolische Erkrankungen
> - Familiäre Belastung
> - Alter
> - Rauchen
> - Adipositas (Körpermasseindex >29 kg/m²)
> - Gefäßverletzungen
> - Herz-Kreislauf-Erkrankungen
> - Hyperlipidämie
> - Erhöhung der Konzentration von Lipoprotein (a)
> - Arterielle Hypertonie
> - Bewegungsmangel (z. B. Bettruhe, Zwangshaltungen)
> - Chirurgische Eingriffe
> - Längere Hämostase, Hämokonzentration, Dehydration
> - Varizen
> - Diabetes mellitus
> - Thrombophlebitiden, lokale Entzündungen
> - Antiphospholipid-Syndrom
> - Systemischer Lupus erythematodes
> - Nephrotisches Syndrom
> - Homozysteinämie

Es gibt überzeugende Hinweise, dass das mit oralen Kontrazeptiva assoziierte Risiko einer thromboembolischen Erkrankung nicht jede Anwenderin gleichermaßen bedroht, sondern nahezu ausschließlich Anwenderinnen mit einer angeborenen oder erworbenen thrombophilen Diathese. Hierfür spricht insbesondere die Zunahme des absoluten und relativen Risikos, wenn mehrere Risikofaktoren bei einer Anwenderin zusammentreffen. Das Thromboserisiko einer jungen Frau, bei der eine Faktor-V-Leiden-Mutation in heterozygoter Form vorliegt, ist im Vergleich zu Frauen ohne diese Mutation um das 6- bis 8fache erhöht. Wenn sie ein ethinylöstradiolhaltiges orales Kontrazeptivum einnimmt, hat diese Frau gegenüber einer nicht genetisch belasteten Frau ohne diese Form der hormonalen Kontrazeption ein etwa 30fach erhöhtes Thromboserisiko. Analoges gilt auch für die erworbenen Risiken: So erhöht sich beispielsweise ein durch ethinylöstradiolhaltige Kontrazeptiva ohnehin schon erhöhtes Thromboembolierisiko zusätzlich um rund das Doppelte, wenn die Anwenderin deutlich übergewichtig ist.

Diese Erkenntnisse haben große praktische Bedeutung für die Verordnung oraler Kontrazeptiva: Alter, Übergewicht, Rauchgewohnheiten und andere erworbene Risikofaktoren müssen ebenso in die Risikoabschätzung eingehen wie die Wahrscheinlichkeit einer **angeborenen thrombophilen**

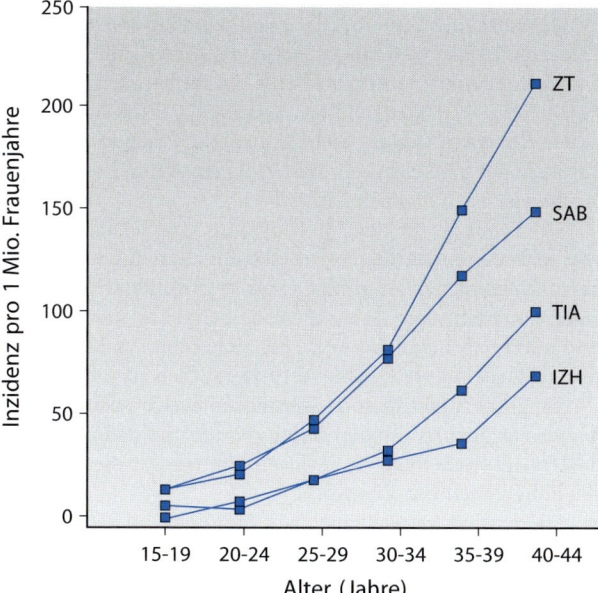

◘ **Abb. 11.8.** Altersabhängige Inzidenz verschiedener zerebraler Erkrankungen bei Frauen zwischen 15 und 44 Jahren zwischen 1980 und 1993 in Dänemark. ZT zerebrale Thrombose; SAB Subarachnoidalblutung; TIA transitorische ischämische Attacke; IZH intrazerebrale Hämorrhagie. (Nach Godsland et al. 2000)

◘ **Tabelle 11.6.** Kardiovaskuläres Risiko in Abhängigkeit von Alter, Rauchgewohnheiten und der Einnahme oraler Kontrazeptiva (oK). (Nach WHO Technical Report 1998)

Ergebnisse pro 1 Mio. Frauenjahre	Ohne oK		Mit oK		Mit oK und Rauchen	
Alter (Jahre)	20–24	40–44	20–24	40–44	20–24	40–44
Myokardinfarkt	0,1	21	0,2	32	1,7	255
Ischämischer Insult	6	16	9	24	18	48
Hämorrhagischer Insult	13	46	13	93	38	232
Venöse Thromboembolie	32	59	97	178	97	178
Summe aller Krankheitsereignisse	51,1	142	119,2	327	154,7	713

◘ **Tabelle 11.7** Relatives Risiko venöser Thromboembolien bei Mutationen einiger Gerinnungsfaktoren ohne und mit Ethinylöstradiol-Gestagen-Präparaten (oK). (Daten aus Martinelli et al. 1999)

	Ohne oK	Mit oK
Keine Mutation	1	4,6
Mutation des Prothrombin-Gens	2,7	16,3
Mutation des Faktor-V-Gens	2,4	20

Diathese. Letztere ist zunächst anhand der Familien- und Eigenanamnese abzuschätzen. Findet man bei der potentiellen Anwenderin in der Eigen- oder Familienanamnese eine ungewöhnliche Häufung thrombotischer Erkrankungen, ist eine gezielte Suche nach angeborenen Gerinnungsstörungen angezeigt. Als positive Familienanamnese gilt die Erkrankung eines Verwandten ersten Grades vor Erreichen des 45. Lebensjahrs an einer Thrombose oder Embolie (Teichmann 2002).

Eine generelle Ausschlussdiagnostik derartiger Gerinnungsanomalien mithilfe laborchemischer oder molekulargenetischer Verfahren ist nicht sinnvoll, weil der prädiktive Wert dieser Verfahren gering ist; mit anderen Worten: angeborene Defekte von Faktoren des Gerinnungssystems sind vergleichsweise häufig, Thromboembolien dennoch selten.

Legt man die derzeit bekannten Daten zur Prävalenz der häufigsten thrombophilen Gerinnungsstörungen und zur Inzidenz von Thrombosen in einem Kollektiv von 1 Mio. Anwenderinnen zu Grunde, würde man bei einer Überprüfung aller Anwenderinnen in mehr als 60.000 Fällen einer thrombophilen Diathese nachweisen. Von den zu erwartenden 140 Thrombosen könnte man aber höchstens 60 verhindern, und dies auch nur, wenn alle thrombophilen Frauen konsequent auf ethinylöstradiolhaltige Kontrazeptiva verzichten würden.

Umgekehrt ist ein negativer Screeningbefund keinesfalls als »Freibrief« zu interpretieren: Jede zweite im zeitlichen Zusammenhang mit der Einnahme oraler Kontrazeptiva auftretende Thrombose kann durch die z. Z. verfügbaren Tests nicht vorhergesagt werden. Es ist also weniger das Problem der Kosten einer umfassenden laboranalytischen Untersuchung bei allen potentiellen Anwenderinnen als vielmehr der Mangel an Vorhersagekraft, der eine umfassende laboranalytische Kontrolle vor jeder Pillenanwendung nicht sinnvoll erscheinen lässt.

11.4.5 Leber- und Gallenblasenerkrankungen

Ovulationshemmer und andere Sexualsteroide beeinträchtigen zwar nicht die Funktion der gesunden Leber, haben jedoch zahlreiche Auswirkungen auf ihre Partialfunktionen, so die verstärkte Bildung von Transportglobulinen, von Angiotensinogen, Plasminogen und einiger die Gerinnung fördernder Faktoren (Prothrombin, Fibrinogen, Faktoren V, VII, VIII, X, XII), die Bildung von Lipoproteinen (s. oben) und andere Auswirkungen auf den Fettstoffwechsel. Erwähnenswert ist auch die Erniedrigung einiger Vitaminkonzentrationen unter dem Einfluss oraler Kontrazeptiva wie Vitamin B1 (Thiamin), Vitamin B2 (Riboflavin), Vitamin B6 (Pyridoxin), Vitamin B12 (Cyanocobalamin), Folsäure und Vitamin C. Diese funktionellen Veränderungen sind bei der gesunden Frau ohne klinische Relevanz. Typische Veränderungen der Leberfunktion unter oralen Kontrazeptiva sind im Detail bei Taubert u. Kuhl (1995) beschrieben. Die Kontrolle von Leberwerten vor Verordnung oraler Kontrazeptiva ist nicht erforderlich, außer wenn der Verdacht auf eine eingeschränkte Leberfunktion besteht, beispielsweise nach einer Hepatitis.

Die Leber ist für den Metabolismus von Sexualsteroiden von zentraler Bedeutung. Ihre Funktion kann durch eine Reihe von Medikamenten infolge einer Enzyminduktion so verändert werden, dass Sexualsteroide schneller metabolisiert und hierdurch möglicherweise die Sicherheit der Kontrazeptiva gefährdet ist (▶ Abschn. 10.10, ◘ Tabellen 10.5, 10.6).

Umgekehrt gibt es auch Substanzen, welche den Metabolismus von Sexualsteroiden verlangsamen und dadurch Überdosierungserscheinungen auslösen können. Zu diesen gehören hohe Dosen von Vitamin C.

Die längere Verweildauer von Steroiden im Organismus führt zu einer häufigeren enterohepatischen Zirkulation dieser Steroide. Die synthetischen Sexualsteroide, die 17β-alkyliert sind (Ethinylöstradiol und alle Nortestosteronderivate mit Ausnahme des Dienogest), werden in der Leber langsamer inaktiviert, was einerseits erwünscht ist, andererseits aber zu einer stärkeren Leberbelastung führt. Die die Leber belastenden 17β-alkylierten Steroide prädisponieren zu einem Steroidikterus (Kreek et al. 1967).

Die Progesteron- und 17-OH-Progesteronderivate sowie Dienogest und der Spironolacton-Abkömmling Drospirenon belasten die Leber kaum. Für die Leberbelastung ist also sowohl die Gesamtmenge der eingenommenen Steroide als auch ihre chemische Struktur (s. oben) von Relevanz.

Synthetische Sexualsteroide können Bildung und Sekretion von Galleflüssigkeit beeinträchtigen, was ein gelegentlich bei Pillenanwenderinnen auftretender cholestatischer Ikterus und Pruritus belegen. Der bei solchen Erkrankungen sinnvolle Bromsulftaleinretentionstest oder ein vergleichbares Verfahren sollte bei pathologischem Ausfall Anlass sein, Ovulationshemmer abzusetzen (Sillem u. Teichmann 1994). Exogen zugeführte Gestagene können die Füllung und Entleerung der Gallenblase erschweren (Shaffer et al. 1984). Die Zusammensetzung der Gallenflüssigkeit wird durch Ovulationshemmer beeinflusst: das Volumen ist reduziert, die Konzentration von Cholesterol erhöht, die der Gallensäure vermindert. Die mit der Einnahme von Sexualsteroiden verbundene Cholestase und der Anstieg des Cholesterolgehalts prädisponieren in Einzelfällen zur Bildung von Gallensteinen (Boston Collaborative Drug Surveillance Programme 1973; Royal College of General Practitioners 1974). Die Häufigkeit von Gallensteinen unter höher dosierten oralen Kontrazeptiva der älteren Generation ist etwa doppelt so hoch. Durch niedrig dosierte orale Kontrazeptiva wird jedoch das Gesamtrisiko von gut- und bösartigen Gallenblasenerkrankungen kaum verändert, die Bildung von Gallensteinen nicht oder nur marginal begünstigt (Caroli-Bosc et al. 1999; Milne u. Vessey 1991).

> **Cave**
>
> Schwangerschaftsikterus oder/und -pruritus in der Anamnese stellen Gegenindikationen für die Einnahme oraler Kontrazeptiva dar, da die Wahrscheinlichkeit eines Steroidikterus bei dieser Vorgeschichte relativ groß ist.

Synthetische Steroide, besonders Ethinylöstradiol, können durch Stimulation der Porphyrinsynthese alle Formen der hepatischen Porphyrie auslösen. Auf der anderen Seite werden zyklusabhängige Schübe der Porphyrie durch kontinuierliche Anwendung von Ovulationshemmern unterdrückt (▶ Abschn. 17.6).

Eine vorausgegangene und ausgeheilte Hepatitis stellt keine Gegenindikation für die Anwendung von Ovulationshemmern dar. Bei vorausgegangenen oder noch nachweisbaren Lebererkrankungen, z. B. bei einer Leberzirrhose, gilt der Grundsatz, Sexualsteroide zur Kontrazeption nur dann zu verordnen, wenn andere Verfahren nicht in Frage kommen oder anderweitig nachteilig für die Patientin sind. Falls die hormonale Kontrazeption nicht zu umgehen ist, sollte man Sexualsteroide möglichst niedrig dosieren. Im Einzelfall ist zu überlegen, ob bei Anwendung oraler Kontrazeptiva nach einer Le-

> **Cave**
>
> Frauen mit familiären, angeborenen oder erworbenen Defekten der exkretorischen Leberfunktionen (z. B. Rotor-Syndrom, Dubin-Johnson-Syndrom) sollten vorsichtshalber keine Ovulationshemmer einnehmen.

bererkrankung die entsprechenden serologischen Parameter kontrolliert werden sollten.

Zu den systemischen Auswirkungen der hormonalen Kontrazeptiva gehört auch ihr Einfluss auf verschiedene Transportproteine. Während Ethinylöstradiol, insbesondere in höheren Dosen die Synthese und Sekretion von SHBG und von CBG stimuliert, haben Gestagene entweder keine Wirkung oder sie senken die SHBG- und CBG-Spiegel, soweit es sich um Gestagene mit minimaler androgener Restwirkung handelt.

Wie hoch während der Einnahme oraler Kontrazeptiva die SHBG- und CBG-Spiegel sind, hängt von der Ethinylöstradioldosis, der Partialwirkung und Dosis des Gestagens und von der Einwirkungsdauer ab. Diese Leberwirkungen sind nicht als krankhaft zu werten; sie sind auch nachweisbar unter dem zunehmenden endogenen Östrogeneinfluss während der Spätschwangerschaft.

11.4.6 Tumoren

Lebertumoren

An der Entstehung seltener, meist gutartiger (75%; Rooks et al. 1979), gelegentlich auch bösartiger Lebertumoren sollen nicht nur synthetische Östrogene, sondern auch Gestagene beteiligt sein. Es handelt sich um Leberzelladenome, fokale noduläre Hyperplasien, Hamartome und andere Tumoren. Ihre Häufigkeit steigt mit der Einnahmedauer an. Während das Risiko benigner Lebertumoren bei Frauen ohne Pilleneinnahme auf etwa 13 pro 1 Mio. Frauenjahre geschätzt wird, wird es unter oralen ethinylöstradiol- und gestagenhaltigen Kontrazeptiva mit 30 pro 1 Mio. Frauenjahre bei Frauen unter 30 Jahren angegeben, bei älteren Frauen noch etwas höher. Die Bedeutung des gutartigen Leberzelladenoms besteht vor allem in seinem Gefäßreichtum und in der Gefahr der Ruptur mit lebensbedrohlichen Folgen.

Die fokale noduläre Hyperplasie ist nach Absetzen des oralen Kontrazeptivums meist reversibel (Pain et al. 1991). Diagnostiziert werden Lebertumoren palpatorisch und sonographisch, selten durch andere bildgebende Verfahren (Scott et al. 1984). Etwa nur ein Zehntel so häufig wie das Leberzelladenom sind Leberzellkarzinome.

Alkoholkonsum, Hepatitiden (vor allem vom Typ B) und toxische Substanzen (z. B. Aflatoxine) gelten als wesentliche Induktoren. In Bevölkerungen mit niedriger Prävalenz des Leberzellkarzinoms scheinen Ovulationshemmer die jährliche Inzidenz um das 5- bis 10fache auf etwa 13 pro 1 Mio. Frauen zu steigern, wahrscheinlich aber nur, wenn Ovulationshemmer länger als 5 Jahre eingenommen werden (Rosenberg 1991; Sillem u. Teichmann 1994). Unbekannt ist, warum in Populationen mit hoher Prävalenz des Leberzellkarzinoms kein Einfluss hormonaler Kontrazeptiva auf deren Inzidenz festgestellt worden ist. Mit den heute üblichen niedrig dosierten oralen Kontrazeptiva ist kein oder höchstens ein marginales Risiko von Leberzelladenomen oder einer fokal nodulären Hyperplasie verbunden (Heinemann et al. 1998; weitere Ausführungen hierzu ▶ Abschn. 22.9).

Mammakarzinom

Als östrogenabhängiges Malignom ist das Mammakarzinom eine klassische Kontraindikation für orale Kontrazeptiva. Allerdings ist zweifelhaft, ob hormonale Kontrazeptiva bei bestehendem Mammakarzinom die Prognose verschlechtern (Gabius et al. 1988). Definitive Beweise, dass die Einnahme oraler Kontrazeptiva generell das Risiko von Mammakarzinomen erhöht, gibt es nicht. Möglicherweise gibt es Untergruppen, wie beispielsweise Trägerinnen von Mutationen des sog. BRCA-II-Gens, die unter einigen Voraussetzungen ein marginal erhöhtes Risiko haben könnten (Narod et al. 2002).

Weitere Ausführungen zum Mammakarzinom finden sich im ▶ Abschn. 22.2.6, zu gutartigen Brusterkrankungen unter hormonalen Kontrazeptiva in ▶ Abschn. 11.6 und Kap. 21.

Dysplasie der Zervix und Zervixkarzinom

In mehreren Studien ist eine positive Korrelation zwischen der Einnahme von Ovulationshemmern und der Häufigkeit von Dysplasien nachgewiesen worden. Eine mäßige Erhöhung der Inzidenz eines Zervixkarzinoms unter oralen Kontrazeptiva um den Faktor 2 bis 2,5 ist allerdings nur belegt, wenn Frauen orale ethinylöstradiolhaltige Kontrazeptiva zehn oder mehr Jahre eingenommen haben (Smith et al. 2003; de Villiers 2003). Orale Kontrazeptiva fördern möglicherweise die Entwicklung präinvasiver Stadien und das Risiko von Dysplasien und Karzinomen durch andere Faktoren, z. B. durch das Papilloma-Virus (Ebeling et al. 1987; Ursin et al. 1994; Molina et al. 1988). Man sollte jedoch nicht übersehen, dass die mit der Verordnung hormonaler Kontrazeptiva verbundene regelmäßige Untersuchung einschließlich der Abstrichentnahme hinsichtlich des Zervixkarzinoms einen bedeutend höheren Nutzen hat, als es der maximal 2fach höheren Inzidenz prämaligner Neoplasien entspricht.

Endometriumkarzinom

Hormonale Kontrazeptiva schützen durch ihre Gestagenkomponente weitestgehend vor den verschiedenen Stadien der Endometriumhyperplasie und vor einem Endometriumkarzinom, soweit der Gestagenanteil adäquat dosiert ist und lange genug einwirkt (mehr als 12 Tage pro Einnahmezyklus). Diese Minimalvoraussetzungen sind sowohl bei oralen Kontrazeptiva als auch bei parenteralen Depogestagenen und lokal angewandten, Sexualsteroide freisetzenden Systemen gegeben (eine ausführliche Darstellung zu den endokrinen Aspekten des Endometriumkarzinoms findet sich in ▶ Abschn. 22.3).

Myome

Die Häufigkeit von Myomen nimmt unter der Einnahme oraler Kontrazeptiva abhängig von der Einnahmedauer ab. Die zu Beginn der Ära der hormonalen Kontrazeption bestehende Befürchtung, östrogenhaltige Kombinationen könnten Entstehung und Wachstum von Myomen fördern, hat sich nicht bestätigt. Da Östrogenmonopräparate das Wachstum von Myomen fördern, ist es wünschenswert, bei ihrem Nachweis entweder reine Gestagene oder Kombinationspräparate zu verwenden; Letztere können kontinuierlich, d. h. über einen längeren Zeitraum ohne Einnahmepause eingenommen werden, solange keine Blutungsprobleme zu beklagen sind.

Auch Mifepriston (RU 486) und einige seiner Weiterentwicklungen hemmen das Wachstum von Myomen, allerdings mithilfe eines Wirkungsmechanismus, der sich von dem der Gestagene unterscheidet (weitere Details zu Myomen ▶ Abschn. 22.5).

Ovarialtumoren

Schon lange ist bekannt, dass Ovarialkarzinome unter der Einnahme von Ovulationshemmern deutlich seltener vorkommen (Vessey et al. 1987; LaVecchia et al. 1984; The Centers for Disease Control Cancer and Steroid Hormone Study 1983a). Das relative Risiko sinkt zeitabhängig, und zwar nach mehr als 3- bis 4-jähriger Einnahme unter 0,5. Auch nach Absetzen der hormonalen Empfängnisverhütung hält diese Schutzwirkung lange Zeit an (◘ Abb. 11.9). Sie betrifft nur die epithelialen Karzinome, deren Wahrscheinlichkeit auf etwa 25% sinkt (Vessey et al. 1987), während das Risiko anderer Tumoren (Teratome, Zystadenome) durch hormonale Kontrazeptiva wohl nicht beeinflusst wird. Der Zustand nach einem Ovarialkarzinom ist keine Kontraindikation für hormonale Kontrazeptiva.

Von den echten Neubildungen des Ovars muss man funktionelle Ovarzysten unterscheiden, die Ausdruck einer gestörten Ovarfunktion sind (▶ Abschn. 11.6; weitere Ausführungen zum Ovarialkarzinom ▶ Abschn. 22.4).

Trophoblasttumoren

Zur Kontrazeption nach Blasenmole und Chorionkarzinom ▶ Abschn. 22.12.

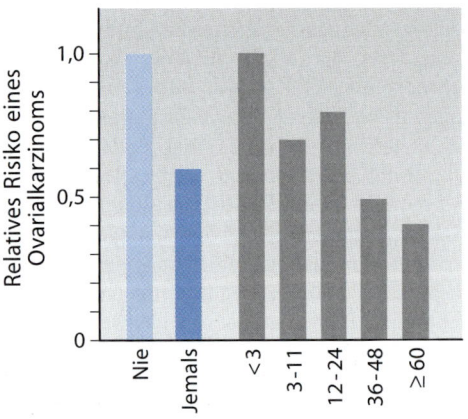
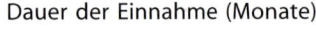
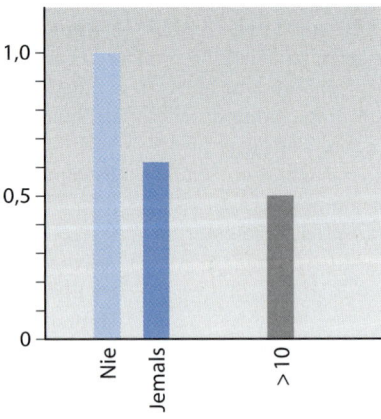

◘ **Abb. 11.9.** Relatives Risiko für die Entwicklung eines Ovarialkarzinoms während und nach Einnahme oraler Kontrazeptiva (The Centers for Disease Control Cancer und Steroid Hormone Study 1983a)

Hypophysentumoren

Zurzeit gibt es keine Hinweise auf ein erhöhtes Risiko für gesunde Frauen, unter Einnahme oraler Kontrazeptiva zur Empfängnisverhütung, Prolaktinome oder andere Tumoren zu entwickeln (Pituitary Adenoma Study Group 1983). Bei Frauen, die solche Präparate eingenommen haben, um einen primär gestörten Blutungsrhythmus zu normalisieren, hat man jedenfalls kein wesentlich höheres Risiko nachgewiesen; die Zyklusunregelmäßigkeiten einiger Frauen der letztgenannten Gruppe sind möglicherweise auf Hypophysentumoren zurückzuführen (Huggins u. Zucker 1987).

Maligne Melanome

Zur hormonalen Kontrazeption bei und nach malignen Melanomen ▶ Abschn. 22.8.

Zusammenfassung

Der gegenwärtige Stand des Tumorrisikos bei der oralen hormonalen Kontrazeption lässt sich folgendermaßen bilanzieren:

Es ist gesichert, dass hormonale Kontrazeptiva vor einem Endometrium- und Ovarialkarzinom schützen. Leberzellkarzinome kommen zwar insgesamt extrem selten, bei Anwenderinnen oraler Kontrazeptiva jedoch häufiger vor, allerdings wahrscheinlich nur bei längerer Einnahme älterer, höher dosierter Präparate. Auch Leberzelladenome und -hyperplasien treten geringfügig häufiger auf. Eine Risikosteigerung des Mammakarzinoms sowie des malignen Melanoms ist trotz 40-jähriger Erfahrung mit hormonalen Kontrazeptiva durch epidemiologische Daten nicht belegt. Prämaligne intraepitheliale Neoplasien der Zervix werden etwas häufiger gefunden, gutartige Mammatumoren und Ovarzysten seltener. Die Bilanz für Benutzerinnen oraler Kontrazeptiva ist also insgesamt eher günstig, soweit es die genannten gut- und bösartigen Tumoren betrifft.

11.4.7 Andere Nebenwirkungen und -erscheinungen

Haut

Steroidhormone können auf vielfältige Weise die Haut und ihre Anhangsgebilde beeinflussen. Die unerwünschten Auswirkungen von Androgenen (Akne, Hirsutismus, Seborrhö, Alopezie) sind in der täglichen Praxis ein geläufiges Thema bei der Verordnung hormonaler Kontrazeptiva (▶ Abschn. 16.5.2). Ovulationshemmer bzw. ihre Bestandteile können eine Reihe von Hauterkrankungen positiv, andere negativ beeinflussen (▶ Tabelle 11.8; Rahn 1984; Zaun 1980, 1982).

Frauen, die unter oralen Kontrazeptiva Pigmentveränderungen in Form eines Chloasma entwickeln, neigen hierzu meist auch in der Schwangerschaft (Ippen u. Tesche 1972).

Die Livedo racemosa, eine Gefäßerkrankung mit Endothelproliferationen an Arterien und Arteriolen ist ein Frühzeichen einer peripheren arteriellen Verschlusskrankheit. Sie tritt bei Frauen mit ethinylöstradiolhaltigen Kontrazeptiva gehäuft im Zusammenhang mit Nikotinabusus auf. Klinisch äußert sich diese Erkrankung in einer netzartigen, fleckigen, scharf begrenzten oder verfließenden lividen Verfärbung in ausgedehnten Hautarealen.

□ **Tabelle 11.8** Einfluss von Ovulationshemmern auf Hauterkrankungen. (Zusammengestellt nach Zaun 1980, 1982 und Angaben von Taubert u. Kuhl 1995)

	Positiv	Negativ	Keine
Urtikaria		Fraglich	
Purpura		(+)	
Erythema multiforme		(+)	
Erythema nodosum		(+)	
Rosazea		+	
Psoriasis	(↓)		+
Pruritus		+	
Herpes simplex	+		
Prurigo simplex	+		
Herpes genitalis	+		
Teleangiektasien		+	
Photosensitive Ekzeme		+	
Durch Reizstoffe hervorgerufene Dermatitis und Ekzeme		+	
Neurodermitis	?		
Porphyria cutanea tarda			+
Akute intermittierende Porphyrie		Fraglich	
Pigmentstörungen (Chloasma)		+	
Candidainfektion im Genitalbereich		+	
Lupus erythematodes		+	
Photosensibilisierung		+	

Eine unmittelbar gestagenabhängige Nebenwirkung kann man in Form des gestageninduzierten diffusen Haarausfalls (Effluvium) beobachten; im Gegensatz zum androgenetischen Effluvium heilt es offensichtlich spontan ab. Es wird gelegentlich bei einer gestagenbetonten oder reinen Gestagen-Kontrazeption beobachtet (Zaun 1982).

> **Cave**
>
> Bei angeborener Prädisposition kann unter Ovulationshemmern eine hepatische Porphyrie zum Ausbruch kommen, die sich durch Hautjucken und Blasenbildung äußert; die sensibilisierende Wirkung wird den Östrogenen zugeschrieben (▶ Abschn. 17.6).

Positive Auswirkungen auf die Haut haben diejenigen Ovulationshemmer, die wegen ihrer antiandrogen wirksamen Gestagenkomponente (Cyproteronacetat, Dienogest, Chlormadinonacetat, Drospirenon) bei Androgenisierungserscheinungen der Haut eingesetzt werden.

Schilddrüsenfunktion

Ovulationshemmer beeinträchtigen weder die Funktion der Schilddrüse, noch interferieren sie mit der Behandlung einer Hyper- oder Hypothyreose. Die Interpretation der Schilddrüsenlaborparameter, die unter dem Einfluss von Östrogenen verändert werden, ist gelegentlich schwierig, speziell die der an Transportproteine gebundenen Thyroxin- und Trijodthyroninkonzentrationen. (Einzelheiten zur Schilddrüsenfunktion ▶ Abschn. 15.5 u. 17.4).

Nebennierenfunktion

Östrogene und östrogenhaltige Kontrazeptiva können die Funktion der Nebennierenrinde beeinflussen, indem sie die Wasser- und Natriumretention beeinflussen und über das Renin-Angiotensin-System den Blutdruck erhöhen. Die Auswirkungen auf den Wasser- und Elektrolythaushalt hängen auch vom Typus des verabreichten Gestagens ab.

Zu den Gestagenen mit antimineralkortikoiden Restwirkungen gehören Progesteron und Drospirenon, die einer östrogenbedingten Wasserretention entgegenwirken. Die adrenale Androgensekretion wird durch orale Kontrazeptiva in variablem Maße supprimiert (Wiebe u. Morris 1984).

Ophthalmologische Gesichtspunkte

In etlichen, meist kasuistischen Berichten zu den Auswirkungen natürlicher und synthetischer Sexualsteroide auf die Funktionen des Auges sind zahlreiche ophthalmologische Auffälligkeiten während der Einnahme hormonaler Kontrazeptiva beschrieben worden, ohne dass im Einzelfall schlüssig ein Kausalzusammenhang belegt werden kann.

Conell u. Kelman (1968) finden in einer Vergleichsstudie ophthalmologische Probleme in der Kontrollgruppe genauso häufig wie bei Frauen unter oraler Kontrazeption. In der Studie des Royal College of General Practitioners (1974) sind Konjunktivitiden und andere ophthalmologische Störungen etwas häufiger als in der Vergleichsgruppe nachgewiesen, wobei die Remissionsrate nach Absetzen der Ovulationshemmer hoch zu sein scheint. Vor Verordnung von Ovulationshemmern sollte man anamnestischen Hinweisen auf präexistente Augenerkrankungen nachgehen und im Zweifelsfall im interdisziplinären Konsil entscheiden, ob hormonale Kontrazeptiva die erste Wahl darstellen.

Arterielle oder venöse Verschlüsse von Retinagefäßen sind sehr seltene Erkrankungen und werden gelegentlich im Rahmen thromboembolischer Krankheitsbilder während der Einnahme hormonaler Kontrazeptiva beschrieben (Glacet-Bernard et al. 1999; ▶ Abschn. 17.14).

Otologische Gesichtspunkte

Es gibt wenige Mitteilungen über Erkrankungen des Hörorgans während der Einnahme hormonaler Kontrazeptiva. Zwar kann sich eine Otosklerose während der Schwangerschaft verschlechtern, unter hormonaler Kontrazeption kommt es jedoch nicht zur Häufung oder Verschlechterung dieser Erkrankung (Podoshin et al. 1978). Auch die Hörfähigkeit scheint durch die lange Einnahme hormonaler Kontrazeptiva nicht beeinträchtigt zu werden (Samani et al. 1987; Vessey u. Painter 2001); Belege dafür, dass es häufiger zu einem Hörsturz kommt, gibt es nicht.

Funktionelle Veränderungen und Erkrankungen der Mundhöhle

Besonderer Aufmerksamkeit bedarf die Mund- und Zahnhygiene unter hormonalen Kontrazeptiva insofern, als unter ihrem Einfluss günstige Voraussetzungen für das Wachstum anaerober Keime (Prevotella intermedia) geschaffen werden, die das Risiko einer Parodontitis erhöhen. Offensichtlich abhängig von der Wahl der Gestagenkomponente kommt es zu einer extrem variablen Zunahme dieser Keime, wenn durch das veränderte Milieu optimale Wachstumsbedingungen gegeben sind (Klinger et al. 1998). Wahrscheinlich sind Progesteron und einige Gestagene essentieller Nahrungsbestandteil für diesen Keim (Sooriyamoorthy u. Gower 1989; Kornman u. Loesche 1979).

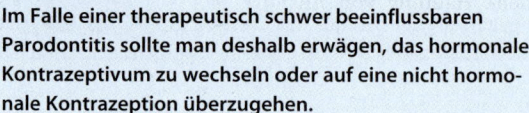

Cave

Im Falle einer therapeutisch schwer beeinflussbaren Parodontitis sollte man deshalb erwägen, das hormonale Kontrazeptivum zu wechseln oder auf eine nicht hormonale Kontrazeption überzugehen.

Die z. Z. vorliegenden Daten reichen für detaillierte Empfehlungen noch nicht aus. Kein Zweifel jedoch besteht daran, dass die Mundschleimhaut und das ökologische System der Mundhöhle zu den Erfolgsorganen der Sexualsteroide gehört (Aufdemorte u. Sheridan 1981; ▶ Abschn. 17.15).

Neurologische Gesichtspunkte

In ▶ Abschn. 17.10 werden alle neurologischen und psychiatrischen Erkrankungen dargestellt, sofern sie für die frauenärztliche und endokrinologische Sprechstunde relevant sind.

Psychische Funktionen

Da zwischen den hormonalen Veränderungen während des Menstruationszyklus, der Stimmungslage einer Frau und damit ihrer Reaktion auf ihre sozialen Gegebenheiten ein funktioneller Zusammenhang besteht, wundert es nicht, dass unter Verabreichung von Sexualsteroiden wie den hormonalen Kontrazeptiva Änderungen im Vegetativum und Schwankungen des affektiven Verhaltens beschrieben worden sind (Änderungen des Appetitverhaltens, der Libido, des Schlaf- und Wärmebedürfnisses, des Antriebs, depressive Neigungen). Festzuhalten bleibt aber, dass in Doppelblindstudien unter oraler Kontrazeption keine Häufung psychischer Auffälligkeiten, insbesondere von Depressionen, nachgewiesen worden sind.

Natürliche Sexualhormone sowie einige ihrer Vorstufen und Abbauprodukte haben massive Einflüsse auf den Stoffwechsel von Neurotransmittern und damit auf zentralnervöse Funktionen. Die Häufigkeit von Nebenerscheinungen hormonaler Kontrazeptiva hängt allerdings auch von einer Vielfalt sozialer und kommunikativer Faktoren ab. Beispiele hierfür sind die Art und Weise, wie der Arzt Wirkungen und mögliche Nebenwirkungen von hormonalen Kontrazeptiva übermittelt, seine Fähigkeit, im Gespräch mit der Patientin eine offene Atmosphäre zu schaffen sowie die Systematik, mit der er nach negativen und positiven Nebenerscheinungen und -wirkungen fragt.

Hormonale Kontrazeptiva haben nicht nur unmittelbare pharmakologische Wirkungen, sondern für die einzelne Frau auch eine individuelle Bedeutung. Nur so ist zu erklären, dass Nebenwirkungen und -erscheinungen unter Ovulationshemmern bei Frauen differierender sozialer Lebensumstände unterschiedlich häufig beschrieben werden. Dies gilt nicht nur für hormonale kontrazeptive Verfahren, sondern auch für nicht hormonale, zum Teil auch irreversible Verfahren (Frick 1978; Petersen 1978; Wenderlein 1981).

Infektionen

Mykosen kommen während der Einnahme hormonaler Kontrazeptiva häufiger vor. Diese in älteren Untersuchungen (Royal College of General Practitioners 1974) erhobenen Befunde sind nicht ohne weiteres als direkte pharmakologische Wirkung oraler Kontrazeptiva auf das Scheidenmilieu zu deuten, zumal bei einer Häufung von Genitalinfektionen auch Verhaltensfaktoren berücksichtigt werden müssen, z. B. das unterschiedliche Sexualverhalten. Die in obiger Studie gefundene Häufung von Ausfluss, vaginalen Entzündungserscheinungen und Pruritus ist in späteren Studien nicht bestätigt worden (Göttlicher u. Madjaric 1981). Der Nachweis einer Vaginalmykose ist keine Gegenindikation für die weitere Einnahme oraler Kontrazeptiva.

Frauen, die sich mit einer Gonorrhö infizierten, haben unter gleichzeitiger Einnahme von Ovulationshemmern offensichtlich seltener eine gonorrhoische Salpingitis als Frauen, die keine hormonale Empfängnisverhütung betreiben (Rydén et a. 1979; Mishell 1982; Eschenbach et al. 1977).

Ein Chlamydienbefall der Zervix soll bei Frauen unter oralen Kontrazeptiva geringfügig häufiger sein als bei anderen Frauen (Louv et al. 1989; Washington et al. 1985). Diesen Befunden steht eine Reduktion der Häufigkeit der Adnexitis und der Krankenhausaufnahme wegen Adnexitis bei Frauen gegenüber, die orale Kontrazeptiva einnehmen (Gray 1985; Cramer et al. 1987; Svensson et al. 1984).

Gewichtsschwankungen

Gewichtszu- und -abnahmen werden unter hormonalen Kontrazeptiva etwa gleich häufig beobachtet. Auch wenn Gestagenen in höheren Dosen im Einzelfall eine appetitsteigernde Wirkung zukommen mag und der Östrogenanteil die Wasserretention in geringem Umfang (1 bis 2 kg) fördert, sollte man nicht vergessen, dass die Frau mit ihrer praktisch sicheren Kontrazeption auch ihre Lebensumstände verändert und damit potentiell auch ihre Reaktion auf diese Änderungen. Der argumentative Aufwand des Arztes gegenüber der Frau ist gering, wenn diese während der hormonalen Kontrazeption abnimmt, da sie eher geneigt ist, eine Gewichtsreduktion als Ei-

genleistung zu verbuchen, als eine Gewichtszunahme als Ergebnis mangelhafter Selbstdisziplin zu akzeptieren. Die durch Wasserretention bedingte Gewichtszunahme und damit assoziierte Symptome lassen sich durch drospirenonhaltige, antimineralokortikoid wirksame orale Kontrazeptiva verhindern (Mansour 2002; Dickerson 2002). In ihrem Ethinylöstradiolanteil (20 µg) niedrigst dosierte orale Kontrazeptiva verursachen im Vergleich zu Plazebos ebenfalls keine Gewichtszunahme (Coney et al. 2001).

Fertilität nach Absetzen der hormonalen Kontrazeption

Nach Abklingen der hormonalen Wirkung oral oder parenteral verabreichter Kontrazeptiva nimmt nach variabler Zeit die Hypothalamus-Hypophysen-Ovar-Achse ihre Funktion wieder voll auf, was u. a. dokumentiert ist anhand der kumulativen Schwangerschaftsrate bei Frauen, die wegen Kinderwunschs Kontrazeptiva abgesetzt haben. Aus dem Vergleich älterer Untersuchungen an Frauen, die höher dosierte orale Kontrazeptiva eingenommen hatten, mit jüngeren Daten von Frauen unter Einnahme niedrig dosierter oraler Kontrazeptiva geht hervor, dass sich die Ovarfunktion nach Einnahme niedriger dosierter Präparate schneller erholt (Bracken et al. 1990). In der Studie, die Abb. 11.10 zu Grunde liegt, waren nach 3 Monaten fast 60% der Frauen schwanger, nach 6 Monaten 80%. Anders als Studien mit höher dosierten Präparaten lassen diese Daten keine relevante Verzögerung der Fertilität erkennen, sie sind mit denen nach Absetzen nicht hormonaler, reversibler Kontrazeptiva vergleichbar. Die Fertilität ist in den ersten Monaten nach Absetzen von Depotgestagenen am stärksten eingeschränkt (◘ Tabelle 11.9 und ◘ Abb. 11.10).

Gleich zu Beginn der Ära der hormonalen Kontrazeption hat man Frauen beobachtet, die nach Absetzen derselben nicht nur nicht schwanger geworden, sondern auch amenorrhoisch geblieben sind. Man hat diese Form der Amenorrhö als **Post-pill-Amenorrhö** bezeichnet. Die zunächst bestehende Befürchtung, dass diese Amenorrhö auf die hormonalen Kontrazeptiva zurückzuführen ist, hat sich später nicht bestätigt. Man sollte deshalb diesen Begriff höchstens als Aussage über einen zeitlichen Zusammenhang verstehen oder – noch besser – vermeiden. Meist hatten Frauen mit einer Post-pill-Amenorrhö (Häufigkeit 0,2 bis 2,7% aller Frauen nach Absetzen oraler Kontrazeptiva; Rabe u. Runnebaum 1982) schon vor Einnahme hormonaler Kontrazeptiva unregelmäßige, oligomenorrhoische Zyklen (Häufigkeit 35 bis 75% aller Frauen mit einer Post-pill-Amenorrhö). Diese Tatsache und die bei etwa

◘ **Tabelle 11.9.** Wiederkehr der Fruchtbarkeit nach verschiedenen kontrazeptiven Verfahren (Angaben in %). (Daten aus Lauritzen 1987 und Zimmermann et al. 1999)

Monate	3	6	9	12	14
Medroxyprogesteronazetat	–	62,4	66,6	76,8	82,4
Höher dosierte orale Kontrazeptiva	54	73	88	–	–
Niedrig dosierte orale Kontrazeptiva	58,4	82,1	88,6	90,2	–
Diaphragma	61,3	79,2	91,2	–	–
IUP	59,9	77	88,3	–	–

20 bis 25% aller Frauen mit einer Post-pill-Amenorrhö gefundene Galaktorrhö deuten auf präexistente Ovarfunktionsstörungen hin, die meist dem hyperandrogenämischen Formenkreis angehören.

Fehlbildungsrate

Bei Kindern, deren Mütter vor der Schwangerschaft hormonal verhütet haben, liegt kein erhöhtes Risiko von Fehlbildungen vor. Diese Aussage basiert auf einer Reihe epidemiologischer Studien, die seit Beginn der Ära der hormonalen Kontrazeption bis heute erstellt worden sind. Die vereinzelt vermutete Häufung des Neuralrohrdefekts (Kasan u. Andrews 1980)

hat sich in späteren Untersuchungen nicht bestätigt (Cuckle u. Wald 1982).

Einnahme von Ovulationshemmern bei bestehender Schwangerschaft

Es gibt keine Hinweise darauf, dass die heute üblichen hormonalen Kontrazeptiva, wenn sie in der Frühschwangerschaft eingenommen werden, zu Fehlbildungen von Embryonen oder Feten prädisponieren (Bracken 1990; Harlap et al. 1985). Deshalb begründet die (versehentliche) Einnahme oraler Kontrazeptiva während der Schwangerschaft keine Indikation für einen Schwangerschaftsabbruch. Auch bei antiandrogen wirksamen, niedrig dosierten oralen Kontrazeptiva ist keine Fehlbildung in Form einer Verweiblichung männlicher Feten beobachtet worden, wenngleich aufgrund tierexperimenteller Befunde dieses Risiko nahe liegend erscheint (Schützel u. Neumann 1988). Bei Einnahme hoher Dosen antiandrogen wirksamer Substanzen (Cyproteronacetat), von Androgenen oder Anabolika muss im Einzelfall eine genetische Beratungsstelle das Risiko abschätzen helfen.

Wechselwirkungen von Sexualsteroiden mit anderen Medikamenten

Dieses für die Praxis wichtige Thema ist in Abschn. 10.10 besprochen worden (s. dort insbesondere ■ Tabellen 10.8 und 10.9).

11.5 Verordnungsrichtlinien

Zweck der Anwendung hormonaler Kontrazeptiva ist die zuverlässige Verhütung einer Schwangerschaft. Diesem Ziel werden alle z. Z. in Deutschland im Handel befindlichen Hormonpräparate zur Empfängnisverhütung gerecht. Das Bemühen um eine auf die individuelle Patientin zugeschnittene Auswahl des hormonalen Kontrazeptivums muss objektive und subjektive Kriterien gleichermaßen berücksichtigen. Dabei

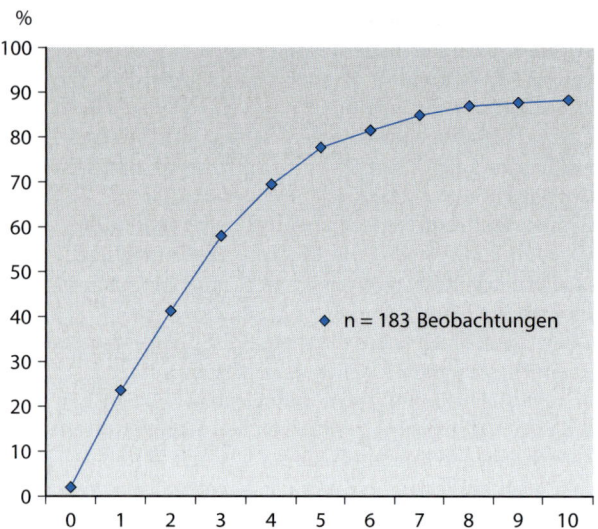

■ **Abb. 11.10 a.** Kumulative Schwangerschaftserwartung nach Absetzen eines niedrig dosierten Einphasenpräparates (30 mg Ethinylöstradiol und 2 mg Dienogest; nach Zimmermann et al. 1999),

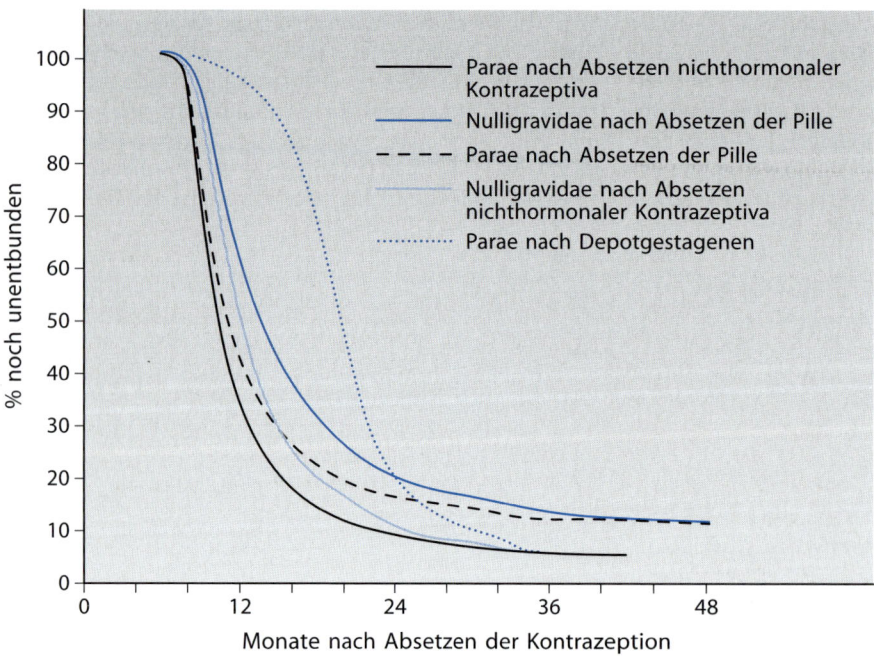

■ **Abb. 11.10 b.** Kumulative Schwangerschaftserwartung nach Absetzen verschiedener anderer kontrazeptiver Verfahren. (Mod. nach Weisberg 1982)

fließen neben allgemeinen pharmakologischen Grundsätzen und den Wünschen der Anwenderin auch über die Kontrazeption hinausgehende Überlegungen zum individuellen Nutzen und Risiko der Anwendung eines Hormonpräparates in die Überlegungen ein. Sofern die Frau eine reversible Kontrazeption wünscht, die sorgfältige Anamnese sowie die körperliche Untersuchung keinen Hinweis auf erhöhte, mit dem Ovulationshemmer assoziierte Risiken ergeben und keine weiteren speziellen Gesichtspunkte zu berücksichtigen sind, beispielsweise zum therapeutischen Einsatz von hormonalen Kontrazeptiva, kommen für die Primärauswahl eines Präparates im Wesentlichen zwei Gesichtspunkte in Betracht:

- Die Dosis des Ethinylöstradiols und des Gestagens sollte so niedrig wie möglich sein.
- Das Gestagen sollte mit seinen spezifischen Partialwirkungen den speziellen Bedürfnissen der Anwenderin gerecht werden (z. B. bei prämenstrueller Wassereinlagerung oder Androgenisierungserscheinungen).

Die Forderung nach der geringsten effektiven Dosis ergibt sich nicht nur aus der Erkenntnis, dass die meisten, nicht die Kontrazeption betreffenden systemischen Wirkungen dosisabhängig sind, sondern vor allem aus dem alten pharmakologischen Grundsatz, das therapeutische oder, wie im Fall der Kontrazeption, präventive Ziel mit der geringsten effektiven Dosis der hierzu notwendigen Inhaltsstoffe zu erreichen. Obwohl wegen ihrer Bedeutung für kardiovaskuläre Komplikationen die Dosis des Ethinylöstradiol von besonderem Interesse ist, sollte man nicht vergessen, dass auch die Gestagendosis eines Kontrazeptivums so niedrig wie möglich sein sollte. Da in niedrig dosierten Präparaten vor allem der Gestagenanteil für die kontrazeptive Wirkung verantwortlich ist, sollte allerdings die Dosis des in den kombinierten Präparaten enthaltenen Gestagens über der Ovulationshemmdosis des jeweiligen Gestagens liegen (◘ Tabelle 10.3). Diese Voraussetzung ist bei allen Kombinationspräparaten gegeben.

Da Ethinylöstradiol das z. Z. einzige Östrogen in hormonalen Kontrazeptiva ist, bedarf es keiner qualitativen Abwägung hinsichtlich des Östrogenanteils. Komplexer ist die Situation bei den Gestagenen, es existieren Gestagene unterschiedlicher Provenienz und Partialwirkungen. Ein grobes Maß für die Einschätzung klinischer Effekte ist das für jedes Gestagen typische Profil (◘ Tabelle 10.4). Zu berücksichtigen ist dabei, dass jede über den Zellkern vermittelte (genomische) Wirkung eines Gestagens abhängig ist von der Induktion von Progesteronrezeptoren durch Ethinylöstradiol oder andere Östrogene.

Die Entscheidung, welches Gestagen für eine Patientin besonders geeignet ist, fällt leicht, wenn Symptome vorhanden sind, die durch klassische gestagene Wirkung oder durch spezielle Partialwirkung beeinflussbar sind. So ist die Gabe eines Präparates mit einem antiandrogen wirksamen Gestagen (Cyproteronacetat, Dienogest, Chlormadinonacetat, Drospirenon) das Mittel der Wahl für Patientinnen mit milden Formen von Akne, Seborrhö, Hirsutismus oder Neigung zum Haarausfall. Drospirenonhaltige orale Kontrazeptiva sind sinnvoll bei Frauen, die zyklusabhängige geringe Gewichtsschwankungen infolge Wassereinlagerung haben. Ansonsten sollte man sich hüten, mehr oder weniger marginal unterschiedliche Partialwirkungen einzelner Gestagene auf den Kohlenhydrat- und Fettstoffwechsel oder das Gerinnungssystem als rationale Basis für die Wahl des Gestagens zu verstehen, denn mehr oder weniger deutliche, unterschiedliche Wirkungen auf einzelne Blutspiegel sind kein Beweis für Risikoänderungen oder voraussagbare Änderungen der Verträglichkeit.

Kontraindikationen und Überwachungsmaßnahmen

Kontraindikationen für die Verordnung ethinylöstradiolhaltiger oraler Kontrazeptiva

- Schwangerschaft
- Vorausgegangene Thrombosen und Embolien (auch der Retina)
- Zustand nach Myokardinfarkt
- Zustand nach Schlaganfall
- Antiphospholipid-Syndrom
- Systemischer Lupus erythematodes
- Hypertonie über 145/90 mmHg (unbehandelt)
- Starkes Rauchen (>20 Zigaretten pro Tag) bei einem Alter >35 Jahre
- Potentiell östrogenabhängige Tumoren (Mammakarzinom, Leberzelladenom; s. hierzu jedoch Spezialliteratur, individuelle Entscheidungen oft möglich)
- Akute, progrediente Hepatopathien
- Schwere Hypertriglyzeridämie
- Zustand nach Milzexstirpation mit Thrombozytose
- Familiäre, angeborene oder erworbene Störungen der Gallensekretion (z. B. Dubin-Johnson- und Rotor-Syndrom)
- Längere Immobilisierung
- Vaskuläre Erkrankungen bei Diabetes mellitus
- Adipositas permagna
- Akute Pankreatitis

Essentielle Maßnahmen vor Verordnung von Kontrazeptiva

- Ausschluss aller Kontraindikationen durch gründliche Erhebung der Eigen- und Familienanamnese und körperliche Untersuchung
- Beachtung vorhandener Risikofaktoren, ggf. zusätzliche Diagnostik
- Bei positiver Thromboembolieanamnese oder Verdacht auf hereditäre Belastung: Bestimmung von Protein C/- S und Antithrombin III, Ausschluss einer Faktor-V-Mutation; Abklärung von Rauchgewohnheiten
- Untersuchung der Unterleibsorgane mit Spiegeleinstellung, Ultraschall und Anfertigung zytologischer Abstriche wie bei der Untersuchung zur Früherkennung von Krebserkrankungen; bei Frauen, die längere Zeit Ovulationshemmer eingenommen haben, ist die Lebersonographie sinnvoll
- Untersuchung der Brüste, ggf. Mammographie
- Messung des Blutdrucks

Essentielle Maßnahmen während der Einnahme von hormonalen Kontrazeptiva (mindestens einmal jährlich)
- Sorgfältige Befragung nach positiv und negativ empfundenen Nebenwirkungen und zwischenzeitlichen Erkrankungen
- Überprüfung von Indikationen und Kontraindikationen (persönliche Situation und Gesundheitszustand können sich während der hormonalen Kontrazeption verändern)
- Untersuchung der Unterleibsorgane und der Brust, zytologische Abstrichkontrolle
- Blutdruckmessung
- Bestimmung der Leberenzyme nur bei Verdacht auf Störung der Leberfunktion

Lebensumstände, körperliche Besonderheiten und Erkrankungen, die während der Ovulationshemmereinnahme besonderer Beachtung bedürfen
- Akute Operationsindikationen, wenn das orale Kontrazeptivum nicht rechtzeitig 4 bis 6 Wochen zuvor abgesetzt worden ist
- Ausgeprägte Varikosis und/oder Phlebitis in der Vorgeschichte
- Diabetes, speziell zu Beginn der Behandlung
- Adipositas (Körpermasseindex von $>29 \text{ kg/m}^2$)
- Fettstoffwechselstörungen
- Uterus myomatosus
- Endometriose
- Mastopathie
- Zwischenblutungen (möglicher Hinweis auf verminderte kontrazeptive Wirksamkeit)
- Einnahme von Medikamenten, die das Thromboserisiko erhöhen
- Migräne
- Epilepsie
- Porphyrie
- Schwangerschaftsikterus und -pruritus in der Vorgeschichte
- Otosklerose mit schwangerschaftsbedingter Verschlechterung in der Vorgeschichte
- Herpes gestationis in der Vorgeschichte
- Neuerkrankungen, die Kontraindikationen darstellen können

Anlässe, die zum sofortigen Absetzen der oralen Kontrazeption zwingen
- Schwangerschaft
- Akute Sehstörungen und/oder sonstige sensorische Ausfälle
- Neuauftreten bzw. Verstärkung einer Migräne
- Akute thromboembolische Ereignisse

- Hirndurchblutungsstörungen
- Angina pectoris
- Myokardinfarkt
- Blutdruckanstieg über 140/90 mmHg (s. Abb. 11.4)
- Ikterus
- Anikterische Hepatitis
- Generalisierter Pruritus
- Rasches Wachstum von Myomen, Endometrioseherden oder Knoten in der Brust
- Längere Immobilisierung nach Unfällen, 4 bis 6 Wochen vor und nach größeren Operationen
- Längere Krankheiten mit Bettlägerigkeit
- Zunahme epileptischer Anfälle
- Neuauftreten oder Exazerbation einer Porphyrie
- Akute Entgleisung des Kohlenhydratstoffwechsels

Kontrazeption bei Frauen über 40 bis 45 Jahren

Die Chance einer Empfängnis geht zwar mit zunehmendem Alter drastisch zurück, die Wahrscheinlichkeit einer irreversiblen Unfruchtbarkeit beträgt jedoch bei 40-jährigen Frauen nur 40%, bei 45-jährigen 80%. Für den Einzelfall ist der Zeitpunkt der permanenten natürlichen Sterilität nicht vorauszusagen. Bei unverändert regelmäßigen Blutungsintervallen ist die Ovulationsrate unabhängig vom Alter noch hoch (>90%), bei einer Oligomenorrhö sinkt sie auf etwa 30 bis 35%. Bei einer länger als zwei Jahre andauernden Amenorrhö vor dem 50. und einer mehr als einjährigen Amenorrhö nach dem 50. Lebensjahr ist das Schwangerschaftsrisiko zu vernachlässigen.

> **Cave**
>
> Eine erhöhte FSH-Konzentration bei Frauen in der Perimenopause ist bei nur einmaliger Bestimmung kein ausreichender Indikator für die Sicherheit vor einer Schwangerschaft (Schwartz 1986).

Hormonale orale und parenterale Kontrazeptiva können auch für über 40- bis 45-jährige Frauen verordnet werden. Ältere Untersuchungen bei Frauen, die orale Kontrazeptiva mit höheren Ethinylöstradioldosen eingenommen hatten, haben gezeigt, dass selbst bei Raucherinnen, die ethinylöstradiolhaltige orale Kontrazeptiva eingenommen haben, die Todesrate erst ab dem 40. Lebensjahr über dem Todesrisiko von Frauen ohne Empfängnisverhütung liegt. Die Erniedrigung des Östrogen- und Gestagenanteils in den modernsten oralen Kontrazeptiva hat die kardiovaskulären Risiken gesenkt.

❯ Die Verordnung niedrig dosierter oraler Kontrazeptiva nach dem 45. Lebensjahr setzt allerdings voraus, dass Risikofaktoren (u. a. Rauchen, Hypertonie, Adipositas, kardiovaskuläre Erkrankungen, Fettstoffwechselstörungen, Diabetes mellitus, Hepatopathien) ausgeschlossen sind und die Patientin regelmäßig überwacht wird.

Zu berücksichtigen sind bei der Wahl kontrazeptiver Verfahren für ältere Frauen auch die nützlichen Nebenwirkungen hormonaler Kontrazeptiva, beispielsweise die günstige Beeinflussung klimakterischer Beschwerden und des prämenstruellen Syndroms. Positiv beeinflusst bzw. beseitigt werden auch alle Symptome und Folgen eines gestörten Zyklus, nicht nur die Hypermenorrhö und die Menometrorrhagie, sondern auch die Entwicklung der Endometriumhyperplasie und funktionelle Ovarzysten.

Breite Erfahrungen mit der niedrig dosierten oralen Gestagendauermedikation ohne Östrogenzusatz (z. B. Minipille) und mit der parenteralen Verabreichung von Depotgestagenen liegen bei Frauen dieser Altersklasse nicht vor.

> ⓥ Gestagenhaltige IUS, die lediglich lokal, nicht systemisch wirken, sind gerade bei Frauen im Alter von mehr als 40 bis 45 Jahren und mit Risikofaktoren eine ideale Alternative mit exzellenter kontrazeptiver Sicherheit.

Cave

Die in der perimenopausalen Übergangsphase und in der Postmenopause üblicherweise verordneten natürlichen Östrogen-Gestagen-Kombinationen gewährleisten, soweit es sich um Sequenzpräparate handelt, keinen akzeptablen Empfängnisschutz.

Kombinationspräparate (z. B. Östradiolvalerat mit Cyproteronacetat bzw. Norethisteron sowie Östradiol mit Dienogest) haben bei kontinuierlicher Einnahme, bei Überschreitung der Ovulationshemmdosis des Gestagens und infolge ihrer Wirkung auf den zervikalen Mukus eine weitaus höhere kontrazeptive Sicherheit, zudem den Vorteil geringer Stoffwechselwirkungen. Die Häufigkeit von Zwischenblutungen wird allerdings – zumindest in den ersten Einnahmewochen – als relativ hoch angegeben. Ein hoher kontrazeptiver Schutz ist auch gewährleistet, wenn ein zur Substitution benutztes Östrogen, z. B. 1 bis 2 mg Östradiolvalerat, kontinuierlich (ohne Pause!) eingenommen wird, dazu ein beliebiges Gestagen in einer Dosis, die über der Ovulationshemmdosis liegt. In diesem Fall muss die Anwenderin das Gestagen mindestens drei Wochen lang einnehmen; anschließend tritt in der einwöchigen oder kürzeren Gestagenpause die Gestagenentzugsblutung ein. Ausreichende epidemiologische Daten über die Anwendung solcher Kombinationen zur Kontrazeption bei Frauen über 40 Jahren liegen noch nicht vor; die Vorteile gegenüber einem niedrig dosierten ethinylöstradiolhaltigen oralen Kontrazeptivum dürften eher marginal sein.

Cave

Verordnet der Arzt eine Präparation oder eine individuell zusammengestellte Präparatekombination zur Empfängnisverhütung, das von der Arzneimittelbehörde hierfür nicht zugelassen ist, muss er die Patientin detailliert aufklären und den Inhalt des Aufklärungsgesprächs schriftlich festhalten.

Die Erwägungen und Richtlinien zur hormonalen Kontrazeption bei Frauen im Alter von mehr als 40 bis 45 Jahren kann man folgendermaßen zusammenfassen: es ist nicht das Alter, das per se zur besonderen Sorgfalt bei der Verordnung insbesondere ethinylöstradiolhaltiger hormonaler Kontrazeptiva verpflichtet, sondern die Tatsache, dass ältere Frauen häufiger Risikofaktoren haben als jüngere Frauen, insbesondere kardiovaskuläre Vorschädigungen und Erkrankungen, welche die Hauptrisiken darstellen.

Jugendliche und Kontrazeption

Bedingt durch die Vorverlagerung sexueller Aktivitäten in das frühe Jugendalter ist die Kontrazeption zu einem zentralen Problem auch für jüngere Jugendliche geworden. Bezogen auf das ganze Bundesgebiet haben unter den 14-jährigen bereits 11%, unter den 15-jährigen 25%, unter den 16-jährigen 40% und unter den 17-jährigen Mädchen 66% bereits Geschlechtsverkehr gehabt. Bei einem durchschnittlichen Menarchealter von knapp 13 Jahren fällt die Zeit der ersten genitalen Kontakte in die Zeitspanne, in der sich die ovulatorische Funktion etabliert: so haben nach einer neueren Untersuchung von Ahrendt (persönliche Mitteilung, 1996) unter den Mädchen im dritten gynäkologischen Jahr (2 bis 3 Jahre nach der Menarche) 32% stabile ovulatorische Zyklen und 29% Zyklen mit Corpus-luteum-Insuffizienz, während im 5. gynäkologischen Jahr 42% der Zyklen vollwertig ovulatorisch sind und 31% insuffiziente Corpus-luteum-Phasen haben. Da Jugendliche in dieser Lebensphase in der Regel nicht schwanger werden wollen, ist die rechtzeitige Anwendung sicherer Kontrazeptiva von größter Bedeutung. Die überwiegende Mehrzahl der Jugendlichen sorgt heute für eine sichere Verhütung; laut einer Untersuchung aus dem Jahre 2001 benutzen schon beim »ersten Mal« 33% die Pille, 18% Kondome (BZGA 2001).

Die verantwortungsvolle, konsequente Anwendung sicherer Kontrazeptiva »von Anfang an« spiegelt sich auch in einer Abnahme der Zahl von Schwangerschaftsabbrüchen bei Jugendlichen im Alter unter 18 Jahren wider, ein Trend, der seit Beginn der 80er-Jahre bis heute anhält.

Während die Pille schon seit den 80er-Jahren bei Jugendlichen weitestgehend akzeptiert ist, werden im Verlauf des letzten Jahrzehnts auch Kondome zunehmend akzeptiert. So ergreift mehr als ein Drittel der Mädchen schon beim ersten Koitus die Initiative, ein Kondom, meist in Kombination mit der Pille zu nutzen. Bei der Hälfte des »ersten Mals« geht die Initiative vom Jungen aus (BZGA 2001).

◾ Abbildung 11.11 illustriert die Altersverteilung von Anwenderinnen oral-hormonaler Kontraceptionsmethoden. Aus ihr geht hervor, dass es die jüngeren Altersgruppen bis zum Alter von 20 Jahren sind, bei denen die Pille als Kontrazeptivum am weitesten verbreitet ist. Dass sich diese Gruppe der optimalen Sicherheit der »Pille« bewusst ist, geht nicht nur aus der Akzeptanz hormonaler Kontrazeptiva gerade bei Jugendlichen hervor, sondern lässt sich auch indirekt aus der häufigeren Koitusfrequenz von hormonal verhütenden Mädchen ableiten, im Vergleich zu Mädchen, die keine oder andere Formen der Kontrazeption nutzen.

Neben der niedrig dosierten Pille in Form von Kombinationspräparaten (Einphasenpräparate) bzw. modifizierten Kombinationspräparaten (Zwei- und Dreistufenpräparate) wenden Jugendliche andere Formen der hormonalen Kontrazeption wie Depotgestagene und die Minipille nur in Ausnahmefällen an.

Entgegen früheren Befürchtungen gibt es für Jugendliche keine altersspezifischen Kontraindikationen. Frühere An-

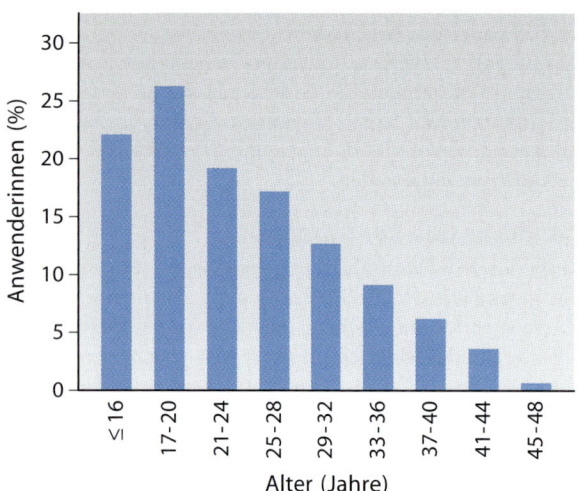

Abb. 11.11. Altersverteilung der Anwenderinnen oraler Kontrazeptiva. (Nach Zimmermann 1996, persönliche Mitteilung; hausinterne Daten der Fa. Jenapharm, Jena)

nahmen gingen vor allem in zwei Richtungen: Man befürchtete die Bremsung des Längenwachstums und die Schädigung einer noch nicht stabilen Hypothalamus-Hypophysen-Ovar-Achse. Untersuchungen an Jugendlichen, die bei früherer Gelegenheit zur Behandlung einer Pubertas praecox hoch dosierte Gestagene bekommen hatten, und an solchen, die wegen eines Großwuchses hoch dosiert Östrogene erhalten hatten, bestätigen, dass diese frühen hormonalen Therapien die spätere Entwicklung stabiler ovulatorischer Zyklen nicht beeinträchtigen (Hofmann 1984a,b; Kaiser et al. 1987). Da mit einem Knochenalter von 15 Jahren 99% der Erwachsenengröße erreicht ist, ist die Frage nach dem Einfluss oraler Kontrazeptiva auf das Längenwachstum Adoleszenter irrelevant.

Die sogenannte Post-pill-Amenorrhö ist auch bei Jugendlichen ein mit der Einnahme der Pille lediglich in zeitlichem, nicht in kausalem Zusammenhang stehendes Ereignis; sie kommt bei Jugendlichen nicht häufiger vor als bei einer Durchschnittspopulation von Frauen, die keine Pille einnehmen (ca. 3% aller dafür in Frage kommenden Frauen).

Rechtliche Gesichtspunkte

Bei der Verordnung von Kontrazeptiva für Jugendliche müssen erhebliche rechtliche Probleme beachtet werden. Jede Verabreichung eines Medikaments und jede Therapie bedeutet einen Eingriff in den Körper. Dieser kann bei Minderjährigen nur mit Zustimmung der Eltern erfolgen. Für die Verordnung hormonaler Kontrazeptiva an nicht volljährige Jugendliche gelten heute folgende Richtlinien:

- Bei 16- bis 18-Jährigen kann eine Einsichtsfähigkeit vorausgesetzt und hormonale Kontrazeptiva uneingeschränkt – auch ohne Einwilligung und Wissen der Eltern – verordnet werden. Eine unerwünschte Schwangerschaft zu verhindern hat Vorrang vor anderen Rechtsbedenken. Die Jugendliche muss jedoch detailliert in einer Sprache aufgeklärt werden, die sie sicher versteht. Sie muss die Bedeutung und die Anwendungsweise ebenso wie die potentiellen Auswirkungen auf ihr Allgemeinbefinden verstanden haben. Der Arzt sollte hierüber eine ausführliche schriftliche Dokumentation anlegen. Die Jugendliche soll-

te schriftlich zustimmen, dass ihr der Arzt ein Kontrazeptivum verschreibt. Hinsichtlich der Beratung Jugendlicher über kontrazeptive Maßnahmen gibt es keine Altersbegrenzung der Schweigepflicht. Letztere hat Vorrang gegenüber dem Personensorgerecht der Eltern (Poettgen 1989).

- Bei 14- bis 16-Jährigen muss der Arzt von Fall zu Fall entscheiden, ob er eine Einsichtsfähigkeit voraussetzen kann und nach welchen Gesichtspunkten er diese prüft; es besteht also ein erheblicher Ermessensspielraum.
- Unter 14 Jahre alte Mädchen sind nach dem Gesetz Kinder. Die Verordnung hormonaler Kontrazeptiva zu medizinischen Zwecken ist zwar statthaft und im Einzelfall sinnvoll, bedarf aber der Zustimmung der Eltern oder der Sorgeberechtigten. Verletzen Eltern in grober Weise die Interessenlage des Kindes, kann der Arzt ein Vormundschaftsgericht anrufen.

Kontrazeption während der Laktationsphase

Die relative Sterilität unmittelbar post partum und während der Stillzeit ist in Abschn. 18.7 beschrieben. Bei der Wahl einer Empfängnisverhütung in der Stillzeit muss man folgende Gesichtspunkte berücksichtigen:

- Geplante Dauer der Laktation,
- Einfluss des gewählten kontrazeptiven Verfahrens auf Menge und Qualität der Muttermilch und die
- weitere Familienplanung im Anschluss an die Geburt und Laktationsperiode.

Die älteren höher dosierten und die modernen niedrig dosierten hormonalen Kontrazeptiva beeinträchtigen das Milchvolumen variabel. In einer multizentrischen Studie der WHO ist unter niedrig dosierten Kombinationspräparaten im Vergleich zur Minipille oder Depotpräparaten eine deutliche Reduktion der Stillleistung (18 Wochen nach der Geburt – 42% im Vergleich zu 12%) beobachtet worden (Tankeyoon et al. 1984). Der Minipille und den Depotgestagenpräparaten kommen diese Wirkung offensichtlich nicht zu. Wenn eine Frau also eine längere Phase der Empfängnisverhütung plant und die mäßige Reduktion der Milchproduktion für die gesunde Entwicklung des Neugeborenen irrelevant ist, kann sie ein niedrig dosiertes Östrogen-Gestagen-Präparat einnehmen. Sonst stellen nicht hormonale Verfahren und die Minipille die Methoden der ersten und zweiten Wahl dar. In der zunächst durch eine Amenorrhö gekennzeichneten Laktationsphase spielen die bekannten Nachteile der Minipille (Zwischenblutungen) keine Rolle.

Der Übergang von Hormonen in die Muttermilch ist für das Neugeborene ohne Belang (▶ Abschn. 18.7). Der in der Postpartalphase beobachtete vorübergehende Abbau von Knochensubstanz ist bei der Wahl des kontrazeptiven Verfahrens kein relevanter Gesichtspunkt, da er als reversibel gilt. Sofern der Uterus ausreichend zurückgebildet ist, ist auch eine der intrauterinen Formen der Kontrazeption als Alternative diskutabel.

Einnahmefehler

Bei der Erstverordnung oraler Kontrazeptiva besteht bereits im ersten Zyklus ein voller kontrazeptiver Schutz, wenn die erste Pille, wie heute üblich, am ersten Tag der Menstruation eingenommen wird. Die hohe kontrazeptive Sicherheit ist dann nicht mehr gewährleistet, wenn die Anwenderin von dem vorgeschriebenen Einnahmemodus abweicht, z. B. das pillenfreie Intervall willkürlich verlängert oder die Einnahme des oralen Kontrazeptivums ein oder mehrere Tage vergisst.

> **Cave**
>
> Eine Durchbruchblutung kann Hinweis auf eine unzureichende kontrazeptive Sicherheit sein. Durchbruchblutungen nach längerer Einnahme oraler ethinylöstradiolhaltiger Kontrazeptiva sind allerdings abzugrenzen von Blutungsstörungen in den ersten Wochen der Einnahme eines Kontrazeptivums, in einer Phase also, in der sie gehäuft auftreten.

Vergisst die Anwenderin das Kontrazeptivum 1 oder 2 Tage, kann zwar in sehr seltenen Fällen eine Ovulation, kaum aber eine Konzeption und Implantation eintreten, da die lokalen Veränderungen des Endometriums und der Zervix durch die Gestageneinwirkung erhalten bleiben.

> **Cave**
>
> Die kontrazeptive Wirkung der Minipille ist nach verzögerter Einnahme von mehr als 3 Stunden nicht mehr gewährleistet. Jenseits dieses sehr engen Zeitrahmens muss man mit einer Zunahme der Schwangerschaftserwartung rechnen.

Generelle Empfehlungen, »Pillenpause«

- Zu Beginn der oralen Kontrazeption sollte die Frau die erste Pille am ersten Tag der Menstruation einnehmen, denn dann besteht ein sofortiger und sicherer kontrazeptiver Schutz; bei späterer Einnahme als am ersten Menstruationstag ist die hohe kontrazeptive Sicherheit späterer Einnahmezyklen noch nicht erreicht, daher muss die Frau mit zusätzlichen Maßnahmen verhüten.
- Wenn die Frau ein anderes Präparat einnehmen will, bedarf es keiner besonderer Maßnahmen, sofern sie das neue Präparat zyklusgerecht einnimmt, d.h. dass sie das neue Präparat nach der üblichen einwöchigen Pause einzunehmen hat.
- Verspätet sich eine Frau zu Beginn des Pillenzyklus mit der Einnahme um einen Tag oder mehrere, sollte man ihr für die nächsten 7 Tage zusätzliche empfängnisverhütende Maßnahmen empfehlen; bleibt in diesem Zyklus die Blutung aus, muss eine Schwangerschaft ausgeschlossen werden.
- Falls eine Frau in der ersten Hälfte eines Pillenzyklus eine oder mehrere Pillen vergisst, wenn sie in derselben Phase Antibiotika einnehmen muss oder Magen-Darm-Probleme hat (z.B. Erbrechen), sollte sie ebenfalls für die nächsten 7 Tage zusätzliche kontrazeptive Maßnahmen ergreifen; gegebenenfalls kann sie beim Vergessen von einer oder mehr Pillen ein Östrogen-Gestagen-Gemisch in Form der Interzeption (Postkoitalpille) anwenden.
- Werden in der zweiten Einnahmehälfte Pillen vergessen und treten Durchbruchblutungen auf, so ist ebenfalls mit einer Minderung der kontrazeptiven Wirkung zu rechnen; das Wachstum einer neuen Follikelgeneration ist dann nicht auszuschließen. In diesem Fall sollte man zusätz-liche empfängnisverhütende Maßnahmen während der nächsten 7 Tage ergreifen oder bei Vergessen während der letzten 7 Einnahmetage den Zyklus abbrechen.
- Bei Frauen, die ständig Antikonvulsiva, Rifampicin und andere zum verstärkten Steroidabbau führende Medikamente einnehmen (s. Abschn. 10.6 und Tabelle 10.5), sollte man nichthormonale Methoden erwägen oder ein Kombinationspräparat (Einphasenpräparat) kontinuierlich (d.h. ohne einwöchige Pause) verabreichen. Die kontrazeptive Sicherheit ist auch höher, wenn die Frau unter diesen Umständen das einnahmefreie Intervall verkürzt. Ob höher dosierte Kombinationspräparate unter solchen Medikamenten einen höheren kontrazeptiven Schutz gewährleisten, ist umstritten.
- Frauen, die Vitamin C kontinuierlich und in hohen Dosen einnehmen, sollten niedrig dosierte hormonale Kontrazeptiva einnehmen, da unter Vitamin-C-Einfluss die Blutspiegel des Ethinylöstradiols ansteigen.
- Frauen, die unter hormonalen oralen Kontrazeptiva keine Abbruchblutungen haben, sollten unter der Voraussetzung, dass sie die Pille regelmäßig genommen haben, beruhigt werden. Eine Korrelation zwischen der Häufigkeit der Amenorrhö während der Einnahme der hormonalen Kontrazeption und der sog. Post-pill-Amenorrhö gibt es nicht.
- Wenn eine Frau die Minipille vergessen und Geschlechtsverkehr gehabt hat, ist die einmalige Gabe eines Interzeptivums empfehlenswert (Fraser u. Jansen 1983).
- Eine »Pillenpause«, die zu Beginn der Ära der hormonalen Kontrazeption empfohlen worden ist, ist heute nicht mehr begründbar. Gegen eine »Pillenpause« spricht folgendes:
  - das hohe Risiko ungewollter Schwangerschaften in der Pillenpause;
  - das Wiederauftreten subjektiver Beschwerden und Nebenerscheinungen wie in den ersten Monaten der Pilleneinnahme;
  - die Konzeptionsrate ist nach Absetzen oraler Kontrazeptiva unabhängig von der Einnahmedauer;
  - die Häufigkeit der Post-pill-Amenorrhö steigt mit zunehmender Einnahmedauer nicht an;
  - die Häufigkeit von Venenthrombosen, Thromboembolien und arteriellen Verschlusserkrankungen nimmt durch eine Pillenpause nicht ab;
  - durch Anpassung des Organismus an die pillenfreie Zeit einer »Pillenpause« und anschließend wieder an die Phase der Pilleneinnahme treten vermeidbare Anpassungsprobleme auf, z.B. Blutungsstörungen und unerwünschte Veränderungen der Hämostase.

Empfehlenswert ist es, östrogenhaltige hormonale Kontrazeptiva mindestens 4 bis 6 Wochen vor Immobilisation durch elektiv geplante operative Eingriffe abzusetzen, da sonst die Gefahr postoperativer venöser Thrombosen erhöht ist (de Stefano et al. 1982). Kann eine Patientin bei einem akuten operativen Eingriff die hormonale Kontrazeption nicht mehr rechtzeitig absetzen, so sollte sie heparinisiert und möglichst früh mobilisiert werden. Unter einer angemessenen Heparindosis, für die eine hämostaseologisch geschulte Fachkraft verantwortlich sein sollte, kann sie ethinylöstradiolhaltige hormonale Kontrazeptiva weiter einnehmen und, soweit es sich um Einphasenpräparate handelt, auch kontinuierlich über den üblichen Zeitraum von 3 Wochen hinaus, sofern dies den Umständen nach sinnvoll erscheint.

11.6 Therapeutische Anwendungen hormonaler Kontrazeptiva

Wie in ▶ Abschn. 11.4 erwähnt, sind einige Erkrankungen und Symptome unter der Einnahme oraler Kontrazeptiva seltener (s. Tabelle 11.4). Diesen Umstand kann man sich zunutze machen, indem man die therapeutische Verordnung von hormonalen Kontrazeptiva erwägt.

Dysmenorrhö

Von der primären, nicht durch organische Erkrankungen bedingten Dysmenorrhö sind überwiegend adoleszente und junge Frauen betroffen; sie ist charakterisiert durch kolikartige Unterbauchschmerzen während der Menstruation, die in den Rücken und in die Oberschenkel ausstrahlen können. Es ist anzunehmen, dass für die Entstehung der Dysmenorrhö eine gestörte lokale Prostaglandinbildung verantwortlich ist. Bei Frauen mit primärer Dysmenorrhö ist die Bildung von Prostaglandin F2α (PGF2α) im transformierten Endometrium pathologisch gesteigert, oft Folge eines relativen Progesterondefizits. Da die PGF2α-Synthese durch Sexualsteroide reguliert wird (Östradiol stimuliert sie, Progesteron wirkt hierzu antagonistisch), ist es nicht erstaunlich, dass Frauen mit einer primären Dysmenorrhö durch lokale oder systemische Verabreichung gestagen wirksamer Substanzen oder durch eine Antiöstrogenbehandlung eine Linderung der Beschwerden erfahren oder völlig beschwerdefrei werden (Breckwoldt u. Zahradnik 1987).

Bei Behandlung mit Ovulationshemmern wird einheitlich über günstige Ergebnisse berichtet, und zwar sowohl mit höher als auch niedrig dosierten Ovulationshemmern (Mishell 1982; Milsom u. Andersch 1984; Lundström u. af Geijerstam 1983).

Im Hinblick auf die pathologisch verstärkte PGF2α-Synthese, die als Ausdruck einer lokalen Östrogendominanz angesehen wird, bevorzugt man Kombinationspräparate; um Häufigkeit und Intensität dysmenorrhoischer Phasen zu mindern, bietet sich die sog. Langzyklusbehandlung mit einem Kombinationspräparat an (s. unten).

Prämenstruelles Syndrom

Das prämenstruelle Syndrom ist ein Symptomenkomplex, der – mit einem Maximum an Intensität der Symptomatik unmittelbar prämenstruell – in der zweiten Zyklushälfte auftritt. Häufige Symptome sind emotionale Instabilität, innere Spannung, Angstzustände, Reizbarkeit, Aggressivität, depressive Verstimmungen und Stimmungsschwankungen sowie Ödeme, Brustschmerzen, vorübergehendes Anschwellen und Berührungsempfindlichkeit der Brust, vorübergehende Gewichtszunahme, uncharakteristische Abdominalbeschwerden, Blähgefühl, Kopfschmerzen und eine Reihe anderer, weniger häufiger Symptome (Bäckström 1983; Rechenberger 1989; Grady-Weliky 2003).

Für das prämenstruelle Syndrom lässt sich keine einheitliche somatische oder psychosomatische Ätiologie bzw. Pathogenese nachweisen. Es handelt sich um eine außerordentlich häufige Erscheinung, die bei bis zu einem Drittel der Frauen im geschlechtsreifen Alter mäßig bis deutlich ausgeprägt ist und 5% der genannten Gruppe prämenstruell massiv beeinträchtigt. Unter Ovulationshemmern nehmen Intensität und Häufigkeit einzelner Symptome zwar ab, eine einigermaßen

zuverlässige Voraussage über die Wirksamkeit eines Ovulationshemmers als Therapeutikum ist jedoch nicht möglich. Von den vielen, mit unterschiedlichem Erfolg eingesetzten Behandlungsmethoden lassen Gestagene bzw. Ovulationshemmer hinsichtlich derjenigen Symptome am ehesten einen Erfolg erwarten, die unmittelbar auf eine hormonale Dysbalance zurückzuführen sind. Zu diesen gehören die Empfindlichkeit und das Anschwellen der Brüste, prämenstruelle akneiforme Hautveränderungen und das Ziehen in der Kreuzbeingegend. Bei Symptomen, die man auf eine prämenstruelle Wassereinlagerung zurückführen kann, sind Ovulationshemmer mit dem antimineralokortikoid wirksamen Gestagen Drospirenon vorzuziehen.

Dysfunktionelle Blutungen

Zu selten, zu häufig oder ganz unregelmäßig auftretende, verstärkte oder verlängerte Blutungen sind nach Ausschluss organischer Ursachen Ausdruck einer funktionellen Ovarfunktionsstörung (Diagnostik ▶ Abschn. 23.3). Nach der erforderlichen Differentialdiagnostik kann man mit den auf dem Markt befindlichen und hierfür vorgesehenen Sequenzpräparaten oder mit Ovulationshemmern Blutungsintervalle, -stärke und -dauer stabilisieren, sofern dies im Einzelfall sinnvoll ist (▶ Abschn. 24.3).

Ovulationshemmer sind dann vorzuziehen, wenn zusätzlich eine Empfängnisverhütung erwünscht ist. Auch wenn die Behandlung funktioneller Beschwerden eine symptomatische Maßnahme ist, lässt sich die Gabe von Ovulationshemmern dadurch rechtfertigen, dass einige der Sekundärerscheinungen und Folgen von Blutungs- und Ovarfunktionsstörungen vermieden werden können. Zu diesen Sekundärerscheinungen zählen die Häufung einer Eisenmangelanämie und von aszendierenden Infektionen, die Belästigung der Patientin durch stark verlängerte und unregelmäßige Blutungen, die mit Ovarfunktionsstörungen häufig verbundene Bildung ovarieller Zysten und die potentiellen Folgen einer gestörten Ovarfunktion an der Brust (Mastodynie, Mastopathie).

Sofern es bei der Behandlung dysfunktioneller Blutungen zunächst um die Blutungsstillung geht, empfiehlt sich die vorübergehende Einnahme eines Präparates vom Sequenztyp und bei Bedarf die weitere Behandlung mit Ovulationshemmern ggf. anderer Zusammensetzung.

Zu den dysfunktionellen Blutungen muss man auch die gelegentlich mangelhafte Blutungskontrolle während der Einnahme oraler ethinylöstradiol- und gestagenhaltiger Kontrazeptiva zählen. Zwischen- und Schmierblutungen während der Einnahme sind zumindest zum Teil darauf zurückzuführen, dass die Hypothalamus-Hypophysen-Ovar-Achse und damit die Follikelreifung unzureichend supprimiert ist und endogen Östradiol freigesetzt wird (Endrikat et al. 2003). Ihre Häufigkeit kann man deutlich reduzieren, wenn man die genannte Funktionsachse besser supprimiert, z. B. durch Verkürzung der einnahmefreien Phase.

Ovarzysten

Funktionelle Zysten sind keine Neubildungen und somit keine Tumoren im eigentlichen Sinne. Man unterscheidet Follikel- und Corpus-luteum-Zysten. Follikelzysten entstehen, wenn die Ovulation und die Umwandlung des Follikels in ein Corpus luteum als Folge einer Störung der Hypothalamus-Hypophysen-Ovar-Achse ausbleiben und der Durchmesser der Follikelzyste durch Flüssigkeitsretention zunimmt. Die Östrogenbildung kann bei intaktem Granulosaepithel erhalten sein; infolgedessen können eine glandulär-zystische Hyperplasie des Endometriums und als Folge derselben dysfunktionelle Blutungen entstehen. Corpus-luteum-Zysten kommen seltener vor als Follikelzysten. Beide Formen sind Ausdruck einer gestörten Ovarfunktion unterschiedlicher Ursachen und Schweregrade, häufig begleitet von dysfunktionellen Blutungen.

Follikelzysten sind durch eine Anovulation gekennzeichnet; die Luteinisierung unterbleibt weitgehend und folglich wird wenig oder kein Progesteron gebildet. Bei Corpus-luteum-Zysten findet man meist erniedrigte Progesteronspiegel. Diese Zysten können mehrere Wochen persistieren, bevor sie sich zurückbilden.

Unter Ovulationshemmern, insbesondere den älteren, höher dosierten Präparaten, kommen funktionelle Ovarialzysten sehr selten vor; man kann sie präventiv zur Verhinderung neuer funktioneller Ovarzysten einsetzen, wenn man aufgrund der Anamnese, der klinischen Untersuchung (inklusive Ultraschallbild der Ovarien) und evtl. der Hormonanalytik unterstellen kann, dass es sich um eine funktionelle Störung der Ovarfunktion und nicht um einen Tumor handelt. Ovulationshemmer verhindern zwar weitgehend die Neubildung von Zysten, beschleunigen aber nicht die Rückbildung bereits bestehender Zysten (Graf et al. 1995).

> **Cave**
>
> **Bilden sich als funktionell eingestufte Zysten innerhalb von zwei bis drei Monaten nicht spontan zurück, so muss man spätestens dann die Primärdiagnose in Frage stellen, d. h. man muss – ggf. auch mit invasiven Methoden – eine echte Neubildung des Ovars ausschließen.**

Dass höher dosierte Ovulationshemmer wirksamer darin sind, die Bildung von funktionellen Zysten zu verhindern, ist nicht erstaunlich, da die Bildung von funktionellen Zysten auf eine gestörte Gonadotropinsekretion zurückzuführen ist, und diese durch höher dosierte Ovulationshemmer stärker als durch niedrig dosierte Präparate unterdrückt werden.

> Zur Prophylaxe rezidivierender Zystenbildungen sind Kombinationspräparate vorzuziehen, da sie die Gonadotropinsekretion besser supprimieren als Sequenzpräparate. Man kann sie auch über einige Monate ohne Pause einnehmen lassen.

Gutartige Brusterkrankungen

Da gutartige Brusterkrankungen wie Mastopathie, Mastodynie oder Fibroadenome im geschlechtsreifen Alter sehr häufig sind, ist ihnen ein ganzes Kapitel gewidmet (▶ Kap. 21).

Ältere Studien, in denen die Kurz- und Langzeitauswirkungen höher dosierter oraler Kontrazeptiva auf die Brust überprüft worden sind, kommen zu dem Schluss, dass gutartige Brustveränderungen abhängig von der Einnahmedauer hormonaler oraler Kontrazeptiva seltener werden. Die Dauer ihrer Einnahme, ihr absoluter und relativer Gestagenanteil und der histologische Typ der chronischen Brustveränderung bestimmen die Verringerung des relativen Risikos. Moderne, sowohl in ihrem Östrogen- als auch Gestagenanteil niedrig dosierte Präparate haben offensichtlich eine geringere protektive Wirkung als hoch dosierte und gestagenbetonte ältere. Die Häufigkeit von Präkanzerosen wird durch Einnahme oraler Kontrazeptiva nicht oder kaum beeinflusst, der Rückgang gutartiger, nicht als Präkanzerosen zu bezeichnender Veränderungen der Brust dagegen ist signifikant (Huggins u. Zucker 1987; Franceschi et al. 1984; Hislop u. Threlfall 1984). Die Häufigkeit gutartiger Brusterkrankungen nimmt mit der Dauer der Einnahme drastisch ab: so fanden Fasal u. Paffenbarger (1975) in einer nahezu 2000 Frauen umfassenden Population eine Abnahme des relativen Risikos auf 0,2 bei Frauen, die Ovulationshemmer über acht oder mehr Jahre eingenommen haben. Die Abnahme des relativen Risikos gutartiger Brusterkrankungen unter der Einnahme oraler Kontrazeptiva in höherer Dosierung ist in ◨ Abb. 11.12 dargestellt.

Androgenisierungserscheinungen

Androgenisierungserscheinungen der Haut (Akne, Seborrhö, Hirsutismus) fallen unter die häufigsten therapeutischen Anwendungsgebiete hormonaler Kontrazeptiva mit antiandrogener Partialwirkung. (Zu ihren Formen ▶ Abschn. 16.7).

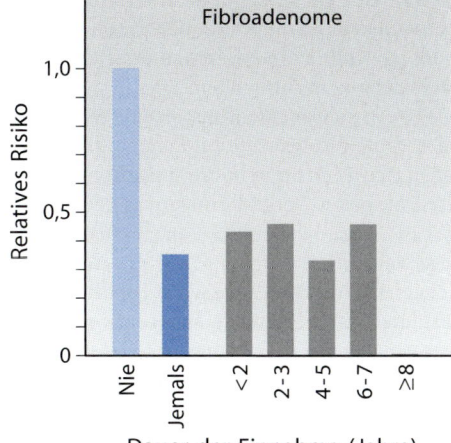

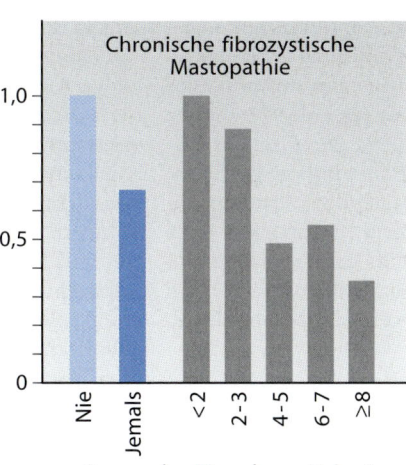

◨ **Abb. 11.12.** Abnahme des relativen Risikos gutartiger Brusterkrankungen bei Einnahme von Ovulationshemmern (Nach Huggins v. Zucker 1987)

Endometriose

Gestagenbetonte Ovulationshemmer oder die hoch dosierte, kontrazeptiv wirksame Behandlung mit Gestagendepots sind auch heute noch Teil des Therapiespektrums einer individualisierten Endometriosetherapie und -prävention (► Abschn. 20.7).

Menstruationsverschiebung und Unterdrückung der Menstruation

Es gibt Lebensumstände, in denen die Vorverlegung oder Verzögerung der monatlichen Blutung wünschenswert ist, wie Reisen, Examina und sportliche Wettkämpfe. Anlässe, die Menstruation über einen langen Zeitraum völlig zu unterdrücken, können u. a. eine zyklusabhängige Migräne, eine schwer beeinflussbare Dysmenorrhö und eine schwere Eisenmangelanämie sein.

Die **Verschiebung der Blutung** ist unter Einnahme von Kombinationspräparaten meist unproblematisch. Im Falle der Einphasenpräparate lässt man die Pille bis zu dem Zeitpunkt weiter einnehmen, der zwei bis drei Tage vor der nächsten erwünschten Blutung liegt. Bei längerer kontinuierlicher Einnahme können Schmierblutungen auftreten, und zwar bei niedriger dosierten Präparaten häufiger als bei höher dosierten.

Nimmt eine Frau modifizierte Kombinationspräparate (Zwei- oder Dreistufenpräparate) ein, so verwendet man zur **Verzögerung der Menstruation** die zweite bzw. dritte Stufe des Präparates. Um die Blutung bei Sequenzpräparaten (Zweiphasenpräparate) hinauszuschieben, muss die Frau im Anschluss an die letzte Tablette einer Packung die Tabletten der zweiten Phase einer neuen Packung, d. h. also die östrogen- und gestagenhaltigen Kontrazeptiva, über die gewünschte Dauer einnehmen. Angebrochene Pillenpackungen sollten verworfen werden; Vorsicht ist geboten bei solchen, die Plazebos enthalten, da die Gefahr besteht, dass eine Verwechslung stattfindet.

Zur **Vorverlegung der Blutung** kann die Frau, die Kombinationspräparate einnimmt, die letzten Tabletten weglassen; die Abbruchblutung tritt dann um so viele Tage früher ein, wie Pillen weggelassen worden sind. Nach 6- bis 7-tägiger Einnahmepause wird dann die erste Pille der neuen Packung eingenommen. Im Zweifelsfall ist es sicherer und praktikabler, eine Blutung ggf. auch längere Zeit (einige Monate oder Wochen) zu verzögern, als die Einnahmephase zu stark zu verkürzen.

Zur Verkürzung der Einnahmedauer bei Zwei- oder Dreistufenpräparaten ist es sinnvoll, die ersten Pillen wegzulassen. Nimmt eine Frau ein Sequenzpräparat ein, so kann sie sich – abhängig davon, wann sie sich zur Vorverlegung der Menstruation entschließt – für zweierlei entscheiden: entweder für das Weglassen der ersten, nur östrogenhaltigen Pillen (in diesem Fall ist nicht mit einer Verminderung der kontrazeptiven Sicherheit zu rechnen) oder für die Verkürzung der Östrogen-Gestagen-Phase (in diesem Fall ist das Endometrium möglicherweise noch unzureichend transformiert: inwieweit dann die kontrazeptive Sicherheit eingeschränkt ist, ist schwer abzuschätzen, weshalb im Zweifelsfall kurzfristig und zusätzlich eine nicht hormonale Kontrazeption gewählt werden sollte).

Langzyklusbehandlung mit oralen Ovulationshemmern

Die monatliche Abbruchblutung während der Einnahmepause oraler Kontrazeptiva imitiert lediglich die natürliche Menstruation nach einem ovulatorischen Zyklus; die Frau hat, außer der Bestätigung, nicht schwanger zu sein, von der Abbruchblutung keinerlei Vorteile. Bei einigen Befindlichkeitsstörungen und Krankheitsbildern ist es wünschenswert, die Zahl der jährlichen Abbruchblutungen drastisch zu reduzieren oder gar zu unterbinden. Zu diesen Situationen gehören die hämorrhagische Diathese unterschiedlicher Ursache, regelmäßig auftretende und stärkere dysmenorrhoische Beschwerden, die Endometriose, die Hypermenorrhö mit Anämie, abdominale Beschwerden während oder kurz vor der Abbruchblutung, Kopf- und Rückenschmerzen, Brustbeschwerden und psychische Befindlichkeitsstörungen in der Phase der Abbruchblutung bzw. im Rahmen eines prämenstruellen Syndroms.

Da eine über drei oder mehrere Monate erfolgende kontinuierliche Kontrazeption mit oralen Einphasenpräparaten die Ovarfunktion ähnlich unterdrücken kann wie GnRH-Analoga – wenn auch nicht mit der Folge eines Östrogendefizits –, ist die kontrazeptive Sicherheit noch höher einzuschätzen als bei der konventionellen dreiwöchigen Einnahme der niedrig dosierten Einphasenpräparate. Diese höhere Sicherheit ist in Situationen von Belang, in denen die kontrazeptive Sicherheit konventioneller Einnahmeschemata eingeschränkt sein kann, wie z. B. bei Frauen, die dazu neigen, die eine oder andere Pille zu vergessen. Die bei konventioneller hormonaler Kontrazeption mit niedrig dosierten Präparaten in der Pause einsetzende Follikelreifung mit Anstieg der endogenen Blutöstradiolspiegel unterbleibt bei kontinuierlicher Einnahme. Da fast die Hälfte aller Frauen gelegentlich eine oder mehrere Pillen vergisst (Rosenberg u. Waugh 1999), kann diese zusätzliche kontrazeptive Sicherheit im Individualfall durchaus relevant sein. Dies gilt auch für Frauen, bei denen durch Einnahme bestimmter Medikamente (▸ Tabelle 10.5) synthetische Sexualsteroide schneller metabolisiert werden und die kontrazeptive Sicherheit dadurch eingeschränkt ist oder wenn Frauen Medikamente einnehmen müssen, die teratogen sind. Diese Form der Kontrazeption ist auch von potentiellem Interesse für Frauen in der Prä- und Perimenopause, zumal in dieser Lebensphase gehäuft Zyklusstörungen mit ihren Begleiterscheinungen zu verzeichnen sind (Menometrorrhagien, rezidivierende Ovarzysten, Myome, benigne Brustveränderungen u. a.).

Der Nachteil einer Langzyklusbehandlung mit Intervallen bis zu einem Jahr sind häufiger eintretende Zwischen- und Schmierblutungen (Kwiecien et al. 2003) insbesondere in den ersten drei bis vier Monaten nach Beginn der kontinuierlichen Einnahme. Ihre Häufigkeit kann die Anwenderin dadurch verringern, dass sie das gewählte Präparat in den ersten zwei bis drei Monaten nach dem konventionellen Einnahmeschema einnimmt. Das Spektrum an Nebenwirkungen, wie wir es von der konventionellen oralen Kontrazeption kennen, tritt auch bei diesem modifizierten Einnahmemodus auf, ebenfalls vor allem in den ersten Monaten. Veränderungen der Hämostase- und Fettstoffwechselparameter unter Langzyklusbehandlung sind mit denen bei konventioneller oraler Kontrazeption vergleichbar (Cachrimanidou et al. 1994). Die Fertilität nach Absetzen der kontinuierlichen Langzeitkontrazeption ist vergleichbar mit der nach Absetzen der konventionellen oralen Kontrazeption (s. oben).

Eine Mehrheit von Frauen wünscht sich weniger Menstruationsblutungen oder gar eine Amenorrhö, wenn sie sicher sind, dass sie nicht schwanger sind und keine anderweitigen Nachteile haben. Dies gilt sowohl für Frauen, die orale Kontrazeptiva einnehmen, als auch für Frauen mit Spontanzyklen, für Adoleszente und für Frauen am Übergang in die Postmenopause, wie Umfragen bei Frauen in unterschiedlichen Kulturkreisen und Ländern ergeben haben. Nur eine Minderheit empfindet diese Form der Kontrazeption als unnatürlich.

Unterdrückung der Menstruation

Bei einem Anlass zur längerfristigen Unterdrückung der Menstruation kann die Anwenderin von Ovulationshemmern die Menstruation längerfristig hinausschieben oder ganz unterdrücken, indem sie Kombinationspräparate kontinuierlich, d. h. ohne die einwöchige Einnahmepause einnimmt.

Während einer kontinuierlichen Einnahme von niedrig dosierten Einphasenpräparaten ist die Hypothalamus-Hypophysen-Ovar-Achse und damit die ovarielle Androgen- und Östradiolsekretion ähnlich stark supprimiert wie bei einer Behandlung mit GnRH-Analoga, deutlicher jedenfalls als bei konventionellem vierwöchigem Rhythmus.

> **Einige potentielle Indikationen für eine kontinuierliche Therapie mit Einphasenpräparaten**
> - Endometriose
> - Myome
> - Prämenstruelles Syndrom
> - Hämorrhagische Diathese
> - Perimenopause

Eine Langzeitverabreichung reduziert eindrucksvoll und nachhaltig viele unmittelbar prä- und intramenstruell auftretende Beschwerden, besonders dysmenorrhoische und abdominale (Sulak et al. 1997; Kwiecien et al. 2003). Im Gegensatz zur Suppression der zyklischen Ovarfunktion mit GnRH-Analoga hat eine Frau, die Einphasenpräparate kontinuierlich einnimmt, keinen Östrogenmangel, weil das endogene Östradiol durch das exogene Ethinylöstradiol ersetzt ist. Die häufig nachweisbare Amenorrhö ist nach Absetzen der Kontrazeption schnell reversibel und die Fertilität nicht eingeschränkt.

11.7 Synopsis

> Die hormonale Empfängnisverhütung ist eines der wichtigsten Anliegen von Frauen an ihren Arzt. Die hohe kontrazeptive Sicherheit der heute zur Verfügung stehenden Verfahren, insbesondere der oralen ethinylöstradiol- und gestagenhaltigen Präparate ist einerseits Ergebnis des Wirkungsmechanismus der Ovulationshemmung und einiger anderer peripherer Wirkungen, wie z. B. an Zervix, Endometrium und Tuben, andererseits ist sie abhängig von der angemessenen Information der Anwenderin und deren Fähigkeit, sie umzusetzen. Fast alle Formen der hormonalen Kontrazeption wirken systemisch. Sie beeinflussen nicht nur die Fortpflanzungsorgane und -funktionen, sondern jedes andere Organsystem. Auf dieser ubiquitären Wirkung basiert das breite Spektrum an Nebenwirkungen. Beide Formen von Nebenwirkungen – potentiell positive wie negative – bedürfen einer differenzierten Beurteilung. Zum einen hängen sie von der Zusammensetzung des Kontrazeptivums ab: So haben reine Gestagen-Kontrazeptiva ein Spektrum an Wirkungen und ein Profil von Nebenwirkungen, das sich von dem der Ethinylöstradiol-Gestagen-Kontrazeptiva deutlich unterscheidet. Zum anderen beeinflussen Dosierung und Verabreichungsweise das Wirkungsspektrum.

> Während für orale und in jüngster Zeit auch parenterale Verabreichungsformen von Östrogen-Gestagen-Präparaten nur ein Östrogen, nämlich Ethinylöstradiol, zur Verfügung steht, ermöglicht das breite Spektrum an Gestagenen mit unterschiedlichen Partialwirkungen eine den individuellen Bedürfnissen einer Anwenderin angepasste Auswahl des Kontrazeptivums. So können in die Entscheidung, welche Zusammensetzung des Präparates und welche Applikationsweise im Einzelfall zu bevorzugen sind, sehr unterschiedliche Kriterien eingehen, von den intellektuellen Fähigkeiten und der mentalen Befindlichkeit der Anwenderin bis hin zu körperlichen Auffälligkeiten, wie Symptome des prämenstruellen Syndroms, Schmerzen während der Monatsblutung, Neigung zu Ödemen oder Bluthochdruck.

> Auch unter den ausgeprägten Nebenwirkungen gibt es erwünschte und unerwünschte, risikobehaftete Wirkungen; zu Ersteren gehört die Senkung des Risikos gut- und bösartiger Tumoren, z. B. des Endometriums und des Ovars sowie gutartiger Brusterkrankungen; zu Letzteren vor allem die Risikoerhöhung kardiovaskulärer Erkrankungen und thromboembolischer Ereignisse.

> Während Arzt und Anwenderin geneigt sind, erwünschte Erscheinungen während der Anwendung hormonaler Kontrazeptiva als selbstverständlich hinzunehmen und sie nicht weiter zu beachten, lösen unerwünschte Nebenwirkungen und Risiken Ängste aus. Hierbei ist jedoch zu beachten, welchem Risiko eine Frau ausgesetzt ist, wenn sie schwanger ist oder wenn sie eine Schwangerschaft unterbricht, und wie hoch das absolute Risiko – nicht das relative – steigt, wenn die Frau sich für eine hormonale Empfängnisverhütung entschieden hat. Ist von einer Risikoerhöhung auszugehen, muss der Arzt der Patientin also auseinandersetzen, wie hoch die absolute und die relative Risikoerhöhung ist und ob er von einem Erkrankungsrisiko oder von einem Sterblichkeitsrisiko spricht. Eine deutliche Erhöhung des Risikos kann irrelevant sein, wenn das sich hieraus ergebende absolute Risiko minimal bleibt.

> Für die Sicherheit, Akzeptanz und Minimierung von Risiken und Nebenwirkungen ist es wichtig, sich daran zu erinnern, dass der größere Teil der Risiken durch die Anwenderin verursacht wird: je stärker geschädigt und vorgealtert das Herz-Kreislauf-System aufgrund eines falschen Lebensstils und falscher Ernährung ist, um so höher sind die Risiken kardiovaskulärer Ereignisse ohne und erst recht mit der »Pille«. Diese kurzen zusammenfassenden Ausführungen zeigen, dass das Pillenrezept nicht einfach über den Ordinationstisch geschoben werden darf, sondern dass der Arzt die Klientin systematisch beraten und sicherstellen muss, dass sie den Beratungsinhalt verstanden, akzeptiert hat und nicht

▼

verunsichert das Sprechzimmer verlässt. Selbstverständlich setzt eine angemessene Beratung eine detaillierte Anamnese und körperliche Untersuchung voraus. Da neue Nebenerscheinungen, Risiken und Kontraindikationen auch auftre-

ten können, während die Frau hormonal verhütet, muss der Arzt bei den regelmäßigen Konsultationen nach zwischenzeitlichen Ereignissen fragen, welche möglicherweise die Art der Empfängnisverhütung beeinflussen.

Testfragen

1. Welche Formen der hormonalen Kontrazeption kennen Sie, welche sind ihre jeweiligen hauptsächlichen Wirkungsmechanismen?
2. An welchen Kriterien wird die Sicherheit hormonaler Kontrazeptiva gemessen und wie hoch ist sie bei den einzelnen Verfahren?
3. Nennen Sie die wichtigsten Partialwirkungen der zur Empfängnisverhütung gebräuchlichen Gestagene und klinische Indikationen, bei denen diese Partialwirkungen erwünscht sind.
4. Worin bestehen die Vor- und Nachteile der verschiedenen Formen der reinen Gestagen-Kontrazeptiva gegenüber Präparaten, die sowohl Ethinylöstradiol als auch Gestagene enthalten?
5. Welche Funktion hat die Ethinylöstradiolkomponente bei den heute gebräuchlichen niedrig dosierten Ethninylöstradiol-Gestagen-Präparaten und welche Funktion kommt der jeweiligen Gestagenkomponente zu?
6. Warum hat sich das natürliche Östradiol als Östrogenkomponente in oralen Kontrazeptiva nicht bewährt?
7. Nennen Sie zehn Kontraindikationen für den Einsatz ethinylöstradiolhaltiger Kontrazeptiva, begrün-

den Sie diese und nennen Sie alternative Formen der Empfängnisverhütung.
8. Nennen Sie zehn klinische Situationen, in denen hormonale Kontrazeptiva wünschenswerte Wirkungen haben oder gesundheitliche Risiken senken.
9. Nennen Sie die fünf häufigsten Risikosituationen bei Frauen im geschlechtsreifen Alter, bei denen ethinylöstradiolhaltige hormonale Kontrazeptiva das Risiko für thromboembolische Erkrankungen oder Myokardinfarkte erhöhen; wie hoch sind jeweils die relativen und absoluten Risiken?
10. Wie ändert sich unter oralen Kontrazeptiva, die Ethinylöstradiol und Gestagene enthalten, die Prävalenz folgender Tumoren: Mammakarzinom, Endometriumkarzinom, Kolonkarzinom, Melanom, Uterusmyome?
11. Nennen Sie fünf klinische Situationen, in denen eine kontinuierliche Einnahme oraler Einphasenpräparate sinnvoll und wünschenswert ist.
12. Nennen Sie die wichtigsten rechtlichen Voraussetzungen bei der Verordnung von Kontrazeptiva an Jugendliche.

Literatur

Aktories K, Krög W, Dericks-Tan E, Jürgensen O, Taubert HD (1976) Die Beeinflussung des Ovarialzyklus durch verschiedene Typen hormonaler Kontrazeptiva. Geburtshilfe Frauenheilkd 36: 318

Andersson K (2001) The levonorgestrel intrauterine system: more than a contraceptive. Eur J Contracept Reprod Health Care 6 [Suppl 1]: 15

Andersson K, Odlind V, Rybo G (1994) Levonorgestrel-releasing and copper-releasing (Nova T) IUDs during five years of use: a randomized comparative trial. Contraception 49: 56

Apter D, Borsos A, Baumgartner W et al. (2003) Effect off an oral contraception containing drospirenone and ethinyestradiol on general well-being and fluid-related symptoms. Eur J Contracept Reprod Health Care 8: 37

Archer DF (1994) Clinical and metabolic features of desogestrel: a new oral contraceptive preparation. Am J Obstet Gynecol 170: 1550

Aufdemorte TB, Sheridan PJ (1981) Nuclear uptake of sex steroids in gingiva of the baboon. J Periodontol 52: 430

Bäckström T (1983) Premenstrual tension syndrome. In: Bardin CW, Milgröm E, Mauvais-Jarvis P (eds) Progesteron and progestins. Raven, New York/NY, p 203

Baldaszti E, Wimmer-PuchingerB, Loschke K (2003) Acceptability of the long-term contraceptive levonorgestrel-releasing intrauterine system (Mirena): a 3-year follow-up study. Contraception 67: 87

Boston Collaborative Drug Surveillance Programme (1973) Oral contraceptives and venous thromboembolic disease, surgically confirmed gallbladder disease, and breast tumours. Lancet 1: 1399

Bracken MB (1990) Oral contraception and congenital malformations in offspring: a review and metaanalysis of the prospective studies. Obstet Gynecol 76: 552

Bracken MD, Hellenbrandt KG, Holford TR (1990) Contraception delay after oral contraceptive use: the effect of estrogen dose. Fertil Steril 53: 21

Braendle W, Kleinkauf-Houcken A (1998) Hormonale Kontrazeption – aktueller Stand und Neuentwicklungen. Gynäkologe 31: 417

Breckwoldt M, Zahradnik HP (1987) Pathophysiologie der Dysmenorrhoe. In: Mall-Haefeli M (Hrsg) Wirkung kontrazeptiver Steroide. Đ, Đ S 7

BZGA, Bundeszentrale für gesundheitliche Aufklärung (2001) Jugendsexualität. Wiederholungsbefragung bei 14- bis 17-Jährigen und ihren Eltern – Ergebnisse der repräsentativen Umfrage, S 47 http://www.bzga.de/bzga_stat/studienCachrimanidou AC, Hellberg D, Nilsson S et al. (1994) Hemostatis profile and lipid metabolism with long-interval use of a desogestrel-containing oral contraceptive. Contraception (US) 50: 153–165

Cachrimanidou AC, Hellberg D, Nilsson S et al. (1994) Hemostasis profile and lipid metabolism with long-interval use of a desogestrel-containing oral contraceptive. Contraception 50:153

Caroli-Bosc FX, Deveau C, Harris A et al. (1999) Prevalence of cholelithiasis: results of an epidemiologic investigation in Vidauban, southeast

France. General Practitioner's Group of Vidauban. Dig Dis Sci 44: 1322

Conell EB, Kelman CD (1968) Ophthalmologic findings with oral contraceptives. Obstet Gynecol 31: 456

Coney P, Washenik K, Langley RG et al. (2001) Weight change and adverse event incidence with al low-dose oral contraceptive: two randomized, placebo-controlled trials. Contraception 63: 297

Cramer DW, Goldman MB, Schiff I et al. (1987) The relationship of tubal infertility to barrier method and oral contraceptives use. JAMA 257: 2446

Cuckle HS, Wald NJ (1982) Evidence against oral contraceptives as a cause of neural tube defects. Br J Obstet Gynaecol 89: 547

De Stefano F, Peterson HB, Ory HW, Layde PM (1982) Oral contraceptives and postoperative venous thrombosis. Am J Obstet Gynecol 143: 227

Dericks-Tan JSE, Schneider K, Taubert HD (1980) The mechanism of action of a new low-dosed combined oral contraceptive. Arch Gynäk 229: 107

Dickerson V (2002) Quality of life issues. Potential role for an oral contraceptive containing ethinyl estradiol and drospirenone. Reprod Med 47 (Suppl 11): 985

Ebeling K, Nischan P, Schindler C (1987) Use of oral contraceptives and risk of invasive cervical cancer in previously screened women. Int J Cancer 39: 427

Endrikat J, Gerlinger C, Plettig K et al. (2003) A meta-analysis on the correlation between ovarian activity and the incidence of intermenstrual bleeding during low-dose oral contraceptive use. Gynecol Endocrinol 17: 107

Eschenbach DA, Harnisch JP, Holmes KK (1977) Pathogenesis of acute pelvic inflammatory disease: role of contraception and other risk factors. Am J Obstet Gynecol 128: 838

Fasal E, Paffenbarger RS (1975) Oral contraceptives as related to cancer and benign lesions of the breast. J Natl Cancer Inst 55: 767

Fasoli M, Parazzini F, Cecchetti G, La Vecchia C (1989) Postcoital contraception: an overview of published studies. Contraception 39: 459

Fisch IR, Frank J (1977) Oral contraceptives and blood pressure. JAMA 237: 2499

Franceschi S, La Vecchia C, Parazzini F et al. (1984) Oral contraceptives and benign breast disease: a case-control study. Am J Obstet Gynecol 149: 602

Fraser IS, Jansen RPS (1983) Why do inadvertent pregnancies occur in oral contraceptive users. Contraception 27: 531

Freeman EW (2002) Evaluation of a unique oral contraceptive (Yasmin) in the management of premenstrual dysphoric disorder. Eur J Contracept Reprod Health 7 Suppl 3: 27

Frick V (1978) Störfaktor Sicherheit. Sexualmedizin 3: 221

Gabius S, Blossey TH, Teichmann AT, Nagel GA (1988) Sind Östrogene beim Mammakarzinom kontraindiziert? DMW 45: 1774

Gaspard UJ, Dubois M, Gillain D et al. (1984) Ovarian function is effectively inhibited by a low-dose triphasic oral contraceptive containing ethinylestradiol and levonorgestrel. Contraception 29: 305

Gerstman BB, Piper JM, Tomita DK, Ferguson WJ (1991) Oral contraceptive estrogen dose and the risk of deep venous thromboembolic disease. Am J Epidemiol 133: 32

Glacet-Bernard A, Kuhn D, Soubrane G (1999) Ocular complications of hormonal treatments: oral contraception and menopausal hormonal replacement therapy. Contracep Fertil Sex 27: 285

Godsland IF, Winkler UH, Lidegaard O, Crook D (2000) Occlusive vascular diseases: epidemiology, pathology and mechanisms. Drug 60: 721

Göttlicher S, Madjaric J (1981) Neue Ergebnisse zur Frage eines Zusammenhangs zwischen oraler Kontrazeption und vaginalem Sproßpilzbefall. Geburtshilfe Frauenheilkd 41: 630

Goldhaber SZ, Grodstein F, Stampfer MJ et al. (1997) A prospective study of risk factors for pulmonary embolism in women. JAMA 277: 1933

Grady-Weliky TA (2003) Clinical practice. Premenstrual dysphoric disorder. N Engl J Med 348: 433

Graf M, Krussel JS, Conrad M et al. (1995) Regression of functional cysts: high dosage ovulation inhibitor and gestagen therapy has no added effect. Geburtshilfe Frauenheilkd 55: 387

Gray RH (1985) Reduced risk of pelvic inflammatory disease with injectable contraceptives. Lancet 1: 1046

Guillebaud J (1983) The 150/30 Formulation. Experience in the United Kingdom. J Reprod Med 28 [Suppl]: 66

Hammerstein J (1984) Grundsätzliche Betrachtung zur Wahl der Methode bei Mann und Frau. Gynäkologe 17: 156

Harlap S, Shiono PH, Ramcharan S (1985) Congenital abnormalities in the offspring of women who used oral and other contraceptives around the time of conception. Int J Fertil 30: 39

Heinemann LA, Weimann A, Gerken G et al. (1998) Modern oral contraceptive use and benign liver tumors. The German Benign Liver Tumor Case-Control-Study. Eur J Contracept Reprod Health Care 3: 194

Hertzen von H, Piaggio G, Ding J et al. (2002) Low dose mifepristone and two regimens of levonorgestrel for emergency contraception: a WHO multicentre randomised trial. Lancet 360: 1803

Hidalgo M, Bahamondes L, Perrotti M et al. (2002) Bleeding patterns and clinical performance of the levonorgestrel-releasing intrauterine system (Mirena) up to two years. Contraception 65: 129

Hislop TG, Threlfall WJ (1984) Oral contraceptives and benign breast disease. Am J Epidemiol 120: 273

Hofmann AD (1984a) Contraception in adolescence: A review. 1. Psychosocial aspects. Bulletin of the World Health Organization 62: 151

Hofmann AD (1984b) Contraception in adolescene: a review. 2. Biomedical aspects. Bulletin of the World Health Organization 62: 331

Huggins GR, Zucker PK (1987) Oral contraceptives and neoplasia: 1987 update. Fertil Steril 47: 733

Ippen H, Tesche S (1972) Das «Chloasma" außerhalb der Gravidität. Hautarzt 23: 21

Jain AK (1976) Cigarette smoking, use of oral contraceptives and myocardial infarction. Am J Obstet Gynecol 126: 301

Jick H, Kaye JA, Vasilakis-Scaramozza C, Jick SS (2000) Risk of venous thromboembolism among users of third generation oral contraceptives compared with users of oral contraceptives with levonorgestrel before and after 1995: cohort and case-control analysis. BMJ 321: 1190

Kaiser R, Kloppenburg W, Ehmke H, Schwenk H (1987) Menstruationszyklus nach hormonaler Wachstumshemmung bei Mädchen. Geburtshilfe Frauenheilkd 47: 410

Kasan PN, Andrews J (1980) Oral contraception and congenital abnormalities. Br J Obstet Gynaecol 87: 545

Keller PJ (1986) Chemie und Pharmakologie der synthetischen Gestagene. Endokrinologisches Arbeitstreffen «Kontrazeptive Gestagene». Thieme, Stuttgart New York, S 3

Killick S (2002) Complete and robust ovulation inhibition with NuvaRing. Eur J Contracep Reprod Health Care [Suppl 2]: 13; disc 37

Kjos SL, Peters RK, Xiang A et al. (1998) Contraception and the risk of type 2 diabetes mellitus in Latina women with prior gestational diabetes mellitus. JAMA 280: 533

Klinger G, Eick S, Klinger G et al. (1998) Influence of hormonal contraceptives of microbial flora of gingival sulcus. Contraception 57: 381

Kornman KS, Loesche WJ (1979) The subgingival microbial flora during pregnancy. J Periodontal Research 15: 111

Kreek MJ, Sleisenger MH, Jeffries GH (1967) Recurrent cholestatic jaundice of pregnancy with demonstrated estrogen sensitivity. Am J Med 43: 795

Kwiecien M, Edelman A, Nichols MD, Jensen JT (2003) Bleeding patterns and patient acceptability of standard or continuous dosing regimens of a low-dose oral contraceptive: a randomized trial. Contraception 67: 9

Lauritzen C (1987) Hormonale Kontrazeption. Adam Pharma, Essen

La Vecchia C, Franceschi S, Decarli A (1984) Oral contraceptive use and the risk of epithelial ovarian cancer. Br J Cancer 50: 31

Lidegaard O (1998) The thrombotic diseases in young women and the influence from oral contraceptives. Am J Obstet Gynecol 179: 62

Louv WC, Austin H, Perlman J, Alexander WJ (1989) Oral contraceptive use and the risk of chlamydial and gonococcal infections. Am J Obstet Gynecol 160: 396

Lundström V, af Geijerstam G (1983) Treatment of primary dysmenorrhea. Acta Obstet Gynecol Scand [Suppl] 113: 83

Mansour D (2002) Experiences with Yasmin: the acceptability of a novel contraception and its effect on well-being. Eur J Contracet Reprod Health Care 7, Suppl 3: 35, disc 42–43

Martinelli I, Sacchi E, Landi G et al. (1998) High risk of cerebral-vein thrombosis in carriers of a prothrombin-gene mutation and in users of oral contraceptives. N Engl J Med 338: 1793

Martinelli I, Taioli E, Bucciarelli P et al. (1999) Interaction between the G20210 A mutation of the prothrombin gene and oral contraceptive use in deep vein thrombosis. Arterioscler Thromb Vasc Biol 19: 700

Mason B, Oakley N, Wynn V (1973) Studies of carbohydrate and lipid metabolism in women developing hypertension on oral contraceptives. Br Med J III: 317

Milne R, Vessey M (1991) The association of oral contraception with kidney cancer, colon cancer, gallbladder cancer (including extrahepatic bile duct cancer) and pituitary tumors. Contraception 6: 667

Milsom I, Andersch B (1984) Effect of various oral contraceptive combinations on dysmenorrhea. Gynecol Obstet Invest 17: 284

Mishell DR (1982) Noncontraceptive health benefits of oral steroidal contraceptives. Am J Obstet Gynecol 142: 809

Molina R, Thomas DB, Dabancens A et al. (1988) Oral contraceptives and cervical carcinoma in situ in Chile. Cancer Res 48: 1011

Narod SA, Dube MP, Klijn J et al. (2002) Oral contraceptives and the rrisk of breast cancer BRCA1 and BRCA2 mutation carries. J Natl Cancer Inst 94: 1773

Nilsson CG, Lähteenmäki P (1977) Recovery of ovarian function after the use of a d-norgestrel-releasing IUD. Contraception 15: 389

Oelkers W (2000) Drospirenone – a new progestogen with antimineralocorticoid activity resembling natural progesterone. Eur J Contracep Reprod Health Care [Suppl 3]: 17

Oelkers W, Helmerhorst FM, Wuttke W, Heithecker R (2000) Effect of an oral contraceptive containing drospirenone on the renin-angiotensin-aldosterone system in healthy female volunteers. Gynecol Endocrinol 14: 204

Pain JA, Gimson AES, Williams R, Howard ER (1991) Focal nodular hyperplasia of the liver: results of treatment and options of management. GUT 32: 524

Pearl R (1932) Contraception and fertility in 2000 women. Human Biology 4: 363

Petersen KR, Skouby SO, Jespersen J (1996) Contraception guidance in women with pre-existing disturbances in carbohydrate metabolism. Eur J Contracep Reprod Health Care 1: 53

Petersen P (1978) Seelische Veränderungen bei hormonaler Kontrazeption der Frau. Dtsch Arztebl 18: 1075

Petitti DB, Wingerd J, Pellegrin F, Ramcharan S (1979) Risk of vascular disease in women. JAMA 242: 1150

Pituitary Adenoma Study Group (1983) Pituitary adenomas and oral contraceptives: A multicenter case control study. Fertil Steril 39: 753

Podoshin L, Gertner R, Fradis M et al. (1978) Oral contraceptives pills and clinical otosclerosis. Int J Gynaecol Obstet 15: 554

Poettgen H (1989) Wenn ich Jugendlichen die Pille verordnen soll. Sexualmedizin 6: 310

Rabe T (2001) Kontrazeption – heutiger Stand und Zukunftsperspektiven. In: Rabe T, Strowitzki T (Hrsg) Life style und Anti-Aging Medizin. Rendezvous, Baden-Baden, S 2001

Rabe T, Runnebaum B (1982) Kontrazeption. Springer, Berlin Heidelberg New York Tokyo

Rabe T, Grundwald K, Runnebaum B (1988) Pille und Kohlenhydratstoffw echsel. Fertilität 4: 97

Ragan RE, Rock RW, Buck HW (2003) Metoclopramide pretreatment attenuates emergency contraceptive-associated nausea. Am J Obstet Gynecol 188:330

Rahn KH (1984) Äußerungen von Schäden an der Haut. In: Rahn KH (Hrsg) Erkrankungen durch Arzneimittel. Thieme, Stuttgart New York

Rechenberger I (1989) Psychosomatische Aspekte des prämenstruellen Syndroms. Gynäkologe 22: 332

Ronnerdag M, Odlind V (1999) Health effects of long-term use of the intrauterine levonorgestrel-releasing system. A follow-up study over 12 years of continuous use. Acta Obstet Gynecol Scand 78: 716

Rooks JB, Ory HW, Ishak K et al. (1979) Epidemiology of hepatocellular adenoma. The role of oral contraceptive use. J Am Med Ass 242: 644

Rosenberg L (1991) The risk of liver neoplasia in relation to combined oral contraceptive use. Contraception 43: 643

Rosenberg L, Kaufman DW, Helmrich SP et al. (1985a) Myocardial infarction and cigarette smoking in women younger than 50 years of age. JAMA 253: 2965

Rosenberg L, Kaufman DW, Helmrich SP, Shapiro S (1985b) The risk of myocardial infarction after quitting smoking in men under 55 years of age. N Engl J Med 313: 1511

Rosenberg L, Palmer JR, Lesko SM, Shapiro S (1990) Oral contraception use and the risk of myocardial infarction. Am J Epidemiol 131: 1009

Rosenberg M, Waugh MS (1999) Causes and consequences of oral contraceptive noncompliance. Am J Obstet Gynecol 180: 276

Rosenberg L, Palmer JR, Rao RS, Shapiro S (2001) Low-dose oral contraceptive use and the risk of myocardial infarction. Arch Intern Med 161: 1065

Royal College of General Practitioners (1974) Oral contraceptives and health; an interim report from the oral contraception study of the Royal College of General Practitioners. Pitman, New York

Runnebaum B, Rabe T (1987) New progestogens in oral contraceptives. Am J Obstet Gynecol 157: 1059

Rydén G, Fahraeus L, Molin L, Ahman K (1979) Do contraceptives influence the incidence of acute pelvic inflammatory diseases in women with gonorrhea? Contraception 20: 149

Samani F, Bolzonello P, Fior R, Elia A (1987) Effects on hearing during prolonged oral contraceptive use. Contraception 35: 41

Schindler AE (1984) Hormonale postkoitale Kontrazeption. Frauenarzt 2: 47

Scholten PC, van Eykeren MA, Christiaens GCML, Haspels AA (1989) Menstrual blood loss with levonorgestrel Nova-T and multiload CU 250 intrauterine devices. In: Scholten PC. The levonorgestrel IUD – clinical performance and impact on menstruation. Habilitation Universiteit Utrecht, The Netherlands, p 35

Schützel H, Neumann F (1988) Potential risk of intrauterine feminization in man from the antiandrogen cyproterone acetate (CPA) in recommended dose regimens. In: XII World Congress of Gynecology and Obstetrics, Rio de Janeiro, Abstraktbd, p 703

Schwartz U (1986) Kontrazeption in der Prämenopause. Gynäkologe 19: 254

Scott LD, Katz AR, Duke JH et al. (1984) Oral contraceptives, pregnancy, and focal nodular hyperplasia of the liver. JAMA 251: 1461

Seed M, Godsland IF, Wynn V, Jacobs HS (1984) The effects of cyproterone acetate and ethinyl oestradiol on carbohydrate metabolism. Clin Endocrinology 21: 689

Shaffer EA, Taylor PJ, Logan K et al. (1984) The effect of a progestin on gallbladder function in young women. Am J Obstet Gynecol 148: 504

Sillem M, Teichmann AT (1994) The liver. In: Goldzieher J (ed) Pharmacology of the contraceptive steroids. Raven, New York

Sivin I (2003) Risk and benefits, advantages and disadvantages of levonorgestrel-releasing contraceptive implants. Drug Saf 26: 303

Skouby SO (1988) Oral contraceptives: effects on glucose and lipid metabolism in insulin-dependent diabetic women and women with previous gestational diabetes. Danish Med Bulletin 35: 157

Smith JS, Green J, Berrington de Gonzales A et al. (2003) Cervical cancer and use of hormonal contraceptives: a systematic review. Lancet 361: 1159

Sooriyamoorthy M, Gower DB (1989) Hormonal influences on gingival tissue: relationship to periodontal disease. J Clin Periodontol 16: 201

Spitzer WO, Lewis MA, Heinemann LA et al. (1996) Third generation oral contraceptives and risk of venous thromboembolic disorders: an international case-control study. Transnational research group on oral contraceptives an the health of young women. BMJ 312: 83

Spycher C, Bigler G (2001) Postcoital emergency contraception. Ther Umsch 58: 541

Stamm H, Kraus J (1977) Pharmakotherapeutische Grundlagen der hormonellen Kontrazeption. Mod Arzneimittel Ther 1/4: 243

Stéphan F, Réville P (1977) Diabetes und Östrogene-Gestagene. Münch Med Wochenschr 119: 663

Sulak PJ, Cressman BE, Waldrop E et al. (1997) Extending the duration of active oral contraceptive pills to manage hormone withdrawal symptoms. Obstet Gynecol 89: 179

Svensson L, Weström L, Mardh PA (1984) Contraceptives and acute salpingitis. JAMA 251: 2553

Szarewski A (2002) High acceptability and satisfaction with NuvaRing use. Eur J Contracep Reprod Health Care Supp 2: 31, disc 37

Tanis BC, van den Bosch MA, Kemmeren JM et al. (2001) Oral contraceptives and the risk of myocardial infarction. N Engl J Med 345: 1787

Tankeyoon M, Dusitsin N, Chalapati S (1984) Effects of hormonal contraceptives on milk volume and infant growth. Contraception 30: 505

Taubert HD, Kuhl H (1995) Kontrazeption mit Hormonen. Thieme, Stuttgart New York, S 172

Teichmann AT (1996) Empfängnisverhütung. Thieme, Stuttgart New York

Teichmann AT (2002) Hormonale Kontrazeption. Gynäkologe 35: 263

The Centers for Disease Control Cancer and Steroid Hormone Study (1983a) Oral contraceptive use and the risk of ovarian cancer. JAMA 249: 1596

The Centers for Disease Control Cancer and Steroid Hormone Study (1983b) Oral contraceptive use and the risk of endometrial cancer. JAMA 249: 1600

Ursin G, Peter RK, Henderson BE et al. (1994) Oral contraceptive use and adenocarcinoma of cervix. Lancet 344: 1390

Varila E, Wahlstrom T, Rauramo I (2001) A 5-year follow-up study on the use of a levonorgestrel intrauterine system in women receiving hormone replacement therapy. Fertil Steril 76: 969

Vessey MP, Metcalfe A, Wells C, McPherson K, Westhoff C, Yeates D (1987) Ovarian neoplasms, functional ovarian cysts, and oral contraceptives. Br Med J 294: 1518

Vessey M, Painter R (2001) Oral contraception and ear disease: findings in a large cohort study. Contraception 63: 61

Villiers de EM (2003) Relationship between steroid hormone contraceptives and HPV, cervical intraepithelial neoplasia and cervical carcinoma. Int J Cancer 103: 705

Washington AE, Gove S, Schachter J et al. (1985) Oral contraceptives, chlamydia trachomatis infection, and pelvic inflammatory disease. JAMA 253: 2246

Weir RJ, Davies DL, Fraser R, Morton JJ, Tree M, Wilson A (1975) Contraceptive steroids and hypertension. J Steroid Biochem 6: 961

Weisberg E (1982) Fertility after discontinuation of oral contraceptives. Clin Reprod Fertil 1:261

Wenderlein JM (1981) Keine Häufung von Depressionen unter hormonaler Kontrazeption. Med Klin 76: 288

WHO, World Health Organization (1995a) Effect of different progestagens in low oestrogen oral contraceptives on venous thromboembolic disease. Lancet 346: 1582

WHO, World Health Organization (1995b) Venous thromboembolic disease and combined oral contraceptives: results of international multicentre case control study. Lancet 346: 1575

WHO Task Force on post-ovulatory methods of fertility regulation (1998) Randomized controlled trial of levonorgestrel the Yuzpe regimen of combined oral contraceptives for emergency contraception. Lancet 352: 428

WHO Technical Report (1998) Report of a WHO-Scientific group: cardiovascular disease and steroid hormone contraception. Genf/Schweiz, Series 877

Wiebe RH, Morris CV (1984) Effect of an oral contraceptive on adrenal and ovarian androgenic steroids. Obstet Gynecol 63: 12

Winkler UH, Schindler AE, Endrikat J, Düsterberg B (1996) A comparative study of the effects of the hemostatic system of two monophasic gestodene oral contraceptives containing 20 μg and 30 μg ethinylestradiol. Contraception 53: 75

Woods JW (1988) Oral contraceptives and hypertension. Hypertension 11 [Suppl II]: 11

Woutersz TB (1983) A new ultra-low-dose combination oral contraceptive. J Reprod Med 28: [Suppl] 81

Wynn V, Godsland I (1986) Effects of oral contraceptives on carbohydrate metabolism. J Reprod Med 31: 892

Xiao BL, Hertzen von H, Zhao H, Piaggio G (2002) A randomized double-blind comparison of two single doses of mifepristone for emergency contraception. Hum Reprod 17: 3084

Yuzpe A, Smith RP, Rademaker AW (1982) A multicenter clinical investigation employing ethinyl estradiol combined with dl-norgestrel as a postcoital contraceptive agent. Fertil Steril 37: 508

Zaun H (1980) Orale Kontrazeptiva und Hautveränderungen. Dtsch Arztebl 77: 2347

Zaun H (1982) Dermatotrope Wirkungen hormonaler Kontrazeptiva. In: Kaiser R (Hrsg) Hormonale Kontrazeption – aktuelle medizinische und juristische Aspekte. Schering, Berlin, S 15

Zimmermann T, Dietrich H, Wisser KH, Münch C (1999) Fertility after discontinuation of the Dienogest-containing oral contraceptive Valette. First data of an ongoing study. Drugs Today Suppl C 35: 89

Störungen der sexuellen Differenzierung und Klinik der Pubertät

H. Jung

12.1 Einleitung

> Gelegentlich hat sich der Frauenarzt mit klinischen Fragestellungen zu befassen, die in die Phase der Kindheit, der Pubertät und der Adoleszenz fallen. Diese betreffen
> - Störungen der sexuellen Differenzierung,
> - körperliche Fehlentwicklungen in Kindheit und Pubertät,
> - Störungen der somatischen und sexuellen Reifung sowie
> - Zyklusstörungen und Androgenisierungserscheinungen.
>
> Die Fragestellungen, mit denen der Frauenarzt befasst ist, sind in den einzelnen Lebensphasen unterschiedlich.

Schwangerschaft und Postpartalphase. In der Schwangerschaft kommt es aufgrund von Ultraschallbefunden gelegentlich zum Verdacht auf Entwicklungsstörungen, nach der Geburt kann ein fehlgebildetes oder einem Geschlecht schwer zuzuordnendes äußeres Genitale Anlass zu differentialdiagnostischen Maßnahmen sein.

Kindheit. Bis zu der Zeitspanne, in der normalerweise die ersten Pubertätszeichen einsetzen, fallen bei einem Mädchen gelegentlich Symptome auf, die als Zeichen einer vorzeitigen Pubertät gedeutet werden. Ein vermeintlich oder tatsächlich zu langsames oder zu schnelles Längenwachstum und eine aktuelle Körpergröße, die deutlich unter oder über der Durchschnittsgröße Gleichaltriger liegt, sind ebenso wie isolierte Pubertätszeichen weitere Anlässe, neben dem Kinderauch einen Frauenarzt aufzusuchen. Andere körperliche Auffälligkeiten, wie sie für einige, unten beschriebene Syndrome charakteristisch sind, fallen meist schon dem Kinderarzt auf.

Pubertät und Adoleszenz. In dieser Lebensphase sind es meist die vermeintlichen oder tatsächlichen Abweichungen von der normalen körperlichen Entwicklung und sexuellen Reifung und damit assoziierte Auffälligkeiten, die Pubertierende oder Adoleszente verunsichern. Abklärungs- und Beratungsbedarf besteht bei
- Klein- oder Hochwuchs,
- zu früh oder zu spät einsetzender Pubertätsentwicklung,
- Auftreten isolierter Pubertätszeichen,
- Ausbleiben einzelner Pubertätszeichen,
- Ausbleiben der ersten Menstruationsblutung in einem Lebensabschnitt, in dem diese überfällig ist,
- nicht synchron mit der übrigen körperlichen Entwicklung ablaufender Entwicklung von Pubertätsmerkmalen,
- einseitiger Entwicklung der Brust,
- Gewichtsproblemen und Essstörungen, schließlich bei
- Hautunreinheiten, Akne und verstärkter Behaarung des Körpers an Stellen, an denen diese für die Frau untypisch ist.

Die Kontrazeption bei Jugendlichen (▶ Kap. 11) sowie Ess- und Verhaltensstörungen im Jugendalter (▶ Abschn. 17.2 und 17.3) werden an anderer Stelle ausführlich beschrieben.

Dieses Kapitel befasst sich im Wesentlichen mit den Störungen der sexuellen Differenzierung und ihren Auswirkungen auf die somatische Entwicklung und mit den Störungen der Pubertät und Adoleszenz.

12.2 Definition und Klassifikation von Störungen der sexuellen Differenzierung

In den ▶ Abschn. 3.2 bis 3.4 sind die normale Differenzierung und Entwicklung der Gonaden, des Uterus und der Tuben sowie der Vagina und des äußeren Genitale beschrieben. Die wichtigsten Voraussetzungen für eine normale weibliche Geschlechtsdifferenzierung sind
- ein normaler weiblicher Chomosomensatz, 46,XX,
- das Fehlen eines funktionellen Y-Chromosoms,
- die normale Funktion aller an der Geschlechtsdifferenzierung beteiligten Gene,
- das Fehlen des Anti-Müller-Hormons (AMH) aus den Testes und
- eine normale Steroidsynthese in allen dazu fähigen Organen (fetale Nebenniere, Plazenta und mütterlicher Organismus).

Auf der Basis der oben zusammengefassten Voraussetzungen der normalen Geschlechtsdifferenzierung ist es üblich, Störungen der Geschlechtsdifferenzierung nach dem klinischen, gonadalen und chromosomalen Status zu klassifizieren. Demnach gibt es
- Störungen, die mit chromosomalen Aberrationen assoziiert sind (▶ Abschn. 12.3),
- gonadale Störungen (z. B. echter Hermaphroditismus) und
- somatische Störungen, bei denen mit herkömmlichen Methoden zwar keine chromosomalen Aberrationen nachweisbar sind, normale Gonaden vorhanden sind, aber eine inkomplette Virilisierung oder Feminisierung zu verzeichnen ist.

Diese schematische Einteilung wird der Übersichtlichkeit wegen auch in der vorliegenden Darstellung beibehalten, auch wenn sie nicht mehr den heutigen Kenntnisstand widerspiegelt. Mit den modernen Methoden der Molekulargenetik ist es nämlich gelungen, zahlreiche genetische Defekte nachzuweisen, die Reglerkreise und Zellfunktionen auf verschiedenen Funktionsebenen stören können. Zu den funktionellen Folgen derartiger molekulargenetischer Defekte gehören u. a.
- Defekte der Hormonsynthese,
- Rezeptordefekte, die zellspezifische Leistungen sowohl blockieren als auch aktivieren können,
- Defekte auf den verschiedenen Ebenen der intrazellulären Signaltransduktion und
- Enzymdefekte.

Solche nur mit molekulargenetischen Methoden nachweisbaren Störungen der Erbinformation finden sich in allen oben erwähnten Untergruppen.

12.3 Chromosomale Störungen

Zu den häufigsten Entwicklungsstörungen dieser Gruppe gehören die numerischen Aberrationen der Geschlechtschromosomen.

12.3.1 Monosomie XO (45,XO) und ihre Mosaike

Eine Monosomie des X-Chromosoms führt unabhängig davon, ob das zweite X- oder das Y-Chromosom verloren gegangen ist, immer zu einem weiblichen Phänotyp.

Das Krankheitsbild, das Ausdruck dieser Monosomie ist, wurde 1930 und 1938 unabhängig voneinander von dem deutschen Pädiater Ullrich und dem Amerikaner Turner beschrieben. Im deutschen Sprachgebrauch spricht man vom **Ullrich-Turner-Syndrom** (Ranke u. Saenger 2001). Seine Hauptmerkmale sind

- Kleinwuchs,
- morphologische Auffälligkeiten (s. unten; Stolecke 1997) und
- ausbleibende oder verspätete bzw. unvollständige Pubertät aufgrund einer Gonadendysgenesie.

Morphologische Auffälligkeiten beim Ullrich-Turner-Syndrom	
Symptome	**Häufigkeit [%]**
Kleinwuchs	96–100
Primäre, hypergonadotrope Amenorrhö	85–97
Rudimentäre Gonaden (»Streak-Gonaden«)	96–100
Ausbleibende Thelarche	bis 95
Tiefer Haaransatz im Nacken mit gegenläufigem Haarstrich	80–90
Ohrdysplasien	60–80
Schildthorax	60–80
Vermehrt Pigmentnaevi	60–80
Nagelhypoplasien und/oder -fehlbildungen	50–80
Lymphödeme bei Neugeborenen und Säuglingen	40–80
Cubitus valgus	40–60
Pterygium colli (Flügelfell)	40–55
Verkürzung der Metacarpalia/-tarsalia	40–60
Hörstörungen	ca. 50
Kurzer Hals	ca. 40
Nieren- und Harnwegsfehlbildungen	ca. 40
Auffälliger Gesichtsausdruck (Hypomimie, hängende Mundwinkel, »Sphinxgesicht«)	35–60
Hoher Gaumen	ca. 40
Bluthochdruck	ca. 35
Epikanthus	25–40
Sehstörungen	12–40
Störungen der Glukosetoleranz	ca. 40
Schilddrüsenfunktionsstörungen (Hypothyreose, Hashimoto-Thyreoiditis)	10–35
Herz- und Gefäßfehlbildungen	5–21 (–55)
Skoliose bzw. Wirbelsäulenanomalien	ca. 15
Madelung-Deformität	ca. 7,5

Das Ullrich-Turner-Syndrom findet sich mit einer Frequenz von 1:2.000 bis 1:3.000 weiblichen Neugeborenen. Dabei ist zu berücksichtigen, dass mindestens 95% aller Feten mit dieser chromosomalen Konstellation bereits durch spontanen Abort versterben (Boue et al. 1975). Es gibt Hinweise darauf, dass durch eine Zunahme der pränatalen Diagnostik der Nachweis einer solchen chromosomalen Abnormität häufiger zu einer vorzeitigen Beendigung der Schwangerschaft führt.

In 50 bis 60% der Fälle kommt es zu einem frühen Verlust meist des väterlichen X-Chromosoms mit der Folge einer XO-Monosomie. Tritt der Verlust eines Geschlechtschromosoms später auf, entwickelt sich in Abhängigkeit vom Zeitpunkt des Verlusts ein Mosaik mit einer 45,XO- und einer normalen 46,XX- bzw. 46,XY-Zelllinie. Auch funktionelle Defekte, wie die Bildung eines Ringchromosoms-X oder einer vollständigen oder teilweisen Translokation eines X-Chromosoms führen zum klinischen Bild des Ullrich-Turner-Syndroms.

Noch vor einigen Jahren wurde die Diagnose »Ullrich-Turner-Syndrom« meist erst gestellt, wenn die Pubertät ausblieb. Oft jedoch hätte allein schon der Kleinwuchs zu einem früheren Zeitpunkt zur Diagnose führen können. Auch die im Neugeborenenalter typischen Lymphödeme von Hand- und Fußrücken können früh auf diese Diagnose hinweisen. Die Häufigkeit der typischen Symptome dieser Erkrankung ist oben zusammengefasst.

Neben dem Flügelfell, dem Pterygium colli, dem weiten Mamillenabstand mit flachem, verbreitertem »Schildthorax« ist der Kleinwuchs ein häufiges und ein – zumindest bei der Monosomie-XO-obligates klinisches Symptom. In einer Region des X-Chromosoms, deren Gegenstück auf dem Y-Chromosom liegt, findet sich unter anderem das sog. SHOX-Gen (»short-stature homeobox gene on the X-chromosome«). Es wird mit dem Körperlängenwachstum assoziiert. Man nimmt an, dass der Ausfall eines Geschlechtschromosoms und die dadurch bedingte »Haploinsuffizienz« dieses SHOX-Gens bei Patientinnen mit Ullrich-Turner-Syndrom zum Kleinwuchs, einem Cubitus valgus, einer Verkürzung der Metacarpalia und gelegentlich auch zu einer Madelung-Deformität führt. Zusätzlich zum gestörten Körperlängenwachstum fehlt der pubertäre Wachstumsschub, so dass die Erwachsenenlänge mit durchschnittlich 140 cm deutlich reduziert ist (Abb. 12.1a).

Während bei zwei Dritteln dieser Mädchen die Pubertät nicht spontan eintritt, zeigt ein weiteres Drittel von ihnen eine zwar verspätete aber spontane Entwicklung sekundärer Geschlechtsmerkmale. Nur ein kleiner Teil dieser Mädchen durchläuft die sexuelle Reifung vollständig und entwickelt spontane menstruelle Zyklen, die im Einzelfall auch ovulatorisch sein können, jedoch nur in seltenen Fällen (2%) zu einer Schwangerschaft führen (Tarani et al. 1998).

Aufgrund der rudimentären Gonaden (Streak-Gonaden), die weder Sexualsteroide noch Inhibin sezernieren können, entfällt die negative Rückkopplung zur Hypophyse. Deshalb haben Individuen mit einem Ullrich-Turner-Syndrom direkt postpartal und zu Beginn der Pubertät einen **hypergonadotropen Hypogonadismus** mit niedrigen Östrogen- und Inhibinspiegeln, jedoch erhöhten LH- und FSH-Konzentrationen. In der kindlichen hormonalen Ruhephase zwischen dem 2. und 7. Lebensjahr unterscheiden sich die genannten Serumhormonspiegel nicht von denjenigen normaler Mädchen, da der Abfall der hypophysären Gonadotropine in der Kindheit unabhängig von den Gonaden durch das Zentralnervensystem (ZNS) gesteuert wird (Abschn. 4.3).

Neben den oben beschriebenen charakteristischen äußerlichen Auffälligkeiten finden sich bei einem hohen Prozentsatz Fehlbildungen des Herzens mit Veränderung der Aortenklappe bzw. der aufsteigenden Aorta und Doppel- oder Hufeisennieren. Diese Fehlbildungen müssen erfasst werden.

Körperhöhe beim Ullrich-Turner-Syndrom

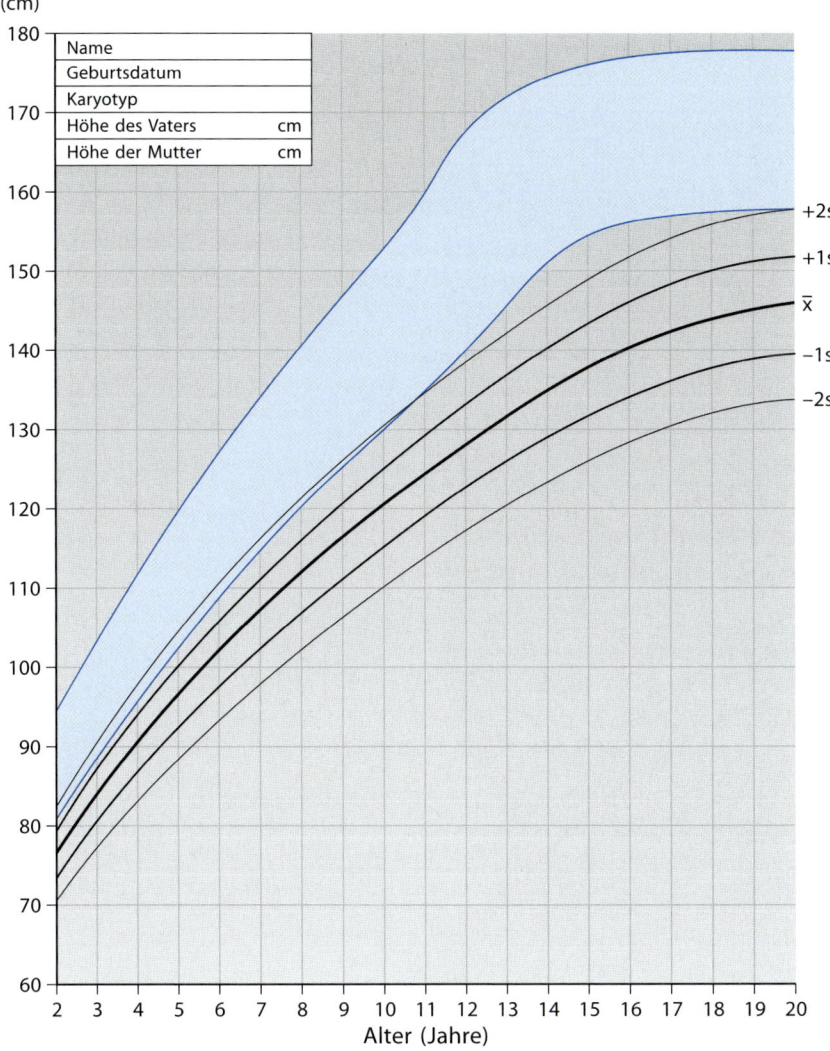

(cm)

Name	
Geburtdatum	
Karyotyp	
Höhe des Vaters	cm
Höhe der Mutter	cm

+2s
+1s
$\bar{x}$
−1s
−2s

Alter (Jahre)

Abb. 12.1 a. Ullrich-Turner-Syndrom. a Graphische Darstellung der Körperhöhe im Vergleich zu gesunden Mädchen, deren Wachstum durch die violette Fläche repräsentiert ist. (Mod. nach Ranke et al. 1988)

Diagnostik

Bei jedem Mädchen mit Kleinwuchs (zum Vergleich der Körperlänge der Patientin mit dem altersentsprechenden Normbereich, ▶ Abb. 12.1) muss man an die Diagnose eines Ullrich-Turner-Syndroms denken, nach den charakteristischen körperlichen Merkmalen suchen und eine Chromosomenanalyse veranlassen. Die in der kindlichen Ruhephase niedrigen Gonadotropinspiegel können zu falschen Schlussfolgerungen führen (s. oben). Beim Verdacht aufgrund der in der obigen tabellarischen Übersicht und in ▶ Tabelle 12.1 zusammengefassten körperlichen Auffälligkeiten hilft jedoch die Chromosomenanalyse weiter.

Genetische Diagnostik

Die zytogenetische Diagnostik aus peripheren Lymphozyten kann die Verdachtsdiagnose bestätigen. Findet sich neben der Monosomie des X-Chromosoms eine zweite Zelllinie mit einem 46,XX Chromosomensatz, dann ist keine weitere genetische Diagnostik erforderlich. Handelt es sich aber um ein Mosaik, das eine 45,XO Zelllinie mit einer 46,XY Zelllinie kombiniert, dann ist das Risiko, einen malignen Tumor

(ein sog. Gonadoblastom) in einer dysgenetischen Gonade zu entwickeln, deutlich erhöht. Lässt sich in peripheren Lymphozyten nur eine Zelllinie mit einer X-Monosomie nachweisen, dann sollte mit modernen molekulargenetischen Methoden nach einem Y-Chromosom bzw. Anteilen desselben gesucht werden. Dazu bietet sich der Einsatz Y-spezifischer fluoreszierender Sonden und die molekulargenetische Methode der sog. reverse Transkription mit nachfolgender Polymerase-Kettenreaktion (RT/PCR) an. Ergeben diese Methoden im peripheren Blut keine brauchbaren Aussagen, so kann man mit der Methode der RT/PCR auch in nicht kultivierbaren Einzelzellen, wie z. B. aus Mundschleimhautabstrichen oder Urothelzellen des Urins nach Y-Sequenzen suchen. In Einzelfällen ist eine Untersuchung einer zweiten kultivierten Zelllinie, z. B. aus Hautfibroblasten, nicht zu vermeiden. Findet sich neben der XO-Zelllinie auch eine zweite Zelllinie mit einem Y-Chromosomenanteil, so ist wegen des erhöhten Risikos einer malignen Entartung der rudimentären Gonade die Entfernung derselben indiziert.

Wachstumsgeschwindigkeit beim Ullrich-Turner-Syndrom

(cm/Jahr)

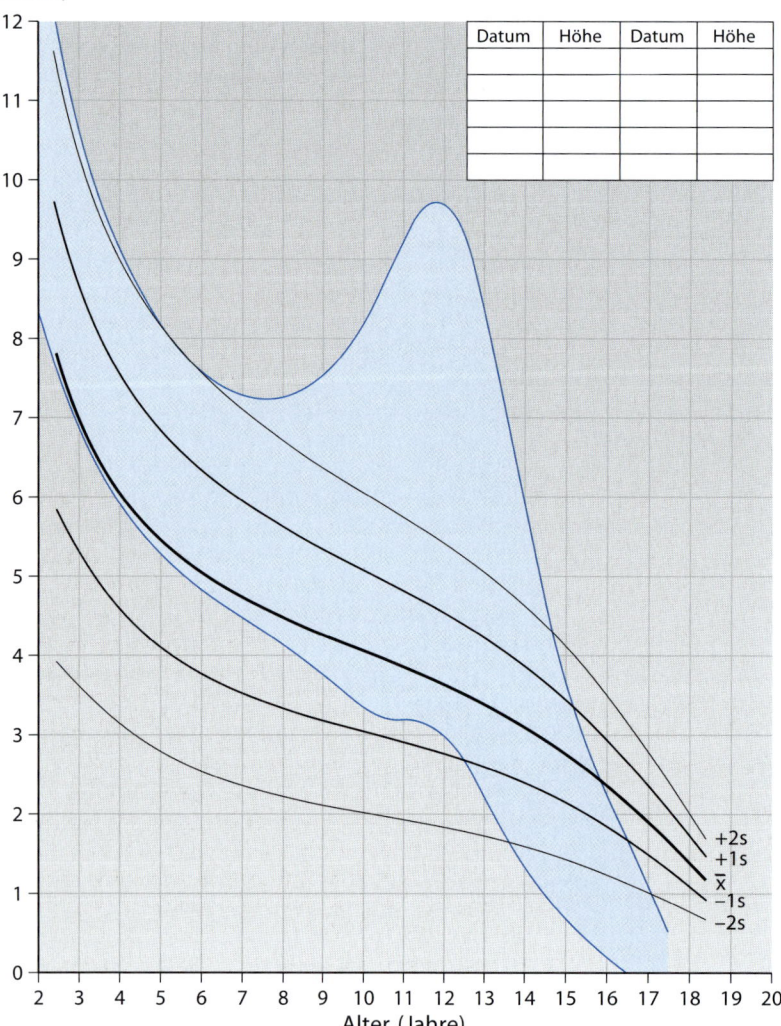

Datum	Höhe	Datum	Höhe

☐ **Abb. 12.1 b.** b Graphische Darstellung der Wachstumsgeschwindigkeit im Vergleich zu gesunden Mädchen. (Mod. nach Ranke et al. 1988). Die violette Fläche repräsentiert die Wachstumsgeschwindigkeit gesunder Mädchen.

Therapie

Die Therapie der Patientinnen mit Ullrich-Turner-Syndrom verfolgt zwei wesentliche Ziele: die frühzeitige Behandlung mit supraphysiologischen Dosen rekombinantem humanen Wachstumshormon, um die Erwachsenengröße zu verbessern sowie die Substitution mit Sexualsteroiden im Zeitraum der normal einsetzenden Pubertät, um die Pubertät einzuleiten, zu komplettieren und eine ausreichende Zunahme an Knochenmasse zu erreichen, ohne das Körperlängenwachstum negativ zu beeinflussen. Auch langfristig bedürfen diese Frauen einer Hormonersatztherapie.

Diese kombinierte Therapie stellt eine besondere Herausforderung für den pädiatrischen oder gynäkologischen Endokrinologen dar. Auch sollte man diesen jungen Mädchen und Frauen abhängig von ihren individuellen Bedürfnissen eine psychologische Betreuung anbieten.

12.3.2   Noonan-Syndrom

Männliche und weibliche Individuen mit einem ausgeprägten Kleinwuchs und den oben genannten charakteristischen

morphologischen Auffälligkeiten, die oft mit einer Ptosis und einer Pulmonalstenose kombiniert sind, bei denen aber kein entsprechender Karyotyp gefunden worden ist, werden dem Krankheitsbild des Noonan-Syndroms zugeordnet. ☐ Tabelle 12.1 fasst die häufigsten körperlichen Merkmale dieses Syndroms im Vergleich zum Ullrich-Turner-Syndrom zusammen. Das Noonan-Syndrom findet sich auch bei chromosomal und gonadal männlichen Individuen und wird dann auch »männliches Turner-Syndrom« genannt. Hierbei handelt es sich um ein autosomal-dominant vererbtes Krankheitsbild, das mit einer Häufigkeit von 1 auf 1.000 bis 2.500 Lebendgeborene nicht selten ist. Aktuelle Forschungsergebnisse haben bei mehr als der Hälfte der untersuchten Fälle Mutationen in einem Gen (dem sog. PTPN11) gefunden, das für eine nichtrezeptorgebundene Tyrosinkinase kodiert (Tartaglia et al. 2001). Wie diese Mutationen bei Patienten mit Noonan-Syndrom zu der charakteristischen Symptomatik führen, ist bisher nicht bekannt.

Andere Syndrome. Zu den Y-Chromosom-gebundenen Defekten gehören auch genetische Defekte des SRY- und des SOX-9-Gens bei 46,XY Individuen, die zu einer völligen Geschlechtsumkehr führen können. Auch die Verdopplung der

Tabelle 12.1. Vergleich der Häufigkeit körperlicher Auffälligkeiten beim Noonan- und beim Ullrich-Turner-Syndrom. (Nach Kelnan 2000)		
Anomalien	**Noonan-Syndrom [%]**	**Ullrich-Turner-Syndrom [%]**
Augen	87	29
Ohren	63	58
Hoher Gaumen	51	61
Pterygium colli	41	67
Niedriger Haaransatz	61	80
Schildthorax	64	76
Cubitus valgus	67	50
Haut	32	72
Herzfehlbildungen	56	20
Pulmonalstenose	42	Selten
Fehlbildung der Aorta	3	14
Nierenfehlbildungen	25	57
Gonadenfehlbildungen		
Männlich	72	–
Weiblich	Selten	95
Intellektuelle Einschränkungen	44	11

Kasuistik

Ein 14-jähriger Junge wurde dem Kinderendokrinologen über die chirurgische Klinik vorgestellt, nachdem wegen einer spontanen, schmerzhaften und lividen Schwellung des rechten Skrotalbereichs unter dem Verdacht auf eine Hodentorsion eine chirurgische Intervention erfolgt war. Intraoperativ fand sich ein skrotales Hämatom ohne adäquates Trauma in der Vorgeschichte. Gleichzeitig erschienen die Testes für das Tanner-Stadium zu klein (ca. 6 bis 8 ml) und morphologisch auffällig. Die Histologie ergab sowohl Ovar-, als auch Hodengewebe im Sinne eines Ovotestis, sodass die Blutung retrospektiv als Folge eines Eisprungs gedeutet wurde. Der Patient zeigte bei der klinischen Untersuchung neben einer ausgeprägten Gynäkomastie, einer weiblichen Fettverteilung und normaler Sekundärbehaarung, entsprechend dem Tanner-Stadium P4, ein männliches Genitale mit relativ kleinem Penis. Die zytogenetische Diagnostik ergab im Ovotestis einen 46,XY- und im peripheren Blut einen weiblichen Chromosomensatz, 46,XX. Sonographisch ließen sich auch Rudimente von Müller-Gang-Strukturen nachweisen.

Lediglich die Gynäkomastie war dem Jungen unangenehm. Er selbst hatte aber an seiner männlichen Geschlechtsidentität keine Zweifel. Nach ausführlicher Konsultation mit dem Patienten, seinen Eltern und einem speziell ausgebildeten Sexualtherapeuten erfolgte schließlich die beidseitige Mastektomie durch einen erfahrenen gynäkologischen Mammachirurgen in Kombination mit einer Gonadektomie und einem Prothesenersatz der Gonaden durch einen Urologen. Die Gonadektomie war erforderlich, um die Östrogenproduktion zu unterbinden und das bei Ovotestes ab dem zweiten Lebensjahrzehnt erhöhte Gonadoblastomrisiko zu vermeiden. Im Anschluss daran wurde der Junge mit Androgenen substituiert.

Gendosis des DAX-1-Gens induziert eine defekte Testesentwicklung und einen männlichen Pseudohermaphroditismus.

12.4 Störungen des gonadalen Geschlechts

12.4.1 Echter Hermaphroditismus

Bei einem echten Zwitter handelt es sich um ein Individuum, dessen Keimdrüsen sowohl männliche als auch weibliche Anteile enthalten. Nach der Lokalisation des testikulären und ovariellen Gewebes unterscheidet man folgende Formen: Bei der lateralen Form (30%) finden sich einseitig ein Testis und kontralateral ein Ovar, während beidseitige Ovotestes in 20% der Fälle die bilaterale Form charakterisieren. Die verbleibende Hälfte dieser Individuen zeigt einseitig einen Ovotestis und auf der anderen Seite entweder einen Hoden oder ein Ovar. Dies wird als unilaterale Form bezeichnet. Das chromosomale Geschlecht dieser Menschen reicht von einem normalen weiblichen Karyotyp 46,XX (60%) über alle Zwischenstufen der 46,XX/46,XY-Mosaike bis zum normalen männlichen Karyotyp 46,XY (12%). Da beide gonadalen Gewebsformen funktionell aktiv sein können, findet sich phänotypisch fast regelhaft ein intersexuelles äußeres und inneres Genitale. Andere Formen der uneindeutigen geschlechtlichen Zuordnung sind davon abzugrenzen.

12.5 Störungen des somatischen Geschlechts

Zu dieser Gruppe von Störungen der sexuellen Differenzierung gehören der männliche und der weibliche Pseudohermaphroditismus. Im Gegensatz zum echten Hermaphroditismus sind Individuen mit einem Pseudohermaphroditismus chromosomal und gonadal eindeutig einem Geschlecht zuzuordnen, aufgrund verschiedener Ursachen ist jedoch die Ausbildung ihrer körperlichen Merkmale und ihrer Genitalorgane entweder zwittrig oder entsprechend dem anderen Geschlecht ausgeprägt.

Beim männlichen Pseudohermaphroditismus ist das chromosomale und gonadale Geschlecht zwar männlich, der Phänotyp aber weiblich. Unter einem weiblichen Pseudohermaphroditismus versteht man die vollständige oder partielle Vermännlichung chromosomal und gonadal weiblicher Individuen.

12.5.1 Swyer-Syndrom

Individuen mit einer Gonadendysgenesie und einem männlichen Chromosomensatz 46,XY werden dem Swyer-Syndrom zugeordnet. Diese Individuen haben ein äußerlich weibliches Erscheinungsbild mit normaler Endgröße, jedoch beiderseits dysgenetische, bindegewebige Reste von Hoden. Da ihre Gonaden kein Anti-Müller-Hormon (AMH) bilden können, haben sie im Gegensatz zu Patientinnen mit einer sog. testikulären Feminisierung (s. unten) ein unauffälliges weibliches inneres Genitale. Auch haben sie im Gegensatz zu Individuen mit einer testikulären Feminisierung erhöhte FSH- und LH-Spiegel; ihre Androgenspiegel sind nicht erhöht. Das Gonadoblastomrisiko ist erhöht; deshalb muss man ihnen zur Entfernung der rudimentären Gonadenanlagen raten. Frauen mit diesem Syndrom brauchen eine Hormonersatztherapie.

12.5.2 Defekte der Androgenbiosynthese

In ▶ Abschn. 2.5 und 2.6 sind die normale Androgenbiosynthese, der Androgenstoffwechsel sowie die Voraussetzungen für die Androgenwirkung und für eine männliche Geschlechtsdifferenzierung ausführlich dargestellt worden. Letztere ist in ◘ Abb. 12.2 nochmals zusammengefasst.

Die Androgensynthese kann auf allen Stufen der Steroidbiosynthese gestört sein, da alle gonadalen und adrenalen Enzyme, die an der Androgenbiosynthese beteiligt sind, in ihrer Funktion betroffen sein können. Dies gilt auch für das unter anderem in der Haut nachweisbare Enzym 5α-Reduktase, das die Synthese von Dihydrotestosteron aus Testosteron vermittelt. Die heute bekannten genetischen Defekte, die aufgrund eines Enzymdefekts zur verminderten Androgensynthese und zu einer unzureichenden Virilisierung führen, sind in ◘ Tabelle 12.2 zusammengefasst, ◘ Abb. 12.3 zeigt die Ebenen, auf denen die Wirkung von Testosteron bzw. Dihydrotestosteron aufgehoben sein kann.

Das klinische Bild wird vom Ausmaß der Funktionsbeeinträchtigung des entsprechenden Enzyms geprägt; die Diagnose basiert auf dem charakteristischen hormonalen Profil.

12.5.3 Androgenrezeptordefekt – testikuläre Feminisierung

Der Androgenrezeptor ist auf dem X-Chromosom lokalisiert. Eine funktionelle Inaktivierung des Androgenrezeptors infolge von Mutationen führt zum Verlust der Androgenwirkung. Die betroffenen Individuen haben einen normalen männlichen 46,XY Karyotyp und Hoden, die normale Mengen Testosteron und Anti-Müller-Hormon synthetisieren. Je nach Ausprägung des genetischen Defekts und der Einschränkung der Androgenwirkung kommt es zu einer partiellen oder kompletten Feminisierung des äußeren Genitale (Hiort u. Holterhus 2000). Partielle Formen werden unter dem Begriff **»Reifenstein-Syndrom«** zusammengefasst, während man die komplette Androgenresistenz als **testikuläre Feminisierung** bezeichnet.

Phänotyp. Während der äußere Habitus weiblich ist, fehlt das innere Genitale der Frau und die meist etwas verkürzte Vagina endet blind, da die Wirkung des dem Hoden entstammenden Anti-Müller-Hormons (AMH) nicht beeinträchtigt ist. Die Diagnose wird meist erst in der Pubertät gestellt, wenn die Mammae sich normal entwickeln, die androgenabhängige Sekundärbehaarung und die Menstruation aber ausbleiben. Wegen des Fehlens der Schambehaarung werden diese Frauen im englischen Sprachraum auch als »hairless women« bezeichnet.

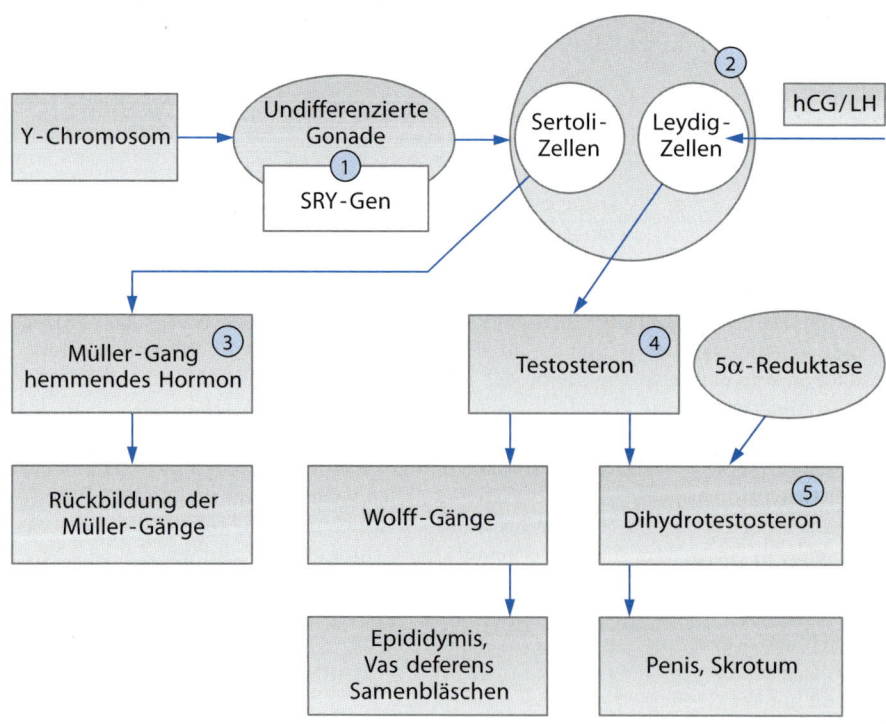

◘ **Abb. 12.2.** Zur männlichen Geschlechtsdifferenzierung sind folgende Einzelfaktoren erforderlich: 1 SRY-Gen; 2 LH/hCG-Einwirkung auf fetale Leydig-Zellen; : 3 Müller-Gang hemmendes Hormon (MIH), 4 Testosteron, 5 DHT. (Nach Grumbach u. Conte 1985)

Die Blutkonzentrationen von Testosteron und Dihydrotestosteron sind – bezogen auf die Normalwerte einer gesunden Frau – erhöht und entsprechen ungefähr niedrig-normalen Werten gesunder Männer, während die Gonadotropinspiegel im oder leicht oberhalb des Referenzbereichs liegen. Infolge einer vermehrten peripheren Umwandlung von Androgenen in Östrogene (Aromatisierung) finden sich Östrogen-Serumspiegel, die ungefähr den Normalspiegeln gesunder Frauen in der frühen bis mittleren Follikelphase entsprechen. Das äußere weibliche Erscheinungsbild, die fehlende Scham- und Achselbehaarung, der fehlende Uterus, der Nachweis von Hoden, gelegentlich auch in Form von Leistenhoden, die oben beschriebene hormonalen Konstellation und ein 46,XY Karyotyp sind die charakteristischen Merkmale dieses Syndroms. Der molekulargenetische Nachweis eines Androgenrezeptordefekts gelingt heute mit Hilfe der DNA-Analyse aus Blutlymphozyten. Die folgende Übersicht fasst die Merkmale dieses Syndroms zusammen (mod. nach Grumbach u. Conte 1985).

> **Klinische Merkmale der kompletten Androgenresistenz (testikuläre Feminisierung)**
> - **Chromosomensatz:** 46,XY
> - **Vererbungsmodus:** X-gebunden, rezessiv
> - **Genitale:** weiblich, blind endende Vagina
> - **Derivate der Wolff-Gänge:** fehlen oder sind rudimentär
> - **Derivate der Müller-Gänge:** Uterus und Tuben fehlen

> - **Gonaden:** Hoden
> - **Äußeres:** Pubes und Axillarbehaarung fehlen, normales weibliches Erscheinungsbild, primäre Amenorrhö, gelegentlich Inguinalhoden
> - **Hormonspiegel:** Testosteron erhöht (bezogen auf Normalwerte gesunder Frauen); LH normal, FSH normal oder erhöht, Östradiol normal (bezogen auf Normalwerte in der Frühphase eines Zyklus gesunder Frauen)

12.5.4 Kongenitale Nebennierenrindenhyperplasie – adrenogenitales Syndrom

Androgene können während der intrauterinen Entwicklung primär weiblich angelegte Genitalien vermännlichen. Solche exzessiven Androgenwirkungen sind Folge entweder einer exogenen Androgenzufuhr, einer exzessiven Androgenbildung der Mutter in der Schwangerschaft oder auf eine Reihe von Defekten der Steroidbiosynthese des Feten zurückzuführen, die auf einer Anzahl von angeborenen Enzymdefekten beruhen; diese faßt man unter dem Oberbegriff der kongenialen Nebennierenhyperplasie oder des adrenogenitalen Syndroms zusammen.

Das Ausmaß der Virilisierung eines primär weiblich angelegten Genitale hängt vom Zeitpunkt, der Dauer und der Intensität der Entwicklung ab.

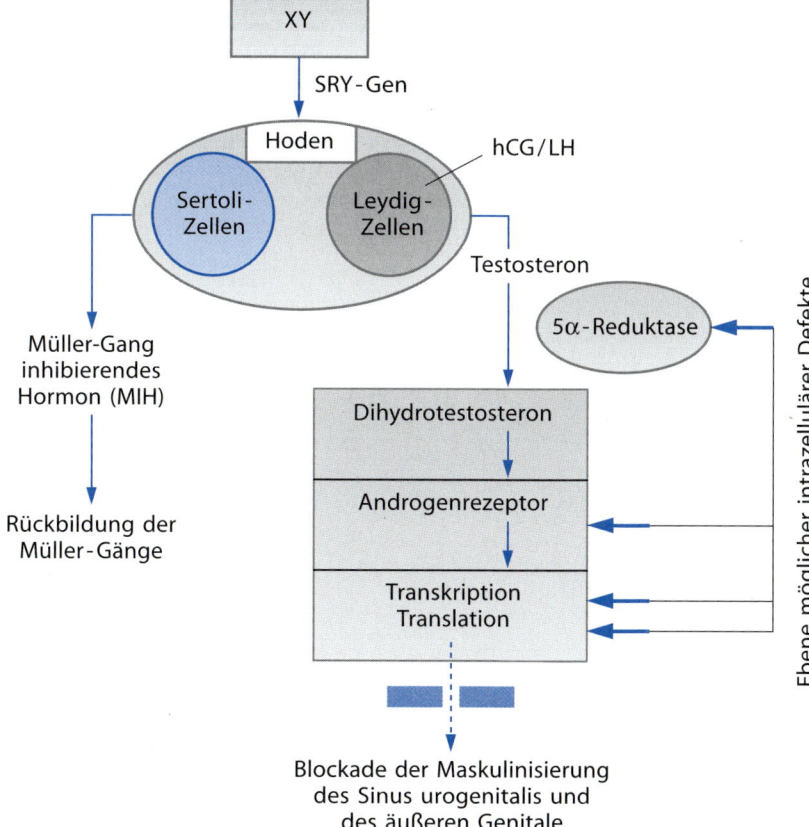

☐ **Abb. 12.3.** Männlicher Pseudohermaphroditismus – komplette oder partielle Androgenresistenz. (Nach Grumbach u. Conte 1985)

Die äußerlich erkennbare Vermännlichung wird nach Prader in verschiedene Stadien eingeteilt (■ Abb. 12.4).

Unter den virilisierten weiblichen Neugeborenen finden sich in einem hohen Prozentsatz Kinder mit einem **adrenogenitalen Syndrom (AGS)**, einer autosomal-rezessiv vererbten Erkrankung (White 2001). Es handelt sich hierbei um ein heterogenes Krankheitsbild, dem Mutationen verschiedener Enzyme zugrunde liegen, die für die Kortisolsynthese der Nebennierenrinde erforderlich sind. Ihr gemeinsamer Nenner ist eine variabel defekte Kortisolsynthese mit der Folge, dass aufgrund der ungenügenden ACTH-Suppression durch Kortisol die ACTH-Spiegel im Blut ansteigen. Diese induzieren eine exzessive Synthese und Sekretion der adrenalen Androgene. Die häufigste Störung der adrenalen Steroidsynthese stellt der sog. 21-Hydroxylasemangel dar (zu den verschiedenen Formen des AGS ► Abschn. 16.4.1).

Die Heterozygoten-Frequenz für Mutationen im 21-Hydroxylase-Gen ist in Deutschland mit einer von etwa 40 Personen relativ hoch, so dass heterozygote Formen des AGS auch in der frauenärztlichen Sprechstunde relativ häufig vorkommen. Frauen mit heterozygoten Formen haben meist erhöhte Blutandrogenspiegel und ovarielle Funktionsstörungen, die dem hyperandrogenämischen Formenkreis mit polyzystischen Ovarien zuzurechnen sind (► Abschn. 16.4, 23.3 und 23.4).

Diese Frauen haben keine Fehlbildung der äußeren Genitale; sie kommen meist wegen Zyklusstörungen, Kinderwunsch und Androgenisierungserscheinungen an der Haut (Hirsutismus, Alopezie, Akne, Seborrhö) in die Sprechstunde des Frauenarztes. Diese heterozygote, sich erst in der Pubertät manifestierende Form nennt man im englischen Schrifttum »Late-onset AGS«. Es manifestiert sich bei Mädchen nicht selten durch eine prämature Pubarche und eine Akzeleration des Körperlängenwachstums mit nachfolgend vorzeitigem Epiphysenschluss. Mädchen mit einem »Late-onset-AGS« – aber mehr noch die Jungen – bei denen die Diagnose dieser Erkrankung meist später gestellt wird, fallen im Erwachsenenalter häufig durch eine reduzierte Körpergröße auf. Die Diagnose in der frühen Kindheit erlaubt es, das beschleunigte Längenwachstum und den vorzeitigen Epiphysenschluss zu verhindern.

Konsequenzen aus der Diagnostik des »Late-onset-AGS« ergeben sich auch im Falle einer geplanten oder eingetretenen Schwangerschaft. Nach der Diagnose eines AGS muss immer eine genetische Beratung und eine molekulargenetische Diagnostik der Frucht erfolgen, da sich mit einer sehr frühen Glukokortikoidtherapie der heterozygoten Mutter in jeder Folgeschwangerschaft und mit Hilfe der nachfolgenden Pränataldiagnostik (Chorionzottenbiopsie oder Amniozentese) die Virilisierung weiblicher Feten mit einem homozygoten Defekt weitgehend verhindern lässt (New 2001). Diese Glukokortikoidtherapie in der Schwangerschaft ist nur dann erforderlich, wenn die frühe Pränataldiagnostik eine Homozygotie des weiblichen Feten für den Gendefekt ergeben hat.

Das Vollbild des AGS und der damit verbundene weibliche Pseudohermaphroditismus wird im Gegensatz zum »Late-onset AGS« meist unmittelbar postpartal diagnostiziert.

Kasuistik

Eine 30-jährige Erstgravida, Erstpara wurde nach komplikationsloser Schwangerschaft von einem reifen Neugeborenen entbunden. Das Kind war unmittelbar nach der Geburt rosig, aktiv und vital. Bei der Erstuntersuchung fand sich neben einem unauffälligen körperlichen Befund eine phallusartig vergrößerte Klitoris, während sich der Introitus vaginae nicht sicher darstellen ließ, da die Labia maiora dorsal fusioniert waren. Einige Stunden später begann das Kind zu erbrechen und zeigte laborchemisch die klassische Konstellation eines AGS mit erniedrigtem Serum-Natrium, erhöhtem Serum-Kalium, für das Alter erniedrigtem Serum-Kortisol, erhöhtem ACTH und einer deutlichen Erhöhung der Vorläufersteroide des Kortisols, wie z. B. des 17α-Hydroxyprogesterons. Auch fand sich eine Erhöhung des Renins als Ausdruck des Mineralokortikoidmangels, der für den klinischen Salzverlust verantwortlich war. Eine adäquate Substitution mit Hydrokortisol, Fludrokortison sowie initial mit Natriumchlorid konnte die lebensbedrohliche Situation rasch beheben. Molekulargenetisch fand sich eine klassische homozygote Mutation im 21-Hydroxylase-Gen, für das beide Elternteile heterozygot waren.

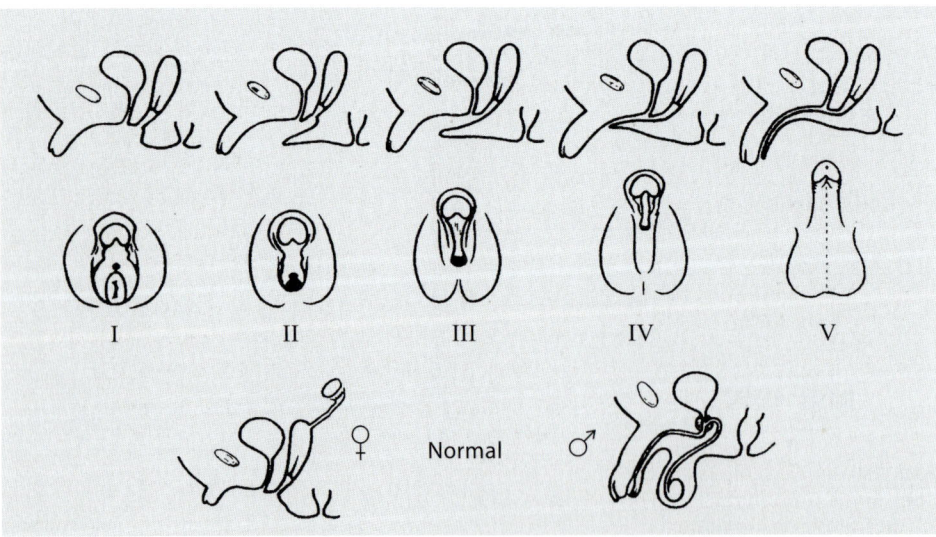

■ **Abb. 12.4.** Stadien der Virilisierung des weiblichen äußeren Genitale beim adrenogenitalen Syndrom. (Nach Prader 1966)

Problematischer ist die Diagnose des AGS bei einem männlichen Neugeborenen, da es in Deutschland noch kein flächendeckendes AGS-Screening-Programm gibt.

Bei neugeborenen Jungen werden die Symptome des mit dem angeborenen AGS häufig assoziierten Salzverlusts oft fehlgedeutet, so dass die Diagnose bei ihnen nicht selten zu spät erfolgt bzw. sie versterben, ohne dass die eigentliche Todesursache erkannt wird.

Im Gegensatz zum 21-Hydroxylasemangel sind Enzymstörungen der 11-Hydroxylase, eines weiteren Enzyms in der Synthesekaskade des Kortisols, deutlich seltener (▶ Abschn. 16.4.1).

Die Virilisierung eines weiblichen Feten und Neugeborenen stellt ein schwerwiegendes Problem für das betroffene Individuum dar. Deshalb muss insbesondere der Frauenarzt Sorge dafür tragen, dass es während des intrauterinen Lebens gar nicht zur Virilisierung kommt. Dazu ist er in der Lage, indem er nämlich bei allen mit erhöhten Androgenspiegeln einhergehenden endokrinen Störungen, insbesondere hyperandrogenämischen Ovarfunktionsstörungen und bei polyzystischen Ovarien mit Hilfe des ACTH-Tests (▶ Abschn. 24.6) und im Zweifelsfall mit Hilfe der molekulargenetischen Untersuchung die verschiedenen Formen des AGS ausschließt oder nachweist.

◩ Tabelle 12.3 fasst die Hauptmerkmale einiger in der frauenärztlichen Sprechstunde gelegentlich beobachteter Entwicklungsstörungen zusammen.

12.5.5 Teratogene Formen

Ebenso wie die fetalen adrenalen Androgene bei einem angeborenen AGS, können auch in sehr seltenen Fällen mütterliche oder exogene Androgene bei einem weiblichen Feten zu einer Vermännlichung des weiblichen äußeren Genitale führen.

Folgende Ursachen kommen differentialdiagnostisch in Betracht:
- Mütterlicher androgen- oder ACTH-, LH(hCG)-bildender Tumor mit exzessiver Bildung und Wirkung von Androgenen;
- versehentliche Einnahme androgen wirksamer Medikamente in der Schwangerschaft.

◩ **Tabelle 12.2.** Männlicher Pseudohermaphroditismus als Folge von Störungen der Androgenbiosynthese

Enzymdefekt/ Vererbungsmuster	Genitale	Laboranalytische Merkmale	Sonstige klinische Merkmale
20,22-Desmolasedefekt (46,XY, autosomal-rezessiv)	Zwittriges oder weibliches Genitale, Uterus und Tuben	Androgene niedrig, Östrogene niedrig, Glukokortikoide niedrig keine Reaktion auf ACTH	Meist tödlich im Neugeborenenalter, Zeichen der Nebennierenininsuffizienz
3β-Hydroxysteroid- dehydrogenasedefekt (46,XY, autosomal-rezessiv)	Zwittriges äußeres männliches Genitale (Hypospadien), Uterus und Tuben fehlen	Testosteron und DHT niedrig, Östrogene niedrig, Mineralo- und Glukokortikoide niedrig, Δ5-Vorstufen, z. B. Pregnenolon, 17-Hydroxypregnenolon, DHEA hoch	Klinische Folgen des Kortisol- und Aldosteronmangels, primäre Amenorrhö
17,20-Desmolasedefekt (46,XY, autosomal-rezessiv)	Zwittriges oder weibliches äußeres Genitale, Uterus und Tuben fehlen	Gluko- und Mineralokortikoide normal, Androgene niedrig, Östrogene niedrig, exzessiver Anstieg von 17-Hydroxyprogesteron und 17-Hydroxypregnenolon nach ACTH, fehlender Testosteronanstieg	Primäre Amenorrhö, Pubertät ausbleibend
17-Keto- Reduktasedefekt (17β-Hydroxyde- hydrogenasedefekt; 46,XY, autosomal-rezessiv)	Weibliches Genitale, später oft virilisiert, Nebenhoden, Vas deferens und Samenbläschen hypoplastisch, Uterus und Tuben fehlen	Gluko- und Mineralokortikoide normal, Androstendion und DHEA hoch, Testosteron niedrig, DHT niedrig,	In der Pubertät Androgenisierung, Deszensus testis, Gynäkomastie, gelegentlich Geschlechtsrollenwechsel, primäre Amenorrhö
5α-Reduktasedefekt (46,XY, autosomal-rezessiv)	Äußeres Genitale zwittrig, blind endende Vagina, intraabdominelle oder intralabiale Hoden, Nebenhoden, Vas deferens und Samenbläschen vorhanden, Uterus und Tuben fehlen, Virilisierung in der Pubertät	Testosteron normal, DHT niedrig,	In der Pubertät unterschiedliche Virilisierung des äußeren Genitale, Pubes- und Axillarentwicklung, Geschlechtsrollenwechsel, primäre Amenorrhö
17-Hydroxylasedefekt (46,XY, autosomal-rezessiv)	Weibliches Genitale, blind endende Vagina, Uterus und Tuben fehlen, Bauch- oder Leistenhoden	Testosteron niedrig, Desoxykortikosteron erhöht, Kortisol niedrig	Hypertonie, Hypokaliämie, primäre Amenorrhö

◘ Tabelle 12.3. Tabellarische Zusammenstellung der Hauptmerkmale einiger in der frauenärztlichen Praxis gelegentlich beobachteter Entwicklungsstörungen

Diagnostisches Merkmal	Syndrom					
	Ullrich-Turner-Syndrom	Noonan-Syndrom	Swyer-Syndrom	Testikuläre Feminisierung	Kongenitale NNR-Hyperplasie bei Frauen	Mayer-Rokitansky-Küster-Syndrom
Chromosomensatz	45,X0 oder Mosaik	Normal 46,XY oder 46,XX	46,XY	46,XY	46,XX	Meistens 46,XX, selten Mosaike
Gonadotropinspiegel	Hypergonadotrop	Meist normal	Hypergonadotrop	Normal bis leicht erhöht	Normal	Normal
Testosteronspiegel	Niedrig/normal	Bei ♀ normal Bei ♂ manchmal normal/erniedrigt	Normal – weiblich	Dem Spiegel normaler Männer entsprechend	Erhöht	Normal – weiblich
Östradiolspiegel	Meist niedrig	Bei Männern niedrig	Niedrig	Vorhanden durch Konversion aus Testosteron	Weitgehend normal	Normal
MIH	Fehlt	Bei männlichen Individuen Vorhanden	Fehlt	Vorhanden	Fehlt	Fehlt
Uterus/Tuben	Vorhanden	Bei weiblichen Individuen vorhanden	Vorhanden	Fehlen, ebenso oberstes Drittel der Scheide	Vorhanden	Fehlen oder rudimentär
Gonaden	Streak-Ovarien	Häufig Hypogonadismus, Hodenhochstand	Dysgenetische Gonaden, hohes Malignitätsrisiko	Hoden	Ovarien	Ovarien
Pubes-/Axillarbehaarung	Vorhanden	Vorhanden	Vorhanden	Fehlen	Vorhanden, Hirsutismus	Vorhanden
Brustentwicklung	Meist infantil	Vorhanden	Fehlt	Vorhanden	Vorhanden	Vorhanden
Körpergröße	Kleinwuchs	Kleinwuchs	Normal	Normal	Kleinwuchs	Normal
Körperliche Anomalien	Ja, multipel	Ja, multipel Merkmale des Turner-Syndroms	Gelegentlich	Äußeres Erscheinungsbild normal, bis auf Pubes- und Axillarbehaarung	Intersexuelles äußeres Gentiale	Hemmungsmissbildung von Tuben, Uterus, Scheide, Fehlbildungen von Wirbelsäule und inneren Organen
Somatisches Geschlecht	Weiblich	Meist männlich, selten weiblich	Weiblich	Weiblich	Weiblich	Weiblich
Fortpflanzungsfähigkeit	Fast nie	Möglich, eingeschränkt	Nein	Nein	Eingeschränkt	Nein

Das Ausmaß der Virilisierung des weiblichen Genitale hängt von der androgenisierenden Potenz der verabreichten Substanz, dem Zeitpunkt der Einwirkung auf den Feten (>7. und <14. SSW) und der Dosis ab.

12.6 Vorzeitige Pubertätsentwicklung (Pubertas praecox)

Derzeit wird die Definition der Pubertas praecox aufgrund des säkularen Trends und aktuellerer Daten in den USA und Europa erneut diskutiert. Da jedoch diese wissenschaftliche Diskussion hierüber noch nicht abgeschlossen ist, gilt in Europa weiterhin das Auftreten sekundärer Geschlechtsmerkmale meist in Verbindung mit einer Akzeleration des Wachstums bei einem Mädchen vor dem 8. Geburtstag als pathologisch verfrüht und daher als Pubertas praecox (► Kap. 4.7).

Man unterscheidet zwei Hauptformen der Pubertas praecox,
- die zentrale oder echte Form (Pubertas praecox vera) und
- die periphere, unechte Form (Pseudopubertas praecox; ◘ Abb. 12.5).

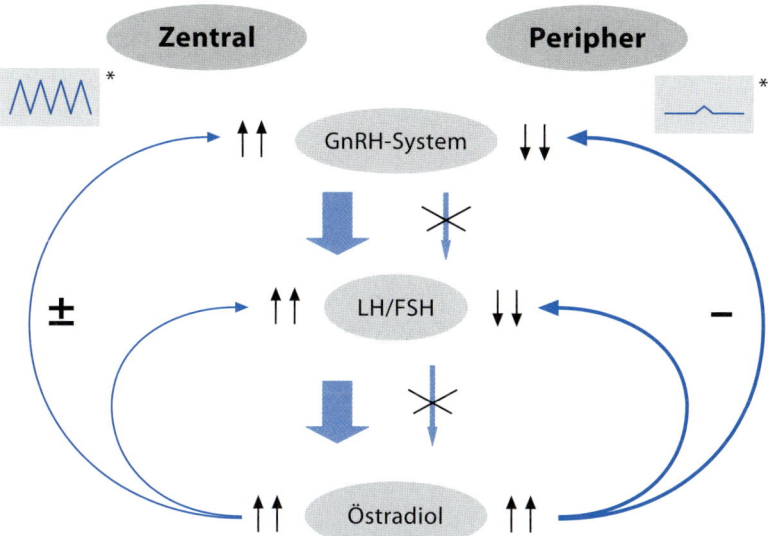

◻ Abb. 12.5. Graphische Darstellung der hormonalen Veränderungen bei zentraler und peripherer Pubertas praecox. * GnRH-Pulsatilität

Daneben spricht man von inkompletten Formen der Pubertas praecox, wenn ein einzelnes Pubertätsmerkmal vorzeitig und isoliert auftritt.

Die Unterschiede in der Pathophysiologie der beiden Hauptformen spiegeln sich in der hormonalen Konstellation wider: Während bei der zentralen Pubertas praecox eine vorzeitige pulsatile Gonadotropinsekretion zu einer Stimulation der Ovarien und damit zur vorzeitigen Östradiolproduktion und -wirkung führt, ist die Pseudopubertas praecox – ausgenommen die durch exogene Hormongabe ausgelösten Formen – durch eine autonome, vermehrte Produktion gonadaler Steroide, beispielsweise in einem Tumor mit zentraler Suppression der Gonadotropine und des GnRH durch die Sekretionsprodukte des Tumors charakterisiert. Eine Unterscheidung der beiden Formen ist meist nicht durch die basalen, zir-

kulierenden Gonadotropinspiegel, sondern erst nach Stimulation mit exogenem GnRH möglich. Bei der zentralen Pubertas praecox lassen sich LH und FSH durch GnRH deutlich stimulieren und es findet sich ein Quotient aus den LH- und FSH-Serumkonzentrationen nach GnRH-Stimulation von mehr als 1,0, wie dieser auch für die normale Pubertät charakteristisch ist. Bei der Pseudopubertas praecox hingegen sind die Gonadotropinspiegel niedrig bis nicht nachweisbar und durch GnRH nicht wesentlich stimulierbar.

Klinische Symptomatik. Unabhängig von der Form der Pubertas praecox ist das beschleunigte Körperlängenwachstum meist das erste Symptom. Dieses spiegelt auch die Skelettreifung wider, die anhand der Röntgenaufnahme des Handwurzelknochens festgestellt werden kann. Dieses sog. Knochenalter verläuft im Normalfall parallel zum chronologischen Alter. Bei der Differentialdiagnose der Pubertas praecox ist die Relation des chronologischen Alters zum Knochenalter ein wichtiges Kriterium (◻ Abb. 12.6).

Das klinische Bild kann bei beiden Formen – der zentralen und der peripheren Pubertas praecox – sehr ähnlich sein. Auch heute noch führt meist erst die vorzeitige Entwicklung sekundärer Geschlechtsmerkmale (Tanner-Stadium ≥2) zur weiteren Diagnostik, wenngleich das beschleunigte Körperlängenwachstum ein deutlich früherer Hinweis hätte sein können. Charakteristisch ist für die Akzeleration des Längenwachstums, dass dieses die für das jeweilige Kind typische Wachstumsperzentile verlässt (◻ Abb. 12.1a und 12.1b).

Darüber hinaus können folgende Befunde wegweisend sein:
- Östrogenisierung des Introitus vaginae,
- Schleimsekretion aus der Vagina,
- rasches Nachfetten der Haare, Körpergeruch Erwachsener, Akne sowie
- andere Hautveränderungen als Hinweis auf
  - eine Neurofibromatose,
  - eine tuberöse Hirnsklerose oder
  - ein McCune-Albright-Syndrom.

◻ Abbildung 12.6 stellt ein Flussdiagramm zum differentialdiagnostischen Vorgehen bei Pubertas praecox dar.

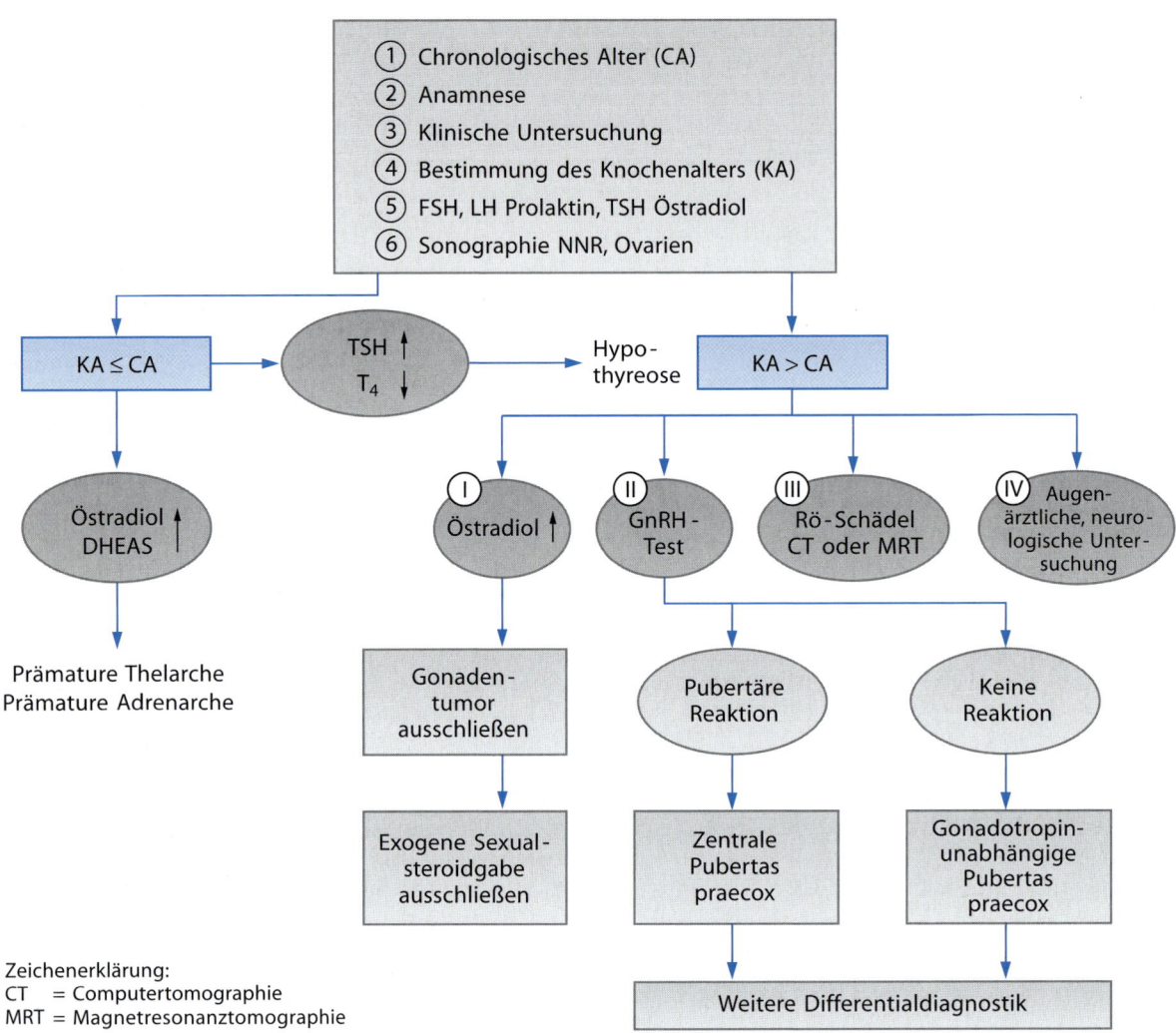

■ Abb. 12.6. Differentialdiagnostisches Vorgehen bei Pubertas praecox. (Nach Root u. Shulman 1988)

12.6.1 Zentrale Pubertas praecox

Definition

Eine zentrale Pubertas praecox setzt immer eine Aktivierung des GnRH-Pulsgenerators, d. h. eine pulsatile Sekretion von GnRH aus den spezialisierten Neuronen des Hypothalamus voraus (▶ Abschn. 4.3). Die Ursachen für die vorzeitige Aktivierung des zentralen pubertären Pulsgebers sind vielfältig.

Ursachen

Man unterscheidet eine sog. organische Pubertas praecox von der idiopathischen Form, bei der man keine spezifische Ursache nachweisen kann.

Häufigste Ursachen der organischen zentralen Pubertas praecox

- Tumoren
  - Gliome im Bereich des N. opticus und des Hypothalamus
  - Astrozytome im Bereich des Hypothalamus

- Meningeome im Bereich des Hypothalamus
- Tumoren des Corpus pineale (Germinome, Misch-Keimzelltumore)
- Fehlbildungen
  - Hamartome des Tuber cinereum
  - Tuberöse Hirnsklerose
  - Sturge-Weber-Syndrom
  - Hydrozephalus (auch bei Myelomeningozele)
  - Arachnoidalzysten
- Entzündliche Erkrankungen
  - Meningitis (einschließlich Tuberkulose) oder Enzephalitis
  - Sarkoidose
- Schädel-Hirn-Trauma oder Schädelbestrahlung

Organische Formen

Tumoren. Weniger die Art des Tumors als vielmehr seine Lokalisation bestimmt, ob eine Pubertas praecox ausgelöst wird oder nicht. So führt ein Gliom des Chiasma opticum, nicht aber ein Kleinhirngliom zu einer vorzeitigen Pubertät.

Wesentlich für die Entstehung einer zentralen Pubertas praecox als Folge eines Tumors ist auch, dass weder Hypothalamus noch Hypophyse durch das Tumorwachstum zerstört worden ist.

Fehlbildungen. Ein Hamartom des Tuber cinereum ist eine seltene angeborene Fehlbildung, die aus normalem Nervengewebe besteht, sich aber in einer heterotopen Lokalisation befindet. Symptomatische Patienten mit einem solchen Hamartom zeigen entweder eine Pubertas praecox centralis und/oder eine besondere Form von epileptischen Anfällen, sog. gelastische oder Lachanfälle, sowie Verhaltensauffälligkeiten. Für die Pubertas praecox als Folge eines Hamartoms macht man einerseits eine heterotope GnRH-Sekretion in Neuronen der Fehlbildung, andererseits eine Aktivierung des endogenen GnRH-Systems durch Wachstumsfaktoren des Hamartomgewebes verantwortlich.

Kasuistik

Ein 2-jähriges Mädchen wuchs über einige Zeit deutlich beschleunigt über die bisherige Körperlängenperzentile hinaus. Außerdem zeigte es eine Brustentwicklung im Tanner-Stadium 2 bis 3 und einen vaginalen Fluor mit hormonal stimuliertem Introitus vaginae. Seine Eltern berichteten von einer Akne im Gesichtsbereich ihrer Tochter und von einem ungewöhnlichen Schweißgeruch. Bei einer Röntgenuntersuchung der linken Hand zeigte sich das Knochenalter um 2,5 Jahre akzeleriert. Bezöge man die überdurchschnittliche Körperlänge auf das Knochenalter, dann läge das Kind mit seiner aktuellen Körperlänge nur noch im untersten Bereich der Perzentilennorm (◘ Abb. 12.12). Dadurch wäre das Wachstumspotential deutlich eingeschränkt. In der Magnetresonanztomographie (MRT) zeigte sich am Boden des dritten Ventrikels eine nichtanreichernde, rundliche Struktur, die wie eine Kirsche am Stiel imponierte. Es handelte sich dabei um ein hypothalamisches Hamartom.

Entzündliche Erkrankungen des Zentralnervensystems

Alle entzündlichen Erkrankungen des Zentralnervensystems können eine Pubertas praecox vera auslösen.

Die tuberkulöse Meningitis im Bereich der Basalkerne prädisponiert durch ihre Nähe zum Hypothalamus zu einer vorzeitigen pubertären Entwicklung. Eine tuberkulöse Meningitis ist zwar selten, sollte aber gerade in Zeiten der vermehrten Zuwanderung aus ärmeren Ländern in differentialdiagnostische Überlegungen einfließen.

Kasuistik

Ein 4-jähriges Mädchen erlitt eine tuberkulöse Meningitis, übertragen durch die offene Lungentuberkulose ihres Vaters. Der initiale Hydrocephalus internus wurde sofort drainiert, dennoch musste sie über Wochen beatmet und intensivmedizinisch betreut werden. Kurze Zeit nach Abschluss der langfristigen tuberkulostatischen Therapie zeigte sie ein deutlich vermehrtes Körperlängenwachstum und eine zunehmende Brustentwicklung. Das Knochenalter war um zwei Jahre akzeleriert. Auch die hormonalen Untersuchungen zeigten die typische Konstellation einer zentralen GnRH-Aktivierung: Dem jungen Erwachsenenalter entsprechende, gut nachweisbare Gonadotropinspiegel und für ihr chronologisches Alter deutlich erhöhte Östradiolspiegel.

Idiopathische Form der zentralen Pubertas praecox

Von einer idiopathischen Form der zentralen Pubertas praecox spricht man definitionsgemäß dann, wenn man keine organischen Ursachen findet. Es handelt sich also um eine Ausschlussdiagnose.

Diese Form kommt fast ausschließlich bei Mädchen vor und umfasst etwa 90% aller Fälle einer vorzeitiger Pubertät beim weiblichen Geschlecht. Im Gegensatz zur vorzeitigen sexuellen Reifung durch Fehlbildungen tritt diese Form meist im späteren Kindesalter auf.

Bei der Diskussion um die mögliche Genese dieser idiopathischen Form der Pubertas praecox man muss berücksichtigten, dass die Pubertät kein aus dem Nichts heraus entstehendes Ereignis ist, sondern ein Abschnitt in einer kontinuierlichen Entwicklung. Es ist denkbar, dass in Zusammenhang mit dem säkularen Trend der sexuellen Reifung die »normale Pubertät« neu definiert wird und eine heute als idiopathisch bezeichnete Pubertas praecox künftig als eine frühnormale Pubertät bezeichnet wird.

Auch lässt in Einzelfällen eine familiäre Häufung eine genetische Grundlage vermuten. Andererseits zeigt ein großer Teil der Mädchen mit einer idiopathischen Pubertas praecox unspezifische EEG-Auffälligkeiten, so dass nicht auszuschließen ist, dass kleinste morphologische Veränderungen des Hypothalamus der Störung zugrunde liegen, die auch mit modernsten bildgebenden Verfahren heute noch nicht erkennbar sind.

Therapeutische Möglichkeiten

Die Indikation zur Therapie der vorzeitigen, zentral ausgelösten pubertären Entwicklung ist immer abhängig vom Zeitpunkt ihres Auftretens, vom Ausmaß der Beeinträchtigung des Kindes, von der Prognose des Längenwachstums und von der spezifischen Ursache.

Hauptziele der Therapie sind
- das weitere Fortschreiten der sexuellen Reifung zu verhindern,
- die Rückbildung der sekundären Geschlechtsmerkmale zu erreichen,
- die Skelettakzeleration und den vorzeitigen Epiphysenschluss aufzuhalten, um das Wachstumspotential zu normalisieren und

— die psychische und soziale Belastung des Kindes und seiner Familie zu minimieren.

Vor der Ära der GnRH-Analoga bestand die Therapie der zentralen Pubertas praecox darin, durch synthetische Gestagene die pulsatile Gonadotropinsekretion und damit die Reifung von Ovarfollikeln und die ovarielle Östrogensekretion zu unterdrücken, um die fortschreitende Entwicklung sekundärer Geschlechtsmerkmale zu reduzieren bzw. zu unterbinden. Die Wirkung der Gestagene war oft nicht zufriedenstellend.

Mit Einführung der GnRH-Agonisten hat sich die Behandlungsstrategie grundlegend gewandelt. GnRH-Agonisten stellen chemisch modifizierte GnRH-Analoga dar, die durch ihre Depot- und Dauerwirkung die Hypophyse desensibilisieren, die gonadotrope Partialwirkung und damit die Stimulation der Ovarien unterdrücken. Eine einmal monatliche, subkutane Injektion ist meist ausreichend, um die Gonadotropinsekretion konstant zu supprimieren und damit die Progression der Pubertas praecox zu verhindern.

Über die gezielte Therapie tumoröser Prozesse bzw. von Fehlbildungen und Infektionen muss im Einzelfall entschieden werden. Der Erfolg einer Strahlen- oder Chemotherapie ist von der Art des Tumors abhängig. Andererseits sind die Möglichkeiten der Bestrahlung oder der operativen Intervention durch die Nähe zum Hypothalamus eingeschränkt und sollten sehr erfahrenen Neurochirurgen vorbehalten sein.

12.6.2 Vorzeitige periphere Pubertät (Pseudopubertas praecox)

Definition

Diese Form der pubertären Entwicklung ist nicht zentral gesteuert, sondern wird durch eine peripher überschießende Sexualsteroidsekretion oder durch eine ausreichend hohe und lange exogene Zufuhr von Sexualsteroiden ausgelöst. Typischerweise finden sich bei Mädchen erhöhte Östradiolspiegel und supprimierte Gonadotropinspiegel im Blut, die nach einem GnRH-Stimulationstest (Durchführung ▶ Abschn. 24.6) nicht oder nur wenig ansteigen (◘ Abb. 12.5).

Ursachen

Hormonproduzierende Tumoren. Hormonaktive Tumoren können sowohl durch die Sekretion von humanem Choriongonadotropin (hCG) als auch durch eine vermehrte Synthese und Sekretion gonadaler Steroide eine vorzeitige pubertäre Entwicklung auslösen.

Im Gegensatz zur Sekretion von Testosteron im Hoden werden im Ovar Östrogene nur dann in signifikanten Mengen sezerniert, wenn das Ovar gleichzeitig durch LH und FSH stimuliert wird. Da Chorionepitheliome, Teratome, Germinome oder Hepatome meist nur hCG sezernieren, dem vorwiegend LH-Wirkung und praktisch keine FSH-Wirkung zukommt, führen diese Tumoren beim Mädchen nur dann zu einer isosexuellen Pseudopubertas praecox, wenn im Tumor gleichzeitig entweder auch vermehrt Östrogene gebildet oder die in den Ovarien oder im Tumor synthetisierten Androgene durch eine vermehrte Aromataseaktivität in Östrogene umgewandelt werden. Da die ovarielle Aromatase FSH-abhängig ist, ist dies nur selten der Fall.

Alle hormonproduzierenden Tumoren (adrenale, ovarielle oder anderweitige), die entweder ausschließlich Östrogene oder Androgene und vermehrt Aromatase produzieren, können beim Mädchen eine gonadotropinunabhängige isosexuelle Pubertätsentwicklung erzeugen. Die häufigsten dieser hormonsezernierenden Tumoren des Kindesalters sind in ◘ Tabelle 12.4 dargestellt.

Exogene Formen. Die Zufuhr exogener gonadaler Steroide, z. B. in Form von Medikamenten, topischer Applikation, belasteten Nahrungsmitteln oder sog. Phytoöstrogenen, kann im Einzelfall Ursache einer Pseudopubertas praecox sein.

McCune-Albright-Syndrom. Es handelt sich hierbei um ein seltenes Krankheitsbild, das durch eine Überfunktion verschiedener endokriner Organe, zystische Knochendeformitäten und Café-au-lait-Flecken gekennzeichnet ist. Ursächlich liegt dieser Erkrankung eine funktionsinduzierende Mutation des stimulierenden G-Proteins (des sog. Gsα-Proteins) zugrunde. Das Gsα-Protein ist ein wesentlicher Vermittler für die intrazelluläre Signalkaskade der sog. 7-Transmembranrezeptoren, zu denen auch der LH- und der FSH-Rezeptor gehören (▶ Abschn. 1.4). Bei einer funktionsinduzierenden Mutation kommt es unabhängig von der Bindung des Liganden (des rezeptorspezifischen Hormons) an den Rezeptor zu einer konstitutiven Aktivierung der intrazellulären Signaltransduktion und damit zu einer Überaktivität der entsprechenden endokrinen Organe (Hyperthyreose, Cushing-Syndrom, Akromegalie etc.). Die gonadotropinunabhängige, konstitutive Aktivierung der Gonadotropinrezeptoren induziert die Ausbildung von hormonaktiven ovariellen Follikelzysten, die Sekretion von Sexualsteroiden, insbesondere von Östradiol und dadurch eine isosexuelle, gonadotropinunabhängige vorzeitige Pubertät.

Die hormonalen Überfunktionszustände sind bei verschiedenen Patienten mit diesem Syndrom sehr variabel ausgeprägt. Auch die fibröse Knochendysplasie und die charakteristischen Café-au-lait-Flecken der Haut werden durch eine konstitutive, hormonunabhängige Aktivierung spezifischer Rezeptoren verursacht.

Die Behandlung dieser Erkrankung bedarf einer interdisziplinären Zusammenarbeit und ist selbst dann häufig unbefriedigend. Diese Form der Pubertas praecox reagiert naturgemäß nicht auf eine Therapie mit GnRH-Agonisten, da sie nicht durch eine vorzeitige endogene GnRH-Sekretion bedingt ist. Ihre Behandlung muss vielmehr darauf ausgerichtet sein, einerseits die Bildung von Östrogenen aus den Vorläufersteroiden zu unterbinden (durch Aromatasehemmer), andererseits die Hormonwirkung auf Endorganebene (durch Antiöstrogene).

Vorzeitige Pubertät bei ausgeprägter primärer Hypothyreose. Im Rahmen einer lang bestehenden primären Hypothyreose im Kindesalter, die durch Screeningmaßnahmen in der Neugeborenenphase heute vermeidbar ist, kann es zu einer vorzeitigen Pubertätsentwicklung kommen. Der Mechanismus der verstärkten hypophysären Gonadotropinsekretion bei primärer Hypothyreose ist nicht eindeutig geklärt. Da bei dieser Grunderkrankung keine pulsatile GnRH-Sekretion erfolgt, muss diese Variante in die Gruppe der Pseudopubertas praecox eingeordnet werden.

Im Gegensatz zu anderen Formen der Pubertas praecox ist das Körperlängenwachstum aufgrund der Hypothyreose nicht beschleunigt und das Knochenalter meist sogar retardiert (◨ Abb. 12.6). Die Therapie der Hypothyreose normalisiert alle klinischen Phänomene.

Diese Art der Pubertas praecox kann bei Kindern insbesondere solcher Länder auftreten, in denen es kein neonatales Hypothyreosescreening gibt.

Zur Differentialdiagnostik jeder Pubertas praecox gehört also die Überprüfung der Schilddrüsenfunktion.

12.7 Vorzeitige Teilentwicklungsstörungen

Hierbei handelt es sich um die vorzeitige klinische Ausprägung einzelner sekundärer Geschlechtsmerkmale bei einem Mädchen vor dem 8. Geburtstag. Diese treten meist isoliert auf, können aber auch das erste Symptom einer kompletten vorzeitigen Pubertätsentwicklung sein.

◨ **Tabelle 12.4.** Ovartumoren mit und ohne Hormonsekretion sowie einige nichtovarielle Tumoren mit hormonaler Aktivität im Kindesalter. (Mod. nach Bonser u. Jull 1977)

Tumor	Häufigkeit (im Ovar) [%]	Dignität	Hormonale Aktivität
Keimzellgewebe	67		
Reifes Teratom, Dermoid, alle Keimblätter – variable Lokalisation	38	Gutartig	Meist keine (ggf. Struma ovarii oder Karzinoid)
Unreifes Teratom	7	Maligne	Selten; evtl. Choriongonadotropin, selten Östrogene
Dysgerminom	11	Maligne (100%)	Choriongonadotropin (hCG), selten Androgene
Embryonales Karzinom	6	Maligne	Choriongonadotropin, α-Fetoprotein
Mischtumor	4	Maligne	Variabel (z. B. hCG)
Primäres Chorionkarzinom	Selten	Maligne (100%)	Choriongonadotropin
Chorionepitheliom, auch in: Hypothalamus, Lunge, Mediastinum u. a.			Choriongonadotropin
Germinom u. a., auch in: Pinealisloge und suprasellär			Choriongonadotropin, selten Östrogene
Mesenchym	13		
Granulosa- und Granulosa- /Thekazelltumor	4	Maligne (10–20%)	Östrogene, Androgene, Progesteron
Fibrom	3	Benigne	Keine
Arrhenoblastom (Sertoli-/Leydig-Zellen)	2	Maligne (20%)	Androgene, Östrogene
Thekom	0,6	Benigne	Östrogene, gelegentlich Androgene
Fibrosarkom	0,5	Maligne	Keine
Autonome Follikelzysten (z. B. McCune-Albright)		Benigne	Östrogene
Gonadoblastome	0,6	Maligne (50%)	Choriongonadotropin, Androgene
Epitheliale Tumoren	**17 bis 20**		
Seröses Zystadenom	9	Maligne oder benigne	Keine
Muzinöses Zystadenom	5	Benigne	Keine
Seröses Zystadenokarzinom	1,4	Maligne	Keine
Muzinöses Zystadenokarzinom	0,8	Maligne	Keine
Klarzellkarzinom	0,4	Maligne	Keine
Andere			
Hepatoblastom		Maligne	Selten Choriongonadotropin

> Auch wenn vorzeitige Pubertätszeichen zunächst nur isoliert auftreten, muss man differentialdiagnostisch immer eine zentrale oder periphere Pubertas praecox ausschließen.

12.7.1   Prämature Thelarche

Eine vorzeitige isolierte Brustentwicklung kann jederzeit vom Säuglingsalter bis zum Pubertätsbeginn auftreten, hat aber ihr Altersmaximum zwischen dem 6. Lebensmonat und dem 2. Lebensjahr. Meist bildet sich die Brustdrüse symmetrisch, seltener einseitig bis zum Stadium Tanner 2 bis 3 aus, ohne dass Mamille oder Areola weiter ausreifen. Oft ist die Brustentwicklung nach wenigen Monaten wieder rückläufig, sie kann aber im Einzelfall bis zur Pubertät persistieren. Andere Hinweise auf einen vermehrten Hormoneinfluss, wie vermehrtes Körperlängenwachstum, stimuliertes Vaginalepithel oder vaginale Blutungen fehlen.

Um eine Pubertas praecox auszuschließen, sollte man immer nach weiteren klinischen Zeichen einer vermehrten Hormonwirkung suchen. Fehlen diese Hinweise, insbesondere ein beschleunigtes Längenwachstum, und zeigt das weibliche innere Genitale im Ultraschall altersentsprechende Größenverhältnisse (Uterusvolumen <1,8 ml), so muss dieser Befund im Abstand von einigen Monaten lediglich kontrolliert werden. Ist jedoch die Brustentwicklung rasch progredient, so sind weitere Untersuchungen entsprechend dem in ■ Abb. 12.7 dargestellten Schema erforderlich.

In der Literatur wird von der oben beschriebenen, benignen isolierten Thelarche eine »ausgeprägte Thelarche« unterschieden. Diese zeichnet sich aus durch ein beschleunigtes Körperlängenwachstum, eine nicht mehr präpubertäre Reaktion von LH und FSH auf GnRH und einen Ultraschallbefund des inneren Genitale, der einer Zwischenstufe zwischen isolierter prämaturer Thelarche und zentraler Pubertas praecox entspricht (Stanhope u. Brook 1990). Vermutlich handelt es sich bei dieser Form um einen Übergang in eine echte Pubertas praecox.

Die in ■ Abb. 12.8 dargestellten altersabhängigen sonographisch erfassbaren Veränderungen von Uteruslänge und -volumen sowie des Ovarvolumens stellen die Referenzwerte für die jeweilige Altersgruppe dar.

12.7.2   Prämature Pubarche

Die vorzeitige Entwicklung der Pubes bei Mädchen vor dem 8. Geburtstag ist in der Regel Ausdruck einer vorzeitigen Ak-

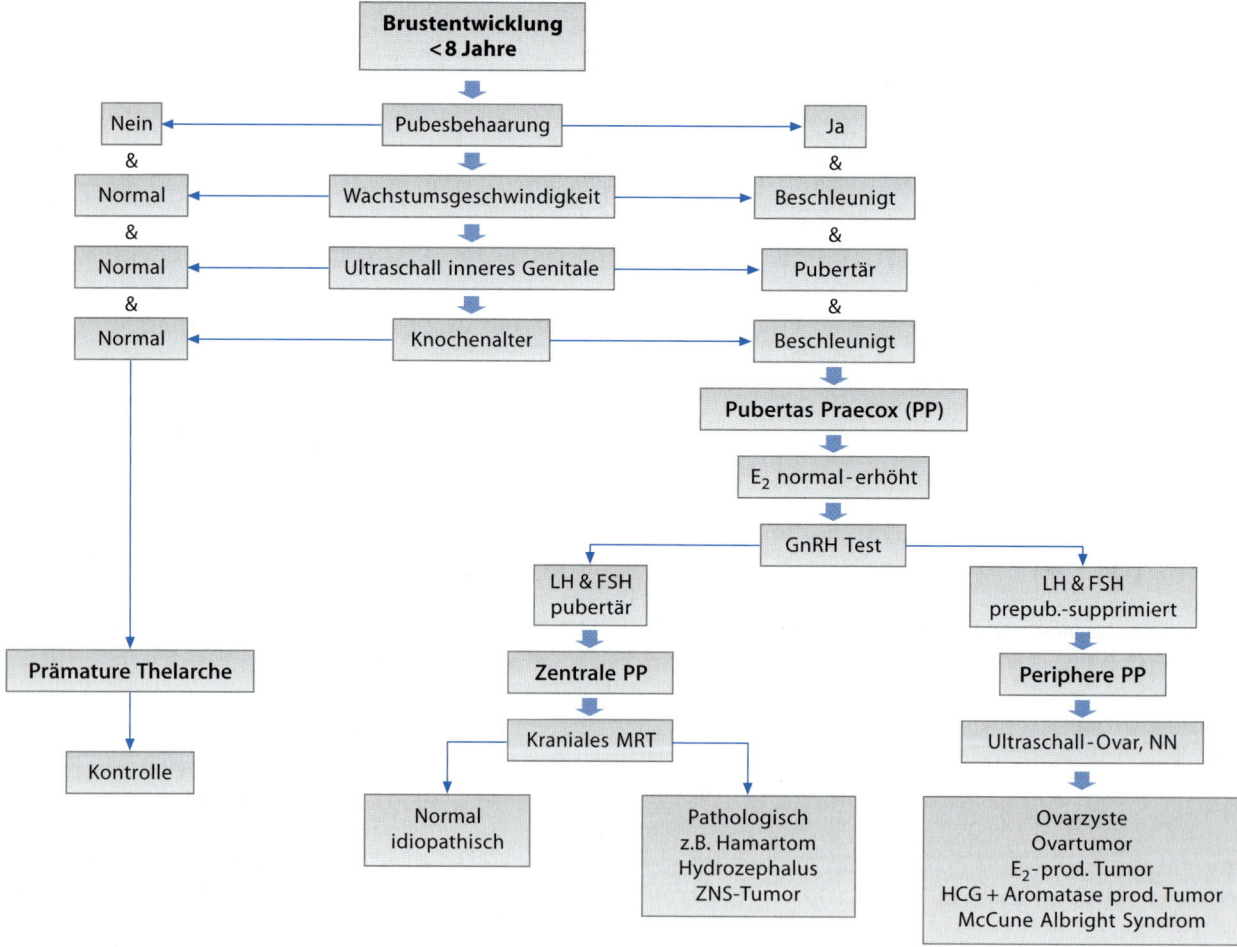

■ **Abb. 12.7.** Diagnostisches Vorgehen bei vorzeitiger Brustdrüsenentwicklung. PP Pubertas praecox, E$_2$ Östradiol, NN Nebenniere

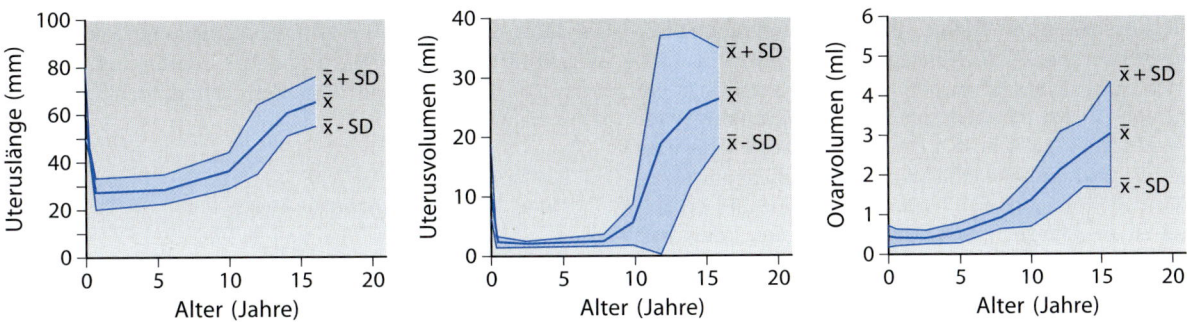

Abb. 12.8. Sonographisch ermittelte Uteruslänge, Uterus- und Ovarvolumen bei Mädchen verschiedener Altersklassen (Mittelwerte und einfache Standardabweichungen). (Nach Pelzer 1991)

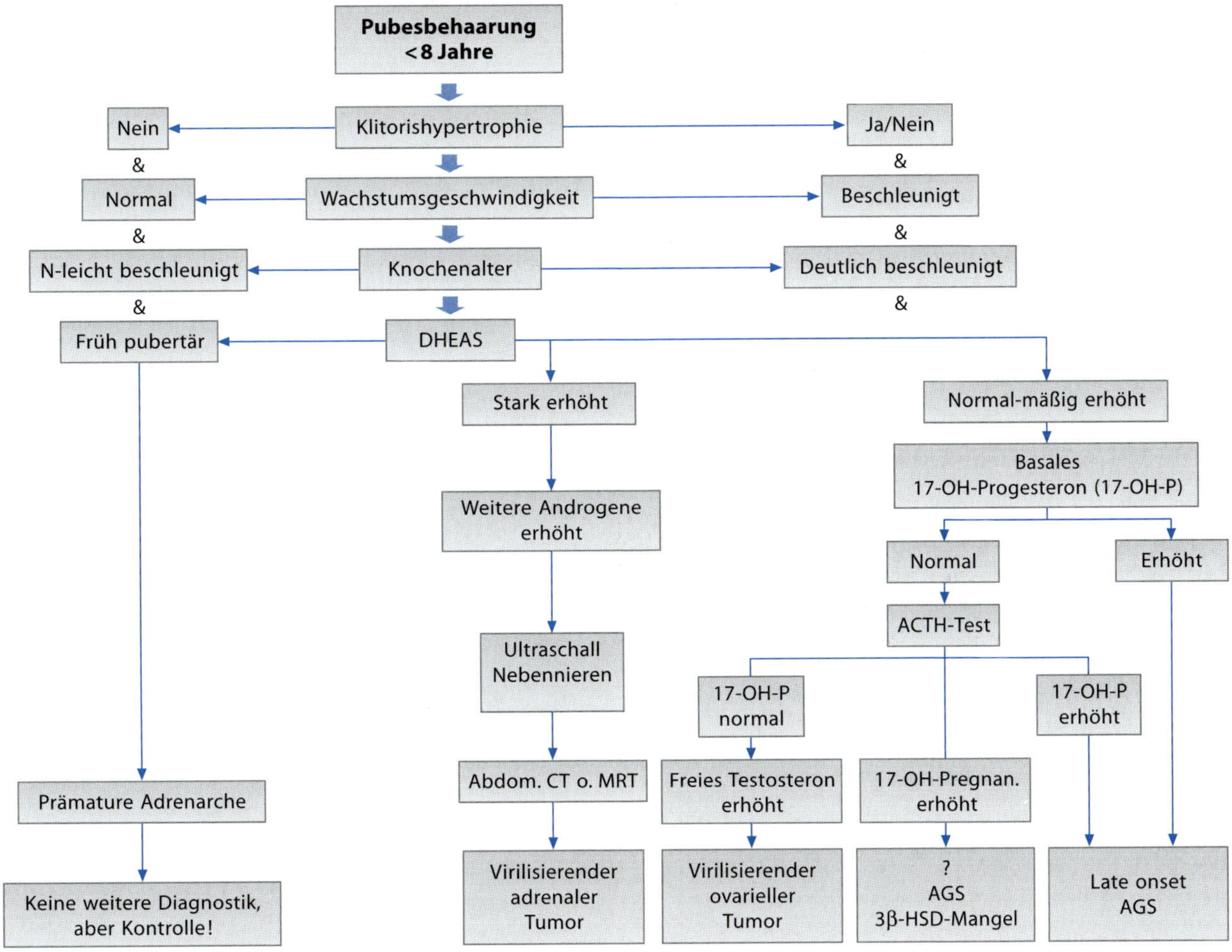

Abb. 12.9. Diagnostisches Vorgehen bei prämaturer Pubarche. N normal, DHEAS Dehydroepiandrosteron-Sulfat, 17-OH-P 17-Hydroxy-Progesteron, ACTH adrenokortikotropes Hormon, 17-OH-Pregnan. 17-Hydroxy-Pregnanolon, 3β-HSD 3β-Hydroxysteroid-Dehydrogenase, ? bisher wurde in den meisten Fällen bei prämaturer Pubarche keine Mutation im 3β-HSD-Gen gefunden

tivierung der adrenalen Androgensynthese (der sog. Adrenarche). Wenn dieses Symptom nicht progredient ist und nicht von einer Akzeleration des Wachstums und der Skelettreife begleitet ist, handelt es sich um eine benigne Entwicklungsvariante. Neben dem Wachstum der Pubes ist nicht selten das Wachstum der Axillarhaare und ein Körpergeruch wie bei Erwachsenen nachweisbar ohne sonstige Zeichen der Virilisierung. Die Serumspiegel der adrenalen Androgene DHEA,

DHEAS, Androstendion entsprechen dem Stadium Tanner P2. Da die adrenale Reifung ein kontinuierlicher, von der Aktivierung des GnRH-Pulsgenerators unabhängiger Prozess ist, handelt es sich bei der klassischen prämaturen Pubarche möglicherweise nur um eine isolierte frühzeitigere Aktivierung der Nebennierenrinde.

Andere Zeichen einer vermehrten Androgenwirkung wie Akne, Hirsutismus und insbesondere eine deutliche Akzeleration des Körperlängenwachstums und der Skelettreifung lassen auf einen pathologischen Prozess schließen. Die häufigste Ursache für einen solchen pathologischen Prozess ist ein in der Pubertät sich manifestierendes adrenogenitales Syndrom (► Abschn. 12.5.4 und 16.4.1). Bei Adoleszenten, die eine prämature Pubarche hatten, findet man gehäuft ein polyzystisches Ovarsyndrom mit relativer Insulinresistenz und Zyklusstörungen. Die pathogenetische Grundlage dieser klinischen Symptomatik dürfte nicht einheitlich sein.

> Auch eine isoliert auftretende Pubarche erfordert immer den Ausschluss eines postpuberalen adrenogenitalen Syndroms, androgensezernierender Tumoren der Nebennierenrinde und der Ovarien, und der sehr seltenen ACTH- und LH (hCG)-produzierenden Tumoren.

◨ Abbildung 12.9 fasst in einem Flussdiagramm das differentialdiagnostische Vorgehen bei einer prämaturen Pubarche zusammen.

12.7.3 Prämature Menarche

Vorzeitige vaginale Blutungen sind zunächst verdächtig auf einen meist durch Fremdkörper oder Infektionen ausgelösten lokalen oder systemischen pathologischen Prozess. In Einzelfallbeobachtungen ist aber über eine »idiopathische«, isolierte Blutung ohne sonstige Zeichen der pubertären Reifung berichtet worden (isolierte prämature Menarche). Fehlen andere Zeichen einer pubertären Entwicklung, sollte man an die kurzfristige Zufuhr exogener Östrogene durch Medikamente, topische Applikation oder aus der Nahrungskette sowie an Verletzungen, vaginale Fremdkörper oder lokale Tumoren des Genitaltrakts denken. Auch bei diesem zunächst isoliert erscheinenden Phänomen muss man eine zentrale und periphere Pubertas praecox ausschließen.

12.8 Verzögerte oder ausbleibende Pubertät (Pubertas tarda)

12.8.1 Definition, Ätiologie

Definitionsgemäß beschreibt der Begriff »Pubertas tarda« nur das verzögerte bzw. verspätete Einsetzen der pubertären Entwicklung, die dann jedoch normal abläuft. Fälschlicherweise wird dieser Begriff auch für die »ausbleibende Pubertät« verwendet, bei der gar keine oder eine nur unzureichende pubertäre Entwicklung erkennbar ist.

Von einer Pubertas tarda spricht man definitionsgemäß dann, wenn ein Mädchen im Alter von mehr als 13,5 Jahren (>der 2fachen Standardabweichung) noch keine Brustknospung aufweist. Eine **primäre Amenorrhö** liegt dann vor, wenn bis zum Abschluss des 16. Lebensjahrs noch keine Menarche aufgetreten ist.

Liegt die Ursache für die Entwicklungsverzögerung und für den damit assoziierten Hypogonadismus auf hypothalamischer oder hypophysärer Ebene, handelt es sich um einen hypogonadotropen Hypogonadismus, während bei einer primären Gonadenschädigung ein hypergonadotroper Hypogonadismus vorliegt, da im letzten Fall die Gonadotropinspie-

gel durch die fehlende negative Rückkopplung sekundär ansteigen (◨ Abb. 12.10). Die bekannten Ursachen für die verschiedenen Formen eines Hypogonadismus sind im Folgenden zusammengefasst.

Hypogonadotroper Hypogonadismus	
Schädigung von Hypothalamus/ Hypophyse	Tumoren Langerhans-Histiozytose Postinfektiöse Zustände Bestrahlung (ausreichend hohe Dosis) Schädel-Hirn-Trauma (z. B. Hypophysenstielläsionen)
Genetische Defekte	Kallmann-Syndrom DAX-1-Defekt Isolierte LH- oder FSH-Mangel (selten) LHRH-Rezeptor-Defekt/ LHRH-Resistenz Multiple hypophysäre Hormondefekte (s. unten)
Syndrome und chronische Erkrankungen	Prader-Willi-Syndrom Laurence-Moon-Bardet-Biedl-Syndrom Mukoviszidose Sichelzellanämie/Thalassämie Chronisch entzündliche Darmerkrankungen Chronische Niereninsuffizienz Unterernährung/Anorexia nervosa u. a. Andere chronische Erkrankungen: Diabetes mellitus Typ I, Prolaktinom, Cushing, M. Gaucher u. a.
Konstitutionelle Verzögerung von Wachstum und Pubertät (passager)	
Hypergonadotroper Hypogonadismus	
Chromosomale Anomalien	Klinefelter-Syndrom (47,XXY) Ullrich-Turner-Syndrom (45,XO und Mosaike) Andere Formen der Gonadendysgenesie
Schädigung beider Gonaden durch	Chemotherapie Bestrahlung Trauma der Gonaden (beidseitig) Autoimmunprozess Galaktosämie
Andere	LH-Rezeptor Defekt/LH-Resistenz Androgensynthesedefekt Noonan-Syndrom

12.8.2 Angeborene Formen des hypogonadotropen Hypogonadismus

Kallmann-Syndrom. Das Kallmann-Syndrom beschreibt eine Gruppe genetisch unterschiedlicher, gonosomaler und

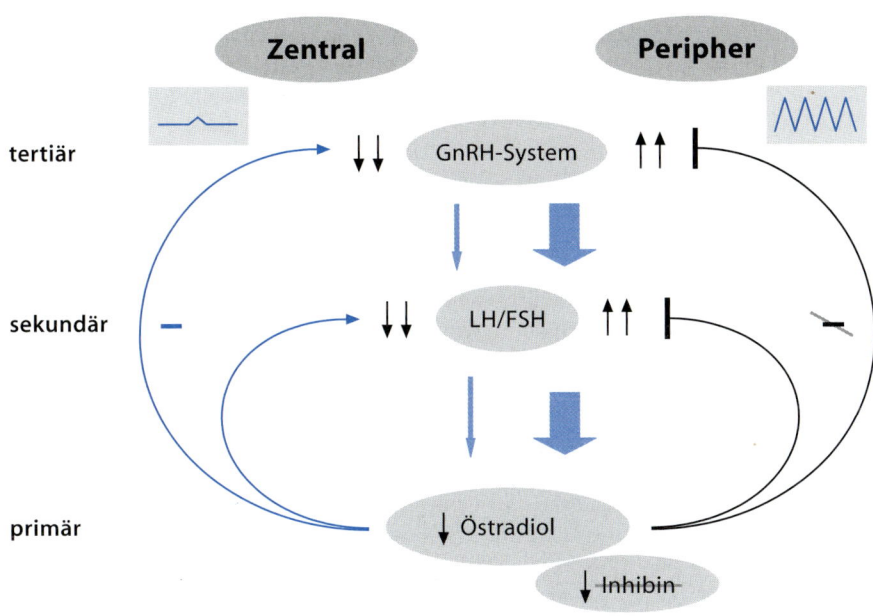

Abb. 12.10. Graphische Darstellung der hormonalen Veränderungen beim zentralen, d. h. hyphothalamisch-hypophysär bedingten (hypogonadotropen) und beim peripher (ovariell) bedingten (hypergonadotropen) Hypogonadismus.

autosomaler Defekte. Bei diesem Symptomenkomplex sind die Migration der GnRH-Neurone und die Entwicklung des Riechhirns gestört, so dass neben einem hypogonadotropen Hypogonadismus mit primärer Amenorrhö auch eine Beeinträchtigung des Geruchsinns resultiert. Dieses Syndrom wird ausführlich in ▶ Abschn. 17.10.5 dargestellt.

Um die Diagnose bei Vorliegen eines hypogonadotropen Hypogonadismus und einer Riechstörung zu erhärten, kann neben dem Einsatz molekulargenetischer Methoden eine MRT mit Darstellung des hypoplastischen Riechhirns sinnvoll sein.

Mittelliniendefekte. Sehr seltene sog. Mittelliniendefekte des Kopfes und des ZNS können mit einer Reihe hormonaler Ausfälle einhergehen (Cameron et al. 1999). Man findet bei ihnen Störungen der Entwicklung des Mittelgesichtes und des Chiasma opticum, gelegentlich kombiniert mit einer ausbleibenden Pubertät, die durch einen hypogonadotropen Hypogonadismus gekennzeichnet ist.

Ein singulärer oberer, mittig gelegener Schneidezahn kann ebenso Ausdruck eines Mittelliniendefektes sein wie eine mediane Gaumenspalte, ein Nystagmus, eine unerklärbare ausgeprägte Visusminderung und eine Augenmuskellähmung im Kindesalter.

Auch die septooptische Dysplasie stellt eine solche Mittellinienfehlbildung dar, ihre klassische Form – es gibt eine große Zahl weiterer Varianten – ist charakterisiert durch die Trias:

- Hypoplasie oder Dysplasie der Nn. optici bzw. des Chiasma opticum,
- Fehlen des Septum pellucidum und
- Hypo- oder Aplasie des Hypophysenstiels bzw. der Adenohypophyse.

Kasuistik
Für die bei einem Jungen postpartal festgestellte Lähmung des N. oculomotorius mit Ptosis, Schielstellung und Schwachsichtigkeit konnte in der MRT zunächst keine Ursache gefunden werden. Das Kind wuchs anfänglich normal, zeigte dann aber im Alter von zwei bis drei Jahren eine zunehmende Wachstumsverzögerung. In der endokrinologischen Diagnostik fand sich ein kompletter Wachstumshormonmangel mit nicht stimulierbaren Hormonwerten bei einem deutlich erniedrigten Blutzucker im nichtnüchternen Zustand, ohne dass dieser je symptomatisch geworden war. Eine zweite MRT mit spezieller Schichtung des Hypothalamus-Hypophysen-Bereiches ergab eine Hypophysenstielaplasie, eine hypoplastische Adenohypophyse und eine ektope Neurohypophyse.

Defekte hypothalamisch-hypophysärer Transkriptionsfaktoren. Das oben beschriebene Krankheitsbild der septooptischen Dysplasie wurde in einem familiären Fall mit einer Mutation des einen Transkriptionsfaktor kodierenden HESX-1-Gens in Zusammenhang gebracht, der für die Entwicklung des Hypothalamus und der hypophysären Strukturen notwendig ist.

Weitere Defekte von Transkriptionsfaktoren, die für die Entwicklung der Hypophyse bedeutsam sind, und eine lange Reihe anderer genetischer Defekte, die eine Störung hypothalamisch-hypophysärer Funktionen auslösen und damit zu einem hypogonadotropen Hypogonadismus führen, sind mittlerweile bekannt. Es erscheint nicht sinnvoll, hier alle diesen genetischen Defekten zuzuordnenden klinischen Symptomenkomplexe, zu beschreiben.

Prader-Willi-Syndrom. Diese Erkrankung betrifft Mädchen und Jungen. Viele Kinder fallen bereits im Neugeborenenalter durch eine Muskelhypotonie auf. Aufgrund einer unstillbaren Esssucht entwickeln sie – spätestens sobald sie selbst Zugang zu Nahrung haben – eine ausgeprägte Adipositas; außerdem fallen sie durch Kleinwuchs, Akromikrie (sehr kleine Hände und Füße) und eine mentale Retardierung auf. Der für dieses Symptom charakteristische hypogonadotrope Hypogonadismus ist häufig schon im Neugeborenenalter durch ein minderentwickeltes Genitale vorauszusehen, manifestiert sich aber naturgemäß erst als eine verspätet eintretende pubertäre Entwicklung, die meist nur unvollständig abläuft. Diesem Krankheitsbild liegt entweder eine kleine Deletion oder ein kompletter Verlust der Region q 11–13 auf dem langen Arm des väterlichen Chromosoms 15 zugrunde.

12.8.3 Erworbene Formen des hypogonadotropen Hypogonadismus

Schädigung des Hypothalamus oder der Hypophyse. Hypothalamus und Hypophyse können gleichzeitig oder unabhängig voneinander durch verschiedene Prozesse geschädigt werden. Raumfordernde Tumoren, wie z. B. ein sich aus den Resten der Rathke-Tasche entwickelndes Kraniopharyngeom, können ebenso wie mechanische Traumata oder Entzündungen zu Ausfällen von Partialfunktionen der Hypophyse führen. Ein hypogonadotroper Hypogonadismus und in dessen Gefolge eine ausbleibende Pubertät sind häufige Folgen.

Eine Schädelbestrahlung, wie sie bei einigen Hirntumoren erfolgt, kann bei hoher Strahlenexposition zu einem vollständigen Ausfall der hypothalamisch-hypophysären Funktionsachsen führen. Bei weniger intensiver Bestrahlung findet man nicht selten den Ausfall von nur einer oder zweier Partialfunktionen, meist der Wachstumshormon- und Gonadotropinsekretion.

Eine weitere, erstmals bei einem männlichen Patienten als **Dystrophia adiposogenitalis (M. Fröhlich)** beschriebene, erworbene Funktionsstörung, die mit einem hypogonadotropen Hypogonadismus einhergeht, ist bedingt durch einen destruierend von unten in den Hypothalamus wachsenden Tumor, z. B. durch ein Kraniopharyngeom. Diese Patienten zeigen fast regelhaft eine therapeutisch unbeherrschbare Esssucht und in ihrer Folge eine ausgeprägte Adipositas. Man geht davon aus, dass eine Schädigung von Rezeptoren am Boden des Hypothalamus, die an der Gewichtshomöostase beteiligt sind, diese Form der Adipositas verursachen (Williams et al. 2001).

Reversible Formen des hypogonadotropen Hypogonadismus. Eine Sonderform eines funktionell bedingten, passageren, hypogonadotropen Hypogonadismus findet sich bei Hochleistungssportlerinnen, insbesondere bei Turnerinnen und Balletttänzerinnen sowie bei Patientinnen mit einer Anorexia nervosa. Diese Formen des Hypogonadismus werden ausführlich in den ▶ Abschn. 7.4.2 und 17.2 erörtert.

12.8.4 Angeborene Formen des hypergonadotropen Hypogonadismus

Bei allen Formen der primären Gonadenschädigung, ob angeboren oder erworben, entfällt die negative Rückkopplung durch die gonadalen Steroide und das Proteohormon Inhi-

bin partiell oder völlig, so dass sowohl in der unmittelbaren Postpartalphase als auch zum normalen Zeitraum der Pubertät die Gonadotropinspiegel erhöht und die Spiegel der gonadalen Steroiden vermindert sind. Klinische Folge ist die verzögerte oder ausbleibende Pubertät. Eine angeborene hypergonadotrope Form des Hypogonadismus, nämlich die Gonadendysgenesie beim Ullrich-Turner-Syndrom ist bereits beschrieben worden.

Reine Gonadendysgenesien. Entwicklungsstörungen der genetisch eindeutig determinierten Gonade führen zu den verschiedenen Formen sog. reiner Gonadendysgenesien. So finden sich bei der gelegentlich familiär vorkommenden **46,XX-Gonadendysgenesie**, deren molekulargenetische Ursache noch nicht bekannt ist, entweder beidseitig bindegewebige Stränge (Streak-Gonaden) anstelle von Ovarien oder eine ovarielle Hypoplasie kombiniert mit Streak-Gonaden. Inneres und äußeres Genitale sind normal weiblich; darüber hinaus finden sich keine klinischen Stigmata wie beim Ullrich-Turner-Syndrom. Die hormonale Konstellation ist gekennzeichnet durch hypergonadotrope Gonadotropinspiegel und sehr niedrige Östradiolspiegel.

Die **46,XY-Gonadendysgenesie,** die in ihrer kompletten Form mit einer Geschlechtsumkehr einhergeht, ist bereits erwähnt worden.

Gemischte Gonadendysgenesien. Liegt eine Variante der oben genannten 46,XY-Gonadendysgenesie, des Swyer-Syndroms, mit einseitig degeneriertem Hoden und einer kontralateralen Streak-Gonade vor, kann sowohl die Ausprägung des inneren als auch des äußeren Genitale variabel sein. Nicht selten sind bei diesen Gonadendysgenesien Rudimente sowohl der Wolff- als auch der Müller-Strukturen vorhanden. Diese Form der gemischten Gonadendysgenesie muss von der gemischten Gonadendysgenesie des Typs 45,XO/46,XY unterschieden werden, bei denen regelhaft auch die typischen Merkmale eines Ullrich-Turner-Syndroms (s. oben) zu finden sind. Bei allen denjenigen Formen, bei denen ein Y-Chromosom oder ein Rest davon vorhanden ist, besteht ein erhöhtes Risiko der malignen Entartung dieser Gonadenrudimente in Form von Gonadoblastomen oder Dysgerminomen. Deshalb müssen dysgenetische Gonaden von Patienten mit einer wie oben beschriebenen Y-Konstellation unabhängig von ihrer hormonalen Aktivität rechtzeitig entfernt werden. Diese Malignome bilden gelegentlich Hormone, die das klinische Bild modifizieren können.

LH-Rezeptor-Resistenz. Eine die LH-Wirkung verhindernde Mutation des LH-Rezeptors führt beim Mädchen im Gegensatz zum Jungen, bei dem die Differenzierung der genetisch männlichen Gonade von einer ausreichenden LH-Wirkung abhängig ist, lediglich zu einer ausbleibenden Pubertätsentwicklung. Das strukturell unauffällige Ovar kann infolge des Defekts des LH-Rezeptors durch die pubertäre, pulsatile Sekretion der hypophysären Gonadotropine nicht stimuliert werden, so dass keine Follikelreifung und keine Synthese von Sexualsteroiden und Inhibin stattfindet. Als Folge der fehlenden negativen Rückkopplung zum Hypothalamus-Hypophysen-System ist bei dieser Mutation ein hypergonadotroper Hypogonadismus mit ausbleibender Pubertät charakteristisch.

12.8.5 Erworbene Formen des hypergonadotropen Hypogonadismus

Gonadenschädigung. Kommt es infolge endogener oder exogener Einflüsse zu einer massiven Schädigung beider Ovarien, so ist ein hypergonadotroper Hypogonadismus die Folge. Während eine Torsion, Infektion oder ein Gonadentumor selten beide Ovarien gleichzeitig schädigt, sind von einer Bestrahlung oder Chemotherapie wegen einer malignen, nichtgonadalen Neoplasie meist beide Gonaden gleichermaßen betroffen.

Infektion. Eine Entzündung des Ovars (Oophoritis) tritt präpubertär sehr selten isoliert ohne Salpingitis auf. Sie ist meist Folge einer Entzündung angrenzender Strukturen, z. B. eine Folge einer Appendizitis oder einer Divertikulitis. Auch eine Parotitis epidemica (Mumpserkrankung) kann über eine hämatogene Aussaat Ursache einer Oophoritis sein.

In der Adoleszenz ist eine Oophoritis meist Folge einer aszendierenden Salpingitis.

Tumoren. Ovartumoren sind im ersten und zweiten Lebensjahrzehnt die häufigsten Genitaltumoren und machen etwa 1% aller kindlichen Neoplasien aus.

In 35% der Fälle handelt es sich um rein zystische Tumoren, während 65% solide Tumoren darstellen. Von Letzteren sind zwei Drittel gutartig und ein Drittel maligne. Sie können von allen Gewebetypen des Ovars ausgehen. ◘ Tabelle 12.4 gibt eine Übersicht dieser Ovartumoren; dort sind neben dem jeweiligen Ursprungsgewebe auch Häufigkeit und hormonale Aktivität vermerkt. Während einige von ihnen Östrogene, andere Sexualsteroide oder Gonadotropine sezernieren und deshalb eine Pseudopubertas praecox auslösen können, kommt es zu einem hypergonadotropen Hypogonadismus, wenn diese Tumoren entfernt werden und kein funktionsfähiges Ovargewebe erhalten werden kann.

Iatrogene Gonadenschädigung. Bei extragonadalen malignen Erkrankungen ist nicht selten entweder eine Chemotherapie allein oder in Kombination mit einer Bestrahlung erforderlich. Auch eine vor einer Knochenmarkstransplantation erfolgende Ganzkörperbestrahlung oder eine aggressive Chemotherapie kann die Gonaden schädigen und einen hypergonadotropen Hypogonadismus induzieren. Das Ausmaß der Schädigung hängt ab vom Alter des Kindes, der Strahlendosis, dem Bestrahlungsfeld und/oder der Art des Chemotherapeutikums (► Abschn. 13.3.5).

12.8.6 Konstitutionell verzögerte Pubertätsentwicklung

Die Diagnose einer konstitutionellen Verzögerung von Wachstum und Pubertät ist immer eine Ausschlussdiagnose. Diese Entwicklungsvariante tritt oft familiär gehäuft auf. Dann sind mindestens ein oder beide Elternteile ebenfalls spät in die Pubertät gekommen.

Das erste klinische Zeichen ist häufig ein zunächst vermindertes Körperlängenwachstum. Bei diesen Mädchen und Jungen ist die biologische Reifung des Skeletts, das sog. Skelet-

talter, rückständig und entspricht nicht dem chronologischen Alter, sondern dem Längenalter. Diese Kinder erreichen in der Regel am Ende ihrer Wachstumsphase eine normale Körperhöhe im Bereich des von den Eltern vorgegebenen Wachstumspotentials.

Entsprechend der verzögerten biologischen Reifung ist neben dem Längenwachstum auch der Eintritt der Pubertät verzögert. Die mit der pubertären Entwicklung harmonisierende Rückständigkeit von Körperlängenwachstum ohne weitere Pathologie weist auf eine solche Form der Entwicklungsstörung hin.

Meist können diese Kinder bzw. Jugendlichen im Gespräch davon überzeugt werden, dass bei ihnen keine krankhafte Störung vorliegt, sondern eine Entwicklungsvariante. Sollte im Einzelfall aufgrund eines ausgeprägten Leidensdrucks doch eine medikamentöse Einleitung der Pubertät erforderlich sein, so erfolgt diese einschleichend mit niedrigen Östrogendosen. Diese Behandlung gehört in die Hände eines erfahrenen Endokrinologen, da eine auch nur geringfügig überhöhte Dosierung der verabreichten Östrogene zu einer unverhältnismäßig raschen Skelettalterakzeleration und damit zu einer reduzierten Erwachsenengröße führen kann.

12.9 Mayer-Rokitansky-Küster-Syndrom

Dieses Syndrom stellt eine kongenitale Hemmungsfehlbildung des inneren weiblichen Genitale dar, im typischen Fall gekennzeichnet durch eine Vaginalaplasie, eine rudimentäre Uterusknospe und hypoplastische Tuben. Bei ungefähr einem Viertel dieser Frauen finden sich zusätzlich Fehlbildungen der Nieren und der Harnleiter, bei 15 bis 20% zusätzlich Fehlbildungen (Blockbildungen) der Wirbelsäule.

Frauen mit diesem Syndrom kommen meist im zweiten Lebensjahrzehnt in die Sprechstunde des Frauenarztes, weil die Menstruation ausbleibt: sie haben eine primäre Amenorrhö. Ihr normales weibliches Erscheinungsbild belegt die Existenz funktionsfähiger Ovarien und eine normale somatische Entwicklung in der Pubertät.

Da wie erwähnt, die Aplasie der Müller-Gänge in einem hohen Prozentsatz mit Fehlbildungen der Nieren, Harnleiter und des Skelettsystems assoziiert ist, ist deren Abklärung bei der Primärdiagnostik obligat (zur Abgrenzung dieses Syndroms von anderen s. ◘ Tabelle 12.3).

12.10 Primäre Amenorrhö

Besonderer Beachtung bedarf die primäre Amenorrhö (Definition: ► Abschn. 12.8.1). Das Ausbleiben der Menstruation hat multiple potentielle Ursachen, die unten tabellarisch zusammengefasst sind (mod. nach Shearman 1985), die Häufigkeitsverteilung illustriert ◘ Abb. 12.11.

Wenn die Voraussetzungen für eine normale Menstruation ein funktionierendes Hypothalamus-Hypophysen-System, normal funktionierende Ovarien, ein intakter Uterus mit normalem Endometrium und die freie Passage des Bluts durch die Zervix des Uterus und die Vagina sind, so lassen sich im Umkehrschluss als potentielle Ursachen einer primären Amenorrhö folgende Ursachengruppen definieren:

■ mangelnde oder ausbleibende Stimulation der intakten Ovarien aufgrund von Erkrankungen und Funktionsstörungen im ZNS (einschließlich Hypothalamus und Hypophyse),

■ funktionslose, dysgenetische, fehlende oder gegengeschlechtliche Gonaden sowie

■ Fehlen oder Fehlbildungen von Uterus, Endometrium, Zervix und Vagina.

Die primäre Amenorrhö kann eine isolierte Ursache haben oder Teil eines Symptomenkomplexes sein (■ Tabellen 12.2 und 12.3).

Klassifikation der primären Amenorrhö

■ Hypergonadotrope primäre Amenorrhö, FSH hoch
 – Gonadendysgenesien
 – Gonadenagenesie
 – Vorzeitige primäre Ovarinsuffizienz (autoimmunbedingt, chemotherapiebedingt)
■ Primäre Amenorrhö bei vorhandener Gonadenfunktion, FSH normal
 – Fehlbildungen von Uterus, Zervix und Vagina (Mayer-Rokitansky-Küster-Syndrom)
 – Testikuläre Feminisierung und ähnliche Formen der Androgenresistenz
 – Gestörte positive Rückkopplung (z. B. PCO-Syndrom)
■ Primäre Amenorrhö bei Zeichen des Virilismus, FSH normal
 – Adrenale Hyperplasie (AGS)
 – Androgenproduzierender Tumor (adrenal, ovariell)
 – 5α-Reduktase-Defekt (▶ Abschn. 12.5.2)
 – Partieller Androgenrezeptordefekt
 – Hermaphroditismus verus
■ Hypogonadotrope primäre Amenorrhö, FSH niedrig, reversible Formen
 – Konstitutionelle Verzögerung
 – Gewichtsverlust, Untergewicht
 – Leistungssport
 – Hypothyreose

■ Hypogonadotrope primäre Amenorrhö, FSH niedrig, nicht oder kaum reversible Formen, Hypopituitarismus, z. B. bei
 – Isoliertem GnRH-Mangel ohne oder mit Anosmie (Kallmann-Syndrom)
 – Angeborenen ZNS-Defekten
 – Tumoren (Prolaktinomen, Kraniopharyngeomen u. a.)
 – Nicht tumorbedingter Hyperprolaktinämie
 – Schädel-/Hypophysenstieltraumen
 – Prader-Labhart-Willi-Syndrom
 – Laurence-Moon-Biedl-Bardet-Syndrom

Differentialdiagnostik

Bei der Differentialdiagnostik der primären Amenorrhö haben neben der körperlichen Untersuchung und dem Ultraschallbefund die Bestimmung der Gonadotropine und die Chromosomenanalyse zentrale Bedeutung.

Klinische Beurteilung

Bei der Betrachtung des äußeren Erscheinungsbilds ist besonders auf die Zeichen des Ullrich-Turner-Syndroms (▶ Abschn. 12.3.1) zu achten. Der Entwicklungsstand der sekundären Geschlechtsmerkmale sollte – am besten mit Hilfe der Einteilung nach Tanner (▶ Kap. 4) – dokumentiert werden, ebenso Hinweise – auch diskreter Art – auf Störungen im Androgenhaushalt (Androgenisierungserscheinungen der Haut, Proportionen, Muskulatur, Klitorisgröße, Stimme, sonographische Anhaltspunkte für ein PCO-Syndrom). Die Spekulumeinstellung und die gynäkologische (inklusive rektale) Untersuchung ergeben Hinweise auf Fehlbildungen von Uterus, Endometrium, Vagina und Hymen.

Hormonanalytik

Die Hormonanalytik der primären Amenorrhö sollte so umfassend sein, dass man nach dem erfolgten Ausschluss von Fehlbildungen des Müller-Gang-Systems (Tuben, Uterus, Zervix, Vagina) mit Hilfe der Gonadotropinbestimmung nicht nur primäre Störungen auf ovarieller Ebene (einen hypergo-

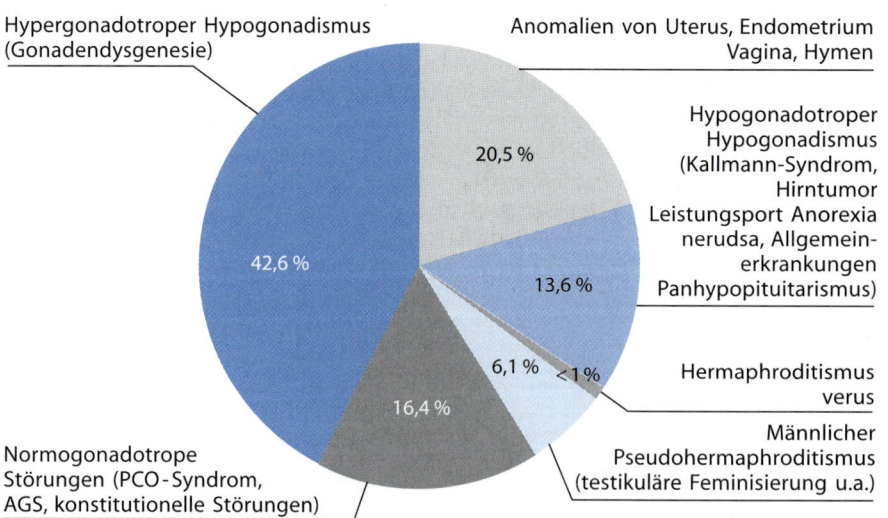

■ Abb. 12.11. Häufigkeitsverteilung der verschiedenen Ursachen für eine primäre Amenorrhö. (Daten aus Simpson 1976)

Hypergonadotroper Hypogonadismus (Gonadendysgenesie)

Anomalien von Uterus, Endometrium Vagina, Hymen

Hypogonadotroper Hypogonadismus (Kallmann-Syndrom, Hirntumor Leistungssport Anorexia nerudsa, Allgemeinerkrankungen Panhypopituitarismus)

Hermaphroditismus verus

Männlicher Pseudohermaphroditismus (testikuläre Feminisierung u.a.)

Normogonadotrope Störungen (PCO-Syndrom, AGS, konstitutionelle Störungen)

42,6 %
20,5 %
13,6 %
6,1 %
<1 %
16,4 %

nadotropen Hypogonadismus) ausschließen kann, sondern auch Aussagen über die potentiellen Ursachen einer hypothalamisch-hypophysären Form einer primären Amenorrhö (hypo- oder eugonadotrop) treffen kann. Der GnRH-Test (▶ Abschn. 24.6) erlaubt die Beurteilung des Funktionszustands der Hypothalamus-Hypophysen-Ovar-Achse bei verzögerter Pubertät, bei Untergewichtigen und bei Mädchen, bei denen sich im Laufe der weiteren Abklärung ein organischer zentralnervöser Prozess (Tumor) herausstellt.

Die Prolaktinbestimmung ergibt eine Aussage zur Wahrscheinlichkeit eines Prolaktinoms, gibt einen Hinweis auf die Wahrscheinlichkeit einer primären Hypothyreose und eine Zusatzinformation zur Technik der radiologischen Abklärung der Sellaregion.

Die Beurteilung der Hypothalamus-Hypophysen-Schilddrüsen-Achse und der Schilddrüsenfunktion (TSH, fT3, fT4) ist eine Ausschlussdiagnostik, die aber im Hinblick auf die Konsequenzen, die das Übersehen einer Hypothyreose hat, wichtig ist.

> Erhöhte Spiegel von Androgenen oder Androgenmetaboliten (Testosteron, Androstendion, DHEA, DHEA-S 17-OH-Progesteron) ergeben zusammen mit dem sonographischen Bild der Gonaden (z. B. polyzystische Ovarien) Hinweise auf eine Störung im Androgenhaushalt als Ursache einer primären Amenorrhö, auch wenn die Patientin noch nicht androgenisiert ist. Dies ist ein wichtiger prophylaktischer Aspekt.

Chromosomenanalysen

Chromosomenanalysen sind indiziert bei hypergonadotropen FSH-Spiegeln, gleichgültig, ob die Patientin in gewissem Umfang eine Pubertätsentwicklung durchgemacht hat oder nicht. Einerseits sagen sie nämlich etwas über die Ursache der primären Ovarinsuffizienz aus, andererseits ergibt sich aus der Chromosomenanalyse gelegentlich die Indikation zur Entfernung funktionsloser Gonaden oder Gonadenreste, dann nämlich, wenn eine Y-Konstellation vorliegt (▶ Abschn. 12.8.4).

Radiologische Diagnostik

Die Bestimmung des Skelettalters anhand der Röntgenaufnahme des Handwurzelskeletts ist im klinischen Kontext mit der Größe, dem Gewicht und dem Entwicklungsstand von Mammae und Pubes zur Beurteilung des Reifegrads und der zu erwartenden Endgröße essentiell. Die radiologische Diagnostik der Sellaregion bei hypogonadotropen Formen der primären Amenorrhö dient dem Nachweis bzw. Ausschluss von Tumoren und der Beurteilung zentralnervöser Fehlbildungen (z. B. Hydrozephalus, Empty-sella-Syndrom). Sellazielaufnahmen haben häufig nicht das erforderliche radiologische Auflösungsvermögen, so dass magnetresonanztomographische Verfahren das Mittel der Wahl sind.

Zusatzuntersuchungen

Beim Nachweis einer Gonadendysgenesie und bei einer Tuben-Uterus-Vaginal-Agenesie (Mayer-Rokitansky-Küster-Syndrom) findet man häufig zusätzliche Fehlbildungen, deren Kenntnis für die Betroffene und für ihren behandelnden Arzt essentiell sind. Im Speziellen sind dies Anomalien im Bereich der Nieren und ableitenden Harnwege, des Herz-Kreislauf-Systems und des Skeletts (▶ Abschn. 12.3.1, Ullrich-Turner-Syndrom; ▶ Abschn. 12.3.2, Noonan-Syndrom; ▶ Abschn. 12.9, Mayer-Rokitansky-Syndrom).

Zur Therapie

Soweit eine Therapie möglich ist, richtet sich diese nach der Ursache der verzögerten Pubertät bzw. Amenorrhö. Bei Störungen, die durch funktionslose Gonaden charakterisiert sind oder in klinischen Situationen, in denen eine Gonade durch die Therapie geschädigt bzw. entfernt werden musste (Chemotherapie, Tumoren), muss eine adäquate Hormonersatztherapie erfolgen.

Details zu den einzelnen Therapieformen finden sich in ▶ Abschn. 17.2 (Anorexia nervosa, Untergewicht), ▶ Abschn. 14.5 (Hyperprolaktinämie, Prolaktinom), ▶ Abschn. 15.4.2 (Hypothyreose), ▶ Abschn. 16.8 (PCO-Syndrom, AGS) und in ▶ Abschn. 23.4.4 (Ovulationsinduktion bei hypogonadotropen Ovarfunktionsstörungen).

12.11 Hoch- und Minderwuchs

Wenn das Längenwachstum oberhalb der 97. Perzentile des chronologischen Alters und unterhalb der 3%-Perzentile liegt, spricht man von Hoch- bzw. Minderwuchs (▶ Abb. 12.12).

In jüngster Zeit hat die Behandlung des Minderwuchses beim Ullrich-Turner-Syndrom große klinische Aufmerksamkeit erregt. Offensichtlich erreicht man mit der frühzeitigen Behandlung der minderwüchsigen Patientinnen mit einem Ullrich-Turner-Syndrom mit rekombinantem Wachstumshormon allein bzw. mit anabolen Steroiden (Oxandrolon) ab ca. dem 8. Lebensjahr eine verbesserte Wachstumsprognose von mehreren Zentimetern, abhängig vom Beginn der Behandlung und anderen Einflussgrößen, wie z. B. Größe der Eltern. Diese Therapie sollte spezialisierten Ärzten und Zentren vorbehalten bleiben (Attanasio et al. 1995; Rochiccioli et al. 1995; Rosenfeld et al. 1992; Stahnke et al.1992).

Weitaus häufigste Ursache des Hochwuchses bei Mädchen ist der konstitutionelle Hochwuchs. Ursache und Wachstumsprognose sollte ein erfahrener pädiatrischer Endokrinologe ermitteln, der ggf. auch die Indikation für eine Östrogen-Gestagen-Behandlung stellen sollte, wenn es gerechtfertigt erscheint, die zu erwartende Endgröße durch den vorzeitigen Epiphysenschluss zu verringern. Wenn diese streng zu indizierende Therapie über die Dauer von 1,5 bis 2 Jahren durchgeführt wird, so wird man um so mehr an Größe verhindern können, desto früher die Therapie beginnt. Bei einem Knochenalter von weniger als 11 Jahren wurde eine Reduktion der durchschnittlichen errechneten Endgröße von fast 10 cm beobachtet, bei einem Knochenalter von ca. 13 Jahren eine von nur noch durchschnittlich 3,5 bis 7,5 cm (von Puttkammer et al. 1977; Wettenhall et al. 1975; Reeser et al. 1979; Willig et al. 1980).

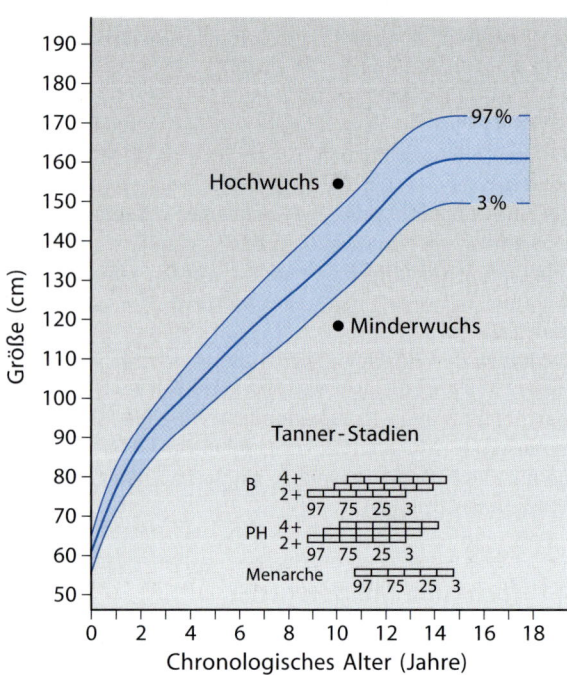

□ **Abb. 12.12.** Normales Längenwachstum während der Kindheit, Pubertät und Adoleszenz bei Mädchen. Farbige Zone Normalbereich zwischen 3. und 97. Perzentile

Die häufigsten Ursachen für Hoch- bzw. Minderwuchs sind im Folgenden zusammengefasst (nach Kaplan 1982).

Die häufigsten Ursachen des Minderwuchses
- Konstitutionelle Wachstumsverzögerung
- Primäre Wachstumsstörungen
  - Skelettdysplasien
  - Chromosomale Störungen
  - Angeborene Stoffwechselstörungen
  - Intrauterine Wachstumsverzögerungen
  - Verschiedene Syndrome mit Minderwuchs
  - Genetisch (familiär) bedingter Minderwuchs
- Sekundäre Wachstumsstörungen
  - Chronische Unter- und Fehlernährung
  - Chronische Magen- und Darmerkrankungen
  - Chronische Nierenerkrankungen
  - Chronische Herz-Kreislauf-Erkrankungen
  - Minderwuchs aufgrund psychosozialen Entzugs
  - Endokrine Störungen
    - Wachstumshormonmangel
    - Hypothyreose
    - Glukokortikoidexzess
    - Pseudohypoparathyreoidismus
- Vorzeitiger Epiphysenschluss bei exogener Sexualsteroidgabe oder sexualhormonproduzierenden Tumoren
- Diabetes
- Störungen im Kohlenhydrat-, Fett- und Proteinstoffwechsel

Die häufigsten Ursachen des Hochwuchses
- Konstitutioneller (familiärer) Hochwuchs
- Endokriner Hochwuchs
  - Hypophysärer Wachstumshormonexzess (bei eosinophilen STH-produzierenden Tumoren)
  - Hyperthyreose (vorübergehend)
  - Beckwirth-Wiedemann-Syndrom (mit Hyperinsulinämie)
- Andere Ursachen
  - Homozystinurie
  - Marfan-Syndrom
  - Zerebraler Gigantismus (Soto-Syndrom)
  - Totale Lipodystrophie
- Pubertas praecox oder Pseudopubertas praecox

12.12 Synopsis

Die Determinierung und Differenzierung des männlichen Geschlechts ist von vielen ineinandergreifenden Entwicklungsschritten abhängig. Ein weiblicher Organismus bildet sich immer dann aus, wenn ein funktionsfähiges Y-Chromosom oder hormonal aktive Hoden fehlen.

Viele der sexuellen Differenzierungsstörungen, die nicht primär mit einem intersexuellen Genitale einhergehen, fallen erst durch die verspätete oder ausbleibende Pubertätsentwicklung auf und werden erst dann differentialdiagnostisch aufgeklärt. Das pathologische Körperlängenwachstum kann bei einem Teil dieser Erkrankungen ein erster Hinweis auf ein Krankheitsgeschehen sein und sollte immer entsprechende Aufmerksamkeit finden.

12

Testfragen

1. Welches genetische Geschlecht findet sich bei einem männlichen Pseudohermaphroditismus?
2. Durch welche klinische Trias ist das Krankheitsbild des Ullrich-Turner-Syndroms gekennzeichnet?
3. Wann und warum sollte eine dysgenetische Gonade entfernt werden?
4. Welches Krankheitsbild stellt die häufigste Ursache eines weiblichen Pseudohermaphroditismus dar?
5. Welche Maßnahmen sollten vor und bei einer erneuten Schwangerschaft nach Geburt eines Kindes mit einem adrenogenitalen Syndrom ergriffen werden?

6. Was ist häufig der erste klinische Hinweis auf eine zentrale Pubertas praecox?
7. Auf welchem Wirkprinzip beruht die Behandlung der Pubertas praecox vera mit GnRH-Agonisten?
8. Welche Krankheitsbilder können einer prämaturem Pubarche zugrunde liegen?
9. Welche Hauptsymptome haben Patienten mit einem Kallmann-Syndrom?
10. Bei welchem Personenkreis findet sich nicht selten eine passagere Form des hypogonadotropen Hypogonadismus?

Literatur

Attanasio A, James D, Reinhardt R, Rekers-Mombarg L (1995) Final height and long-term outcome after growth hormone therapy in Turner-Syndrome: results of a German multicentre trail. Horm Res 43: 147

Bonser GM, Jull JW (1977) The ovary, vol II. Academic Press, London, p 129–147

Boue J, Boue A, Lazar P (1975) Retrospective and prospective epidemiological studies of 1500 karyotyped spontaneous human abortions. Teratology 12: 11

Cameron FJ, Khadilkar VV, Stanhope R (1999) Pituitary dysfunction, morbidity and mortality with congenital midline malformation of the cerebrum. Eur J Pediatr 158: 97

Grumbach MM, Conte FA (1985) Disorders of sexual differentiation. In: Wilson JD, Foster DW (eds) Williams textbook of endocrinology. Saunders, Philadelphia, p 312

Hiort O, Holterhus PM (2000) The molecular basis of male sexual differentiation. Eur J Endocrinol 142: 101

Kaplan SA (1982) Growth and growth hormone: disorders of the anterior pituitary, In: Kaplan SA (ed) Clinical pediatric and adolescent endocrinology. Saunders, Philadelphia, p 1

Kelnan CJH (2000) Growth hormone therapy in Noonan syndrome. Horm Res 53 [suppl 1]: 77–81

New MI (2001) Prenatal treatment of congenital adrenal hyperplasia. The United States experience. Endocrinol Metab Clin North Am 30: 1

Pelzer V (1991) Der Stellenwert der Ultrasonograhie in der Kinder- und Jugendgynäkologie. Gynäkologe 24: 91

Prader A (1966) Testicular size: assessment and clinical importance. Triangle 7: 240–243

Puttkammer K von, Bierich JR, Brugger F, Hirche W, Schönberg D (1977) Östrogentherapie bei Frauen mit konstitutionellem Hochwuchs – Erfolg und Wirkungsweise. Dtsch Med Wochenschr 102: 893

Ranke MB, Pflüger H, Rosendahl W, Stubbe P, Enders H,Bierich JR, Majewski F (1983) Turner syndrome: spontaneous growth in 150 cases and review of the literature. Eur J Pediatr 141: 81–88

Ranke MB, Stubbe P, Majewski F, Bierich JR (1988) Spontaneous growth in Turner's syndrome. Acta Paediatr Scand [Suppl] 343: 22–30

Ranke MB, Saenger P (2001) Turner's syndrome. Lancet 358: 309–314

Reeser HM, Heremans GFP, van Gelderen HH (1979) Reduction of adult height in tall girls. Eur J Pediatr 641: 1

Rochiccioli R, Battin J, Bertrand AM (1995) Final height in Turner syndrome patients treated with growth hormone. Horm Res 44: 172

Root AM, Shulman DI (1988) Isosexual precocity: current concepts and recent advances. In: Wallach EE, Kempers RD (eds) Modern trends in infertility and conception control. Year Book Medical, Chicago, p 241

Rosenfeld RG, Frane J, Attie KM et al. (1992) Six-year results of a randomized prospective trail of human growth hormone and oxandrolone in Turner syndrome. J Pediatr 121: 49

Shearman RP (1985) Primary amenorrhoea. In: Shearman KP (ed) Clinical reproductive endocrinology. Churchill Livingstone, Edinburgh, p 481

Simpson JL (1976) Disorders of sexual differentiation in their clinical content. In: Simpson JL (ed) Disorders of sexual differentiation, Academic Press, New York, p 371

Stahnke N, Stubbe P, Keller E (1992) Recombinant human growth hormone and oxandrolone in treatment of short stature in girls with Turner syndrome. Horm Res 37 [Suppl 2]: 37

Stanhope R, Brook CG (1990) Thelarche variant: a new syndrome of precocious sexual maturation? Acta Endocrinol 123: 481

Stolecke H (1997) Endokrinologie des Kindes- und Jugendalters. Springer, Berlin Heidelberg New York Tokyo, S 324

Tarani L, Lampariello S, Raguso G et al. (1998) Pregnancy in patients with Turner's syndrome: six new cases and review of literature. Gynecol Endocrinol 12: 83

Tartaglia M, Mehler EL, Goldberg R et al. (2001) Mutations in PTPN11, encoding the protein tyrosine phosphatase SHP-2, cause Noonan syndrome. Nat Genet 29: 465

Wettenhall HN, Cahill C, Roche AF (1975) Tall girls: a survey of 15 years of management and treatment. J Pediatr 86: 602

White PC (2001) Congenital adrenal hyperplasias. Best Pract Res Clin Endocrinol Metab 15: 17

Williams G, Bing C, Cai XJ et al. (2001) The hypothalamus and the control of energy homeostasis. Different circuits, different purposes. Physiol Behav 74: 683

Willig RP, Christiansen B, Kuhn N, Schäfer E, Stahnke N (1980) Voraussetzungen und Ergebnisse der Östrogenbehandlung extrem großer Mädchen. Monatsschr Kinderheilkd 128: 787

Adressen

Arbeitsgemeinschaft Pädiatrische Endokrinologie (Sektion der Deutschen Gesellschaft für Endokrinologie)
Sprecher: Prof. Dr. med. E. Schönau
Universitäts-Kinderklinik, Joseph-Stelzmann-Str. 9,
50924 Köln
Tel.: 0221/478 4360, Fax.: 0221/478 4635
E-Mail: Eckhard.schoenau@medizin.uni-koeln.de
http://www.paediatrische-endokrinologie.de

Arbeitsgemeinschaft Kinder- und Jugendgynäkologie e.V.
Postfach 101303, 40004 Düsseldorf
Tel.: 0211/4305 236, Fax.: 0211/4305 352
E-Mail: MBRANDEN@cscde.jnj.com
www.kindergynaekologie.de

Deutscher Ullrich-Turner-Syndrom Verein e.V.
Melanie Becker-Steif
Am Talstücksbach 7, 53809 Ruppichteroth-Fusshollen
Tel.: 02247/75 97 50, Fax.: 02247/75 97 50
E-Mail: Geschaeftsstelle@turner-syndrom.de,
webmistress@turner-syndrom.de

Netzwerk Hypophysen- und Nebennierenerkrankung e.V.
Krankenhausstraße 12, 91054 Erlangen
Geschäftsführerin: Sigrid Borse
Hansaallee 18, 60322 Frankfurt am Main
Tel.: 069/550 176, Fax.: 069/596 1723
E-Mail: info@essstoerungen-frankfurt.de
www.essstoerungen-frankfurt.de

Prader-Willi-Syndrom-Vereinigung Deutschland e.V.
Söllockweg 66, 45357 Essen
Tel.: 0201/60 28 02, Fax.: 0201/869 57 83
E-Mail: info@prader-willi.de

Primäre Ovarinsuffizienz

M. Ludwig

13.1   Einleitung

 Unter einer primären Ovarinsuffizienz versteht man eine Störung der Ovarfunktion auf der Ebene des Ovars selbst, deren endokrines Hauptmerkmal erhöhte FSH-Spiegel sind (**hypergonadotroper Hypogonadismus**). Einen physiologischen hypergonadotropen Hypogonadismus stellt die Postmenopause dar: In dieser Phase sind die überhöhten FSH-Spiegel Ausdruck der negativen Rückkoppelungsmechanismen zwischen Hypothalamus-Hypophyse einerseits und Ovar andererseits. Sie spiegeln das Fehlen suppressiv wirkender ovarieller Substanzen wider, nämlich der Sexualsteroide Östradiol und Progesteron sowie des Peptidhormons Inhibin (s. Kap. 5.3). Hypergonadotrope FSH-Spiegel illustrieren also den verstärkten, letztlich frustran bleibenden Versuch der Hypothalamus-Hypophysen-Achse, durch verstärkte Synthese und Sekretion von Gonadotropinen nicht mehr existente oder nicht mehr stimulierbare Follikel zur Reifung zu bringen bzw. in die endokrine Leistung des Ovars einzugreifen.

Eine primäre Ovarinsuffizienz besteht u.a. auch bei angeborenen Hypo-/Aplasien der ovariellen Anlagen. Wenn dagegen in vorhandenen Ovarien noch Follikel nachweisbar sind, die selbst durch hohe Gonadotropinspiegel nicht mehr zu Wachstum und Steroidsekretion angeregt werden können, so kann dies verschiedene Ursachen haben, so z. B.
- Bildung von Autoantikörpern gegen ovarielles Gewebe, im Speziellen Gonadotropinrezeptorautoantikörper,
- Gonadotropinrezeptordefekte,
- Defekte der Signalübermittlung in den gonadotropinabhängigen Zellen der Ovarien und
- vermehrt ausgeschüttetes biologisch inaktives FSH (s. unten).

Die primäre Ovarinsuffizienz kann in jedem Lebensalter auftreten, bereits präpuberal, während der Pubertät oder im übrigen prämenopausalen Leben. Unter differentialdiagnostischen und therapeutischen Gesichtspunkten ist zu unterscheiden, ob die gestörte Ovarfunktion primär besteht (d.h. immer existiert hat, z. B. als primäre Amenorrhö bei Gonadendysgenesien), oder sekundär aufgetreten ist (d. h. nach einer mehr oder weniger langen Zeit normaler Ovarfunktion, z. B. als sekundäre Amenorrhö bei Autoimmunerkrankungen oder exogenen Ursachen). Eine Ovarinsuffizienz, die sekundär aufgetreten ist (z. B. vorzeitige Menopause), besteht nicht unbedingt permanent.

Eine Spezialform stellt die prämature Menopause oder das Klimakterium praecox dar. Als solche wird die primäre Ovarinsuffizienz definiert, die vor dem 35. Lebensjahr eintritt (Breckwoldt et al. 1981; Tulandi u. Kinch 1981), manche Autoren (Aiman u. Smentek 1985; Rebar 1983; Buckler u. Anderson 1994; Rebar 1994) setzen die Grenze bei 40 Jahren. Im angloamerikanischen Sprachraum wird der Terminus »premature ovarian failure« (POF-Syndrom) verwendet. Sie ist häufiger als früher angenommen und betrifft 0,3 bis 1% aller Frauen im reproduktiven Lebensalter (Aiman u. Smentek 1985; Rebar 1994).

Coulam et al. (1986) beschreiben eine Rate von 0,1% für eine prämature Menopause bis zum Alter von 30 und von 1% bis zum Alter von 40 Jahren. Die jährliche Inzidenz pro 100.000 Frauen betrug 10 für die Altersgruppe von 15 bis 29, 76 für die Altersgruppe von 30 bis 39 und 881 für die Altersgruppe von 40 bis 44 Jahren. Andere beschreiben ein Klimakterium praecox bei 10 bis 28% der Patientinnen mit primärer und 4 bis 18% der Patientinnen mit sekundärer Amenorrhö (Anasti 1998).

13.2   Anamnestische, klinische, laboranalytische und prognostische Gesichtspunkte

13.2.1   Anamnese

Die Angaben von Frauen mit vorzeitiger primärer Ovarinsuffizienz zu ihrer körperlichen Entwicklung während der Kindheit und in der Pubertät sowie zur Zyklusanamnese sind sehr heterogen. Man kann also in der Mehrzahl der Fälle aus der Anamnese nicht auf die Ursachen schließen.

Eine Ausnahme sind Frauen mit primärer Amenorrhö oder mit einer Anamnese von nur kurzer Menstruationsdauer, die bereits bei der Erstuntersuchung durch bestimmte körperliche Merkmale auffallen. Hierzu gehören Frauen mit einer Gonadendysgenesie, die die klassischen Merkmale des Ullrich-Turner- oder des Swyer-Syndroms haben (s. unten und ► Kap. 12). Auch bei Patientinnen mit eindeutig iatrogener Ursache der Ovarinsuffizienz (z. B. Klimakterium praecox durch Strahlenexposition oder Chemotherapie) gibt bereits die Anamnese entscheidende Hinweise.

Bei einigen der Frauen, deren primäre Ovarinsuffizienz durch chromosomale Aberrationen bedingt ist, finden sich anamnestisch auch familiäre Häufungen (Hersh et al. 1980; Muasher et al. 1980; Espiner et al. 1970; Aleem 1981; Walsh et al. 1974; Skre et al. 1976; Coulam et al. 1983), es lohnt sich also durchaus, auch die Familienanamnese genau zu erheben.

Wichtig sind auch alle Angaben, die auf Autoimmunerkrankungen hinweisen, im Speziellen auf Autoimmunendokrinopathien, also Angaben, die für Erkrankungen der Schilddrüse, der Nebennierenrinden, der Nebenschilddrüsen, des Inselapparates im Pankreas oder für eine Myasthenie sprechen (► Abschn. 17.9).

> **Einige anamnestische Auffälligkeiten bei primärer Ovarinsuffizienz**
> - Primäre oder sekundäre Amenorrhö
> - Familiär gehäuft auftretende ovarielle Insuffizienz
> - Autoimmunerkrankungen
> - Zustand nach Radiatio
> - Zustand nach Chemotherapie

13.2.2   Äußere Erscheinungsmerkmale

Das äußere Erscheinungsbild ist bei denjenigen Frauen, die relativ lange mehr oder weniger regelmäßige Menstruationen gehabt haben, meist unauffällig. Da unter den Frauen mit primärer Amenorrhö oder mit nur wenigen Blutungen diejenigen mit chromosomalen Störungen überproportional häufig vertreten sind (s. unten), findet man in dieser Untergruppe auch oft die Merkmale des klassischen Turner- bzw. Swyer-Syndroms oder von chromosomalen Mosaiken. (► Kap. 12). In den Ovarien von hypergonadotropen Frauen mit primärer Amenorrhö, unauffälligem äußeren Erscheinungsbild und normal entwickelten sekundären Geschlechtsmerkmalen lassen sich oft Primordial- oder Primärfollikel nachweisen. Bei ihnen ist die Sekretion von Sexualsteroiden offensichtlich ausreichend gewesen, um die sekundären Geschlechtsmerkmale zur Entwicklung zu bringen (Zourlas u. Comninos 1971; Zarate et al. 1970).

Hinweise auf eine primäre Ovarinsuffizienz bei Autoimmunerkrankung sind die klinischen Symptome, die für Funktionsstörungen der jeweiligen endokrinen Drüsen charakteristisch sind, desgleichen gelegentlich eine Vitiligo, ein umschriebener Haarausfall (Alopecia areata) und eine mukokutane Candidiasis (▶ Abschn. 13.2.6).

13.2.3 Hormonale Merkmale

❯ Der hormonale Schlüsselbefund für die Diagnose einer vorzeitigen primären Ovarinsuffizienz ist der hohe FSH-Spiegel (>40 mIE/ml bzw. mehrfach >25 mIE/ml), er ist disproportional höher als die LH-Konzentration. Häufig findet man also eine Umkehr der FSH/LH-Quotienten zugunsten von FSH (>2:1), eine Konstellation, die hinweist auf die unzureichende Sekretion von Inhibin, eines aus der Granulosazellschicht des ovariellen Follikels stammenden Peptidhormons, das selektiv die hypophysäre FSH-Sekretion unterdrückt.

In Abhängigkeit vom Zeitraum, der zwischen der Phase offensichtlich regelmäßiger Menstruationszyklen und vorausgegangener Schwangerschaften bis zum Eintritt der Ovarinsuffizienz liegt, schwanken die Gonadotropinspiegel beträchtlich von leicht bis stark erhöht (Rebar et al. 1982; Rebar 1994). Dagegen sind bei Frauen mit primärer Amenorrhö oder nur einigen wenigen spontanen Menstruationsblutungen, wie z. B. bei Gonadendysgenesien, schon zum Zeitpunkt, an dem normalerweise die Pubertät eintritt, hohe Gonadotropinkonzentrationen nachweisbar. Diese beruhen auf der Zunahme der Amplituden der pulsatilen Gonadotropinsekretion (Ross et al. 1983).

Die Urin- oder Blutspiegel der Östrogene sind meist auf dem niedrigen Niveau von postmenopausalen Frauen zu finden (Östradiol <20 pg/ml), gelegentlich jedoch findet man auch noch normale Östradiolspiegel in Konzentrationen bis zu ca. 70 pg/ml, wie sie für die frühe Follikelreifungsphase charakteristisch sind (Duignan et al. 1978). Soweit noch stimulierbare Follikel vorhanden sind, kommt das Östradiol für oberhalb des postmenopausalen Niveaus liegende Östradiolspiegel aus diesen Follikeln, es kann partiell auch der Umwandlung von Androgenen im peripheren Fettgewebe entstammen.

Die Biosynthese von Progesteron hingegen sistiert völlig. Der Gestagentest (▶ Abschn. 24.6) fällt abhängig von den aktuellen Östrogenplasmaspiegeln sehr variabel aus; man kann aus seinem Ergebnis keine längerfristigen differentialdiagnostischen, therapeutischen oder prognostischen Schlussfolgerungen ziehen (Rebar u. Conolly 1990).

13.2.4 Chromosomale Befunde

Die Mehrzahl der Frauen mit einer hypergonadotropen Ovarinsuffizienz vor dem 35. bis 40. Lebensjahr hat einen normalen Chromosomensatz (46,XX). Bei einem kleineren Prozentsatz findet man Anomalien der Geschlechtschromosomen, entweder eine abnorme Anzahl oder strukturelle Anomalien der Chromosomen (s. unten; Rebar 1983; Board et al. 1979).

Häufige Anomalien der Geschlechtschromosomen bei vorzeitiger Ovarinsuffizienz
- **Numerische Anomalien**
  - 45,XO, Ullrich-Turner-Syndrom
  - 46,XY, Androgenrezeptordefekt
  - 47,XXX, Triple-X-Syndrom
  - Mosaike:
    45,X/46,XX, Turner-Mosaik
    45,X/46,XY
    45,X/47,XXX
- **Strukturelle Anomalien**
  - Verlust eines Chromosomenarmes (Deletion)
  - Ringbildung
  - Translokation
  - Isochromosombildung
  - Andere

Die Chromosomenanalyse erfolgt anhand einer Lymphozytenkultur (Moorhead et al. 1960). Sie gibt allerdings nicht immer den chromosomalen Befund des Ovargewebes wider (Board et al. 1979). Besonders wichtig ist der Nachweis eines Y-Chromosoms, da bei dessen Nachweis ein relativ hohes Risiko einer malignen Entartung dysgenetischer Gonaden besteht (25%, altersabhängig auch höher). In solchen Fällen muss man sich für die rechtzeitige Exstirpation der ohnehin funktionsunfähigen Gonaden entscheiden, bevor diese maligne entarten (Schellhas 1974a,b).

13.2.5 Ovarbiopsie

Hinsichtlich ihrer feingeweblichen Struktur ähneln die Ovarien von Frauen mit primärer Ovarinsuffizienz denen von Frauen, die in die natürliche Postmenopause kommen. In den meisten Fällen ist das Stroma der Ovarien stark fibrosiert, es finden sich entweder keine oder nur noch wenige Follikel.

Die Ovarien einer Untergruppe von hypergonadotropen Frauen enthalten jedoch zahlreiche Primordial- und Primärfollikel, allerdings keine Follikel im fortgeschrittenen Reifungsstadium. Solche Ovarien sind charakteristisch für das Syndrom der gonadotropinresistenten Ovarien (Seegar Jones u. De Moraes-Ruehsen 1969).

Die laparoskopische Ovarbiopsie ergibt häufig nur ein oberflächliches Fragment der Ovarrinde. Auf diese Weise können in der Tiefe des Gewebes sitzende Follikel übersehen werden. Vom histologischen Standpunkt aus gesehen ist also die Resektion eines kleinen Gewebekeils vorzuziehen. Die Entnahme eines größeren Gewebstücks hat darüber hinaus den Vorteil, dass man nicht nur Follikel nachweisen, sondern mit Hilfe immunhistochemischer Verfahren den Nachweis von Anti-Ovar-Antikörpern führen und eine Fibroblastenkultur für die Chromosomenanalyse anlegen kann (Sutton 1974).

❯ Eine Ovarbiopsie wird jedoch – außer bei wissenschaftlichen Fragestellungen – keinen Vorteil bei der Diagnostik solcher Patientinnen bringen. Die für die Chancen auf Fortpflanzung entscheidende Frage, ob stimulierbare Follikel vorhanden sind oder nicht, lässt sich letztlich erst durch die ovarielle Reaktion auf eine Gonadotropinstimulation entscheiden.

13.2.6   Immunologische Untersuchungen

Das zeitgleiche Auftreten einer vorzeitig einsetzenden Ovarinsuffizienz mit Störungen anderer endokriner Drüsen ist seit langem bekannt (Duff u. Bernstein 1933). Der gemeinsame Nenner ist in einer Autoimmunerkrankung zu suchen (Irvine et al. 1968; Coulam 1983). Zur Diagnose einer Autoimmunendokrinopathie bei hypergonadotroper Ovarinsuffizienz eignet sich der Autoantikörpernachweis mit Hilfe der Immunfluoreszenz und der Ligandenbindungsmethoden an Gewebeschnitten (Irvine et al. 1968; Coulam u. Ryan 1979; Coulam 1983). Für die definitive Diagnose einer autoimmun bedingten Ovarinsuffizienz gilt als weitere Voraussetzung der histologische Nachweis einer mononukleären Infiltration in das Stroma der Ovarien (Irvine et al. 1968; Coulam 1983).

Bei den Überlegungen zur Autoimmungenese eines Klimakterium praecox sollte man bedenken, dass sich ein Autoimmungeschehen häufig nicht nur im Ausfall eines oder mehrerer Organe (s. folgende Übersicht), sondern in systemischen Erkrankungen äußern kann. Die in ▶ Abschn. 16.9 und ▶ Kap. 23 erwähnten Autoimmunerkrankungen und die mit ihnen verbundenen Risiken sollten bei der Differentialdiagnose der autoimmun bedingten hypergonadotropen Ovarinsuffizienz mitbedacht werden. Das bei einigen dieser Krankheitsbilder erhöhte Thromboembolierisiko lässt sich durch die Bestimmung von Antiphospholipid-Antikörpern, vor allem des sog. β2-Glykoprotein-I-abhängigen Antikardiolipin-Antikörpers abgrenzen (Aoki et al. 1995).

> **In Kombination mit einer vorzeitigen Ovarinsuffizienz beschriebene autoimmun bedingte Krankheitsbilder**
> - Hypoparathyreoidismus
> - M. Addison
> - Autoimmunerkrankungen der Schilddrüse (Hashimoto-Thyreoiditis, Thyreotoxikose)
> - Juvenile rheumatoide Arthritis
> - Myasthenia gravis
> - Diabetes mellitus
> - Thymushyperplasie, Thymome
> - Perniziöse Anämie
> - Autoimmunbedingte hämolytische Anämie
> - Idiopathische thrombozytopenische Purpura
> - Mukokutane Candidiasis
> - Alopezie
> - Vitiligo
> - Malabsorption
> - Biliäre Zirrhose bzw. chronisch-aktive Hepatitis

Bei den Autoimmunpolyendokrinopathien unterscheidet man zwei Symptomkomplexe (◘ Tabelle 13.1), bei denen die primäre Ovarinsuffizienz ein variabel häufiges Symptom ist. Beim Typ I findet sich eine mukokutane Candidiasis, ein primärer Hypoparathyreoidismus, eine Nebennierenrindeninsuffizienz und eine prämature Menopause, zusätzlich können Vitiligo, Alopezie und eine perniziöse Anämie auftreten. Beim autosomal-dominant vererbten Typ II (Schmidt-Syndrom) ist eine Nebennierenrindeninsuffizienz, eine autoimmune Schilddrüsenerkrankung und/oder ein insulinpflichtiger Diabetes

◘ **Tabelle 13.1.** Formen der Autoimmunpolyendokrinopathie mit den häufigsten Assoziationen. (Nach Neufeld et al. 1981)

Erkrankung	Typ I [%]	Typ II [%]
M. Addison	100	100
Hypoparathyreoidismus	76	–
Chronische mukokutane Candidiasis	73	–
Autoimmun bedingte Schilddrüsenerkrankungen	11	69
Diabetes mellitus Typ I	4	52
Gonadale Insuffizienz	17	3,6
Chronische aktive Hepatitis	13	–
Malabsorption	22	–
Alopezie	32	0,5
Perniziöse Anämie	13	0,5
Vitiligo	8	4,5

mellitus vorhanden. Die Typ-I-Polyendokrinopathie zeigt eine starke familiäre Häufung, wird autosomal-rezessiv vererbt und tritt bereits im frühen Kindesalter auf. Da die Funktionen der einzelnen Drüsen nacheinander ausfallen können, sind regelmäßige Kontrollen angezeigt, vor allem bei Patienten mit der Typ-I-Polyendokrinopathie und deren Verwandten.

13.2.7   Fertilität

Die Chancen einer Frau, mit hypergonadotroper Ovarinsuffizienz nochmals schwanger werden zu können, sind insgesamt äußerst gering. Sie sind jedoch in Abhängigkeit von der Art und Dauer der zugrunde liegenden Störung differenziert zu bewerten.

Hypergonadale Frauen mit primärer Amenorrhö, fehlenden oder nur streakförmig angelegten Gonaden oder Ovarien, die histologisch keine Follikel mehr enthalten (nachweisbar durch Keilexzision von Gewebe) und unzureichender präpuberaler Sexualentwicklung werden mit an Sicherheit grenzender Wahrscheinlichkeit steril bleiben.

Frauen mit lediglich strukturellen Anomalien bzw. Mosaiken im Chromosomensatz, die eine mehr oder weniger vollständige Ausbildung ihrer sekundären Geschlechtsmerkmale und einige spontane Menstruationsblutungen aufweisen, können – wenn auch sehr selten – spontan gravide werden, wenn die Ovarien noch wenige funktionsfähige Follikel enthalten (Breckwoldt et al. 1981).

Dagegen lohnt sich unter Umständen ein Behandlungsversuch bei all denjenigen hypergonadotropen Frauen, die vor Eintritt der Erkrankung über mehrere Jahre regelmäßig menstruiert haben, schon einmal schwanger waren und die normal entwickelte sekundäre Geschlechtsmerkmale besitzen, deren Ausprägung nicht durch exogene Hormonzufuhr erfolgt ist. Diese Frauen zeigen folgende Krankheitsbilder:

- primäre Ovarinsuffizienz exogener Genese,
- Autoimmunerkrankungen,
- Enzym- und Rezeptordefekte (z. B. Syndrom der gonadotropinresistenten Ovarien) oder
- die phasenhaft (passagere) vorzeitig auftretende Menopause (Rebar 1994).

Gerade bei der sekundär entstandenen hypergonadotropen Ovarinsuffizienz handelt es sich um ein pathophysiologisches Kontinuum, das in seiner Ausprägung von der Lutealinsuffizienz über die Oligomenorrhö bis hin zur Amenorrhö reicht, und in seinem Verlauf reversibel sein kann. Man sollte sich daher hüten, das Eintreten einer Schwangerschaft bei hypergonadotropen Frauen generell als absolut unmöglich zu bezeichnen, es sei denn, es liege eine Situation vor, die eine definitive Aussage zulässt. Zahlreiche in der Literatur beschriebene Einzelbeobachtungen rechtfertigen diese Vorsicht bei der Deutung eines hypergonadotropen Zustands (Aiman u. Smentek 1985; Nakai et al. 1984; Kivinen u. Herva 1980; Gemzell u. Solish 1979; Rebar 1994).

In einer systematischen Übersichtsarbeit stellten van Kasteren u. Schoemaker (1999) 52 Fallberichte, 8 Beobachtungsstudien, 9 nichtkontrollierte und 7 kontrollierte Untersuchungen zusammenfassend dar. Sie kamen zu dem Schluss, dass die Wahrscheinlichkeit einer Schwangerschaft nach der Diagnose »prämature Ovarinsuffizienz« zwischen etwa 5% bis 10% liegt. Interessanterweise konzipierten in den reinen Beobachtungsstudien 4,8% der Frauen, in den nichtkontrollierten Studien 18% und in den kontrollierten 1,5%. Die Gesamtschwangerschaftsrate lag bei 6,3%. Die erheblichen Differenzen zeigen einmal mehr den Wert prospektiv randomisierter Studien auf.

Das Potential zur Fortpflanzung nimmt physiologischerweise prämenopausal kontinuierlich ab, erkennbar an der zunehmend insuffizienten Progesteronbiosynthese des Corpus luteum bzw. der zunehmenden Frequenz anovulatorischer Zyklen und an der Häufung von Aborten. Die reproduktive Funktion des Ovars ist nicht nur abhängig von der Anzahl noch reifungsfähiger Follikel, sondern auch von extraovariellen Faktoren. Andererseits ist eine hypergonadotrope prämenopausale Frau solange potentiell fertil (wenn auch mit geringen Erfolgschancen, s. oben), wie noch funktionell intakte Follikel vorhanden sind (Ebbiary et al. 1994; Rebar 1994).

13.3 Ätiologie und Klassifikation der primären Ovarinsuffizienz

13.3.1 Chromosomale Anomalien

Die häufigsten chromosomalen Anomalien, die mit dem frühzeitigen Verlust des Keimepithels einhergehen, sind in ► Abschn. 13.2.4 zusammengestellt. Unter diesen spielen zahlenmäßig die Gonadendysgenesien die größte Rolle (► Kap. 12). Bei der klassischen 45,X0-Konstellation, die zuerst beim Turner-Syndrom nachgewiesen worden ist (Turner 1938; Ford et al. 1959), kommt es meist schon während des intrauterinen Lebens zu einer mehr oder weniger rasch ablaufenden Keimzellatresie, offensichtlich weil das normale Ovar jenseits der 11. bis 13. SSW zur weiteren Differenzierung zweier normal funktionierender X-Chromosomen bedarf (Singh u. Carr 1966). Nur bei XX-Konstellation erfolgt die vor der Degeneration schützende Ummantelung der Oozyte mit ei-

ner Granulosaschicht. Einige wenige Patientinnen mit mehr oder weniger deutlichen Merkmalen des Turner-Syndroms (► Kap. 12) können spontan menstruieren, sogar Schwangerschaften sind beschrieben worden (Lock et al. 1979; Dinkelmann u. Landolt 1981; Kable u. Yussman 1981; Nielsen et al. 1979). Bei diesen Frauen mit Turner-Syndrom findet sich zumeist ein Geschlechtschromosomenmosaik. Der hierbei am häufigsten beobachtete Mosaikkaryotyp ist die 45,X/46,XX-Konstellation. Die Wahrscheinlichkeit, dass Schwangerschaften von Frauen mit einem Mosaik in einem Abort oder in einer Totgeburt enden, oder dass ihre Nachkommen eine Chromosomenanomalie haben, ist erhöht (Kable u. Yussman 1981); nach Dinkelmann u. Landoldt (1981) kommt es in 27% zu Spontanaborten, in 7% zu Totgeburten, zu Lebendgeburten mit chromosomalen Anomalien in 22% und zu Lebendgeburten mit körperlichen und geistigen Anomalien in 32%.

Wenn eine Frau mit einer 45,X0-Konstellation nicht die typischen Merkmale des klassischen Turner-Syndroms zeigt oder wenn sie über eine variable Zeit spontan blutet, besteht die Möglichkeit, dass sie ein Mosaik, z. B. eine ovarielle Zelllinie mit einer Y-Konstellation hat. Deshalb sollte man auch Frauen mit 45,X0-Konstellation regelmäßig überwachen, um das beginnende Wachstum ovarieller Tumoren nicht zu übersehen, ein Risiko, das für jede Y-Konstellation gegeben ist.

Weibliche Individuen mit hypergonadotroper Amenorrhö und Gonadendysgenesie können neben den oben erwähnten Karyotypen noch andere Mosaikmuster haben. Bei etwa 5% dieser Frauen findet man die 45,X/46,XY-Konstellation (Simpson 1976).

> **Cave**
>
> Die 45,X/46,XY-Konstellation ist gelegentlich durch eine asymmetrische Gonadenentwicklung gekennzeichnet mit einer Streak-Gonade oder völligem Fehlen des Ovars auf einer Seite und einem Testis oder einem Keimzelltumor auf der anderen Seite. Wegen der großen Gefahr der malignen Entartung muss man diese Gonaden entfernen.

Bei einer Gonadendysgenesie mit einem 45,X/46,XX-Mosaik hingegen besteht kein erhöhtes Risiko einer malignen Entartung. Diese Gruppe von Frauen zeigt seltener die körperlichen Merkmale der 45,X0-Gonadendysgenesie. Sie sind durchschnittlich größer als Frauen mit 45,X0-Konstellation, ca. 10% menstruieren spontan, ca. 20% haben eine spontane Brustentwicklung (zum Vergleich: 45,X0-Frauen: 3% bzw. 5%; Simpson 1976). Gelegentlich wird diese chromosomale Störung erst während einer Sterilitätsdiagnostik oder -therapie entdeckt. Die meist primäre, hypergonadotrope Amenorrhö ist ihnen mit den Frauen gemeinsam, die verschiedene andere Formen der Gonadendysgenesie aufweisen.

Eine vorzeitige Ovarinsuffizienz findet man auch bei der Polysomie X. Diese Frauen haben mehr als die normale Anzahl an Geschlechtschromosomen (47,XXX, 48,XXXX oder 49,XXXXX), auch Mosaikformen sind beschrieben (z. B. 46,XX/47,XXX u. a.). Während einige Individuen eine vorzeitige Ovarinsuffizienz haben (Jacobs et al. 1959), ist bei anderen eine normale Fertilität beschrieben worden (Day et al. 1964). Ihre intellektuellen und sozialen Fähigkeiten scheinen häufig eingeschränkt zu sein (Kidd et al. 1963). Einige Polysomie-

X-Patientinnen haben einen Immunglobulinmangel und ein Marfan-Syndrom, eine Konstellation, die insofern nicht erstaunlich ist, als die Kontrolle der T-Zell-Funktionen X-chromosomabhängig zu sein scheint (Sills et al. 1978; Smith u. Engel 1981; Purtilo et al. 1977).

Unter Frauen mit reiner Gonadendysgenesie versteht man Individuen, die Streak-Gonaden haben, phänotyisch weiblich sind und entweder einen reinen 46,XX- oder einen 46,XY-Karyotyp haben. Einzelheiten zur 46,XX- und zur 46,XY-Konstellation (Swyer-Syndrom) finden sich in ▸ Abschn. 12.5.1. Frauen mit einer reinen Gonadendysgenesie haben eine hypergonadotrope primäre Amenorrhö. Die Ausprägung der sekundären Geschlechtsmerkmale ist mehr oder weniger vollständig, da die rudimentären Gonaden zumindest zeitweise kleine Mengen von Androgenen und Östrogenen bilden; Erstere können zu Östrogenen konvertiert werden. Individuen mit einer 46,XY-Gonadendysgenesie sind in hohem Maße gefährdet, in den rudimentären Strukturen ihrer Streak-Gonaden Gonadoblastome und Dysgerminome zu entwickeln (Pickartz et al. 1980).

> ❯❯ Die frühzeitige prophylaktische bilaterale Gonadektomie ist also bei allen Patientinnen mit einer 46,XY-Gonadendysgenesie zu empfehlen (Wolf 1979; Simpson et al. 1981; Nagel et al.1984; Moltz et al. 1981; Simpson 1983).

13.3.2   Andere genetische Ursachen

Genetische Störungen sind insgesamt nicht selten. In einer multizentrischen Untersuchung von 71 Frauen mit prämaturer Ovarinsuffizienz fanden Vegetti et al. (1998) in 31% eine familiäre Komponente. Ausgeschlossen waren Patientinnen mit bekannter Ursache (z. B. nach Ovarektomie, bekannte Autoimmunerkrankung, abnormer Karyotyp). Andere beschrieben eine positive Stammbaumanalyse in 4% (Conway et al. 1996), 13,7% (van Kasteren et al. 1999b) bzw. 22,2% (van Kasteren et al. 1999a).

Die Lokalisation eines definierten genetischen Defekts konnte bisher in verschiedenen Fällen gezeigt werden, so z. B. für X-chromosomale Loci (POF 1 und 2; Tharapel et al. 1993; Powell et al. 1994) und Fragile-X-Prämutationen (Allingham-Hawking 1999; Uzielli 1999; Conway 1998).

In einzelnen Fällen wurden Mutationen des FSH-Rezeptor-Gens beschrieben (Aittomaki et al. 1996; Beau et al. 1998; Touraine et al. 1999). Eine bestimmte Mutation (C566 T) fand sich zwar relativ häufig in einer finnischen Population, diese oder andere FSH-Rezeptor-Mutationen konnten bei Frauen in Japan (Takakura et al. 2001), Brasilien (Fonte Kohek et al. 1998), Singapur (Whitney et al. 1995; Tong et al. 2001) und den USA (Whitney et al. 1995) jedoch nicht nachgewiesen werden.

Bei japanischen Frauen konnte eine hohe Rate bestimmter Mutationen des LH-β-Gens gefunden werden (Takebayashi et al. 2000). Schließlich wurde eine Punktmutation des Inhibin-Gens bei 3 von 43 Frauen mit prämaturer Ovarinsuffizienz (7%) nachgewiesen, aber nur bei 1 von 150 Kontrollen (0,7% , Shelling et al. 2000).

Der Nachweis all dieser Veränderungen hat jedoch derzeit keine therapeutischen Konsequenzen; sie sind daher weniger von diagnostisch-therapeutischem als vielmehr von wissenschaftlichem Interesse.

13.3.3   Autoimmunerkrankungen

Dabei handelt es sich um Krankheitsprozesse, bei denen das Immunsystem körpereigene Eiweißkörper als fremd klassifiziert und gegen diese Antikörper bildet. Man kann Autoimmunerkrankungen in solche unterteilen, bei denen spezifische Organfunktionen im Rahmen des Autoimmungeschehens beeinträchtigt sind, und solche, die als systemisch bezeichnet werden (▸ Kap. 17). Zu Letzeren gehören einige vaskuläre und Kollagenerkrankungen. Voraussetzung für die Diagnose einer autoimmun bedingten Organerkrankung ist sowohl der Nachweis organspezifischer Antikörper als auch der einer markanten Infiltration des betreffenden Organs mit Lymphozyten und Plasmazellen (Coulam 1983). Im Fall des Ovars führt diese Infiltration zu einer Destruktion und damit zu einer Abnahme der normalen Follikelzahl.

In ▸ Abschn. 13.2.6 findet sich eine Übersicht über eine Reihe von Autoimmunerkrankungen, bei denen das gleichzeitige Auftreten eines Klimakterium praecox beschrieben worden ist. Die Angaben über die Häufigkeit von Autoimmunerkrankungen, im Speziellen von Autoimmunendokrinopathien bei gleichzeitig nachweisbarem Klimakterium praecox schwanken erheblich (von 18 bis 55%; De Moraes-Ruehsen et al. 1972; Coulam 1983; Alper u. Garner 1985; Rebar 1994; van Kasteren et al. 1999).

Die häufigsten autoimmun bedingten Endokrinopathien sind Erkrankungen der Schilddrüse und der Nebennierenrinde (▸ Kap. 15 und 17). Von einer polyglandulären Autoimmunendokrinopathie spricht man dann, wenn mehrere endokrine Organe eine autoimmun bedingte Funktionsstörung haben (Eisenbarth u. Lebovitz 1978; Eisenbarth et al. 1979). Eine genetische Disposition, die zur Entstehung der Autoimmunendokrinopathie beiträgt, wird vermutet (Eisenbarth u. Lebovitz 1978).

Zirkulierende Antikörper gegen bestimmte Zelltypen des Ovars sind bei Frauen mit Klimakterium praecox verschiedentlich nachgewiesen worden (Irvine et al. 1968; McNatty et al. 1975), u. a. Autoantikörper gegen FSH-Rezeptoren bei Patientinnen mit Myasthenia gravis (Chiauzzi et al. 1982; Tang u. Faiman 1983). Solche Autoantikörper blockieren die Gonadotropinwirkung und damit die Steroidgenese und verursachen so den vorzeitigen Untergang von Follikeln.

> **Cave**
>
> Auch bei fehlendem Nachweis von Autoantikörpern kann man nicht ausschließen, dass sich langfristig eine Autoimmunpolyendokrinopathie manifestiert. Deshalb sollte man regelmäßig auf diejenigen klinischen Zeichen achten, die für Störungen der Schilddrüsenfunktion, der Nebennierenrinde und des Inselapparats sprechen.

Nach Turkington u. Lebovitz (1967) muss man annehmen, dass im Falle eines M. Addison etwa ein Viertel der Patientinnen eine prämature Ovarinsuffizienz entwickeln werden, andere Autoren schätzen das Risiko auf 8% (Irvine et al. 1968).

Ein Diabetes mellitus Typ I trat bei 2,5% der Patientinnen auf (Kim et al. 1997). Bei Nachweis einer spontan aufgetretenen hypergonadotropen primären Ovarinsuffizienz mit normalem Karyotp muss man mit einer Wahrscheinlichkeit von ca. 25% mit einer Hypothyreose und von <5% mit einem Diabetes mellitus bzw. einem Hypoparathyreoidismus rechnen.

13.3.4 Umwelteinflüsse

Ionisierende Strahlen verursachen alters- und dosisabhängig eine dauerhafte Schädigung des Keimepithels. Dies ist eine seit langem bekannte Tatsache, schon 1939 ist über permanente Kastration nach Strahlenexposition mit 5 Gy oder mehr berichtet worden ist (Jacox 1939). Die Kastrationsdosis scheint bei jüngeren Frauen höher zu sein als bei älteren Frauen (Peck et al. 1940; Lushbaugh u. Casarett 1976), auch die Häufigkeit einer Remission einer strahleninduzierten Amenorrhö scheint von der Dosis und vom Alter der Patientin abhängig (Horning et al. 1981; Thomas et al. 1976). ▶ Tabelle 13.2 fasst die Wirkung unterschiedlicher Dosen ionisierender Strahlen auf die Ovarfunktion zusammen (Ash 1980; Verp 1983):

Zu den umweltbedingten Faktoren, die zu einer direkten Schädigung von Ovarstruktur und -funktion führen, gehört der **Zigarettenkonsum**. Die Menopause tritt in der Altersgruppe von Frauen zwischen 44 und 53 Jahren bei Raucherinnen, die 10 Zigaretten oder mehr pro Tag rauchen, deutlich früher ein als bei Nichtraucherinnen (Jick et al. 1977; Mattison 1985; Gindoff u. Stillman 1994). Möglicherweise sind auf die Ovarien direkt einwirkende **polyzyklische aromatische Kohlenwasserstoffe** hierfür verantwortlich zu machen. Diese und ähnliche Beobachtungen sind insofern nicht erstaunlich, als die schädigende Wirkung einer Reihe von Chemikalien auf die Fortpflanzungsfunktionen ausreichend belegt ist (Council on Scientific Affairs 1985; Mattison 1985; ▶ Kap. 7).

13.3.5 Chemotherapie

Die Auswirkungen von Chemotherapeutika, insbesondere von alkylierenden Substanzen, auf die Ovarfunktion von Frauen, die wegen Hodgkin-Erkrankung, rheumatoider Arthritis, Glomerulonephritis oder Mammakarzinom chemotherapeutisch behandelt worden sind, sind relativ gut dokumentiert. In Abhängigkeit von der Dosis und der Dauer der Behandlung entwickeln die meisten Patientinnen eine hypergonadotrope Amenorrhö. Jüngere Patientinnen scheinen gegenüber den deletären Wirkungen der Chemotherapie resistenter zu sein als ältere Patientinnen. Diese Beobachtungen sind nicht nur bei Therapien mit Cyclophosphamid erhoben worden, sondern auch bei Kombinationsbehandlungen (z. B. Stickstofflost, Vincristin, Procarbazin und Prednisolon). Die Einnahme von oralen Kontrazeptiva während der Behandlung schützt den ovariellen Follikelapparat offensichtlich nicht (Waxman et al. 1982; Whitehead et al. 1983; Koyama et al. 1977; Andrieu u. Ochoa-Molina 1983; Warne et al. 1973; Uldall et al. 1972). Inwieweit bei postpuberalen Individuen, die einer Chemotherapie bedürfen, eine vor Einsetzen der Therapie erfolgende Suppression der Ovarfunktion mit GnRH-Analoga den Verlust des Keimepithels verhindert oder wenigstens verlangsamt, bleibt beim Menschen noch endgültig zu demonstrieren. Erste Ergebnisse einer prospektiven, kontrollierten Studie aus Israel zeigen allerdings vielversprechende Resultate. Nur bei 4% der Frauen trat eine sekundäre Amenorrhö nach Ovarprotektion mit GnRH-Agonisten ein. Diese war deutlich seltener als etwa 60% bei den Kontrollfällen (Blumenfeld et al. 1996; Blumenfeld u. Haim 1997; Blumenfeld u. Avivi 1999).

> ❯ Trotz der noch unzureichenden Datenlage sollte eine Ovarprotektion mit GnRH-Agonisten bei Frauen im reproduktionsfähigen Alter vor einer Chemotherapie erwogen werden.

Häufiger noch als die Monotherapieformen führen kombinierte Radio-Chemo-Therapien zu irreversiblen Schädigungen der Ovarien (Horning et al. 1981). Wenn eine Chemotherapie vor der Pubertätsentwicklung erfolgt, scheint die Gonadenfunktion deutlich seltener und geringer beeinträchtigt zu werden als bei Erwachsenen (Siris et al. 1976; Parra et al. 1978; Nicosia et al. 1985; Damewood u. Grochow 1986).

13.3.6 Viruserkrankungen

Viruserkrankungen werden schon lange verdächtigt, das Keimepithel zu schädigen und eine primäre Ovarinsuffizienz verursachen zu können. Die **Mumpsoophoritis** ist jedoch bisher die einzige Virusinfektion, die man durch kasuistische Beobachtungen einigermaßen schlüssig in einen Kausalzusammenhang mit einem Klimakterium praecox bringen konnte (Morrison et al. 1975; Cramer et al. 1983). Das Mumpsvirus kann als ein plazentagängiges Virus auf den Fetus übertragen werden. Eine ovarielle Sterilität aufgrund einer Mumpsoophoritis wird bei Frauen, die vor der Pubertät infiziert worden

□ **Tabelle 13.2.** Auswirkungen ionisierender Strahlen auf die Ovarfunktion. (Mod. nach Ash 1980 und Verp 1983)

Strahlenexposition der Ovarien [rads]	Wirkungen
≤150	Keine schädigenden Wirkungen bei den meisten jungen Frauen (15 bis 40 Jahre), bei älteren Frauen ist das Risiko einer Amenorrhö erhöht
150–500	Variabel; ungefähr 30% der Frauen <40 Jahre haben danach eine permanente Amenorrhö, einige eine vorübergehende, fast alle Frauen im Alter von mehr als 40 Jahren haben eine permanente Amenorrhö
500–800	Variabel; 60 bis 70% der jüngeren Frauen haben eine permanente Amenorrhö, einige wenige eine vorübergehende, alle Frauen >40 Jahre haben eine permanente Amenorrhö
>800	Alle Frauen werden permanent amenorrhoisch

sind, häufiger vermutet als bei Infektion im Erwachsenenalter (Prinz u. Taubert 1968).

Der Nachweis, dass andere Virusinfektionen (diskutiert werden Windpocken, Shigellen und weitere Virusinfektionen; Rebar et al. 1990) zu einer Oophoritis zu und einer hypergonadotropen Ovarinsuffizienz führen, steht noch aus.

13.3.7 Enzymdefekte

Die **Galaktosämie** ist eine autosomal-rezessiv vererbliche Erkrankung, bei der es als Folge eines Enzymdefekts der Galaktose-1-Phosphat-Uridyltransferase zur Anhäufung von Galaktose, Galaktose-1-Phosphat und anderen Metaboliten kommt. Die von dieser Erkrankung betroffenen Frauen erleiden eine direkte toxische Wirkung an Leber und Nieren und neigen zu Katarakten. Die ebenfalls beobachtete frühzeitige primäre Ovarinsuffizienz ist vermutlich Folge einer direkten toxischen Schädigung des Follikelapparats (Guerrero et al. 2000). Andere Pathomechanismen, wie die Bildung biologisch inaktiver Gonadotropine, sind allerdings diskutiert worden (Fraser et al. 1986; Robinson et al. 1984; Kaufman et al. 1979). Inwieweit eine strikte Diät von Geburtsbeginn an diese Form der vorzeitigen Ovarinsuffizienz verhindert, bleibt noch zu dokumentieren.

Bei dem bei genetisch weiblichen Individuen sehr selten auftretenden **17α-Hydroxylasemangel** kommt es zu einer hypergonadotropen primären Amenorrhö. In ihren Ovarien lassen sich zahlreiche Primordialfollikel ohne Hinweis auf Reifungstendenz und mehr oder weniger große Zysten nachweisen.

13.3.8 Syndrom der gonadotropinresistenten Ovarien

Dieses Syndrom wird selten als Ursache einer primären Ovarinsuffizienz nachgewiesen, nur einige wenige Dutzend Fälle dieses Syndroms sind in der Fachliteratur hinreichend dokumentiert. Die betroffenen Frauen haben eine primäre oder sekundäre, hypergonadotrope Amenorrhö, letztere in variablem Abstand zur Menarche. Die Entwicklung der sekundären Geschlechtsmerkmale ist fast immer normal, sodass nicht auszuschließen ist, dass es sich um eine während der Pubertät oder später erworbene Erkrankung handelt. Scheide, Uterus und Tuben sind normal angelegt.

Wichtigstes diagnostisches Kriterium ist der histologische Nachweis zahlreicher Primordialfollikel. Sonographisch sind gelegentlich kleine Follikel nachweisbar (Speroff et al. 1989; Metka et al. 1992). In diesem Stadium sind sie schon (anders als Primordialfollikel) gonadotropinabhängig. Zum Ausschluss oder zum Nachweis der Primordialfollikel ist die laparoskopische Biopsie der kleinen Keilexzision nach Minilaparotomie unter mikrochirurgischen Bedingungen unterlegen. Ein normaler Chromosomensatz (46,XX) ist eine weitere Voraussetzung für diese Diagnose. Ob die 46,XX-Gonadendysgenesie mit Streak-Gonaden und Fehlen der Follikel zumindest in einigen Fällen das Endstadium dieses Syndroms darstellt, wird noch diskutiert (Maxson u. Wentz 1983). Zu den weiteren Kriterien dieses Syndroms (s. folgende Übersicht, nach Maxson u. Wentz 1983) gehören der Ausschluss einer Autoimmu-

nendokrinopathie und die Resistenz gegenüber der Verabreichung selbst hoher Gonadotropindosen.

Diagnostische Kriterien für das Syndrom gonadotropinresistenter Ovarien
- Primäre oder sekundäre Amenorrhö
- Intakter Uterus, intakte Tuben und normal angelegte Vagina
- Normale Entwicklung der sekundären Geschlechtsmerkmale
- Zahlreiche histologisch nachweisbare Primordialfollikel
- Sonographisch nachweisbare kleine Follikel
- 46,XX-Karyotyp
- Erhöhte Gonadotropinkonzentrationen (FSH, LH)
- Resistenz gegenüber exogenen Gonadotropinen
- Fehlende Hinweise auf eine begleitende Autoimmunerkrankung

Die Pathogenese dieses zum ersten Mal von De Moraes-Ruehsen und Seegar Jones beschriebenen Syndroms (1967) ist noch unklar. Abnorme Gonadotropinmoleküle wie bei einigen Formen der sekundären Ovarinsuffizienz wurden bei diesem Syndrom ebenso wenig gefunden wie Antikörper gegen Gonadotropine (Übersicht über Syndrome mit primärer Hormonresistenz bei Verhoeven u. Wilson 1979). Die plausibelste Erklärung ist eine Gonadotropinresistenz als Folge eines Defekts auf der Ebene des Zielorgans: Defekt des FSH-Rezeptors oder des Adenylzyklasesystems (Wolfsdorf et al. 1978; Maxson u. Wentz 1983; Talbert et al. 1984). Wie häufig Mutationen des FSH-Rezeptorgens oder der Signalübertragungsmechanismen vorkommen, ist noch nicht bekannt (Whitney et al. 1995). Zwar konnte z. B. kürzlich belegt werden, dass bei anovulatorischer Sterilität andere FSH-Rezeptor-Genotypen zu finden sind, die mit einem erhöhten FSH-Level assoziiert sind, die Sensitivität der Ovarien auf eine Gonadotropinstimulation war dadurch jedoch nicht beeinträchtigt (Laven et al. 2003).

Die Abgrenzung dieses Syndroms gegenüber autoimmun bedingten Formen der primären Ovarinsuffizienz erfolgt nicht nur durch den serologischen Nachweis bzw. Ausschluss von Autoantikörpern gegen andere endokrine Gewebe, sondern auch durch den Nachweis lymphozytärer ovarieller Infiltrationen beim Letzteren und das Fehlen dieses histologischen Befundes beim Ersteren. Die Differenzierung ist häufig schwierig, zumal die primäre Ovarinsuffizienz anderen Polyendokrinopathien um Jahre vorausgehen kann (Maxson u. Wentz 1983; Wieacker et al. 1991).

Cave

Spontane Remissionen mit ovulatorischen Zyklen sind bei dem überwiegend intermittierend auftretenden Syndrom der gonadotropinresistenten Ovarien möglich (Rebar u. Connolly 1990).

Ob das Syndrom in Abgrenzung zur vorzeitigen Menopause ein eigenständiges Krankheitsbild darstellt, ist fraglich.

Vermutlich handelt es sich um ein und denselben pathologischen Prozess, der phasenweise bereits Jahre vor der endgültigen Menopause auftreten kann (Rebar 1994).

13.3.9 Idiopathische vorzeitige primäre Ovarinsuffizienz

Dies ist eine Ausschlussdiagnose, unter die man alle Formen des Klimakterium praecox einordnet, die zu keiner der oben dargestellten Kategorien gehören.

Diese Gruppe wird in Zukunft durch zunehmende molekulargenetische Diagnostik immer kleiner werden, wie die oben beschriebenen monogenetischen Ursachen und Auflistungen von Punktmutationen vermuten lässt.

13.4 Diagnostisches Schema für jüngere, hypergonadotrop-amenorrhoische Frauen

Die einzelnen Schritte der Differentialdiagnostik der primären, prämaturen Ovarinsuffizienz lassen sich folgendermaßen zusammenfassen:

1. **Anamnese**
   Insbesondere eine Schädigung der Ovarien durch Chemotherapie, ionisierende Strahlen und durch andere exogene Faktoren ist in der Regel anamnestisch erfassbar.
2. **Chromosomenanalyse**
   Sie dient nicht nur der Differentialdiagnostik und der prognostischen Abschätzung der Störung, sondern auch der Beurteilung des Risikos einer malignen Entartung von Streak-Ovarien. Die Chromosomenanalyse kann also unter Umständen die Indikation für eine Gonadektomie ergeben. Zum Ausschluss von Mosaiken sollte man bei allen hypergonadotropen, phänotypisch unauffälligen Frauen unter 35 Jahren eine Chromosomenanalyse veranlassen, unabhängig davon, ob ein Kinderwunsch besteht (Speroff et al. 1989; Jaffe 1986; Breckwoldt et al. 1981; Alper u. Garner 1985).
3. **Autoimmunerkrankungen**
   Die Diagnose einer autoimmun bedingten primären Ovarinsuffizienz basiert auf dem serologischen Nachweis von Antikörpern gegen körpereigenes Gewebe, insbesondere gegen endokrine Organe, und auf dem histologischen Nachweis der lymphozytären Infiltration im Ovar. Zum Ausschluss einer Autoimmunpolyendokrinopathie sollte die Funktion der Schilddrüse, der Nebennierenrinden und der Nebenschilddrüsen beurteilt und ein Diabetes mellitus ausgeschlossen werden (Basisbestimmungen: TSH oder TRH-Test, Schilddrüsenantikörper, Kortisoltagesprofil oder morgendlicher Kortisolnüchternblutspiegel, ggf. ACTH-Test, Kalzium, Phosphat, Gesamteiweiß im Blut, Nüchtern- und postprandiale Glukosekonzentration im Serum, Blutbild, Hämatokrit).
4. **Fertilität**
   Zur Beurteilung einer evtl. noch vorhandenen Fertilitätsreserve kann eine ovarielle Stimulation mit hochdosierten Gonadotropinen (>300 IE/Tag) dienen. Allerdings gibt es kein Therapiekonzept, dessen Effizienz bewiesen ist und das eine realistische Chance auf eine Schwangerschaft bietet. Eine Ovarbiopsie zu diagnostischen Zwecken wird

in aller Regel keine zusätzlichen Vorteile bringen (Olivar 1996).

13.5 Therapie der primären Ovarinsuffizienz

Hypergonadotrope Frauen mit primär gestörter Ovarfunktion weisen in der Regel ein erhebliches Östrogendefizit auf, das um so nachteiliger ist, je früher die Ovarfunktion sistiert, d. h. je länger das Östrogendefizit andauert. Die Risiken des chronischen Östrogenmangels liegen in einer signifikanten Zunahme von kardiovaskulären Erkrankungen, einer Osteoporose und anderer Östrogenmangelfolgen (▶ Kap. 19). Deshalb sollten diese Patientinnen grundsätzlich mit Östrogenen und Gestagenen substituiert werden. Bei der Hormonersatztherapie ist zu beachten, dass damit keine sichere Antikonzeption gewährleistet ist und selten sporadisch ovulatorische Zyklen insbesondere bei prämaturer Ovarinsuffizienz auftreten können (Ausführliches zur Substitutionstherapie ▶ Abschn. 19.12.). Anasti et al. (1998) konnten zeigen, dass bereits 1,5 Jahre nach Sistieren der Ovarfunktion bei prämaturer Ovarinsuffizienz die Knochendichte im Femurhals bei fast der Hälfte der Frauen mehr als eine Standardabweichung unter derjenigen einer Kontrollgruppe lag. Die Hormonersatztherapie sollte also unmittelbar nach Diagnosestellung einer primären Ovarinsuffizienz beginnen.

Dass es bisher hinsichtlich der Fertilität bei primärer Ovarinsuffizienz keine effektive Therapie gibt, besonders nicht bei der sog. idiopathischen Form, ist in einer 1999 publizierten Übersichtsarbeit bestätigt worden (van Kasteren u. Schoemaker 1999).

Zu den verschiedenen Therapieversuchen ohne nachgewiesener Effizienz gehört der Einsatz von Östrogenen oder Östrogen-Gestagen-Kombinationen mit dem Ziel, die Ovarien gegenüber einer exogenen Gonadotropinstimulation zu sensibilisieren (Lutjen et al. 1986; Check et al. 1989; Tang u. Sawers 1989; Gucer et al. 1997). Einige in der Literatur beschriebene Schwangerschaften (Ohsawa et al. 1985; Leeton et al. 1989; Gucer et al. 1997; Zargar et al. 2000) sind eher kasuistische Beobachtungen. Eine prospektive, randomisierte Studie zu diesem Therapieversuch gibt es nicht.

Auch konnten bisher weder Effizienz noch Ineffizienz folgender Therapieversuche belegt werden:
- Gabe von GnRH-Analoga über die Dauer von drei Monaten zur Suppression der endogen erhöhten Gonadotropinspiegel (Ledger et al.1989; van Kasteren 1995),
- Kombination von GnRH-Agonisten, Stimulation der Ovarien mit exogenen Gonadotropinen und Substitution mit Wachstumshormon oder die Verwendung von Clomifen (Busacca et al. 1996; Nakai et al.1984; Davis u. Ravnikar 1988),
- Einsatz von Danazol (Anasti et al. 1994) und
- Einsatz von Glukokortikoiden bei autoimmun bedingter prämaturer Ovarinsuffizienz (van Kasteren et al. 1999).

Letztlich wird man also die Patientin mit prämaturer Ovarinsuffizienz dahingehend beraten müssen, dass es keine Behandlungsmethode gibt, die die Chance einer Schwangerschaft erhöht.

Cave

**Auch Frauen mit prämaturer Ovarinsuffizienz müssen über eine Kontrazeption beraten werden, da
– soweit die Ursache der primären Ovarinsuffizienz
eine Schwangerschaft nicht definitiv ausschließt – in
5 bis 10% aller Fälle mit einer spontan eintretenden
Schwangerschaft gerechnet werden muss.**

Ein Flussschema zur Beratung und Führung einer Patientin mit prämaturer Ovarinsuffizienz ist in ◘ Abb. 13.1 dargestellt.

Von den alternativen Optionen wie Adoption, Eizellspende und Leihmutterschaft ist in Deutschland nur die Adoption gesetzlich erlaubt. Im Ausland können mit der Eizellspende kumulative Schwangerschaftsraten von 80 bis 90% erreicht werden (Paulson et al. 1997).

13.6 Synopsis

Primäre Ovarfunktionsstörungen können vielerlei Ursachen haben. Zu unterscheiden ist zwischen einer chromosomal bedingten Ovarinsuffizienz, z. B. beim Ullrich-Turner-Syndrom, anderen Formen der Gonadendysgenesie, erworbenen Ursachen wie Zustand nach Chemotherapie oder Radiatio, seltenen Enzymdefekten, Autoimmunerkrankungen, dem seltenen Syndrom der gonadotropinresistenten Ovarien und der idiopathischen primären Ovarinsuffizienz. Der Einfluss von Viruserkrankungen auf die Entstehung einer primären Ovarinsuffizienz ist mit Ausnahme der Mumps-oophoritis unklar.

Die große praktische Bedeutung der prämaturen Ovarinsuffizienz (POF-Syndrom) wird durch ihre relative Häufigkeit dokumentiert: ca. 1% der bis 40-jährigen Frauen haben eine prämature Ovarinsuffizienz. Dieses Syndrom ist überdurchschnittlich häufig mit Autoimmunerkrankungen von Schilddrüse und Nebenniere assoziiert.

Die diagnostischen Maßnahmen umfassen neben der Hormonanalytik (besonders FSH) eine Chromosomenanalyse und den Ausschluss bzw. Nachweis von Autoimmunerkrankungen. Die Ovarbiopsie als Mittel, das verbliebene Fertilitätspotential abzuschätzen, ist von zweifelhaftem Wert. ▼

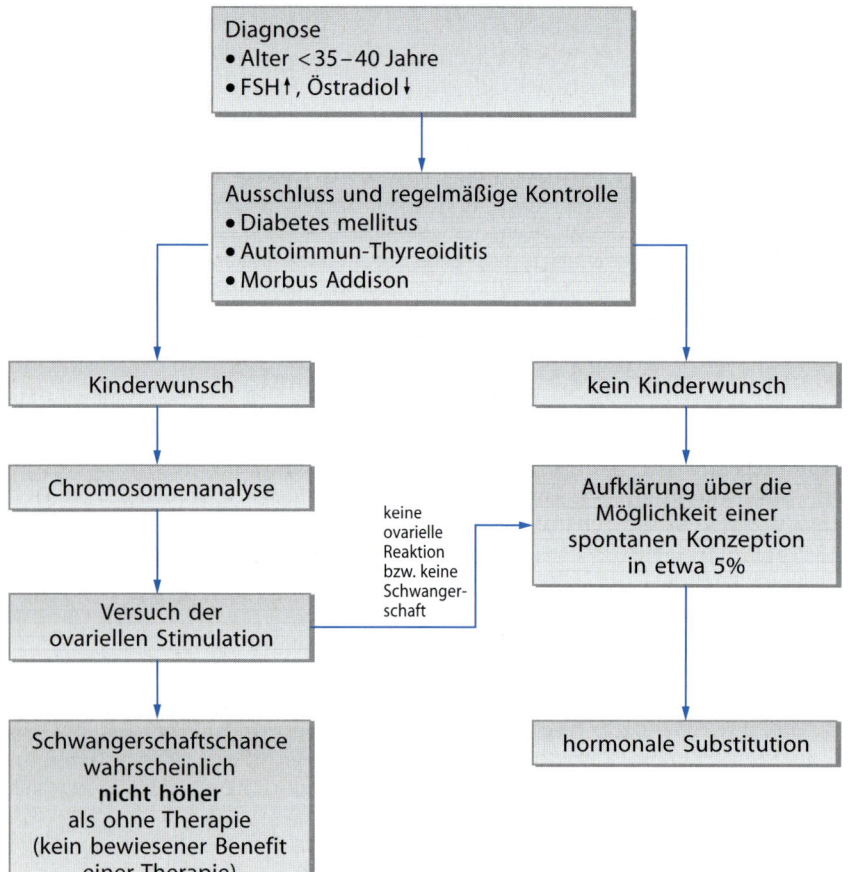

◘ **Abb. 13.1.** Flussschema zur Beratung und Führung von Patientinnen mit prämaturer Ovarinsuffizienz. Wichtig ist, dass auch andere mögliche autoimmun bedingte Endokrinopathien in regelmäßigen Abständen erfasst bzw. ausgeschlossen werden. Kontrollen sind erforderlich, da nicht selten mit dem nachfolgenden Auftreten solcher Pathologien zu rechnen ist.

Eine Therapie, die auf den Eintritt einer Schwangerschaft abzielt, gibt es nicht. Spontanremissionen der Ovarfunktion mit gelegentlichen Ovulationen und Schwangerschaften sind beschrieben worden. Da die primäre Ovarinsuffizienz

in fast allen Fällen mit einem Östrogendefizit vergesellschaftet ist, ist die sofortige und langfristige Hormonersatztherapie angezeigt, um die Folgen des Östrogenmangels zu vermeiden.

Testfragen

1. Welches sind die häufigsten Ursachen der primären Ovarinsuffizienz?
2. Welche prognostische Bedeutung kommt der FSH-Bestimmung zu?
3. Mit welchen Autoimmunerkrankungen ist die prämature Ovarinsuffizienz häufig vergesellschaftet?
4. Wie häufig findet sich eine prämature Ovarinsuffizienz bei Frauen unter 40 Jahren?
5. In welchen Fällen sollte eine Chromosomenanalyse vorgenommen werden?
6. Welche therapeutischen Prinzipien sollten beachtet werden?
7. Muss man Frauen mit primärer Ovarinsuffizienz zur Kontrazeption raten?

Literatur

Aiman J, Smentek C (1985) Premature ovarian failure. Obstet Gynecol 66: 9

Aittomaki K, Herva R, Stenman UH et al. (1996) Clinical features of primary ovarian failure caused by a point mutation in the follicle-stimulating hormone receptor gene. J Clin Endocrinol Metab 81: 3722

Aleem FA (1981) Familial 46,XX gonadal dysgenesis. Fertil Steril 35: 317

Allingham-Hawkins DJ, Babul-Hirji R, Chitayat D et al. (1999) Fragile X premutation is a significant risk factor for premature ovarian failure: the International Collaborative POF in Fragile X study-preliminary data. Am J Med Genet 83: 322

Alper MM, Garner PR (1985) Premature ovarian failure: its relationship to autoimmune disease. Obstet Gynecol 66: 27

Anasti JN (1998) Premature ovarian failure: an update. Fertil Steril 70: 1

Anasti JN, Kimzey LM, Defensor RA et al. (1994) A controlled study of danazol for the treatment of karyotypically normal spontaneous premature ovarian failure. Fertil Steril 62: 726

Andrieu JM, Ochoa-Molina ME (1983) Menstrual cycle, pregnancies and offspring before and after MOPP therapy for Hodgkin's disease. Cancer 52: 435

Aoki K, Dudkiewicz AB, Matsuura E, Novotny M, Kaberlein G, Gleicher N (1995) Clinical significance of Ð2-glycoprotein I-dependent anticardiolipin antibodies in the reproductive autoimmune failure syndrome: correlation with conventional antiphospolipid antibody detection systems. Am J Obstet Gynecol 172: 926

Ash P (1980) The influence of radiation on fertility in man. Br J Radiol 53: 271

Beau I, Touraine P, Meduri G et al. (1998) A novel phenotype related to partial loss of function mutations of the follicle stimulating hormone receptor. J Clin Invest 102: 1352

Blumenfeld Z, Haim N (1997) Prevention of gonadal damage during cytotoxic therapy. Ann Med 29: 199

Blumenfeld Z, Avivi I (1999) Trying to preserve ovarian function in the face of chemotherapy? Fertil Steril 71: 773

Blumenfeld Z, Avivi I, Linn S et al. (1996) Prevention of irreversible chemotherapy-induced ovarian damage in young women with lymphoma by a gonadotrophin-releasing hormone agonist in parallel to chemotherapy. Hum Reprod 11: 1620

Board JA, Redwine FO, Moncure CW, Frable WJ, Taylor JR (1979) Identification of differing etiologies of clinically diagnosed premature menopause. Am J Obstet Gynecol 134: 936

Breckwoldt M, Siebers JW, Müller U (1981) Die primäre Ovarialinsuffizienz. Gynäkologe 14: 131

Buckler HM, Anderson DC (1994) The perimenopausal state and incipient ovarian failure. In: Lobo RA (ed) Treatment of the postmenopausal women: basic and clinical aspects. Raven, New York, p 14

Busacca M, Fusi FM, Brigante C et al. (1996) Success in inducing ovulation in a case of premature ovarian failure using growth hormone-releasing hormone. Gynecol Endocrinol 10: 277

Check JH, Chase JS, Spence M (1989) Pregnancy in premature ovarian failure after therapy with oral contraceptives despite resistance to previous human menopausal gonadotropin therapy. Am J Obstet Gynecol 160: 114

Check JH, Nowroozi K, Nazari A (1991) Viable pregnancy in a woman with premature ovarian failure treated with gonadotropin suppression and human menopausal gonadotropin stimulation. A case report. J Reprod Med 36: 195

Chiauzzi V, Cigorraga S, Escobar ME, Rivarola MA, Charreau EH (1982) Inhibition of follicle-stimulating hormone receptor binding by circulating immunoglobulins. J Clin Endocrinol Metab 54: 1221

Conway GS, Kaltsas G, Patel A et al. (1996) Characterization of idiopathic premature ovarian failure. Fertil Steril 65: 337

Conway GS, Payne NN, Webb J et al. (1998) Fragile X premutation screening in women with premature ovarian failure. Hum Reprod. 13: 1184

Coulam CB (1983) Autoimmune ovarian failure. Sem Reprod Endocrinol 1: 161

Coulam CB, Ryan RJ (1979) Premature menopause. I. Etiology. Am J Obstet Gynecol 133: 639

Coulam CB, Stringfellow S, Hoefnagel D (1983) Evidence for a genetic factor in the etiology of premature ovarian failure. Fertil Steril 40: 693

Coulam CB, Adamson SC, Annegers JF (1986) Incidence of premature ovarian failure. Obstet Gynecol 67: 604

Council on Scientific Affairs (1985) Effects of toxic chemicals on the reproductive system. JAMA 253: 3431

Cramer DW, Welch WR, Cassells S, Scully RE (1983) Mumps, menarche, menopause, and ovarian cancer. Am J Obstet Gynecol 147: 1

Damewood MD, Grochow LB (1986) Prospects for fertility after chemotherapy or radiation for neoplastic disease. Fertil Steril 45: 443

Davis OK, Ravnikar VA (1988) Ovulation induction with clomiphene citrate in a women with premature ovarian failure. A case report. J Reprod Med 33: 559

Day RW, Larson W, Wright SW (1964) Clinical and cytogenetic studies on a group of females with XXX sex chromosome complements. J Pediatr 64: 24

Dinkelmann F, Landolt RF (1981) Fertilität bei Turner-Syndrom. Schweiz Med Wochenschr 111: 572

Duff GL, Bernstein C (1933) Five cases of Addison's disease with so-called atrophy of the adrenal cortex. Johns Hopkins Med J 52: 67

Duignan NM, Shaw RW, Glass MR, Butt WR, Logan Edwards R (1978) Sex hormone levels and gonadotrophin release in premature ovarian failure. Br J Obstet Gynaecol 85: 862

Ebbiary NAA, Lenton EA, Salt C, Ward AM, Cooke ID (1994) The significance of elevated basal follicle stimulating hormone in regularly menstruating infertile women. Human Reprod 9: 245

Eisenbarth GS, Lebovitz HE (1978) Minireview: immunogenetics of the polyglandular failure syndrome. Life Sci 22: 1675

Eisenbarth GS, Wilson PW, Ward F, Buckley C, Lebovitz H (1979) The polyglandular failure syndrome: disease inheritance, HLA type, and immune function. Ann Intern Med 91: 528

Espiner EA, Veale AMO, Sands VE, Fitzgerald PH (1970) Familial syndrome of streak gonads and normal male karyotype in five phenotypic females. N Engl J Med 283: 6

Fonte Kohek MB, Batista MC, Russell AJ (1998) No evidence of the inactivating mutation (C566 T) in the follicle-stimulating hormone receptor gene in Brazilian women with premature ovarian failure. Fertil Steril 70: 565

Ford CE, Jones KW, Polani PE, De Almeida JC, Briggs JH (1959) A sex-chromosome anomaly in a case of gonadal dysgenesis (Turner's Syndrome). Lancet April: 711

Fraser IS, Russell P, Greco S, Robertson DM (1986) Resistant ovary syndrome and premature ovarian failure in young women with galactosaemia. Clin Reprod Fertil 4: 133

Gemzell C, Solish GI (1979) Induction of ovulation and pregnancy in a woman with sex chromosomal mosaicism 45,X/46,XX/47,XXX. Am J Obstet Gynecol 134: 599

Gindoff PR, Stillman RJ (1994) Influence of cigarette smoking on age at menopause, estrogene-related disease, and hormone replacement therapy. In: Lobo RA (ed) Treatment of the postmenopausal women: basic and clinical aspects. Raven, New York, p 295

Gucer F, Urdl W, Pieber D et al. (1997) Pregnancies in patients with premature ovarian failure. Clin Exp Obstet Gynecol 24: 130

Guerrero NV, Singh RH, Manatunga A et al. (2000) Risk factors for premature ovarian failure in females with galactosemia. J Pediatr 137: 833

Hersh JH, Kable WT, Yen FF, Yussman MA, Weisskopf B (1980) A case of familial XY gonadal dysgenesis. Fertil Steril 34: 599

Horning SJ, Hoppe RT, Kaplan HS, Rosenberg SA (1981) Female reproductive potential after treatment for Hodgkin's disease. N Engl J Med 304: 1377

Irvine WJ, Chan MMW, Scarth L, Kolb FO, Hartog M, Bayless RIS, Drury MI (1968) Immunological aspects of premature ovarian failure associated with idiopathic Addison's disease. Lancet 2: 883

Jacobs PA, Baikie AG, Brown WMC, MacGregor TN, MacLean N, Harnden DG (1959) Evidence for the existence of the human «super female». Lancet 26: 423

Jacox HW (1939) Recovery following human ovarian irradiation. Radiology 32: 538

Jaffe RB, (1986) The menopause and perimenopausal period. In: Yen SSC, Jaffe RB (eds) Reproductive endocrinology – physiology, pathophysiology and clinical management, 2nd edn. WB Saunders, Washington, p 418

Jick H, Porter J, Morrison AS (1977) Relation between smoking and age of natural menopause. Lancet: 1354

Kaufman F, Kogut MD, Donnell GN, Koch R, Goebelsmann, U (1979) Ovarian failure in galactosaemia. Lancet 6: 737

Kasteren van YM, Hoek A, Schoemaker J (1995) Ovulation induction in premature ovarian failure: a placebo-controlled randomized trial combining pituitary suppression with gonadotropin stimulation. Fertil Steril 64: 273

Kasteren van YM, Braat DD, Hemrika DJ et al. (1999a) Corticosteroids do not influence ovarian responsiveness to gonadotropins in patients with premature ovarian failure: a randomized, placebo-controlled trial. Fertil Steril 71: 90

Kasteren van YM, Hundscheid RD, Smits AP et al. (1999b) Familial idiopathic premature ovarian failure: an overrated and underestimated genetic disease? Hum Reprod 14: 2455

Kasteren van YM, Schoemaker J (1999) Premature ovarian failure: a systematic review on therapeutic interventions to restore ovarian function and achieve pregnancy. Hum Reprod Update 5: 483

Kidd CB, Knox RS, Mantle DJ (1963) A psychiatric investigation of triple-X chromosome females. Br J Psychiatry 109: 90

Kim TJ, Anasti JN, Flack MR et al. (1997) Routine endocrine screening for patients with karyotypically normal spontaneous premature ovarian failure. Obstet Gynecol 89: 777

Kivinen S, Herva R (1980) Twin pregnancy in a women with 45,X/47,XXX karyotype. Obstet Gynecol 56: 401

Koyama H, Wada T, Nishizawa Y et al. (1977) Cyclophosphamide-induced ovarian failure and its therapeutic significance in patients with breast cancer. Cancer 39: 1403

Laven JSE, Mulders AGMGJ, Suryandari DA, Gromoll J, Nieschlag E, Fauser BCJM, Simoni M (2003) Follicle-stimulating hormone receptor polymorphisms in women with normogonadotropic anovulatory infertility. Fertil Steril 80: 986–992

Ledger WL, Thomas EJ, Browning D, Lenton EA, Cooke ID (1989) Suppression of gonadotropin secretion does not reverse premature ovarian failure. Br J Obstet Gynaecol 96: 196

Leeton J, Rogers P, Cameron I et al. (1989) Pregnancy results following embryo transfer in women receiving low-dosage variable-length estrogen replacement therapy for premature ovarian failure. J In Vitro Fert Embryo Transf 6: 232

Lock JP, Henry G, Gotlin R, Betz G (1979) Spontaneous feminization and menstrual function developing during puberty in Turner's Syndrome. Obstet Gynecol 54: 496

Lushbaugh CC, Casarett GW (1976) The effects of gonadal irradiation in clinical radiation therapy: a review. Cancer 37: 1111

Lutjen PJ, Findlay JK, Trounson AO et al. (1986) Effect on plasma gonadotropins of cyclic steroid replacement in women with premature ovarian failure. J Clin Endocrinol Metab 62: 419

Kable WT, Yussman MA (1981) Pregnancy in mosaic Turner patients: case report and a guide to reproductive counseling. Fertil Steril 35: 477

Mattison DR (1985) Clinical manifestations of ovarian toxicity. In: Dixon RL (ed) Reproductive toxicology. Raven, New York, p 109

Maxson WS, Wentz AC (1983) The gonadotropin resistant ovary syndrome. Sem Reprod Endocrinol 1: 147

McNatty KP, Short RV, Barnes EW, Irvine WJ (1975) The cytotoxic effect of serum from patients with Addison's disease and autoimmune ovarian failure on human granulosa cells in culture. Clin Exp Immunol 22: 378

Metka M, Holzer G, Heytmanek G, Huber J (1992) Hypergonadotropic hypogonadic amenorrhea (World Health Organisation III) and osteopenia. Fertil Steril 57: 37

Moltz L, Schwartz U, Pickartz H, Hammerstein J, Wolf U (1981) XY gonadal dysgenesis: aberrant testicular differentiation in the presence of H-Y antigen. Obstet Gynecol 58: 17

Moorhead PS, Nowell PC, Mellman WJ, Battips DM, Hungerford DA (1960) Chromosome preparations of leukocytes cultured from human peripheral blood. Exp Cell Res 20: 613

Moraes-Ruehsen M de, Seegar Jones G (1967) Premature ovarian failure. Fertil Steril 18: 440

Moraes-Ruehsen M de, Blizzard RM, Garcia-Bunuel R, Seegar Jones G (1972) Autoimmunity and ovarian failure. Am J Obstet Gynecol 112: 693

Morrison JC, Givens JR, Wiser WL, Fish SA (1975) Mumps oophoritis: a cause of premature menopause. Fertil Steril 26: 655

Muasher S, Baramki TA, Diggs ES (1980) Turner phenotype in mother and daughter. Obstet Gynecol 56: 752

Nagel T, Camargo M, Tagatz G et al. (1984) Gonadal tumors in patients with gonadal dysgenesis and sex chromosomal rings and fragments. Am J Obstet Gynecol 150: 76

Nakai M, Tatsumi H, Arai M (1984) Successive pregnancies in a patient with premature ovarian failure. Eur J Obstet Gynecol Reprod Biol 18: 217

Neufeld M, Maclaren NK, Blizzard RM (1981) Two types of autoimmune Addison's disease associated with different polyglandular autoimmune (PGA) syndromes. Medicine 60: 355

Nicosia SV, Matus-Ridley M, Meadows AT (1985) Gonadal effects of cancer therapy in girls. Cancer 55: 2364

Nielsen J, Sillesen I, Hansen KB (1979) Fertility in women with Turner's syndrome case report and review of literature. Br J Obstet Gynaecol 86: 833

Ohsawa M, Wu MC, Masahashi T et al. (1985) Cyclic therapy resulted in pregnancy in premature ovarian failure. Obstet Gynecol 66: 64S

Olivar AC (1996) The role of laparoscopic ovarian biopsy in the management of premature gonadal failure. Conn Med 60: 707

Parra A, Santos D, Cervantes C, Sojo I, Carranco A, Cortés-Gallegos V (1978) Plasma gonadotropins and gonadal steroids in children treated with cyclophosphamide. J Pediatrics 92: 117

Paulson RJ, Hatch IE, Lobo RA, Sauer MV (1997) Cumulative conception and live birth rates after oocyte donation: implications regarding endometrial receptivity. Hum Reprod 12: 835

Peck WS, McGreer JT, Kretzschmar NR, Brown WE (1940) Castration of the female by irradiation. Radiology 34: 176

Pickartz H, Moltz L, Altenähr E (1980) XY (H-Y+) Gonadal dysgenesis. Virchows Arch A Path Anat Histopathol 389: 103

Powell CM, Taggart RT, Drumheller TC et al. (1994) Molecular and cytogenetic studies of an X autosome translocation in a patient with premature ovarian failure and review of the literature. Am J Med Genet. 52: 19

Prinz W, Taubert HD (1968) Mumps in pubescent females and its effect on later reproductive function. Gynaecologia 167: 23

Purtilo DT, DeFlorio D, Hutt LM, Bhawan J, Yang JPS, Otto R, Edwards W (1977) Variable phenotypic expression of an X-linked recessive lymphoproliferative syndrome. N Engl J Med 297: 1077

Rebar RW (1983) Premature menopause. Sem Reprod Endocrinol 1: 169

Rebar RW (1994) Premature ovarian failure. In: Lobo RA (ed) Treatment of the postmenopausal women: basic and clinical aspects. Raven, New York, p 25

Rebar RW, Conolly HV (1990) Clinical features of young women with hypergonadotropic amenorrhea. Fertil Steril 53: 804

Rebar RW, Erickson GF, Yen SSC (1982) Idiopathic premature ovarian failure: clinical and endocrine characteristics. Fertil Steril 37: 35

Robinson ACR, Dockeray CJ, Cullen MJ, Sweeney ECS (1984) Hypergonadotrophic hypogonadism in classical galactosaemia: evidence for defective oogenesis. Case report. Br J Obstet Gynaecol 91: 199

Ross JL, Loriaux DL, Cutler GB (1983) Developmental changes in neuroendocrine regulation of gonadotropin secretion in gonadal dysgenesis. J Clin Endocrinol Metab 57: 288

Schellhas HF (1974a) Malignant potential of the dysgenetic gonad. Part I. Obstet Gynecol 44: 298

Schellhas HF (1974b) Malignant potential of the dysgenetic gonad. Part II. Obstet Gynecol 44: 455

Seegar Jones G, de Moraes-Ruehsen M (1969) A new syndrome of amenorrhea in association with hypergonadotropism and apparently normal ovarian follicular apparatus. Am J Obstet Gynecol 104: 597

Shelling AN, Burton KA, Chand AL et al. (2000) Inhibin: a candidate gene for premature ovarian failure. Hum Reprod. 15: 2644

Sills JA, Brown JK, Grace E, Wood SM, Barclay GR, Urbaniak SJ (1978) XXX syndrome associated with immunoglobulin deficiency and epilepsy. J Pediatrics 93: 469

Simpson JL (1976) Disorders of sexual differentiation. Academic Press, New York, p 259

Simpson JL (1983) Genetic forms of gonadal dysgenesis in 46,XX and 46,XY individuals. Sem Reprod Endocrinol 1: 93

Simpson JL, Blagowidow N, Martin AO (1981) XY Gonadal dysgenesis: genetic heterogeneity based upon clinical observations, H-Y antigen status and segregation analysis. Human Genetics 58: 91

Singh RP, Carr DH (1966) The anatomy and histology of XO human embryos and fetuses. Anat Rec 155: 369

Siris ES, Leventhal BG, Vaitukaitis JL (1976) Effects of childhood leukemia and chemotherapy on puberty and reproductive function in girls. N Engl J Med 294: 1143

Skre H, Bassöe HH, Berg K, Frövig AG (1976) Cerebellar ataxia and hypergonadotropic hypogonadism in two kindreds. Chance, concurrence, pleiotropism or linkage? Clin Genet 9: 234

Smith TF, Engel E (1981) Marfan's syndrome with 47,XXX genotype and possible immunologic abnormality. South Med J 74: 630

Speroff L, Glass RH, Kase NG, Bohnet HG (1989) Gynäkologische Endokrinologie und steriles Paar. Diesbach, Berlin, S 161

Sutton C (1974) The limitations of laparoscopic ovarian biopsy. J Obstet Gynaecol Br Commonwealth 81: 317

Takakura K, Takebayashi K, Wang HQ et al. (2001) Follicle-stimulating hormone receptor gene mutations are rare in Japanese women with premature ovarian failure and polycystic ovary syndrome. Fertil Steril 75: 207

Takebayashi K, Takakura K, Wang H et al. (2000) Mutation analysis of the growth differentiation factor-9 and -9B genes in patients with premature ovarian failure and polycystic ovary syndrome. Fertil Steril 74: 976

Talbert LM, Raj MHG, Hammond MG, Greer T (1984) Endocrine and immunologic studies in a patient with resistant ovary syndrome. Fertil Steril 42: 741

Tang VW, Faiman C (1983) Premature ovarian failure: a search for circulating factors against gonadotropin receptors. Am J Obstet Gynecol 146: 816

Tang L, Sawers RS (1989) Twin pregnancy in premature ovarian failure after estrogen treatment: a case report. Am J Obstet Gynecol 161: 172

Tharapel AT, Anderson KP, Simpson JL et al. (1993) Deletion (X)(q26.1–>q28) in a proband and her mother: molecular characterization and phenotypic-karyotypic deductions. Am J Hum Genet. 52: 463

Thomas PRM, Winstanly D, Peckham MJ, Austin DE, Murray MAF, Jacobs HS (1976) Reproductive and endocrine function in patients with Hodgkin's disease: effects of oophoropexy and irradiation. Br J Cancer 33: 226

Tong Y, Liao WX, Roy AC, Ng SC (2001) Absence of mutations in the coding regions of follicle-stimulating hormone receptor gene in Singapore Chinese women with premature ovarian failure and polycystic ovary syndrome. Horm Metab Res 33: 221

Touraine P, Beau I, Gougeon A et al. (1999) New natural inactivating mutations of the follicle-stimulating hormone receptor: correlations between receptor function and phenotype. Mol Endocrinol 13: 1844

Tulandi T Kinch RAH (1981) Premature ovarian failure. Obstet Gynecol Survey 36 [Suppl]: 521

Turkington RW, Lebovitz HE (1967) Extra-adrenal endocrine deficiencies in Addison's disease. Am J Med 43: 499

Turner HH (1938) A syndrome of infantilism, congenital webbed neck, and cubitus valgus. Endocrinology 23: 566

Uldall PR, Kerr DNS, Tacchi D (1972) Sterility and cyclophosphamide. Lancet: 693

Uzielli ML, Guarducci S, Lapi E et al. (1999) Premature ovarian failure (POF) and fragile X premutation females: from POF to fragile X carrier identification, from fragile X carrier diagnosis to POF association data. Am J Med Genet. 84: 300

Vegetti W, Grazia TM, Testa G et al. (1998) Inheritance in idiopathic premature ovarian failure: analysis of 71 cases. Hum Reprod 13: 1796

Verhoeven GFM, Wilson JD (1979) The syndromes of primary hormone resistance. Metabolism 28: 253

Verp MS (1983) Environmental causes of ovarian failure. Sem Reprod Endocrinol 1: 101

Walsh PC, Madden JD, Harrod MJ, Goldstein JL, MacDonald PC, Wilson JD (1974) Familial incomplete male pseudohermaphroditism, type 2. Decreased dihydrotestosterone formation in pseudovaginal perineoscrotal hypospadias. N Engl J Med 291: 944

Warne GL, Fairley KF, Hobbs JB, Martin FIR (1973) Cyclophosphamide-induced ovarian failure. N Engl J Med 289: 1159

Waxman JHX, Terry YA, Wrigley PFM, Malpas JS, Rees LH, Besser GM, Lister TA (1982) Gonadal function in Hodgkin's disease: long-term follow-up of chemotherapy. Br Med J 285: 1612

Whitehead E, Shalet SM, Blackledge G, Todd I, Crowther D, Beardwell CG (1983) The effect of combination chemotherapy on ovarian function in women treated for Hodgkin's disease. Cancer 52: 988

Whitney E, Layman LC, Chan PJ, Lee A, Peak DB, McDonough PG (1995) The follicle-stimulating hormone receptor gene is polymorphic in premature ovarian failure and normal controls. Fertil Steril 64: 518

Wieacker P, Emmerich D, Runge M, Breckwoldt M (1991) Primäre Ovarialinsuffizienz beim Polyendokrinopathie-Syndrom. Geburtshilfe Frauenheilkd 51: 1004

Wolf U (1979) XY gonadal dysgenesis and the H-Y antigen. Report on 12 cases. Hum Genet 47: 269

Wolfsdorf JI, Rosenfield RL, Fang VS, Kobayashi R, Razdan AK, Kim MH (1978) Partial gonadotrophin-resistance in pseudohypoparathyroidism. Acta Endocrinol 88: 321

Zarate A, Karchmer S, Gomez E, Castelazo-Ayala L (1970) Premature menopause: a clinical, histologic, and cytogenetic study. Am J Obstet Gynecol 106: 110

Zargar AH, Salahuddin M, Wani AI et al. (2000) Pregnancy in premature ovarian failure: a possible role of estrogen plus progesterone treatment. J Assoc Physicians India 48: 213

Zourlas PA, Comninos AC (1971) Primary amenorrhea with normally developed secondary sex characteristics. Obstet Gynecol 38: 298

13

Störungen des Prolaktinhaushalts

W. G. Rossmanith

14.1 Klinische Bedeutung des Prolaktins und seiner Sekretionsstörungen

⌄ Störungen im Prolaktinhaushalt, besonders in Form der Hyperprolaktinämie, sind im klinischen Alltag häufig. Durch Störungen der Prolaktinsekretion sind die Funktionen auch anderer Organe wie etwa die der Ovarien oder der Nebennierenrinde mit betroffen. Allein schon diese Tatsache deutet darauf hin, dass das Sekretionsmuster des Prolaktins eine zentrale Bedeutung in der Reproduktionsendokrinologie einnimmt. Auf der anderen Seite kann die gestörte Prolaktinsekretion selbst Symptom und Begleiterscheinung anderer Endokrinopathien, Stoffwechselstörungen oder allgemeinen Erkrankungen sein (◘ Tabelle 14.1). Daher stellt die Bestimmung des Prolaktinspiegels im Blut eine der zentralen differentialdiagnostischen Maßnahmen in der Abklärung von Hormon- und Fertilitätsstörungen dar. Dies gilt in besonderem Maße für die Ovarfunktion.

Prolaktin ist ein phylogenetisch altes Hormon und ist bei niedrigeren Spezies Teil der Funktionen, die den Elektrolyt- und Wasserhaushalt regeln. Für das Überleben der Spezies Mensch ist es unentbehrlich, denn das Wohlergehen des Neugeborenen und Säuglings hängt davon ab, inwieweit und wie schnell sich das biologische System der Mutter nach der Geburt den veränderten Umständen anpasst. Da Prolaktin essentiell ist sowohl für das In-Gang-Kommen der Milchproduktion unmittelbar nach der Geburt (Laktogenese) als auch für die kontinuierliche weitere Produktion (Galaktopoese), kommt dieser Funktion des Prolaktins eine zentrale Bedeutung zu. Darüber hinaus hat Prolaktin ein breites Spektrum an sonstigen Wirkungen (Sinha 1995; Yen 1996).

14.2 Physiologische Steuerung des Prolaktins und pathologische Interferenzmöglichkeiten

14.2.1 Struktur des Prolaktins

Prolaktin ist ein einzelner Polypeptidstrang mit einem Molekulargewicht von 22.000, der aus 199 Aminosäuren besteht. Seine Struktur ähnelt auffallend dem menschlichen Wachstumshormon, aber auch dem humanen plazentaren Laktogen (hPL). Alle drei Hormone stammen entwicklungsgeschichtlich wahrscheinlich von einem gemeinsamen Vorläuferprotein ab. Untersuchungen zur Struktur des Prolaktins ergaben verschiedene molekulare Unterformen. Diese sind teils genetisch durch unterschiedliche Kodierung determiniert, sie entstehen aber auch erst nach Translation des Prolaktingens. Zu diesen Modifikationen des Prolaktin nach Translation gehören unterschiedliche Abspaltungen von Fragmenten sowie Glykosylierungen, Phosphorylierungen und Sulfatierungen (Priou et al. 1995). Daneben gibt es Dimer- und Polymerbildungen und die Bindung von Prolaktin an Serumproteine, z. B. an Immunglobuline (Sinha 1995; Bonhoff et al. 1995). Auch die Prolaktinrezeptoren sind in den verschiedenen Erfolgsorganen strukturell nicht identisch (Waters et al. 1984). Die biologisch aktive Form des Prolaktins entsteht wie andere Proteohormone des Hypophysenvorderlappens durch enzymatische Abspaltung von Aminosäurensequenzen aus biologisch inaktiven hochmolekularen Vorstufen.

Entgegen der Regulation anderer adenohypophysärer Hormone durch sezernierte Endprodukte aus den Erfolgsorganen werden Synthese und Sekretion des Prolaktins durch Produkte seiner Zielorgane nicht moduliert; Prolaktin unterliegt also keinem solchen negativen Rückkopplungsmechanismus (◘ Abb. 14.1). Für die Vielzahl von Formvarianten des Prolaktins sind unterschiedliche biologische Aktivitäten beschrieben worden; ihr Spektrum reicht von höherer biologischer Aktivität bis zur antagonistischen Wirkung (Sinha et al. 1995). Diese Heterogenität der verschiedenen Formvarianten (»big«, »big-big«, »little«) lässt sich auch im Plasma nachwei-

◘ Tabelle 14.1. Erkrankungen mit möglichen Störungen in der Prolaktinsekretion

Hyperprolaktinämie	
Neurogene und psychiatrische Erkrankungen	Reizung von Thoraxnerven, Narben und Verbrennungsnarben im Thoraxbereich Psychiatrische Erkrankungen wie Depressionen Psychogene Hyperprolaktinämie Traumatische oder entzündliche Rückenmarksläsionen
Störungen im Bereich des Hypothalamus und des Hypophysenstiels	Entzündliche Erkrankungen wie Enzephalitis, Sarkoidose, Histiozytose Neoplasmen im Bereich des Hypothalamus (Kraniopharyngeome, Meningeome u. a.) Empty-Sella-Syndrom Traumatische Hypophysenstiel-Läsionen nach chirurgischen Eingriffen und Unfällen Nichtprolaktinproduzierende intra- oder suprasselläre Tumoren
Hypophysäre Erkrankungen	Hypophysitis Prolaktinproduzierende Tumoren (Prolaktinome) Hypophysenzysten Hyperplasie der prolaktinsezernierenden Laktotrophzellen Nach Bestrahlung der Sella-Region
Endokrinopathien und Sonstige	Primäre Hypothyreose Sekundäre hypothalamische Hyperthyreose Akromegalie Cushing-Syndrom Nelson-Syndrom Hyperandrogenämie Insulinhypoglykämie Allgemeinerkrankungen Niereninsuffizienz Leberzirrhose Akute Porphyrie Autoimmunerkrankungen Endometriose

Postpartale Hypophyseninsuffizienz (Sheehan-Syndrom)
Hypoprolaktinämie bei Tumoren des Corpus pineale
Isolierter Prolaktinmangel
Pseudohypoparathyreoidismus

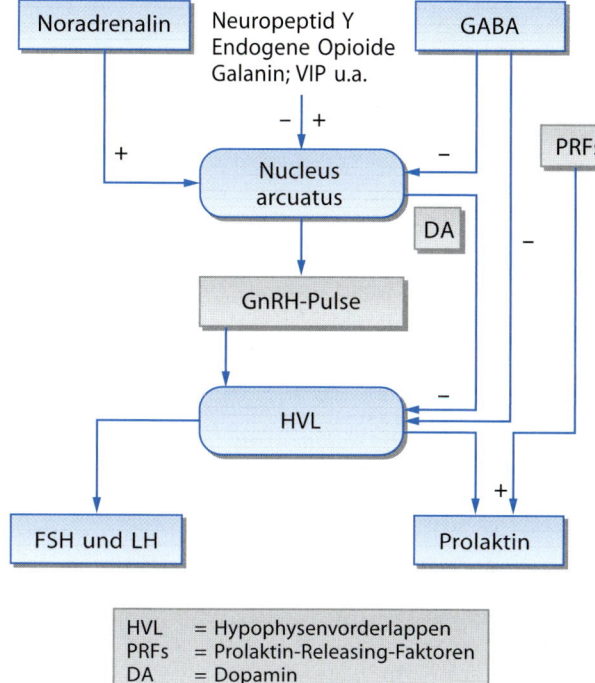

HVL	= Hypophysenvorderlappen
PRFs	= Prolaktin-Releasing-Faktoren
DA	= Dopamin
VIP	= Vasointestinales Peptid
GABA	= Gammaaminobuttersäure

▫ Abb. 14.1. Vereinfachte Darstellung der zentralnervösen Regulation des Prolaktins und der funktionellen Verbindung zur Gonadotropinsekretion. (Mod. nach Speroff et al. 1994 und ergänzt; **HVL** Hypophysenvorderlappen; **PRFs** Prolaktin-releasing-Faktoren; **DA** Dopamin; **GABA** γ-Aminobuttersäure)

sen. Die Bioaktivität (notwendig etwa für die Erzeugung einer Galaktorrhö) und die Immunoaktivität (erfassbar anhand der mit Immunoassays quantitativ ermittelten Plasmaspiegel) des Prolaktins stellen daher die kumulativen Effekte einer Familie von strukturellen Varianten des Prolaktins dar.

> Die mit Immunoassays gemessenen Plasma-Prolaktinkonzentrationen spiegeln nicht immer die klinische Situation wieder: So können einige Patientinnen bei sehr hohen Prolaktin-Serumwerten normale Menses und keine Galaktorrhö haben, während andere bei grenzwertig erhöhten Prolaktinwerten schwere endokrine Ausfallserscheinungen zeigen (Jackson et al. 1985; Speroff 1994).

14.2.2 Physiologische Steuerung des Prolaktins und Interferenzmöglichkeiten

Herkunft des Prolaktins

Prolaktin stammt aus den zahlreichen laktotrophen Zellen des Hypophysenvorderlappens (Yen 1996). Eine Hyperplasie der laktotrophen Zellmasse bis auf etwa das Doppelte seiner ursprünglichen Größe findet sich bei Frauen während der letzten zwei Drittel der Schwangerschaft und der ersten Wochen in der Stillzeit (Melmed 1984; ▶ Abschn. 8.6.2). Als weitere Quellen des Prolaktins neben den laktotrophen Zellen des Hypophysenvorderlappens sind eine Reihe anderer Ge-

webearten beschrieben worden: die Dezidua als Hauptquelle des Prolaktins in der Amnionflüssigkeit während der Schwangerschaft, Endo- und Myometrium sowie Zellen des Immunsystems (Thymozyten, T-Lymphozyten und B-Lymphoblasten; Gellersen 1989; Sinha 1995). Auch das Zentralnervensystem ist in der Lage, Prolaktin selbstständig zu synthetisieren. Zwar wurden immunologisch Prolaktin und prolaktinähnliche Moleküle auch in Geweben wie etwa der Nebennierenrinde, dem Corpus luteum, der Prostata und der Testes nachgewiesen; für eine lokale Prolaktinsynthese ist dies jedoch nicht beweisend. Auf alle Fälle weisen diese Befunde darauf hin, dass die Produktion und Freisetzung von Prolaktin sicherlich nicht nur im Hypophysenvorderlappen erfolgt und viel weiter gestreut ist als ursprünglich vermutet. Die Tatsache jedoch, dass möglicherweise andere Gewebe Prolaktin synthetisieren können, ändert nichts an der Aussage, dass die im Blut gemessenen Prolaktinspiegel fast ausschließlich die Prolaktinsekretion der Hypophyse widerspiegeln.

Kontrolle der Prolaktinsekretion

Das Zentralnervensystem kontrolliert auch die Prolaktinsekretion der Adenohypophyse. Obwohl stimulierende Einflüsse auf die Prolaktinsekretion bekannt sind, ist der überwiegende zentralnervöse (hypothalamische) Einfluss hemmend (Yen 1996). Der wichtigste Hemmfaktor ist der hypothalamische Neurotransmitter Dopamin. Dieser ist jedoch nicht die einzige physiologische Hemmsubstanz, auch andere Neurotransmittersubstanzen wie etwa γ-Aminobuttersäure (GABA) finden sich in hohen Konzentrationen im hypophysären Pfortaderkreislauf und hemmen die Prolaktinsekretion (▫ Abb. 14.1).

Ein bei der Biosynthese des GnRH anfallendes Peptid, das GnRH-assoziierte Protein (GAP), wurde ebenfalls als Hemmer der Prolaktinsekretion identifiziert (Nikolics et al. 1985). Dagegen stimuliert das Endprodukt GnRH zusätzlich zur hypophysären Gonadotropinsekretion auch die Prolaktinfreisetzung. Die oben erwähnte Tatsache, dass die hypothalamischen Einflüsse auf die Prolaktinfreisetzung überwiegend hemmend sind, wird in einigen klinischen Situationen wie etwa bei Hypophysenstielläsion deutlich: Wenn der Hypophysenstiel durch ein Trauma durchtrennt ist, entfallen alle vom Hypothalamus kommenden stimulierenden und hemmenden Wirkungen; im Fall des Prolaktins sind es Letztere, es kommt zu einer Hyperprolaktinämie. Daneben können auch unter physiologischen Bedingungen einige hypothalamische Substanzen Prolaktin freisetzen: TSH-releasing-Hormon (TRH), Serotonin, endogene Opiate, Histamin, Oxytozin, Angiotensin II und einige andere Neuropeptide des Hypothalamus (▫ Tabelle 14.2). Obwohl die wichtigste Regulation der Prolaktinsekretion die hypothalamische ist, gibt es auch autokrine und parakrine Regulationsmechanismen innerhalb der Adenohypophyse zur »Feinkontrolle« (Denef u. Andries 1983; Rossmanith et al. 1989).

Wie bei allen Hypophysenhormonen erfolgt die Sekretion von Prolaktin in Episoden oder pulsatil: Es zeigen sich Sekretionsspitzen (»peaks«) gefolgt von Sekretionsminima. Darüber hinaus besteht eine deutliche Tag-Nacht-Rhythmik, die durch die verstärkte melatonininduzierte Sekretion während des Schlafes erklärt ist. Möglicherweise wird dieses zirkadiane Phänomen der Prolaktinsekretion durch tageszeitliche Schwankungen in der Ansprechbarkeit der hypophysären

◘ Tabelle 14.2. Einflüsse auf die Prolaktinsekretion *

Förderung von Prolaktinsynthese und -sekretion		Sexualsteroide: Östrogene
	Endogene Substanzen	ZNS: TRH, endogene Opiate (z. B. Endorphine), GnRH, Melatonin, Kalzitonin, α-MSH, Neurotensin, Oxytozin, Substanz P Gastrische Peptide: Galanin, Gastrin, Arginin, Sekretin, Vasopressin, Serotonin Gewebspeptide: Histamin, Bradykinin, Angiotensin II, Bombesin, Cholezystokinin, vasoaktives intestinales Peptid (VIP) Wachstumsfaktoren: Neurophysin, epidermaler Wachstumsfaktor (EGF), Thrombozyten aktivierender Faktor, Fibroblastenwachstumsfaktor (FGF)
	Andere Einflüsse	Physiologische Stimuli: Manipulation an der Brust, Saugreiz beim Stillen, Koitus (Orgasmus), Schwangerschaft, schlaf- und traumbezogener Prolaktinanstieg, akute körperliche Belastung (Sport), akute psychische Stresssituationen Ernährungsfaktoren: Mahlzeiten, Hypoglykämie, proteinreiche Nahrung, Bierkonsum Stresssituationen: seelische Überforderung, Operationen, Schmerzen, Anästhesie Medikamente mit Einfluss auf die dopaminerge Prolaktinhemmung (◘ Tabelle 14.3)
Hemmung der Prolaktinsynthese und -sekretion	Endogene Substanzen	Neuropeptide: Acetylcholin, γ-Aminobuttersäure (GABA), Dopamin, Somatostatin, GnRH-assoziiertes Protein (GAP) Wachstumsfaktoren: Nerven-Wachstumsfaktor (NGF)
	Andere Einflüsse	Östrogenmangelzustände

* Die Liste erhebt keinen Anspruch auf Vollständigkeit.

prolaktinsezernierenden Zellen auf Stimuli wie GnRH verstärkt (Rossmanith et al. 1993). Zwischen der nächtlichen, durch die Dunkelheit ausgelösten Melatonin- und der Prolaktinsekretion besteht ein enger zeitlicher Zusammenhang.

14.2.3 Pathologische Prolaktinsekretion

Zahlreiche Einflüsse führen zu Veränderungen der Prolaktinsekretion (◘ Tabellen 14.1 bis 14.3). Die gemeinsame Endstrecke für die Entstehung klinischer Symptome bildet die Erhöhung der Prolaktinspiegel. Dabei gilt es, neoplastisch bedingte von funktionellen Störungen (etwa aufgrund von Medikamenten, Chemikalien, emotionalen Einflüssen oder Lebensgewohnheiten) zu unterscheiden.

Cave

Bei Vorliegen einer ausgeprägten Hyperprolaktinämie muss ein Hypophysentumor als mögliche Ursache sicher ausgeschlossen werden.

Die häufigsten dafür verantwortlichen Hypophysentumoren sind die fast immer gutartigen Prolaktinome. Nach ihrer Größe unterscheidet man Mikroprolaktinome (<10 mm Durchmesser) von Makroprolaktinomen. Ab Serumkonzentrationen >50 ng/ml (oberster Normwert für Prolaktin je nach Labor 20 bis 25 ng/ml) steigt die Wahrscheinlichkeit für das Vorliegen eines Mikroprolaktinoms steil an.

> Zu bedenken ist, dass auch nichtprolaktinproduzierende Tumoren in dieser Region durch Unterbrechung der dopaminergen Prolaktinsuppression, beispielsweise infolge Drucks auf den Hypophysenstiel, zu einer Hyperprolaktinämie führen können.

Alle Hyperprolaktinämien, die nicht tumorbedingt sind, nennt man funktionelle Hyperprolaktinämien. Unter belastenden Lebenssituationen wie akutem oder länger dauerndem Stress unterschiedlicher Ursache kommt es zu einem mäßigen bis starken Anstieg des Prolaktins mit allen klinischen Symptomen einer Prolaktinerhöhung (vor allem Zyklusstörungen). Obwohl die Ursache wahrscheinlich nicht in einer gestörten zentralen Regulation des Prolaktins zu finden ist, sollte man erwägen, auch diese Form der Hyperprolaktinämie nach den gleichen Regeln mit Prolaktinsenkern zu behandeln, da die hyperprolaktinbedingten Ausfallsymptome über längere Zeiträume andauern können und ihre Folgen vermieden werden sollten. Auch Traumen, chirurgische Eingriffe oder Anästhesie können zur kurzfristigen Erhöhung der Prolaktinspiegel führen.

Eine ganze Reihe von Medikamenten kann mit dem prolaktininhibierenden Neurotransmitter Dopamin interferieren und dadurch eine Hyperprolaktinämie verursachen. Die weitestgehend vollständige Liste von Medikamenten in Tabelle 14.3 ermöglicht es, ein Medikament zu identifizieren, das die Prolaktinsekretion fördert, also als Ursache für eine Hyperprolaktinämie in Frage kommt. Unter den am häufigsten angewandten Medikamenten, die die Prolaktinspiegel beeinflussen, sind Neuroleptika, Antidepressiva und Östrogene.

Während Östrogene in den üblichen Dosen in hormonalen Kontrazeptiva oder bei der Hormonersatztherapie verabreicht die Prolaktinspiegel nicht oder nur marginal stimulieren, können bei Einnahme von Neuroleptika oder Antidepressiva gelegentlich durchaus Serumspiegel >100 ng/ml erreicht werden, die auf ein Prolaktinom verdächtig sind, wenn man die Medikamentenanamnese nicht erhebt.

◻ Tabelle 14.3. Alphabetisches Verzeichnis prolaktinfreisetzender Medikamente (ohne Anspruch auf Vollständigkeit)

Handelsname	Indikation	Wirkstoff
Adelphan-Esidrix	Antihypertonikum (Rauwolfiaalkaloid)	Reserpin
Agopton	Ulkus, Protonenpumpenhemmer	Lansoprazol
Amineurin	Antidepressivum, trizyklisches	Amitriptylin
Amioxid-neuraxpharm	Antidepressivum, trizyklisches	Amitriptylinoxid
Amitriptylin	Antidepressivum, trizyklisches	Amitriptylin
Androcur	Antiandrogen	Cyproteron
Antra	Ulkus, Protonenpumpenhemmer	Omeprazol
Aponal	Antidepressivum, trizyklisches	Doxepin
Arilin	Antibiotikum/Antiinfektivum (Nitroimidazol-Derivat)	Metronidazol
Arminol	Neuroleptikum (Dopaminantagonist)	Sulpirid
Aruclonin	Antihypertonikum, Migräne-Glaukom-Mittel, Alkohol-/Opiat-Entzugsmittel	Clonidin
Atosil	Neuroleptikum (Phenothiazin)	Promethazin
Azucimet	Ulkus (H2-Rezeptor-Antagonist)	Cimetidin
Azupamil	Kalziumantagonist	Verapamil
Azuranit	Ulkus (H2-Rezeptorenblocker)	Ranitidin
Baclofen AWD	Myotonolytikum	Baclofen
Baclofen-ratiopharm	Myotonolytikum	Baclofen
Barotonal	Antihypertonikum (Rauwolfiaalkaloid)	Reserpin
Bendigon	Antihypertonikum (Rauwolfiaalkaloid)	Reserpin
Benperidol-neuraxpharm	Neuroleptikum	Benperidol
Briserin	Antihypertonikum (Rauwolfiaalkaloid)	Reserpin
Capros	Narkoanalgetikum	Morphin
Catapresan	Antihypertonikum, Migräne-/Glaukom-Mittel, Alkohol-/Opiat-Entzugsmittel	Clonidin
Cerucal	Antiemetikum, Magen-Darm-Motilität fördernd, Dopamin-2-Antagonist	Metoclopramid
Chlorprothixen	Neuroleptikum	Chlorprothixen
Chlorprothixen-neuraxpharm	Neuroleptikum	Chlorprothixen
Ciatyl-Z	Neuroleptikum	Zuclopenthixol
Cime	Ulkus (H2-Rezeptor-Antagonist)	Cimetidin
Cime Eu Rho	Ulkus (H2-Rezeptor-Antagonist)	Cimetidin
Cimebeta	Ulkus (H2-Rezeptor-Antagonist)	Cimetidin
Cimehexal	Ulkus (H2-Rezeptor-Antagonist)	Cimetidin
Cime-Puren	Ulkus (H2-Rezeptor-Antagonist)	Cimetidin
Cimet mite/Cimet	Ulkus (H2-Rezeptor-Antagonist)	Cimetidin
Cimetidin	Ulkus (H2-Rezeptor-Antagonist)	Cimetidin
CimLich	Ulkus (H2-Rezeptor-Antagonist)	Cimetidin
Climen	Antiandrogen	Cyproteron
Clonidin	Antihypertensivum	Clonidin

▼

▣ Fortsetzung Tabelle 14.3. Alphabetisches Verzeichnis prolaktinfreisetzender Medikamente (ohne Anspruch auf Vollständigkeit)

Handelsname	Indikation	Wirkstoff
Clonidin-ratiopharm	Antihypertensivum	Clonidin
Clonid-Ophtal	Antihypertensivum	Clonidin
Clonistada	Antihypertensivum	Clonidin
Clont	Antibiotikum/Antiinfektivum (Nitroimidazol-Derivat)	Metronidazol
Closin	Neuroleptikum (Phenothiazin)	Promethazin
Cordichin	Kalziumantagonist	Verapamil
Cyproteronacetat-Gry	Antiandrogen	Cyproteron
Dapotum	Neuroleptikum (Phenothiazin)	Fluphenazin
Darebon	Antihypertonikum (Rauwolfiaalkaloid)	Reserpin
Decentan	Neuroleptikum (Phenothiazin)	Perphenazin
Deprilept	Antidepressivum, tetrazyklisches	Maprotilin
Desifluvoxamin	Antidepressivum (selektiver Serotoninwiederaufnahmehemmer)	Fluvoxamin
Diane	Antiandrogen	Cyproteron
diazep	Tranquilizer (Benzodiazepin)	Diazepam
Diazep	Tranquilizer (Benzodiazepin)	Diazepam
Diazepam	Tranquilizer (Benzodiazepin)	Diazepam
Dilaudid	Narkoanalgetikum	Hydromorphen
Dilsal	Kalziumantagonist	Diltiazem
Dil-Sanorania	Kalziumantagonist	Diltiazem
Dilta	Kalziumantagonist	Diltiazem
Diltabeta	Kalziumantagonist	Diltiazem
Diltahexal	Kalziumantagonist	Diltiazem
Diltapham	Kalziumantagonist	Diltiazem
Diltaretard	Kalziumantagonist	Diltiazem
dilti	Kalziumantagonist	Diltiazem
Diltiagamma	Kalziumantagonist	Diltiazem
Diltiazem Basics	Kalziumantagonist	Diltiazem
Diltiuc	Kalziumantagonist	Diltiazem
Dilzem	Kalziumantagonist	Diltiazem
Dilzicardin	Kalziumantagonist	Diltiazem
Dipiperon	Neuroleptikum (Butyrophenon-Derivat)	Pipamperon
Disalpin	Antihypertonikum (Rauwolfiaalkaloid)	Reserpin
Dispaclonidin	Antihypertensivum	Clonidin
Dogmatil	Neuroleptikum (Dopaminantagonist)	Sulpirid
Dominal	Neuroleptikum	Prothipendyl
Domperidon-Teva	Antiemetikum, Magen-Darm-Motilität fördernd, Dopaminantagonist	Domperidon
Doneurin	Antidepressivum, trizyklisches	Doxepin

▼

14

◘ Fortsetzung Tabelle 14.3. Alphabetisches Verzeichnis prolaktinfreisetzender Medikamente (ohne Anspruch auf Vollständigkeit)

Handelsname	Indikation	Wirkstoff
Dopegyt	Antihypertonikum, zentrales α-Sympathomimetikum	Methyldopa
Doxepia	Antidepressivum, trizyklisches	Doxepin
Doxepin	Antidepressivum, trizyklisches	Doxepin
duraH2	Ulkus (H_2-Rezeptor-Antagonist)	Cimetidin
durasoptin	Kalziumantagonist	Verapamil
dysto-L90	Antihypertonikum (Rauwolfiaalkaloid)	Reserpin
dysto-loges	Antihypertonikum (Rauwolfiaalkaloid)	Reserpin
Elyzol	Antibiotikum/Antiinfektivum (Nitroimidazol-Derivat)	Metronidazol
Emb-Ihn	Tuberkulostatikum	Isoniazid
Epanutin	Antiepileptikum, Antiarrhythmikum	Phenytoin
Equilibrin	Antidepressivum, trizyklisches	Amitriptylinoxid
Esclama	Chemotherapeutikum	Nimorazol
espadox	Antidepressivum, trizyklisches	Doxepin
Eunerpan	Neuroleptikum (Butyrophenon)	Melperon
Eusedon	Neuroleptikum (Phenothiazin)	Promethazin
Fadul	Ulkus (H_2-Antagonist)	Famotidin
Falicard	Kalziumantagonist	Verapamil
Famo	Ulkus (H_2-Antagonist)	Famotidin
Famobeta	Ulkus (H_2-Antagonist)	Famotidin
Famonerton	Ulkus (H_2-Antagonist)	Famotidin
Famotidin	Ulkus (H_2-Antagonist)	Famotidin
Faustan	Tranquilizer (Benzodiazepin)	Diazepam
Fevarin	Antidepressivum (selektiver Serotoninwiederaufnahmehemmer)	Fluvoxamin
Flagyl	Antibiotikum/Antiinfektivum (Nitroimidazol-Derivat)	Metronidazol
Fluanxol	Neuroleptikum	Flupentixol
Fluphenazin-neuraxpharm	Neuroleptikum (Phenothiazin)	Fluphenazin
Fluspi	Neuroleptikum (Butyrophenon-Derivat)	Fluspirilen
Fluspirilen beta	Neuroleptikum (Butyrophenon-Derivat)	Fluspirilen
Fluvohexal	Antidepressivum (selektiver Serotoninwiederaufnahmehemmer)	Fluvoxamin
Fluvoxadura	Antidepressivum (selektiver Serotoninwiederaufnahmehemmer)	Fluvoxamin
Fluvoxamin	Antidepressivum (selektiver Serotoninwiederaufnahmehemmer)	Fluvoxamin
Fossyol	Antibiotikum/Antiinfektivum (Nitroimidazol-Derivat)	Metronidazol
Gallobeta	Koronare Herzkrankheit, Antihypertonikum, Kalziumantagonist	Gallopamil
Gamonil	Antidepressivum, trizyklisches	Lofepramin
Gastronerton	Antiemetikum, Magen-Darm-Motilität fördernd, Dopamin-2-Antagonist	Metoclopramid
Gastroprotect	Ulkus (H_2-Rezeptor-Antagonist)	Cimetidin
Gastrosil	Antiemetikum, Magen-Darm-Motilität fördernd, Dopamin-2-Antagonist	Metoclopramid

▼

▣ Fortsetzung Tabelle 14.3. Alphabetisches Verzeichnis prolaktinfreisetzender Medikamente (ohne Anspruch auf Vollständigkeit)

Handelsname	Indikation	Wirkstoff
Gastrotranquil	Antiemetikum, Magen-Darm-Motilität fördernd, Dopamin-2-Antagonist	Metoclopramid
Glianimon	Neuroleptikum	Benperidol
H 2 Blocker-ratiopharm	Ulkus (H2-Rezeptor-Antagonist)	Cimetidin
Haemiton	Antihypertensivum	Clonidin
Haldol-Janssen	Neuroleptikum, Dopaminantagonist	Haloperidol
Haloneural	Neuroleptikum, Dopaminantagonist	Haloperidol
haloper	Neuroleptikum, Dopaminantagonist	Haloperidol
Haloperidol	Neuroleptikum, Dopaminantagonist	Haloperidol
Harmosin	Neuroleptikum (Butyrophenon)	Melperon
Herphonal	Antidepressivum, trizyklisches	Trimipramin
Hyrin	Antiemetikum, Magen-Darm-Motilität fördernd, Dopamin-2-Antagonist	Metoclopramid
Idom	Antidepressivum, trizyklisches	Dosulepin
Imap	Neuroleptikum (Butyrophenon-Derivat)	Fluspirilen
Imipramin-neuraxpharm	Antidepressivum, trizyklisches	Imipramin
Impromen	Neuroleptikum	Bromperidol
Infectoclont	Antibiotikum/Antiinfektivum (Nitroimidazol-Derivat)	Metronidazol
Insidon	Antidepressivum, trizyklisches	Opipramol
Iso-Eremfat	Tuberkulostatikum	Isoniazid
Isoglaucon	Antihypertensivum	Clonidin
Isoprodian	Tuberkulostatikum	Isoniazid
Isoptin	Kalziumantagonist	Verapamil
Isozid	Tuberkulostatikum	Isoniazid
Jatrosom	Antidepressivum (MAO-Hemmer)	Tranylcypromin
Jenapamil	Kalziumantagonist	Verapamil
Kapanol	Narkoanalgetikum	Morphin
kivat	Neuroleptikum (Butyrophenon-Derivat)	Fluspirilen
Lamra	Tranquilizer (Benzodiazepin)	Diazepam
Lanzor	Ulkustherapeutikum, Protonenpumpenhemmer	Lansoprazol
Lebic	Myotonolytikum	Baclofen
Levium	Neuroleptikum (Phenothiazin)	Levomepromazin
Levomepromazin-neuraxpharm	Neuroleptikum (Phenothiazin)	Levomepromazin
Levothym	Antidepressivum	Oxitriptan
Lioresal	Myotonolytikum	Baclofen
Lonolox	Antihypertonikum (Vasodilatator)	Minoxidil
Ludiomil	Antidepressivum, tetrazyklisches	Maprotilin
Lyogen	Neuroleptikum (Phenothiazin)	Fluphenazin
Lyorodin	Neuroleptikum (Phenothiazin)	Fluphenazin

▼

■ **Fortsetzung Tabelle 14.3.** Alphabetisches Verzeichnis prolaktinfreisetzender Medikamente (ohne Anspruch auf Vollständigkeit)

Handelsname	Indikation	Wirkstoff
Maprolu	Antidepressivum, tetrazyklisches	Maprotilin
Maprotilin	Antidepressivum, tetrazyklisches	Maprotilin
Mareen	Antidepressivum, trizyklisches	Doxepin
M-beta	Narkoanalgetikum	Morphin
MCP	Antiemetikum, Magen-Darm-Motilität fördernd, Dopamin-2-Antagonist	Metoclopramid
M-dolor	Narkoanalgetikum	Morphin
Melleretten	Neuroleptikum (Phenothiazin)	Thioridazin
Melleril	Neuroleptikum (Phenothiazin)	Thioridazin
Melneurin	Neuroleptikum (Butyrophenon)	Melperon
Melperomerck	Neuroleptikum (Butyrophenon)	Melperon
melperon	Neuroleptikum (Butyrophenon)	Melperon
Melperon	Neuroleptikum (Butyrophenon)	Melperon
Mel-Puren	Neuroleptikum (Butyrophenon)	Melperon
Meresa	Neuroleptikum (Dopaminantagonist)	Sulpirid
Methyldopa Stada	Antihypertonikum, zentrales α-Sympathomimetikum	Methyldopa
Metoclopramid	Antiemetikum, Magen-Darm-Motilität fördernd, Dopamin-2-Antagonist	Metoclopramid
Metrogel	Antibiotikum/Antiinfektivum (Nitroimidazol-Derivat)	Metronidazol
Metronidazol	Antibiotikum/Antiinfektivum (Nitroimidazol-Derivat)	Metronidazol
Metronid-Puren	Antibiotikum/Antiinfektivum (Nitroimidazol-Derivat)	Metronidazol
Metronimerck	Antibiotikum/Antiinfektivum (Nitroimidazol-Derivat)	Metronidazol
Metronour	Antibiotikum/Antiinfektivum (Nitroimidazol-Derivat)	Metronidazol
Metront	Antibiotikum/Antiinfektivum (Nitroimidazol-Derivat)	Metronidazol
Mianeurin	Antidepressivum, tetrazyklisches	Mianserin
mianserin	Antidepressivum, tetrazyklisches	Mianserin
Mianserin-neuraxpharm	Antidepressivum, tetrazyklisches	Mianserin
Migraeflux	Antiemetikum, Magen-Darm-Motilität fördernd, Dopamin-2-Antagonist	Metoclopramid
Migräne-Neuridal	Antiemetikum, Magen-Darm-Motilität fördernd, Dopamin-2-Antagonist	Metoclopramid
Migränerton	Antiemetikum, Magen-Darm-Motilität fördernd, Dopamin-2-Antagonist	Metoclopramid
Mirfat	Antihypertensivum	Clonidin
M-long	Narkoanalgetikum	Morphin
Modenol	Antihypertonikum (Rauwolfiaalkaloid)	Reserpin
Mogetic	Narkoanalgetikum	Morphin
Morphin	Narkoanalgetikum	Morphin
Morphin-Puren	Narkoanalgetikum	Morphin
Morphin-ratiopharm	Narkoanalgetikum	Morphin
Morphinsulfat-Gry	Narkoanalgetikum	Morphin
Motilium	Antiemetikum, Magen-Darm-Motilität fördernd, Dopaminantagonist	Domperidon

▼

▣ Fortsetzung Tabelle 14.3. Alphabetisches Verzeichnis prolaktinfreisetzender Medikamente (ohne Anspruch auf Vollständigkeit)

Handelsname	Indikation	Wirkstoff
MSI	Narkoanalgetikum	Morphin
MSR	Narkoanalgetikum	Morphin
MST	Narkoanalgetikum	Morphin
MST Continus	Narkoanalgetikum	Morphin
M-Stada	Narkoanalgetikum	Morphin
neogama	Neuroleptikum (Dopaminantagonist)	Sulpirid
Neurocil	Neuroleptikum (Phenothiazin)	Levomepromazin
Nipolept	Neuroleptikum	Zotepin
Nizax	Ulkustherapeutikum (H2-Rezeptor-Antagonist)	Nizatidin
Nortrilen	Antidepressivum, trizyklisches	Nortryptilin
Novoprotect	Antidepressivum, trizyklisches	Amitriptylin
Omca	Neuroleptikum (Phenothiazin)	Fluphenazin
Omebeta	Ulkustherapeutikum, Protonenpumpenhemmer	Omeprazol
Ome-nerton	Ulkus, Protonenpumpenhemmer	Omeprazol
Omep	Ulkus, Protonenpumpenhemmer	Omeprazol
Omeprazol	Ulkus, Protonenpumpenhemmer	Omeprazol
Ome-Puren	Ulkus, Protonenpumpenhemmer	Omeprazol
Onkomorphin	Narkoanalgetikum	Morphin
Orap	Neuroleptikum (Butyrophenon-Derivat)	Pimozid
Palladon	Narkoanalgetikum	Hydromorphon
Paracefan	Antihypertensivum	Clonidin
Paspertase	Antiemetikum, Magen-Darm-Motilität fördernd, Dopamin-2-Antagonist	Metoclopramid
Paspertin	Antiemetikum, Magen-Darm-Motilität fördernd, Dopamin-2-Antagonist	Metoclopramid
Pepcid akut	Ulkus (H2-Antagonist)	Famotidin
Pepciddual	Ulkus (H2-Antagonist)	Famotidin
Pepdul	Ulkus (H2-Antagonist)	Famotidin
Perazin-neuraxpharm	Neuroleptikum (Phenothiazin)	Perazin
Perphenazin-neuraxpharm	Neuroleptikum (Phenothiazin)	Perphenazin
Pertofran	Antidepressivum, trizyklisches	Desipramin
Petylyl	Antidepressivum, trizyklisches	Desipramin
Phamoranit	Ulkus (H2-Rezeptorenblocker)	Ranitidin
Phenhydan	Antiepileptikum, Antiarrhythmikum	Phenytoin
Phenytoin	Antiepileptikum, Antiarrhythmikum	Phenytoin
Presinol	Antihypertonikum, zentrales α-Sympathomimetikum	Methyldopa
Prisma	Antidepressivum, tetrazyklisches	Mianserin
Procorum senior; -retard	Koronartherapeutikum, Antihypertonikum, Kalziumantagonist	Gallopamil
Promethawern	Neuroleptikum (Phenothiazin)	Promethazin

▼

◨ **Fortsetzung Tabelle 14.3.** Alphabetisches Verzeichnis prolaktinfreisetzender Medikamente (ohne Anspruch auf Vollständigkeit)

Handelsname	Indikation	Wirkstoff
Promethazin-neuraxpharm	Neuroleptikum (Phenothiazin)	Promethazin
Proneurin	Neuroleptikum (Phenothiazin)	Promethazin
Protactyl	Neuroleptikum (Phenothiazin)	Promazin
Prothazin	Neuroleptikum (Phenothiazin)	Promethazin
Pryleugan	Antidepressivum, trizyklisches	Imipramin
Psyquil	Neuroleptikum, Antiemetikum (Phenothiazin)	Triflupromazin
Quilonum	Psychopharmakon, Antidepressivum	Lithiumacetat
Ran Lich	Ulkus (H2-Rezeptorenblocker)	Ranitidin
Rani	Ulkus (H2-Rezeptorenblocker)	Ranitidin
Raniberl	Ulkus (H2-Rezeptorenblocker)	Ranitidin
Ranibeta	Ulkus (H2-Rezeptorenblocker)	Ranitidin
Ranibloc	Ulkus (H2-Rezeptorenblocker)	Ranitidin
Ranicux	Ulkus (H2-Rezeptorenblocker)	Ranitidin
Ranidura	Ulkus (H2-Rezeptorenblocker)	Ranitidin
Ranimerck	Ulkus (H2-Rezeptorenblocker)	Ranitidin
Rani-nerton	Ulkus (H2-Rezeptorenblocker)	Ranitidin
Raniprotect	Ulkus (H2-Rezeptorenblocker)	Ranitidin
Rani-Puren	Ulkus (H2-Rezeptorenblocker)	Ranitidin
Ranitic	Ulkus (H2-Rezeptorenblocker)	Ranitidin
Ranitidin Basics	Ulkus (H2-Rezeptorenblocker)	Ranitidin
Regaine	Antihypertonikum (Vasodilatator)	Minoxidil
Repeltin	Neuroleptikum, Antihistaminikum (Phenothiazin)	Alimemazin
Rifater	Tuberkulostatikum	Isoniazid
Rifinah	Tuberkulostatikum	Isoniazid
Risperdal	Neuroleptikum	Risperidon
Roxit mite	Ulkus (H2-Blocker)	Roxatidin
Saroten	Antidepressivum, trizyklisches	Amitriptylin
Sevredol	Narkoanalgetikum	Morphin
Sigacimet	Ulkus (H2-Rezeptor-Antagonist)	Cimetidin
Sigaperidol	Neuroleptikum, Dopaminantagonist	Haloperidol
Simplotan	Chemotherapeutikum	Tinidazol
Sinophenin	Neuroleptikum (Phenothiazin)	Promazin
Sinquan	Antidepressivum, trizyklisches	Doxepin
Sostril	Ulkus (H2-Rezeptorenblocker)	Ranitidin
Stangyl	Antidepressivum, trizyklisches	Trimipramin
Stenoptin	Kalziumantagonist	Verapamil
Stesolid	Tranquilizer (Benzodiazepin)	Diazepam

▼

◫ Fortsetzung Tabelle 14.3. Alphabetisches Verzeichnis prolaktinfreisetzender Medikamente (ohne Anspruch auf Vollständigkeit)

Handelsname	Indikation	Wirkstoff
Sulp	Neuroleptikum (Dopaminantagonist)	Sulpirid
Sulpirid	Neuroleptikum (Dopaminantagonist)	Sulpirid
Sulpivert	Neuroleptikum (Dopaminantagonist)	Sulpirid
Syneudon	Antidepressivum, trizyklisches	Amitriptylin
Tagamet	Ulkus (H2-Rezeptor-Antagonist)	Cimetidin
Tarka	Kalziumantagonist	Verapamil
Taxilan	Neuroleptikum (Phenothiazin)	Perazin
tebesium	Tuberkulostatikum	Isoniazid
Tesoprel	Neuroleptikum	Bromperidol
Thioridazin-neuraxpharm	Neuroleptikum (Phenothiazin)	Thioridazin
Tiapridex	Antihyperkinetikum	Tiaprid
Tofranil	Antidepressivum, trizyklisches	Imipramin
Tolvin	Antidepressivum, tetrazyklisches	Mianserin
Tranquase	Tranquilizer (Benzodiazepin)	Diazepam
Tri.-Thiazid Reserpin	Antihypertonikum (Rauwolfiaalkaloid)	Reserpin
trimidura	Antidepressivum, trizyklisches	Trimipramin
Trimineurin	Antidepressivum, trizyklisches	Trimipramin
Trimipramin	Antidepressivum, trizyklisches	Trimipramin
Triniton	Antihypertonikum (Rauwolfiaalkaloid)	Reserpin
Truxal	Neuroleptikum	Chlorprothixen
Udramil	Kalziumantagonist	Verapamil
Valiquid	Tranquilizer (Benzodiazepin)	Diazepam
Valium	Tranquilizer (Benzodiazepin)	Diazepam
Valocordin	Tranquilizer (Benzodiazepin)	Diazepam
Vera	Kalziumantagonist	Verapamil
Verabeta	Kalziumantagonist	Verapamil
Veragamma	Kalziumantagonist	Verapamil
Verahexal	Kalziumantagonist	Verapamil
Vera-Lich	Kalziumantagonist	Verapamil
Veramex	Kalziumantagonist	Verapamil
Veranorm	Kalziumantagonist	Verapamil
Verapamil Basics	Kalziumantagonist	Verapamil
Verasal	Kalziumantagonist	Verapamil
Veratide	Kalziumantagonist	Verapamil
Veroptinstada	Kalziumantagonist	Verapamil
Vertigo-Meresa	Neuroleptikum (Dopaminantagonist)	Sulpirid
Vertigo-neogama	Neuroleptikum (Dopaminantagonist)	Sulpirid

▼

◼ Fortsetzung Tabelle 14.3. Alphabetisches Verzeichnis prolaktinfreisetzender Medikamente (ohne Anspruch auf Vollständigkeit)		
Handelsname	**Indikation**	**Wirkstoff**
Virilit	Antiandrogen	Cyproteron
Zantic	Ulkus (H2-Rezeptorenblocker)	Ranitidin

14.2.4   Hyperprolaktinämie und Schilddrüsenfunktion

Die zentrale Steuerung der Prolaktinsekretion ist neben der entscheidenden Kontrolle durch Hemmfaktoren (Dopamin, GAP) auch durch stimulierende hypothalamische Einflüsse mit bestimmt (◼ Tabelle 14.2). Ein eigentlicher Prolaktin-releasing-Faktor (PRF) ist beim Menschen nicht bekannt, das hypothalamische Thyreotropin(TSH)-Releasing-Hormon (TRH) stellt jedoch einen wesentlichen Stimulationsfaktor dar: Geringe Dosen sind in der Lage, neben TSH auch größere Mengen an Prolaktin freizusetzen. Für die Aufrechterhaltung und Regulation der postpartalen Laktation durch erhöhte Prolaktinspiegel hat TRH wahrscheinlich ebenfalls eine wichtige Bedeutung (Rossmanith et al. 1995). Die TSH-Sekretion und damit die Schilddrüsenfunktion und die Prolaktinsekretion sind also über diese duale Funktion von TRH eng miteinander verknüpft.

> Bei erniedrigten Schilddrüsenhormonspiegeln kommt es zum kompensatorischem Anstieg des TRH, das als Prolaktin-Releasing-Faktor die Prolaktinspiegel erhöht. Unter Bedingungen einer gesteigerten TRH-Freisetzung (z. B. bei der primären Hypothyreose) kommt es daher zeitgleich zum moderaten Anstieg der zirkulierenden Prolaktinkonzentrationen (Bohnet et al. 1981).

Damit können neben den klinischen Erscheinungen einer latenten oder klinisch manifesten Hypothyreose auch die Symptome einer Hyperprolaktinämie entstehen (► Abschn. 14.3; Bohnet et al. 1986; Rossmanith et al. 1994).

Cave

Bei der differentialdiagnostischen Abklärung jeder Hyperprolaktinämie muss man deshalb eine Schilddrüsenfunktionsstörung ausschließen bzw. eine solche vorrangig mit Schilddrüsenhormonen behandeln.

14.2.5   Hypoprolaktinämie

Die klinische Relevanz der verminderten oder fehlenden Prolaktinsekretion wird in ► Abschn. 14.3.2 erwähnt.

14.3   Symptome einer gestörten Prolaktinsekretion

Es gibt kein Leitsymptom, das eine Hyperprolaktinämie beweist, wohl aber eine Reihe von Symptomen, die mit hoher Wahrscheinlichkeit eine Hyperprolaktinämie vermuten lassen. Zu den führenden und klinisch häufigsten Symptomen einer Hyperprolaktinämie gehören Galaktorrhö und Zyklusstörungen (Oligo-/Amenorrhö). Relativ häufig mit einer Hyperprolaktinämie assoziiert sind Androgenisierungserscheinungen der Haut (Hirsutismus, Akne) mit oder ohne Hyperandrogenämie und Störungen der Schilddrüsenfunktion. Unter physiologischen Umständen kommt es bei einigen Ereignissen zu einer transienten oder auch länger dauernden Hyperprolaktinämie. Eine kurzfristige Prolaktinerhöhung von einigen Stunden bis zu wenigen Tagen führt zu keinen klinischen Erscheinungen. Dagegen kann eine länger andauernde physiologische oder pathologische Steigerung der Prolaktinsekretion wie beispielsweise während des Stillens oder unter Medikamenten (◼ Tabelle 14.3) die bekannten klinischen Symptome auslösen.

14.3.1   Leitsymptome und Beschwerden

Galaktorrhö

Als Galaktorrhö bezeichnet man eine außerhalb der Schwangerschaft erfolgende, meist beidseitig auftretende, typischerweise milchig erscheinende Sekretion aus einem oder mehreren Milchgängen. Die Galaktorrhö gilt als das klassische Leitsymptom der Hyperprolaktinämie. Den Milchfluss bemerkt entweder die Patientin selbst oder der Arzt, wenn er die Brust untersucht und radiär von außen zur Brustwarze hin Druck ausübt.

Cave

Da die Prolaktinwirkung an der Brust nicht nur von der Höhe des Prolaktinspiegels abhängt, schließt das Fehlen einer Galaktorrhö eine Hyperprolaktinämie nicht sicher aus. Umgekehrt geht nicht jede Galaktorrhö zwingend mit einer Hyperprolaktinämie einher.

Zyklusstörungen

Frauen mit Zyklusstörungen haben sehr viel häufiger erhöhte Prolaktinspiegel als Frauen mit normalen, ovulatorischen Zyklen (Rjosk 1976). Die Häufigkeit hyperprolaktinämiebedingter Anovulationen nimmt mit zunehmendem Serumspiegel zu und liegt je nach Schwere der Ovarfunktionsstörung zwischen 15 und 40%. Bei Vorliegen eines gestörten Zyklus wie etwa bei

Lutealinsuffizienz, Anovulation oder Oligo-/Amenorrhö und nur leicht erhöhten Prolaktinspiegeln ist gelegentlich nicht zu entscheiden, ob die Hyperprolaktinämie Ursache oder sekundäre Begleiterscheinung des Erkrankungsbildes ist, denn Frauen mit chronischer Anovulation neigen zu sekundärer Hyperprolaktinämie als Folge der chronischen, infolge Fehlens von Progesteron nicht gebremsten Wirkung der Östrogene auf die prolaktinsezernierenden Hypophysenzellen.

Androgenisierungserscheinungen

Frauen mit Androgenisierungserscheinungen an der Haut (Hirsutismus, Akne) und/oder erhöhten Androgenspiegeln zeigen häufiger eine Hyperprolaktinämie als nicht androgenisierte und/oder normoandrogenämische. Ein Drittel aller hyperandrogenämischen Frauen weist eine Hyperprolaktinämie auf, insbesondere mit Erhöhung der adrenalen Androgene (DHEA, DHEA-S). Umgekehrt hat etwa die Hälfte aller hyperprolaktinämischen Frauen erhöhte Androgenspiegel; meist sind die adrenalen Androgene DHEA und DHEA-S erhöht, während erhöhte Testosteronspiegel selten gefunden werden. Bei Vorliegen mehrerer pathologisch veränderter Hormonparameter im Serum ist es häufig unmöglich, zwischen Ursache und Begleiterscheinung der klinischen Symptomatik zu unterscheiden. Da Androgenisierungserscheinungen auch unabhängig von einer Prolaktinerhöhung auftreten, kann ein Zusammenhang zwischen Androgenisierungserscheinungen und dem Vorliegen einer gleichzeitigen Hyperprolaktinämie nur vermutet werden. Prolaktin kann höchstwahrscheinlich über seine in der Nebennierenrinde nachgewiesenen Rezeptoren (Glasow et al. 1996) die adrenale Androgensekretion stimulieren. Eine Hyperprolaktinämie kommt bei Frauen mit polyzystischen Ovarien und exzessiver GnRH-induzierter LH-Freisetzung häufiger vor als bei Frauen ohne LH-Exzess (Zacur u. Foster 1992). Warum dies so ist, bleibt offen; möglicherweise ist die höhere Prävalenz der Hyperprolaktinämie auf eine chronische Östrogenwirkung zurückzuführen.

14.3.2 Klinische Bedeutung der Hypoprolaktinämie

Während die Bedeutung einer Hyperprolaktinämie für die Klinik ausreichend belegt ist, sind klinische Folgen einer Hypoprolaktinämie nur anekdotisch berichtet. Häufigste Ursachen für eine solche Situation sind eine Hypophysektomie und eine Überdosierung von Prolaktinhemmern. Daneben kann eine Hypoprolaktinämie im Rahmen eines Pseudohypoparathyreoidismus isoliert und ohne erkennbare Ursachen auftreten. Bei den wenigen Frauen mit nachgewiesenem isolierten Prolaktinmangel sind Zyklusstörungen und speziell eine Corpusluteum-Insuffizienz beschrieben. Bei Eintritt einer Schwangerschaft konnten die betroffenen Frauen post partum als Folge des Prolaktindefizits nicht stillen (Falk 1992).

14.3.3 Klinische Folgen einer chronischen Hyperprolaktinämie

Ovarfunktion

Zwischen Gonadenfunktion und Prolaktinhaushalt besteht eine enge funktionelle Wechselbeziehung. Diese lässt sich unschwer aus der Beobachtung einer postpartalen Amenorrhö bei gleichzeitigem Vorliegen einer Hyperprolaktinämie während der Laktation ableiten. Die physiologische Hyperprolaktinämie während der Laktationsphase führt in Abhängigkeit von Dauer und Intensität des Stillens zur kompletten oder teilweisen Suppression der Ovarfunktion und damit zur physiologischen relativen Infertilität post partum (▶ Abschn. 8.9.2).

Wie die physiologische Hyperprolaktinämie beim Stillvorgang führt auch die pathologische Prolaktinübersekretion unabhängig von ihrer Ursache zu Störungen der Ovarfunktion unterschiedlichen Schweregrades und damit zur Anovulation und Sterilität. In Abhängigkeit von der Dauer einer Hyperprolaktinämie und der Höhe der Prolaktinspiegel findet man alle Ausprägungsgrade der Ovarfunktionsstörung: von normalen oder erniedrigten basalen Gonadotropinspiegeln mit normaler oder verminderter Freisetzung der Gonadotropine nach GnRH-Stimulation bis hin zu fehlender Reaktion der Gonadotropine auf GnRH und Östradiolspiegeln unterhalb der Nachweisgrenze (Leyendecker et al. 1977; Schneider u. Bohnet 1977; Bohnet et al. 1976; Franks et al. 1975).

Das Sistieren der reproduktiven Funktion während der Laktationsperiode ist auf die Suppression der pulsatilen hypothalamischen GnRH-Sekretion zurückzuführen. Diese Suppression ist Folge der Erhöhung des endogenen Opiathemmtonus in den GnRH-sezernierenden Arealen des Hypothalamus (Rossmanith 1994).

Eine Hyperprolaktinämie kann sich auf Hypothalamus, Hypophyse oder direkt auf die Gonaden auswirken. Offensichtlich kommt es zu verminderter hypothalamischer GnRH-Sekretion, indem eine chronische Erhöhung der Prolaktinspiegel die normale episodische Aktivität der GnRH-Neurone im Hypothalamus supprimiert. Folge einer verminderten oder fehlenden pulsatilen GnRH-Sekretion kann eine unzureichende Induktion von hypophysären GnRH-Rezeptoren sein. Die Gonadotropinsekretion kann also über mehrere Mechanismen blockiert werden (Quigley et al. 1980; Marchetti u. Labrie 1982). In Abhängigkeit vom Ausmaß der Hyperprolaktinämie ist dann die pulsatile Gonadotropinsekretion als Grundvoraussetzung einer normalen Ovarfunktion vermindert oder fehlt völlig (Buckman et al. 1981; Moult et al. 1982). Nach Senkung der Prolaktinspiegel mit Hilfe von Prolaktinhemmern (oder auch – bei Prolaktinomen – nach chirurgischer Adenomektomie) kommt die episodische Freisetzung der Gonadotropine meist spontan wieder in Gang (◻ Abb. 14.2).

Zusätzlich ist zumindest bei einem Teil der hyperprolaktinämischen Frauen im Zentralnervensystem die Produktion endogener Opiate erhöht (Quigley et al. 1980). Durch medikamentöse Hemmung der endogenen Opiatsekretion, etwa durch den spezifischen Rezeptorantagonisten Naloxon, kann die pulsatile Gonadotropinsekretion ebenfalls wiederhergestellt werden (Grossman 1987). Die Wirkung von Naloxon scheint jedoch an eine Restfollikulogenese und damit an eine geringe Sekretion von Östradiol gebunden zu sein; denn eine Behandlung mit Naloxon ist bei hyperprolaktinämischen

Frauen mit ausgeprägtem Östrogenmangel meist ineffektiv (Larrea et al. 1995).

Direkte Auswirkungen einer chronisch überhöhten Prolaktinsekretion auf die Ovarien sind nicht eindeutig dokumentiert. Diese lassen sich auch nur schwer nachweisen, da sich Effekte von überhöhten Prolaktinspiegeln auf die Ovarien nicht von denen der gleichzeitigen Verminderung der Gonadotropinsekretion isolieren lassen (Evans u. Thorner 1984). In-vitro-Experimente mit menschlichen Granulosazellen haben jedoch eine Einschränkung ihrer Progesteronsekretion durch zu hohe oder zu niedrige Prolaktinkonzentrationen im Inkubationsmedium gezeigt (McNatty et al. 1974).

Chronische Hyperprolaktinämie und Nebennierenrindenfunktion

Das gleichzeitige Auftreten einer Galaktorrhö und von Androgenisierungserscheinungen oder die Kombination androgenabhängiger Krankheitsbilder wie etwa eines polyzystischen Ovarsyndroms mit einer Hyperprolaktinämie ist wohl bekannt (Seppälä u. Hirvonen 1975; Zacur u. Foster 1992). Bei einem Teil chronisch hyperprolaktinämischer Frauen finden sich erhöhte Konzentrationen von DHEA und DHEA-S (Vermeulen et al. 1977; Parker et al. 1978; Lobo et al. 1980), nach Behandlung mit Prolaktinhemmern fallen diese ab (Lobo et al. 1980).

Da die hyperprolaktinämiebedingte Ovarfunktionsstörung zu einem relativen oder absoluten Östrogenmangel führt, ist auch die Bildung des sexualhormonbindenden Globulins (SHBG) in der Leber vermindert. Die metabolen Clearanceraten von Testosteron und Dihydrotestosteron sind erhöht, weil diese beiden 17-Hydroxyandrogene an SHBG gebunden werden und – bei niedrigen SHBG-Spiegeln vermehrt in freier Form vorliegen und deswegen metabolisiert werden können. Aufgrund der supprimierten Gonadotropinsekretion ist bei Hyperprolaktinämie die ovarielle Testosteronsekretion vermindert. Beide Mechanismen erklären die bei chronischer

Hyperprolaktinämie gelegentlich niedrig vorgefundenen Testosteron- und Dihydrotestosteronspiegel. Trotz relativer Erhöhung des freien Anteils von Testosteron sind chronisch hyperprolaktinämische Frauen nur gelegentlich hirsut. Dieser Umstand lässt sich auf die unter chronischer Hyperprolaktinämie verminderte Aktivität des Enzyms 5α-Reduktase zurückführen. Dieses Enzym ist für die Umwandlung von Testosteron in das biologisch aktive Dihydrotestosteron verantwortlich (▶ Abschn. 2.6.3).

> Bei Nachweis einer chronischen Hyperprolaktinämie ist es wichtig, deren Auswirkungen auf den Androgenhaushalt und die Androgenzielorgane in die differentialdiagnostischen, therapeutischen und prophylaktischen Überlegungen mit einzubeziehen.

Chronische Hyperprolaktinämie und Knochenstoffwechsel

Chronisch hyperprolaktinämische Frauen sind oft amenorrhoisch und haben einen Östrogenmangel. Dieser zeigt sich direkt durch niedrige zirkulierende endogene Östradiolspiegel und – bei längerfristigem Defizit – an den Östrogenmangelerscheinungen der Erfolgsorgane (Gomez et al. 1977). Bei hyperprolaktinämisch-amenorrhoischen Frauen kommt es zur Minderung der Knochendichte, insbesondere wenn die Östradiolspiegel unter 20 bis 30 pg/ml liegen (◻ Abb. 14.3; Klibanski et al. 1980; Koppelmann et al. 1984).

Unklar ist noch, ob dieses Mineralisationsdefizit lediglich Folge des Östrogenmangels ist oder vielmehr auf den zusätzlichen Ausfall von spezifischen Wirkungen des Prolaktins unmittelbar am Knochen zurückzuführen ist.

> Da bei Frauen mit chronischer Hyperprolaktinämie und Östrogenmangel ein hohes Risiko für die Entwicklung einer Osteoporose besteht, ist es dringend erforderlich, eine

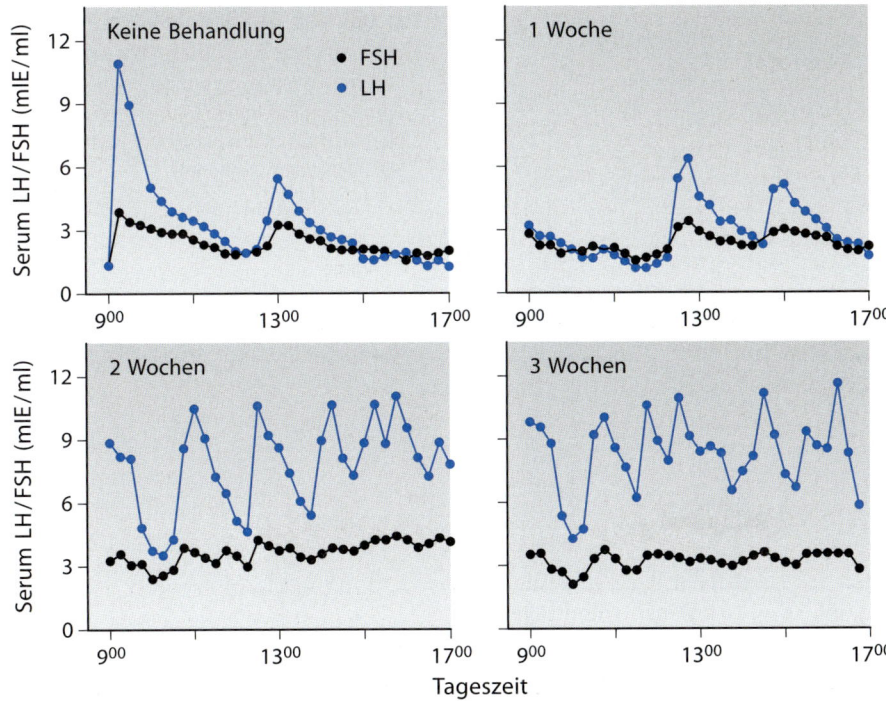

◻ **Abb. 14.2.** Episodische Gonadotropinsekretion (LH und FSH) einer hyperprolaktinämischen Frau vor und während der Behandlung mit einem Prolaktinhemmer. (Nach Moult et al. 1982)

Langzeitsubstitution mit östrogenhaltigen Medikamenten anzubieten. Diese Frauen müssen die Substitution so früh wie möglich beginnen, um möglichst wenig Knochensubstanz zu verlieren (Meema et al. 1975).

Die für eine angemessene Hormonersatztherapie erforderlichen Östrogenmengen haben keinen nennenswerten Einfluss auf die Höhe der Prolaktinspiegel.

14.4 Diagnostik und Differentialdiagnostik

Wie oben ausgeführt beeinträchtigen Störungen der Prolaktinsekretion einerseits die Funktion auch mehrerer nicht direkt mit dem Prolaktin in Verbindung zu bringender Organe, beispielsweise die der Ovarien oder der Nebennierenrinde, andererseits kann die gestörte Prolaktinsekretion selbst Symptom und Begleiterscheinung anderer Endokrinopathien, Stoffwechselstörungen oder allgemeiner Erkrankungen sein. Die Diagnostik und Differentialdiagnostik von Störungen im Prolaktinhaushalt stellt daher eine wichtige Maßnahme in der Abklärung von Hormon- und Fertilitätsstörungen dar. Ausgehend von einem der Leitsymptome der Hyperprolaktinämie, nämlich der Galaktorrhö, die häufig – wenn auch nicht immer – mit einer Hyperprolaktinämie einhergeht, ist bei Nachweis der Galaktorrhö das im Folgenden besprochene Abklärungsschema (◻ Abb. 14.4) sinnvoll.

14.4.1 Einzelne diagnostische Schritte und ihre Wertigkeit

Anamnese und Untersuchung

Häufig ergeben sich Hinweise auf die Ursache einer Hyperprolaktinämie allein schon durch die Anamnese. Bei Nach-

weis derselben muss man Patientinnen gezielt fragen, ob und welche Medikamente sie einnehmen. Die Liste der Medikamente mit Wirkungen auf die Prolaktinsekretion ist umfangreich (◻ Tabelle 14.3, ▶ Abschn. 14.2.3). Zusammenhänge zwischen Hyperprolaktinämie und Lebensstil, Verhaltensbesonderheiten und Essgewohnheiten sind ebenfalls bekannt und müssen deshalb anamnestisch berücksichtigt werden (◻ Tabelle 14.2). Außerdem gibt das soziale Umfeld von Frauen mit chronischer Hyperprolaktinämie gelegentlich Hinweise: eine Hyperprolaktinämie kann Folge und Ausdruck fehlverarbeiteter seelischer Spannungen sein (Jürgensen u. Bardeé 1982). Von besonderem Interesse ist die Beobachtung, dass Patientinnen mit Hyperprolaktinämie eine ungewöhnlich hohe Prävalenz für Verstimmungszustände haben; sie sind häufiger depressiv, aggressiv und haben weniger Selbstkontrolle.

Bei der Suche nach prolaktinabhängigen körperlichen Symptomen muss der Arzt die Brust der Patientin untersuchen. Eine von ihm festgestellte milchige, häufig beidseitige Sekretion bemerkt die Patientin insbesondere dann nicht, wenn das Ausmaß des Milchflusses gering ist. Die Untersuchung der Mamma sollte entsprechend dem Verlauf der Milchgänge radiär von lateral auf die Mamillenspitze zu erfolgen. Man sollte die Brust und das innere Genitale jedoch erst nach der Blutentnahme für die Prolaktinbestimmung untersuchen, da stressbedingt die Prolaktinsekretion akut gesteigert werden kann (Archer u. Josimovich 1975; Pearce et al. 1980; Peters et al. 1982). Frauen mit akuter Prolaktinfreisetzung als Reaktion auf eine ungewohnte Situation oder Umgebung gehören möglicherweise zu derjenigen Gruppe, die auch auf andere Stresssituationen mit erhöhter Prolaktinsekretion reagiert.

Neben der Galaktorrhö als direkten Hinweis auf die Möglichkeit einer Hyperprolaktinämie findet sich als weiteres, häufiges Symptom die gestörte Ovarfunktion in Form einer Oligo-/Amenorrhö, von anovulatorischen Zyklen oder einer

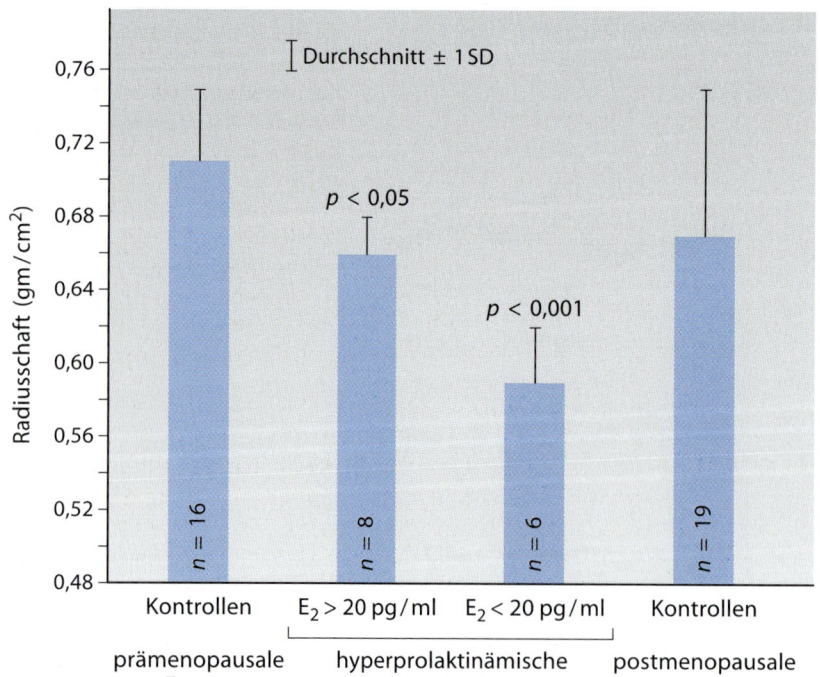

◻ **Abb. 14.3.** Knochendichte von gesunden prä- und postmenopausalen Frauen und von Frauen mit Hyperprolaktinämie und unterschiedlich hohen Östrogenserumwerten. (Nach Klibanski 1984; **E$_2$** Östradiol; **SD** Standardabweichung)

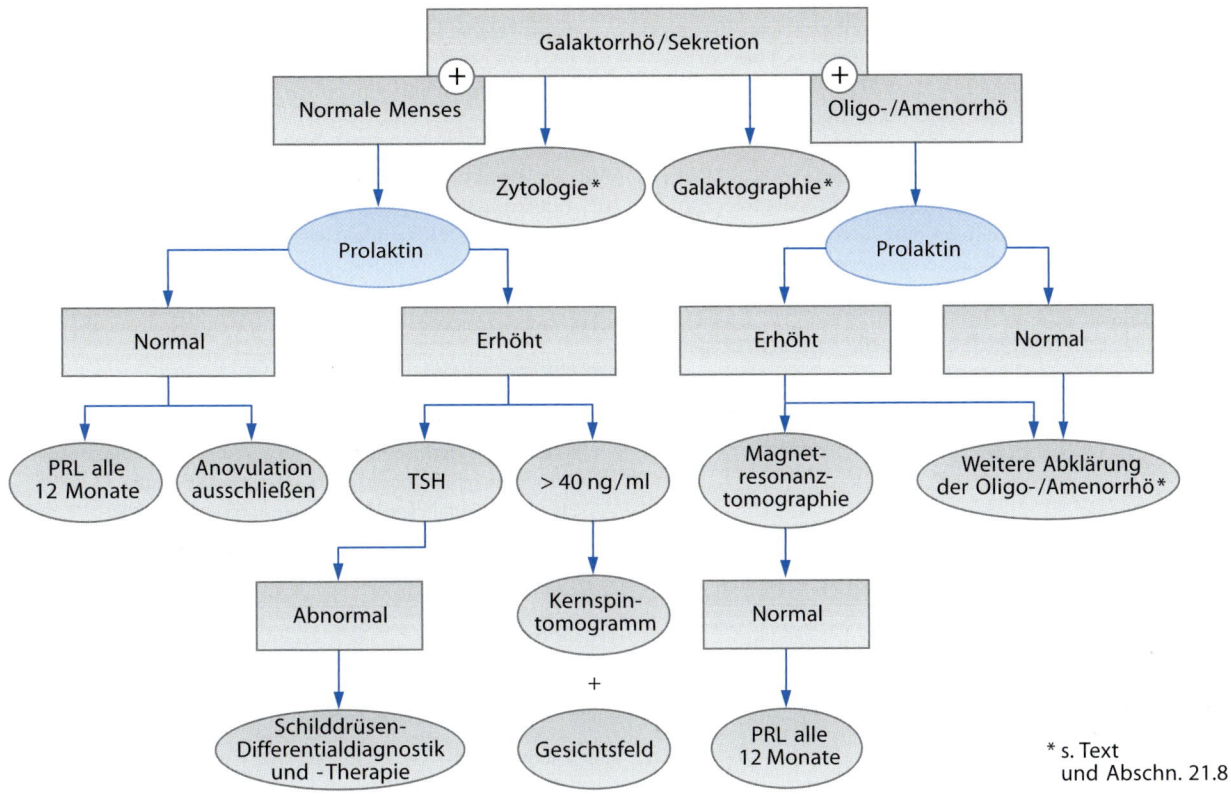

Lutealinsuffizienz (Kletzky 1984). Gelegentlich kommen auch ein prämenstruelles Syndrom, Symptome einer Schilddrüsenfunktionsstörung, mäßige Androgenisierungserscheinungen an der Haut, ein polyzystisches Ovarsyndrom oder Hinweise auf das Vorliegen einer Endometriose vor. Die Häufigkeit der Hyperprolaktinämie bei Frauen mit gestörten Zyklen wird unterschiedlich angegeben (Franks et al. 1975; von Werder et al. 1982; Schneider u. Hanker 1988). Eine Hyperprolaktinämie findet sich bei etwa einem Viertel aller Frauen mit Amenorrhö, während bei fast der Hälfte aller Frauen mit leichteren Störungen wie Corpus-luteum-Insuffizienz oder Oligomenorrhö eine Hyperprolaktinämie zu finden ist (Moltz et al. 1987; Weise et al. 1989).

Labordiagnostik

Die Wahrscheinlichkeit, dass ein Prolaktinom als Ursache einer Hyperprolaktinämie nachgewiesen werden kann, hängt von der Höhe des Prolaktinspiegels und der angewandten radiologischen Methodik ab. Wenn eine medikamentöse Ursache einer Hyperprolaktinämie ausgeschlossen ist, ist eine Serumkonzentration >100 ng/ml höchst verdächtig auf das Vorliegen eines Prolaktinoms; bei Werten von 200 bis 500 ng/ml ist ein Prolaktinom praktisch sicher.

❯ **Niedrigere Serumkonzentrationen von Prolaktin (50–100 ng/ml) sollten nicht dazu verleiten, eine Selladiagnostik zu unterlassen, denn auch hormonal inaktive Tumoren der Hypophyse können durch Druck auf den Hypophysenstiel die dopaminerge Regulation der**

Prolaktinsekretion beeinträchtigen und dadurch eine mäßiggradige Hyperprolaktinämie induzieren.

Zum Nachweis einer Hyperprolaktinämie haben einige Autoren neben der Bestimmung von basalen Prolaktinspiegeln Stimulationstests mit TRH und Metoclopramid vorgeschlagen. Insbesondere bei grenzwertig erhöhten Prolaktinspiegeln geben Stimulationstests Auskunft über die hypophysären Prolaktinreserven (Bohnet 1981; von Werder et al. 1982; ▶ Abschn. 24.6). Allerdings reicht in der Regel eine evtl. wiederholte basale Prolaktinbestimmung zur Differentialdiagnostik der gestörten Ovarfunktion aus, zumal es sich schwer abschätzen lässt, ob ein Prolaktinspiegel im oberen Normbereich (je nach Assay 15 bis 25 ng/ml) für die Entstehung einer Ovarfunktionsstörung von Bedeutung oder eine Begleiterscheinung ist (Fredricson et al. 1977; Board et al. 1981). Einige Autoren schlagen für Zweifelsfälle wiederholte Prolaktinbestimmungen im Abstand von wenigen Tagen vor (von Werder et al. 1982). Da das Ergebnis der Stimulationstests zyklusabhängig ist, benötigt ihre korrekte Interpretation Angaben zur Zyklusphase. Ihre Aussagekraft ist jedoch auch unter Berücksichtigung der Zyklusphase nicht unumstritten. Eine Reihe von Medikamenten induziert variabel erhöhte Prolaktinspiegel. Sie brauchen nur geringfügig erhöht zu sein, können aber auch wie unter Metoclopramid- oder Sulpiridanwendung Maximalwerte von 200 bis 300 ng/ml erreichen (▪ Tabelle 14.3).

Als Ursache einer Amenorrhö kommt eine Hyperprolaktinämie nur dann in Frage, wenn die Basalspiegel ausreichend hohe Serumwerte (>50 ng/ml) übersteigen. Dagegen führen nur geringfügig erhöhte Prolaktinspiegel bei vorübergehender Hyperprolaktinämie (transiente Hyperprolaktinämie; Ben-David u. Schenker 1983) oder latenter Hyperprolaktinämie (Bohnet 1981; Board et al. 1981) eher zu einer Luteal-insuffizienz oder zu einem anovulatorischen Zyklus (Definition der latenten Hyperprolaktinämie und Metoclopramid-test ► Abschn. 24.6). Deshalb ist eine latente oder leichte Hyperprolaktinämie nicht Ursache, sondern höchstens Begleit-erscheinung einer Amenorrhö.

Ausschluss von Schilddrüsenfunktionsstörungen

Bei Vorliegen einer Hyperprolaktinämie ist die Wahrscheinlichkeit einer primären präklinischen oder manifesten Hypothyreose im Vergleich zu normoprolaktinämischen Frauen ca. 4- bis 5fach höher.

> Zu jeder differentialdiagnostischen Abklärung einer Hyperprolaktinämie gehört der Ausschluss einer Schild-drüsenfunktionsstörung (Bohnet et al. 1981; Rossmanith u. Scherbaum 1994).

Die bei Hypothyreose gefundenen Prolaktinspiegel sind in der Regel nur mäßig erhöht und übersteigen selten 30 bis 40 ng/ml. Allerdings schließt eine massive Hyperprolaktinämie eine Hypothyreose nicht aus, und umgekehrt können manifeste Hypothyreosen mit normalen Prolaktinspiegeln einhergehen.

Radiologische Diagnostik

Die Notwendigkeit einer radiologischen Diagnostik der Sella-region hängt davon ab, wie wahrscheinlich ein Hypophysen-tumor ist. Bei jeder Patientin mit dem Nachweis einer ausge-prägten Hyperprolaktinämie muss eine Selladiagnostik erfolgen, sofern ausgeschlossen ist, dass die Hyperprolaktinämie medikamentös, durch eine Hypothyreose oder durch intensivere Manipulationen an der Brust bedingt ist.

Die radiologische Methode der Wahl ist die Magnetre-sonanztomographie (MRT). Dieses hochauflösende Verfahren mit großem Informationswert und fehlender Strahlenbe-lastung ist zum Nachweis sowohl von intra- als auch von su-prasellären Tumormassen geeignet (Daly u. Riddick 1984). Die Nachweisgrenze liegt bei einem Tumordurchmesser von etwa 4 mm oder weniger. Bei Prolaktinomen von mehr als 10 mm Durchmesser (dies sind definitionsgemäß Makropro-laktinome) erlaubt die MRT eine genaue topographische Be-urteilung der umgebenden anatomischen Strukturen und der Richtung des Tumorwachstums (Fahlbusch et al. 1988; Fink et al. 1988). Konventionelle Röntgenuntersuchungen sind hierfür ungeeignet.

Ein besonderer Befund bei der radiologischen Diagnos-tik der Sellaregion ist das Phänomen der leeren Sella (»empty sella«). In der Regel basiert dieser Befund auf der Formva-riante einer besonders großen knöchernen Sella. Die Hypo-physe füllt den zur Verfügung stehenden Raum nicht aus, son-dern ist an die Kurvatur des Dorsum sellae verlagert. Dadurch kann sich der Subarachnoidalraum mit Zerebrospinalflüssig-keit in diese Region ausdehnen. Sekundär kann dieses Phäno-men nach Infarkten oder nach chirurgischer Resektion eines Hypophysenadenoms entstehen.

In ◧ Tabelle 14.4 sind die Indikationen zur Selladiagnos-tik bei Amenorrhö, Galaktorrhö und/oder Hyperprolaktinä-mie zusammengefasst.

Gesichtsfeldbestimmungen

Als Begleiterscheinung einer tumorbedingten Hyperprolak-tinämie können Gesichtsfelddefekte auftreten. Prolaktinome, insbesondere Makroprolaktinome, aber auch nicht prolak-tinproduzierende Tumoren können sich supra- und parasel-lär entwickeln und dann den Hypophysenstiel und den Seh-nerv komprimieren.

> **Cave**
>
> Besonders wichtig ist die Überwachung des Gesichtsfelds in der Schwangerschaft bei Frauen mit einem Prolaktinom: Durch die physiologische Volumenzunahme der Hypophyse während der Schwangerschaft um 30 bis 50% wird der intraselläre Raum ohnehin beengt.

◧ **Tabelle 14.4.** Indikationen zur Selladiagnostik bei Amenorrhö, Galaktorrhö und Hyperprolaktinämie

Ausgangs-beobachtung	Kombination von Symptomen	Selladiagnostik (MRT)
Menses	Keine Galaktorrhö	
	PRL normal	-
	PRL hoch [b]	+
	Galaktorrhö	
	PRL normal	-
	PRL hoch [b]	+
Amenorrhö [a,d]	Keine Galaktorrhö	
	PRL normal	+
	PRL hoch [b]	+
	Galaktorrhö	
	PRL normal	+
	PRL hoch [b]	+
Galaktorrhö	Menses	
	PRL normal	-
	PRL hoch [b]	+
	Amenorrhö [d]	
	PRL normal	+
	PRL hoch [b]	+
Hyperprolaktinämie [b]	Menses	
	Galaktorrhö	+
	Keine Galaktorrhö	+
	Amenorrhö	
	Galaktorrhö	+
	Keine Galaktorrhö	+
Hyperprolaktinämie/ Hypothyreose [c]	-	+

[a] >6 Monate;

[b] PRL >40 ng/ml, keine Hypothyreose, nichtmedikamenten-bedingt oder durch sonstige offensichtlichen Pathomecha-nismen.

[c] Selladiagnostik indiziert, wenn trotz mehrwöchiger adäqua-ter Schilddrüsentherapie keine Normoprolaktinämie eintritt.

[d] Bei Normoprolaktinämie Selladiagnostik nur bei hypogona-dotroper Amenorrhö.

Als unnötig erweist sich die generelle Gesichtsfeldbestimmung bei jeder Hyperprolaktinämie ohne Tumorverdacht.

Indikationen zur Gesichtsfelddiagnostik bei Hyperprolaktinämie

- Gesichtsfeld und Augenhintergrund bei eindeutig nachgewiesenem Prolaktinom
- Kontrollen in Abhängigkeit vom radiologisch nachgewiesenen Wachstum des Prolaktinoms
- Zu Beginn und während einer Schwangerschaft Kontrolle bei Frauen mit Prolaktinomen oder anderen hypophysären/hypophysennahen Tumoren
- Bei Prolaktinomen, wenn der klinische Verdacht auf ein Prolaktinomwachstum vorliegt (z. B. Kopfschmerzen, Sehstörungen)
- Bei Nachweis eines Prolaktinoms vor Ovulationsinduktion oder, falls dies versäumt worden ist, unmittelbar vor einer Schwangerschaft

---

14.4.2 Differentialdiagnostisches Vorgehen

Eine milchige oder wässrige, beidseitige und häufig aus mehreren Milchgängen nachweisbare Galaktorrhö spricht für exzessive Prolaktineinwirkung.

Cave

Jedoch muss auch bei typischer Galaktorrhö an andere lokale Ursachen einer pathologischen Mammasekretion gedacht werden. Neben der endokrinologischen Diagnostik sollten deshalb die Sekretzytologie und – im Zweifelsfall – die Galaktographie bzw. die Mammographie durchgeführt werden (❑ Abb. 14.4).

Bei milchiger ein- oder beidseitiger Mammasekretion ist eine Hyperprolaktinämie insbesondere dann wahrscheinlich, wenn zugleich eine Störung der Ovarfunktion vorliegt. Bei infertilen Frauen mit Zyklusstörungen ist die Wahrscheinlichkeit einer primären latenten oder manifesten Hypothyreose ca. 10 bis 15%, wenn gleichzeitig eine Hyperprolaktinämie nachweisbar ist, und bei etwa 3 bis 5% bei fehlender Hyperprolaktinämie. Bei Galaktorrhö ist unabhängig von der Höhe des Prolaktinspiegels eine manifeste Hypothyreose sehr selten (3 bis 5%); jedoch ist eine latente Hypothyreose häufiger nachweisbar als die manifeste Hypothyreose (Bohnet et al. 1986). Deshalb ist bei der differentialdiagnostischen Abklärung der Galaktorrhö die Prolaktinbestimmung und bei Nachweis einer Hyperprolaktinämie die Schilddrüsendiagnostik notwendig

---

14.5 Möglichkeiten und Grenzen der Therapie

14.5.1 Pharmakologische Prolaktinhemmung

Nur bei einem Teil aller Patientinnen mit Hyperprolaktinämie kann man Prolaktinome nachweisen (Rjosk et al. 1976; von Werder et al. 1982). Die Wahrscheinlichkeit, dass eine Hyperprolaktinämie durch ein Prolaktinom bedingt ist, steigt mit der Höhe der gemessenen Prolaktinspiegel. Sind diese <40 bis 50 ng/ml, ist ein Prolaktinom selbst mit der hochauflösenden MRT äußerst selten nachweisbar. Da die Proliferationstendenz von Mikroadenomen erfahrungsgemäß gering ist (von Werder et al. 1982), stellt der radiologische Nachweis eines Mikroprolaktinoms allein keine Operationsindikation dar (❑ Abb. 14.5). In der Tat wird der weitaus größte Teil der nachgewiesenen Prolaktinome – insbesondere der Mikroprolaktinome – medikamentös therapiert. Prolaktinhemmer supprimieren nicht nur die Prolaktinsekretion, sondern können durch antiproliferative Wirkungen auch das weitere Prolaktinomwachstum supprimieren (Lüdecke et al. 1983; Spark et al. 1982). Daher stellt heute die Prolaktinhemmerbehandlung die Therapie der ersten Wahl dar. Sofern keine neurologischen Ausfallserscheinungen durch Verdrängungserscheinungen (Gesichtsfeld, Sehstörungen) vorliegen, gilt dies sowohl für die funktionelle wie auch für die tuberöse Hyperprolaktinämie. Mit der Prolaktinhemmerbehandlung gelingt es in nahezu allen Fällen, die Serumprolaktinspiegel zu normalisieren, eine Galaktorrhö zu verhindern und bei einem Großteil der Patientinnen Ovulationen auszulösen. Fast alle derzeit im Handel befindlichen Prolaktinhemmer (Bromocriptin, Lisurid, Dopergin, Cabergolin, Quiagolid u. a.) sind Dopaminagonisten, die ihre Wirkungen an allen Organsystemen mit dopaminerger Kontrolle ausüben. Dopaminergem Einfluss unterliegt nicht nur die Prolaktinsekretion der Hypophyse, sondern auch andere Hypophysenfunktionen wie etwa die Gonadotropin- und TSH-Sekretion. Dies erklärt auch, warum bei Überdosierung dopaminerger Substanzen die pulsatile Gonadotropinsekretion gestört sein kann und die TRH-induzierte TSH-Sekretion unter dem Einfluss von Prolaktinhemmern gebremst ist (Wenzel 1981). Zu den Funktionen und Organsystemen unter dopaminergem Einfluss gehören auch das Brechzentrum und das Herz-Kreislauf-System. Die Nebenwirkungen von Prolaktinhemmern sind Auswirkungen der Prolaktinhemmer auf diese Organsysteme und bestehen aus Übelkeit und Kreislaufproblemen.

Die Behandlung der Hyperprolaktinämie beginnt einschleichend abends mit initial geringer Dosierung. Nach einigen Wochen sollte die Medikation an den Serumprolaktinspiegel angepasst werden. Zur Verminderung von Nebenwirkungen empfiehlt man neben der einschleichenden Dosierung die Einnahme mit einer Mahlzeit und Flüssigkeit. Wenn eine orale Dopaminagonistentherapie nicht zur Normalisierung der Prolaktinserumspiegel führt, oder Nebenwirkungen wie Blutdruckabfall und Brechreiz nicht erträglich sind, kann eine parenterale Verabreichung auf vaginalem oder intramuskulärem Weg erfolgen, erfolgreich kann auch ein Wechsel der Substanz sein. Da man für die Initialtherapie meist Prolaktinhemmer der ersten Generation (Bromocriptin, Lisuridmaleat; ▶ Kap. 25) wählt, empfiehlt es sich, bei einem Präparatewechsel eine Präparation der zweiten Generation zu wählen (z. B. Cabergolin), die deutlich weniger Nebenwirkungen haben (Lengyel et al. 1993; Brue et al. 1992; Soule u. Jacobs 1995).

Neurochirurgische Eingriffe sind denjenigen Fällen vorbehalten, die einer Prolaktinhemmerbehandlung gegenüber refraktär sind oder in denen sich das Prolaktinom nachteilig auf die Nachbarorgane auswirkt. Die Vorbehandlung mit Prolaktinhemmern erlaubt oft die Entfernung größerer Prolaktinome auf transnasalem Wege.

14

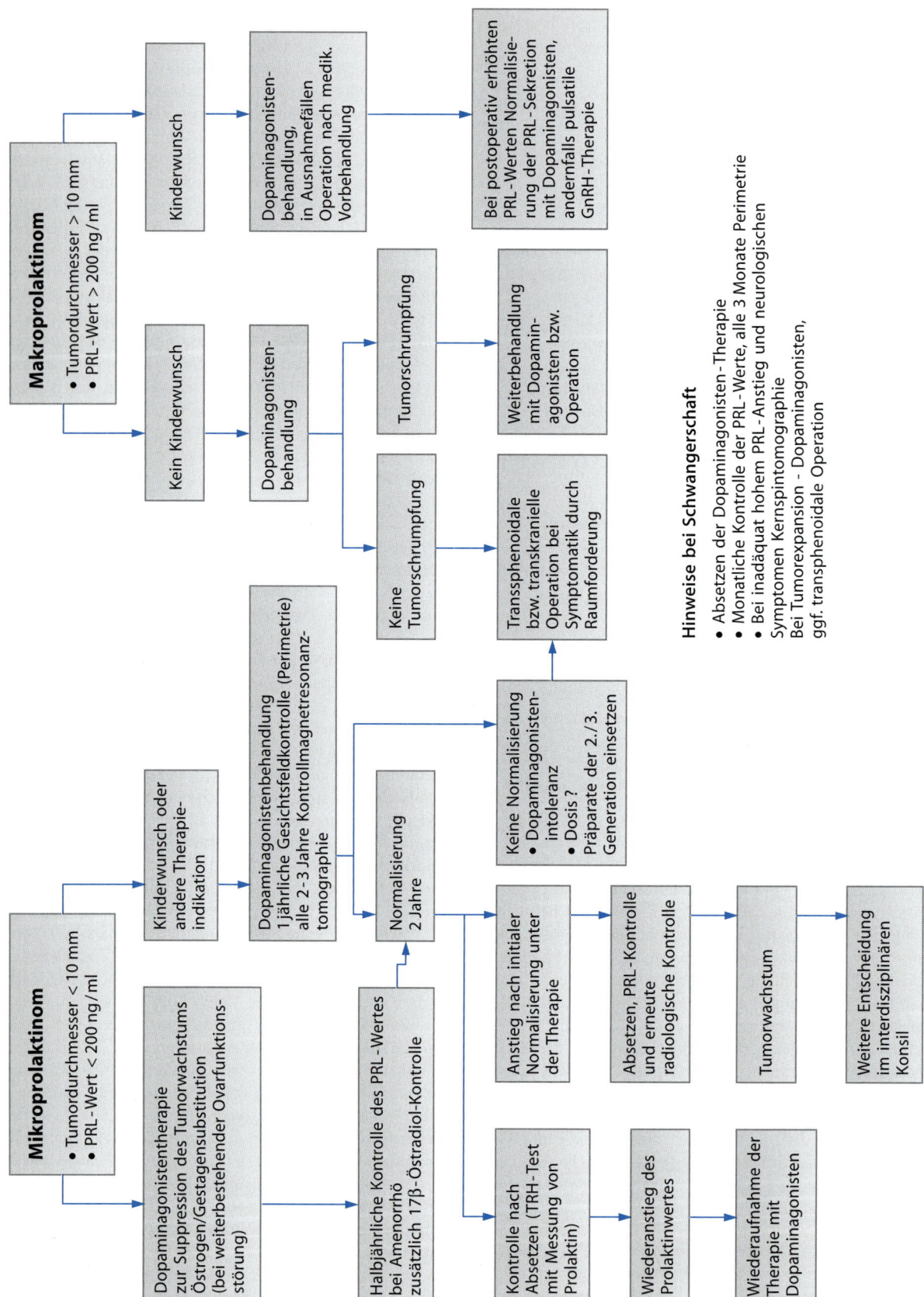

◼ **Abb. 14.5.** Differentialtherapie und Überwachung einer tumorösen Hyperprolaktinämie

Chirurgische Therapie

Bei Makroprolaktinomen und Prolaktinspiegeln zwischen 120 und 300 ng/ml ist immer ein längerfristiger Versuch mit Prolaktinhemmern über die Dauer von mehreren Monaten angebracht. Tumoren mit Schrumpfungsneigung unter Prolaktinhemmertherapie exprimieren sog. D2-Rezeptoren für Dopamin und dopaminerge Substanzen; diese Tumoren haben eine geringe Proliferationsrate. Dagegen haben Tumoren ohne Reaktion auf Prolaktinhemmer infolge ihres Mangels an D2-Rezeptoren eine hohe Proliferationsrate sowie ein hohes Wachstumspotential (Missale et al. 1996; ◻ Tabelle 14.5). Großvolumige Hypophysentumoren mit einem radiologischen Durchmesser von >10 mm und Prolaktinspiegeln <15 bis 20 ng/ml sind dringend verdächtig, hormoninaktive Hypophysentumoren zu sein. Folglich schrumpfen sie nicht unter einer Prolaktinhemmertherapie. Spätestens nach einem erfolglosen Therapieversuch mit Prolaktinhemmern sollte man die chirurgische Entfernung des Tumors erwägen.

Mit Hilfe von Dopaminagonisten können die Prolaktinspiegel bei Mikroprolaktinomen zwar in der Regel normalisiert werden, sie steigen jedoch fast ausnahmslos nach Absetzen auch einer Langzeittherapie wieder an; bei Makroprolaktinomen hingegen kommt es nicht nur zur Prolaktinsuppression, sondern auch in einem erheblichen Prozentsatz (50 bis 100%) zur Schrumpfung der Tumoren (Kleinberg 1984). Leider führt die dopaminerge Therapie auch bei Makroprolaktinomen in der Regel nicht zur permanenten Normalisierung von Prolaktinspiegeln; vielmehr bleiben sie meist im hyperprolaktinämischen Bereich, wenn auch im Vergleich zur Ausgangslage auf deutlich niedrigerem Niveau. Die Normalisierung der Prolaktinspiegel gelingt postoperativ mit und ohne vorausgehende dopaminerge Behandlung umso besser, je kleiner die Tumorgröße und je niedriger die Prolaktinspiegel vor Behandlungsbeginn sind (Marcovitz u. Hardy 1984). Da Mikro- und Makroprolaktinome biologisch, insbesondere was Wachstumstendenz und Expansion betrifft, nicht identisch sind, bedürfen sie bei ihrer Kontrolle und bei Therapieüberwachung außerhalb und während der Schwangerschaft unterschiedlicher, individualisierter Maßnahmen (◻ Abb. 14.5). Spezielle Maßnahmen während der Schwangerschaft sind weiter unten zusammengefasst.

14.5.2   Überwachung der Therapie

Die folgende Übersicht fasst einige Gesichtspunkte zusammen, die bei der Entscheidung über eine Therapie bei Hyperprolaktinämie berücksichtigt werden sollten.

> **Gesichtspunkte, die die Entscheidung über eine Behandlung bei Hyperprolaktinämie beeinflussen**
> - Ovulationsinduktion bei Kinderwunsch
> - Chronische Anovulation und ihre potentiellen Folgen
> - Östrogenmangel
> - Prolaktinomwachstum
> - Potentielle Komplikationen bei Hyperprolaktinämie während der Schwangerschaft
> - Ausmaß einer Galaktorrhö
> - Medikamentenwechsel bei medikamentöser Hyperprolaktinämie
> - Hypothyreosetherapie
> - Unverträglichkeit von Prolaktinhemmern
> - Noch unbekannte potentiell nachteilige Folgen einer Prolaktinhemmerbehandlung für Embryo, Fetus oder Neugeborenes

Die Überwachung der Therapie hat den Zweck zu überprüfen, ob das therapeutische Ziel erreicht wird, um ggf. die Therapie anzupassen oder ganz zu überdenken. Ziele einer Therapie mit Prolaktinsenkern sind vornehmlich die Beseitigung der klinischen Symptome im Zusammenhang mit der Hyperprolaktinämie (Galaktorrhö, Amenorrhö oder Zyklusstörungen, Verkleinerung expansiv wachsender Prolaktinome und deren Nebenerscheinungen, wie Gesichtsfeldeinschränkungen, Beeinflussung der Androgenisierungserscheinungen) über die Normalisierung der Serumprolaktinwerte und die Wachstumshemmung. Deshalb gehört zur weiteren Überwachung neben der regelmäßigen Betreuung zunächst die mindestens halbjährliche Bestimmung der Serumprolaktinwerte und – bei einer tumorbedingten Hyperprolaktinämie – die mindestens jährliche radiologische Kontrolle mittels MRT.

◻ Tabelle 14.5 Charakteristika von Makro- und Mikroprolaktinomen

	Mikroadenome	Große, invasive Makroadenome
Geschlechterverteilung	Hauptsächlich Frauen	Frauen und Männer
Proliferationsrate	Niedrig	Hoch
Prolaktinspiegel	Hoch	Sehr hoch
Gesichtsfelddefekte	Keine	Relativ häufig
Neurochirurgie	Normalisierung der Prolaktinspiegel häufig (70–80%)a	Normalisierung der Prolaktinspiegel selten (20–38%) [a]
Antiproliferative Wirkung von Dopaminagonisten	Gering	Ausgeprägt

[a] Nach von Werder et al. 1982 und Lüdeke 1983.

Darüber hinaus verhindert die Überwachung des Prolaktinwerts während der Prolaktinhemmertherapie neurologische und ophthalmologische Komplikationen, die trotz ausreichend hoher Dosierung durch therapieresistentes Tumorwachstum entstehen können.

> **Cave**
>
> **Die Patientin muss über alle im Zusammenhang mit der Hyperprolaktinämie und/oder dem Prolaktinom bestehenden Komplikationen hinreichend informiert sein, um Frühsymptome (z. B. Kopfschmerzen, Sehstörungen) rechtzeitig als solche erkennen zu können.**

Desgleichen benötigt die Patientin Informationen zur Empfängnisverhütung, zu möglichen Komplikationen während einer Schwangerschaft, den Folgen einer chronischen Anovulation und eines chronischen Östrogenmangels bei Prolaktinomen und die Aufklärung über Nebenwirkungen der verschiedenen Therapieformen. Patientinnen mit großen, invasiv und extrasellär wachsenden Tumoren (Makroprolaktinomen) sollte der endokrinologisch tätige Arzt interdisziplinär zusammen mit dem Neurochirurgen und Ophthalmologen überwachen und betreuen.

Spezielle Maßnahmen während der Schwangerschaft

Das Vorliegen eines Prolaktinoms stellt nicht generell eine Kontraindikation für eine Schwangerschaft dar. Man sollte jedoch im interdisziplinären Konsil die Risiken einer Schwangerschaft vor deren Eintritt abschätzen. Während der Schwangerschaft steigen vor allem infolge der zunehmenden Anzahl der prolaktinbildenden Zellen die Prolaktinspiegel auch bei Prolaktinompatientinnen kontinuierlich an (Asa et al. 1982). Trotz der Größenzunahme der Adenohypophyse in der Gravidität entwickeln Patientinnen mit einem Mikroprolaktinom während der Schwangerschaft sehr selten (etwa 1 bis 2%) Symptome, die auf eine Tumorvergrößerung zurückzuführen sind. Die Notwendigkeit zur neurochirurgischen Intervention während der Schwangerschaft tritt bei diesen Frauen praktisch nie auf (Molitch 1985). Bei Makroprolaktinomen ist die Wahrscheinlichkeit eines Tumorwachstums während der Schwangerschaft mit klinischer Symptomatik (Kopfschmerzen, Sehstörungen) größer als bei Mikroprolaktinomen. Etwa 15% dieser Frauen zeigen bei Vergrößerung des Tumors Symptome, bei weiteren 10% ist die Tumorvergrößerung während der Schwangerschaft asymptomatisch (Loucopoulos u. Jewelewicz 1984).

> ❯ Bei Patientinnen mit Makroprolaktinomen sollte der Tumor schon vor Eintritt der Schwangerschaft behandelt sein, dadurch lässt sich die Komplikationsrate drastisch senken (Yuen 1992).

> **Schwangere Prolaktinomträgerinnen**
>
> ▬ **Mikroprolaktinom**
>   Absetzen der Dopaminagonisten-Therapie
> ▬ **Makroprolaktinom**
>   Fortführung der Therapie mit Dopaminagonisten
>   – Bei neurologischen oder ophthalmologischen Symptomen: MRT
>   – Perimetrie alle drei Monate
>   – Bei Tumorexpansion individuelle Entscheidung im interdisziplinären Konsil

Während bei Schwangeren mit Mikroprolaktinomen der Überwachungsaufwand minimal ist, bedürfen Schwangere mit Makroprolaktinomen der engmaschigen Überwachung. Auffällig sind Prolaktinspiegel, die während der Schwangerschaftskontrollen steiler ansteigen, als es dem normalen Prolaktinanstieg in der Schwangerschaft entspricht. Da verständlicherweise für die Schwangerschaft wenig Prolaktinwerte als Bezugswerte vorliegen, ist es schwierig, einen Prolaktinanstieg als abnormal einzustufen.

> **Cave**
>
> **Prolaktinwerte >300 ng/ml im zweiten Trimenon und über 1000 ng/ml zu Ende der Gestation sind sehr ungewöhnlich und bedürfen der Abklärung.**

Eine Indikation für die Prolaktinhemmerbehandlung in der Schwangerschaft besteht dann, wenn es als Folge des Tumorwachstums zu klinischen Symptomen kommt (Sehstörungen, neurologische Symptome, Diabetes insipidus). Der Abbruch einer Schwangerschaft oder eine vorzeitige Entbindung ist nur in extremen Notfällen aus neurochirurgischer Indikation erforderlich.

Prolaktinhemmer in der Schwangerschaft und Stillperiode?

Während der Gabe von Prolaktinhemmern in der frühen und späten Schwangerschaft konnten keine kongenitalen Defekte beobachtet werden; desgleichen scheint die körperliche und geistige Entwicklung von Kindern nach einer Prolaktinhemmerbehandlung in der Schwangerschaft normal zu sein (Yuen 1978; Ruiz-Velasco 1984). Die Empfehlung, Frauen mit Prolaktinomen Prolaktinhemmer generell in der Schwangerschaft zu verordnen, ist sicher zu weitgehend und speziell bei Schwangeren mit Mikroprolaktinomen fast immer überflüssig. Sie ist jedoch bei Frauen mit Makroprolaktinomen angesichts hoher Komplikationswahrscheinlichkeit sinnvoll.

> ❯ Die durch den Partus und den Saugreiz ausgelöste postpartale Hyperprolaktinämie stimuliert das Prolaktinomwachstum nicht, so dass Frauen sowohl mit Mikro- als auch mit Makroprolaktinomen stillen können (Divers u. Yen 1983; Rjosk et al. 1982; Yuen 1992).

Zum Abstillen sind auch bei Prolaktinomträgerinnen Dopaminagonisten geeignet. Drei bis sechs Monate nach Abstillen sollten Tumorgröße und Prolaktinspiegel erneut überprüft werden, um eine Indikation für eine Wiederaufnahme der Prolaktinhemmerbehandlung nicht zu übersehen. Nach der Schwangerschaft und Stillzeit sind spontane Remissionen sogar von Makroprolaktinomen bekannt, wenn auch nicht die Regel (Yuen 1992).

14.5.3 Überlegungen zur Notwendigkeit einer Therapie, Kontraindikationen

Kontrazeption bei Prolaktinomträgerinnen

Nichthormonale kontrazeptive Methoden oder wenigstens hormonale Kontrazeptiva ohne Ethinylöstradiol (z. B. Intrauterinspirale, Gestagene) sollte man bei Vorliegen einer prolaktinombedingten Hyperprolaktinämie bevorzugen, um das Adenomwachstum nicht anzuregen. Dieses Risiko ist allerdings bei Mikroprolaktinomen ohnehin sehr gering.

> **Cave**
>
> Bei funktioneller Hyperprolaktinämie ohne Nachweis einer anatomischen Hypophysenänderung ist die hormonale Kontrazeption mit niedrig dosierten östrogenhaltigen Ovulationshemmern ohne weiteres möglich, also nicht kontraindiziert. Da Östrogene eine Hyperplasie der prolaktinbildenden Zellen der Hypophyse induzieren können, sollte die Dosierung von kontrazeptiven Östrogenen so niedrig wie möglich sein.

Auf der anderen Seite ergibt sich in den reinen gestagenhaltigen Kontrazeptiva eine Alternative für eine sichere Kontrazeption.

Therapienotwendigkeit

Ist die Behandlung einer Hyperprolaktinämie immer notwendig? Die Antwort auf diese Frage hängt vom Erreichen der therapeutischen Ziele ab.

Ovulationsinduktion. Die Normoprolaktinämie ist eine der Voraussetzungen für eine ovulatorische Funktion. Bei hyperprolaktinämischen Frauen mit aktuellem Kinderwunsch ist es das primäre Behandlungsziel, eine ovulatorische Funktion über die Normalisierung der Prolaktinspiegel zu erreichen. Diese Therapie mit Prolaktinhemmern ist – bezogen auf die gestörte Ovarfunktion – kausal. Allerdings gelingt es nicht immer, erhöhte Prolaktinspiegel mit Hilfe von Prolaktinhemmern zu normalisieren. Dann müssen Zusatzmaßnahmen erfolgen, etwa die Gabe von Ovulationsauslösern, Gonadotropinen oder eine pulsatile GnRH-Therapie mit Hilfe einer miniaturisierten Pumpe (▶ Abschn. 23.4.4).

Fehlender Kinderwunsch. Bei hyperprolaktinämischen Frauen ohne Kinderwunsch sollte man bedenken, dass als Folge der Hyperprolaktinämie eine Anovulation oder Lutealinsuffizienz auftritt. Wegen des Verlustes antagonistischer Progesteronwirkungen bestimmen bei den leichteren Formen der Hyperprolaktinämie infolge des Fehlens von Progesteron chronische Östrogenwirkungen das Geschehen: Diese Frauen sind meist anovulatorisch und oligomenorrhoisch und neigen

zu Menometrorrhagien. Bei ausgeprägten Formen der Hyperprolaktinämie mit mehr oder weniger komplettem Gonadotropinmangel muss das Östrogendefizit berücksichtigt werden. Die klinische Situation bestimmt also, ob die Behandlung in einer Senkung der Prolaktinspiegel oder in der Substitution der fehlenden Hormone oder in einer kombinierten Behandlung besteht. Eine solche Substitution kann die zyklische Gabe eines Gestagens in voller Transformationsdosis sein, wenn eine hyperprolaktinämische Patientin chronisch anovulatorisch ist, noch Blutungen oder Blutungsstörungen hat und zur Endometriumhyperplasie neigt. Bei hyperprolaktinämiebedingten Östrogenmangelzuständen mit assoziierter Amenorrhö ist in der Regel eine Östrogen-Gestagen-Substitution angezeigt. Diese muss man so wählen, dass sie die Patientin vor den langfristigen Folgen des Östrogenmangels an allen Östrogenerfolgsorganen schützt.

Ausmaß der Galaktorrhö. Leider tritt die Hyperprolaktinämie und damit die Galaktorrhö nach Absetzen von Prolaktinhemmern sehr häufig wieder auf. Ein Kriterium für die weitere Behandlungsnotwendigkeit kann auch die Beeinträchtigung der Patientin durch die Stärke der Galaktorrhö sein. Bei Fehlen einer Galaktorrhö oder bei einer Sekretion geringen Ausmaßes kann – wenn keine anderen Gesichtspunkte für eine Prolaktinhemmertherapie sprechen – auf eine Behandlung mit Prolaktinsenkern verzichtet werden.

Ist die Hyperprolaktinämie medikamentös bedingt, so sollte man überlegen, ob es therapeutische Alternativen zur gewählten Behandlung gibt.

Behandlung einer Schilddrüsenerkrankung. Ein sinnvoller kausaler Therapieansatz ist die Behandlung mit Schilddrüsenhormonen, wenn die Hyperprolaktinämie Folge einer Hypothyreose ist.

> **Cave**
>
> Die zeitgleiche Behandlung mit Schilddrüsenhormonen und Prolaktinsenkern ist im Falle der Hypothyreose nicht angezeigt; sie ist nur dann zu rechtfertigen, wenn die Begleitsymptome der Hyperprolaktinämie (z. B. eine massive Galaktorrhö) als sehr störend empfunden werden.

Fehlendes Prolaktinomwachstum. Die meisten Mikroprolaktinome zeigen insbesondere nach längerfristiger Suppressionsbehandlung über Jahre hinweg weder Wachstum noch einen wesentlichen Prolaktinanstieg. Sie müssen daher nicht zwingend und andauernd mit Prolaktinsuppression behandelt werden (von Werder et al. 1982).

Idiopathische Hyperprolaktinämie. Es handelt sich um eine ursächlich nicht geklärte Form der Hyperprolaktinämie. Wenn nicht Sekundärerscheinungen einer Hyperprolaktinämie die Indikation für eine Prolaktinhemmerbehandlung darstellen, braucht die idiopathische Hyperprolaktinämie an sich nicht behandelt zu werden, denn diese Form hat eine hohe Tendenz zur Spontanheilung und endet sehr selten in einem Prolaktinom (Sluijmer u. Lappöhn 1992).

Transiente Hyperprolaktinämie. Man versteht hierunter eine nur vorübergehend nachweisbare funktionelle Hyperprolaktinämie mit Prolaktinspiegeln >15 bis 20 ng/ml. Für ihren Nachweis sind multiple Prolaktinbestimmungen nötig.

> ❯ Wegen fehlender Symptomatik besteht bei transienter Hyperprolaktinämie keine generelle Indikation für eine Behandlung. Wenn man jedoch im Rahmen der Sterilitätsbehandlung eine transiente Hyperprolaktinämie als Ursache einer Störung der Lutealfunktion vermutet, ist eine niedrig dosierte Therapie mit Prolaktinhemmern angezeigt.

Langzeitfolgen einer Hyperprolaktinämie. Bei einigen klinischen Konstellationen ist die bisher vorliegende Datenlage noch unzureichend, um abschätzen zu können, ob eine langfristige Prolaktinhemmerbehandlung bei Vorliegen einer chronischen Hyperprolaktinämie sinnvoll und von Nutzen ist. So ist es weitgehend unklar, inwieweit eine präventive Prolaktinhemmerbehandlung bei chronischer Hyperprolaktinämie die Inzidenz von gut- und bösartigen Proliferationen an der Brust senkt.

Ein weiterer Gesichtspunkt ist die hohe Prävalenz von Hyperprolaktinämien bei Autoimmunerkrankungen. Inwieweit dabei die Prolaktinhemmerbehandlung einige Autoimmunerkrankungen günstig beeinflusst oder präventiv wirkt (Prolaktin ist ein Immunstimulator!), ist unzureichend geklärt.

Depressionsneigung. Günstige Auswirkungen einer Prolaktinhemmerbehandlung auf eine Depressionsneigung sind beschrieben worden, letztlich ist der Stellenwert von dopaminergen, prolaktinsenkenden Medikamenten jedoch nicht geklärt (Lappöhn et al. 1992; Tyson et al. 1992). Möglicherweise hat die zweite Generation der Prolaktinhemmer mit spezifischer D2-Rezeptorhemmung günstigere psychotrope Wirkungen als die unspezifischen Prolaktinhemmer der ersten Generation (Bromocriptin, Lisurid).

14.6 Synopsis

> Prolaktin wird als Einzelpeptidstrang von 199 Aminosäuren hauptsächlich in den laktotrophen Zellen des Hypophysenvorderlappens gebildet. Seine Sekretion unterliegt der vornehmlich hemmenden Kontrolle durch dopaminerge Neurone des Hirnstammes. Es sind Isoformen des Prolaktins bekannt geworden, die durch Aufspaltung von Disulfidbrücken oder durch verschiedene Glykosylierungen gekennzeichnet sind.

Eine essentielle Funktion des Prolaktins ist die Laktogenese und die Aufrechterhaltung der Laktation (Galaktopoese) für den Stillvorgang. Als ontogenetisch sehr altes Hormon hat Prolaktin daneben vielfältige Funktionen an unterschiedlichen Organen.

Die Prolaktinsekretion nimmt physiologischerweise während Schwangerschaft und Stillperiode zu, aber auch während des Schlafes und unter starker körperlicher und seelischer Belastung. Pathologische Steigerungen des Prolaktins sind auf funktionelle (nichttumoröse) oder tumoröse Geschehen und auf Allgemeinerkrankungen (Schilddrüsenfunktionsstörungen, Niereninsuffizienz) zurückzuführen.

Als klinische Symptome einer chronischen Prolaktinerhöhung sind Zyklusstörungen, eine Galaktorrhö, meist leichtere Androgenisierungserscheinungen und Östrogenmangelerkrankungen zu werten. Bei tumorösen Prozessen können Kopfschmerzen und Gesichtsfeldeinschränkungen als Verdrängungssymptome im Vordergrund stehen.

Die Diagnose Hyperprolaktinämie ergibt sich aus Anamnese, klinischem Befund und Prolaktinbestimmungen im Serum. Der Verdacht auf ein Mikro- und Makroprolaktinom ergibt sich aus der Höhe des Prolaktinspiegels. Die Bildgebung durch MRT der Sella bestätigt den Verdacht auf ein Prolaktinom oder weist andere Tumorformen nach, die häufig mit einer Begleithyperprolaktinämie als Folge einer Hypophysenstielläsion assoziiert sind.

Differentialdiagnostisch müssen alle Formen einer tumorbedingten Hypersekretion des Prolaktins von den nichttumorös-funktionellen und den sekundären Formen bei Allgemeinerkrankungen (Schilddrüse, Niere, Leber, Autoimmunerkrankungen u. a.) abgegrenzt werden, denn aus dieser Abgrenzung ergibt sich möglicherweise eine ursachenorientierte differenzierte Therapie der Hyperprolaktinämie. Die Behandlung der Hyperprolaktinämie richtet sich nach dem Beschwerdebild und nach der Ursache. Bei den meisten Formen der Hyperprolaktinämie steht die Behandlung mit Dopaminagonisten im Vordergrund. Auch bei tumoröser Hypersekretion und dem Fehlen von neurologischen Symptomen ist die Therapie mit Prolaktinhemmern einer neurochirurgischen Intervention vorzuziehen.

Die Behandlung wird mit klinischen, laboranalytischen und bildgebenden Methoden überwacht. Nach längerfristiger Behandlung mit Prolaktinhemmern ist meist ein Auslassversuch angezeigt. Einige Formen der Hyperprolaktinämie bedürfen keiner spezifischen Behandlung mit Dopaminagonisten, sondern der Therapie der Begleit- und Ausfallserscheinungen.

Testfragen

1. Warum sollte heute auf die konventionelle Röntgendiagnostik der Sella zugunsten neuerer Verfahren (MRT) verzichtet werden?
2. Welches sind die Indikationen zur primär chirurgischen Behandlung von Prolaktinomen?
3. Bei welchen Substanzklassen von Medikamenten wird eine Hyperprolaktinämie beobachtet?
4. Wie ist das Vorgehen bei Frauen mit Prolaktinomen in der Schwangerschaft?
5. Wie erklärt es sich, dass trotz normaler Prolaktinspiegel im Serum eine Galaktorrhö auftreten kann?
6. Gibt es einen Zusammenhang zwischen Hyperprolaktinämie und Androgenisierungserscheinungen, und welche Therapiekonsequenzen ergeben sich evtl. hieraus?
7. Wie lange sollte eine tumoröse Hyperprolaktinämie behandelt werden, und wie wird eine solche Therapie überwacht?
8. Gibt es klinische Situationen, in denen eine transiente Hyperprolaktinämie behandelt werden muss?
9. Wann kann trotz Vorliegen einer Hyperprolaktinämie auf eine Behandlung verzichtet werden?
10. Wie kommt es, dass auch hormoninaktive Hypophysentumoren, die kein Prolaktin sezernieren, die Prolaktinkonzentrationen im Blut erhöhen können?
11. Nennen Sie biologische, klinische und therapeutische Unterschiede bei Mikro- und Makroprolaktinomen.
12. Was ist das häufigste klinische Symptom der Hyperprolaktinämie und warum?
13. Wie kann es dazu kommen, dass bei erhöhten Prolaktinwerten keine Galaktorrhö vorliegt?
14. Nennen Sie Situationen, in denen eine Prolaktinerhöhung physiologisch ist.

Alphabetisches Verzeichnis prolaktinhemmender Medikamente

Handelsname	Wirkmechanismus, Indikation	Wirkstoff
agit	α-Rezeptorenblocker mit ISAa, Antihypotonikum, durchblutungsfördernd (Mutterkorn)	Dihydroergotamin
AN-1	Psychoanaleptikum	Amfetaminil
Andolor	Opiatantagonist	Naloxon
Angionorm	α-Rezeptorenblocker mit ISAa, Antihypotonikum, durchblutungsfördernd (Mutterkorn)	Dihydroergotamin
Apomorphin-Teclapharm	Emetikum, erektile Dysfunktion, Dopaminagonist	Apomorphin
Avamigran	Migräne, periph. Vasokonstriktor, zentr. α-Rezeptorenblocker	Ergotamin
Bromocrel	Parkinsonmittel, Prolaktinhemmer, Dopamin(D2)-Agonist (Mutterkornalkaloid-Derivat)	Bromocriptin
Bromocriptin	Parkinsonmittel, Prolaktinhemmer, Dopamin(D2)-Agonist (Mutterkornalkaloid-Derivat)	Bromocriptin
Cabaseril	Prolaktinhemmer, Adjuvans bei Parkinson, Dopaminagonist	Cabergolin
Cafergot	Migräne, periph. Vasokonstriktor, zentr. α-Rezeptorenblocker	Ergotamin
Captagon	Psychoanaleptikum	Fenetyllin
Circanol	Vasodilatator, Antidementivum, Dopamin-2-Agonist (Mutterkornalkaloid)	Dihydroergotoxin
clavigrenin	α-Rezeptorenblocker mit ISAa, Antihypotonikum, durchblutungsfördernd (Mutterkorn)	Dihydroergotamin
Cuvalit	Prolaktinhemmer, Migräne (Dopaminagonist)	Lisurid
Dacoren	Vasodilatator, Antidementivum, Dopamin-2-Agonist (Mutterkornalkaloid)	Dihydroergotoxin
DCCK	Vasodilatator, Antidementivum, Dopamin-2-Agonist (Mutterkornalkaloid)	Dihydroergotoxin
Defluina	Vasodilatator, Antidementivum, Dopamin-2-Agonist (Mutterkornalkaloid)	Dihydroergotoxin
Deseril	Migräne (Serotonin-Antagonist)	Methysergid
DET MS	α-Rezeptorenblocker mit ISAa, Antihypotonikum, durchblutungsfördernd (Mutterkorn)	Dihydroergotamin
DHE-Puren	α-Rezeptorenblocker mit ISAa, Antihypotonikum, durchblutungsfördernd (Mutterkorn)	Dihydroergotamin

▼

Handelsname	Wirkmechanismus, Indikation	Wirkstoff
DHE-ratiopharm	α-Rezeptorenblocker mit ISAa, Antihypotonikum, durchblutungsfördernd (Mutterkorn)	Dihydroergotamin
Dihytamin	α-Rezeptorenblocker mit ISAa, Antihypotonikum, durchblutungsfördernd (Mutterkorn)	Dihydroergotamin
dopadura	Parkinsonmittel	Levodopa
Dopaflex	Parkinsonmittel	Levodopa
Dopamin Fresenius	Antihypotonikum, α-Sympathomimetikum	Dopamin
Dopamin Solvay	Antihypotonikum, α-Sympathomimetikum	Dopamin
Dopamin-ratiopharm	Antihypotonikum, α-Sympathomimetikum	Dopamin
Dopergin	Prolaktinhemmer	Lisurid
Dostinex	Prolaktinhemmer, Adjuvans bei Parkinson, Dopaminagonist	Cabergolin
Effortil	α-Rezeptorenblocker mit ISAa, Antihypotonikum, durchblutungsfördernd (Mutterkorn)	Dihydroergotamin
Embolex	α-Rezeptorenblocker mit ISAa, Antihypotonikum, durchblutungsfördernd (Mutterkorn)	Dihydroergotamin
ergo sanol	Migräne, peripher Vasokonstriktor, zentral α-Rezeptorenblocker	Ergotamin
Ergodesit	Vasodilatator, Antidementivum, Dopamin-2-Agonist (Mutterkornalkaloid)	Dihydroergotoxin
Ergoffin	Migräne, periph. Vasokonstriktor, zentr. α-Rezeptorenblocker	Ergotamin
Ergo-Kranit	Migräne, periph. Vasokonstriktor, zentr. α-Rezeptorenblocker	Ergotamin
Ergolefrin	α-Rezeptorenblocker mit ISAa, Antihypotonikum, durchblutungsfördernd (Mutterkorn)	Dihydroergotamin
Ergo-Lonarid	α-Rezeptorenblocker mit ISAa, Antihypotonikum, durchblutungsfördernd (Mutterkorn)	Dihydroergotamin
Ergomimet	α -Rezeptorenblocker mit ISAa, Antihypotonikum, durchblutungsfördernd (Mutterkorn)	Dihydroergotamin
Ergont	α-Rezeptorenblocker mit ISAa, Antihypotonikum, durchblutungsfördernd (Mutterkorn)	Dihydroergotamin
Ergotam	α-Rezeptorenblocker mit ISAa, Antihypotonikum, durchblutungsfördernd (Mutterkorn)	Dihydroergotamin
Ergotox	Vasodilatator, Antidementivum, Dopamin-2-Agonist (Mutterkornalkaloid)	Dihydroergotoxin
Findol	Opiatantagonist	Naloxon
Gruntin	Opiatantagonist	Naloxon
Hydergin	Vasodilatator, Antidementivum, Dopamin-2-Agonist (Mutterkornalkaloid)	Dihydroergotoxin
Hydro-Cebral-ratiopharm	Vasodilatator, Antidementivum, Dopamin-2-Agonist (Mutterkornalkaloid)	Dihydroergotoxin
Isicom	Parkinsonmittel	Levodopa
Ixense	Emetikum, erektile Dysfunktion, Dopaminagonist	Apomorphin
Kirim	Parkinsonmittel, Prolaktinhemmer, Dopamin(D2)-Agonist (Mutterkornalkaloid-Derivat)	Bromocriptin
Levobeta	Parkinsonmittel	Levodopa
Levo-C AL	Parkinsonmittel	Levodopa
Levocarb-Gry	Parkinsonmittel	Levodopa
Levocarb-Teva	Parkinsonmittel	Levodopa
Levocomp	Parkinsonmittel	Levodopa
Levodopa comp.	Parkinsonmittel	Levodopa
Levodopa-Carbi-AZU	Parkinsonmittel	Levodopa
Levodopa-ratiopharm	Parkinsonmittel	Levodopa
Levodop-neuraxpharm	Parkinsonmittel	Levodopa
Levopar	Parkinsonmittel	Levodopa

▼

14

Handelsname	Wirkmechanismus, Indikation	Wirkstoff
Liserdol	Prolaktinhemmer, Dopaminagonist, Serotonin-Antagonist	Metergolin
Madopar	Parkinsonmittel	Levodopa
Medikinet	Psychoanaleptikum	Methylphenidat
Methergin	Uterusmittel (wehenfördernd, blutungsstillend) (Mutterkornalkaloid)	Methylergometrin
Methylergobrevin liquidum	Uterusmittel (wehenfördernd, blutungsstillend) (Mutterkornalkaloid)	Methylergometrin
Methylergometrin-Rotexmedica Injektionslösung	Uterusmittel (wehenfördernd, blutungsstillend) (Mutterkornalkaloid)	Methylergometrin
Migrätan	Migräne, periph. Vasokonstriktor, zentr. α-Rezeptorenblocker	Ergotamin
Migrexa	Migräne, periph. Vasokonstriktor, zentr. α-Rezeptorenblocker	Ergotamin
Nacom	Parkinsonmittel	Levodopa
Nalidin	Opiatantagonist	Naloxon
Naloxon	Opiatantagonist	Naloxon
Naloxon-ratiopharm	Opiatantagonist	Naloxon
Narcanti/-Neonatal	Opiatantagonist	Naloxon
Nehydrin	Vasodilatator, Antidementivum, Dopamin-2-Agonist (Mutterkornalkaloid)	Dihydroergotoxin
NeyDop	Parkinsonmittel	Levodopa
Norprolac	Dopaminagonist	Quinagolid
Optalidon special	α-Rezeptorenblocker mit ISAa, Antihypotonikum, durchblutungsfördernd (Mutterkorn)	Dihydroergotamin
Orphol	Vasodilatator, Antidementivum, Dopamin-2-Agonist (Mutterkornalkaloid)	Dihydroergotoxin
Peritol	Appetitanreger, Antihistaminikum, Serotonin-Antagonist	Cyproheptadin
PK-Levo	Parkinsonmittel	Levodopa
Restex	Parkinsonmittel	Levodopa
Ritalin	Psychoanaleptikum	Methylphenidat
RubieNex	Migräne, periph. Vasokonstriktor, zentr. α-Rezeptorenblocker	Ergotamin
Sponsin	Vasodilatator, Antidementivum, Dopamin-2-Agonist (Mutterkornalkaloid)	Dihydroergotoxin
Striaton	Parkinsonmittel	Levodopa
Synometrin	Uterusmittel (wehenfördernd, blutungsstillend), (Mutterkornalkaloid)	Methylergometrin
Tenuate Retard	Appetitzügler	Amfepramon
Tili	Opiatantagonist	Naloxon
Tilicomp Basic	Opiatantagonist	Naloxon
Tilidalor	Opiatantagonist	Naloxon
Tilidin	Opiatantagonist	Naloxon
Tilidura	Opiatantagonist	Naloxon
Tiligetic	Opiatantagonist	Naloxon
Tilimerck	Opiatantagonist	Naloxon
Tili-Puren	Opiatantagonist	Naloxon
Tilnalox	Opiatantagonist	Naloxon

▼

Handelsname	Wirkmechanismus, Indikation	Wirkstoff
Trivastal	Vasodilatator, Dopaminrezeptoragonist	Piribedil
Uprima	Emetikum, erektile Dysfunktion, Dopaminagonist	Apomorphin
Valoron	Opiatantagonist	Naloxon
Verladyn	α-Rezeptorenblocker mit ISAa, Antihypotonikum, durchblutungsfördernd (Mutterkorn)	Dihydroergotamin

a ISA Intrinsic Activity.
Die Auflistung wurde entsprechend der Publikation ROTE LISTE WIN II/2002, ECV Editio Cantor, Aulendorf, vorgenommen und erhebt keinen Anspruch auf Vollständigkeit. Insbesondere jüngere Generika wurden möglicherweise vernachlässigt.

Literatur

Archer DF, Josimovich JB (1975) Response of serum prolactin to exogenous stimulation. Fertil Steril 26: 627

Asa SL, Penz G, Kovacs K, Ezrin C (1982) Prolactin cells in the human pituitary. Arch Pathol Lab Med 106: 360

Ben-David M, Schenker JG (1983) Transient hyper-prolactinemia: a correctable cause of idiopathic female infertility. J Clin Endocrinol Metab 57: 442

Board JA, Storlazzi E, Schneider V (1981) Nocturnal prolactin levels in infertility. Fertil Steril 36: 720

Bohnet HG (1981) Prolaktin und seine Bedeutung für die Frau. Grosse, Berlin

Bohnet HG (1986) Hyperprolaktinämie. Grosse, Berlin

Bohnet HG, Dahlen HG, Wuttke W, Schneider HPG (1976) Hyperprolactinemic anovulatory syndrome. J Clin Endocrinol Metab 42: 132

Bohnet HG, Fiedler K, Leidenberger FA (1981) Subclinical hypothyreoidism and infertility. Lancet II: 1278

Bohnet HG, Kato K, Niemann D (1986) Thyroid function and prolactin secretion in women with menstrual disorders and/or infertility. In: Medeiros-Neto G, Gaitan E (eds) Frontiers in thyroidology I, Plenum, New York, p 270

Bonhoff A, Vuille JC, Gomez F, Gellersen B (1995) Identification of macroprolactin in a patient with asymptomatic hyperprolactinemia as a stable PRL-IgG complex. Exp Clin Endocrinol 103: 252

Brue T, Pellegrini I, Priou A et al. (1992) Prolactinomas and resistance to dopamine agonists. Horm Res 38: 84

Buckman MR, Peake GT, Srivastava L (1981) Patterns of spontaneous LH release in normo- and hyper-prolactinaemic women. Acta Endocrinologica 97: 305

Daly DC, Riddick DH (1984) The pituitary: physiology and disorders in infertile women. In: Aiman J (ed) Infertility. Springer, Berlin Heidelberg New York Tokyo, p 50

Denef C, Andries M (1983) Evidence for paracrine interaction between gonadotrophs and lactotrophs in pituitary cell aggregates. Endocrinol 112: 813

Divers WA, Yen SSC (1983) Prolactin-producing microadenomas in pregnancy. Obstet Gynecol 62: 425

Evans WS, Thorner MO (1984) Mechanisms for hypogonadism in hyperprolactinaemia. Sem Reprod Endocrinol 2: 9

Fahlbusch R, Nistor R, Buchfelder M, Huk W (1988) Imaging magnetic resonance (MEI) in the preoperative diagnosis of pituitary adenomas: a comparison with CT. In: Landolt AM et al. (eds) Advances in pituitary adenoma research. Pergamon, Oxford, p 117

Falk RJ (1992) Isolated prolactin deficiency: a case report. Fertil Steril 58: 1060

Fink U, Bauer WM, Hartmann N et al. (1988) Efficiency of MRI in patients with pituitary adenomas. In: Landolt AM et al. (eds) Advances in pituitary adenoma research. Pergamon, Oxford, p 1

Franks S, Murray AF, Jequier AM et al. (1975) Incidence and significance of hyperprolactinaemia in women with amenorrhoea. Clin Endocrinol 4: 597

Fredricsson B, Björk G, Catlström K (1977) Short luteal phase and prolactin. Lancet I: 1210

Gellersen B, DiMattia GE, Friesen HG, Bohnet HG (1989) Prolactin (PRL) mRNA from human decidua differs from pituitary PRL mRNA but resembles the IM-9-P3 lymphoblast PRL transcript. Mol Cell Endocrinol 64: 127

Glasow A, Breidert M, Haidan A et al. (1996) Functional aspects of the effects of prolactin (PRL) on adrenal steroidogenesis and distribution of the PRL receptor in the human adrenal gland. J Clin Endocrinol Metab 81: 3103

Gomez F, Reyes FI, Faiman C (1977) Nonpuerperal galactorrhea and hyperprolactinemia. Am J Med 62: 648

Grossman A (1987) Opioid peptides and reproductive function. Sem Reprod Endocrinol 5: 115

Jackson RD, Wortsman J, Malarkey WB (1985) Characterization of a large molecular weight prolactin in women with idiopathic hyperprolactinemia and normal menses. J Clin Endocrinol Metab 61: 258

Jürgensen O, Bardee B (1982) Zur Psychodynamik der Hyperprolaktinämie. Gynäkologe 15: 190

Kleinberg DL (1984) Medical treatment of pituitary tumors. Sem Reprod Endocrinol 2: 63

Kletzky OA (1984) Diagnostic approaches to hyperprolactinemic states. Sem Reprod Endocrinol 2: 23

Klibanski A (1984) Osteoporosis and hyperprolactniemia. Sem Reprod Endocrinol 2: 93

Klibanski A, Neer RM, Beitins IZ et al. (1980) Decreased bone density in hyper-prolactinemic women. N Engl J Med 303: 1511

Koppelman MCS, Kurtz DW, Morrish KA et al. (1984) Vertebral body bone mineral content in hyperprolactinemic women. J Clin Endocrinol Metab 59: 1050

Lappöhn RE, van de Wiel HBM, Brownell J (1992) The effect of two dopaminergic drugs on menstrual function and psychological state in hyperprolactinemia. Fertil Steril 58: 321

Larrea F, Sandoval JL, Salinas E et al. (1995) Evidence for an altered luteinizing hormone sensitivity to naloxone in pathological hyperprolactinaemia. Clin Endocrinol 43: 591

Lengyel AMJ, Mussio W, Imamura P et al. (1993) Long-acting injectable bromocriptin (Parlodel LAR) in the chronic treatment of prolactin-secreting macroadenomas. Fertil Steril 59: 980

Leyendecker G, Nocke W, Schmidt-Gollwitzer M et al. (1977) Klinik der hyperprolaktinämischen Amenorrhoe. Gynäkologe 10: 93

Lobo RA, Kletzky OA, Kaptein EM, Goebelsmann U (1980) Prolactin modulation of dehydroepiandrosterone sulfate secretion. Am J Obstet Gynecol 138: 632

Loucopoulos A, Jewelewicz R (1984) Prolactinomas and pregnancy. Sem Reprod Endocrinol 2: 83

Lüdecke DK, Herrmann HD, Hörmann C, Desaga U, Saeger W (1983) Microsurgery and combination with dopamine agonists in the treatment of prolactinomas. In: Tolis G et al. (eds) Prolactin and prolactinomas. Raven, New York, p 453

Marchetti B, Labrie F (1982) Prolactin inhibits pituitary luteinizing hormone-releasing hormone receptors in the rat. Endocrinology 111: 1209

Marcovitz S, Hardy J (1984) Combined medical and surgical treatment of prolactin-producing pituitary tumors. Sem Reprod Endocrinology 2: 73

McNatty JP, Sawers RS, McNeilly AS (1974) A possible role for prolactin in control of steroid secretion by the human Graafian follicle. Nature 250: 653

Meema S, Bunker ML, Meema HE (1975) Preventive effect of estrogen on postmenopausal bone loss: a follow-up study. Arch Intern Med 135: 1436

Melmed S (1984) Control of prolactin synthesis and secretion. Sem Reprod Endocrinol 2: 1

Missale C, Losa M, Sigala S et al. (1996) Nerve growth factor controls proliferation and progression of human prolactinoma cell lines through an autocrine mechanism. Mol Endocrinol 10: 272

Molitch ME (1985) Pregnancy and the hyperprolactinemic women. N Engl J Med 312: 1364

Moltz L, Trapp M, Bispink G, Leidenberger F (1987) Rationelle hormonale Diagnostik der sekundären Amenorrhö. Geburtshilfe Frauenheilkd 47: 228

Moult PJA, Rees LH, Besser GM (1982) Pulsatile gonadotrophin secretion in hyperprolactinaemic amenorrhoea and the response to bromocriptine therapy. Clin Endocrinol 16: 153

Nikolics K, Mason AJ, Szonyi E et al. (1985) A prolactin-inhibiting factor within the precursor for human gonadotropin-releasing hormone. Nature 116: 511

Parker LN, Chang S, Odell WD (1978) Adrenal androgens in patients with chronic marked elevation of prolactin. Clin Endocrinol 8: 1

Pearce JM, McGarrick G, Chamberlain GVP, Jeffcoate SL (1980) Lack of effect of interview and gynaecological examination on plasma levels of prolactin and cortisol. Br J Obstet Gynaecol 87: 366

Peters F, Schuth W, Breckwoldt M (1982) Ist die Palpation der Mamma ein Störfaktor für die Prolaktinbestimmung? Geburtshilfe Frauenheilkd 42: 223

Priou A, Bruder N, Bégou D et al. (1995) Glycosylated and non-glycosylated prolactin forms are increased after opioid administrations as part of surgical anaesthesia. Clin Endocrinol 43: 213

Quigley ME, Sheehan KL, Casper RF, Yen SSC (1980) Evidence for an increased opioid inhibition of luteinizing hormone secretion in hyperprolactinemic patients with pituitary microadenoma. J Clin Endocrinol Metab 50: 427

Rjosk HK, von Werder K, Fahlbusch R (1976) Hyperprolaktinämische Amenorrhoe. Geburtshilfe Frauenheilkd 36: 575

Rossmanith WG, Yen SSC, Rasmussen DD (1989) Synchronous pulsatile release of luteinzing hormone and immunoreactive beta-endorphin from the human pituitary in vitro. J Neuroendocrinology 2: 91

Rossmanith WG, Boscher S, Ulrich U, Benz R (1993) Chronobiology of prolactin secretion in women: diurnal and sleep-related variations in the pituitary lactotroph sensitivity. Neuroendocrinology 58: 263

Rossmanith WG (1994) Neuroendokrine Steuerung menschlicher Reproduktion. Ullstein Mosby, Wiesbaden, S 15

Rossmanith WG, Scherbaum WA (1994) Die Schilddrüse und ihre Bedeutung für die weibliche Reproduktion. Dtsch Arztebl 91: A 5362

Rossmanith WG, Hohl B, Lüttke B (1995) Thyrotropin (TSH) and prolactin (PRL) secretion in lactating and non-lactating women. Gynecol Endocrinol 9.181

Ruiz-Velasco V (1984) Pregnancy in hyperprolactinemia. Fertil Steril 41: 793

Schneider HPG, Bohnet HG (1977) Hyperprolaktinämische Amenorrhoe und Anovulation. Gynäkologe 10: 84

Schneider HPG, Hanker JP (1988) Zyklusstörung und Diagnostik der funktionell gestörten Fertilität. In: Schneider HPG, Lauritzen, C, Nieschlag E (Hrsg) Grundlagen und Klinik der menschlichen Fortpflanzung. De Gruyter, Berlin, S 449

Seppälä M, Hirvonen E (1975) Raised serum prolactin levels associated with hirsutism and amenorrhoea. Br Med J 4: 144

Sinha YN (1995) Structural variants of prolactin: occurrence and physiological significance. Endocrine Rev 16: 354

Sluijmer AV, Lappöhn RE (1992) Clinical history and outcome of 59 patients with idiopathic hyperprolactinemia. Fertil Steril 58: 72

Soule SG, Jacobs HS (1995) Prolactinomas: present day management. Br J Obstet Gynecol 102: 178

Spark RF, Baker R, Bienfang DC, Bergland R (1982) Reduktion von Hypophysentumoren durch Bromocriptin. Requiem für chirurgische Eingriffe an der Hypophyse? JAMA (Dtsch Ausgabe) 1: 483

Speroff L, Glass RH, Kase NG (1994) Clinical gynecologic endocrinology and infertility. Lippincott, Williams & Wilkins, Ð, p 73

Tyson JE, Zacur HA, Huth J, Chapanis N (1992) Hyperprolactinemia blunts awareness of distress and depression: evidence for a specific behavioral and environmental setting for galactorrhea-amenorrhea. Sem Reprod Endocrinol 10: 246

Vermeulen A, Suy E, Rubens R (1977) Effect of prolactin on plasma DHEA (s) levels. J Clin Endocrinol Metab 44: 1222

Waters MJ, Lusins S, Friesen HG (1984) Immunological and physiochemical evidence for tissue specific prolactin receptors in the rabbit. Endocrinology 114: 1

Weise HC, Moltz L, Bispink G, Leidenberger F (1989) Rationelle hormonale Diagnostik der Oligomenorrhö. Geburtshilfe Frauenheilkd 49:694

Wenzel KW (1981) Pharmacological interference with in vitro tests of thyroid function. Metabolism 30: 717

Werder von K, Eversmann T, Rjosk HK, Fahlbusch R (1982) Treatment of hyperprolactinemia. In: Ganong WF, Martini L (eds) Frontiers in neuroendocrinology. Raven, New York, p 123

Yen SSC (1996) Prolactin in human reproduction. In: Yen SSC, Jaffe RB (eds) Reproductive endocrinology. Saunders, Philadelphia, p 237

Yuen BH (1978) Bromocriptine, pituitary tumours, and pregnancy. Lancet 2: 14

Yuen BH (1992) Etiology and treatment of hyperprolactinemia. Sem Reprod Endocrinol 10: 228

Zacur HA, Foster GV (1992) Hyperprolactinemia and polycystic ovarian syndrome. Sem Reprod Endocrinol 10: 236

Schilddrüsenfunktionsstörungen in der Frauenheilkunde

C. M. Bamberger

15.1 Einleitung

⌄ **Erkrankungen der Schilddrüse sind außerordentlich häufig und kommen zudem bei Frauen mit einer 3- bis 5fach höheren Prävalenz vor. Die Bedeutung von Schilddrüsenerkrankungen für die Frauenheilkunde ergibt sich aber nicht nur aus dieser epidemiologisch eindeutigen, mechanistisch bisher weitgehend unverstandenen Geschlechtsverteilung. Tatsächlich interagieren die Schilddrüse und das reproduktive System der Frau auf vielfältige Weise miteinander (◘ Abb. 15.1). Insbesondere haben Störungen der Schilddrüsenfunktion einen erheblichen Einfluss auf die reproduktiven Funktionen. Die eindeutig sowohl mit einer Hypo- als auch mit einer Hyperthyreose assoziierte Subfertilität der Frau sei an dieser Stelle bereits beispielhaft genannt.**

Im Folgenden sollen die wichtigsten Erkrankungen der Schilddrüse und ihre Bedeutung für die Gynäkologie dargestellt werden. Da sich die beiden Systeme wechselseitig beeinflussen, soll immer auch auf die Wirkung des reproduktiven Endokriniums auf die Schilddrüse eingegangen werden.

15.2 Physiologie der Schilddrüsenhormonproduktion und -funktion

Die in der Schilddrüse produzierten Hormone Thyroxin (T_4) und Trijodthyronin (T_3) sind lebenswichtige Regulatoren zahlreicher Stoffwechselvorgänge. Im kindlichen Organismus besitzen sie zudem eine essentielle Bedeutung für die Entwicklung und Reifung des Gehirns und der meisten anderen Or-

gane. Schilddrüsenhormone müssen dem Organismus daher stets in einem sehr engen und entsprechend sensitiv kontrollierten Konzentrationsbereich zur Verfügung stehen. Die Regulation der Schilddrüsenhormonsynthese und -freisetzung erfolgt im Wesentlichen durch das hypophysäre schilddrüsenstimulierende Hormon (TSH, Synonym: Thyreotropin), welches seinerseits durch das hypothalamische Thyreotropin-releasing-Hormon (TRH) reguliert wird (◘ Abb. 15.1). T_4 und T_3 hemmen sowohl die TSH- als auch die TRH-Freisetzung im Sinne einer negativen Rückkopplung. Aufgrund seiner strukturellen Verwandtschaft kann humanes Choriogonadotropin (hCG) in hohen Konzentrationen eine TSH-ähnliche Wirkung entfalten mit entsprechenden Konsequenzen für die Schilddrüsenfunktion in der Schwangerschaft (▶ Abschn. 15.7).

Wie hCG ist TSH ein Glukoproteinhormon, es besteht aus einer TSHα- und einer TSHβ-Untereinheit. Die α-Untereinheit ist mit der von hCG, FSH und LH identisch, die β-Untereinheit definiert die TSH-spezifische Wirkung und hat in ihrer Aminosäurensequenz eine relativ hohe Übereinstimmung (Homologie) mit der β-Untereinheit von hCG.

Über spezifische Membranrezeptoren stimuliert TSH die entscheidenden Schritte der Hormonproduktion in der Schilddrüse, darüber hinaus auch deren Wachstum. Mit der Nahrung zugeführtes Jod wird für die Schilddrüsenhormonsynthese benötigt und muss in ausreichender Menge angeboten werden (◘ Tabelle 15.1). Zwar ist die durchschnittliche Jodaufnahme und -ausscheidung in Deutschland, vor allem durch die zunehmende Verwendung jodierten Speisesalzes, in den letzten 10 Jahren angestiegen (Gärtner et al. 2001), sie liegt mit ca. 120 μg pro Tag aber immer noch unter den Empfehlungen, wodurch sich die anhaltend hohe Strumaprävalenz von ca. 30% erklären lässt (▶ Abschn. 15.4.1).

Schilddrüsenzellen können das als Jodid zirkulierende Jod um den Faktor 40 gegenüber dem Plasma konzentrieren. Diese Fähigkeit beruht auf einem aktiven Transportsystem, dessen molekulare Grundlage 1996 durch die Klonierung und Charakterisierung des sog. Natrium-Jodid-Symporters (NIS) aufgeklärt werden konnte (Dai et al. 1996; Spitzweg et al. 2000). Interessanterweise wird die Expression des NIS durch Östrogene herabreguliert (Furlanetto et al. 1999). Dieses könnte eine Erklärung für den Geschlechtsdimorphismus in der Prävalenz der euthyreoten Struma sein (▶ Abschn. 15.4.1).

Das in die Schilddrüse aufgenommene Jodid wird oxidiert und an Tyrosylreste des Thyreoglobulins gekoppelt. Bei-

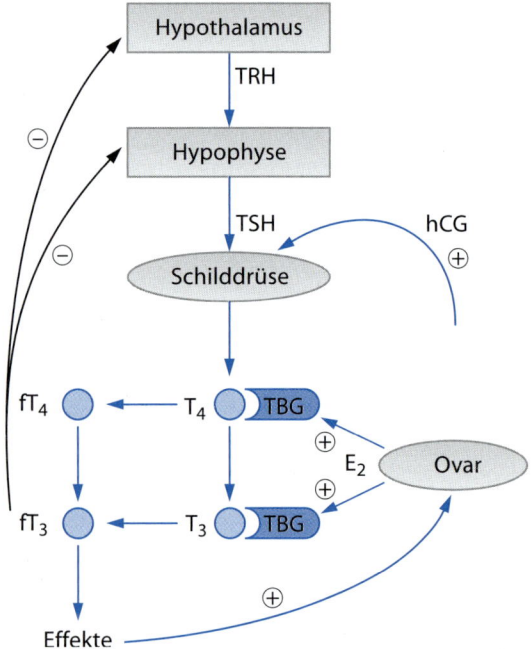

◘ **Abb. 15.1.** Schematisierte Darstellung der wichtigsten Interaktionen zwischen der thyreotropen Achse und dem weiblichen Reproduktionssystem: Stimulierende Wirkung von hCG auf die Schilddrüse, Induktion von TBG durch endogene und exogene Östrogene und die permissive Wirkung normaler fT_4- und fT_3-Konzentrationen für eine reguläre Ovarfunktion und damit für eine normale Fertilität.

◘ **Tabelle 15.1.** Jodbedarf

		Bedarf [μg/Tag]
Säuglinge	0–4 Monate	40
	4–12 Monate	80
Kinder	1–4 Jahre	100
	4–7 Jahre	120
	7–10 Jahre	140
Kinder (>10 Jahre), Jugendliche, Erwachsene		180–200
Schwangere und Stillende		250–300

de Schritte werden durch das Enzym thyreoidale Peroxidase (TPO) katalysiert. Die Freisetzung von T_4 und T_3 (Verhältnis ca. 10:1) aus einem Vorläufermolekül, dem Thyreoglobulinmolekül, erfolgt durch Hydrolyse.

Vom gesamten zirkulierenden T3 werden 80% allerdings nicht direkt sezerniert, sondern erst in der Peripherie aus T_4 gebildet. Das dafür verantwortliche Enzym heißt T_4-Deiodinase, es wird vor allem in Leber und Nieren exprimiert. Über 99% des zirkulierenden T_4 und T_3 sind an Transportproteine gebunden, vor allem an das thyroxinbindende Globulin (TBG). Die TBG-Expression in der Leber wird durch Östrogene stark induziert. Dadurch erhöhen sich unter Östrogeneinfluss (Kontrazeption, Schwangerschaft) auch die Gesamt-T_4- und -T_3-Spiegel, die Konzentrationen der freien, biologisch wirksamen Schilddrüsenhormone ändern sich allerdings nicht (▶ Abschn. 15.5, 15.7 und 15.8).

Freies T4 und T3 gelangen durch Diffusion in die Zielzellen und binden dort an die spezifischen, nukleär lokalisierten Schilddrüsenhormonrezeptoren. Diese Rezeptoren besitzen eine wesentlich höhere Affinität für T_3 als für T_4. Die hormonaktivierten Schilddrüsenhormonrezeptoren interagieren direkt mit regulatorischen Sequenzen in Schilddrüsenhormon-Zielgenen und modulieren deren Aktivität: so wird der Funktionszustand der Zelle spezifisch verändert (Anderson et al. 2000). Wichtige Zielgene sind das TSH-α-und das TSH-β-Gen, welche durch den aktivierten Schilddrüsenhormonrezeptor gehemmt werden; dieser Mechanismus ist die molekulare Grundlage der negativen Rückkopplung. Der Prototyp eines positiv regulierten Schilddrüsenhormon-Zielgens ist das Gen für das in der Mitochondrienmembran lokalisierte »uncoupling protein 3«, das an der Aufrechterhaltung des Grundumsatzes beteiligt ist (de Lange et al. 2001). Durch Induktion dieses und anderer metabolisch relevanter Gene bewirken Schilddrüsenhormone die schon seit über 100 Jahren bekannte Beschleunigung metabolischer Prozesse und die Stimulation der Thermogenese (Magnus-Levy 1895; Silva 1995).

15.3 Diagnostik von Schilddrüsenerkrankungen

15.3.1 Hormondiagnostik

Die Schilddrüsendiagnostik soll der Erfassung der Funktion und/oder der Struktur des Organs dienen. Eine Störung der Schilddrüsenfunktion kann heute mit ausreichender Sicherheit durch eine einfache Bestimmung des Serum-TSH mit einem Assay der dritten Generation (minimal messbares TSH 0,01 mU/l) ausgeschlossen werden. Dieses gilt auch unter hormonaler Kontrazeption, in der Schwangerschaft und in der Postmenopause mit und ohne Hormonsubstitution. Eingeschränkt aussagekräftig ist der TSH-Wert beim (seltenen) TSH-produzierenden Hypophysenvorderlappenadenom und bei der Schilddrüsenhormonresistenz (Rarität). Aufgrund der hohen Prävalenz von Schilddrüsenfunktionsstörungen in der Allgemeinbevölkerung (ca. 2%) gehört der TSH-Wert heute zu den Routinelaborparametern auch bei der Abklärung unspezifischer Beschwerden.

❯ In der Gynäkologie und Geburtshilfe sollte das TSH in jedem Fall bei Fertilitätsstörungen sowie zu Beginn einer jeden

Schwangerschaft bestimmt werden (▶ Abschn. 15.6 und 15.7).

Die Bestimmung des TSH-Wertes vor und 30 Minuten nach i.v.-Gabe von 200 μg TRH (TRH-Test) ist in der internistischen Endokrinologie in der Diagnostik primärer Schilddrüsenfunktionsstörungen weitgehend obsolet. In der Abklärung von Fertilitätsstörungen hat der TRH-Test jedoch noch seinen Platz und wird von der Deutschen Gesellschaft für Gynäkologie und Geburtshilfe entsprechend empfohlen (▶ Abschn. 15.6).

Bei pathologischem TSH-Wert sollte in jedem Fall eine Bestimmung der peripheren Schilddrüsenhormone erfolgen. Hier empfiehlt es sich heute grundsätzlich, nur die Konzentration des freien T_4 und T_3 (fT_4 und fT_3) zu messen. Im Gegensatz zum Gesamt-T_4 und -T_3 sind fT_4 und fT_3 unabhängig vom TBG-Spiegel, der ja, wie in ▶ Abschn. 15.2 dargelegt, in erheblichem Maße östrogenreguliert ist. Aus der Bestimmung von TSH, fT_4 und fT_3 können sich im Prinzip die fünf in ❑ Abb. 15.2 dargestellten Konstellationen ergeben (die selteneren sekundären oder tertiären Störungen der Schilddrüsenfunktion sind dort nicht aufgeführt).

15.3.2 Autoimmundiagnostik

Liegt eine subklinische oder gar eine klinisch manifeste Schilddrüsenfunktionsstörung vor, sollte eine ätiologische Abklärung erfolgen, vorzugsweise in Zusammenarbeit mit einem internistischen Endokrinologen. Der erste Schritt ist die Bestimmung von Schilddrüsen-Autoantikörpern:

- Antikörper gegen thyroidale Peroxidase, TPO (früher: mikrosomale Antikörper, MAK),
- Thyreoglobulin-Antikörper TAK und
- TSH-Rezeptor-Antikörper, TRAK.

Sie kann einen Hinweis auf eine autoimmune Genese der Schilddrüsenerkrankung geben.

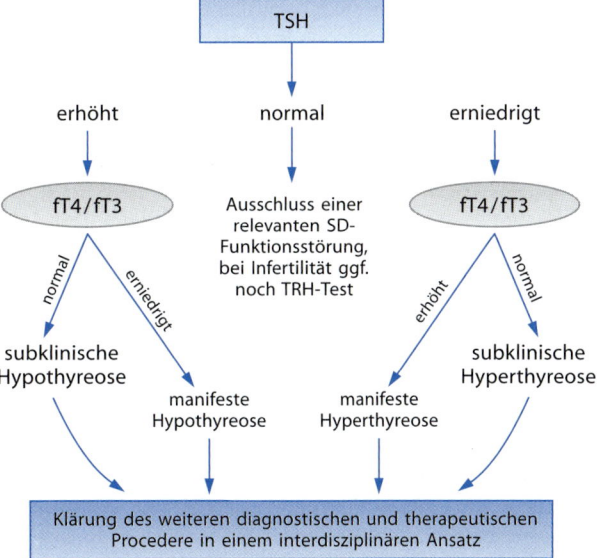

❑ **Abb. 15.2.** Flussdiagramm zur Abklärung von primären Schilddrüsenfunktionsstörungen

15.3.3   Bildgebende Diagnostik

Darüber hinaus kommen für die Diagnostik von Schilddrüsenerkrankungen bildgebende Verfahren zum Einsatz, die eine Aussage über Größe und Struktur erlauben. An erster Stelle steht die Sonographie, die vollkommen risikolos sowohl eine exakte Größenbestimmung der Schilddrüse (oberer Normwert für Frauen: 18 ml) als auch die Darstellung einer pathologischen Binnenstruktur (z. B. reduzierte Echogenität bei Immunthyreopathie, noduläre Veränderungen bei länger bestehender Jodmangelstruma) ermöglicht.

Die Schilddrüsenszintigraphie, heute meist mit Technetium (^{99m}Tc) durchgeführt, liefert bei der Hyperthyreose zusätzliche Informationen über die zugrunde liegende Erkrankung (diffuse Speicherung bei M. Basedow, fokale Mehranreicherung beim autonomen Adenom). Weiterhin kann sie einen wertvollen Beitrag in der Diagnostik des Schilddrüsenkarzinoms leisten: Echoarme Knoten, die zudem szintigraphisch »kalt« sind, haben ein Malignitätsrisiko von ca. 10% und bedürfen dann der weiteren Abklärung durch Feinnadelpunktion mit nachfolgender zytopathologischer Analytik.

15.4   Schilddrüsenerkrankungen

> **Cave**
>
> Szintigraphische Untersuchungen sind in der Schwangerschaft grundsätzlich kontraindiziert!

15.4.1   Euthyreote Struma

Die euthyreote Struma ist die häufigste Schilddrüsenerkrankung überhaupt (Prävalenz in Deutschland sonographisch ca. 30% der Bevölkerung, Frauen: Männer ca. 5:1). Wie aus der Bezeichnung ersichtlich, handelt es sich nicht um eine Funktionsstörung der Schilddrüse, sondern um eine Größenzunahme bei euthyreoter Stoffwechsellage. Ursache ist fast immer ein lang andauernder Jodmangel, weswegen sich auch der Begriff der Jodmangelstruma eingebürgert hat. Dieser Begriff lässt allerdings die selteneren Ursachen einer euthyreoten Struma (strumigene Noxen, Akromegalie) außer Acht. Der Jodmangel selbst stellt einen Wachstumsreiz für die Schilddrüse dar. Die suboptimale Schilddrüsenhormonsynthese führt zudem zu einer vermehrten Ausschüttung von TSH, welches wiederum wachstumsstimulierend wirkt. Mit zunehmender Krankheitsdauer kommt es zu regressiven Veränderungen in der Schilddrüse. Andere Areale nehmen dagegen ein von der Jodzufuhr weitgehend entkoppeltes Wachstumsmuster an und bilden noduläre Strukturen aus: aus der anfänglichen Struma diffusa wird eine Struma (multi)nodosa.

Nicht nur das Wachstum, sondern auch die Hormonsynthese und -freisetzung der Schilddrüsenknoten können einen autonomen Charakter annehmen. Erfolgt dann eine Jodzufuhr, kann die euthyreote in eine hyperthyreote Stoffwechsellage umschlagen. Diese Konstellation ist vor dem 40. Lebensjahr selten anzutreffen. Weitere Komplikationen der euthyreoten Struma (auch bedingt durch die lokal komprimierende Wirkung der vergrößerten Schilddrüse) sind

- Ausbildung einer Struma (multi)nodosa,
- Autonomie der Hormonproduktion,
- Schluckstörungen,
- Tracheomalazie,
- obere Einflussstauung und eine
- Schädigung des N. recurrens (selten).

Therapie. Vor dem 40. Lebensjahr erfolgt die Therapie durch die alleinige Gabe von Jod (z. B. 200 µg/Tag). Nach dem 40. Lebensjahr bzw. beim Vorliegen von Knoten sollte eine kombinierte Therapie mit Schilddrüsenhormon und Jod erfolgen, um eine maximale Wachstumssuppression zu erreichen. Dabei sollte der TSH-Wert im unteren Normbereich liegen (Ziel 1 µIE/ml).

> **Cave**
>
> Eine vollständige Suppression des TSH-Wertes unter den Normbereich bedeutet nach heutigem Verständnis eine Überbehandlung und geht mit einem erhöhten Osteoporoserisiko einher (Williams 1997).

Bei einem Schilddrüsenvolumen von über 50 ml und/oder beim Vorliegen lokaler Komplikationen ist eine operative Behandlung mit nachfolgender lebenslanger L-Thyroxingabe (Rezidivprophylaxe) indiziert. Besteht bereits eine hyperthyreote Stoffwechsellage, ändern sich die Therapiemodalitäten wie in ▶ Abschn. 15.4.3 beschrieben.

15.4.2   Hypothyreose

Eine Hypothyreose bezeichnet die Unterversorgung des Organismus mit Schilddrüsenhormon. Ursächlich ist meist eine Funktionsstörung der Schilddrüse selbst **(primäre Hypothyreose)**, seltener eine Störung der TSH-Sekretion bei Hypophysenvorderlappeninsuffizienz **(sekundäre Hypothyreose)**. Der Mangel an Schilddrüsenhormon bedingt eine Verlangsamung sämtlicher Stoffwechselprozesse.

> **Klinische Symptomatik der Hypothyreose**
> - Bradykardie
> - Obstipation
> - Kälteintoleranz
> - Gewichtszunahme
> - Antriebsarmut
> - Trockenes Haar
> - Zyklusstörungen
> - Oligo-/Amenorrhö
> - Galaktorrhö

> **Cave**
>
> Mit zunehmendem Alter sind allerdings auch oligo- oder monosymptomatische Verläufe zu beobachten (z. B. eine isolierte Depression oder Gedächtnisstörungen).

Auch **die primäre subklinische Hypothyreose** (TSH erhöht, fT_4 und fT_3 noch im Normbereich) kann entgegen der Bezeichnung die genannten Symptome bereits hervorrufen, wenn auch meist in abgeschwächter Form.

Ist die Hypothyreose nicht durch inadäquate (post)therapeutische Maßnahmen bedingt (Überdosierung von Thyreostatika bei Hyperthyreose, unzureichende oder fehlende Substitution nach Radiojodtherapie oder Schilddrüsenresektion), liegt meist eine Autoimmunthyreopathie vom Typ Hashimoto zugrunde. Typisch hierfür sind der Nachweis von TPO-AK und TAK sowie die diffuse Echoarmut der Schilddrüse in der Sonographie.

Therapie. Unabhängig von der Genese erfolgt bei manifester Hypothyreose die Substitution mit Schilddrüsenhormon unter 3- bis 6 monatlicher Kontrolle des TSH. Auch hier wird ein Wert im unteren Normbereich angestrebt (ca. 1 μIE/ml). Der Schilddrüsenhormonbedarf liegt im Mittel bei 100 bis 150 μg/ Tag, kann im Einzelfall aber deutlich davon abweichen. Uneinigkeit besteht darüber, ob auch die subklinische Hypothyreose grundsätzlich behandelt werden sollte.

 Bei Fertilitätsstörungen und während der Schwangerschaft gilt eine eindeutige Behandlungsindikation auch für die subklinische Hypothyreose (▶ Abschn. 15.6 und 15.7)!

15.4.3 Hyperthyreose

Eine Hyperthyreose bezeichnet die Überversorgung des Organismus mit Schilddrüsenhormon. Die klinische Symptomatik ist spiegelbildlich zur Hypothyreose.

Klinische Zeichen der Hyperthyreose

- Schwitzen
- Wäremeintoleranz
- Tachykardie, evtl. Rhythmusstörungen
- Diarrhö
- Gewichtsverlust
- Weiches, dünnes Haar
- Myopathie

Wie bei der Hypothyreose werden eine subklinische (TSH supprimiert, fT_4 und fT_3 noch im Normbereich) und eine manifeste Hyperthyreose (TSH supprimiert, fT_4 und/oder fT_3 erhöht) unterschieden. Ursächlich handelt es sich entweder um eine echte Mehrproduktion an Schilddrüsenhormon (wie beim M. Basedow und bei der Schilddrüsenautonomie), eine vermehrte Schilddrüsenhormonfreisetzung durch Gewebsuntergang (wie bei der subakuten Thyreoiditis und der Postpartum-Thyreoiditis; ▶ Abschn. 15.4.4 und 15.7.4) oder um eine Überdosierung exogener Schilddrüsenhormone (Hyperthyreosis factitia). Allen gemeinsam ist die oben genannte Hormonkonstellation. Eine Hyperthyreose mit hochnormalem oder erhöhtem TSH findet sich dagegen beim äußerst seltenen TSH-produzierenden Hypophysenadenom.

Morbus Basedow

Der **M. Basedow** ist eine Autoimmunerkrankung, die neben der Schilddrüse auch das Retroorbitalgewebe (endokrine Orbitopathie) und die Haut (Dermopathie) betreffen kann. Wie die meisten Autoimmunerkrankungen ist auch der M. Basedow bei Frauen wesentlich häufiger (5:1). Charakteristisch ist der Nachweis von TRAK (Sensitivität >90%, Spezifität >95%), diese Antikörper binden an den TSH-Rezeptor und führen überwiegend zu dessen Aktivierung mit konsekutiver (TSH-unabhängiger) Stimulation der Schilddrüsenhormonsynthese (Folge: Hyperthyreose) und des Schilddrüsenwachstums (Folge: Struma). Sonographisch findet sich ein vergrößertes, diffus echoarmes Organ. Szintigraphisch findet sich eine diffuse Mehrbelegung der Schilddrüse mit erhöhter Technetium-Aufnahme (>3%).

Therapie. Therapeutisch wird derzeit noch eine einjährige Therapie mit Thyreostatika (Thiamazol, Carbimazol oder Propylthiouracil) empfohlen. Während der Therapie mit Thyreostatika müssen Blutbild und Transaminasen monatlich kontrolliert werden (Gefahr der Agranulozytose und der Leberschädigung).

Einige Autoren empfehlen die zusätzliche Gabe von Schilddrüsenhormon, sobald das TSH im Normbereich liegt. Ein solches Vorgehen vermindert die Hypothyreosegefahr, erfordert aber meist höhere Dosen der potentiell toxischen Thyreostatika. Bei florider Hyperthyreose kann initial auch eine zusätzliche symptomatische Behandlung mit dem β-Blocker Propranolol angezeigt sein. Nach Absetzen der thyreostatischen Therapie bleiben 50% der Patienten rezidivfrei.

Eine schwere jodinduzierte Hyperthyreose ist gegenüber hohen Dosen von Thyreostatika häufig resistent. In solchen Fällen hat sich eine notfallmäßig durchgeführte Schilddrüsenresektion als sinnvoll erwiesen. Im Falle eines Rezidivs sollte eine definitive Therapie (Radiojodtherapie oder subtotale Schilddrüsenresektion) angestrebt werden.

Vor allem bei älteren multimorbiden Patienten mit erhöhtem Operationsrisiko ist der Radiojodtherapie der Vorrang zu geben. Sie ist in Deutschland kontrollbereichspflichtig und muss daher stationär durchgeführt werden. Beim M. Basedow birgt die Radiojodtherapie die Gefahr der Manifestation oder Verschlechterung einer endokrinen Orbitopathie. Unter einer dreimonatigen Glukokortikoidprophylaxe ist eine solche Verschlechterung nicht zu beobachten (Bartalena et al. 1998), daher sollte diese bei der Radiojodtherapie der Basedow-Hyperthyreose heute Standard sein. Nach Radiojodtherapie eines M. Basedow beträgt die Hypothyreoserate ca. 5% pro Jahr. Aus diesem Grund sollten die Patienten dreimonatlich kontrolliert und ggf. mit Schilddrüsenhormon substituiert werden. Groß angelegte Studien haben bisher keinen Hinweis auf das vermehrte Auftreten von Malignomen nach Radiojodtherapie auch bei jüngeren Patienten ergeben.

Cave

In der Schwangerschaft ist eine Radiojodtherapie kontraindiziert (▶ Abschn. 15.7).

Die subtotale Schilddrüsenresektion kann die Hyperthyreose meist rasch beseitigen, birgt aber neben dem allgemeinen OP- und Narkoserisiko ein jeweils 1- bis 2%iges Risiko für eine Schädigung des N. recurrens bzw. für einen Hypoparathyreoidismus. Postoperativ wird eine Substitutionstherapie mit L-Thyroxin eingeleitet, deren weitere Notwendigkeit nach einem einmonatigen Auslassversuch (ca. 3 bis 4 Monate postoperativ) überprüft wird.

Die in 50% der Fälle von M. Basedow auftretende endokrine Orbitopathie erfordert die enge Zusammenarbeit zwischen internistischem Endokrinologen, Ophthalmologen, Nuklearmediziner, Radiologen, Strahlentherapeuten und Schilddrüsenchirurgen, idealerweise in einem interdisziplinären Orbitazentrum.

Autonomie

Die Schilddrüsenautonomie ist in den allermeisten Fällen das Spätstadium einer Jodmangelstruma (▶ Abschn. 15.4.1). Sie kann unifokal, multifokal oder disseminiert auftreten. Zu Beginn besteht meist (noch) eine euthyreote Stoffwechsellage. Erfolgt jedoch eine Jodzufuhr, meist in Form jodhaltiger Kontrastmittel, so kommt es zur exzessiven Schilddrüsenhormonproduktion in den autonomen Arealen und damit klinisch zur Hyperthyreose.

> **Cave**
>
> **Aus diesem Grund sollte bei Patienten über 50 Jahre vor jeder Untersuchung mit jodhaltigen Kontrastmitteln eine Überprüfung der Schilddrüsenfunktion (mindestens TSH-Bestimmung) vorgenommen werden.**

Diagnostisch ist vor allem die Szintigraphie von entscheidender Bedeutung. Hier lassen sich die autonomen Areale als »warme« oder »heiße« Knoten darstellen. Die Differentialdiagnose zwischen der disseminierten Autonomie und dem M. Basedow gelingt meist über das Lebensalter (Autonomie meist >60 Jahre) und das Fehlen von TRAK.

15.4.4 Thyreoiditis

Jede entzündliche Veränderung der Schilddrüse wird als Thyreoiditis bezeichnet, unterschieden werden:
- die akute Thyreoiditis,
- die subakute Thyreoiditis de Quervain,
- die chronische Hashimoto-Thyreoiditis und
- die Postpartum-Thyreoiditis:

Die sehr seltene akute Thyreoiditis ist meist bakteriell verursacht, überwiegend durch Streptokokken, Pneumokokken, Staphylokokken oder E. coli. Sie zeichnet sich klinisch aus durch erhebliche Schmerzen und Lymphknotenschwellungen in der Halsregion. Schilddrüsenfunktionsstörungen bestehen fast nie. Die BSG ist meist mittelgradig beschleunigt. Die Therapie erfolgt mit Antibiotika und symptomatisch mit Analgetika.

Die subakute Thyreoiditis de Quervain wird als granulomatöse Entzündungsreaktion der Schilddrüse auf einem vorausgegangenen Virusinfekt angesehen. Klinisch imponieren z. T. heftige, häufig springende und in den Kiefer ausstrahlende Schmerzen in der Halsregion, hinzu kommen Allgemeinsymptome wie Fieber und Abgeschlagenheit. Laborche-

misch findet sich eine Sturzsenkung, häufig auch eine transiente Hyperthyreose durch untergehendes Schilddrüsengewebe, sonographisch ein inhomogenes Bild mit multiplen echoarmen Arealen. Die Sicherung der Diagnose mittels Feinnadelpunktion und Nachweis der typischen Riesenzellen ist nur bei nicht eindeutiger Klinik notwendig (ca. 20% der Fälle). Therapeutisch werden bei leichteren Formen nichtsteroidale Antiphlogistika verabreicht, bei stärkeren Beschwerden kommen Glukokortikoide zum Einsatz. Die Hyperthyreose wird symptomatisch mit β-Blockern behandelt (z. B. Propanolol 3×40 mg). Eine thyreostatische Therapie ist wirkungslos, da es sich ja nicht um eine vermehrte Synthese von Schilddrüsenhormonen handelt. Der Verlauf der Erkrankung ist in der Regel protrahiert über mehrere Monate, in einigen Fällen auch über Jahre.

Die chronische Hashimoto-Thyreoiditis ist eine schmerzlose Schilddrüsenentzündung, die über die fortschreitende Zerstörung des Schilddrüsengewebes und die dadurch bedingte Hypothyreose klinisch apparent wird. Es handelt sich um eine Autoimmunkrankheit, die entsprechend bei Frauen wiederum deutlich häufiger vorkommt. Laborchemisch finden sich erhöhte Titer von Thyreoglobulin-Antikörpern (TAK) und Antikörpern gegen die thyreoidale Peroxidase (TPO; früher als mikrosomale Antikörper, MAK, bezeichnet). Im Vordergrund diagnostischer und daraus abgeleiteter therapeutischer Überlegungen steht die rechtzeitige Erkennung und Substitution der Hypothyreose. Sie lässt sich gehäuft bei Frauen mit vorzeitigem Ovarversagen nachweisen (▶ Abschn. 13.2.6).

Auf die Postpartum-Thyreoiditis, die heute als eine Sonderform der Hashimoto-Thyreoiditis gilt, wird in ▶ Abschn. 15.7 eingegangen.

15.4.5 Schilddrüsenmalignom

Das Schilddrüsenkarzinom gehört zu den seltenen Tumoren (Inzidenz 3/100.000 pro Jahr). Wiederum sind Frauen häufiger betroffen (w:m=2–3:1). Risikofaktoren sind eine Bestrahlung der Halsregion in der Kindheit und eine familiäre Belastung, vor allem im Rahmen der multiplen endokrinen Neoplasie (MEN) Typ 2. Unterschieden werden die prognostisch günstigen differenzierten Tumoren (papilläres, follikuläres und medulläres Karzinom) und die prognostisch sehr ungünstigen anaplastischen Karzinome. Schilddrüsenkarzinome sind häufig klinisch inapparent, verdächtig ist jedoch der schmerzlose Knoten in der Halsregion bei Vorliegen der genannten Risikofaktoren. Ist der Knoten zudem sonographisch echoarm und szintigraphisch kalt, besteht ein ca. 10%iges Malignitätsrisiko und damit die Indikation zur Feinnadelpunktion. Bei zytologischem Malignitätsverdacht erfolgt die operative Therapie in Form der totalen Thyreoidektomie, ggf. mit anschließender Radiojodtherapie. Die Nachbetreuung erfolgt lebenslang in einem spezialisierten Zentrum.

15.5 Schilddrüse und Kontrazeption

Durch ihren Östrogenanteil stimulieren orale Kontrazeptiva die Expression von thyroxinbindendem Globulin (TBG) in der Leber. Kompensatorisch erhöht sich daraufhin auch die

Produktion von T4 und T3, um deren freien, biologisch wirksamen Anteil konstant zu halten (▶ Abschn. 15.2).

> In der Diagnostik von Schilddrüsenerkrankungen sollten daher gerade bei Frauen, die orale Kontrazeptiva einnehmen, nur die freien Schilddrüsenhormon (fT4 und fT3) bestimmt werden (Sorger et al. 1992).

Frauen, die wegen einer Hypothyreose mit Schilddrüsenhormonen behandelt werden, können auf die östrogenbedingte Erhöhung des TBG-Spiegels nicht mit einer vermehrten endogenen Sekretion von T_4 und T_3 antworten. Bei diesen Frauen verringert sich daher unter der Einnahme von oralen Kontrazeptiva der Anteil der freien Schilddrüsenhormone (Mandel et al. 1982; Utiger 2001), was zu einer hypothyreoten Stoffwechsellage führen kann. Einer kürzlich publizierten Studie zufolge sollte daher bei Frauen, die unter laufender Schilddrüsenhormongabe mit der Einnahme von Östrogenen beginnen, nach ca. drei Monaten eine Kontrolle der Schilddrüsenparameter und ggf. eine Erhöhung der T_4-Tagesdosis erfolgen (Arafah 2001). Die zitierte Studie wurde zwar bei postmenopausalen Frauen durchgeführt, bei denen eine Substitutionstherapie mit Östrogenen eingeleitet worden war (▶ Abschn. 15.8). Es ist jedoch davon auszugehen, dass sich die entsprechenden therapeutischen Konsequenzen auch für prämenopausale Frauen unter der Einnahme von oralen Kontrazeptiva ergeben.

Über den Einfluss oraler Kontrazeptiva auf die Genese von Schilddrüsenerkrankungen liegen nur wenige Untersuchungen vor. Diese kommen aber übereinstimmend zu dem Schluss, dass die Einnahme oraler Kontrazeptiva weder zur Entstehung einer euthyreoten Struma (Barrere et al. 2000) noch zu der Entstehung eines Schilddrüsenkarzinoms beiträgt (LaVecchia et al. 1999). Die Hashimoto-Thyreoiditis und der M. Basedow wurden diesbezüglich bisher nicht untersucht. Grundsätzlich gibt es aber nach den bisherigen Erkenntnissen keine Einwände gegen den Einsatz oraler Kontrazeptiva bei den genannten Schilddrüsenerkrankungen (Loriaux u. Wild 1993).

15.6 Schilddrüse und Fertilität

Sowohl die Hypothyreose als auch die Hyperthyreose führen über eine Veränderung der pulsatilen GnRH-Freisetzung zu Zyklusstörungen bis hin zur Amenorrhö. Häufig finden sich eine persistierende Anovulation oder eine Lutealinsuffizienz und konsekutiv eine In- oder Subfertilität.

> Die Analyse der Schilddrüsenparameter gehört zur Basisdiagnostik bei jeder Kinderwunschpatientin!

Neben der Bestimmung des basalen TSH sowie des fT_4 und des fT_3 wird bei Fertilitätsproblemen auch heute noch der in der internistischen Endokrinologie weitgehend verlassene TRH-Test empfohlen (Durchführung und Interpretation ▶ Abschn. 24.6).

Kommt es 30 Minuten nach i.v.-Gabe von 200 µg TRH zu einem Anstieg des (basal normalen) TSH um 2 bis 17 µIE/ml (Normwerte laborabhängig!), so ist der TRH-Test normal, eine Schilddrüsenfunktionsstörung als Ursa-

Cave

Der TRH-Test gilt als sicher, nur bei Patientinnen mit Hypophysenerkrankungen oder einer Epilepsie können selten schwere Nebenwirkungen auftreten. Liegen solche Erkrankungen anamnestisch vor, ist der Test daher zu vermeiden. Unter Einnahme von Schilddrüsenhormonen ist der Test nicht sinnvoll, da er hier keine aussagekräftigen Resultate erbringt.

che der Fertilitätsstörung ist damit ausgeschlossen. Bei einem TSH-Anstieg um >17 µIE/ml liegt (bei normalen peripheren Schilddrüsenhormonwerten) eine subklinische Hypothyreose vor, die häufig mit einer Subfertilität assoziiert ist. Ein TSH-Anstieg um weniger als 2 µIE/ml entspricht dagegen einer suboptimal stimulierbaren Hypophyse und damit einer subklinischen Hyperthyreose als möglicher Ursache der Fertilitätsstörung.

Sowohl bei der subklinischen Hypothyreose als auch bei der subklinischen Hyperthyreose sollte in Zusammenarbeit mit einem Internisten eine ätiologische Abklärung und eine Entscheidung über die einzuleitende Therapie (Schilddrüsenhormonsubstitution bzw. thyreostatische Behandlung) erfolgen (▶ Abschn. 15.4.2 und 15.4.3), bevor eine aktive Sterilitätsbehandlung erfolgt.

Es sollte noch erwähnt werden, dass bei Vorliegen von Schilddrüsenautoantikörpern (TPO-AK oder TAK) – unabhängig von der Schilddrüsenfunktion – ein signifikant erhöhtes Risiko für einen (habituellen) Abort besteht (Abramson u. Stagnaro-Green 2001). Weder bezüglich des zugrunde liegenden Mechanismus noch der daraus abzuleitenden therapeutischen Konsequenzen, z. B. im Sinne einer immunsuppressiven Behandlung, existieren aber derzeit eindeutige Erkenntnisse.

15.7 Schilddrüse und Schwangerschaft

Die Schwangerschaft geht mit tiefgreifenden Veränderungen auch des Schilddrüsenhormon-Metabolismus einher (Lazarus u. Kokandi 2000). Die wichtigsten schwangerschaftsassoziierten Veränderungen sind dabei der Anstieg der TBG-Konzentration und die Stimulation des TSH-Rezeptors durch hCG. Der TBG-Anstieg ist östrogenbedingt und führt zu einem kompensatorischen Anstieg der Gesamt-T_4- und T_3-Konzentrationen, nicht jedoch der freien Hormone. hCG hat eine schwache TSH-Rezeptor-stimulierende Wirkung, die aufgrund der hohen hCG-Konzentrationen im ersten Trimenon relevant wird und sich in einem passageren Anstieg von fT_4

Cave

Um den Jodbedarf von Mutter und Kind zu decken, wird die tägliche Zufuhr von 200 µg Jodid zusätzlich zum in der Nahrung enthaltenen Jod empfohlen (Gesamtzufuhr damit 250 bis 300 µg/Tag). Höhere Joddosen können die fetale Schilddrüse blockieren und zur Entwicklung einer fetalen Struma und/oder einer fetalen Hypothyreose führen und sollten daher vermieden werden!

und fT$_3$ sowie in einer entsprechenden Suppression des TSH äußert (Glinoer et al. 1993).

Die fetale Schilddrüse produziert ca. ab der 15. Schwangerschaftswoche signifikante Mengen T$_4$ und T$_3$.

Anders als früher angenommen passieren auch mütterliche Schilddrüsenhormone zu 20 bis 50% die Plazenta. Ein Teil des fetalen Bedarfs an Schilddrüsenhormonen wird auf diese Weise gedeckt mit entsprechenden Konsequenzen bei einer nicht ausreichend substituierten mütterlichen Hypothyreose (s. unten). Neben Jod, T$_4$ und T$_3$ sind auch TRAK und Thyreostatika plazentagängig, nicht dagegen das mütterliche TSH.

Ein nutritiver Jodmangel wird durch den zusätzlichen Jodbedarf in der Schwangerschaft aggraviert und führt bei Nichtausgleich zu einem Wachstum der Schilddrüse und damit zur Ausbildung einer Jodmangelstruma (Glinoer 2001). In einigen ländlichen Gegenden wurde die Zunahme des Halsumfangs früher daher als ein erstes Zeichen einer eingetretenen Schwangerschaft gewertet. In Gebieten mit moderatem Jodmangel wie in Deutschland korreliert das Schilddrüsenvolumen nach wie vor mit der Zahl der durchgemachten Schwangerschaften (Rotondi et al. 2000).

> Eine adäquate Jodmangelprophylaxe mit 200 µg Jodid pro Tag ist während Schwangerschaft und Stillperiode essentiell.

15.7.1 Hypothyreose

Eine klinisch manifeste, nicht substituierte Hypothyreose findet sich wegen der damit einhergehenden schweren Fertilitätsstörung nur sehr selten in der Schwangerschaft. Häufiger ist die subklinische Hypothyreose, die neueren Erkenntnissen zufolge mit signifikanten neuropsychologischen Entwicklungsschäden und einem dauerhaft niedrigeren Intelligenzquotienten der Nachkommen einhergeht, wenn nicht adäquat substituiert wird (Haddow et al. 1999).

Cave

Eine subklinische Hypothyreose ist in der Schwangerschaft eine eindeutige Indikation für eine Substitutionstherapie mit L-Thyroxin. Dabei sollte ein TSH-Wert im unteren Normbereich (ca. 1 mU/l) angestrebt werden. Bei vorbestehender Hypothyreose bedarf es hierzu in der Schwangerschaft einer Steigerung der T4-Dosis um im Mittel 50 µg pro Tag.

15.7.2 Hyperthyreose

Wie oben erwähnt, besitzt hCG eine schwache TSH-Rezeptor-stimulierende Aktivität, die bei 10 bis 20% der Schwangeren zu einer transienten subklinischen oder (milden) klinisch manifesten Hyperthyreose führen kann. Besonders bei Patientinnen mit Hyperemesis gravidarum werden höhere hCG-Spiegel und damit auch häufiger erhöhte fT4- und fT3-Werte mit entsprechend supprimiertem TSH gemessen. Eine thyreostatische Behandlung ist in den allermeisten Fällen nicht indiziert, symptomatisch können in Einzelfällen β-Blocker in niedriger Dosierung gegeben werden. Eine über mehrere Wochen persistierende und/oder klinisch ausgeprägte Hyperthy-

reose, z. B. mit Tachykardien und Tremor, spricht gegen eine hCG-vermittelte Genese und sollte an andere Formen der Hyperthyreose (s. unten) denken lassen.

Ein Sonderfall ist die hCG-bedingte Hyperthyreose bei Patientinnen mit einer Blasenmole oder einem Chorionkarzinom. Hier finden sich meist exzessiv erhöhte hCG-Werte und damit auch signifikant häufiger eine klinisch manifeste Hyperthyreose, die unmittelbar nach der operativen Behandlung der Grundkrankheit sistiert.

15.7.3 Morbus Basedow

Eine persistierende Hyperthyreose mit deutlich erhöhten fT$_4$- und fT$_3$-Werten ist meist durch einen zugrunde liegenden M. Basedow, seltener durch eine funktionelle Autonomie bedingt. In jedem Falle ist eine Normalisierung der Schilddrüsenparameter anzustreben, da eine schlecht kontrollierte Hyperthyreose mit einem erhöhten Risiko für einen Spontanabort, vorzeitige Wehen, niedriges Geburtsgewicht, Totgeburt und Präeklampsie einhergeht (Davis et al. 1989).

Im Wesentlichen sind folgende drei Szenarien möglich:
- der M. Basedow ist vor einer geplanten Schwangerschaft bekannt,
- die Schwangerschaft tritt ein während einer thyreostatischen Behandlung des M. Basedow,
- der M. Basedow manifestiert sich während der Schwangerschaft erstmals.

Der M. Basedow ist schon vor einer geplanten Schwangerschaft bekannt. In diesem Fall ist der Patientin zu raten, die Schwangerschaft erst in der Remissionsphase bzw. nach erfolgter definitiver Therapie eintreten zu lassen. Während der Schwangerschaft und in den ersten Monaten post partum sollten die Schilddrüsenparameter einmal monatlich kontrolliert werden.

Die Schwangerschaft ist bei bestehendem, thyreostatisch behandelten M. Basedow eingetreten. In diesem Fall sollte die thyreostatische Therapie unter monatlicher Kontrolle der Schilddrüsenwerte fortgesetzt werden. In Deutschland liegen dabei die größten Erfahrungen mit Thiamazol vor. Um eine kindliche Hypothyreose zu vermeiden, sollten Tagesdosen von 7,5 mg dauerhaft nicht überschritten werden. Ab dem zweiten Trimenon kann ein Auslassversuch erfolgen, da der M. Basedow eine Tendenz zur Besserung mit fortschreitender Schwangerschaft hat. Hierfür wird eine vermehrte Synthese von TSH-Rezeptor-blockierenden statt der zunächst vermehrt produzierten TSH-Rezeptor-aktivierenden Antikörpern verantwortlich gemacht (Kung u. Jones 1998).

Manifestiert sich ein M. Basedow während der Schwangerschaft neu, so geschieht dieses meist im ersten Trimenon. Die Abgrenzung von der hCG-induzierten Hyperthyreose gelingt durch die ausgeprägtere Klinik, die häufig begleitende Struma, ggf. die Komanifestation einer endokrinen Orbitopathie, die höheren peripheren Schilddrüsenwerte und die positiven TRAK-Werte. Die Therapie erfolgt medikamentös durch Thyreostatika. Initial werden 15 mg Thiamazol gegeben, bei Absinken der Schilddrüsenwerte kann auf 5 bis 7,5 mg reduziert werden. Bei gutem Ansprechen kann im zweiten Trimenon ebenfalls ein Auslassversuch erfolgen. In seltenen Fällen kann durch eine medikamentöse Therapie keine ausreichende Kontrolle der Schilddrüsenparameter erreicht werden. Dann ist auch in der Schwangerschaft eine definitive Therapie anzustreben. Die Radiojodtherapie ist kontraindiziert, so dass in einem solchen Fall nur die subtotale Schilddrüsenresektion zur Verfügung steht, die vorzugsweise im zweiten Trimenon durchgeführt werden sollte.

In allen Fällen gilt, dass bei besonderes hohen TRAK-Werten (>5fach oberhalb der Norm) eine Stimulation der kindlichen Schilddrüse durch transplazentaren Transfer der Antikörper erfolgen kann.

Eine daraus resultierende fetale Hyperthyreose wird während der Schwangerschaft durch die thyreostatische Therapie der Mutter unter Kontrolle gehalten. Ist diese mütterlicherseits nicht mehr indiziert, und besteht dennoch eine massive fetale Hyperthyreose (Herzfrequenz >160/min, Wachstumsretardierung), sollte die Fortführung der thyreostatischen Therapie aus kindlicher Indikation erfolgen. Auch postpartal muss weiter auf die Zeichen einer kindlichen Hyperthyreose geachtet und in Zusammenarbeit mit dem Neonatologen therapeutisch darauf reagiert werden.

> Eine mütterliche Hyperthyreose stellt keine Indikation zum vorzeitigen Abstillen dar. Das gilt auch für eine thyreostatische Therapie der Mutter, da die Thyreostatikakonzentration in der Muttermilch nur etwa 10% der Serumkonzentration erreicht und damit die Schilddrüsenfunktion des Säuglings nicht signifikant beeinflusst (Azizi et al. 2000).

15.7.4 Postpartum-Thyreoiditis

Innerhalb des ersten Jahres post partum kommt es bei 5 bis 7% der Frauen zu einer – zumindest biochemisch nachweisbaren – Thyreoiditis, die daher auch als Postpartum-Thyreoiditis bezeichnet wird (Muller et al. 2001). Bei Frauen mit Diabetes mellitus Typ I besteht sogar ein 25%iges Risiko für diese Erkrankung (Alvarez-Marfany et al. 1994). Die Postpartum-Thyreoiditis wird heute als eine Variante der Hashimoto-Thyreoiditis angesehen, entsprechend finden sich bei der überwiegenden Zahl der Fälle hohe Titer an Schilddrüsen-Autoantikörpern. Wie die Hashimoto-Thyreoiditi so ist auch die Postpartum-Thyreoiditis schmerzlos und macht sich nur durch die mit ihr einhergehende Schilddrüsenfunktionsstörung bemerkbar: Initial kommt es zu einer massiven Zerstörung von Schilddrüsenfollikeln, damit zu einer Freisetzung großer Mengen T_4 und T_3 und zu einer transienten, ca. 2 bis 8 Wochen dauernden klinischen Hyperthyreose. Typischerweise folgt darauf eine eben so lange andauernde hypothyreote Phase, ehe sich die Schilddrüsenfunktion wieder normalisiert. Sowohl die hyperthyreote als auch die hypothyreote Phase verlaufen meist mild und bedürfen in der Regel keiner Behandlung. Bei symptomatischer Hyperthyreose kann eine vorübergehende Therapie mit Propanolol (40 bis 120 mg/Tag) erfolgen, eine thyreostatische Therapie ist infolge des zugrunde liegenden Pathomechanismus wirkungslos. Sollte die hypothyreote Phase klinische Symptome hervorrufen, können vorübergehend Schilddrüsenhormone substituiert werden.

Cave

Jede Frau mit Postpartum-Thyreoiditis sollte auf das erhöhte Risiko einer späteren Strumaentwicklung bzw. einer späteren Hypothyreose hingewiesen werden (Folge: regelmäßige Kontrollen der Schilddrüsenwerte).

Das Wiederauftreten einer Postpartum-Thyreoiditis nach einer folgenden Schwangerschaft ist sehr wahrscheinlich.

Abschließend sei noch einmal betont, dass wir wegen der Häufigkeit von Schilddrüsenfunktionsstörungen und wegen deren potentiell schweren Konsequenzen für Mutter und Kind die einmalige Bestimmung mindestens des TSH-Wertes zu Beginn einer jeden Schwangerschaft für indiziert halten. Es sei aber auch darauf hingewiesen, dass ein solches Vorgehen sich derzeit noch nicht in den Empfehlungen der entsprechenden Gesellschaften findet.

15.8 Schilddrüse und Postmenopause

Die Auswirkungen der Postmenopause auf die Schilddrüse sind im Wesentlichen unter zwei Gesichtspunkten zu betrachten: dem des Östrogen- und Progesteronmangels und dem der Hormonersatztherapie (»hormone replacement therapy«, HRT). Insgesamt ist die Datenlage auf diesem Gebiet aber als äußerst spärlich zu bezeichnen, die wesentlichen Untersuchungen sind im Folgenden kurz zusammengefasst:

- In einer longitudinalen Studie an 254 Frauen konnte kein Zusammenhang zwischen dem menopausalen Status bzw. einer HRT und der Häufigkeit von Schilddrüsenantikörpern nachgewiesen werden (Massoudi et al. 1995).
- Für eine durch HRT induzierte Exazerbation einer Immunthyreopathie gibt es z. Z. nur einzelne publizierte Kasuistiken. So beschreiben Ogard et al. den Fall einer 58-jährigen Frau, die nach Einleitung einer HRT eine endokrine Orbitopathie entwickelte (Ogard et al. 2001), eine andere Fallpräsentation beschreibt das Rezidiv eines in Remission befindlichen M. Basedow nach Einleitung einer HRT (Watanobe u. Kawabe 1996).
- Wird bei hypothyreoten Frauen in der Peri- oder Postmenopause eine Östrogensubstitutionstherapie eingeleitet, so sollte nach drei Monaten eine Kontrolle der Schilddrüsenparameter erfolgen, um ggf. eine Anpassung (Erhöhung) der T4-Dosis vorzunehmen (Arafah 2001). Diese kann durch den östrogenbedingten Anstieg des TBG notwendig werden (▶ Abschn. 15.2 und 15.5).

Es sei abschließend aber noch einmal auf die unsichere Datenlage auf diesem Gebiet hingewiesen. Nach derzeitigen Erkenntnissen spricht daher nichts gegen die Einleitung einer HRT bei Patientinnen mit Schilddrüsenerkrankungen. Im Falle einer Hypothyreose ist die Schilddrüsenhormondosis entsprechend anzupassen.

Cave

Eine Übersubstitution (supprimiertes TSH) sollte wegen der damit verbundenen Osteoporosegefahr vermieden werden (Williams 1997).

15.9 Synopsis

Die Schilddrüse und das reproduktive System der Frau interagieren auf vielfältige Weise und auf mehreren Ebenen miteinander. Zur Ermittlung der Schilddrüsenfunktion sind im Prinzip nur das TSH und die freien Schilddrüsenhormone (fT4 und fT3) zu bestimmen, da die Konzentration der Gesamthormone TBG- und damit östrogenabhängig ist.

Der TRH-Stimulationstest wird nur noch im Rahmen der ovariellen Sterilitätsdiagnostik angewandt, und auch nur dann, wenn der basale TSH-Spiegel keine eindeutige Aussage erlaubt (z. B. hochnormales TSH).

Wegen des erhöhten Jodbedarfs in der Schwangerschaft ist die Gabe von 200 μg Jodid pro Tag (zusätzlich zum in der Nahrung enthaltenen Jod) im »Jodmangelgebiet Deutschland« essentiell.

Kommt es bei einer hypothyreoten Frau zur Erhöhung des Östrogenspiegels (Kontrazeptiva, Schwangerschaft, HRT),

so steigt durch die Induktion des TBG der Schilddrüsenhormonbedarf, und die T4-Dosis muss entsprechend angepasst (erhöht) werden (Ziel-TSH 1 μIE/ml).

Bei Infertilität und in der Schwangerschaft ist auch die subklinische Hypothyreose grundsätzlich substitutionspflichtig (Ziel: TSH 1 μIE/ml).

Wegen der Häufigkeit von Schilddrüsenfunktionsstörungen und ihrer klinischen Relevanz für Mutter und Kind sollte zu Beginn einer jeden Schwangerschaft zumindest das basale TSH bestimmt werden.

Die Komplexität der Interaktionen zwischen der thyreotropen Achse und dem weiblichen Reproduktionssystem erfordert zumindest bei manifesten Schilddrüsenerkrankungen die interdisziplinäre Behandlung der Patientin, d. h. die enge Zusammenarbeit zwischen dem betreuenden Gynäkologen und einem endokrinologisch versierten Internisten.

Testfragen

1. Worauf beruht der TSH-artige Effekt von hCG?
2. Wie ist der tägliche Jodbedarf außerhalb bzw. während der Schwangerschaft?
3. Welcher Parameter wird in der initialen Diagnostik bei Verdacht auf eine Schilddrüsenfunktionsstörung bestimmt (Screeningparameter)?
4. Wann besteht heute noch eine Indikation für den TRH-Test?
5. Warum sollten grundsätzlich nur die freien und nicht die gesamten Schilddrüsenhormone bestimmt werden?
6. Warum wird eine subklinische Hypothyreose in der Schwangerschaft heute grundsätzlich mit Schilddrüsenhormon substituiert?
7. Nehmen Sie Stellung zur Plazentagängigkeit der folgenden Substanzen: Schilddrüsenhormone, Thyreostatika, Jod, TSH-Rezeptor-Autoantikörper (TRAK).
8. Wie verändert sich der Schilddrüsenhormonbedarf hypothyreoter Frauen unter erhöhten Östrogenspiegeln (Kontrazeptiva, Schwangerschaft)? Wie lässt sich diese Veränderung erklären?

Literatur

Abramson J, Stagnaro-Green A (2001) Thyroid antibodies and fetal loss: an evolving story. Thyroid 11: 57

Alvarez-Marfany M, Roman SH, Drexler AJ et al. (1994) Long-term prospective study of postpartum thyroid dysfunction in women with insulin dependent diabetes mellitus. J Clin Endocrinol Metab 79: 10

Anderson GW, Mariash CN, Oppenheimer JH (2000) Molecular action of thyroid hormone. In Braverman LE, Utiger RD (eds) The thyroid: fundamental and clinical text. Lippincott Williams & Wilkins, Philadelphia, p 174

Arafah BM (2001) Increased need for thyroxine in women with hypothyroidism during estrogen therapy. N Eng J Med 344: 1743

Azizi F, Khoshniat M, Bahrainian M, Hedayati M (2000) Thyroid function and intellectual development of infants nursed by mothers taking methimazole. J Clin Endocrinol Metab 85: 3233

Barrere X, Valeix P, Preziosi P et al. (2000) Determinants of thyroid volume in healthy French adults participating in the SU.VI.MAX cohort. Clin Endocrinol (Oxf) 52: 273

Bartalena L, Marcocci C, Bogazzi F et al. (1998) Relation between therapy for hyperthyroidism and the course of Graves' ophthalmopathy. N Engl J Med 338: 73

Dai G, Levy O, Carrasco N (1996) Cloning and characterization of the thyroid iodine transporter. Nature 379: 458

Davis LE, Lucas MJ, Hankins GD et al. (1989) Thyreotoxicosis complicating pregnancy. Am J Obstet Gynecol 160: 63

Furlanetto TW, Nguyen LQ, Jameson JL (1999) Estradiol increases proliferation and downregulates the sodium/iodine symporter gene in FRTL-5 cells. Endocrinology 140: 5705

Gärtner R, Manz F, Grossklaus R (2001) Representative data of iodine intake and urinary excretion in Germany. Exp Clin Endocrinol Diabet 109: 2

Glinoer D (2001) Pregnancy and iodine. Thyroid 11: 471

Glinoer D, De Nayer P, Robyn C et al. (1993) Serum levels of intact human chorionic gonadotropin (HCG) and its free alpha and beta subunits, in relation to maternal thyroid stimulation during normal pregnancy. J Endocrinol Invest 16: 881

Haddow JE, Palomaki GE, Allan WC et al. (1999) Maternal thyroid deficiency during pregnancy and subsequent neuropsychological development of the child. N Engl J Med 341: 549

Kung AW, Jones BM (1998) A change from stimulatory to blocking antibody activity in Graves' disease during pregnancy. J Clin Endocrinol Metab 83: 514

Lange de P, Lanni A, Beneduce L et al. (2001) Uncoupling protein-3 is a molecular determinant for the regulation of resting metabolic rate by thyroid hormone. Endocrinology 142: 3414

LaVecchia C, Ron E, Franceschi S et al. (1999) A pooled analysis of case-control studies of thyroid cancer. III. Oral contraceptives, menopausal replacement therapy and other female hormones. Cancer Causes Control 10: 157

Lazarus JH, Kokandi A (2000) Thyroid disease in relation to pregnancy: a decade of change. Clin Endocrinol Oxf 53: 265

Loriaux DL, Wild RA (1993) Contraceptive choices for women with endocrine complications. Am J Obstet Gynecol 168: 2021

Magnus-Levy A (1895) Über den respiratorischen Gaswechsel unter dem Einfluss der Thyreoidea sowie unter verschiedenen pathologischen Zuständen. Berliner Klin Wochenschr 30: 650

Mandel FP, Geola FL, Lu JK et al. (1982) Biologic effects of various doses of ethinyl estradiol in postmenopausal women. Obstet Gynecol 59: 673

Massoudi MS, Meilahn EN, Orchard TJ (1995) Prevalence of thyroid antibodies among healthy middle-aged women. Findings from the thyroid study in healthy women. Ann Epidemiol 5: 229

Muller AF, Drexhage HA, Berghout A (2001) Postpartum thyroiditis and autoimmune thyroiditis in women of childbearing age: recent insights and consequences for antenatal and postnatal care. Endocr Rev 22: 605

Ogard CG, Ogard C, Almdal TP (2001) Thyroid-associated orbitopathy developed during hormone replacement therapy. Acta Ophthalmol Scand 79: 426

Rotondi M, Amato G, Biondi B et al. (2000) Parity as a thyroid size-determining factor in areas with moderate iodine deficiency. J Clin Endocrinol Metab 85: 4534

Silva JE (1995) Thyroid hormone control of thermogenesis and energy balance. Thyroid 5: 481

Sorger D, Schenk S, Schneider G (1992) Effects of various contraceptives on laboratory parameter in diagnosis of thyroid gland function with special reference to the free hormones fT4 and fT3. Z Gesamte Inn Med 47: 58

Spitzweg C, Heufelder AE, Morris JC (2000) Thyroid iodine transport. Thyroid 10: 321

Utiger RD (2001) Estrogen, thyroxine binding in serum, and thyroxine therapy. N Eng J Med 344: 1784

Watanobe H, Kawabe H (1996) Relapse of Graves' disease after oestrogen therapy for climacteric symptoms. Clin Endocrinol Oxf 45: 505.

Williams JB (1997) Adverse effects of thyroid hormones. Drugs Aging 11: 460

Störungen des Androgenhaushalts

U. Karck

16.1 Einleitung

 Detaillierte Kenntnisse über den weiblichen Androgenhaushalt sind für die tägliche Arbeit eines Frauenarztes von großer Bedeutung, da eine Vielzahl von Erkrankungen und Symptomen mit Krankheitswert auf Störungen desselben zurückzuführen oder mit ihnen assoziiert sind. Zu den häufigsten Symptomen gehören die Zeichen der vermehrten Androgenwirkung an der Haut, wie Seborrhö, Akne, Hirsutismus und bestimmte Formen des Haarausfalls sowie Zyklusstörungen und Infertilität. Sehr oft sind Störungen des Androgenhaushalts auch mit Störungen des Stoffwechsels assoziiert (s. folgende Übersicht).

Klinische Symptome, die bei Störungen im Androgenhaushalt gefunden werden können

- Hirsutismus
- Akne
- Seborrhö
- Alopezie
- Virilisierung (Klitorishypertrophie, tiefe Stimme, Zunahme der Muskelmasse)
- Adipositas
- Anovulation, Oligo-/Amenorrhö
- Galaktorrhö
- Menometrorrhagien
- Rezidivierende Ovarzysten und polyzystische Ovarien
- Sterilität
- Frühe Adrenarche
- Späte Menarche
- Fortgeschrittenes Knochenalter /Kleinwuchs
- Metaboles Syndrom (eingeschränkte Glukosetoleranz/Insulinresistenz, Adipositas, Hypertonie, Fettstoffwechselstörungen)

Störungen des Androgenhaushalts treten potentiell in jedem Lebensalter der Frau auf. Nicht nur deshalb sind sie von zentraler Bedeutung für die Praxis: Die Prävalenz der im fortpflanzungsfähigen Alter häufigsten Ovarfunktionsstörungen aus dem hyperandrogenämischen Formenkreis, z.B. das Syndrom polyzystischer Ovarien, nimmt in allen westlichen Ländern proportional zu der des Übergewichts zu und induziert sehr oft Androgenisierungserscheinungen der Haut und ihrer Anhangsgebilde, die die Patientin psychisch und sozial meist stark beeinträchtigen und deren Therapie für Frau und Arzt frustrierend sein kann. Bei normal-, insbesondere aber bei übergewichtigen Frauen sind sie häufig mit einer Insulinresistenz und Hyperinsulinämie assoziiert und signalisieren dann eine metabole Risikosituation (erhöhtes Risiko für kardiovaskuläre Erkrankungen, Diabetes mellitus Typ II und hormonassoziierte maligne Tumoren).

▶ Abschnitt 16.3 befasst sich im Rahmen der Endokrinologie des Übergewichts, das der häufigste Ausgangspunkt der pathogenetischen Kette bis zu Androgenisierungserscheinungen, Ovarfunktionsstörungen und metabolen Risiken ist, ausführlich mit den metabolen Aspekten der Hyperandrogenämie und des Übergewichts.

Aus obigen Aussagen ist abzuleiten, dass jedem Verdacht auf eine Störung im Androgenhaushalt nachgegangen werden muss, und zwar unabhängig vom Alter der Patientin und der Frage, ob eine Frau aktuell eine Schwangerschaft anstrebt oder nicht.

An dieser Stelle sei dem Leser empfohlen, sich als Grundlage für die folgenden Ausführungen zum gestörten Androgenhaushalt noch einmal mit den ▶ Abschn. 2.2, 2.5.3 und 2.6.3 zu befassen, in denen Synthese, Metabolisierung, biologische Wirkungen und Wirkungsmechanismen von Androgenen sowie einige ihrer biologischen Voraussetzungen ausführlich beschrieben sind. Wie dort ausgeführt, werden die Androgene der Frau im Wesentlichen in der Thekazellschicht und im Stroma der Ovarien sowie in der Zona reticularis der Nebennierenrinde (NNR) synthetisiert und in der Leber, der Muskulatur, dem Fettgewebe, der Haut und dem Zentralnervensystem metabolisiert. Die Metabolisierungsprodukte der Androgene und ihrer Vorstufen können biologisch sehr aktive Androgene, inaktive Androgenmetabolite oder Östrogene sein.

Um die exzessiven, unerwünschten Androgenwirkungen an ihren Zielorganen zu verstehen, sollte man sich erinnern, dass nicht nur die im Blut gemessenen erhöhten Androgenspiegel, sondern auch eine Reihe anderer Faktoren (▶ Abschn. 2.6.3) an ihrer Entstehung beteiligt sind.

Klinisch machen sich Störungen des Androgenhaushalts entweder durch eine unzureichende, fehlende oder exzessive Androgenwirkung bemerkbar. Während sich alle Formen der relativen oder absoluten Androgeninsensitivität spätestens in der Pubertät – der Lebensphase, in der die endokrine Aktivität der beiden androgensynthetisierenden Organe (Ovar, NNR) massiv zunimmt (▶ Abschn. 4.6, 4.8) – bemerkbar machen (▶ Abschn. 12.5.2, 13.5.3), können sich exzessive Androgenwirkungen in allen Lebensphasen vom Intrauterinleben bis ins Senium klinisch manifestieren. Auslöser unzureichender oder exzessiver Androgenwirkungen findet man auf sehr unterschiedlichen Funktionsebenen, die im Folgenden zusammengefasst sind.

Störungen der Steroidbiosynthese: Androgenexzess oder Androgenmangel

Mangelnde Androgenwirkung	Störungen der Androgenbiosynthese (z. B. 5α-Reduktasedefekt) Defekte des Androgenrezeptorsystems oder der intrazellulären Signaltransduktion
	Fehlen oder unzureichende Stimulation androgensynthetisierender Organe (primäre oder sekundäre Insuffizienz der Ovarien oder der NNR bzw. Fehlen dieser Organe)
Exzessive Androgenwirkung	Als Folge einer Störung der Kortisolbiosynthese und einer kompensatorisch vermehrten ACTH- und Androgenbiosynthese (z. B. adrenogenitales Syndrom)
	Als Folge einer exzessiven Stimulation androgenbildender Organe (Ovarien, Nebennierenrinde) durch LH-, hCG-, ACTH-, Insulinexzess ▼

Autonome (tumoröse) exzessive Androgensynthese in Ovarien und Nebennierenrinde

Exzessive Androgenwirkung durch Aufnahme von Androgenen, Anabolika u. a. Medikamenten

Erhöhung des Anteils freier, nicht SHBG-gebundener Androgene

Exzessive lokale Wirkungen von Androgenen

In der gynäkologisch-endokrinologischen Sprechstunde kommen Krankheitsbilder mit dem klinischen Merkmal exzessiver Androgenwirkungen sehr viel häufiger vor als solche mit einem Androgendefizit oder unzureichenden Androgenwirkungen.

Zur Begriffsbestimmung

Unter dem Oberbegriff der Androgenisierung werden alle pathologischen, exzessiven Androgenwirkungen am äußeren Erscheinungsbild der Frau zusammengefasst. Besonders intensive Androgenwirkungen (Klitorishypertrophie, Zunahme der Muskelmasse, Stimmvertiefung) nennt man Virilisierung. Diese Differenzierung ist sinnvoll, weil der Virilismus häufiger als leichtere Formen der Androgenisierung auf schwere, genetisch bedingte Defekte der Steroidbiosynthese oder auf gut- und bösartige Tumoren zurückzuführen ist, die entweder Androgene exzessiv sezernieren oder deren Produkte (z. B. ACTH, LH) die Androgensekretion übermäßig stimulieren.

Hirsutismus, Seborrhö, Akne und die androgenetische Alopezie sind Folgen einer exzessiven Androgenwirkung an den verschiedenen Zielstrukturen der Haut (den Haarfollikeln des Körpers, den Talgdrüsen und dem Haupthaar). Diese vier klinischen Phänomene findet man sowohl bei leichteren Formen der Androgenisierung als auch beim Virilismus. Sie veranlassen Frauen häufig, in die endokrinologische Sprechstunde zu gehen, weil sie kosmetisch stören und unter Umständen das Selbstwertgefühl erheblich beeinträchtigen. Da Haut und Hautanhangsgebilde aber nicht die einzigen Erfolgsorgane der Androgene sind, sollten Androgenisierungserscheinungen unabhängig davon, ob sich die Patientin subjektiv psychisch beeinträchtigt fühlt oder nicht, Anlass sein, nicht nur ihrer Ursache nachzugehen, sondern auch den Auswirkungen eines Androgenexzesses auf eine Reihe anderer Organsysteme und -funktionen (z. B. in Form von Ovarfunktionsstörungen, als Brustatrophie, auf den Fettstoffwechsel, auf die Psyche, die Leberfunktion, als SHBG-Erniedrigung, auf die Muskulatur, oder als androgenabhängige Organfehlbildung in Form einer Klitorishypertrophie).

Erhöhte Androgenspiegel sind Indizien insbesondere für ein potentiell erhöhtes Risiko kardiovaskulärer Erkrankungen, denn zum einen wirken sie sich per se nachteilig auf den Fettstoffwechsel und das Herz-Kreislauf-System aus, zum anderen sind sie alleine oder in Kombination mit exzessiven Androgenwirkungen an der Haut häufig Begleitsymptome und Folge einer Hyperinsulinämie und Insulinresistenz, der Kardinalsymptome beim metabolen Syndrom (▶ Abschn. 17.3.1), das in hohem Maße u. a. kardiovaskuläre Erkrankungen, hor-

monabhängige gut- oder bösartige Tumoren und Störungen der Fortpflanzungsfunktionen nach sich ziehen kann.

> Unter präventivmedizinischen Gesichtspunkten ist es somit geboten, Androgenisierungserscheinungen und erhöhte Androgenblutspiegel bis zum Beweis des Gegenteils als Hinweis auf eine Stoffwechselstörung und damit als potentielle Auslöser für die genannten Volkskrankheiten zu sehen.

In den folgenden Abschnitten werden die häufigsten Ursachen der Androgenisierungserscheinungen und der Hyperandrogenämie in der Reihenfolge ihrer Häufigkeit dargestellt. So steht in der heutigen weiblichen Population das Übergewicht an erster Stelle, insbesondere dasjenige mit androider Fettverteilung. Relativ häufig sind auch die heterozygoten Formen des sog. 21-Hydroxylasedefekts im Rahmen eines adrenogenitalen Syndroms (AGS; s. ▶ Abschn. 16.4.1); alle übrigen Ursachen des Androgenexzesses sind sehr selten.

Das Übergewicht einer Frau gibt zwar eine plausible Erklärung für die klinischen Zeichen des Androgenexzesses ab, das bedeutet aber nicht automatisch den Ausschluss anderer oder zusätzlicher Ursachen, beispielsweise einer heterozygoten Form des AGS. Dies ist vor allem zu beachten, wenn eine übergewichtige Frau mit einem Androgenexzess schwanger werden möchte. In einem solchen Fall müssen vor Eintritt einer Schwangerschaft zwei Fragen beantwortet werden:

— Welches Risiko stellt das Übergewicht für den Eintritt und den Verlauf der Schwangerschaft und für die intrauterine Entwicklung des Kindes dar?
— Wie groß ist das Risiko, dass der Fetus einer Schwangeren mit einer heterozygoten Form eines AGS dessen homozygote Form hat und deshalb möglicherweise schon intrauterin virilisiert wird (▶ Abschn. 12.5.4)?

Für die Praxis der Abklärung eines Androgenexzesses hat es sich bewährt, einer Systematik zu folgen, die die vom Arzt erfassbare und von der Patientin berichtete Symptomatik vorgibt (s. hierzu den speziellen Fragebogen in ▶ Abschn. 23.7; zur anamnestischen Systematik der Abklärung einer hyperandrogenämischen Störung der Ovarfunktion und von Androgenisierungserscheinungen sei auf ▶ Abschn. 16.7, 23.3.6 und ◻ Tabelle 23.5 verwiesen).

16.2 Determinanten der biologischen Wirkung von Androgenen

In ▶ Abschn. 2.6.3 sind die Wirkungen der Androgene dargestellt worden; dort ist auch erläutert, dass eine Vielzahl von Faktoren bestimmen, ob und in welchem Ausmaß Androgene wirksam, unter welchen Voraussetzungen Androgenisierungserscheinungen zu erwarten sind, warum erhöhte Androgenspiegel im Blut nicht immer mit Androgenisierungserscheinungen einhergehen müssen und umgekehrt, warum trotz weitgehend normaler Androgenspiegel ein Hirsutismus oder andere klinische Korrelate einer exzessiven Androgenwirkung nachweisbar sein können. ◻ Tabelle 16.1 gibt die quantitative Bedeutung der drei potentiellen Androgenquellen unter normalen Bedingungen wieder.

Die biologische Wirkung eines Androgens ist abhängig von folgenden Faktoren:
— Dichte der Androgenrezeptoren im Zielgewebe,

- Affinität des jeweiligen Androgens zum Rezeptor,
- zellspezifische Rezeptorwirkung (Koregulatoren und Postrezeptorsignaltransduktion),
- Aktivität und Spezifität lokaler metabolisierender Enzyme im Zielgewebe,
- Androgenkonzentration im Blut und an der Zielzelle/-gewebe,
- Anteil des nicht protein(SHBG)-gebundenen Androgens an der Gesamtkonzentration,
- Dauer der Einwirkung am Zielgewebe.

Aus dieser Aufstellung wird deutlich, dass sowohl substanzspezifische Eigenschaften, als auch Eigenschaften des Zielgewebes bestimmen, ob und in welchem Ausmaß ein Androgen wirksam ist. Hierbei ist zu berücksichtigen, dass Androgene – wie auch andere Sexualsteroide – nur in freier, nicht in proteingebundener Form biologisch wirksam sind. Besonders stark an SHBG binden die biologisch aktivsten Androgene, nämlich Testosteron und sein Metabolit Dihydrotestosteron (DHT; ► Kap. 2, Kap. 6). Sie haben mit anderen an SHBG reversibel bindenden Sexualsteroiden gemeinsam, dass sie am Kohlenstoffatom 17 der Steroidringstruktur eine Hydroxylgruppe haben, also 17-Hydroxysteroide sind, während die sog. 17-Ketosteroide (z. B. Androstendion, DHEA) an SHBG nicht binden können.

Die Bindung an SHBG begünstigt die reversible Inaktivierung von Testosteron und DHT und vermindert dadurch die Androgenwirkung. Alle natürlichen und synthetischen Substanzen, welche die SHBG-Synthese stimulieren (z. B. Östradiol, L-Thyroxin, Ethinylöstradiol, Antiandrogene), fördern die reversible Inaktivierung der genannten Androgene. Allerdings ist bisher unzureichend belegt, wie sich die pharmazeutische Manipulation der SHBG-Synthese und der SHBG-Konzentration im Blut als eine der Variablen der Androgenwirkung quantitativ auf Androgenisierungserscheinungen auswirkt.

Insulin hemmt die Synthese und Sekretion von SHBG ebenso wie Androgene oder Gestagene mit androgener Partialwirkung. Man findet deshalb bei allen klinischen Konstellationen, bei denen sowohl die Androgen- als auch die Insulinspiegel hoch sind, besonders niedrige SHBG-Spiegel und damit einen hohen Anteil freien Testosterons im Blut. Eine solche Konstellation ist bei Übergewichtigen gegeben, insbesondere wenn sie eine androide Fettverteilung und eine Insulinresistenz haben (Ykijarvinen et al. 1995).

◻ Tabelle 16.1. Quantitativer Beitrag einzelner androgenproduzierender Organe an den Blutandrogenspiegeln gesunder Frauen

	NNR [%]	Ovar [%]	Peripherie (Leber, Muskulatur, Haut u. a.) [%]
DHEAS	80–90	10–20	5
DHEA	60–70	10–25	5
Testosteron	20–30	20–30	20–30

16.3 Normale Androgenspiegel und Hyperandrogenämie

Was sind normale Androgenspiegel und ab wann kann man von zu hohen oder zu niedrigen Androgenspiegeln sprechen? Wenn wir im Folgenden von Normalwerten sprechen, sind dies Werte, die im sog. Referenzbereich liegen. Bei der Festlegung eines Referenzbereichs geht es darum, für die jeweilige klinische Fragestellung eine bestmögliche Relation zwischen Spezifität und Sensitivität des jeweiligen diagnostischen Parameters zu erhalten; ob man im Zweifelsfall Spezifität oder Sensitivität einer Hormonbestimmung priorisiert, hängt von der jeweiligen klinischen Fragestellung ab. (Zu dieser Problematik ► Abschn. 24.5.).

Liegen Androgenspiegel im Referenzbereich, bedeutet das aber nicht unbedingt auch, dass keine Störung des Androgenhaushalts vorliegt. Als beredtes Beispiel dafür sei erwähnt, dass ungefähr ein Drittel aller Frauen mit Hirsutismus normale Testosteron- und DHEAS-Spiegel haben. Dies ist nicht verwunderlich, wenn man sich vergegenwärtigt,

- dass es verschiedene Determinanten der Androgenwirkung gibt;
- dass bei der klassischen, in ► Abschn. 23.3.6 beschriebenen Diagnostik von Androgenisierungserscheinungen und Ovarfunktionsstörungen nicht das an den meisten Zielorganen eigentlich wirksame Hormon, nämlich 5α-DHT, sondern seine metabolen Vorstufen Testosteron und DHEAS bestimmt werden;
- dass in der Regel Gesamttestosteron, also die Summe aus freiem und proteingebundenem Testosteron bestimmt wird;
- dass Einflussgrößen wie Zyklusphase und Schwangerschaft die gemessenen Testosteronkonzentrationen nachhaltig beeinflussen;
- dass Störfaktoren jede Hormonbestimmung beeinträchtigen können (zur Definition der Begriffe »Einflussgrößen« und »Störfaktoren« ► Abschn. 24.3, 24.4);
- dass insbesondere bei Grenzwerten die jeweilige Intra- und Interassayvariation (► Abschn. 24.2) bekannt sein muss, um einen Hormonwert kritisch beurteilen zu können und einen Laborbefund nicht überzuinterpretieren;
- dass die Referenzwerte verschiedener Labors, je nach angewandter Methodik, erheblich variieren können.

Was die normalen Testosteronkonzentrationen der Frau im geschlechtsreifen Alter betrifft, so schwanken diese zyklus- und tageszeitabhängig stark. Das gilt sowohl für die durchschnittlich gemessenen Konzentrationen als auch für die als Folge des pulsatilen Sekretionsmusters von Testosteron im Blut nachweisbaren akuteren Schwankungen seiner Konzentration. Diese Pulsatilität der Testosteronschwankungen ist in der frühen Follikelreifungsphase und in den frühen Abendstunden geringer als in der periovulatorischen Phase und in den Morgenstunden. Die Durchschnittswerte der Testosteronkonzentrationen sind in der frühen Follikelreifungsphase etwas niedriger (0,35 ng/ml) als in der periovulatorischen Phase (0,5 bis 0,6 ng/ml). Je nach Referenzbereich des jeweiligen Labors kann man von eindeutig auffälligen oder pathologischen Testosteronwerten erst ab 0,7 bis 1,0 ng/ml sprechen und dies nur dann, wenn ein solcher Wert nicht durch eine Einflussgröße wie z.B. eine fortgeschrittene Schwangerschaft bedingt ist.

Die in ▶ Abschn. 24.6 angegebenen Referenzwerte entsprechen in etwa den geläufigsten, im Folgenden aufgelisteten Referenzbereichen der Androgenparameter bei Frauen:

- freies Testosteron (dialysierbar) 1–8 pg/ml;
- nicht SHBG-gebundenes (dialysierbares und leicht gebundenes) Testosteron 10–100 pg/ml;
- Androstendion 0,47–2,68 ng/ml;
- DHEA 1,5–8 ng/ml;
- DHEAS 0,5–3 µg/ml.

> Der Referenzbereich des SHBG liegt bei nicht schwangeren Frauen im fortpflanzungsfähigen Alter zwischen 7,5 und 22 nmol/mmol Kreatinin. Im zweiten und dritten Schwangerschaftstrimenon sind die SHBG-Konzentrationen als Folge der zunehmenden Östrogeneinwirkung auf die Leber um ein Vielfaches höher, sekundär dadurch auch die Konzentration des Gesamttestosterons.

Zwischen der Konzentration von freiem Testosteron und Gesamttestosteron besteht eine sehr enge quantitative Korrelation. Damit ist in der Regel ein Rückschluss vom Gesamttestosteron auf das freie Testosteron möglich, das also routinemäßig nicht bestimmt werden muss.

16.4 Ursachen der Hyperandrogenämie

Die folgenden Ausführungen beschreiben die häufigsten klinischen Krankheitsbilder mit einer Hyperandrogenämie und exzessiven Androgenwirkungen. Die Darstellung ist eine auf der Ätiologie und Pathogenese aufbauende Systematik. Sie entspricht nicht der Situation in der Praxis, in der die Diagnostik und Differentialdiagnostik mit den von der Patientin oder dem Arzt registrierten Symptomen beginnt (mit Letzterer befassen sich die ▶ Abschn. 16.7, 23.3.6).

Eine Hyperandrogenämie ist auf eine adrenale, eine ovarielle oder auf beide Quellen zurückzuführen. Die quantitative Zuordnung der Hyperandrogenämie zu einem Organ ist zwar durch verschiedene diagnostische Tests möglich, aber erstens finden sich meist Mischformen und zweitens ist sie häufig ohne Belang für die Wahl der Therapie.

An dieser Stelle sei nochmals daran erinnert, dass ein Großteil hyperandrogenämischer Störungen mit Störungen des Glukose- und Insulinhaushalts assoziiert ist (▶ Abschn. 17.3.1):

> Die Überprüfung des Zuckerhaushalts und des Fettstoffwechsels ist fester Bestandteil der Differentialdiagnostik jeder Störung im Androgenhaushalt.

16.4.1 Adrenale Hyperandrogenämie

Im Folgenden werden zunächst die Ursachen der Hyperandrogenämie adrenalen Ursprungs beschrieben.

Eine sehr häufige Ursache ist die **exzessive Stimulation der adrenalen Biosynthese** von Androgenen als Folge einer pathologischen Sekretion von tropen Hormonen, insbesondere ACTH. Diese Form findet man bei genetisch bedingten Störungen der Biosynthese von Kortisol, die infolge eines relativen Kortisoldefizits sekundär zu vermehrter ACTH-Aus-

schüttung und damit zur Hypersekretion adrenaler Androgenvorstufen (DHEA und DHEAS) führen. Dieser Mechanismus ist bei allen Formen des angeborenen oder erworbenen AGS (s. unten und ▶ Abschn. 12.5.4, 23.3.6) gegeben.

Auch sehr seltene **ACTH-produzierende Tumoren**, beispielsweise Lungenkarzinome, können Ursache einer adrenalen Übersekretion von Androgenen sein, ebenso die chronische Überaktivität der Hypothalamus-Hypophysen-Nebennieren-Achse bei unterschiedlichen Formen von **chronischem Stress.**

Sehr selten, wenn überhaupt jemals, ist man in der gynäkologisch-endokrinologischen Sprechstunde **mit androgenbildenden Tumoren der Nebennierenrinde** befasst.

Die bei **Übergewicht** nachweisbare Hyperandrogenämie ist meist sowohl adrenalen als auch ovariellen Ursprungs.

Adrenogenitales Syndrom

Die schweren kongenitalen Formen der adrenalen Hyperandrogenämie werden meist schon bei der Geburt entdeckt und gehen häufig mit einem Salzverlustsyndrom einher; man spricht dann von einem AGS mit Salzverlust. Diese schweren Formen sind die Domäne der pädiatrischen Endokrinologie (▶ Abschn. 12.5.4).

Wesentlich häufiger und damit für den Gynäkologen von großer praktischer Bedeutung sind die in der Adoleszenz oder im jungen Erwachsenenalter sich klinisch manifestierenden Störungen, die unter dem Begriff des **postpuberalen AGS** zusammengefasst werden. Bei der auch als »Late-onset-AGS« bezeichneten Erkrankung liegt ein heterozygoter Enzymdefekt vor.

Gemeinsam ist allen Formen des AGS, dass die Kortisolsynthese beeinträchtigt ist, wenn auch in unterschiedlichem Ausmaß. Durch die schon erwähnte kompensatorisch erhöhte ACTH-Sekretion kommt es zu einem Anstau der Metabolite vor dem beeinträchtigten Syntheseschritt (◻ Abb. 2.12). Am häufigsten betroffen ist das Enzym **21-Hydroxylase** (ca. 95% der zur Androgenisierung prädisponierenden adrenalen Enzymdefekte, ◻ Tabelle 16.2; ◻ Abb. 16.1, 16.2). Kennzeichnend für diesen Enzymdefekt ist die Erhöhung der Konzentration des basalen und/oder des stimulierten 17α-Hydroxyprogesterons, des Testosterons und des Androstendions.

Der zweithäufigste Defekt betrifft die **11-Hydroxylase**. Charakteristisch für diese Störung ist eine Erhöhung der Konzentration von 11-Desoxykortisol, Desoxykortikosteron sowie von Androstendion und Testosteron.

Ein weiterer, relativ seltener Defekt beruht auf der Mutation des Gens für die **3β-Hydroxysteroid-Dehydrogenase.**

◻ **Tabelle 16.2.** Genetik und Metabolismus des androgenitalen Syndroms

Mutiertes Gen	Enzym	Häufigkeit [%]
P450c21	21-Hydroxylase	95
P450c11β	11β-Hydroxylase	1–2
3βHSD	3β-Hydroxysteroid-dehydrogenase	1–2
P450c17	17-Hydroxylase	<1

Dieser Defekt ist gekennzeichnet durch erhöhte Serumspiegel von Pregnenolon, 17-Hydroxypregnenolon sowie von DHEA und DHEAS, drei Δ5-Ketosteroiden (Definition ► Abschn. 2.2.1). Die ◘ Abbildungen 16.1 und 16.2 sowie die folgenden Übersichten zu den jeweiligen Enzymdefekten zeigen, welche Steroide vor dem jeweils mutierten Enzym angestaut werden und für den jeweiligen Enzymdefekt typisch sind. ◘ Abb. 16.3 fasst die Reaktionsformen der einzelnen für den jeweiligen Enzymdefekt charakteristischen Metabolite nach einem ACTH-Test zusammen.

21-Hydroxylase-Mangel. Wegen seiner Häufigkeit soll der 21-Hydroxylase-Mangel detaillierter besprochen werden (► Abschn. 12.5.4, 24.7.3). Grund dieses Mangels sind Mutationen im 21-Hydroxylase-Gen, demCYP21-Gen (oder P450c21). Je nach Lokalisation der Mutation kommt es zu einer mehr oder weniger ausgeprägten Beeinträchtigung der enzymatischen Aktivität des von diesem Gen exprimierten Enzyms.

Es sind multiple Mutationen beschrieben worden; zwischen der Schwere der Veränderung des Genotyps und dem beobachteten Phänotyp besteht in der Regel eine gute Assoziation, in manchen Fällen gibt es jedoch auch eine deutliche Dissoziation zwischen Genotyp und klinischem Phänotyp (Wilson et al. 1995).

Vom schweren, klassischen 21-Hydroxylase-Mangel betroffene Mädchen sind bereits intrauterin einem massiven Androgenüberschuss ausgesetzt gewesen und werden daher typischerweise mit einem deutlich virilisierten externen Genitale geboren, sofern die Mutter während der Schwangerschaft nicht mit einem plazentagängigen Glukokortikoid zur Unterdrückung der exzessiven ACTH-Sekretion der fetalen Hypophyse behandelt worden ist. Im Gegensatz zu den in der Pubertät sich manifestierenden, klinisch leichteren AGS-Formen ist beim klassischen AGS die Fähigkeit zur Kortisolsynthese massiv eingeschränkt und entsprechend größere Mengen an Androgenvorstufen fallen als Intermediärprodukte der

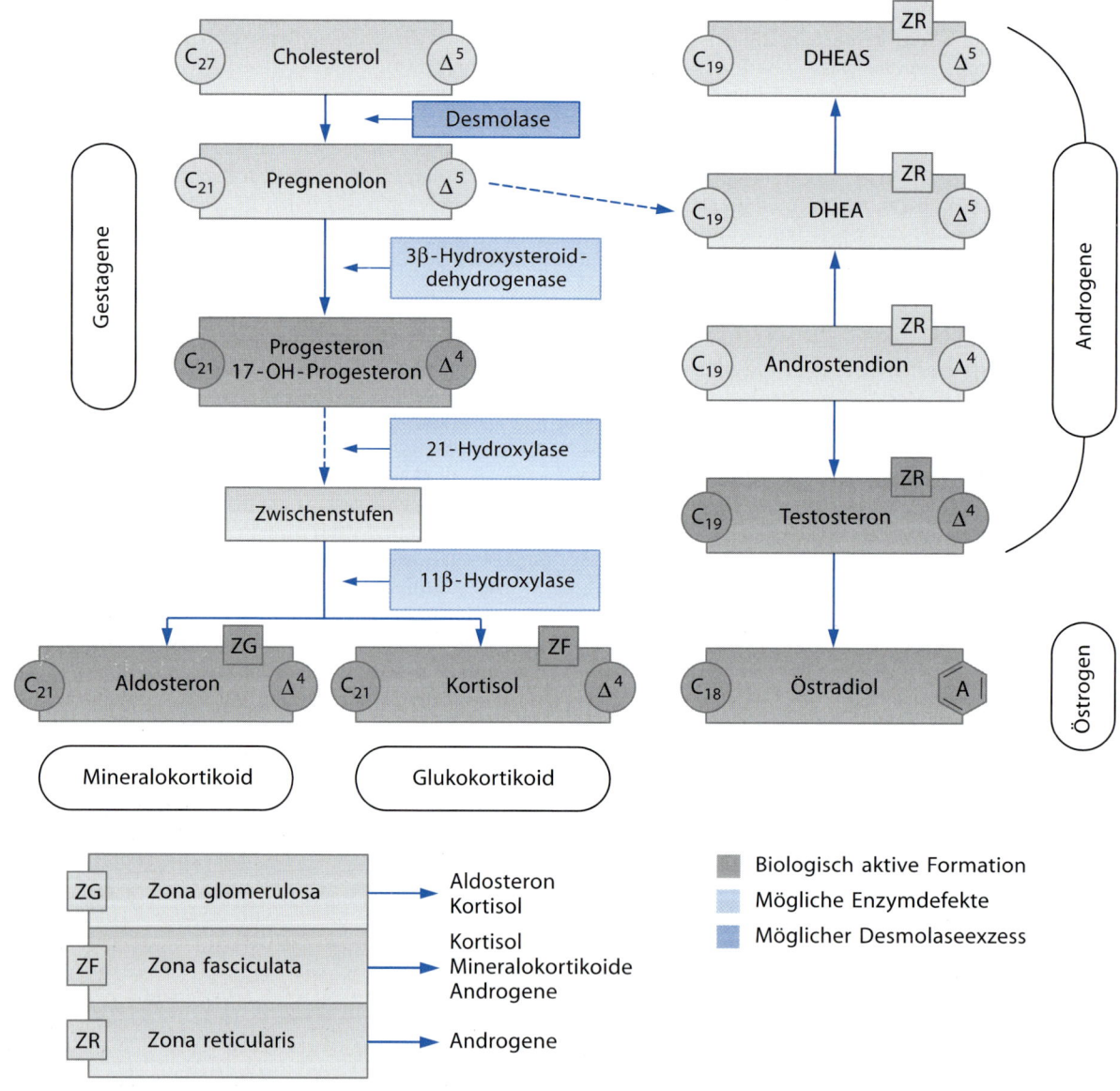

◘ **Abb. 16.1.** Wichtige Metabolisierungsschritte bei der Synthese von Steroiden in der Nebennierenrinde

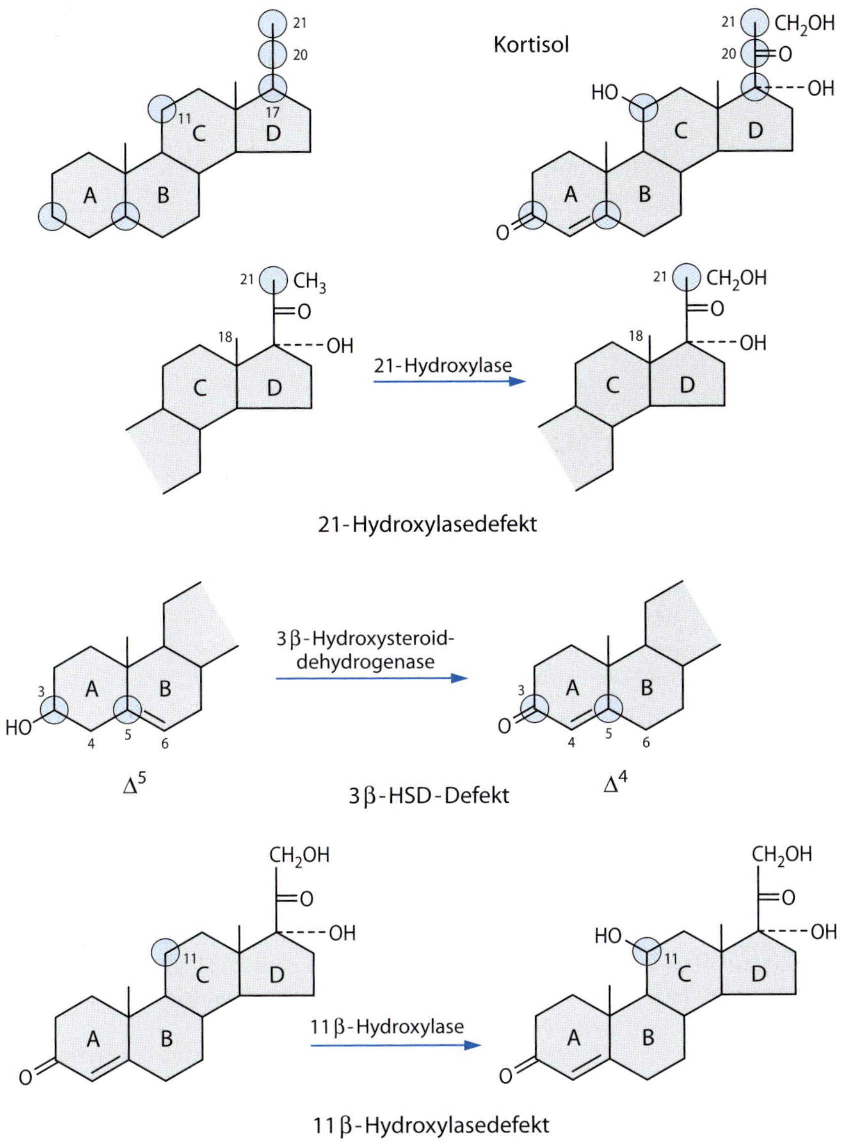

■ **Abb. 16.2.** Enzyme und metabole Schritte, die beim adrenogenitalen Syndrom beeinträchtigt werden können

Kortisol

21-Hydroxylase

21-Hydroxylasedefekt

3β-Hydroxysteroid-dehydrogenase

Δ^5

3β-HSD-Defekt

Δ^4

11β-Hydroxylase

11β-Hydroxylasedefekt

Kortisolsynthese vor dem Enzymblock an. Es sind dies neben dem nicht androgen aktiven Metaboliten 17α-Hydroxyprogesteron die androgen nicht aktiven Metabolite DHEA und sein Sulfat sowie die biologisch aktiven Androgene Testosteron und Dihydrotestosteron, deren Konzentrationen im Blut erhöht sind (▶ Abb. 16.1, 16.3).

Neben dem virilisierten Genitale haben unbehandelte Mädchen (und Jungen) postpartal ein beschleunigtes Knochenwachstum mit verminderter Endgröße bei vorzeitigem Epiphysenverschluss, der auf dem schon intrauterin einsetzenden exzessiven Angebot an Androgenen beruht, die als obligate Vorstufen der Östrogene in diese verstärkt umgewandelt werden. Ungefähr drei Viertel der betroffenen Patientinnen sind darüber hinaus nicht in der Lage, genügende Mengen des Mineralokortikoids Aldosteron zu synthetisieren; sie haben deshalb eine Störung der Natriumbilanzierung und einen urinären Salzverlust, der zu rezidivierenden und lebensbedrohlichen hyponatriämischen Dehydrationen prädisponiert. Die davon Betroffenen benötigen eine lebenslange Substitution mit einem Gluko- und einem Mineralokortikoid und

werden in der Regel von pädiatrischen, später von internistischen Endokrinologen betreut.

Patientinnen, bei denen lediglich die Kortisolsynthese gestört ist, die aber eine ausreichende Aldosteronproduktion ohne Salzverlust (AGS ohne Salzverlust) haben, haben nur die klinischen Zeichen der pränatalen Virilisierung.

Die milden, sich spät manifestierenden Formen des AGS (Late-onset-AGS), die meist auf genetischen Veränderungen im CYP21-Gen beruhen, haben eine nur mäßige Einschränkung der 21-Hydroxylase-Aktivität (20 bis 50%; Übersicht bei White u. Speiser 2000). Bei den davon betroffenen Mädchen liegt bei der Geburt keine oder eine nur angedeutete Virilisierung des äußeren Genitale vor.

Die Blutkonzentrationen der adrenalen Vorläufermetabolite (speziell des 17α-Hydroxyprogesteron), die in der Steroidgenese vor der Einwirkung der 21-Hydroxylase anfallen, sind bei den postpuberalen Formen des AGS im Vergleich zum klassischen angeborenen 21-Hydroxylase-Mangel nur mäßig erhöht. Ihre Konzentrationen liegen zwischen den Werten, die bei heterozygoten Überträgern des 21-Hydroxylase-Man-

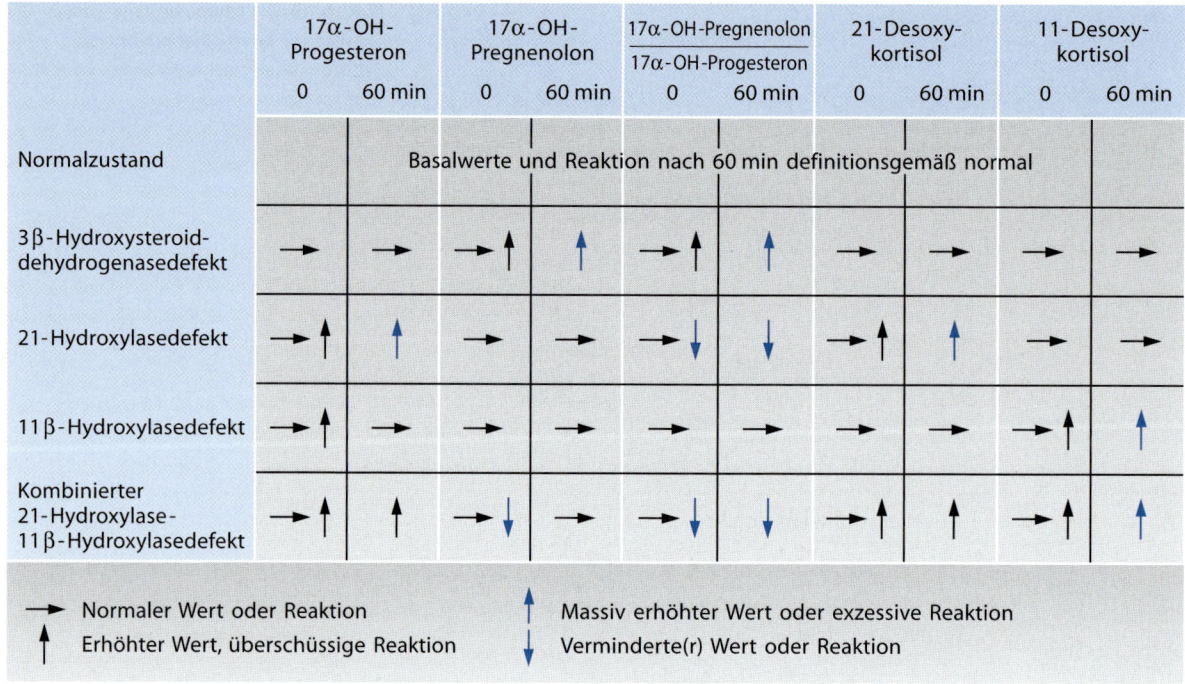

	17α-OH-Progesteron		17α-OH-Pregnenolon		$\dfrac{\text{17α-OH-Pregnenolon}}{\text{17α-OH-Progesteron}}$		21-Desoxy-kortisol		11-Desoxy-kortisol	
	0	60 min	0	60 min	0	60 min	0	60 min	0	60 min
Normalzustand	Basalwerte und Reaktion nach 60 min definitionsgemäß normal									
3β-Hydroxysteroid-dehydrogenasedefekt	→	→	→ ↑	↑	→ ↑	⬆	→	→	→	→
21-Hydroxylasedefekt	→ ↑	↑	→	→	→ ↓	↓	→ ↑	↑	→	→
11β-Hydroxylasedefekt	→ ↑	→	→	→	→	→	→	→	→ ↑	⬆
Kombinierter 21-Hydroxylase-11β-Hydroxylasedefekt	→ ↑	↑	→ ↓	→	→ ↓	↓	→ ↑	↑	→	⬆

→ Normaler Wert oder Reaktion   ↑ Massiv erhöhter Wert oder exzessive Reaktion
↑ Erhöhter Wert, überschüssige Reaktion   ↓ Verminderte(r) Wert oder Reaktion

Abb. 16.3. Interpretation des ACTH-Tests zur Erfassung adrenaler Enzymdefekte

gels ohne Androgenisierungserscheinungen und Patientinnen mit der schweren, klassischen Form der Erkrankung gemessen werden. Ihre 17α-Hydroxyprogesteronspiegel liegen nach ACTH-Provokation (► Abschn. 24.6) meist >10 ng/ml.

> Wegen der bei den verschiedenen AGS-Formen erhaltenen zirkadianen Rhythmik der adrenalen Hormonausschüttung müssen die für die Labordiagnostik erforderlichen Blutentnahmen am Morgen erfolgen. Dies gilt auch für den basalen 17α-Hydroxyprogesteronspiegel.

Charakteristisch für die sich erst in der Pubertät manifestierenden Formen des AGS ist eine individuell außerordentlich große Variationsbreite klinischer Symptome; die häufigsten sind eine prämature Pubarche, eine ausgeprägte Akne, der sich in der Pubertät und Adoleszenz entwickelnde Hirsutismus und Zyklusstörungen.

> Eine primäre Oligomenorrhö und ein Abstand zwischen Thelarche und Menarche von mehr als drei Jahren sind hoch verdächtig auf ein postpuberal sich manifestierendes AGS, sofern die geläufigsten anderen potentiellen Ursachen (Leistungssport, Untergewicht, Anorexia nervosa, Klimakterium praecox, Gonadendysgenesie, hyperprolaktinämische Störungen) ausgeschlossen sind.

Wahrscheinlich sind manche genetischen Merkmalträgerinnen auch weitgehend asymptomatisch. Die Inzidenz des Late-onset-AGS wird mit 0,1% in der Bevölkerung europäischen Ursprungs vermutet.

Heterozygote Träger eines mutierten CYP21-Gens. In Reihenuntersuchungen an gesunden Neugeborenen wurden 5% der untersuchten Kinder als Überträger von Mutationen des CYP21 Gens identifiziert, welche mit schweren oder leichten Formen des AGS assoziiert sein können. Heterozygote Träger eines einzelnen mutierten Allels haben bei häufig noch normalen basalen 17α-Hydroxyprogesteronspiegeln nach ACTH-Stimulation mäßig erhöhte 17α-Hydroxyprogesteronwerte. Allerdings gibt es beim Ausfall des ACTH-Tests zwischen heterozygoten Trägern und nicht betroffenen Individuen deutliche Überlappungen.

Da Mutationen unterschiedlicher Enzyme der Steroidbiosynthese die Synthese von Kortisol beeinträchtigen können, werden je nach Lokalisation des Enzymdefekts unterschiedliche Steroidmetabolite vor dem gestörten Enzym vermittelten Syntheseschritt angestaut und erscheinen dann im Blut in erhöhter Konzentration. (Für die häufigsten Enzymdefekte illustrieren dies die Abb. 16.1 und 16.3; s. auch Übersichten unten).

Warum ist es wichtig, alle Formen des adrenogenitalen Syndroms zu erfassen?

Es gibt gute Gründe, ein postpuberal sich manifestierendes AGS auch bei milder Ausprägung »einfacher« Androgenisierungserscheinungen zu erfassen: So können Patientinnen mit einem postpuberalen AGS von einer Langzeitsuppressionsbehandlung mit Glukokortikoiden (z. B. Hydrokortison bzw. Dexamethason) profitieren, indem sich z. B. nach Normalisierung der Androgenspiegel die Ovulationsfähigkeit wieder einstellt (Maroulis 1981). Auch bei einer schwangeren Symptomträgerin ist die Identifikation nichtklassischer Formen des AGS wichtig, damit herausgefunden werden kann, ob sie auch genetische Merkmalträgerin ist, weil dann durch die Untersuchung beider Ehepartner das Risiko einer klassischen Form des AGS abgeschätzt und unter Umständen eine pränatale Diagnostik und ggf. eine Glukokortikoidtherapie eingeleitet werden kann (Chrousos et al. 1985).

> Bei hyperandrogenämischen Frauen mit Oligoamenorrhö
> und/oder Hirsutismus sollte der ACTH-Test (▶ Abschn. 23.3.6)
> großzügig angewandt werden.

Heute ist auch eine direkte Genanalyse zum Ausschluss eines 21-Hydroxylasedefekts möglich. Bisher sind 13 Punktmutationen bekannt, wobei auffällig ist, dass die Kenntnis des Genotyps keine Voraussage des klinischen Phänotyps ermöglicht. Ausgehend vom Genotyp wird bei künftigen Untersuchungen zu klären sein, ob die heute gültigen Referenzwerte des ACTH-Tests valide sind (Wilson et al. 1995; Gunn et al. 1993).

Bei welchen Patientinnen sollte ein ACTH-Test durchgeführt werden?

Viele Autoren empfehlen zum Ausschluss eines sich spät manifestierenden AGS die Bestimmung eines basalen und ACTH-stimulierten 17α-Hydroxyprogesteronwerts bei allen hirsuten Frauen mit Oligo-/Amenorrhö. Andere dagegen schlagen – überwiegend aus Kostengründen – die Durchführung eines solchen ACTH-Tests lediglich dann vor, wenn die

17α-Hydroxyprogesteron- und Testosteronspiegel im eindeutig pathologischen Bereich liegen (z. B. 17α-Hydroxyprogesteron >2,0 ng/ml, Testosteron >1,2 bis 1,5 ng/ml; Brodie u. Wentz 1987). Wie ◻ Abb. 16.4. zeigt, erfasst man jedoch mit einem nach den zuletzt genannten Richtlinien veranlassten ACTH-Test nicht mehr alle heterozygoten Merkmalträger.

Therapie und Therapieüberwachung

Eine adäquat dosierte Glukokortikoidtherapie vermindert die endogene ACTH-Stimulation der NNR und bremst dadurch die Sekretion von adrenalen Androgenen und Kortisolvorstufen. Sie ist sinnvoll, wenn eine Frau mit einer adrenalen Übersekretion von Androgenen im Rahmen eines AGS anovulatorisch ist und schwanger werden möchte. Bei adäquater Dosierung ist längerfristig nicht nur ein Rückgang von Androgenisierungserscheinungen an der Haut, sondern auch die Normalisierung einer gestörten Ovarfunktion zu erwarten. Ob man zur Suppression von erhöhten Androgenkonzentrationen beim postpuberalen AGS Dexamethason verabreicht oder Kortisol in fraktionierten Dosen über den Tag verteilt gibt (z. B. 50% der Dosis frühmorgens, je 25% am Nachmittag

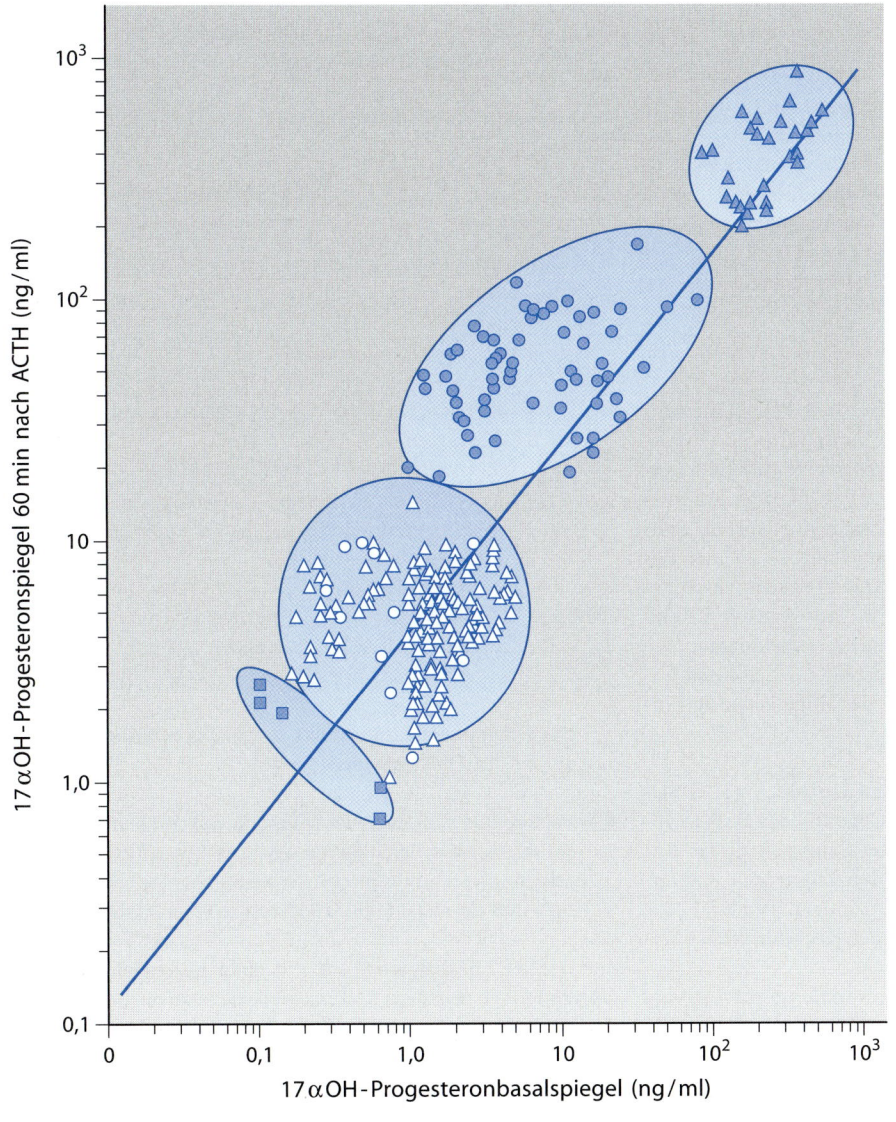

◻ **Abb. 16.4.** Vergleich zwischen basalen und ACTH-stimulierten Serum-α-Hydroxyprogesteronkonzentrationen (60 min nach Injektion); Populationen: genetisch Gesunde sowie Patientinnen mit klassischer und mit nichtklassischer kongenitaler adrenaler Hyperplasie; heterozygote Erbmalträgerinnen für: klassische kongenitale adrenale Hyperplasie, nichtklassische kongenitale adrenale Hyperplasie. (Nach Wilson et al. 1995)

▲ klassische
● nicht klassisch
△ heterozygot klassisch
■ genetisch Gesunde
○ heterozygot nicht klassisch

und am späten Abend), hängt davon ab, ob im Rahmen des AGS die Kortisolsekretion nachhaltig gestört ist. Wenn dies – wie in der überwiegenden Zahl postpuberaler AGS-Formen – nicht der Fall ist, ist es eine Frage des Ermessens und der Erfahrung, welches von beiden genutzt wird, solange mit dem jeweils eingesetzten Präparat die Androgenspiegel gut supprimierbar sind.

> Bei einem klassischen 21-Hydroxylasedefekt und einer stark eingeschränkten Kortisolsynthese ahmt man den Tagesrhythmus der normalen Kortisolsekretion dadurch nach, dass man die höhere Dosis morgens verabreicht (s. oben).

Dexamethason als lang wirksames Glukokortikoid supprimiert die Hypothalamus-Hypophysen-Nebennierenrinden-Achse stärker als Kortisol (Hydrokortison) oder Prednisolon in vergleichbaren Dosen. Außerdem wird ihm eine geringere Fähigkeit zur Flüssigkeitsretention nachgesagt als anderen Glukokortikoiden (Maroulis 1981). Wegen des typischen Tag-Nacht-Rhythmus der NNR wird es spät abends verabreicht, sofern die Kortisolsynthese nicht oder nur marginal eingeschränkt ist. Meist reichen 0,5 mg Dexamethason am Abend aus.

Cave

Wegen der möglichen Überdosierungsgefahr mit dem Risiko iatrogener cushingoider Symptome (Gewichtszunahme, Ödemneigung und andere Zeichen des Cushing-Syndroms) sollten die morgendlichen Nüchternkortisolspiegel (8 Uhr) in 3- bis 6-monatigen Abständen überprüft werden. Liegen sie zwischen 20 und 30 ng/ml, sind Überdosierungserscheinungen nicht zu befürchten.

Bei Nachweis eines postpuberalen AGS kann eine längerfristige Glukokortikoidtherapie mit antiandrogen wirksamen Therapieformen (oralen Kontrazeptiva) kombiniert werden. Während beim klassischen AGS die Glukokortikoidtherapie meist mit Hydrokortison (entspricht Kortisol) als Substitution zu verstehen ist, dient sie bei leichteren Formen des AGS, bei denen die Kortisolsynthese nicht wesentlich eingeschränkt ist, zur Suppression erhöhter Androgenspiegel und blockiert dadurch unerwünschte Androgenwirkungen. Wie noch z.B. anhand des Hirsutismus zu zeigen ist, können unerwünschte Androgenwirkungen auf vielfältige Weise verhindert werden.

3β-Hydroxysteroiddehydrogenase-Defekt (3β-HSD-Defekt). Beim Menschen sind zwei Gene für das Enzym 3β-HSD bekannt, entsprechend den zwei Subtypen dieses Enzyms: **Typ I** wird in der Plazenta, in den Talgdrüsen und anderen nicht endokrinen Geweben exprimiert, **Typ II** ist eine Isoform des 3β-HSD-Gens der Gonaden und der NNR (Mason 1993).

Beim 3β-HSD-Defekt ist die Umwandlung von Δ^5-Vorstufen in Δ^4-Steroide gestört. Dies betrifft potentiell auch die Kortisolsynthese. Die kompensatorische ACTH-Übersekreti-

on führt zum Anstau von Δ^5-Steroiden (Pregnenolon, 17α-Hydroxypregnenolon, DHEA, DHEAS; s. folgende Übersicht).

Da das Enzym sowohl in der NNR als auch im Ovar nachweisbar ist, ist bei diesem Defekt auch Letzteres betroffen, häufig jedoch nicht die 3β-HSD der Androgenzielorgane (Talgdrüsen, Fettzellen und Haarfollikel). In diesen können durch die Umwandlung der Δ^5-Vorstufen biologisch aktive Androgene (Testosteron, Androstendion) gebildet werden und einen Hirsutismus verursachen (s. unten; Pang et al. 1985; Schram et al. 1992).

Hormonale Kennzeichen bei Frauen mit einem postpuberalen 3β-Hydroxysteroiddehydrogenase-Defekt

- Testosteron
  - Häufig erhöht (nicht unbedingt ausgeprägt) Folge einer Umwandlung von ovariellen und adrenalen Δ^5-Vorstufen in Testosteron oder Androstendion in der Leber, in den Haarfollikeln und Talgdrüsen
- Androstendion
  - Häufig erhöht (Folge einer Umwandlung von ovariellen und adrenalen Δ^5-Vorstufen in Testosteron oder Androstendion in der Leber, in den Haarfollikeln und Talgdrüsen)
  - Nach ACTH kein Exzess
- DHEA(-Sulfat)
  - Erhöht oder hochnormal (Freies DHEA steigt nach ACTH häufig exzessiv an)
- Kortisol
  - Normal
  - Nach ACTH normal
- 17α-Hydroxyprogesteron
  - Normal
  - Nach ACTH normal
- 17α-Hydroxypregnenolon
  - Erhöht oder (hoch-)normal
  - Nach ACTH exzessiv erhöht (20–40 ng)
- 17α-Hydroxypregnenolon/17α-Hydroxyprogesteron-Quotient
  - Normal oder erhöht
  - Nach ACTH exzessiv (>8; zum Vergleich: normaler Quotient nach ACTH maximal 6)

Die Diagnose dieses Defekts stützt sich auf den Quotienten aus Δ^5- und Δ^4-Steroiden.

> Bei deutlicher bis massiver Erhöhung von DHEA und DHEAS bei relativ normalen oder nur wenig erhöhten Testosteron- oder Androstendionspiegeln ist ein 3β-HSD-Defekt anzunehmen und ein ACTH-Stimulationstest zu veranlassen.

Der ACTH-Test wird auf die oben beschriebene Weise durchgeführt mit dem Unterschied, dass zusätzlich zu 17α-Hydroxyprogesteron und Kortisol auch 17α-Hydroxypregnenolon gemessen wird. Bei Vorliegen eines 3β-HSD-Defekts kommt es zu einem exzessiven Anstieg von 17α-Hydroxypregnenolon. Wenn sowohl 17α-Hydroxypregnenolon als auch 17α-Hydroxyprogesteron bestimmt werden, macht der Quotient beider Werte die Unterscheidung zwischen einem 3β-HSD- und einem 21-Hydroxylasedefekt leicht möglich: nach der ACTH-Stimulation ist der Quotient aus 17α-Hydroxypregnenolon und 17α-Hydroxyprogesteron bei einem 3β-HSD-Defekt >8, während er bei gesunden Frauen bis max. 4 beträgt und bei einem 21-Hydroxylasedefekt um 0,5 liegt.

Die hormonalen Kriterien für die Diagnose eines nichtklassischen 3β-HSD-Defekts sind nach Schram et al. (1992) die folgenden:

- eine Stunde nach i.v.-Injektion von 25 IE ACTH:
  - 17α-Hydroxyprogesteron >16,4 ng/ml,
  - DHEA >18,2 ng/ml,
  - 60-Minuten-Quotient aus 17α-Hydroxypregnenolon und 17α-Hydroxyprogesteron ≥6,4 und
  - 60-Minuten-Quotient aus 17α-Hydroxypregnenolon und Kortisol ≥52

Künftige Untersuchungen werden durch genauere Charakterisierung des für den 3β-HSD-Defekt verantwortlichen Gendefekts klären müssen, inwieweit Geno- und Phänotyp miteinander als auch mit dem Ergebnis endokriner Funktionstests übereinstimmen und welche Neudefinition sich für deren Grenzwerte zum Ausschluss eines 3β-HSD-Defekts daraus ergibt.

Die Langzeittherapie mit Dexamethason hat bei der Patientin mit einem 3β-HSD-Defekt dieselben Auswirkungen wie bei Frauen mit einem 21-Hydroxylasedefekt und erfolgt nach denselben Kriterien (Brodie u. Wentz 1987).

Der 11β-Hydroxylase-Defekt. Hierbei handelt es sich um eine relativ seltene Störung der Bildung von Glukokortikoiden und Mineralokortikoiden (Abb. 16.1). Die kompensatorische ACTH-Überproduktion führt zu einer entsprechenden Überproduktion von 11-Desoxykortisol, Testosteron und Androstendion. Bei Frauen mit diesem Defekt schwankt die Ausprägung der Androgenisierungserscheinungen zwischen dem klinischen Bild des klassischen angeborenen AGS und mäßigen Androgenisierungserscheinungen. Ein häufiges, wenn auch nicht obligates Symptom neben den Androgenisierungserscheinungen der Haut und der Oligo-/Amenorrhö ist eine Hypertonie, der bei Nachweis anderer AGS-Symptome für die Diagnose eines 11β-Hydroxylasedefekts spricht; sein Fehlen schließt die Diagnose jedoch nicht aus (Zachmann et al. 1983). Die hormonanalytischen Charakteristika (s. unten), die Kriterien für die Diagnose eines 11β-Hydroxylasedefekts und die hierfür anzuwendenden Methoden sind unzureichend standardisiert Die Therapie des 11β-Hydroxylasedefekt entspricht derjenigen beim 21-Hydroxylasedefekt.

> **Hormonale und klinische Kennzeichen von Frauen mit einem postpuberalen 11β-Hydroxylasedefekt**
> - Klinik
>   - Postpuberal Akne, Hirsutismus, Zyklusstörungen (Amenorrhö), Hypertonie, Herzinsuffizienz, Retinopathie (letztere drei Symptome nicht obligat)
> - Testosteron
>   - Erhöht

> - Androstendion
>   - Erhöht
> - 11-Desoxykortisol
>   - Erhöht

Nebennierenrindentumoren

Adenome und Karzinome der NNR können einige oder alle der normalerweise von ihr sezernierten Steroide synthetisieren. Erste klinische Symptome eines Tumors können Zeichen eines Hyperkortisolismus und Androgenisierungserscheinungen sein. Bei androgenproduzierenden Tumoren der NNR liegen die Blutkonzentrationen von DHEAS meist >8 µg/ml und für Testosteron >2 ng/ml.

Bei entsprechendem Verdacht ist eine interdisziplinäre weitere Abklärung indiziert, u. a. durch bildgebende Verfahren (Magnetresonanz- oder Computertomographie, MRT bzw. CT) und selektive Katheteruntersuchungen mit Blutentnahme aus den abführenden Venen der entsprechenden Organe (NNR und/oder Ovar).

16.4.2 Ovarielle Hyperandrogenämie

Eine Hyperandrogenämie ovariellen Ursprungs kann auf drei verschiedenen Mechanismen beruhen:

- exzessive Stimulation der Androgensynthese der Thekazellschicht der Ovarfollikel durch körpereigene Substanzen wie LH, Insulin, IGF I (»insulin-like growth factor«) und hCG;
- Defekte (Mutationen) von Genen, deren Expressionsprodukte (Enzyme, Rezeptoren, Proteine der intrazellulären Signaltransduktionsketten) die Biosynthese der Steroide im Ovar regulieren;
- autonome Prozesse (Tumoren) des Ovars.

Exzessive Stimulation der ovariellen Androgensynthese durch körpereigene Faktoren

Zur Kategorie des Androgenexzesses ovariellen Ursprungs gehören alle Störungen, die mit einer Hyperinsulinämie einhergehen. Insulin und der Wachstumsfaktor IGF I können die Androgenbiosynthese des Ovars stimulieren und werden deshalb als Co-Gonadotropine bezeichnet.

Auch LH und hCG (mit seiner intrinsischen stärkeren LH-Wirkung) können eine überschießende Androgensynthese und -sekretion des Ovars auslösen, wenn sie vermehrt sezerniert werden, oder wenn man sie chronisch-exzessiv verabreichen würde.

Alle genannten körpereigenen Substanzen können als Folge von genetischen Störungen (Mutationen) und Tumoren verstärkt wirksam sein (z. B. exzessive hypophysäre LH-Sekretion als Folge einer Mutation des hypophysären GnRH-Rezeptors); in der überwältigenden Mehrzahl aber sezerniert das Ovar chronisch-exzessiv Androgene als Reaktion auf eine Hyperinsulinämie, die eine Folge von Lebensgewohnheiten, insbesondere von Essgewohnheiten ist.

In die Kategorie der exzessiven Androgensekretion der Ovarien infolge externer Faktoren gehören – in der Reihenfolge ihrer Häufigkeit – folgende Phänomene:

- Insulin- und IGF-I-Exzess als Folge von Übergewicht, insbesondere bei abdominaler Fettverteilung und metabolem Syndrom;
- andere Ursachen der Hyperinsulinämie, u. a. genetische Defekte des Insulinrezeptors oder der intrazellulären Signaltransduktionskette;
- pathologische hypophysäre LH-Sekretion
  - im Rahmen von Zyklusstörungen, insbesondere bei chronisch-exzessiver Östrogeneinwirkung bei chronischer Anovulation,
  - bei Störungen des Tag-Nacht-Rhythmus,
  - bei Mutationen des hypophysären GnRH-Rezeptors, die zur autonomen und exzessiven, GnRH-unabhängigen LH-Sekretion führen;
- autonome, ektope Sekretion von LH aus Tumoren (z. B. Bronchialkarzinomen);
- massive hCG-Sekretion bei Mehrlingsschwangerschaften, Blasenmole, Chorionkarzinom;
- ektope hCG-Produktion in Tumoren (z. B. Bronchialkarzinome).

Genetische Defekte

In seltenen Fällen einer ovariell bedingten Hyperandrogenämie kann man folgende genetische Defekte nachweisen:
- Aromatasedefekte
- 17-Hydroxylasedefekte
- Defekte des LH-Rezeptors oder seiner intrazellulären Signalübertragungskette.

Genetisch bedingte Aromatasedefekte des Ovars werden sehr selten nachgewiesen. Da dieses Enzym die Konversion von Androgenen in Östrogene vermittelt, kommt es bei einem funktionellen Defekt zum Anstau von Androgenen und zu einer ovariellen Hyperandrogenämie.

Mutationen des Gens für das Enzym 17-Hydroxylase können die Aktivität dieses Enzyms steigern mit der Folge, dass vermehrt biologisch aktive 17-hydroxylierte Androgene entstehen, z. B. Testosteron und 5α-DHT.

Mutationen des Gens für den ovariellen LH-Rezeptor können diesen biologisch inaktivieren oder aktivieren. Im letzteren Fall aktiviert der mutierte LH-Rezeptor die intrazelluläre Signalübertragungskette, ohne dass LH an ihn gebunden zu sein braucht; die Folge dieser Mutation ist eine intrinsische, LH-unabhängige Synthese und Sekretion exzessiver Androgenmengen in den Kreislauf.

Tumorbedingte ovarielle Hyperandrogenämie

Androgenbildende, gut- und bösartige Tumoren der Ovarien sind in der frauenärztlichen Sprechstunde selten. Sie werden in einiger Ausführlichkeit in ▶ Abschn. 22.11 beschrieben.

Syndrom polyzystischer Ovarien

Die für dieses Syndrom typischen polyzystischen Ovarien sind mit metabolen Veränderungen assoziiert, die unter dem Oberbegriff des metabolen Syndroms zusammengefasst werden (▶ Abschn. 17.3.1).

Die Definition des Syndroms polyzystischer Ovarien, seine klinische Relevanz für die ovarielle Sterilität, Diagnostik und Therapie finden sich in den ▶ Abschn. 23.3.6 und 23.4.5. In ◻ Tabelle 23.6 ist die Diagnostik bei hyperandrogenämischen Störungen mit polyzystischen Ovarien zusammengefasst.

An dieser Stelle sollen nur einige Gesichtspunkte ihrer Entwicklungsgeschichte erwähnt werden, die in dem auf die tägliche Praxis ausgerichteten ▶ Abschn. 23.3.6 nicht berücksichtigt sind.

Der Begriff »polyzystische Ovarien« ist weder eine definitive Diagnose noch hat dieses klinische Phänomen eine einheitliche Pathogenese. Vielmehr sind polyzystische Ovarien der Endpunkt einer Entwicklung, die etliche Ausgangspunkte haben kann.

Hauptmerkmale des Syndroms polyzystischer Ovarien

- Fehlen eines dominanten Follikels
- Viele kleine, zur Atresie bestimmte Tertiärfollikel unter 10 mm Durchmesser, meist randständig positioniert
- Vergrößertes Stroma ovarii
- Zumindest in den fortgeschrittenen Stadien vergrößerte Ovarien mit Verdickung der Tunica albuginea
- Thekazellhyperplasie
- Vermehrte Androgenproduktion aus der verdickten Thekazellschicht und dem Stroma
- Hohe intraovarielle Androgenkonzentrationen
- Anovulatorische Zyklusverläufe oder gar Oligo-/Amenorrhö und ovarielle Sterilität
- Klinische Folgen des Androgenexzesses an den Zielorganen
  - Haut und Anhangsgebilde: Hirsutismus, Akne, Seborrhö, androgenetische Alopezie
- ZNS und Hypophyse: psychotrope Wirkungen, sowie in gewissen Grenzen der Androgenkonzentrationen Beschleunigung der LH-Pulsfrequenz
- Leber: Fettstoffwechselstörungen, Blockade der Synthese von SHBG und von anderen Bindungsproteinen

---

In einzelnen Fällen sind auch Androgenisierungserscheinungen im Sinne eines Virilismus nachweisbar (Zunahme der Muskelmasse, Stimmvertiefung, Klitorishypertrophie).

Mögliche Ausgangspunkte auf dem Weg zur Entwicklung polyzystischer Ovarien. (▶ Abb. 16.5):

- Alle klinischen Situationen, die mit einer Hyperinsulinämie/Insulinresistenz einhergehen, so u. a.:
  - Übergewicht, insbesondere mit androider Adipositas
  - Diabetes mellitus Typ II und seine Unterformen (Mutationen des Gens für den Insulinrezeptor, Autoantikörper gegen Insulinrezeptoren, Mutationen der Gene, die für die intrazelluläre Signalübertragung von Insulin zuständig sind)
- Chronisch-exzessive Östrogenexposition, z. B.
  - Im Rahmen einer chronischen Anovulation

– bei chronisch-kontinuierlicher Östrogenverabreichung
- Chronisch-exzessive LH- (oder hCG)-Exposition
- Androgen- oder Anabolika-Exposition bei
  - Chronisch-exzessiver Androgenüberproduktion (z. B. bei AGS, androgenbildenden Ovar- oder NNR-Tumoren, selten bei ACTH- oder LH/hCG-synthetisierenden Tumoren)
  - Exogener Verabreichung von Androgenen oder Anabolika(z. B. zur Steigerung der körperlichen Leistung bei Hochleistungssport)

Die ◧ Abb. 16.5 illustriert diese unterschiedlichen Ausgangspunkte, die als gemeinsames Endergebnis polyzystische Ovarien haben können.

Wie erklärt sich, dass solch unterschiedliche Ausgangspunkte in einen gemeinsamen Symptomenkomplex münden? Um diese Frage zu beantworten, ist zunächst an einige Details der Regulation einer normalen und gestörten Ovarfunktion zu erinnern:

- die Grundbedingung für die Dominanz eines zur Ovulation kommenden Follikels und für einen ovulatorischen Zyklus mit normaler Corpus-luteum-Funktion ist die zirkhorale, im 1,5- bis 3-stündigen Rhythmus erfolgende pulsatile, hypothalamische GnRH- und hypophysäre FSH- und LH-Ausschüttung;
- jedes Stadium der Follikelreifungsphase, der Ovulation und der Corpus-luteum-Phase ist gekennzeichnet durch ein für die jeweilige Phase typisches Sekretionsmuster beider gonadotroper Hormone. Dies betrifft sowohl die Frequenz als auch die Amplitude. Dieses phasentypische Sekretionsmuster wird mitgesteuert durch die Produkte des Ovars, nämlich Östradiol, Inhibin und Progesteron;
- auf der Ebene des Ovarfollikels bedingt das normale Gonadotropinsekretionsmuster eine der jeweiligen Follikelreifungsphase angemessene quantitative Einwirkung von FSH und LH, die sich im Blut in einem für die jeweilige Zyklusphase charakteristischen LH/FSH-Quotienten widerspiegelt;
- die Androgensynthese der Thekazellschicht des Follikels wird stimuliert durch LH (oder hCG), aber auch durch Insulin und sein in der Leber synthetisiertes Produkt IGF I, während die Umwandlung von Androgenen in Östrogene

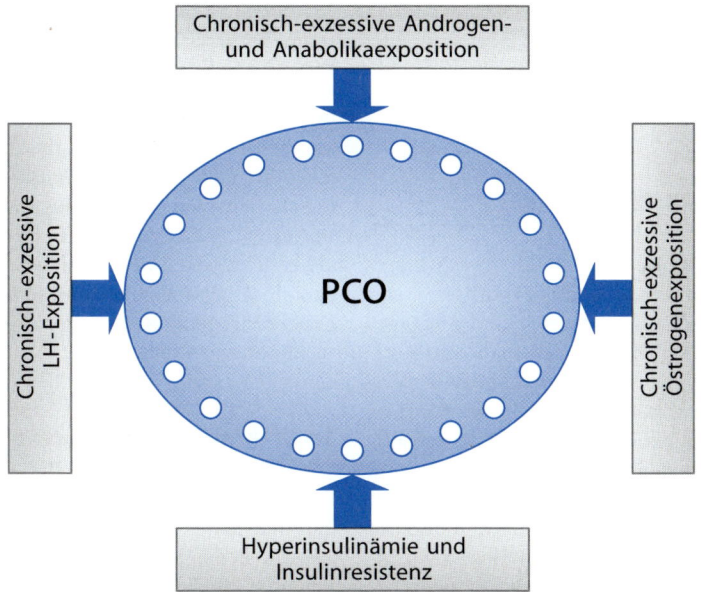

Chronisch-exzessive Androgen- und Anabolikaexposition

Chronisch-exzessive LH-Exposition

PCO

Chronisch-exzessive Östrogenexposition

Hyperinsulinämie und Insulinresistenz

Chronisch-exzessive Androgen-/Anabolika-Exposition	**Hyperinsulinämie/Insulinresistenz**	**Chronisch-exzessive Östrogenexpedition**	**Chronisch-exzessive LH-Exposition**
Tumore der Ovarien und der Nebennierenrinde	Diabetes mellitus, Typ 2 Metaboles Syndrom	Chronische Anovulation verschiedener Ursachen	LH/hCG-produzierende eutope und ektope Tumore
ACTH- und LH-produzierende Tumore	Übergewicht	Chronisch-exzessive Östrogenverabreichung	Sekundärer LH-Exzess bei chronischer Anovulation
AGS-Formen	Insulinrezeptordefekte	Östrogenproduzierende Tumore	Zentralvervöse Ursachen eines LH-Exzesses
Exogene Zufuhr von Androgenen und von Anabolika	Störungen der Insulinrezeptor-Signaltransduktion		- Störungen der Tagesrhythmik von LH
			- Intrinsische LH-Übersekretion bei genetischen Defekten des hypophysären GnRH-Rezeptors

◧ **Abb. 16.5.** Endokrine Ausgangssituationen, die zur Bildung polyzystischer Ovarien prädisponieren

in der Granulosazellschicht des Follikels durch das FSH-abhängige Enzym Aromatase erfolgt;

- Androgene erhöhen in einem bestimmten Konzentrationsbereich auf hypothalamisch-hypophysärer Ebene Amplitude und Frequenz der LH-Sekretion und können über das vermehrte LH-Angebot auf ovarieller Ebene eine Thekazellhyperplasie und einen intraovariellen Androgenexzess induzieren;

- der intraovarielle Androgenexzess blockiert die Aktivität des Enzyms Aromatase, wodurch in den Granulosazellen des Follikels weniger Östrogene gebildet werden und die geringeren lokalen Östrogenkonzentrationen den aus der Kohorte heranreifenden und zur Dominanz prädestinierten Follikel nicht vor der Atresie schützen können; ein lokaler Androgenexzess induziert die Apoptose von Granulosazellen und die Atresie von Follikeln.

Wird das ovarzyklusabhängige Gleichgewicht zwischen der pulsatilen LH- und FSH-Sekretion und -wirkung, zwischen ovarieller Androgen- und Östrogenbiosynthese und -sekretion gestört, sind Voraussetzungen für die Entwicklung polyzystischer Ovarien geschaffen.

Insulinresistenz und Hyperinsulinämie sind bei mehr als der Hälfte aller Frauen mit polyzystischen Ovarien nachweisbar, unabhängig davon, ob sie normal- oder übergewichtig sind.

> Polyzystische Ovarien sind also ein Indiz für eine Insulinresistenz. Bei ihrem Nachweis muss mithilfe eines Glukosebelastungstests eine Insulinresistenz ausgeschlossen oder dokumentiert werden.

16.4.3 Prädisponierende Medikamente

Valproinsäure

Eine Assoziation zwischen Epilepsie und dem Auftreten von Ovulationsstörungen, polyzystischen Ovarien und Androgenisierungen ist bei Frauen beschrieben worden, die mit Antiepileptika, insbesondere mit Valproinsäure behandelt worden sind. Valproinsäure ist ein antikonvulsiv wirkendes Medikament, das in der Behandlung der Epilepsie, bei Migränepatientinnen und bei verschiedenen anderen neurologischen und psychiatrischen Erkrankungen angewandt wird. Nicht geklärt ist, ob die Häufung von Störungen der Ovarfunktion und des Androgenstoffwechsels mit der Epilepsie als Grunderkrankung oder dem Einsatz der Valproinsäure zusammenhängt (Joffe et al. 2001).

Einigen Studien zufolge ist die Prävalenz von PCO-artigen Störungen bei Epilepsiepatientinnen deutlich höher (etwa jede vierte hat polyzystische Ovarien) als in der Gesamtpopulatio, und zwar unabhängig vom eingesetzten Antiepileptikum (Bilo et al. 2001).

Ob die unter einer Medikation mit Valproinsäure beobachtete stärkere Gewichtszunahme eine Insulinresistenz und Hyperinsulinämie induziert und über Letztere polyzystische Ovarien entstehen, ist noch ungeklärt. Andere Antiepileptika sollen das Gewichtsverhalten nicht beeinflussen. Nach der heutigen Datenlage erscheint es insbesondere bei jungen Patientinnen unter 20 Jahren sinnvoll, die potentielle Beeinträchtigung der Ovarfunktion und die ungünstige Gewichtsent-wicklung unter Valproinsäure bei der Wahl des Antiepileptikums zu berücksichtigen.

Danazol

Diese Substanz ist ein heterozyklisches Nortestosteron-Derivat, das bei der Therapie der Endometriose und einigen anderen Erkrankungen therapeutisch eingesetzt wird. Im Gegensatz zur Therapie mit GnRH-Analoga ist auch bei seiner längeren Anwendung keine Beeinträchtigung der Knochendichte zu befürchten. Auf der anderen Seite prädisponiert seine deutliche anabol-androgene Partialwirkung zur Sebumproduktion, gelegentlich zum Hirsutismus und Haarausfall, es stimuliert die Muskelmasse und induziert eine Brustatrophie.

> **Cave**
>
> Diese Veränderungen sind nach Absetzen von Danazol meist reversibel, nicht jedoch die bei einem kleinen Anteil der Frauen (ca. 2%) zu bemerkende Vertiefung der Stimme, eine unerwünschte Nebenerscheinung, die bei der Beratung insbesondere von Frauen mit Stimmberufen berücksichtigt werden muss.

Insulin

Wie schon erwähnt, stimuliert Insulin wie LH die ovarielle Androgenproduktion sowohl direkt als auch über das intraovarielle IGF-Rezeptorsystem. Die exogene Zufuhr von Insulin, wie sie zur Therapie des insulinabhängigen Typ-I-Diabetes notwendig ist, stimuliert möglicherweise in Einzelfällen die ovarielle und adrenale Androgensynthese. Einige Autoren konnten bei Frauen mit Typ-I-Diabetes eine gesteigerte Prävalenz von hyperandrogenetischen Störungen nachweisen (38%; PCO-Syndrom und Hirsutismus; Escobar-Morreale et al. 2000). Eine Korrelation zwischen der Höhe der Insulindosis und der Wahrscheinlichkeit des Auftretens von hyperandrogenetischen Störungen konnten sie allerdings nicht dokumentieren.

16.5 Klinik des gestörten Androgenhaushalts

Patientinnen mit Verdacht auf Störungen im Androgenhaushalt machen häufig charakteristische, für die Differentialdiagnostik bedeutsame Aussagen. Die wichtigsten anamnestischen, klinisch relevanten Angaben sind in der folgenden Übersicht zusammengestellt; die dazu gehörenden, bei Androgenisierungserscheinungen wichtigen Fragen finden sich in einem speziellen Anamnesebogen in ▶ Abschn. 23.7. So sind beispielsweise eine Zeitspanne von mehr als 3 Jahren zwischen Beginn der Schamhaarentwicklung (Adrenarche) und der Menarche, eine Spätmenarche und eine primäre Oligomenorrhö höchst verdächtige Hinweise auf eine Störung im Androgenhaushalt, insbesondere wenn sie mit Übergewicht einhergehen und man für sie keine andere Erklärung hat.

**Wichtige anamnestische Angaben
bei Frauen mit Störungen im Androgenhaushalt**
- Entwicklungsschritte in der Pubertät
    - Adrenarche, Thelarche, Menarche
    - Periode des Wachstumsschubs
- Regel- und Reproduktionsanamnese
    - Primäre Oligomenorrhö
    - Sekundäre Oligomenorrhö
    - Geburten und Fehlgeburten
- Gewichtsverhalten in der Kindheit und in der Adoleszenz
- Androgenisierungserscheinungen
    - Zeitpunkt des Auftretens
    - Dynamik der Entwicklung
    - Subjektive Einschätzung
- Andere Symptome und Erkrankungen, z. B.
    - Schilddrüsenerkrankungen
    - Diabetes mellitus
    - Galaktorrhö
    - Acanthosis nigricans
- Medikamentenanamnese
- Familienanamnese

Wenn Anamnese, klinischer Befund, Hormon- und Stoffwechselanalytik (▶ Abschn. 16.5.1) eine Störung im Androgenhaushalt dokumentieren, muss als nächstes ihre Genese erhellt werden. Die Differentialdiagnostik hat zum einen die Aufgabe, einen der seltenen androgenbildenden gut- oder bösartigen Tumoren auszuschließen, zum anderen zu dokumentieren, ob eine Störung im Androgenhaushalt genetisch bedingt ist, d. h. einer der Formen des adrenogenitalen Syndroms zugeordnet werden kann (▶ Abschn. 16.4.1). Allerdings ist der überwiegende Prozentsatz von Störungen im Androgenhaushalt weder tumorbedingt noch das Ergebnis eines adrenalen Enzymdefekts, sondern Ausdruck funktioneller Störungen des Androgenhaushalts, zu deren häufigsten Ursachen chronischer Stress und Übergewicht gehören.

Neben der Abklärung der formalen Genese der Störung im Androgenhaushalt hat die diagnostische Abklärung den Zweck, ihre möglichen chronischen metabolen Folgen und Begleiterscheinungen zu erfassen. Zu diesen gehört das metabole Syndrom (auch Syndrom X genannt), das durch eine Hypertonie, eine Insulinresistenz und Hyperinsulinämie, Fettstoffwechselstörungen und deren Folgen gekennzeichnet und sowohl bei normalgewichtigen Frauen mit Androgenisierungserscheinungen als auch (besonders häufig) bei übergewichtigen nachweisbar ist.

16.5.1 Metabole Begleiterscheinungen und Folgen von Störungen im Androgenhaushalt

Mehrere Lebenssituationen, Reaktionsweisen und angeborene oder erworbene metabole Besonderheiten prädisponieren einerseits zu erhöhter Androgenproduktion und Hyperandrogenämie, andererseits zu Insulinresistenz mit Hyperinsulinämie.

Insulinresistenz und Hyperandrogenämie bedingen einander, was für das Verständnis der Pathophysiologie und der metabolen Störungen bei Hyperandrogenämie von zentraler Wichtigkeit ist. Dies soll im Folgenden näher erläutert werden:

Unter Insulinresistenz versteht man einen Stoffwechselzustand, bei dem die physiologischen Konzentrationen von Insulin nicht mehr ausreichen, eine angemessene Reaktion der Zielzelle des Insulins auszulösen; damit ist der Glukosetransport gestört, und die β-Zellen des Pankreas schütten kompensatorisch vermehrt Insulin aus: es kommt zu einer reaktiven Hyperinsulinämie.

Die Insulinresistenz bezieht sich nur auf die eingeschränkte Fähigkeit des Insulins beim metabolen Syndrom, den Glukosehaushalt zu regulieren. Seine Funktion als Wachstumsfaktor und seine Fähigkeit, die Synthese des Wachstumsfaktors IGF I zu stimulieren, sind nicht eingeschränkt.

Insulinresistenz und reaktive Hyperinsulinämie, wie sie für den insulinunabhängigen Diabetes mellitus (Typ II) charakteristisch sind, sind äußerst wichtige Risikofaktoren für die Entwicklung von Fettstoffwechselstörungen und Herz-Kreislauf-Erkrankungen. Sie prädisponieren zu Arteriosklerose, Myokardinfarkt, Hypertonie und Schlaganfällen und haben eine positive Korrelation mit der Prävalenz des Mammakarzinoms. Frauenärzte müssen deshalb im Hinblick auf die langfristigen Folgen der Insulinresistenz allgemeinmedizinisch im Sinne der Prävention tätig werden.

Bevor wir uns näher mit den pathophysiologischen Zusammenhängen dieses metabolen Symptomenkomplexes befassen, sollen einige für die Pathogenese der hyperandrogenämischen Ovarfunktionsstörung wichtige Tatsachen erwähnt werden:

- Insulin wirkt am Ovar, weil dort Insulinrezeptoren vorhanden sind und Insulin zudem seine Wirkung auch über die dort nachweisbaren Rezeptoren für den IGF I (Synonym: Somatomedin C) ausüben kann.
- Die den Glukosehaushalt betreffende Insulinresistenz ist am Ovar nicht nachweisbar. Dort stimuliert Insulin wie IGF 1 und LH die Androgensynthese und -sekretion (Barbieri 1994; Holte et al. 1994; Poretsky 1991).
- Insulin und IGF 1 wirken also am Ovar als Co-Gonadotropine, sie verstärken vor allem die LH-Wirkung.
- Insulin fördert nicht nur die LH-abhängige Androgensynthese im Ovar, sondern stimuliert auch die GnRH-induzierte hypophysäre LH-Sekretion. Das Ergebnis sind hohe LH-Blutspiegel und eine exzessive LH- (und LH-ähnliche) Wirkung am Ovar in Form einer massiven Androgensynthese und -sekretion, wie man sie bei hyperandrogenämischen Ovarfunktionsstörungen häufig findet (Dor et al. 1992; Adashi 1990).
- Insulin hemmt die Aromataseaktivität der Granulosazellschicht (Chang u. Geffner 1985; Barbieri u. Hornstein 1988; Erickson et al. 1990; Filicori et al. 1994).

Einige direkte und indirekte Folgen einer chronischen Hyperinsulinämie

- Hypothalamus/Hypophyse
  - Verstärkte GnRH-induzierte hypophysäre LH-Sekretion
  - Vermehrte Bildung von FSH und LH
- Haut und Hautanhangsgebilde
  - Stimulation der 5α-Reduktaseaktivität in den Zielzellen der Androgene, erhöhte DHT-Spiegel im Blut (Nestler 1994; Pasupuleti u. Horten 1990).
- Leber
  - Stimulation der IGF-I-Synthese und -Sekretion der Leber
  - Hemmung der Synthese des IGF-I-Bindungsproteins
  - Fettstoffwechselstörung (Geisthövel et al. 1994)
  - Hemmung der SHBG-Synthese in der Leber (Haffner et al. 1993; Sharp et al. 1991)
- Nebennierenrinde
  - Stimulation der adrenalen Testosteron-, Androstendion- und 17α-Hydroxyprogesteronsynthese (Nestler 1994; Falcone et al. 1992; Grainger 1994; Azziz et al. 1995)
  - Suppression der adrenalen DHEA- und DHEAS-Sekretion → antiatherogene, antiproliferative und antidiabetische Wirkung von DHEA abgeschwächt (Morales et al. 1994; Nafziger et al. 1991; Diamond et al. 1991)

Wie in ▶ Abschn. 17.3.1 im Detail ausgeführt, gibt es zwischen der abdominalen (androiden) Form der Adipositas, der Insulinresistenz und der Hyperandrogenämie einen engen Zusammenhang und negative Wechselwirkungen (◘ Abb. 16.6; Nestler u. Strauss 1991; Nestler et al. 1991; Preziosi et al. 1993; Kitabchi u. Buffington 1994; Kissebah et al. 1982).

Die Entwicklung der Insulinresistenz und der Hyperandrogenämie verläuft parallel zur Entwicklung von Fettstoffwechselstörungen, deren Ausdruck die Erhöhung der Konzentration der Triglyzeride und des LDL-Cholesterols sowie der Abfall der Konzentration des HDL-Cholesterols ist (Geist-

hövel et al. 1994). Die Insulinresistenz ist nicht nur eng mit kardiovaskulären Erkrankungen (Hypertonie, Arteriosklerose, Herzinfarkt, Schlaganfall; ◘ Abb. 16.7) assoziiert, sondern auch mit der Häufigkeit des Endometriumkarzinoms, des Mammakarzinoms, der Entwicklung des Diabetes mellitus Typ II sowie mit spezifischen, proliferativen Hauterkrankungen in Form der Acanthosis nigricans (HAIR-AN-Syndrom: Hyperandrogenämie, Insulinresistenz, Acanthosis nigricans; Wild 1994; Kahn et al. 1976; Kaplan 1989; Peters et al. 1986). Das gleichzeitige Auftreten der Insulinresistenz mit Hyperinsulinämie, Adipositas, Hypertonie und Fettstoffwechselstörungen (Syndrom X oder metaboles Syndrom) ist im Zusammenhang mit den Stoffwechselbesonderheiten bei Übergewicht in ▶ Abschn. 17.3.1 detailliert dargestellt.

Zur Ätiologie der Insulinresistenz mit Hyperinsulinämie

Die heute häufigste Ursache der Insulinresistenz mit Hyperinsulinämie ist das Übergewicht, insbesondere die **androide (abdominale oder zentrale) Adipositas**, verbunden mit einem Lebensstil, der durch geringe körperliche Betätigung und durch Verhaltensgewohnheiten gekennzeichnet ist, welche die sog. **Stressreaktionen** begünstigen. Hierzu gehören beispielsweise ein unregelmäßiger Tag-Nacht-Rhythmus und der häufige Wechsel der Zeitzonen. Weitere Ursachen sind eine Reihe spezieller Insulinresistenzsyndrome, wie der nicht insulinabhängige Diabetes mellitus Typ II, der Leprechaunismus und diverse genetische Aberrationen (Poretsky 1991). Der abnorme Genlokus, der bei den genetischen Aberrationen für die Insulinresistenz verantwortlich gemacht wird, wird auf einem Gen des Chromosoms 19 vermutet, das gleichzeitig die pathologische LH-Sekretion fördern soll (Poretsky u. Piper 1994; Dunaif 1993). Frauen, die einen Defekt des Insulinrezeptors haben, sind häufig virilisiert (Tollin u. Moller 1994; Garvey u. Birnbaum 1993; Poretsky u. Piper 1994). Auch die Adipositas ist zum Teil durch genetische Faktoren determiniert (Benett 1995).

Seit langem ist bekannt, dass Frequenz und Ausmaß der Insulinresistenz mit dem Alter variieren. So findet man eine Tendenz zur Insulinresistenz in der peripuberalen Phase als passageres, in der postmenopausalen Lebensphase als bleibendes Phänomen (Polderman et al. 1994; Lauer et al. 1991; Thornton 1994). Die Neigung zur Insulinresistenz in der Post-

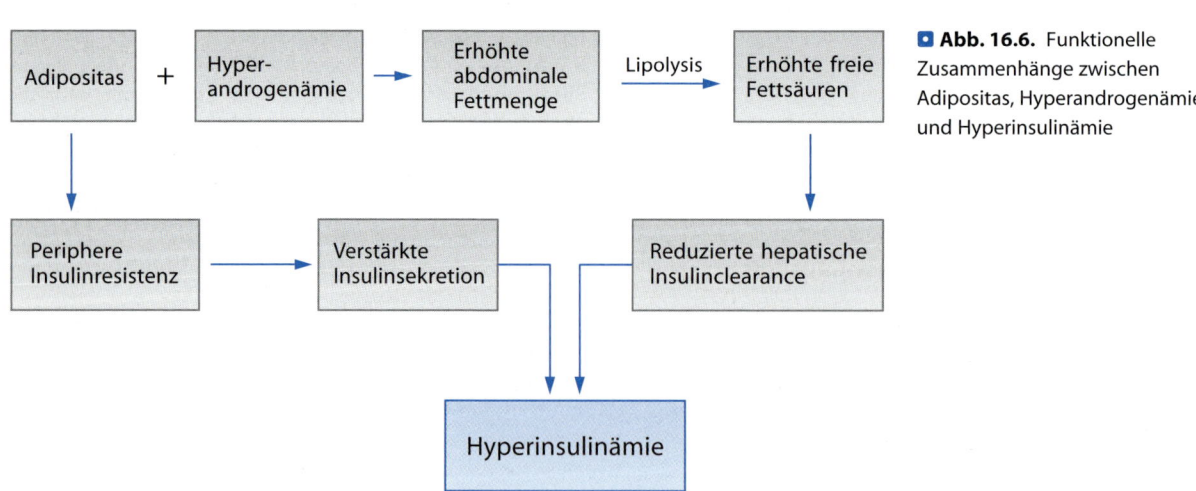

◘ Abb. 16.6. Funktionelle Zusammenhänge zwischen Adipositas, Hyperandrogenämie und Hyperinsulinämie

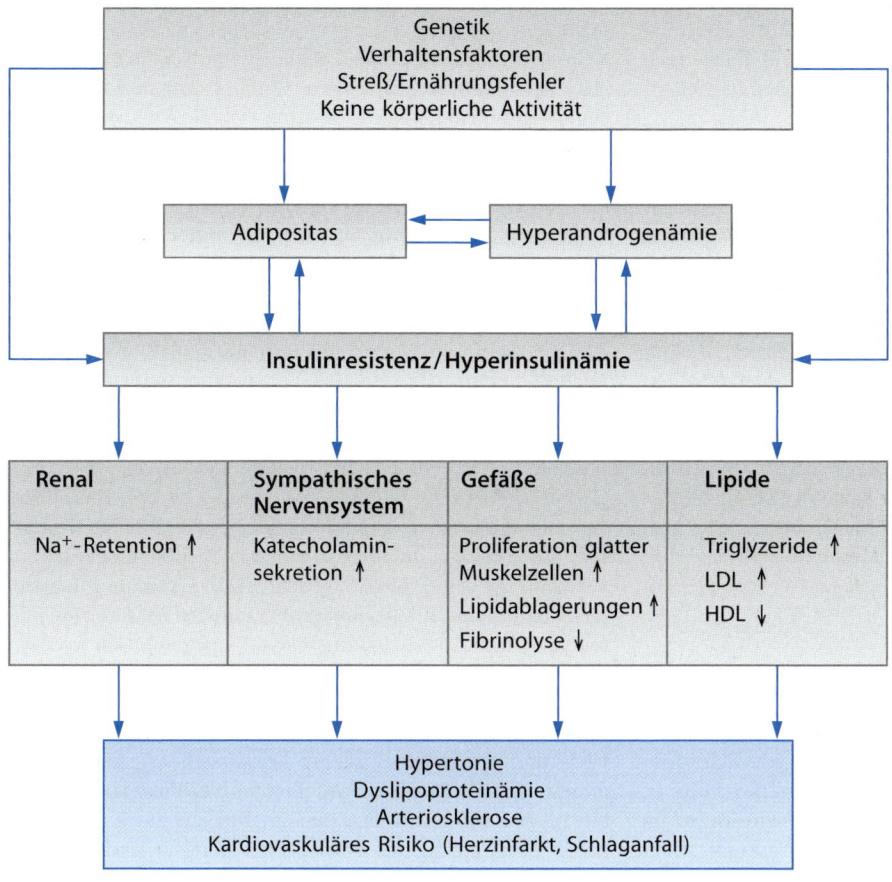

■ **Abb. 16.7.** Funktionelle Zusammenhänge zwischen Insulinresistenz, Hyperinsulinämie und kardiovaskulärem Risiko

menopause kann durch eine Substitution mit Östrogenen partiell abgeschwächt werden (Elkind-Hirsch et al. 1993).

Pathogenetisch kommt der verstärkten **Freisetzung endogener Opiate** (β-Endorphine) bei **chronischem Stress** insofern Bedeutung zu, als diese die Insulinresistenz fördern. Zwischen den basalen, den durch eine Mahlzeit stimulierten Insulinblutspiegeln und den β-Endorphinkonzentrationen gibt es einen quantitativen Zusammenhang. Opiatantagonisten reduzieren die Hyperinsulinämie, wie man beim polyzystischen Ovarsyndrom (PCO-Syndrom) belegt hat (Carmina et al. 1992; Barnes u. Lobo 1987; Schoemaker 1991).

Wie der bei chronischem Stress nachweisbare Hyperkortisolismus die abdominale Fettablagerung begünstigt und über die Beeinflussung des abdominalen Fettstoffwechsels die Neigung zur Insulinresistenz fördert, ist ausführlich in ▶ Abschn. 17.3.1 dargestellt.

Frauen mit einem androiden Fettverteilungsmuster haben praktisch immer eine Insulinresistenz, neigen zum Diabetes mellitus und haben außerordentlich häufig polyzystische Ovarien. Nicht jede übergewichtige Patientin jedoch weist eine Insulinresistenz auf; dies gilt speziell für Frauen mit einem weiblichen Fettverteilungsmuster, bei denen die erwähnten metabolen, für den Allgemeinzustand nachteiligen Phänomene weniger ausgeprägt oder nicht nachweisbar sind.

Ein Kausalzusammenhang zwischen **Hyperandrogenämie** und **Insulinresistenz** wird seit langem diskutiert. Im Gegensatz zu einer älteren Hypothese, der zufolge die Hyperandrogenämie eine Insulinresistenz induziert, wird heute mehrheitlich die Ansicht vertreten, dass es sich umgekehrt verhält, die Hyperandrogenämie das Ausmaß der Insulinresistenz aber negativ beeinflussen kann (Barbieri et al. 1988; Poretsky u. Piper 1994; Barbieri 1990). Mag auch die pathogenetische Kette im Einzelfall nicht aufzuklären sein – fest steht jedenfalls, dass sich Hyperandrogenämie und Insulinresistenz gegenseitig bedingen können (▶ Abschn. 16.4.2, 23.3.6; Kopelman 1994).

Diagnostik bei Verdacht auf eine Insulinresistenz

Laborchemisch ist die Insulinresistenz gekennzeichnet durch erhöhte Insulin- und/oder Blutzuckerspiegel basal oder nach Stimulation im oralen Glukosetoleranztest (oGTT). Der oGTT ist unter streng standardisierten Bedingungen durchzuführen (▶ Abschn. 24.6). Die schweren Formen der Insulinresistenz sind der Prädiabetes und der Diabetes mellitus Typ II. Die Serum-SHBG-Spiegel sind bei vielen Patientinnen mit Insulinresistenz/Hyperinsulinämie unabhängig vom Ausmaß der Hyperandrogenämie deutlich erniedrigt (<30 nmol/l). Zwischen der Höhe der SHBG- und Insulinspiegel besteht eine inverse Korrelation (Caro 1991; Nestler 1993). Die Bewertung der Adipositas erfolgt durch die Feststellung des Body-Mass-Index (BMI <28 kg/m², kein relevantes Übergewicht) und des Taillen/Hüft-Quotienten (unkritisch <0,85).

Die Fettstoffwechselstörungen, die man bei Insulinresistenz, Adipositas und Hyperandrogenämie findet, äußern sich in erhöhten Konzentrationen von Triglyzeriden, VLDL- und LDL-Cholesterol sowie in einer erniedrigten HDL-Cholesterol-Konzentration. Blutdruckwerte über 140/90 mmHg sind typisch für das metabole Syndrom.

Bei der Familienanamnese ergeben sich häufig Hinweise auf Hypertonie, Übergewicht, Herzinfarkt und Diabetes mellitus Typ II und damit auf zu Grunde liegende genetische Dispositionen oder tradierte Verhaltensweisen.

Zur therapeutischen Beeinflussung der Insulinresistenz/Hyperinsulinämie

Im Vordergrund der Behandlung übergewichtiger Frauen mit diesem Symptomenkomplex steht der Versuch, das Gewicht über einen längeren Zeitraum systematisch und nachhaltig zu reduzieren durch völlige Umstellung der Ernährungsgewohnheiten und des Essverhaltens sowie durch systematisches Einüben gesteigerter körperlicher Aktivität. Dass eine deutliche Gewichtsreduktion nicht nur erhöhte Androgen- und Insulinspiegel normalisieren kann, sondern auch das metabole Syndrom bessert und günstige Voraussetzungen für eine ovulatorische Funktion schafft, ist schon lange bekannt (◨ Abb. 16.8).

Zur Bedeutung der Medikamente zur Förderung der Insulinsensitivität (Insulinsensitizer) wie Metformin, Thiazolidindione u. a. ▶ Abschn. 23.4.5.

16.5.2   Störungen der Haut und ihrer Anhangsgebilde

Hirsutismus, Seborrhö, Akne und die androgenetische Alopezie sind Indizien für eine verstärkte Androgenwirkung an der Haut der betroffenen Frau und damit für Störungen im Androgenhaushalt. Deshalb müssen diese Symptome unter Einschluss von Stoffwechselparametern, entsprechend den in ▶ Abschn. 23.3.6 zusammengefassten Richtlinien differentialdiagnostisch abgeklärt werden.

> **Cave**
>
> Spätestens wenn klinische Zeichen des Virilismus hinzukommen (z. B. verstärkte Muskelentwicklung, Klitorishypertrophie, Haarausfall vom androgenen Typ, Vertiefung der Stimme), ist eine weitergehende endokrinologische Abklärung (einschließlich Ausschluss von Tumoren) dringend indiziert.

Die folgenden Abschnitte erläutern im Detail die einzelnen Auswirkungen einer Störung des Androgenstoffwechsels auf die verschiedenen Erfolgsorgane der Haut.

Alopezie

Als **Effluvium** bezeichnet man den gegenüber der Norm gesteigerten Ausfall von Haupthaaren aus primär regelrecht angelegten und funktionstüchtigen Follikeln; das Ergebnis des Effluviums ist die Alopezie (Zaun 1994).

Der Darstellung der verschiedenen Formen der Alopezie stellen wir eine kurze Zusammenfassung der Biologie des Haarwachstums voraus.

Physiologie des Haares

Endokrinologisch wird zwischen Körperhaaren unterschieden, deren Wachstumsphasen hormonabhängig und solchen, die hormonunabhängig erscheinen (◨ Tabelle 16.3). Haare können zwei unterschiedliche Stadien der Entwicklung haben: als feines, über die gesamte Körperoberfläche verteiltes **Vellushaar** und als grobes, oft langes und manchmal dunkleres **Terminalhaar**. Unter dem Einfluss exogener und endogener (endokriner) Faktoren kann sich ein Vellushaar in ein Terminalhaar verwandeln oder ein Terminal- in ein Vellushaar. Die Haare der verschiedenen Körperregionen verhalten sich einem Einflussfaktor, etwa einem Androgen gegenüber, nicht gleichsinnig. So kann sich unter exzessivem Androgeneinfluss das androgenabhängige Haupthaar, ein Terminalhaar, in ein Vellushaar verwandeln, während die Vellushaare beispielsweise der weiblichen Brust-, Sternum- und Gesichtsregion zu Terminalhaaren werden (◨ Tabelle 16.3). Auch die unten näher beschriebenen **Wachstumszyklen** unterscheiden sich bei den Haartypen der verschiedenen Körperregionen.

Von besonderer klinischer Relevanz in der gynäkologisch-endokrinologischen Sprechstunde ist das Haupthaar, denn Patientinnen klagen häufig über dessen Ausfall. Deshalb soll seine Biologie im Folgenden näher dargestellt werden.

Während seiner physiologischen Lebensspanne von bis zu sechs Jahren durchläuft das Haupthaar drei Phasen: eine jahrelang dauernde Wachstumsphase (Anagenphase) wechselt mit einer weit kürzeren Regressions- (Katagenphase) und Ruhephase (Telogenphase) ab.

Die **Anagenphase** des Haupthaares dauert zwei bis sechs Jahre und variiert an anderen Körperstellen je nach Topographie zwischen einigen Wochen an den Fingerrücken und bis zu vier bis sechs Monaten im Bereich der Unterschenkel. In der Anagenphase wird ein biochemisch und mitotisch hochaktives Miniaturorgan, der Haarbulbus, aufgebaut. Im menschlichen Organismus haben Haarbulbuszellen mutmaßlich die höchste Mitoseaktivität.

Mit dem allgemeinen Nachlassen der Proliferation und der Pigmentbildung kündigt sich das **Katagenstadium** an. Diese kurze Übergangsphase ist durch rasant ablaufende Regressionsvorgänge gekennzeichnet, in denen sich der Haarbulbus allmählich zurückbildet und der Haarkolben entsteht.

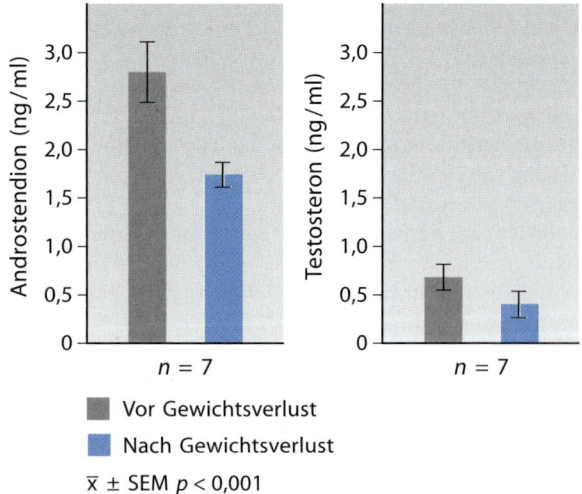

◨ **Abb. 16.8.** Plasmaandrostendion- und Testosteronspiegel bei massiv übergewichtigen sterilen Frauen vor und nach Gewichtsverlust. (Nach Bates u. Whitworth 1982)

◘ Tabelle 16.3. Hormonabhängigkeit des Haarwachstums. (Mod. nach Parker 1981)

Typ des Haarfollikels	Region	Haartyp prä- und postpubertär	Hormon
Nicht androgenabhängig	Augenbrauen und Wimpern Unterarme, Unterschenkel Untere Partien des Haupthaares	Terminal → Terminal Lanugo → Terminal Terminal → Terminal	Wachstumshormon
Von niedrigen Androgen-konzentrationen abhängig	Axilla Untere Anteile der Pubes Temporale und Scheitelanteile des Haupthaares	Lanugo → Terminal Lanugo → Terminal Terminal → Lanugo	Androgene in niedrigen Konzentrationen
Androgenabhängig	Bart, Ohren, Nase, Sternalregion, obere Partien der Pubes Temporale und Scheitelanteile des Haupthaares	Lanugo → Terminal Terminal → Lanugo	Androgene in hohen Konzentrationen

Der Haarbulbus variiert dabei schrittweise seine nervale und vaskuläre Versorgung und tendiert in Richtung Epidermis in höhere Koriumlagen. Zur Entdifferenzierung der Matrixzellen kommen Degenerationsvorgänge in der äußeren Wurzelscheide.

Mit dem Übergang in die Ruhephase, die zwischen zwei und maximal sechs Monaten andauert, wird das **Telogenstadium** erreicht, in dem die Haarzwiebel in einen programmierten Zelltod eingetreten ist. Als Kolbenhaar wird das Ruhehaar ausgestoßen (etwa 60 bis 80 Haare pro Tag).

Aus verbleibenden pluripotenten Zellen proximal der Insertion des M. erector pili und der Talgdrüse, den sog. Wulstzellen, bildet sich auf unbekannte Reize hin ein neuer Anagenhaarfollikel, der ein Anagenhaar produziert.

Im Terminalhaarfollikel wechseln phasenhaft und zyklisch pluripotente Wulstzellen (Embryogenese) ab mit Wachstumsphasen, Alterung und Apoptose (programmierter Zelltod). Wieviele »Leben« das Haupthaar hat, ist nicht bekannt; wahrscheinlich sind es bis zu 20 Wachstumszyklen.

Beim Menschen liegt – im Gegensatz zu den meisten Wildtieren, deren benachbarte Haarfollikel in ausgedehnten Regionen ihres Haarkleides durch die Dauer des Tageslichts als Impulsgeber mit Photoperioden von mehr oder weniger als 12 Stunden kontrolliert und hochgradig synchronisiert werden – kein synchronisiertes Haarwachstum vor (Ausnahmen: in der Peripartalphase, bei Infektionskrankheiten oder Eingriffen in die Integrität von Körper und Psyche). Benachbarte Haare einer Region befinden sich zeitlich in einer jeweils anderen Wachstumsphase; der Haarverlust geht somit unmerklich vor sich und wird durch das Ablaufen einer physiologischen Uhr bestimmt (Bünning 1963), die in der Anagenphase nur so lange vorhält, wie eine bestimmte Anzahl von Zellteilungen dauert.

Es ist die zentrale Frage der Trichologie (altgriech. trich, Haar), welche exogenen oder endogenen Impulse die physiologische Uhr der Haarbulbuszellen beeinflussen und auf welchem Wege diese Manipulation erfolgt, da mit ihrer Beantwortung auch das Problem der Verlängerung der Anagenphase und damit die Verzögerung der Katageninduktion gelöst werden könnte!

Zur Anatomie des Terminalhaarfollikels

Am menschlichen Körper kann man drei verschiedene Haarfollikel unterscheiden, die unter Umständen ineinander übergehen können. Mit mehreren Millionen ist der **Vellushaarfollikel** zahlenmäßig am häufigsten, optisch aber kaum wahrnehmbar. Vellushaare sind feine, kurze, pigmentfreie und marklose Miniaturhaare. Sie bilden wie alle Haarfollikel mit einer Talgdrüse, die das Haar mit Lipiden versorgt, eine Einheit.

Demgegenüber stellt der sog. **Talgdrüsenfollikel** eine Sonderform des Haarfollikels dar, da bei ihm eine Disproportionalität zwischen Haar und Talgdrüse besteht: großvolumige Talgdrüsen stehen im Kontrast zu dem dünnen geradezu rudimentären Haar. Der Talgdrüsenfollikel, der im Gesicht, an der oberen Brust- und Schulterpartie sowie an den Außenseiten der Oberarme lokalisiert ist, stellt das Zielorgan der Akne vulgaris dar.

Aus dem **Terminalhaarfollikel** schließlich entwickelt sich das dicke Haupthaar. Er ist viel größer als Vellushaar- und Talgdrüsenfollikel. Die Haarzwiebel ist im subkutanen Fettgewebe eingebettet und unterliegt einer zyklischen Wachstumsaktivität. Das Haar ist epithelial-mesenchymalen Ursprungs und bildet mit der Talgdrüse eine funktionelle Einheit. Im ausdifferenzierten Zustand spricht man deshalb von einer **piloseboglandulären Einheit**, die über die mesenchymal-epitheliale Verbundzone der Haarpapille mit Gefäßen und Nerven versorgt wird.

Haartextur

Der Mensch besitzt je nach Haarfarbe eine verschieden große Zahl von Haupthaaren. Blonde Typen verfügen über etwa 140.000 im Vergleich zu etwa 100.000 Haupthaaren bei brauner und schwarzer und ungefähr 80.000 bei roter Haarfarbe. Auch das Haarkaliber ist unterschiedlich. Das blonde Haar ist mit 80 μm am dünnsten, das rote weist mit durchschnittlich 110 μm den größten Haardurchmesser auf.

Haarwachstum

Die Länge des Haares ist abhängig von der Dauer der Anagenphase und der anagenen Keratinproduktion. Mit dem Haarwachstum korreliert also der Anteil der Anagenhaare, der im Haarwurzelstatus erfasst werden kann.

> Im Allgemeinen gilt als normal, dass sich 80 bis 85% der Haupthaare im Anagen- und ca. 1% im Katagenstadium befinden, während der Telogenanteil nicht höher als 15% sein sollte.

Bei Männern wächst das Haar schneller als bei Frauen. Das kurze Haar alter Menschen korrespondiert mit der schrittweisen Verkürzung der Anagenphase im Alter.

Das Haarwachstum ist abhängig von der Induktion und der Fortdauer der Anagenphase und der Hemmung des Katagenstadiums sowie möglicherweise von der Beschleunigung oder Verlangsamung des Wachstums während des Anagens. ▫ Abbildung 16.9 zeigt die biologische Uhr des Haupthaars, die durch katageninduzierende Faktoren jederzeit »gestoppt« werden kann.

Impulsgeber für den vorzeitigen Übergang des Anagenhaars in ein Katagenhaar sind somatische und psychische Stressoren. Hierzu zählen Infektionskrankheiten, chirurgische Eingriffe, endokrine Erkrankungen wie Hypothyreose, schwere psychische Stresssituationen und möglicherweise hirnphysiologische Reaktionen auf Umwelteinflüsse und Lichtdauer (Photoperiode), desgleichen einige Medikamente (z. B. Chemotherapeutika).

Diagnostik bei Verdacht auf Haarausfall

Besonders bei einem von einer Frau als stark empfundenen, auf den ersten Blick aber nicht objektivierbaren Haarausfall ist eine systematische Anamnese (▫ Tabelle 16.4) von großem Nutzen.

Weil eine der häufigsten Ursachen des Haarausfalls eine exzessive Androgenwirkung ist, sollte eine speziell auf den Androgenhaushalt ausgerichtete anamnestische Erhebung vorgenommen werden (s. hierzu den speziellen Fragebogen in ▶ Abschn. 23.7). Die verschiedenen Grundmuster der Effluvien und Alopezien und die wichtigsten fassbaren Ursachen oder Begleitumstände einer Alopezie sind in der nachfolgenden Übersicht aufgelistet, aus der hervorgeht, dass die Differentialdiagnose des Haarausfalls sich keineswegs auf den Androgenhaushalt beschränkt.

Die verschiedenen Grundmuster der Effluvien und Alopezien

Narbige Alopezien. Die Gruppe der narbigen Alopezien ist gekennzeichnet durch unterschiedliche Lokalisation und Ausdehnung, und es liegt ihnen eine Zerstörung funktionstüchtiger Haarfollikel durch Entzündungen, Traumen und andere, örtlich angreifende, zur Vernarbung der Haut führende krankhafte Prozesse zu Grunde. Diese Form der Alopezie ist irreversibel.

Alopecia areata. Der Alopecia areata liegen höchstwahrscheinlich Immun- und Autoimmunmechanismen zugrunde. Sie ist gekennzeichnet durch runde, konfluierende Areale, in denen meist alle Haare ausfallen. Diese Form ist in der Regel reversibel.

Androgenetische Alopezie. Bei ihr handelt es sich um einen Haarausfall mit genetischer Grundlage, für dessen Manifestation jedoch ein genügend hohes Androgenangebot erforderlich ist (s. unten). Diese Form ist nur bedingt reversibel.

Diffuse Alopezien. Die Gruppe der diffusen Alopezien ist durch Haarausfälle meist auf der Basis systemischer Einwirkungen und Erkrankungen oder als Folge von Mangelsituationen gekennzeichnet. Diese Formen der Alopezie sind in der Regel reversibel (Zaun 1994).

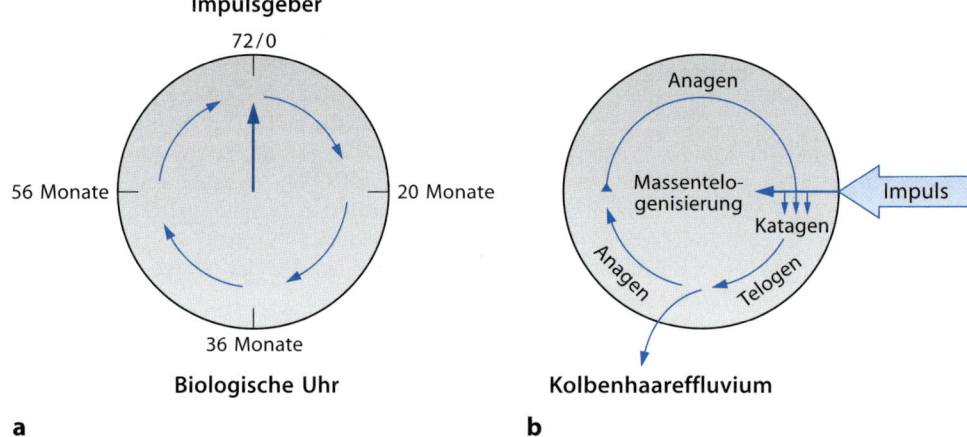

▫ **Abb. 16.9 a-b.** Wachstum des Haupthaars. **a** Die Anagenphase dauert 2 bis 6 Jahre, sie kann durch innere und äußere Impulse jederzeit gestoppt werden und geht unumkehrbar in das Katagen- und Telogenstadium über. **b** Katageninduzierte Impulse sind vielfältig. Meist resultiert hieraus ein Kolbenhaareffluvium, an das sich nach Anageninduktion ein erneutes Haarwachstum anschließt. (Nach Luderschmidt 1996)

◻ Tabelle 16.4. Anamnese beim Haarausfall der Frau: Fragenkompléxe: **A:** genetische Disposition, **B:** Umwelt/Arbeitsplatz, **C:** Haarpflege, **D:** Allgemeinerkrankungen, **E:** endokrine Störungen, **F:** Medikamenteneinnahme

A: Genetische Disposition		
Gibt es bei männlichen und weiblichen Mitgliedern der Familie und Verwandtschaft Fälle von Haarausfall oder Glatzenbildung?	Ja	Nein
Gibt es sonstige vererbbare Erkrankungen und erbliche Dispositionen (Hauterkrankungen, Diabetes mellitus)?	Ja	Nein
Gibt es in der Verwandtschaft Frauen mit verstärkter Körperbehaarung und/oder mit Zyklusstörungen?	Ja	Nein
B: Umwelt/Arbeitsplatz		
Welchen Beruf üben Sie aus? Haben Sie Nachtdienst/Wechselschicht?	Ja	Nein
Sind Sie in letzter Zeit chronischem, äußerem oder psychischem Stress ausgesetzt gewesen?	Ja	Nein
Sind Sie am Arbeitsplatz Chemikalien oder Umweltgiften ausgesetzt?	Ja	Nein
Wenn ja, welchen?		
C: Haarpflege		
Haben Sie eine Dauerwelle oder gefärbtes Haar?	Ja	Nein
Trocknen Sie Ihr Haar mit dem Fön oder unter der elektrischen Trockenhaube?	Ja	Nein
Benutzten Sie einen Frisierstab oder elektrische Lockenwickler?	Ja	Nein
Bürsten Sie Ihr Haar oft und intensiv?	Ja	Nein
Wie oft waschen Sie Ihr Haar?	mal pro Woche	
Wie tragen Sie Ihr Haar: offen, fest nach hinten gebunden?		
Welche Haarwaschmittel benutzen Sie?		
Wird auf Ihr Haar durch Zug oder Druck (z. B. Helm, Hut etc.) mechanisch eingewirkt?	Ja	Nein
D: Allgemeinerkrankungen		
Leiden oder litten Sie in jüngerer Zeit unter einer schwereren Allgemeinerkrankung, wie z. B.		
Infektion mit hohem Fieber	Ja	Nein
Kreislaufschock	Ja	Nein
Schwerere chirurgische Eingriffe	Ja	Nein
Tuberkulose	Ja	Nein
Lebererkrankung	Ja	Nein
Massives Untergewicht und Fehlernährung	Ja	Nein
Übergewicht	Ja	Nein
Sonstige	Ja	Nein
Können Sie Ihre Essgewohnheiten beschreiben?		
Nehmen Sie Vitaminpräparate zu sich?	Ja	Nein
E: Endokrine Störungen		
Androgenexzess:		
Haben Sie Zyklusstörungen?	Ja	Nein
Ist Ihre Haut fettig?	Ja	Nein
Haben Sie eine Akne?	Ja	Nein
Können Sie an sich eine vermehrte Körperbehaarung feststellen (Kinn, Wangen, Oberlippe, Brust, Oberschenkel)?	Ja	Nein

▼

◨ **Fortsetzung Tabelle 16.4.**

Hat Ihr Arzt vergrößerte Eierstöcke festgestellt?	Ja	Nein
Überfunktion der Schilddrüse:		
Haben Sie Schlafstörungen?	Ja	Nein
Sind Sie nervös?	Ja	Nein
Schwitzen Sie leicht?	Ja	Nein
Haben Sie zittrige Hände?	Ja	Nein
Wird Ihnen oft heiß, auch ohne körperliche Anstrengung?	Ja	Nein
Haben Sie einen schnellen Puls, Herzklopfen?	Ja	Nein
Haben Sie häufig Heißhunger?	Ja	Nein
Haben Sie in letzter Zeit ohne erkennbaren Anlass Gewicht verloren?	Ja	Nein
Unterfunktion der Schilddrüse:		
Ermüden Sie leicht?	Ja	Nein
Haben Sie einen Leistungsknick?	Ja	Nein
Erscheint Ihnen Ihre Haut aufgequollen?	Ja	Nein
Haben Sie eine Gewichtszunahme bemerkt, die durch Wassereinlagerung entstanden sein könnte?	Ja	Nein
Fühlen Sie sich antriebslos und leistungsschwach?	Ja	Nein
Haben Sie eine eher trockene und rissige Haut?	Ja	Nein
Haben Sie oft kalte Hände und Füße?	Ja	Nein
Sind Ihre Fingernägel rissig und spröde?	Ja	Nein
Leiden Sie unter Zahnverlust oder Karies?	Ja	Nein
Haben Sie Verstopfung?	Ja	Nein
Geht Ihr Puls langsam?	Ja	Nein
Hat Ihr Arzt bei Ihnen erhöhte Blutfettspiegel festgestellt?	Ja	Nein
Unterfunktion der Nebenschilddrüse:		
Haben Sie Muskelschmerzen?	Ja	Nein
Bekommen Sie Muskelkrämpfe an Händen und Füßen, in der Kehle oder im Mundbereich?	Ja	Nein
Diabetes mellitus:		
Ist Ihnen bekannt, daß Sie zuckerkrank sind?	Ja	Nein
Neigen Sie zu Infektionen?	Ja	Nein
Ist Ihr Blutzucker erhöht?	Ja	Nein
Leiden Sie unter Hautjucken?	Ja	Nein
Haben Sie oft großen Durst?	Ja	Nein
F: Medikamenteneinnahme		
Bitte listen Sie alle Medikamente auf, die Sie z. Z. einnehmen oder kurz vor oder während des von Ihnen beobachteten Haarausfalls eingenommen haben, u. a.:		
Ovulationshemmer (Pille)	Ja	Nein
Mittel, die die Zellteilung hemmen (Zytostatika)	Ja	Nein
Medikamente, die die Blutgerinnung hemmen	Ja	Nein

▼

◘ Fortsetzung Tabelle 16.4.

Medikamente, die die Schilddrüsenfunktion beeinflussen	Ja	Nein
Medikamente gegen Gicht	Ja	Nein
Medikamente gegen Pilzinfektionen	Ja	Nein
Medikamente gegen Malaria	Ja	Nein
Medikamente zur Verhinderung von Krampfanfällen	Ja	Nein
Medikamente, die den Blutfettspiegel senken	Ja	Nein
Andere	Ja	Nein

Die häufigsten fassbaren Ursachen und Begleitumstände der Alopezie. (Nach Comaish 1981)

- Perimenopausale Übergangsphase, Postmenopause oder Wochenbett
- Haarschädigungen (chemisch, mechanisch)
- Schwere Allgemeinerkrankungen
  - Bösartige Erkrankungen
  - Schwere fieberhafte Erkrankungen mit stark reduziertem Allgemeinzustand (z. B. Typhus)
  - Autoimmunerkrankungen
  - Anämie mit pathologisch niedriger Ferritinkonzentration (als Hinweis auf eine Erschöpfung der Eisenreserven)
  - Mangelernährung mit Vitamin- und Spurenstoffdefizit (z. B. Zink- und Magnesium)
- Endokrinopathien
  - Androgenexzess
  - Hypothyreose
  - Hyperthyreose
  - Diabetes mellitus
  - Hypoparathyreoidismus
- Lokale Hauterkrankungen (z. B. Infektionen, angeborene Dermatosen)
- Psychischer Dauerstress
- Medikamente und Chemikalien
  - Zytostatika
  - Anabolika
  - Androgene
  - Thyreostatika
  - Antikoagulantien
  - Lipidsenker
  - Malariamittel
  - Gichtmittel
  - Pflanzenschutz- und Schädlingsbekämpfungsmittel (z. B. Thallium)
- Quecksilber und andere toxische Einflüsse

Diffuses Effluvium

Die häufigste Reaktion des Haarfollikels auf exogene (entzündliche, traumatische) oder endogene (psychische) Impulsgeber ist die verfrühte Katageninduktion und der Übergang in das Telogenstadium (◘ Abb. 16.10). Die physiologische Uhr kann hierbei zu jedem beliebigen Zeitpunkt auf Kosten der Wachstumsphase gestoppt werden, woraus nach 8 bis 12 Wochen ein diffuser Haarverlust resultiert. Handelt es sich um unterschwellige Reize wie lang anhaltende, psychische Stresssituationen, kommt es kontinuierlich zu einer Erhöhung des Telogenanteils von ca. 15% auf 25 bis 30%. Der dabei beobachtete tägliche Haarverlust von 200 bis 300 Haaren kann eine Frau emotional massiv belasten und der daraus resultierende psychische Stress wirkt sich im Sinne eines Circulus vitiosus zusätzlich negativ auf die Haaraustauschrate aus.

Wegen des asynchronen Haarzyklus entstehen zwar meist keine kahlen Stellen und der Haarausfall ist auch nicht immer ohne weiteres objektivierbar, die Patientin registriert jedoch eine zunehmend feinere Textur des Haupthaares, da durch den erhöhten Telogenverlust mehr als 15% der Haupthaare fehlen. Erst allmählich werden diese in einer neuen Anagenphase ersetzt, so dass ein permanenter Haarverlust wie bei der androgenetischen Alopezie ausbleibt.

Das diffuse Effluvium der Frau zeigt oft jahreszeitliche Gipfel. So kann man eine auffällige Häufung im Oktober/November und im späten Frühjahr beobachten. Diese saisonale Kopplung hängt mit der Änderung der Photoperiode (Lichtdauer) zusammen, die einen Schwellenwert von 12,5 Stunden entweder unter- oder überschreitet. Ungefähr 8 bis 12 Wochen nach dieser Umstellung beginnt der diffuse Haarverlust.

Androgenabhängige Alopezie

Die **androgenabhängige (androgenetische) Alopezie** unterscheidet sich in einer Reihe von Merkmalen von anderen Formen der Alopezie: Sie betrifft vor allem die **Parietalregion**, wo man alle Ausprägungsgrade von einem diffusen, kaum nachweisbaren, bis zum fast völligen Haarausfall beobachten kann, während in der Mehrheit der Fälle die Stirnregion noch einen Haarkranz zeigt. Dieser **weibliche Typ der androgenetischen Alopezie** tritt bei der Frau weitaus häufiger auf (90 bis 95%) als der männliche Typ (5 bis 10%), der überwiegend bei extrem hohen Androgenspiegeln vorkommt (Ludwig u. Tamm 1975) und durch Ausfall sowohl der Stirn- als auch der Parietalhaare (»Geheimratsecken«) gekennzeichnet ist, während Okzipital- und Temporalregion verschont bleiben (Ludwig u. Tamm 1975; Moltz 1988).

Neben der typischen Lokalisation und den Ergebnissen der Hormonanalyse (s. unten) liefert auch das **Trichogramm** Indizien für eine androgenetische Alopezie: Während eines Schubs des androgenetischen Haarausfalls findet man in den androgenabhängigen Bereichen des Haupthaares (Pa-

Gesicht

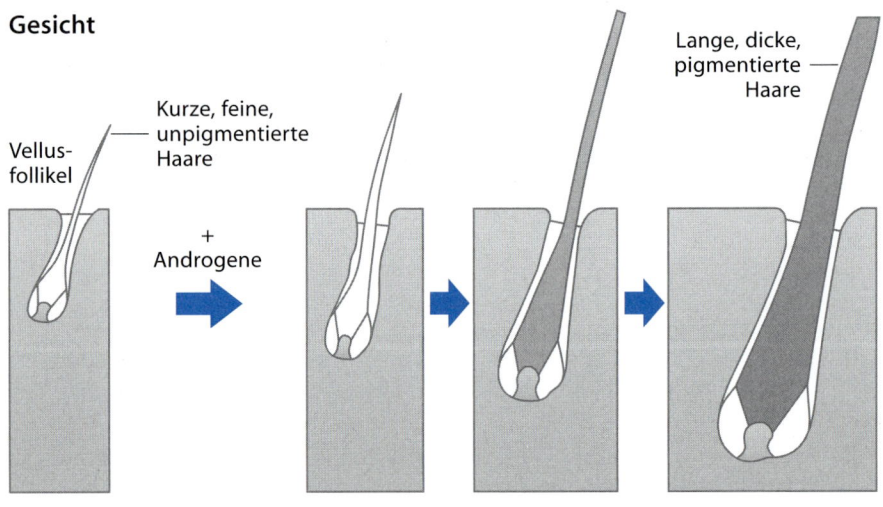

a

Haupthaar

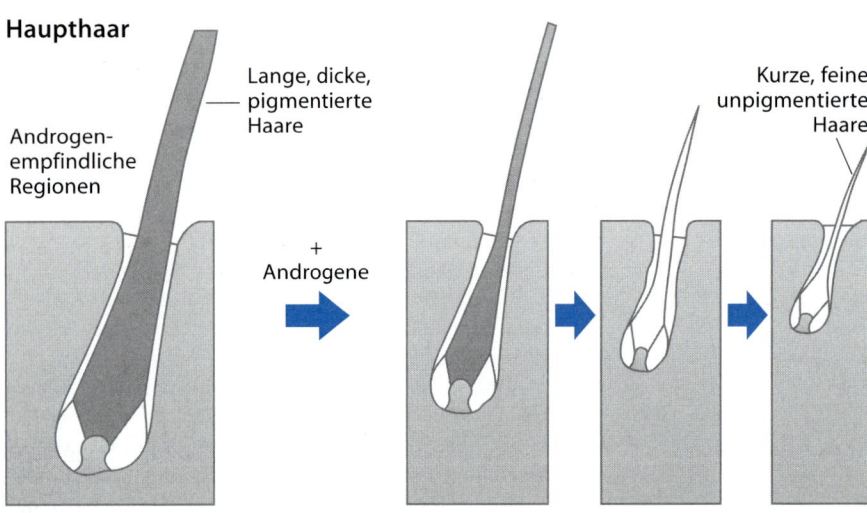

b

16

■ **Abb. 16.10 a-b.** Veränderungen in Haarfollikeln als Folge der chronischen Einwirkung von Androgenen. **a** Gesichtshaare, **b** Haupthaar. (Nach Randall 1994)

rietal- und Frontalregion) eine Verschiebung des Quotienten aus Anagen- zu Telogenhaaren. Bei androgenetischer Alopezie sinkt der Anteil der Anagenhaare auf bis zu 30%, während derjenige der Telogen- und der dystrophen Haare massiv ansteigt (Orfanos 1979).

Die androgenetische Alopezie zeichnet sich also durch folgende Merkmale aus:

- typische Lokalisation,
- gleichzeitiges Vorliegen anderer klinischer oder laboranalytischer Hinweise auf einen Androgenexzess (Oligo-/Amenorrhö, Übergewicht, Hirsutismus, Akne, Seborrhö, erhöhte Androgenspiegel im Blut oder im Urin, verminderte SHBG-Konzentration, Insulinresistenz u. a.),
- phasenweiser Ablauf des Haarausfalls,
- Verkürzung der Wachstumsphase des Haupthaars (Anagenphase),
- Zunahme der Haaranzahl in der Telogenphase und im dystrophen Zustand an den Prädilektionsstellen des androgenetischen Haarausfalls.

Das Haarmuster der Frontoparietalregion unterliegt einer genetischen Steuerung. Nicht den Blutandrogenkonzentrationen kommt primäre klinische Bedeutung zu, sondern der genetischen Prägung der Haarmatrixzellen in dieser umschriebenen Region und der möglicherweise erhöhten peripheren Konversion von Testosteron zu DHT (Ebling 1981; Schweikert u. Wilson 1974; Luderschmidt u. Plewig 1980). Zugleich soll auch in Hautarealen mit androgenabhängigem Haarverlust die Bindungskapazität für DHT gesteigert sein (Rook u. Dawber 1991).

Von diesen Befunden wird abgeleitet, dass für die Manifestation einer androgenetischen Alopezie Androgene zwar notwendig sind, ihre Konzentration im Blut aber nicht notwendigerweise erhöht sein muss. Besondere pathogenetische Bedeutung kommt der gesteigerten, peripheren Bildung und Bindung von DHT zu (Schweikert u. Wilson 1974); sie ist bei entsprechender genetischer Prägung für die Entstehung des pathologischen Haarmusters verantwortlich. Mit fortschreitendem Lebensalter ist eine allmähliche Ausdünnung des Haupthaares im Frontoparietalbereich bei 30 bis 40% der Frauen zu erwarten (Ludwig 1977). Zuerst verkürzen sich aufgrund der gesteigerten Katagenindukton die Anagenphasen. In der Folge orientiert sich der Haarbulbus nicht mehr bis ins subkutane Fettgewebe, sondern findet seinen Platz im mittleren und unteren Korium (Pinkus 1927). Hieraus resultiert nicht nur eine verkürzte Wachstumsphase, sondern auch eine Reduktion des Haarkalibers. Die Patientinnen klagen über kurze und dünne Haare sowie über eine Auflockerung der Haartextur.

Mit der zunehmenden Platzierung des Haarkolbens in oberen Bindegewebsabschnitten verliert das Haar schließlich sein zentrales Mark, die Pigmentierung sistiert, das Terminalhaar wandelt sich regressiv zum Vellushaar. Die Keratinproduktion wird dann eingestellt, wenn der Haarkolben bindegewebig umgebaut ist. Dieser Prozess ist in diesem Stadium irreversibel.

Offenbar liegt eine mosaikartige, d. h. nur bestimmte Haarwurzeln betreffende, genetisch geprägte Überempfindlichkeit Androgenen gegenüber vor, während benachbarte Haarfollikel ein androgenunabhängiges Proliferationsverhalten zeigen. Die Folge ist Ausdünnung, nicht aber regionale Kahlheit.

◘ Abbildung 16.10 illustriert die allmählichen Veränderungen, die als Reaktion auf Androgene an Haarfollikeln nachweisbar sind. Während im Bereich des Gesichts als Folge einer chronisch exzessiven Androgenwirkung aus Vellushaaren längere, dickere und dunklere Terminalhaare entstehen (ein Hirsutismus also), werden im Bereich des Haupthaares bei genetisch disponierten Individuen Terminalhaare in kurze und feine, nicht pigmentierte Vellushaare umgewandelt (Randall 1994).

In den meisten Fällen geht die exzessive Androgenwirkung beim androgenetischen Haarausfall nicht mit hohen Blutandrogenspiegeln einher: die Bluttestosteronspiegel von Frauen mit androgenetischer Alopezie liegen überwiegend im Normbereich. Die urinäre Testosteronausscheidung hingegen ist in der Regel erhöht (Ludwig u. Tamm 1975). Erfasst man bei Frauen mit androgenetischer Alopezie nicht den Bluttestosteronspiegel, sondern den Testosteron/SHBG-Quotienten, so findet man bei einem Großteil (70%) einen erhöhten Testosteron/SHBG-Quotienten als Ausdruck einer Zunahme der Konzentration des freien Testosterons; bei weniger als einem Drittel sind die Bluttestosteronkonzentrationen erhöht, bei einem Fünftel die SHBG-Werte allein erniedrigt (Ludwig 1989, persönliche Mitteilung; eine umfassende Beschreibung der hormonalen Situation bei der androgenetischen Alopezie findet man bei Moltz 1988; die wichtigsten Daten dieser Arbeit sind in ◘ Tabelle 16.5 zusammengefasst).

Alopezie bei Schilddrüsenfunktionsstörungen

Eine Alopezie bei manifester Hypothyreose ist in der Regel gekennzeichnet durch den partiellen Verlust nicht nur des Haupthaars, sondern auch der Schambehaarung und der lateralen Drittel der Augenbrauen. Der Ausfall des Haupthaars ist diffus, das Haar trocken, grob und brüchig. Die Häufigkeit des diffusen Haarausfalls bei Hypothyreose wird mit 20–40% angegeben (Saito u. Nishiyama 1981).

Auch bei der Hyperthyreose kann ein diffuser Haarausfall auftreten, die Haare sind dünn und brüchig (Ingbar 1985).

Postpartal auftretender diffuser Haarausfall

Diese Form des Haarausfalls stellt ein zeitlich begrenztes Phänomen in der Postpartalphase dar, das durch plötzlichen Ausfall einer großen Zahl von Haaren in der katagenen und telogenen Phase gekennzeichnet ist. In der Schwangerschaft bleibt ein ungewöhnlich hoher Prozentsatz der Haare in der Anagenphase, wohl als Folge der steigenden Östrogenkonzentrationen. Während sich außerhalb der Schwangerschaft normalerweise 80 bis 85% der Haupthaare in der Anagenphase befinden, sind es während der letzten Schwangerschaftswochen bis zu 95%. Dieser Prozentsatz nimmt wenige Wochen und Monate post partum auf etwa 65 bis 70% ab (Lynfield 1960). Der im Wochenbett auftretende Haarausfall ist also meist normal und stellt lediglich die Ausgangssituation vor der Schwangerschaft wieder her.

Alopecia areata

Sie ist gekennzeichnet durch umschriebene, häufig kreisrund und wie ausgestanzt erscheinende Bezirke, deren Ätiologie unbekannt ist. Aufgrund Ihrer gelegentlichen Vergesellschaftung mit Symptomen von Autoimmunerkrankungen, speziell von Autoimmunendokrinopathien, wie z. B. Schilddrüsen-, Nebenschilddrüsen-, NNR- und Ovarfunktionsstörungen, Diabetes mellitus, Klimakterium praecox und Vitiligo, sollten diese bei Nachweis einer Alopecia areata interdisziplinär diagnostiziert bzw. ausgeschlossen werden.

Therapie der Alopezie

Wo immer möglich, sollte die Therapie der Alopezie darin bestehen, die jeweiligen Ursache zu beseitigen, sofern es sich um

◘ **Tabelle 16.5.** Klinik und hormonale Merkmale bei 125 Frauen mit androgenetischer Alopezie (Zahlenangaben in Prozent der jeweiligen pathologischen Symptomatik und Laboranalytik bezogen auf die Gesamtzahl aller Untersuchten). (Nach Moltz 1988)

Haupthaar	Weiblicher Typ der androgenetischen Alopezie	93
	Männlicher Typ der androgenetischen Alopezie	7
Zyklus Haut	Blutungsanomalien	55
	Seborrhö	68
	Akne	42
	Hirsutismus	22
Laboranalytik (pathologische Werte)	Freies Testosteron	52
	Ferritin	42
	Prolaktin	34
	Östradiol	34
	Dihydrotestosteron	28
	SHBG	26
	TSH	21
	DHEAS	19
	Testosteron	14
	17α-OH-Progesteron	11
	Folsäure	7
	Androstendion	6
	Kortisol	6
	Vitamin B$_{12}$	5

eine reversible Alopezie handelt. Die androgenetische Alopezie gehört hierzu nur in ihrem Frühstadium.

Um für die Therapie eine verlässliche Mitarbeit der Patientin zu erreichen, ist es wichtig, sie vor Behandlungsbeginn soweit über die Physiologie des Haarwachstums aufzuklären, dass sie bereit ist, eine eingeschlagene Therapie über viele Monate konsequent mitzutragen. Dazu gehört beispielsweise die Information, dass ein einmal in die Ruhephase gekommenes Haar irreversibel zum Ausfall bestimmt ist, dass trotz begonnener Therapie die in der Katagen- und Telogenphase sich befindenden Haare noch über mehrere Wochen (8 bis 12 Wochen) in erhöhter Zahl ausfallen können und dass die Alopeziebehandlung darauf ausgerichtet ist, die Wachstumsphase des Haarzyklus zu initiieren und möglichst lange beizubehalten. Die Therapie zielt also auf die künftige Generation der Haare und deren Erhalt ab. Eine zu früh abgebrochene Therapie bedeutet, potentiell wieder eine Katagenphase zu provozieren, welche die Patientin möglicherweise erst mehrere Wochen nach Unterbrechung der Therapie registriert. Es sollte ihr also nahegelegt werden, langfristig zu denken und ebenso langfristig konsequent zu handeln.

Therapie der androgenetischen Alopezie

Für die Behandlung der androgenetischen Alopezie bieten sich verschiedene Therapieansätze an:
- Reduktion der peripheren Androgenkonzentration,
- Steigerung der Bindungskapazität von SHBG,
- Aktivitätsminderung oder Blockierung der 5α-Reduktase,
- kompetitive Blockade der zytoplasmatischen Androgenrezeptoren.

Die erhöhten Androgenkonzentrationen im Blut kann man durch Blockade der Androgensynthese in Ovarien und NNR senken. Dies gelingt mehr oder weniger ausgeprägt, je nachdem, wie groß der jeweilige Beitrag der beiden Organe an den gemessenen Blutspiegeln der Androgene ist. Ovulationshemmer und GnRH-Analoga blockieren die ovarielle Quelle nahezu komplett, während Glukokortikoide die adrenale Übersekretion von Androgenen und Androgenvorstufen selbst in niedrigen Dosierungen normalisieren können.

Die bei erhöhten Androgen- und Insulinspiegeln häufig massiv erniedrigten SHBG-Spiegel kann man mit all denjenigen therapeutischen Maßnahmen normalisieren oder gar drastisch erhöhen, welche die erhöhten Androgen- und Insulinspiegel normalisieren. Neben den oben schon genannten Therapieformen gehören zu diesen Maßnahmen sportliche Betätigung, Gewichtsreduktion bei Übergewicht und Medikamente (Insulinsensitizer), welche die Insulinresistenz beseitigen (z. B. Metformin).

Oral verabreichte Östrogene, insbesondere solche mit ausgeprägter Leberwirkung (Ethinylöstradiol), stimulieren die SHBG-Synthese in der Leber und senken dadurch sekundär den Anteil des freien, biologisch wirksamen Testosterons und Dihydrotestosterons. Schließlich können Androgenwirkungen dadurch systemisch blockiert werden, dass am Ort des Geschehens die Umwandlung von Testosteron in das in der Haut eigentlich wirksame DHT blockiert wird. Dies geschieht mit Hilfe sog. 5α-Reduktasehemmer, welche das diese Konversion vermittelnde Enzym 5α-Reduktase blockieren. Ein weiterer systemischer Therapieansatz besteht in der kompetitiven Blockade der Androgenrezeptoren mit Hilfe von Antiandrogenen (z. B. Cyproteronacetat, Dienogest, Chlormadinonace-

tat, Drospirenon). Die letztgenannten antiandrogen und gestagen wirksamen Substanzen werden in der Regel in Kombination mit Östrogenen verabreicht, insbesondere in Form von Ovulationshemmern, die Ethinyöstradiol enthalten. Diese Kombination hat – dosisabhängig – nicht nur exzellente direkte, d. h. rezeptorvermittelte Antiandrogenwirkungen, sondern stimuliert auch stark die SHBG-Synthese. Zuletzt sei als antiandrogen wirksame Substanz das Antimineralokortikoid Spironolacton genannt, das in relativ niedrigen Dosierungen eine dem Cyproteronacetat vergleichbare antiandrogene Wirkung hat.

Die Behandlung der androgenetischen Alopezie muss die Biologie und Pathobiologie des Haupthaars berücksichtigen. In erster Linie heißt das, sie sollte nicht unterbrochen werden und langfristig erfolgen. Zu den Details der verschiedenen Formen der Antiandrogentherapie ▶ Abschn. 16.10.

Obwohl Norethisteron und seinem Acetat bei systematischer Verabreichung in sehr hohen Dosen ein marginaler androgener Resteffekt zugeschrieben wird, wirken sie bei örtlicher Anwendung antiandrogen (Luderschmidt et al. 1987). Minoxidil, ein Stimulator des Haarwachstums, kann zusätzlich lokal angewendet werden (◘ Tabelle 16.6). Es fördert die Keratinproduktion und stellt somit eine sinnvolle Ergänzung der lokalen Antiandrogentherapie dar (Luderschmidt 1996).

Therapie des diffusen Effluviums

Zur topischen Applikation von 17α- oder 17β-Östradiol gibt es keine kontrollierten Studien In der Anwendung ist eine Wirksamkeit oft nur schwer dokumentierbar. Der etwaige Wirkungsmechanismus von örtlich angewendeten Östrogenen auf das Haarwachstum ist unklar. Vorstellbar ist eine Verzögerung der Katagenindukion oder eine beschleunigte Anagenisierung vom Telogenstadium aus.

Im Tiermodell reduzieren zwar Östrogene in niedrigen Dosen allgemein die Produktion von Haarkeratin (Haarwachstumsrate), die Anagenphase wird aber verlängert (Jackson u. Ebling 1972). Ein solcher Effekt wäre beim Menschen durchaus erwünscht, denn die Telogenrate würde hierdurch deutlich reduziert. Die verminderte Wachstumsrate könnte durch die zusätzliche Verabreichung von Minoxidil ausgeglichen werden.

Die Patientin erlebt beim diffusen Effluvium die Diskrepanz zwischen subjektiv empfundenem Haarverlust und ob-

◘ Tabelle 16.6. Drei Rezepturbeispiele für eine äußerliche Hormontherapie der androgenetischen Alopezie und des Effluviums

Beispiel 1	Norethisteronacetat	0,1
	Minoxidil	2,0
	Äthanol:IPM[a] (95:5) ad	100,0
Beispiel 2	17α-Östradiol	0,015
	Minoxidil	2,0
	Äthanol:IPM[a] (95:5) ad	100,0
Beispiel 3	Spironolacton	1,0
	Äthanol:IPM[a] (95:5) ad	100,0

*IPM Isopropylmyristat

jektivem Befund als irritierend, den vermehrten Haarausfall und die damit verbundene Haarausdünnung innerhalb der mehrwöchigen zeitlichen Verzögerung, die entsprechend der zyklischen Wachstumsaktivität des Haupthaars zwischen Telogen- und erneuter Anagenphase liegt, als traumatisierend. Um zu verhindern, dass dies zu Missverständnissen führt, sollte der Arzt sie darüber informieren, dass ein in die Telogenphase gekommenes Haar ohnehin ausfällt, die eingeleitete Therapie auf die in der Anagenphase befindlichen Haare und Haarwurzeln einwirkt, und dass das Wachstum (ca. 1 cm/Monat) zwar langsam vonstatten geht, aber sofort mit Therapiebeginn einsetzt.

Hirsutismus

Zu den unter dem Oberbegriff Androgenisierung des äußeren Erscheinungsbilds der Frau zusammengefassten Symptomen gehört der Hirsutismus. Man versteht hierunter die für die Frau atypische Behaarung in Form von Terminalhaaren an Stellen des Rumpfs, des Gesichts und der Extremitäten, deren Vellushaare unter exzessivem Androgeneinfluss zu groben, meist dunkleren Terminalhaaren umgewandelt worden sind (s. Tabelle 16.3). Zu diesen Regionen gehören Oberlippe, Kinn, Wangen, vordere Halspartien, Brust-, Sternal- und Schamregion, Unterbauch (Linea alba) und Oberschenkel. Daneben gibt es Haare, die nicht androgenabhängig sind (z. B. Augenbrauen und Wimpern).

Abzugrenzen vom androgenstimulierten Haarwachstum ist die **Hypertrichosis**, eine nicht androgenabhängige Verstärkung der Körperbehaarung, die häufig auftritt bei

- Anorexia nervosa,
- Poliomyelitis,
- Epilepsie,
- Spina bifida und
- Lungentuberkulose.

Unter einer Hypertrichosis versteht man ein verstärktes Wachstum feiner, meist hellerer Haare am ganzen Körper oder an einigen Stellen, auch an solchen, deren Haarfollikel nicht androgenabhängig sind, z. B. an Unterschenkeln, Unterarmen oder in der Sakralregion (s. unten). Eine Hypertrichosis kann sowohl krankheitsunabhängig auftreten als auch bei oben genannten Erkrankungen und nach Einnahme einiger Medikamente.

Den Haarwuchs fördernde Medikamente

Androgene	Hirsutismus
Anabole Steroide Gestagen wirksame 19-Nortestosteronderivate in extremen, systemisch verabreichten Dosen (in der Praxis irrelevant)	
Andere Medikamente mit den Haarwuchs beeinflussender Wirkung	
Cyclosporin (Immunsuppression)	Hypertrichosis
Phenytoin (Antikonvulsivum)	
Diazoxid (Antihypoglykämikum)	
Minoxidil (Antihypertensivum)	▼

Streptomycin (Antibiotikum)	
Hexachlorobenzen (als Nahrungskontamination)	
Fenoterol (Tokolytikum)[a]	

[a]Spätling et al. 1980.

Dokumentation. Für klinisch-wissenschaftliche Zwecke und zur Beurteilung eines Therapieerfolgs haben sich Gradeinteilungen zur Beurteilung des Schweregrads eines Hirsutismus bewährt (Ferriman u. Gallwey 1961; Baron 1974), die auf der Lokalisation an den Prädilektionsstellen und auf dem jeweils geschätzten lokalen Ausprägungsgrad basieren. Eine von Baron (1974) vorgeschlagene Gradeinteilung ist im Folgenden zusammengefasst.

Einteilung des Hirsutismus nach Schweregraden

Grad I, leicht	1 Haarstraße vom Genitalbereich zum Nabel 2 Oberlippe 3 Perimamillär
Grad II, mittelgradig	1+2 + 3 4 Kinn 5 Innenseite der Oberschenkel
Grad III, stark	1+2 + 3+4 + 5 6 Prästernalbereich 7 Rücken (Lendenwirbelsäule) 8 Gesäß 9 Schultern

☐ Abbildung 16.11 dokumentiert die Häufigkeit des Hirsutismus an den jeweiligen Prädilektionsstellen, die an einem mehrere 100 Patientinnen umfassenden Klientel ermittelt wurde (Rabe u. Runnebaum 1987a). Die dort dargestellten Häufigkeitsverteilungen stimmen insofern weitgehend mit der Gradeinteilung des Hirsutismus nach Baron (1974) überein, als die am häufigsten befallenen Körperstellen offensichtlich denjenigen entsprechen, die bei leichteren Formen des Hirsutismus zuerst befallen werden.

Die von Ferriman u. Gallwey (1961) beschriebene Klassifikation des Hirsutismus erfasst seine Schweregrade an den prädisponierten Körperregionen (Oberlippe, Kinn, Brust, Sternum, Unterbauch, Pubes, Oberschenkel und Oberarme sowie Rücken) mittels eines Punktesystems. Diese Klassifikation ist sehr viel aufwändiger als das Schema nach Baron und letztlich auch nur semiquantitativ (☐ Abb. 16.12).

Da der Hirsutismus nur ein Symptom darstellt, das allein oder als Begleiterscheinung anderer Organfunktionsstörungen auftreten kann, ist es sinnvoll, neben dem Ausmaß und der Lokalisation des Hirsutismus auch andere, im Zusammenhang mit dem Hirsutismus häufig auftretende Symptome in einer Checkliste zu erfassen (☐ Tabelle 16.7).

Differentialdiagnose. Auch wenn der Hirsutismus meist Krankheitswert hat, ist er keine eigenständige Erkrankung, sondern lediglich eines der möglichen Symptome einer chronisch-exzessiven Androgenwirkung. Somit gelten bei der Differentialdiagnostik des Hirsutismus dieselben Regeln wie bei allen anderen Formen von Androgenisierungserscheinungen und hyperandrogenämischen Funktionsstörungen der Ovarien. Vor allem sollten Störungen der Ovarfunktion und des Stoffwechsels ausgeschlossen werden (s. hierzu die ausführliche Darstellung des differentialdiagnostischen Vorgehens in ▸ Abschn. 23.3.6 und den Anamneseergänzungsbogen »Androgenisierungserscheinungen« in ▸ Abschn. 23.7,

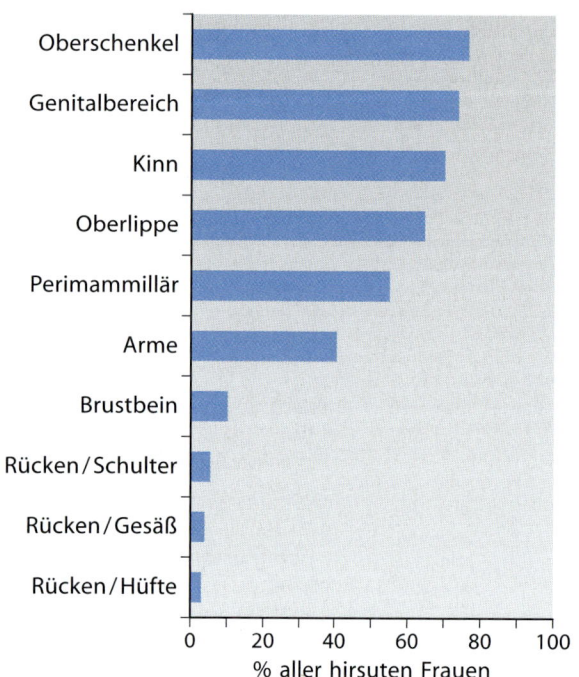

◘ Abb. 16.11. Häufigkeitsverteilung des Hirsutismus an den jeweiligen Prädilektionsstellen. (Nach Rabe u. Runnebaum 1987a)

◘ Abb. 16.13 fasst das vom Symptom Hirsutismus ausgehende differentialdiagnostische Vorgehen zusammen).

Der Befund, dass der Hirsutismus sehr häufig mit im Referenzbereich liegenden Androgenspiegeln einhergeht (◘ Tabelle 16.8), wirft die Frage auf, ob es einen **idiopathischen Hirsutismus** gibt. Als solcher wird die ins Maskuline veränderte Körperbehaarung der Frau bezeichnet, bei der keine Veränderungen des Androgenhaushalts bzw. der Androgenblutspiegel und/oder keine Störungen der Hypothalamus-Hypophysen-Ovar-Achse nachgewiesen werden können. Die Diagnose »idiopathischer Hirsutismus« ist also methodenabhängig: Je mehr Androgenparameter oder -metabolite im Blut oder Urin bestimmt werden, desto wahrscheinlicher ist der Nachweis eines pathologisch erhöhten Parameters. Im Folgenden soll erläutert werden, warum der Begriff »idiopathischer Hirsutismus« irreführend, sogar gefährlich ist, da er zu diagnostischen, prophylaktischen und therapeutischen Fehlschlüssen verleiten kann.

Seine Definition impliziert, dass die gemessenen Androgenspiegel im sog. Referenzbereich liegen (Definition ▸ Abschn. 24.5) und der ovarielle Zyklus normal ist. Daraus ergibt sich zunächst die methodische Schwierigkeit zu definieren, wie Normalwerte zustande kommen. Stellen sie beispielsweise einen definierten Prozentsatz aller Werte einer bestimmten Population dar oder entstammen sie einer Subpopulation von Frauen, deren ovarielle Zyklen detailliert dokumentiert und nach mehreren Kriterien als normal eingestuft worden sind? Sind zur Definition normaler Androgenspiegel lediglich Zyklen herangezogen worden, die in eine ungestört verlaufende Schwangerschaft übergegangen sind, oder ist die Zyklusqualität lediglich anhand der Menstruationsabstände beurteilt worden? Je nach Auswahlkriterien wird man also unterschiedliche Normalwerte erhalten.

Es ist schon erwähnt worden, dass die Häufigkeit, mit der eine Hyperandrogenämie nachgewiesen werden kann, auch von Anzahl und Auswahl der zu messenden Androgenparameter abhängt.

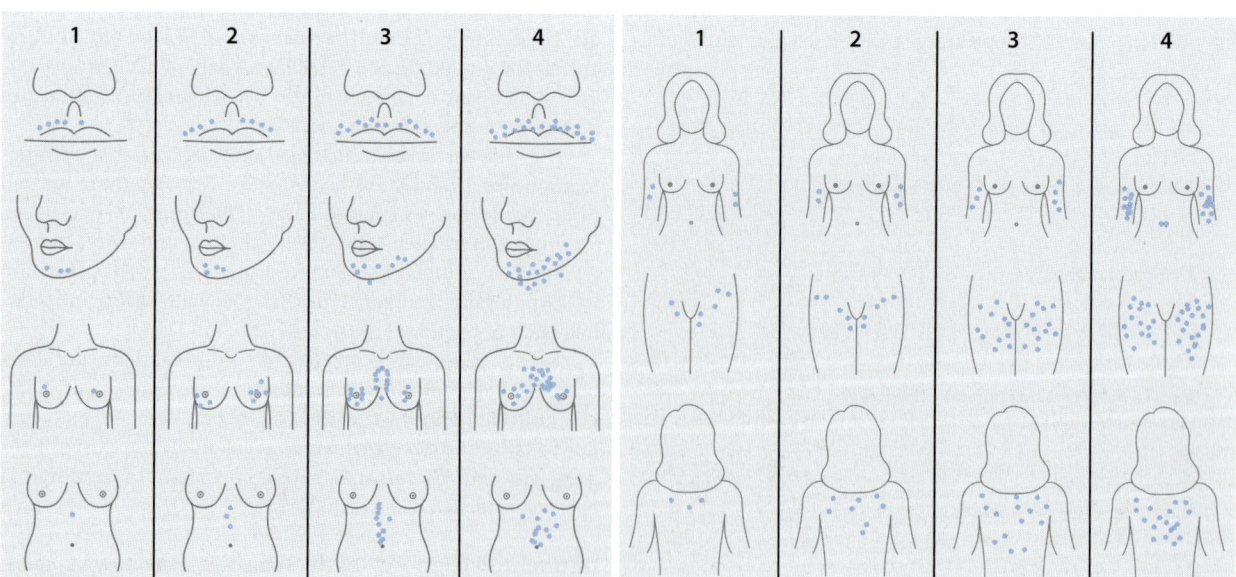

◘ Abb. 16.12. Ferriman-Gallwey Schema zur Beurteilung von Hirsutismus

◘ Tabelle 16.7. Checkliste bei Verdacht auf Störungen im Androgenhaushalt

Hirsutismus	Ausprägungsgrade *	0	I	II	III
Ausfall des Haupthaars	Ja	Nein			
Seborrhö	Ja	Nein			
Akne	Ja	Nein			
Acanthosis nigricans	Ja	Nein			
Striae	Ja	Nein			
Größe			cm		
Gewicht			Kg		
Untergewicht			BMI kg/m²		
Übergewicht			BMI kg/m²		
Blutdruck			mm HG		
Fettverteilung	Ubiquitär, Stamm, Hüften, Schenkel, Vollmondgesicht, Taillen/Hüft-Quotient				
Plethora	Ja	Nein			
Stimme	Hell	Heiser		Tief	
Muskelmasse	Weiblich	Männlich			
Klitoris	Normal	Mäßig vergrößert		Massiv vergrößert	
Sonographisch PCO-Bild	Ja	Nein			
Galaktorrhö	Ja	Nein			

* siehe tabellarische Darstellung S. 369

Aus ◘ Tabelle 16.8 wird ersichtlich, dass die Wahrscheinlichkeit, einen Hirsutismus anhand der Bestimmung von Androgenkonzentrationen als idiopathisch einzustufen, umso geringer ist, je mehr Androgenparameter man bestimmt; die Bestimmung aller Parameter ist allerdings weder ökonomisch vertretbar noch klinisch sinnvoll.

> Darüber hinaus spiegelt die Konzentration der Androgene im Blut nicht gesetzmäßig die **Sekretionsrate** der Androgene wider, sie ist vielmehr das Ergebnis der Sekretionsrate (Sekretion von Androgenen aus dem Ovar und der Nebennierenrinde), der **Produktionsrate** von Androgenen in der Peripherie (z. B. in der Muskulatur, Leber, Haut und der Hautanhangsgebilde wie Haarfollikel, Talgdrüsen) und der **Clearancerate.**

Die metabole Clearancerate wird u. a. durch die Konzentration des SHBG reguliert, dessen Synthese vom Einfluss des Östradiols, der Androgene und des Insulins auf die Leber abhängig ist: Östrogene stimulieren, Androgene und Insulin bremsen die SHBG-Synthese. Bei hohen SHBG-Konzentrationen ist die metabole Clearancerate derjenigen Androgene, die an SHBG gebunden werden (z. B. Testosteron, DHT), geringer als bei niedrigen SHBG-Spiegeln. Hieraus folgt, dass die Androgenspiegel im Blut trotz einer erhöhten Sekretionsrate bei erhöhter Clearancerate, d. h. bei niedriger SHBG-Konzentration, normal sein können.

◘ Tabelle 16.8. Häufigkeit pathologischer Androgenspiegel bei Hirsutismus

	Nach Moltz u. Schwartz (1986a) [%]	Nach Lobo (1986) [%]
Testosteron	38	50
Freies Testosteron	–	75
DHEA	45	–
DHEAS	37	57
Androstendion	50	38
5α-DHT	18	21
3α-Androstendiolglukuronid	86	–
Kein Androgenparameter erhöht	12	10

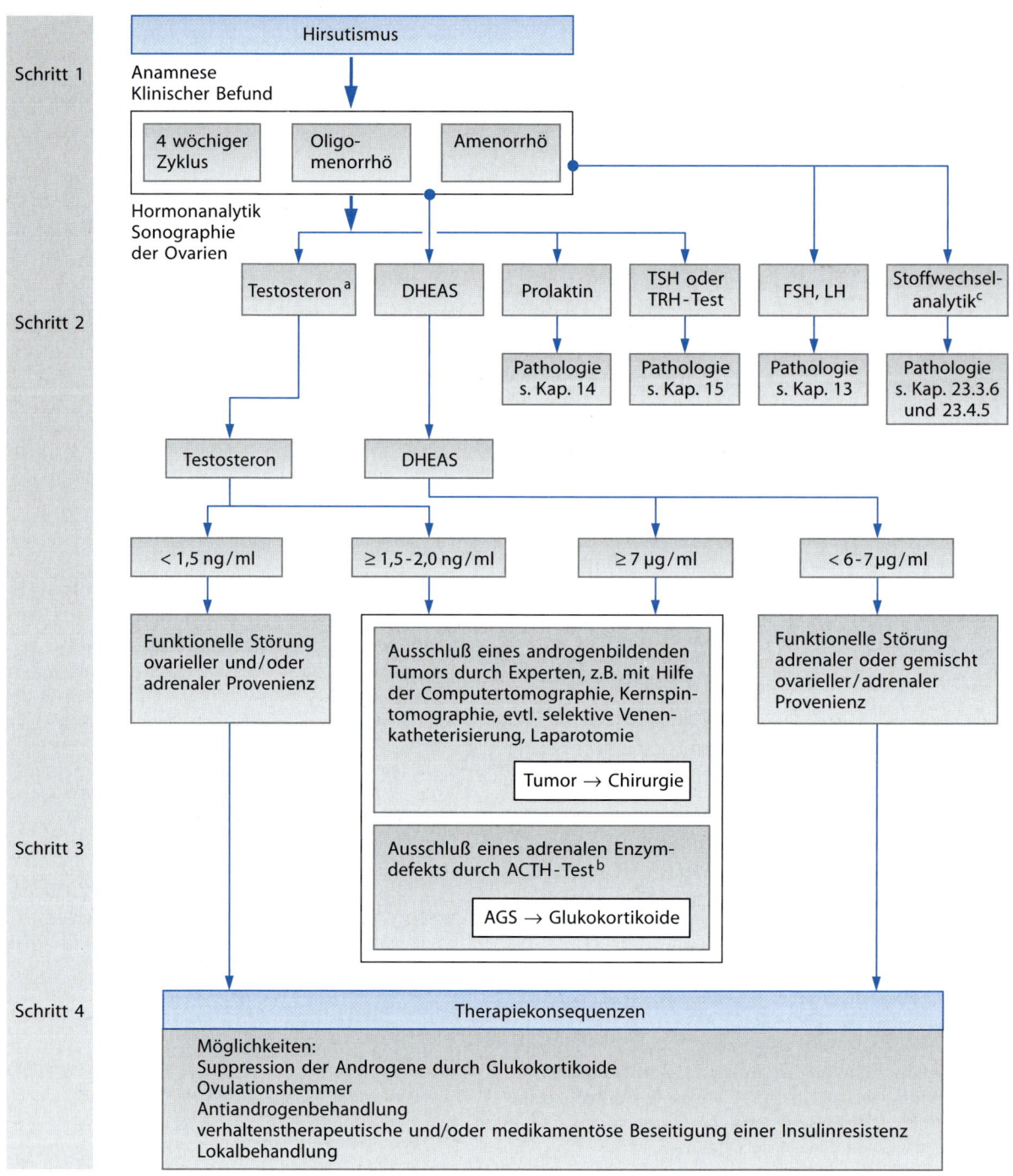

Schritt 1

Schritt 2

Schritt 3

Schritt 4

◘ **Abb. 16.13.** Stufendiagnostik beim Symptom Hirsutismus. **a** Im Rahmen der Primärdiagnostik ist statt der Testosteron- auch die Androstendionbestimmung möglich. **b** Indikation zum ACTH-Test, **c** Stoffwechselparameter: Nüchternblutzucker und -insulin; Triglyzeride, Gesamtcholesterol, HDL- und LDL-Cholesterol

Zuletzt sei erwähnt, dass die klinischen Auswirkungen der Androgene an der Haut, die Ausbildung eines Hirsutismus etwa, nicht nur von Maß, Art und Dauer der Androgenwirkung bestimmt werden, sondern auch von der Anzahl der Androgenrezeptoren, desgleichen vom Ausmaß der Konversion von Androgenen (z. B. Testosteron) in das an den Androgenrezeptoren der Haut eigentlich wirksame Androgen DHT).

Hirsute Frauen haben eine meist höhere Konversion von Testosteron in DHT als nicht hirsute Frauen (durchschnittlich ca. 16% im Vergleich zu ca. 4% bei nicht hirsuten Frauen und ca. 32% bei Männern). Diese Konversionsrate korreliert mit dem Grad des Hirsutismus (Lobo 1986). Ein je nach ethnischer Zugehörigkeit und auch intraindividuell unterschiedliches Merkmal ist die Androgenrezeptordichte, die ebenso wie die anderen genannten Faktoren über die Möglichkeit, einen Hirsutismus auszubilden, entscheidet.

Diese Ausführungen zeigen einerseits, dass ein fehlender Hirsutismus eine Störung im Androgenhaushalt nicht ausschließt, andererseits, dass, wenn er vorliegt, pathologische Androgenkonzentrationen im Blut nicht immer nachweisbar sind. Letztlich ist der Nachweis einer Störung im Androgenhaushalt beim Symptom Hirsutismus eine Frage des methodischen Aufwands, denn es gibt kein krankhaftes Symptom ohne einen pathologischen Prozess.

Der Begriff des idiopathischen Hirsutismus ist also in den meisten, wenn nicht in allen Fällen irreführend und berücksichtigt diejenigen methodisch schwer erfassbaren Störungen im Androgenhaushalt nicht, die weniger durch Änderung der Plasmaandrogenspiegel als durch Veränderungen der Sekretions-, Clearance- und Konversionsraten (z. B. Testosteron in DHT) und durch Besonderheiten auf Zellebene charakterisiert sind.

> Der Begriff idiopathischer Hirsutismus verleitet dazu, eine existente Störung im Androgenhaushalt zu übersehen, und setzt damit die Patientin mehreren Risiken aus: der möglichen Verstärkung des Hirsutismus, der Entwicklung eines PCO-Syndroms, einer Mehrlingsgravidität nach Überstimulation in einer Sterilitätstherapie und den Folgen eines metabolen Syndroms. Daher ist sein Gebrauch als potentiell riskant abzulehnen.

Zur Therapie des Hirsutismus. Details der systemischen und lokalen Therapie des Hirsutismus werden in ▶ Abschn. 16.10 dargestellt.

Akne

Die Hautanhangsgebilde Haare und Talgdrüsen bilden zusammen die sog. **piloseboglanduläre Einheit.** Talgdrüsenfollikel mit einer relativ kleinen Haaranlage, großvolumigen gelappten Talgdrüsenacini und einem weiten, mit Hornzellmaterial angefüllten Ausführungsgang (dem Infundibulum) sind zur Akne vulgaris prädisponiert. Die topographische Verteilung der Talgdrüsenfollikel und der Prädilektionsstellen für eine Akne sind identisch, nämlich Gesicht, obere Brustpartie, die oberen Anteile des Rückens und die Oberarme.

Neben der genetischen Disposition, die das gleichzeitige Auftreten der Akne vulgaris bei eineiigen Zwillingen nahelegt, setzt ihre Entstehung dreierlei voraus:

— Eine überschießende Verhornung im Infundibulumbereich; die dort gebildeten Hornzellmassen führen zu einer Retentionshyperkeratose (Luderschmidt 1979).
— In den tieferen Abschnitten dieser kavernösen Ausführungsgänge siedeln sich anaerobe Propionibakterien an, in höheren Abschnitten der Ausführungsgänge Staphylokokken. Die Lipaseaktivität der Ersteren führt zur Bildung von entzündungsfördernden Fettsäuren aus Triglyzeriden.
— Die Proliferation der talgproduzierenden Zellen (Sebozyten) und damit die Sebumproduktion ist androgenabhängig.

Eine Akne vulgaris ohne Androgeneinfluss gibt es nicht. Testosteron bzw. DHT stimulieren die Talgdrüsensekretion, Östrogene hemmen diese, ebenso systemisch verabreichte Antiandrogene. Trotzdem kann man die Akne vulgaris nicht als

ausschließlich androgenetische Erkrankung der Haut auffassen, eher als eine Erkrankung, deren wichtigste Einzelvoraussetzung die überschießende Verhornung und die **Komedobildung** (Talgdrüsenretention) ist. Eine androgenabhängige verstärkte Seborrhö der Haut führt ohne Komedobildung nicht zu einer Akne. Ein Maß der Sebumproduktion ist die durchschnittliche Talgdrüsengröße, die in der Pubertät zunimmt und bei Aknepatienten größer ist als bei symptomfreien Personen. Extreme Volumina findet man bei Patienten mit **Akne conglobata.**

Aknepatienten haben eine fettige, ölige Haut und eine grobporige Textur der Hautoberfläche. Der Talgdrüsenfollikel unterscheidet sich vom Terminalhaar- und Vellushaarfollikel durch große Talgdrüsenläppchen und ein erweitertes Infundibulum (gemeinsamer Haar-Talgdrüsen-Ausführungsgang), das als deutlich sichtbare Pore in die Hautoberfläche mündet. Das Infundibulum bildet ein Talgreservoir, in dem es zur Ablagerung parallel gepackter Hornlamellen kommt, die schließlich den Komedo bilden.

Die Talgproduktion erfolgt kontinuierlich. Sie ist bei Akne in aller Regel gesteigert und erreicht bei **Akne conglobata** ihre höchsten Werte. Voraussetzung ist eine erhöhte Mitosefrequenz der an der glandulären Basalmembran lokalisierten Mutterzellen sowie eine Zunahme der intrasebozytären Talgsynthese. Als Folge davon nehmen bei Akne die Fettvakuolen in den Sebozyten zu. Sie sind bei Akne-Patienten dreimal größer als bei Gesunden.

Die Talgzusammensetzung kann von Individuum zu Individuum erheblich differieren. Vergleichende Studien mit ein- und zweieiigen Zwillingen haben ergeben, dass die Sebumkomposition einer genetischen Kontrolle unterliegt. Auch das Ausmaß der Syntheserate von Talg soll für die Talgzusammensetzung von Bedeutung sein (Stewart et al. 1986a). So ist bei Akne und Seborrhö der Gehalt an Linol- und Linolensäure deutlich reduziert. Die Konzentration dieser Fettfraktionen steigt an, wenn sich der Talgfluss während einer medikamentösen Behandlung normalisiert (Stewart et al. 1986b).

Der **Komedo** besteht aus parallel aufgereihten Hornlamellen, die mit Talg gefüllte Lakunen umgeben. Diese Lamellen haften im Infrainfundibulum fest aneinander und formieren die Proliferations-Retentions-Hyperkeratose. Gebildet werden die Hornlamellen von Keratinozyten, die in typischer Anordnung wie in der Epidermis die Infundibulumarchitektur aufbauen. Allerdings weisen die im Infrainfundibulum lokalisierten Keratinozyten eine Besonderheit auf, die sie deutlich von den Keratinozyten des oberflächennahen Infundibulums (des Akroinfundibulums) und der Epidermis unterscheiden: mikroskopisch kann man in diesen Keratinozyten nicht nur Keratinvorstufen, sondern auch Lipidvakuolen erkennen, die denen von Sebozyten entsprechen. Offenbar handelt es sich bei dieser Zellpopulation um ein Übergangsepithel, das sowohl zur Keratinbildung als auch zur Sebumsynthese befähigt ist.

Die Porenöffnung ist der Übergang der Talgdrüse in die Hautoberfläche. Die Fläche der Porenöffnung, die grobporige Textur der Hautoberfläche des Aknepatienten steht in direktem Verhältnis zur Größe der Talgdrüsenfläche und zum Talgfluss. Die Porenöffnungen sind bei Männern größer als bei Frauen, bei Aknepatienten prominenter als bei Gesunden und im Kindesalter am kleinsten (Luderschmidt 1995).

Komedogen können Externa sein, die pflanzliche Öle, Paraffine, Fettsäureester, Fettsäuren und -alkohole enthalten, ebenso der Kontakt mit Mineralölen, Kohlenwasserstoffen, Steinkohle oder Holzteeren und freien Fettsäuren (Luderschmidt 1979).

Die Akne vulgaris tritt in unterschiedlichen Schweregraden auf, man unterscheidet (Plewig 1979)

- **Akne comedonica** (offene und geschlossene Komedonen),
- **Akne papulopustulosa** (Komedonen, Papeln, Pusteln) und die
- **Akne conglobata** (Komedonen, Papeln, Pusteln, abszedierende Knoten-, Zysten- und Narbenbildungen).

Aus den Mechanismen ihrer Pathogenese ergeben sich auch die **Therapieansätze** für die Akne: Sie zielen auf Beseitigung der Verhornungsstörung, der bakteriellen Besiedlung und auf die Beeinflussung des Talgflusses ab.

Die **Blockade der androgenabhängigen Talgdrüsenproduktion** kann auf verschiedene Weise erfolgen: zum einen über die kompetitive Hemmung der Androgenrezeptoren in den Talgdrüsen durch antiandrogen wirksame Substanzen, zum anderen über die Senkung der Androgenspiegel durch Blockade der Androgensekretion der Ovarien (orale Kontrazeptiva) oder der NNR (Glukokortikoide) und die Verminderung des Anteils an freiem Testosteron und DHT durch Induktion der SHBG-Synthese mittels Östrogenen, insbesondere ethinylöstradiolhaltiger Medikamente.

Nichthormonale Therapieformen der Akne, wie z. B. die Behandlung mit Vitamin-A-Säure und Benzoylperoxid, die topische oder systemische Antibiotikabehandlung mit Tetrazyklinen, insbesondere aber die Therapie schwerster Akneformen mit 13-cis-Retinsäure (Isotretinoin) sollten dem Hautarzt vorbehalten sein. Letztere Therapieform beinhaltet ein hohes teratogenes Risiko; die Empfängnisverhütung muss dabei also gewährleistet sein (Luderschmidt 1991).

Acanthosis nigricans

Hierunter versteht man eine deutlich verdickte, hyperpigmentierte Haut, teilweise mit Papeln, typischerweise in den Hautfalten des Nackens, der Achselhöhlen, der Ellbogenbeugeseiten und der Genitalregion. Ihre histologischen Merkmale sind eine Hyperkeratose, epidermale Papillose und eine erhöhte Anzahl von Melanozyten. Eine Acanthosis nigricans findet man bei 5 bis 30% aller hyperandrogenämischen, oft übergewichtigen Frauen mit polyzystischen Ovarien (Flier et al. 1985; Dunaif et al. 1985).

> **Die Acanthosis nigricans ist ein Zeichen für eine Insulinresistenz, deshalb muss der Glukose- und Insulinhaushalt bei allen Frauen und Männern mit Acanthosis nigricans mit einem oralen Glukosebelastungstest überprüft werden.**

Das gemeinsame Auftreten von Hyperandrogenämie, Insulinresistenz und Acanthosis nigricans wird auch als **HAIR-AN-Syndrom** bezeichnet (Barbieri 1994). Die bei diesem Syndrom zu beobachtende Insulinresistenz ist häufig durch einen genetisch determinierten Defekt des Insulinrezeptors bedingt, im Gegensatz zum PCO-Syndrom, bei dem in der Regel ein normaler Insulinrezeptor vorhanden ist (Barbieri 1994).

16.6 Androgenhaushalt während der Schwangerschaft und in der Postmenopause

Androgenisierungserscheinungen während der Schwangerschaft

In der Schwangerschaft beobachtet man gelegentlich Androgenisierungserscheinungen im Gefolge von **Thekaluteinzysten** und **Luteomen**. Während Erstere auf erhöhte hCG-Konzentrationen bei Blasenmolen und Mehrlingsschwangerschaften zurückzuführen sind (Hensleigh et al. 1975; Hensleigh u. Woodruff 1978), findet man Letztere unabhängig von erhöhten hCG-Spiegeln. Luteome in der Schwangerschaft sind gutartige reaktive Veränderungen der Ovarien, deren Existenz und Auswirkungen auf die Dauer der Gravidität begrenzt sind (Zander et al. 1978; Krause u. Steinbridge 1966; Garcia-Bunuel et al. 1975; Shortle et al. 1987). Histologisch handelt es sich um meist bilateral auftretende, große, solide und fleischig erscheinende, gelbliche Tumoren, bei denen man große polygonale Zellen mit geringer Stromaentwicklung findet (Cedars u. Chang 1986).

Indizien für Schwangerschaftsluteome sind rasch auftretende, ausgeprägte Androgenisierungserscheinungen mit Klitorisvergrößerung, Stimmvertiefung und ein sich schnell entwickelnder Hirsutismus. Während etwa die Hälfte aller Mädchen, die nach einem Schwangerschaftsluteom geboren werden, Virilisierungserscheinungen zeigen soll (Garcia-Bunuel et al. 1975), findet man bei Androgenisierungserscheinungen in der Schwangerschaft durch Thekaluteinzysten anscheinend keine fetalen Vermännlichungserscheinungen. Warum das eine Krankheitsbild eine Androgenisierung der Feten nach sich zieht, das andere jedoch nicht, ist unklar.

Sowohl Schwangerschaftsluteome als auch Thekaluteinzysten bedürfen keiner Therapie. Da bei beiden Krankheitsbildern exzessiv hohe Androgenspiegel gefunden werden können und diese neben den schnell auftretenden Androgenisierungserscheinungen Ausgangspunkt differentialdiagnostischer Überlegungen sind, müssen androgenproduzierende Tumoren ausgeschlossen werden. Da die bei Luteomen in der Schwangerschaft aufkommenden Virilisierungserscheinungen (Definition s. Abschn. 16.1) rasch auftreten und ausgeprägt sein können, erlauben sie keine Abgrenzung zu den sehr seltenen tumorbedingten Virilisierungserscheinungen in der Schwangerschaft. Nach Moltz et al. (1986b) soll bei androgenbildenden Tumoren in der Schwangerschaft die Konzentration des freien Testosterons in der Regel über 26 pg/ml liegen. Wegen der seltenen Beobachtung von Tumoren in der Gravidität gibt es jedoch keine breiteren Erfahrungen.

Androgenisierungserscheinungen in der Postmenopause

Bei einem nicht unerheblichen Teil postmenopausaler Frauen findet man Androgenisierungserscheinungen in Form eines Hirsutismus, insbesondere im Bereich des Gesichts, gelegentlich auch eine Klitorishypertrophie, der allerdings keine außergewöhnliche Bedeutung zugemessen werden muss, da die Größe der Klitoris ohnehin von der Adoleszenz bis ins hohe Alter kontinuierlich zunimmt (Cutler u. Garcia 1984). Dass in der Postmenopause relativ häufig meist leichtere Androgenisierungserscheinungen auftreten können, ist insofern nicht verwunderlich, als das postmenopausale Ovar in der Lage ist, Androgene zu sezernieren: im Venenblut des postmenopausalen Ovars kann man durchschnittlich noch 3 ng/ml Testosteron finden (zum Vergleich: postmenopausale Testosteronkonzentrationen im peripheren Blut ca. 0,2 bis 0,4 ng/ml). Ähnliches gilt für die Androstendionsekretion des postmenopausalen Ovars (ca. 3 ng/ml im Ovarvenenblut und etwa 0,8 bis 1,0 ng/ml im peripheren).

Der postmenopausale Abfall der Östrogenkonzentrationen, insbesondere der des Östradiols verstärkt potentiell die Wirkung der Androgene an ihren Zielorganen, indem die östradiolabhängige Bildung von SHBG in der Leber altersabhängig abnimmt. Hinzu kommt, dass die insbesondere in der frühen Postmenopause erhöhten LH-Konzentrationen die Androgensekretion im Stroma ovarii und im Hilusbereich stimulieren, wodurch Stromazellen luteinisiert werden. Nach Ovarektomie bei postmenopausalen Frauen sinken deren Testosteronspiegel deutlich ab (Judd u. Korenman 1982), während sich die ohnehin niedrigen postmenopausalen Östrogenspiegel kaum verändern (Braithwaite et al. 1978).

Das morphologische Korrelat der in der Postmenopause nachweisbaren Veränderungen im Androgenhaushalt ist eine Stromahyperplasie und das Auftreten von thekalutëinähnlichen Zellen im Stroma des Ovars. Auch Nester von Hiluszellen scheinen im postmenopausalen Ovar prominenter zu sein als im geschlechtsreifen Alter (Rakoff u. Nowroozi 1978). Die morphologischen Veränderungen des postmenopausalen Ovars sind individuell unterschiedlich stark ausgeprägt.

Es ist zu erwarten, dass durch eine Langzeitsubstitution mit Östrogen-Gestagen-Gemischen, die für die Osteoroseprophylaxe in der Postmenopause geeignet sind, Androgenisierungserscheinungen in der Postmenopause gemildert oder verhindert werden, insbesondere bei Verabreichung eines mit Östrogenen kombinierten, antiandrogen wirksamen Gestagens. Von den leichten Androgenisierungserscheinungen in der Postmenopause sind diejenigen zu unterscheiden, die als Folge androgenbildender Tumoren auftreten. Die klinische Symptomatik bei postmenopausaler Virilisierung aufgrund einer Hyperthekosis und androgensezernierender Tumoren ist oft identisch.

16.7 Androgensezernierende und die Androgensekretion induzierende Tumoren

Hormonaktive Tumoren, die die Androgensynthese in NNR oder Ovar anregen können	
Prolaktinome	NNR-Androgene
ACTH-sezernierende Tumoren der Hypophyse	NNR-Androgene
Ektope ACTH-sezernierende Tumoren (z. B. Bronchialkarzinome)	NNR-Androgene
hCG- oder LH-sezernierende Tumoren	Meist ovarielle Androgene

Hormonaktive Tumoren, die selbst Androgene sezernieren
Gut- und bösartige Tumoren der NNR
Gut- und bösartige Tumoren des Ovars

Androgensezernierende Tumoren sind auch bei der Klientel der endokrinologischen Spezialabteilungen selten.

> **Die meisten der exzessiven und damit tumorverdächtigen Hyperandrogenämien (Testosteronspiegel >1,5 bis 2 ng/ml) sind auf polyzystische Ovarien, eine Hyperthekosis und auf die verschiedenen Formen des adrenogenitalen Syndroms zurückzuführen. Dennoch sollte jeder tumorverdächtige Befund von einem Experten beurteilt und ein Tumor ausgeschlossen werden.**

Die Wahrscheinlichkeit, dass man als Frauenarzt während seines Berufslebens ein oder wenige Male einen ACTH-produzierenden Hypophysentumor, einen Nebennierenrindentumor oder ein ACTH- oder gonadotropinproduzierendes Bronchialkarzinom mit massiver Hyperandrogenämie findet, ist ebenfalls sehr gering. Häufiger trifft man auf eine mäßige Hyperandrogenämie adrenaler Genese bei Prolaktinomen (s. unten). Bei dieser Form eines Androgenexzesses, ausgelöst durch eine chronische exzessive Hyperprolaktinämie, findet man jedoch keine oder nur mäßig ausgeprägte Androgenisierungserscheinungen. Die adrenale Übersekretion von Androgenen ist reversibel, wenn Prolaktinome entfernt oder erhöhte Prolaktinspiegel mithilfe von Prolaktinhemmern unterdrückt werden.

Hormonsezernierende Ovartumoren stellen etwa 5 bis 10% aller ovariellen Neoplasmen (Norris u. Charlton 1974) und machen gleichzeitig etwa 10% aller soliden Ovarkarzinome aus. Unter den androgensezernierenden Tumoren findet man Granulosa-Theka-Zelltumoren, deren Sekretionsmuster davon abhängig ist, ob die Granulosa- oder die Thekazellen den dominierenden Zelltyp darstellen. Davon abhängig produzieren diese Tumoren mehr Östrogene oder mehr Testosteron. Das jeweilige Sekretionsmuster prägt das klinische Bild. Sertoli-Leydig-Zelltumoren (auch Arrhenoblastome oder Androblastome genannt) stellen nur einen Bruchteil (<0,5%) aller Ovartumoren. Sie produzieren hauptsächlich Testosteron, daneben Androstendion. Tumoren, die überwiegend oder ausschließlich aus Sertoli-Zellen bestehen, können Östrogene produzieren (Norris u. Charlton 1974). Das Hauptprodukt von Hiluszelltumoren ist Testosteron. Weitere Einzelheiten zu endokrin aktiven Tumoren ▶ Abschn. 22.11.

Der klinische Verlauf bei Vorliegen von androgenbildenden Tumoren oder von Tumoren, die NNR oder Ovar zu exzessiver Androgenbildung anregen, unterscheidet sich von funktionellen Störungen im Androgenhaushalt in aller Regel durch das Ausmaß der Androgenisierung und durch die Schnelligkeit, mit der diese auftreten.

Zur Differentialdiagnostik zwischen androgenbildendem Tumor, AGS und PCO-Syndrom bzw. Hyperthekosis gehört neben der klinischen Untersuchung und der Hormonanalytik die Lokalisation des Tumors durch Sonographie, CT oder MRT und häufig die selektive Venenkatheterisierung (Moltz et al. 1984a,b).

Cave

Wenn Frauen über einen sich sehr schnell entwickelnden Hirsutismus und darüber hinausgehende Virilisierungserscheinungen berichten, sollte man einen androgenbildenden Tumor solange annehmen, bis das Gegenteil bewiesen ist. Tumorverdacht besteht bei allen Testosteronspiegeln >1,5 bis 2 ng/ml oder einem DHEAS-Spiegel >7 bis 8 µg/ml.

16.8 Psychosoziale Bewertung und Folgen der androgenetischen Symptomatik

Seborrhö, Akne und Hirsutismus verursachen kaum Schmerzen oder Einschränkungen körperlicher Funktionen. Betroffene Frauen leiden jedoch psychisch und sozial, weil sie sich stigmatisiert fühlen und ein negatives Selbstbild entwickeln.

Selbsteinschätzung von Frauen mit androgenetischen Störungen der Haut. Obwohl Befragungen junger Heranwachsender ergaben, dass etwa ein Drittel sich als frei von einer Akne, knapp die Hälfte als leicht betroffen und ungefähr jede 7. bis 8. Frau sich als von einer Akne stark betroffen fühlt, konsultiert nur jede 6. Frau mit einer Akne einen Arzt. Drei Viertel der Befragten betrachteten sie nicht als Erkrankung, sondern als eine lästige und beeinträchtigende Normvariante. Im Gegensatz dazu sehen Ärzte, insbesondere Dermatologen die Akne als eine ernst zu nehmende medizinische Störung, die mehr als nur ein kosmetisches Problem darstellt. Viele Frauen mit einer Akne meinen die Ursachen ihrer Hautveränderungen genau zu kennen: 3 von 4 Frauen vermuten etliche ihrer Verhaltens- und Essgewohnheiten als Auslöser, wie z. B. Alkoholkonsum, Rauchen, den Verzehr von stark gewürzten und fetten Speisen, Süßigkeiten, mangelnde Hygiene oder zu häufiges Waschen, den Aufenthalt in geheizten Räumen und Stress. Sie betonen, die genannten Faktoren eigentlich zu vermeiden, sich um einen gesunden Lebensstil zu bemühen und setzen ihre Anstrengungen – trotz Fehlschlags ihrer Bemühungen – verstärkt fort. Es kann für sie entlastend sein, wenn der Arzt sie von diesen Vorstellungen befreit und darlegt, dass die genannten Faktoren, wenn überhaupt, untergeordnete Funktion haben.

Arzt-Patientin-Interaktion. Frauen mit Hirsutismus und/oder Akne bewerten ihre Symptome anders als ein Arzt. Der Mediziner tendiert dazu, das Symptom und seine Ausprägung nach medizinischen Gesichtspunkten zu bewerten, die Patientin nach psychologischen und subjektiven. Zwischen den bei der Differentialdiagnostik bestimmten Hormonspiegeln im Blut und der Einschätzung der Akne durch die Patientin besteht kaum eine Korrelation. Diese Diskrepanz muss bei der Behandlung und Beratung einer Patientin mit Akne oder einem Hirsutismus berücksichtigt werden.

Je negativer das Selbstbild der Patientin bereits ist, als um so belastender wird sie jedes Symptom subjektiv empfinden. Objektiv gesehen geringe Veränderungen können für die betroffene Patientin gravierende Bedeutung haben. Ein rein somatisch diagnostizierender und behandelnder Arzt wird in dieser Situation oft frustriert und distanziert reagieren, was die negative Selbstwahrnehmung der Patientin eher verstärkt

und sie unter Umständen veranlasst, den Arzt zu wechseln. Die Qualität der Beziehung zwischen Arzt und Patientin ist für die Bewältigung der Symptomatik von zentraler Wichtigkeit. Man kann zwei Gruppen von Patientinnen unterscheiden: die erste umfasst Patientinnen, die Hirsutismus und Akne als eine periphere Störung ohne Krankheitswert ansehen und daher keine individuellen und sozial negativen Folgen entwickeln werden; sie beurteilen den Behandlungserfolg ähnlich wie der Arzt. Frauen der zweiten Gruppe betrachten jede objektive Verbesserung während einer Behandlung stets als unzureichend. Sie werden weiterhin Leidensdruck verspüren und sind in Gefahr, neurotische Verhaltensweisen zu entwickeln, sich selbst zu stigmatisieren und sich sozial zurückzuziehen. Wie können wir einer Frau dieser zweiten Gruppe helfen?

— Unabhängig von seinem medizinischen, objektiven Befund muss der Arzt mit der Patientin darüber sprechen, wie sie die Symptomatik erlebt.
— Er sollte den von ihm wahrgenommenen oder vermuteten sozialen und psychischen Folgen der klinischen Symptomatik, insbesondere wenn es sich um ein beschädigtes Selbstbild mit der möglichen Folge des sozialen Rückzugs handelt, einen hohen Stellenwert einräumen und
— mit der Patientin über negative Vorerfahrungen bei der Behandlung durch andere Ärzte sprechen (weniger als jede fünfte Patientin ist mit ihrem Arzt zufrieden), um zu verhindern, dass die Patientin resigniert und ärztliche Hilfe nicht mehr beansprucht.

Basierend auf bisherigen negativen Erfahrungen, Therapieerwartungen und psychopathologischem Befund kann man das therapeutische Spektrum erweitern, indem man die Patientin beispielsweise ermuntert, selbstbewusst soziale Kontakte zu pflegen, anstatt sich zurückzuziehen. Auch eine psychotherapeutische Hilfe kann, wenn sie in eine medikamentöse Behandlung eingebunden wird, zum Heilungserfolg beitragen.

16.9 Leitfaden zur Differentialdiagnostik

In den vorausgehenden Ausführungen sind einzelne angeborene und erworbene Krankheitsbilder und Symptomenkomplexe beschrieben und ihre Entwicklungsgeschichte dargestellt worden. Diese Darstellung, die kausales Denken und Handeln stimulieren soll, dient zwar dem Verständnis ihrer Pathomechanismen, entspricht aber nicht der Praxissituation, in der die Patientin ein Symptom präsentiert, dessen Entstehung der Arzt deuten und aus dem er – wenn möglich und erforderlich – differentialdiagnostische, therapeutische und/oder prophylaktische Konsequenzen ziehen muss.

Stufendiagnostik bei Hirsutismus

In ▶ Abb. 16.13 ist die Stufendiagnostik bei diesem Symptom dargestellt. Neben Akne, Seborrhö, androgenetischem Haarausfall und androgenabhängigen Ovarfunktionsstörungen ist der Hirsutismus eines der häufigsten Symptome, die in der gynäkologisch-endokrinologischen Sprechstunde vorkommen.

Erster Schritt – Anamnese, klinischer Befund

Der erste Schritt des differentialdiagnostischen Vorgehens, die Anamnese und klinische Untersuchung, dient dem Zweck, nicht nur die beklagten Symptome zu objektivieren, ihr Ausmaß und ihre Lokalisation zu dokumentieren (◘ Tabelle 16.7), sondern auch Zusatzinformationen über andere Symptome zu erhalten, die häufig zusammen mit einem Hirsutismus vorkommen. Hierzu zählen neben Zyklusstörungen, die anamnestisch oder mit klinischen Hilfsmitteln erfasst werden, und den eigentlichen Zeichen der Androgenisierung der Haut (Akne, Seborrhö, androgenetischer Haarausfall) eine Galaktorrhö und Übergewicht (BMI, ggf. Taillen/Hüft-Quotient). Größe, Form und Konsistenz des Ovars und die Beurteilung des äußeren Genitale (Klitorishypertrophie) ergeben möglicherweise weitere Befunde, die in ein pathogenetisches Konzept einzuordnen sind.

Der Beurteilung der Ovarfunktion kommt im Rahmen der Differentialdiagnostik des Hirsutismus besondere Bedeutung zu, da androgenabhängige Störungen der Ovarfunktion möglichst frühzeitig erkannt werden sollten, wenn man das Vollbild eines PCO-Syndroms, der Hyperthekosis und alle damit zusammenhängenden potentiellen Probleme vermeiden will. Zu Letzteren gehören die Progredienz von Androgenisierungserscheinungen an der Haut, die Entwicklung eines PCO-Syndroms mit der damit verbundenen Einschränkung des Fertilitätspotentials sowie die Gefahr der Mehrlingsschwangerschaft bei bestimmten Therapien (z. B. Clomifen, hMG). Zu den unerwünschten Begleiterscheinungen des Hirsutismus kann eine Acanthosis nigricans gehören (s. oben). Bei einem hohen Prozentsatz dieser Hautveränderungen findet man eine Insulinresistenz/Hyperinsulinämie (▶ Abschn. 23.3.6, 17.3.1, 16.5.2).

Zweiter Schritt – Ultraschall und Laboranalytik

Zunächst sei auf ▶ Abschn. 23.3.6 verwiesen; dort werden alle differentialdiagnostischen Schritte bei hyperandrogenämischen bzw. androgenetischen Störungen der Ovarfunktion beschrieben und tabellarisch dargestellt. An dieser Stelle gehen wir von einem klinischen Symptom an der Haut (Hirsutismus) aus.

Die Hormonanalytik und die Sonographie der Ovarien bei der Differentialdiagnostik von Androgenisierungserscheinungen dienen mehreren Zwecken: Mit der Bestimmung von Testosteron, DHEAS (oder auch anderer Androgenparameter wie Androstendion und freiem DHEA) will man nicht nur eine Hyperandrogenämie nachweisen bzw. ausschließen, sondern auch Informationen über das Ausmaß der Hyperandrogenämie gewinnen. Extrem hohe Testosteron- oder DHEAS-Spiegel erfordern spezifische Maßnahmen zum Ausschluss von hormonaktiven Tumoren und adrenalen Enzymdefekten im Sinne des postpuberalen AGS (s. Schritt 3).

> ❯ Der Nachweis eines erhöhten DHEAS-Spiegels gibt gleichzeitig einen Hinweis auf die adrenale Genese oder eine Beteiligung der NNR an der Hyperandrogenämie. Aus einem normalen oder nur marginal erhöhten DHEAS-Spiegel bei gleichzeitig erhöhtem Testosteronspiegel kann man allerdings im Umkehrschluss nicht ableiten, eine adrenale Mitbeteiligung an der Entstehung des Hirsutismus sei ausgeschlossen.

In diesem und in anderen Kapiteln ist deutlich geworden, dass es enge funktionelle Zusammenhänge zwischen den einzelnen hormonalen Reglerkreisen gibt. Die hier interessieren-den sind die Funktionsachsen zwischen Hypothalamus und Hypophyse einerseits und Ovar, Schilddrüse und Nebenniere andererseits, außerdem die Regulation der hypophysären Prolaktinsekretion. Aus der Tatsache, dass eine primäre Hypothyreose häufig Ausgangspunkt einer Hyperprolaktinämie ist, andererseits eine chronische Hyperprolaktinämie in einem hohen Prozentsatz (ca. 40%) zur adrenalen Hyperandrogenämie führt, ergibt sich, dass die Differentialdiagnostik des Hirsutismus mit dem Nachweis eines mäßig erhöhten Androgenspiegels als Ausdruck einer funktionellen Störung im Androgenhaushalt nicht abgeschlossen sein kann, da die Ursache gelegentlich in einer Hyperprolaktinämie mit oder ohne Hypothyreose zu suchen ist.

> ❯ Die Überprüfung der Schilddrüsenfunktion anhand des TSH-Spiegels und die Kontrolle des Prolaktinspiegels gehören zur Primärdiagnostik bei Androgenisierungserscheinungen.

An der Höhe der Testosteron- bzw. DHEAS-Spiegels (◘ Abb. 16.13: Schritt 2) wird man abschätzen können, inwieweit der Verdacht auf einen androgenbildenden Tumor oder einen adrenalen Enzymdefekt (postpuberales AGS) besteht. Auch wenn charakteristischerweise die Anamnese von Frauen mit androgenbildenen Tumoren gekennzeichnet ist durch schnelles Auftreten massiver Androgenisierungserscheinungen und durch die Zeichen des Virilismus , so sind diese klinischen Zeichen nicht immer verlässliche Indizien, völlig unzuverlässig können sie insbesondere bei Frauen bestimmter ethnischer Abstammungen sein, deren Haut durch geringe Androgenempfindlichkeit ausgezeichnet ist (z. B. Ostasiatinnen).

Auch sei nochmals daran erinnert, dass vor einer Therapieentscheidung eine Störung des Insulin- und Glukosehaushalts und des Fettstoffwechsels ausgeschlossen sein muss, insbesondere wenn bei einer Androgenisierung der Haut weitere klinische Zeichen vorhanden sind, die für diese Stoffwechselstörungen sprechen (Übergewicht, speziell vom androiden Typ, Taillen/Hüft-Quotient >0,8–0,85, polyzystische Ovarien, Acanthosis nigricans).

Dritter Schritt – weitergehende Diagnostik

Schritt 3 der Stufendiagnostik besteht bei Nachweis exzessiv hoher Androgenspiegel im Tumorausschluss bzw. im Nachweis oder Ausschluss eines postpuberalen AGS. Androgenbildende Tumoren sind sehr selten, viel häufiger findet man mehr oder weniger deutlich ausgeprägte, sich in der Pubertät und Adoleszenz manifestierende AGS-Formen (▶ Abschn. 16.4.1).

> ❯ Bei der Suche nach Tumoren sollte man nicht nur an ovarielle und adrenale androgenbildende Tumoren denken, sondern auch daran, dass Ovarien und NNR durch ACTH- oder gonadotropinbildende Tumoren zur chronisch-exzessiven Androgenbildung angeregt werden können.

Es bietet sich an, bei der Tumorsuche Experten in Spezialinstitutionen zu Rate zu ziehen, um mit möglichst wenig Aufwand und Zeitverlust eine endgültige Diagnose stellen zu können. Dies gilt auch für den Nachweis oder Ausschluss eines adrenalen Enzymdefekts mithilfe des ACTH-Stimulationstests oder eines molekulargenetischen Tests. Die in ▶ Abschn. 16.4.1 beschriebenen Enzymdefekte haben ein jeweils unterschiedliches hormonales Muster, da sich je nach Art und Ausprägung des Defekts die Konzentrationen von 17α-Hydroxyprogesteron, 17α-Hydroxypregnenolon, 11-Desoxykortisol oder die von Δ5-Androgenen (z. B. DHEA) unterscheiden können und das Ergebnis des ACTH-Testes gelegentlich schwer deutbar ist (s. hierzu Abb. 16.4). Bei der Interpretation eines ACTH-Tests sollte berücksichtigt werden, dass die enzymatische Störung verschieden stark ausgeprägt sein kann, dass kombinierte Enzymstörungen vorliegen können und dass in der Peripherie (z. B. Leber, Haut, Fettgewebe) bei exzessivem Angebot von Androgenvorstufen vermehrt Metabolite entstehen können. Diese drei Faktoren erklären, warum man das Ergebnis eines ACTH-Tests häufig nicht eindeutig einem spezifischen Enzymdefekt zuordnen kann.

○ Tabelle 16.9 zeigt die Referenzbereiche der mit dem ACTH-Test erfassten Steroidmetabolite (○ Abb. 16.3, 16.4). Diese Referenzbereiche können nur Näherungsgrößen sein: Die in der Fachliteratur angegebenen Referenzwerte variieren erheblich, außerdem ist es möglich, dass einzelne Parameter eine Stunde nach i.v.-Applikation von ACTH ihre maximale Konzentration noch nicht erreicht haben (Rabe u. Runnebaum 1987a; Grunwald et al. 1990).

Cave

Die Supprimierbarkeit erhöhter Androgenspiegel durch Suppressionstests, wie den Dexamethason-Langzeittest, oder durch höherdosierte Ovulationshemmer spricht zwar gegen einen autonomen Prozess im Sinne eines Tumors und für die Regulation der erhöhten Androgenspiegel durch einen Reglerkreis, ist jedoch kein definitiver Beweis gegen die Existenz eines Tumors.

Es sind auch Tumoren beschrieben worden, deren Androgensekretion supprimierbar gewesen ist. Deshalb darf man sich bei Verdacht auf androgenbildende Tumoren nicht auf die Supprimierbarkeit erhöhter Androgenkonzentrationen verlassen, sondern muss, summarisch beschrieben, mit Hilfe zusätzlicher differentialdiagnostischer Kriterien (CT oder MRT, selektive Venenkatheterisierung, Laparotomie) Tumoren suchen und ausschließen (○ Abb. 16.13). Dies ist Aufgabe eines Spezialisten.

Zur Differentialdiagnostik bei einzelnen Manifestationen von Störungen im Androgenhaushalt

Androgenetische Alopezie

Analog zum Vorgehen beim Symptom Hirsutismus sollte das Vorgehen beim Symptom der androgenetischen Alopezie ablaufen. Darüber hinaus müssen auch weitere mögliche Ursachen erfasst bzw. ausgeschlossen werden. Die potentiellen Ursachen sind in in ▶ Abschn. 16.5.2 zusammengefasst, die spezifische Anamnese in ○ Tabelle 16.4, und ○ Abb. 16.14 veranschaulicht die essentiellen diagnostischen Maßnahmen bei Alopezie. Bei klinischem Verdacht auf eine androgenetische Alopezie erfolgt die weitere Abklärung analog zur Stufendiagnostik des Hirsutismus (s. Schritte 2 bis 4, ○ Abb. 16.14).

○ **Tabelle 16.9.** ACTH-Test zur Erfassung adrenaler Enzymdefekte: Referenzbereiche (2fache Standardabweichungen; Zahlenangaben abgeleitet aus Daten von Rabe u. Runnebaum 1987b)

	Basalwert [ng/ml]	60 min nach 250 μg ACTH i.v. [ng/ml]
17α-Hydroxyprogesteron	0,43–1,25	1,47–5,51
17α-Hydroxypregnenolon	0,13–2,41	6,58–13,12
17α-Hydroxypregnenolon/ 17α-Hydroxyprogesteron	0,41–1,6	1,90–4,9
21-Desoxykortisol	60–132	45–189
11-Desoxykortisol	0,10–1,44	0,76–2,49
DHEA	1,40–5,36	3,13–11,65

Akne

Da die Akne vulgaris keine nur endokrin bedingte Störung ist, sondern die androgenabhängige Talgproduktion nur eine der Voraussetzungen für die Entwicklung der Akne (s. oben) darstellt, ist die Differentialdiagnostik und die Therapie der Akne keine ausschließlich gynäkologisch-endokrinologische Fragestellung, sondern ein fachübergreifendes Thema für den Haut- und Frauenarzt. Häufig wird man keine erhöhten Androgenspiegel im Blut finden. Dennoch sollte der Frauenarzt das Symptom Akne als Hinweis auf die Möglichkeit einer Störung im Androgenhaushalt interpretieren und deren Nachweis zum Anlass nehmen, weitere androgenabhängige Symptome oder Zeichen wie die an der Haut (Seborrhö, Hirsutismus), die der gestörten Ovarfunktion und das Übergewicht abzuklären.

16.10 Leitfaden zur Therapie

Antiandrogene Wirkungen können mittels verschiedener Strategien erzielt werden. So kann man die Androgenproduktion in den Ovarien und in der NNR bremsen. Eine Therapieform, die diesem Wirkprinzip folgt, ist die Senkung der Androgenspiegel mit Hilfe von Ovulationshemmern. Diese hemmen die Androgensekretion der Ovarien durch Suppression der hypophysären Gonadotropinsekretion und marginal auch die adrenale Androgensekretion, wie man an den abfallenden DHEAS-Spiegeln unter Ovulationshemmern sehen kann.

Eine ovarielle Androgenübersekretion kann man auch mit einer längerfristigen Therapie mit GnRH-Analoga blockieren. Dies ist eine relativ teure Therapie, die vorzugsweise als Zusatztherapie zur kompletten Suppression der ovariellen Androgensekretion in Frage kommt, wenn sich eine Primärtherapie mit den unten beschriebenen Formen der Antiandrogentherapie als unzureichend herausstellt (Gagliardi 1993; Falsetti u. Pasinetti 1994).

Glukokortikoide blockieren dosisabhängig die Sekretion der adrenalen Androgene und können in hoher Dosierung

Schritt 1	• Dokumentation der Lokalisation und des Ausmaßes der Alopezie, Trichogramm • Ursachenerfassung durch systematische Anamnese (s. Tab. 15.4, spezieller Anamnesebogen „Androgenisierungserscheinungen", Kap. 23.7 und Übersicht zu den Ursachen), klinische Untersuchung
Schritt 2	Verdacht auf androgenetische Alopezie: Seborrhöe, Akne, Hirsutismus Blutungsanomalien Alopezie an Prädilektionsstellen des Kopfes (Parietalregion)
Schritt 3	Analytik: Androgene (freies Testosteron oder Testosteron-SHBG-Quotient oder urinäre Testosteronkonzentration, DHEA-Sulfat, 5a-Dihydrotestosteron) TSH oder TRH-Stimulationstest Prolaktin Ferritin
Schritt 4	Diagnose: androgenetische Alopezie
Schritt 5	Therapie: Ziel: ⟶ Neues Haarwachstum durch Gleichgewicht zwischen Östrogenen und Androgenen Ansatzpunkte: Drosselung der Androgensekretion (z.B. Ovulationshemmer oder Glukokortikoide) Hemmung der Umwandlung von Testosteron in DHT (5α-Reduktasehemmung) Androgenrezeptorblockade Erhöhung des Östrogenspiegels und der Östrogenwirkung (SHBG↑ freies Testosteron↓) Verlängerung der Anagenphase Reduktion des telogenen Effluviums

Abb. 16.14. Androgenetische Alopezie: Diagnose und Therapie

auch die ovariellen Androgenspiegel senken, haben dann aber inakzeptable Nebenwirkungen.

Eine antiandrogen wirksame Maßnahme wäre auch die pharmakologische Hemmung des Enzyms 5α-Reduktase, dessen Wirkung in der Umwandlung von Testosteron in das an der Haut eigentlich wirksame 5α-DHT besteht. Finasterid, der einzige derzeit im klinischen Versuch und bei Prostataerkrankungen eingesetzte 5α-Reduktasehemmer, ist für die Behandlung des Hirsutismus der Frau nicht zugelassen. Im Rahmen klinischer Studien ist dieses Medikament in Dosen zwischen 1 und 7,5 mg pro Tage bei der Behandlung des Hirsutismus mit ähnlicher Wirksamkeit eingesetzt worden wie Spironolacton (s. unten; Wong et al. 1995; Ciotta et al. 1995; Moghetti et al. 1994). Die beobachteten Nebenwirkungen wie Kopfschmerzen und Depressionsneigung sind offensichtlich nur mäßig ausgeprägt. Unter Einsatz dieses 5α-Reduktasehemmers kommt es erwartungsgemäß zu einem deutlichen Abfall der DHT-Konzentration und zu einem Anstieg der Testosteronkonzentration. Darüber hinaus hat dieser 5α-Reduktasehemmer keine bekannte hormonale Aktivität.

Auf der Basis von Tierversuchen ist zu befürchten, dass es wie bei allen antiandrogen wirksamen Medikamenten bei Einnahme in der Frühschwangerschaft zu Fehlbildungen

männlicher Genitalien kommen kann (Rittmaster 1995). Inwieweit Spironolacton als Aldosteronantagonist mit antiandrogener Partialwirkung (Lobo et al. 1985) das Enzym 5α-Reduktase hemmt, ist umstritten (s. unten).

Ein weiterer antiandrogen wirksamer Ansatz ist die kompetitive Blockade der Androgenrezeptoren, z.B. durch Cyproteronacetat, Spironolacton und durch das bisher bei Prostatakarzinomen eingesetzte Flutamid. Flutamid ist für die Behandlung des Hirsutismus der Frau nicht zugelassen, außerdem sind jüngst Befürchtungen über seine Lebertoxizität geäußert worden. Seine Wirksamkeit bei der Behandlung des Hirsutismus ist in mehreren Studien belegt; sie ist mit der von Cyproteronacetat (s. unten) und Spironolacton vergleichbar (Couzinet et al. 1993; Erenus 1994; Knochenhauer u. Azziz 1995). Auf demselben Wirkprinzip beruht das gestagen wirksame Antiandrogen Cyproteronacetat, das darüber hinaus in seiner Kombination mit Ethinylöstradiol (z. B. Diane 35) als Ovulationshemmer die gonadale Androgensynthese und -sekretion blockiert.

Neben Cyproteronacetat sind weitere auf dem Markt befindliche Gestagene antiandrogen und blockieren kompetitiv die Androgenrezeptoren. Es sind dies Dienogest, Chlormadinonacetat und Drospirenon. Chlormadinonacetat gibt es als

Monosubstanz, Dienogest und Drospirenon nur in Kombination mit Östrogenen.

Darüber, ob der unter Östrogeneinfluss von Ovulationshemmern beobachteten Zunahme der SHBG-Konzentrationen im Blut quantitative Bedeutung bei der Therapie von Androgenisierungserscheinungen zukommt, kann bislang nur spekuliert werden; man vermutet dies, weil durch die Zunahme der SHBG-Konzentration unter Ethinylöstradioleinfluss Testosteron in größerem Umfang reversibel gebunden wird.

◘ Tabelle 16.10 gibt einen Überblick über die Einsatzmöglichkeiten und Besonderheiten einzelner antiandrogen wirksamer Therapieformen. Welche von ihnen primär zum Einsatz kommen, hängt von der individuellen Fragestellung ab: Es sollten dabei berücksichtigt werden

- Ausmaß und Lokalisation der Androgenisierungserscheinungen,
- Kinderwunsch bzw. Wunsch nach Empfängnisverhütung,
- präexistente Erkrankungen und
- das Alter der Patientin.

Glukokortikoide

Glukokortikoide haben sich als Monotherapie beim Hirsutismus, insbesondere bei dessen schwereren Ausprägungsgraden nicht bewährt. Bei allen Formen des AGS und bei adrenalen Hyperandrogenämien, die Ovarfunktionsstörungen begünstigen, können Glukokortikoide jedoch als Mono- oder als Kombinationstherapie mit ovulationsauslösenden Medikamenten eingesetzt werden. Unter ihrer Wirkung beobachtet man gelegentlich eine Besserung einer Akne oder Seborrhö. Als indirekten Hinweis auf eine überwiegend adrenale Hyperandrogenämie kann man werten, wenn unter einer niedrigdosierten, abendlichen Glukokortikoidtherapie (z. B. 0,25 bis 0,5 mg Dexamethason) primär erhöhte Androgenspiegel normalisiert werden, ohne dass die morgendliche Blutkortisolkonzentration völlig supprimiert ist (Sollwert für den 8-Uhr-Nüchternwert von Kortisol: 20 bis 30 ng/ml).

> Glukokortikoide zur Behandlung von Androgenisierungserscheinungen an der Haut sind nur dann sinnvoll, wenn leichtere Formen der Androgenisierung vorliegen und wenn aufgrund der Voranalytik mit hoher Wahrscheinlichkeit eine überwiegend adrenale Übersekretion von Androgenen angenommen werden kann.

Cyproteronacetat

Die Antiandrogenbehandlung mit Cyproteronacetat oder cyproteronacetathaltigen Ovulationshemmern ist die am weitesten verbreitete Form der Antiandrogenbehandlung, mit der auch die meisten Erfahrungen vorliegen. Cyproteronacetat gibt es in verschiedenen Darreichungsformen; die am häufigsten verabreichte ist ein Ovulationshemmer, der als Kombinationspräparat konzipiert ist, bestehend aus 35 µg Ethinylöstradiol und 2 mg Cyproteronacetat (▶ Abschn. 25.6). Daneben gibt es Tabletten mit 10 und mit 50 mg Wirkstoff, die nach Bedarf mit Ethinylöstradiol oder anderen Östrogenpräparaten kombiniert werden können. Eine parenteral verabreichbare Form wird in Kombination mit Ethinylöstradiol dann eingesetzt, wenn die oralen Therapieformen nicht zufriedenstellend wirksam gewesen sind (◘ Abb. 16.15).

Die niedrigdosierte Standardtherapie in Form eines als Kombinationspräparat konzipierten Ovulationshemmers ist einsetzbar bei schwach oder mäßig ausgeprägten Androgenisierungserscheinungen, sofern keine Gegenindikationen für Ovulationshemmer bestehen. Bei stärkeren Androgenisierungserscheinungen, insbesondere bei einem mittelgradig bis massiv ausgeprägten Hirsutismus gilt die hochdosierte orale Standardtherapie der niedrigdosierten als überlegen. Dementsprechend deutlich ist eine Verschlechterung des Hirsutismus oder anderer Androgenisierungerscheinungen zu beobachten, wenn man von der hoch- auf die niedrigdosierte Standardtherapie übergeht. Umgekehrt kann der Zusatzeffekt eindrucksvoll sein, wenn man von der niedrig- auf die hochdosierte Standardtherapie wechselt (Hammerstein 1979b).

Die niedrigdosierte orale Therapie mit 1 bis 2 mg Östradiolvalerat und 5 bis 10 mg Cyproteronacetat ist als antiandrogen wirksame Kombination einsetzbar, wenn die Einnahme von Ethinylöstradiol unerwünscht ist. Dies gilt beispielsweise für Frauen im höheren Lebensalter, insbesondere wenn sie rauchen oder anderen, von der Leber ausgehenden Risiken (z. B. Thromboembolie) ausgesetzt sind. Diese Präparatekombination kann man auch in der Peri- und Postmenopause verabreichen, wenn nicht nur eine antiandrogene Wirkung erwünscht ist, sondern wenn klimakterische Beschwerden gemildert oder eine Osteoporose verhindert werden soll. Als Kombination mit kontinuierlicher Gestagenwirkung wirkt sie über die Hemmung der zervikalen Östrogensekretion, der Hemmung der Endometriumproliferation und durch Ovulationshemmung bei Einsatz von mehr als 1 mg Cyproteronacetat/Tag kontrazeptiv.

Cave	
Während die hohe kontrazeptive Zuverlässigkeit der niedrig- und hochdosierten Standardtherapie mit Ethinylöstradiol gesichert ist, gibt es keine formal akzeptierten klinischen Daten zur kontrazeptiven Sicherheit bei Einnahme von 1 bis 2 mg Östradiolvalerat und 5 bis 10 mg Cyproteronacetat.	

Sofern die beiden Komponenten jedoch kombiniert in den oben angegebenen Dosierungen verabreicht werden und das einnahmefreie Intervall eine Woche nicht übersteigt, ist aufgrund der bekannten Wirkungsmechanismen mit einer vergleichbaren kontrazeptiven Sicherheit wie bei jedem anderen Ovulationshemmer zu rechnen. Im Individualfall (z. B. bei Blutungsstörungen oder klimakterischen Beschwerden) kann man die Östrogenkomponente auch durchgehend einnehmen lassen.

Die hochdosierte orale Therapie mit täglich 50 bis maximal 100 mg Cyproteronacetat und 2-maliger, in 10-tägigem Abstand erfolgender i.m.-Injektion von Östradiolvalerat (10 mg) ist dann angezeigt, wenn orale Östrogene nicht toleriert werden. Man kann bei dieser hohen Cyproteronacetatmenge unterstellen, dass eine zuverlässige Ovulationshemmung vorhanden ist, wenn man berücksichtigt, dass die Ovulationshemmdosis von etwa 1 mg täglich weit überschritten wird (Neumann et al. 1979; s. ◘ Tabelle 10.3).

Die mittelhochdosierte, einmalige, intramuskuläre Verabreichung einer Depotform von Cyproteronacetat (300 mg)

◘ Tabelle 16.10. Besonderheiten einzelner antiandrogen wirksamer Therapieformen

Fragestellung	Therapieform Glukokortikoide 1	Cyproteronacetat (CPA) [1] 2	Ovulationshemmer 3	Spironolacton 4
Wirkmechanismus	Adrenale Androgenblockade	Kompetitive Androgenrezeptorblockade In Kombination mit Ethinylöstradiol: Hemmung der LH- und FSH-Sekretion, Ovulationshemmung; Blockade der ovariellen Androgensekretion	Hemmung der Hypothalamus-Hypophysen-Ovar-Achse; Hemmung auch möglich mit GnRH-Analoga. Bei antiandrogen wirksamem Gestagenanteil (CPA, Dienogest, Chlormadinonacetat, Drospirenon) kompetitive Rezeptorblockade	Komplex: Verminderung der Steroidgenese Kompetitive Androgenrezeptorblockade Erhöhung der Testosteronclearance Hemmung der 5α-Reduktase (umstritten)
Einsatzmöglichkeiten/ Indikationen	Leichte Androgenisierung bei adrenaler Hyperandrogenämie (Spezialfall AGS-Formen) und Kinderwunsch	Leichte und schwere Androgenisierung Kontrazeptionswunsch (als Kombinationspräparat) Symptomatische Behandlung von Regelrhythmusstörungen Ovarsuppression bei PCO-Syndrom	Wie 2, jedoch bei leichteren Androgenisierungserscheinungen	Als Alternative zu 2, wenn 2 unwirksam oder mit Nebenwirkungen behaftet (Gewichtszunahme, Hypertonie)
Kombinationsmöglichkeiten mit	2, 3, 4 und – wenn sinnvoll – auch mit ovulationsauslösenden Medikamenten	1, 3 und 4	1, 2 und 4	1, 2 und 3
Nebenwirkungen	Symptome des (iatrogenen) M. Cushing bei Überdosierung	In sehr hohen Dosen (>100 mg/Tag) Blockade der ACTH-Sekretion und damit der NNR-Funktion Appetit- und Gewichtszunahme Antriebsminderung (Libidoverlust) Übelkeit, Erbrechen Mastodynie	► Kap. 11	Zyklusstörungen Gewichtsabnahme durch Diurese, Hypotonus und Elektrolytstörungen nur bei hohen Dosen, Magenbeschwerden Müdigkeit

[1] gilt auch füt die anderen im Text erwähnten antiandrogen wirksamen Gestagene

in Kombination mit einer 3-wöchigen täglichen Einnahme von Ethinylöstradiol (ca. 35 μg/Tag) kann man dann erproben, wenn selbst die hochdosierte orale Standardtherapie den Hirsutismus im Verlauf von einem halben bis zu 1 Jahr nicht zufriedenstellend beeinflusst hat.

Die hochdosierte orale Monotherapie (50 bis 100 mg/Tag) kann bei hysterektomierten Frauen und in der Postmenopause angewandt werden. Dabei muss man berücksichtigen, dass Cyproteronacetat als Gestagen die Hypothalamus-Hypophysen-Ovar-Achse supprimiert und somit bei jüngeren Frauen zumindest ein relatives Östrogendefizit induzieren kann.

Wirksamkeit. Die Wirksamkeit der verschiedenen Formen der Cyproteronacetattherapie (Abb. 16.15) hängt ab von
- Art und Ausprägungsgrad der Androgenisierungserscheinungen,
- Lokalisation (insbesondere des Hirsutismus),
- Alter der Patientin (insbesondere bei Hirsutismus),
- Dauer der Behandlung und von der
- Dosierung.

 Abbildung 16.16 fasst die Auswirkungen einer hochdosierten Standardtherapie (100 mg Cyproteronacetat, 50 μg Ethinylöstradiol) auf Haarwachstum und Talgdrüsensekretion zusammen. Sie illustriert, dass die durchschnittliche Haarlänge, die Wachstumsgeschwindigkeit des Haares, der mittlere Haardurchmesser und das Haargewicht in einem bestimmten Hautareal unter dieser Therapieform deutlich abnimmt. Nicht alle androgenabhängigen Veränderungen der Haut und ihrer Anhangsgebilde reagieren gleich gut auf eine vorgegebene Therapie (Abb. 16.17). Sowohl die hoch- als auch die niedrigdosierte Standardtherapie hat einen konstanten, günstigen Einfluss auf die Akne und mit nur geringen Unterschieden auch auf die Seborrhö. Beim Symptom Hirsutismus erfahren zwei Drittel der mit der hohen Standarddosierung behandelten Patientinnen eine deutliche Verbesserung oder ein nahezu vollständiges Verschwinden des Hirsutismus, während die

Fragestellung	Therapieform Glukokortikoide	Cyproteronacetat (CPA) [1]	Ovulationshemmer	Spironolacton
	1	2	3	4
Dosierung	Abendliche Dosis so wählen, dass morgendliche Kortisolkonzentration noch nachweisbar ist	Mastodynie Zyklusstörungen ▸ Abb. 16.15	▸ Kap. 11	Müdigkeit 2-mal 25 bis 2-mal 100 mg täglich kontinuierlich

 Fortsetzung Tabelle 16.10.

[1] gilt auch füt die anderen im Text erwähnten antiandrogen wirksamen Gestagene

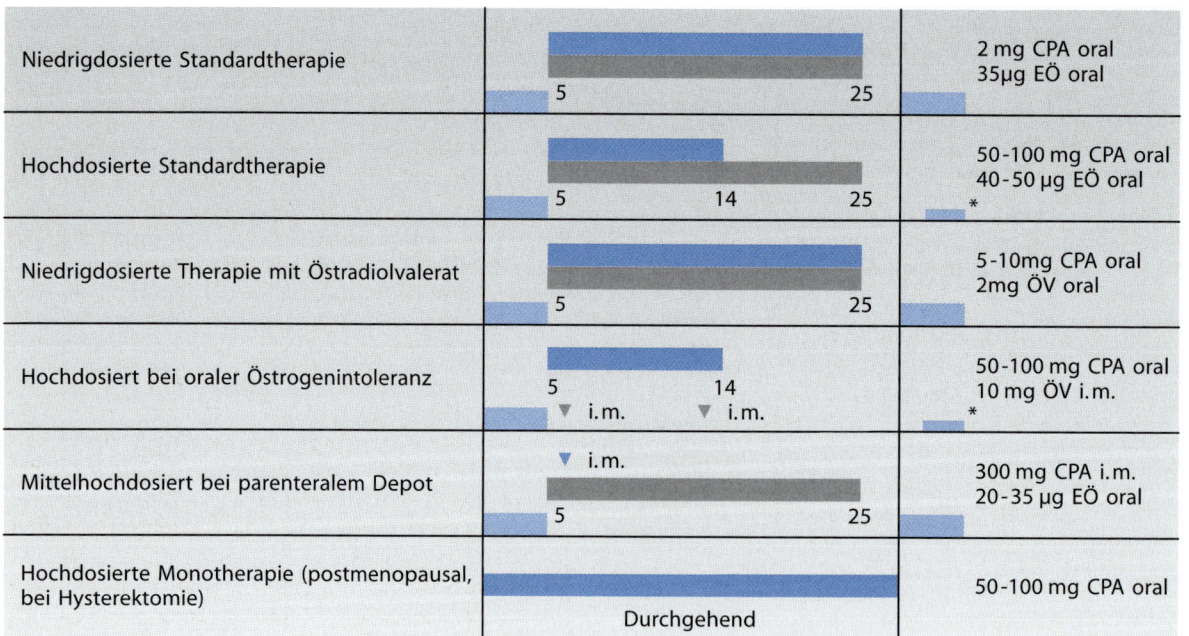

 Abb. 16.15. Applikationformen von Cyproteronacetat (CPA); EÖ Ethinylöstradiol, ÖV Östradiolvalerat, * verzögert eintretende Blutung bei hochdosierter Therapie. (Mod. nach Hammerstein 1979b)

niedrigdosierte Standardtherapie den Hirsutismus nicht einmal bei einem Drittel deutlich nachweisbar verbessert.

Die androgenetische Alopezie ist das einzige Symptom, bei dem die niedrigdosierte Standardtherapie der hochdosierten Form überlegen sein soll (Hammerstein 1979b). Warum dies so ist, ist unbekannt. Die Dauer der Behandlung ist bei hoch- und niedrigdosierter Standardtherapie ein entscheidender Faktor: Das Potential der Antiandrogentherapie sowohl mit der hoch- als auch mit der niedrigdosierten Standardtherapie ist bei allen androgenabhängigen Symptomen (❏ Abb. 16.17) erst nach einer Behandlungsdauer von mehreren Monaten voll genutzt.

> Als Regel gilt, dass ein Großteil der Patientinnen mit Akne und Seborrhö auf niedrig- und hochdosierte Behandlungsformen schneller anspricht als Patientinnen mit Hirsutismus und Alopezie.

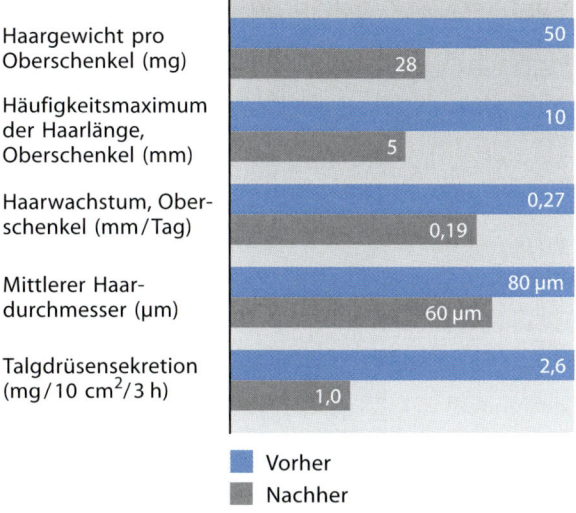

Haargewicht pro Oberschenkel (mg)	50 / 28
Häufigkeitsmaximum der Haarlänge, Oberschenkel (mm)	10 / 5
Haarwachstum, Oberschenkel (mm/Tag)	0,27 / 0,19
Mittlerer Haardurchmesser (µm)	80 µm / 60 µm
Talgdrüsensekretion (mg/10 cm² /3 h)	2,6 / 1,0

■ Vorher
■ Nachher

❏ **Abb. 16.16.** Ergebnisse der hochdosierten Standardtherapie nach 6-monatiger Behandlung. (Nach Ebling et al. 1979)

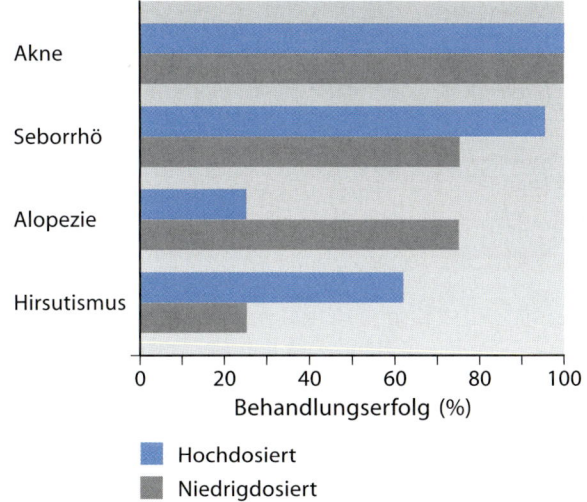

❏ **Abb. 16.17.** Ergebnisse der Antiandrogentherapie mit der hochdosierten und niedrigdosierten Standardtherapie nach 9 Monaten Behandlung. (Nach Hammerstein 1979b)

So findet man bei über 60% der Frauen mit Akne und Seborrhö bereits nach 3-monatiger Behandlungsdauer mit dem hochdosierten Therapieschema und bei 40 bis 50% der Frauen mit dem niedrig standardisierten Therapieschema eine deutliche Verbesserung der Akne und der Seborrhö, während nur ein Bruchteil von weniger als 10 bis 15% aller Patientinnen mit Alopezie und Hirsutismus im Zeitraum von 3 Monaten eine Verbesserung beobachtet. Entscheidet man sich also für eine Antiandrogentherapie, so sollte man von vornherein eine Behandlungsdauer von 9 bis 12 Monaten anstreben.

Lokalisation und Dauer des Hirsutismus scheinen weitere Faktoren zu sein, die die Erfolgsaussichten beeinflussen: Je kürzer der Hirsutismus besteht, desto besser soll er auf eine Antiandrogentherapie ansprechen, am Stamm im Allgemeinen besser, weniger im Gesicht und noch seltener im Bereich der Extremitäten. Ein mehr oder weniger nur im Gesicht ausgeprägter Hirsutismus bei älteren Patientinnen spricht auf eine Antiandrogentherapie besonders schlecht an. Patientinnen mit einem relativ akut entstandenen Hirsutismus, z. B. bei androgenbildenden Tumoren oder Schwangerschaftsluteomen, verlieren ihren Hirsutismus nach Entfernung der Quelle des Androgenüberschusses spontan oder mit Hilfe einer zusätzlichen Antiandrogentherapie sehr rasch, häufig sogar komplett.

Voraussetzungen für die Behandlung mit Cyproteronacetat. Vorbedingung für eine Antiandrogentherapie ist neben der eigentlichen Indikation der sichere Auschluss einer Schwangerschaft. Bei der hochdosierten Standardtherapie ist nämlich mit der Verweiblichung der androgenabhängigen Geschlechtsorgane des männlichen Fetus zu rechnen, wenn eine Schwangerschaft übersehen worden ist. Die Einnahme der niedrigdosierten Standardtherapie oder anderer Ovulationshemmer mit antiandrogener Partialwirkung hat wahrscheinlich ein minimales oder kein Risiko einer Feminisierung männlicher Feten; hierüber liegen kasuistische Mitteilungen vor (Schützel u. Neumann 1988).

Zusatzmaßnahmen. Häufig fragen Frauen, deren stärkerer Hirsutismus innerhalb eines ausreichenden Zeitraums von 6 bis 9 Monaten einer Antiandrogentherapie, insbesondere im Gesichtsbereich nicht deutlich zurückgegangen ist, ob Rasieren das Haarwachstum verstärke. Diese Frage kann man verneinen (Peereboom-Wynia 1972; Rittmaster 1995). Unter einer hochdosierten Antiandrogentherapie mit Cyproteronacetat nimmt die Frequenz der Rasuren bei Frauen, die sich vor der Therapie rasieren mussten, offensichtlich ab (Hammerstein 1979a).

Unzureichender Therapieeffekt. Sofern unter einer primär gewählten Standardtherapie und in einer für das jeweilige Symptom angemessenen Zeitdauer (Akne und Seborrhö 3 bis 4 Monate, Hirsutismus >6 Monate) kein zufriedenstellender therapeutischer Effekt objektivierbar ist, muss man fragen, ob die Therapie angemessen ist und weitergeführt werden oder ob man alternative Therapieformen wählen sollte. In solchen Situationen hat es sich bewährt, noch während der Therapie die Androgenspiegel erneut zu überprüfen (z. B. DHEAS als adrenaler Parameter, Androstendion und Testosteron). Sofern unter einer klinisch unzureichenden Therapie die Androgenspiegel noch hochnormal oder gar deutlich erhöht sind, so ist durch eine zusätzliche Suppressionstherapie unter Beibehaltung der Primärtherapie mit einer längerfristigen Verbesserung der klinischen Situation zu rechnen.

Deutet das Ergebnis der Hormonbestimmung auf eine **adrenale Übersekretion** von Androgenen hin, z. B. mit relativ hohen DHEAS- und/oder DHEA-Konzentrationen mit normaler oder erhöhter Testosteronkonzentration, so kann man mit einer Minimaldosis eines Glukokortikoids (z. B. 0,25 bis maximal 0,5 mg Dexamethason, täglich abends kontinuierlich) die Androgenspiegel meist normalisieren. Durch eine solche Kombinationstherapie ist eine längerfristige Verbesserung des klinischen Bildes zu erwarten.

Deuten die überprüften Hormonspiegel unter der Primärtherapie auf eine immer noch bestehende **ovarielle Hyperandrogenämie** hin (z. B. hohe Testosteron- und Androstendionkonzentrationen bei normaler oder gar niedriger DHEA- bzw. DHEAS-Konzentration), kann eine vorübergehende zusätzliche Blockade der ovariellen Androgensynthese mit GnRH-Analoga hilfreich sein (Elkind-Hirsch et al. 1995; Carr et al. 1995).

Nebenwirkungen von Cyproteronacetat. Nebenwirkungen (■ Abb. 16.18) sind selten so ausgeprägt, dass sie den Abbruch der Behandlung erfordern. Die Häufigkeit einiger Symptome, wie z. B. des Libidoverlustes oder irregulärer Blutungen, wird in der Literatur unterschiedlich angegeben; irreguläre Blutungen kommen bei der niedrigdosierten Therapie offensichtlich nur in den ersten Wochen der Behandlung relativ oft vor, danach selten. Hierbei muss berücksichtigt werden, dass die Art der Patientenbefragung die Angaben über Nebenwirkungen beeinflusst. So wird man häufiger über den Nebeneffekt Libidoverlust klagen hören, wenn ausdrücklich danach gefragt wurde und diese Antwort nicht der Spontanität der Patientin überlassen wurde.

Spironolacton

Spironolacton ist ein Aldosteronantagonist, der als Diuretikum und zur Behandlung bestimmter Formen des Bluthochdrucks eingesetzt wird. Seine antiandrogenen Wirkungen beruhen auf der Hemmung der Androgenbiosynthese in den Gonaden und der Nebennierenrinde; offensichtlich hemmt es auch kompetitiv die Androgenbindung und -wirkungen durch Androgenrezeptorblockade. Unter einer Therapie mit Spironolacton fällt die Konzentration von 5α-DHT deutlich ab, diejenige anderer Androgene jedoch nicht oder nur wenig (Messina et al. 1985; Evans u. Burkow 1986; Rittmaster 1995; Grunwald et al. 1994).

Die antiandrogene Wirkung von Spironolacton auf den Hirsutismus soll schneller eintreten als die von Cyproteronacetat. Allerdings gibt es keine vergleichende Studie, welche die Äquivalenz bzw. die Überlegenheit einer der beiden Therapieformen dokumentiert. Ebensowenig ist angemessen belegt, ob die kombinierte Behandlung mit Spironolacton und cyproteronacetathaltigen Kontrazeptiva bessere klinische Langzeitergebnisse erbringt. Manche Autoren empfehlen bei Versagen der primären Therapie mit cyproteronacetathaltigen Medikamenten einen anschließenden Versuch mit Spironolacton.

> ❯ Ob zur Antiandrogentherapie primär Spironolacton oder Cyproteronacetat eingesetzt wird, hängt von der klinischen Ausgangssituation ab: wenn hormonale Kontrazeptiva nicht erwünscht sind, wenn eine Neigung zu Bluthochdruck oder zu Wassereinlagerung mit Gewichtszunahme be-

steht, ist Spironolacton eine erwägenswerte Alternative zur Behandlung mit Cyproteronacetat (Chapman et al. 1986; Lunde u. Djøseland 1987).

Spironolacton wird als Antiandrogen der ersten Wahl in Ländern eingesetzt, in denen Cyproteronacetat und andere antiandrogen wirksame Gestagene (Dienogest, Drospirenon) nicht zugelassen sind.

> **Cave**
>
> Hierzulande sollte Spironolacton wegen seiner fehlenden Zulassung als Antiandrogen nur in begründeten Einzelfällen eingesetzt werden. Der Nachteil einer Spironolactonbehandlung ist in seinem Nebenwirkungsprofil zu sehen: Patientinnen tendieren bei primärer Neigung zur Hypotonie zu Blutdruckabfall, sie haben keine Kontrazeption und laufen bei sehr hohen Spironolactondosen (mehr als 200 mg/Tag) Gefahr, eine Hyperkaliämie zu entwickeln. Weitere gelegentlich auftretende Beschwerden sind Müdigkeit, Magenschmerzen und – als Folge ihrer Hemmwirkung auf die Androgensynthese – die Neigung zu Blutungsstörungen.

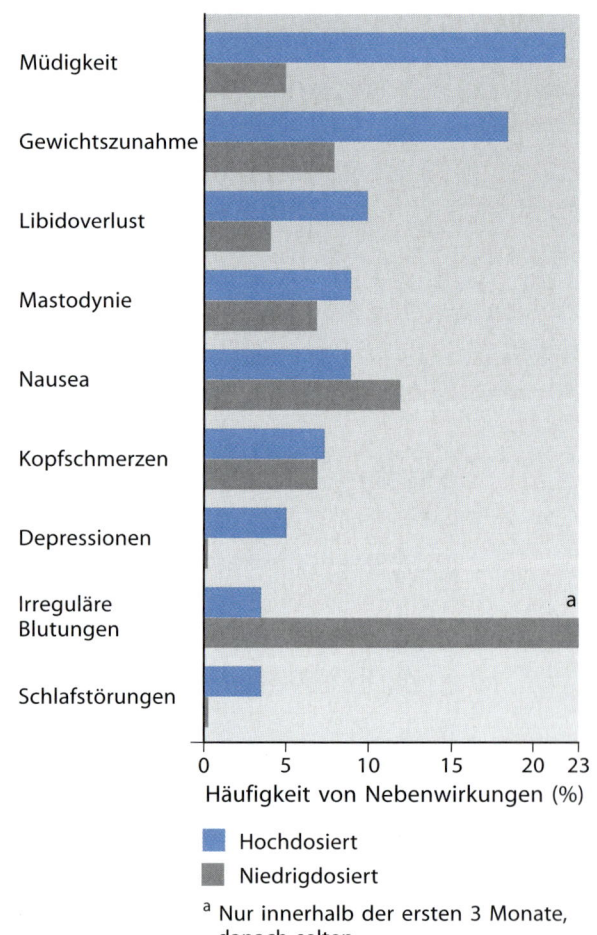

■ **Abb. 16.18.** Häufigkeit von Nebenwirkungen unter hoch- und niedrigdosierter antiandrogener Standardtherapie. (Nach Breckwoldt 1979)

Die empfohlenen Tagesdosen schwanken zwischen 2-mal 25 mg bis zu 2-mal 100 mg. Die antiandrogene Wirkung soll bei höherer Initialdosis (z. B. 2-mal 100 mg) schneller und nachhaltiger einsetzen als bei niedrigen Dosen. Der Durchmesser der androgenabhängigen Haare nimmt bereits nach 2 bis 4 Behandlungsmonaten ab (Cumming et al. 1982). Elektrolytveränderungen sind in dem angegebenen Dosisbereich bei Gesunden nicht zu erwarten. Die Spironolactontherapie erfolgt kontinuierlich.

> **Cave**
>
> Bei Einnahme von Spironolacton in der Schwangerschaft muss man mit einer dosisabhängigen Feminisierung männlicher Embryonen und Feten rechnen. Wie Cyproteronacetat ist Spironolacton während der Schwangerschaft kontraindiziert; vor Beginn der Therapie muss eine Schwangerschaft ausgeschlossen und sichergestellt werden, dass die Patientin sich vor einer Empfängnis schützt (Hecker et al. 1980).

Bilaterale Ovarektomie

Bei Frauen in der perimenopausalen Übergangsphase oder in der Postmenopause können bekanntlich im alternden Ovar erhebliche Androgenmengen synthetisiert und sezerniert werden. Wenn also in der Peri- oder Postmenopause ein Hirsutismus auftritt und auf einen ovariellen Androgenexzess zurückgeführt oder dieser zumindest vermutet werden kann, dann stellt in Einzelfällen auch die bilaterale Ovarektomie eine Antiandrogentherapie dar, insbesondere, wenn aus anderen Gründen ohnehin eine Laparotomie bzw. Hysterektomie geplant ist. Eine solche ablative antiandrogen wirksame Maßnahme sollte man durch eine anschließende Substitution mit Östrogenen ergänzen, um vegetative Ausfallerscheinungen (Hitzewallungen, Schweißausbrüche, nächtliche Schlafstörungen) und eine Osteoporose zu verhindern (▶ Kap. 19).

Dauer der medikamentösen Antiandrogentherapie

Sie hängt ab von der androgenabhängigen Symptomatik und deren Ursachen. Leider sind viele Störungen im Androgenhaushalt und Androgenisierungserscheinungen an der Haut chronisch. Dies trifft für alle Formen des postpuberalen AGS zu, für das PCO-Syndrom und für den »einfachen« Hirsutismus. Die oben beschriebenen Therapieformen beeinflussen die Symptomatik lediglich über die Dauer der Therapie und beseitigen nur in seltenen Fällen die Ursache der Symptome. Letzteres ist möglich durch die operative Entfernung androgensezernierender Tumoren, hyperthekotischer, postmenopausaler Ovarien oder wenn es gelingt, eine insulininduzierte ovarielle Hyperandrogenämie langfristig zu normalisieren, indem man die Insulinresistenz beseitigt (Therapieoptionen: Gewichtsreduktion, sportliche Betätigung, Insulinsensitizer bei primär Übergewichtigen).

> Nach 9 bis 12 Monaten ist das Potential einer vorgegebenen Therapieform und -dosierung ausgeschöpft. Spätestens dann sollte man den Therapieerfolg objektivieren und ggf. Dosierung oder Therapieform ändern.

Leider ist die Rezidivrate auch nach adäquat langer Therapie und nach zufriedenstellendem kosmetischen Primärergebnis relativ hoch: bei der Mehrzahl der Frauen kommt es nach Absetzen der Antiandrogentherapie oder bei Übergang von einer höherdosierten auf eine niedrigdosierte Therapie zur Verschlechterung der noch vorhandenen Androgenisierungserscheinungen, so dass man sich auf eine Langzeittherapie einstellen sollte. Es empfiehlt sich also, einer Patientin von vornherein mitzuteilen, dass Androgenisierungserscheinungen, insbesondere der Hirsutismus, ohne Therapie oft progredient verlaufen und im Spätstadium häufig nicht mehr therapierbar sind. Dies heißt aber auch, dass selbst dann, wenn die Patientin eine nur unwesentliche Verbesserung des Hirsutismus zu verzeichnen hat, wenigstens die Zunahme verhindert worden ist.

Jüngere Patientinnen mit Androgenisierungserscheinungen und einem PCO-Syndrom sollten auch wissen, dass eine die Androgensekretion und -wirkung supprimierende Therapie wahrscheinlich hilft, ihr Fertilitätspotential zu erhalten. Es kann nämlich unterstellt werden, dass während der Therapie die polyzystischen Veränderungen nicht progredient sind. Die Antiandrogentherapie mit dem niedrigdosierten Standardtherapieschema kann man – unabhängig vom kosmetischen Effekt an der Haut – nach denselben Richtlinien verordnen wie jeden anderen niedrigdosierten Ovulationshemmer.

Frauen, deren Hyperandrogenämie und Androgenisierungserscheinungen mit einer Hyperinsulinämie und einer Insulinresistenz assoziiert sind, profitieren von Maßnahmen, welche die Hyperinsulinämie beseitigen helfen, wie

- Sport,
- Reduktionsdiät bei Übergewicht
- und von Medikamenten (z. B. Insulinsensitizer wie Metformin).

Unter diesen Maßnahmen sinken die Androgenspiegel und die Androgenisierungserscheinungen sind rückläufig, weil die Thekazellschicht der Ovarien nicht mehr exzessiv stimuliert wird. Ein unter Androgeneinfluss entstandenes Terminalhaar im Bereich der Prädilektionsstellen des Hirsutismus verwandelt sich allerdings nicht mehr in ein Vellushaar.

16.11 Synopsis

> Störungen im Androgenhaushalt der Frau gehören zu den häufigsten diagnostischen und therapeutischen Herausforderungen in der Hormon- und Sterilitätssprechstunde. Zum einen fühlen sich viele Jugendliche und Frauen durch Androgenisierungserscheinungen der Haut (Akne, Seborrhö, Hirsutismus, Haarausfall) subjektiv mehr oder weniger beeinträchtigt; zum anderen gehören die Einschränkungen der Ovarfunktion, die auf Störungen des Androgenhaushalts zurückzuführen sind oder mit diesen assoziiert sind, zu den häufigsten Formen der gestörten Ovarfunktion und damit der funktionellen Sterilität. Das PCO-Syndrom ist das bekannteste Beispiel für Störungen der Ovarfunktion aus dem androgenetischen Formenkreis, die eine besondere therapeutische Herausforderung insofern darstellen können, als mit herkömmlichen Mitteln der Ovulationsauslösung

der therapeutische Spielraum zwischen unzureichender Stimulation und Überstimulation (mit dem Risiko einer Mehrlingsschwangerschaft) sehr klein ist.

Von herausragender Bedeutung ist die Tatsache, dass Androgenisierungserscheinungen und die Hyperandrogenämie bei der Frau außerordentlich häufig mit Störungen des Stoffwechsels assoziiert sind, insbesondere mit einer Insulinresistenz und Hyperinsulinämie, den Vorstufen des Diabetes mellitus Typ II sowie mit Fettstoffwechselstörungen. Darüber hinaus haben bestimmte hormonassoziierte Tumoren, wie Mamma-, Endometrium- und Kolonkarzinome bei diesen Patientinnengruppen eine hohe Prävalenz. Hieraus folgt als Konsequenz für Differentialdiagnostik, Therapie und Prävention, dass bei diesem Formenkreis endokriner Störungen mit erhöhten Blutandrogenspiegeln, gestörter Ovarfunktion und/oder Androgenisierungserscheinungen der Glukose- und Insulinhaushalt und der Fettstoffwechsel überprüft werden müssen. Besonders gilt dies für den Glukose- und Insulinhaushalt, denn eine der häufigsten, wenn nicht gar die häufigste Ursache für Störungen aus dem androgenetischen Formenkreis ist die Insulinresistenz, die man bei mehr als der Hälfte aller Frauen mit polyzystischen Ovarien findet, insbesondere wenn sie übergewichtig sind. Die Ursachen der Hyperandrogenämie und von Androgenisierungserscheinungen sind vielfältig; ihre häufigste in westlichen Ländern ist das Übergewicht. Die abdominale

(androide) Form des Übergewichts ist in fast allen Fällen mit Störungen des Androgenhaushalts und mit einer Insulinresistenz assoziiert. Daneben haben 2 bis 3% der Bevölkerung heterozygote Defekte adrenaler und ovarieller Enzyme des Steroidstoffwechsels.

Aus dem Nachweis einer Hyperinsulinämie und Insulinresistenz ergeben sich eine Reihe präventiver und therapeutischer Konsequenzen. Die Normalisierung des gestörten Insulinhaushaltes kann die Hyperandrogenämie weitgehend beseitigen und hilft, Androgenisierungserscheinungen an der Haut zu mildern oder eine antiandrogene Therapie wirksamer zu gestalten. Nicht zuletzt schafft man mit der Normalisierung des gestörten Insulinhaushaltes optimale Voraussetzungen für eine Normalisierung der zuvor gestörten Ovarfunktion ohne die Risiken der Überstimulation und der intrauterinen Mangelentwicklung des Feten.

Störungen des Androgenhaushalts und ihre Folgen sind also beileibe nicht nur ein kosmetisches Problem, sondern – bis zum Beweis des Gegenteils in jedem Einzelfall – ein Signal für potentielle Stoffwechselstörungen mit kurz- und langfristigen kardiovaskulären und onkologischen Risiken, im Falle einer Schwangerschaft ein Signal für das Risiko einer intrauterinen Mangelentwicklung. Androgenetische Störungen sind also eine interdisziplinäre Herausforderung.

Testfragen

1. Welches sind die quantitativ wichtigsten Quellen der Androgenbildung bei der Frau?
2. Wie erklärt sich, dass sich am Ende einer Schwangerschaft keine Androgenisierungserscheinungen an der Haut entwickeln, obwohl die Bluttestosteronspiegel im Vergleich zum nicht schwangeren Zustand deutlich angestiegen sind?
3. Welche genetisch bedingten Enzymdefekte, die für eine Hyperandrogenämie ursächlich sein können, kennen Sie und welcher ist der häufigste?
4. Welche Ursachen einer ovariellen Hyperandrogenämie kennen Sie?
5. Welche Relevanz hat Insulin bzw. der Insulinhaushalt bei androgenetischen Störungen?
6. Was ist der Unterschied zwischen einer Hypertrichosis und einem Hirsutismus?
7. Nennen Sie die Indikationen für einen ACTH-Test und begründen Sie, warum er im Hinblick auf eine Schwangerschaft wichtig ist.
8. Welche Formen der Antiandrogentherapie kennen Sie? Nennen Sie den jeweiligen Wirkungsmechanismus.
9. Warum beobachtet man bei Frauen in der Postmenopause gelegentlich Androgenisierungserscheinungen, wie z. B. einen Hirsutismus?
10. Was ist ein metaboles Syndrom und welche Rolle spielt es bei androgenetischen Störungen?
11. Nennen Sie Therapieformen bei hyperandrogenämischen Ovarfunktionsstörungen, die ein metaboles Syndrom mildern oder beseitigen können.

16

Literatur

Adashi EY (1990) Potential utility of gonadotropin-releasing hormone agonists in the management of ovarian hyperandrogenism. Fertil Steril 5: 765

Azziz R, Bradley EL, Potter HD, Parker R, Boots LR (1995) Chronic hyperinsulinemia and the adrenal androgen response to acute corticotropin-(1–24) stimulation in hyperandrogenic women. Am J Obstet Gynecol 172: 1251

Barbieri RL (1990) Hyperandrogenic disorders. Clin Obstet Gynecol 33: 640

Barbieri RL (1994) Clinical aspects of the hyperandrogenism-insulin resistance-acanthosis nigricans syndrome. Sem Reprod Endocrinol 12: 26

Barbieri RL, Hornstein MD (1988) Hyperinsulinemia and ovarian hyperandrogenism – cause and effect. Endocrinol Metab Clinics of North Am 17: 685

Barbieri RL, Smith S, Ryan KJ (1988) The role of hyperinsulinemia in the pathogenesis of ovarian hyperandrogenism. Fertil Steril 50: 197

Barnes RB, Lobo RA (1987) Endogenous opioids in polycystic ovary syndrome. Sem Reprod Endocrinol 5: 185

Baron J (1974) Diagnostik und Therapie des Hirsutismus. Zentralbl Gynäkol 5: 129

Bates GW, Whitworth NS (1982) Effect of body weight reduction on plasma androgens in obese, infertile women. Fertil Steril 38: 406

Benett WJ (1995) Beyond overeating. N Engl J Med 332: 673

Bilo L, Meo R, Valentino R (2001) Characterization of reproductive endocrine disorders in women with epilepsy. J Clin Endocrinol Metab 86: 2950

Braithwaite SS, Erkman-Balis B, Avila TD (1978) Postmenopausal virilization due to ovarian stromal hyperthecosis. J Clin Endocrinol Metab 46: 295

Breckwoldt M (1979) Nebenwirkungen und Kontraindikationen der Behandlung mit Antiandrogenen. In: Hammerstein J, Lachnit-Fixson U, Neumann F, Plewig G (Hrsg) Androgenisierungserscheinungen bei der Frau. Excerpta Medica, Amsterdam, S 272

Brodie BL, Wentz AC (1987) Late onset congenital adrenal hyperplasia: a gynecologist's perspective. Fertil Steril 48: 175

Bünning E (1963) Die physiologische Uhr. Springer, Berlin Göttingen Heidelberg

Carmina E, Koyama T, Chang L, Stanczyk FZ, Lobo RA (1992) Does ethnicity influence the prevalence of adrenal hyperandrogenism and insulin resistance in polycystic ovary syndrome? Am J Obstet Gynecol 167: 1807

Caro JF (1991) Clinical review 26: insulin resistance in obese and nonobese man. J Clin Endocrinol Metab 73: 691

Carr BR, Breslau NA, Givens C, Byrd W, Barnett-Hamm C, Marshburn PB (1995) Oral contraceptive pills, gonadotropin-releasing hormone agonists, or use in combination for treatment of hirsutism: a clinical research center study. J Clin Endocrinol Metab 80: 1169

Cedars MI, Chang RJ (1986) Functional ovarian causes of hyperandrogenism. Sem Reprod Endocrinol 4: 143

Chang RJ, Geffner ME (1985) Associated non-ovarian problems of polycystic ovarian disease: insulin resistance. Clinics Obstet Gynaecol 12: 675

Chapman MG, Katz M, Dowsett M, Hague W, Jeffcoate SL, Dewhurst CJ (1986) Spironolactone in the treatment of hirsutism. Acta Obstet Gynecol Scand 65: 349

Ciotta L, Cianci A, Calogero AE, Palumbo MA, Marletta E, Sciuto A, Palumbo G (1995) Clinical and endocrine effects of finasteride, a 5α-reductase inhibitor, in women with idiopathic hirsutism. Fertil Steril 64: 299

Comaish JS (1981) Hair growth in disorders of metabolism. In: Orfanos CE, Montagna W, Stüttgen G (eds) Hair research. Springer, Berlin Heidelberg New York, p 267

Couzinet B, Pholsena M, Young J, Schaison G (1993) The impact of a pure anti-androgen (flutamide) on LH, FSH, androgens and clinical status in idiopathic hirsutism. Clin Endocrinol 39: 157

Cumming DC, Yang JC, Rebar RW, Yen SSC (1982) Treatment of hirsutism with spironolactone. JAMA 247: 1295

Cutler WB, Garcia CR (1984) The medical management of menopause and premenopause. Lippincott, Philadelphia, p 29

Diamond MP, Grainger DA, Laudano AJ, Starick-Zych K, DeFronzo RA (1991) Effect of acute physiological elevations of insulin on circulating androgen levels in nonobese women. J Clin Endocrinol Metab 72: 883

Dor J, Costricki N, Pariente C, Lunenfeld B, Mashiach S, Karasik A (1992) Effect of insulin-like growth factor-I in cultured human granulosa cells. In: Genazzani AR, Petraglia F (eds) Hormones in gynecological endocrinology. Proceedings of IIIrd Congress of Gynecological Endocrinology. Parthenon, p 421

Dunaif A (1993) Insulin resistance and ovarian dysfunction. In: Moller DE (ed) Insulin resistance. Wiley & Sons, Boston, p 301

Dunaif A, Hoffman AR, Scully RE et al. (1985) Clinical, biochemical, and ovarian morphology features in women with acanthosis nigricans and masculinization. Obstet Gynecol 66: 545

Ebling FJ (1981) Hormonal control of hair growth. In: Orfanos CE, Montagna W, Stüttgen G (eds) Hair research. Springer, Berlin Heidelberg New York, p 195

Ebling FJ, Cooke ID, Randall VA et al. (1979) Einfluß von Cyproteronacetat auf die Aktivität der Haarfollikel und Talgdrüsen beim Menschen. In: Hammerstein J, Lachnit-Fixson U, Neumann F, Plewig G (Hrsg) Androgenisierungserscheinungen bei der Frau. Excerpta Medica, Amsterdam, S 243

Elkind-Hirsch KE, Sherman LD, Malinak R (1993) Hormone replacement therapy alters insulin sensitivity in young women with premature ovarian failure. J Clin Endocrinol Metab 76: 472

Elkind-Hirsch KE, Anania C, Mack M, Malinak R (1995) Combination gonadotropin-releasing hormone agonist and oral contraception therapy improves treatment of hirsute women with ovarian hyperandrogenism. Fertil Steril 63: 970

Erenus M, Gürbüz O, Durmusoglu F, Demirçay Z, Pekin S (1994) Comparison of the efficacy of spironolactone versus flutamide in the treatment of hirsutism. Fertil Steril 61: 613

Erickson GF, Magoffin DA, Cragun JR, Chang RJ (1990) The effects of insulin and insulin-like growth factors-I and -II on estradiol production by granulosa cells of polycystic ovaries. J Clin Endocrinol Metab 70: 894

Escobar-Morreale HF, Belèn R, Barrio R (2001) High prevalence of the polycystic ovary syndrome and hirsutism in women with type 1 diabetes mellitus. J Clin Endocrinol Metab 85: 11

Evans DJ, Burkow CW (1986) Spironolactone in the treatment of idiopathic hirsutism and the polycystic ovary syndrome. J Roy Soc Med 79: 453

Falcone T, Meltzer S, Morris D (1992) Effect of hyperprolactinemia on the androgen response to an oral glucose load. Fertil Steril 58: 1119

Falsetti L, Pasinetti E (1994) Treatment of moderate and severe hirsutism by gonadotropin-releasing hormone agonists in women with polycystic ovary syndrome and idiopathic hirsutism. Fertil Steril 61: 817

Ferriman D, Gallwey JD (1961) Clinical assessment of body hair growth in women. J Clin Endocrinol Metab 21: 1440

Filicori M, Flamigni C, Cognigni G, Dellai P, Michelacci L, Arnone R (1994) Increased insulin secretion in patients with multifollicular and polycystic ovaries and its impact on ovulation induction. Fertil Steril 62: 279

Flier JS, Eastman RC, Minaker KL et al. (1985) Acanthosis nigricans in obese women with hyperandrogenism. Characterization of an insulin-resistant state distinct from the type A and B syndromes. Diabetes 23: 101

Gagliardi C (1993) GnRH agonists: hirsutism and hyperandrogenism. Sem Reprod Endocrinol 11: 162

Garcia-Bunuel R, Berek JS, Woodruff JD (1975) Luteomas of pregnancy. Obstet Gynecol 45: 407

Garvey WT, Birnbaum MJ (1993) Cellular insulin action and insulin resistance. Baillieres Clin Endocrinol Metab 7: 785

Geisthövel F, Olbrich M, Frorath B, Thiemann M, Weitzell R (1994) Obesity and hypertestosteronaemia are independently and synergistically associated with elevated insulin concentrations and dyslipidaemia in pre-menopausal women. Human Reprod 9: 610

Grainger DA (1994) Hyperandrogenism and hyperinsulinism: cause and effect, or unrelated association. Sem Reprod Endocrinol 12: 124

Grunwald K, Rabe T, Urbancsek J, Runnebaum B, Vecsei P (1990) Normal values for a short-time ACTH intravenous and intramuscular stimulation test in women in the reproductive age. Gynecol Endocrinol 4: 287

Grunwald K, Rabe T, Schlöereth G, Runnebaum B (1994) Serumhormone vor und unter Therapie mit Cyproteronacetat und Spironolacton bei Patientinnen mit Androgenisierungserscheinungen. Geburtshilfe Frauenheilkd 54: 634

Haffner SM, Valdez RA, Morales PA, Hazuda HP, Stern MP (1993) Decreased sex hormone-binding globulin predicts noninsulin-dependent diabetes mellitus in women but not in men. J Clin Endocrinol Metab 77: 56

Hammerstein J (1979a) Rundtischgespräch. In: Hammerstein J, Lachnit-Fixson U, Neumann F, Plewig G (Hrsg) Androgenisierungserscheinungen bei der Frau. Excerpta Medica, Amsterdam, S 282

Hammerstein J (1979b) Möglichkeiten und Grenzen der endokrinen Therapie. In: Hammerstein J, Lachnit-Fixson U, Neumann F, Plewig G (Hrsg) Androgenisierungserscheinungen bei der Frau. Excerpta Medica, Amsterdam, S 224

Hecker A, Hasan SH, Neumann F (1980) Disturbances in sexual differentiation of rat foetuses following spironolactone treatment. Acta Endocrinol (Copenh) 95: 540

Hensleigh PA, Woodruff JD (1978) Differential maternal-fetal response to androgenizing luteoma or hyperreactio luteinalis. Obstet Gynecol Surv 33: 262

Hensleigh PA, Carter RP, Grotjan HE (1975) Fetal protection against masculinization with hyperreactio luteinalis and virilization. J Clin Endocrinol Metab 40: 816

Holte J, Bergh T, Berne C, Berglund L, Lithell H (1994) Enhanced early insulin response to glucose in relation to insulin resistance in women with polycystic ovary syndrome and normal glucose tolerance. J Clin Endocrinol Metab 78: 1052

Ingbar SH (1985) The thyroid gland. In: Wilson JD, Foster DW (eds) Williams textbook of endocrinology, 7th edn. Saunders, Philadelphia, p 754

Jackson D, Ebling FJ (1972) The activity of hair follicles and their response to oestradiol in the guinea pig Cavia porcellus L. J Anat 111: 303

Joffe H, Taylor AE, Hall JE (2001) Polycystic ovarian syndrome B – relationship to epilepsy and antiepileptic drug therapy. J Clin Endocrinol Metab 86: 2946

Judd HI, Korenman SG (1982) Aging and reproductive function in women. In: Korenman SG (ed) Endocrine aspects of aging. Elsevier Biomedical, New York, p 169

Kahn CR, Flier JS, Bar RS, Archer JA, Gorden P, Marti MM, Roth J (1976) The syndrome of insulin resistance and acanthosis nigricans. N Engl J Med 294: 739

Kaplan NM (1989) The deadly quartet: upper-body obesity, glucose intolerance, hypertriglyceridemia, and hypertension. Arch Intern Med 149: 1514

Kissebah AH, Vydelingum N, Murray R, Evans DJ, Hartz AJ, Kalkhoff RK, Adams PW (1982) Relation of body fat distribution to metabolic complications of obesity. J Clin Endocrinol Metab 54: 254

Kitabchi AE, Buffington CK (1994) Body fat distribution, hyperandrogenicity, and health risks. Sem Reprod Endocrinol 12: 6

Knochenhauer ES, Azziz R (1995) Advances in the diagnosis and treatment of the hirsute patient. Curr Opin Obstet Gynecol 7: 344

Kopelman PG (1994) Hormones and obesity. Baillieres Clin Endocrinol Metab 8: 549

Krause DE, Steinbridge VA (1966) Luteomas of pregnancy. Am J Obstet Gynecol 95: 192

Lauer RM, Burns TL, Clarke WR, Mahoney LT (1991) Childhood predictors of future blood pressure. Hypertension 18 [Suppl 1] 74-I-81

Lobo RA (1986) »Idiopathic hirsutism« – fact or fiction. Sem Reprod Endocrinol 4: 179

Lobo RA, Shoupe D, Serafini P, Brinton, D, Horton R (1985) The effects of two doses of spironolactone on serum androgens and anagen hair in hirsute women. Fertil Steril 43: 200

Luderschmidt C (1979) Pathogenese der Akne vulgaris. In: Hammerstein J, Lachnit-Fixon U, Neumann F, Plewig G (Hrsg) Androgenisierungserscheinungen bei der Frau. Excerpta Medica, Amsterdam, S 77

Luderschmidt C (1991) Androgene und antiandrogene Wirkung an der Talgdrüse – neue therapeutische Perspektiven. Dermatologe 39: 1143

Luderschmidt C (1995) Akne, eine interdisziplinäre Herausforderung. VII. Intensivkurs: Einführung in die Endokrinologie und Reproduktionsmedizin für die frauenärztliche Praxis. Gemeinschaftspraxis Leidenberger, Weise & Partner, S 45

Luderschmidt C (1996) Das diffuse Effluvium der Frau – Eine diagnostische und therapeutische Herausforderung. Gynäkol Prax 20: 293

Luderschmidt C, Plewig G (1980) Clinical and experimental parameters in dermatology for studying the efficacy of sex hormones. In: Hammerstein J et al. (eds) Androgenization in women. Excerpta Medica, Amsterdam Oxford Princeton, p 193

Luderschmidt C, Jawny J, Eiermann W (1987) Relative binding affinity at metribolone androgenic binding sites of various antiandrogenic agents. Drug Res 37: 1262

Ludwig E (1977) Classification of the types of androgenetic alopecia (common baldness) occurring in the female sex. Br J Derm 97: 247

Ludwig E, Tamm J (1975) Neuere Erkenntnisse auf dem Gebiet der androgenetischen Alopezie. Acta Dermatol 1: 219

Lunde O, Djøseland O (1987) A comparative study of aldactone and Diane in the treatment of hirsutism. J Steroid Biochem 28: 161

Lynfield YL (1960) Effect of pregnancy on the human hair cycle. J Invest Dermatol 35: 323

Maroulis GB (1981) Evaluation of hirsutism and hyperandrogenemia. Fertil Steril 36: 273

Mason JI (1993) The 3β-hydroxysteroid-dehydrogenase gene family of enzymes. Trends Endocrinol Metab 4: 199

Mauvais-Jarvis P, Kuttenn F, Baudot N (1974) Inhibition of testosterone conversion to dihydrotestosterone in men treated percutaneously by progesterone. J Clin Endocrinol Metab 38: 142

Messina M, Manieri C, Rizzi G, Gentile L, Milani P (1985) Treating acne with antiandrogens: the confirmation of the validity of percutaneous treatment with spironolactone. Curr Ther Res 38: 269

Moghetti P, Castello R, Magnani CM et al. (1994) Clinical and hormonal effects of the 5α-reductase inhibitor finasteride in idiopathic hirsutism. J Clin Endocrinol Metab 79: 1115

Moltz L (1988) Hormonale Diagnostik der sog. androgenetischen Alopezie der Frau. Geburtshilfe Frauenheilkd 48: 203

Moltz L, Schwartz U (1986a) Gonadal and adrenal androgen secretion in hirsute females. J Clin Endocrinol Metab 15: 229

Moltz L, Schwartz U, Sörensen R, Pickartz H, Hammerstein J (1984a) Ovarian and adrenal vein steroids in patients with nonneoplastic hyperandrogenism: selective catheterization findings. Fertil Steril 42: 69

Moltz L, Schwartz U, Sörensen R, Pickartz H, Hammerstein J (1984b) Ovarian and adrenal vein steroids in seven patients with androgen-secreting ovarian neoplasms: selective catheterization findings. Fertil Steril 42: 585

Moltz L, Hollmann KJ, Hammerstein J, Schwartz U (1986b) Androgen levels during pregnancy in healthy and hirsute women. Acta Endocrinol (Copenh) 274:4

Morales AJ, Nolan JJ, Nelson JC, Yen SSC (1994) Effects of replacement dose of dehydroepiandrosterone in men and women of advancing age. J Clin Endocrinol Metab 78: 1360

Nafziger AN, Herrington DM, Bush TL (1991) Dehydroepiandrosterone and dehydroepiandrosterone sulfate: their relation to cardiovascular disease. Epidemiol Rev 13: 267

Nestler JE (1993) Editorial: Sex hormone-binding globulin: a marker for hyperinsulinemia and/or insulin resistance? J Clin Endocrinol Metab 76: 273

Nestler JE (1994) Insulin and adrenal androgens. Sem Reprod Endocrinol 12: 1

Nestler JE, Strauss JF (1991) Insulin as an effector of human ovarian and adrenal steroid metabolism. Endocrinol Metab Clinics of N Amer 20: 807

Nestler JE, Powers LP, Matt DW, Steingold KA et al. (1991) A direct effect of hyperinsulinemia on serum sex hormone-binding globulin levels in obese women with the polycystic ovary syndrome. J Clin Endocrinol Metab 72: 83

Neumann F, Schleusener A, Albring M (1979) Pharmakologie der Antiandrogene. In: Hammerstein J, Lachnit-Fixson U, Neumann F, Plewig G (Hrsg) Androgenisierungserscheinungen bei der Frau. Excerpta Medica, Amsterdam, S 149

Norris HJ, Charlton I (1974) Functioning tumors of the ovary. Clin Obstet Gynecol 17: 189

Orfanos CE (1979) Alopecia androgenetica. In: Orfanos CE (Hrsg) Haar und Haarkrankheiten, Bd 23. Fischer, Stuttgart, S 575

Pang S, Lerner AJ, Stoner E et al. (1985) Late onset adrenal steroid 3ß-hydroxysteroid dehydrogenase deficiency. I. A cause of hirsutism in pubertal and postpubertal women. J Clin Endocrinol Metab 60: 428

Pasupuleti V, Horten R (1990) Insulin-like growth factor can alter steroid 5α-reductase activity and formation of dihydrotestosterone in skin. Clin Res 38: 99a

Peereboom-Wynia JDR (1972) Effect of various methods of depilation on density of hair growth in women with idiopathic hirsutism. Arch Dermatol Forschung 243: 164

Peters EJ, Stuart CA, Prince MJ (1986) Acanthosis nigricans and obesity: acquired and intrinsic defects in insulin action. Metab 35: 807

Pinkus F (1927) Die Behaarung des Menschen. In: Bloch B, Pinkus F, Spalteholz W (Bearbeiter) Anatomie der Haut. In: Jadassohn J (Hrsg) Handbuch der Haut- und Geschlechtskrankheiten. Springer, Berlin Heidelberg, S 147

Plewig G (1974) Acne vulgaris: proliferative cells in sebaceous glands. Br J Dermatol 90: 623

Plewig G (1979) Nichthormonale Therapie der Akne. In: Hammerstein J, Lachnit-Fixson U, Neumann F, Plewig G (Hrsg) Androgenisierungserscheinungen bei der Frau. Excerpta Medica, Amsterdam, S 129

Polderman KH, Gooren LJG, Asscheman H, Bakker A, Heine RJ (1994) Induction of insulin resistance by androgens and estrogens. J Clin Endocrinol Metab 79: 265

Poretsky L (1991) On the paradox of insulin-induced hyperandrogenism in insulin resistant states. Endocrine Rev 12: 3

Poretsky L, Piper B (1994) Insulin resistance, hyersecretion of LH, and a dual-defect hypothesis for the pathogenesis of polycystic ovary syndrome. Obstet Gynecol 84: 613

Preziosi P, Barret-Connor E, Papoz L, Roger M, Saint-Paul M, Nahoul K, Simon D (1993) Interrelation between plasma sex hormone-binding globulin and plasma insulin in healthy adult women: The Telecom Study. J Clin Endocrinol Metab 76: 283

Rabe T, Runnebaum B (1987a) Androgenisierungserscheinungen bei der Frau. In: Runnebaum B, Rabe T (Hrsg) Gynäkologische Endokrinologie. Springer, Berlin Heidelberg New York Tokyo, S 563

Rabe T, Runnebaum B (1987b) Funktionsteste und Untersuchungsmethoden in der Gynäkologie und Geburtshilfe. In: Runnebaum B, Rabe T (Hrsg) Gynäkologische Endokrinologie. Springer, Berlin Heidelberg New York Tokyo, S 47

Rakoff AE, Noroozi K (1978) The female climacteric. In: Greenblatt RB (ed) Geriatric endocrinology. Raven, New York, p 165

Randall VA (1994) Androgens and human hair growth. Clin Endocrinol 40: 439

Rittmaster RS (1995) Clinical review 73 – medical treatment of androgen-dependent hirsutism. J Clin Endocrinol Metab 80: 2559

Rook AR, Dawber PR (eds) (1991) Diseases of the hair and scalp. Blackwell, Oxford

Saito R, Nishiyama S (1981) Alopecia in hypothyreoidism. In: Orfanos CE, Montagna W, Stüttgen G (eds) Hair research. Springer, Berlin Heidelberg New York, p 355

Schoemaker J (1991) Neuroendocrine control in polycystic ovary-like syndrome. Gynecol Endocrinol 5: 277

Schram P, Zerah M, Mani P, Jewelewicz R, Jaffe S, New MI (1992) Nonclassical 3β-hydroxysteroid dehydrogenase deficiency: a review of our experience with 25 female patients. Fertil Steril 58: 129

Schützel H, Neumann F (1988) Potential risk of intrauterine feminization in men from the antiandrogen cyproterone acetate (CPA) in recommended dose regimens. In: XII World Congress of Gynecology and Obstetrics, Rio de Janeiro, Brasilien (Abstract), p 703

Schweikert HU, Wilson JD (1974) Regulation of human hair growth by steroid hormones. I. Testosterone metabolism in isolated hairs. J Clin Endocrinol Metab 38: 811

Sharp PS, Kiddy DS, Reed MJ, Anyaoku V, Johnston DG, Franks S (1991) Correlation of plasma insulin and insulin-like growth factor-I with indices of androgen transport and metabolism in women with polycystic ovary syndrome. Clin Endocrinol 35: 235

Shortle BE, Warren MP, Tsin D (1987) Recurrent androgenicity in pregnancy: a case report and literature review. Obstet Gynecol 70: 462

Spätling L, Schneider H, Stähler E, Daume E, Sturm G (1980) Verstärkter Haarwuchs unter Langzeittokolyse mit Fenoterol unter Berücksichtigung von Testosteron, Androstendion, Kortisol und ACTH. Geburtshilfe Frauenheilkd 40: 1022

Stewart ME, McDonnell MW, Downing DT (1986a) Possible genetic control of the proportion of branched-chain fatty acids in human sebaceous wax esters: a twin study. J Invest Dermatol 86: 706

Stewart ME, Greenwood R, Cunliffe WJ, Strauss JS, Downing DT (1986b) Effect of cyproterone acetate-ethinyl estradiol treatment on the proportions of linoleic and sebaleic acids in various skin surface lipid classes. Arch Dermatol Res 278: 481

Thornton KL (1994) Menopause: effects on carbohydrate metabolism. Sem Reprod Endcrinol 12: 136

Tollin SR, Moller DE (1994) Molecular mechanism of insulin resistance in patients with hyperandrogenism. Sem Reprod Endcrinol 12: 32

White PC, Speiser P (2000) Congenital adrenal hyperplasia due to 21-hydroxylase deficiency. Endocrine Rev 21: 245

Wild RA (1994) Cardiovascular disease risks, insulin resistance, and androgen excess. Sem Reprod Endcrinol 12: 38

Wilson RC, Mercado AB, Cheng KC, New MI (1995) Steroid 21-hydroxylase deficiency; genotype may not predict phenotype. J Clin Endocrinol Metab 80: 2322

Wong IL, Morris RS, Chang L, Spahn MA, Stanczyk FZ, Lobo RA (1995) A prospective randomized trial comparing finasteride to spironolactone in the treatment of hirsute women. J Clin Endocrinol Metab 80: 233

Ykijarvinen H, Makimattila S, Utriainen T, Rotanen EM (1995) Portal insulin concentrations rather than insulin sensitivity regulate serum sex hormone binding globulin and Insulin-like growth factor binding protein 1 in vivo. J Clin Endocrinol Metab 80: 3227

Zachmann M, Tassimari D, Prader A (1983) Clinical and biochemical variability of congenital adrenal hyperplasia due to 11ß-hydroxylase deficiency: a study of 25 patients. J Clin Endocrinol Metab 56: 222

Zander J, Mickan H, Holzmann K et al. (1978) Andro-luteoma syndrome of pregnancy. Am J Obstet Gynecol 130: 170

Zaun H (1994) Differentialdiagnose des Haarausfalls bei Frauen. Gynäkologe 27: 309

Endokrinium und reproduktive Funktionen bei Allgemeinerkrankungen und bei Funktionsstörungen der großen Stoffwechselorgane

F. A. Leidenberger

17.1 Einleitung

 Die normale Ovarfunktion ist bekanntlich das Ergebnis einer abgestimmten Zusammenarbeit zwischen Hypothalamus, Hypophyse und Ovar, einem Funktionskreis, der dem Umfeld anderer Körperfunktionen ausgesetzt ist. Dieses funktionelle Konzept setzt voraus, dass die übrigen Körperfunktionen soweit intakt sind, dass sie diesen Reglerkreis nicht beeinträchtigen.

Die Erfahrung, dass Allgemeinerkrankungen, insbesondere Störungen der großen Stoffwechselorgane sowie Funktionsstörungen anderer endokriner Organe, die Ovarfunktion und die Fähigkeit sich fortzupflanzen, beeinträchtigen, ist nicht neu. Weniger verbreitet sind die Kenntnisse um den pathogenetischen Zusammenhang zwischen Grunderkrankung und Störungen der Ovarfunktion und anderer endokriner Systeme. Der Arzt kann aus der Kenntnis von Grunderkrankungen häufig wichtige therapeutische oder präventive Schlussfolgerungen für die Ovarfunktion ableiten. Deshalb sollen in diesem Kapitel die pathogenetischen Mechanismen skizziert werden, die bei den wichtigsten Stoffwechselveränderungen und Allgemeinerkrankungen zu einer Ovarfunktionsstörung und zur Dysfunktion anderer endokriner Organe führen oder dazu prädisponieren.

Von zentraler Bedeutung für das Verständnis der pathogenetischen Mechanismen, die bei Allgemeinerkrankungen die Ovarfunktion beeinträchtigen, ist die Funktion des Hypothalamus. In ihm ist der Pulsgenerator lokalisiert, der die pulsatile GnRH- und damit die hypophysäre Gonadotropinsekretion gewährleistet. Wie wir in mehreren vorausgehenden Kapiteln gesehen haben, ist die normale pulsatile GnRH-Sekretion die Grundvoraussetzung der ovulatorischen Ovarfunktion.

Im Hypothalamus laufen alle aus dem Körper und aus dem Umfeld eines Individuums kommenden, in den Sinnesorganen aufgenommenen und im Großhirn verarbeiteten Informationen zusammen, werden individuell gewichtet und in neuroendokrine Signale (GnRH-Pulse) transformiert. Hauptkennzeichen der gestörten Ovarfunktion bei Befindlichkeitsstörungen, Allgemeinerkrankungen, Erkrankungen der großen Stoffwechselorgane und bei unangemessenen exogenen Einflüssen sind demnach Veränderungen der pulsatilen GnRH- und Gonadotropinsekretion (Verminderung der Amplituden, Frequenzänderungen, totale Blockade).

Die in diesem Kapitel im Zusammenhang mit Allgemeinerkrankungen beschriebenen Ovarfunktionsstörungen sind also meist zentraler, d. h. hypothalamisch-hypophysärer Genese und durch niedrig-normale bis erniedrigte Blutgonadotropinspiegel gekennzeichnet.

17.2 Fehlernährung, Unterernährung und Untergewicht

In der Zeit der späten Kindheit und der Pubertät bis zum pubertären Wachstumssprung nimmt die Fettmasse um 120% zu, während das übrige Körpergewebe nur um etwa 40 bis 50% zunimmt (Frisch 1984). Hierdurch ändert sich die Relation zwischen dem Gesamtkörpergewicht und der Fettmasse von 5:1 zu Beginn der Wachstumsbeschleunigung auf 3:1 während der Menarche. Der Anteil des Fettgewebes zum Zeitpunkt der Menarche beträgt unabhängig von der Körpergröße etwa 23%. Mädchen mit später Menarche und solche mit früher unterscheiden sich durch die Geschwindigkeit der relativen Zunahme der Fettmasse (Frisch 1972; Frisch u. McArthur 1974). Zum Zeitpunkt stabiler ovulatorischer Zyklen beträgt die relative Fettmasse ca. 25 bis 28% des Körpergewichts. Wie jedoch noch zu zeigen ist, ist die stabile Ovarfunktion nicht nur eine Funktion eines ausgeglichenen Körpergewichts, sondern auch abhängig vom Ausmaß des Energieverbrauchs.

In ▶ Abschn. 6.6 ist darauf hingewiesen worden, dass nicht nur Kalorienzufuhr und Energieverbrauch Faktoren sind, welche die Stabilität der Ovarfunktion beeinflussen, sondern auch die Nahrungszusammensetzung.

Zu den Lebensgewohnheiten, die zu Störungen der Ovarfunktion prädisponieren, gehören:

- rigide diätetische Selbstkontrolle des Essverhaltens bei nur leichtem Untergewicht,
- rein vegetarische Ernährung,
- Gewichtsreduktion aus kosmetischen Gründen und
- Leistungssport.

17.2.1 Unterernährung und Untergewicht

Chronische Unterernährung mit Untergewicht, rascher Gewichtsverlust, ja schon mäßige Einschränkungen der kalorischen Zufuhr bei ansonsten gesunden Frauen prädisponieren zu Zyklus- und Ovarfunktionsstörungen, deren Grad (Gelbkörperschwäche, anovulatorischer Zyklus, Amenorrhö) und Häufigkeit von der Dauer der Unterernährung, der Qualität der Fehlernährung und vom Ausmaß des Untergewichts abhängen. Zusätzliche physische Aktivitäten Untergewichtiger, z. B. stärkere sportliche Betätigungen, insbesondere untrainierter Frauen, fördern diesen Trend. Bei einem Untergewicht über ein bestimmtes Maß hinaus und extremem Leistungssport ist die Amenorrhö nahezu zwingende Folge (▶ Abschn. 23.3.5).

Es bleibt festzuhalten, dass quantitative und qualitative Unterernährung einerseits und Ausmaß des Energieverbrauchs andererseits zwei von einander relativ unabhängige Variablen darstellen, die den Schweregrad der Ovarfunktionsstörung bestimmen. Beide Variablen aktivieren die »Stressachse« (Hypothalamus-Hypophysen-Nebennierenrinden-Achse; Pirke et al. 1985, 1986, 1987; Schindler et al. 1978; Fries 1974; Frisch u. McArthur 1974, Pimstone 1976; Vigerski et al. 1977; Warren 1983; Bergh u. Sodersten 1996; Pirke et al. 1991).

Untergewicht und Unterernährung verzögern die Menarche (Frisch 1972) und prädisponieren bei Frauen, die bereits menstruieren, zur Amenorrhö. Die Verbesserung des Ernährungszustands und ein Ausgleich des Untergewichts führen in der Regel zur Wiederaufnahme der zyklischen Ovarfunktion, selbst wenn – wie bei Anorexia nervosa – eine extreme, ja sogar lebensbedrohliche Situation bestanden haben mag (Hsu et al. 1979; Schindler et al. 1979; Kohmura et al. 1986). Dass durch Zunahme der Fettmasse die Menstruation wieder eintritt, ist insofern nicht erstaunlich, als man weiß, dass es zur Aufrechterhaltung der Menstruation eines Fettanteils von ca. 22% bedarf (Frisch u. McArthur 1974; Eisenberg 1981). Im Sinne einer stabilen Ovarfunktion ist also ein normales Körpergewicht anzustreben. Den wünschenswerten Rahmen gibt das Nomogramm in ◻ Abb. 17.1 wieder.

> **Typische Merkmale der gonadotropen Partialfunktion der Hypophyse Untergewichtiger sind** – im Vergleich zu der Normalgewichtiger – niedrigere basale Gonadotropinspiegel sowie eine deutlich geringere und verzögerte GnRH-induzierte Sekretion von LH und FSH (Vigerski et al. 1976; Warren 1983; ◘ Abb. 17.2).

Dies trifft auch auf die durch TRH induzierte Freisetzung von TSH und Prolaktin zu. Das absolute Ausmaß der GnRH-induzierten maximalen Gonadotropinspiegel ist bei Untergewichtigen gegenüber Normalgewichtigen erniedrigt, nicht jedoch im selben Ausmaß wie bei Patientinnen mit Anorexia nervosa (◘ Abb. 17.3; Vigerski et al. 1977). Gegenüber Normalgewichtigen haben Untergewichtige auch höhere STH-Spiegel, ihre Temperaturregulation ist gestört; sie neigen zum Diabetes insipidus.

Ein Charakteristikum stark Untergewichtiger ist die Aktivierung der Hypothalamus-Hypophysen-Nebennierenrinden-Achse mit erhöhten Konzentrationen an Corticotropin-releasing-Hormon (CRH) im Hypothalamus und erhöhter Ausscheidung von Kortisol und von Metaboliten der aus der Nebennierenrinde stammenden Androgene. Der häufig erhöhte Energieumsatz Untergewichtiger ist auf verstärkte physische Aktivitäten zurückzuführen. Dies gilt vor allem für die Untergruppe anorektischer Frauen (Pirke et al. 1991).

In ► Abschn. 6.3 ist ausführlich beschrieben worden, dass die Blutkonzentration des aus den Adipozyten stammenden Hormons Leptin sich proportional zur Fettmasse verhält und die GnRH-abhängige Gonadotropinsekretion und damit die

Ovarfunktion steuert. Leptin ist ein Marker der Energiereserven des Organismus. Somit wird verständlich, dass die bei untergewichtigen Frauen niedrigen Leptinspiegel zur Einschränkung der Gonadotropinsekretion beitragen. Die Aktivierung der »Stressachse« (Hypothalamus-Hypophysen-Nebennierenrinde) beeinträchtigt zusätzlich die Gonadenfunktion.

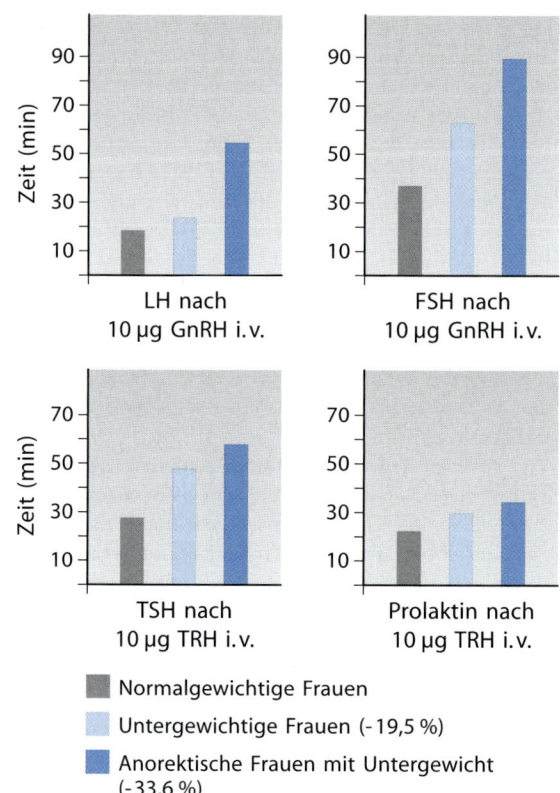

◘ **Abb. 17.2.** Zeitpunkt der maximalen Hormonkonzentration nach GnRH- und TRH-Applikation bei Untergewichtigen, Verzögerung der hypophysären Gonadotropin-, TSH- und Prolaktinfreisetzung in Abhängigkeit vom Ausmaß des Untergewichts. (Nach Vigersky et al. 1977)

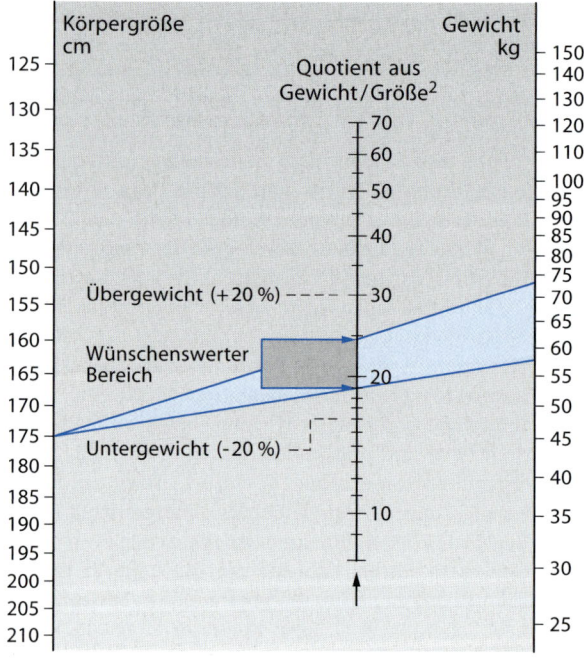

◘ **Abb. 17.1.** Errechnung des wünschenswerten Körpergewichts. Dieses ursprünglich für Lebensversicherungen entwickelte Nomogramm eignet sich auch dazu, Frauen im Hinblick auf ihre Ovarfunktion über den Bereich des wünschenswerten Gewichts aufzuklären (s. Beispiel bei einer Größe von 175 cm). Die mittlere Skala stellt den BMI dar. (Nach Thomas et al. 1976)

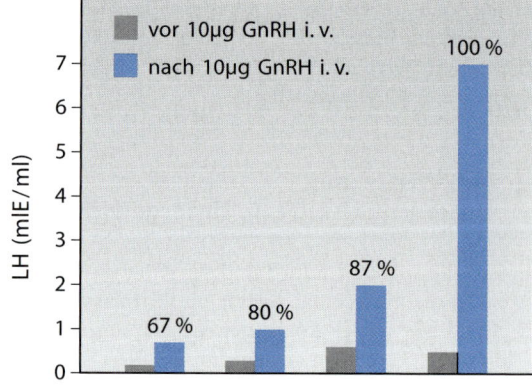

◘ **Abb. 17.3.** Gewichtsabhängigkeit der GnRH-induzierten LH-Sekretion bei Frauen mit Anorexia nervosa. Die Prozentzahlen beziehen sich auf das Idealgewicht (=100%)

Endokrine und metabole Besonderheiten stark untergewichtiger Frauen und Mädchen

- Körpermasse-Index <18 kg/m²
- Erniedrigung der Gonadotropinspiegel
- Verminderung der Frequenz und Amplitude der hypophysären pulsatilen LH-Ausschüttung
- Peri- oder präpubertäres LH-Sekretionsmuster (nur nächtliche LH-Pulsatilität oder praktisch aufgehobene Pulsatilität)
- Verminderte und verzögerte Freisetzung von LH und FSH auf GnRH-Gabe
- Erniedrigung der Östradiolspiegel als Ausdruck der unzureichenden Follikelreifung
- Normale Testosteronspiegel
- Veränderter Sexualsteroidmetabolismus (verstärkte Bildung von Katecholöstrogenen)
- Erniedrigung von T_4, besonders von T_3 (Low-T_3-Syndrom), verzögerte Umwandlung von T_4 in T_3
- Verzögerte TSH-Freisetzung nach TRH
- Erhöhte Konzentration von Ketonkörpern
- Niedrige Insulinspiegel
- Niedrige Glukosespiegel
- Niedrige Leptinspiegel
- Erniedrigte Noradrenalinspiegel
- Aktivierte Hypothalamus-Hypophysen-Nebennierenrinden-Achse
- Hyperkortisolismus
- Erhöhte CRH-Konzentrationen im Zwischenhirn
- Erhöhte STH-Konzentrationen
- Partieller Diabetes insipidus
- Negative Kalziumbilanz, Neigung zur Osteoporose
- Gestörte Thermoregulation (Hitze- und Kälteintoleranz, fehlendes Kältezittern)
- SHBG erhöht

Das LH-Sekretionsmuster stark Untergewichtiger ähnelt dem präpubertärer Mädchen, d. h. LH-Fluktuationen sind kaum nachweisbar und die Gonadotropinspiegel niedrig. Mit Zunahme des Gewichts durchläuft das LH-Sekretionsmuster dasselbe Stadium wie während der Pubertät: bei mäßiger Gewichtszunahme kommt es zunächst zu nächtlichen Erhöhungen der Gonadotropinspiegel und zur nächtlichen Pulsatilität der Gonadotropinsekretion. Die nicht schlafassoziierten Tagesphasen zeigen noch niedrige LH-Spiegel und noch keine oder eine nur angedeutete Fluktuation. Bei Annäherung an das Normalgewicht tritt wieder eine normale, 24 Stungen dauernde LH-Pulsatilität auf (Boyar et al. 1974; ◻ Abb. 17.3, 17.4).

Indem die Untergewichtige ihr Gewicht wieder normalisiert, durchläuft sie also in wenigen Wochen und Monaten im Zeitraffertempo alle Funktionsstadien der Hypothalamus-Hypophysen-Ovar-Achse, die sie bereits in der Pubertät und in der zeitlich damit verbundenen Phase der Gewichtszunahme und Zunahme der Fettmasse durchlaufen hat. Aus dem Gesagten wird verständlich, warum untergewichtige Jugendliche ihre Menarche später bekommen als normalgewichtige.

> Eine durch Unterernährung und Untergewicht hervorgerufene hypothalamisch-hypophysär bedingte Störung der Ovarfunktion ist reversibel (▶ Abschn. 23.3.5).

Ein Gewichtsdefizit von mehr als 10 bis 15% bezogen auf das mittlere Idealgewicht (entsprechend einem Körpermasseindex von 21 bis 22 kg/m²) prädisponiert zu Ovarfunktionsstörungen. Im Körpermasseindex (BMI, »body mass index«, Quotient aus Gewicht und Körpergröße in Metern zum Quadrat, ▶ Abschn. 23.2.3) ausgedrückt entspricht dies ungefähr einem BMI von 18 bis 19 kg/m² und niedriger. Eine ausgeglichene, nicht einseitig streng vegetarische Ernährung und Normalgewicht sind Stabilisatoren der Ovarfunktion.

17.2.2 Psychogene Essstörungen

Zu den psychischen Erkrankungen, für die eine Störung des Essverhaltens charakteristisch ist, gehören die
- anorektische Reaktion,
- die Anorexia nervosa und die
- Bulimie.

Daneben gibt es eine Reihe von Ovarfunktionsstörungen, die man den psychogenen Störungen zuordnet, die aber weder durch gestörtes Essverhalten noch durch massives Gewichtsdefizit gekennzeichnet sind. Hierzu gehört auch die Pseudokyese (Scheinschwangerschaft; ▶ Abschn. 17.17.6).

Bulimie und Anorexia nervosa

Es handelt sich hierbei um psychogene Störungen des Essverhaltens mit multifaktorieller Entstehungsgeschichte, meist bei Adoleszenten und jungen Frauen, seltener bei Männern. Ihr Essverhalten steht im Mittelpunkt ihres Bewusstseins. Zwar sind Ursache und Pathogenese dieser und anderer Essstörungen nicht bekannt, man vermutet aber, dass soziokulturelle Einflüsse von Familie und Gesellschaft die Entstehungsgeschichte beeinflussen (Bülchmann et al. 2001) und hat eine familiäre Häufung von Essstörungen beobachten können.

Auch wenn sich beide Störungen klinisch unterschiedlich manifestieren und einen unterschiedlichen Verlauf haben, so ist den Betroffenen die alles andere dominierende Vorstellung gemeinsam, übergewichtig zu sein.

Bei anorektischen Frauen überwiegt die extreme Restriktion der Nahrungsaufnahme, während Frauen mit Bulimie episodenartig einen unwiderstehlichen Drang zu exzessiver Nahrungsaufnahme haben, den sie dadurch kompensieren, dass sie anschließend absichtlich erbrechen und/oder Laxantien benutzen. Das Körpergewicht bulimischer Frauen unterscheidet sich nicht von dem gesunder Frauen, gemessen am BMI (◻ Abb. 17.1; Raphael et al. 1995). Etwa die Hälfte aller anorektischen Frauen haben gleichzeitig Phasen der Bulimie mit anschließendem Erbrechen (Casper et al. 1980; Russell 1979).

Die Häufigkeit von »Fressattacken« ist bei bulimischen Patientinnen unterschiedlich, ebenso Dauer und Umfang der Nahrungseinnahme (nach Foster 1985: durchschnittliche Häufigkeit pro Woche 12-mal, Streubereich 1- bis 46-mal; durchschnittliche Dauer ca. 70 min, maximale 8 Stunden; durchschnittliche Kalorienaufnahme ca. 3400 kcal, Maximum >11.000 kcal). Praktisch alle Patientinnen erbrechen anschließend willentlich, ein hoher Prozentsatz benutzt zusätzlich Laxantien, oft auch Diuretika. Exzessive körperliche Betätigung ist ein weiteres häufiges, beiden Krankheitsbildern gemeinsames Merkmal, das auf Gewichtskontrolle und die Umsetzung der Idealvorstellung vom eigenen Körper abzielt.

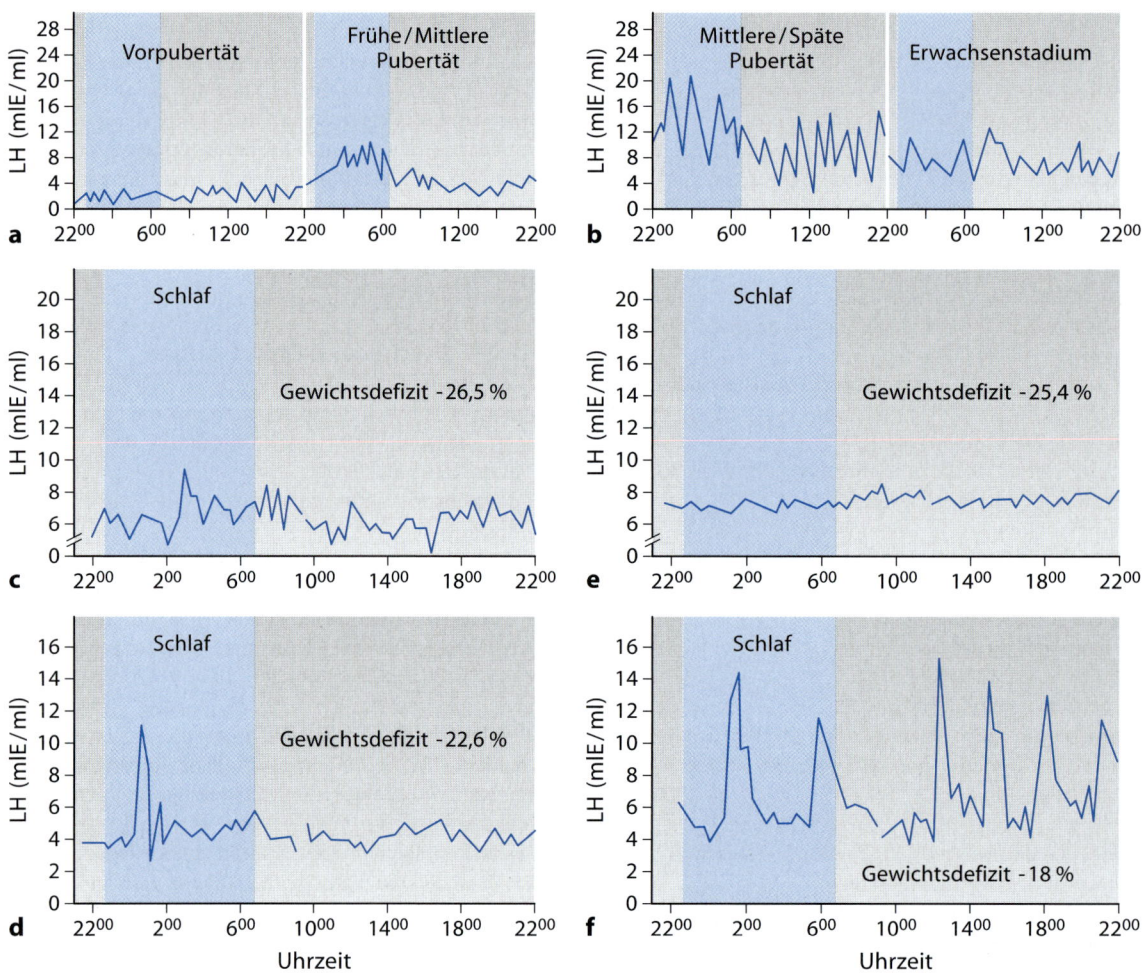

○ **Abb. 17.4 a-f.** Pulsatilität der LH-Sekretion bei Frauen mit Anorexia nervosa und Untergewicht. Blauer Balken, Schlafphase **a,b** Übergang des pulsatilen LH-Sekretionsmusters der Vorpubertät in das typische Sekretionsmuster des Erwachsenenstadiums bei Normalgewichtigen. Die Phase der frühen bis mittleren Pubertät ist gekennzeichnet durch nur nächtliche Pulsatilität der LH-Sekretion. **c,d** LH-Sekretionsmuster bei einer untergewichtigen anorektischen Patientin: initial (**c**) und nach leichter Gewichtszunahme, jedoch ohne symptomatische Verbesserung (**d**); **e,f** LH-Pulsatilität einer anorektischen Patientin mit ähnlichem Untergewicht, jedoch mit substantieller Verbesserung der klinischen Symptomatik während der Behandlung. (Nach Katz et al. 1978)

Bulimische Patientinnen nehmen im Gegensatz zu Patientinnen mit der klassischen Anorexia nervosa häufiger Alkohol und Drogen zu sich, sind suizidgefährdet, neigen zur Selbstverstümmelung und zum Diebstahl (○ Tabelle 17.1; Garfinkel et al. 1980). Obwohl sie seltener als Patientinnen mit Anorexia nervosa eine Amenorrhö haben, ist die überwiegende Zahl ihrer Zyklen gestört: etwa die Hälfte hat eine Amenorrhö, die übrigen haben überwiegend anovulatorische Zyklen oder Gelbkörperschwächen (Pirke et al. 1987). Als klinischen Ausdruck der gestörten Ovarfunktion findet man sehr häufig auch kleinzystisch veränderte Ovarien, die vom polyzystischen Ovarsyndrom (PCOS) unterschieden werden müssen und pathogenetisch völlig unterschiedlich verlaufen (▶ Abschn. 23.4.5; Raphael et al. 1995). Die bei bulimischen Patientinnen beobachteten Ovarfunktionsstörungen sind hypothalamisch-hypophysären Ursprungs. Die Patientinnen haben meist keine Hyperprolaktinämie. Da sie, auch wenn sie in der Regel normalgewichtig sind, intermittierend hungern, haben sie einige biochemische Charakteristika des Hungers und der Stressreaktion: ihr pulsatiles LH-Sekretionsmuster ist oft partiell aufgehoben, ih-

○ **Tabelle 17.1.** Verhaltensmuster bei Anorexia nervosa und Bulimie. (Nach Garfinkel et al. 1980)

	Anorexia nervosa [%]	Bulimie [%]
Alkoholabusus	4,8	20,4
Drogengebrauch	11,6	28,6
Diebstahl	0	12,1
Selbstverstümmelung	1,5	9,2
Suizidversuch	7,1	23,1

re Kortisolspiegel sind als Ausdruck der Aktivierung der Hypothalamus-Hypophysen-Nebennierenrinden-Achse meist erhöht, ihr Insulinhaushalt ist in der Regel intakt (Schweiger et al. 1992a; Raphael et al. 1995). Bulimie-Patientinnen stellen eine

Untergruppe der Frauen dar, die diätetische Maßnahmen einleiten, um ihr Gewicht zu kontrollieren. Wie unten ausführlich gezeigt wird, neigen alle diese Frauen, auch die ohne Untergewicht, ohnehin zu Zyklusstörungen (Pirke et al. 1985, 1986).

Die Anorexia nervosa ist eine heute unter Adoleszenten und Frauen am Übergang vom zweiten zum dritten Lebensjahrzehnt häufige Erkrankung (Prävalenzrate bei 15- bis 30jährigen Frauen 0,2 bis 1%) mit noch immer schlechter Prognose. Obwohl dieses Krankheitsbild in letzter Zeit breite Aufmerksamkeit in der klinischen Forschung erfahren hat ist unklar, warum es bei Frauen sehr viel häufiger vorkommt als bei Männern.

Unten zusammengefasste Kriterien für die Diagnose einer Anorexia nervosa und einer Bulimie sind von der Weltgesundheitsbehörde (WHO) und von der Amerikanischen Gesellschaft für Psychiatrie in mehreren revidierten Formen erarbeitet worden (Bülchmann et al. 2001), weitere finden sich bei Foster 1985 und Garner 1993 (s. unten).

Anorexia nervosa:
diagnostische Kriterien nach DSM-IV *

- Selbst herbeigeführtes Untergewicht, d. h. weniger als 85% des zu erwartenden Gewichts bzw. BMI <17,5 kg/m²
- Ausgeprägte Ängste vor einer Gewichtszunahme
- Störungen in der Wahrnehmung der eigenen Figur oder übertriebener Einfluss des Gewichtes auf die Selbstbewertung oder Leugnen des Schweregrades des gegenwärtigen Untergewichts
- Primäre oder sekundäre Amenorrhö (auch dann angenommen, wenn die Periode nur nach Verabreichung von Hormonen eintritt)
- Restriktiver Typ
- Keine »Essanfälle« oder »Purging-Verhalten« (d. h. induziertes Erbrechen oder Missbrauch von Laxantien, Diuretika oder Klistieren) während der aktuellen Episode
- »Binge-Eating/Purging-Typ«
  - Regelmäßige »Essanfälle« und »Purging-Verhalten« während der aktuellen Episode

* DSM-IV = Diagnostic and statistic manual of mental disorders

---

Weitere Kriterien für die Diagnose
einer Anorexia nervosa

- Fehlende Krankheitseinsicht, selbst bei bedrohlichem Untergewicht
- Freude am Gewichtsverlust, Körperideal untergewichtig
- Fehlen anderer zu Untergewicht führender Grunderkrankungen
- Fehlen anderer psychiatrischer Erkrankungen
- Nachweis von wenigstens zwei der folgenden Kriterien:
  - Amenorrhö
  - Lanugo
  - Bradykardie
  - Phasen körperlicher Überaktivität

- Episoden von Bulimie und Erbrechen
- Beginn in der Regel vor dem 25. Lebensjahr

Bulimia nervosa:
diagnostische Kriterien nach DSM-IV

- Wiederholte Episoden von »Essattacken«, die gekennzeichnet sind durch den
  - Verzehr großer Nahrungsmengen in einem bestimmten Zeitraum (z. B. innerhalb von 2 Stunden) und das
  - Gefühl des Kontrollverlusts während der »Essattacke«.
- Wiederholte Anwendung von unangemessenen, einer Gewichtszunahme gegensteuernden Maßnahmen (z. B. induziertes Erbrechen, Missbrauch von Laxantien, Diuretika u. a. Arzneimitteln, Klistieren, Fasten, übermäßige körperliche Betätigung)
- »Essattacken« und Kompensationsverhalten über drei Monate im Durchschnitt mindestens zweimal pro Woche
- Übermäßiger Einfluss von Figur und Körpergewicht auf die Selbstbewertung
- Die Störung tritt nicht ausschließlich im Verlauf von Episoden einer Anorexia nervosa auf.
- »Purging-Typ«
  - Während der aktuellen Epidode wird regelmäßig Erbrechen induziert und/oder es werden Laxantien, Diuretika oder Klistiere missbraucht.
- »Nicht-Purging-Typ«
  - Während der aktuellen Episode werden andere unangemessene, einer Gewichtszunahme gegensteuernde Maßnahmen gezeigt, wie beispielsweise Fasten oder übermäßige körperliche Betätigung.

Neuere neuroendokrine Forschungsergebnisse lassen vermuten, dass die mit dem selbst auferlegten Hungern und der gesteigerten körperlichen Leistung verbundene Aktivierung der Hypothalamus-Hypophysen-Nebennierenrinden-Achse über die vermehrte ACTH- bzw. Kortisolsekretion und die damit assoziierte Freisetzung endogener Opiate zu euphorischem Verhalten und zu Abhängigkeit prädisponieren (Bergh u. Södersten 1996).

Eine individuelle Disposition wird in einem Umfeld begünstigt, das reich an Stress provozierenden Faktoren ist, und dessen Kultur schlanke, ess- und körperbewusste, gesundheitsorientierte Menschen favorisiert (Garner 1993). Die ▯ Abb. 17.5 soll diesen Zusammenhang darstellen.

Die Diagnose einer Anorexia nervosa ist im Allgemeinen nicht schwierig, wenn ein klassisches Bild vorliegt. Selbst wenn das eine oder andere der genannten Kriterien nicht nachweisbar ist, ist die Diagnose einer Anorexia nervosa nicht ausgeschlossen.

Symptome

Neben den in den folgenden Übersichten zusammengetragenen körperlichen und metabolen Symptomen werden im

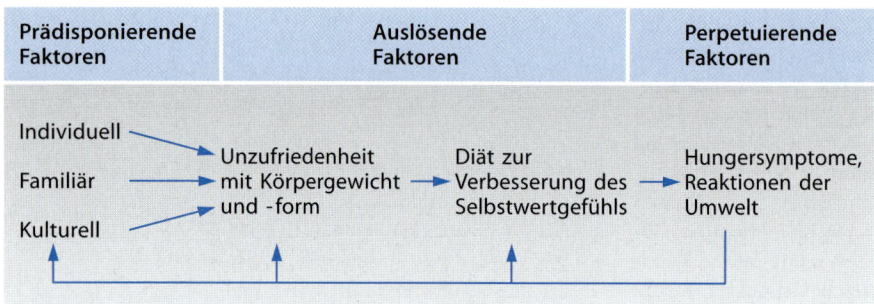

Rahmen der Anorexia nervosa, einer schweren Allgemeinerkrankung, praktisch auch alle anderen Organsysteme mehr oder weniger stark funktionell beeinträchtigt (Beumont et al. 1993).

Körperliche Befunde bei Anorexia nervosa (nach Silverman 1977; mod. nach Marshman et al. 1990, ergänzt)

- Trockene Haut, Hypertrichosis, Hyperpigmentation, Alopezie (88%)
- Hypothermie (85%)
- Bradykardie (80%)
- Kachexie (72%)
- Bradypnoe (66%)
- Hypotonie (52%)
- Herzgeräusche (38%)
- Ödeme (23%)
- Obstipation

Weitere Funktionseinschränkungen und Komplikationen bei Anorexia nervosa und Bulimie (mod. nach Bülchmann et al. 2001)

- Herz-Kreislauf-System
  - Zentralisation und Akrozyanose
  - EKG-Veränderungen: Sinusbradykardie, ventrikuläre Extrasystolen, Niedervoltage
  - Myokardhypotrophie (v. a. linksventrikulär mit Mitralklappenprolaps)
- Gastrointestinaltrakt
  - Karies und Parodontose
  - Parotisschwellung
- Erhöhung der Serumamylase
  - Refluxösophagitis, Hämatemesis
  - Magenatonie mit verzögerter Entleerung
  - Obstipation
- Gestörte Leberfunktion
- Pankreatitis
- Neurologische Veränderungen
  - Periphere Neuropathie
  - Atrophie der grauen und weißen Substanz des ZNS
  - Erweiterung der Liquorräume
- Stoffwechsel
  - Hypoglykämie

- Hyperlipidämie
- Metabole Alkalose
- Elektrolytstörungen (erniedrigte Werte für Kalium, Natrium, Chlorid, Phosphat)
- Wachstumsstillstand
- Osteoporose
- Niere
  - Erniedrigte glomeruläre Filtrationsrate
  - Hypokaliämische Nephropathie
  - Ödeme
  - Dialysepflichtige Niereninsuffizienz
- Hämatologische Veränderungen
  - Anämie
  - Leukopenie
  - Thrombozytopenie

Von besonderem Interesse ist für die frauenärztliche Betreuung längerfristig anorektischer, amenorrhoischer Frauen die Prävention von **Östrogenmangelfolgen**, speziell am **Skelettsystem**, wo es zur Reduktion der kortikalen und trabekulären Knochenmasse kommt (Herzog et al. 1993; Klibanski et al. 1995). Zeitpunkt des Beginns der Anorexia nervosa, ihre Dauer und Ausprägung bestimmen das Ausmaß der Demineralisierung (Seeman et al. 2000). Nahezu jede zweite Frau mit Anorexia nervosa hat im Bereich der Lendenwirbelsäule eine Osteopenie, jede vierte im Schenkelhalsbereich (Castro et al. 2002). Im späteren Leben ist mit einer erhöhten Frakturwahrscheinlichkeit zu rechnen. Neben dem Östrogenmangel sind eine unzureichende Vitamin-D- und Kalziumzufuhr, der Hyperkortisolismus und erniedrigte IGF-1-Spiegel als Ursache der Osteoporose anzusehen.

Die endokrinen Veränderungen bei Anorexia nervosa sind dieselben, die in Abschn. 17.2.1 (Untergewicht) erwähnt worden sind. Auch das Verhalten der pulsatilen GnRH-Sekretion und der GnRH-induzierten Freisetzung von hypophysären Gonadotropinen entspricht dem bei Untergewichtigen anderer Genese (❏ Abb. 17.2 bis 17.4). Die Tag-Nacht-Rhythmik der Corpus-pineale-Funktion (Melatoninsekretion) ist bei Frauen mit Anorexia nervosa und mit Bulimie nicht gestört (Mortola et al. 1993).

Therapie und Prognose

Für die Anorexie und die Bulimie stehen verschiedene Behandlungskonzepte zur Verfügung. Bei der Bulimie gilt die sog. kognitive Verhaltenstherapie als Therapie der Wahl. Sie zielt ab auf die Modifikation des Essverhaltens und die Lösung von Konfliktsituationen auch im familiären Bereich (Beumont et al. 1993; Steinhausen 1995; Laessle et al. 1988). Die Therapie erfolgt in der Tagesklinik (Gerlinghoff et al. 1997).

Patientinnen mit massiven Essstörungen bedürfen der interdisziplinären Betreuung durch Psychotherapeuten, Internisten und Diätfachleute. In der akuten Phase, in der oft Lebensgefahr besteht, ist häufig ein Krankenhausaufenthalt erforderlich, bei dem es das unmittelbare Ziel sein muss, eine lebensbedrohliche Situation von der Patientin – notfalls auch durch parenterale Ernährung – abzuwenden.

Was die Gewichtszunahme und das Wiederauftreten der Menses betrifft, ist die Langzeitprognose von Anorexia-nervosa-Patientinnen relativ günstig. So berichten Kohmura et al. (1986) über einen Beobachtungszeitraum von 10 Jahren von einer Normalisierung des Körpergewichts bei 90% der Patientinnen, bei 80% hat sich das Essverhalten normalisiert und die Amenorrhö ist durchbrochen worden. Von denjenigen, die aufgrund ihrer äußeren Lebensumstände schwanger werden konnten, wurden rund 85% schwanger. Hsu et al. (1979) haben 100 Frauen über einen Zeitraum von 4 bis 8 Jahren beobachtet: knapp die Hälfte hatte nach einer Kombinationstherapie (Nahrungszufuhr und Psychotherapie) eine regelmäßige Menses, eine Normalisierung des Körpergewichts und eine zufriedenstellende psychische Situation, für 20% stuften sie die Gesamtsituation als weiterhin bedenklich ein und für weitere 30% als nicht hinreichend gebessert. Offensichtlich ist die Prognose umso schlechter, je länger die Krankheit andauert und je niedriger das Gewicht bei Beginn der Erkrankung und bei Behandlungsbeginn ist. Weitere Faktoren, welche die Prognose der Anorexia nervosa beeinträchtigen, sind ein Beginn der Krankheit im dritten Lebensjahrzehnt, eine sehr frühe Menarche, das gleichzeitige Auftreten einer Bulimie, von Erbrechen und eine Reihe sozialer Faktoren (Hsu et al. 1979; Crisp 1968). Über ähnliche Langzeitverläufe berichten Schindler et al. (1979).

Dass die Anorexia nervosa eine außerordentlich ernstzunehmende und potentiell lebensbedrohliche Situation ist, belegt die hohe Mortalitätsrate, die mit 5 bis 7% angegeben wird.

In ◘ Tabelle 17.2 und der folgenden Übersicht sind Langzeitverläufe und Prognosefaktoren zusammengestellt. Diese Daten umfassen die Ergebnisse von immerhin 68 Studien (Steinhausen 1995).

Anorexia nervosa: Prognosefaktoren

- Günstige
  - Hysterische Persönlichkeitsstruktur
  - Konfliktfreie Beziehung zu Eltern
  - Kurzes Intervall zwischen Symptomenbeginn und Therapiebeginn
  - Einmaliger, kurzer stationärer Aufenthalt
  - Hoher Sozialstatus
  - Höhere Erziehung/Ausbildung
- Ungünstige
  - Erbrechen
  - Bulimie
  - Massiver Gewichtsverlust
  - Chronizität
  - Unkontrolliertes Verhalten

Anorektische Reaktion und restriktives Essverhalten

Zwischen denjenigen Frauen, die ausschließlich aus kosmetischen Gründen, aufgrund gesellschaftlichen Drucks und ihrer eigenen Vorstellung vom Idealgewicht hungern und Frauen mit anorektischer Reaktion sind die Übergänge fließend. Frauen mit anorektischer Reaktion sind auf ihre Diätgewohnheiten neurotisch fixiert, zeigen eine deutliche Änderung ihrer Einstellung zum Essen oder sind gegenüber der Nahrungsaufnahme ambivalent und unterbrechen den üblichen täglichen Rhythmus der Nahrungsaufnahme. Bei einigen gibt es auch kurze Phasen von Bulimie, Erbrechen und physischer Überaktivität. Frauen mit anorektischer Reaktion haben jedoch noch bis zu einem gewissen Grad Einsicht in ihr Essverhalten und in den funktionellen Zusammenhang zwischen diesem und ihrem Untergewicht, im Unterschied zu Anorexia-nervosa-Patientinnen, die ihre Symptome ignorieren und durch die gestörte Wahrnehmung ihres körperlichen Zustands und durch extremes Untergewicht beeindrucken (Fries 1974).

◘ **Tabelle 17.2.** Verlauf bei anorektischen Patientinnen (Durchschnitt in %) anhand von Auswertung von 68 Studien. (Nach Steinhausen 1995)

	Alle Altersgruppen	Adoleszente [a]	Steinhausen u. Seidel 1993
Normalgewicht	59	61	78
Regelmäßige Menstruation	57	61	70
Normales Essverhalten	49	54	60
Völlige Genesung	43	44	68
Nur verbesserter Allgemeinzustand	32	32	18
Chronischer Krankheitsverlauf	20	17	17
Sterblichkeit	5	4	6,6

[a] Jünger als 18 Jahre bei Beginn der Anorexia nervosa.

Warum ist es wichtig, bei Frauen mit sekundärer Amenorrhö Essverhalten, körperliche Aktivität und Gewichtsverlust zu erfassen? Unter den jüngeren amenorrhoischen Frauen ist ein erheblicher Prozentsatz mit einer Anorexia nervosa und anderen Formen von Essstörungen zu finden (Resch et al. 1999: 4% mit Anorexia nervosa, 12% mit Bulimie und 28% mit subklinischen Essstörungen; Fries 1974: 5% mit Anorexia nervosa). Wenn sich solche Patientinnen in der Anfangsphase einer Anorexia nervosa, d. h. bevor sie in die Phase der Verdrängung und Rationalisierung kommen und die Einsichtsfähigkeit in ihren Zustand verlieren, in ärztliche Behandlung begeben, sollte auch ein psychologisches Gespräch Bestandteil der Abklärung jeder sekundären Amenorrhö bei jüngeren Frauen sein (Frick u. Schindler 1972). Ein weiteres Argument ist die Beobachtung, dass eine untergewichtige Frau mit einer sekundären Amenorrhö alle Phasen einer Essstörung erleben kann, die Anorexia nervosa kann dabei das letzte Stadium sein. Die Anorexia nervosa frühzeitig zu erkennen ist umso wichtiger, als ihre Prognose von der Dauer der Erkrankung abhängig ist (s. oben).

Diät und Zyklusfunktion Untersuchungen von Pirke et al. (1985, 1986) und Schweiger et al. (1987) zeigen, dass bei einer Reduktionsdiät auch ohne deutlichen Gewichtsverlust Ovarfunktionsstörungen auftreten können. Die Ovarfunktion reagiert offensichtlich extrem empfindlich auf die Reduktion der Nahrungsaufnahme (► Abschn. 6.3). Das Risiko für eine diätinduzierte Störung der Ovarfunktion (meist in Form einer Lutealinsuffizienz oder eines anovulatorischen Zyklus) hängt von Zusatzfaktoren ab, z. B. vom Alter, dem Ausmaß des Nahrungsentzugs und der Geschwindigkeit des Gewichtsverlusts. Jüngere Frauen haben ein höheres Risiko als etwas ältere (Schweiger et al. 1987).

Auch die Art der Diät hat Einfluss auf das Zyklusverhalten: so wurde bei jüngeren Frauen, die 6 Wochen eine vegetarische bzw. nichtvegetarische, kalorienreduzierte Diät einhielten, ein Gewichtsverlust von durchschnittlich 1 kg pro Woche (in jeder Gruppe) beobachtet. Die überwältigende Mehrheit mit vegetarischer Diät wurde anovulatorisch, die Mehrheit in der Gruppe nichtvegetarisch ernährter Frauen behielt ovulatorische Zyklen bei (Pirke et al. 1986). Auch Frauen mit subklinischen Essstörungen bei kontinuierlicher, bewusster Eigenkontrolle des Essverhaltens neigen zu einer Reihe endokriner Veränderungen, auch zu Lutealinsuffizienzen (Pirke et al. 1990; Schweiger et al. 1992b). Es ist offensichtlich, dass diese Beobachtungen für die Beratungstätigkeit des Frauenarztes große Bedeutung haben.

> ❯ Den Verdacht auf Essstörungen sollte man also bei jüngeren normal- oder untergewichtigen Frauen mit Zyklusstörungen oder Amenorrhö bis zu deren definitivem Ausschluss aufrechterhalten.

Bei allen jüngeren Frauen mit Amenorrhö und Verdacht auf Essstörungen sollte in einem der ersten Gespräche gefragt werden nach:
- Intensität, Häufigkeit und Art der sportlichen Betätigung,
- Einnahme von Diuretika und Laxantien,
- Häufigkeit von Fastentagen, längeren Nahrungspausen,
- Häufigkeit der Gewichtskontrolle,
- Zufriedenheit mit dem Gewicht und
- heimlichem Essen (Bülchmann et al. 2001).

17.3 Übergewicht

Die Häufigkeit von Übergewicht und Adipositas (◘ Tabelle 17.3) hat während der letzten Jahrzehnte in allen Bevölkerungsschichten und Altersgruppen der industriellen Ländern das Ausmaß einer Epidemie angenommen. In Ländern wie Deutschland und den USA ist jeder zweite bis dritte Erwachsene übergewichtig bis fettsüchtig (Must et al. 1999). Damit verbunden sind nicht nur zahlreiche Erkrankungsrisiken (◘ Tabelle 17.4), sondern auch riesige finanzielle Aufwendungen im Gesundheitswesen, beispielsweise 1996 nahezu 100 Milliarden US-Dollar für übergewichtsbedingte Erkrankungen und Aufwendungen für diätetische Maßnahmen (Rosenbaum et al. 1997).

Epidemische Ausmaße haben Übergewicht und Adipositas mittlerweile auch im Kindesalter: Im Jahr 1998 wurden in den USA je nach Bevölkerungsgruppe 12 bis 21% aller Kinder als übergewichtig erfasst (Strauss u. Pollack 2001). Übergewicht im Kindesalter ist umso gravierender, als es im Erwachsenenalter zu den Krankheitsrisiken übergewichtiger Erwachsener prädisponiert, unabhängig davon, ob das Übergewicht im Erwachsenenalter noch besteht (Deckelbaum u. Williams 2001).

Übergewicht signalisiert also in Abhängigkeit von Ausmaß (BMI) und Fettverteilungsmuster (s. unten) ein hohes Morbiditäts- und Mortalitätsrisiko, insbesondere für Herz-Kreislauf-Erkrankungen, mehrere hormonassoziierte Karzinome, Insulinresistenz, Diabetes mellitus Typ II, Osteoarthrosen und Schlafapnoe. Darüber hinaus ist eine übergewichtsbedingte Abnahme der Fertilität, gemessen an Fekundität (Wahrscheinlichkeit einer erfolgreich ausgetragenen Schwangerschaft pro Zyklus) und Fekundabilität (Schwangerschaftswahrscheinlichkeit pro Zyklus) oder am Zeitraum von Beginn des Kinderwunsches bis zum Eintritt einer Schwangerschaft seit Jahrzehnten bekannt (Norman u. Clark 1998). Die eingeschränkte Fertilität ist Folge einer gestörten Ovarfunktion (► Kap. 16, ► Abschn. 23.4.5, PCO-Syndrom).

Bei Übergewicht, insbesondere mit Fettablagerung im viszeralen, intraabdominalen Bereich (sog. viszerale oder androide Form der Adipositas), sind die Leptinspiegel im Blut erhöht (► Abschn. 6.3). Diese bremsen die ovarielle Steroidbiosynthese; die bei Übergewicht erhöhten Insulinspiegel mit damit assoziierter muskulärer Insulinresistenz stimulieren ihrerseits die Leptinsekretion und die Androgenbiosynthese in der Thekazellschicht des Ovars. Folgen davon sind Oligomenorrhö, anovulatorische Ovarfunktionsstörungen, Amenor-

◘ Tabelle 17.3. Gewichtsklassifizierung nach BMI. (Daten aus Must et al. 1999)

NIH-Terminologie	BMI [kg/m²]	WHO-Klassifikation
Untergewicht	<18,5	Untergewicht
Normalgewicht	18,5--24,9	Normalgewicht
Übergewicht	25--29,9	Präadipös
Adipositas Stufe I	30--34,9	Adipositas Stufe I
Adipositas Stufe II	35--39,9	Adipositas Stufe II
Adipositas Stufe III	40	Adipositas Stufe III

□ Tabelle 17.4. Prävalenz der Komorbidität bei Übergewicht *(Daten aus Must et. al 1999)

Erkrankung	Gewichtsstatus (BMI, kg/m^2)					
	<18,5	18,5–24,9	25–29,9	30–34,9	35–39,9	40
	Anteil der weiblichen Bevölkerung [%]					
Diabetes mellitus Typ 2	4,76	2,38	7,12	7,24	13,16	19,89
Gallenblasenerkrankungen	6,42	6,29	11,84	15,99	19,15	23,45
Koronare Herzerkrankungen	12,07	6,87	11,13	12,56	12,31	19,22
Erhöhte Blutcholesterolwerte	13,36	26,89	45,59	40,37	40,96	36,39
Bluthochdruck	19,81	23,26	38,77	47,95	54,51	63,16
Osteoarthrose	7,79	5,22	8,51	9,94	10,39	17,19

rhö, das Fehlen eines dominanten, sprungbereiten Follikels und die ovarielle Hyperandrogenämie (Caprio et al. 2001).

Frauen mit einem BMI >27 kg/m^2 haben häufiger Ovarfunktionsstörungen als normalgewichtige (dreifache Risikoerhöhung). Noch deutlicher erhöht ist dieses Risiko bei Frauen mit abdominaler (viszeraler) Adipositas, erkennbar an einem Taillen/Hüft-Quotienten >0,8 (Norman u. Clark 1998).

Erst in jüngerer Zeit ist einem breiteren wissenschaftlichen Publikum bewusst geworden, dass Adipositas nicht nur für die Frau in jedem Lebensalter – von der Kindheit bis zum Senium, innerhalb und außerhalb der Schwangerschaft – ein Morbiditäts- und Mortalitätsrisiko darstellt, sondern auch für das Kind in utero und im späteren Leben (Nathanielsz 1999). Uterus und Plazenta stellen für den Embryo bzw. den Feten die passagere Umwelt dar, in der er seine spezifischen Stoffwechselleistungen für das spätere Erwachsenenleben vorprägt und mit ihnen spätere Morbiditäts- und Mortalitätsrisiken; was also zunächst als genetisch determinierte familiäre Disposition erscheinen mag, kann in vielen Fällen durch die intrauterine Entwicklung geprägt worden sein.

Übergewichtige Frauen zeigen eine Reihe von endokrinen Anomalien im Vergleich zu normalgewichtigen (s. unten; Glass et al. 1981; Jung 1984), sie sind aber mit Hilfe gewichtsreduzierender Maßnahmen weitestgehend reversibel.

Endokrine und metabole Besonderheiten bei übergewichtigen Frauen

- Hypothalamus-Hypophysen-Ovar-Achse
  - Häufig dysfunktionelle Blutungen, Oligo-/Amenorrhö
  - Häufig polyzystisches Ovarsyndrom
  - Normale oder exzessive GnRH-induzierte LH-Sekretion
  - Normale Gonadotropinbasalspiegel
  - Gelegentlich erhöhter LH-FSH-Quotient
- Erhöhte Androgenspiegel, Erhöhung der freien Testosteronkonzentration als Folge der verminderten SHBG-Bildung und -Bindung
- Erniedrigte SHBG-Spiegel als Folge einer chronisch-exzessiven Insulin- und Androgenwirkung auf die Leber

---

- Erhöhte Konversion von Androstendion in Östron, von Östradiol in Östriol, verringerte Konversion von Östradiol in Katecholöstrogene
- Hypothalamus-Hypophysen-Nebennierenrinden-Achse
  - Erhöhte adrenale Sekretionsrate an Androgenen, erhöhter Metabolismus von Androgenen
  - Erhöhte Kortisolproduktionsrate, erhöhter Kortisolmetabolismus
  - Normale oder eher niedrige Serum-Kortisolspiegel
- Hypothalamus-Hypophysen-Schilddrüsen-Achse
  - TSH normal, T4 normal, T3 fluktuierend, normaler TRH-Test
- Endokrines Pankreas: Hyperinsulinämie, relative Insulinresistenz
- Konzentrationen von STH und IGF subnormal
- Prolaktinspiegel meist normal
- Fettgewebe
  - Erhöhte Konzentrationen von α-Tumornekrosefaktor (besonders bei viszeraler Adipositas)
  - Erhöhte Leptinkonzentrationen
- Fettstoffwechsel
  - Triglyzeride und LDL-Cholesterol erhöht
  - HDL-Cholesterol erniedrigt
- Blutgerinnung
  - Plasminogenaktivator-Inhibitor erhöht
- Hyperhomozysteinämie
- Urinäre Albuminausscheidung erhöht

17.3.1 Abdominale (viszerale) Adipositas und metaboles Syndrom

Diese Form der Adipositas bezeichnet man auch als zentrale oder androide Adipositas im Gegensatz zur sog. gynäkoiden Adipositas; bei Letzterer dominiert die Ablagerung der Fettdepots im Gesäß- und Oberschenkelbereich. Sie gilt im Vergleich zur zentralen (viszeralen oder androiden) Adipositas hinsichtlich ihrer metabolen Auswirkungen und Morbiditätsrisiken als eher benigne.

Die zentrale Adipositas korreliert quantitativ ausgeprägter als die gynäkoide Form mit einer Vielzahl von Komplikationen wie Störungen des Fettstoffwechsels, Insulinresistenz, Diabetes mellitus Typ II sowie funktionellen und morphologischen Veränderungen des Herz-Kreislauf-Systems (von Funktionsstörungen des Endothels, die zur Ablagerung von atherosklerotischen Plaques prädisponieren, bis zu den kardiovaskulären Komplikationen und Katastrophen: Hypertonus, Herzinfarkt, Apoplex). Heute fasst man diesen Symptomenkomplex unter dem Begriff des metabolen Syndroms zusammen.

Mit den oben erwähnten, insbesondere durch die zentrale Adipositas ausgelösten Veränderungen und Komplikationen assoziiert sind auch nachteilige Veränderungen des Gerinnungssystems und des Homozystein-Methionin-Stoffwechsels.

Zu den gravierenden Störungen, die im Gefolge der viszeralen Adipositas und des metabolen Syndroms auftreten, gehören die Ovarfunktionsstörungen aus dem hyperandrogenämischen/-insulinämischen Formenkreis, insbesondere das Syndrom polyzystischer Ovarien (▶ Kap. 16 und 23).

Darüber hinaus ist die kausale Assoziation insbesondere zwischen der zentralen Adipositas und der Prävalenz bösartiger hormonassoziierter Tumoren (Endometrium- und Mammakarzinom, in erweiterter Definition auch das Kolonkarzinom; ▶ Kap. 22) schon lange bekannt.

Die Darstellung einiger Besonderheiten des viszeralen Fettgewebes mag das Verständnis der Pathogenese des metabolen Syndroms und seiner Komplikationen erleichtern.

Metabolismus des viszeralen Fettgewebes. Viszerales Fett ist metabol aktiver als die subkutanen Fettdepots. Der Fettabbau (Lipolyse) ist dort sehr schnell aktivierbar, insbesondere als Reaktion auf Katecholamine. Vom viszeralen Fettgewebe gelangen als Folge der Fettspaltung freie Fettsäuren über den Pfortaderkreislauf unmittelbar in die Leber. Dort verschlechtern die freien Fettsäuren die hepatische Reaktion auf Insulin. Ein erhöhtes Angebot an Fettsäuren induziert nicht nur in der Leber, sondern auch in der Muskulatur eine Insulinresistenz mit sekundärer Hyperinsulinämie (Chisholm et al. 1998).

Für die viszeral/abdominale Fettablagerung ist die chronisch überaktive Hypothalamus-Hypophysen-Nebennierenrinden-Achse bei Übergewichtigen von großer Bedeutung: Schon seit Jahrzehnten ist bekannt, dass bei Übergewichtigen im Vergleich zu Normalgewichtigen Kortisolsekretion und -umsatz (»turnover«) erhöht sind (Streeten 1993). Glukokortikoide, vor allem Kortisol, regulieren beim Menschen die Differenzierung, Funktion und Verteilung des Fettgewebes und verursachen – sofern sie chronisch exzessiv anfallen – die zentrale (viszerale) Adipositas.

Die erhöhte Ausscheidung von Kortisol und seiner Abbauprodukte im Urin korreliert mit dem Quotienten aus Taillen- und Hüftumfang, der bekanntlich das relative Ausmaß der abdominal/viszeralen Fettablagerung widerspiegelt.

Warum ist im viszeralen Fettgewebe eine der Kortisolwirkungen, nämlich die Lipolyse und die Freisetzung von Fettsäuren, besonders ausgeprägt? Zum einen ist die Konzentration von Kortisolrezeptoren im viszeralen Fettgewebe besonders hoch; man hat sie in Adipozyten und Stromazellen des Fettgewebes nachweisen können (Bronnegard et al.

1990). Zum anderen fördert ein für die Synthese und den Metabolismus von Kortisol wichtiges Enzym, die sog. 11β-Hydroxysteroid-Dehydrogenase (Typ 1) massiv die lokale Synthese von Kortisol. Durch Kortisol und Insulin wird dieses Enzym zusätzlich aktiviert, es entsteht ein Circulus vitiosus (Bujalska et al. 1997), IGF und STH hemmen die Kortisolwirkung im viszeralen Fettgewebe und damit letztlich die Insulinresistenz. Diese metabolisch wünschenswerte STH-Wirkung kommt aber bei Übergewichtigen insofern nicht zum Tragen, als die hypophysäre STH-Sekretion bei Adipositas eingeschränkt ist, insbesondere nach abendlichen Mahlzeiten (Andreotti et al. 1994).

> ❯ Da im Rahmen des metabolen Syndroms das viszerale Fettgewebe eine dem Cushing-Syndrom analoge endokrine und metabole Situation aufweist, spricht man bei der zentralen (viszeralen) Adipositas auch vom »Cushing-Syndrom des Omentum« (Bujalska et al. 1997).

Im Zusammenhang mit der besonderen Rolle des viszeralen Fettdepots ist noch darauf hinzuweisen, dass auch Individuen mit Normalgewicht einen überhöhten Anteil an viszeralem Fett haben können, übermäßige intraabdominale Fettansammlungen können auch bei relativ Normalgewichtigen substantiell zum Risiko kardiovaskulärer Erkrankungen und des Diabetes mellitus Typ II beitragen. Somit erscheint es sinnvoll, im Hinblick auf die verschiedenen Morbiditätsrisiken, die speziell mit der viszeralen Adipositas verbunden sind, auch auf die eher diskreten Zeichen einer dysproportionalen Fettverteilung zu achten bzw. bei einzelnen Symptomen, die auf eine überproportional viszerale Fettansammlung hinweisen, weitere Symptome des metabolen Syndroms zu suchen bzw. auszuschließen.

Indizien für eine viszerale Adipositas sind bei der Frau ein Taillen-/Hüft-Quotient >0,8; der direkte Nachweis durch bildgebende Verfahren ist sicher keine klinische Routinemaßnahme.

Symptome und Befunde

Klinische und laboranalytische Auffälligkeiten, die auf eine erhöhte viszerale Fettablagerung und ein metaboles Syndrom hinweisen, sind

- gestörter Fettstoffwechsel,
- Insulinresistenz, Hyperinsulinämie und Diabetes mellitus Typ II,
- Hyperhomozysteinämie,
- Erhöhung des Plasminogenaktivator-Inhibitors (PAI),
- erniedrigte SHBG-Spiegel,
- Hypertonus und andere Herz-Kreislauf-Komplikationen,
- Ovarfunktionsstörungen aus dem hyperandrogenämischen Formenkreis, insbesondere polyzystische Ovarien,
- Schlafapnoe.

Metaboles Syndrom und Kinderwunsch

Es ist angebracht, die metabole Situation insbesondere von jüngeren Frauen mit Zyklusstörungen und dem Wunsch nach einer Schwangerschaft nach den oben aufgelisteten Kriterien zu prüfen, um ggf. therapeutisch korrigierend eingreifen zu können, bevor eine Frau schwanger wird. Bei der Therapie der gestörten Ovarfunktion, soweit sie in kausalen Zusammenhang mit dem Übergewicht und dem metabolen Syndrom zu bringen ist, ist vor dem Einsatz von Ovulationsauslösern (Clomifen, Gonadotropine) die Beseitigung des metabolen Syndroms, insbesondere der Insulinresistenz angezeigt (▶ Abschn. 4.2, 23.4.5).

Welche Vorteile bringt dieses Vorgehen? Geringere Morbiditätsrisiken während und außerhalb der Schwangerschaft:

- Die Häufigkeit von Schwangerschaftskomplikationen wie Hypertonus, (Prä)Eklampsie, Gestationsdiabetes ist geringer.
- Der Embryo bzw. Fetus entwickelt bestimmte Prädispositionen für Morbiditätsrisiken im Erwachsenenleben nicht, weil er normale intrauterine Entwicklungsbedingungen hat.
- Die Gefahr eines Aborts und die Wahrscheinlichkeit intrauteriner Wachstumsstörungen werden verringert (Nathanielsz 1999).

Gibt es übergewichtige Frauen, die kein metaboles Syndrom und folglich keine wesentlichen Morbiditätsrisiken haben? Diese gibt es in der Tat. Von Adipösen mit Symptomen des metabolen Syndroms unterscheiden sie sich durch

- eine normale Insulinsensitivität,
- niedrigere Nüchternglukose- und Insulinspiegel,
- niedrigere Plasmatriglyzeridspiegel,
- höhere HDL-Cholesterolspiegel,
- einen deutlich geringeren viszeral abgelagerten Fettgewebsanteil und einen
- frühen Beginn der Adipositas (Sims 2001).

Andere Quellen belegen, dass Frauen mit gynäkoider Adipositas seltener Zyklus- und Fertilitätsprobleme haben als Frauen mit viszeraler Adipositas.

▶ Im Hinblick auf Fortpflanzungsfunktionen und Morbiditätsrisiken ist es sinnvoll, den Stoffwechsel übergewichtiger Frauen detailliert zu überprüfen, um diesen ggf. rechtzeitig zu normalisieren, bevor ovulationsinduzierende Maßnahmen eingeleitet werden.

17.3.2 Strategien der Gewichtsreduktion

Langfristige Gewichtsreduktion und Beibehaltung des reduzierten oder bestenfalls normalisierten Gewichts sind Präventions- und Therapiemaßnahmen, die nahezu alle Symptome und Folgen der Adipositas bzw. des metabolen Syndroms mildern oder beseitigen. Gewichtsreduktion ist eine Kausaltherapie.

Der vorgegebene Rahmen dieses Buches lässt es nicht zu, auf die schwierige Praxis und die langfristigen Ergebnisse der Gewichtsreduktion einzugehen; soviel aber sei gesagt, dass es keine simple und gleichzeitig effektive Adipositastherapie gibt, die Rückfallquote hoch ist und die langfristige Compliance niedrig.

Allein schon der Compliance wegen ist die Therapie der Adipositas und des metabolen Syndroms eine interdisziplinäre Herausforderung, bei der neben Internisten auch Ernährungswissenschaftler, Sportmediziner und gelegentlich sogar Chirurgen beteiligt sind. Sie ruht auf mehreren Säulen:

- Reduktionsdiät und Ernährungsumstellung,
- Verhaltenstherapie,
- Sport und Bewegung,
- Pharmakotherapie und
- chirurgische Intervention.

Für einige Risikofaktoren im Rahmen des metabolen Syndroms gibt es medikamentöse Interventionsmöglichkeiten, insbesondere, wenn einem Risikofaktor eine spezielle Ursache zugrunde liegt, so z. B. ein Folsäuremangel, der zu erhöhten Homozysteinspiegeln führen kann.

Mag auch die Wahrscheinlichkeit einer langfristigen Gewichtsreduktion oder -normalisierung gering sein, so hilft gerade bei übergewichtsbedingten Störungen der Ovarfunktion und bei Fertilitätsproblemen auch schon eine nur vorübergehende mäßige Gewichtsreduktion: die Ovarfunktion kann normalisiert werden, die Voraussetzungen für eine Ovulationsinduktion mit Ovulationsauslösern und für normale intrauterine Lebens- und Entwicklungsbedingungen für den Feten können verbessert werden (Hauner u. Berg 2000; Westenhoefer et al. 1992; Wechsler 1997; Kleine-Gunk 2000; Informationsquellen hierzu im Internet: Deutsche Gesellschaft für Ernährung, www.dge.de, Informationen rund um die Ernährung und Gesundheit der Universität Hohenheim, http://www.uni-hohenheim.de).

17.4 Störungen der Schilddrüsenfunktion

Hyper- und Hypothyreosen sind auch im geschlechtsreifen Alter relativ häufige Erkrankungen. Da man sie unter Berücksichtigung auch der latenten Hypothyreose bei 5 bis 15% aller hypothalamisch-hypophysären Ovarfunktionsstörungen findet, gehört die Überprüfung der Schilddrüsenfunktion bei gestörter Ovarfunktion zu einer der ersten diagnostischen Maßnahmen. Diesem Thema ist deshalb ein ganzes Kapitel gewidmet (▶ Kap. 15).

17.5 Störungen der Leberfunktion

Die Angaben über die Häufigkeit von Ovarfunktionsstörungen bei Lebererkrankungen und zu ihren unterschiedlichen klinischen Manifestation variieren, was zum einen durch unterschiedliche Patientenklientele und Schweregrade der Lebererkrankung bedingt ist, zum anderen dadurch, dass in der Vergangenheit zur Beurteilung der Ovarfunktion häufig diagnostische Kriterien mit unterschiedlicher Aussagekraft herangezogen und diskretere Störungen der Ovarfunktion in älteren Arbeiten wohl kaum berücksichtigt wurden (Rogers 1958a; Ratnoff u. Patek 1942; Hardy u. Feemster 1946; Bearn et al. 1956). Der Pathomechanismus der Ovarfunktionsstörung bei schweren Lebererkrankungen ist vielfältig und nicht nur, wie früher angenommen, auf einen Vitaminmangel und ein Proteindefizit in der Nahrung zurückzuführen.

Die zentrale Bedeutung der Leberfunktion für den Metabolismus von Steroiden (insbesondere der Sexualsteroide) sowie für die Synthese der Transportproteine der Steroide und anderer Hormone (Transkortin, SHBG, TBG) ist seit langem bekannt (Morley u. Melmed 1979; Rogers 1958b). Akuter und chronischer Alkoholkonsum blockieren den Abbau von Sexualsteroiden, was zu erhöhten Blutspiegeln der Sexualsteroide und zu erniedrigten Spiegeln der Steroidmetabolite im Urin führt (Sarkola et al. 2001).

Bei Frauen mit Leberfunktionsstörungen gleich welcher Genese findet man also eine Vielfalt von Stoffwechselbesonderheiten und Änderungen des Steroidhaushalts. Da es bei akuten und schweren Allgemeinerkrankungen praktisch immer zu einer vorübergehenden hypothalamisch-hypophysär bedingten Störung der Gonadenfunktion kommt (Woolf et al. 1985), ist es nicht erstaunlich, dass man Letztere auch bei Leberfunktionsstörungen antrifft.

Zur Hormonsubstitution und hormonalen Kontrazeption bei Leberfunktionsstörungen ▶ Abschn. 19.12.2, 11.4.5.

Alkoholbedingte Leberfunktionsstörungen

Aus der folgenden Übersicht (van Thiel 1981; Bayraktar u. van Thiel 1995; Becker 1993) sind die Pathomechanismen abzulesen, die bei alkoholbedingter Leberzirrhose zu Störungen der Ovarfunktion beitragen können, sie gibt nur die häufigsten Stoffwechselbesonderheiten an; weitere sind bei Välimäki et al. (1984) und Kodama et al. (1979) beschrieben.

Störungen der Hypothalamus-Hypophysen-Gonaden-Achse bei alkoholbedingter Leberzirrhose
- Gonadendefekte
  - Direkte toxische Schädigung der Keimzellen
  - Relative Enzymblockaden (17-Hydroxylase, 3-Hydroxysteroid-Dehydrogenase bzw. 4/5-Isomerase)
- Hypothalamisch-hypophysäre Defekte
  - Verminderung der basalen Gonadotropinsekretion
  - Unzureichende Reaktion der Hypophyse auf GnRH
  - Gestörte Follikelreifung, Anovulation
  - Verminderte ovarielle Sexualsteroidsekretion
  - Hyperprolaktinämie
- Defekte in der Peripherie
  - Gestörter Steroidmetabolismus durch erhöhte SHBG-Konzentrationen
  - Erhöhte Aromataseaktivität, dadurch vermehrte Konversion von Androgenen in Östrogene
  - Erhöhung der 5α-Reduktaseaktivität
  - Abnahme hepatischer Östrogenrezeptoren
  - Abnahme der hepatischen Androgenrezeptoren

Bei Alkoholkranken mit zirrhotischer Leberschädigung findet man gehäuft Oligo- oder Amenorrhöen, anovulatorische Zyklen, Lutealinsuffizienzen und eine eingeschränkte Fertilität. Die Störungen der Ovarfunktion sind sowohl bei alkoholbedingten als auch bei nicht alkoholbedingten Zirrhosen überwiegend nach hypothalamisch-hypophysärer Genese (van Thiel 1981; Bell et al. 1995). Direkte Folge des Alkoholkonsums sind die bei mehr als 75% aller alkoholkranken Frauen nachweisbaren erhöhten Prolaktinspiegel im Blut (Seki et al. 1991; ▶ Kap. 14).

Alkoholkranke Frauen ohne stärkere Leberschädigung haben selbst bei relativ hohem Alkoholkonsum keine oder nur leichte Störungen der Ovarfunktion. Damit ist fraglich, ob ihre Fertilität überhaupt eingeschränkt ist (Olsen et al. 1997; Jensen et al. 1998; Välimäki et al. 1990, 1995).

Frauen mit Leberschädigungen und chronischem Alkoholabusus kommen offensichtlich etwas früher in die Postmenopause (Becker 1994). Die Plasmahalbwertzeit von im Rahmen einer HRT verabreichten Östrogenen scheint verlängert (Bayraktar u. van Thiel 1995). Bei ihnen findet man eine erhöhte Umwandlung von Androgenen in Östrogene, etwas höhere Östrogenspiegel und dementsprechend niedrigere Gonadotropinspiegel als bei gesunden Frauen (Gavalter u. van Thiel 1992). Da Alkoholikerinnen häufig auch andere Genuss- und Rauschmittel zu sich nehmen, dürfte im Einzelfall die spezifische Noxe schwer festzustellen sein. Eine Osteoporoseneigung ist bei Alkoholikerinnen nur dann zu befürchten, wenn die Ovarfunktion chronisch und nachhaltig gestört ist, d. h. ein chronisches Östrogendefizit nach sich zieht (Laitinen et al. 1993).

Spezielle Formen von Leberfunktionsstörungen

Hierzu gehören die verschiedenen Formen der Virushepatitis, die Leberfunktionsstörung bei Hämochromatose, die Wilson-Erkrankung, die Hepatitis bei Lupus erythematodes sowie die biliäre Leberzirrhose. Bei den letztgenannten Formen der Leberfunktionsstörung ist die Funktion der Gonaden weniger detailliert untersucht als bei alkoholischer Leberzirrhose.

Zur Hämochromatose ▶ Abschn. 17.8.1.

Bei akuten und chronischen Hepatitiden kann die Ovarfunktion variabel gestört sein. Umgekehrt spricht bei einer Hepatitis eine nur wenig gestörte oder normale Ovarfunktion für eine eine nur leichte Leberfunktionsstörung (Sartori et al. 2000; Karwczuk 1991).

Die Wilson-Erkrankung ist eine seltene, genetisch bedingte Störung des Kupfermetabolismus; als Folge von Kupferablagerungen – u. a. in der Leber – kommt es zu Schädigungen der Leber und anderer Organe. Störungen der Gonadenfunktion findet man bei Männern und Frauen im jüngeren fortpflanzungsfähigen Alter nur im fortgeschrittenen Stadium.

Dasselbe gilt für die biliäre Leberzirrhose (van Thiel 1981). Bei den wenigen Individuen mit biliärer Leberzirrhose, deren Gonadenfunktion bisher untersucht worden ist, fand man eine normale Gonadenfunktion. Es ist anzunehmen, dass auch bei dieser Form der Lebererkrankung das Ausmaß der Funktionseinschränkung die Wahrscheinlichkeit einer Ovarfunktionsstörung bestimmt.

Die chronisch-aktive Hepatitis bei systemischem Lupus erythematodes (SLE) findet man häufiger bei Frauen als bei Männern, da die Grunderkrankung bei Frauen im geschlechtsreifen Alter fünf- bis zehnmal häufiger ist (▶ Abschn. 17.9.8; van Thiel 1981). Detaillierte Untersuchungen zur Funktion der Hypothalamus-Hypophysen-Ovar-Achse liegen nicht vor, Hirsutismus, Akne und Oligo-/Amenorrhö sollen häufiger vorkommen.

Cave

Sollte für eine Frau mit durch systemischen Lupus erythematodes bedingter Leberfunktionsstörung eine hormonale Kontrazeption oder eine Hormonsubstitution erwogen werden, müssen die für den SLE geltenden Richtlinien beachtet werden (▶ Abschn. 17.9.8).

17

Hepatozelluläre Karzinome sind in entwickelten Ländern bei jüngeren Frauen extrem selten. Die Einnahme oraler Kontrazeptiva und die Parität erhöhen das an sich geringe Risiko eines hepatozellulären Karzinoms etwas. Die Häufigkeit hepatozellulärer Karzinome ist auch altersabhängig (▶ Abschn. 11.4.6; La Vecchia et al. 1992).

17.6   Porphyrien

Porphyrien sind Stoffwechselstörungen, denen ein Mangel oder Defekt eines Enzyms der Porphyrin- bzw. Hämbiosynthese zu Grunde liegt. Die Vererbung folgt meist einem autosomal-dominanten, seltener einem autosomal-rezessiven Erbgang. Die angeborene oder erworbene Störung eines Enzyms der Hämbiosynthese führt zu einem Anstau der Porphyrine bzw. ihrer Präkursoren.

Die Porphyrien werden nach Lokalisation der exzessiven Produktion der Porphyrin-Präkursoren bzw. Porphyrine eingeteilt in
- erythropoetische Porphyrien,
  - erythropoetische Protoporphyrie (EPP) und
  - kongenitale erythropoetische Porphyrie (KEP), sowie
- hepatische Porphyrien.

Die hepatischen Porphyrien, die nach klinischem Verlauf in akute und chronische eingeteilt werden, sind durch Sexualsteroide beeinflussbar. Auch eine Vielzahl von Arzneistoffen kann eine Porphyrie auslösen.

Akute und chronische Formen hepatischer Porphyrien

Akute Formen	Primärer Enzymdefekt
Akute intermittierende Porphyrie (AIP)	Uroporphyrinogen-Synthase (Porphobilinogen-Deamniase)
Hereditäre Koproporphyrie (HKP)	Koproporphyrinogen-Oxydase
Porphyria variegata (PV)	Protoporphyrinogen-Oxydase
Chronische Form	**Primärer Enzymdefekt**
Porphyria cutanea tarda (PCT)	Uroporphyrinogen-III-Decarboxylase

---

Die klinischen Merkmale der hepatischen Porphyrien sind neben den die Haut betreffenden (erhöhte Vulnerabilität, Lichtdermatose, vesikuläre und bullöse Läsionen, Hyperpigmentierung, Hypertrichose und Elastose) im Folgenden zusammengestellt.

Klinische Merkmale der hepatischen Porphyrie
- Abdominale Symptome
  - Kolikartige Schmerzen
  - Meteorismus
  - Verminderte Darmgeräusche
  - Übelkeit
  - Erbrechen
  - Obstipation
  - Diarrhö
- Neurologisch/psychiatrische Symptome
  - Motorische, seltener sensible periphere Polyneuropathien
  - Störungen der Hirnnerven
  - Krampfanfälle
  - Tremor
  - Schweißausbrüche
  - Schmerzen in den Extremitäten
  - Psychotische Reaktionen
  - Depressionen
  - Delirium
  - Koma
- Kardiovaskuläre Symptome
  - Hypertonie
  - Tachykardie
- Blasen- und Nierenfunktionsstörungen
  - Dysurie
  - Urinretention
  - Oligurie

17.6.1   Klinische Fragestellungen bei Porphyrien

Menstruationszyklus. Sowohl bei gesunden Frauen als auch bei Patientinnen, die an einer latenten oder manifesten **akuten intermittierenden Porphyrie** (AIP) leiden, modifiziert der Menstruationszyklus die Hämbiosynthese. Die AIP kann zyklusabhängig, gehäuft prämenstruell oder in der Mitte der Lutealphase auftreten. Vor der Pubertät ist sie selten. Auch Metabolite der Sexualsteroide können eine Porphyrieattacke provozieren. Bei der zyklusabhängigen, gehäuft prämenstruell auftretenden Form der AIP können Sexualsteroide zur Stabilisierung der Latenzphase der Erkrankung führen. Gestagene oder Östrogen-Gestagen-Kombinationen haben bei diesen Patientinnen einen präventiven Effekt. Sie können in kontinuierlicher Verabreichungsform dazu dienen, Porphyrieattacken zu verhindern oder abzumildern, dabei kann es jedoch zu lästigen Schmierblutungen kommen.

Schwangerschaft. Im Rahmen einer regelrecht verlaufenden Schwangerschaft kommt es (insbesondere im letzten Trimenon) zu einem Anstieg der Ausscheidung von für Porphyrien typischen Metaboliten im Urin, z. B. δ-Aminolävulinsäure (ALA), Porphobilinogen (PBG) oder Koproporphyrin. Postpartal normalisiert sich der Porphyrinstoffwechsel innerhalb von zwei Monaten. Während des dritten Trimenons wird Progesteron hauptsächlich über eine 5α-Reduktase zu einem 5α-Metaboliten abgebaut. Ein relatives Übergewicht der 5α-Metaboliten gegenüber den 5β-Metaboliten senkt offenbar das porphyrinogene Potential der Progesteronmetaboliten. Bei Patientinnen, die an einer AIP erkrankt sind, findet man eine erhöhte Urinausscheidung von 5β-Metaboliten. Bei denjenigen, die den entsprechenden Gendefekt aufweisen, klinisch aber gesund sind, findet sich dieses Stoffwechselmuster nicht.

Eine Schwangerschaft an sich scheint die Gefahr für die Manifestation einer Porphyrie nicht zu erhöhen.

Bei Patientinnen mit einer AIP ist der Schwangerschaftsverlauf in der Regel unauffällig, in einzelnen Fällen kommt es jedoch zu einer massiven Verschlechterung, so dass ein Schwangerschaftsabbruch erforderlich sein kann. Die Entscheidung hierüber sollte das Ergebnis eines interdisziplinären Konsiliums sein.

Hormonale Kontrazeption. Hormonale Kontrazeptiva verändern die Synthese, die Ausscheidung von Porphyrinmetaboliten im Urin und die Koproporphyrinausscheidung im Stuhl. Nur die hepatischen Porphyrien zeigen diese Hormonabhängigkeit. Durch die Einnahme von oralen Kontrazeptiva kann eine Porphyrie ausgelöst werden, falls eine entsprechende genetische Disposition besteht. Eine Porphyrieattacke kann bei den akuten hepatischen Porphyrien zu lebensbedrohlichen Krisen führen; neben Östrogenen, Gestagenen und ihren Metaboliten kann auch Danazol Auslöser sein.

Hormonale Kontrazeption bei akuter intermittierender Porphyrie. Unter einer Therapie mit oralen Kontrazeptiva kann eine AIP ausgelöst werden, falls ein Uroporphyrinogen-Synthasedefekt besteht.

> **Cave**
>
> **Wenn ein akutes Porphyriesyndrom in zeitlichem Zusammenhang mit der Einnahme von hormonalen Kontrazeptiva aufgetreten ist, sind diese kontraindiziert.**

Orale Kontrazeptiva wie Gestagene oder Östrogen-Gestagen-Kombinationen können die Symptome einer akuten intermittierenden Porphyrie und einer Porphyria variegata jedoch auch verhindern, nämlich wenn es sich um zyklusabhängige (z. B. prämenstruell auftretende) Formen handelt.

Hormonale Kontrazeption bei hereditärer Koproporphyrie (HKP). Bei dieser meist durch gastrointestinale und psychiatrisch-neurologische Symptome gekennzeichneten Form ist der Krankheitsverlauf oft schwächer ausgeprägt als bei der AIP. Liegt ein Koproporhyrinogen-Oxidasemangel vor, kann die Erkrankung durch die Einnahme hormonaler Kontrazeptiva ausgelöst werden.

Hormonale Kontrazeption bei Porphyria variegata (PV). Wie bei der akuten intermittierenden Porphyrie findet man hauptsächlich gastrointestinale und psychiatrisch/neurologische Symptome. Durch die Akkumulation von Porphyrinen in der Haut besteht zusätzlich eine Photosensibilität. Liegt ein ausgeprägter Protoporphyrinogen-Oxidasemangel vor, kann die Erkrankung durch die Einnahme hormonaler Kontrazeptiva ausgelöst werden.

Hormonale Kontrazeption bei der Porphyria cutanea tarda (PCT). Die PCT ist gekennzeichnet durch Hauterscheinungen wie
- Lichtdermatosen mit Bildung subepidermaler vesikulärer und bullöser Blasen an den sonnenexponierten Stellen, insbesondere am Handrücken,
- leichte Verletzlichkeit und schlechte Wundheilung im Bereich mechanisch belasteter Hautpartien,
- Bildung von Narben und Milien im Bereich aufgeplatzter Blasen,

- Hyperpigmentation des Gesichts, des Nackens und der oberen Brustpartien (Differentialdiagnose: M. Addison),
- Elastose im Bereich der lichtexponierten Haut und
- Hypertrichosis im Bereich des Gesichts.

Die Erkrankung tritt oft in Kombination mit einer Leberschädigung auf. Während bei den akuten Porphyrien bestimmte Medikamente lebensbedrohliche Schübe auslösen können, ist bei der PCT die Anwendung aller Medikamente gefahrlos möglich (z. T. jedoch nicht längerfristig). Die klinische Manifestation der Erkrankung kann vermieden werden, indem Risikofaktoren, wie z. B. regelmäßiger Alkoholkonsum, Lebererkrankungen und die Einnahme hormonaler Kontrazeptiva vermieden bzw. eingeschränkt werden. In vielen Fällen bleibt die Erkrankung dann subklinisch.

Ist ein ausgeprägter Defekt der Uroporphyrinogen-Decarboxylase bekannt oder eine PCT unter der Einnahme oraler Kontrazeptiva aufgetreten, sollte von einer HRT Abstand genommen werden. Wenn diese zum Ausgleich von ausgeprägten Hormonmangelerscheinungen notwendig und nur schwer zu umgehen ist, sollten möglichst niedrige Dosierungen eingesetzt werden.

Hormonersatztherapie. Bei der Porphyria cutanea tarda kann es durch die Einnahme von Hormonpräparaten zu einer Manifestation der sonst subklinisch verlaufenden Störung kommen, insbesondere wenn weitere Risikofaktoren vorliegen (z. B. eine Lebererkrankung, regelmäßiger Alkoholkonsum).

> **Cave**
>
> **Grundsätzlich kann bei Vorliegen einer genetischen Disposition für eine akute hepatische Porphyrie durch eine HRT mit Sexualsteroiden ein akut lebensbedrohlicher Zustand ausgelöst werden.**

Ob parenterale Formen der Hormonersatztherapie, z. B. in Pflaster- oder Gelform, weniger ausgeprägte Veränderungen des Porphyrinstoffwechsels bewirken, ist nicht untersucht, aber theoretisch denkbar.

> ❯ Bei der Entscheidung für eine Hormonersatztherapie mit Östrogenen oder Östrogen-Gestagen-Kombinationen sollte man die Ausscheidung der Häm-Vorstufen in Urin und Stuhl vor und während der Hormonersatztherapie kontrollieren.

Therapie mit GnRH-Analoga

Durch die Suppression der endogenen Steroidbiosynthese können GnRH-Analoga die Latenzphase einer zyklusabhängigen akuten Porphyrie stabilisieren. Im Hinblick auf das Nebenwirkungsprofil der GnRH-Analoga, insbesondere auf die Folgen des chronischen Östrogenmangels sollte diese Therapie jedoch nur angewandt werden, wenn es keine Alternativen gibt. Sie eignet sich nicht als Langzeitmaßnahme.

17.7 Störungen der Nierenfunktion

Frauen mit schweren Nierenfunktionsstörungen, insbesondere solche mit Urämie, stellen den Frauenarzt vor folgende Probleme:

- Sie haben meist anovulatorische Zyklusstörungen und sind häufig amenorrhoisch.
- Ihre Libido, die Häufigkeit sexueller Kontakte und ihr Allgemeinbefinden sind eingeschränkt.
- Insbesondere amenorrhoische Patientinnen haben in Abhängigkeit vom Grad der Nierneinsuffizienz und des Östrogendefizits sowie der Dauer der Amenorrhö ein erhöhtes Osteoporose- und Frakturrisiko.
- Unter einer Dialyse verbessern sich Ovarfunktion und Allgemeinzustand, sie können schwanger werden, auch wenn ihre Fekundabilität eingeschränkt ist.
- Im Bedarfsfall sollte eine sichere Empfängnisverhütung angeboten werden, dabei muss abgewogen werden, ob eine hormonale Kontrazeption kontraindiziert ist oder nicht.
- Bei älteren Frauen in der Postmenopause und bei jüngeren mit Östrogendefizit infolge einer Amenorrhö ist zu klären, ob es Kontraindikationen gegen eine Substitution mit Sexualsteroiden gibt.
- Nicht zuletzt muss die Frage beantwortet werden, ob bei jüngeren Frauen mit Niereninsuffizienz unter Dialyse oder nach Nierentransplantationen Kontraindikationen gegen eine Schwangerschaft bestehen, welcher Schwangerschaftsverlauf zu erwarten ist und ob die Wahrscheinlichkeit von Komplikationen für das Kind (z. B. Mangelentwicklungen oder Fehlbildungen) erhöht ist.

Ovarfunktionsstörungen bei Niereninsuffizienz und Urämie. Die meisten der Patientinnen mit Niereninsuffizienz sind oligo- oder amenorrhoisch und dem entsprechend anovulatorisch. Ihre Östrogenspiegel sind variabel vermindert, weil das Ausmaß der Follikelreifungsstörung je nach Schwere der Erkrankung variieren kann. Die Prolaktinspiegel sind als Folge der Niereninsuffizienz deutlich bis massiv erhöht (▶ Abschn. 14.2). Die Ovarfunktionsstörung bei Niereninsuffizienz – gleich welcher klinischen Ausprägung – kann man in den hypothalamisch-hypophysär-gonadalen Formenkreis einreihen, weil noch stimulierbare Follikel vorhanden sind. Die Gonadotropinspiegel variieren ebenso wie die GnRH-induzierte Gonadotropinfreisetzung. Frauen mit Niereninsuffizienz sind anämisch, weil ihre funktionsgestörten Nieren das für die Hämatopoese erforderliche Hormon Erythropoetin nur unzureichend bilden.

Unter einer Dialyse oder nach Transplantation normalisiert sich die Hypothalamus-Hypophysen-Ovar-Achse weitgehend, so dass wieder Ovulationen nachweisbar sind und eine Schwangerschaft möglich ist, allerdings bleibt häufig eine mäßiggradige Hyperprolaktinämie bestehen, weshalb mit leichteren Funktionsstörungen der Ovarien zu rechnen ist.

Libido, Sexualverhalten und allgemeine Befindlichkeit. Unter einer effizienten Dialyse verbessern sich nicht nur die Ovarfunktion, sondern auch der Allgemeinzustand und die Libido, insbesondere, wenn durch Substitution von Erythropoetin die Anämie beseitigt werden kann.

Osteoporose. Knochendichte und -masse von Frauen mit Niereninsuffizienz sind im Vergleich zu gesunden Frauen vermindert. Das Ausmaß des Knochenabbaus hängt von Dauer und Ausmaß der Niereninsuffizienz und damit zusammenhängend von der Dauer der Amenorrhö, des Östrogendefi-

zits und der Hyperprolaktinämie ab. Mit der Verbesserung der Ovarfunktion unter einer Dialyse und mit dem Absenken der Prolaktinspiegel verbessern sich auch die Voraussetzungen für eine normale Skelettfunktion, ebenso unter einer hormonalen Kontrazeption oder bei einer Hormonsubstitution mit Sexualsteroiden (s. unten). Die Knochengesundheit dieser Frauen beruht jedoch nicht nur auf dem Ausgleich eines Östrogendefizits; vielmehr bedarf es einer angemessenen Vitamin-D- und Kalziumversorgung und – soweit wie möglich – der mechanischen Skelettbelastung.

Kontrazeption. Eine hormonale Kontrazeption mit den heute üblichen niedrigdosierten oralen Kontrazeptiva ist nicht kontraindiziert mit Ausnahme der Frauen, die eine Nephropathie in Folge eines Lupus erythematodes haben. Für eine Kontrazeption mit Gestagenen gibt es auch bei der Untergruppe der Frauen mit einer SLE-bedingten Nephropathie keine Kontraindikation.

Hormonsubstitution. Eine Substitution mit niedrigdosierten Östrogenen oder Östrogen-Gestagen-Präparaten ist möglich. Die Regeln, nach denen substituiert wird, sind dieselben wie wie bei allen anderen Östrogenmangelzuständen (zur Substitution mit östrogenhaltigen Präparaten bei Frauen mit SLE-bedingter Nephropathie ▶ Abschn. 17.9.8).

Schwangerschaft. Schwangerschaften bei Patientinnen unter Dialyse sind relativ selten. Kommt es dennoch dazu, ist, im Vergleich zu Kontrollpopulationen, die Häufigkeit eines Aborts oder einer Schwangerschaftsunterbrechung deutlich erhöht, außerdem Komplikationen wie akute Blutungen aufgrund einer Abruptio placentae, eine Anämie mit ihren Folgen und vaskuläre Komplikationen in Form von Thrombosen und Leberfunktionsstörungen (Cholestase).

Der Fet ist gefährdet durch die hohe Wahrscheinlichkeit einer intrauterinen Wachstumsretardierung und einer vorzeitigen Geburt.

Die Wahrscheinlichkeit einer Lebendgeburt liegt bei Patientinnen mit Niereninsuffizienz unter einer Dialyse bei etwa 50% (Hou 1994, 1999), während die Erfolgswahrscheinlichkeit bei Frauen nach Nierentransplantation mit 70 bis 100% deutlich höher liegt (Hou 1999). Somit kann man heute dieser Gruppe von Patientinnen nicht generell von einer Schwangerschaft abraten.

Eine außerordentlich hohe Wahrscheinlichkeit von Komplikationen gibt es bei einer Niereninsuffizienz infolge eines systemischen Lupus erythematodes: In einer kürzlich publizierten retrospektiven Studie kam es bei rund einem Viertel der beobachteten Patientinnen zum Abort oder zum intrauterinen Fruchttod, bei deutlich mehr als der Hälfte zur vorzeitigen Geburt und nur ein Fünftel konnte die Schwangerschaft austragen (Huong et al. 2001).

Bei der Betreuung chronisch niereninsuffizienter Frauen in der Schwangerschaft, sei es während einer Dialyse oder nach Transplantation (▶ Abschn. 17.11), bedarf es also einer sehr systematischen interdisziplinären Zusammenarbeit zwischen Nephrologen, Geburtshelfer, Prä- und Perinatologen und Pädiater.

17.8 Hämatologische Erkrankungen und Störungen des Eisenstoffwechsels

17.8.1 Hämochromatose und andere Störungen des Eisenstoffwechsels

Bei dieser genetisch bedingten Störung der Eisenbilanz mit exzessiver Eisenablagerung sind mittlerweile eine Reihe von Mutationen bekannt, deren häufigste mit homozygoter Konstellation 85% der hereditären Hämochromatosen ausmachen und bei fünf bis sechs Personen pro 1000 Einwohner im nördlichen Europa und Nordamerika gefunden werden (McLaren et al. 1995; Bradley et al. 1998). Unter Blutspendern fand man vier bis fünf homozygote Merkmalträger auf 1000 Blutspender.

Menstrueller Zyklus. Als Folge der exzessiven ubiquitären Eisenablagerung sind Störungen der Gonadenfunktion sowie Leberzirrhosen sehr häufig. Die Gonadendysfunktion manifestiert sich bei Frauen in der Regel als sekundäre, meist hypogonadotrope Amenorrhö. Da Eisenablagerungen auch in den Gonaden möglich sind, kann die Dysfunktion auch primär auf gonadaler Ebene entstehen und sich klinisch als Amenorrhö mit erhöhten Gonadotropinspiegeln manifestieren, allerdings nur dann, wenn nicht gleichzeitig die Hypophyse durch Eisenablagerungen nachhaltig funktionell gestört ist (Morley u. Melmed 1979; van Thiel 1981; Duranteau et al. 1993). Bei der Differentialdiagnostik der sekundären Amenorrhö kann diese seltene Ursache einer Ovarinsuffizienz erkannt werden durch hämatologische Untersuchungen (auch Eisen- und Ferritin) und durch die zumindest im fortgeschrittenen Stadium feststellbare Leberfunktionsstörung infolge Zirrhose.

Sterilitätstherapie. Schwangerschaften können bei Frauen mit Hämochromatose und sekundärer Amenorrhö induziert werden, wenn die Amenorrhö durch eine hypophysäre Eisenablagerung (Kennzeichen: niedrige Gonadotropinspiegel) und nicht durch eine primär ovarielle Störung infolge Eisenablagerung in den Ovarien bedingt ist. Insbesondere bei Frauen im jüngeren Lebensalter gelingt es, mithilfe von Aderlässen die Eisenansammlungen in den verschiedenen Organen zu reduzieren. Eine Folge davon kann die Wiederaufnahme normaler Zyklen sein. Wenn dies nicht gelingt, kann mit Hilfe der Gonadotropintherapie eine Follikelreifung und Ovulation ausgelöst werden (Resnitzky 1981; Meyer et al. 1990). Vor dieser potentiell zu einer Schwangerschaft führenden Therapie muss sichergestellt sein, dass die übrigen Partialfunktionen der Hypophyse normal sind.

Schwangerschaftsverlauf. Schwangere Patientinnen mit Hämochromatose sollten sorgfältig überwacht werden, da in der zweiten Schwangerschaftshälfte sich manifestierende fetale und neonatale Hämochromatosen beschrieben sind, deren Verläufe durch eine intrauterine Wachstumsverzögerung, ein Hydramnion und eine Plazentahyperplasie gekennzeichnet sind (Moerman 1990; Schoenlebe et al. 1993).

Hormonale Kontrazeption. Zu berücksichtigen ist, ob eine Patientin mit Hämochromatose in Anbetracht einer hypogonadotropen Amenorrhö überhaupt eine Kontrazeption braucht, desgleichen die häufig gestörte Leberfunktion.

Für die hormonale Kontrazeption bei Hämochromatose gelten also dieselben Richtlinien wie bei Leberfunktionsstörungen (▶ Abschn. 17.5).

Hormonersatztherapie. Gegen eine HRT ist insbesondere dann nichts einzuwenden, wenn die Hämochromatose mit einer hypogonadotropen Amenorrhö und einem dadurch bedingten Östrogenmangel einhergeht.

17.8.2 Essentielle Thrombozythämie

Es handelt sich um eine myeloproliferative Erkrankung, die durch eine Vermehrung der Thrombozyten und der Megakaryozyten gekennzeichnet ist, klinisch durch thromboembolische Prozesse und/oder eine hämorrhagische Diathese, deren Häufigkeit bei mehr als 50% liegt.

Schwangerschaft. Die in der Literatur vorliegenden Berichte über Schwangerschaftsverläufe sind kasuistischer Natur, so dass verallgemeinerbare Schlussfolgerungen nicht gezogen werden können. Die Betreuung einer Schwangeren sollte zusammen mit einem Hämostaseologen erfolgen.

Hormonale Kontrazeption. Verallgemeinerbare Daten liegen nicht vor.

> **Cave**
> Aufgrund der ohnehin ausgeprägten Thromboemblieneigung ist eine hormonale Kontrazeption mit Ethinylöstradiol enthaltenden Kontrazeptiva kontraindiziert.

Hormonersatztherapie. Angaben hierüber liegen in der Literatur nicht vor. Gegen eine niedrigdosierte, insbesondere parenteral verabreichte Östrogensubstitution bei massivem Östrogenmangel dürfte jedoch nichts einzuwenden sein.

17.8.3 Kugelzellanämie (hereditäre Sphärozytosis)

Es handelt sich um eine hereditäre hämolytische Anämie mit einem autosomal-dominant vererbten Defekt der Erythrozytenmembran. Die Therapie besteht bei massiver Hämolyse in der Splenektomie.

Schwangerschaft. Bei nicht splenektomierten Schwangeren muss in einem Prozentsatz von etwa 20 bis 30% mit einer Anämie oder mit einer hämolytischen Krise gerechnet werden. In den wenigen vorliegenden Berichten werden ansonsten die Schwangerschaftsverläufe als weitgehend unauffällig beschrieben, insbesondere bei Patientinnen nach Splenektomie.

Hormonale Kontrazeption. Kontraindikationen gegen eine hormonale Kontrazeption sind in der medizinischen Literatur nicht beschrieben.

Hormonersatztherapie. Die hereditäre Sphärozytosis stellt keine Kontraindikation gegen eine Hormonsubstitutionstherapie dar.

17.8.4 Polycythaemia vera

Die Polycythaemia vera ist Ausdruck einer neoplastischen Transformation myeloplastischer Stammzellen, bei der es zu zentralen und peripheren Mangeldurchblutungen kommt, zu Hypertonie, zur Häufung von Thrombosen im venösen wie im arteriellen Gefäßsystem und von Infarkten.

Menstrueller Zyklus und Fertilität. In der Literatur gibt es hierüber keine näheren Angaben.

Schwangerschaft. Den wenigen kasuistischen Berichten zufolge muss mit einem schwer abschätzbaren erhöhten Risiko von Aborten und Totgeburten sowie mit einem erhöhten Risiko thromboembolischer Ereignisse gerechnet werden.

Die Behandlung der Grunderkrankung und die Gabe von Acetylsalicylsäure und von Heparin werden als Therapie bzw. als prophylaktische Maßnahme beschrieben. Interdisziplinäre Betreuung und Überwachung sind erforderlich.

Hormonale Kontrazeption. Nähere Angaben liegen zwar nicht vor, aufgrund der ohnehin erhöhten Thromboembolieneigung sollten der hormonalen Kontrazeption andere Formen der Empfängnisverhütung vorgezogen werden.

Hormonersatztherapie. Auch hierzu liegen in der Literatur keine Angaben vor.

17.8.5 Sichelzellanämie

Die Sichelzellanämie ist die häufigste autosomal-rezessiv vererbte Hämoglobinanomalie, sie kommt vor allem in Afrika, Asien und im Mittelmeerraum vor. Eine Strukturanomalie der β-Kette des Hämoglobinmoleküls führt zur Sichelzellbildung der Erythrozyten und zu krisenhaften hämolytischen Anämien mit Kapillarverstopfung und Infarzierungen. Die Thromboembolieneigung ist erhöht, häufig findet man Antiphospholipid-Antikörper (Westerman et al. 1999).

Die Erkrankung kann eine ganze Reihe klinischer Komplikationen nach sich ziehen, auf die im Rahmen dieser Darstellungen nicht näher eingegangen wird (s. dazu Ballas 1998). Wachstum und sexuelle Reife ist bei den Betroffenen verzögert (Singhal et al. 1994; Zago et al. 1992; Oyedeji 1995), das Menarchealter deutlich verspätet, Menstruationen werden als schmerzhaft beschrieben. Die Fähigkeit zu empfangen dürfte kaum eingeschränkt sein (Samuels-Reid et al. 1984).

Schwangerschaft. Die Häufigkeit von Aborten und Frühgeburten ist erhöht (Samuels-Reid et al. 1984), wie auch die perinatale Mortalität (Sun et al. 2001; Howard et al. 1995; Smith et al. 1996). Daneben kommt es gehäuft zu intrauterinen Wachstumsverzögerungen, zum intrauterinen Fruchttod und sehr häufig zu postpartalen Infektionen.

Hormonale Kontrazeption. In älteren Arbeiten wird die Sichelzellanämie wegen der Thromboembolieneigung als Kontraindikation gegen orale Östrogen-Gestagen-Kombinationen angesehen. So undifferenziert ist dieser Standpunkt heute nicht mehr haltbar. Die Datenlage ist allerdings dürftig und entsprechend variieren die Empfehlungen zur Einnahme oraler Kontrazeptiva bei Sichelzellanämie außerordentlich (Howard et al. 1993). Im Analogieschluss zum Schwangerschaftsverlauf bei Sichelzellanämie (s. oben) und aus theoretischen Überlegungen heraus neigt die Mehrzahl der Autoren zu Zurückhaltung (ACOG Practice bulletin 2001).

Einige kontrollierte Studien zum Einsatz von Gestagendepotpräparaten bei Sichelzellanämie kommen zu dem Schluss, dass diese sicher sind, die Häufigkeit hämolytischer Krisen vermindern und insbesondere die meist schmerzhaften Menstruationsblutungen beseitigen (Ladipo et al. 1993; Nascimento et al. 1998; Guillebaud 1993). Auch die nur gestagenhaltige Minipille ist erlaubt.

Hormonersatztherapie. Kontraindikationen zur HRT bei Frauen mit Sichelzellanämie und gleichzeitig chronischem Östrogenmangel, z. B. in der Postmenopause, sind nicht bekannt, allerdings ist die Datenlage unzureichend. Man wird bei gegebenem Anlass, wie bei anderen klinischen Situationen, bei denen man eine verstärkte Thromboembolieneigung kennt oder unterstellt, zu niedrigstmöglicher Dosierung und zur parenteralen Verabreichungsform raten. Dieser Rat basiert auf theoretischen Überlegungen und nicht auf klinisch-epidemiologischen Daten.

17.8.6 Thalassämie

Die Thalassämien umfassen eine heterogene Gruppe genetisch bedingter Störungen der Hämoglobinsynthese, entweder der β-Kette des Globins oder der α-Kette, Erstere ist häufiger. Die Erkrankung tritt vor allem im Mittelmeerraum und im Nahen Osten auf, hat jedoch infolge der Migration von Populationen durchaus auch im mitteleuropäischen Raum Bedeutung. Die meisten homozygoten Merkmalträger sind der Gruppe der Thalassämia major zuzuordnen, die durch eine schwere Anämie gekennzeichnet ist. Wegen der häufig erforderlichen Transfusionen kommt es zu Organschädigungen infolge von Eisenablagerungen. Derzeit besteht die Therapie in einer Kombination von Transfusionen und Medikamenten zum Eisenentzug (Deferoxamin). Bei einer weniger schweren Ausprägung, der Thalassämia intermedia, sind Transfusionen nicht erforderlich, die leichteste Form ist die Thalassämie minor, die oft symptomlos ist.

Patientinnen mit schwereren Formen der Thalassämie haben in der Pubertät und Adoleszenz ein verzögertes Wachstum als Folge einer Störung der hypothalamisch-hypophysär bedingten Pubertätsentwicklung. Eine sekundäre Amenorrhö liegt bei rund einem Viertel aller Adoleszenten vor, gelegentlich werden auch primäre Amenorrhöen beschrieben. Nach dem 15. Lebensjahr findet man eine Störung der Pubertät bei 45 bis 50% aller Mädchen und Jungen. Neben der Amenorrhö findet man andere hypothalamisch-hypophysär bedingte Endokrinopathien in geringerer Häufigkeit, z. B. Hypothyreosen bei 6%, Hypoparathyreoidismus bei 3 bis 4% und einen insulinabhängigen Diabetes bei rund 5% der Betroffenen (Italian

Working Group on Endocrine Complications in Nonendocrine Diseases 1995).

Sterilitätstherapie. Bei gestörter Ovarfunktion und aktuellem Kinderwunsch kann man in der Regel mit Hilfe von Gonadotropinen eine Ovulation induzieren.

> Es empfiehlt sich, vor einer Ovulationsauslösung andere Teilfunktionen der Hypophyse bzw. des Endokriniums zu überprüfen.

Der Eisenentzug durch Deferoxamin ist zwar in Kombination mit den erforderlichen Transfusionen essentieller Teil der modernen Therapie, führt aber bei präexistenter primärer oder sekundärer Amenorrhö meist nicht zur Normalisierung der Hypothalamus-Hypophysen-Ovar-Achse.

Schwangerschaft. Schwangerschaften sind heute komplikationsarm möglich. Es empfiehlt sich, vor einer Schwangerschaft die endokrinen Partialfunktionen und die Funktion der großen Stoffwechselorgane, des Herz-Kreislauf-Systems und der Hypophyse zu überprüfen. Die Schwangerschaftsbetreuung sollte interdisziplinär sein.

Cave
Auch wenn hinsichtlich des teratogenen Potentials und der Embryotoxizität von Deferoxamin beim Menschen nur unzureichende Erfahrungen vorliegen, sollte es wegen der Gefahr von Fehlbildungen in der Schwangerschaft nicht genommen werden.

Deferoxamin hat keinen Einfluss auf die Eisenexkretion in der Brustmilch oder auf den Eisenstoffwechsel des Säuglings (Surbek et al. 1998; Chatterjee et al. 1993; Psihogios et al. 2002).

Hormonale Kontrazeption. Sofern Sekundärerkrankungen im Rahmen einer Thalassämia major keine Kontraindikationen gegen eine hormonale Kontrazeption darstellen, ist auch die Primärerkrankung keine Kontraindikation.

Hormonersatztherapie. Kontraindikationen sind nicht bekannt, sofern Sekundärerkrankungen keine darstellen.

17.8.7 Weitere hämatologische Störungen

In die Differentialdiagnose von genitalen Blutungsstörungen, insbesondere von Menorrhagien müssen auch Störungen der Hämostase mit einbezogen werden, wie z. B. die **idiopathische thrombozytopenische Purpura (M. Werlhof)** und das **Von-Willebrand-Jürgens-Syndrom.**

Bei der idiopathischen thrombozytopenischen Purpura handelt es sich um eine autoantikörperbedingte chronisch rezidivierende, hämorrhagische Diathese mit verminderter Thrombozytenzahl und verkürzter Plättchenlebenszeit.

Beim Von-Willebrand-Jürgens-Syndrom liegt eine Störung der Thrombozytenadhäsion und -aggregation vor.

Darüber hinaus gibt es eine ganze Reihe weiterer Funktionsstörungen der Thrombozyten, die zu Menorrhagien prädisponieren. Die Prävalenz hereditärer oder erworbener Blutungsstörungen bei Frauen mit Menorrhagien beträgt mindestens 10 bis 13% (Dilley et al. 2001; Bevan et al. 2001). Sie sind also kein seltenes Ereignis und müssen – soweit die Grunderkrankung nicht schon bekannt ist – auch vom Gynäkologen in die Differentialdiagnostik von Blutungsstörungen einbezogen werden. Beim Von-Willebrand-Jürgens-Syndrom, dessen Prävalenz bei Frauen mit Menorrhagie zwischen 7 und 20% geschätzt wird (Kadir et al. 1998), kommt es während der Schwangerschaft zu einer Minderung der Blutungsneigung, allerdings ist die unmittelbare postpartale Gefahr von Hämorrhagien erhöht, insbesondere innerhalb der ersten 24 Stunden post partum, so dass es angebracht ist, bei bekannter Grunderkrankung auf diese potentielle postpartale Komplikation vorbereitet zu sein, d. h. Absprachen über erforderliche Maßnahmen mit dem Hämostaseologen getroffen zu haben (Kouides 2001).

Fertilität, hormonale Kontrazeption und HRT. Hierzu liegen keine aussagekräftigen Daten vor.

17.9 Autoimmunerkrankungen

Für die tägliche frauenärztliche Praxis sind Autoimmunerkrankungen insofern von größter Relevanz, als sie auf vielfältige Weise an frauenärztlichen Krankheitsbildern ursächlich beteiligt sind.

Für den Frauenarzt stellen sich im Zusammenhang mit Autoimmunerkrankungen häufig folgende Fragen:
- Welche Risiken und Komplikationen sind bei einer Schwangerschaft für Mutter und Kind zu erwarten?
- Welchen Einfluss haben hormonale Kontrazeptiva auf den Verlauf?
- Sind bei Frauen mit Autoimmunerkrankungen im Bedarfsfall Östrogen- oder Östrogen-Gestagen-Gaben erlaubt oder erwünscht, wenn sie einen Östrogenmangel haben?
- Sind Fertilität und Ovarfunktion von Frauen mit Autoimmunerkrankungen eingeschränkt oder nicht?
- Bei welchen gynäkologischen Erkrankungen und Funktionsstörungen muss differentialdiagnostisch an einen Autoimmunprozess als Ursache gedacht werden? Diese klinischen Situationen sind in folgender Übersicht zusammengefasst.

Erkrankungen, bei denen Autoimmunfaktoren häufig oder gelegentlich eine Rolle spielen
- Klimakterium praecox
- Habitueller Abort
- Endometriose
- Hyperprolaktinämie mit allen klinischen Folgeerscheinungen
- Thromboembolien
- Zyklusabhängige Dermatitis
- Präeklampsie

- Frühgeburtlichkeit, intrauterine Mangelentwicklung, vorzeitiger Blasensprung
- Alopezie
- Sterilität (häufig ungeklärter Genese)
- Implantationsversagen nach IVF

Autoimmunerkrankungen treten bei Frauen deutlich häufiger auf als bei Männern, einige sind im Folgenden mit Angaben zur Häufigkeit zusammengestellt (Ahmed et al. 1985).

Erkrankungen	Relative Häufigkeit (w:m)
Autoimmunthyreoiditis	4–50:1
M. Basedow	4–8:1
Systemischer Lupus erythematodes	9:1
Rheumatoide Arthritis	2–4:1
Sjögren-Syndrom	9:1
Sklerodermie	3–4:1
Myasthenia gravis	2:1
Diabetes mellitus Typ I	5:1
Autoimmunbedingte Nebennierenrindeninsuffizienz	2–3:1

Eine wichtige Rolle bei der Entstehung und Exazerbation von Autoimmunerkrankungen dürfte dem chronisch östrogenbetonten Milieu der Frau zukommen. Für die Relevanz der Östrogene sprechen zahlreiche Erfahrungen, u. a. die, dass Autoimmunprozesse vor der Pubertät und in der Postmenopause seltener sind als im geschlechtsreifen Alter, die Häufung von Exazerbationen während der Schwangerschaft und während der Einnahme hormonaler Kontrazeptiva, Beobachtungen an monozygoten Zwillingen und die günstige Beeinflussung von Autoimmunerkrankungen unter Androgeneinfluss (Muñoz et al. 1994). In jüngerer Zeit bringt man auch den Übergang fetaler Zellen in den mütterlichen Kreislauf in funktionellen Zusammenhang mit der häufigeren Entstehung von Autoimmunerkrankungen bei der Frau, insbesondere bei Kompatibilität mit dem fetalen HLA-System (Nelson et al. 1998). Im mütterlichen Organismus können fetale Zellen jahrelang überleben.

Autoimmunerkrankungen können mithilfe unterschiedlicher pathogenetischer Mechanismen die Fortpflanzungsfunktionen und das Endokrinium beeinträchtigen, wie im Folgenden anhand des SLE und anderer Autoimmunerkrankungen zu zeigen ist.

Autoimmunerkrankungen betreffen 5 bis 7% der Population (Floyd u. Roberts 1992), es handelt sich also nicht um seltene Erkrankungen. Im Folgenden wird die Relevanz der häufigsten Autoimmunerkrankungen für die Fortpflanzung und das Endokrinium der Frau dargestellt (s. auch Zusammenfassung in ▢ Tabelle 17.5).

17.9.1 Antiphospholipid-Syndrom

Das Antiphospholipid-Syndrom ist eine erworbene Autoimmunerkrankung unbekannter Ätiologie. Bei einem »**primären Antiphospholipid-Syndrom**« sind Antiphospholipid-Antikörper (der Klassen IgG, IgM, selten IgA) und eine Häufung von Thromboembolien nachweisbar ohne die Merkmale des systemischen Lupus erythematodes. Diese Antikörper können auch bei gesunden Personen gefunden werden; man findet sie jedoch gehäuft in Assoziation mit folgenden Erkrankungen:
- arterielle und venöse Thrombosen der tiefen Beinvenen, der zerebralen Gefäße, Lungenembolie,
- Thrombozytopenie,
- habituelle Früh- und Spätaborte,
- Präeklampsie,
- intrauterine Wachstumsverzögerung,
- Frühgeburtlichkeit,

▢ **Tabelle 17.5.** Synopsis einiger Autoimmunerkrankungen in der gynäkologisch-endokrinologischen Sprechstunde

	Fertilität	Schwangerschaft	Ovulationshemmer	Hormonersatztherapie
Antiphospholipid-Syndrom	Nicht eingeschränkt	Frühabort, Plazentainsuffizienz	Kontraindiziert bei AK oder Z. n. Thrombose	Fraglich; individuelle Entscheidung
Myasthenia gravis	Nicht eingeschränkt Klimakterium praecox	Nicht prognostizierbar	Keine Kontraindikation	Keine Kontraindikation
Östrogen- und Progesterondermatitis	Nicht eingeschränkt	Nicht prognostizierbar	Abhängig von Hauttestung	Abhängig von Hauttestung
Rheumatoide Arthritis	Nicht eingeschränkt	Krankheitsverlauf bei zwei Dritteln gebessert	Keine Kontraindikation	Keine Kontraindikation
Sjögren-Syndrom	Nicht eingeschränkt	Frühabort; fetaler AV-Block	Unklar	Unklar
Sklerodermie	Nicht eingeschränkt Dyspareunie	Frühabort, Frühgeburt	Keine Kontraindikation	Keine Kontraindikation
Systemischer Lupus erythematodes	Nicht eingeschränkt	Thromboembolische Erkrankungen	Relative Kontraindikation	Fraglich; individuelle Entscheidung

- postpartal gehäuft auftretende pleuropulmonale und kardiale Komplikationen.
  Die Ovarfunktion und die Fähigkeit zu konzipieren sind nicht eingeschränkt. Zur Diagnostik gehört der
- Nachweis von Antiphospholipid-Antikörpern wie
  - Antikardiolipinantikörper (ACA) und
  - Lupus-Antikoagulans (LAC) oft in Kombination mit Nachweis von
  - Anti-Doppelstrang DNA-Antikörpern,

  beim Nachweis von LAC ist außerdem die partielle Thromboplastinzeit (PTT) meist verlängert.

Schwangerschaft. In der Schwangerschaft treten aufgrund der Hyperkoagulabilität gehäuft Komplikationen auf. Das Antiphospholipid-Syndrom ist eine der häufigsten Ursachen für rezidivierende, spontane Frühaborte, gleichzeitig aber auch ein der wenigen, für die es eine Erfolg versprechende Therapie gibt. Weiterhin finden sich gehäuft eine kindliche Wachstumsverzögerung, eine durch Thrombosen induzierte Plazentainsuffizienz, Frühgeburtlichkeit und intrauteriner Fruchttod. Pleuropulmonale und kardiale Komplikationen sind bei betroffenen Frauen in der Postpartalphase beschrieben worden. Die Therapie bzw. Prophylaxe besteht in der Gabe von Heparin (meist 2×5000 I.E./Tag) und niedrigdosierter Acetylsalicylsäure (60 bis 80 mg/Tag). Einige Autoren empfehlen zusätzlich 30 bis 50 mg/Tag Prednison, ein Glukokortikoid, das nicht plazentagängig ist (Balasch et al. 1993; Edelman 1995; Lockwood et al. 1989).

> Bei Frauen mit einer Vorgeschichte von Thromboembolien, habituellen Aborten, Komplikationen während der Schwangerschaft und bei ungeklärter Sterilität, auch nach In-vitro-Fertilisation (Geva et al. 1994) sollte durch Bestimmung der Antiphospholipid-Antikörper im Serum ein Antiphospholipid-Syndrom ausgeschlossen werden.

Hormonale Kontrazeption. Folgende Konstellationen stellen für die Verordnung einer hormonalen, östrogenhaltigen Kontrazeption zumindest eine relative, für viele Autoren sogar eine absolute Kontraindikation dar:
- Nachweis von ACA und LAC (insbesondere bei hohen Titern), auch ohne Anhalt für eine Thrombose in der Vorgeschichte;
- Zustand nach thrombotischen Ereignissen in der Vorgeschichte und Antikörpernachweis.

Bei der Entscheidung für eine hormonale Kontrazeption in Form von oralen Östrogen-Gestagen-Präparaten sollten nach Möglichkeit Präparate mit einer niedrigen Östrogendosis gewählt werden. Eine Alternative stellen Gestagen-Monopräparate (Minipille, Gestagendepots) dar, weil Gestagene kein signifikantes Thromboserisiko mit sich bringen. Es gibt keine Daten, die gegen den Einsatz von Gestagenen beim Antiphospholipid-Syndrom sprechen

> **Cave**
>
> Aus haftungsrechtlichen Gründen muss die Patientin über die Bedeutung des Antikörpernachweises und ihr erhöhtes Thromboserisiko aufgeklärt werden, insbesondere in Kombination mit einer hormonalen östrogenhaltigen Kontrazeption.

Hormonersatztherapie. Systematische Untersuchungen fehlen. Bei Antikörpernachweis kann ein erhöhtes Thromboserisiko nicht ausgeschlossen werden, weshalb nach Möglichkeit Präparate mit einer niedrigen Östrogendosis gewählt werden sollten. Die transdermale Verabreichung ist vorzuziehen.

> **Cave**
>
> Aus haftungsrechtlichen Gründen sollte die Patientin über die Bedeutung des Antikörpernachweises und über ein möglicherweise durch die Anwendung einer HRT erhöhtes Thromboserisiko aufgeklärt werden.

17.9.2 Idiopathische thrombozytopenische Purpura

Diese autoimmunantikörperbedingte, chronisch rezidivierende hämorrhagische Diathese ist in ▶ Abschn. 17.8.7 besprochen worden.

17.9.3 Myasthenia gravis

Diese chronische Autoimmunerkrankung tritt bei Frauen mindestens doppelt so häufig auf wie bei Männern, hat ein Maximum zwischen dem 20. und 40. Lebensjahr und geht in 70% der Fälle mit einer Thymushyperplasie einher, in 10% mit einem Thymom. Die Schwäche der willkürlichen Muskulatur ist bedingt durch eine Funktionsstörung der Muskelendplatten, die auf eine durch zirkulierende Autoantikörper bedingte Schädigung der Acetylcholinrezeptoren zurückzuführen ist.

Fertilität und menstrueller Zyklus. Diese Patientinnen können schwanger werden; ihre Ovarfunktion und ihr menstrueller Zyklus sind in der Regel nicht gestört. Allerdings gibt es Frauen mit diesem Krankheitsbild, bei denen im Rahmen generalisierter Autoimmunprozesse ein Klimakterium praecox auftreten kann (▶ Kap. 13). Sofern die Myasthenia gravis assoziiert ist mit einem Thymom, kann der Autoimmunprozess durch dessen Entfernung angehalten werden, die Ovarfunktion normalisiert sich zumindest dann wieder, wenn noch nicht alle Ovarfollikel zerstört sind.

Bei etwa zwei Drittel aller Patientinnen kommt es perimenstruell zu einer Exazerbation (Leker et al. 1998), die eine Änderung der medikamentösen Therapie mit Cholinesterasehemmern erfordert. Allerdings sind perimenstruell auch Remissionen beobachtet worden.

Schwangerschaft. Während der Schwangerschaft kommt es bei ca. 40% der Frauen zu einer Exazerbation, bei ca. 30% zu einer Remission und 30% der Frauen verzeichnen keine Veränderungen. Der Verlauf der Myasthenie während einer Schwangerschaft ist also nicht voraussehbar.

Postpartal beobachtet man bei einem Drittel aller erkrankten Frauen eine Verschlechterung des Krankheitsbildes, und ca. 10 bis 15% der Neugeborenen haben eine ungefähr zwei bis drei Wochen andauernde Myasthenie-Symptomatik, die durch diaplazentaren Transfer von Antikörpern bedingt ist und frühestens 12 Stunden post partum einsetzt. Der diaplazentare Transfer von Acetylcholinrezeptor-Antikörpern kann nicht nur eine kindliche Myasthenie-Symptomatik in der unmittelbaren Postpartalphase zur Folge haben, sondern auch eine Arthrogryposis (Versteifungen und Luxation der großen Gelenke durch Beuge- oder Streckkontrakturen; Riemersma et al. 1996).

> Wie bei allen Autoimmunerkrankungen sollte man auch bei Patientinnen mit Myasthenia gravis andere Autoimmunprozesse ausschließen, insbesondere solche, die mit dem Risiko von Schwangerschaftskomplikationen assoziiert sind.

Die schwangere Patientin mit einer Myasthenia gravis bedarf einer engmaschigen Überwachung in der Schwangerschaft und der interdisziplinären Betreuung durch den Geburtshelfer und Neurologen. Eine Schwangerschaft verschlechtert die langfristige Prognose einer Myasthenia gravis nicht (Floyd u. Roberts 1992; Batocchi et al. 1999).

Hormonale Kontrazeption. In der Literatur finden sich keine Hinweise auf Kontraindikationen in Kombination mit hormonalen Kontrazeptiva, wenn lediglich eine Myasthenie vorliegt.

Hormonersatztherapie. Auch hier liegen keine Hinweise auf eine Kontraindikation gegen eine Substitution mit östrogenhaltigen Medikamenten vor, wie sie bei Östrogenmangelzuständen verwandt werden.

17.9.4 Östrogen- und Progesterondermatitis

Immunreaktionen gegen körpereigene Sexualsteroide sind schon jahrzehntelang bekannt. Kennzeichen sowohl der Östradiol- als auch der Progesterondermatitis ist die zyklische, prämenstruelle Exazerbation von chronischen Dermatosen. Das klinische Bild variiert: Manchmal findet man lediglich einen generalisierten oder im Bereich der Vulva oder des Anus lokalisierten Pruritus; in anderen Fällen eine Urtikaria, ein entzündliches vesikuläres oder papulöses Erscheinungsbild, häufig im Gesicht, an den Armen, am Stamm oder am Hals. Neben diesen charakteristischerweise prämenstruell exazerbierenden Symptomen ist für die Differentialdiagnostik die intradermale Verabreichung von Östradiol bzw. von Progesteron entscheidend.

In den histologischen Präparaten der Eruptionsareale findet man neutrophile Infiltrate und eine Vaskulitis.

Schwangerschaft. Während der Schwangerschaft wurden sowohl Verschlechterungen als auch Verbesserungen des Krankheitsbildes festgestellt. Dass der Verlauf der Östradiol- bzw. Progesterondermatitis während einer Schwangerschaft nicht ohne weiteres vorhersehbar ist, verwundert dann nicht, wenn man sich vor Augen führt, dass die Schwangerschaft nicht nur ein endokrines Ereignis ist mit einem Anstieg von Östradiol und Progesteron bis zum dritten Trimenon der Schwangerschaft, sondern auch durch eine nachhaltige funktionelle Modulation des Immunsystems gekennzeichnet ist.

In der Literatur wird bei der Differentialdiagnostik mithilfe der Hauttests nicht scharf zwischen einzelnen östrogen- bzw. progesteronähnlichen Substanzen (Gestagenen) unter-

schieden. Insofern geht aus ihr nicht eindeutig hervor, ob eine Frau mit einer Östradiol- bzw. Progesterondermatitis durch eine Mehrzahl von östrogen- bzw. progesteronähnlichen Substanzen hypersensibilisiert ist oder nicht. Gerade für die Progesterondermatitis wäre dies insofern wichtig zu wissen, als ihre Therapie in der Suppression der Progesteronsynthese durch Ovulationshemmung bestehen könnte, wenn die Autoimmunität spezifisch nur gegen Progesteron und nicht gegen andere Gestagene gerichtet ist.

Zur Therapie. Tamoxifen, in einer Dosierung von 2- bis 3-mal täglich 10 mg in den letzten 7 bis 10 prämenstruellen Tagen verabreicht, hat sich sowohl bei der Östradiol- als auch der Progesterondermatitis als erfolgreich herausgestellt. In dieser Phase des Zyklus verabreicht, hat Tamoxifen keine ovulationsinduzierende Wirkung. Die Suppression der Ovarfunktion mithilfe von GnRH-Analoga hat sich ebenfalls als erfolgreich herausgestellt, ist jedoch wegen des damit verbundenen Östrogenmangels als Langzeittherapie nicht geeignet. Glukokortikoide haben keinen therapeutischen Stellenwert. Inwieweit hormonale Kontrazeptiva in Form oraler ethinylöstradiol- und gestagenhaltiger Präparate oder in Form von Gestagenmonopräparaten eingesetzt werden können, hängt davon ab, ob bei der Hauttestung die in diesen Präparaten enthaltenen Substanzen neben Östradiol und Progesteron eine positive Reaktion zeigen oder nicht (Shelley et al. 1995; Yee u. Cunliffe 1994; Moghadam et al. 1998; Leylek et al. 1997; ▶ Abschn. 17.12).

17.9.5 Rheumatoide Arthritis

Das allseits bekannte Krankheitsbild tritt auch in Kombination mit dem systemischen Lupus erythematodes (SLE) auf.

Fertilität und menstrueller Zyklus. Die Fähigkeit zur Konzeption und die Ovarfunktion scheinen nicht eingeschränkt zu sein, möglicherweise aber die Fekundität, da die Abortrate gelegentlich als erhöht beschrieben wird (Ostensen et al. 2000; Nelson et al. 1993). Die klinische Symptomatik zeigt eine Zyklusabhängigkeit und ist tendenziell in der zweiten Zyklushälfte weniger ausgeprägt (Rudge et. al. 1983; Latman 1983).

Schwangerschaft. Während der Schwangerschaft kommt es bei zwei Dritteln bis drei Vierteln zu einer Verbesserung, postpartal wird bei mehr als der Hälfte der Fälle eine Verschlechterung des Krankheitsbilds beobachtet (Ostensen 1991), besonders bei stillenden Frauen (Barrett et al. 2000). Ob die postpartale Verschlechterung mit den bei Stillenden höheren Prolaktinspiegeln zusammenhängt, wird diskutiert, ist aber nicht bewiesen.

Frauen mit einer rheumatoiden Arthritis haben kein wesentlich erhöhtes Risiko für eine Frühgeburt. Die Schwangerschaftsverläufe sind unauffällig (Nelsen u. Ostensen 1997; Ostensen 1991; Johnson 1997).

Hormonale Kontrazeption. Gegen die Einnahme ethinylöstradiolhaltiger oraler Kontrazeptiva bei rheumatoider Arthritis gibt es keine Kontraindikation, es sei denn, es läge eine Kombination mit einem SLE oder anderen Erkrankungen vor, die mit einem erhöhten Thromboembolierisiko einhergehen oder andere Kontraindikationen darstellen. Die meisten Autoren, die sich mit dem Risiko der rheumatoiden Arthritis unter oralen Kontrazeptiva befassen, berichten sogar über einen protektiven Effekt; die Mechanismen dieses Effekts sind allerdings umstritten (Hannaford et al. 1990; Hazes et al. 1990; Jorgensen et al. 1996).

Hormonersatztherapie. Ob die HRT mit Östrogenen auf Inzidenz und Verlauf der rheumatoiden Arthritis protektive Wirkung hat oder nicht, ist umstritten. Es gibt jedoch keine Kontraindikationen und die präventive Wirkung der Östrogenersatztherapie auf die mit der rheumatoiden Arthritis sehr häufig assoziierte Osteoporose ist gut dokumentiert. Bei diesen Patientinnen erscheint die Knochenbildung in Abhängigkeit von der Krankheitsaktivität reduziert zu sein, während die Knochenresorption nur bei denjenigen erhöht ist, die Glukokortikoide einnehmen. Die HRT mit Östrogenen blockiert diese Resorption. Es ist also sinnvoll, sie insbesondere bei Frauen in der Postmenopause einzusetzen, speziell bei solchen, die Glukokortikoide und Heparin benötigen (Hall et al. 1995). Die bei Patientinnen mit rheumatoider Arthritis sehr häufig zu beobachtende Osteoporose hat drei mögliche Wurzeln:

- die Aktivität des Krankheitsprozesses,
- den postmenopausalen Östrogenmangel und
- die Verabreichung von Glukokortikoiden.

17.9.6   Sjögren-Syndrom

Dieses Syndrom gehört zu den chronisch inflammatorischen Autoimmunerkrankungen; es ist durch eine progrediente Zerstörung der Speichel- und Tränendrüsen durch Lymphozyten und Plasmazellen gekennzeichnet. Frauen sind neun- bis zehnmal häufiger betroffen als Männer. Das klinische Korrelat dieses Organverlusts sind fehlende Tränenflüssigkeit und trockene Augen, von denen ein Fremdkörpergefühl ausgeht, sowie eine trockene Mundhöhle mit Sekundärfolgen wie Karies.

Man unterscheidet ein solches primäres Sjögren-Syndrom von einer sekundären Form, wenn die obigen Symptome zusammen mit anderen Autoimmunerkrankungen, wie der rheumatoiden Arthritis oder dem Lupus erythematodes, auftreten.

Bei etwa einem Drittel der Frauen mit Sjögren-Syndrom findet man eine rheumatoide Arthritis (Lehrer et al. 1994), auch eine Häufung von Neuropathien ist beschrieben worden.

Für die Frauenheilkunde ist die Beobachtung relevant, dass bei Sjögren-Syndrom gehäuft eine Dyspareunie (bei 40 bis 60% der Betroffenen) und eine Trockenheit der Scheide auftreten. Der Fluss des zervikalen Mukus ist nicht beeinträchtigt. Häufig geht die vaginale Trockenheit den okularen und oralen Symptomen jahrelang voraus.

> Liegt vaginale Trockenheit und/oder Dyspareunie vor, sollte man differentialdiagnostisch an ein Sjögren-Syndrom denken (Mulherin et al. 1997). Wichtig ist die Beobachtung, dass ein Sjögren-Syndrom gehäuft bei solchen Frauen auftritt, die in ihrer Vorgeschichte eine Post-partum-Thyreoiditis (s. Kap. 15.4) und andere Formen von Autoimmunerkrankungen (Gudbjörnsson et al. 1994) gehabt haben.

Fertilität und menstrueller Zyklus. Die Fertilität und der menstruelle Zyklus scheinen nicht gestört zu sein (Lehrer et al. 1994; Skopouli et al. 1994).

Schwangerschaft. Die Abortrate wird als normal oder leicht erhöht beschrieben. Frühgeburten treten nicht gehäuft auf. Bei Antikörpernachweis von Sjögren-Syndrom A und -B (SSA- und SSB-Antikörper) besteht ein etwa 20%iges Risiko für das Auftreten eines fetalen AV-Blocks III. Grades und von Arrhythmien. Unter den beobachteten kongenitalen Fehlbildungen der Kinder von Frauen mit diesem Syndrom (in der Studie von Lehrer et al. 1994 Prävalenz 4%) fanden sich fast 50% kardiale. Da das Sjögren-Syndrom relativ häufig mit anderen Autoimmunerkrankungen, z. B. dem SLE, assoziiert ist, bedarf die Betroffene während der Schwangerschaft interdisziplinärer Betreuung, vor allem in Hinblick auf die fetale Gefährdung, wie sie beim Antiphospholipid-Syndrom und beim systemischen Lupus erythematodes beschrieben worden sind und wegen der Möglichkeit eines AV-Blocks III. Grades.

Hormonale Kontrazeption. Die Datenlage ist völlig unzureichend; dies gilt speziell für den Einfluss von Östrogenen auf die Prävalenz und den Verlauf des Sjögren-Syndroms. In Anbetracht der nicht seltenen Kombination mit anderen Autoimmunerkrankungen sind ethinylöstradiolhaltige Kontrazeptiva sicher zweite Wahl. Gegen eine reine gestagenhaltige Kontrazeption ist nichts einzuwenden.

Hormonersatztherapie. Für generelle Empfehlungen liegen keine ausreichenden Daten vor.

17.9.7   Sklerodermie (systemische Sklerose)

Es handelt sich hierbei um eine Bindegewebserkrankung unbekannter Ätiologie, die man den Autoimmunerkrankungen zurechnet. Es gibt unterschiedliche Erscheinungsformen mit sklerotischen Veränderungen an Haut und Extremitäten und mit einer viszeralen Beteiligung unter Einschluss des Ösophagus, der Lunge, des Herzens und der Nieren.

Frauen entwickeln häufiger eine Sklerodermie, wenn sie eine Schwangerschaft ausgetragen haben, bei der eine Kompatibilität von Mutter und Fetus in den HLA-Antigenen besteht. Im Blut dieser Frauen findet man postpartal und über einen längeren Zeitraum (durchschnittlich mehr als eineinhalb Jahrzehnte) deutlich mehr fetale Zellen als bei Frauen ohne Sklerodermie (Nelson 1998). Bei rund der Hälfte aller Frauen, die schwanger waren und eine Sklerodermie haben, findet man vom Kind stammende DNA in Blutzellen und in Hautbiopsien, während dies bei gesunden Frauen bei weniger als 5% der Fall ist. Die kindliche DNA soll Lymphozyten entstammen, die einen Autoimmunprozess auslösen können (Artlett et al. 1998).

Fertilität und menstrueller Zyklus. In der frauenärztlichen Sprechstunde findet man bei betroffenen Frauen vor allem häufig eine Dyspareunie (>50%), eine Verengung und Trockenheit der Scheide (>70%) sowie Störungen der sexuellen Reaktion (>50%). Auch die Inzidenz von Menstruationsstörungen, Abort und Infertilität erscheint höher (Bhadauria et al. 1995; Silman u. Black 1988; Englert et al. 1992). Ihre Menopause soll durchschnittlich früher eintreten, Mamma- und

Bronchialkarzinom sollen gehäuft vorkommen (Forbes et al. 1989; Roumm u. Medsger 1985).

Schwangerschaft. Frauen mit einer Sklerodermie muss trotz erhöhter Abortrate und erhöhter Wahrscheinlichkeit einer Frühgeburt von einer Schwangerschaft nicht abgeraten werden. Frauen mit einer frühen diffusen Sklerodermie sollten allerdings die Stabilisierung der Erkrankung abwarten, bevor sie schwanger werden, um das Risiko renaler Komplikationen zu minimieren (Steen 1999; Steen u. Medsger 1999). Risiken im Verlauf einer Schwangerschaft, insbesondere im dritten Trimenon, sind:

- Entwicklung einer Präeklampsie (30%),
- Nierenversagen bei Frauen mit Nierenbeteiligung (50%) und
- Auftreten eines medikamentös schlecht beherrschbaren Bluthochdrucks.

Hormonale Kontrazeption. Eindeutige Kontraindikationen gegen östrogenhaltige orale Kontrazeptiva oder gegen eine reine Gestagenkontrazeption sind nicht bekannt.

Hormonersatztherapie. Eindeutige Belege für eine Kontraindikation gegen Östrogen- oder Östrogen-Gestagen-Präparate, wie sie bei Östrogenmangelzuständen benutzt werden, gibt es nicht. Das bei der Sklerodermie häufig nachweisbare Raynaud-Phänomen wird bei einer Östrogen-Monotherapie häufiger beobachtet (fast 20%) als bei Frauen, die eine Östrogen-Gestagen-Therapie oder keine Hormonsubstitution bekommen (8 bis 10%).

17.9.8 Systemischer Lupus erythematodes

Der systemische Lupus erythematodes (SLE) ist eine systemische Autoimmunerkrankung, die viele Organsysteme beeinträchtigt und deshalb ein breites Spektrum von Symptomen auslösen kann. Die Prävalenz in der US-amerikanischen Bevölkerung beträgt ca. 124/100.000 (Ruiz-Irastorza et al. 2001). Die Überlebensrate dieser Patienten hat sich in den letzten Jahren drastisch verbessert (75 bis 80%). Die häufigsten Todesursachen bei SLE sind Nierenversagen und Thrombozytopenie.

Fertilität und Ovarfunktion. Die Empfängnisfähigkeit von Frauen mit SLE scheint nicht eingeschränkt zu sein, und die Ovarfunktion ist nicht häufiger gestört als bei der Normalbevölkerung.

Schwangerschaft. Das Risiko von Komplikationen während der Schwangerschaft ist für Mutter und Fetus erhöht (Heyl u. Rath 19995; Brucato et al. 2002; Lockshin u. Sammaritano 2003).

Cave

Als absolute Kontraindikationen für eine Schwangerschaft gelten heute zentralnervöse Komplikationen während einer vorausgegangenen Schwangerschaft, also zerebrale Blutungen, eine schwangerschaftsbedingte Epilepsie, akute Nierenentzündungen zu Beginn der Schwangerschaft und jeder akute SLE-Schub (Schneider 1995).

Ansonsten bestehen keine grundsätzliche Bedenken gegen eine Schwangerschaft, sofern sich die Patientin in der Phase einer Remission befindet.

Die Betreuung einer schwangeren SLE-Patientin bedarf spezieller Kenntnisse und des interdisziplinären Konsiliums. Von besonderer Bedeutung ist die überproportionale Häufung von thromboembolischen Erkrankungen mit potentiell fatalen Folgen für Mutter und Kind, die Nephropathie und eine auffällige Häufung eines fetalen AV-Block III. Grades [Wahrscheinlichkeit ca. 20% bei Vorhandensein von Sjögren-Syndrom-Autoantikörpern (Anti-SSA und -SSB; Schneider 1995; Julkunen 1994; Julkunen et al. 1993). Bei positiven Antikörpern (Anti-SSA und Anti-SSB) und dem damit verbundenen 20%igen Risiko für einen fetalen AV-Block III. Grades hat auf jeden Fall eine fetale Echokardiographie zu erfolgen.

Als präventive bzw. therapeutische Maßnahmen wird die Gabe von 30 bis 50 mg/Tag Prednison und 60 bis 80 mg/Tag Acetylsalizylsäure empfohlen; aufgrund der erhöhten Thrombosegefahr kann zusätzlich Heparin (meist 2×5.000 IE/Tag) indiziert sein. Die Angaben zu Heparin- und Prednisondosierungen schwanken (Schneider 1995; Stuart et al. 1993).

**Schwangerschaftsüberwachung
bei SLE-Patientinnen**

- Alle zwei Wochen Besuch beim Geburtshelfer und/oder Rheumatologen, im letzten Trimenon wöchentlich
- Ab der 20. Schwangerschaftswoche monatliche Ultraschalluntersuchungen, davor zweimal wöchentlich
- Im letzten Trimenon wöchentliche CTG-Kontrollen
- Regelmäßig, bei jedem Besuch
  - Blutbildkontrollen
  - Urinkulturen
  - Kreatininclearance
  - Gesamteiweiß im 24-Stunden-Urin
- Im ersten Trimenon zweimal wöchentlich Bestimmung von Antiphospholipid-Antikörpern, Anti-SSA und Anti-SSB

Hormonale Kontrazeption. Bei Frauen mit SLE besteht wegen des erhöhten Thromboserisikos oder einer möglichen Exazerbation der Grunderkrankung zumindest eine relative Kontraindikation gegen hormonale, Östrogene enthaltende Kontrazeptiva. Allerdings halten einige Autoren den differenzierten Einsatz hormonaler Kontrazeptiva mit möglichst niedrigem Östrogengehalt unter Überwachung der Grunderkrankung für möglich (Arden et al. 1994). Eine Arbeitsgemeinschaft der Deutschen Gesellschaft für Gynäkologie und Geburtshilfe hat sich 1994 jedoch gegen östrogenhaltige hormonale Kontrazeptiva bei SLE-Patientinnen ausgesprochen.

Hormonersatztherapie. Gegen eine niedrigdosierte Substitution zum Ausgleich von Östrogenmangelzuständen dürfte im Prinzip nichts einzuwenden sein, zumal bei chronischen Östrogenmangelzuständen eine Güterabwägung erfolgen muss. Sicherheitshalber sollten SLE-Patientinnen unter einer Östrogensubstitution zumindest initial engmaschig überwacht werden. Die Datenlage zur HRT ist allerdings unklar: Nach einer prospektiven Studie mit fast 70.000 Frauen (Sanchez-Guerrero 1995, Nurses Health Study) steigt das Risiko, an einem SLE zu erkranken, um den Faktor 1,8 bis 2,5, wenn Frauen eine HRT anwenden. Der Effekt ist von der Dauer der Therapie abhängig und am stärksten ausgeprägt, wenn aktuell eine Hormonsubstitution erfolgt. In einer Fall-Kontroll-Studie mit 41 neu erkrankten Frauen konnte gezeigt werden, dass eine Östrogenersatztherapie über einen Zeitraum von mehr als zwei Jahren das Risiko für einen SLE um einen Faktor von 2,8 erhöht hat (Arden 1994). Andere Studien allerdings kamen zu dem Ergebnis, dass bei klinisch stabilem SLE die Häufigkeit und Intensität akuter Schübe durch eine Östrogenersatztherapie nicht beeinflusst wird.

17.10 Neurologische und psychiatrische Störungen

17.10.1 Blindheit

Fertilität und menstrueller Zyklus. Blindheit scheint nicht zur Einschränkung der Fertilität zu führen. Ob die Fekundabilität eingeschränkt ist, ist unbekannt (Lehrer 1981; Bellastella et al. 1998). Blinde Frauen mit völligem Verlust der Lichtperzeption scheinen einige Jahre später in die Postmenopause zu kommen als erblindete Frauen mit noch vorhandener (Lehrer 1981). Die Menarche ist nicht verzögert, möglicherweise sogar vorverlegt (Zacharias u. Wurtman 1969). Die meisten völlig Blinden haben eine Störung ihrer zirkadianen Rhythmik, was an einer atypischen Melatoninrhythmik erkennbar ist. Aussagekräftige Daten zur Ovarfunktion liegen nicht vor.

Schwangerschaft, hormonale Kontrazeption und Hormonersatztherapie. Bei Blindheit sind hierbei keine Besonderheiten zu beachten.

17.10.2 Chronischer Hydrozephalus

Fertilität und menstrueller Zyklus. Bei Patientinnen mit chronischem Hydrozephalus sind sowohl eine Pubertas praecox (Lopponen et al. 1996) als auch eine primäre, seltener eine sekundäre Amenorrhö beschrieben worden (Fideleff et al. 1975; Coenegracht et al. 1975; Jawadi 1979). Wie der Hydrozephalus das GnRH-System und damit die hypophysäre Gonadotropinfreisetzung blockiert, ist unbekannt. Da es sich bei den Ovarfunktionsstörungen, die im Zusammenhang mit einem Hydrozephalus auftreten, um hypothalamisch-hypophysäre Störungen mit Erhalt des ovariellen Follikelapparates handelt, sind Ovulationsinduktionen bei Kinderwunsch möglich, bei intakter Hypophyse mit pulsatiler GnRH-Applikation, ansonsten mit Gonadotropinen.

Schwangerschaft. Aus einigen retrospektiven Studien geht hervor, dass ungefähr 80% aller Frauen während der Schwangerschaft mit einer normalen Funktion des Shunts rechnen können; die Rate der Fehlgeburten betrug rund 20%. Bei 5% kam es während der Schwangerschaft zu Krampfanfällen, mit einer ähnlichen Wahrscheinlichkeit traten Kopfschmerzen auf, die Fehlbildungsrate schwankte zwischen 7 und 11%. Die Schwangerschaftsüberwachung und Geburtsleitung sollte interdisziplinär mit den Neurologen abgestimmt sein (Liakos et al. 2000; Bradley et al. 1998).

Hormonale Kontrazeption und Hormonersatztherapie. Die Grunderkrankung selbst stellt keine Kontraindikation gegen eine hormonale Kontrazeption dar.

17.10.3 Epilepsie

Fertilität und menstrueller Zyklus. Störungen des Endokriniums und der Fortpflanzungsfunktionen kommen bei Epileptikerinnen gehäuft vor, eine Amenorrhö bei jeder 5. bis 6. Epileptikerin, andere Zyklusstörungen einschließlich Meno- und Metrorrhagien bei fast jeder zweiten. Vom linken Temporallappen ausgehende epileptische Anfälle sollen mit einer erhöhten Wahrscheinlichkeit eines polyzystischen Ovarsyndroms, und vom rechten Temporallappen ausgehende Anfälle mit einer Häufung einer hypogonadotropen Amenorrhö einhergehen (Herzog 1991a,b).

Frauen, bei denen die epileptischen Anfälle von den Temporallappen ausgehen, haben gehäuft anovulatorische Zyklen (Cummings et al. 1995). Bei denjenigen, die Antiepileptika einnehmen, ist die Metabolisierung der aus den Follikeln bzw. aus dem Corpus luteum stammenden Sexualsteroide beschleunigt (Rosciszewska et al. 1986). Resultat der häufig auftretenden Ovarfunktionsstörungen infolge der Epilepsie und der Medikation ist eine eingeschränkte Fertilität. Sie ist im Vergleich zu Gesunden um zwei Drittel reduziert, Frauen mit isolierten (partiellen) Anfällen sind stärker betroffen als die mit generalisierten; Analoges gilt für Frauen mit präpubertär begonnenen Anfällen im Vergleich zu Frauen mit postpuberalem Beginn (Morell 1998).

Polyzystische Ovarien sollen bei Epileptikerinnen häufiger auftreten als in der Normalpopulation. Ob das Antiepileptikum Valproinsäure hierfür verantwortlich ist, ist z. Z. umstritten (Isojarvi et al. 2001; Bauer et al. 2000; Duncan 2001). Möglicherweise kommt es bei Epileptikerinnen auch gehäuft zur Hyperprolaktinämie und zu einer prämaturen Menopause (Herzog et al. 1986).

Eine Zyklusabhängigkeit epileptischer Anfälle ist seit längerer Zeit bekannt. Sie werden bei 33 bis 75% aller epileptischen Frauen gehäuft in der unmittelbar prämenstruellen Phase oder innerhalb der ersten 2 bis 3 Tage der Menstruation beobachtet. Bei einer anderen Untergruppe findet sich eine Exazerbation der Anfälle in der präovulatorischen Phase. Die prämenstruelle Zunahme von Anfällen schreibt man dem nachlassenden Progesteroneffekt und der schnelleren Metabolisierung antiepileptischer Medikamente im Prämenstruum zu, während die Häufung von Anfällen zwischen Tag 8 und 14 des Zyklus der zunehmenden Östrogenwirkung angelastet wird (Rosciszewska et al. 1986). Diese Beobachtungen sind insofern nicht erstaunlich, als Sexualsteroide die elektrische Aktivität des Zentralnervensystems beeinflussen, und zwar Östrogene im Sinne einer Aktivierung epileptiformer Entladungen und Progesteron eher im Sinne einer Abnahme der Frequenz elektrischer Impulse (Herzog 1991a).

Schwangerschaft und Stillzeit. Die Schwangerschaft kann variable Wirkungen auf die Häufigkeit epileptischer Anfälle haben. Etwa die Hälfte der schwangeren Epileptikerinnen erfahren keine Zunahme der Anfallsfrequenz (Schmidt et al. 1985). Bei einem Drittel der Schwangeren nimmt die Zahl der Anfälle zu, was bei der Mehrzahl dieser Frauen auf eine Abnahme der Blutkonzentrationen der antiepileptischen Medikamente zurückzuführen sein dürfte (Schmidt et al. 1985; Kilpatrick u. Hopper 1993). Frauen mit Epilepsien sollten bereits vor der Schwangerschaft detailliert beraten werden: 90 bis 95% aller Schwangerschaften verlaufen weitgehend normal und enden mit der Geburt eines gesunden Kindes. Allerdings besteht kein Zweifel, dass die Fehlbildungsrate etwa um das Doppelte erhöht ist, was einerseits auf die Anfälle selbst, andererseits auf die Medikation zurückgeführt wird. Es handelt sich meistens um leichtere Fehlbildungen. Antikonvulsiva können mit dem Folsäure- und Vitamin-K-Metabolismus interferieren und dadurch zu Fehlbildungen und postpartalen Blutungen prädisponieren. Die Anfallskontrolle sollte mehrere Monate vor der Konzeption etabliert sein und mit der niedrigstmöglichen Dosis einer Monotherapie erfolgen.

> Eine Folsäureverabreichung (5 mg/die) sollte drei Monate vor der Konzeption und zumindest während des ersten Trimenons erfolgen, um durch einen Folsäuremangel bedingte Fehlbildungen zu verhindern.

Bei Einnahme von Phenobarbital, Carbamazepin oder Phenytoin sollte die Mutter mindestens vier Wochen vor der erwarteten Niederkunft Vitamin K bekommen, ebenso das Kind unmittelbar nach der Geburt. Wegen der schnelleren Metabolisierung der Antikonvulsiva im dritten Trimenon und der Zunahme des Blutvolumens muss evtl. eine Dosisanpassung erfolgen. Es ist selbstverständlich, dass diese interdisziplinär mit dem Neurologen zu erfolgen hat (Nulman et al. 1999; Cleland 1991). Die schwangere Patientin mit Epilepsie sollte darüber informiert werden, dass die Komplikationsrate während der Schwangerschaft und unter der Geburt etwas höher als normal sein kann (vaginale Blutungen, Hyperemesis gravidarum, vorzeitige Wehen, perinatale Sterblichkeit; Zahn 1998).

> Während der Stillzeit gelangen antikonvulsive Medikamente in die Muttermilch, wenn auch in deutlich niedrigerer Konzentration als in das mütterliche Blut. Sie können den Säugling sedieren und Stillschwierigkeiten zur Folge haben. Die Einnahme von Antiepileptika während der Postpartalphase stellt allerdings keine absolute Kontraindikation für das Stillen dar (Zahn 1998).

Hormonale Kontrazeption. Einige Antiepileptika (Barbiturate, Carbamazepin, Oxcarbacepin, Phenytoin und Topiramat) induzieren die Aktivität der hepatischen Cytochrom-P450-Enzyme, was eine schnellere Metabolisierung von Steroiden zur Folge hat. Dieser Effekt führt bei der Verabreichung hormonaler Kontrazeptiva zur Verminderung der kontrazeptiven Sicherheit. Dies soll auch bei Levonorgestrel-Implantaten der Fall sein.

Andere wiederum (Felbamat, Gabapentin, Lamotrigin, Vigabatrin und Valproat) verändern die kontrazeptive Sicherheit angeblich nicht (El-Sayed 1998).

Hormonersatztherapie. Der Einfluss des Klimakteriums und der Postmenopause auf den Verlauf einer Epilepsie ist nicht ausreichend untersucht. Verschlechterungen, Verbesserungen und keine Veränderungen in der Peri- und Postmenopause sind etwa gleich häufig beschrieben; auch der Einfluss einer HRT auf den Verlauf einer Epilepsie bzw. auf die Anfallsfrequenz ist nicht voraussehbar. Diskutiert wird auch, ob eine Östrogen-Gestagen-Kombination möglicherweise im Hinblick auf die Verbesserung der Anfallsfrequenz einer reinen Östrogenmonotherapie überlegen ist (El-Sayed 1998).

17.10.4 Huntington-Erkrankung

Fertilität und menstrueller Zyklus. Diese autosomal-dominant vererbte neurodegenerative Erkrankung mit einem typischen Beginn zwischen dem 30. und 50. Lebensjahr (Häufigkeit der Erkrankung 1:20.000, Häufigkeit nicht erkrankter Genträger 1:7000) scheint die Ovarfunktion nicht zu beeinflussen, zumal offensichtlich die Fertilität betroffener Frauen (und Männer) nicht eingeschränkt ist (Mastromauro et al. 1989). In mehreren Studien werden Fertilität und Fekundität im Vergleich zu nicht betroffenen Geschwistern oder zu anderen Vergleichskollektiven sogar als höher beschrieben (Shokeir 1975; Pridmore 1990).

Schwangerschaft. Eine Häufung von Komplikationen in der Schwangerschaft ist nicht beschrieben worden.

Hormonale Kontrazeption und Hormonersatztherapie. Kontraindikationen sind nicht bekannt.

17.10.5 Kallmann-Syndrom

Zu den zentralen (hypothalamischen) Störungen, die zu einer familiär auftretenden hypogonadotropen Form der primären Amenorrhö führen, gehört das Kallmann-Syndrom. Es geht mit einer angeborenen Anosmie infolge Fehlens von Riechhirnarealen, mit einem hypogonadotropen Hypogonadismus und gelegentlich mit anderen Fehlbildungen und Störungen der Sinnesorgane und des Zentralnervensystems einher, z. B. Sehstörungen, Taubheit, Ataxie, Epilepsie (Santen u. Paulsen 1973; Tagatz et al. 1970; Spitz et al. 1974). Auch Fehlbildungen der Nieren, der Genitalorgane und einer ganzen Reihe anderer Organe sind im Zusammenhang mit dem Kallmann-Syndrom beschrieben worden (Prager u. Braunstein 1993; Hill et al. 1992; Brandenberger et al. 1994).

Das Kallmann-Syndrom ist eine seltene, bei Frauen mit einer Wahrscheinlichkeit von 1:50.000 auftretende X-Chromosom-assoziierte Störung mit familiärer Häufung, dessen genetische Basis in Mutationen des X-Chromosom-gebundenen KAL-Gens besteht (Hardelin und Petit 1995). Dieses Gen kodiert für ein extrazelluläres Matrix-Glykoprotein, Anosmin I, ein permissives Substrat für das Wachstum bestimmter Neurite, welche die funktionelle Verbindung zwischen dem Riechorgan (Bulbus olfactorius) und den GnRH-sezernierenden Neuronen herstellen.

Die Folge von Mutationen des KAL-Gens ist eine Anosmie wegen unzureichender Ausbildung des Bulbus olfactorius und ein GnRH-Mangel, der zu einer hypogonadotropen Amenorrhö mit Östrogenmangel führt (Achermann u. Jameson 2001; Hardelin 2001; Hardelin et al. 1999).

Es gibt eine ganze Reihe anderer Formen des **hypogo-nadotropen Hypogonadismus**, die nicht mit einer Anosmie einhergehen. Hinter diesen verbirgt sich ein ganzer Komplex von unterschiedlichen genetischen Ursachen (Achermann u. Jameson 2001), die über die Gonadenfunktionsstörung zum Östrogenmangel führen:

- Mutationen in verschiedenen Genen, die an der Steroido-genese und Leptinsynthese beteiligt sind,
- Mutationen des GnRH-Rezeptors in der Hypophyse,
- Mutationen verschiedener Transkriptionsfaktoren in den hypophysären gonadotropinproduzierenden Zellen und
- Mutationen der Gene für die Gonadotropin-Unterein-heiten.

Technisch ist es heute möglich, die bekannten Mutationen auf den verschiedenen Ebenen des Hypothalamus bzw. der Hypophyse mit molekulargenetischen Methoden nachzuwei-sen. Die Differenzierung in Störungen, die einerseits zum Gn-RH-Mangel und andererseits zu einem Nichtansprechen der hypophysären gonadotropinbildenden Zellen auf GnRH füh-ren, ermöglicht die Voraussage, ob man bei einer Patientin mit der pulsatilen GnRH-Therapie oder nur mit Gonadotropinen eine Ovulation auslösen kann.

Offensichtlich also handelt es sich bei Patientinnen mit ei-ner hypogonadotropen primären Amenorrhö um Frauen mit einem sehr heterogenen Krankheitsbild, das mit einer Vielfalt von Fehlbildungen anderer Organe verbunden sein kann. Aus diesem Grund ist eine sorgfältige Abklärung nicht nur der Hypothalamus-Hypophysen-Ovar-Achse erforderlich, son-dern auch anderer Organsysteme. Die Betreuung dieser Pati-entinnen muss also von vornherein interdisziplinär sein.

Wegen des beim Kallmann-Syndrom und anderen For-men eines hypogonadotropen Hypogonadismus vorliegenden Östrogenmangels haben diese Patientinnen eine erniedrigte Skelettdichte und erhöhte Frakturrisiken. Sie müssen also mit östrogenhaltigen Präparaten substituiert werden.

Fertilität, Schwangerschaft, hormonale Kontrazeption und Hormonersatztherapie. Auch wenn wegen der Grund-störung die Fertilität nicht gegeben ist, kann eine Ovulati-on induziert werden durch Stimulation mit Gonadotropi-nen oder mit der pulsatilen GnRH-Verabreichung (s. jedoch oben), Schwangerschaften sind möglich.

Kontraindikationen gegen eine hormonale Kontrazeption, die beim Kallmann-Syndrom ohnehin nicht erforderlich ist, oder gegen eine HRT gibt es nicht.

17.10.6 Meningomyelozele

Fertilität und menstrueller Zyklus. Frauen mit einer Me-ningomyelozele haben im geschlechtsreifen Alter nicht häufi-ger Ovarfunktionsstörungen als vergleichbare Kontrollgrup-pen. Die Menstruation wird bei >90% der Patientinnen als regelmäßig beschrieben, ebenso scheint die Fertilität nicht wesentlich eingeschränkt zu sein, sofern Fehlbildungen und die eingeschränkte körperliche Mobilität die Chancen einer Konzeption nicht verringern (Hirayama et al. 1995; Cass et al. 1986). Die Menarche kann bei Mädchen mit Meningomyeloze-le relativ früh eintreten (Furmann u. Mortimer 1994). Ein häu-figes Problem ist die zentrale Form einer Pubertas praecox mit Kleinwuchs (▶ Kap. 12; Trollmann et al. 1998).

Schwangerschaft. Schwere Komplikationen sind in der Re-gel selten, allerdings ist das Risiko von Neuralrohrdefekten bei Feten von Müttern mit derselben Störung erhöht (Wood-house 1994: für Jungen 1:50, für Mädchen 1:13). Außerdem ist während des Schwangerschaftsverlaufs vor allem auf Urinin-kontinenz und Harnwegsinfektionen und ihre Folgen zu ach-ten (Pereira et al. 1995).

Hormonale Kontrazeption. Hierüber liegen keine speziellen Informationen vor.

> **Cave**
>
> **Bei Frauen, deren Mobilität massiv eingeschränkt ist, sollte bei der Wahl des Kontrazeptivums ein erhöhtes Thromboserisiko unterstellt werden.**

Hormonersatztherapie. Auch hierüber liegen keine spezifi-schen Informationen vor.

17.10.7 Migräne

Etwa ein Drittel aller Frauen leiden unter Spannungskopf-schmerzen oder Migräneattacken. Die Inzidenz nimmt mit Beginn der Pubertät zu und erreicht zum Zeitpunkt der Me-narche ein Maximum. Nach der Menopause nimmt die In-zidenz der Migräne bei einem Teil der Patientinnen wieder ab, während Spannungskopfschmerzen eher häufiger werden (Neri et al. 1993).

Migräne und Menstruation. Eine Zyklusabhängigkeit der Migräne (perimenstruelles Auftreten) wird in bis zu 30% der Fälle angegeben (Nattero 1982). Es wird vermutet, dass der Abfall des Östradiolspiegels gegen Zyklusende Auslöser die-ser menstruationsabhängigen Migräneform ist. Die absoluten Östrogenspiegel spielen dabei möglicherweise eine nur unter-geordnete Rolle.

Patientinnen, die an rezidivierenden schweren Kopf-schmerzen und Migräneattacken leiden, sollten zunächst neu-rologisch untersucht werden. Gibt eine Patientin an, menst-ruationsabhängig unter Migräneattacken zu leiden, d. h. kurz vor bis kurz nach der Menstruation, sollte sie einen Regel-/Migränekalender führen, um ihren subjektiven Eindruck zu objektivieren und um sicher zu sein, dass es sich tatsächlich um eine Menstruationsmigräne handelt.

Schwangerschaft. Eine menstruationsabhängige Migräne bessert sich oft in der Schwangerschaft aufgrund der kon-stant erhöhten, keinen zyklischen Schwankungen unterliegen-den Östrogenspiegel.

Hormonale Kontrazeption. Orale Kontrazeptiva scheinen keinen Einfluss auf die Inzidenz der Migräne zu haben. Un-ter Einnahme hormonaler Kontrazeptiva ist zum Teil auch eine Besserung der Beschwerden berichtet worden. Kommt es während der Einnahme hormonaler Kontrazeptiva erstmals zu einer Migräneattacke, dann in der Regel nicht in der Ein-nahmepause, sondern während der Einnahme. Auch nach Absetzen der hormonalen Kontrazeption können die Migräne-anfälle noch über einen längeren Zeitraum bestehen bleiben. Sollte es unter der Einnahme einer hormonalen Kontrazeption zur Verschlimmerung einer bestehenden Migräne kommen bzw. ein Migräneanfall erstmals auftreten, sollte man eine andere Form der Empfängnisverhütung wählen.

Hormonersatztherapie. Postmenopausal bessert sich eine bestehende Migräne bei einem Teil der Patientinnen. Eine HRT kann sowohl mit einer Besserung als auch mit einer Verschlechterung der Beschwerden assoziiert sein. Bei Patientinnen, die unter menstruationsabhängiger Migräne leiden oder gelitten haben, sollte aus theoretischen Überlegungen die kontinuierliche Therapie einer zyklischen vorgezogen werden.

Hormonale Therapieversuche. Bisher gibt es nur wenige klinische Studien zur Behandlung der menstruationsabhängigen Migräne mit hormonartigen Substanzen, insbesondere fehlen größere kontrollierte Studien. Empirisch bestehen neben der neurologischen Therapie (Schmerztherapie, medikamentöse Anfallsprophylaxe) folgende Behandlungsmöglichkeiten für eine perimenstruell im Spontanzyklus oder in der Pillenpause auftretende Migräne:

- Ausgleich des Östrogenabfalls perimenstruell durch eine Östrogensupplementation (z. B. 1 mg Östradiol, 20 µg Ethinylöstradiol oral oder Östradiol transdermal);
- kontinuierliche Einnahme eines monophasischen oralen Kontrazeptivums;
- bei Versagen dieser beiden Therapieansätze ist (mit zweifelhaftem Erfolg) der Versuch unternommen worden, die Ovarfunktion zunächst mithilfe von GnRH-Analoga zu unterdrücken, um die zyklusabhängigen Sexualsteroidschwankungen auszuschalten, das Endometrium zur Atrophie zu bringen und der Patientin gleichzeitig eine kontinuierliche Östrogen-Gestagensubstitution zu verabreichen.

17.10.8 Multiple Sklerose

Die multiple Sklerose (MS) ist die häufigste neurologische Krankheit im jüngeren Erwachsenenalter (Prävalenz ca. 100 Fälle/100.000 Einwohner). Die Ätiologie der Erkrankung ist trotz intensiver Forschungsanstrengungen letztlich noch unklar (Kesselring 1990). Frauen erkranken häufiger als Männer. Dies könnte – muss aber nicht – auf hormonale Faktoren hinweisen. Mangels eines klareren Konzepts zur Genese fasst man heute die MS als ein multifaktorielles Krankheitsbild auf, in das genetische und Umgebungsfaktoren ebenso wie hormonale Faktoren eingehen. Auch Autoimmunprozesse sind bei MS-Patienten überproportional häufig nachweisbar (Duquette u. Girard 1993; Ioppoli et al. 1990). Das Bild endokrinologischer Begleiterkrankungen ist nicht einheitlich. Eine gehäufte Assoziation der MS mit Autoimmunendokrinopathien ist beschrieben worden (Ioppoli et al. 1990; Michelson et al. 1994). Da es sich bei den Autoimmunerkrankungen generell um systemische Krankheitsbilder mit folglich variablem klinischen Verlauf handelt, ist auch nicht zu erwarten, dass die endokrinen Störungen bei der MS ein einheitliches Bild ergeben.

Fertilität und menstrueller Zyklus. Frauen mit MS scheinen eine weitgehend ungestörte Ovarfunktion zu haben (Grinsted et al. 1989; Poser et al. 1981; Kulig u. Schaltenbrand 1956). Möglicherweise induzieren Schübe der Grunderkrankung vorübergehende oder permanente Ovarfunktionsstörungen (Joachimovits u. Wilder 1925). Das Zyklusgeschehen selbst hat eine variable Assoziation mit dem Verlauf der MS: Bei etwa der Hälfte der Patientinnen, deren Krankheitsbild durch Schübe gekennzeichnet ist, verschlechtert sich die Symptomatik regelmäßig prämenstruell, während der Verlauf bei Patientinnen mit chronisch-progressivem Verlauf meist keine Zyklusabhängigkeit erkennen lässt (Zorgdrager u. Keyser 1997).

Schwangerschaft. Es gibt keine Anhaltspunkte für eine schwangerschaftsbedingte Verschlechterung des Krankheitsbilds und somit auch keine Kontraindikation (Frames u. Poster 1994). Aus einer größeren europäischen Studie ist bekannt, dass im Verlauf der Schwangerschaft, insbesondere im dritten Trimenon, die Zahl der Krankheitsschübe abnimmt und während der ersten drei Monate post partum wieder auf das alte Niveau ansteigt (Confavreux et al. 1998). Inwieweit diese postpartal auftretenden Schübe, deren gehäuftes Auftreten in mehreren Publikationen beschrieben ist (Damek u. Shuster 1997), durch intravenöse Immunglobulingabe verhindert werden können, wie eine Studie berichtet (Orvieto et al. 1999), bedarf der Bestätigung. Die multiple Sklerose scheint den Verlauf einer Schwangerschaft, die Entwicklung und die Gesundheit des Kindes nicht zu beeinflussen (Confavreux et al. 1999).

Hormonale Kontrazeption. Frauen mit multipler Sklerose können hormonale Kontrazeptiva verordnet werden. Sie haben allerdings keine protektive Wirkung auf MS-Schübe (Hernan et al. 2000): es gibt keinen zeitlichen Zusammenhang zwischen dem Auftreten von Krankheitsschüben oder der Verbesserung des Krankheitsbildes einerseits und der Einnahme oder dem Absetzen oraler Kontrazeptiva andererseits (Thorogood u. Hannaford 1998).

Hormonersatztherapie. Östrogenhaltige Medikamente in der Postmenopause zum Ausgleich eines Östrogenmangels sind nicht kontraindiziert. Ungefähr die Hälfte der postmenopausalen Frauen berichtet über eine Verschlechterung der Symptomatik in der Postmenopause und es wird über eine Verbesserung der Symptomatik unter einer Hormonsubstitution bei etwa drei Viertel aller Patientinnen berichtet, ebenso sollen die kognitiven Funktionen unter einer Östrogensubstitution verbessert werden. Die Datenlage hierzu ist allerdings nicht überzeugend (Smith u. Studd 1992; Sandyk 1996).

Sexuelle Probleme, wie Impotenz und Erektionsschwäche beim Mann, fehlende vaginale Lubrikation, Sensibilitätsstörungen und Orgasmusstörungen bei der Frau, sind Thema diverser Aufklärungsschriften, die von der »Deutschen Multiple Sklerose Gesellschaft« für Laien und Betroffene herausgegeben werden (Dewis u. Thornton 1989; Barret 1994).

17.10.9 Myotonia dystrophica

Hierbei handelt es sich um eine progrediente Muskelschwäche und -atrophie u. a. der Gesichts- und Halsmuskulatur sowie der Muskelgruppen der distalen Gliedmaßen. Sie hat einen autosomal-dominanten Erbgang, bedingt durch eine Mutation im Bereich des Chromosoms 19, die mit einer Häufigkeit von 1:2.500 bis 1:80.000 auftritt. Die hierbei beobachteten Störungen des Endokriniums betreffen nicht nur die Gonadenfunktion, sondern oft auch die Schilddrüsenfunktion, den Glukosestoffwechsel (Diabetes mellitus), die Hypothalamus-Hypophysen-Nebennierenrinden-Achse, STH, Prolaktin u. a. Die Sekretion von DHEA ist erniedrigt (Johansson et al. 2000). Auch die Tag-Nacht-Rhythmik der Kortisolsekretion ist gestört. Die in der Literatur beschriebenen Funktionsstörungen des Endokriniums sind vielfältig und nicht einem einheitlichen pathogenetischen Prinzip zuzuordnen (Takase et al. 1987).

Fertilität und menstrueller Zyklus. Frauen, die diese – überwiegend bei Männern auftretende – Erkrankung entwickeln, haben offensichtlich nicht mit derselben Regelmäßigkeit wie Männer Gonadenfunktionsstörungen (nur 15 bis 20% der betroffenen Frauen; Drucker et al. 1961). Ovarfunktionsstörungen sind überwiegend hypothalamisch-hypophysären Ursprungs und äußern sich in Form von Oligo-/Amenorrhöen, während bei Männern primäre (hypergonadotrope) Gonadenstörungen beschrieben werden (Drucker et al. 1961; Febres et al. 1975; Sagel et al. 1975).

Aufgrund der beschriebenen multiplen Störungsmöglichkeiten im Endokrinium von Patientinnen mit myotoner Dystrophie ist zwar anzunehmen, dass bei ihnen auch die Ovarfunktion häufiger gestört ist als in einer vergleichbaren Normalpopulation, für die individuellen Empfängnischancen besagt das jedoch wenig.

Schwangerschaft. Schwangerschaften bei diesen Patientinnen sollten als Risikoschwangerschaften eingestuft werden, zumal die Möglichkeit einer kongenitalen myotrophen Dystrophie besteht. Die Betreuung sollte interdisziplinär erfolgen. Die Schwangerschaftsverläufe sind gekennzeichnet durch Komplikationen wie vorzeitigen Verlust der Frucht, Frühgeburt, Hydrops, Schwierigkeiten in der Austreibungsphase, intrapartale Blutungen und Anästhesiezwischenfälle. Die Kombination eines Hydrops mit eingeschränkten Bewegungen und niedriger Herzfrequenz beim Feten ergeben den Verdacht auf eine kindliche Schädigung (Dufour et al. 1997; Webb et al. 1978; Geifman-Holtzman u. Fay 1998). Die Betreuung einer Schwangeren mit Myotonia dystrophica sollte also interdisziplinär erfolgen.

Hormonale Kontrazeption und Hormonersatztherapie. Kontraindikationen sind nicht bekannt, eine Erhöhung des Thromboembolierisikos kann bei denjenigen Patientinnen angenommen werden, die mit einem erhöhten Thromboembolierisiko einhergehende Begleitstörungen haben. Die Kombination einer Myotonia dystrophica mit Mitralklappenprolaps und Thromboembolie ist mehrfach beschrieben worden.

17.10.10 Neurofibromatose (Recklinghausen-Krankheit)

Auch wenn es sich bei dieser autosomal-dominant vererblichen Krankheit nicht nur um eine Erkrankung des ZNS, sondern des gesamten Nervensystems mit klinischer Manifestation in anderen Organsystemen handelt, soll sie wegen der Dominanz neurologischer Symptome an dieser Stelle erwähnt werden.

Fertilität und menstrueller Zyklus. Zumindest bei Unterformen der Neurofibromatose (Typ I) soll die Häufigkeit von Fertilitätsstörungen, unregelmäßiger Menses und einer frühzeitigen Menopause erhöht sein (Cramer et al. 1991). Kinder mit Neurofibromatose Typ I entwickeln gelegentlich eine Pubertas praecox, anscheinend jedoch nur dann, wenn sich im Bereich des Sehnervs Tumoren entwickeln, die das Chiasma opticum schädigen (▶ Abschn. 12.6; Habiby et al. 1995).

Kleinwuchs (unterhalb der 10. Perzentile) wird bei 25% aller Patienten vor der Pubertät beobachtet und nur 50% erreichen im Erwachsenenalter die erwartete Endgröße (Carmi et al. 1999).

Schwangerschaft. Schwangere mit dieser Grunderkrankung sollten in einer Risikosprechstunde betreut werden. Die Abortrate, die Häufigkeit von Totgeburten und intrauterinen Wachstumsverzögerungen sowie die Häufigkeit der Schnittentbindung sind erhöht (Weissman et al. 1993). Bei mehr als der Hälfte der Patientinnen kommt es während der Schwangerschaft zum Wachstum von Neurofibromen (Dugoff u. Sujansky 1996).

Hormonale Kontrazeption und Hormonersatztherapie. Kontraindikationen gegen eine hormonale Kontrazeption sind nicht beschrieben.

17.10.11 Para- und Tetraplegie

Fertilität und menstrueller Zyklus. Frauen mit Lähmung beider unterer oder aller Gliedmaßen infolge von Rückenmarksverletzungen nehmen nach einer vorübergehenden Phase von Zyklusstörungen oder einer Amenorrhö ihre normale Ovarfunktion in der Regel wieder auf (Comarr 1966; Ohry et al. 1978). Eine prospektive Studie belegt, dass bei >90% der para- und tetraplegischen Frauen im geschlechtsreifen Alter ovulatorische Zyklen nachweisbar sind (Reame 1992). Allerdings haben diese Frauen häufig Störungen der Kerntemperatur, so dass die Basaltemperaturkurve zur Bewertung der Ovarfunktion nicht geeignet ist. Bei Patientinnen mit Tetraplegie findet man zwar eine normale Tagesrhythmik der Kortisol- und TSH-Sekretion, aber eine komplett fehlende Melatoninsekretion (Zeitzer et al. 2000). Menarchealter und das postmenarchale Menstruationsverhalten unterscheiden sich bei Frauen, deren Rückenmarksschädigung bereits im Kindesalter eingetreten ist, nicht von denen einer Normalpopulation (Anderson et al. 1997).

Schwangerschaft. Die Gesamtprognose ist günstig, allerdings ist die Komplikationsrate in der Schwangerschaft erhöht: Die Häufigkeit der Frühgeburtlichkeit und der Dystrophie ist erhöht, ebenso die Zahl der operativen Geburten. Eine gefährliche potentielle Komplikation ist die autonome Hyperreflexie bei rückenmarksgeschädigten Frauen, die während der Schwangerschaft und während der Geburt auftreten kann und sich in einer plötzlich auftretenden Blutdruckkrise, Kopfschmerzen und in Uteruskontraktionen mit Bradykardie, Tachykardie oder variablen kardialen Rhythmusstörungen äußern kann. Die Betreuung dieser Schwangeren und Gebärenden bedarf also der gründlichen Vorbereitung und der Absprache zwischen Geburtshelfer, Anästhesist und Rehabilitationspersonal (McGregor u. Meeuwsen 1985; Westgren et al. 1993; Jackson u. Wadley 1999).

Hormonale Kontrazeption. Schwangere und nichtschwangere Frauen mit Querschnittslähmung haben ein deutlich erhöhtes Risiko für Thromboembolien. Da querschnittsgelähmte Frauen in der Regel eine normale Ovarfunktion haben, bedürfen sie ggf. einer Kontrazeption. Wegen der ohnehin erhöhten Gefahr einer Thromboembolie sind Verfahren vorzuziehen, die dieses Risiko nicht noch weiter steigern. Es ist also von ethinylöstradiolhaltigen oralen Kontrazeptiva abzuraten (Gruber u. Thoni 1985).

Hormonersatztherapie. Breitere Erfahrungen liegen nicht vor. Nahezu ein Drittel aller Frauen, die nach ihrem Unfall in die Postmenopause gekommen sind, berichten über Knochenfrakturen. Eine Östrogensubstitution mit niedrigstmöglicher Dosis in nicht oraler Verabreichung erscheint neben anderen Maßnahmen (z. B. Kalzium, Vitamin D) vertretbar.

17.10.12　Schädel- und Spinaltraumen

Durch Schädeltraumen oder Strahlentherapie wegen Hirntumoren werden der Hypothalamus und die Hypophyse in variablem Maße beeinträchtigt. Hierbei müssen nicht alle Partialfunktionen der Hypophyse gleichmäßig geschädigt sein; häufig findet man isolierte Ausfälle einzelner Teilfunktionen, am häufigsten den Ausfall der Gonadotropinsekretion, gefolgt vom Ausfall der thyreotropen Partialfunktionen (Landau et al. 1978; Veldhuis u. Hammond 1980; Constine et al. 1993).

Fertilität und menstrueller Zyklus. Sie können eingeschränkt bzw. gestört sein. Eine Ovulationsinduktion ist möglich. Die Art der Therapie hängt von der Lokalisation der Schädigung ab.

Schwangerschaft, hormonale Kontrazeption, Hormonersatztherapie. Risiken und Indikationen/Kontraindikationen müssen im Einzelfall abgeschätzt und abgewogen werden.

17.10.13　Schizophrenie

Fertilität und menstrueller Zyklus. Schon ältere Studien berichten von der Häufung von Zyklusstörungen bei Frauen mit Schizophrenie. In der Regel sind sie hypothalamisch-hypophysären Ursprungs (Rey et al. 1957; Ripley u. Papanicolaou 1942).

Fertilität und Fekundität gelten als reduziert (McGrath 1999; Srinivasan u. Padmavati 1997). Die eigentlichen Symptome der Schizophrenie sollen nicht zyklusabhängig sein. Die prämenstruell beobachteten Veränderungen ordnet man vielmehr affektiven Veränderungen zu, wie man sie beim prämenstruellen Syndrom findet (Harris 1997).

Erwähnenswert sind im Vergleich zu gesunden Vergleichspersonen die häufig erniedrigten nächtlichen Melatoninspiegel und die positiven Wirkungen, welche die nächtliche Melatoninverabreichung auf das Schlafverhalten haben soll (Shamir et al. 2000).

Schwangerschaft. Die Rate ungewollter Schwangerschaften ist relativ hoch, ebenso die Häufigkeit geburtshilflicher Komplikationen. Die Morbidität für Mutter und Kind ist erhöht. Im Wochenbett sind schizophrene Frauen besonders anfällig für Exazerbationen (Miller 1997).

Hormonale Kontrazeption. Schizophrene Frauen, die nicht schwanger werden wollen, benützen dennoch häufig keine Kontrazeption. Östrogenhaltige Kontrazeptiva induzieren zwar keine Stoffwechselkomplikationen und sind insofern nicht kontraindiziert; die Verabreichung ist jedoch aufgrund individuell eingeschränkter Compliance problematisch, wie auch jede andere Form reversibler unmittelbar von der Patientin abhängiger kontrazeptiver Maßnahmen, zumal die Einsichtsfähigkeit betroffener Frauen variabel sein dürfte.

Hormonersatztherapie. In jüngeren Untersuchungen ist nochmals die alte Frage aufgeworfen worden, inwieweit Östrogene protektive Wirkungen haben und Exazerbationen verhindern und mildern; diese Frage erscheint noch nicht beantwortbar (Seeman 1996). Jedenfalls gibt es keine Hinweise auf Kontraindikationen gegen eine HRT bei schizophrenen Frauen mit Östrogenmangel.

17.11　Transplantationen

17.11.1　Knochenmarktransplantation

Fertilität und menstrueller Zyklus. Der Knochenmarktransplantation wegen einer Leukämie oder anderer maligner Erkrankungen geht in der Regel eine Chemotherapie, Ganzkörperbestrahlung oder beides voraus. Die Wahrscheinlichkeit einer gonadalen Schädigung ist außerordentlich hoch, abhängig von der Dosis der Chemotherapie und/oder der Bestrahlung sowie vom Alter der Patientin. Frauen, die in der frühen Kindheit nach Bestrahlung und/oder Chemotherapie eine Knochenmarktransplantation erhalten haben, haben eine größere Chance, spontan eine Menarche zu bekommen, als Frauen, die in der Spätpubertät eine Transplantation hatten (Matsumoto et al. 1999). Auch wenn der Großteil aller Individuen, die in ihrer Kindheit wegen der genannten Grunderkrankungen eine Knochenmarktransplantation mit vorausgehender Chemotherapie und Ganzkörperbestrahlung hatten, eine spontane pubertäre Entwicklung durchläuft, ist die generative Funktion meist gestört, erkennbar an hohen Gonadotropinspiegeln (Mayer et al. 1999). Weitere potentielle Folgen nach Ganzkörperbestrahlung und Knochenmarktransplantation in der Kindheit sind Kleinwuchs, STH-Defizit im Erwachsenenalter, Hypothyreose, Schilddrüsentumoren und – im Fall einer schweren gonadalen Schädigung – ein

Östrogenmangel (Shalet et al. 1995). Die Knochendichte soll- te ebenfalls Beachtung finden, da sie bei diesen Patientinnen verringert sein kann (Bhatia et al. 1998). Inwieweit eine ova- rielle Suppression der Ovarfunktion mit GnRH-Analoga wäh- rend der Chemotherapie einen ovarprotektiven Effekt auf- weist, kann noch nicht mit letzter Sicherheit beurteilt werden.

Schwangerschaft. Schwangerschaften werden vorwiegend bei Frauen beobachtet, die eine Knochenmarktransplantati- on wegen einer schweren aplastischen Anämie erhalten hat- ten, während Frauen nach Knochenmarktransplantation we- gen hämatologischer Erkrankungen in der Regel ein Klimak- terium praecox durchlaufen haben (Hinterberger-Fischer et al. 1991). Der Schwangerschaftsverlauf ist meist unauffällig im Vergleich zu Kontrollgruppen, allerdings wird über eine er- höhte Sektiorate bei Frühgeburtlichkeit und einem zu niedri- gen Geburtsgewicht berichtet. Darüber hinaus soll die Wahr- scheinlichkeit von Herz-Kreislauf-Fehlbildungen, Erythro- blastosis fetalis und eines verlängerten Neugeborenenikte- rus erhöht sein (Hinterberger-Fischer et al. 1991; Salooja et al. 2001). Diese Risiken betreffen anscheinend ausschließlich Frauen, die vor einer Transplantation eine Ganzkörperbe- strahlung bekommen haben.

Hormonale Kontrazeption und Hormonersatztherapie. Gegenindikationen sind nicht bekannt.

17.11.2 Nierentransplantation

Fertilität und menstrueller Zyklus. Eine erfolgreiche Nie- rentransplantation normalisiert bei der Mehrzahl der Patien- tinnen die Ovarfunktion und Fertilität (Phocas et al. 1992). So- mit können diese Patientinnen schwanger werden und brau- chen ggf. auch eine kontrazeptive Beratung.

Schwangerschaft. Schwangerschaften nach Nierentrans- plantation bedeuten für Mutter und Kind ein erhöhtes Risiko. Die Betreuung muss deshalb gemeinsam durch den Geburts- helfer, den Nephrologen und Pädiater erfolgen.

> ❯ Eine Schwangerschaft sollte frühestens zwei Jahre nach der Transplantation eintreten.

Risiken für die Mutter während der Schwangerschaft sind Bluthochdruck, Präeklampsie (30%), Einschränkungen der Nierenfunktion und Infektionen des Urogenitaltrakts. Eine Frühgeburt findet man bei nahezu der Hälfte aller Schwanger- schaften und eine intrauterine Wachstumsretardierung bei je- der fünften; weitere Komplikationen (neonatale Komplikatio- nen) sind ein Atemnotsyndrom, Leukopenie und Thrombo- zytopenie, eine Nebennierenrindeninsuffizienz als Folge der Einnahme von Glukokortikoiden sowie Infektionen (Davison 1987; Kuvaèiæ et al. 2000; Chevalier et al. 1996; Fabrega et al. 1990; Röwemeier et al. 1993).

Hormonale Kontrazeption und Hormonersatztherapie. Gegenindikationen sind nicht bekannt.

17.11.3 Lebertransplantation

Fertilität und menstrueller Zyklus. Die Ovarfunktion ist bei Frauen im geschlechtsreifen Alter in der überwiegenden Zahl der Fälle vor der Transplantation in Form irregulärer oder fehlender Blutungen gestört gewesen. Innerhalb eines Jahres nach der Transplantation sind bei 95% der jüngeren Frauen Menses nachweisbar, wobei die Frage nach der Qualität der ovulatorischen Funktion offen ist (Mass et al. 1996).

Schwangerschaft. Die Schwangerschaften müssen als Risiko- schwangerschaften eingestuft werden und bedürfen zusätz- lich der interdisziplinären Betreuung, die Funktion des Trans- plantates muss überwacht werden (Radomski et al. 1995; Case- le u. Laifer 1998). Eine erhöhte Fehlbildungsrate ist nicht beob- achtet worden (Armenti et al. 1995).

Schwangerschaften sollten in den ersten ein bis zwei Jah- ren nach der Transplantation vermieden werden.

> ❯ Später ist gegen eine Schwangerschaft nichts einzuwenden, es besteht allerdings ein erhöhtes Risiko für eine Präeklampsie, einen Hypertonus, einen vorzeitigen Blasensprung, eine Anämie und eine vorzeitige Geburt dystropher Kinder.

Hormonale Kontrazeption. Orale Kontrazeptiva sind nach einer erfolgreichen Lebertransplantation nicht kontraindizi- ert. Die Entscheidung für eine hormonale Kontrazeption muss jedoch immer individuell dem weiteren Verlauf ange- passt werden.

Hormonersatztherapie. Eine Gegenindikation gegen eine niedrigdosierte Östrogen- oder Östrogen-Gestagen-Ersatz- therapie liegt nicht vor (Dourakis u. Tolis 1998).

Weitere Gesichtspunkte. Aufgrund der Grunderkrankun- gen tendieren Patientinnen, die später eine Lebertransplan- tation bekommen, zu einer Osteoporose (Monegal et al. 1997: 43%). Im ersten Jahr nach der Transplantation kommt es zu einer weiteren Demineralisierung, im zweiten Jahr zu einer Zunahme der Knochenmasse. Später erleidet jede dritte Pati- entin postoperativ eine Fraktur, insbesondere ältere Patientin- nen und solche mit präexistenter Osteoporose, so dass die Be- handlung der Osteoporose ein Teilaspekt der postoperativen Betreuung sein muss (Monegal et al. 2001).

> ❯ Bei der postoperativen Überwachung von Transplantierten muss die hohe Wahrscheinlichkeit einer Neubildung malig- ner Tumore, insbesondere von Lymphomen und Hautkrebs berücksichtigt werden, bei Frauen das erhöhte Risiko von Zervix- und Mammakarzinomen.

Die Wahrscheinlichkeit, ein Malignom zu entwickeln, wur- de in einer Studie für die ersten 5 Jahre mit 13% und für die ersten 8 Jahre mit 26% beziffert (Xiol et al. 2001; Riely 2001).

17.11.4 Herztransplantationen

Fertilität und menstrueller Zyklus. Nach einer Herztrans- plantation normalisieren sich die Ovarfunktion und die Fertilität, während bei schwer herzinsuffizienten Patientinnen beide präoperativ eingeschränkt sind.

Schwangerschaft. Ähnlich wie nach einer Nieren- und Lebertransplantation sind Schwangerschaften nach Herztransplantationen als Risikoschwangerschaften einzustufen, da sie ein höheres Komplikationsrisiko haben, so die höhere Inzidenz eines schwangerschaftsinduzierten Bluthochdrucks, einer (Prä-)Eklampsie, vorzeitiger Wehen und der Geburt unreifer und untergewichtiger Neugeborener. Das Risiko nach Herztransplantation ist allerdings nicht größer als nach Leber- oder Nierentransplantation (Yuh-Jer Shen u. Mansukhani 1997). Die Fehlbildungsrate ist durch die während der Schwangerschaft erfolgende immunsuppressive Therapie mit Azathioprin, Kortikosteroiden und Cyclosporin nicht erhöht.

Hormonale Kontrazeption. Zum Risiko einer hormonalen Kontrazeption mit ethinylöstradiolhaltigen oralen Kontrazeptiva oder mit Gestagendepotpräparaten gibt es in der Literatur keine ausreichenden Daten. Sofern eine hormonale Kontrazeption zur Diskussion steht, sollte hierüber im interdisziplinären Konsil auf der Basis individueller Daten und Risiken (z. B. Hypertonus, Thromboembolierisiko) entschieden werden.

Hormonersatztherapie. Bei Östrogenmangel besteht nach einer Herztransplantation bei niedriger, insbesondere nicht oraler Verabreichung von Östrogenen kein spezielles Risiko.

17.12   Dermatologische Gesichtspunkte

Die Haut, das größte Organ des menschlichen Körpers, ist ein peripheres endokrines Organ, das zur lokalen Synthese einer Vielzahl von Hormonklassen und anderer Stoffwechselsignale in der Lage ist. Zu diesen gehören Neurotransmitter und Neurohormone wie das ACTH-releasing-Hormon (CRH), andere Peptidhormone wie IGF I und II, Derivate des Proopiomelanocortins, nämlich ACTH, α-Melanozyten-stimulierendes Hormon (α-MSH) und β-Endorphin, Katecholamine, Steroidhormone, Vitamin D, Retinoide und Eicosanoide (Zouboulis 2000; Slominski u. Wortsman 2000). Für diese Stoffklassen besitzt die Haut spezifische Rezeptoren, die ungleich über die Haut verteilt sein können. Dieses auf lokaler Ebene autokrin und parakrin wirkende hormonale System ist funktionell eng mit dem Immunsystem und dem afferenten Nervensystem der Haut verwoben; über das Gefäßsystem der Haut können Sekrete anderer Organe und Produkte der Haut an anderer Stelle Wirkungen ausüben (Slominski u. Wortsman 2000). In dieses funktionelle Netzwerk eingebunden kann die Haut als Barriere zwischen Körperinnerem und Außenwelt die ihr zukommenden Funktionen optimal wahrnehmen. Sie ist mit allen Funktionen ausgestattet, den Organismus vor Außeneinflüssen wie UV-Strahlung, Hitze, Kälte und pathogenen Keimen zu schützen und trägt somit zur Homöostase des Organismus bei. Dass die Haut auch ein Erfolgsorgan des klassischen endokrinen Systems ist, ist seit langem bekannt. Sie und ihre Anhangsgebilde wie Brustdrüsen, Haare, Talg- und Schweißdrüsen sind somit auch Spiegelbild des Endokriniums und endokriner Erkrankungen. Augenfällig wird diese Tatsache anhand einiger typischer Hautverän-

derungen bei endokrinen Erkrankungen, die in nachfolgender Übersicht zusammengefasst sind (nach Thiboutot mod. und ergänzt 1995).

Einige Hautveränderungen bei endokrinen Erkrankungen

– Alopecia areata und Vitiligo
  – Diabetes mellitus Typ I
  – Autoimmunbedingte Schilddrüsenerkrankungen
  – Autoimmun-Polyendokrinopathie Typ II
  – M. Addison
  – Autoimmunbedingtes Klimakterium praecox
– Androgenetische Alopezie
  – Hyperandrogenismus
  – Hyperkortisolismus
– Diffuser Haarverlust
  – Hypothyreose
  – Hyperparathyreoidismus
  – Hypophyseninsuffizienz
– Hypertrichosis
  – Anorexia nervosa
– Hirsutismus und Akne
  – Hyperandrogenismus bei
  – Übergewicht
  – Polyzystischem Ovarsyndrom
  – Insulinresistenzsyndrom
  – Luteoma in der Schwangerschaft
  – Adrenogenitalem Syndrom
  – Androgenbildenden Tumoren
– Acanthosis nigricans
  – Fettsucht/Übergewicht
  – Insulinresistenzsyndrome
  – Polyzystisches Ovarsyndrom
  – Prämature Adrenarche
  – Akromegalie
  – Cushing-Syndrom
– Hautverdickung
  – Akromegalie
  – Hyperthyreose
  – Hypothyreose
  – Diabetes mellitus
– Xerosis cutis (Hauttrockenheit)
  – Cushing-Syndrom
  – Hypophyseninsuffizienz
  – Hypothyreose
  – Hypoparathyreoidismus
  – Anorexia nervosa
– Hyperpigmentierung
  – Hyperthyreose
  – Cushing-Syndrom
  – Addison-Krankheit
  – Akromegalie
– Generalisierter Pruritus
  – Hyperthyreose
  – Urämie (mit Hyperparathyreoidismus)
– Striae
  – Cushing-Syndrom
  – Fettsucht/Übergewicht

Die Haut besitzt den kompletten Syntheseapparat für Steroide und ist nicht nur in der Lage, die Muttersubstanz aller Steroide, Cholesterol, zu synthetisieren, sondern auch zahlreiche biologisch aktive Steroide zu bilden und diese zu inaktivieren. Am bekanntesten ist die Bildung des beim Menschen biologisch aktivsten Androgens, des 5α-Dihydrotestosterons (5α-DHT), aus Testosteron unter Vermittlung des Enzyms 5α-Reduktase, Typ 1 (Labrie et al. 2000). Physiologische, pathologische oder pharmakologische Wirkungen der Steroidhormone an der Haut nehmen in der täglichen Praxis einen breiten Raum ein. Androgenabhängige Veränderungen wie Akne, Seborrhö, Hirsutismus und androgenetische Alopezie sind Beispiele diagnostischer und therapeutischer Herausforderungen in der dermatologischen und endokrinologischen Sprechstunde, östrogene Wirkungen an der Haut sind willkommene Zusatzeffekte bei der HRT.

Das hauptsächlich in der Nebennierenrinde sezernierte, aber auch in der Haut gebildete DHEA wirkt auf den Haarfollikel mit seiner Talgdrüse nur als Androgen, während es lokal auf die Vaginalhaut appliziert, wie auch am Skelett, eine ausgeprägte östrogene Wirkung hat, nicht jedoch am Endometrium (Labrie et al. 1997). Dieses Beispiel zeigt die Haut als steroidproduzierendes und -reaktives Organ, dessen lokal spezifische Reaktionen auf ein gegebenes Steroid vom lokalen steroidmetabolisierenden Enzymmuster abhängen (Zouboulis 2000).

Als eine weitere organspezifische metabole Funktion der Haut kann die UV-lichtabhängige Synthese von Vitamin D3 und dessen Metaboliten angesehen werden, welche für den Kalziumstoffwechsel essentiell sind.

Der Rahmen dieses Buches lässt es nicht zu, detailliert auf dieses faszinierende Netzwerk der Haut mit seinen endokrinen, immunogenen und neuralen Regulationsmechanismen einzugehen, zur klinischen Relevanz einzelner Hautmanifestationen ▶ Kap. 16.5, Androgenisierungserscheinungen, ▶ Abschn. 17.9, Östrogen- und Progesterondermatitis, ▶ Abschn. 19.8, dermatologische Gesichtspunkte bei der HRT und ▶ Abschn. 11.6, dermatologische Gesichtspunkte bei der hormonalen Kontrazeption.

17.13   Otolaryngologische Gesichtspunkte

Im Zusammenhang mit dem Zyklusgeschehen, der Schwangerschaft, der Einnahme hormonaler Kontrazeptiva und der HRT ist der Frauenarzt gelegentlich auch mit HNO-ärztlichen Fragen konfrontiert. Dass Sexualsteroide die Stimme, das Riech- und Hörvermögen vielfältig beeinflussen und geschlechtsspezifische Unterschiede dieser Funktionen bestehen, ist lange bekannt. Auf einige besonders häufige Fragestellungen soll hier eingegangen werden.

17.13.1   Stimme

Larynx und Stimmbänder sind hormonabhängige Organe. Östrogene, Progesteron und Testosteron üben einen dominierenden Einfluss auf die Stimme aus. Die pubertätsbedingten und durch Missbrauch von Anabolika ausgelösten Änderungen der Stimmqualität sind beredte Belege für die Hormonabhängigkeit des Kehlkopfs und der Stimmbänder. Nicht nur

quantitative und qualitative Veränderungen des Sexualhormonhaushaltes, sondern auch viele andere Erkrankungen endokriner Organe gehen mit Änderungen und Einschränkungen der Stimmfunktionen einher (Sataloff u. Spiegel 1991).

Menstrueller Zyklus. Untersuchungen an Frauen mit Sing- und Sprechberufen ergaben, dass die Stimmqualität zyklischen Schwankungen unterliegt, die unmittelbar prä- und intramenstruell von der Mehrzahl, insbesondere von Sängerinnen, als nachteilig empfunden werden (»Laryngopathia praemenstrualis«; Flach et al. 1968; Wendler 1972).

Schwangerschaft. Auch während der Schwangerschaft werden Stimmveränderungen beschrieben, die teils denjenigen im Prämenstruum ähneln, teilweise aber auch als Verbesserung beschrieben werden.

Hormonale Kontrazeptiva. Sie können zu nachteiligen, zum Teil irreversiblen Stimmveränderungen führen, insbesondere wenn es sich um Frauen mit Stimmberufen, speziell um Sängerinnen handelt. Hormonale Kontrazeptiva mit androgenen Restwirkungen oder Präparate mit anabolen Partialwirkungen sind bei ihnen kontraindiziert. Die Verordnung hormonaler Kontrazeptiva an Sängerinnen sollte unter sorgfältiger phoniatrischer Kontrolle erfolgen (Pahn u. Göretzlehner 1978; Lembke u. Freund 1990). Präparate zur Endometriosebehandlung wie Danazol und GnRH-Analoga mögen zwar bei Frauen, die keine Stimmberufe haben, bedenkenlos eingesetzt werden, keinesfalls jedoch bzw. nur unter strikten phoniatrischen Kontrollen bei Sängerinnen, da Danazol anabole und androgene Restwirkungen hat und GnRH-Analoga einen Östrogenmangel induzieren (Wendler 1972; Sataloff 1991). Falls Sängerinnen, die (z. B. gewichtsbedingt) erhöhte Androgenspiegel haben, Ovulationshemmer und Antiandrogene einnehmen oder andere Maßnahmen ergreifen, die zum Abfall der Androgenspiegel führen, muss ebenfalls mit subtilen Veränderungen der Stimme gerechnet werden.

Hormonersatztherapie. Die Destabilisierung und Ermüdbarkeit der Stimme in der Postmenopause, andere sich ändernde Parameter der Stimmqualität und die altersbedingte Atrophie der Stimmbänder sind seit langem bekannt. Östrogene können diesen altersassoziierten Veränderungen entgegenwirken (Lindholm et al. 1997; Caruso et al. 2000).

17.13.2   Hörfunktionen

Einige Beobachtungen deuten darauf hin, dass auch die Hörfunktionen hormonalen Einflüssen unterliegen.

Menstrueller Zyklus. In der ersten Zyklushälfte findet man im Vergleich zur Lutealphase niedrigere Hörschwellen für unterschiedliche Frequenzen. Tinnitus und das Menière-Syndrom exazerbieren häufiger in der zweiten Zyklushälfte, insbesondere auch bei der Untergruppe von Frauen mit einem prämenstruellen Syndrom (Cox 1980; Andrews et al. 1992; Price et al. 1994).

Schwangerschaft. Tinnitus tritt insbesondere im dritten Trimenon der Schwangerschaft gehäuft auf und gilt dann als potentielles Prodromalsymptom einer Hypertonie und einer Präeklampsie (Gurr et al. 1993; Shapiro et al. 1999). Die mit einer Otosklerose einhergehende Einschränkung des Hörvermögens verschlechtert sich häufig in der Schwangerschaft, es können allerdings keine Vorhersagen für den Verlauf folgender Schwangerschaften abgeleitet werden (Gristwood u. Venables 1983).

Die für die Schwangerschaft beschriebenen Assoziationen beweisen keine hormonale Ursache.

> **Cave**
>
> Ein plötzlich in der Schwangerschaft auftretender Hörverlust und/oder Tinnitus kann ein Prodromalzeichen für eine Hypertonie und eine Präeklampsie sein (Hansen et al. 1986).

Hormonale Kontrazeptiva. Anhand großer, über Jahrzehnte laufender Kohortenstudien (Vessey u. Painter 2001) konnte eine Häufung der Otosklerose unter Einnahme hormonaler Kontrazeptiva nicht nachgewiesen werden. Auch in älteren Untersuchungen fand sich keine Assoziation. Höchstwahrscheinlich haben hormonale Kontrazeptiva keine Auswirkungen auf die Entstehung und den Verlauf einer Otosklerose (Podoshin et al. 1978). Ein plötzlich auftretender Hörverlust mit und ohne Tinnitus als Prodromalzeichen wurde kasuistisch im zeitlichen Zusammenhang mit der Einnahme hormonaler Kontrazeptiva und von Danazol beschrieben. Auch wenn im Individualfall der Beweis eines Kausalzusammenhangs nicht erbracht werden kann, ist als Vorsichtsmaßnahme der Wechsel zu einem anderen, nicht hormonalen kontrazeptiven Verfahren angebracht.

Hormonersatztherapie. Kontraindikationen sind nicht bekannt. Dies gilt auch für eine Otosklerose (Strachan 1996).

17.13.3 Geschmackssinn und Riechvermögen (olfaktorisches System)

Obwohl eine ganze Reihe von Hinweisen dafür vorliegt, dass einige Teilaspekte dieser Funktionen zyklus- und schwangerschaftsabhängige Funktionsänderungen aufweisen, so sind diese für die Praxis der gynäkologischen Endokrinologie irrelevant. Die mit zunehmendem Alter eingeschränkte Fähigkeit, Gerüche aufzunehmen und zu differenzieren, hat für standardisierte Tests, die mit hoher Wahrscheinlichkeit eine beginnende Altersdemenz erfassen können, praktische Bedeutung, denn die Einschränkung des Riechvermögens ist ein Frühzeichen einer beginnenden Altersdemenz. Sie kann demnach Indiz sein für das Früheststadium der Alzheimer-Krankheit (Gray et al. 2001). Inwieweit eine HRT diese altersabhängigen Einschränkungen der olfaktorischen Funktionen verhindern oder verlangsamen kann, ist nur unzureichend untersucht.

17.14 Ophthalmologische Gesichtspunkte

Menstrueller Zyklus. Rezeptoren für Sexualsteroide sind in etlichen Geweben des Auges und seiner Hilfsorgane (Tränen-

drüsen, Meibom-Talgdrüsen) nachgewiesen worden (Wickham et al. 2000; Esmaeli et al. 2000).

Allerdings zeigen einige wichtige Funktionsparameter, wie der Augeninnendruck und das Ausmaß des Tränenflusses, keine Abhängigkeit vom ovariellen Zyklus, im Speziellen nicht von der Progesteronsekretion der zweiten Zyklushälfte (Feldman et al. 1978; Gharagozloo u. Brubaker 1991).

Schwangerschaft. Während der Schwangerschaft nimmt der Augeninnendruck meistens ab (Cursiefen et al. 1998), die Dicke der Cornea nimmt zu, der Umsatz des Kammerwassers bleibt gleich, das Kammerwasser kann leichter abfließen und seine Trübung ist reduziert (Ziai et al. 1994).

Hormonale (orale) Kontrazeptiva. Sie scheinen keine nachteiligen Auswirkungen auf die Häufigkeit von Augenerkrankungen zu haben, mit der möglichen Ausnahme retinaler Gefäßkomplikationen, die in zwei großen Kohortenstudien anhand von 850.000 Beobachtungsjahren bei Frauen unter oraler Kontrazeption (im Vergleich zu Frauen ohne orale Kontrazeption) zweifach häufiger gefunden worden sind, allerdings mit einem sehr niedrigen absoluten Risiko (Vessey et al. 1998).

Hormonersatztherapie. Funktionelle Störungen des Tränenflusses und das subjektive Gefühl des »trockenen Auges« (Sicca-Syndrom, Keratoconjunctivitis sicca) mit Brennen der Augen und Fremdkörpergefühl sind im Östrogenmangelzustand der Postmenopause häufiger als in der Prämenopause. Die HRT mit Östrogenen, systemisch und lokal angewandt, führt häufig zu einer Besserung dieser Beschwerden (Sator et al. 1998; Wenderlein u. Mattes 1996).

> **Cave**
>
> Unabhängig von der Entscheidung hinsichtlich einer HRT muss das Sicca-Syndrom vom Augenarzt differentialdiagnostisch abgeklärt werden (Strempel 1994).

Eine HRT mit Östrogenen oder Östrogen-Gestagen-Kombinationen scheint der postmenopausalen Erhöhung des Augeninnendrucks entgegenzuwirken, vor Linsentrübung zu schützen und scheint den zerebralen arteriellen Widerstand zu reduzieren. Der Schutz vor Linsentrübung scheint auf die kortikalen Linsenanteile beschränkt zu sein (Battaglia et al. 1999; van Baal et al. 1999; Cumming u. Mitchell 1997). Auch lokal applizierte dopaminerge Substanzen wie Bromocriptin verringern den Augeninnendruck.

17.15 Zahnärztliche Gesichtspunkte

Schon seit Jahrzehnten ist bekannt, dass auch die Organe der Mundhöhle, insbesondere die Mundschleimhaut (Gingiva), zu den sexualsteroidabhängigen Organen gehören (Klinger et al. 1979). Dies belegen Untersuchungen zum Metabolismus von Sexualsteroiden im Gingivagewebe, die zyklusabhängig variierende Häufigkeit von Mundschleimhautentzündungen, zyklusabhängige Veränderungen der Mikrozirkulation sowie die Beeinflussung der Mundflora und die Häufung von Entzündungsprozessen während der Einnahme von oralen Kontrazeptiva und im Laufe der Schwangerschaft.

Schwangerschaft. In der Schwangerschaft besteht zweifellos eine erhöhte Disposition zu Zahnfleischentzündungen, -blutungen und Karies (Goepel et al. 1991). Dies wird einerseits auf die hormoninduzierte Auflockerung des Bindegewebes und Hyperplasie der Gingiva, eine zunehmende Besiedlung mit pathogenen Keimen (Prevotella intermedia) und eine Zunahme der Plaquebildung, andererseits auf eine unzureichende Mundhygiene, ungenügende Information und Überwachung der Mundhöhle in der Schwangerschaft zurückgeführt (Goepel et al. 1991; Muramatsu u. Takaesu 1994; Tumini et al. 1998).

Die Häufigkeit der sog. Schwangerschaftsgingivitis wird in verschiedenen Studien mit 25 bis 100% angegeben. Als wirksame Gegenmaßnahmen werden empfohlen:

- angemessene Mund- und Zahnhygiene, insbesondere unmittelbar nach Schwangerschaftserbrechen,
- geringer Zuckerkonsum,
- Gabe von Vitamin C (und Fluorid, letzteres zur prophylaktischen Wirkung auf die Mineralisation der fetalen Zahnanlagen),
- zweimalige zahnärztliche Untersuchung während der Schwangerschaft (Goepel et al. 1991).

Diese Maßnahmen sind besonders wichtig bei schwangeren Diabetikerinnen, die ein noch höheres Risiko aufweisen (Guthmiller et al. 2001).

> Die Häufigkeit der Schwangerschaftsgingivitis sinkt dramatisch, wenn unmittelbar vor oder in der Frühestphase der Schwangerschaft Plaquefreiheit hergestellt wird (Zachariasen 1993).

Hormonale Kontrazeptiva. Eine mit der bei Schwangeren beobachteten vergleichbare Prädisposition haben Frauen, die hormonale Kontrazeptiva einnehmen. Für sie gelten dieselben therapeutischen und prophylaktischen Maßnahmen wie bei Schwangeren. Ob die Häufigkeit der genannten Erkrankungen bei Kombinationspräparaten größer ist, erscheint zweifelhaft (Werner u. Götze 1980; Tilakaratne et al. 2000).

Hormonersatztherapie. Als Folge des postmenopausalen Östrogenmangels nimmt die alveoläre Knochendichte ab. Wahrscheinlich existiert eine quantitative Beziehung zwischen dem Ausmaß einer Osteoporose und des alveolären Knochendichteverlustes (Hildebolt 1997). Osteoporose und Östrogenmangel sind insbesondere für Frauen mit einer Peridontitis in der Vorgeschichte Risikofaktoren für einen alveolären Knochendichteverlust (Payne et al. 1999). Eine Östrogensubstitution in der Postmenopause schützt vor alveolärem Knochenverlust und vor Zahnfleischbluten (Norderyd et al. 1993; Payne et al. 1997).

17.16 Darmerkrankungen

Es besteht kein Zweifel daran, dass die Funktion des Darmkanals und der Gallenblase unter dem Einfluss von Sexualsteroiden steht. Allerdings zeigen mehrere Parameter der Darmfunktionen, besonders die Verweildauer der Nahrung,

das Stuhlgewicht, die Häufigkeit der Stuhlentleerung und die Konsistenz des Stuhls unter normalen Bedingungen keine deutliche Zyklusabhängigkeit. Es gibt jedoch zahlreiche Hinweise auf eine direkte oder indirekte Beeinflussung des Darmkanals und der Gallenblase durch Sexualsteroide; hierzu zählen u. a.

- der Nachweis von Östrogen-, Progesteron- und Androgenrezeptoren im Darm, im Verschlussapparat des Rektums und in der Gallenblase,
- der Nachweis östrogenmetabolisierender Enzyme (17-Hydroxysteroid-Dehydrogenasen),
- zyklusabhängige und geschlechtsspezifische sowie tageszeitabhängige Unterschiede in der Dünndarmmotilität,
- die schwangerschaftsassoziierte Verzögerung der Darmpassage,
- die sexualsteroidabhängige Funktion der Gallenblase und des Sphincter Oddi,
- die sexualsteroidabhängige Zusammensetzung der Gallenflüssigkeit.

Für einen unmittelbaren oder mittelbaren Einfluss der Sexualsteroide sprechen auch zahlreiche Erkrankungen, deren Prävalenz bzw. Symptomatik abhängig ist vom Geschlecht, vom reproduktiven Verhalten, einer Schwangerschaft, vom menstruellen Zyklus, von der hormonalen Kontrazeption oder von Sexualsteroidmangelzuständen. Zu diesen Erkrankungen gehören u. a.

- der Reizdarm (»irritable bowel syndrome«),
- entzündliche Darmerkrankungen,
- die Cholecystolithiasis und
- das Kolonkarzinom (die Abhängigkeit seiner Prävalenz u. a. vom reproduktiven Verhalten und der relative protektiver Effekt einer HRT; ▶ Kap. 22).

Mit diesen Beispielen ist die Rolle des Darmkanals als Zielorgan von Hormonen, speziell von endogenen und exogenen Sexualsteroiden höchst inkomplett beschrieben: Er ist darüber hinaus auch ein endokrin äußerst aktives Organ. Neben vielen Peptidhormonen, die in über den Darmtrakt verstreuten Zellen produziert werden, haben zahlreiche in den Organismus des Menschen aufgenommene östrogen und antiöstrogen wirksame Substanzen ihren Ursprung im Magen-Darm-Trakt. Den mit pflanzlicher Nahrung aufgenommenen sog. Phytoöstrogenen, die entweder biologisch selbst aktiv sind oder im Darmtrakt in biologisch aktive Substanzen metabolisiert werden, kommen im menschlichen Organismus zahlreiche Schutzwirkungen zu. Man kann somit den Darm im weitesten Sinn als endokrin aktives Organ bezeichnen, der über die Art der aufgenommenen Nahrung Morbidität und Mortalität der Menschen beeinflusst (▶ Abschn. 6.6).

Soweit sie nicht in anderen Kapiteln beschrieben sind (z. B. Kolonkarzinom, ▶ Kap. 22.10), werden im Folgenden einige Darmerkrankungen beschrieben, die im Zusammenhang mit Zyklus, Schwangerschaft, Kontrazeption und HRT relativ häufig Fragen aufwerfen.

17.16.1 M. Crohn

Fertilität und menstrueller Zyklus. Frauen mit dieser Erkrankung berichten im prämenstruellen Zeitraum häufiger als gesunde über prämenstruelle Symptome, auch über eine Zunahme der Krankheitssymptomatik (Durchfall, Bauchschmerzen). Zyklusstörungen und Infertilität werden im Vergleich zu gesunden, vergleichbaren Populationen häufiger beschrieben, insbesondere in einer aktiven Phase der Erkrankung (Briese et al. 1993). Während einer Remissionsphase scheint die Fekundabilität weitgehend normal zu sein. Häufiger ist vor allem nach ausgedehnten abdominalchirurgischen Eingriffen ein Adhäsionssitus mit konsekutiver tubarer Sterilität.

Schwangerschaft. Die Schwangerschaft selbst hat keine nachteiligen Auswirkungen auf den Verlauf des M. Crohn. Der Verlauf der Krankheit in der Schwangerschaft hängt von der Krankheitsphase um den Zeitpunkt der Konzeption ab. Nur bei Konzeption in einer Exazerbationsphase ist die Wahrscheinlichkeit von Schwangerschaftskomplikationen (Abort-, Frühgeburten- und Totgeburtenrate) erhöht (Dirks u. Goebell 1986). Der Verlauf der Erkrankung bei nachfolgenden Schwangerschaften ist nicht voraussagbar. Es gibt keinen Grund, einer Frau mit M. Crohn von einer Schwangerschaft generell abzuraten (Haverkamp et al. 1990).

Hormonale Kontrazeption und Hormonersatztherapie. Die Grunderkrankung stellt keine Kontraindikation gegen eine hormonale Kontrazeption oder HRT dar. Allerdings stellt sich im Individualfall die Frage, inwieweit die Resorptionsstörung bei M. Crohn die kontrazeptive Sicherheit beeinträchtigt. Aussagekräftige Daten hierzu liegen nicht vor.

> Da der M. Crohn häufig mit einer verminderten Knochenmineralisation schon im Kindesalter und mit einem erhöhten Osteoporoserisiko vergesellschaftet ist (Scharla et al. 1994; Gokhale et al. 1998), ist bei Östrogenmangelzuständen eine HRT anzuraten.

17.16.2 Colitis ulcerosa

Fertilität und menstrueller Zyklus. Die Fertilität ist bei Frauen mit einer Colitis ulcerosa nicht wesentlich beeinträchtigt, möglicherweise findet man bei ihnen etwas gehäuft Ovarfunktionsstörungen und Ovarzysten (Rothe-Nissen et al. 1988; Hudson et al. 1997). Häufiger ist, vor allem nach ausgedehnten abdominalchirurgischen Eingriffen, ein Adhäsionssitus mit konsekutiver tubarer Sterilität.

Schwangerschaft und Stillzeit. Bei ungefähr einem Drittel aller Frauen mit einer Colitis ulcerosa kommt es während der Schwangerschaft und Stillzeit zu einem Krankheitsrezidiv. Dies entspricht etwa der Wahrscheinlichkeit nichtschwangerer Frauen mit Colitis ulcerosa über den Zeitraum von einem Jahr. Von Frauen, die während einer aktiven Erkrankungsphase schwanger werden, erfahren ungefähr 45% eine Verschlechterung, während rund ein Viertel einen gleichbleibenden Verlauf und ein weiteres Viertel eine Verbesserung der Erkrankung erwarten kann. Weder scheint der Krankheitsverlauf durch die Schwangerschaft signifikant beeinflusst zu werden, noch der Verlauf der Schwangerschaft durch die Krankheit (Miller 1986; Hudson et al. 1997).

Hormonale Kontrazeption und Hormonersatztherapie. Die Grunderkrankung stellt keine Kontraindikation dar.

17.16.3 Zöliakie

Die Zöliakie ist eine hereditäre entzündliche Erkrankung des Dünndarms, bedingt durch eine immunologische Intoleranz gegenüber Gluten mit den Symptomen Durchfall, Fettstühlen, Resorptionsstörungen und Gewichtsverlust, Entwicklungsstörungen in der Kindheit und Pubertät, Osteoporoseneigung, Fertilitätsstörungen und anderen Krankheitssymptomen und -folgen. Über ihre Häufigkeit liegen sehr unterschiedliche Daten vor, man schätzt sie für Europa auf ca. 1:300 bis 1:2700.

Fertilität und menstrueller Zyklus. Häufig tritt bei Frauen mit dieser Erkrankung die Menarche später, die Menopause früher ein, die Prävalenz von Ovarfunktionsstörungen einschließlich Amenorrhö ist höher, die Fekundabilität erniedrigt.

> Bei Frauen mit Zyklus- und Fertilitätsstörungen, ungeklärter Sterilität und habituellen Aborten findet sich eine Zöliakie ca. 5- bis 10-mal häufiger als in der Durchschnittspopulation (Eliakim u. Sherer 2001; Meloni et al. 1999). Reproduktionsstörungen dieser Art, insbesondere bei schlanken oder untergewichtigen Frauen, sollten also Anlass sein, eine Zöliakie auszuschließen.

Schwangerschaft. Die mit der Erkrankung assoziierte intestinale Malabsorption kann die Embryogenese und die fetale Entwicklung beeinträchtigen. Die Abortrate und die Häufigkeit fetaler Mangelentwicklung sind erhöht, wenn die Erkrankung nicht durch eine glutenfreie Ernährung behandelt wird. Zu berücksichtigen ist der bei Zöliakie gehäuft anzutreffende Vitamin-B12-Mangel, der zu Neuralrohrdefekten prädisponiert.

Es gibt keine Hinweise dafür, dass die Schwangerschaft selbst zu einer Verschlechterung der Krankheit führt.

Hormonale Kontrazeption. Bei unbehandelter Zöliakie ist mit Resorptionsstörungen im Dünndarm auch für Sexualsteroide zu rechnen. Voraussetzung für eine bestmögliche kontrazeptive Sicherheit ist also die Behandlung der Grunderkrankung.

Hormonersatztherapie. Da Zöliakie-Patientinnen wegen ihrer Resorptionsstörungen zur Osteoporose neigen, ist eine HRT bei Östrogenmangelzuständen erwünscht, sofern andere Gründe nicht dagegen sprechen. Voraussetzung für die bestmögliche Wirksamkeit der HRT ist die Behandlung der Zöliakie, sofern erstere oral erfolgt.

17.17 Weitere Erkrankungen

17.17.1 AIDS

Das vom HI-Virus ausgelöste Krankheitsbild ist charakterisiert durch eine ausgeprägte Immunschwäche, multiple Sekundärinfektionen, eine Häufung von Neoplasmen (Lymphome, Kaposi-Sarkome) mit final massiv reduziertem Allgemeinzustand und letztlich Tod. Die Häufigkeit endokriner und gonadaler Störungen hängt von Schweregrad und Stadium der Erkrankung ab.

Menstrueller Zyklus. Im Endzustand der AIDS-Erkrankung findet man wie bei allen schweren Allgemeinerkrankungen eine massive Einschränkung der Gonadenfunktion beim Mann und Frau. Während Hypogonadismus, subklinischer Hyperadrenalismus (verstärkte Kortisolsekretion), Hypotriglyzeridämie, erhöhter Energieumsatz und erhöhter Proteinkatabolismus bei der AIDS-Erkrankung häufig vorkommen, ist eine Nebenniereninsuffizienz sehr selten (Maggi u. Forti 1994; Grinspoon et al. 1994; Merenich 1994).

Die HIV-Infektion selbst hat ohne die klinische Manifestationen von AIDS keine wesentlichen Auswirkungen auf den menstruellen Zyklus (Harlow et al. 2000).

Schwangerschaft, hormonale Kontrazeption und Hormonersatztherapie. Hinsichtlich der kontrazeptiven Betreuung HIV-positiver und an AIDS erkrankter Frauen und ihrer Betreuung in der Schwangerschaft und Stillzeit sei auf die jeweilige spezielle Fachliteratur verwiesen.

Die Erkrankung stellt keine generelle Kontraindikation gegen eine HRT aus gegebenem Anlass dar.

17.17.2 Diabetes mellitus

Bei der Diskussion des Übergewichts, insbesondere desjenigen mit abdominal-viszeraler Fettablagerung ist hinreichend auf die Bedeutung der Insulinresistenz und des Diabetes mellitus Typ II für die reproduktiven Funktionen und für die Morbidität und Mortalität der Frau eingegangen worden (▶ Abschn. 17.3.1). Demgegenüber ist der autoimmunbedingte Diabetes mellitus Typ I zwar seltener, gleichwohl hat er für die frauenärztliche Tätigkeit insofern Relevanz, als er die reproduktiven Funktionen nachhaltig beeinträchtigen kann. Wie auch beim Diabetes mellitus Typ II ist die wichtigste Voraussetzung für eine stabile Ovarfunktion und einen optimalen Schwangerschaftsverlauf die strikte Kontrolle des Glukosehaushalts: diese vorausgesetzt haben Frauen mit Diabetes mellitus Typ I dieselben Chancen, schwanger zu werden und nach einer normal verlaufenden Schwangerschaft ein gesundes Kind zu gebären wie gesunde Frauen.

Es ist selbstverständlich, dass die frauenärztliche Betreuung der Typ-I-Diabetikerinnen in kontinuierlicher und engster Kooperation mit dem Diabetologen zu erfolgen hat, insbesondere vor und während einer Schwangerschaft.

Fertilität und menstrueller Zyklus. Adoleszente Typ-I-Diabetikerinnen haben häufiger Zyklusstörungen, die auf unzureichende Kontrolle des Glukosehaushalts und ihre Neigung zum Übergewicht zurückzuführen sind (Adcock et al. 1994; Schroeder et al. 2000). Auch Hirsutismus und polyzystische Ovarien sind häufiger (Escobar-Morreale et al. 2000). Bei optimaler Einstellung des Diabetes dürfte die Fekundabilität nur unwesentlich eingeschränkt sein. Da Typ-I-Diabetikerinnen 20-mal häufiger eine Zöliakie haben als gesunde Personen, gehört deren Ausschluss zum obligaten diagnostischen Repertoire (Barera et al. 2002).

Schwangerschaft. Zur Überwachung diabetischer Schwangerer ▶ Kap. 18.5.

Hormonale Kontrazeption. ▶ Kap. 11.

Hormonersatztherapie. Diese ist weder bei Diabetikerinnen Typ I noch Typ II kontraindiziert.

17.17.3 Down-Syndrom

Fertilität und menstrueller Zyklus, Schwangerschaft. Die Pubertät von Mädchen mit Down-Syndrom tritt in normalem Alter ein. Drei Viertel aller Zyklen erwachsener Frauen sind regelmäßig, davon wiederum dürften über 80% ovulatorisch sein (Cento et al. 1996; Scola u. Pueschel 1992). Bei Individuen mit Down-Syndrom findet man jedoch neben einer Häufung von Autoimmunerkrankungen (z. B. Autoimmunthyreoiditis mit Hypothyreose; Nicholson et al. 1994) eine eingeschränkte Fertilität.

Während die Infertilität männlicher Individuen aufgrund einer Reifungshemmung der Spermatozoen offensichtlich absolut ist (Stearns et al. 1960; Schröder et al. 1971; Salerno et al. 1975), ist die Fortpflanzungsfähigkeit von Frauen mit Down-Syndrom weniger absolut eingeschränkt, bei vielen findet man relativ regelmäßige Zyklen (Masterson et al. 1970; Salerno et al. 1975).

Bisher sind ungefähr 30 Schwangerschaften bei 26 Frauen mit Down-Syndrom beschrieben worden. Wiederum ein Down-Syndrom hatten 10 der Kinder von Müttern mit Down-Syndrom, 17 waren davon frei; 3 Schwangerschaften endeten in einem Abort (Bovicelli et al. 1982). Neben der relativen Häufigkeit eines Down-Syndrom-Risikos bei den Nachkommen (etwa 35%) kommen andere Fehlbildungen und geistige Retardierung vor (etwa 20%), das Abort- oder Totgeburtrisiko soll bei 10% liegen (Bovicelli et al. 1982).

Hormonale Kontrazeption. Das Down-Syndrom beinhaltet keine zusätzlichen Risiken durch eine hormonale Kontrazeption. Allerdings ist im individuellen Falle die Frage der Compliance zu beantworten.

Hormonersatztherapie. Bei Östrogenmangelzuständen ist diese nicht kontraindiziert, wegen der beim Down-Syndrom beschriebenen geringeren Knochendichte und Osteoroseneigung sogar erwünscht.

17.17.4 Galaktosämie

Bei dieser sehr seltenen Stoffwechselstörung, die durch einen vererbbaren Defekt des Enzyms Galactose-1-Phosphat-Uridyltransferase bedingt ist, kommt es sehr häufig zu einer vorzeitigen Erschöpfung des Follikelapparats im Sinne eines Klimakterium praecox. Die Betroffenen haben deshalb häufig hohe FSH-Spiegel. Möglicherweise ist der vorzeitige Untergang von Follikeln die Folge einer defekten Gonadotropinbildung oder einer Störung der Gonadotropin-Rezeptor-Interaktion (Kaufmann et al. 1979).

Fertilität und menstrueller Zyklus. Da diese Frauen frühzeitig eine hypergonadotrope Ovarinsuffizienz entwickeln, haben sie stadienabhängig Zyklusstörungen oder eine Amenorrhö und eine drastisch eingeschränkte Fertilität. Dies gilt nicht für deren Mütter, die Trägerinnen eines Galaktosämie-Gens sind (Sayle et al. 1996).

Hormonale Kontrazeption. Diese wird wegen der frühzeitig eintretenden Ovarialinsuffizienz nur in Einzelfällen erforderlich sein. Kontraindikationen sind nicht bekannt.

Hormonersatztherapie. Kontraindikationen sind nicht bekannt. Da diese Frauen infolge der frühzeitigen Follikelatresie ihrer Ovarien sehr früh einen Östrogenmangel entwickeln, ist eine Östrogenersatztherapie in geeigneter Form umso wichtiger.

17.17.5 Hereditäres angioneurotisches Syndrom

Der Erkrankung, die autosomal-dominant vererbt wird, liegt ein Mangel des Inhibitors der Komplement-1-Esterase (C1-Esterase) zugrunde. Die gesteigerte Aktivität der C1-Esterase provoziert eine gesteigerte Gefäßpermeabilität, aufgrund derer es zu generalisierten, je nach Lokalisation auch lebensbedrohlichen Ödemen kommen kann.

Auch wenn es sich nicht primär um eine endokrine Erkrankung handelt, so wird doch die klinische Symptomatik dieses Krankheitsbilds gelegentlich als zyklusabhängig beschrieben, und man vermutet, dass die Krankheitsaktivität zumindest bei einem Teil der Patientinnen hormonalen Einflüssen unterliegt (Böckers u. Bork 1987). Die klinischen Beobachtungen zur hormonalen Beeinflussung des hereditären angioneurotischen Ödems sind widersprüchlich: einerseits treten sie bei Frauen nicht selten zum ersten Mal peripubertär und prämenstruell auf, andererseits ist eine Besserung der klinischen Symptomatik nach der Menopause bzw. nach Ovarektomie nicht die Regel. Auch gibt es in jüngerer Zeit Hinweise darauf, dass das Krankheitsbild heterogenen Ursprungs ist und dass es östrogenabhängige Untergruppen gibt, die während einer Schwangerschaft oder einer exogenen Östrogenzufuhr auftreten (Binkley u. Davis 2000; Bork et al. 2003). Möglicherweise sind einige davon erblich und treten familiär gehäuft auf (Binkley u. Davis 2000).

Im Hinblick auf Menstruationszyklus, Fertilität, hormonale Kontrazeption und HRT unterscheiden sich diese Frauen nicht wesentlich von anderen.

Schwangerschaft. In der Schwangerschaft kommt es eher zu einer Abnahme der Zahl und des Schweregrades von Attacken (Chappatte u. De Swiet 1988; Cunningham u. Jensen 1991). Das Wochenbett hingegen kann eine Phase der Ödemneigung sein. Deshalb sollte eine Schwangere mit bekanntem hereditären angioneurotischen Ödem interdisziplinär vom Gynäkologen und Internisten betreut werden.

> **Cave**
>
> Eine Schwangere mit bekanntem hereditärem angioneurotischen Ödem sollte einen Notfallpass mit sich führen und einen C1-Esteraseinhibitor (Behring Werke, Marburg) als Präparat ausgehändigt bekommen (Beckmann et al. 1979).

Ob eine prophylaktische Gabe des C1-Esteraseinhibitors während der Geburt erfolgen sollte, ist umstritten (Böckers u. Bork 1987).

Günstige Erfahrungen hat man bei diesem Krankheitsbild mit Danazol (300 bis 400 mg/Tag) und Stanozolol (2 bis 4 mg/Tag) gemacht (Cunningham u. Jensen 1991). Es handelt sich in beiden Fällen um Steroide mit androgener Rest- bzw. Nebenwirkung. Einige Autoren empfehlen zur Prophylaxe von Ödemattacken während der Geburt die Gabe von 2×200 mg Danazol täglich bis drei Tage nach der Geburt, insbesondere wenn anaphylaktische Reaktionen gegen den C1-Esteraseinhibitor bekannt sind (Boulos et al. 1994).

Hormonale Kontrazeption. Die Kontrazeption mit östrogenhaltigen Kontrazeptiva ist zumindest umstritten. Böckers et al. (1989) empfehlen, auf nichthormonale kontrazeptive Verfahren auszuweichen, können dies anhand der Datenlage allerdings nicht hinreichend begründen. Ihr Vorschlag ist also als Vorsichtsmaßnahme zu verstehen.

17.17.6 Pseudokyese

Zu den psychiatrischen Störungen mit Beeinträchtigung der Ovarfunktion gehört auch die schon im klassischen Altertum bekannte Pseudokyese (Scheinschwangerschaft). Diese ist ein hervorragendes Beispiel einer psychosomatischen Störung, anhand derer man exemplarisch die psychoneuroendokrine Interaktion darstellen kann. Eine Pseudokyese tritt meist bei geschlechtsreifen Frauen (ca. 75%) auf, gelegentlich bei Mädchen und postmenopausalen Frauen (Ayers u. Seiler 1984), vereinzelt ist sie auch bei Männern beschrieben worden (Silva et al. 1991).

Betroffene fühlen sich schwanger und haben subjektive Anzeichen hierfür: sie sind meist amenorrhoisch, haben einen aufgeblähten Bauch und häufig eine Galaktorrhö. Ihre Überzeugung, schwanger zu sein, fassen einige Psychiater und Psychologen als Abwehr einer depressiven Stimmungslage auf (Brown u. Barglow 1971). In der Tat wird eine Pseudokyese oft als Ausdrucksform einer Depression beurteilt und findet sich gehäuft in Kombination mit anderen psychiatrischen Erkrankungen sowie unmittelbar vor Ausbruch von Psychosen (DeVane 1990; O'Grady u. Rosenthal 1989; Ayers u. Seiler 1984; Small 1986).

Die endokrine Situation ist gekennzeichnet durch ein heterogenes Sekretionsprofil der Gonadotropine und des Prolaktins, eine Übersekretion von Prolaktin und LH, eine erhöhte Pulsatilität der LH-Sekretion und durch eine exzessive Freisetzung von LH nach GnRH bzw. von Prolaktin nach TRH. Andere Autoren aber konnten kein typisches neuroendokrines Sekretionsmuster der genannten Hormone nachweisen (Starkman et al. 1985; DeVane 1990). Die FSH-Spiegel sollen niedrig sein (Yen et al. 1976; Tulandi et al. 1982, 1983).

Pathophysiologisches Modell. Die häufige Erhöhung sowohl der LH- als auch gelegentlich der Prolaktinspiegel kann mit einem zentralen Dopaminmangel erklärt werden (Dopamin supprimiert die Prolaktin- und GnRH-Sekretion). Da endogene Opiate des Zentralnervensystems (▶ Abschn. 6.2), insbesondere ß-Endorphin, einerseits die Stimmungslage beeinflussen, andererseits zusammen mit Dopamin und Noradrenalin die GnRH- (und damit die LH-) und Prolaktinsekretion modulieren, erscheint dieser Pathomechanismus für die Pseudokyese plausibel. Wenn die betroffenen Frauen erfahren, dass sie nicht schwanger sind, fallen die LH- und Prolaktinspiegel in den Normalbereich ab (Yen et al. 1976).

> **Cave**
>
> Da Frauen nach Auflösung der Scheinschwangerschaft häufig depressiv sind und als suizidgefährdet gelten, müssen sie psychotherapeutisch betreut werden (Yen 1986; Starkman 1984; DeVane 1990).

Literatur

Achermann JC, Jameson JL (2001) Advances in the molecular genetics of hypogonadotropic hypogonadism. J Pediatr Endocrinol Metab 14: 3

ACOG practice bulletin (2001) The use of hormonal contraception in women with coexisting medical conditions. Int J Gynecol Obstet 75: 93

Adcok CJ, Perry LA, Lindsell DR et al. (1994) Menstrual irregularities are more common in adolescents with type 1 diabetes: association with poor glycaemic control and weight gain. Diabet Med 1: 465

Ahmed SA, Penhale WJ, Talal N (1985) Sex hormones, immune responses and autoimmune diseases. Am J Pathol 121: 531

Anderson CJ, Mulcahey MJ, Vogel LC (1997) Menstruation and pediatric spinal cord injury. J Spinal Cord Med 20: 56

Andreotti AC, Lanzi R, Manzoni MF (1994) Acute pharmacologic blockade of lipolysis normalizes nocturnal growth hormone levels and pulsatility in obese subjects. Metabolism 43: 1207

Andrews JC, Ator GA, Honrubia V (1992) The exacerbation of symptoms in Menière's disease during the premenstrual period. Arch Otolaryngol Head Neck Surg 118: 74

Arden NK, LLoyd ME, Spector TD, Hughes GRV (1994) Safety of hormone replacement therapy (HRT) in systemic lupus erythematosus (SLE). Lupus 3: 11

Armenti VT, Radomski JS, Moritz MJ (1995) Parenthood after liver transplantation. Liver Transpl Surg 1: 84

Artlett CM, Smith JB, Jimenes SA (1998) Identification of fetal DNA and cells in skin lesions from women with systemic sclerosis. New Engl J Med 338: 1186

Ayers WT, Seiler JC (1984) Neuroendocrine indices of depression in pseudocyesis: a case report. J Reprod Med 29: 67

Baal van WM, Kenemans P, Stehouwer CD et al. (1999) Sequentially combined hormone replacement therapy reduces impedance to flow within the uterine and central retinal arteries in healthy postmenopausal women. Am J Obstet Gynecol 181: 1365

Balasch J, Carmona F, Lopez-Soto A et al. (1993) Low-dose aspirin for prevention of pregnancy losses in women with primary antiphospholipid syndrome. Human Reprod 8: 2234

Ballas SK (1998) Sickle cell disease: clinical management. Baillieres Clin Haematol 11: 185

Barera G, Bonfanti R, Viscardi M et al. (2002) Occurrence of celiac disease after onset of type 1 diabetes: a 6-year prospective longitudinal study. Pediatrics 109: 833

Barret M (1994) Sexualität und MS. In: Deutsche Multiple Sklerose Gesellschaft, Bundesverband Selbsthilfe, Partnerschaft und Familie (Hrsg). Hannover, S 1

Barrett JH, Brennan P, Fiddler M, Silman A (2000) Breast-feeding and postpartum relapse in women with rheumatoid and inflammatory arthritis. Arthrits Rheum 43: 1010

Batocchi AP, Majolini L, Evoli A et al. (1999) Course and treatment of myasthenia gravis during pregnancy. Neurology 52: 447

Battaglia C, Regnani G, Artini PG et al. (1999) Uterine and cerebral vascularization in postmenopausal women treated with hormone-replacement therapy. Gynecol Endocrinol 13: 223

Bauer J, Jarre A, Klingmuller D, Elger CE (2000) Polycystic ovary syndrome in patients with focal epilepsy: study in 93 women. Epilepsy Res 41: 163

Bayraktar M, van Thiel DH (1995) Endocrine changes in liver disease. Endocrinologist 5: 403

Bearn AG, Kunkel HG, Slater RJ (1956) The problem of chronic liver disease in young women. Am J Med 21: 3

Becker U (1993) The influence of ethanol and liver disease on sex hormon and hepatic oestrogen receptors in women. Dan Med Bull 40: 447

Becker U (1994) The influence of ethanol and liver disease on sex hormones and hepatic estrogen receptors in women. Acta Obstet Gynecol Scand 73: 437

Beckmann M, Mühlenstedt D, Happle R (1979) Schwangerschaft und Entbindung beim hereditären angioneurotischen Ödem. Geburtshilfe Frauenheilkd 39: 338

Bell H, Raknerud N, Falch JA, Haug E (1995) Inappropriately low levels of gonadotrophins in amenorrhoeic women with alcoholic and non-alcoholic cirrhosis. Eur J Endocrinol 132: 444

Bellastella A, Pisano G, Iorio S et al. (1998) Endocrine secretions under abnormal light-dark cycles and in the blind. Horm Res 49: 153

Bergh C, Södersten P (1996) Anorexia nervosa, self-starvation and the reward of stress. Nature Med 2: 21

Beumont PJV, Russell JD, Touyz SW (1993) Treatment of anorexia nervosa. Lancet 341: 1635

Bevan JA, Maloney KW, Hillery CA et al. (2001) Bleeding disorders: a common cause of menorrhagia in adolescents. J Pediatr 138: 856

Bhadauria S, Moser DK, Clements PJ et al. (1995) Genital tract abnormalities and female sexual function impairment in systemic sclerosis. Am J Obstet Gynecol 172: 580

Bhatia S, Ramsay NK Weisdorf D et al. (1998) Bone mineral density in patients undergoing bone marrow transplantation for myeloid malignancies. Bone Marrow Transplant 22: 87

Binkley KE, Davis A (2000) Clinical, biochemical, and genetic characterization of a novel estrogen-dependent inherited form of angioedema. J Allergy Clin Immunol (United States) 106: 546–550

Bockers M, Bork K (1987) Kontrazeption und Schwangerschaft beim hereditären Angioödem. DMW 112: 507

Bockers M, Benes P, Bork K (1989) Persistent skin ulcers, mutilations, and acro-osteolysis in heresensory and automatic neuropathy with phospholipid excretion. Am J Acad Dermatol 21: 736

Bork K, Fischer B, Dewald G (2003) Recurrent episodes of skin angioedema and severe attacks of abdominal pain induced by oral contraceptives or hormone replacement therapy. Am J Med (United States) 114: 294

Boulos AN, Brown R, Hukin A, Williams RM (1994) Danazol prophylaxis for delivery in hereditary angioneurotic oedema. Br J Obstet Gynaecol 101: 1094

Bovicelli L, Orsini LF, Rizzo N, Montacuti V, Bacchetta M (1982) Reproduction in Down-Syndrome. Obstet Gynecol 59: 13S

Boyar RM, Katz J, Finkelstein JW, Kapen S, Weiner H, Weitzman ED, Hellman L (1974) Anorexia nervosa: immaturity of the 24-hour luteinizing hormone secretory pattern. N Engl J Med 291: 861

Bradley LA, Johnson DD, Palomaki GE et al. (1998) Hereditary haemochromatosis mutation frequencies in the general population. J Med Screen 5: 34

Bradley NK, Liakos AM, McAllister JP 2nd (1998) Maternal shunt dependency: implications for obstetric care, neurosurgical management, and pregnancy outcomes and a review of selected literature. Neurosurgery 43: 448

Brandenberger AW, Haenggi W, von Fischer B, Birkhaeuser MH (1994) Kallman syndrome and associated malformation of the uterus. Fertil Steril 61: 395

Briese V, Muller H, Berkholz A (1993) Pre-conception counselling and pregnancy in chronic inflammatory bowel disease – Crohn disease and ulcerative colitis. Zentralbl Gynäkol 115: 1

Bronnegard M, Arner P, Hellstrom L et al. (1990) Glucocorticoid receptor messenger ribonucleic acid in different regions of human adipose tissue. Endocrinol 127: 1689

17

Brown E, Barglow P (1971) Pseudocyesis, a paradigm for psychophysiological interaction. Arch Gen Psychiatry 4: 221

Brucato A, Doria A, Frassi M et al. (2002) Pregnancy outcome in 100 women with autoimmune disease and anti-Ro/SSA antibodies: a prospective controlled study. Lupus 11: 716

Bülchmann G, Seifert-Klauss V, Backmund H, Gelinghoff M (2001) Die Bedeutung von Essstörungen in der gynäkologischen Praxis. Geburtshilfe Frauenheilkd 61: 569

Bujalska IJ, Kumar S, Stewart PM (1997) Does central obesity reflect »Cushing's disease of the omentum«? Lancet 349: 1210

Caprio M, Fabbrini E, Isidori AM et al. (2001) Leptin in reproduction. Trends Endocrinol Metab 12: 65

Carmi D, Shohat M, Metzker A, Dickerman Z (1999) Growth, puberty, and endocrine functions in patients with sporadic or familial neurofibromatosis type 1: a longitudinal study. Pediatrics 103: 1257

Caruso S, Roccasalva L, Sapienza G et al. (2000) Laryngeal cytological aspects in women with surgically induced menopause who were treated with transdermal estrogen replacement therapy. Fertil Steril 74: 1073

Casele HL, Laifer SA 1998) Pregnancy after liver transplantation. Semin Perinatol 22: 149

Casper RC, Eckert ED, Halmi KA (1980) Bulimia: Its incidence and clinical importance in patients with anorexia nervosa. Arch Gen Psychiatry 37: 1030

Cass AS, Bloom BA, Luxenberg M (1986) Sexual function in adults with myelomeningocele. J Urol 136: 425

Castro J, Toro J, Lazaro L et al. (2002) Bone mineral density in male adolescents with anorexia nervosa. J Am Acad Child Adolesc Psychiatry 41: 613

Chatterjee R, Katz M, Cox TF, Porter JB (1993) Prospective study of the hypothalamic-pituitary axis in thalassaemic patients who developed secondary amenorrhea. Clin Endocrinol 39: 287

Cento RM, Ragusa L, Proto C et al. (1996) Basal body temperature curves and endocrine pattern of menstrual cycles in Down syndrome. Gynecol Endocrinol 10: 133

Chappatte O, De Swiet M (1988) Hereditary angioneurotic oedema and pregnancy. Case reports and review of the literature. Br J Obstet Gynaecol 95: 938

Chevalier P, Poinsignon Y, Guillemain R et al. (1996) Pregnancy after organ transplantation. Presse Med 25: 1643

Chisholm DJ, Samaras K, Markovic T et al. (1998) Obesity: genes, glands or gluttony? Reprod Fetil Dev 10: 49

Cleland PG (1991) Risk-benefit assessment of anticonvulsants in women of child-bearing potential. Drug Saf 6: 70

Coenegracht JM, DeBie JPAM, Coene LNM, Padberg G (1975) Deficiency of gonadotropin-releasing factor in a patient with hydrocephalus internus. J Neurosurg 43: 239

Comarr AR (1966) Observations on menstruation and pregnancy among female injury patients. Paraplegia 3: 263

Confavreux C, Hutchinson M, Hours MM et al. (1998) Rate of pregnancy-related relapse in multiple sclerosis. Pregnancy in Multiple Sclerosis Group. N Engl J Med 30: 285

Confavreux C, Hutchinson M, Hours MM et al. (1999) Multiple sclerosis and pregnancy: clinical issues. Rev Neurol 155: 186

Constine LS, Woolf PD, Cann D, Mick G, McCormick K, Raubertas RF, Rubin P (1993) Hypothalamic-pituitary dysfunction after radiation for brain tumors. N Eng J Med 328: 87

Cox JR (1980) Hormonal influence on auditory function. Ear Hear 1: 219

Cramer DW, Korf BR, Fortier LJ (1991) Galactose metabolism and reproductive history in women with type 1 neurofibromatosis. Am J Med Genet 39: 502

Crisp AH (1968) The patient with anorexia nervosa: Some problems in management. Clinical Med 75: 33

Cumming RG, Mitchell P (1997) Hormone replacement therapy, reproductive factors, and cataract. The Blue Mountains Eye Study. Am J Epidemiol 154: 242

Cummings LN, Giudice L, Morrell MJ (1995) Ovulatory function in epilepsy. Epilepsia 36: 355

Cundy TF, O'Grady JG, Williams R (1990) Recovery of menstruation and pregnancy after liver transplantation. Gut 31: 337

Cunningham DS, Jensen JT (1991) Hereditary angioneurotic edema in the puerperium a case report. J Reprod Med 36: 312

Cursiefen C, Junemann A, Korth M (1998) Glaucoma and pregnancy – review of the literature with a case report. Klin Monatsbl Augenheilkd 213: 126

Damek DM, Shuster EA (1997) Pregnancy and multiple sclerosis. Mayo Clin Proc 72: 977

Davison JM (1987) Renal transplantation and pregnancy. Am J Kidney Dis 9: 374

Deckelbaum RJ, Williams CL (2001) Childhood obesity: the health issue. Obes Res 9 [Suppl 4]: 239S

DeVane GW (1990) Pseudocyesis. Sem Reprod Endocrinol 8: 74

Dewis ME, Thornton NG (1989) Sexual dysfunction in multiple sclerosis. J Neurosc Nursing 21: 175

Dilley A, Drews C, Miller C et al. (2001) von Willebrand disease and other inherited bleeding disorders in women with diagnosed menorrhagia. Obstet Gynecol 97: 630

Dirks E, Goebell H (1986) Chronisch entzündliche Darmerkrankungen und Schwangerschaft. Med Klin 81: 130

Dourakis SP, Tolis G (1998) Sex hormonal preparations and the liver. Eur J Contracept Reprod Health Care 3: 7

Drucker WD, Rowland LP, Sterling K, Christy NP (1961) On the function of the endocrine Glands in myotonic muscular dystrophy. Am J Med 31: 941

Dufour P, Berard J, Vinatier D et al. (1997) Myotonic dystrophy and pregnancy. A report of two cases and a review of the literature. Eur J Obstet Gynecol Reprod Biol 72: 159

Dugoff L, Sujansky E (1996) Neurofibromatosis type 1 and pregnancy. Am J Med Genet 66: 7

Duncan S (2001) Polycystic ovarian syndrome in women with epilepsy: a review. Epilepsia 42 [Suppl 3]: 60

Duquette P, Girard M (1993) Hormonal factors in susceptibility to multiple sclerosis. Curr Opin Neurol Neurosurg 6: 195

Duranteau L, Chanson P, Blumberg-Tick J et al. (1993) Non-responsiveness of serum gonadotropins and testosterone to pulsatile GnRH in hemochromatosis suggesting a pituitary defect. Acta Endocrinol 128: 351

Edelman PL (1995) The antiphospholipid syndrome. Curr Opin Obstet Gynecol 7: 427

Eisenberg E (1981) Towards an understanding of reproductive function in anorexia nervosa. Fertil Steril 36: 543

Eliakim R, Sherer DM (2001) Celiac disease: fertility and pregnancy. Gynecol Obstet Invest 51: 3

El-Sayed YY (1998) Obstetric and gynecologic care of women with epilepsy. Epilepsia 39 [Suppl 8]: 17

Englert H, Brennan P McNeil D et al. (1992) Reproductive function prior to disease onset in women with scleroderma. J Rheumatol 19: 1575

Escobar-Morreale HF, Roldan B, Barrio R et al. (2000) High prevalence of the polycystic ovary syndrome and hirsutism in women with type 1 diabetes mellitus. J Clin Endocrinol Metab 85: 4182

Esmaeli B, Harvey JT, Hewlett B (2000) Immunohistochemical evidence for estrogen receptors in Meibomian glands. Ophthalmology 107:180

Fabrega AJ, Lopez-Boado M, Gonzalez S (1990) Problems in the long-term renal allograft recipient. Crit Care Clin 6: 979

Febres F, Scaglia H, Lisker R, Espinosa J, Morato T, Shkurovich M, Perez-Palacios G (1975) Hypothalamic-pituitary-gonadal function in patients with myotonic dystrophy. J Clin Endocrinol Metab 41: 833

Feldman F, Bain J, Matuk AR (1978) Daily assessment of ocular and hormonal variables throughout the menstrual cycle. Arch Ophthalmol 96: 1835

Fideleff HL, Guitelman A, Mancini AM, Laszlo M, Debeljuk L (1975) Puberté précoce vraie par hydrocéphalie congénitale. Exploration de l'axe hypothalamo-hypophyso-ovarien. Nouv Presse Médicale 8: 2729

Flach M, Schwickardi H, Simon R (1968) Welchen Einfluß haben Menstruation und Schwangerschaft auf die ausgebildete Gesangsstimme? Folia Phoniat 21: 199

Floyd RC, Roberts WE (1992) Autoimmune diseases in pregnancy. Obstet Gynecol Clin North Am 19: 719

Forbes AM, Woodrow JC, Verbov JL et al. (1989) Carcinoma of breast and scleroderma: four further cases and a literature review. Br J Rheumatol 28: 65

Foster DW (1985) Eating disorders: obesity and anorexia nervosa. In: Wilson JD, Foster DW (eds) Williams textbook of endocrinology. Saunders, Philadelphia, p 1081

Frick V, Schindler AE (1972) Erste Ergebnisse einer Untersuchung der psychologischen, gynäkologischen und endokrinologischen Beziehungen bei sekundärer Amenorrhoe. Med Welt 23: 1934

Fries H (1974) Secondary amenorrhea, self-induced weight reduction, and anorexia nervosa. Acta Psychiatr Scand 248 [Suppl]: 5

Frisch RE (1972) Weight and menarche: Similarity for well-nourished and undernourished girls at different ages, and evidence for historical constancy. Pediatrics 50: 445

Frisch R (1984) Body fat, puberty and fertility. Biol Rev 59: 161

Frisch RE, McArthur JW (1974) Menstrual cycles: fatness as a determinant of minimum weight for height necessary for their maintenance or onset. Science 185: 949

Furman, L, Mortimer JC (1994) Menarche and menstrual function in patients with myelomeningocele. Dev Med Child Neurol 36: 910

Garfinkel PE, Moldofsky H, Garner DM (1980) The heterogeneity of anorexia nervosa. Bulimia as distinct subgroup. Arch Gen Psychiatry 37: 1036

Garner DM (1993) Pathogenesis of anorexia nervosa. Lancet 341: 1631

Gavaler JS, Van Thiel DH (1992) Hormonal status of postmenopausal women with alcohol-induced cirrhosis: further findings and a review of the literature. Hepatology 16: 312

Geifman-Holtzman O, Fay K (1998) Prenatal diagnosis of congenital myotonic dystrophy and counseling of the pregnant mother: case report and literature review. Am J Med Genet 78: 250

Gerlinghoff M, Backmund H, Franzen U et al. (1997) Structured day care therapy program for eating disorders. Psychosom Med Psychol 47: 12

Geva E, Yaron Y, Lessing JB, Yovel I, Vardinon N, Burke M, Amit A (1994) Circulating autoimmune antibodies may be responsible for implantation failure in in-vitro fertilization. Fertil Steril 62: 802

Gharagozloo NZ, Brubaker RF (1991) The correlation between serum progesterone and aqueous dynamics during the menstrual cycle. Acta Ophthalmol 69:791

Glass AR, Burman KD, Dahms WT, Boehm TM (1981) Progress in endocrinology and metabolism: endocrine function in human obesity. Metabolism 30: 89

Goepel E, Goepel K, Stock KH et al. (1991) Die Notwendigkeit der Zusammenarbeit zwischen Gynäkologe und Zahnarzt in der Schwangerschaft. Geburtshilfe Frauenheilkd 51: 231

Gokhale R, Favus MJ, Karrison T et al. (1998) Bone mineral density assessment in children with inflammatory bowel disease. Gastroenterology 114: 902

Gray AJ, Staples V, Murren K et al. (2001) Olfactory identification is impaired in clinic-based patients with vascular dementia and senile dementia of Alzheimer type. Int J Geriatr Psychiatry 16: 513

Grinspoon SK, Donovan jr. DS, Bilezikian JP (1994) Aetiology and pathogenesis of hormonal and metabolic disorders in HIV infection. Baillieres Clin Endocrinol Metab 8: 735

Grinsted L, Heltberg A, Hagen C, Djursing H (1989) Serum sex hormone and gonadotropin concentrations in premenopausal women with multiple sclerosis. J Intern Med 226: 241

Gristwood RE, Venables WN (1983) Pregnancy and otosclerosis. Clin Otolaryngol 8: 205

Gruber UF, Thoni F (1985) Prevention of thromboembolic complications in paraplegic. Paraplegia 23: 124

Gudbjörnsson B, Karlsson-Parra A, Karlsson E, Hällgren R, Kämpe O (1994) Clinical and laboratory features of Sjögren's syndrome in young women with previous postpartum thyroiditis. J Rheumatol 21: 215

Guillebaud J (1993) Sickle cell disease and contraception. Br Med J 307: 506

Gurr P, Owen G, Reid A et al. (1993) Tinnitus in pregnancy. Clin Otolaryngol 18 (4): 294

Guthmiller JM, Hassebroek-Johnson JR, Weenig DR et al. (2001) Periodontal disease in pregnancy complicated by type 1 diabetes mellitus. J Periodontol 72: 1485

Habiby R, Silverman B, Listernick R, Charrow J (1996) Precocious puberty in children with neurofibromatosis type 1. J Pediatr 126: 364

Hall GM, Spector TD, Demas PD (1995) Markers of bone metabolism in postmenopausal women with rheumatoid arthritis. Effects of corticosteroids and hormone replacement therapy. Arthritis Rheum 38: 902

Hannaford PC, Kay CR, Hirsch S (1990) Oral contraceptives and rheumatoid arthritis: new data from the Royal College of General Practitioners' oral contraception study. Ann Rheum Dis 49: 744

Hansen L, Sobol SM, Abelson TI (1986) Otolaryngologic manifestations of pregnancy. J Family Pract 23: 151

Hardelin JP (2001) Kallmann syndrome: towards molecular pathogenesis. Mol Cell Endocrinol 20: 75

Hardelin JE, Petit C (1995) A molecular approach to the pathophysiology of the X chromosome-linked Kallmann's syndrome. Baillieres Clin Endocrinol Metab 9: 489

Hardelin JP, Julliard AK, Moniot B et al. (1999) Anosmin-1 is a regionally restricted component of basement membranes and interstitial matrices during organogenesis: implications for the developmental anomalies of X chromosome-linked Kallmann syndrome. Dev Dyn 215: 26

Hardy HL, Feemster R (1946) Infectious hepatitis in Massachusetts: with a review of present knowledge of the disease. N Engl J Med 235: 147

Harlow SD, Schuman P, Cohen M et al. (2000) Effect of HIV infection on menstrual cycle length. J Acquir Immune Defic Syndr 1: 68

Harris AH (1997) Menstrually related symptom changes in women with schizophrenia. Schizophr Res 17: 93

Hauner H, Berg A (2000) Körperliche Bewegung zur Prävention und Behandlung der Adipositas. Dtsch Arztebl 97: A-768

Haverkamp F, Normann D, Küster W, Zerres K (1990) Schwangerschaft bei M. Crohn und Colitis ulcerosa. Geburtshilfe Frauenheilkd 50: 339

Hazes JM Dijkmans BC, Vandenbroucke JP et al. (1990) Reduction of the risk of rheumatoid arthritis among women who take oral contraceptives. Arthritis Rheum 33: 173

Heinemann M (1976) Hormone und Stimme. In: Herrmann A, Jakobi H (Hrsg) Hals-, Nasen- und Ohrenheilkunde – zwanglose Schriftenreihe. Johann Ambrosius Barth, Leipzig

Hernan MA, Hohol MJ, Olek MJ et al. (2000) Oral contraceptives and the incidence of multiple sclerosis. Neurology 55: 848

Herzog AG, Seibel MM, Schomer DL, Vaitukaitis JL, Geschwind N (1986) Reproductive endocrine disorders in women with partial seizures of temporal lobe origin. Arch Neurol 43: 341

Herzog AG (1991a) Reproductive endocrine considerations and hormonal therapy for women with epilepsy. Epilepsia 32 [Suppl 6]: 527

Herzog AG (1991b) Lateralized asymmetry of the cerebral control of endocrine secretion in women with epilepsy. Neurology 41 [Suppl 1]: 366

Herzog W, Minne H, Deter C et al. (1993) Outcome of bone mineral density in anorexia nervosa patients 11.7 years after first admission. J Bone Min Res 8: 597

Heyl W, Rath W (1995) Rheumatische Erkrankungen in der Schwangerschaft – Probleme aus der Sicht des Gynäkologen. Geburtshilfe Frauenheilkd 55: M121

Hildebolt CF (1997) Osteoporosis and oral bone loss. Dentomaxillofac Radiol 26: 3

Hill J, Elliott S, Colquhoun I (1992) Audiological, vestibular and radiological abnormalities in Kallman's syndrome. J Laryngol Otol 106: 530

Hinterberger-Fischer M, Kier P, Kalhs P et al. (1991) Fertility, pregnancy and offspring complications after bone marrow transplantation. Bone Marrow Transplant 7: 5

Hirayama A, Yamada K, Tanaka Y et al. (1995) Evaluation of sexual function in adults with myelomeningocele. Hinyokika Kiyo 41: 985

Hou SH (1994) Pregnancy in women on haemodialysis and peritoneal dialysis. Baillieres Clin Obstet Gynaecol 8: 481

Hou SH (1999) Pregnancy in chronic renal insufficiency and end-stage renal disease. Am J Kidney Dis 33: 235

Howard RJ, Lillis C, Tuck SM (1993) Contraceptives, counselling, and pregnancy in women with sickle cell disease. Br Med J 306: 1735

Howard RJ, Tuck SM, Pearson TC (1995) Pregnancy in sickle cell disease in the UK: results of a multicentre survey of the effect of prophylactic blood transfusion on maternal and fetal outcome. Br J Obstet Gynaecol 102: 947

Hsu LKG, Crisp AH, Harding B (1979) Outcome of anorexia nervosa. Lancet 13: 62

Hudson M, Flett G, Sinclair TS et al. (1997) Fertility and pregnancy in inflammatory bowel disease. Int J Gynecol Obstet 58: 229

Huong DL, Wechsler B, Vauthier-Brouzes D et al. (2001) Pregnancy in past or present lupus nephritis: a study of 32 pregnancies from a single centre. Ann Rheum Dis 60: 599

Ioppoli C, Meucci G, Mariotti S et al. (1990) Circulating thyroid and gastric parietal cell autoantibodies in patients with multiple sclerosis. Ital J Nerol Sci 11: 31

Isojarvi JL, Tauboll E, Pakarinen AJ (2001) Altered ovarian function and cardiovascular risk factors in valproate-treated women. Am J Med 111: 290

Italian Working Group on Endocrine Complications in Non-endocrine disease (1995) Multicentre study on prevalence of endocrine complications in thalassaemia major. Clin Endocrinol 42: 581

Jackson AB, Wadley V (1999) A multicenter study of women's self-reported reproductive health after spinal cord injury. Arch Phys Med Rehabil 80: 1420

Jawadi MH, Kirsch W, Lock JP, Betz G (1979) Hydrocephalus and amenorrhea. Obstet Gynecol 53: 263

Jensen TK, Hjollund NHI, Henriksen TB et al. (1998) Does moderate alcohol consumption affect fertility? Follow up study among couples planning first pregnancy. BMJ 317: 505

Joachimovits R, Wilder J (1925) Störungen im Bereiche des weiblichen Genitales bei multipler Sklerose. Wiener Med Wochenschr 23: 1331

Johansson A, Carlstrom K, Ahren B et al. (2000) Abnormal cytokine and adrenocortical hormone regulation in myotonic dystrophy. Clin Endocrinol Metab 85: 3169

Johnson MJ (1997) Obstetric complications and rheumatic disease. Rheum Dis Clin North Am 23: 169

Jorgensen C, Picot MC, Bologna C, Sany J (1996) Oral contraception, parity, breast feeding, and severity of rheumatoid arthritis. Ann Rheum 55: 94

Julkunen H (1994) Pregnancy in systemic lupus erythematosus. Acta Obstet Gynecol Scand 73: 517

Julkunen H, Kaaja R, Palosuo T et al. (1993) Pregnancy in lupus nephropathy. Acta Obstet Gynecol Scand 72: 258

Jung R (1984) Endocrinological aspects of obesity. Clin Endocrinol Metab 13: 597

Kadir RA, Economides DL, Sabin CA et al. (1998) Frequency of inherited bleeding disorders in women with menorrhagia. Lancet 351: 485

Katz JL, Boyar R, Roffwarg H et al. (1978) Weight and circadian luteinizing hormone secretory pattern in anorexia nervosa. Psychosom Med 40: 549

Kaufman F, Kogut MD, Donnell GN, Koch R, Goebelsmann U (1979) Ovarian failure in galactosaemia. Lancet 2: 737

Kesselring J (1990) Zur Pathogenese der multiplen Sklerose. Schweiz Med Wochenschr 1120: 1083

Kilpatrick CJ, Hopper JL (1993) The effect of pregnancy on the epilepsies: a study of 37 pregnancies. Aust NZ J Med 23: 370

Klibanski A, Biller BMK, Schoenfeld DA, Herzog DB, Saxe VC (1995) The effects of estrogen administration on trabecular bone loss in young women with anorexia nervosa. J Clin Endocrinol Metab 80: 898

Klinger G, Reichenbächer G, Dobmeier V (1979) Zur hormonellen Beeinflussung des Parodontalzustandes – klinische Untersuchungen an 300 Patienten. Stomatol DDR 29: 7

Kodama M, Kodama T, Komatsubara K, Lida S, Tanaka Y (1979) The change of urinary steroid secretions in liver disease with special reference to an implication of hepatic dysfunction in pill users. J Clin Endocrinol Metab 49: 748

Kohmura H, Miyake A, Aono T, Tarizawa O (1986) Recovery of reproductive function in patients with anorexia nervosa: a 10 year follow-up study. Eur J Obstet Gynec Reprod Biol 22: 293

Korelitz BI (1985) Pregnancy, fertility, and inflammatory bowel disease. Am J Gastroenterol 80: 365

Kouides PA (2001) Obstetric and gynaecological aspects of von Willebrand disease. Best Prac Res Clin Haemattol 14: 381

Krawczuk G (1991) Level of estradiol and progesterone in blood serum during the menstrual cycle in women with acute hepatitis B. Endokrynol Pol 42: 429

Kulig K, Schaltenbrand G (1956) Statistische Untersuchungen zum Problem der Multiplen Sklerose. IV: Mitteilung: Gestationsprozess und Multiple Sklerose. Dtsch Z Nervenheilk 174: 460

Kuvaèiæ I, Šprem M, Škrablin S et al. (2000) Pregnancy outcome in renal transplant recipients. Int J Gynecol Obstet 70: 313

Labrie F, Diamond P, Cusan L (1997) Effect of 12-month dehydroepiandrosterone replacement therapy on bone, vagina, and endometrium in postmenopausal women. J Clin Endocrinol Metab 82: 3498

Labrie F, Van Luu-The, Labrie C et al. (2000) Intracrinology and the skin. Horm Res 54: 218

Laitinen K, Karkkainen M, Lalla M et al. (1993) Is alcohol an osteoporosis-inducing agent for young and middle-aged women? Metabolism 42: 875

Ladipo OA, Falusi AG, Feldblum PJ et al. (1993) Norplant use by women with sickle cell disease. Int J Gynaecol Obstet 41: 85

Laessle RG, Waadt S, Schindler L, Schweiger U, Pirke KM (1988) Strukturierte ambulante Gruppentherapie bei Bulimie – Vorläufige Ergebnisse einer kontrollierten Therapiestudie. Psychother Med Psychol 38: 324

Landau H, Adin I, Spitz IM (1978) Pituitary insufficiency following head injury. Israel J Med Sci 14: 785

Latman NS (1983) Relation of menstrual cycle phase to symptoms of rheumatoid arthritis. Am J Med 74: 957

La Vecchia C, Negri E, Franceschi S, D'Avanzo B (1992) Reproductive factors and the risk of hepatocellular carcinoma in women. Int J Cancer 52: 351

Lehrer S (1981) Fertility and menopause in blind women. Fertil Steril 36: 396

Lehrer S, Bogursky E, Yemini M et al. (1994) Gynecologic manifestations of Sjogren's syndrome. Am J Obest Gynecol 170: 835

Leker RR, Karni A, Abramsky O (1998) Exacerbation of myasthenia gravis during the menstrual period. J Neurol Sci 156: 107

Lembke S, Freund H (1990) Einfluß hormonaler Kontrazeptiva auf die Stimme. Z Arztl Fortbild 84: 47

Leylek ÖA, Ünlü S, Öztürkcan S et al. (1997) Estrogen dermatitis. Eur J Obstet Gynecol Reprod Biol 72: 97

Liakos AM, Bradley NK, Magram G, Muszynski C (2000) Hydrocephalus and the reproductive health of women: the medical implications of maternal shunt dependency in 70 women and 138 pregnancies. Neurol Res 22: 69

Lindholm P, Vilkman E, Raudaskoski T et al. (1997) The effect of postmenopause and postmenopausal HRT on measured voice values and vocal symptoms. Maturitas 28: 47

Lockshin MD, Sammaritano LR (2003) Lupus pregnancy. Autoimmunity 36: 33

Lockwood CJ, Romero R, Feinberg RF, Clyne LP, Coster B, Hobbins JC (1989) The prevalence and biologic significance of lupus anticoagulant and anticardiolipin antibodies in a general obstetric population. Am J Obstet Gynecol 161: 369

Lopponen T, Saukkonen AL, Serlo W et al. (1996) Accelerated pubertal development in patients with shunted hydrocephalus. Arch Dis Cild 74: 490

Maggi M, Forti G (1994) Gonadal function in AIDS. Baillieres Clin Endocrinol Metab 8: 849

Marshman GM, Hanna MJF, Ben-Tovim DI, Walker MK (1990) Cutaneous abnormalities in anorexia nervosa. Australa J Dermatol 31: 9

Mass K, Quint EH, Punch Mr, Merion RM (1996) Gynecological and reproductive function after liver transplantation. Transplantation 62: 476

Masterson JG, Low EM, Power MM, Stokes BM, Murphy D (1970) Reproduction in two females with Down's syndrome. Ann Genet (Paris) 13: 38

Mastromauro CA, Meissen GJ, Cupples LA et al. (1989) Estimation of fertility and fitness in Huntington disease in New England. Am Med Gen 33: 248

Matsumoto M, Shinohara O, Ishiguro H et al. (1999) Ovarian function after bone marrow transplantation performed before menarche. Arch Dis Child 80: 452

Mayer EI, Dopfer RE, Klingebiel T et al. (1999) Longitudinal gonadal function after bone marrow transplantation for acute lymphoblastic leukemia during childhood. Pediatr Transplant 3: 38

McGrath JJ, Hearle J, Jenner L et al. (1999) The fertility and fecundity of patients with psychoses. Acta Psychiatr Scand 99: 441

McGregor JA, Meeuwsen J (1985) Autonomic hyperreflexia: a mortal danger for spinal cord-damaged women in labor. Am J Obstet Gynecol 151: 330

McLaren CE, Gordeux VR, Looker AC et al. (1995) Prevalence of heterozygotes for hemochromatosis in the white population of the United States. Blood 86: 2021

Meloni GF, Dessole S, Vargiu N et al. (1999) The prevalence of coeliac disease in infertility. Hum Reprod 14: 2759

Merenich JA (1994) Hypothalamic and pituitary function in AIDS. Baillieres Clin Endocrinol Metab 8: 757

Meyer WR, Hutchinson-Williams KA, Jones EE, DeCherney AH (1990) Secondary hypogonadism in hemochromatosis. Fertil Steril 54: 740

Michelson D, Stone L, Galliven E, Magiakou MA, Chrousos GP, Sternberg EM, Gold PW (1994) Multiple sclerosis is associated with alterations in hypothalamic-pituitary-adrenal axis function. J Clin Endocrinol Metab 79: 848

Miller JP (1986) Inflammatory bowel disease in pregnancy: a review. J Royal Soc Med 79: 221

Miller LJ (1997) Sexuality, reproduction, and family planning in women with schizophrenia. Schizophr Bull 23: 623

Moerman P, Pauwels P, Vendenberghe K et al. (1990) Neonatal haemochromatosis. Histopathology 17: 345

Moghadam BKH, Hersini S, Barker BF (1998) Autoimmune progesterone dermatitis and stomatitis. Oral Surg Oral Med Oral Pathol Oral Radiol Endod 85: 537

Monegal A, Navasa M, Guanabens N et al. (1997) Osteoporosis and bone mineral metabolism disorders in cirrhotic patients referred for orthotopic liver transplantation. Calcif Tissue Int 60: 148

Monegal A, Navasa M, Guanabens N et al. (2001) Bone disease after liver transplantation: a long-term prospective study of bone mass changes, hormonal status and histomorphometric characteristics. Osteoporos Int 12: 484

Morell MJ (1998) Effects of epilepsy on women's reproductive health. Epilepsia 39 [Suppl 8]: S32

Morley JE, Melmed S (1979) Gonadal dysfunction in systemic disorders. Metabolism 28: 1051

Mortola JF, Laughlin GA, Yen SSC (1993) Melatonin rhythms in women with anorexia nervosa and bulimia nervosa. J Clin Endocrinol Metab 77: 1540

Mulherin DM, Sheeran TP, Kumararatne DS et al. (1997) Sjögren's syndrome in women presenting with chronic dyspareunia. Br J Obstet Gynaecol 104: 1019

Muñoz JA, Gil A, Lopez-Dupla JM, Vazquez JJ, Gonzalez-Gancedo P (1994) Sex hormones in chronic systemic lupus erythematosus. Ann Med Interne 145: 459

Muramatsu Y, Takaesu Y (1994) Oral health status related to subgingival bacterial flora and sex hormones in saliva during pregnancy. Bull Tokyo Dent Coll 35: 139

Must A, Spadano J, Coalley E et al. (1999) The disease burden associated with overweight and obesity. JAMA 282: 1523

Nascimento Mde. L, Ladipo OA, Coutinho EM (1998) Nomegestrol acetate contraceptive implant use by women with sickle cell disease. Clin Pharmacol Ther 64: 433

Nathanielsz PW (1999) Life in the womb: the origin of health and disease. Promethean, Ithaca/NY

Nattero G (1982) Menstrual headache. Adv Neurol 33: 215

Nelson JL (1998) Pregnancy, immunology and autoimmune disease. J Reprod Med 43: 335

Nelson JL, Ostensen M (1997) Pregnancy and rheumatoid arthritis. Rheum Dis Clin North Am 23: 195

Nelson JL, Furst DE, Maloney S et al. (1998) Microchimerism and HLA-compatible relationships of pregnancy in scleroderma. Lancet 351: 559

Nelson JL, Koepsell TD, Dugowson CE et al. (1993) Fecundity before disease onset in women with rheumatoid arthritis. Arthritis Rheum 36: 7

Neri I, Granella F, Nappi R et al. (1993) Characteristics of headache at menopause: a clinico-epidemiologic study. Maturitas 17: 31

Nicholson LB, Wong FS, Ewins DL, Butler J, Haolland A, Demaine AG, McGregor AM (1994) Susceptibility to autoimmune thyroiditis in down's syndrome is associated with the major histocompatibility class II DQA 0301 allele. Clin Endocrinol 41: 381

Norderyd OM, Grossi SG, Machtei EE et al. (1993) Periodontal status of women taking postmenopausal estrogen supplementation. J Periodontol 64: 957

Norman RJ, Clark AM (1998) Obesity and reproductive disorders: a review. Reprod Fertil 10: 55

Nulman I, Laslo D, Koren G (1999) Treatment of epilepsy in pregnancy. Drugs 57: 535

O'Grady JP, Rosenthal M (1989) Pseudocyesis: a modern perspective on an old disorder. Obstet Gynecol Survey 44: 500

Ohry A, Peleg D, Goldman J, David A, Rozin R (1978) Sexual function, pregnancy, and delivery in spinal cord injured women. Gynecol Obstet Invest 9: 281

Olsen F, Bolumar F, Boldsen J et al. (1997) Does moderate alcohol intake reduce fecundability? A european multicenter study on infertility and subfecundity. Alcohol Clin Exp Res 21: 206

Orvieto R, Achiron R, Rotstein Z et al. (1999) Pregnancy and multiple sclerosis: 2-year experience. Eur J Obstet Gynecol Reprod Biol 82: 191

Ostensen M (1991) Pregnancy in patients with a history of juvenile rheumatoid arthritis. Arthritis Rheum 34: 881

Ostensen M, Almberg K, Koksvik HS (2000) Sex, reproduction, and gynecological disease in young adults with a history of juvenile chronic arthritis. J Rheumatol 27: 1783

Oyedeji GA (1995) Delayed sexual maturation in sickle cell anaemia patients – observations in one practice. Ann Trop Paediatr 15: 197

Pahn J, Göretzlehner G (1978) Stimmstörungen durch hormonale Kontrazeptiva. Zbl Gynäkol 100: 341

Payne JB, Zachs NR, Reinhardt RA et al. (1997) The association between estrogen status and alveolar bone density changes in postmenopausal women with a history of periodontitis. J Periodontol 68: 24

Payne JB, Reinhardt RA, Nummikoski PV et al. (1999) Longitudinal alveolar bone loss in postmenopausal osteoporotic/osteopenic women. Osteoporos Int 10: 34

Pereira JS, Concalves V, Varela R et al. (1995) Pregnancy in women with neural tube fusion defects. Report of 3 cases with different clinical course. Acta Med Port 8: 35

Phocas I, Sarandakou A, Kassanos D et al. (1992) Hormonal and ultrasound characteristics of menstrual function during chronic hemodialysis and after successful renal transplantation. Int J Gynaecol Obstet 37: 19

Pimstone B (1976) Endocrine function in protein-calorie malnutrition. Clin Endocrinol 5: 79

Pirke KM, Schweiger U, Lemmel W, Krieg JC, Berger M (1985) The influence of dieting on the menstrual cycle of healthy young women. J Clin Endocrinol Metab 60: 1174

Pirke KM, Schweiger U, Laessle R, Dickhaut B, Schweiger M, Waechtler M (1986) Dieting influences the menstrual cycle: vegetarian versus non-vegetarian diet. Fertil Steril 46: 1083

Pirke KM, Fichter MM, Chlond C et al. (1987) Disturbances of the menstrual cycle in bulimia nervosa. Clin Endocrinol 27: 245

Pirke KM, Tuschl RJ, Spyra B, Laessle RG, Schweiger U, Broocks A, Sambauer S, Zitzelsberger G (1990) Endocrine findings in restrained eaters. Physiol Behavior 47: 903

Pirke KM, Trimborn P, Platte P, Fichter M (1991) Average total energy expenditure in anorexia nervosa, bulimia nervosa, and healthy young women. Biol Psychiatry 30: 711

Podoshin L, Gertner R, Fradis M et al. (1978) Oral contraceptive pills and clinical otosclerosis. Int J Gynaecol Obstet 15: 554

Poser S, Kreikenbaum K, König A, Poser W, Evers P, Wikström J (1981) Endokrinologische Befunde bei Patientinnen mit multipler Sklerose. Geburtshilfe Frauenheilkd 41: 353

Price TM, Allen TC, Bowyer DL et al. (1994) Ablation of luteal phase symptoms of Menière's disease with leuprolide. Arch Otolaryngol Head Neck Surg 120: 209

Prager D, Braunstein GD (1993) Editorial: X-Chromosome-linked Kallmann's syndrome: pathology at the molecular level. J Clin Endocrinol Metab 76: 824

Pridmore SA (1990) Relative fertility of unaffected siblings of the Huntington's disease families of Tasmania. Med J Aust 19: 588

Psihogios V, Rodda Ch, Reid E et al. (2002) Reproductive health in individuals with homozygous-thalassemia: knowledge, attitudes, and behavior. Fertil Steril 77: 119

Radomski JS, Moritz JM, Munoz SJ et al. (1995) National transplantation pregnancy registry: analysis of pregnancy outcome in female liver transplant recipients. Liver Transpl Surg 1: 281

Raphael FJ, Rodin DA, Peattie A, Bano G, Kent A, Nussey SS, Lacey JH (1995) Ovarian morphology and insulin sensitivity in women with bulimia nervosa. Clin Endocrinol 43: 451

Ratnoff OD, Patek AJ Jr (1942) The natural history of Laennec's cirrhosis of the liver – an analysis of 386 cases. Medicine 21: 207

Reame NE (1992) A prospective study of the menstrual cycle and spinal cord injury. Am J Phys Med Rehabil 71: 15

Resch M, Nagy G, Pinter J et al. (1999) Eating disorders and depression in Hungarian women with menstrual disorders and infertility. J Psychosom Obstet Gynaecol 20: 152

Resnitzky P, Zuckerman H, Harpaz S (1981) Hypophyseal gonadotropin insufficiency in a young woman with idiopathic hemochromatosis. Isr J Med Sci 17: 359

Rey JH, Nicholson-Bailey U, Trappl A (1957) Endocrine activity in psychiatric patients with menstrual disorders. Br Med J October: 843

Riely CA (2001) Contraception and pregnancy after liver transplantation. Liver Transpl 7 [Suppl 1]: 74

Riemersma S, Vincent A, Beeson D et al. (1996) Association of arthrogryposis multiplex congenita with maternal antibodies inhibiting fetal acetylcholine receptor function. J Clin Invest 98: 2358

Ripley HS, Papanicolaou GN (1942) The menstrual cycle with vaginal smear studies in schizophrenia, depression and elation. Am J Psychiatry 98: 567

Röwemeier H, Kemmer FW, Somville T, Grabensee B (1993) Schwangerschaft nach Nierentransplantation. Dtsch Med Wochenschr 118: 649

Rogers J (1958a) Menstruation and systemic disease, part I. N Engl J Med 259: 676

Rogers J (1958b) Menstruation and systemic disease, part II. N Engl J Med 259: 721

Rosciszewska D, Buntner B, Guz I et al. (1986) Ovarian hormones, anticonvulsant drugs, and seizures during the menstrual cycle in women with epilepsy. J Neurol Neurosurg Psychiatry 49: 47

Rosenbaum M, Leibel RL, Hirsch J (1997) Obesity. N Engl J Med 337: 396

Rothe-Nissen K, Lenz S, Stampe-Sørensen S, Christensen K (1988) Ovarian cysts in women with inflammatory bowel disease. Acta Obstet Gynecol Scand 67: 237

Roumm AD, Medsger TA Jr (1985) Cancer and systemic sclerosis. An epidemiologic study. Arthritis Rheum 28: 1336

Rudge SR, Kowanko IC, Drury PL (1983) Menstrual cyclicity of finger joint size and grip strength in patients with rheumatoid arthritis. Ann Rheum Dis 42: 425

Ruiz-Irastorza G, Khamashta MA, Castellino G, Hughes GRV (2001) Systemic lupus erythematosus. Lancet 357: 1027

Russell G (1979) Bulimia nervosa: an ominous variant of anorexia nervosa. Psychol Med 9: 429

Sagel J, Distiller LA, Morley JE, Isaacs H (1975) Myotonia dystrophica: studies on gonadal function using luteinizing hormone-releasing hormone (LRH). J Clin Endocrinol Metab 40: 1110

Salerno LJ, Park JK, Gianini MJ (1975) Reproductive capacity of the mentally retarded. J Reprod Med 14: 123

Salooja N, Szydlo RM Socie G et al. (2001) Pregnancy outcomes after peripheral blood or bone marrow transplantation: a retrospective survey. Lancet 358: 271

Samuels-Reid JH, Scott RB, Brown WE (1984) Contraceptive practices and reproductive patterns in sickle cell disease. J Nat Med Ass 76: 879

Sanchez-Guerrero J, Lian MH, Karlson EW et al. (1995) Postmenopausal estrogen therapy and the risk for developing systemic lupus erythematosus. Ann Intern Med 122: 430

Sandyk R (1996) Estrogen's impact on cognitive functions in multiple sclerosis. Int J Neurosci 86: 23

Santen RJ, Paulsen CA (1973) Hypogonadotropic eunuchoidism. I. Clinical study of the mode of inheritance. J Clin Endocrinol Metab 36: 47

Sarkola T, Adlercreutz H, Heinonen S et al. (2001) The role of the liver in the acute effect of alcohol on androgens in women. J Clin Endocrinol Metab 86: 1981

Sartori M, Andorno S, Rigamonti C et al. (2000) Chronic hepatitis C is mild in menstruating women. J Gastroenterol Hepatol 15: 1411

Sataloff, RT (1991) Care of the professional voice. Otolaryngol Clin North Am 24: 1093

Sator MO, Joura EA, Golaszewski T et al. (1998) Treatment of menopausal keratoconjunctivitis sicca with topical oestradiol. Br J Obstet Gynaecol 105: 100

Sayle AE, Cooper GS, Savitz DA (1996) Menstrual and reproductive history of mothers of galactosemic children. Fertil Steril 65: 534

Scharla SH, Minne HW, Lempert UG (1994) Bone mineral density and calcium regulating hormones in patients with inflammatory bowel disease (Crohn's disease and ulcerative colitis). Exp Clin Endocrinol 102: 44

Schindler AE, Schier I, Frick V, Gundling F, Göser R, Keller E (1978) Psychogenic amenorrhea: endocrine evaluation and follow-up. In: Carenza L, Pancheri P, Zichella L (eds) Clinical psychoneuroendocrinology in reproduction. Proc Serono Symp, No. 22. Academic Press, London, p 281

Schindler AE, Frick V, Mikschi M, Göser R, Keller E (1979) Evaluation and long-term follow-up of patients with psychogenic amenorrhea. In: Zichella L, Pancheri P (eds) Psychoneuroendocrinology in reproduction. Elsevier/North Holland Biomedical, Amsterdam, p 263

Schmidt D, Canger R, Avanzini G (1985) Change of seizure frequency in pregnant epileptic women. J Neurol Neurosurg Psychiatry 64: 751

Schneider M (1995) Lupus erythematodes und Schwangerschaft. Geburtshilfe Frauenheilkd 55: VIII

Schoenlebe J, Buyon JP, Zitelli BJ et al. (1993) Neonatal hemochromatosis associated with maternal autoantibodies against Ro/SS-A and La/SS-B ribonucleoproteins. Am J Dis Child 147: 1072

Schroeder B, Hertweck SP Ansfilippo JS Foster MB (2000) Correlation between glycemic control and menstruation in diabetic adolescents. J Reprod Med 45: 1

Schroeder J, Lydecken K, de la Chapelle A (1971) Meiosis and spermatogenesis in G-trisomy males. Humangenetik 13: 15

Schweiger V, Laessle R, Pfister H et al. (1987) Diet-induced menstrual irregularities: effect of age and weight loss. Fertil Steril 48: 746

Schweiger U, Pirke KM, Laessle RG, Fichter MM (1992a) Gonadotropin secretion in bulimia nervosa. J Clin Endocrinol Metab 74: 1122

Schweiger U, Tuschl RJ, Platte P, Broocks A, Laessle RG, Pirke KM (1992b) Everyday eating behavior and menstrual function in young women. Fertil Steril 57: 771

Scola PS, Pueschel SM (1992) Menstrual cycles and basal body temperature curves in women with Down syndrome Obest Gynecol 79: 91

Seeman E, Karlsson MK, Duan Y (2000) On exposure to anorexia nervosa, the temporal variation in axial and appendicular skeletal development predisposes to site-specific deficits in bone size and density: a cross-sectional study. J Bone Miner Res 15: 2259

Seeman MV (1996) The role of estrogen in schizophrenia. J Psychiatry Neurosci 21: 123

Seki M, Yoshida K, Okamura Y (1991) A study on hyperprolactinemia in female patients with alcoholics. Arukoru Kenkyuto Yakubutsu Ison 26: 49

Shalet SM, Didi M, Ogilvy-Stuart AL et al. (1995) Growth and endocrine function after bone marrow transplantation. Clin Endocrinol 42: 333

Shamir E, Laudon M, Barak Y et al. (2000) Melatonin improves sleep quality of patients with chronic schizophrenia. J Clin Psychiatry 61: 373

Shapiro JL, Yudin MH, Ray JG (1999) Bell's palsy and tinnitus during pregnancy: predictors of pre-eclampsia? Three cases and a detailed review of the literature. Acta Otolaryngol 119: 647

Shelley WB, Shelley ED, Talanin NY, Santoso-Pham J (1995) Estrogen dermatitis. J Am Acad Dermatol 32: 25

Shokeir MH (1975) Investigation on Huntington's disease in the Canadian prairies. II. Fecundity and fitness. Clin Genet 7: 349

Silman AJ, Black C (1988) Increased incidence of spontaneous abortion and infertility in women with scleroderma before disease onset: a controlled study. Ann Rheum Dis 47: 441

Silva JA, Leong GB, Weinstock R (1991) Misidentification syndrome and male pseudocyesis. Psychosomatics 32: 228

Silverman JA (1977) Anorexia nervosa: clinical and metabolic observations in a successful treatment plan. In: Vigersky RA (ed) Anorexia nervosa. Raven, New York, p 331

Sims EA (2001) Are there persons who are obese, but metabolically healthy? Metabolism 50: 1499

Singhal A, Thomas P, Cook R et al. (1994) Delayed adolescent growth in homozygous sickle cell disease. Arch Dis Child 71: 404

Small GW (1986) Pseudocyesis: an overview. Can J Psychiatry 31: 452

Smith JA, Espeland M, Bellevue R et al. (1996) Pregnancy in sickle cell disease: experience of the Cooperative Study of Sickle Cell Disease. Obstet Gynecol 87: 199

Smith R, Studd JW (1992) A pilot study of the effect upon multiple sclerosis of the menopause, hormone replacement therapy and the menstrual cycle. J R Soc Med 85: 612

Skopouli FN, Papanikolau S, Malamou-Mitsi V et al. (1994) Obstetric and gynaecological profile in patients with primary Sjogren's syndrome. Ann Rheum Dis 53: 569

Slominski A, Wortsman J (2000) Neuroendocrinology of the skin. Endocr Rev 21: 457

Spitz IM, Diamant Y, Rosen E, Bell J, David MB, Polishuk W, Rabinowitz D (1974) Isolated gonadotropin deficiency. A heterogenous syndrome. N Engl J Med 290: 10

Srinivasan TN, Padmavati R (1997) Fertility and schizophrenia: evidence for increased fertility in the relatives of schizophrenic patients. Acta Psychiatr Scand 96: 260

Starkman MN (1984) Impact of psychodynamic factors on the course and management of patients with pseudocyesis. Obstet Gynecol 64: 142

Starkman MN, Marshall JC, La Ferla J, Kelch RP (1985) Pseudocyesis: psychologic and neuroendocrine interrelationships. Psychosomatic Med 47: 46

Stearns PE, Droulard KE, Sahhar FH (1960) Studies bearing on fertility of male and female mongoloids. Am J Ment Defic 65: 37

Steen VD (1999) Pregnancy in women with systemic sclerosis. Obstet Gynecol 94: 15

Steen VD, Medsger TA (1999) Fertility and pregnancy outcome in women with systemic sclerosis. Arthritis Rheum 42: 763

Steinhausen HC, Seidel R (1993) Treatment and outcome of adolescent eating disorders. Int J Eat disord 14: 487

Steinhausen HC (1995) Treatment and outcome of adolescent anorexia nervosa. Horm Res 43: 168

Strachan D (1996) Sudden sensorineural deafness and hormone replacement therapy. J Laryngol Otol 110: 1148

Strauss RS, Pollack HA (2001) Epidemic increase in childhood overweight, 1986–1998. JAMA 286: 2845

Streeten DHP (1993) Is hypothalamic-pituitary-adrenal hyperactivity important in the pathogenesis of excessive abdominal fat distribution? J Clin Endocrinol Metab 77: 339

Strempel I (1994) Zum Problem des »Trockenen Auges«. Dtsch Arztebl 91 (5): A-278

Stuart RA, McHugh NJ (1993) Combined corticosteroid and aspirin treatment for the high risk lupus pregnancy. Br J Obstet Gynaecol 100: 601

Sun PM, Wilburn W, Raynor BD et al. (2001) Sickle cell disease in pregnancy: twenty years of experience at Grady Memorial Hospital, Atlanta, Georgia. Am J Obstet Gynecol 184: 1127

Surbek DV, Glanzmann R, Nars PW, Holzgreve W (1998) Pregnancy and lactation in homozygous beta-thalassemia major. J Perinat Med 26: 240

Tagatz G, Fialkow PJ, Smith D, Spadoni L (1970) Hypogonadotropic hypogonadism associated with anosmia in the female. N Engl J Med 283: 1326

Takase S, Okita N, Sakuma H et al. (1987) Endocrinological abnormalities in myotonic dystrophy: consecutive studies of eight tolerance tests in 26 patients. Tohoku J Exp Med 153: 355

Thiboutot DM (1995) Dermatological manifestations of endocrine disorders. J Clin Endocrinol Metab 80: 3082

Thiel van DH (1981) Hypothalamic-pituitary-gonadal function in liver disease. Prog Biochem Pharmacol 18: 24

Thomas AE, McKay DA, Cutlip MB (1976) A nomograph method for assessing body weight. Am J Clin Nutrition 29: 302

Thorogood M, Hannaford PC (1998) The influence of oral contraceptives on the risk of multiple sclerosis. Br J Obstet Gynaecol 105: 1296

Tilakaratne A, Soory M, Ranasinghe AW et al. (2000) Effects of hormonal contraceptives on the periodontium, in a population of rural Sri-Lankan women. J Clin Periodontol 27: 753

Trollmann R, Strehl E, Dorr HG (1998) Precocious puberty in children with myelomeningocele: treatment with gonadotropin-releasing hormone analogues. Dev Med Child Nerol 40: 38

Tulandi T, McInnes RA, Mehta A, Tolis G (1982) Pseudocyesis: pituitary function before and after resolution of symptoms. Obstet Gynecol 59: 119

Tulandi T, McInnes RA, Lal S (1983) Altered pituitary hormone secretion in patients with pseudocyesis. Fertil Steril 40: 637

Tumini V, Di Placido G, D'Archivio D (1998) Hyperplastic gingival lesions in pregnancy. I. Epidemiology pathology and clinical aspects. Minerva Stomatol 47: 159

Valimäki M, Pelkonen R, Salaspuro M, Härkönen M, Hirvonen E, Ylikahri R (1984) Sex hormones in amenorrheic women with alcoholic liver disease. J Clin Endocrinol Metab 59: 133

Valimaki M, Pelkonen R, Harkonen M et al. (1990) Pituitary-gonadal hormones and adrenal androgens in non-cirrhotic female alcoholics after cessation of alcohol intake. Eur J Clin Invest 20: 177

Valimaki MJ, Laitinen K, Tiitinen A et al. (1995) Gonadal function and morphology in non-cirrhotic female alcoholics: a controlled study with hormone measurement and ultrasonography. Acta Obstet Gynecol Scand 74: 462

Veldhuis JD, Hammond JM (1980) Endocrine function after spontaneous infarction of the human pituitary: report, review, and reappraisal. Endocr Rev 1: 100

Vessey M, Painter R (2001) Oral contraception and ear disease: findings in a large cohort study. Contraception 63: 61

Vessey MP, Hannaford P, Mant J et al. (1998) Oral contraception and eye disease: findings in two large cohort studies. Br J Ophthalmol 82: 538

Vigersky RA, Loriaux DL, Andersen AE, Mecklenburg RS, Vaitukaitis JL (1976) Delayed pituitary hormone response to LRF and TRF in patients with anorexia nervosa and with secondary amenorrhea associated with simple weight loss. J Clin Endocrinol Metab 43: 1976

Vigerski RB, Andersen AE, Thompson RH, Loriaux DL (1977) Hypothalamic dysfunction in secondary amenorrhea associated with simple weight loss. N Engl J Med 297: 1141

Warren MP (1983) Effects of undernutrition on reproductive function in the human. Endoc Rev 4: 363

Webb D, Muir J Faulkner J, Johnson G (1978) Myotonia dystrophica: obstetric complications. Am J Obstet Gynecol 132: 265

Wechsler JG (1997) Diätetische Therapie der Adipositas. Dtsch Arztebl 94: A-2250

Weissman A, Jakobi P, Zaidise I, Drugan A (1993) Neurofibromatosis and pregnancy. An update. J Reprod Med 38: 890

Wenderlein M, Mattes S (1996) The »dry eye« phenomenon and ovarian function. Study of 700 women pre- and postmenopausal. Zentralbl Gynakol 118: 643

Wendler J (1972) Zyklusabhängige Leistungsschwankungen der Stimme und ihre Beeinflussung durch Ovulationshemmer. Folia Phoniat 24: 259

Werner M, Götze W (1980) Untersuchungen über den Einfluß von Ovulationshemmern auf den Entzündungsgrad der Gingiva bei Berücksichtigung des Mundhygienezustandes. ZWR 89: 40

Westenhoefer J, Pudel V, Krakow K (1992) Änderung des Essverhaltens durch Ernährungsprotokolle und standardisierte Beratung: Münch Med Wochenschr 134: 376

Westerman MP, Green D, Gilman-Sachs A et al. (1999) Antiphospholipid antibodies, proteins C and S, and coagulation changes in sickle cell disease. J Lab Clin Med 134: 352

Westgren N, Hultling C, Levi R, Westgren M (1993) Pregnancy and delivery in women with a traumatic spinal cord injury in Sweden, 1980–1991. Obstet Gynecol 81: 926

Wickham LA, Gao J, Toda I et al. (2000) Identification of androgen, estrogen and progesterone receptor mRNAs in the eye. Acta Ophthalmol Scand 78: 146

Woodhouse CR (1994) The sexual and reproductive consequences of congenital genitourinary anomalies. J Urol 152: 645

Woolf PD, Hamill RW, McDonald JV, Lee LA, Kelly M (1985) Transient hypogonadotropic hypogonadism caused by critical illness. J Clin Endocrinol Metab 60: 444

Xiol X, Guardiola J, Menendez S, Lama C et al. (2001) Risk factors for development of de novo neoplasia after liver transplantation. Liver Transpl 7: 971

Yee KC, Cunliffe WJ (1994) Progesterone-induced urticaria: response to buserelin. Br. J Dermatol 130: 121

Yen SSC (1986) Chronic anovulation due to CNS-hypothalamic-pituitary dysfunction, In: Jen SSC, Jaffe RB (eds) Reproductive endocrinology. Saunders, Philadelphia, p 500

Yen SSC, Rebar RW, Wuesenberry W (1976) Pituitary function in pseudocyesis. J Clin Endocrinol Metab 43: 132

Yuh-Jer Shen A, Mansukhani PW (1997) Is pregnancy contraindicated after cardiac transplantation? A case report and literature review. Int J Cardiol 25: 151

Zacharias L, Wurtman RJ (1969) Blindness and menarche. Obstet Gynecol 33: 603

Zachariasen RD (1993) The effect of elevated ovarian hormones on periodontal health: oral contraceptives and pregnancy. Women Health 20: 21

Zago MA, Kerbauy J, Souza HM et al. (1992) Growth and sexual maturation of Brazilian patients with sickle cell disease. Trop Geogr Med 44: 317

Zahn, Catherine (1998) Neurologic care of pregnant women with epilepsy. Epilepsia 39 [Suppl 8]: S26

Zeitzer JM, Ayas NT, Shea SA et al. (2000) Absence of delectable melatonin and preservation of cortisol and thyrotropin rhythms in tetraplegia. J Clin Endocrinol Metab 85: 2189

Ziai N, Ory SJ, Khan AR et al. (1994) Human chorionic gonadotropin, progesterone, and aqueous dynamics during pregnancy. Arch Ophthalmol 112: 801

Zorgdrager A, De Keyser J (1997) Menstrually related worsening of symptoms in multiple sclerosis. J Neurol Sci 149: 95

Zouboulis CC (2000) Human skin: an independent peripheral endocrine organ. Horm Res 54: 230

Klinische Endokrinologie
der Schwangerschaft und Stillzeit

C. Bamberger und T. Strowitzki

18.1 Einleitung

 In diesem Kapitel werden Fragen von klinischem Belang zur Endokrinologie der Schwangerschaft und der Stillzeit behandelt, nachdem in Kap. 8 die normalen endokrinen Funktionen während der Schwangerschaft als Basis für das Verständnis physiologischer und pathophysiologischer Zusammenhänge dargestellt worden sind.

Besondere Bedeutung kommt der endokrinen Analytik zu bei der Diagnose der Frühschwangerschaft und bei der Unterscheidung zwischen intra- und extrauteriner Implantation. Hier soll gezeigt werden, welche hormonalen Parameter – in Ergänzung anderer Methoden wie der Sonographie – eine Schwangerschaftsdiagnose oder eine prognostische Aussage zur Schwangerschaft erlauben, wie zuverlässig diese sind und welche therapeutischen Konsequenzen sich ergeben. Im weiteren Schwangerschaftsverlauf hat die hormonale Diagnostik mit Ausnahme der Bestimmung des maternalen Serum-AFP und von Screeningtests zur Trisomie weitgehend an Bedeutung verloren, im dritten Trimenon wird sie heute zur Überwachung der fetoplazentaren Einheit praktisch nicht mehr eingesetzt.

Ferner werden in diesem Kapitel für die Praxis relevante Erkrankungen endokriner Organe während der Schwangerschaft beschrieben, und schließlich sollen einige Fragen zur Hormonmedikation während Schwangerschaft und Stillzeit beantwortet werden.

18.2 Schwangerschaftsdiagnostik durch Nachweis von Schwangerschaftsprodukten

18.2.1 Intrauterine Gravidität: endokrine Diagnostik

Unmittelbar nach Implantation des Embryos ist die Sekretion geringer Mengen von **humanem Choriongonadotropin (hCG)** und anderer Proteine durch Trophoblastzellen im mütterlichen Blut nachweisbar. Die endokrine Diagnostik der Frühschwangerschaft beruht vorwiegend auf dem Nachweis von hCG. Mit Hilfe der heute kommerziell erhältlichen hochsensiblen quantitativen Nachweismethoden gelingt der Nachweis bei 5 mIE/ml hCG und weniger in Blut, Urin oder anderen Körperflüssigkeiten (z. B. Douglas-Punktat). Infolgedessen kann bereits 8 bis 10 Tage nach der Konzeption hCG und damit eine Schwangerschaft nachgewiesen werden (Mishell et al. 1974; van Hell u. Helmich 1985; Lau et al. 1978). Je früher der Schwangerschaftsnachweis erfolgen soll, umso wichtiger ist die Testspezifität, im Speziellen die Unterscheidung zwischen den strukturell und funktionell nahe verwandten Glykoproteinhormonen hCG und LH. Diese Spezifität kann bei allen heute zur Verfügung stehenden hCG-Nachweismethoden vorausgesetzt werden. Ferner ist wichtig zu wissen, ob ein angewandtes Verfahren zum quantitativen oder qualitativen Nachweis von hCG ausschließlich oder fast ausschließlich das intakte hCG-Molekül nachweist oder auch mit einer seiner Untereinheiten (α- oder β-) bzw. Fragmenten der β-Untereinheit reagiert. In den ersten Tagen der Schwangerschaft wird nämlich zunächst nur intaktes hCG sezerniert, etwas später auch die freien Untereinheiten. Während im Verlauf einer norma-

len Schwangerschaft die quantitative Relation zwischen der hCG-Konzentration und derjenigen der β-Untereinheit konstant bleibt, ist diese Konstanz bei Trophoblasterkrankungen (Chorionkarzinom, Blasenmole) und bei der ektopen Produktion von hCG oder seiner Untereinheiten nicht in jedem Fall gegeben (Ozturk et al. 1987).

Die Kenntnis der Zyklusanamnese bzw. des Schwangerschaftsalters, die sonographische Beurteilung des Uterus, der Tuben und ggf. der Fruchtanlage sowie die Kenntnis der hCG-Konzentration erlauben Aussagen zur Prognose einer Frühschwangerschaft. Die Konzentrationen von hCG im Urin und im Serum sind ungefähr gleich (Lau et al. 1978). Etwa zum Zeitpunkt der erwarteten, jedoch ausgebliebenen Menstruation findet man ca. 100 mIE/ml hCG im Blut, für die ersten 14 Tage der Schwangerschaft ergibt sich etwa eine Verdoppelung seiner Konzentration alle 2, später alle 3 bis 4 Tage (Abb. 18.1, ■ Tabelle 18.1; Fritz u. Guo 1987; Pittaway u. Wentz 1985).

Aus dem in ■ Abb. 18.2 dargestellten Nomogramm und den Angaben der ■ Tabelle 18.1 lässt sich ermitteln, ob die Veränderung der hCG-Konzentration unter Berücksichtigung des Schwangerschaftsalters normal ist oder nicht.

⟩ Eine unauffällig verlaufende hCG-Verdopplungszeit (verifiziert durch Serumkontrollen in Abständen von zwei bis drei Tagen) schließt eine gestörte Schwangerschaft weitgehend aus (Strowitzki et al. 1992). Steigt bei wiederholten Bestimmungen der Titer nicht wie erwartet an, so besteht der Verdacht auf eine gestörte (z. B. ektope) Schwangerschaft. Eine einzelne hCG-Bestimmung, auch wenn sie im erwarteten Referenzbereich liegt, hat für die Intaktheit einer Schwangerschaft oder ihre Lokalisation kaum einen prognostischen Wert.

Mögliche Ursache erniedrigter hCG-Konzentrationen sind
- jüngeres Gestationsalter,
- Abort,
- Extrauteringravidität,
- Trophoblasterkrankung,
- methodische Probleme/Fehler und
- chromosomale Aberrationen.

■ **Tabelle 18.1.** Zeitspanne (in Tagen), die zur Verdopplung der hCG-Konzentration in normalen Frühschwangerschaften benötigt wird. (Daten aus Pittaway u. Wentz 1985)

Tage nach Beginn der letzten Menstruation	Durchschnittliche Dauer	Obere Vertrauensgrenze (95%)
23–35	1,6	2,4
35–42	2	2,8
33–49	2,5	3,9
41–50	3,4	4,8

18

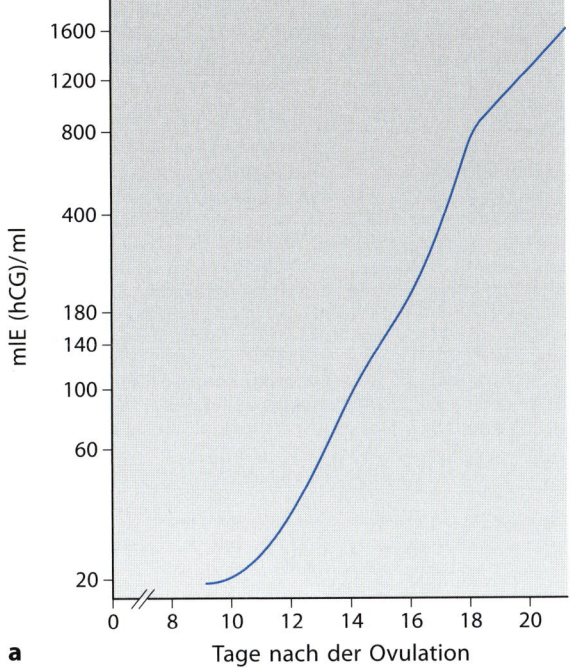

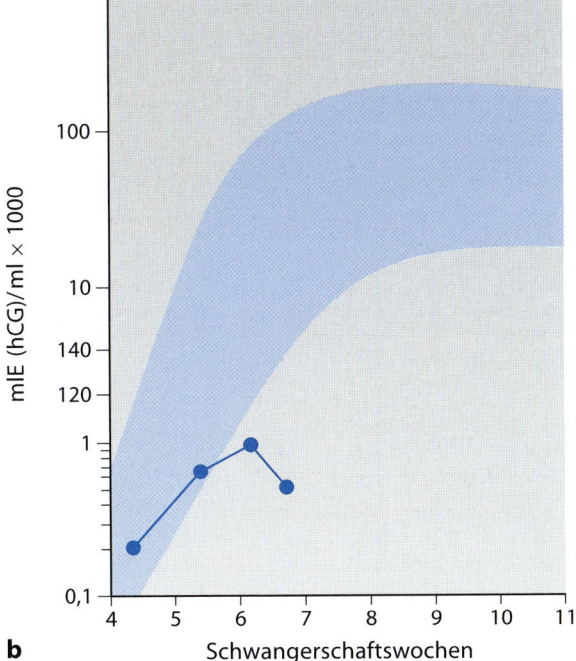

◻ Abb. 18.1 a-b. Anstieg der hCG-Konzentration im Blut von Frühschwangeren. **a** In Abhängigkeit der Tage nach der Ovulation, **b** in Abhängigkeit der SSW, blaue Fläche Referenzbereich bei intakten Einlingsschwangerschaften, Kurve ein pathologischer Verlauf. (Nach Klopper 1985)

Cave

Da hCG ein Produkt des Trophoblasten und nicht des Embryos (Fetus) ist, kann hCG auch nachgewiesen werden, wenn kein Embryo angelegt bzw. die Frucht nicht intakt ist.

◻ Abbildung 18.3 stellt den Zusammenhang zwischen Zeitspanne nach Konzeption, sonographisch ermittelter Entwicklung des Fruchtsacks und hCG-Anstieg dar (Wilke et al. 1989).

Ein anderes Produkt des Synzytiotrophoblasten ist das **Schwangerschaftsprotein 1 (SP1)**. Dieses Protein ist etwa zum Zeitpunkt der Implantation nachweisbar. Es eignet sich wie hCG zur Feststellung einer Frühschwangerschaft (Eiermann et al. 1981; Schmidt et al. 1983), hat aber als Parameter der Frühschwangerschaft gegenüber hCG keine Vorteile. SP1 wird deshalb für die Routinediagnostik der frühen Schwangerschaft nicht eingesetzt.

18.2.2 Extrauteringravidität: endokrine Diagnostik

Die Extrauteringravidität ist eine der Hauptursachen der Morbidität und Mortalität bei Frauen im fortpflanzungsfähigen Alter, im ersten Schwangerschaftsdrittel ist sie die Haupttodesursache. So beträgt die Mortalität in Großbritannien 0,4 pro 1000 diagnostizierten ektopen Schwangerschaften (Ankum 2000). Seit den 70-er Jahren hat die Häufigkeit der nachgewiesenen ektopen Schwangerschaften deutlich zugenommen (1,2 bis 1,4% aller dokumentierten Schwangerschaften; Grainger u. Seifer 1995).

Zu Risikogruppen gehören Frauen mit Aborten, Infertilität, früheren ektopen Schwangerschaften, Salpingoplastiken, Schwangerschaftsabbrüchen und Genitalinfektionen in ihrer Vorgeschichte sowie Frauen mit einem intrauterinen Pessar. Die Häufigkeit ektoper Schwangerschaften ist auch erhöht nach Stimulation der Ovarfunktion mit Gonadotropinen und nach einer In-vitro-Fertilisation (Stern et al. 1993).

Cave

Da von einer Frühdiagnose der extrauterinen Schwangerschaft nicht nur die künftige Fertilität, sondern auch Morbidität und Mortalität abhängen, sollte bei Risikogruppen so früh wie möglich eine Extrauteringravidität ausgeschlossen werden.

Die Diagnostik der ektopen Gravidität bzw. ihr Ausschluss in der Frühschwangerschaft basiert auf der Kombination von gynäkologischer Untersuchung, Vaginalsonographie und der endokrinen Diagnostik. Wichtige Verdachtsmomente sind erniedrigte hCG-Spiegel, ein subnormaler Anstieg oder gar Abfall der hCG-Konzentrationen (◻ Abb. 18.1) sowie niedrige Progesteron- und Östradiolspiegel. Mit Hilfe der transvaginalen Sonographie in Kombination mit einer hCG-Bestimmung lässt sich eine intrauterine Schwangerschaft ungefähr 33 bis 35 Tage nach Beginn der letzten Menstruation nachweisen, wenn die mittlere hCG-Konzentration 1.500 bis 2.000 mIE/ml übersteigt.

Oft kann die ektope Schwangerschaft sonographisch nicht dargestellt werden. Die Verdachtsdiagnose Eileiterschwangerschaft basiert dann auf folgenden Parametern:

- sonographisch leerer Uterus,
- ggf. freie Flüssigkeit im Douglas-Raum und ein

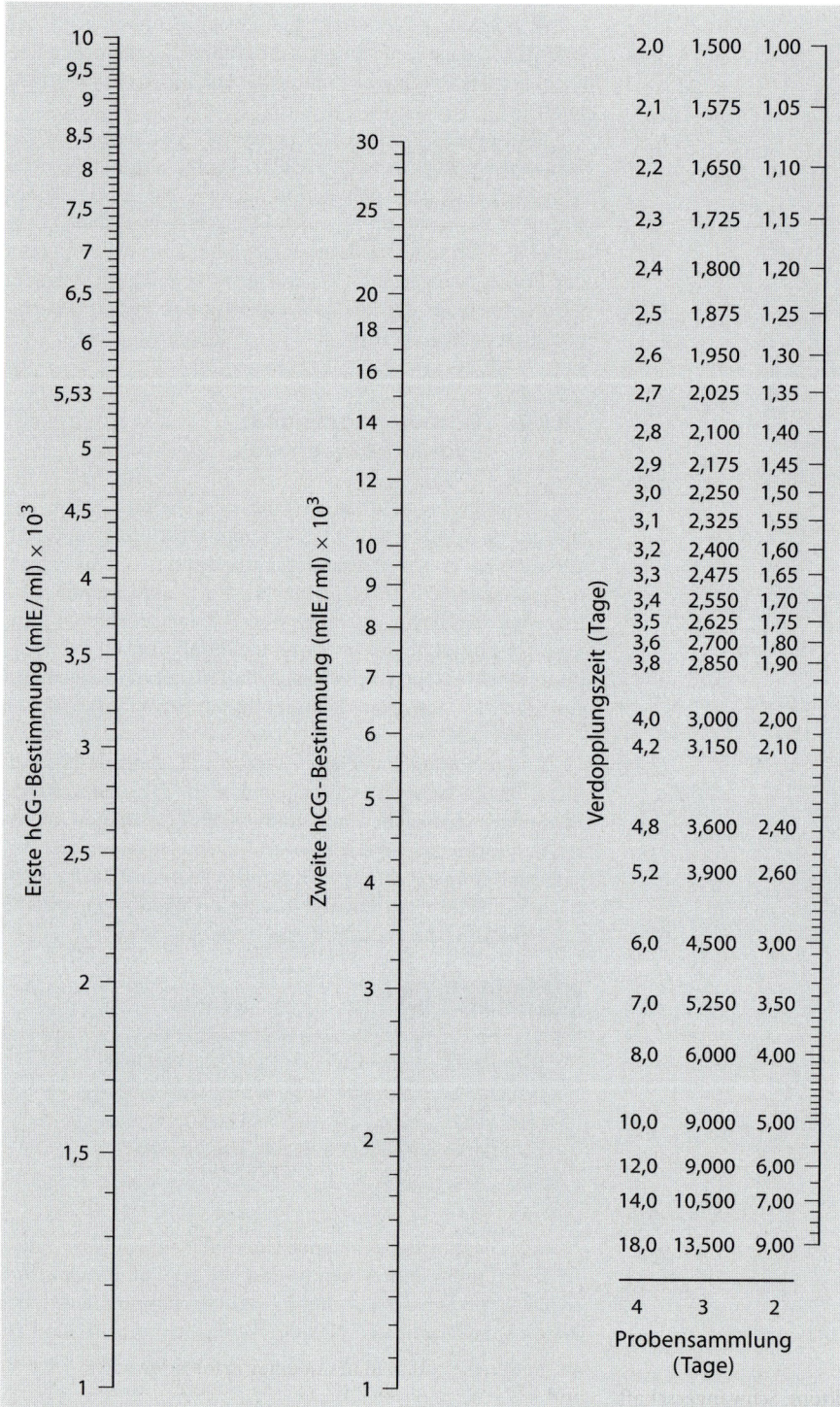

Abb. 18.2. Nomogramm zur Berechnung der Zeitdauer (Tage), die für die Verdopplung der hCG-Konzentration im Blut erforderlich ist. Man verbindet die auf den beiden linken Ordinaten abzulesenden, ermittelten hCG-Konzentrationen der im Abstand von 2 bis 4 Tagen abgenommenen Blutproben durch eine gerade Linie miteinander und kann auf der rechten Ordinate die Verdopplungszeit ablesen. Aus den Angaben in Tabelle 18.1 lässt sich ersehen, ob diese normal ist. (Nach Fritz u. Guo 1987)

— für das Gestationsalter zu niedriger oder verzögerter hCG-Anstieg.

Bei Frauen aus den oben genannten Risikogruppen gelingt es meist frühzeitig, mit Hilfe der alleinigen Progesteronbestimmung oder der kombinierten Bestimmung von hCG, Progesteron und Östradiol, zwischen intakter intrauteriner Schwangerschaft und ektoper Schwangerschaft zu differenzieren (Grosskinsky et al. 1993; Stern et al. 1993). So konnten Stern et al. (1993) intrauterine von extrauterinen Schwanger-

schaften am Ende der vierten Schwangerschaftswoche (SSW, gerechnet vom ersten Tag der letzten Regel an) mit Hilfe der Progesteronbestimmung mit hoher Sensitivität und Spezifität unterscheiden (Sensitivität 100%, Spezifität 97%), wenn sie für Progesteron einen Grenzwert von maximal 5 ng/ml zugrunde legten. Der Schwellenwert für eine ektope Schwangerschaft lag am Ende der 5. SSW unterhalb von 10 ng/ml und am Ende der 6. SSW bei 20 ng/ml. Die letzteren beiden Zeitphasen entsprechen Schwangerschaftsstadien, in denen an-

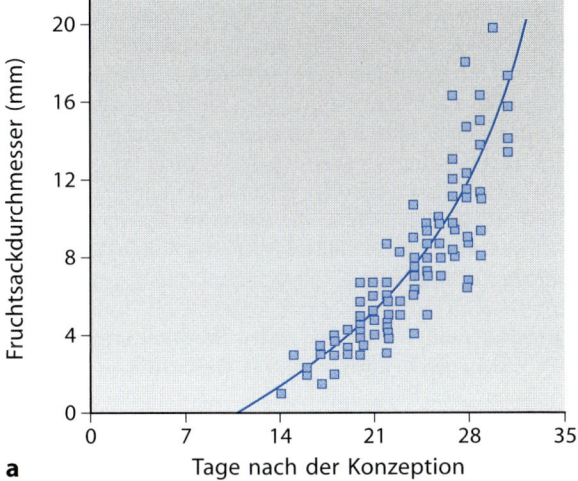

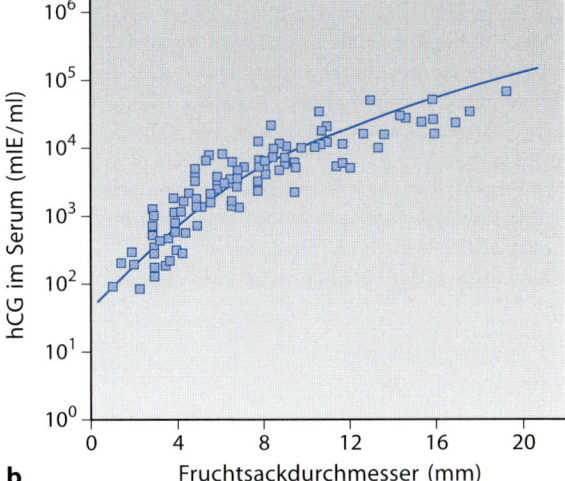

◼ **Abb. 18.3 a-b.** Zusammenhang zwischen Zeitspanne nach der Konzeption und mittlerem Fruchtsackdurchmesser **(a)** sowie zwischen Letzterem und hCG-Serumkonzentrationen bei intakten intrauterinen Schwangerschaften **(b)**. (Nach Wilke et al. 1989)

ders als in der 4. SSW neben dem hCG-Anstieg vor allem die vaginale Sonographie ihren Platz hat. Grosskinsky et al. (1993) berichteten, dass es bei einem Grenzwert für Progesteron unterhalb von 8 ng/ml in nur 20% zu Überlappungen zwischen intakten intrauterinen und ektopen Schwangerschaften kam. Unter 8 ng/ml konnte keine intakte Schwangerschaft nachgewiesen werden, über 15 ng/ml keine ektope Schwangerschaft. In einer Grauzone zwischen 8 und 15 ng/ml erlauben zusätzliche Parameter wie die hCG-Bestimmung und nach der 5. SSW die Vaginalsonographie eine frühzeitige Differenzierung. Andere Autoren (Hinney et al. 1991) empfehlen zur Frühdiagnose der frühen Extrauteringravidität die gleichzeitige hCG-Bestimmung im Serum und im Douglas-Punktat. Die Konzentration von hCG ist bei ektoper Schwangerschaft im Douglas-Punktat durchschnittlich 20-mal höher als im Serum, allerdings schwankt der Quotient beider Konzentrationen erheblich (Oettinger et al. 1995).

Die Frühdiagnose einer Extrauteringravidität erlaubt eine frühestmögliche Therapie. Die in der älteren Literatur be-

richtete Infertilität nach Eileiterschwangerschaften von rund 50% und das Wiederholungsrisiko von 10 bis 20% gehören der Vergangenheit an. Neuere Therapiemethoden, wie die tubenerhaltenden endoskopischen Operationsverfahren (Keckstein et al. 1990; Bonatz et al. 1995) und konservative medikamentöse Verfahren haben heute einen hohen Stellenwert in der Behandlung der ektopen Schwangerschaft. Die laparoskopische, organerhaltende Tubenchirurgie oder ggf. auch die laparoskopische Salpingektomie gelten heute als die Methoden der Wahl.

Zu den konservativ-medikamentösen Verfahren gehören die Verabreichung von Prostaglandin $F_2\alpha$ ($PGF_2\alpha$) in den Eileiter (Vejtorp et al. 1991) und die systemische oder intratubare Behandlung mit Methotrexat (Wildt et al. 1993; Glock et al. 1994; Debby et al. 2000), dessen zytostatische Wirkung auf Trophoblastgewebe schon lange bekannt ist (▶ Abschn. 22.12); es werden Dosen von 4×1 mg/kg Körpergewicht i.v. oder i.m., gelegentlich auch niedrigere (Wildt et al. 1993; 2 mg/pro Tag über die Dauer von fünf Tagen) verabreicht (Kiss u. Husslein 1994; Dietl 1992). Auch hypertone NaCl-Lösung und andere Salzlösungen sind angewandt worden (Kiss u. Husslein 1994). Wegen der systemischen Nebenwirkungen von Methotrexat und seiner potentiell gonadenschädigenden Wirkung bevorzugen einige Autoren die lokale Verabreichung von $PGF_2\alpha$ (laparoskopisch gesteuerte Applikation von 5 bis 10 mg $PGF_2\alpha$ in die ektope Fruchtanlage) oder die hochprozentige Glukoselösung (Gjelland et al.1995). Im direkten Vergleich der lokalen Injektion von Methotrexat mit einer hyperosmolaren Glukoselösung in die Tube ist die Methotrexatinjektion Letzterer überlegen (Sadan et al. 2001).

Medikamentöse Therapie der Eileiterschwangerschaft
- Ausschlusskriterien
  - Tubarruptur
  - Schock
  - Positive Herzaktion im Ultraschall
  - hCG-Konzentration über 2.500 mIE/ml
- Einschlusskriterien
  - Nicht rupturierte Tubargravidität
  - Guter Allgemeinzustand
  - Kinderwunsch
  - Schriftliche Zustimmung

Wenn man die oben angeführten Ein- und Ausschlusskriterien beachtet, kann man mit einer Erfolgsrate von rund 85% und mehr rechnen, so dass nur 15% dieser Frauen mit einer frühen Eileiterschwangerschaft sekundär laparoskopisch operiert werden müssen (Kiss u. Husslein 1994). Vergleicht man die Wirkung einer systemischen Gabe von Methotrexat mit der laparoskopischen Salpingotomie, so ist die operative Methode eindeutig effektiver (Sowter et al. 2001; Lipscomb et al. 1999; Debby et al. 2000).

Nach medikamentöser oder operativer Therapie fallen die hCG-Konzentrationen je nach Behandlungsart und individuell verschieden schnell ab. Die mindestens einmal wöchentlichen hCG-Kontrollen sollten so lange erfolgen, bis die gefundenen hCG-Konzentrationen unter 10 bis 20 mIE/ml abgefallen sind (◼ Abb. 18.4). Während damit zu rechnen ist, dass etwa die Hälfte aller Frauen hierfür nur eine Woche oder weniger benötigt, sind im Einzelfall Beobachtungszeiten von fast 80 Tagen erforderlich (Bonatz et al. 1994). Kommt es nach Salpingotomie und Entfernung des Schwangerschaftsprodukts nicht zum Abfall der hCG-Serumkonzentrationen, sondern sogar zum Anstieg, sind Zusatzmaßnahmen, wie z. B. eine kurzfristige Methotrexat-Therapie, zu diskutieren (z. B. 20 mg Methotrexat pro Tag oral über 5 Tage; Beck et al. 1991).

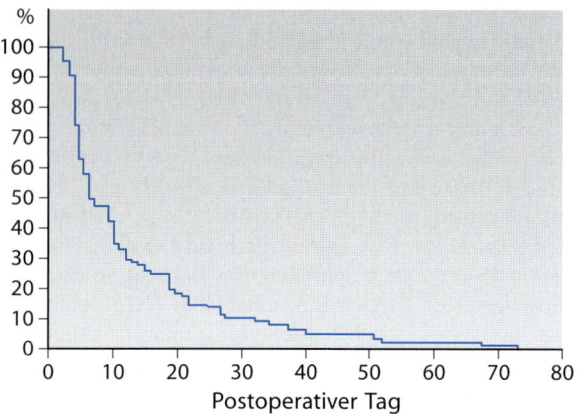

Abb. 18.4. Prozentsatz junger Frauen, die nach Beseitigung einer Eileiterschwangerschaft noch der weiteren hCG-Kontrolle bedürfen. (Nach Bonatz et al. 1994)

Inwieweit nach Frühdiagnose der Eileiterschwangerschaft bei einer begrenzten Gruppe von Patientinnen abwartendes Verhalten mit Kontrollen gerechtfertigt ist, muss derzeit noch offen bleiben. Denkbar ist dies bei Frauen mit sehr früh festgestellten Eileiterschwangerschaften, die noch sehr klein sind, mit niedrigen und abfallenden hCG-Spiegeln. Festzuhalten bleibt jedoch, dass trotz aller Versuche der konservativen, medikamentösen Behandlung die operative Therapie der Eileiterschwangerschaft im Sinne der Salpingotomie die etablierte Methode der Wahl ist.

Reproduktives Potential nach medikamentöser und nach chirurgisch konservativer Behandlung der Eileiterschwangerschaft. Intrauterine Schwangerschaften sind nach beiden Behandlungsmethoden bei 50 bis 70% derjenigen Frauen beobachtet worden, die eine weitere Schwangerschaft angestrebt haben. Eine der möglichen Entscheidungshilfen zur frühzeitigen Feststellung einer ektopen Schwangerschaft ist in ◘ Abb. 18.5 dargestellt.

Nach Maßnahmen der assistierten Reproduktion mit vorausgegangener hormonaler Stimulation und dem Transfer von zwei oder drei Embryonen kann die Differentialdiagnose der ektopen Schwangerschaft wegen folgender Faktoren schwierig sein:

- höhere Inzidenz von Mehrlingsschwangerschaften,
- höheres Risiko der heterotopen Implantation,
- ovarielles Überstimulationssyndrom,
- Substitution der Lutealphase mit hCG oder Progesteron.

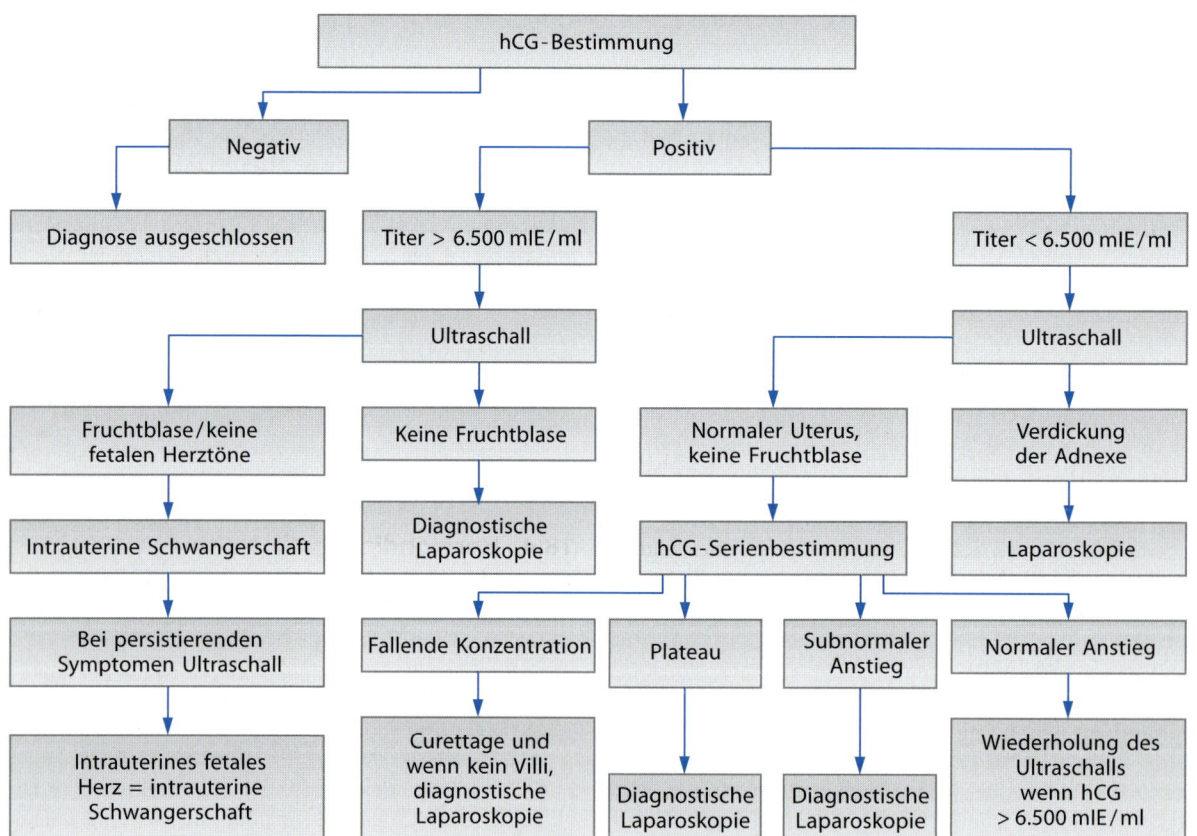

Abb. 18.5. Mögliches Vorgehen auf der Basis der hCG-Bestimmung und des Ultraschalls (s. auch alternative Verfahren) bei Verdacht auf eine ektope Schwangerschaft; eine hCG-Konzentration von 6.500 mIE/ml entspricht dem Medianwert der SSW 5+4 Tage

Bei Mehrlingsschwangerschaften wird aufgrund der größeren Trophoblastmenge häufig ein hCG-Wert gefunden, der bei Einlingsschwangerschaften bereits einer sonographisch darstellbaren intrauterinen Fruchthöhle entsprechen müsste (Strowitzki et al. 1992). Es bestehen allerdings breite Überlappungen der Referenzbereiche für Einlings- und Mehrlingsschwangerschaften.

Eine ektope Implantation bei gleichzeitiger intrauteriner Implantation einer zweiten Frucht ist im Frühstadium kaum zu diagnostizieren. Der regelrecht erscheinende Hormonverlauf wird von der intakten intrauterinen Fruchtanlage bestimmt und der Untersucher bedenkt die Möglichkeit der heterotopen Einnistung in den seltensten Fällen. Die laparoskopische Abklärung erfolgt deshalb meist erst bei der bereits symptomatischen Patientin.

Ein besonderes Problem stellt die Beurteilung der frühen Schwangerschaft bei fehlendem Nachweis einer intrauterinen Fruchtanlage und gleichzeitigem Vorliegen eines ovariellen Überstimulationssyndroms dar. Die sonographische Visualisierung einer tubaren Schwangerschaft ist durch multiple Ovarzysten erschwert bis unmöglich, indirekte Hinweise wie der Nachweis von freier Flüssigkeit im Abdomen können beim Überstimulationssyndrom nicht genutzt werden, da dieses selbst zur Aszitesbildung prädisponiert. In dieser Situation ist die Verdachtsdiagnose am ehesten aus dem hCG-Verlauf und der engmaschigen sonographischen Kontrolle zu stellen. Im Zweifelsfalle sollte man die Indikation für eine invasive laparoskopische Diagnostik großzügig stellen. Wird die Progesteronsubstitution noch über den positiven Schwangerschaftsnachweis hinaus fortgesetzt, so basiert die hormonale Diagnostik ausschließlich auf dem quantitativen hCG-Nachweis.

18.3 Hormonale Überwachung der bedrohten Frühschwangerschaft

Für jede Frau besteht bei Eintritt einer Schwangerschaft das Risiko eines Aborts, das abhängig von prädisponierenden Faktoren unterschiedlich hoch sein kann. Die meisten Aborte erfolgen vor der 12. SSW, in der Mehrzahl dieser Frühaborte handelt es sich um primäre Entwicklungsstörungen des Embryos und/oder des Trophoblasten.

Die diagnostische Zuverlässigkeit, die man durch die biochemische Diagnostik in der Frühschwangerschaft in Kombination mit der Ultraschalldiagnostik bekommt, ist hauptsächlich darauf zurückzuführen, dass – von Ausnahmen abgesehen – ein vorselektiertes Klientel mit dem Leitsymptom »Blutungen in der Frühschwangerschaft« beurteilt wird. In dieser Situation wird der Kliniker seine weiteren Entscheidungen unter anderem davon abhängig machen, ob bei vorhandenen Blutungen der gewählte biochemische Parameter normal oder pathologisch ist.

Anders ist die Situation in der zweiten Schwangerschaftshälfte, in der man vom jeweiligen hormonalen Parameter erwartet, dass er – häufig in Abwesenheit klinischer Symptome – bestimmte pathologische Ereignisse zu erkennen oder vorherzusagen gestattet (Low u. Galbraith 1974).

Während also im ersten Fall die Sensitivität entscheidend ist, ist dies in Letzterem der prädiktive Wert, die Wahrscheinlichkeit also, mit der ein pathologisches Ereignis rechtzeitig erkannt oder vorhergesagt werden kann.

Der prädiktive Wert einzelner endokriner Parameter hinsichtlich des Abortrisikos soll im Folgenden dargestellt werden:

18.3.1 Choriongonadotropin (hCG)

Die hCG-Konzentration ist bei ca. zwei von drei blutenden Frühschwangeren mit anschließendem Frühabort bei der ersten hCG-Kontrolle im pathologischen Bereich (**Sensitivität** der hCG-Bestimmung, sie beträgt also 50 bis 70%, bei Mehrfachbestimmungen 80 bis 90%; Runnebaum u. Gerhard 1983); 9 von 10 in der Frühschwangerschaft blutenden Schwangeren **mit späterer Geburt** haben einen normalen hCG-Wert (**Spezifität**, sie beträgt 88 bis 96%). Damit ist hCG ein wertvoller Parameter zur prognostischen Aussage, insbesondere bei Risikokollektiven (Frauen nach Sterilitätsbehandlung, mit habitueller Abortneigung und/oder anderen Risikofaktoren). Die Indikation zu einer Bestimmung ergibt sich in solchen Situationen ab ca. der 5. SSW.

18.3.2 Progesteron und Östradiol

Auch die Progesteronkonzentration im Blut ist zwischen der 4. und ca. 12. SSW ein prognostischer Parameter zur Beurteilung einer bedrohten Schwangerschaft, ebenso die Östradiolkonzentration (Runnebaum u. Gerhard 1983). Auf die Bedeutung von Progesteron und Östradiol bei der Differentialdiagnose zur Eileiterschwangerschaft wurde bereits hingewiesen. ◻ Tabelle 18.2 ergibt eine zusammenfassende Wertung biochemischer Parameter bei der Abortdiagnostik.

Die hormonale Diagnostik zur prognostischen Beurteilung bei Blutungen in der Frühschwangerschaft ist also bereits vor dem Schwangerschaftszeitpunkt relevant, ab dem die moderne Ultraschalldiagnostik Aussagen zur Lokalisation und Integrität der Frucht erlaubt. Die Kombination beider Verfahren ist optimal für die Beurteilung der Vitalität einer Frucht. Da die hCG-Bestimmung praktisch in allen Hormonlabors zur Verfügung steht, hat sich dieser Parameter zur hormonalen Beurteilung der Frühschwangerschaft durchgesetzt.

Für den genannten Zweck nicht empfehlenswert ist die Bestimmung des **17α-Hydroxyprogesterons** einmal wegen seiner geringen Sensitivität, zum anderen, weil die Konzentration dieses Parameters als Produkt des Corpus luteum zwischen der 6. und 12. SSW physiologischerweise abfällt.

18.4 Hormondiagnostik im zweiten Trimenon und hormonale Überwachung der Risikoschwangerschaft im zweiten und dritten Trimenon

18.4.1 Diagnostische Hinweise auf Fehlbildungen im zweiten Trimenon durch die Bestimmung von fetalen Antigenen (α-Fetoprotein, AFP), hCG und von Östriol

Die AFP-Bestimmung im Serum der Mutter hat als **Suchmethode** zur Erfassung von Neuralrohrdefekten (Anenzephalie und Spina bifida) in der pränatalen Überwachung erhebliche Bedeutung, insbesondere in Ländern mit einer relativ hohen Inzidenzrate solcher Fehlbildungen (Großbritannien ca. 4:1000; im Vergleich Deutschland ca. 0,5 bis 1:1000; Weitzel 1983). Bei erhöhten mütterlichen Serum-AFP-Werten ist die Wahrscheinlichkeit eines Neuralrohr- oder Bauchwanddefektes erhöht, bei den überhäuteten fetalen Neuralrohrdefekten liegen die maternalen Serum-AFP-Spiegel jedoch häufig im Normbereich. Zwei bis 3% aller Schwangerschaften zeichnen sich durch erhöhte mütterliche AFP-Konzentrationen aus (>2 MOM; MOM: »multiple of median«, im genannten Fall also das 2fache des Medianwerts). Der Medianwert ist nicht der Durchschnittswert eines in einer bestimmten Population gemessenen Parameters, sondern der am häufigsten gemessene Wert. In diesem Zusammenhang sei ausdrücklich darauf hingewiesen, dass der überwiegende Anteil dieser Feten gesund ist und ein pathologischer AFP-Wert im mütterlichen Serum nicht mit dem Vorhandensein einer fetalen Anomalie gleichzusetzen ist. Das Ziel dieses Screenings ist es vielmehr, die Weichen für eine sonographische und Fruchtwasserdiagnostik zu stellen. Da die Serum-AFP-Konzentration bis zum Beginn des dritten Trimenons physiologischerweise ansteigt, wird der individuelle Messwert von den Labors meistens als das Vielfache des Medians von gesunden Einlingsschwangeren (MOM=1) des identischen Schwangerschaftsalters interpretiert. Die Angabe des korrekten Gestationsalters ist also von zentraler Bedeutung für die Interpretation des Testergebnisses. In Abhängigkeit vom gewählten AFP-Grenzwert verändern sich die Sensitivität und die Rate falsch-positiver Ergebnisse: Wird das 2,5fache des Medianwertes als Grenzwert bei normalgewichtigen Einlingsschwangeren gewählt, liegt die Entdeckungsrate bei 75%, beim 2fachen des Medians steigt die Entdeckungsrate auf 85 bis 90%. Die Rate falsch-positiver Ergebnisse halbiert sich unter diesen Bedingungen von 4 bis 6% auf 2 bis 3% (Haddow 1990).

Erhöhte **Serum**- oder **Fruchtwasser-AFP-Konzentrationen** sind nicht nur bei fetalen Neuralrohrdefekten nachweisbar, sondern häufig oder fakultativ auch bei anderen Störungen.

Erhöhte AFP-Konzentrationen in Serum oder Fruchtwasser
- Häufig erhöhte Werte bei
  - Anenzephalie
  - Spina bifida aperta
  - Intrauterinem Fruchttod
  - Kongenitaler Nephrose
  - Mehrlingsgraviditäten
  - Omphalozele
  - Gastroschisis
  - Fetoamnialer Blutkontamination
  - Steißteratomen
  - Hepatozellulärem Karzinom und
  - Aplasia cutis congenita.
- Fakultativ erhöhte Werte bei
  - Turner-Syndrom
  - Duodenalatresie
  - Ösophagusatresie
  - Polyzystischen Nieren
  - Hydrozephalus
  - Rhesusfaktor-Inkompatibilität
  - Fetalem Stress
  - Kongenitalen Hautdefekten
  - Abortbestrebungen
  - Pancreas anulare u. a.

Bei sonographisch unauffälligem Feten scheint die kindliche und mütterliche Komplikationsrate in der Spätschwangerschaft dann erhöht zu sein, wenn in der mittleren Schwangerschaftsphase die mütterliche AFP-Konzentration erhöht ist (Wenstrom et al. 1996; Crandall et al. 1991). Offensichtlich gibt es also eine positive Korrelation zwischen der Wahrscheinlichkeit von Komplikationen in der Spätschwangerschaft und der Konzentration des Serum-AFP. So beschreiben Crandall et al. (1991) bei einer Gruppe von Frauen mit Erhöhung der AFP-Konzentration auf das 2,5- bis 2,9fache des MOM-Werts ein 24%iges Risiko und bei einer Erhöhung auf mehr als das

---

Tabelle 18.2. Zusammenfassende Wertung biochemischer Parameter bei Blutungen in der Frühschwangerschaft. (Nach Runnebaum u. Gerhard 1983)

Kenngröße	Sensitivität[a] [%]	Spezifität[b] [%]	Indiziert ab [SSW]
HCG	50–70	88 – 96	6
HPL	65–89	74–100	10
SP1	79–79	80 – 89	8
Progesteron	63–89	67–100	6
17α-Hydroxyprogesteron	51	82	6
Östradiol	82–92	58–100	6

[a] Häufigkeit pathologischer Werte bei anschließendem Abort.
[b] Häufigkeit normaler Werte bei anschließend normal verlaufenden Schwangerschaften.

5fache des Medians ein 91%iges Risiko, in der Spätschwangerschaft Komplikationen zu entwickeln (z. B. intrauteriner Fruchttod, erhöhte perinatale Mortalität, Frühgeburtlichkeit, Wachstumsverzögerung, Oligohydramnion, Abruptio placentae, Präklampsie und kongenitale Anomalien).

Erniedrige mütterliche AFP-Werte (0,7 bis 0,8 MOM) findet man beim Down-Syndrom (Merkatz et al. 1984; Wald et al. 1988). Während aufgrund des Risikofaktors Alter (>36 Jahre) allein etwa 30% aller Feten mit Down-Syndrom pränatal entdeckt werden könnten, so erhöht sich der Anteil der durch anschließende Fruchtwasseranalyse nachgewiesenen Feten mit Down-Syndrom erheblich, wenn neben dem Alter die Konzentrationen des mütterlichen Serum-AFP, des unkonjugierten Östriols und des hCG als Kriterien für die Indikation zur Amniozentese herangezogen werden (**Triple-Screening**; Wald et al. 1988). Bei Schwangeren mit einem Feten mit Down-Syndrom ist der Medianwert des mütterlicher Serumöstriolspiegel auf 0,7 erniedrigt, der Median des hCG auf 2 erhöht und der des AFP auf ca. 0,5 erniedrigt im Vergleich zu den jeweiligen Medianwerten bei normalen Schwangerschaften im zweiten Trimenon. Die kombinierte Bestimmung von AFP, unkonjugiertem Östriol und hCG ergibt bei einer 5% falsch-positiven Rate einen mit 60% deutlich höheren Anteil an pränatal diagnostizierten Feten mit Down-Syndrom als das Kriterium des Alters oder der Serum-AFP-Bestimmung allein (Wald et al. 1988), sofern alle Schwangeren mit positivem Triple-Test-Ergebnis eine invasive Diagnostik (Amniozentese) bekämen. Durch Hinzufügen eines vierten biochemischen Markers (Inhibin A) kann man offensichtlich die Entdeckungsrate weiter steigern (72%; Cuckle et al. 2002).

Der kombinierten Bestimmung dieser Parameter zu Beginn des zweiten Trimenons kommt also neben dem Alter der Mutter ein hoher prädiktiver Wert zu. Es liegt in der Verantwortung des Geburtshelfers, die werdenden Eltern über die Möglichkeiten der invasiven und nichtinvasiven Diagnostik zu informieren, zumal der Anteil der Schwangeren in einem Lebensalter über 35 Jahren in der Bundesrepublik Deutschland weiterhin steigt. Das sog. Triple-Screening und die möglicherweise folgende Amniozentese setzen voraus, dass die Schwangeren vor Durchführung des Triple-Tests ausführlich informiert werden (Braulke u. Rauskolb 1995). Insbesondere müssen sie wissen, dass ein positiver Triple-Test lediglich bedeutet, dass die Wahrscheinlichkeit eines Down-Syndroms über einer bestimmten, relativ willkürlich gelegten Grenze liegt, die eine invasive Diagnostik rechtfertigen kann, z. B. 1:50. In diesem letzten Beispiel ist aber die Wahrscheinlichkeit eines Down-Syndroms nur 2%!

Auf die Differentialdiagnostik erhöhter AFP-Werte ist bereits hingewiesen worden.

Erniedrigte Serum-hCG-Werte (<0,25fache des Medians) findet man bei der fetalen Trisomie 18 oder der Triploidie. hCG-Konzentrationen von mehr als dem 3,5fachen des Medians können ein Hinweis auf eine Trisomie 21, Triploidie oder hydropische Plazentaveränderungen sein.

Für die Berechnung des Risikos für das Vorliegen einer fetalen Trisomie ist eine exakte Angabe des Gestationsalters essentiell.

> Die Blutentnahme sollte beim klassischen Triple-Test frühestens am Ende der 15. SSW (vollendete 15 Wochen + 0 Tage) erfolgen.

Die meisten Triple-Tests erlauben eine Risikokalkulation für die 15. bis 18. SSW, da die Unterschiede zwischen den Referenzwerten von gesunden Feten und denjenigen mit einer Trisomie 21 vor allem während des zweiten Trimenons bestehen. Wichtig für die Beurteilung des Triple-Tests ist es, neben dem exakten Schwangerschaftsalter auch das Körpergewicht, den Glukosestoffwechsel (Diabetes mellitus) und die ethnische Zugehörigkeit der Schwangeren zu berücksichtigen. Die AFP-Konzentration nimmt bei zunehmendem mütterlichen Gewicht ab aufgrund eines Verdünnungseffektes durch das größere Blutvolumen. Dies gilt auch für die Konzentration von hCG und Östriol. Ebenso werden bei Patientinnen mit insulinpflichtigem Diabetes mellitus niedrigere AFP-Spiegel gefunden. Mütter schwarzafrikanischen Ursprungs haben einen um den Faktor 1,15 höheren AFP-Medianwert. Selbstverständlich gelten auch für Mehrlingsschwangerschaften andere Referenzwerte; jedoch ist der Triple-Test bei Mehrlingsschwangerschaften nicht sinnvoll, da die bei einer Frau mit einer Mehrlingsschwangerschaft ermittelten Konzentrationen von AFP, hCG und Östriol die Summe von zwei oder mehr fetoplazentaren Funktionseinheiten wiedergeben.

Abschließend sei darauf hingewiesen, dass derzeit die Kombination aus der **sonographischen Bestimmung der Nackentransparenz** im ersten Trimenon (Snijders 1998; Nicolaides et al. 1998) und dem mütterlichen Alter höhere Entdeckungsraten für die fetale Trisomie 21 (73%) bei einem falsch-positiven Ergebnis bei 5% hat, als der Triple-Test im zweiten Trimenon. In Kombination mit der Messung des »**pregnancy-associated plasma protein A**« (PAPP-A) und der freien β-Untereinheit des hCG im mütterlichen Serum kann die Entdeckungsrate für die Trisomie 21 auf 89% gesteigert werden mit einem falsch-positiven Ergebnis bei 5%; alternativ kann man die Wahrscheinlichkeit eines falsch-positiven Ergebnisses auf 1% senken, wenn man eine Entdeckungsrate von 70% akzeptiert (Spencer et al. 1999). Wenn man die sonographische Ermittlung der Nackentransparenz kombiniert mit dem mütterlichen Alter und einer 4-Marker-Kombination aus PAPP-A, AFP, freiem β-hCG und Östriol, erzielt man zwischen der 11. bis 13. SSW Entdeckungsraten für die Trisomie 21 von 84 bis 85% (Cuckle 2002).

18.4.2 Hormonale Überwachung der Risikoschwangerschaft im zweiten und dritten Trimenon

Die hormonale Überwachung der fetomaternalen Einheit, insbesondere bei Risikoschwangerschaften mit Hilfe der früher üblichen Bestimmung des humanen Plazentalaktogens (HPL) und des freien Östriols (E_3) im Blut der Mutter, hat heute im klinischen Alltag nahezu jede Bedeutung verloren. Die Überwachung stützt sich heute neben klinischen Parametern auf die Ultraschalldiagnostik, die fetale Dopplersonographie und Kardiotokographie.

18.5 Erkrankungen endokriner Organe in der Schwangerschaft

Die Behandlung mütterlicher Endokrinopathien während der Schwangerschaft erfordert die enge Zusammenarbeit der beteiligten Spezialisten, d. h. des Gynäkologen und Geburtshelfers, des Endokrinologen und des Diabetologen. Da dem Gynäkologen die Primärbetreuung obliegt, ist es seine Aufgabe, potentielle Problemkonstellationen rechtzeitig zu erkennen und ggf. den Rat des Endokrinologen und/oder Diabetologen hinzuzuziehen. In diesem Abschnitt sollen solche Konstellationen besprochen und das jeweils richtige Vorgehen dargestellt werden.

18.5.1 Diabetes mellitus

Ein nicht erkannter oder schlecht eingestellter Diabetes mellitus bedeutet in der Schwangerschaft für Mutter und Kind ein erhöhtes Morbiditäts- und Mortalitätsrisiko. Folgende Schwangerschaftskomplikationen werden bei Diabetes mellitus signifikant häufiger beobachtet:

- Präeklampsie/Eklampsie,
- Hydramnion,
- Makrosomie (Gefahr eines Geburtstraumas),
- erhöhte fetale Fehlbildungsrate und
- perinatale Komplikationen (Hypoglykämie, Hypokalzämie).

Deshalb ist es für eine optimale geburtshilfliche Vorsorge essentiell, eine diabetische Stoffwechsellage zu erkennen bzw. einen vorbestehenden Diabetes mellitus optimal zu behandeln, auch vor Eintritt der Schwangerschaft (s. unten).

Es sind die folgenden drei Situationen zu unterscheiden.

Gestationsdiabetes
Hierbei handelt es sich um die häufigste Form des in der Schwangerschaft vorkommenden Diabetes mellitus (88% der Diabetesfälle in der Schwangerschaft). Er tritt bei 2–5% aller Schwangeren auf (Hopp et al. 1995; DeVeciana et al. 1996). Definitionsgemäß handelt es sich um einen während der Schwangerschaft (meist in der zweiten Schwangerschaftshälfte) neu auftretenden Diabetes mellitus, der nach der Schwangerschaft sistiert, allerdings mit einem deutlich erhöhten Risiko für das spätere Auftreten eines Typ-II-Diabetes verbunden ist.

Typ-I-Diabetes
4–8% der Diabetesfälle in der Schwangerschaft, meist vorbestehend, in seltenen Fällen aber auch während der Schwangerschaft auftretend, in jedem Falle insulinpflichtig.

Typ-II-Diabetes
4–8% der Diabetesfälle in der Schwangerschaft, ebenfalls meist vorbestehend, zunehmende Häufigkeit aufgrund des zunehmend höheren Alters schwangerer Patientinnen.

Zu Gestationsdiabetes. Die Schwangerschaft ist per se schon ein «diabetogener Zustand", zum einen aufgrund der insulinantagonistischen Wirkungen der in der Schwangerschaft erhöhten Blutkonzentrationen der Hormone HPL, Kortisol, Progesteron und Prolaktin, zum anderen aufgrund einer pathogenetisch nicht eindeutig geklärten, progredienten Insulinresistenz der Zielgewebe im Verlauf der Schwangerschaft (van Asche et al. 1976; Spellacy 1977). Im Normalfall wird letztere durch eine Mehrsekretion von Insulin kompensiert, bei entsprechender Disposition für eine Insulinresistenz und pathologische Glukosetoleranz reichen diese Kompensationsmechanismen nicht mehr aus, es kommt zu einer diabetischen

Stoffwechsellage. Risikofaktoren für die Entstehung eines Gestationsdiabetes sind in erster Linie:

- eine familiäre Disposition für Diabetes mellitus Typ II,
- ein Ausgangskörpergewicht >10% über Idealgewicht und
- ein Alter >25 Jahre.

Sofern diese Risikofaktoren bestehen, ist es bei der Erstuntersuchung sinnvoll, nicht nur den Urin auf seinen Zuckergehalt zu untersuchen, sondern auch Blutzuckeruntersuchungen zu veranlassen (s. unten).

Daraus ergeben sich für die Praxis drei wesentliche Forderungen (Dornhorst u. Girling 1995):

- frühzeitige Erkennung des Gestationsdiabetes,
- Aufrecherhaltung von optimalen Blutglukosekonzentrationen,
- optimaler Entbindungstermin.

Da in verschiedenen Studien nachgewiesen worden ist, dass man bei routinemäßigen Reihenuntersuchungen ausschließlich auf dieser Basis rund die Hälfte aller Frauen mit einem Gestationsdiabetes nicht erfasst, und da es sich beim Gestationsdiabetes um eine sehr häufige Erkrankung handelt, empfehlen die meisten Experten und damit befassten medizinischen Fachgesellschaften, ein Gestationsdiabetes-Screening bei allen Frauen durchzuführen, um sowohl während der Schwangerschaft Risiken von Mutter und Kind fernzuhalten als auch das erhöhte Risiko von Kindern diabetischer Mütter, langfristig selbst einen Diabetes mellitus zu entwickeln, möglichst niedrig zu halten. Die vorgeschlagenen Methoden schwanken erheblich. Ein unter standardisierten Bedingungen durchgeführter Glukosebelastungstest mit meist 75 bis 100 g Zucker und dreistündiger Dauer, ist für eine generelle Überprüfung Schwangerer zu aufwändig. Die Deutsche Diabetes-Gesellschaft empfiehlt deshalb einen vereinfachten Suchtest dann, wenn die oben benannten Risikofaktoren vorhanden sind.

Da die schwangerschaftsinduzierte Glukoseintoleranz im zweiten Schwangerschaftsdrittel manifest wird, ist es sinnvoll, entsprechend den Empfehlungen der Arbeitsgemeinschaft »Diabetes und Schwangerschaft« der Deutschen Diabetes-Gesellschaft, einen einfachen Suchtest in der 24. bis 28. SSW durchzuführen:

Ausführung	50 g Zucker gelöst in 200 ml Wasser, in 5 Minuten trinken; nach 60 Minuten Blutzucker bestimmen
Interpretation	Bei einem Blutzucker über 140 mg/dl Verdacht auf Schwangerschaftsdiabetes

Fällt dieser Test pathologisch aus (5 bis 6% der Fälle), so ist der entsprechend den Richtlinien der Deutschen Diabetes-Gesellschaft standardisierte Glukosetoleranztest (75 g Glukose; s. unten; Hopp et al. 1995) anzuschließen, dabei sind die für Schwangere abgeänderten Interpretationskriterien zu beachten.

Zeitpunkt	Normale Glukosewerte (kapilläres Vollblut)
Nüchtern	<90 mg/dl
Nach einer Stunde	<190 mg/dl
Nach zwei Stunden	<160 mg/dl

Wird daraufhin ein Gestationsdiabetes diagnostiziert, so ist die interdisziplinäre Zusammenarbeit mit einem erfahrenen Diabetesteam und die Schulung der Schwangeren essentiell. In jedem Fall ist eine regelmäßige Überprüfung der Glukosespiegel zu empfehlen. Ziel ist es, den Nüchternblutzuckerspiegel unter 90 mg/dl zu halten (der Nüchternblutzucker ist bei Schwangeren niedriger als bei Nichtschwangeren). Eine Stunde postprandial sollte der Wert <140 mg/dl liegen. Dieses Ziel lässt sich in 80% der Fälle durch einfache diätetische Maßnahmen erreichen (Vermeidung einfacher Zucker, Reduktionsdiät bei Übergewicht).

> **Cave**
>
> Gelingt eine diätetische Einstellung des Gestationsdiabetes nicht, muss eine Insulintherapie erfolgen, da orale Antidiabetika während der Schwangerschaft absolut kontraindiziert sind.

Ein erheblicher Prozentsatz der Frauen, die einen Gestationsdiabetes entwickelt haben, hat auch post partum eine eingeschränkte Glukosetoleranz. Es ist deshalb zu fordern, bei ihnen auch post partum den Kohlenhydrathaushalt zu überwachen, z. B. durch einen Glukosetoleranztest 5 bis 10 Wochen post partum. Zeigt der Test – jetzt nach »internistischen Kriterien« (2-Stunden-Wert >126 mg/dl) eine pathologische Glukosetoleranz an, ist in 84% mit der späteren Entwicklung eines Typ-II-Diabetes zu rechnen (Dacus et al.1994).

Zu Diabetes mellitus Typ I und II. Einen vorbestehenden Diabetes mellitus sollte man bereits vor einer geplanten Schwangerschaft optimal eingestellt haben, auch um das Missbildungsrisiko möglichst niedrig zu halten. Hierfür bietet sich die intensivierte Insulintherapie nach dem Basis-Bolus-Konzept an. Diese Form der Insulintherapie bedarf einer intensiven Schulung der Patientin.

In der ersten Schwangerschaftshälfte verändert sich der Insulinbedarf kaum, er kann sogar eher leicht absinken. In der zweiten Schwangerschaftshälfte ist dagegen aufgrund des Überwiegens diabetogener Hormone mit einem erhöhten täglichen Insulinbedarf zu rechnen (Mehrbedarf im Durchschnitt 1 E/kg). Zielwerte sind – wie beim Gestationsdiabetes – ein Nüchternblutzuckerwert <90 mg/dl, ein Postprandialwert von <140 mg/dl und ein HbA1C-Anteil <6,5%.

Unabhängig von der Form des Diabetes fällt der Insulinbedarf des Organismus nach der Geburt rasch ab. Man kann die Dosis noch am Entbindungstag um 50% und in den nächsten 4 bis 6 Wochen auf den Bedarf vor der Schwangerschaft reduzieren (Spellacy 1977).

> **Cave**
>
> Beim Neugeborenen besteht wegen seiner möglicherweise hohen Insulinproduktionsrate als Reaktion auf hohe Glukosekonzentrationen während der Schwangerschaft ein bis sechs Stunden nach der Geburt die Gefahr einer Hypoglykämie. Deshalb sind bei ihm häufige Blutglukosekontrollen und notfalls Glukosegaben erforderlich.

18.5.2   Störungen der Hypophyse

Die Überwachung von Frauen mit einem Prolaktinom, die durch Prolaktinhemmerbehandlung oder andere Behandlungsformen schwanger geworden sind, wird in ▶ Abschn. 14.5 beschrieben.

Neben dem Prolaktinom spielen andere hypophysäre Störungen eine nur sehr untergeordnete Rolle, da sie aufgrund der frühzeitigen Beeinträchtigung der gonadotropen Achse und der damit einhergehenden funktionellen Sterilität in der Schwangerschaft extrem selten sind. Über den bei adäquater endokrinologisch-internistischer Betreuung weitgehend problemlosen Verlauf und die Überwachung von Schwangerschaften bei Akromegalie, Sheehan-Syndrom und bei Diabetes insipidus finden sich zusammenfassende Darstellungen bei van der Spuy u. Jacobs (1984b) bzw. bei Prager u. Braunstein (1995).

18.5.3   Störungen der Schilddrüse

Die Überwachung von Schilddrüsenfunktionsstörungen in der Schwangerschaft ist in ▶ Abschn. 14.7 beschrieben worden.

18.5.4   Erkrankungen der Nebenschilddrüsen

Auf diese Erkrankungen wird der Frauenarzt im Laufe seiner Berufstätigkeit selten stoßen. Leitsymptom des seltenen Hyperparathyreoidismus ist die Hyperkalzämie. Typisch ist auch das über das erste Trimenon hinaus anhaltende Erbrechen. Bei der Bewertung des Parathormonspiegels ist zu bedenken, dass er in der Schwangerschaft schon physiologischerweise auf etwa das Doppelte des Normwertes ansteigt. Aufgrund der Gefahr für Mutter (Hyperkalzämie-Syndrom) und Kind (50%ige Mortalität) wird bei manifestem Hyperparathyreoidismus die Operation der Nebenschilddrüsen im zweiten Trimenon empfohlen.

Ein ähnlich seltenes Ereignis in der Schwangerschaft ist der Hypoparathyreoidismus (van der Spuy u. Jacobs 1984a).

> **Cave**
>
> Wenn Frauen mit einem Hypoparathyreoidismus Vitamin D bekommen, so ist das Stillen kontraindiziert, da Vitamin D in die Muttermilch übergeht und eine Hypervitaminose des Säuglings verursachen kann (van der Spuy u. Jacobs 1984a).

18.5.5   Störungen der Nebennieren

Schwangerschaften bei Patientinnen mit Cushing-Syndrom sind außerordentlich selten (Gormley et al. 1982). Diese Erkrankung bedeutet in der Schwangerschaft ein hohes Risiko für Fetus und Mutter. Die Bewertung der endokrinen Parameter während der Schwangerschaft ist kompliziert aufgrund schwangerschaftsbedingter Veränderungen im Glukokortikoidstoffwechsel (Grimes et al. 1973; Prager u. Braunstein 1995). Eine schwangere Frau mit Cushing-Syndrom sollte man deshalb in Zusammenarbeit mit einem erfahrenen internistischen Endokrinologen betreuen. Das therapeutische Vorgehen und die Überwachung während der Schwangerschaft sind zusammenfassend beschrieben bei van der Spuy u. Jacobs 1984a, Gormley et al. 1982 und Aron et al. 1990. Die bei Schwangeren mit Cushing-Syndrom beschriebenen wichtigsten Komplikationen sind Bluthochdruck, Gestationsdiabetes und Lungenödem. Ein häufiges Ereignis sind vorzeitige Wehen, sie treten bei 60% auf.

18.5.6 Nebennierenrindenunterfunktion (M. Addison)

Die häufigste Ursache dieser sehr seltenen Erkrankung in der Schwangerschaft ist heute die idiopathische **Autoimmunadrenalitis** (50 bis 80%; van der Spuy u. Jacobs 1984b; Wieacker et al. 1989). Andere Ursachen sind die tuberkulöse Zerstörung der Nebenniere, ein metastasierendes Karzinom, Pilzinfektionen und eine Amyloidose. In der Hälfte der Fälle eines M. Addison findet man noch andere Autoimmunerkrankungen (Nabarro u. Brook 1975; Nerup 1974).

Die Therapie erfolgt wie außerhalb der Schwangerschaft durch Substitution mit Glukokortikoiden (z. B. 20 mg morgens und 10 mg abends Hydrokortison oral pro Tag) und Mineralokortikoiden (z. B. 0,1 mg Fludrokortison oral pro Tag). Die Überwachung von schwangeren Frauen mit M. Addison sollte interdisziplinär erfolgen. Während zweier Gefahrenperioden sollte man besonders aufmerksam sein: Die erste liegt in der Frühschwangerschaft, während der eine Patientin mit einem nicht erkannten M. Addison in eine Krise geraten kann.

> **Cave**
>
> Die klinischen Symptome einer Patientin mit nicht bekanntem M. Addison (Übelkeit, Erbrechen, akutes Abdomen) können irrtümlich als Nebenerscheinungen der Schwangerschaft interpretiert werden. Die sofortige Notfallbehandlung besteht aus der Rehydratation mit NaCl-Lösung und der i.v.-Injektion von 100 mg Hydrokortison in 6-stündlichen Abständen.

Die zweite risikoreiche Phase entsteht während der Entbindung. Die Patientin sollte dann parenteral 6-stündlich Hydrokortison erhalten (200 mg i.m. oder 100 mg i.v.). Nach der Entbindung wird die Dosis alle 48 Stunden halbiert, bis die vor der Schwangerschaft üblichen Dosen wieder erreicht sind. Es gibt bei M. Addison keine Kontraindikationen für das Stillen oder eine hormonale Kontrazeption.

Durch eine individuelle Substitutionstherapie lassen sich die Komplikationen der typischen Risiken des M. Addison in der Schwangerschaft verhindern (Hyperemesis, Elektrolytentgleisung). In der zweiten Schwangerschaftshälfte ist mit einem Mehrbedarf an Hydrokortison von mehr als 50% zu rechnen.

Die Grunderkrankung hat keinen Einfluss auf die Art der Entbindung; die Risiken für das Kind sind gering, wenn die Mutter in der Schwangerschaft adäquat substituiert worden ist. Allerdings kann bei Überdosierung die DHEA-Sekretion

in der fetalen Nebenniere supprimiert werden. Da die Plazenta das DHEA zu Östriol metabolisiert, äußert sich eine Glukokortikoid-Überdosierung in einem Abfall der Östriolkonzentration im mütterlichen Blut.

> **Cave**
>
> Beim Neugeborenen sollte man auf die Zeichen der Hypoglykämie achten (Wieacker et al. 1989).

18.5.7 Hyperaldosteronismus

Die Kombination eines primären Hyperaldosteronismus (Bluthochdruck, Hypokaliämie und Hyporeninämie) mit einer Schwangerschaft ist sehr selten. Klinische Symptome sind u. a. Kopfschmerzen, Schwäche, leichte Ermüdbarkeit und Muskelkrämpfe. Ein Prozent aller hypertoner Erwachsenen soll einen primären Hyperaldosteronismus haben. Aldosteronproduzierende Adenome, adrenokortikale Karzinome und andere Ursachen eines Hyperaldosteronismus machen eine individualisierte Therapie auch in der Schwangerschaft erforderlich. Die medikamentöse Behandlung besteht im Einsatz von Aldosteronantagonisten (Spironolacton), im Kaliumersatz und in der antihypertensiven Behandlung. Der Spironolactoneinsatz in der Schwangerschaft ist jedoch wegen der bekannten feminisierenden Wirkung auf männliche Feten äußerst problematisch, so dass andere medikamentöse Alternativen in der Schwangerschaft vorzuziehen sind. Sofern dies während der Schwangerschaft noch möglich erscheint, sollte man im Individualfall die Entfernung von Nebennierenrindentumoren erwägen, zumal danach bei 70 bis 90% der operierten Patientinnen der Blutdruck normal ist (Baron et al. 1995). Aufgrund der geringen Anzahl von Beobachtungen eines Hyperaldosteronismus in der Schwangerschaft muss man therapeutische Entscheidungen individuell und im interdisziplinären Konsil treffen.

18.5.8 Adrenogenitales Syndrom

Die unter dem Begriff adrenogenitales Syndrom (AGS) zusammengefassten Krankheitsbilder sind in den ▶ Abschn. 12.5.4 und 16.4.1 ausführlich beschrieben. Da Frauen mit dem klinisch voll ausgeprägten, seit der Geburt bekannten klassischen Bild des AGS in der Regel lebenslang von pädiatrischen und internistischen Endokrinologen betreut werden, dürfte es nicht schwierig sein, Frauen mit dieser Erkrankung in Zusammenarbeit mit dem internistischen Endokrinologen während der Schwangerschaft und Entbindung zu betreuen. Viele dieser Frauen haben ein androides Becken, häufig wird daher eine Schnittentbindung erforderlich (Jones 1979; Galway u. Burrow 1992). Während der Wehen und der Entbindungsphase sollten die gleichen Glukokortikoiddosen verabreicht werden, wie sie Patientinnen mit M. Addison bekommen (▶ Abschn. 18.5.6). Frauen mit AGS neigen in der Schwangerschaft zu Bluthochdruck.

 Die pränatale Diagnose des 21-Hydroxylasemangels kann durch HLA-Typisierung fetaler Zellen, durch die

Steroidhormonbestimmung im Fruchtwasser und durch die molekulargenetische Untersuchung fetaler Zellen erfolgen. Nach der Entbindung ist eine sofortige spezielle Behandlung des Neugeborenen durch den pädiatrischen Endokrinologen erforderlich (Brook 1981).

18.5.9 Phäochromozytom

Das Phäochromozytom ist ein katecholaminsezernierender Tumor der chromaffinen Zellen, der meist (90%) adrenal (Nebennierenrindenmark), selten (10%) extraadrenal lokalisiert ist; er ist in 90% der Fälle benigne, in 10% maligne. Klinische Zeichen eines Phäochromozytoms sind Kopfschmerzen, Unruhe, Ängstlichkeit, Hämokonzentration und häufig paroxysmale Hypertonien. Seine Prävalenz wird bei Hypertonikern mit 0,5 bis 0,6% angegeben (Brown 1983; Gjessing 1968). Ein nicht diagnostiziertes und damit auch unbehandeltes Phäochromozytom bedeutet in der Schwangerschaft ein hohes Morbiditäts- und Mortalitätsrisiko für Mutter und Fetus (Gjessing 1968; Sweeney u. Katz 1994). Differentialdiagnostisch in Frage kommen

- Schwangerschaftshypertonie,
- EPH-Gestose,
- Thyreotoxikose und
- Epilepsie.

Die Entscheidung, ob man bei einer Patientin mit Phäochromozytom in der Schwangerschaft operativ oder konservativ vorgehen sollte, ist interdisziplinär (internistische Endokrinologie)und individuell zu treffen. Sollte die Diagnose erst nach der 24. SSW gestellt worden sein, so bietet es sich an, eine Operation auf den Zeitpunkt zu verschieben, an dem der Fetus reif genug für die Entbindung ist.

> **Bei diesem seltenen Krankheitsbild sollte die Entbindung nach Stabilisierung des Blutdrucks mit Phenoxybenzamin durch Sectio erfolgen.**

Katecholamine passieren die Plazenta nicht. Überlebenden Feten kann man daher eine normale neonatale Entwicklung prognostizieren.

Cave
Absolut kontraindiziert sind β-adrenerge Substanzen (β-Sympathikomimetika, Tokolytika), nach ihrer Verwendung sind mütterliche Todesfälle beschrieben worden (van der Spuy u. Jacobs 1984b; Galway u. Burrow 1992).

18.5.10 Androgenisierungserscheinungen

Über Androgenisierungserscheinungen in der Schwangerschaft wurde bereits in ▶ Abschn. 16.6 berichtet.

18.6 Praktische Hinweise zur Einnahme von Hormonpräparaten in der Schwangerschaft

Die Frage nach der möglichen Schädigung der Frucht durch Medikamente bezieht sich nicht nur auf anatomisch-morphologische, sondern auch auf funktionelle Anomalien. Erstere sind relativ leicht, letztere schwer nachweisbar. Zumindest im Tierversuch konnte eine »Verhaltensteratogenität« verschiedener Medikamente aufgezeigt werden (Mirmiran 1982).

🔲 Abbildung 18.6 zeigt die Phasen des embryonalen und fetalen Lebens, innerhalb derer es sowohl zu morphologischen als auch funktionellen Defekten bzw. Störungen einzelner Organsysteme kommen kann. Um eine teratogene Wirkung eines bestimmten Pharmakons nachweisen zu können, bedarf es in der Regel einer sehr großen Zahl von Beobachtungen, insbesondere, wenn es um leichtere und unspezifische teratogene Wirkungen geht.

Die Einnahme von Hormonpräparaten in der Schwangerschaft verursacht häufig Unsicherheit bei der Schwangeren. 🔲 Tabelle 18.3 fasst die wichtigsten Informationen über die Einnahme von Hormonen oder hormonal wirksamen Substanzen in der Schwangerschaft zusammen. Weitere Übersichten zu diesem Thema finden sich bei Spielmann et al. 1998, Eskes u. Nijdam 1984, Ramzin 1982, Hammerstein 1978 und bei Kleinebrecht et al. 1986. Eine detaillierte Übersicht über die Risiken der Arzneimitteleinnahme während Schwangerschaft und Stillzeit findet man bei Spielmann et al. 1998 und bei Kleinebrecht et al. 1986.

Gelegentlich erfolgt die Einnahme der in 🔲 Tabelle 18.3 aufgelisteten Medikamente oder von Hormonpräparaten versehentlich während einer noch nicht bekannten Frühschwangerschaft, z. B. die Einnahme von Ovulationshemmern, von Clomifen, Prolaktinhemmern oder Glukokortikoiden. Falls betroffene Frauen aus Angst vor einer kindlichen Fehlbildung einen Schwangerschaftsabbruch erwägen, sollte man im Zweifelsfall die Fachinformation einer der humangenetischen Beratungsstellen in Anspruch nehmen.

Gibt es eine Hormontherapie des drohenden Aborts?

Die Gestagengabe in der Schwangerschaft zur Abwendung eines drohenden Aborts ist immer wieder Anlass zur Diskussion. Hierbei sollte man prophylaktische und therapeutische Indikationen unterscheiden.

Der generellen Behandlung von Frauen mit Abortus-imminens-Symptomatik (Blutungen) mit Gestagenen stehen folgende Fakten und Argumente entgegen:

1. Bei 50 bis 60% aller Fehlgeburten im ersten Trimenon und bei ca. 15% der Fehlgeburten im zweiten Trimenon muss man mit Chromosomenanomalien als Abortursache rechnen (Kajii et al. 1980; Lauritsen 1976; Hogge et al. 2003).
2. Bei einem weiteren Teil der Fehlgeburten sind mütterliche und väterliche (z. B. immunologische) Ursachen nachgewiesen, die primär nichts mit einem Hormonmangel zu tun haben (Runnebaum 1984; Sugiura-Ogasawara et al. 2004).
3. In keiner der bisher vorliegenden Studien konnte überzeugend nachgewiesen werden, dass eine generelle Gestagenbehandlung die Abortrate senkt (Runnebaum 1984;

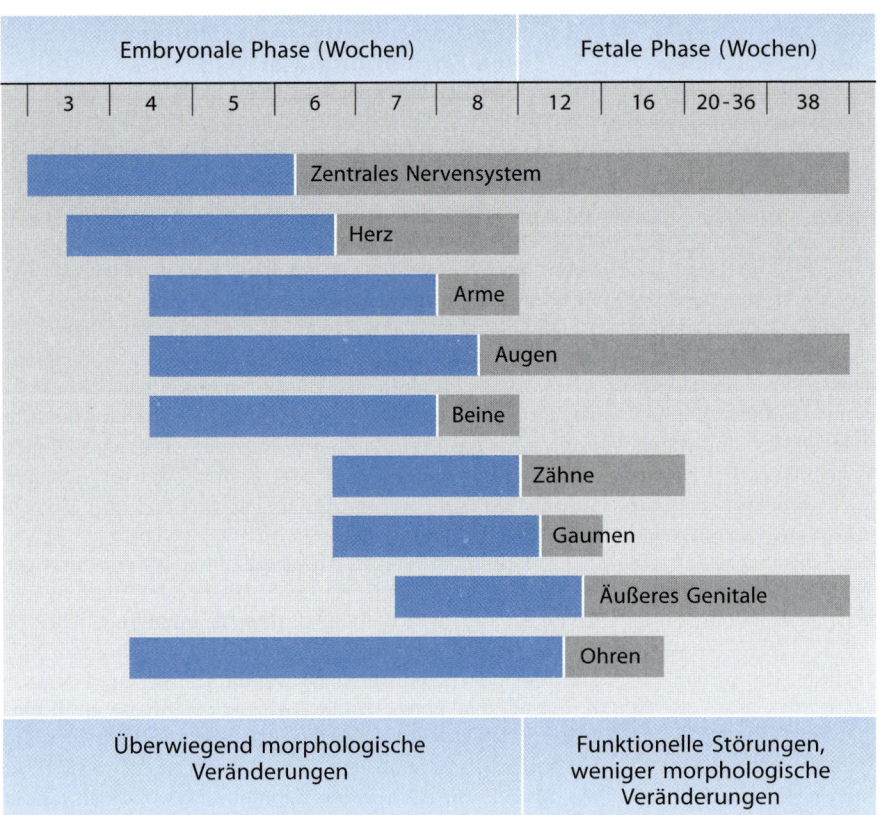

□ **Abb. 18.6.** Schematische Darstellung der sensiblen (kritischen) Phasen der menschlichen Organentwicklung. Dunkle Balken Phasen hoher Sensibilität gegenüber Teratogenen, hellere Balken Phasen weniger ausgeprägter Sensibilität (Nach Eskes u. Nijdam 1984)

Shearman u. Garrett 1963; Jung u. Klöck 1976; Berle u. Behnke 1977; Vignali u. Centinaio 2000).

4. Auch mit den heute zur Verfügung stehenden diagnostischen Möglichkeiten bei Abortus imminens ist es nicht möglich, die vermutlich kleine Untergruppe von Frauen rechtzeitig zu identifizieren, bei der nach Nachweis niedriger Östradiol- und Progesteronkonzentrationen eine Hormonsubstitution sinnvoll sein könnte, denn es dürfte selten möglich sein, die Frage zu beantworten, ob niedrige Hormonkonzentrationen Ursache oder lediglich Begleiterscheinung der Abortsymptomatik sind.

Nach dem heutigen Kenntnisstand gibt es also keine ausreichende theoretische oder empirisch gesicherte Grundlage für eine generelle Gestagengabe bei Abortus imminens in der Frühschwangerschaft.

Differenziert zu beurteilen ist die prophylaktische Gabe von Gestagenen unmittelbar postovulatorisch, um die optimale Vorbereitung des Endometriums zur Implantation zu gewährleisten (Check et al. 1987; Check u. Adelson 1987). Mehrere Studien weisen bei prophylaktischer Gabe von vorzugsweise Progesteron, 17α-Hydroxyprogesteron oder Retroprogesteron unmittelbar nach der Ovulation bzw. Ovulationsauslösung auf eine Verringerung der Abortrate hin.

Die bisherigen Erfahrungen mit der Gestagengabe zur Senkung der Abortwahrscheinlichkeit lässt sich also dahingehend zusammenfassen, dass diese Therapie vermutlich nur dann sinnvoll sein kann, wenn sie dazu dient, die Voraussetzungen zur Implantation zu optimieren, um auf diese Weise das Abortrisiko zu mindern, beispielsweise während einer Sterilitätstherapie.

18.7 Hinweise zur Endokrinologie der Stillzeit

Eine medikamentöse Beeinflussung der Laktation im Sinne einer Laktationshemmung läuft darauf hinaus, die hypophysäre Prolaktinproduktion und -freisetzung zu vermindern oder die Prolaktinwirkung am Zielorgan Mamma zu blockieren. Zur medikamentösen Förderung der Milchproduktion und des Milchflusses kommen prolaktinstimulierende Medikamente in Frage, außerdem die Gabe von Oxytozin.

18.7.1 Laktationsförderung

Es liegt nahe, über die Stimulation der Prolaktinsekretion durch eine Reihe von Medikamenten die Milchproduktion zu fördern. Sulpirid (Aono et al. 1982) und Metoclopramid (Kauppila et al. 1981) können das Milchvolumen normal laktierender Frauen unter der Voraussetzung vergrößern, dass die Medikation unmittelbar postpartal beginnt. Dasselbe trifft für TRH zu. Die Einnahme von Psychopharmaka wie Sulpirid ist jedoch zu vermeiden, da diese Medikamente in mehr oder weniger starkem Umfang in die Muttermilch übergehen und einige bei Säuglingen kumulieren können. Metoclopramid, ein Antiemetikum und Prolaktinstimulator, sollte man in der Stillzeit ebenfalls vermeiden, da es bereits in niedrigen Konzentrationen erhebliche zentralnervöse Nebenwirkungen auslösen kann (de Gezelle et al.1983).

Das TSH-releasing-Hormon (TRH) stimuliert ebenfalls die Prolaktinsekretion; durch mehrere über den Tag verteilte TRH-Applikationen (3×200 µg s.c.) kann man das Milchvolumens im Durchschnitt um 20 bis 30% steigern, wenn die

◼ Tabelle 18.3. Einnahme von Hormonen und hormonell wirksamen Präparaten in der Schwangerschaft [a]

Hormon bzw. hormonell wirksame Substanz	Schädigende/nachteilige Wirkung auf Embryo oder Fetus
Aldosteronantagonisten	Potentiell antiandrogene Wirkungen, keine gesicherten Erkenntnisse (Spironolacton)
Androgene/Anabolika	Kontraindiziert; dosisabhängig Vermännlichung
Bromocriptin	Teratogene Wirkung nicht nachgewiesen
Calcitonin	Kontraindiziert wegen thyroidhemmender Wirkung
Clomifen	Risiko der Teratogenität möglicherweise marginal erhöht
Gestagene	Außer * keine nachteiligen Wirkungen *Cyproteronacetat — Dosisabhängig antiandrogene Wirkung, Feminisierung der hormonsensiblen Genitalorgane *17-Nortestosteronderivate — In hohen Dosen in der Frühschwangerschaft Möglichkeit der Vermännlichung (Norethisteron, Ethisteron, heute nicht mehr gebräuchlich)
Glukokortikoide	Teratogenität nicht nachgewiesen, falls erforderlich, niedrig dosieren
Jodidhaltige Medikamente	Kontraindiziert, da fetale Schilddrüse supprimiert wird, Ausnahme: Substitution in der Schwangerschaft wegen Jodmangels
Lisurid	Teratogenität nicht nachgewiesen
L-Thyroxin	In richtiger Dosierung keine nachteiligen Wirkungen
Mineralokortikoide	Teratogenität oder andere Nachteile bei adäquater Dosierung nicht bekannt
Orale Antidiabetika	Müssen vor einer geplanten Schwangerschaft abgesetzt und durch Insulin ersetzt werden. Eine dennoch durchgeführte Therapie ist keine Indikation für einen Schwangerschaftsabbruch
Orale Kontrazeptiva (Östrogen-Gestagen-Gemische)	Gesamtmissbildungsrate nicht erhöht, falls in der Schwangerschaft (versehentlich) eingenommen
Oxytozin	Teratogene Schäden nicht zu diskutieren, da höchstens unter der Geburt angewandt
Somatostatin	Kontraindiziert: hemmt Wachstumshormon (STH), mögliche Folge: hypophysärer Zwergwuchs
Tamoxifen	Unzureichende Erfahrungen, Teratogenität nicht nachgewiesen
Thyreostatika	Falls erforderlich, möglichst niedrig dosieren, sonst Kropfgefahr bei der Frucht; Teratogenität nicht bekannt
Vasopressin und verwandte Stoffe	In der Schwangerschaft möglichst nicht hochdosiert anwenden, Cave: zu geringe Durchblutung des Uterus

[a]Diese Angaben beziehen sich ausschließlich auf den Menschen; Speziesunterschiede sind bekannt

Wöchnerin unmittelbar post partum beginnt, TRH aufzunehmen. Erstgebärende und Mehrgebärende mit schlechter Stillanamnese sollen hierauf jedoch schlecht ansprechen (Peters et al. 1985).

Das Hormon Oxytozin, das als Nasenspray angewendet werden kann, entfaltet seine Wirkung unmittelbar vor dem Stillen, indem es durch Kontraktion der myoepithelialen Zellen der Brustalveolen und der kleinen Milchgänge unmittelbar der Brustentleerung dient. Da die Häufigkeit und Intensität der Brustentleerung für die Milchproduktion einen wichtigen Stimulus darstellen, kann mit Oxytozin in engen Grenzen offensichtlich auch die Milchproduktion gesteigert werden, allerdings nur unmittelbar post partum, nicht jenseits der ersten Woche des Wochenbetts (Ruis et al. 1981). Oxytozin wird unmittelbar vor dem Stillen (1 bis 2 Minuten) intranasal verabreicht; es entfaltet seine Wirkung schnell.

18.7.2 Laktationshemmende Stoffe

Zu den laktationshemmenden Stoffen gehören die Sexualsteroide und dopaminerge Substanzen. Die früher zum Abstillen verwandten Östrogenkombinationen waren zum primären Abstillen nur unmittelbar post partum geeignet und sollen zu einem erhöhten Risiko postpartaler Thromboembolien geführt haben (Tindall 1968). Der Wirkungsmechanismus der Östrogenkombinationen beruht nicht auf einer Prolaktinhemmung, sondern wahrscheinlich auf der Blockade der Prolaktinwirkung (Nolin u. Bogdanove 1980; Bohnet et al. 1977).

Andere Ansätze zur Laktationshemmung mit Clomifen und Pyridoxin haben sich nicht durchsetzen können, da die als Prolaktinhemmer auf dem Markt befindlichen dopaminergen Substanzen (▶ Abschn. 25.10) sich sowohl für das primäre als auch für das sekundäre Abstillen hervorragend eig-

◼ Tabelle 18.4. Verordnung von Medikamenten an stillende Mütter. (Nach Lauritzen 1985, ergänzt; s. auch Hansen et al. 2002)

Einnahme durch die Mutter	Übertritt in die Milch	Gefährdung des Säuglings (Kontraindikation)	Erläuterungen
Penizilline	+	–̃	Störung der Darmflora
Cephalosporine	(+)	–̃	Möglichkeit der Sensibilitätsstörung, von Durchfällen, von Sprosspilzbesiedlung
Tetrazykline	+	+	Verfärbung der Zähne, Störung der Darmflora
Chloramphenicol	(+)	+	Knochenmarksdepression
Streptomycin und Aminoglykoside	+	(+)	Störung der Darmflora, kaum ototoxisch wirksam (geringe Resorption)
Gentamycin	+	+	Bei Säuglingen evtl. Durchfälle, Pilzbesiedlung der Schleimhäute
Erythromycin	+++	–	Störung der Darmflora
Sulfonamide	++	–	Bilirubinanstieg, Hämolyse bei G6PDH-Mangel; strenge Indikationsstellung bei Frühgeborenen Hyperbilirubinämie
Nitrofurantoin	+	–	Hämolyse (selten)
Nalidixinsäure	(+)	–	Hämolyse (selten)
Isoniazid	+	–	Es liegen nur wenige Daten vor;
Para-Aminosalizylsäure	(+)	–	Substanz geht in die Milch über; Schädigung des Säuglings nicht bekannt
Analgetika	+	–	Keine Probleme bei üblicher Dosierung
Methadon	+	(+)	Übertritt in die Milch gering
Barbiturate	+	(+)	Müdigkeit, Trinkschwäche
Phenothiazine	+	(+)	Müdigkeit, Trinkschwäche
Benzodiazepine	+	(+)	Müdigkeit, Trinkschwäche
Digitalis	+	–	
Propranolol	+	(+)	Konzentration in der Milch, sofortiges Abstillen nicht erforderlich
Reserpin	+	–	Müdigkeit, Schwellung der Nasenschleimhaut
Kortikosteroide	+	(+)	Unterdrückung von NNR-Funktionen, selten Ikterus
Thyroidhormon	+	–	–
Heparin	–		Geht nicht in die Milch über, Stillen möglich
Dicumarol	(+)	(+)	Geht in die Milch über, Blutungsneigung sehr selten, Säuglinge sollten erneut Vitamin K erhalten
Laxantien	+	+	Unzureichende toxikologische Erfahrungen
Antithyreoideamittel	+	(+)	Hemmung der Schilddrüse des Säuglings (evtl. Thyroxin geben)

▼

nen, wie die Erfahrungen mit den Prolaktinhemmern Bromocriptin und Lisurid gezeigt haben. Die hierfür erforderlichen Dosen betragen ca. 3×1 Tbl. eines der genannten Prolaktinhemmer über die Zeit von etwa 10 bis 14 Tagen. Ihre Verträglichkeit ist in den ersten Tagen post partum ausgezeich-net; nur weniger als 5% aller hiermit behandelten Frauen klagen über stärkere Nebenwirkungen (Duchesne u. Leke 1981); 10% oder weniger der hiermit abgestillten Frauen laktieren nach Absetzen der Prolaktinhemmer erneut. Vergleichbar gute Wirkungen erzielt man mit den Prolaktinhemmern der

◘ **Fortsetzung Tabelle 18.4.**

Einnahme durch die Mutter	Übertritt in die Milch	Gefährdung des Säuglings (Kontraindikation)	Erläuterungen
Secalepräparate	+	(+)	Gehen in die Milch über, Befindlichkeit des Säuglings kann beeinträchtigt sein, höchstens kurzfristige Anwendung
Phenytoin	+	(+)	Müdigkeit, Saugschwäche
Carbamazepin	+	(+)	Methämoglobinbildung
Lithium	+	(+)	Nur wenige Daten bekannt
Imipramin	(+)	(+)	(Besser nicht stillen lassen)

–	keine Gefährdung des Säuglings;
(+)	geringe Gefährdung des Säuglings;
+	Gefährdung des Säuglings (Medikation der Mutter kontraindiziert).

neuen Generation, die ein günstigeres Nebenwirkungsprofil haben und weniger häufig appliziert werden müssen (► Abschn. 25.10).

Zur Mastitisbehandlung eignen sich dieselben Dosen, über einen kürzeren Zeitraum (2 bis 4 Tage) verabreicht, wenn nicht gleichzeitig abgestillt werden soll. Niedrigere und kürzer verabreichte Dosen eignen sich zur Reduktion unerwünscht großer Milchmengen und zur Behandlung des Milchstaus (z. B. 1 Tbl. Bromocriptin oder Lisurid täglich für zwei bis drei Tage; Peters 1984). Bromocriptin kann auch vaginal und in intramuskulärer Depotform verabreicht werden (50 mg i.m.) und erweist sich hierbei zum Abstillen als ebenfalls außerordentlich wirksam.

18.7.3 Übergang von Medikamenten in die Muttermilch

Der Übergang eines Medikaments aus dem mütterlichen Blut in die Muttermilch hängt von folgenden Faktoren ab (Lauritzen 1985; Nars 1982):
- Eiweißbindung
  nur das nicht an Eiweiße gebundene Medikament kann in die Muttermilch übergehen (Lauritzen 1985; Nars 1982),
- Molekülgröße
  je kleiner ein Molekül ist, desto leichter gelangt es in die Muttermilch,
- Löslichkeit
  einige Autoren glauben, die Wasserlöslichkeit, andere, die Lipidlöslichkeit eines Medikaments sei für seine Milchgängigkeit verantwortlich (Nars 1982; Kunz u. Schreiner 1982),
- Dosis des Medikaments,
- Art der Applikation
  bei der parenteralen Verabreichungsform gelangt häufig eine größere Menge des Medikaments in die Muttermilch als bei der oralen Applikation,
- Absorption und Verteilung des Medikaments im Organismus,
- Halbwertszeit,
- pH-Wert des Plasmas und der Milch,

- Ionisierung des Medikaments.
  Die Konzentration des Medikaments im Blut des gestillten Säuglings hängt ab von
- Milchgängigkeit,
- Resorption und
- Metabolismus im Organismus des Säuglings.

Der Metabolismus von Medikamenten ist beim jungen Säugling im Vergleich zu dem des Erwachsenen häufig verlangsamt, ihre Ausscheidung durch die Nieren oft stark verzögert. Aus diesem Grund kann es vor allem bei Dauermedikation der Mutter zur Akumulation von Medikamenten im kindlichen Blut kommen. Bei kurzfristiger Gabe eines Medikaments an die Mutter kann man unterstellen, dass selbst unter maximalen Aufnahmebedingungen (z. B. nichteiweißgebundenes, gut lösliches, kleines, nichtionisiertes, vollständig resorbiertes Molekül etc.) im Blut des Säuglings maximal ein Viertel der mütterlichen therapeutischen Konzentration zu erwarten ist. Meist findet man wesentlich niedrigere Konzentrationen (>1%). Eine selektive Anreicherung in der Muttermilch ist die Ausnahme.

Einen zusammenfassenden Überblick über die Verordnung von Medikamenten an stillende Mütter gibt ◘ Tabelle 18.4.

18.7.4 Kontrazeption mit hormonalen Kontrazeptiva in der Stillzeit

Die wichtigsten Fragen, die sich bei der Verabreichung hormonaler Kontrazeptiva an Stillende ergeben, sind folgende:
1. Werden Volumen und Zusammensetzung der Muttermilch beeinflusst?
2. In welchem Umfang gelangen Sexualsteroide in die Brustmilch, und lassen Nebenwirkungen beim Säugling erwarten?
3. Sollte man eine Östrogen-Gestagen-Kombination oder eine reine Gestagenkontrazeption empfehlen?
4. In welcher Stillphase sollte man mit der Empfängnisverhütung beginnen?

Werden Volumen und Zusammensetzung der Muttermilch beeinflusst? Da in der Vergangenheit hohe Östrogendosen zur Laktationshemmung verwandt worden sind, muss man annehmen, dass höhere Östrogendosen die Laktation hemmen. Höher dosierte orale Kontrazeptiva mit einem Ethinylöstradiolgehalt von 50 µg oder mehr, die heute nicht mehr eingesetzt werden, verringern das Milchvolumen und verkürzen die Laktationsdauer in variabler Weise (Hull 1987; Prema 1981; Bernard 1977). Ein signifikanter Einfluss auf Volumen und Zusammensetzung der Brustmilch ist bei den heute üblichen niedriger dosierten Kontrazeptiva entweder gering, zweifelhaft oder nicht nachweisbar (Lönnerdal et al. 1980; Prema 1981; Sweezy 1992). Die Konzentrationen von Fetten, Proteinen und Laktose sowie der kalorische Gehalt der Milch von Frauen, die niedrigdosierte hormonale Kontrazeptiva (Kombinationspräparate) einnehmen, unterscheiden sich nicht von denen bei Frauen, die andere kontrazeptive Methoden anwenden (Costa u. Dorea 1992). Gestagene, auch in Form von Depotkontrazeptiva vermindern das Volumen der Milch nicht (s. unten).

In welchem Umfang gelangen Sexualsteroide in die Brustmilch, und lassen Nebenwirkungen beim Säugling erwarten? Ein Säugling, dessen voll stillende Mutter einen ethinylöstradiolhaltigen Ovulationshemmer einnimmt, nimmt etwa 0,02% der mütterlichen Dosis auf (Harforche 1977; Nilsson et al. 1978; Sweezy 1992). Dies ist eine außerordentlich niedrige Menge. Die Konzentration einiger oraler kontrazeptiver Gestagene wie Norgestrel oder Megestrolacetat erreichen in der Muttermilch nur 10 bis 20% der mütterlichen Konzentrationen, vermutlich da sie mit hoher Affinität an Bluteiweißkörper der Mutter abbinden (Prema 1981). Davon nehmen die Säuglinge nur einen Bruchteil auf, bezogen auf die mütterliche Dosis etwa 1/1000 (Nilsson et al. 1977, 1979). Man kann also feststellen, dass die in den kindlichen Organismus gelangenden Konzentrationen minimal sind. So ist es nicht erstaunlich, dass zumindest bei reifen und gesunden Neugeborenen praktisch keine Nebenwirkungen beobachtet worden sind. Vorsicht ist geboten bei Früh- oder Neugeborenen mit Störungen der Leberfunktion, bei denen eine Akumulation von Steroiden aufgrund einer Störung des Steroidmetabolismus eher denkbar ist. Medroxyprogesteronacetat hat eine hohe Milchgängigkeit (Saxena et al. 1977), da es eine nur minimale Affinität zum SHBG hat.

Injizierbare kontrazeptiv wirksame Gestagendepotpräparate wie Medroxyprogesteronacetat und Norethisteronenanthat haben eine hohe kontrazeptive Sicherheit, sie stören die Milchproduktion in der Postpartalzeit nicht, sondern fördern eher die Laktation. Nachteilige Auswirkungen auf den Säugling sind nicht bekannt (Kunz u. Schreiner 1982; Toddywalla et al. 1977; Schwallie 1981).

In mehreren Studien ist untersucht worden, ob und inwieweit die kindliche Entwicklung durch den Gebrauch hormonaler Kontrazeptiva während der Stillzeit beeinträchtigt sei. In keiner der Studien konnten signifikante Unterschiede im Wachstum, in der körperlichen Entwicklung, bei der allgemeinen Morbidität, dem Verhalten oder der intellektuellen Entwicklung nachgewiesen werden (Sweezy 1992; Erwin 1994).

Dass etliche Kliniker für die frühe Postpartalphase andere kontrazeptive Verfahren einer östrogenhaltigen Pille vorziehen, mag an einigen restlichen, nicht abwägbaren Unsicher-heiten liegen. So ist zu bedenken, dass unmittelbar post partum das Thromboembolierisiko noch erhöht ist, nicht mehr jedoch wenige Wochen post partum.

Sollte man eine Östrogen-Gestagen-Kombination oder eine reine Gestagenkontrazeption empfehlen? Die Nachteile einer reinen Gestagenkontrazeption in Form einer Minipille, nämlich ihr etwas geringerer antikonzeptiver Schutz und die relativ häufig auftretenden Blutungsprobleme sind in der frühen postpartalen Stillphase nicht relevant, da in dieser Zeit die Fertilität ohnehin drastisch reduziert ist und eine Amenorrhö besteht. Nach Wiederaufnahme der Menstruationsblutungen und der Ovulation ist die Empfängnisverhütung mit der Minipille wie außerhalb der Stillzeit zu betrachten (▶ Abschn. 11.2.5). Heute sind auch reine Gestagene als Kontrazeptiva mit ovulationshemmender Wirkung auf dem Markt. Sie können in der Stillzeit ebenfalls angewandt werden.

In welcher Stillphase sollte man mit der Empfängnisverhütung beginnen? Die natürliche kontrazeptive Sicherheit durch das Stillen selbst hängt von der Zeitspanne seit der Geburt, der Häufigkeit des Stillaktes, von der Stilldauer und vom aktuellen Stand der Ovarfunktion ab. Eine post partum voll oder nahezu voll stillende und amenorrhoische Frau hat während der ersten sechs Monate post partum ein Risiko schwanger zu werden, das nicht höher als 1 bis 2% ist (Pérez et al. 1992). Die Bedingungen für eine maximale antikonzeptionelle Sicherheit durch Stillen sind

- Bestehen einer Laktationsamenorrhö,
- Stillfrequenz von mindestens sechsmal täglich,
- Stilldauer von mindestens 60 Minuten pro Tag,
- Gabe einer Zusatznahrung von maximal einmal pro Tag und
- Stillen auch nachts (Wyss u. Maroni 1993).

Die ersten während der Stillperiode auftretenden Zyklen sind zum erheblichen Teil anovulatorisch. ▫ Tabelle 18.5 gibt eine Übersicht über die Häufigkeit von Ovulationen bei Stillenden im Vergleich zu Nichtstillenden. Aus dieser Tabelle ist unschwer zu erkennen, wann das Risiko einer erneuten Schwangerschaft für eine Frau unakzeptabel sein dürfte, mögen die ovulatorischen Zyklen auch noch unterwertig sein.

Ein Risiko, vor der dritten Woche post partum erneut zu empfangen, besteht nicht (McGregor 1983). Eine gelegentliche Ovulation um den 35. Tag post partum kann allerdings selbst bei Stillenden beobachtet werden. Nach der 3. bis 4. Woche post partum ist es also eine Ermessensfrage, ob man während der Amenorrhöphase eine reine Gestagenform einer Empfängnisverhütung oder einen niedrigdosierten Ovulationshemmer anbietet, sofern man nicht auf eine nichthormo-

▫ **Tabelle 18.5.** Häufigkeit ovulatorischer Zyklen

Wochen post partum	Häufigkeit ovulatorischer Zyklen [%]	
	Stillende	Nichtstillende
6	5	40
12	25	65
24	65	75

nale Empfängnisverhütung ausweichen möchte. Welche Kontrazeption ein Paar post partum plant, hängt also im wesentlichen von der Beantwortung zweier Fragen ab: Besteht der Wunsch zu stillen und welchen Grad an kontrazeptiver Sicherheit wünscht das Paar. Das Schema der 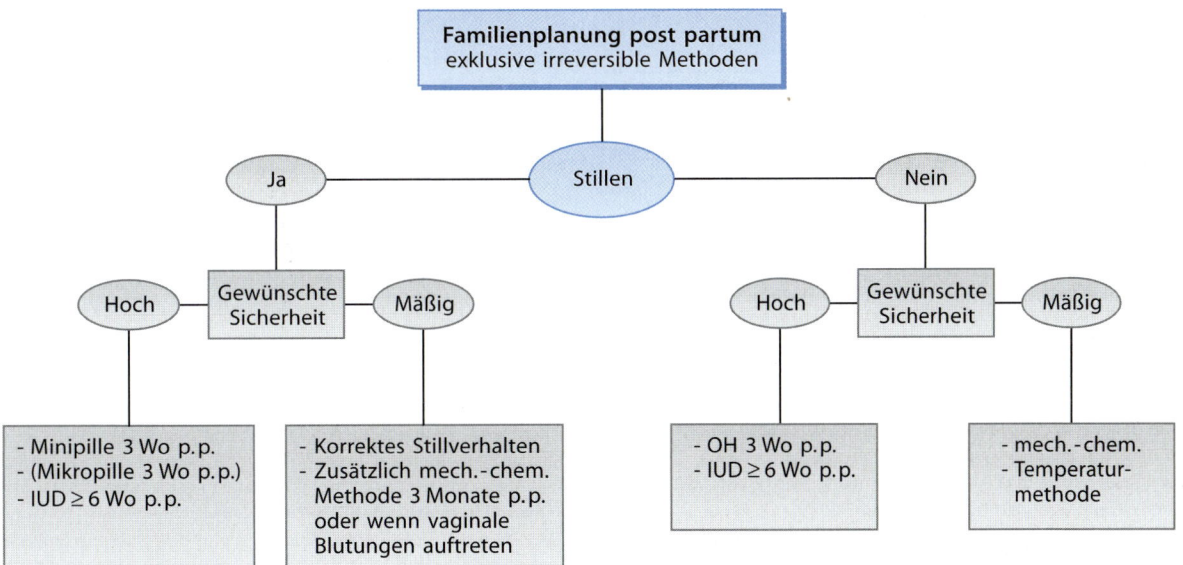 Abb. 18.7 zeigt eine mögliche Vorgehensweise. Sie berücksichtigt das Stillverhalten und die gewünschte Sicherheit.

Die Kontrazeption sowohl mit einem östrogenhaltigen Kontrazeptivum als auch mit reinen Gestagenen hat wahrscheinlich den Vorteil, den bei lange ausschließlich stillenden Frauen beobachteten Verlust an Knochenmasse im Bereich der Lumbalwirbelsäule (ungefähr 5 bis 7%) zu verhindern (Hayslip et al. 1989; Caird et al. 1994). Allerdings ist der bei stillenden Frauen beobachtete überwiegend an der Wirbelsäule auftretende Verlust an Knochenmasse längerfristig auch ohne hormonale Kontrazeption reversibel (Kalkwarf u. Specker 1995; Melton et al. 1993; Sower et al. 1993).

18.8 Synopsis

In der Frühdiagnostik der Schwangerschaft kommt dem humanen Choriongonadotropin überragende Bedeutung zu. Es wird bereits 8 bis 10 Tage nach der Konzeption sezerniert und ist zum Zeitpunkt der erwarteten, aber ausbleibenden Menstruationsblutung in Serum und Urin nachweisbar. Zyklusanamnese, sonographische Beurteilung des Uterus, sowie die Kenntnis der hCG-Konzentration mit einem regelrechten Anstieg im Verlauf erlauben mit geringer Irrtumswahrscheinlichkeit Aussagen zur Prognose einer Frühschwangerschaft.
Die Diagnostik der ektopen Gravidität bzw. ihr Ausschluss in der Frühschwangerschaft basiert ebenfalls auf der kombinierten Anwendung der gynäkologischen Untersuchung, der Vaginalsonographie und der endokrinen Diagnostik.

Mit Hilfe der transvaginalen Sonographie in Kombiation mit einer hCG-Bestimmung kann man eine intrauterine Schwangerschaft ungefähr 33 bis 35 Tage nach Beginn der letzten Menstruation nachweisen, wenn die mittlere hCG-Konzentration 1.500 bis 2.000 mIE/ml übersteigt. Die Therapie der Wahl bei extrauteriner Schwangerschaft besteht in der laparoskopischen Operation. Wenn eine ektope Schwangerschaft sehr frühzeitig nachgewiesen worden ist, besteht heute auch die Möglichkeit der konservativen, medikamentösen Therapie mit Methotrexat, Prostaglandinen oder Glukose.
Zur Beurteilung eines frühen Abortgeschehens eignen sich neben Klinik und Sonographie die Bestimmung von hCG, Östradiol und Progesteron.
Im zweiten und dritten Trimenon ist die hormonale Diagnostik ohne Bedeutung, abgesehen von einzelnen Situationen. Die früher häufig geübte prädiktive Überwachung der fetoplazentaren Funktionseinheit mit Hilfe der HPL- und Östriolbestimmung ist heute zu Gunsten anderer Methoden verlassen worden, dies sind z. B. die Sonographie, die Dopplersonographie und die Kardiotokographie. Auch bei der Diagnostik von Trisomien gewinnen moderne Verfahren wie die sonographische Diagnostik der fetalen Nackenfalte allein oder in Kombination mit PAPP-A, AFP, Östriol und β-hCG gegenüber dem klassischen Triple-Test zunehmend an Bedeutung.
Als Hinweise auf Neuralrohrdefekte und andere Fehlbildungen wird die Blutkonzentration von AFP bestimmt. Die modernen sonographischen Verfahren ermöglichen es, die Ursache einer AFP-Erhöhung in den meisten Fällen zu diagnostizieren.
Der Gestationsdiabetes ist die häufigste Form des in der Schwangerschaft vorkommenden Diabetes mellitus (88% der Diabetesfälle in der Schwangerschaft). Er tritt bei bis 2 bis 5% aller Schwangeren auf. Ein genereller Glukosebe-

 Abb. 18.7. Familienplanung post partum unter Berücksichtigung der gewünschten kontrazeptiven Sicherheit und des Stillverhaltens. (Nach Wyss u. Maroni 1993)

lastungstest im zweiten Trimenon wäre daher empfehlens-wert. Bei 80% der Patientinnen mit Gestationsdiabetes ist ei-ne diätetische Einstellung völlig ausreichend.

Bei gut eingestelltem vorbestehenden Diabetes mellitus ist eine ungestört verlaufende Schwangerschaft wahrschein-lich. Den steigenden Insulinbedarf ab dem zweiten Trime-non muss man in Zusammenarbeit mit dem Diabetologen berücksichtigen.

Bei einer (akzidentellen) Gabe oraler Antikonzeptiva in der Frühschwangerschaft bestehen keine Bedenken hinsicht-lich einer Schädigung des Fetus. Eine Ausnahme stellen ver-sehentlich in der Schwangerschaft eingenommene Anti-androgene dar, die, abhängig vom Schwangerschaftsstadi-um, von der Dosis und der Dauer der Einnahme, feminisie-rend wirken können.

Eine generelle Gabe von Gestagenen zur Prophylaxe oder Therapie eines drohenden Aborts ist angesichts fehlender Daten nicht gerechtfertigt.

In der Stillzeit kann man die Laktation mit Oxytozin, meist in Form eines Nasensprays, fördern. Die Laktationshemmung erfolgt heute ausschließlich mit dopaminergen Substanzen, die in niedrigerer Dosierung auch zur Therapie der Mastitis Verwendung finden können.

Eine hormonale Antikonzeption mit ethinylöstradiolhalti-gen Ovulationshemmern ist in der Stillzeit problemlos mög-lich; zur Langzeitantikonzeption injizierte Depotgestage-ne fördern die Laktation. Eine orale Kontrazeption mit rei-nen Gestagenen vom Typ der Minipille oder vorzugsweise mit Gestagendosen, die ovulationshemmend sind, ist in der Stillzeit durchaus möglich.

Testfragen

1. **Ab welchem Zeitpunkt wird hCG im Serum nachweis-bar?**
2. **Welche Parameter sprechen für das Vorliegen einer extrauterinen Schwangerschaft?**
3. **Welche Bedeutung hat die AFP-Bestimmung in der pränatalen Diagnostik?**
4. **Welche Bedeutung hat heute der Triple-Test?**
5. **In welchen Fällen wird die Durchführung eines Screeningtests zur Erkennung einer gestörten Glukosetoleranz bereits in der Frühschwangerschaft empfohlen?**
6. **Wie wird der Screeningtest zur Erkennung der gestörten Glukosetoleranz in der Schwangerschaft durchgeführt und ausgewertet?**
7. **Darf Bromocriptin in der Schwangerschaft gegeben werden?**

8. **Ist die generelle Gabe von Gestagenen bei drohendem Abort indiziert?**
9. **Welche Medikamente können die Laktation fördern?**
10. **Wie sollte man Prolaktinhemmer zum Abstillen dosieren?**
11. **Welche hormonalen Antikonzeptiva sind in der Stillperiode möglich?**
12. **An welche endokrinen Erkrankungen sollte ein über das erste Trimenon hinaus anhaltendes Erbrechen denken lassen?**
13. **Wie verändert sich der Glukokortikoidbedarf einer Patientin mit M. Addison während der Schwangerschaft?**

Literatur

Ankum WM (2000) Diagnosing suspected ectopic pregnancy. BMJ 321: 1235

Aono T, Aki T, Koike K et al. (1982) Effect of sulpiride on poor puerperal lactation. Am J Obstet Gynecol 143: 927

Aron DC, Schnall AM Sheeler LR (1990) Cushing's syndrome and pregnancy. Am J Obstet Gynecol 162: 244

Asche van FA, Hoet JJ, Jack PM (1976) The endocrine pancreas of the pregnant mother, fetus and newborn. In: Beard RW, Nathanielsz PW (eds) Fetal physiology and medicine. Saunders, Philadelphia, p 121

Baron F, Sprauve ME, Huddleston JF, Fisher AJ (1995) Diagnosis and surgical treatment of primary aldosteronism in pregnancy: a case report. Obstet Gynecol 86: 644

Beck E, Siebzehnrübl E, Jäger W, Wildt L, Lang N (1991) Disseminierte intraperitoneale Trophoblast-Aussaat nach laparoskopisch behandelter Extrauteringravidität. Geburtshilfe Frauenheilkd 51: 939

Berle P, Behnke K (1977) Über Behandlungserfolge der drohenden Fehlgeburt. Geburtshilfe Frauenheilkd 37: 139

Bernard RM (1977) Studies on lactation and contraception in WHO's research programme. J Biosocial Sci [Suppl] 4: 113

Bohnet HG, Gomez F, Friesen HCG (1977) Prolactin and estrogen binding sites in the mammary gland of the lactating and non-lactating rat. Endocrinology 101: 1111

Bonatz G, Lehmann-Willenbrock E, Kunstmann R, Semm I, Hedderich J, Semm K (1994) Management of patients with persistent ß-hCG values following laparoscopic surgical and local drug treatment for ectopic pregnancy. Int J Gynecol Obstet 47: 33

Bonatz G, Lehmann-Willenbrock E, Hedderich J, Semm K (1995) ß-hCG-Verlauf nach pelviskopisch durchgeführter linearer Salpingotomie zur Therapie der Tubargravidität. Geburtshilfe Frauenheilkd 55: 37

Braulke I, Rauskolb R (1995) Blutuntersuchungen bei Schwangeren zur pränatalen Diagnostik von Chromosomenanomalien und Neuralrohrdefekten (sog. Triple-Test) – Bericht über die 2. Konsensustagung. Frauenarzt 1: 98

Brook CGD (1981) Congenital adrenal hyperplasia. In Brook CGD (ed) Clinical paediatric endocrinology. Blackwell Scientific, Oxford, p 453

Brown MJ (1983) Current practice: catecholamine measurements in clinical medicine. Postgrad Med J 59: 479

Carid LE, Reid-Thomas V, Hannan WJ, Gow S, Glasier AF (1994) Oral progestogen-only contraception may protect against loss of bone mass in breast-feeding women. Clin Endocrinol 41: 739

Check JH, Adelson HG (1987) The efficacy of progesterone in achieving successful pregnancy: II. In women with pure luteal phase defects. Int J Fertil 32: 139

Check JH, Chase JS, Wu Ch-H, Adelson HG, Teichmann M, Rankin A (1987) The efficacy of progesterone in achieving successful pregnancy: I.

Prophylactic use during luteal phase in anovulatory women. Int J Fertil 32: 135

Costa THM, Dorea JG (1992) Concentration of fat, protein, lactose and energy in milk of mothers using hormonal contraceptives. Ann Tropical Paediat 12: 203

Crandall BF, Robinson L, Grau P (1991) Risks associated with an elevated maternal serum α-fetoprotein level. Am J Obstet Gynecol 163: 581

Cuckle HS, Sehmi IK, Jones RG (2002) Correlation between maternal serum PAPP-A and inhibin. Prenat Diagn 22: 161

Dacus JV, Meyer NL, Muram D, Stilson R, Phipps P, Sibai BM (1994) Gestational diabetes: postpartum glucose tolerance testing. Am J Obstet Gynecol 171: 927

Debby A, Golan A, Sadan O et al. (2000) Fertility outcome following combined methotrexate treatment unruptured extrauterine pregnancy. BJOG 107: 626

De Veciana M, Major CA, Morgan MA, Asrat T, Toochey JS, Lien JM, Evans AT (1995) Postprandial versus preprandial blood glucose monitoring in women with gestational diabetes mellitus requiring insulin therapy. N Engl J Med 333: 1237

Dietl J (1992) Zur medikamentösen Therapie der EUG. Geburtshilfe Frauenheilkd 52: 133

Dornhorst A, Girling JC (1995) Management of gestational diabetes mellitus. N Engl J Med 333: 1281

Duchesne C, Leke R (1981) Bromocriptine mesylate for prevention of lactation. Obstet Gynecol 57: 464

Eiermann W, Albrich W, Dati F, Leis D, Eicher W (1981) SP-1-Enzymimmunoassay: klinische Anwendung I. Schwangerschaftsfrüh diagnostik. Geburtshilfe Frauenheilkd 41: 404

Erwin BC (1994) To use or not to use combined hormonal oral contraceptives during lactation. Family Planning Perspectives 26: 26

Eskes KAB, Nijdam WS (1984) Epidemiology of drug intake during pregnancy. In: Krauer B, Krauer F, Hytten FE, del Pozo E (eds) Drugs and pregnancy. Maternal drug handling fetal drug exposure. Academic Press, London, p 17

Fritz MA, Guo S (1987) Doubling time of human chorionic gonadotropin (hCG) in early normal pregnancy: relationship to hCG concentration and gestational age. Fertil Steril 47: 584

Galway AB, Burrow GN (1992) Endocrine disorders in pregnancy. In: Reece EA, Hobbins JC, Mahoney MJ, Petrie RH (eds) Medicine of the fetus and mother. Lippincott, Philadelphia, p 1021

Gezelle de H, Ooghe W, Thiery M, Dhont M (1983) Metoclopramide and breast milk. Europ J Obstet Gynec Reprod Biol 15: 31

Gjelland K, Hordnes K, Tjugum J, Augensen K, Bergsjø P (1995) Treatment of ectopic pregnancy by local injection of hypertonic glucose: a randomized trial comparing administration guided by transvaginal ultrasound or laparoscopy. Acta Obstet Gynecol Scand 74: 629

Gjessing LR (1968) Biochemistry of functional neural crest tumors. In: Bodansky O, Stewart CP (eds) Advances in clinical chemistry, vol 11. Academic Press, London, p 81

Glock JL, Johnson JV, Brumsted JR (1994) Efficacy and safety of single-dose systemic methotrexate in the treatment of ectopic pregnancy. Fertil Steril 62: 716

Gormley MJJ, Hadden DR, Kennedy TL, Montgomery DAD, Murnaghan GA, Sheridan B (1982) Cushing's syndrome in pregnancy – treatment with metyrapone. Clin Endocrinol 16: 283

Grainger DA, Seifer DB (1995) Laparoscopic management of ectopic pregnancy. Current Opin Obstet Gynecol 7: 277

Grimes EM, Fayez JA, Miller GL (1973) Cushing's syndrome and pregnancy. Obstet Gynecol 42: 550

Grosskinsky CM, Hage ML, Tyrey L, Christakos AC, Hughes CL (1993) HCG, progesterone, alpha-fetoprotein, and estradiol in the identification of ectopic pregnancy. Obstet Gyncol 81: 705

Haddow JE (1990) Prenatal screening for open neural tube defects, Down's syndrome and other major fetal disorders. Semin Perinatol 14: 488

Hammerstein J (1978) Missbildungen nach Behandlung schwangerer Frauen mit weiblichen Sexualhormonen. Endokrinologie-Informationen 2: 102, Dtsch Arztebl 75: 1751

Hansen WF, Peacork AE, Yankowitz J (2002) Safe prescribing practices in pregnancy and lactation. Midwifery Womens Health 47: 409

Harforche JK (1977) Appearance of contraceptive steroids in human milk: effect on the child. J Biosoc Sci [Suppl] 4: 165

Hayslip C, Klein TA, Wray HL, Duncan WE (1989) The effects of lactation on bone mineral content in healthy postpartum women. Obstet Gynecol 73: 588

Hell van H, Helmich J (1985) The evolution of pregnancy testing – applications of monoclonal technology. Int Clin Products, Jan/Feb: 26

Hinney B, Osmers R, Tobler-Sommer M, Wilke G, Wuttke W, Kuhn W (1991) Diagnose der frühen Extrauteringravidität durch hCG-Bestimmung aus Serum und Douglaspunktat. Geburtshilfe Frauenheilkd 51: 637

Hogge WA, Byrnes AL, Lanasa MC, Surti U (2003) The clinical use of karyotyping spontaneous abortions. Am J Obstet Gynecol 1189: 397–400

Hopp H, Vollert W, Ragosch V, Pritze W, Ebert A, Entezami M, Weitzel H (1995) Vermeidung kindlicher Risiken durch ein generelles Gestationsdiabetes-Screening, intensivierte Diagnostik und konsequente Therapie. Geburth Frauenheilkd 55: 28–31

Hull VJ (1987) Breast-feeding and fertility: the sociocultural context. Int J Gynecol Obstet [Suppl] 25: 77

Jones HW Jr (1979) A long look at the adrenogenital syndrome. John Hopkins Med J 145: 143

Jung H, Klöck FK (1967) Zur Prognose und Therapie der drohenden Fehlgeburt und die Ergebnisse nach erhaltener Schwangerschaft. Geburtshilfe Frauenheilkd 27: 461

Kajii T, Ferrier A, Niikawa N, Takahara A, Ohama K, Avirachan S (1980) Anatomic and chromosomal anomalies in 639 spontenous abortuses. Hum Genet 55: 87

Kalkware HJ, Specker BL (1995) Bone mineral loss during lactation and recovery after weaning. Obstet Gynecol 86: 26

Kauppila A, Kivinen S, Ylikorkala O (1981) Metoclopramide increases prolactin release and milk secretion in puerperium without stimulating the secretion of thyrotropin and thyroid hormones. J Clin Endocrinol Metab 52: 436

Keckstein J, Wolf AS, Hepp J, Lauritzen Ch, Steiner R (1990) Tubenerhaltende endoskopische Operationsverfahren bei nicht rupturierter Tubargravidität. Welche Bedeutung hat dabei der Laser-Einsatz? Geburtshilfe Frauenheilkd 50: 207

Kiss H, Husslein P (1994) Neue Überlegungen zur Behandlung der Eileiterschwangerschaft. Speculum 2: 18

Kleinebrecht J, Fränz J, Windorfer A (1986) Arzneimittel in der Schwangerschaft und Stillzeit. Wissenschaftliche Verlagsbuchhandlung, Stuttgart

Klopper A (1985) Kontrolle der Frühschwangerschaft durch Plazentaproteinbestimmung. Diagnose Labor 35: 178

Kunz J, Schreiner WE (1982) Pharmakotherapie während Schwangerschaft und Stillperiode. Thieme, Stuttgart S 30–32, 75

Lau HL, Lawrence KW, Linkins S, Jones GS (1978) Early detection of human chorionic gonadotropin in urine by simple immunoassays. Am J Obstet Gynecol 132: 691

Lauritsen JG (1976) Etiology of spontaneous abortions. A cytogenetic and epidemiological study of 288 abortuses and their parents. Acta Obstet Gynecol Scand [Suppl] 51: 1

Lauritzen C (1985) Medikamente in der Schwangerschaft. Auch im 2. und dritten Trimenon sowie in der Stillzeit ist große Umsicht geboten. Gyne 9: 292

Lipscomb GH, McCord ML, Stovall TG et al. (1999) Predictors of success of methotrexate treatment in women with tubal ectopic pregnancies. N Engl J Med 341: 1974

Lönnerdal B, Forsum E, Hambraeus L (1980) Effect of oral contraceptives on composition and volume of breast milk. Am J Clin Nutr 33: 816

Low JA, Galbraith RS (1974) Pregnancy characteristics of intrauterine growth retardation. Obstet Gynecol 44: 122

McGregor J (1983) Lactation and contraception. In: Neville MC, Neifert MR (eds) Lactation. Physiology, nutrition, and breast-feeding. Plenum, New York, p 405

Melton LJ, Bryant SC, Wahner HW, O'Fallon WM, Malkasian GD, Judd HL, Riggs BL (1993) Influence of breastfeeding and other reproductive factors on bone mass later in life. Osteoporosis Int 3: 76

Merkatz IR, Nitowsky HM, Macri JN, Johnson WE (1984) An association between low maternal serum α-fetoprotein and fetal chromosomal abnormalities. Am J Obstet Gynecol 148: 886

Mirmiran M (1982) Experimental studies on the significance of active (c.q.REM)-sleep for maturation of brain and behavior in the rat. Thesis, Netherlands Institute for Brain Research, University of Amsterdam, p 39

Nabarro J, Brook C (1975) Diseases of the adrenal cortex. Medicine 8: 351

Nars PW (1982) Medikamente in der Stillperiode. Gynäkologe 15: 166

Nerup J (1974) Addison's disease – clinical studies. A report of 108 cases. Acta Endocrinol 76: 127

Nicolaides KH, Snijders RJ Cuckle HS (1998) Correct estimation of parameters for ultrasound nuchal translucency screening. Prenat Diagn 18: 519

Nilsson S, Nygren K, Johansson EDB (1977) d-Norgestrel concentrations in maternal plasma, milk and child plasma during administration of oral contraceptives to nursing women. Am J Obstet Gynecol 129: 179

Nilsson S, Nygren K, Johansson EDB (1978) Ethinyl estradiol in human milk and plasma after oral administration. Contraception 17: 131

Nolin JM, Bogdanove EM (1980) Effects of estrogen on prolactin incorporation by lutein and milk secretory cells and on pituitary prolactin secretion in the post-partum rat: correlation in target cell responsiveness to prolactin. Biol Reprod 22: 393

Oettinger M, Odeh M, Tarazova L, Snitkovsky T, Ophir E (1995) ß-hCG concentration in peritoneal fluid and serum in ectopic and intrauterine pregnancy. Acta Obstet Gynecol Scand 74: 212

Ozturk M, Bellet D, Manil L, Hennen G, Frydman R, Wands J (1987) Physiological studies of human chorionic gonadotropin (hCG), αhCG, and ßhCG as measured by specific monoclonal immunoradiometric assays. Endocrinology 120: 549

Pérez A, Labbok MH, Queenan JT (1992) Clinical study of the lactational amenorrhoea method for family planning. Lancet 339: 968

Peters F (1984) Aspekte der Physiologie und Pathologie der Laktation. In: Breckwoldt M (Hrsg) Endokrinologie in der Schwangerschaft. Deutscher Ärzte-Verlag, Köln, S 169

Peters F, Geisthövel F, Breckwoldt M (1985) Serum prolactin levels in women with excessive milk production. Normalization by transitory prolactin inhibition. Acta Endocrinol (Copenh) 109: 463

Pittaway DE, Wentz AC (1985) Evaluation of early pregnancy by serial chorionic gonadotropin determinations: a comparison of methods by receiver operating characteristic curve analysis. Fertil Steril 43: 529

Prager D, Braunstein GD (1995) Pituitary disorders during pregnancy. Endocrinol Metab Clin North Am 24: 1

Prema K (1981) Effect of hormonal contraceptives and IUDs on lactation and return of menstruation in lactating women, Contraceptive Delivery Systems. Zit. in: Breastfeeding, fertility and family planning. Popul Rep [J] 24: 558

Ramzin MS (1982) Teratogene Wirkung von Medikamenten. Gynäkologe 15: 136

Ruis H, Rolland R, Doesburg W, Broeders G, Corbey R (1981) Oxytocin enhances onset of lactation among mothers delivering prematurely. BMJ 283: 340

Runnebaum B (1984) Störungen in der Frühschwangerschaft. Verh Dtsch Ges Gynäkol: In: Arch Gynecol Obstet 238: 709

Runnebaum B, Gerhard I (1983) Diagnostische und prognostische Bedeutung von Hormonbestimmungen in der ersten Schwangerschaftshälfte. Gynäkologe 16: 155

Sadan O, Ginath S, Debby A, Rotmensch S, Golan A, Zakut H, Glezerman M (2001) Methotrexate versus hyperosmolar glucose in the treatment of extrauterine pregnancy. Arch Gynecol Obstet 265: 82

Saxena BN, Shrimanker K, Grudzinskas JG (1977) Levels of contraceptive steroids in breast milk and plasma of lactating women. Contraception 10: 605

Schmidt W, Klinga K, Neudeck K, Runnebaum B, Kubli F (1983) Die ektopische Schwangerschaft – Wertigkeit der Serum-ß-HCG- und ß1-Glykoprotein(SP-1)-Bestimmung. Geburtshilfe Frauenheilkd 43: 664

Schwallie PC (1981) The effect of depot-medroxy-progesterone acetate on the fetus and nursing infant: a review. Contraception 23: 375

Shearman RP, Garrett WJ (1963) Double-blind study of effect of 17-hydroxyprogesterone caproate on abortion rate. BMJ 2: 292

Snijders RS, Noble R, Sebire N et al. (1998) UK multicentre project on assessment of risk trisomy 21 by maternal age and fetal nuchal-translucency thickness at 10–14 weeks of gestation. Fetal Medicine Foundation First Trimester Screening Group. Lancet 352: 343

Sowers MF, Corton G, Shapiro B, Jannausch ML, Crutchfield M, Smith ML, Randolph JF, Hollis B (1993) Changes in bone density with lactation. JAMA 269: 3130

Sowter MC, Farquhar CM, Petrie KJ, Gudex G (2001) A randomised trial comparing single dose systemic methotrexate and laparoscopic surgery for the treatment of unruptured tubal pregnancy. BJOG 108: 192

Spellacy WN (1977) Insulin, glucagon, and growth hormone in pregnancy. In: Fuchs F, Klopper A (eds) Endocrinology of pregnancy, 2nd edn. Harper & Row, New York, p 206

Spencer K, Souter V, Tul N, Snijders R, Nicolaides KH (1999) A screening program for trisomy 21 at 10–14 weeks using fetal nuchal translucency, maternal serum free beta-human chorionic gonadotropin and pregnancy-associated plasma protein-A. Ultrasound Obstet Gynecol 13: 231

Spencer K (2002) Accuracy of Down syndrome risks produced in a first-trimester screening programme incorporating fetal nuchal translucency thickness and maternal serum biochemistry. Prenat Diagn 22: 244

Spielmann H, Steinhoff R, Schaefer Ch, Bunjes R (1998) Arzneiverordnung in Schwangerschaft und Stillzeit. Gustav Fischer, Stuttgart

Spuy van der ZM, Jacobs HS (1984a) Management of endocrine disorders in pregnancy. Part I – thyroid and parathyroid disease. Postgrad Med J 60: 245

Spuy van der ZM, Jacobs HS (1984b) Management of endocrine disorders in pregnancy. Part II – pituitary, ovarian and adrenal disease. Postgrad Med J 60: 312

Stern JJ, Voss F, Coulam CB (1993) Early diagnosis of ectopic pregnancy using receiver – operator characteristic curves of serum progesterone concentrations. Hum Reprod 8: 775

Strowitzki T, Korell M, Hepp (1992) Diagnose der frühen Extrauteringravidität durch hCG-Bestimmung aus Serum und Douglaspunktat. Zum Beitrag Hinney et al.1991. Geburtshilfe Frauenheilkd 52: 182

Strowitzki T, Wiedemann R, Korell M, Hildisch S, Hepp H (1992) Hormoneller und sonographischer Verlauf der frühen Schwangerschaft – Differentialdiagnose zu EUG und Mehrlingsschwangerschaften. Ultraschall Med 13: 80

Sugiura-Ogasawara M, Ozaki Y, Sato T, Suzumori N, Suzumori K (2004) Poor prognosis of recurrent aborters with either maternal or paternal reciprocal translocations. Fertil Steril 81: 367–373

Sweeney WJ, Katz VL (1994) Recurrent pheochromocytoma during pregnancy. Obstet Gynecol 83: 820

Sweezy SR (1992) Contraception for the postpartum woman. NAACOG's Clinical Issues in Perinatal and Womens's Health Nursing, Hagerstown 3: 209

Tindall VR (1968) Factors influencing puerperal thromboembolism. J Obstet Gynaec Br Com 75: 1324

Toddywalla VS, Joshi L, Virkar K (1977) Effect of contraceptive steroids on human lactation. Am J Obstet Gynecol 127: 245

Tulandi T (1994) Medical and surgical treatment of ectopic pregnancy. Current Opin Obstet Gynecol 6: 149

Vejtorp M, Vejerslv LO, Ruge S (1991) Treatment of tubal pregnancy by local injection of prostaglandin: selection of patients and evaluation of subsequent tubal patency. Europ J Obstet Gynecol Reprod Biol 41: 85

Vignali M, Centinaio G (2000). Efficacy of the vaginal administration of natural progesterone in patients with recurrent spontaneous hormone caused abortion. Minerva Ginecol 52: 367–374

Wald NJ, Cuckle HS, Densem JW et al. (1988a) Maternal serum screening for Down's syndrome in early pregnancy. BMJ 297: 883

Wald NJ, Cuckle HS, Densem JW et al. (1988b) Maternal serum unconjugated oestriol as an antenatal screening test for Down's syndrome. Br J Obstet Gynaecol 95: 334

Wenstrom KD, Owen J, Davis RO, Brumfield CG (1996) Prognostic significance of unexplained elevated amniotic fluid alpha-fetoprotein. Obstet Gynecol 87: 213

Wieacker P, Alexopoulos A, DeGregorio G, Breckwoldt M (1989) Schwangerschaft bei M. Addison. Dtsch Med Wochenschr 114: 1117

Wildt L, Jäger W, Siebzehnrübl E, Lang N (1993) Low-Dose Methotrexat zur Behandlung der Extrauteringravidität. Geburtshilfe Frauenheilkd 53: 137

Wilke G, Hinney B, Wuttke W, Kuhn W (1989) Kombination sonographischer und endokrinologischer Verfahren zur Diagnose der frühen Extrauteringravidität. Arch Gynecol Obstet 245: 427

Wyss R, Maroni E (1993) Das Konzeptionsrisiko während der Stillperiode. Geburtshilfe Frauenheilkd 53: 825

Klinik der Perimenopause, der Postmenopause und des Seniums

O. Ortmann

19.1 Einleitung

In ► Kap. 9 sind ausführlich die endokrinen und reproduktionsbiologischen Aspekte der Prä- und Postmenopause beschrieben und die Begriffe Prämenopause, Menopause, Postmenopause, Perimenopause, Senium und Klimakterium definiert worden. Ein typisches Phänomen weiblichen Alterns ist das Ende der generativen Ovarfunktion und der Östrogenproduktion des Ovars. Dieser Prozess erstreckt sich über einige Jahre. Die Menopause, meist um das 50. Lebensjahr, markiert in recht eindrücklicher Weise den Beginn dieses Alterungsprozesses.

Die Phasen des Klimakteriums und der Postmenopause sind nicht ausschließlich durch Veränderungen des Endokriniums gekennzeichnet (► Kap. 9), hinzu kommen allgemeine Alterungsprozesse und Veränderungen der psychosozialen Situation. Diesen Lebensabschnitt erleben Frauen keineswegs nur als Phase des Verlustes von Potentialen, sondern häufig auch als Zeitspanne neuer Entfaltungsmöglichkeiten. Das psychische Wohlbefinden älterer Frauen hängt mehr vom aktuellen Gesundheitszustand und von ihren Lebensumständen ab als von hormonalen Veränderungen (Dennerstein et al. 1994). Viele Studien berichten übereinstimmend, dass von nahezu allen Frauen das Ausbleiben der Menstruation als Befreiung empfunden wird (Barentsen et al. 1994). Für die Bedeutung psychosozialer Faktoren im Klimakterium spricht auch die Tatsache, dass Frauen in anderen Kulturkreisen diese Übergangsphase anders erleben als Frauen aus westlichen Ländern. Ob die geringere Inzidenz von klimakterischen Hitzewallungen in einigen Gesellschaften Südostasiens (Enzelsberger et al. 1989; McCarthy 1994; Molinski 1986; Ramoso-Jalbuena 1994; Steiner 1983; Tang 1994) auf andere psychosoziale Lebensbedingungen oder auf andere Lebens- und Essgewohnheiten (pflanzliche, insbesondere sojareiche Nahrung) zurückzuführen ist, muss derzeit offen bleiben.

Unbestritten ist jedoch, dass die Postmenopause durch ein Sexualhormondefizit gekennzeichnet und das klimakterische Syndrom die Folge einer klassischen Drüsenunterfunktion ist. Um die damit einhergehenden, gehäuft auftretenden Beschwerden und Symptome richtig deuten zu können, muss berücksichtigt werden, dass in dieser Lebensphase die Funktionen auch anderer endokriner Systeme mehr oder weniger beeinträchtigt sind, und diese Funktionsstörungen mit klinischen Symptomen assoziiert sein können, so z. B. die nächtliche Ausschüttung von Wachstumshormon, die Sekretion adrenaler Androgenmetabolite und die nächtliche Melatoninsekretion. Häufig werden mit einem Östrogendefizit assoziierte Symptome in Analogie zur Unterfunktion der Schilddrüse, der Nebennierenrinde und zum Androgenmangel nach Verlust der Hodenfunktion gesehen. Da aufgrund der allgemein zunehmenden Lebenserwartung ältere Frauen einem Östrogendefizit heute relativ lang ausgesetzt sind, bedürfen dessen klinische Folgen besonderer Beachtung.

Bei Unterfunktion einer endokrinen Drüse ist ein therapeutischer Grundsatz der Endokrinologie die Hormonsubstitution. Die Frage, ob im Klimakterium und in der Postmenopause die Substitution durch Östrogene geboten ist, wird nicht nur in Fachkreisen seit vielen Jahren diskutiert. Stellt man das Postulat auf, dass eine Drüsenunterfunktion substituiert werden muss, so besteht zunächst die Notwendigkeit zu belegen, welche klinischen Beobachtungen und Befunde für eine Definition der Postmenopause als Hormonmangelzustand sprechen. Außerdem muss belegt werden, dass sich die Funktion der Erfolgsorgane der Sexualsteroide als Folge des Hormondefizits verschlechtert, dass die durch das Östrogendefizit bedingte Funktionseinschränkung des Erfolgsgewebes zu typischen Beschwerden und Problemen führt und diese Veränderungen auch dann auftreten, wenn die Ovarien frühzeitig entfernt werden. Andererseits sollten auftretende Defizite durch eine rechtzeitige Substitution verhindert oder rückgängig gemacht werden können (Hesch 1987; Utian 1987). Die Substitution eines Östrogenmangels ist also dann angebracht, wenn eine Frau unter den Folgen des Östrogenmangels leidet oder ein erhöhtes Morbiditäts- und Mortalitätsrisiko hat.

Das Dilemma des Klinikers besteht in der Tatsache, dass krankhafte Veränderungen in der Postmenopause nicht bei allen Frauen in gleichem Ausmaß auftreten, die auf dem Östrogenmangel beruhenden klinischen Erscheinungen zu unterschiedlichen Zeiten manifest werden und nicht immer ausschließlich auf dem Fehlen von Sexualsteroiden beruhen (■ Abb. 19.1). Es ist jedoch zu erwarten, dass neue Erkennt-

Sequenz der Östrogenmangelerscheinungen

■ **Abb. 19.1.** Sequenz der Östrogenmangelerscheinungen. (Nach van Keep u. Kellerhals 1973)

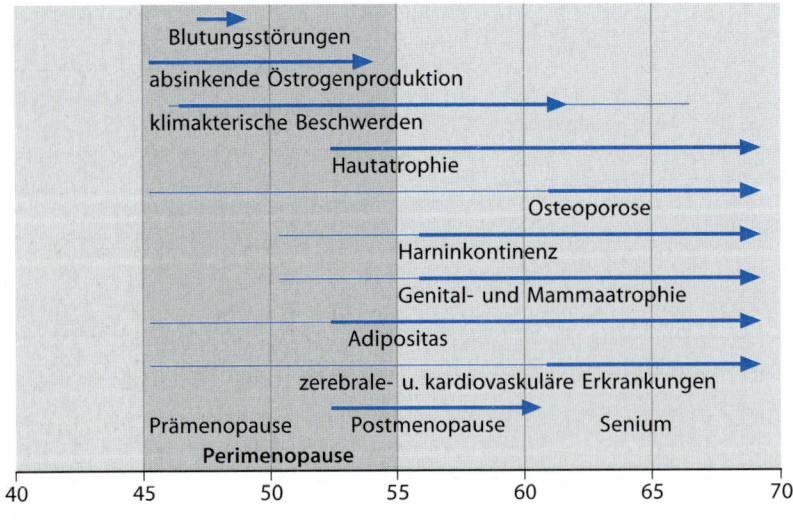

nisse der molekularen Endokrinologie nicht nur ein besseres Verständnis der vielfältigen Wirkungen von Sexualsteroiden auf das Immunsystem, die Stoffwechselprozesse, das Wachstum, das psychische Befinden und das kardiovaskuläre System ermöglichen und das Spektrum an Therapiemöglichkeiten erweitern, sondern dass auf ihrer Basis neue therapeutische Konzepte entwickelt werden.

In diesem Kapitel werden die Folgen des Sexualhormonmangels im Klimakterium, die Therapie und Prävention durch Hormonsubstitution sowie deren heutige Problematik detailliert erläutert.

19.2   Epidemiologie

In Deutschland leben etwa 10 Mio. Frauen im Alter von 45 bis 65 Jahren. 20 bis 25% der gesamten Bevölkerung sind über 60 Jahre alt, 6% über 80 Jahre. In den letzten 100 Jahren ist die Lebenserwartung in den westlichen Industrienationen deutlich angestiegen (in Deutschland beispielsweise um 50%), was nicht nur auf die gesunkene Säuglingssterblichkeit oder die im jüngeren und mittleren Erwachsenenalter zurückzuführen ist, sondern wesentlich auch auf die verringerte Alterssterblichkeit. Dieser anhaltende demoskopische Trend des relativen Anstiegs der Zahl älterer Menschen wird uns in den nächsten Jahren mit erheblichen sozialen und gesundheitspolitischen Herausforderungen konfrontieren und die Altersmedizin, vor allem in Form effektiver Präventions- und Früherkennungsstrategien, zwangsläufig zu einer der wichtigsten Domänen der Medizin werden lassen (Windler 2002). Aufgrund der fortschreitenden Auflösung des Familienverbandes und der steigenden Mobilität jüngerer berufstätiger Menschen ist es eine wichtige Aufgabe der Präventivmedizin, Selbstständigkeit, geistige und physische Mobilität sowie das seelische Gleichgewicht älterer Menschen so lange wie möglich zu erhalten, damit diese lebensbejahend und in Würde selbstständig leben können und die Gesellschaft von ihren besonderen Fähigkeiten und ihrem Erfahrungsschatz profitieren kann. Die Mobilität eines Menschen wird durch seine geistige Beweglichkeit, sein seelisches Gleichgewicht und durch seine physische Gesundheit bestimmt. Seine körperliche Mobilität hängt vom Zustand des Herz-Kreislauf-Systems, der Muskelmasse, des Skelett- und Gelenksystems sowie des zentralen Nervensystems ab. Diese Unterschiedlichkeit der Aufgabenfelder macht deutlich, dass die Prävention sich nicht allein in der Hormonsubstitution erschöpfen darf.

In westlichen Nationen liegt das Menopausenalter bei etwa 51 Jahren. Mit der nachhaltigen Verbesserung der allgemeinen Lebensverhältnisse und insbesondere der Gesundheitsfürsorge ist die postmenopausale Lebenserwartung drastisch angestiegen: Während in der Mitte des 19. Jahrhunderts die mittlere Lebenserwartung 45 Jahre betrug und nur wenige Frauen ihre Menopause erlebten, liegt deren Anteil heute bei 95%. In diesem Zusammenhang ist es erwähnenswert, dass die Lebenserwartung einer der besten Indikatoren für den Gesundheitszustand einer Bevölkerung ist. Die Lebenserwartung der Frau in der Bundesrepublik Deutschland liegt heute bei etwa 80 Jahren (◻ Tabelle 19.1).

Die in unserem Kulturkreis bei 50 bis 80% aller Frauen zwischen dem 45. und 60. Lebensjahr in der Peri- und Postmenopause auftretenden klimakterischen Beschwerden, die

◻ **Tabelle 19.1.**   Lebenserwartung in Deutschland bei der Geburt und im Alter von 65 Jahren. (Nach Schmeiser-Rieder u. Kunze 1997)

Lebensalter	Männer	Frauen
Bei der Geburt	73,1 Jahre	79,4 Jahre
Mit 65 Jahren	14,6 Jahre	18,3 Jahre

durch Sexualhormonmangel bedingten Symptome, insbesondere in Form von Hitzewallungen und Schweißausbrüchen, werden von den Betroffenen unterschiedlich wahrgenommen: Etwa 20% empfinden sie als schwach, 40% als mäßig stark, 20% als stark, und bei 10% sind sie so ausgeprägt, dass die Betroffenen unter Umständen sogar arbeitsunfähig werden. Nur 10% der Frauen sind beschwerdefrei. Während dieser Lebensphase liegt die Häufigkeit von Erkrankungen über der durchschnittlichen anderer Lebensabschnitte und ist bei Frauen höher als bei gleichaltrigen Männern. Vom 45. Lebensjahr an nimmt die Erwerbstätigkeit von Frauen deutlich ab. Dass im Alter von über 45 Jahren nur knapp die Hälfte aller Frauen berufstätig ist, demonstriert die sozioökonomische Bedeutung des Klimakteriums und seiner Folgen. Die Ursachen hierfür sind vielfältig.

Die objektive Verringerung der Leistungsfähigkeit in der frühen und späteren Postmenopause ist durch schnellere Ermüdbarkeit sowie eine Abnahme des Reaktionsvermögens und der motorischen Geschicklichkeit gekennzeichnet.

In Ländern mit hoher Lebenserwartung ist die der Frau deutlich höher als die des Mannes; so wird für das Jahr 2020 die durchschnittliche Lebenserwartung der Frau auf 83 Jahre kalkuliert, die des Mannes auf 78. Dieser Unterschied beruht auf dem unterschiedlichen Risiko- und Präventionsverhalten gegenüber den im Erwachsenenalter gehäuft auftretenden kardiovaskulären Erkrankungen (◻ Abb. 19.2), bösartigen Neubildungen, Osteoporose und Unfällen. Der in der Vergangenheit höhere Zigarettenkonsum von Männern beispielsweise erklärt die höhere Inzidenz an malignen Atemwegserkrankungen. Da inzwischen mehr und mehr Frauen rauchen, nimmt auch bei ihnen die Inzidenz des Bronchialkarzinoms zu.

Auch biologische Unterschiede sind für die höhere Lebenserwartung der Frau verantwortlich, beispielsweise geschlechtsspezifische Charakteristika im Lipoproteinprofil, die eine geringere Morbidität und Mortalität infolge Herz-Kreislauf-Erkrankungen bedingen können.

Die steigende Lebenserwartung hat auch das Spektrum der Todesursachen verändert: Herz-Kreislauf-Erkrankungen und Malignome machen bei beiden Geschlechtern heute drei Viertel aller Todesursachen aus. Während die malignombedingte Letalität fast unverändert geblieben ist, ist der Rückgang der Gesamtsterblichkeit in hohem Maße auf eine geringere Morbidität und Letalität infolge Erkrankungen des Herz-Kreislauf-Systems zurückzuführen. Krebserkrankungen betreffen vorwiegend die ältere Bevölkerung.

Das Mammakarzinom ist die häufigste Krebserkrankung der Frau und die häufigste Todesursache infolge maligner Erkrankungen. Seine Inzidenz nimmt sowohl bei jun-

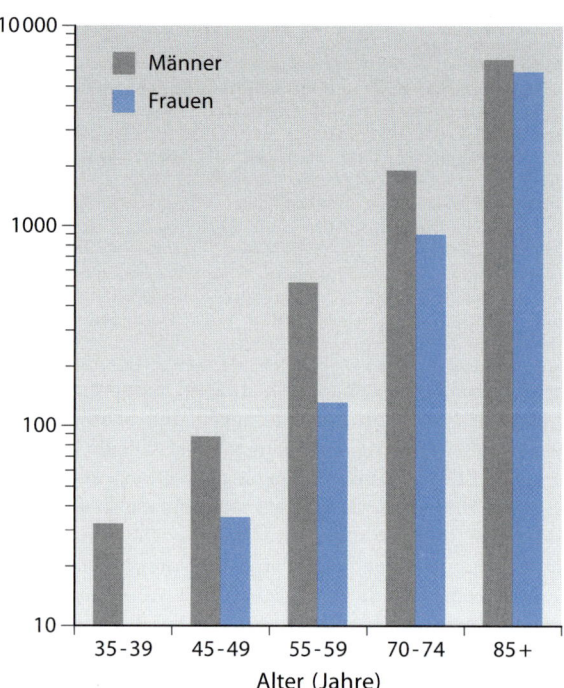

◘ Abb. 19.2. Altersabhängige Todesrate (n/10.000) als Folge von ischämischen Herzerkrankungen. (Nach Ross u. Paganini-Hill 1983)

gen als auch bei alten Frauen zu. Häufigster maligner Genitaltumor der Frau ist das Endometriumkarzinom, an dem in der überwiegenden Anzahl (75 bis 80%) Frauen nach der Menopause erkranken und das ca. 13% der Krebstodesfälle ausmacht. Kolorektale Karzinome gehören bei beiden Geschlechtern zu den häufigsten Malignomen, Frauen erkranken jedoch seltener als Männer. Das Ovarkarzinom ist zwar seltener als das Endometriumkarzinom, die Letalität durch Ovarmalignome allerdings höher. Bei jungen Frauen ist deren Inzidenz rückläufig, während sie bei alten Frauen hoch ist und aufgrund der demographischen Entwicklung möglicherweise zunimmt (◘ Abb. 19.3).

Die dritthäufigste Todesursache nach kardiovaskulären Erkrankungen und Malignomen sind zerebrovaskuläre Erkrankungen, wobei Frauen nach der Akutphase eines Schlaganfalls eine bessere Überlebenschance und ein geringeres Rezidivrisiko haben als Männer. Die Letalität ist trotz stabiler Inzidenz dieser Erkrankung rückläufig. Aufgrund des höheren Anteils älterer Menschen an der Gesamtbevölkerung ist zu erwarten, dass auch die Altersdemenz zukünftig häufiger auftreten wird.

Östrogenmangelzustände prädisponieren zur Verminderung der Knochendichte und zu Frakturen. Ab dem 50. Lebensjahr nimmt die Anzahl der Skelettschäden bei Frauen rapide zu (◘ Abb. 19.4), ein Prozess, der bei Männern erst 15 bis 20 Jahre später zu beobachten ist. Der Anstieg der Frakturhäufigkeit ist allerdings auch von anderen Variablen abhängig, u. a. von der Knochendichte zu Beginn des Östrogenmangels, von Ernährungsgewohnheiten, von ethnischer Zugehörigkeit bzw. Abstammung oder der individuellen motorischen Geschicklichkeit. Die Frakturhäufigkeit nimmt an verschiedenen Lokalisationen des Skeletts in unterschiedlichen Lebensphasen zu: So steigt die Häufigkeit von Radiusfrakturen schon

in der Phase vom 50. bis 55. Lebensjahr an, während dies bei Wirbelfrakturen erst mit einer weiteren Latenzzeit von 5 bis 10 Jahren der Fall ist. Im Senium kommt es bei fortschreitender Demineralisierung häufig zu Oberschenkelhalsfrakturen.

Dass bis zu 40% aller postmenopausalen Frauen an einer Osteoporose erkranken, macht deutlich, welch hoher Stellenwert der Osteoporoseprävention zukommt und welch erheblicher finanzieller Aufwand damit verbunden sein wird.

Nach der Menopause setzen Alterungsprozesse verschiedener anderer Organsysteme ein, von denen viele in der Vergangenheit mit dem Östrogenmangel in Verbindung gebracht worden sind. Bei einigen, wie z. B. bei der Urogenitalatrophie, ist dies unstrittig der Fall. Bei anderen, z. B. bei neurodegenerativen Erkrankungen, bedarf es noch weiterer Daten, um einen pathogenetischen Zusammenhang zwischen zentralnervösen Erkrankungen – insbesondere der Altersdemenz – und abfallenden Östrogenspiegeln eindeutig zu belegen. Um Alterungsprozesse durch eine präventive Substitution mit Östrogenen vermeiden oder eindämmen zu können, ist in den vergangenen Jahren ein erheblicher Aufwand betrieben worden, den präventiven Nutzen einer Hormonsubstitution zu bestimmen und ggf. konsequent zu nutzen. Dies ist jedoch nur eingeschränkt gelungen, da augenscheinlich bei der alternden Frau einige Erkrankungen und Alterungsprozesse Folge eines Sexualhormondefizits, andere jedoch multifaktoriell bedingt sind. Jüngere Studien lassen zudem Zweifel an der präventiven Wirkung einer langfristigen Hormonsubstitution an einigen Organsystemen und -funktionen aufkommen. Hinzu kommt, dass die Hormonsubstitution als Pharmakotherapie nicht ausschließlich positive Wirkungen und Nebenwirkungen haben kann.

19.3 Altersmedizin

Präventive Altersmedizin kann mit angemessenen Anreizen auch ökonomisch sinnvoll sein, wenn man Ressourcen für aufwändige diagnostische und therapeutische Maßnahmen einsparen kann. Allerdings sind in Deutschland Präventionsund Früherkennungsprogramme im Allgemeinen schlecht entwickelt.

Über die Prävention insbesondere kardiovaskulärer und zerebrovaskulärer Erkrankungen, des Diabetes mellitus, der Dyslipidämie, des metabolischen Syndroms, des Übergewichts, von Malignomen, Erkrankungen des Bewegungsapparates und anderer Bereiche hinaus ist Altersmedizin eine interdisziplinäre Aufgabe auch mit psychologischen und sozialen Problemfeldern und stellt daher unter den heute gegebenen Bedingungen eine besondere strukturelle und organisatorische Herausforderung dar, die neue Konzepte erfordert. Prävention ist ein Leitprinzip der Altersmedizin.

Beispiele der Gesundheitsförderung sind die Verbesserung des Ernährungsverhaltens, das Vermeiden bestimmter Genussmittel, körperliche Bewegung und die Nutzung bereits funktionierender Früherkennungsprogramme. Es existiert auch heute schon eine Reihe von präventiven Ansätzen, die allerdings nur unzureichend umgesetzt werden. So sind beispielsweise Kalzium und Vitamin D sowie körperliche Aktivität zur Osteoporoseprävention ebenso geeignet wie die Substitution mit Östrogenen. Ein etabliertes Präventionsprogramm existiert nicht.

19

Neuerkrankungsfälle (geschätzt)

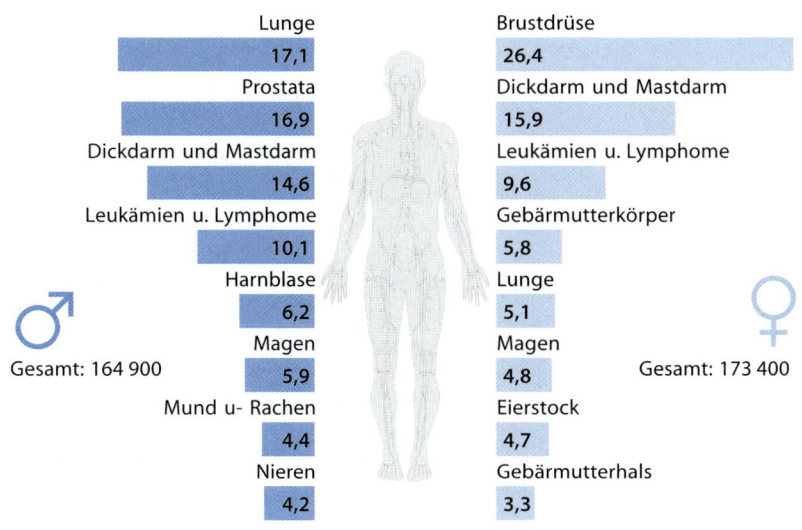

Lunge
17,1

Prostata
16,9

Dickdarm und Mastdarm
14,6

Leukämien u. Lymphome
10,1

Harnblase
6,2

Magen
5,9

Mund u- Rachen
4,4

Nieren
4,2

Gesamt: 164 900

Brustdrüse
26,4

Dickdarm und Mastdarm
15,9

Leukämien u. Lymphome
9,6

Gebärmutterkörper
5,8

Lunge
5,1

Magen
4,8

Eierstock
4,7

Gebärmutterhals
3,3

Gesamt: 173 400

Abb. 19.3. Prozentuale Anteile der häufigsten Krebsformen an der Gesamtzahl 1997 in Deutschland

Sterbefälle

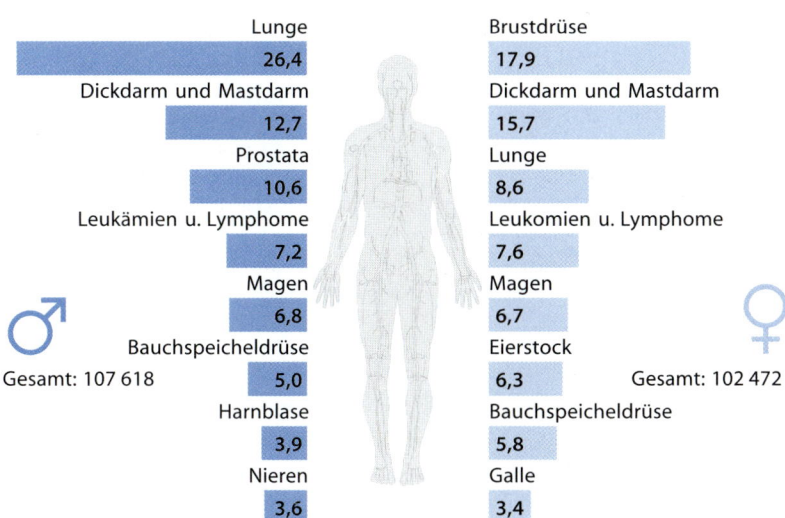

Lunge
26,4

Dickdarm und Mastdarm
12,7

Prostata
10,6

Leukämien u. Lymphome
7,2

Magen
6,8

Bauchspeicheldrüse
5,0

Harnblase
3,9

Nieren
3,6

Gesamt: 107 618

Brustdrüse
17,9

Dickdarm und Mastdarm
15,7

Lunge
8,6

Leukomien u. Lymphome
7,6

Magen
6,7

Eierstock
6,3

Bauchspeicheldrüse
5,8

Galle
3,4

Gesamt: 102 472

Da man zwar mit der Hormonsubstitution psychovegetative Beschwerden im Klimakterium sehr gut beherrschen und die Lebensqualität älterer Frauen in besonderer Weise verbessern kann, ihr langfristiger präventiver Nutzen aber in jüngster Zeit auf einigen Teilgebieten in Zweifel gezogen wird, ist es dringend erforderlich, den Stellenwert der konventionellen Hormonersatztherapie (»hormone replacement therapy«, HRT) neu zu definieren und innovative Strategien zu entwickeln.

19.4 Das klimakterische Syndrom

Die typischen klimakterischen Beschwerden im engeren Sinne sind Hitzewallungen und Schweißausbrüche mit begleitenden Schwindelerscheinungen. Alle anderen Symptome wie nervöse Reizbarkeit, Schlaflosigkeit, Herz-Kreislauf-Beschwerden, Kopfschmerzen, Migräne, Depressionen u. a. sind Begleit- und Sekundärsymptome (■ Abb. 19.5). Von den genannten Beschwerden müssen die Langzeitfolgen des Östro-

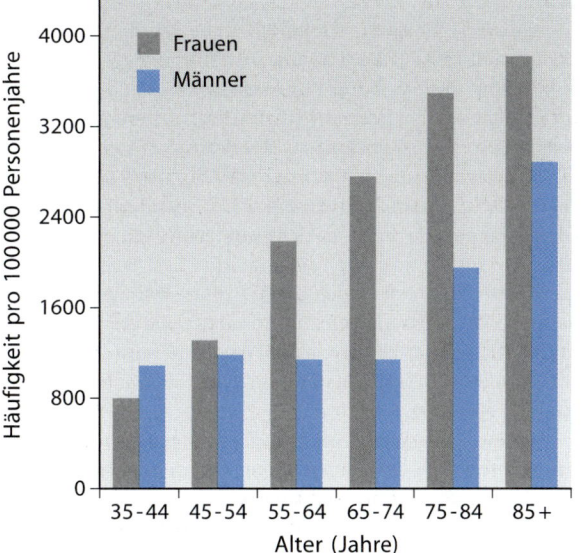

Abb. 19.4. Altersabhängige Häufigkeit aller Gliedmaßenfrakturen. (Nach Melton 1988)

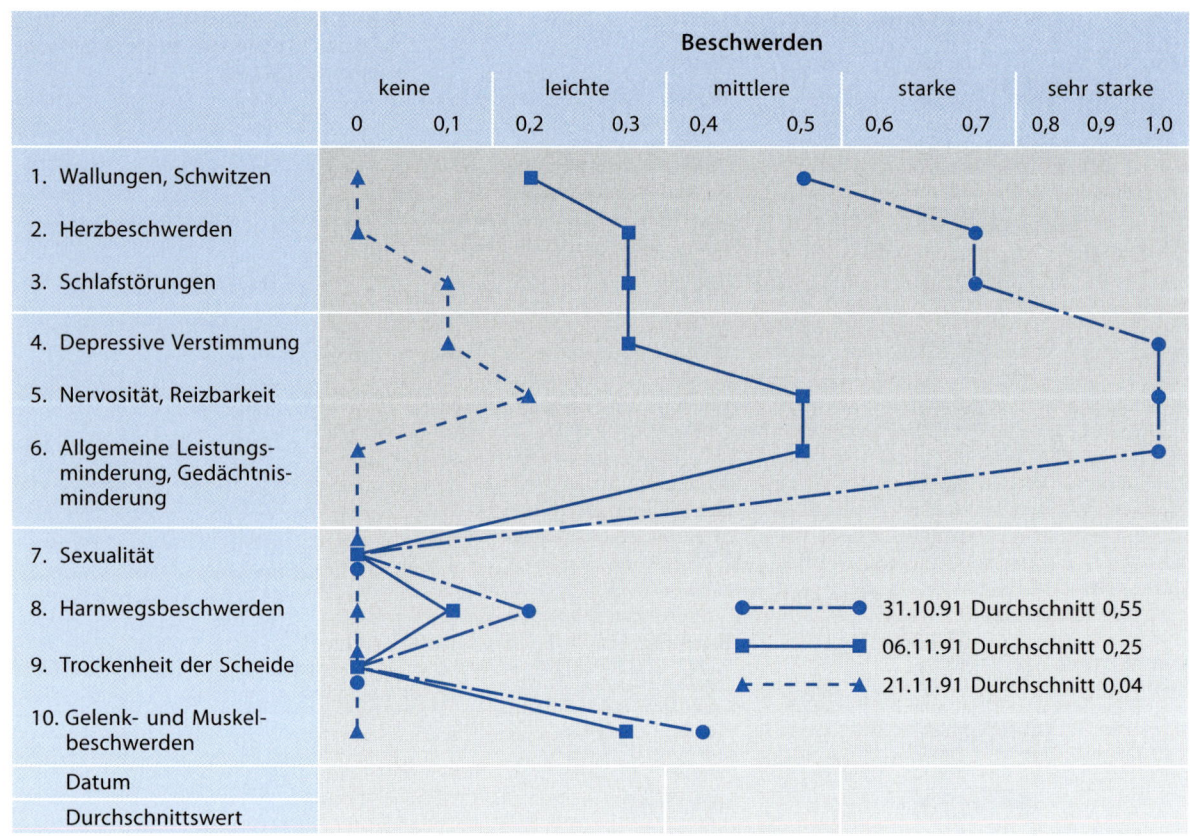

Abb. 19.5. Menopausen-Bewertungsskala. (Nach Hauser et al. 1994)

genmangels abgegrenzt werden. Östrogenmangelerscheinungen entwickeln sich in einer bestimmten zeitlichen Sequenz (■ Abb. 19.1).

Das Kardinalsymptom des Klimakteriums ist die Hitzewallung, deren Ursache die sinkende Konzentration zirkulierender Östrogene ist. Über eine Reihe von Regulationsstörungen im Hypothalamus kommt es sekundär zu einer Sollwertveränderung im Thermoregulationszentrum. An der Thermoregulation beteiligt sind die Neurotransmitter Adrenalin, Dopamin und β-Endorphin. Das Thermoregulationszentrum liegt in unmittelbarer Nähe von Neuronen, die das Gonadotropin-releasing-Hormon (GnRH) sezernieren. Diese enge anatomische Nachbarschaft erklärt, warum es synchron zu einer Neurotransmitterfreisetzung (■ Abb. 19.6) auch zu einer akuten GnRH- und damit zu einer LH-Sekretion kommt. Die Körpertemperatur muss nach Veränderung des Sollwerts erniedrigt werden, was eine Vasodilatation und Schweißausbrüche auslöst. Dies empfinden die betroffenen Frauen als Hitzewallung. Kurzfristig kommt es zu einer erneuten Hochregulation des Sollwertes für die Körpertemperatur. Die daraufhin einsetzende Vasokonstriktion wird als Kältewelle empfunden (▶ Kap. 9).

Hitzewallungen beginnen häufig prämenopausal und dauern bei etwa 80% der Frauen länger als ein Jahr, bei etwa 30% länger als 5 Jahre. Nur selten bestehen sie noch im Senium. Ihre Stärke ist sehr unterschiedlich und damit auch der Grad der Beeinträchtigung, die bis zur Arbeitsunfähigkeit reichen kann. Die Frequenz der Hitzewallungen variiert zwischen 3 und 20 pro Tag. Hohe Umgebungstemperatur, Stress und Ge-

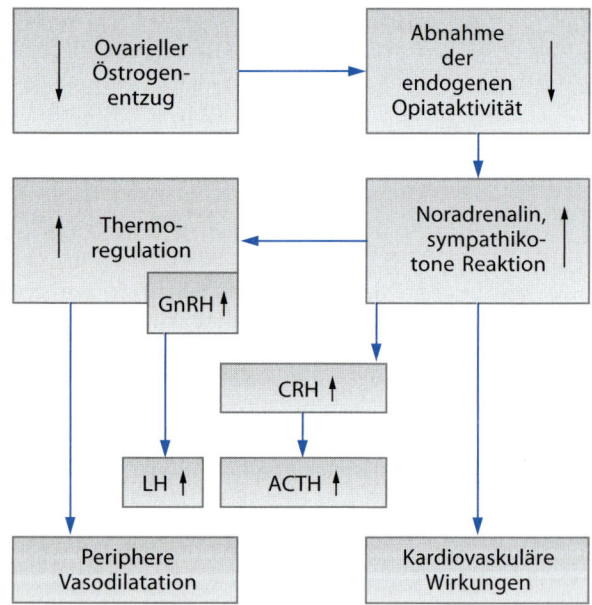

Abb. 19.6. Schema der neuroendokrinen Mechanismen von Hitzewallungen und ihren Folgen

nussmittelabusus wirken begünstigend. Nächtliche Hitzewallungen haben häufig Schlafstörungen und damit eine Beeinträchtigung des seelischen Wohlbefindens zur Folge. Die eine Hitzewallung begleitende Hautrötung im Bereich des Ober-

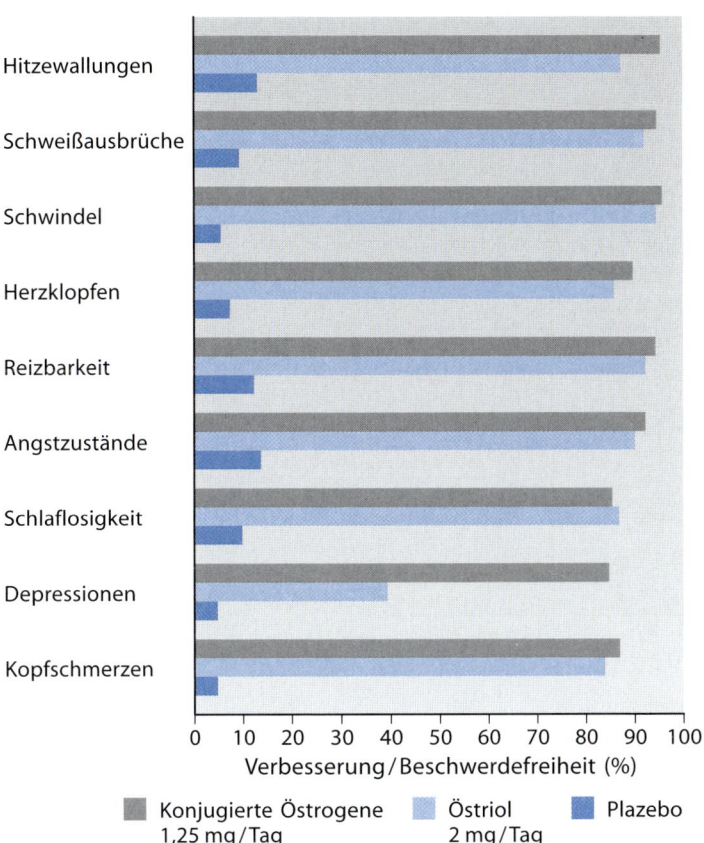

Hitzewallungen

Schweißausbrüche

Schwindel

Herzklopfen

Reizbarkeit

Angstzustände

Schlaflosigkeit

Depressionen

Kopfschmerzen

0 10 20 30 40 50 60 70 80 90 100
Verbesserung/Beschwerdefreiheit (%)

Konjugierte Östrogene   Östriol   Plazebo
1,25 mg/Tag   2 mg/Tag

Abb. 19.7. Vergleich der Wirksamkeit von konjugierten Östrogenen und Östradiol. (Nach Lauritzen 1987)

körpers (»flush«) ist Ausdruck einer akuten Vasodilatation, die von einer Tachykardie und einem Blutdruckanstieg, oft auch von einem Beklemmungsgefühl mit Herzbeschwerden begleitet wird. Vasomotorische Beschwerden können eine klimakterische Frau also massiv beeinträchtigen, wobei Frauen, die berufstätig sind oder ein höheres Maß an sozialer Anerkennung genießen, seltener Hitzewallungen haben sollen.

Die effektivste Therapie dieser vegetativen Beschwerden des Klimateriums besteht in der systemischen Gabe von Östrogenen (Lauritzen 1997; ▣ Abb. 19.7). Für diesen Zweck eignen sich Östradiol, konjugierte Östrogene, Östriol (▣ Abb. 19.8, 19.9) und auch Tibolon (Ortmann et al. 1999). Gestagene sind weniger effektiv.

> **Cave**
>
> Die zusätzliche Gabe von Gestagenen zu Östrogenen ist aber wesentlich bei nichthysterektomierten Frauen, um dem bei reiner Östrogenstimulation des Endometriums erhöhten Endometriumkarzinomrisiko vorzubeugen.

Die Östrogenwirkung wird durch eine zusätzliche Gestagenapplikation nicht beeinträchtigt.

❯ Nimmt eine klimakterische Frau Östrogene in den heute üblichen sequenziellen Verabreichungsformen auf, können im einnahmefreien Intervall wieder vegetative Beschwerden auftreten.

Östrogene fördern auch den in der Prä- und Postmenopause oft gestörten Schlaf, indem sie Hitzewallungen und Schweißausbrüche hemmen und die durch das Östrogendefizit bedingten Veränderungen des zerebralen Serotonin- und Adrenalinstoffwechsels beseitigen. Postmenopausale Frauen leiden oft unter Einschlafstörungen und haben ein Defizit an Tiefschlaf sowie an traumassoziierten REM(»rapid eye movement«)-Schlafphasen. Nicht alle Aspekte des gestörten Schlafs sind Folge des Östrogendefizits. Eine weitere Ursache altersassoziierter Schlafstörungen ist die im höheren Lebensalter zu beobachtende Störung der Funktionsachse zwischen Retina, Nucleus suprachiasmaticus und Corpus pineale und als deren Folge die verminderte Sekretion des schlaffördernden Hormons Melatonin (▶ Abschn. 6.2).

19.5 Sexualität

Die sexuelle Erlebnisfähigkeit der Frau bleibt bis ins hohe Alter erhalten, kann jedoch nach der Menopause durch eine Reihe von Faktoren beeinträchtigt werden. Beim älteren Mann ist eine höhere sexuelle Aktivität beschrieben worden, die Sexualfunktionen sind allerdings bei Männern häufiger beeinträchtigt als bei Frauen. Ein spezielles Problem sexueller Störungen ergibt sich aus der Tatsache, dass diese bei den Sexualpartnern in der Regel nicht synchron und in gleichem Ausmaß auftreten. Paare, deren Sexualleben bislang zufriedenstellend war, können eine Abnahme des sexuellen Interesses, erektile und ejakulatorische Funktionsstörungen, eine Dyspareunie und eine sekundäre Anorgasmie besser verarbeiten

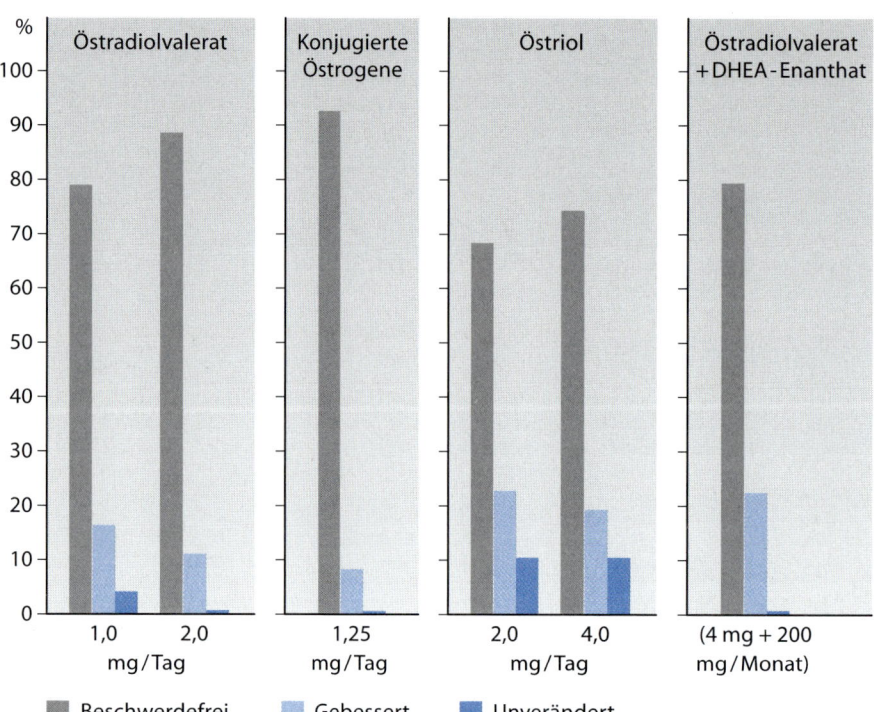

◘ Abb. 19.8. Vergleich der Wirksamkeit verschiedener Substitutionsformen bei der Behandlung klimakterischer Beschwerden, »Hitzewallungen«. (Nach Lauritzen 1987)

und evtl. überwinden als solche, die schon zuvor eine sexuell unbefriedigende Beziehung hatten.

Da sexuelle Erregung letztlich auch eine neurovaskuläre Reaktion ist, kann sie oft durch altersbedingte atherosklerotische und neurologische Störungen beeinträchtigt sein. Ein erheblicher Teil erektiler Dysfunktionen bei Männern mittleren und höheren Alters sowie die Einschränkungen der Lubrikation bei Frauen sind durch solche und andere z.B. gynäkologische bzw. urologische Störungen und Veränderungen bedingt (Semmens 1983).

Eine psychogene sexuelle Dysfunktion in diesem Lebensalter kann auch Ausdruck einer jahrelangen Gewöhnungssituation, die Folge mangelhafter Kommunikation zwischen den Partnern, von Angst vor körperlichem Verfall oder um die soziale, ökonomische und gesundheitliche Zukunft sein. An erster Stelle der sozialen Faktoren, die zu Sexualstörungen führen, steht der Verlust eines Partners oder die fehlende Möglichkeit, einen Partner zu finden. Altersbedingte Veränderungen des Körpers, wie Mammaatrophie, Hautalterung, Verlust der Schambehaarung oder Änderung der Fettverteilung können das Selbstwertgefühl und hierüber die sexuelle Beziehung stören, ebenso chronische Erkrankungen, Genussmittelabusus, die Einnahme von Medikamenten wie Anticholinergika, β-Blocker, Narkotika, Sedativa, Phenothiazine und Monoaminoxidasehemmer.

Die funktionelle Bedeutung von Sexualsteroiden für die Libido der Frau ist vielschichtig. Östrogene können die Libido indirekt durch ihre Wirkungen auf primäre und sekundäre Geschlechtsorgane sowie auf Sinneswahrnehmungen beeinflussen und, indem sie die allgemeine Morbidität senken, die subjektive Befindlichkeit verbessern und auch die Libido positiv beeinflussen. Sexualsteroide können aber auch unmittelbare Wirkungen haben. So steigern insbesondere Androgene sexuelle Phantasien, das Verlangen und die Erregbarkeit.

Die lokale oder systemische Gabe von Östrogenen kann eine Reihe von positiven Wirkungen auf das Sexualleben haben: So beseitigt sie die Vulva- und Vaginalatrophie sowie die senile Kolpitis und führt zur Zunahme des vaginalen Blutflusses und der vaginalen Sekretion; der vaginale pH-Wert erreicht nahezu den Stand der Prämenopause. Auch die altersabhängige Abnahme der vaginalen, während des Orgasmus erzielten Blutstauung (Tumeszenz) und die Lubrikation sind unter Östrogengabe reversibel. Mag auch eine Östrogensubstitution die sexuelle Funktion nicht generell verbessern, so hat sie zumindest auf diejenigen Teilfunktionen einen positiven Einfluss, die östrogenabhängig sind (Lauritzen 1987; McGuire u. Labby 1983; Semmens 1983).

Zur Therapie der ausschließlich psychogenen sexuellen Dysfunktion oder zur Erhöhung der Libido eignen sich Östrogene nicht (Nathorst-Böös et al. 1993).

> **Cave**
>
> Androgene können zwar die Libido günstig beeinflussen, sind aber wegen der potentiell androgenisierenden Nebenwirkungen streng zu indizieren (Davis et al. 1995; Leiblum u. Swartzman 1986; Semmens 1983).

Etliche Studien haben gezeigt, dass man nur einige Teilfunktionen der Sexualität bei ausgeprägten Hormonmangelsituationen durch eine Substitution günstig beeinflussen kann (Davis et al. 1995; Nathorst-Böös et al. 1993; Palacios et al. 1995). Eine undifferenzierte Hormonsubstitution wegen einer Sexualstörung verbietet sich also. Bevor eine wie auch immer geartete HRT in Erwägung gezogen wird, müssen im Individualfall zunächst die Ursachen einer Sexualstörung eru-

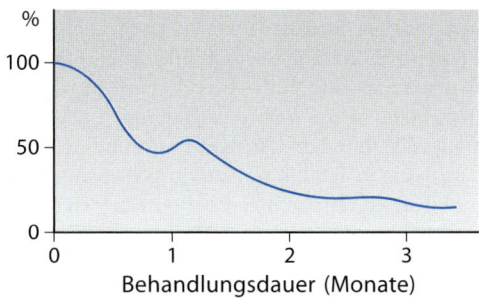

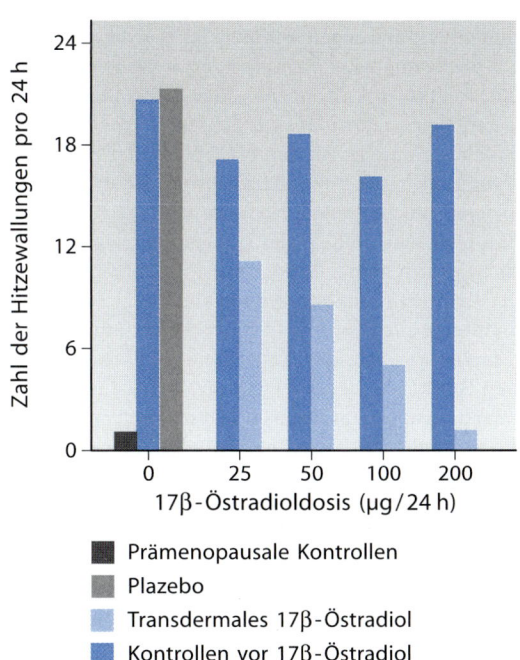

■ **Abb. 19.9.** Rückgang der täglichen Hitzewallungen in Abhängigkeit von Dosis und Dauer der transdermalen 17β-Östradiolapplikation. (Nach Padwick et al. 1985; Steingold et al. 1985)

■ Prämenopausale Kontrollen
■ Plazebo
■ Transdermales 17β-Östradiol
■ Kontrollen vor 17β-Östradiol oder vor Plazebo

iert werden. Dass eine solche Differentialdiagnostik oft eine interdisziplinäre Aufgabe ist, versteht sich von selbst.

Wenn postmenopausale Frauen, insbesondere nach beidseitiger Ovarektomie, einen Androgenmangel haben, kann im Einzelfall ein Versuch mit einer niedrigdosierten Androgensubstitution, vorzugsweise in Kombination mit einem Östrogen, sinnvoll sein, auch wenn die bei Androgenmangel durch eine Androgensubstitution beeinflussbaren Teilaspekte Libido und sexuelle Reaktionsfähigkeit durch verschiedene Einflüsse geprägt werden.

Vor einer Hormontherapie wegen Libidoverlustes oder Störungen anderer Teilfunktionen der Sexualität kann im Rahmen der differentialdiagnostischen Abklärung, die auch partnerschaftliche, lebensgeschichtliche, allgemein-gesundheitliche und hormonale Faktoren erfasst, eine Östrogen- und Androgenbestimmung sinnvoll sein. Bei einem massiven Östrogen- und Androgendefizit wird man eine Substitution erwägen und den Einfluss der Hormonsubstitution auf die gestörten Teilfunktionen überprüfen.

> **Cave**
>
> **Die Substitution mit Androgenen (z. B. 40 mg Testosteronundekanoat 2-mal wöchentlich) ist für die Anwendung bei Frauen arzneimittelrechtlich allerdings nicht zugelassen. Umso mehr sollte man dann auf Zeichen der Überdosierung achten (Androgenisierungserscheinungen der Haut, Stimmveränderung, Klitorishypertrophie).**

Dies gilt insbesondere für Frauen mit Stimmberufen wie Sängerinnen oder Sprecherinnen, bei denen – wenn überhaupt – die Indikation extrem streng gestellt und die Dosierung ggf. sehr niedrig gewählt werden muss.

19.6 Zentrales Nervensystem

In ▶ Abschn. 6.2 ist beschrieben worden, dass das Zentralnervensystem nicht nur Zielorgan vieler Hormonklassen, sondern auch ein hormonproduzierendes Organ ist. An dieser Stelle erscheint es wichtig, die klinische Relevanz und die zentralnervösen Wirkungen insbesondere von Androgenen und Östrogenen aufzuzeigen, da die Wirkungen dieser Hormonklassen im Zentralnervensystem für die HRT bedeutsam sind. Die nachfolgende Übersicht zeigt, in welchen Hirnarealen und angrenzenden Organen Androgen- und Östrogenrezeptoren nachgewiesen worden sind.

Androgenrezeptoren	Kortex
	Hypothalamus
	Hypophyse
	Limbisches System
	(Amygdala, laterales Septum)
Östrogenrezeptoren	Kortex
	Hypothalamus
	Hypophyse
	Limbisches System
	Hippocampus

Neben der bekannten Wirkung der Sexualsteroide auf die Regulation der Hypothalamus-Hypophysen-Ovar-Achse, insbesondere auf die Sekretion des Neuropeptids GnRH, haben sie auch in anderen Hirnregionen spezifische Rezeptoren als Mittler ihrer Wirkung. Diese Regionen sind Amygdala, Hippocampus, Locus coeruleus, basales Frontalhirn, Kortex, Mittelhirn, Hirnstamm, Kleinhirn und Rückenmark. Östrogene beeinflussen eine Vielzahl von Neurotransmittersystemen; u. a. haben sie trophische Wirkungen auf cholinerge Neuronen. Kerngebiete im basalen Vorderhirn (Nucleus basalis) senden cholinerge Projektionen zu Kortex, Hippocampus und Amygdala (eine Degeneration dieser Bahnen ist eines der frühesten und ausgeprägtesten Phänomene der Alzheimer-Erkrankung). Östrogene stimulieren das cholinerge System auf unterschiedliche Weise. Die trophischen Wirkungen von Östrogenen auf das cholinerge System sind möglicherweise durch die Kolokalisation von Östrogenrezeptoren und cholinergen Neuronen zu erklären.

Östrogene erhöhen die Konzentrationen von Serotonin in verschiedenen Arealen des Gehirns und haben lokalisationsabhängig unterschiedliche Wirkungen auf Synthese und Umsatz von Dopamin. Im Nucleus dorsomedialis erhöhen sie den Umsatz von Dopamin und vermindern ihn in den periventrikulären, präoptischen und suprachiasmatischen Kerngebieten. Östrogene stimulieren die Dopaminfreisetzung im Corpus striatum.

Östrogene können neuroprotektive Effekte sowohl durch Wirkungen auf die Proteinsynthese als auch auf die intrazelluläre Signalübertragung ausüben. Von besonderer Bedeutung ist, dass sie die Produktion von β-Amyloidpeptiden vermindern, gegen β-Amyloidtoxizität schützen und die Expression von Apolipoprotein E modulieren. Sie greifen somit in biochemische Prozesse ein, von denen angenommen wird, dass sie in der Pathogenese der Alzheimer-Erkrankung eine wesentliche Rolle spielen.

In diesem Zusammenhang ist von Bedeutung, dass Östrogene die stressinduzierte Glukokortikoidsekretion reduzieren. Dies kann vorteilhaft sein, weil, wie angenommen wird, Glukokortikoide die Wirkung von Noxen auf das Gehirn erhöhen können. Außerdem verbessern Östrogene den zerebralen Blutfluss, den Glukosetransport und die Glukoseutilisation und hemmen die Produktion von freien Radikalen. Sie wirken sich günstig auf die Thrombozytenaggregation und den Lipidstoffwechsel aus und könnten dadurch vaskulär bedingte Schädigungen vermeiden. Tierexperimentell konnte gezeigt werden, dass Östrogene zu einer Verminderung des Infarktvolumens nach ischämischen Läsionen führen (Dubal et al. 1998; McEwen u. Alves 1999; Xu et al. 1998).

Neben neuroprotektiven Effekten haben Östrogene im Hypothalamus und Hippocampus auch neurotrophe Wirkung. Bei weiblichen Ratten regulieren sie die Synaptogenese in der hippokampalen CA1-Region, die für Gedächtnisprozesse wie das Neulernen von Informationen von besonderer Bedeutung und bei der Alzheimer-Erkrankung frühzeitig betroffen ist. Östrogene beeinflussen auch Morphologie und Stoffwechsel von Gliazellen und Astrozyten.

Eine Reihe von tierexperimentellen und klinisch experimentellen Untersuchungen untermauern die Bedeutung von Östrogenen für die kognitiven Funktionen; so konnte in Tierexperimenten gezeigt werden, dass nach Ovarektomie Prozesse beeinträchtigt sind, mittels derer die Vermeidung nachteiliger Situationen erlernt wird; so scheint beispielsweise räumliches Lernen unter Östrogenmangel eingeschränkt zu sein. Bei der Frau können Östrogene das räumliche und das sog. deklarative Gedächtnis fördern. Die generelle kognitive Leistungsfähigkeit nichtsubstituierter postmenopausaler Frauen scheint allerdings nicht eingeschränkt zu sein. Kontrollierte Doppelblind- und Fall-Kontroll-Studien haben nachgewiesen, dass die Östrogenersatztherapie die kommunikative Leistungsfähigkeit verbessert. Darüber hinaus ist zwei umfangreichen Studien zufolge erwiesen, dass sich unter einer Östrogenbehandlung das visuelle Kurzzeitgedächtnis und das abstrakte Denken verbessert (Jacobs et al. 1998; Resnick et al. 1997; Yaffe et al. 1998). Weniger umfangreiche, jedoch prospektive, randomisierte Studien haben eine Verbesserung von Gedächtnisleistungen nach Östrogen-Androgen-Substitution bei ovarektomierten bzw. mit GnRH-Agonisten behandelten Frauen nachgewiesen (Barentsen et al. 1994; Phillips u. Sherwin 1992; Sherwin 1988; Sherwin u. Tulandi 1996). Mit Hilfe der funktionellen Magnetresonanztomographie konnte auch gezeigt werden, dass bei postmenopausalen Frauen unter einer Östrogensubstitution während der Abspeicherung von verbalem Material der untere Partiallappen eine erhöhte Aktivität aufweist und dass Östrogene während Erinnerungsaufgaben auch die metabolische Aktivität des rechten oberen Gyrus frontalis steigern (Schweiger 2000; Shaywitz et al. 1999).

Anzumerken ist, dass die Fallzahl bei diesen experimentellen Untersuchungen gering war und bei epidemiologischen Studien die Aussagekraft des Ergebnisses durch verschiedene Einflussfaktoren eingeschränkt werden kann.

Demenzerkrankungen gehören zu den häufigen psychischen Störungen älterer Menschen. Etwa 5% der über 65-Jährigen und 20 bis 40% der über 85-Jährigen sind betroffen. Die häufigsten Demenzformen sind die vom Alzheimer-Typ und die vaskuläre Demenz. Warum Frauen von der Alzheimer-Erkrankung etwa 2- bis 3-mal häufiger betroffen sind als Männer, ist noch unklar; möglicherweise sind die bei gleichaltrigen Männern deutlich höheren Testosteronspiegel von funktioneller Relevanz, zumal Testosteron im Zentralnervensystem in Östradiol umgewandelt werden kann.

Eine Reihe allerdings nicht prospektiver Studien hat Hinweise darauf ergeben, dass Östrogene möglicherweise einen relativen Schutz vor der Entwicklung der Alzheimer-Erkrankung darstellen. Da randomisierte prospektive Studien fehlen und nicht alle diesbezüglichen Studien dies belegen, kann man die Schutzwirkung der Östrogene noch nicht als gesichert ansehen, zumal bei nicht randomisierten Studien u. U. auch Frauen erfasst werden, die aufgrund ihres hohen Bildungsgrads und gesundheitsbewussten Verhaltens eher Östrogene einnehmen als andere. Diese Gruppe von Frauen hat allerdings auch ohne Anwendung einer Östrogenersatztherapie ein niedrigeres Risiko für diese Erkrankung (Baldereschi et al. 1998; Brenner et al. 1994; Kawas et al. 1997; Matthews et al. 1999; Paganini-Hill u. Henderson 1994; Tang et al. 1996; Yaffe et al. 1998). Es gibt darüber hinaus Hinweise, dass Östrogene die Krankheitsschwere bei bereits vorhandener Alzheimer-Demenz mildern oder den Krankheitsprozess verlangsamen. Das vorhandene Datenmaterial ist allerdings auch hier limitiert (Henderson et al. 1996).

Depression

Frauen haben im Klimakterium häufig Symptome depressiver Verstimmungen, die mit zunehmendem Alter persistieren; diese Symptome sind jedoch von regelrechten depressiven Erkrankungen abzugrenzen. Epidemiologische Untersuchungen zeigen keine altersabhängige Zunahme der Häufigkeit schwerer affektiver Störungen. Andererseits wurde der Zusammenhang zwischen endogenem Östrogenspiegel und depressiven Erkrankungen nicht systematisch untersucht. Es ist also nicht eindeutig geklärt, ob es ein spezifisches menopausenabhängiges affektives Syndrom gibt. Hypothesen zur Wechselwirkung zwischen Menopause und Depressionsneigung basieren vor allem auf den Wirkungen von Östrogenen auf das serotoninerge System, das ein wichtiger Modulator der Stimmung und subjektiven Befindlichkeit sowie Ansatzpunkt etlicher pharmakologischer Formen der Depressionsbehandlung ist. Während einige Untersucher bei Frauen unter einer HRT einen Rückgang von Angst und Depressionen beschreiben, finden andere nur kleine Effekte von klinisch fraglicher Relevanz. Deutlicher sind diese offenbar bei ovarektomierten Frauen, bei denen eine Östrogen-Androgen-Kombination wirksamer zu sein scheint als eine reine Östrogensubstitution (Ditkoff et al. 1991; Montgomery et al. 1987; Myers et al. 1990; Rubinow et al. 1998; Sherwin 1988).

Des Weiteren soll eine positive Wechselwirkung zwischen der HRT und der Behandlung mit Fluoxetin bestehen (Schneider et al. 1997). Inwieweit Östrogene die Wirksamkeit einer antidepressiven Therapie mit trizyklischen Substanzen oder Serotonin-Wiederaufnahmehemmern nachhaltig verbessern können, scheint nicht zweifelsfrei geklärt.

> **Cave**
>
> Zusammenfassend kann man festhalten, dass die Östrogensubstitution bei postmenopausalen Östrogenmangelzuständen möglicherweise die kognitive Leistungsfähigkeit verbessert und Stimmung sowie subjektives Wohlbefinden positiv beeinflussen kann. Depressive Erkrankungen können mit Östrogenen nicht ausreichend gebessert werden, sie sind also als Monotherapie depressiver Erkrankungen nicht geeignet.

Für eine differenzierte Beantwortung der Frage, ob die Östrogensubstitution zur Prävention der Alzheimer-Krankheit geeignet ist, liegen noch zu wenige Daten vor.

19.7 Genitalorgane

Alle Genitalorgane sind sexualhormonabhängig. Das Klimakterium als eine Phase der eingeschränkten und erlöschenden generativen Ovarfunktion zeichnet sich durch zunehmend häufigere Störungen der Ovarfunktion und als Folge derselben durch Funktionsstörungen des Endometriums und Blutungsstörungen aus.

> **Cave**
>
> Bei atypischen Blutungen müssen organische Ursachen ausgeschlossen werden, und meist ist eine histologische Abklärung mit fraktionierter Abrasio und Biopsie unter hysteroskopischer Kontrolle erforderlich.

Während in der Prämenopause und im Klimakterium häufig eine Östrogendominanz vorliegt, die Hyperplasien des Endometriums begünstigt, so finden sich in der perimenopausalen Übergangsphase bis hin zur Postmenopause zunehmend Zeitspannen des relativen und später des absoluten Östrogendefizits. Die infolge des weitgehenden Verbrauchs heranreifender Follikel zunehmend gestörte Ovarfunktion äußert sich zunächst in der Häufung von Zyklen mit dem Kennzeichen der Corpus-luteum-Insuffizienz, später dominieren anovulatorische Zyklen, deren Merkmal die Östrogendominanz, wechselnd hohe Östrogenspiegel und fehlende Progesteronwirkungen sind. Das Spektrum der Blutungsstörungen reicht von Polymenorrhöen bis zu verlängerten Blutungsintervallen. Zusätzlich können prä- oder postmenstruelle Schmierblutungen, Metrorrhagien, Hypermenorrhöen und Menorrhagien auftreten.

> Blutungsstörungen funktionellen Ursprungs können in dieser Übergangsphase durch zyklische Gestagengabe in der zweiten Zyklushälfte und bei relativem Östrogendefizit durch sequenziell konzipierte Östrogen-Gestagen-Präparate verhindert werden.

Das postmenopausale Östrogendefizit hat auch an den Genitalorganen vielfältige Folgen, u. a. kommt es zur Atrophie des Vaginalepithels und des angrenzenden Stromas. Die Vaskularisierung der Vaginalwand nimmt ab. Der zytologische Abstrich weist keine Superfizialzellen mehr auf; in der frühen Postmenopause kann man noch Intermediärzellen, später nur noch Basal- oder Parabasalzellen nachweisen. Infolge des kontinuierlichen Zelluntergangs und reparativer Vorgänge nimmt die Leukozytenzahl zu, und die Glykogenkonzentration des Scheidensekrets sinkt. Dies führt zu einem Abfall der Milchsäureproduktion und zum Anstieg des pH-Werts, zu einem Milieu also, das Infektionen begünstigt. Die zunehmende Atrophie der Scheidenhaut fördert die Neigung zur Kolpitis senilis; die Vulnerabilität der Scheidenhaut nimmt zu und ihre Lubrikation lässt nach. In diesem Stadium lassen sich häufig subepitheliale Blutungen der Scheidenhaut nachweisen.

All diese Veränderungen können eine Dyspareunie verursachen. Die Therapie dieser östrogenmangelbedingten Veränderungen besteht in der systemischen und/oder lokalen Gabe von Östrogenen. In der späteren Postmenopause atrophieren auch die Labien, die Klitoris wird häufig kleiner, der Introitus vaginae enger. Da die Ovarien auch in der Postmenopause noch Androgene in Stroma- und in Hiluszellen synthetisieren können, ist in dieser Lebensphase gelegentlich auch eine Klitorishypertrophie zu beobachten. Die Haut des äußeren Genitale wird dünner, das verbleibende Fettgewebe bildet sich zurück.

Die Vulvadystrophie ist ein mehr oder weniger ausgeprägt nachweisbarer Befund. Man unterscheidet die hyperplastische Vulvadystrophie mit Keratosen von der atrophischen, die durch Ausdünnung der Haut, Fusion der Labien, Verstreichen des Sulcus interlabialis und Depigmentierung gekennzeichnet ist. Vulvadystrophien sind häufig mit Juckreiz und Brennen assoziiert. Diese Symptome bessern sich unter einer Östrogenapplikation nicht immer, wohingegen ein Therapieversuch mit Testosteronpropionatsalbe (1 bis 2%) und Glukokortikoiden oft erfolgreich ist.

> **Cave**
>
> Wenn das klinische Bild nicht eindeutig ist, und man maligne Veränderungen nicht ausschließen kann, sollte man sicherheitshalber eine Probeexzision mit histologischer Abklärung veranlassen.

Bei erfolgloser Hormontherapie der Vulvadystrophie bleibt als letzte Option die operative Behandlung.

Auch Blase und Urethra sind Zielorgane von Östrogenen. Der Östrogenmangel der Postmenopause schränkt auch dort die Vaskularisierung des Gewebes ein, und die Epitheldicke nimmt ab. Typische Folgen des Östrogenmangels sind der Urethralprolaps und die Atrophie des Trigonum vesicae. Häufig entwickelt sich eine Pollakisurie, Dysurie und eine Dranginkontinenz (»urge incontinence«). Harnwegsinfekte werden begünstigt. Zu beachten ist auch, dass die in dieser Lebensphase häufiger auftretenden Lageveränderungen des Genitale eine Inkontinenz hervorrufen können. Eine differenzierte Diagnostik ist Voraussetzung für eine adäquate Therapie. Östrogene können die Inkontinenz zwar günstig beeinflussen, stellen aber nicht die primäre Therapie dar.

19.8 Haut und Hautanhangsgebilde

Zu den sexualsteroidabhängigen Organen gehört bekanntlich auch die Haut. Altersabhängig nimmt ihre Elastizität langsam und der Kollagengehalt zum Zeitpunkt der Postmenopause rascher ab; die Haut wird dünner und durchsichtiger. Im höheren postmenopausalen Alter ist die Epidermis atrophisch, und die Aktivität der Talg- und Schweißdrüsen sowie der Wassergehalt nimmt ab. Östradiol stimuliert die Mitoserate der Keratinozyten, während Testosteron die Kornifikationsrate erhöht. Letztere wird durch Progesteron reduziert. Östrogene und Androgene regen auch die Bildung von Bindegewebssepten im subkutanen Fettgewebe an. Östrogen-Gestagen-Kombinationen wirken sich somit günstig auf die hyperproliferative Hautalterung aus. Niedrig dosierte Östrogendosen, wie sie zur Substitution in der Postmenopause eingesetzt werden, fördern Hautdicke, Wassereinlagerung und Kollagengehalt; Turgor und Elastizität sowie Hautfeuchtigkeit nehmen zu. Die Zunahme des Hautturgors ist Folge der östrogenabhängigen Wasserretention und der Kollagenneubildung: Eine Östrogensubstitution verhindert nicht nur die Abnahme des Kollagengehalts, sondern fördert auch die Kollagenneubildung (Brincat et al. 1987a,b). Östrogene steigern die Durchblutung der Haut durch die Erweiterung und Neubildung von Kapillaren; eine Östrogensubstitution hat also zweifelsfrei kosmetisch positive Auswirkungen . Östrogene kann man systemisch und topisch anwenden. Ob auch Androgene topisch angewendet werden können, da sie die Kornifikationsrate vermehren, wird z. Z. diskutiert. Die differenzierte Anwendung von Östrogenen, evtl. in Kombination mit Androgenen und in topischer Applikation muss weiter geprüft werden, bevor man sie allgemein empfiehlt (Huber u. Metka 1997).

Lokal (topisch) verabreichte Sexualsteroide sind wegen ihrer leichten Passage durch die Haut immer auch systemisch wirksam.

Wie in ▶ Abschn. 15.5 ausgeführt, ist das im höheren Lebensalter zu beobachtende Dünnerwerden des Haupthaars ein natürlicher Alterungsprozess. Hat der Haarverlust in der Postmenopause darüber hinaus auch hormonale Ursachen, fördert eine systemische oder topische Östrogenapplikation das kontinuierliche Haarwachstum. Bei einem androgenetischen Effluvium können Antiandrogene auch im höheren Lebensalter hilfreich sein. Relativ häufig übersehene Ursachen eines reversiblen Haarausfalls sind Schilddrüsenerkrankungen und Hypovitaminosen.

19.9 Auge

Befragt man menopausale Frauen gezielt nach Augensymptomen, berichtet rund jede Dritte über Beschwerden in zeitlichem Zusammenhang mit dem Klimakterium. Neben der Sehverschlechterung sind hier das Trockenheitsgefühl, das Brennen, das Druckgefühl und die Lichtempfindlichkeit zu erwähnen. Eine Östrogensubstitution kann eine Vielzahl dieser Symptome beseitigen oder Beschwerden lindern. Objektiv nachgewiesen ist der positive Östrogeneinfluss auf die Menge gebildeter Tränenflüssigkeit. Eine während der Östrogenmangelsituation auftretende Keratokonjunktivitis sicca soll entweder durch systemische Verabreichung von Östrogenen oder durch lokale Anwendung in Form einer Augensalbe (100 g neutrale Salbe als Vehikel ohne Kortisol und 6 mg Östriolsuccinylnatrium) günstig beeinflusst werden (Metka et al. 1991), eine Überzeugung, die von anderen nicht geteilt wird.

19.10 Osteoporose

Die Osteoporose ist heute mit 5 bis 6 Mio. Betroffenen eine der bedeutendsten Volkskrankheiten in Deutschland. Die derzeit gültige Definition des Krankheitsbildes beschreibt die Osteoporose als eine systemische Skeletterkrankung, die durch eine niedrige Knochenmasse und eine Störung der Mikroarchitektur des Knochengewebes mit konsekutiv erhöhter Knochenbrüchigkeit und erhöhtem Frakturrisiko charakterisiert ist (AACE 1996). Die Erkrankung weist eine deutlich geschlechtsspezifische Inzidenz auf: Frauen sind 4- bis 5-mal häufiger als Männer betroffen und die Frakturen treten bei ihnen früher auf, sie müssen aufgrund ihrer höheren Lebenserwartung länger mit den Folgen und den damit verbundenen Einschränkungen leben. So werden beispielsweise etwa 30% der Frauen nach einer osteoporosebedingten Fraktur des Schenkelhalses hilfsbedürftig, ca. 20% pflegebedürftig und 15 bis 20% versterben im ersten postoperativen Jahr. Osteoporosebedingte Frakturen schränken also nicht nur die Lebensqualität, sondern auch die Lebenserwartung erheblich ein. Insgesamt erkrankt jede dritte postmenopausale Frau an einer osteoporosebedingten Fraktur. Der physiologische Abfall des Östradiolspiegels im Klimakterium und in der Postmenopause hat große funktionelle Bedeutung für die Entwicklung der Osteoporose (die postmenopausale Osteoporose entspricht dem Typ 1 der Osteoporose; Cooper et al. 1999; Ensrud et al. 1995).

Die Gesamtkosten für medizinische Betreuung, Rehabilitationsmaßnahmen und Pflege betragen schätzungsweise 2 bis 3 Mrd. Euro jährlich (Seibel 2001; ◘ Abb. 19.10). Aufgrund des zunehmenden Anteils älterer Menschen an der Bevölkerung wird dieses Problem in den nächsten Jahren noch gravierender werden.

Östrogenwirkungen am Skelett

Bei der Osteoporose handelt es sich um eine Systemerkrankung des Skeletts, die durch eine Verminderung der Knochensubstanz und eine Verschlechterung ihrer Mikroarchitektur gekennzeichnet ist. Beide Faktoren prädisponieren zur Fraktur. Das Gleichgewicht zwischen Knochenabbau und Knochenneubildung wird durch eine Reihe von endokrinen Prozessen reguliert (◘ Abb. 19.11).

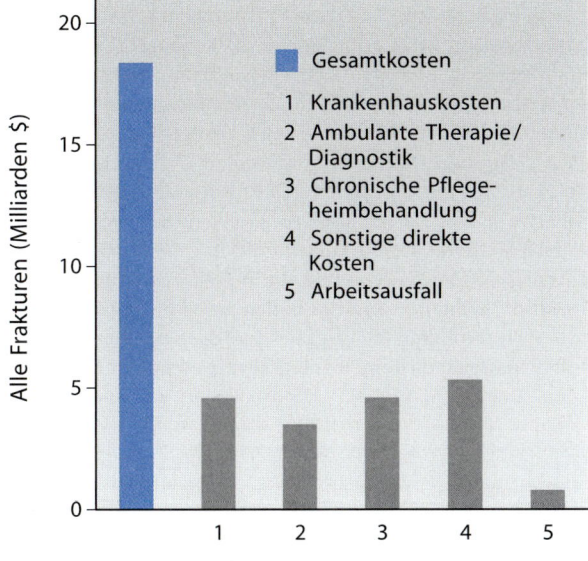

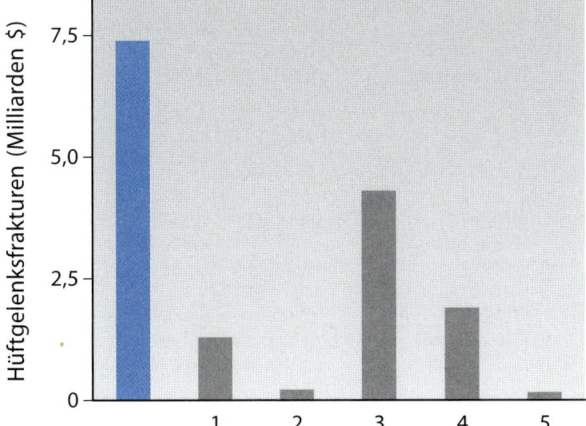

🔹 **Abb. 19.10.** Jährlicher volkswirtschaftlicher Aufwand für Knochenfrakturen in den USA. (Nach Melton 1988)

Zu den hormonalen Faktoren gehört das Parathormon, das Osteoklasten aktiviert und Kalzium mobilisiert. Es erhöht die intestinale Resorption von Kalzium, vermindert den renalen Verlust und stimuliert die Biosynthese von Vitamin D, das für die Mineralisierungsprozesse im Knochen essentiell ist. Kalzitonin eliminiert Kalzium aus der Zirkulation. Seine Synthese und Sekretion wird durch die Serumkonzentration von Kalzium reguliert; hohe Kalziumkonzentrationen stimulieren die Kalzitoninsekretion. Unter diesen Bedingungen sinkt die Parathormonsekretion.

Ein Östrogenmangel begünstigt den Knochenabbau, weil bei einem Östrogendefizit die östrogeninduzierte Hemmung des Peptids Interleukin 6, eines Osteoklastenaktivators, entfällt. Die Östrogenersatztherapie hemmt bei fast allen Östrogenmangelzuständen – gleich welcher Ursache – den Abbau der Skelettmasse, indem Östrogene die Osteoklastenaktivität bremsen (Ausnahme: sehr seltene Östrogenrezeptordefekte).

Die maximale Knochenmasse (»peak bone mass«) ist abhängig von der genetischen Disposition, der Ernährung, der körperlichen Aktivität sowie dem Menarchealter und wird zwischen dem 20. und 30. Lebensjahr erreicht. Ist der Zyklus ungestört und die Zufuhr von Kalzium und Vitamin D bis zum Ende des dritten Lebensjahrzehnts ausreichend, nimmt die Knochendichte im Klimakterium relativ geringgradig ab, jedenfalls nicht so weit, dass mit einer erhöhten Frakturwahrscheinlichkeit zu rechnen ist. Der eintretende physiologische Östrogenmangel steigert die Frequenz des Skelettumbaus: Knochenaufbau und Kortexabbau erfolgen in kürzeren Zyklen. Durch die verstärkte Aktivität der Osteoklasten steigt die Zahl der Resorptionslakunen auf der Knochenoberfläche, ihre Tiefe und Ausdehnung nehmen zu. Als Folge dieses Prozesses verdünnen sich die Knochenbälkchen, und bei weiterem Fortschreiten des Knochenabbaus verschwinden diese Querverbindungen vollständig. Dieser Prozess prädisponiert in den Wirbelkörpern zu Sinterungsfrakturen oder Einbrüchen der Endplatten. Die in der Postmenopause abnehmende Muskelkraft verursacht zusätzlich einen biomechanisch bedingten Knochenabbau, da der mechanische Reiz für den Knochenaufbau mit schwächer werdender Muskelkraft schwindet. Dies prädisponiert zu Stürzen, welche die alternde Frau nicht angemessen abfangen kann. Der Östrogenmangel löst einen verstärkten Kalziumausstrom aus dem Knochen und eine Verminderung der Parathormonproduktion aus. Infolge einer zusätzlich erniedrigten Aktivität des Enzyms α-Hydroxylase der Niere wird weniger aktives Vitamin D_3 gebildet. Das relative Vitamin D_3-Defizit wiederum vermindert die Kalziumresorption aus dem Dünndarm. Die Folge ist eine negative Kalziumbilanz. Die östradiolmangelbedingte Verminderung der Kalzitoninsekretion aus den C-Zellen der Schilddrüse erschwert zusätzlich die negative Kalziumbilanz.

Nach der Menopause ist der Knochenverlust ohne Substitution obligat, wenn auch individuell unterschiedlich stark; besonders ausgeprägt ist er in den ersten 10 bis 15 postmenopausalen Jahren (Hadji et al. 2002). Während ein Knochendichteverlust von 1 bis 2% pro Jahr noch als physiologisch angesehen werden kann, ist er bei einigen Frauen deutlich stärker und kann bei 3 bis 10% pro Jahr liegen (Ensrud et al. 1995). Zwischen der Östradiolkonzentration im Blut und dem Knochenmasseverlust besteht eine inverse Korrelation. Wie beispielsweise in einer großen prospektiven Kohortenstudie (»Study of Osteoporotic Fractures«, SOF) gezeigt werden konnte, hatten Frauen mit Östradiolspiegeln zwischen 5 und 25 pg/ml im Vergleich zu denjenigen mit Östradiolspiegeln unter 5 pg/ml eine um 5 bis 10% deutlich höhere Knochendichte am Schenkelhals, am proximalen Radius sowie an der Wirbelsäule. Daneben haben Fall-Kontroll-Studien nachgewiesen, dass die Inzidenz von Frakturen der Wirbelkörper und des Schenkelhalses negativ mit den endogenen Östradiolserumspiegeln korreliert (Cummings et al. 1998; Stone et al. 1998). In der oben zitierten SOF-Studie konnte außerdem gezeigt werden, dass Frauen mit Östradiolserumspiegeln von weniger als 5 pg/ml im Vergleich zu Frauen mit Östradiolserumspiegeln von 5 bis 25 pg/ml ein um das Zweieinhalbfache erhöhtes Risiko für spätere Hüft- oder Wirbelkörperfrakturen aufwiesen (Ettinger et al. 1998).

Stadieneinteilung

Die Stadieneinteilung der Osteoporose orientiert sich an klinischen und osteodensitometrischen Parametern. Aus praktischen Erwägungen heraus ist eine klinische Stadieneinteilung sinnvoller.

Ein erhöhtes Osteoporoserisiko ergibt sich bei einer Knochendichte, die im unteren Normbereich liegt bzw. leicht erniedrigt ist (■ Tabelle 19.2). In diesem Fall hat die Patientin keine Symptome. Im Frühstadium der Osteoporose (Stadium 1, ■ Tabelle 19.2), der sog. **präklinischen Osteoporose**, ist die Knochendichte erniedrigt (**T-Wert**, d. h. Abweichung der Knochendichte von der mittleren Altersnorm junger Erwachsener, ≤2,5 SD). Auch in dieser Gruppe sind keine Beschwerden vorhanden und Frakturen noch nicht aufgetreten. Demgegenüber sind die Stadien der **manifesten Osteoporose** durch typische Knochenbrüche (Wirbelsäule, Schenkelhals, Unterarm) charakterisiert. Diese Patientinnen haben Knochenschmerzen, Funktionseinschränkungen und büßen erheblich an Lebensqualität ein (■ Tabelle 19.2).

Diagnostik

Anamnese, körperliche Untersuchung, Osteodensitometrie und Laborbestimmungen ermöglichen die Diagnose einer Osteoporose und identifizieren die Risikofaktoren, welche die Entwicklung einer Osteoporose begünstigen. Zu diesen gehören eine familiäre Belastung, ein ernährungsbedingter Kalziummangel, Rauchen und ein niedriges Körpergewicht, insbesondere in Kombination mit einem Östrogenmangel in der Lebensphase der Geschlechtsreife (z. B. eine Anorexia nervosa oder längere amenorrhoische Phasen anderer Ursache).

Wichtige anamnestische Hinweise auf eine manifeste Osteoporose sind Frakturen ohne adäquates Trauma; bei der körperlichen Untersuchung sind Knochenschmerzen und bereits manifeste Frakturen sowie Buckelbildung und Abnahme der Körpergröße deutliche Hinweise auf eine manifeste Osteoporose.

Bei der körperlichen Untersuchung von Frauen mit einer Osteopenie hingegen findet man noch keine derartigen Hinweise.

Um eine Osteoporose ohne Frakturen zu erfassen, ist eine **Osteodensitometrie** erforderlich, die an verschiedenen Körperstellen vorgenommen werden kann (am häufigsten werden Wirbelsäule und Schenkelhals gewählt). Von den zur Verfügung stehenden Verfahren, Dualröntgenabsorptiometrie (DXA), Digitalröntgenradiogrammmetrie (DXR), quantitative Computertomographie (QCT) und quantitative Ultrasonometrie (QUS), ist die **DXA** die weltweit am weitesten verbreitete Methode, deren Vorteile die internationale Standardisierung des Verfahrens und die weite Verbreitung der Geräte sind. Nachteilig sind die hohen Anschaffungskosten, die größere Immobilität der Geräte und die sog. Planarität des Messverfahrens, das einen Integralwert zwischen kortikalem

■ **Tabelle 19.2.** Einteilung der Osteoporose in klinische Stadien	
Klinisches Stadium	**Kriterien**
0 Osteopenie (präklinische Osteoporose)	Knochenmineralgehalt vermindert (T-Wert: -1 bis -2,5 SD) Keine Frakturen
1 Osteoporose	Knochenmineralgehalt vermindert (T-Wert: ≤ 2,5 SD) Keine Frakturen
2 Manifeste Osteoporose	Knochenmineralgehalt vermindert 1 bis 3 Wirbelfrakturen ohne adäquates Trauma
3 Fortgeschrittene Osteoporose	Knochenmineralgehalt vermindert Multiple Wirbelfrakturen Oft auch extraspinale Frakturen

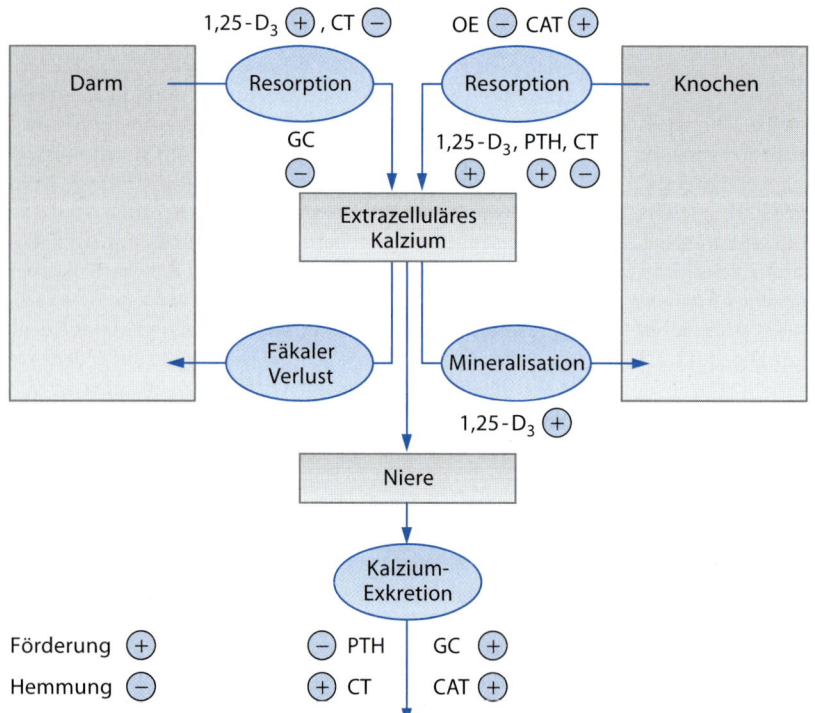

■ **Abb. 19.11.** Kalziumhomöostase: Wechselwirkungen zwischen Dünndarm, Skelett, Nieren und Endokrinium; **PTH** Parathormon, **1,25-D₃** Vitamin D, **CT** Kalzitonin, **GC** Glukokortikoide, **OE** Östrogene, **CAT** Katecholamine. (Nach Ringe 1988)

und spongiösem Knochen erfasst, nicht aber die physikalische Dichte.

Die DXR ist ein neueres Verfahren, das die Wechselbeziehung zwischen Knochenvolumen und kortikaler Knochendichte nutzt. Dabei werden konventionelle Röntgenbilder durch einen Computer ausgewertet und die kortikale Dicke gemessen, die dann nach Umrechnung einen Knochendichtewert ergibt. Messorte sind Hand, Unterarm, Metakarpale, Radius oder Ulna.

Die QCT, mit der die physikalische Dichte ermittelt wird und bei der – anders als bei der DXR – Spongiosa und Kortikalis erfasst werden, misst selektiv an der Wirbelsäule und am Unterarm. Die hohe Präzision und die tatsächliche Dichtemessung sind von Vorteil. Nachteilig sind unter anderem die höhere Strahlenbelastung, die hohen Anschaffungskosten, die geringe Verfügbarkeit der Geräte und Artefaktbildungen durch degenerative Veränderungen.

Die QUS wird am Os calcaneum oder den Phalangen durchgeführt. Dieses Verfahren misst die Geschwindigkeit, mit welcher der Ultraschall geleitet wird oder die sog. Breitband-Ultraschallabschwächung bzw. eine Kombination aus beidem. Einige Geräte für die QUS erreichen eine mit der DXA-Methode vergleichbar gute Frakturvorhersage. Das sonographische Verfahren ist frei von Strahlenbelastungen, präzise, schnell durchführbar und flexibel im ambulanten Bereich einzusetzen. Seine Anschaffungskosten sind gering. Nachteilig ist, dass wenig Erfahrung mit der Therapieüberwachung vorliegt, dass es schwer standardisierbar ist, dass internationale Phantome und deutsche Referenzkollektive in ausreichender Größe fehlen und Ergebnisse eines Gerätetyps nicht ohne Weiteres auf die eines anderen Typs übertragbar sind.

Zur Beurteilung der Knochendichte werden heute sog. T- oder Z-Werte herangezogen. Der T-Wert ist die Abweichung des Messwertes vom Mittelwert eines Referenzkollektivs von jungen geschlechtsgleichen gesunden Personen um das 30. Lebensjahr. Die in Tabelle 19.2 angegebene osteodensitometrische Definition der Osteoporose hat klinische Limitationen, da mit ihr im Alter von über 70 Jahren mehr als 50% der Bevölkerung osteoporotisch wären. Der T-Wert gibt die Schwelle eines erhöhten Frakturrisikos an und gilt auch als Indikator für die Frage, ob eine Fraktur mit der Osteoporose assoziiert ist; aus ihm allein sollte man jedoch keine Therapiekonsequenzen ableiten.

Der Z-Wert gibt die Abweichung des Messwertes vom Mittelwert des Referenzkollektivs alters- und geschlechtsangepasster gesunder Personen an. Er steht zwar in der Kritik, weil der altersentsprechende physiologische Verlauf nicht mitberechnet wird, andererseits kann aus ihm aber prospektiv das Frakturrisiko eines Menschen abgeleitet werden. Ist ein Grenzwert von 1 SD erreicht oder unterschritten, sind Präventivmaßnahmen geboten.

Prävention und Therapie

An erster Stelle der Osteoporoseprävention steht die Anamnese der Risikofaktoren, zu denen Bewegungsmangel, fehlerhafte Ernährung (Kalzium- und Vitamin-D-arme, überwiegend fleischreiche Ernährung) und die Therapie mit bestimmten Medikamenten (Glukokortikoide, Heparin, Thyroxin, Laxanzien, Antikonvulsiva, Lithium, GnRH-Analoga, Gluthetimid) gehören. Es versteht sich von selbst, dass die zu einer Osteoporose prädisponierenden Erkrankungen des Endokriniums,

des Stoffwechsels, des Magen-Darm-Kanals und Malignome prioritär zu behandeln sind.

Bei postmenopausalen Frauen besteht ein erhöhter Kalziumbedarf. Die tägliche Kalziumzufuhr sollte 1500 mg betragen, die Vitamin-D-Zufuhr 1000 I.E., eine Menge, die von älteren Menschen, die sich milcharm ernähren, häufig nicht aufgenommen wird.

Hormonersatztherapie

Die HRT mit Östrogenen zur Prophylaxe der Osteoporose basiert auf einer Hemmung der Osteoklasten über rezeptorvermittelte, autokrine und parakrine Wirkungen. Daraus resultiert eine Normalisierung des während des Östrogendefizits erhöhten Knochenumsatzes und eine Zunahme der Knochendichte durch aktivierte Osteoblasten. Östrogene induzieren auch eine verstärkte Synthese des biologisch aktiven Vitamin D_3 und damit eine erhöhte intestinale Kalziumresorption.

Viele klinische Studien haben dokumentiert, dass mit Östrogenen eine Osteoporose verhindert werden kann (◘ Abb. 19.12), und Metaanalysen randomisierter klinischer Studien wiesen übereinstimmend eine protektive Wirkung der Östrogen-Gestagen-Substitution sowohl im Rahmen der Primär- als auch der Sekundärprävention nach (Dören 2000; Dören u. Samsioe 2000; Henry et al. 1998; Macedo et al. 1998; O'Connell et al. 1998). Die Wirkung der Östrogene ist unabhängig von ihrer Applikationsroute (oral, bukkal, subkutan, transkutan, transdermal) und unabhängig davon, ob sequenzielle oder kontinuierlich kombinierte Östrogen-Gestagen-Präparate verabreicht werden. Wirksam sind Östradiol, Östradiolvalerat und konjugierte equine Östrogene, auch in Verbindung mit Gestagenen. Neuere Untersuchungen belegen, dass auch eine niedrig dosierte Hormonsubstitution mit 1 mg Östradiol oder Östradiolvalerat, 0,3 mg konjugierten equinen Östrogene und 25 µg transdermales Östradiol osteoprotektiv

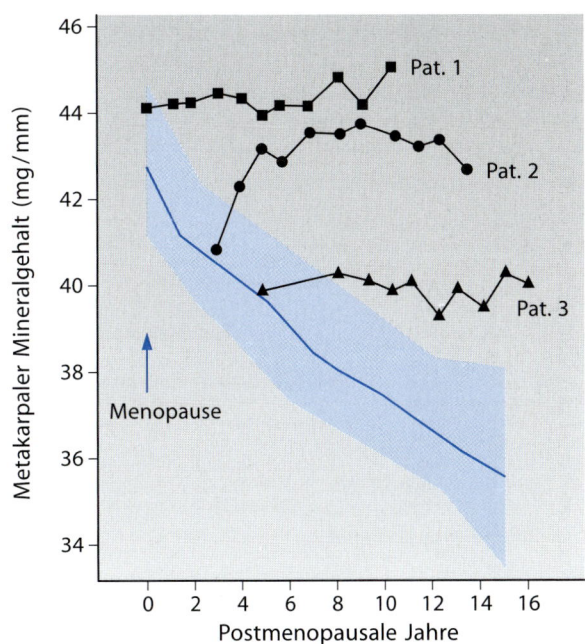

◘ **Abb. 19.12.** Osteoprotektive Wirkung einer Östrogensubstitutionstherapie in der frühen Postmenopause. (Nach Lindsay 1988)

wirken kann (Cooper et al. 1999; Genant et al. 1997; Huber u. Metka 1997; Ongphiphadhanakul et al. 2000; Reginster et al. 1992; Speroff et al. 1996). Bis vor einigen Jahren galten nur Dosierungen von 2 mg Östradiol oder Östradiolvalerat, 0,6 mg konjugierter equiner Östrogene oder 50 μg transdermal appliziertes Östradiol als osteoprotektiv (◘ Abb. 19.13). Diese Therapie kann altersunabhängig angewendet werden und ist auch bei langjähriger Anwendung wirksam. Um die Knochendichte zu erhalten, ist es sinnvoll, diese Östrogenlangzeittherapie unmittelbar nach der Menopause, also bei einsetzendem Östrogendefizit zu beginnen. Da allerdings die Langzeitcompliance unbefriedigend ist, bleibt fraglich, ob das Konzept der HRT zur Osteoporoseprophylaxe langfristig realistisch ist, zumal gegenwärtig die jahrelang unterstellten protektiven Wirkungen der Östrogene am Herz-Kreislauf-System in Frage gestellt werden. Zudem steigt nach Langzeitanwendung die Inzidenz des Mammakarzinoms, wenn auch nicht die Todesrate. Nach Therapieende setzt der Verlust an Knochenmasse wieder ein.

Auf der Grundlage vieler Beobachtungs- und randomisiert plazebokontrollierter Studien, deren Größe, Entwurf und Aussagekraft erheblich voneinander abweichen, kann heute als gesichert gelten, dass Östrogene den Mineralgehalt der verschiedenen Regionen des Skelettsystems erhalten und die Frau mit Östrogenmangel vor einer Osteoporose und vor Frakturen schützen. Auch Metaanalysen haben die präventive Wirkung von Östrogenen oder Östrogen-Gestagen-Kombinationen bestätigt (Torgerson u. Bell-Syer 2001).

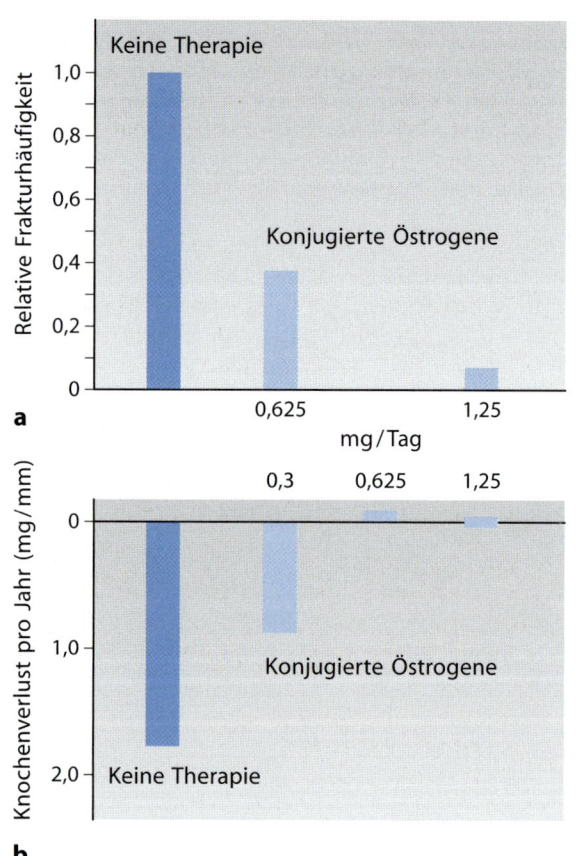

a

b

◘ **Abb. 19.13 a-b.** Frakturhäufigkeit (**a**) und Knochenverlust (**b**) pro Jahr unter verschiedenen Östrogendosen (Nach Lindsay 1988; Gordan 1977)

Allerdings scheint die durch eine Östrogensubstitution zu erzielende Reduktion des Frakturrisikos für die einzelnen Skelettregionen (Wirbelsäule, Oberschenkelhals, Radius) quantitativ unterschiedlich zu sein, und die Angaben zur Reduktion der Frakturrisiken schwanken um relative Risiken von 0,7 bis 0,25, entsprechend einer Reduktion um 30 bis 75% (Komulainen et al. 1998; Mosekilde et al. 2000; WHI 2002).

Der Stellenwert einer Substitution allein mit Gestagenen oder mit Östrogen-Gestagen-Kombinationen ist im Vergleich zu den Aussagen zur Östrogensubstitution weniger detailliert erarbeitet; folgende allgemeine Aussagen sind jedoch möglich:

- Gestagene allein haben am Skelett der Frau mit einem Östrogendefizit keine oder eine nur mäßig protektive Wirkung (Abdalla et al. 1985).
- In der Kombination mit Östrogenen haben Gestagene möglicherweise eine zusätzlich positive Wirkung; für eine eindeutige Aussage ist allerdings die aktuelle Datenlage unzureichend.
- Das Gestagen Norethisteronacetat hat am Skelett eine günstige protektive Wirkung (Christiansen u. Riis 1990; Clinical Synthesis Panel on HRT 1999; Cromer 1999; DeValk-de Roo et al. 1997; Delmas et al. 2000; Leidig et al. 1990; Nand et al. 1999; Speroff et al. 1996). Ähnlich wirksam sind auch transdermal verabreichtes Östradiol, oral aufgenommenes Östriol und Östradiol-Norethisteronacetat-Kombinationspräparate.

Basierend auf den Richtlinien verschiedener Fachgesellschaften kann die Indikation für eine HRT zur Prävention einer Osteoporose gegeben sein

- bei Vorliegen von mehreren Osteoporoserisikofaktoren sowie einer erniedrigten Knochendichte (nach der Definition der WHO noch keine Osteopenie; WHO 1994),
- bei Vorliegen einer Osteopenie nach der Definition der WHO (WHO 1994) und
- potentiell im Rahmen einer Kombination mit Bisphosphonaten und Fluoriden.

Ein Schwachpunkt fast aller Empfehlungen liegt darin, dass sie keine allgemeine Nutzen-Risiko-Kalkulation in die Überlegung einbeziehen. Diese ist aber gerade im Hinblick auf potentielle Risiken unbedingt erforderlich.

Selektive Östrogenrezeptormodulatoren

Selektive Östrogenrezeptormodulatoren (SERM) binden an Östrogenrezeptoren und können in unterschiedlichen Zielgeweben agonistische bzw. antagonistische Effekte hervorrufen. Ein geläufiges Beispiel dafür ist die antagonistische Wirkung von Tamoxifen an Zellen eines Mammakarzinoms. Die Substanz hat aber auch agonistische Effekte wie beispielsweise am Endometrium, wo sie Hyperplasien oder Endometriumkarzinome induzieren kann. Tamoxifen wirkt am Knochen osteoprotektiv, was beispielsweise im Rahmen der adjuvanten endokrinen Therapie des Mammakarzinoms von Vorteil ist (► Kap. 22). Das klinische Wirkprofil der einzelnen SERM ist unterschiedlich.

Zur Osteoporoseprophylaxe kann Raloxifen eingesetzt werden. Die Substanz hat am Skelett östrogenartige Wirkungen, an. der Brustdrüse und am Endometrium antiöstrogene. Dieses Wirkprofil ist bei der Osteoporoseprophylaxe als günstig einzustufen. Im Hinblick auf das Skelett ist es möglicherweise einer HRT sogar überlegen: Raloxifen bewirkt nach einer 4-jährigen Therapie einen Anstieg des Mineralsalzgehaltes des Knochens von 3% in der Lendenwirbelsäule sowie 1% am Schenkelhals (Butz et al. 1994). Frakturinterventionsstudien zeigten eine Verringerung der Inzidenz von osteoporosebedingten Wirbelkörperfrakturen um 50% (Cadossi u. Cane 1996). Raloxifen ist sowohl für die Prävention als auch für die Therapie der postmenopausalen Osteoporose zugelassen. Aufgrund des oben erwähnten Wirkspektrums mit fehlender Stimulation von Endometrium und Brustdrüse sind günstige Voraussetzungen für eine Langzeitcompliance geschaffen. In retrospektiven Analysen von Studien, welche die geringere Wahrscheinlichkeit osteoporotischer Frakturen unter einer Raloxifentherapie dokumentiert haben, konnte man auch ein deutlich geringeres Mammakarzinomrisiko belegen. Ein erheblicher Nachteil des Wirkprofils dieser Substanz besteht allerdings darin, dass mit ihr klimakterische Beschwerden nicht beseitigt werden. Für Frauen, die sowohl ihre Hitzewallungen und Schweißausbrüche beseitigen als auch ihre Knochengesundheit erhalten wollen, ist sie deshalb nicht geeignet.

Bisphosphonate

Derzeit zugelassene Bisphosphonate für die Behandlung der Osteoporose sind Etindronat, Clodronat, Pamidronat, Alendronat, Risedronat und Ibandronat. Bisphosphonate werden durch ihre hohe Bindungsaffinität zum Hydroxylapatit in den Knochen eingelagert. Während der durch Osteoklasten induzierten Knochenresorption werden sie in die Osteoklasten internalisiert und diese dadurch gehemmt. Einige In-vitro-Experimente zeigen auch einen direkt hemmenden Effekt auf Wachstumsfaktoren, die die Osteoklasten aktivieren. Die Knocheneinlagerung ist unterschiedlich. So lagert sich Alendronat vorwiegend in den von Osteoklasten aktiv resorbierten Bereichen ab, Etindronat mehr osteoblastär und vorwiegend an den Orten der Knochenneubildung. Durch die osteoklastäre Hemmung kommt es zu einer verminderten Tiefe der Erosionshöhlen. Osteoklasten hemmen auch die Entwicklung der Osteoklastpräkursoren aus multinukleären Zellen. Der Nettoeffekt der Bisphosphonate besteht in einer Verminderung des Knochenumbaus. Eine Vielzahl von Studien hat einen deutlichen Anstieg des Mineralsalzgehaltes der Wirbelsäule, des Schenkelhalses sowie des Gesamtskeletts unter der Therapie mit Bisphosphonaten gezeigt. Zusätzlich konnte im Rahmen einer großen Frakturinterventionsstudie unter der Therapie mit Alendronat eine deutliche Reduktion der Inzidenz von Frakturen bei Patientinnen mit einer manifesten Osteoporose am Schenkelhals um 50%, am distalen Radius um 44% sowie an der Wirbelsäule um 46% nachgewiesen werden. Patientinnen mit zwei oder mehr Wirbelkörperfrakturen wiesen sogar eine Reduktion von 90% auf (Berning et al. 1996; Black et al. 1996; Ettinger et al. 1998).

> Bei oraler Gabe werden Bisphosphonate durch den Gastrointestinaltrakt nur sehr eingeschränkt aufgenommen (1 bis 5%), sodass man unbedingt auf die unterschiedlichen Einnahmemodalitäten achten muss.

Die Halbwertszeit im Blut ist sehr kurz (20 bis 25 min). Bisphosphonate werden nicht metabolisiert und zu fast 100% unverändert mit dem Urin ausgeschieden. Die renale Clearance liegt bei ungefähr 50% der glomerulären Filtrationsrate, ein Teil wird auch proteingebunden.

Cave

Eine Kontraindikation für Biphosphanate stellt eine Niereninsuffizienz dar (Serumkreatinin >2 mg/dl).

Im Skelett ist die Halbwertszeit unterschiedlich lang. Allerdings werden die potenteren Bisphosphonate ungleichmäßig verteilt und manche erscheinen nur in den Zonen mit erhöhtem Umbau, wodurch sich die Bisphosphonate auch in Regionen neuer Frakturen anlagern. Die lang andauernde Hemmung der Knochenresorption durch Bisphosphonate wird durch ihre extrem lange Halbwertszeit im Knochen (bis zu mehreren Jahren) erklärt.

Ausdruck einer sofort einsetzenden Hemmung der Knochenresorption durch Bisphosphonate ist der schnelle Abfall der Konzentration von Resorptionsmarkern wie der freien Pyridinoline im Urin. Später sinken auch die Konzentrationen der Marker für die Knochenneubildung wie der alkalischen Phosphatase. Es konnte gezeigt werden, dass die meisten Bisphosphonate den postmenopausalen Knochenmassenverlust hemmen können. Viele Studien zeigen einen dosisabhängigen Effekt. Der Knochenmassezuwachs ist im ersten Jahr am höchsten.

Für die Indikation Osteoporose ist Etindronat geeignet (Behandlungsschema: 400 mg oral/Tag 2 Wochen lang, anschließend 1000 mg Kalzium oral/Tag sowie 800 bis 1000 I.E. Vitamin D oral/Tag für weitere 10 Wochen, Wiederholung der Zyklen 2 bis 4 Jahre lang); desgleichen Alendronat (Behandlungsschema: 1000 bis 1500 mg Kalzium oral/Tag sowie 800 bis 1000 I.E. Vitamin D oral/Tag 2 bis 4 Jahre lang), Risedronat (Behandlungsschema: 2,5 mg oral/Tag mit 1000 bis 1500 mg Kalzium oral/Tag sowie 800 bis 1000 I.E. Vitamin D oral/Tag 2 bis 4 Jahre lang).

19.11 Kardiovaskuläre Erkrankungen

Die Wirkungen der für die Frau natürlichen Östrogene und Gestagene (Östradiol und Progesteron) auf kardiovaskuläre Funktionen, den Fett- und Kohlenhydratstoffwechsel sowie die spezielle Wirkung synthetischer Östrogene und Gestagene, wie sie bei der HRT und bei der hormonalen Kontrazeption benutzt werden, sind in den ▶ Abschn. 2.6.1, 2.6.2, 10.2.3, 10.2.4 und 10.3.2 ausführlich beschrieben worden. Die dortigen Informationen sind für die im Folgenden dargestellte Problematik essentiell.

Zunächst seien die bisherigen Ausführungen zum Stellenwert der Östrogentherapie bei postmenopausalen Östrogenmangelzuständen zusammengefasst:

Östrogene haben positive bzw. protektive Wirkungen bei
- klimakterischen Beschwerden (Hitzewallungen, Schweißausbrüchen),
- der Osteoporoseprophylaxe,
- der Urogenitalatrophie,
- der Reduktion der Inzidenz von kolorektalen Karzinomen.

Negative Wirkungen haben Östrogene und Östrogen-Gestagen-Kombinationen auf die Inzidenz
- des Mammakarzinoms (nicht aber auf die Zahl der Todesfälle als Folge eines Mammakarzinoms),

- des Ovarialkarzinoms,
- zerebraler Insulte,
- thromboembolischer Erkrankungen,
- Gallenblasen- und Gallenwegserkrankungen.

Was ist der aktuelle Erkenntnisstand zu den protektiven Wirkungen der Östrogenersatztherapie an den Herz-Kreislauf-Organen und welche Schlussfolgerungen können daraus für die Beratung älterer Frauen gezogen werden?

Zunächst sollte man sich daran erinnern, dass Herz-Kreislauf-Erkrankungen rund die Hälfte aller Morbiditäts- und Mortalitätsfälle im postmenopausalen Lebensabschnitt bedingen, ein weiteres Viertel ist Folge maligner Erkrankungen. Männer haben im vierten Lebensjahrzehnt ein im Vergleich zu gleichaltrigen Frauen etwa 5fach höheres Risiko, an den Folgen von Herz-Kreislauf-Erkrankungen zu sterben. Dieses Risiko nimmt bei beiden Geschlechtern altersabhängig kontinuierlich zu und im 8. Lebensjahrzehnt ist es bei beiden Geschlechtern gleich hoch. Das kardiovaskuläre Risiko von Frauen steigt 10 bis 15 Jahre nach der Menopause steil an. Wenn man die Latenzzeit von 10 bis 15 Jahren bis zur klinischen Manifestation kardiovaskulärer Veränderungen berücksichtigt, liegt es nahe, geschlechtsspezifischen Faktoren, wie den bei der Frau in höheren Konzentrationen vorliegenden Östrogenspiegeln, eine protektive Wirkung zuzuschreiben. In der Tat gibt es eine Reihe von Indizien, die für eine Schutzwirkung der Östrogene sprechen, z. B. die positiven Auswirkungen der Östrogene auf Blutparameter des Fett- und Kohlenhydratstoffwechsels, auf die Gefäßintima- und -muskelschicht und deren Spannungszustand. Desgleichen belegen viele Beobachtungsstudien aus den vergangenen zwei Jahrzehnten die Schutzwirkung der Östrogene am Herz-Kreislauf-System postmenopausaler Frauen (Barett-Conner u. Grady 1998; Grodstein et al. 1999; Heckbert et al. 2001; Varas-Lorenzo et al. 2000; Westendorp et al. 2000) und berichten über eine Reduktion kardiovaskulärer Ereignisse um 30 bis 50%. Diese Studien zeigten aber auch, dass Frauen, die Hormone angewandt haben, sich von denen ohne HRT hinsichtlich kardiovaskulärer Risikofaktoren, medizinischer, demographischer und sozioökonomischer Variablen deutlich unterschieden: Im Gegensatz zu früheren Metaanalysen ohne Adjustierung konnte bei Berücksichtigung der oben angegebenen Faktoren kein protektiver Effekt einer HRT nachgewiesen werden (Nelson et al. 2002).

Eine jüngst prospektiv angelegte randomisierte Interventions- und Primärpräventionsstudie [die »Womens Health Initiative« (WHI)-Studie (2002)] bestätigte die in älteren Studien nachgewiesenen protektiven Effekte nicht. Sie fand sogar ein erhöhtes Risiko für kardiovaskuläre Ereignisse bei Anwenderinnen einer Östrogen-Gestagen-Therapie. Weil Frauen und Ärzte dadurch verunsichert sind, soll an dieser Stelle auf die Problematik dieser Studien eingegangen werden:

Grundsätzlich muss bei der Übertragung von Studien ausländischer Populationen auf hiesige Verhältnisse und bei der darauf basierenden Ableitung von Handlungsanweisungen berücksichtigt werden, dass neben dem Alter der überprüften Studienteilnehmer Faktoren wie der Zugang zu Informationen über einen gesunden Lebensstil, die Ernährungsweise, das Ausmaß sportlicher Betätigung und das Gewichtsverhalten maßgeblich vom sozioökonomischen Status eines Individuums abhängen.

Obwohl trotz aktuell herrschender Verunsicherung hinsichtlich tatsächlicher oder vermeintlicher Risiken der Östrogenersatztherapie ihr präventiver oder therapeutischer Nutzen auf einigen Teilgebieten (s. oben) von niemandem bezweifelt wird, sollte man sich selbst und der Rat suchenden Frau klarmachen, dass es neben der HRT weitere zumindest gleich wirksame Präventivmaßnahmen gibt. So senkt schon eine mäßige Reduktion eines erhöhten BMI, eine nur mäßige, durchaus realisierbare zusätzliche körperliche Betätigung das durch das metabole Syndrom mit Insulinresistenz, Hyperinsulinämie oder Stoffwechselstörungen erhöhte kardiovaskuläre Morbiditäts- und Mortalitätsrisiko in einem vergleichbar deutlichen Umfang, den man bisher global der HRT zugeschrieben hat.

Eine Alternative zur Östrogenersatztherapie (oder gar einen Ersatz) stellen diese Präventivmaßnahmen nicht dar, sie sind, wie die Östrogenersatztherapie auch, Teil eines Gesamtkonzepts »Prävention im Postmenopausenalter«.

In den oben erwähnten Abschnitten der ▶ Kap. 2 und 10 ist ausführlich dargestellt worden, dass es »das Östrogen« und »das Gestagen« nicht gibt. Beim Vergleich von klinisch-epidemiologischen Studien müssen die qualitativ und quantitativ multiplen Partialwirkungen sowohl der Östrogene als auch der Gestagene, sowie die Dosis und Applikationsart berücksichtigt werden, daneben künftig auch die potentiellen Stoffwechselwirkungen ihrer Metabolite.

Darüber hinaus ist es ein wichtiger Unterschied, ob man Studien zur Prävention mit Sexualsteroiden an Frauen mit nicht bzw. minimal vorgeschädigten Organsystemen oder an Frauen mit manifesten Vorschädigungen durchführt, ob die Absicht also darin besteht, den Wert einer Primär- oder den einer Sekundärprävention zu erkennen. Naturgemäß ist die Risikowahrscheinlichkeit bei Primär- und Sekundärpräventionsstudien unterschiedlich. Letztlich hängt die Aussagekraft jeder Studie von ihrem Entwurf ab.

Eine Risikoerhöhung ergibt sich durch Wirkungen von Östrogenen auf Gerinnung und Fibrinolyse. Zwar ist das Risiko spontaner venöser Thrombosen unter der HRT mit 19 zusätzlichen Fällen pro 10.000 behandelten Frauen pro Jahr (WHI 2002) relativ gering, bei erhöhtem endogenen Risiko wie bei angeborenen Gerinnungsstörungen (z. B. APC-Resistenz, Antithrombin-III-Mangel) oder bei bereits vorliegenden kardiovaskulären Erkrankungen kann das Thromboembolierisiko jedoch 10- bis 30fach erhöht sein, wie u. a. die HERS-Studie (»Heart and Estrogen/Progestin Replacement Study«; Hulley et al. 1998) gezeigt hat.

In der WHI-Studie ergab sich bei Frauen, die eine Östrogenersatztherapie erhalten hatten, ein erhöhtes relatives Risiko für thromboembolische Erkrankungen (2,11, 95% Vertrauensgrenze 1,58 bis 2,82, ähnlich wie in der bereits erwähnten Analyse von Nelson et al. 2002) mit einem relativen Risiko von 2,14 (95% Vertrauensgrenze 1,64 bis 2,81). Besonders ausgeprägt war dieser Effekt im ersten Anwendungsjahr (3,49, 95% Vertrauensgrenze 2,33 bis 5,59).

Dass ein gestörter Kohlenhydratstoffwechsel ein erhebliches Risiko für Herz-Kreislauf-Erkrankungen darstellt, ist lang etabliertes Wissen. Klassisches Beispiel ist der Diabetes mellitus Typ 2: Ca. 30% der Patienten mit einer koronaren Herzkrankheit haben einen manifesten Diabetes, bei weiteren 30% findet man eine gestörte Glukosetoleranz im Sinne einer Insulinresistenz und Hyperinsulinämie.

Die funktionellen Zusammenhänge zwischen Sexualsteroidsubstitution und Glukosestoffwechsel sind unzureichend untersucht. Als gesichert gilt, dass Gestagene verschiedene Parameter des Kohlenhydratstoffwechsels ungünstig beeinflussen. Sie können insbesondere die östrogenbedingte Erhöhung der Insulinsensitivität antagonisieren. Eine orale Östrogen-Gestagen-Substitution verschlechtert die Glukosetoleranz. Dieser Trend ist am ausgeprägtesten in der Gestagenphase der HRT; bei transdermaler Behandlung ist dieser Effekt nicht nachweisbar.

Sowohl frühere als auch in jüngerer Zeit publizierte epidemiologische Studien (über 40 Fall-Kontroll- und Kohortenstudien) und eine Metaanalyse (Barett-Connor u. Grady 1998) haben eine deutliche, 30 bis 50%ige Risikoreduktion kardiovaskulärer Ereignisse sowohl durch eine Östrogenmono- als auch durch eine Östrogen-Gestagen-Therapie dokumentiert (Grodstein et al. 1999; Heckbert et al. 2001; Varas-Lorenzo et al. 2000; Westendorp et al. 2000). Diese kardiovaskulären Schutzwirkungen einer Östrogensubstitution bei postmenopausalen Frauen konnten in adjustierten Metaanalysen nicht bestätigt werden (Nelson et al. 2002; Humphrey et al. 2002). Auch in prospektiven plazebokontrollierten Studien ließ sich kein präventiver Effekt nachweisen. Dies gilt sowohl für die Sekundärprävention nach Myokardinfarkt (HERS-Studie, Hulley et al. 1998) als auch für die Primärprävention (WHI-Studie 2002). Während in der über vier Jahre laufenden HERS-Studie bei den kardial vorgeschädigten Frauen ein um das Anderthalbfache erhöhtes Myokardinfarktrisiko und ein um das Dreifache erhöhtes Thromboserisiko gefunden worden sind, ist auch in der auf die primäre Prävention angelegten WHI-Studie ein um knapp 30% erhöhtes Myokardinfarktrisiko nachgewiesen worden; allerdings ist nach dieser Studie die Mortalität infolge Myokardinfarkt nicht erhöht gewesen. Beobachtungsstudien erbrachten den Nachweis einer geringen Zunahme zerebraler Insulte bei Anwenderinnen einer HRT. In der WHI-Studie fand sich ein erhöhtes Risiko für zerebrale Insulte nach Gabe einer kombinierten Hormontherapie (»hazard ratio«, HR 1,41; 95% Vertrauensgrenze 1,07 bis 1,85); die tödlich verlaufenden Insulte nahmen nicht zu. In der HERS-Studie war kein signifikant erhöhtes Risiko für Sterbefälle vorhanden.

Ob und wieweit andere Östrogene, Gestagene oder ihre Kombinationen, andere Dosen und Applikationen ein günstigeres Nutzen-Risiko-Profil ergeben würden, ist z. Z. wegen widersprüchlicher Aussagen nicht zu entscheiden.

> **Da es berechtigte Zweifel daran gibt, die aus den USA stammenden Daten als Basis für die Beratung von postmenopausalen Frauen in Deutschland nutzen zu können und Vergleichsstudien aus Deutschland noch nicht vorliegen, bleibt vorerst nur die Möglichkeit, diese ausstehenden Studien abzuwarten und jeweils im Einzelfall Nutzen und Risiko abzuschätzen.**

19.12   Hormonersatztherapie

Die Erkenntnisse aus den jüngeren randomisierten plazebokontrollierten Studien haben zu einer Neubewertung der HRT mit Sexualsteroiden geführt, insbesondere bezüglich ihres langfristigen Einsatzes. Bevor im Folgenden auf die praktisch-klinischen Konsequenzen, die sich aus der z. Z. verwir-

renden Datenlage zur HRT ergeben, eingegangen wird, sollen zunächst die derzeit gültigen Empfehlungen für die Anwendung der Substitution mit Sexualsteroiden der Deutschen Gesellschaft für Gynäkologie und Geburtshilfe vorgestellt werden, die auf der aktuellen Datenlage basieren und gemäß neuer Erkenntnisse regelmäßig aktualisiert werden (DGGG Konsensus 2003).

Empfehlungen der Deutschen Gesellschaft für Gynäkologie und Geburtshilfe für die Anwendung der Hormontherapie (HT) im Klimakterium und in der Postmenopause

- Eine HT im Klimakterium und in der Postmenopause darf nur bei bestehender zugelassener Indikation eingesetzt werden.
- Eine Nutzen-Risiko-Abwägung muss gemeinsam mit der Rat suchenden Frau erfolgen und jährlich überprüft werden.
- Die HT ist die wirksamste medikamentöse Behandlungsform des klimakterischen Syndroms und von vasomotorischen Symptomen in der Postmenopause.
- Die lokale oder systemische Gabe von Östrogenen ist zur Therapie und Prophylaxe der Urogenitalatrophie geeignet.
- Bei nichthysterektomierten Frauen muss die systemische Östrogentherapie mit einer ausreichend langen Gabe von Gestagenen (mindestens 10 Tage pro Monat) in ausreichender Dosierung kombiniert werden.
- Hysterektomierte Frauen sollten nur eine Monotherapie mit Östrogenen erhalten.
- Die Östrogendosis sollte so niedrig wie möglich gewählt werden.
- Derzeit besteht keine ausreichende Evidenz für die Bevorzugung bestimmter, für die HT zugelassener Östrogene oder Gestagene bzw. ihrer unterschiedlichen Darreichungsformen.
- Die HT ist zur Prävention der Osteoporose und osteoporosebedingter Frakturen geeignet. Dazu wäre allerdings eine Langzeitanwendung erforderlich, die mit Risiken verbunden ist.
- Die HT ist nicht zur Primär- bzw. Sekundärprävention kardiovaskulärer Erkrankungen und des Schlaganfalls geeignet.

Die verschiedenen Substitutionsformen unterscheiden sich hinsichtlich der hormonalen Verbindungen und ihrer Verabreichungsformen. Der Natur des postmenopausalen Hormonmangels entsprechend sind die Hauptkomponenten der Substitution Östrogene und Gestagene. Androgenabkömmlinge und eine Monosubstitution mit Gestagenen haben begrenzte Indikationsgebiete.

Die genannten hormonalen Substanzen und Kombinationen können oral oder parenteral verabreicht werden. Unter den parenteralen Verabreichungsformen sind die transdermale, die vaginale, die bukkale, die intramuskuläre, die intranasale und – seltener – die subkutane in Gebrauch. Die derzeit häufigste, für die meisten Situationen auch angemessene

Form ist die orale Gabe. Es gibt jedoch eine Reihe klinischer Situationen, in denen spezielle Verabreichungsformen und Hormonkombinationen vorzuziehen sind (diese Situationen werden unten dargestellt).

Bei der Wahl des geeigneten Präparates und der geeigneten Applikationsform muss man sich zunächst darüber klar werden, was man kurz- und langfristig mit einer Substitutionstherapie erreichen will:

- Will man lediglich klimakterische Beschwerden und klimakterische Symptome (z. B. Blutungsrhythmusstörungen) über einen begrenzten Zeitraum beeinflussen?
- Will man die Langzeitfolgen des Östrogenmangels an den östrogenabhängigen Organsystemen vermeiden?

Außerdem ist zu bedenken, welche speziellen Gesichtspunkte – Kontraindikationen aufgrund präexistenter Erkrankungen oder Nebenwirkungen – im Einzelfall in die Entscheidung für oder gegen eine spezielle Form einer Substitutionsbehandlung eingehen müssen.

Substanzen und Verabreichungsformen

Die für eine Substitution gebräuchlichen hormonalen Substanzen sind in den ▶ Abschn. 25.1 bis 25.3 aufgeführt. Unter den östrogenartigen werden zur Substitution am häufigsten Östradiolvalerat, reines Östradiol, konjugierte equine Östrogene, und – heute weniger gebräuchlich – Östriol(-succinat) eingesetzt, von denen einige, z. B. Östradiol und Östriol(-succinat), sowohl oral als auch parenteral, v.a. transdermal angewendet werden können. Daneben gibt es für spezielle Indikationen die vaginale Applikation; auch damit können systemisch wirksame Östrogenspiegel erzielt werden. Östradiolvalerat kann allein oder in Kombination mit DHEA-Enanthat (4 mg Östradiolvalerat und 200 mg DHEA-Enanthat) intramuskulär verabreicht werden. Subkutane Verabreichungsformen von Östrogenen sind in Deutschland nicht üblich, in angloamerikanischen Ländern gibt es sie als Implantate von Presslingen. Neuerdings steht auch eine intranasale Applikationsform von Östradiol zur Verfügung.

Ethinylöstradiol wird als Östrogenkomponente in der Postmenopause nicht angewandt und in der Perimenopause zur Substitution nur in Ausnahmefällen, da es auf das Endometrium sehr stark proliferativ wirkt. Darüber hinaus hat es selbst in relativ kleinen Dosen eine besonders ausgeprägte Leberwirksamkeit und somit potentiell ungünstige Auswirkungen vor allem auf das Gerinnungs- und das Kreislaufsystem; sein Wirkprofil ist also für diese Lebensphase ungünstig, während es im jüngeren Erwachsenenalter wegen seiner proliferativen Wirkungen am Endometrium und seiner ovulationshemmenden Wirkung in Kombination mit Gestagenen vor allem zur Empfängnisverhütung verwendet wird. Wird es zur Substitution eingesetzt, beeinflusst es in Kombination mit einem Gestagen selbst in kleinsten Dosen von 5 bis 10 μg täglich verlässlich vegetative Symptome und verhindert eine Osteoporose (Williams et al. 1990).

Gestagene werden entweder kombiniert als orale Östrogen-Gestagen-Sequenzpräparate, Östrogen-Gestagen-Kombinationspräparate oder als orale oder intramuskuläre Gestagenmonosubstanzen angewendet, letztere Formen insbesondere, wenn Östrogene nicht indiziert sind. Die Gabe eines Östrogens in Kombination mit einem Gestagen wird heute zur Substitution in der Postmenopause bevorzugt, um das Risiko östrogenabhängiger Tumoren, insbesondere eines Endo-

metriumkarzinoms und seiner benignen Vorstufen zu minimieren (▶ Kap. 22).

Der Einfluss von Gestagenen verschiedener Provenienz auf den Lipidstoffwechsel und damit auf das atherogene Risiko bei der Substitution wird noch kontrovers diskutiert (s. oben). Während Östrogene auf den Fettstoffwechsel günstige Wirkungen haben und damit das atherogene Risiko mindern, haben Gestagene in unterschiedlichem Ausmaß die Tendenz, die günstige Wirkung der Östrogene auf die Plasmaspiegel der einzelnen Fettstoffwechselparameter aufzuheben. Dies heißt allerdings noch nicht, dass unter dem Einfluss von Gestagenen eine höhere Wahrscheinlichkeit atherogener Erkrankungen im Vergleich zur alleinigen Östrogeneinnahme oder gar im Vergleich zum nicht behandelten Östrogenmangelzustand besteht.

Abhängig von ihrer Herkunft haben 19-Nortestosteronderivate und Progesteronabkömmlinge quantitativ unterschiedliche Wirkungen: Nortestosteronderivate der älteren Generation (Levonorgestrel, Norethisteronacetat) haben meist stärkere, die der jüngeren Generation (z. B. Desogestrel, Gestoden) geringere Auswirkungen auf den Fettstoffwechsel oder sind diesbezüglich neutral. Progesteronabkömmlinge (Medroxyprogesteronacetat, Cyproteronacetat, Dydrogesteron) haben ebenso wie Progesteron keine oder nur marginale laboranalytisch nachweisbare Effekte (Lauritzen 1990; Ottosson et al. 1985; Tikkanen et al. 1986).

> ❯ Da Gestagene im Rahmen einer HRT ausschließlich ein Endometriumkarzinom, seine benignen Vorstufen und in der Perimenopause irreguläre funktionelle Blutungen verhindern sollen, richtet sich ihre Dosierung nach den zur Endometriumtransformation erforderlichen Minimalmengen des jeweiligen Gestagens.

Gestagene sind in wechselndem Ausmaß haut- und schleimhautgängig. Dies trifft auch zu für das natürliche Gestagen der Frau, das Progesteron, das in jüngerer Zeit erneut klinisches Interesse geweckt hat. An dieser Stelle seien nochmals diejenigen Partialwirkungen erwähnt, deren Kenntnis für den differenzierten Einsatz von Progesteron bei der Substitution wichtig sind:

Hier ist unter den extragenitalen Partialwirkungen des Progesterons die diuretische von Interesse, da man sie bei Frauen nutzen kann, die während einer Substitution zu Ödemen neigen. Diese Partialfunktion beruht auf der Blockade von Aldosteronrezeptoren, die bei den auf dem Markt befindlichen synthetischen Gestagenen nicht vorhanden ist. Hinzu kommt die zentralnervöse, sedative und anxiolytische Wirkung des Progesterons. Inwieweit der Einsatz von Progesteron bei substituierten Frauen mit depressiver Verstimmung Vorteile gegenüber anderen Gestagenen bietet, ist noch nicht ausreichend dokumentiert. Progesteron kann in mikronisierter Form oral und intravaginal appliziert werden. Bei der oralen Verabreichung derselben Progesterondosis findet man sehr viel niedrigere Serumspiegel als bei der vaginalen, da ein Großteil bei der ersten Leberpassage metabolisiert wird (Nahoul et al. 1993). Wenn man eine Tagesdosis von 100 mg Progesteron vaginal verabreicht, kann man Progesteronspiegel von ca. 5 ng/ml erwarten. Nachteilig bei der intravaginalen Verabreichung ist lediglich die erforderliche Manipulation.

Oral verabreichte Gestagene wie Medroxyprogesteronacetat, Norgestrel, Norethisteronacetat und Medrogeston haben ein bis zwei Stunden nach oraler Aufnahme das Konzentrationsmaximum im Blut erreicht, nach drei bis vier Stunden sind weniger als die Hälfte der Maxima noch nachweisbar, nach 24 Stunden noch 10 bis 20%. Mit intramuskulär verabreichten Medroxyprogesteronacetat erreicht man nach etwa 10 Tagen den maximalen Blutspiegel.

Die Verabreichungsform ist für das Wirk- und Nebenwirkungsprofil sowohl von Östrogenen als auch von Gestagenen relevant: Bei oraler Verabreichungsform gelangen Sexualhormone über den Magen-Darm-Trakt zunächst in die Leber, wo sie Stoffwechselauswirkungen haben können und metabolisiert werden. 17β-alkylierte Sexualhormone (Ethinylöstradiol, Norethisteronacetat, Norgestrel) werden in der Leber schwerer abgebaut als die Gestagene der Progesteronreihe. Da die 17β-alkylierte Östrogene (z. B. Ethinylöstradiol) und Gestagene mehrere Leberpassagen durchlaufen, hat bei ihnen die Verabreichungsform weniger Einfluss auf das Wirk- und Nebenwirkungsprofil als bei denjenigen Sexualsteroiden, die bei der ersten Leberpassage in erheblichem Umfang metabolisiert werden.

Der Einfluss der Verabreichungsform auf das Wirkprofil ist exemplarisch dargestellt in Abb. 19.14: Sie zeigt, dass bei intramuskulärer Applikation von Östradiolvalerat mehrere Tage lang sehr hohe Östradiolspiegel erzielt werden können (◾ Abb. 19.14a), während man bei oraler Einnahme von Östradiol ein in einem Tagesrhythmus schwankendes, aber über einen längeren Zeitraum relativ konstantes Konzentrationsprofil erreicht, dessen Tagesschwankungen insofern irrelevant sein dürften, als der Östradiol-Rezeptor-Komplex eine Bindung mit außerordentlich hoher Affinität darstellt.

◾ Abb. 19.14b und c zeigen den Effekt der Leberpassage, durch den Östradiol nach oraler Verabreichung schnell in das schwach wirksame Östron metabolisiert wird, während dieselbe Menge vaginal verabreichten Östradiols zu weitaus höheren Wirkspiegeln dieses biologisch aktivsten Östrogens führt. Bei vaginaler Verabreichung erzielen also geringere Wirkstoffmengen dieselben Östradiolspiegel und -wirkungen an den Erfolgsorganen. Bei kontinuierlicher Zufuhr von Östradiol, z. B. mit Hilfe der transdermalen Applikationsweise (◾ Abb. 19.14) wird ein Teil des zugeführten Östradiols auch ohne den bei oraler Verabreichung besonders ausgeprägten Effekt der ersten Leberpassage in Östron metabolisiert.

Man sollte sich bei den angeführten Beispielen unterschiedlicher Verabreichungsformen darüber im Klaren sein, dass die individuell zu erzielenden Wirkstoffspiegel erheblich schwanken können, u. a. infolge nichthormonaler Einflussgrößen. Dazu gehören beispielsweise bei oraler Gabe Mahlzeiten oder Magen-Darm-Erkrankungen und bei allen Verabreichungsformen Medikamente, die den Sexualsteroidhaushalt beeinflussen, sowie Nikotinkonsum, der den Östrogenmetabolismus beschleunigt.

DHEA, ein überwiegend aus der Nebennierenrinde stammendes Steroid, ist eine Vorstufe sowohl für Androgene als auch für Östrogene. Die Substanz wird z. Z. in oraler Form zur Substitution und Prävention erprobt, da sie wegen ihrer potentiell antikanzerogenen, immunstimulierenden und osteoprotektiven Wirkungen klinisches Interesse gefunden hat (Casson et al. 1995). Definitive Aussagen über künftige Einsatzfelder sind aktuell nicht möglich.

Wirksamkeit

Im Folgenden werden die Wirkungen einiger Substitutions- und Applikationsformen auf klimakterische Beschwerden und psychische Symptome sowie ihre Auswirkungen auf das Skelett und das Herz-Kreislauf-System verglichen.

◾ Abb. 19.8 vergleicht die Wirksamkeit einiger Östrogenpräparate in den Dosierungen, wie sie zur Behandlung

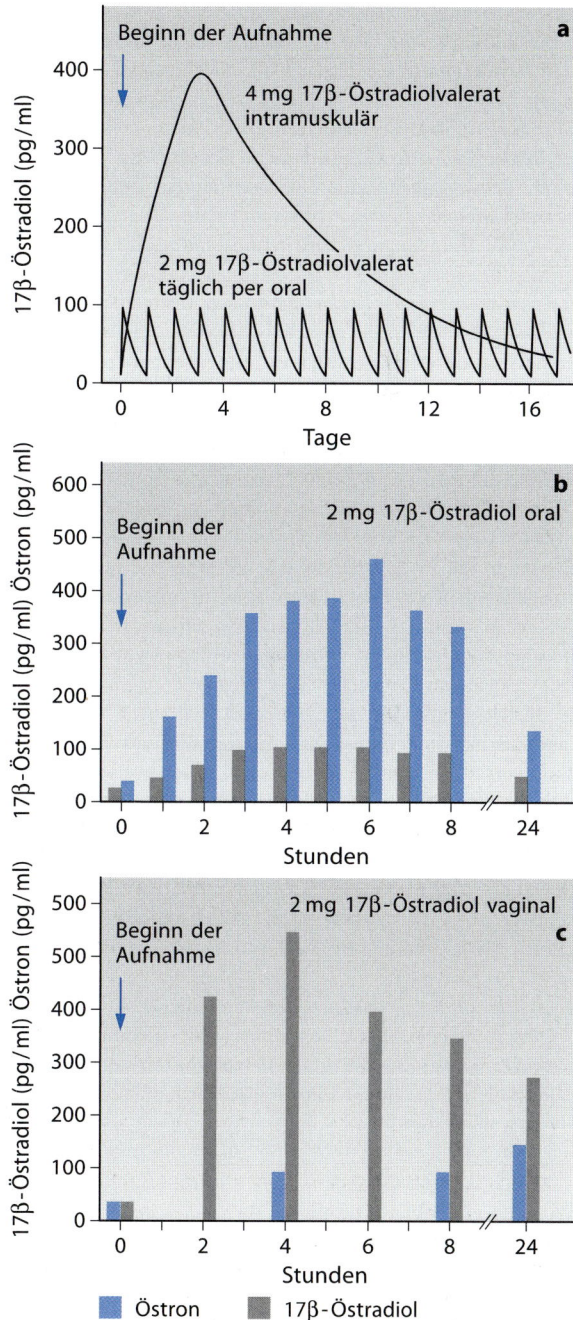

◾ **Abb. 19.14 a–c.** Zeitlicher Verlauf der Östradiolkonzentrationen im Serum: **a** nach einmaliger intramuskulärer Injektion von 4 mg Östradiolvalerat, **b** während der täglichen oralen Einnahme von 2 mg Östradiolvalerat; **c** Östradiol und Östronspiegel bei vaginaler Verabreichung von Östradiol. (Nach Kuhl u. Taubert 1987)

klimakterischer Beschwerden eingesetzt werden. Sie illustriert, dass mit den üblichen Dosen weitgehende Beschwerdefreiheit oder zumindest eine deutliche Besserung eines der Hauptsymptome (Hitzewallungen) erzielt werden kann. Östriol (oder Östriolsuccinat) scheint diesbezüglich in üblichen Dosen weniger wirksam zu sein als konjugierte Östrogene und Östradiolvalerat. Um beschwerdefrei zu werden, benötigen einige Frauen höhere Dosen. Ähnlich wirksam sind transdermal verabreichtes Östradiol und oral appliziertes Östradiol-Östriol-Norethisteronacetat-Kombinationspräparate (Staland 1985; Steingold et al. 1985). Vergleiche zwischen der oralen Applikation von Östradiolvalerat ohne Gestagenzusatz, Östradiovalerat mit Gestagenzusatz sowie von konjugierten Östrogenen ohne Gestagenzusatz belegen, dass die genannten oralen und die transdermalen Applikationsformen vergleichbare Wirkungen auf klimakterische Beschwerden (Hitzewallungen, Schweißausbrüche, Schlafstörungen) haben (Lauritzen 1988; Melchert 1988; Wolff 1988). Die volle Wirksamkeit aller Applikationsformen wird frühestens nach zwei bis drei Monaten erreicht.

Zusammenfassend kann man also feststellen, dass die Wirkung von Östradiol, Östradiolvalerat, konjugierten Östrogenen allein oder in Kombination mit Gestagenen oder Androgenderivaten auf klimakterische Beschwerden vergleichbar und die des Östriols etwas schwächer ist.

Wie die oben beschriebenen Östrogene können Gestagene Hitzewallungen und Schweißausbrüche in ähnlicher Weise günstig beeinflussen, wenn auch erst in relativ hoher Dosis (◻ Abb. 19.15). Zur Behandlung klimakterischer Beschwerden stellen sie in den Fällen eine Alternative dar, in denen Östrogene nicht erwünscht oder kontraindiziert sind (s. unten). Bei kontinuierlicher Anwendung reduzieren sie dosisabhängig die Häufigkeit von Hitzewallungen auf bis zu 20%. Das Wirkungsmaximum ist allerdings erst nach drei Monaten erreicht (Bullock et al. 1975; Lobo et al. 1984; Morrison et al. 1980; Schiff et al. 1980). Der günstige Einfluss auf die Häufigkeit von typischen klimakterischen Beschwerden ist quantitativ durchaus mit demjenigen von Östrogenen vergleichbar (Lobo et al. 1984). In Frage kommen orale Applikationsformen (z. B. 10 bis 20 mg Medroxyprogesteronacetat täglich), alternativ auch intramuskulär verabreichbare Depotformen (z. B. 150 mg Depot-Medroxyprogesteronacetat monatlich), wie sie auch für die hormonale Kontrazeption geeignet sind.

> **Da man zur angemessenen Beeinflussung klimakterischer Symptome relativ hohe Dosen eines Gestagens braucht, sind Progesteronderivate den 19-Norethisteronderivaten vorzuziehen: Letztere haben ungünstige Einflüsse auf den Fettstoffwechsel.**

Die genannten Gestagene haben mutmaßlich auch insofern einen günstigen Einfluss auf das Skelettsystem, als sie zu einer Reduktion der Kalziumausscheidung führen und zum Erhalt der Knochenmasse beitragen, wenn auch möglicherweise nur am Knochenkortex. Die genannten Gestagene üben ihren günstigen Einfluss auf klimakterische Beschwerden dadurch aus, dass sie zu einer Erhöhung der endogenen hypothalamischen Opiataktivität führen. Über diesen Mechanismus bremsen sie auch partiell die LH-Sekretion postmenopausaler Frauen (Casper u. Alapin-Rubillovitz 1985; Dawood et al. 1986).

◻ Abbildung 19.15 demonstriert die Wirksamkeit einer oralen und intramuskulären Verabreichung von Medroxyprogesteronacetat im Vergleich zu konjugierten Östrogenen und einer Plazebobehandlung von klimakterischen Beschwerden (Lobo et al. 1984; Schiff et al. 1980). Aufgrund einer völlig unzureichenden Datenlage ist es z. Z. nicht möglich, die Langzeitrisiken einer kontinuierlichen Monotherapie mit Gestagenen in der Postmenopause abzuschätzen; dies gilt vor allem im Hinblick auf die Inzidenz von Mammakarzinomen.

Eine alleinige Androgenbehandlung stellt keine wirksame Behandlung klimakterischer Beschwerden dar; eine kombinierte Östrogen-Androgen-Verabreichung hingegen wirkt sich hervorragend auf den Allgemeinzustand, auf die körperliche Energie und günstig auf das Appetitverhalten aus, wie man anhand von Untersuchungen bei ovarektomierten Frauen im Vergleich zu ausschließlich mit Östrogenen behandelten Frauen festgestellt hat (Sherwin u. Gelfand 1985).

> **Bei längerfristiger Verabreichung von Östrogen-Androgen-Kombinationen müssen die potentiellen androgenen**

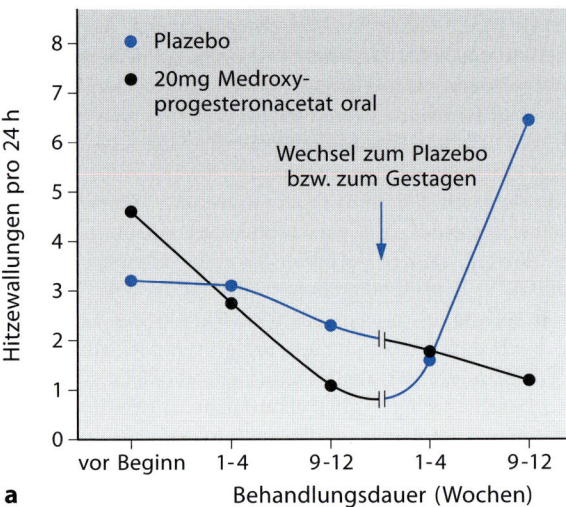

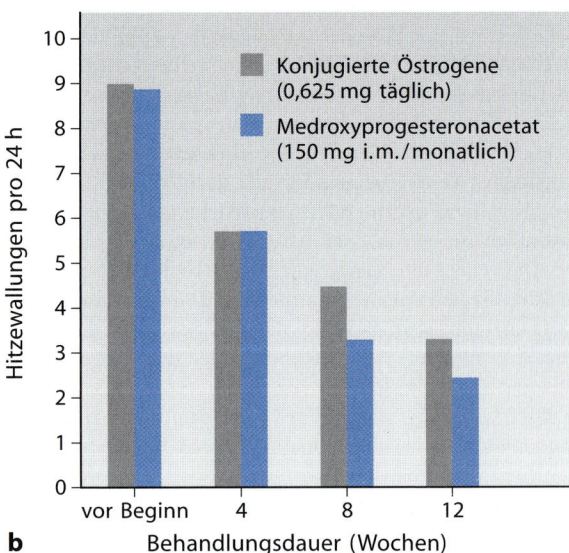

◻ **Abb. 19.15 a-b.** Beeinflussung klimakterischer Beschwerden. (Nach Schiff et al. 1980; Lobo et al. 1984)

Partialwirkungen Beachtung finden (Sherwin u. Gelfand 1984), insbesondere bei Frauen mit Stimmberufen.

Die Entscheidung für eine spezielle Substitutionsform wird von verschiedenen Gesichtspunkten bestimmt:
- Art und Intensität typischer klimakterischer Beschwerden,
- Zweck der Substitutionsbehandlung (Behandlung nur von Beschwerden, prophylaktische Gesichtspunkte, Berücksichtigung individueller Besonderheiten),
- aktuelle Kontraindikationen,
- vorgeschädigte Organsysteme,
- Nebenwirkungen bei vorausgegangener Substitution und
- Alter der Patientin.

In der Perimenopause ist eine Substitution am häufigsten wegen klimakterischer Beschwerden, Blutungsstörungen und zur Prävention einer Endometriumhyperplasie bei chronischer Anovulation indiziert. Hier bieten sich je nach Ausmaß der Beschwerden zur Prävention von Blutungsstörungen und einer Endometriumhyperplasie in der zweiten Zyklushälfte verabreichte Gestagene über einen Zeitraum von 12 bis 14 Tagen an. Überwiegen die Hitzewallungen und Schweißausbrüche, reicht eine zyklische Gestagengabe in der Regel nicht aus. Vielmehr sprechen diese Patientinnen auf eine Östrogen-Gestagen-Sequenzpräparation gut an, die Einnahme kann in der konventionellen Weise (mit einwöchiger Pause) erfolgen; die monatliche Gestagengabe über 12 bis 14 Tage kann jedoch auch auf eine kontinuierliche Östrogensubstitution ohne Einnahmepause aufgesetzt werden.

> **Da in der peri- und frühen postmenopausalen Phase meist noch eine mehr oder weniger deutlich nachweisbare endogene Östradiolproduktion aus noch verbliebenen Follikeln erfolgt, ist es häufig sinnvoll, die Dosis des Östrogens niedrig zu wählen (z. B. 1 mg Östradiol oder Östradiolvalerat, 0,3 mg konjugierter equiner Östrogene).**

In der mittleren und späteren postmenopausalen Phase haben neben der Behandlung vegetativer Beschwerden auch präventive Gesichtspunkte der HRT Bedeutung. Mit zunehmendem Alter wünschen viele Frauen unter einer Substitution keine regelmäßigen monatlichen Abbruchblutungen mehr. Diese Gesichtspunkte bestimmen die Wahl der Substitution. Hier kommen mehrere Alternativen in Frage:
- klassische Östrogen-Gestagen-Sequenzpräparate,
- kontinuierliche Östrogengabe mit zyklischer Gestagenverabreichung über die Dauer von mindestens 10, besser 12 bis 14 Tagen monatlich und
- Östrogen-Gestagen-Kombinationspräparate.

Welche der Verabreichungsformen gewählt wird, hängt von den Präferenzen der Patientin ab, von antizipierten oder bereits beobachteten Nebenwirkungen und auch von Vorlieben und Erfahrungen des Arztes. Unter einer kontinuierlichen Östrogen-Gestagen-Kombinationspräparation, die letztlich bei einem Großteil der Frauen innerhalb von drei bis sechs Monaten zu einer Amenorrhö führt, findet man insbesondere in den ersten drei bis vier Monaten bei einem relativ hohen Prozentsatz Zwischenblutungen, zumeist allerdings nur in Form von Schmierblutungen.

Da inzwischen als gesichert gelten kann, dass neben der oralen auch parenterale Verabreichungsformen, wie die transdermale, die bukkale, intranasale und die vaginale Gabe von Östrogenen protektive Wirkungen haben und mit diesen klimakterische Beschwerden gleich günstig beeinflusst werden können, obliegt es dem Arzt, in Absprache mit der Patientin über die Applikationsform zu entscheiden. Neigt eine Frau beispielsweise unter einer oralen Östrogen-Gestagen-Substitutionstherapie wider Erwarten zu einer Blutdruckerhöhung, hat sie Magen-Darm-Unverträglichkeiten oder zieht sie primär eine parenterale, z. B. die transdermale Verabreichungsform vor, so wird man diese oder eine andere parenterale Verabreichungsform ohne jede Einschränkung des erwarteten Nutzens vorziehen (Runnebaum et al. 1994). Vor Beginn einer Substitutionsbehandlung sollte eine Vorsorgeuntersuchung erfolgen, die neben der allgemeinmedizinischen und der gynäkologischen Untersuchung, die Blutdruckmessung und die Ultraschalluntersuchung des inneren Genitale beinhaltet (Karlsson et al. 1995; Osmers 1995).

> **Cave**
>
> **Die reine Gestagenmonotherapie zur Substitution ist einzelnen Problemsituationen vorbehalten, wenn Östrogene aktuell kontraindiziert sind und vegetative Beschwerden eine Behandlung erforderlich machen.**

Vaginale Applikation von Östrogenen

Vaginalcremes, -tabletten oder -ringe, die verschiedene Mengen an Östradiol oder anderen Östrogenen enthalten, sind für die lokale Therapie der atrophischen Vaginitis und damit verbundener Sekundärsymptome geeignet. Für den Fall, dass systemische Wirkungen unerwünscht sind, ist es wichtig zu wissen, ob durch die lokale Applikation von Östrogen systemische Wirkungen zu erwarten sind.

Vaginaltabletten, die 25 μg Östradiol enthalten und initial einmal täglich (zwei Wochen lang), dann zweimal wöchentlich verabreicht wurden, beseitigten lokale Östrogenmangelsymptome, ohne dass die Serumkonzentrationen von Östradiol postmenopausales Niveau überschritten; sinngemäß gilt dies auch für Östron (Nilsson u. Heimer 1995).

Eine Lokaltherapie der atrophischen Vaginitis ist, ohne dass es zu systemischen Wirkungen oder zur Erhöhung von Blutspiegeln kommt, auch mit 0,3 mg konjugierter equiner Östrogene möglich, die dreimal wöchentlich vaginal verabreicht werden (Handa et al. 1994).

Östradiolhaltige Vaginalringe können ebenso wie die anderen oben beschriebenen Applikationsformen lokal genügend Östradiol freisetzen, ohne systemisch wirksame Blutspiegel auszulösen (Bachmann 1995).

Die lokale Behandlung mit Östriol hat sich zur Behandlung der atrophischen Vaginitis und ihrer Folgeerscheinungen sowie zur Prävention urogenitaler Infektionen schon lange bewährt.

19.12.1 Hormonbestimmungen während der Hormonersatztherapie

Hinter der Frage, ob man zur Überprüfung der HRT Hormonbestimmungen braucht, steckt keine Ideologie: Der Arzt, der sich ausschließlich auf seinen persönlichen Erfahrungsschatz, seinen Wissensstand und den »ärztlichen Blick« verlässt, ist genauso häufig fehlgeleitet, wie derjenige, der seine innere Sicherheit ausschließlich aus einer oder mehreren Hormonbestimmungen ableitet. In Problemsituationen können Hormonbestimmungen dann sinnvoll sein, wenn man die Indikation für eine Substitution überprüfen will oder die Frage zu beantworten hat, ob man die Verabreichungsform oder die Dosierung ändern muss. Dies soll im Folgenden illustriert werden.

Sofern aufgrund der klinischen Situation nicht von vornherein klar ist, ob sich eine Frau im hypergonadotropen Zustand des Klimakteriums oder der Postmenopause befindet, kann die Bestimmung des follikelstimulierenden Hormons (FSH) die Antwort darauf geben. Sie erlaubt es auch, die Wahrscheinlichkeit einer Schwangerschaft und damit die Notwendigkeit der Empfängnisverhütung abzuschätzen. Die FSH-Bestimmung gibt zwar nicht in allen Fällen definitiv Aufschluss darüber, ob eine Kontrazeption noch erforderlich ist oder nicht, in Kombination mit weiteren Informationen (Blutungsverhalten, sonstige klinische Symptomatik, evtl. Östradiolspiegel) kommt sie einer eindeutigen Antwort jedoch sehr nahe.

> ❯❯ **Die Bestimmung des Östradiols gibt im Zweifelsfall Hinweise darauf, ob aktuell mit den Folgen eines Östrogenmangels zu rechnen ist (Kriterium: Östradiolspiegel um oder <30 bis 35 pg/ml) oder mit Überdosierungserscheinungen (Östradiolspiegel >100 pg/ml).**

Im Folgenden werden mögliche Hormonkonstellationen skizziert:

— **FSH erhöht (hypergonadotrop), Östradiol erniedrigt**
Diese klassische Konstellation zeigt an, dass das Ovar aufgrund des Fehlens stimulierbarer Follikel und Granulosazellen nicht mehr in der Lage ist, Östradiol in ausreichendem Maße zu synthetisieren. Sie ist Ausdruck des negativen Rückkopplungsmechanismus zwischen Hypothalamus, Hypophyse und Ovar. Hier ist eine Substitutionstherapie sinnvoll. In der Peri- und frühen Postmenopause ist diese Konstellation häufig noch passager, sodass man sich, wenn klimakterische Symptome fehlen, kurzfristig noch abwartend verhalten kann.

— **FSH und Östradiol erhöht**
Eine solche Konstellation findet man häufig zu Beginn des Klimakteriums. Sie zeigt an, dass noch stimulierbare Follikel vorhanden sind, die Follikelreifung jedoch insofern schon defekt ist, als das für die Suppression von FSH erforderliche Hormon Inhibin im Follikel nicht mehr in ausreichendem Maß gebildet wird und somit die negative Rückkopplung zur Hypophyse gestört ist. Diese Übergangsphase ist gekennzeichnet durch anovulatorische Zyklen und eine Östrogendominanz, deren Folge Ödembildung, Gewichtszunahme und depressive Verstimmungen sein können. In dieser Situation sind häufig Gestagene oder in der zweiten Zyklushälfte Progesteron hilfreich.

— **FSH und Östradiol normal**
Trotz normaler Konzentrationen von FSH und Östradiol bestehen klimakterische Beschwerden: In dieser Situation ist es sinnvoll zu überprüfen, ob sie nicht Ausdruck einer Schilddrüsenüber- oder -unterfunktion sind, beide können klimakteriumsähnliche Beschwerden hervorrufen. Ergeben diese weiterführenden Untersuchungen keinen Hinweis auf eine Schilddrüsenerkrankung, so ist die Erklärung für die vorliegende klinische Symptomatik meist in den Östradiolfluktuationen zu suchen, die im Rahmen von Ovarfunktionsstörungen auftreten können. In einer solchen Situation hilft häufig eine noch niedrig dosierte Östrogen-Gestagen-Substitution.

Bei der Beurteilung eines Hormonbefunds gilt es, Folgendes zu beachten:

— Da ein Testverfahren, das die Konjugate miterfasst, sehr viel höhere Östradiolwerte misst, muss der Befundende wissen, ob das Testverfahren lediglich nichtkonjugiertes Östradiol erfasst oder auch dessen Konjugate.

— Das Zeitintervall zwischen letzter Hormoneinnahme und Blutentnahme muss registriert werden, meist ist das Maximum der Östradiolkonzentration ungefähr zwei Stunden nach oraler Aufnahme erreicht.

— Der Befundende muss wissen, welches Präparat eingenommen worden ist: Mikronisiertes Östradiol und Östradiolester werden als Östradiol freigesetzt und können direkt gemessen werden. Wenn eine Patientin konjugierte equine Östrogene einnimmt, so nimmt sie praktisch kein Östradiol zu sich; das in diesen Präparaten enthaltene Östron und Östronsulfat werden jedoch partiell in Östradiol umgewandelt, d. h. dass bei der Einnahme dieser Präparate die der Patientin zur Verfügung stehende östrogene Potenz höher ist als in dem gemessenen Östradiolspiegel zum Ausdruck kommt. Nimmt eine Patientin Östriol ein, so ist die Bestimmung von Östradiol zur Überwachung der Therapie sinnlos, da eine Rückumwandlung des Östriols in Östradiol nicht möglich ist. Ein in dieser Situation gemessener Östradiolspiegel zeigt also lediglich die endogene Östradiolsekretion an.

— Die Applikationsform ein- und desselben Präparats beeinflusst das Ergebnis der Östradiolmessung deutlich: Bei Verabreichung über die Magen-Darm-Passage (orale Verabreichung) erscheint ein Großteil des Östradiols in Form von Östron, weil bei der ersten Passage durch das Pfortadersystem und die Leber ein Großteil des Östradiols in Östron metabolisiert wird, während bei transdermaler, vaginaler, intranasaler und bukkaler Verabreichung Östradiol zunächst in seiner genuinen Form erscheint; entsprechend höher sind die gemessenen Östradiolspiegel. Da Östron – im Gegensatz zu Östriol – in Östradiol umgewandelt werden kann, ist es ein Prähormon des Östradiols.

> ❯❯ **Bei fraglichen Über- und Unterdosierungen, die mit denselben klinischen Symptomen verknüpft sein können, ist es in Problemsituationen nicht sinnvoll, sich ausschließlich auf die klinischen Symptome zu verlassen.**

So kann man beispielsweise bei Frauen mit überphysiologischen Östradiolspiegeln Hitzewallungen, depressive Neigungen und Zeichen hoher Nervosität finden. Interpretiert man eine solche Situation ohne Analytik im Sinne eines Östrogenmangels, so würde man durch eine zusätzliche Östrogenapplikation die Symptomatik eher verschlechtern und andere Risiken erhöhen. Ein ähnliches Phänomen kann man bei parenteraler Verabreichung von Östrogenen beobachten, wenn bei einem Östradiolabfall von hohem Niveau Beschwerden auftreten, die ohne Kenntnis des aktuellen Hormonspiegels fehlinterpretiert würden. In solchen Situationen ergibt die Bestimmung des Östradiols eine wichtige Entscheidungshilfe.

Andererseits kann gelegentlich auch bei standardisierten Präparaten eine Resorptionsstörung vorliegen mit der Folge zu niedriger Östrogenspiegel. In solchen Fällen liegt der Östradiolspiegel meist weit unter 50 pg/ml. Ein solcher Befund ist auch im Hinblick auf die Prävention von Belang, wenn er beispielsweise Anlass für den Wechsel zu einer anderen Verabreichungsform ist.

Zeitpunkt der Hormonbestimmung während einer Substitution. Die höchsten Serum-Östradiolspiegel findet man bei oraler Einnahme meist nach zwei bis drei Stunden. Wenn während dieses Zeitraums der Östradiolspiegel 200 pg/ml übersteigt, kann bei entsprechender klinischer Symptomatik eine Überdosierung unterstellt werden. Ist er in diesem Zeitraum unter 50 pg/ml, so dürfte eine unzureichende Aufnahme vorliegen. Beides kann in vielen Fällen zu erneutem Auftreten von Hitzewallungen und Schweißausbrüchen vor allem in den Nachtstunden prädisponieren.

Standarddosierungen sind zwar für einem Großteil der Betroffenen angemessen, die gemessenen Serum-Östadiolspiegel und die beobachteten Wirkungen können jedoch so stark variieren, dass in einem Fall ein Präparat optimale Wirkungen hat, in einem anderen die erlittenen Nebenwirkungen u. U. die Compliance gefährden.

Neben genetischen Faktoren, die den mehr oder weniger schnellen Abbau von Östrogenen bestimmen, gibt es auch andere maßgebliche Faktoren: so ist z. B. bekannt, dass Progesteron und einige Gestagene den Abbau des Östradiolmoleküls beschleunigen. Das klinische Korrelat solcher Wirkung sind klimakterische Symptome, die in der Gestageneinnahmephase wieder auftreten können. Körperliche Aktivität, Fieber, Umwelttemperaturen, Zeitpunkt der Nahrungsaufnahme, Vitamine (z. B. Vitamin C), Genussmittel (Rauchen) und manche Medikamente können den Östradiolabbau und die gemessenen Östrogenspiegel beeinflussen.

19.12.2 Hormonersatztherapie in Problemsituationen

Kontraindikationen

In die Beipackzettel der Präparate, die zur HRT verwendet werden, sind die Kontraindikationen der oralen Kontrazeptiva unkritisch übernommen worden, was Ärzte und Rat suchende Frauen verunsichert und eine objektive Information über Vor- und Nachteile der HRT erschwert.

Absolute Kontraindikationen

Es gibt nur wenige absolute Kontraindikationen für den Einsatz von Sexualsteroiden zur HRT. Nach wie vor gilt ein unbehandeltes Mammakarzinom ebenso wie ein unbehandeltes Endometriumkarzinom als klassische Kontraindikation (Einzelheiten ▶ Abschn. 22.4.7). Gleiches gilt für schwere Leberparenchymschäden; bei geringeren Einschränkungen der Leberfunktion ist eine transdermale Substitutionstherapie möglich (s. unten).

Auch eine akute thromboembolische Erkrankung stellt eine absolute Kontraindikation dar. Liegt sie länger zurück, so ist dies in der Vergangenheit als unproblematisch für die Einleitung einer Substitutionstherapie angesehen worden. Inzwischen wurde aber zweifelsfrei nachgewiesen, dass eine HRT das Thromboembolierisiko steigert, die Indikation also streng gestellt werden muss; im Speziellen wird man möglichst niedrige Dosen und eine parenterale Verabreichungsform wählen.

> **Cave**
>
> Unklare genitale Blutungen müssen vor einer HRT selbstverständlich abgeklärt werden.

Relative Kontraindikationen

Eine HRT mit Östrogenen kann – zumindest in höheren Dosen – die Wahrscheinlichkeit erhöhen, dass eine vorbestehende Endometriose exazerbiert. Frauen mit einer diesbezüglichen Anamnese sollten eine kontinuierlich kombinierte HRT erhalten und möglichst keine sequenzielle Form der Östrogen-Gestagen-Kombination. Man sollte die minimale effektive Östrogendosis und eine nicht zu niedrige Gestagendosis wählen. Auch die alleinige Gabe von Gestagenen kann gelegentlich sinnvoll sein. Desgleichen stellt Tibolon, ein Präparat mit sowohl östrogen als auch gestagenen und androgenen Partialwirkungen, eine Alternative dar, da die Substanz nicht zur Proliferation von endometrialem Gewebe führt. Wenn das Therapieziel ausschließlich die Osteoproseprophylaxe ist, kann Raloxifen eine Alternative sein, da keine ungünstigen Effekte auf möglicherweise vorhandene Endometrioseherde zu erwarten sind.

Zwar ist ein Diabetes mellitus keine absolute Kontraindikation für eine Substitutionstherapie, es ist allerdings zu bedenken, dass sich die Insulinsensitivität und damit möglicherweise die Dosis von Antidiabetika verändern kann. Darüber hinaus müssen die bei einem lange bestehenden Diabetes mellitus vorhandenen sekundären Gefäßveränderungen und hieraus möglicherweise resultierende kardiovaskuläre Komplikationen berücksichtigt werden.

Bei Hypertriglyzeridämie ist die transdermale Applikation zu wählen. Nicht sexualsteroidabhängige Tumoren stellen keine Kontraindikation dar. Zur HRT bei weiteren Allgemein- und Systemerkrankungen ▶ Kap. 17.

Spezielle Probleme
Gewichtszunahme

Viele Frauen befürchten unter der HRT eine Gewichtszunahme. Es hat sich jedoch gezeigt, dass Frauen, die in der Postmenopause Sexualsteroide einnehmen, weniger Gewicht zunehmen als Frauen ohne Substitution (The Writing Group for the PEPI 1996). Typischerweise findet man in der Postmenopause eine Verlagerung des Fettgewebes aus dem Hüft-, Gesäß- und Oberschenkelbereich zum Abdomen. Es entwickelt sich ein zunehmend android erscheinendes Verteilungsmuster des Körperfettes, was ein Indikator für ein erhöhtes kardiovaskuläres Risiko sein kann. Ob eine Östrogenersatztherapie der Entwicklung einer androiden Fettverteilung entgegenwirkt, ist noch nicht zweifelsfrei geklärt.

Beim Auftreten von im Folgenden aufgezählten Symptomen sollte geprüft werden, ob evtl. eine Überdosierung die Ursache ist.

Auf Überdosierungen hinweisende Symptome
- Östrogenüberdosierung
  - Mastodynie, empfindliche Mamillen
  - Gewichtszunahme
  - Ödeme
  - Übelkeit
  - Zervikaler Fluor
- Gestagenüberdosierung
  - Appetitzunahme
  - Gewichtszunahme
  - Müdigkeit
  - Depressive Verstimmung
  - Libidoverminderung
  - Trockenheit der Scheide

Gallenwegserkrankungen und Lebererkrankungen

Eine HRT kann das Auftreten von Gallensteinen und Cholezystitis begünstigen. Das absolute Risiko ist jedoch gering. Bei bereits vorhandenen Gallensteinen ist die Therapie entsprechend zu überwachen und bei Problemen evtl. abzusetzen.

> **Cave**
>
> Bei sehr schweren Leberfunktionsstörungen ist die Substitution mit Sexualsteroiden kontraindiziert.

Beim Crigler-Najjar-Syndrom Typ II, beim Gilbert-Meulengracht-Syndrom, beim Rotor-Syndrom und bei einem Schwangerschaftsikterus in der Vorgeschichte sind niedrig dosierte Östrogene nicht kontraindiziert.

> Bei Lebererkrankungen und Cholezystolithiasis ist die transdermale Applikation vorzuziehen.

Mastodynie

Eine Mastodynie ist ein nicht seltenes Problem und häufig Zeichen einer Überdosierung. Zur Differentialdiagnostik können Östradiolbestimmungen sinnvoll sein. Um pathologische Prozesse, die ebenfalls eine Mastodynie verursachen können, auszuschließen, ist eine Untersuchung der Mammae angezeigt. Vermindern sich trotz Dosisanpassung die Mastodyniebeschwerden nicht, sollte man ein Alternativpräparat wählen, je nach Zielsetzung der Hormonsubstitution beispielsweise alternativ Tibolon oder Raloxifen.

Blutungsstörungen

Blutungsstörungen gehören zu den häufigsten Problemen unter einer Hormonsubstitution. Unmittelbar nach Absetzen einer HRT treten in der frühen Postmenopause Entzugsblutungen auf, die, wenn sie über einen längeren Zeitraum anhalten, von den betroffenen Frauen oft als inakzeptabel empfunden werden. Eine frühzeitige Umstellung auf ein kontinuierlich-kombiniertes Substitutionsschema kann unter diesen Voraussetzungen sinnvoll sein, zumal ein Kombinationspräparat das Endometriumkarzinomrisiko definiv nicht erhöht. In aller Regel kann man mit diesem nach wenigen Monaten Blutungsfreiheit erzielen. Diese kontinuierlich kombinierte The-

rapie kann oral oder transdermal in unterschiedlicher Dosierung erfolgen. Es empfiehlt sich, vor Beginn dieser Therapie mit Hilfe eines über 12 Tage verabreichten Gestagens eine Abbruchblutung zu induzieren. Zwischenblutungen sind in den ersten Monaten nicht ungewöhnlich und bedürfen zunächst keiner histologischen Abklärung. Zur blutungsfreien Hormonsubstitution eignen sich auch Tibolon und Raloxifen; die Therapie mit Raloxifen hat jedoch eine eingeschränkte Indikation (s. oben).

Wenn Blutungsstörungen persistieren, bedarf es meist einer Änderung der Therapie (Tabelle 19.3). Zuvor aber sollte geprüft werden, ob Einnahmefehler die Blutungsstörung ausgelöst haben oder ob organische Ursachen vorliegen. Zu Letzteren gehören Kolpitiden, Neoplasien von Vulva, Vagina und Portio uteri, Polypen, Erosionen oder Verletzungen. Pathologische Veränderungen des Endometriums sind weniger leicht zu diagnostizieren. Ein wichtiges Hilfsmittel zur Beurteilung der Endometriumdicke und eventueller intrauteriner Veränderungen wie Polypen oder submuköser Myome ist die transvaginale Sonographie. Zwischenblutungen unter einer kombiniert kontinuierlichen Therapie können dadurch beeinflusst werden, dass man sowohl die Gestagen- als auch die Östrogendosis verändert. Allerdings gibt es kein typisches Blutungsmuster, das eine spezifische Änderung des Therapieschemas zur Folge hätte. Das Problem der kontinuierlichen Östrogen-Gestagen-Kombination besteht nämlich darin, dass durch diese Therapieform mit inhärenter Gestagendominanz zwar die oberflächliche Endometriumschicht atrophisch wird, die darunterliegenden Endometriumgefäße jedoch nicht – eine Konstellation, die zu klinisch manifesten oder subklinischen Blutungen prädisponiert.

> Eine histologische Abklärung der Blutungsstörung ist erforderlich, wenn sie länger als 3 bis 6 Monate persistiert oder eine ausgeprägte Metrorrhagie vorliegt.

Im individuellen Fall kann die histologische Abklärung aufgrund eines unklaren sonographischen Befunds indiziert sein (Ortmann et al. 1997).

■ **Tabelle 19.3.** Blutungsstörungen unter sequenzieller hormonaler Substitutionstherapie

Symptom	Mögliche Ursache
Starke Blutung	Östrogendosis zu hoch oder Gestagendosis zu niedrig (**Cave**: Endometriumpathologie)
Blutung zu früh	Gestagendosis zu niedrig oder inadäquate Östrogendosis
Zwischenblutung	Östrogendosis zu niedrig (**Cave**: Endometriumpathologie)
Keine Entzugsblutung	Östrogendosis möglicherweise sehr niedrig

Derzeit ist noch unklar, welcher sonographisch erhobene Befund bei fehlender klinischer Symptomatik histologisch abgeklärt werden sollte und welcher nicht. Zur histologischen Klärung empfiehlt sich eine fraktionierte Abrasio mit vorangehender hysteroskopischer Kontrolle.

Thromboembolische Ereignisse

Unter Berücksichtigung der Gesamtmorbidität ist eine spontane Thrombose während einer HRT ein sehr seltenes Ereignis. Thrombotische Ereignisse werden durch genetische Faktoren wie die Resistenz gegen aktiviertes Protein C (APC-Resistenz) und einen Mangel an Gerinnungsinhibitoren begünstigt. Ein akutes thromboembolisches Ereignis während einer HRT ist jedoch sehr selten mit diesen genetischen Faktoren assoziiert. Relativ häufige, zu einer Thromboembolie prädisponierende Faktoren sind Immobilisation, Operationen und Dehydratation. Eine Thromboseneigung wird auch durch Autoimmunprozesse, Adipositas, vorangegangene Thrombophlebitiden und das Alter erhöht.

Noch vor kurzer Zeit war man der Ansicht, dass die für die Einnahme oraler Kontrazeptiva bekannte Erhöhung des Thromboembolierisikos für die Hormonsubstitution mit natürlichen Östrogenen und Gestagenen nicht zutrifft. Jüngere Fall-Kontroll-Studien haben jedoch gezeigt, dass auch diese Therapie das relative Risiko eines thromboembolischen Ereignisses um das zwei- bis dreifache erhöht (Daly et al. 1996; Ortmann et al. 1999; Riman et al. 2002). In absoluten Zahlen bedeutet diese Erhöhung des relativen Risikos eine Zunahme von 2 bis 3 Thromboemboliefällen pro 10.000 Frauen und von 2 bis 3 Todesfällen pro 1 Mio. Frauen.

> Wie vor der Erstverordnung einer oralen Kontrazeption sollten auch vor Beginn einer HRT für thromboembolische Ereignisse prädisponierende Faktoren erfasst werden.

Eine Labordiagnostik zum Ausschluss einer APC-Resistenz oder eines Antithrombin-III-Mangels ist nur bei belastender Familienanamnese gerechtfertigt. Bei der Indikation zur Substitution muss man diese Risikofaktoren gegen den potentiellen Nutzen abwägen; im Einzelfall kann Letzterer so groß sein, dass er für eine HRT spricht. In diesem Zusammenhang ist zu bedenken, dass die meisten thromboembolischen Ereignisse im Alter durch die Kumulation von Risikofaktoren zu erklären sind und nur ein geringer Anteil als spontane Thrombose einzustufen ist (Winkler 1997). Bei der Verordnung einer HRT für Patientinnen mit einem thromboembolischen Ereignis in der Anamnese muss die Indikation sehr sorgfältig gestellt werden. Es gibt Hinweise darauf, dass eine parenterale Östrogensubstitution im Hinblick auf das Thromboembolierisiko günstiger ist, weil die Aktivierung leberspezifischer Gerinnungsparameter durch Östrogene unterbleibt (Lowe et al. 2001). Falls man sich nach Abwägung von Risiken

und Nutzen zu einer Hormonsubstitution entschließt, ist die Östrogendosis so gering wie möglich zu wählen.

Zustand nach Myokardinfarkt

Die HERS-Studie (1998) und die ERA(»Estrogen Replacement and Atherosclerosis Study«)-Studie (2000) kamen zu dem Schluss, dass der HRT mit den in den USA benutzten Östrogen- und Gestagenpräparaten keine Wirkung im Sinne einer Sekundärprävention bei präexistenter koronarer Herzkrankheit zukommt. Diese Befunde haben 2001 zu folgender Empfehlung der American Heart Association geführt (Mosca et al. 2001):

- Nach Diagnose einer kardiovaskulären Erkrankung ist die Einleitung einer HRT zur Sekundärprävention nicht geeignet, d. h., dass Patientinnen, die bei Auftreten eines Myokardinfarktes oder bei Neudiagnose von Stenokardien noch keine Hormonsubstitution erhalten haben, diese zur Kardioprävention auch nicht erhalten sollten.
- Eine laufende HRT muss bei Neudiagnose einer kardiovaskulären Erkrankung (z. B. Myokardinfarkt) nicht zwingend abgesetzt werden; sie kann unter einer vorübergehenden antikoagulatorischen Therapie, wie sie in solchen Situationen in der Regel ohnehin erfolgt, fortgeführt werden.

Interessant ist in diesem Zusammenhang eine große retrospektive Kohortenstudie an über 100.000 Patientinnen (Shlipak et al. 2001), der zufolge substituierte Frauen nach einem Infarkt ein relatives Mortalitätsrisiko von 0,65 hatten im Vergleich zu Frauen mit Myokardinfarkt, aber ohne Hormonsubstitution.

Zustand nach zerebrovaskulärem Insult bzw. transienter ischämischer Attacke

In der 1976 begonnenen Nurses Health Study zeigte sich nach 20-jähriger Beobachtungszeit eine leicht erhöhte Inzidenz ischämischer Insulte unter Einnahme von ≥0,625 mg konjugierter equiner Östrogene. Eine weitere, an mehreren hundert Patientinnen durchgeführte prospektiv randomisierte Doppelblind- und plazebokontrollierte Studie (»Women's Estrogen for Stroke Trial«, WEST) zur Sekundärprävention ischämischer Insulte konnte keine Reduktion zerebrovaskulärer Ereignisse in der Gruppe postmenopausaler Frauen nachweisen, die 1 mg Östradiol erhalten hatten (Viscoli et al. 2001), sie hatten vielmehr ein marginal erhöhtes relatives Risiko für einen letal verlaufenden Insult und für schwerwiegende neurologischer Folgeschäden.

> Vor diesem Hintergrund muss die Indikation für eine HRT nach zerebrovaskulärem Insult oder transitorischer ischämischer Attacke sehr sorgfältig abgewogen werden, der Östrogenersatz muss möglichst niedrig dosiert werden und sollte vorzugsweise transdermal erfolgen.

Migräne

Bei Patientinnen mit Migräne sollten hohe Östrogendosen möglichst vermieden werden, da diese bei prädisponierten Patientinnen zu einer Verschlimmerung der Migräne führen können.

> Besonders günstig scheint für Migräne-Patientinnen eine möglichst niedrig dosierte transdermale HRT zu sein (Nappi

et al. 2001). Falls zuvor eine menstruationsgebundene bzw. -assoziierte Migräne bestand, empfiehlt sich die möglichst frühzeitige Umstellung auf ein kontinuierlich kombiniertes Regime, um Schwankungen der Sexualsteroidkonzentratione n, die Auslöser einer Migräneattacke sein können, zu vermeiden (▶ Abschn. 17.10).

Tumorerkrankungen

In ▶ Kap. 22 werden die derzeit gültigen Empfehlungen zu einer HRT bei Patientinnen mit einer Tumorerkrankung dargestellt (▶ Abschn. 22.2 bis 22.4).

19.13 Synopsis

Durch den kompletten Verlust des Follikelapparats erlischt in der zweiten Lebenshälfte die generative Funktion der Frau, und die Östrogenproduktion ihrer Ovarien kommt zum Erliegen. Das Sistieren der Östrogensekretion hat an verschiedenen Östrogenerfolgsorganen östrogenmangelbedingte Funktionseinschränkungen zur Folge. Daneben kommen Alterungsprozesse in Gang, die nicht auf den Östrogenmangel zurückzuführen sind. In dieser Lebensphase muss man diejenigen Veränderungen besonders aufmerksam beobachten, die die Lebensqualität der Frau einschränken. Ziel der Beratung der Frau im Klimakterium und in der Postmenopause ist die Verlangsamung der natürlichen Alterungsprozesse. Zu der Vielzahl präventiver und therapeutischer Maßnahmen gehört auch der korrekte Umgang mit der HRT, die z. Z. neu bewertet wird. Sie gibt ein gutes Beispiel dafür, dass eine einzige medikamentöse Intervention keine allumfassende Therapie oder Prävention darstellt. Vielmehr müssen Arzt und Patientin die HRT in der Postmenopause als einen – wenn auch individuell wichtigen – integralen Bestandteil der Gesundheitsfürsorge für das höhere Lebensalter ansehen, zu der genauso bedeutsam die Eigenleistung in Form von richtiger Ernährung und regelmäßiger körperlicher Bewegung gehört.

Testfragen

1. In welchem Lebensjahr tritt durchschnittlich die Menopause ein?
2. Nennen Sie die Symptome des klimakterischen Syndroms.
3. Welche Veränderungen an den Genitalorganen sind im Zeitraum von der Prämenopause bis zum Senium zu beobachten?
4. Nennen Sie einige Funktionen von Östrogenen.
5. Eignet sich die HRT zur Osteoporoseprophylaxe?
6. Welcher zeitliche und funktionelle Zusammenhang besteht zwischen Ovarfunktion und kardiovaskulären Erkrankungen?
7. Ist die HRT nach aktuellem Kenntnisstand zur Prävention kardiovaskulärer Erkrankungen geeignet?
8. Nennen Sie verschiedene Applikationsformen der HRT sowie ihre jeweiligen Vor- und Nachteile.
9. Welche Östrogene und Gestagene werden bei der HRT eingesetzt?
10. Welchen Zweck erfüllen Gestagene bei der HRT und in welcher Form kann man sie einsetzen?
11. Nennen Sie absolute und relative Kontraindikationen für eine HRT.
12. Nennen Sie einige klinische Situationen, in denen die Bestimmung von FSH und Östradiol vor oder während der HRT nützlich sein kann.

Literatur

AACE, American Association of Clinical Endocrinologists (1996) Clinical practice guidelines for the prevention and treatment of postmenopausal osteoporosis. <url>http://www.aace.com</url>

Abdalla HI, Hart DM, Lindsay R et al. (1985) Prevention of bone mineral loss in postmenopausal women by norethisterone. Obstet Gynecol 66: 789

Bachmann G (1995) The estradiol vaginal ring – a study of existing clinical data. Maturitas [Suppl] 22: 21

Baldereschi M, Di Carlo A, Lepore V et al. (1998) Estrogen-replacement therapy and Alzheimer's disease in the Italian Longitudinal Study on Aging. Neurology 50: 996

Barentsen R, Foekema HA, Bezemer W et al. (1994) The view of women aged 45–65 and their partners on aspects of the climacteric phase of life. Eur J Obstet Gynecol Reprod Biol 57: 95

Barrett-Connor E, Grady D (1998) Hormone replacement therapy, heart disease, and other considerations. Annu Rev Public Health 19: 55

Berning B, Kuijk CV, Kuiper JW et al. (1996) Effects of two doses of tibolone on trabecular and cortical bone loss in early postmenopausal women: a two-year randomized, placebo-controlled study. Bone 19: 395

Black DM, Cummings SR, Karpf DB et al. (1996) Randomised trial of effect of alendronate on risk of fracture in women with existing vertebral fractures. Fracture Intervention Trial Research Group. Lancet 348: 1535

Brenner DE, Kukull WA, Stergachis A et al. (1994) Postmenopausal estrogen replacement therapy and the risk of Alzheimer's disease: a population-based case-control study. Am J Epidemiol 140: 262

Brincat M, Moniz CF, Kabalan S et al. (1987a) Decline in skin collagen content and metacarpal index after the menopause and its prevention with sex hormone replacement. Br J Obstet Gynaecol 94: 126

Brincat M, Versi E, Moniz CF et al. (1987b) Skin collagen changes in postmenopausal women receiving different regimens of estrogen therapy. Obstet Gynecol 70: 123

Bullock JL, Massey FM, Gambrell RD Jr (1975) Use of medroxyprogesterone acetate to prevent menopausal symptoms. Obstet Gynecol 46: 165

Butz S, Wuster C, Scheidt-Nave C et al. (1994) Forearm BMD as measured by peripheral quantitative computed tomography (pQCT) in a German reference population. Osteoporos Int 4: 179

Cadossi R, Cane V (1996) Pathways of transmission of ultrasound energy through the distal metaphysis of the second phalanx of pigs: an in vitro study. Osteoporos Int 6: 196

Casper RF, Alapin-Rubillovitz S (1985) Progestins increase endogenous opioid peptide activity in postmenopausal women. J Clin Endocrinol Metab 60: 34

Casper RF, Yen SS (1985) Neuroendocrinology of menopausal flushes: an hypothesis of flush mechanism. Clin Endocrinol (Oxf) 22: 293

Casson PR, Faquin LC, Stentz FB et al. (1995) Replacement of dehydroepiandrosterone enhances T-lymphocyte insulin binding in postmenopausal women. Fertil Steril 63: 1027

Christiansen C, Riis BJ (1990) Five years with continuous combined oestrogen/progestogen therapy. Effects on calcium metabolism, lipoproteins, and bleeding pattern. Br J Obstet Gynaecol 97: 1087

Clinical Synthesis Panel on HRT (1999) Hormone replacement therapy. Lancet 354: 152

Cooper C, Stakkestad JA, Radowicki S et al. (1999) Matrix delivery transdermal 17beta-estradiol for the prevention of bone loss in postmenopausal women. The International Study Group. Osteoporos Int 9: 358

Cromer BA (1999) Effects of hormonal contraceptives on bone mineral density. Drug Saf 20: 213

Cummings SR, Browner WS, Bauer D et al. (1998) Endogenous hormones and the risk of hip and vertebral fractures among older women. Study of Osteoporotic Fractures Research Group. N Engl J Med 339: 733

Daly E, Vessey MP, Hawkins MM et al. (1996) Risk of venous thromboembolism in users of hormone replacement therapy. Lancet 348: 977

Davis SR, McCloud P, Strauss BJ et al. (1995) Testosterone enhances estradiol's effects on postmenopausal bone density and sexuality. Maturitas 21: 227

Dawood MY, Khan-Dawood FS, Ramos J (1986) The effect of estrogen-progestin treatment on opioid control of gonadotropin and prolactin secretion in postmenopausal women. Am J Obstet Gynecol 155: 1246

Delmas PD, Confavreux E, Garnero P et al. (2000) A combination of low doses of 17beta-estradiol and norethisterone acetate prevents bone loss and normalizes bone turnover in postmenopausal women. Osteoporos Int 11: 177

Dennerstein L, Smith AM, Morse C (1994) Psychological well-being, midlife and the menopause. Maturitas 20: 1

DeValk-de Roo GW, Netelenbos JC, Peters-Muller IR et al. (1997) Continuously combined hormone replacement therapy and bone turnover: the influence of dydrogesterone dose, smoking and initial degree of bone turnover. Maturitas 28: 153

DGGG Konsensusgruppe (2003) Konsensus-Empfehlungen zur Hormontherapie (HT) im Klimakterium und in der Postmenopause. Frauenarzt 44: 138

Ditkoff EC, Crary WG, Cristo M et al. (1991) Estrogen improves psychological function in asymptomatic postmenopausal women. Obstet Gynecol 78: 991

Dören M (2000) Primäre und sekundäre Prävention der postmenopausalen Osteoporose. Reproduktionsmedizin 16: 8

Dören M, Samsioe G (2000) Prevention of postmenopausal osteoporosis with oestrogen replacement therapy and associated compounds: update on clinical trials since 1995. Hum Reprod Update 6: 419

Dubal DB, Kashon ML, Pettigrew LC et al. (1998) Estradiol protects against ischemic injury. J Cereb Blood Flow Metab 19: 1253

Ensrud KE, Palermo L, Black DM et al. (1995) Hip and calcaneal bone loss increase with advancing age: longitudinal results from the study of osteoporotic fractures. J Bone Miner Res 10: 1778

Enzelsberger H, Metka M, Heytmanek G (1989) Untersuchungen zur Psychosomatik an Frauen im Klimakterium. Geburtshilfe Frauenheilkd 49: 289

Ettinger B, Pressman A, Sklarin P et al. (1998) Associations between low levels of serum estradiol, bone density, and fractures among elderly women: the study of osteoporotic fractures. J Clin Endocrinol Metab 83: 2239

Genant HK, Lucas J, Weiss S et al. (1997) Low-dose esterified estrogen therapy: effects on bone, plasma estradiol concentrations, endometrium, and lipid levels. Estratab/Osteoporosis Study Group. Arch Intern Med 157: 2609

Gordan GS (1977) Postmenopausal osteoporosis, cause prevention, and treatment. In: Greenblatt RB, Studd JW (eds) Clinics in obstetrics and gynecology. Saunders, London, p 169

Grodstein F, Stampfer MJ, Falkeborn M et al. (1999) Postmenopausal hormone therapy and risk of cardiovascular disease and hip fracture in a cohort of Swedish women. Epidemiology 10: 476

Hadji P, Rabe T, Ortmann O et al. (2002) Möglichkeiten und Grenzen der Osteoporoseprävention durch Östrogene und Gestagene. Geburtshilfe Frauenheilkd 62: 436

Handa VL, Bachus KE, Johnston WW et al. (1994) Vaginal administration of low-dose conjugated estrogens: systemic absorption and effects on the endometrium. Obstet Gynecol 84: 215

Hauser GA, Huber IC, Keller PJ et al. (1994) [Evaluation of climacteric symptoms (menopause rating scale)]. Zentralbl Gynakol 116: 16

Heckbert SR, Kaplan RC, Weiss NS et al. (2001) Risk of recurrent coronary events in relation to use and recent initiation of postmenopausal hormone therapy. Arch Intern Med 161: 1709

Henderson VW, Watt L, Buckwalter JG (1996) Cognitive skills associated with estrogen replacement in women with Alzheimer's disease. Psychoneuroendocrinology 21: 421

Henry D, Robertson J, O'Connell D et al. (1998) A systematic review of the skeletal effects of estrogen therapy in postmenopausal women I. An assessment of the quality of randomized trials published between 1977 and 1995. Climacteric 1: 92

Hesch RD (1987) Prävention der Osteoporose durch eine Substitutionsbehandlung der menopausalen Frau. Endokrinologie Info 1: 29

Huber JC, Metka M (1997) Haut und Hautanhangsgebilde. In: Lauritzen C (Hrsg) Altersgynäkologie. Thieme, Stuttgart New York

Hulley S, Grady D, Bush T et al. (1998) Randomized trial of estrogen plus progestin for secondary prevention of coronary heart disease in postmenopausal women. Heart and Estrogen/progestin Replacement Study (HERS) Research Group. JAMA 280: 605

Humphrey LL, Chan BKS, Sox HC (2002) Postmenopausal hormone replacement therapy and the primary prevention of cardiovascular disease. Ann Int Med 137: 273

Jacobs DM, Tang MX, Stern Y et al. (1998) Cognitive function in nondemented older women who took estrogen after menopause. Neurology 50: 368

Karlsson B, Granberg S, Wikland M et al. (1995) Transvaginal ultrasonography of the endometrium in women with postmenopausal bleeding – a Nordic multicenter study. Am J Obstet Gynecol 172: 1488

Kawas C, Resnick S, Morrison A et al. (1997) A prospective study of estrogen replacement therapy and the risk of developing Alzheimer's disease: the Baltimore Longitudinal Study of Aging. Neurology 48: 1517

Keep van PA, Kellerhals J (1973) The ageing woman. In: van Keep PA, Lauritzen C (eds) Frontiers of hormone research. Karger, Basel

Komulainen MH, Kroger H, Tuppurainen MT et al. (1998) HRT and Vitamin D in prevention of non-vertebral fractures in postmenopausal women; a 5 year randomized trial. Maturitas 31: 45

Kuhl H, Taubert HD (1987) Das Klimakterium. Thieme, Stuttgart New York

Lauritzen C (1987) Endokrinologie der Prä- und Postmenopause. In: Lauritzen C (Hrsg) Gynäkologische Endokrinologie. Frauenheilkunde und Geburtshilfe. Urban & Schwarzenberg, München, S 217

Lauritzen C (1988) Vergleichende Prüfung einer transdermalen Estrogenverabfolgung mittels Pflasteranwendung gegen ein orales Estrogenpräparat. MMW [Suppl 1] 130: 66

Lauritzen C (1990) Gestagene und Lipidstoffwechsel. Gynäkologe 6: 4

Lauritzen C (1997) Langzeitsubstitution mit Östrogenen und Gestagenen als therapeutische und präventive Maßnahme. In: Lauritzen C (Hrsg) Altersgynäkologie. Thieme, Stuttgart New York, S 199–206

Leiblum SR, Swartzman LC (1986) Women's attitudes toward the menopause: an update. Maturitas 8: 47

Leidig G, Minne HW, Sauer P et al. (1990) A study of complaints and their relation to vertebral destruction in patients with osteoporosis. Bone Miner 8: 217

Lindsay R (1988) Sex steroids in the prevention and management of osteoporosis. In: Riggs BL, Melton LJI (eds) Osteoporosis: etiology, diagnosis, and management. Raven, New York, p 333

Lobo RA, McCormick W, Singer F et al. (1984) Depo-medroxyprogesterone acetate compared with conjugated estrogens for the treatment of postmenopausal women. Obstet Gynecol 63: 1

Lowe GD, Upton MN, Rumley A et al. (2001) Different effects of oral and transdermal hormone replacement therapies on factor IX, APC resistance, t-PA, PAI and C-reactive protein-a cross-sectional population survey. Thromb Haemost 86: 550

Macedo JM, Macedo CR, Elkis H et al. (1998) Meta-analysis about efficacy of anti-resorptive drugs in post-menopausal osteoporosis. J Clin Pharm Ther 23: 345

Matthews K, Cauley J, Yaffe K et al. (1999) Estrogen replacement therapy and cognitive decline in older community women. J Am Geriatr Soc 47: 519

McCarthy T (1994) The prevalence of symptoms in menopausal women in the Far East: Singapore segment. Maturitas 19: 199

McEwen BS, Alves SE (1999) Estrogen actions in the central nervous system. Endocr Rev 20: 279

McGuire M, Labby D (1983) Sexuality and the menopausal and postmenopausal women. Semin Reprod Endocrinol 1: 69

Melchert F (1988) Ein transdermales therapeutisches System im Vergleich zur peroralen Östrogensubstitution für die Behandlung des klimakterischen Syndroms. MMW [Suppl 1] 130: 69

Melton LJ III (1988) Epidemiology of fractures. In: Riggs BL, Melton LJI (eds) Osteoporosis: etiology, diagnosis, and management. Raven, New York, p 133

Metka M, Enzelsberger H, Knogler W et al. (1991) Augenbeschwerden als klinisches Syndrom. Geburtshilfe Frauenheilkd 51: 143

Molinski H (1986) Die psychische und familiäre Situation der alternden Frau unter Berücksichtigung psychopathologischer Verhaltensmuster. Gynäkologe 19: 276

Montgomery JC, Appleby L, Brincat M et al. (1987) Effect of oestrogen and testosterone implants on psychological disorders in the climacteric. Lancet 1: 297

Morrison JC, Martin DC, Blair RA et al. (1980) The use of medroxyprogesterone acetate for relief of climacteric symptoms. Am J Obstet Gynecol 138: 99

Mosca L, Collins P, Herrington DM et al. (2001) Hormone replacement therapy and cardiovascular disease: a statement for healthcare professionals from the American Heart Association. Circulation 104: 499

Mosekilde L, Beck-Nielsen H, Sorensen OH et al. (2000) Hormonal replacement therapy reduces forearm fracture incidence in recent postmenopausal women – results of the Danish Osteoporosis Prevention Study. Maturitas 36: 191

Myers LS, Dixen J, Morrissette D et al. (1990) Effects of estrogen, androgen, and progestin on sexual psychophysiology and behavior in postmenopausal women. J Clin Endocrinol Metab 70: 1124

Nahoul K, Dehennin L, Jondet M et al. (1993) Profiles of plasma estrogens, progesterone and their metabolites after oral or vaginal administration of estradiol or progesterone. Maturitas 16: 195

Nand SL, Wren BG, Gross BA et al. (1999) Bone density effects of continuous estrone sulfate and varying doses of medroxyprogesterone acetate. Ogen/Provera Study Group. Obstet Gynecol 93: 1009

Nappi RE, Cagnacci A, Granella F et al. (2001) Course of primary headaches during hormone replacement therapy. Maturitas 38: 157

Nathorst-Böös J, Wiklund I, Mattsson LA et al. (1993) Is sexual life influenced by transdermal estrogen therapy? A double blind placebo controlled study in postmenopausal women. Acta Obstet Gynecol Scand 72: 656

Nelson HD, Humphrey LL, Nygren P et al. (2002) Postmenopausal hormone replacement therapy: scientific review. JAMA 288: 872

Nilsson K, Heimer G (1995) Low-dose 17 beta-oestradiol during maintenance therapy – a pharmacokinetic and pharmacodynamic study. Maturitas 21: 33

O'Connell D, Robertson J, Henry D et al. (1998) A systematic review of the skeletal effects of estrogen therapy in postmenopausal women II. An assessment of treatment effects. Climacteric 1: 112

Ongphiphadhanakul B, Piaseu N, Tung SS et al. (2000) Prevention of postmenopausal bone loss by low and conventional doses of calcitriol or conjugated equine estrogen. Maturitas 34: 179

Ortmann O, Diedrich K, Schulz KD (1997) Hormonelle Substitutionstherapie und gynäkologische Malignome. Gynäkologe 30: 326

Ortmann O, Strowitzki T, Diedrich K (1999) Tibolon in der postmenopausalen Hormonsubstitution: gewebespezifische Metabolisierung als Therapieprinzip. Frauenarzt 40: 523

Osmers R (1995) Vaginal-Sonographie: mit Ultraschall dem Korpuskarzinom auf der Spur. Med Tribune 12: 39

Ottosson UB, Johansson BG, von Schoultz B (1985) Subfractions of high-density lipoprotein cholesterol during estrogen replacement therapy: a comparison between progestogens and natural progesterone. Am J Obstet Gynecol 151: 746

Padwick ML, Endacott J, Whitehead MI (1985) Efficacy, acceptability, and metabolic effects of transdermal estradiol in the management of postmenopausal women. Am J Obstet Gynecol 152: 1085

Paganini-Hill A, Henderson VW (1994) Estrogen deficiency and risk of Alzheimer's disease in women. Am J Epidemiol 140: 256

Palacios S, Menendez C, Jurado AR et al. (1995) Changes in sex behaviour after menopause: effects of tibolone. Maturitas 22: 155

Phillips SM, Sherwin BB (1992) Effects of estrogen on memory function in surgically menopausal women. Psychoneuroendocrinology 17: 485

Ramoso-Jalbuena J (1994) Climacteric Filipino women: a preliminary survey in the Philippines. Maturitas 19: 193

Reginster JY, Sarlet N, Deroisy R et al. (1992) Minimal levels of serum estradiol prevent postmenopausal bone loss. Calcif Tissue Int 51: 340

Resnick SM, Metter EJ, Zonderman AB (1997) Estrogen replacement therapy and longitudinal decline in visual memory. A possible protective effect? Neurology 49: 1491

Riman T, Dickman PW, Nilsson S et al. (2002) Hormone replacement therapy and the risk of invasive epithelial ovarian cancer in Swedish women. J Natl Cancer Inst 94: 497

Ringe JD (1988) Steigerung der oralen Kalziumzufuhr – Nutzen oder Risiko? Dtsch Med Wochenschr 113: 1329

Ross RK, Paganini-Hill A (1983) Estrogen replacement therapy and coronary heart disease. Semin Reprod Endocrinol 1: 19

Rubinow DR, Schmidt PJ, Roca CA (1998) Estrogen-serotonin interactions: implications for affective regulation. Biol Psychiatry 44: 839

Runnebaum B, Salbach B, von Holst T (1994) Orale oder transdermale Östrogensubstitutionstherapie im Klimakterium? Geburtshilfe Frauenheilkd 54: 119

Schiff I, Tulchinsky D, Cramer D et al. (1980) Oral medroxyprogesterone in the treatment of postmenopausal symptoms. JAMA 244: 1443

Schmeiser-Rieder A, Kunze M (1997) Epidemiologie, Demographie und Anforderungen an das Gesundheitswesen. In: Lauritzen C (Hrsg) Altersgynäkologie. Thieme, Stuttgart New York

Schneider LS, Small GW, Hamilton SH et al. (1997) Estrogen replacement and response to fluoxetine in a multicenter geriatric depression trial. Fluoxetine Collaborative Study Group. Am J Geriatr Psychiatry 5: 97

Schweiger U (2000) Hormonersatztherapie in der Menopause. Effekte der HRT auf kognitive und andere psychische Funktionen. Gynäkologe 33: 385

Seibel MJ (2001) Evaluation des osteoporotischen Frakturrisikos. Dt Arztebl 25: A1681–A1689

Semmens JP (1983) Sexuality. In: Buchbaum HJ (ed) The menopause. Springer, Berlin Heidelberg New York Tokyo, p 173

Shaywitz SE, Shaywitz BA, Pugh KR et al. (1999) Effect of estrogen on brain activation patterns in postmenopausal women during working memory tasks. JAMA 281: 1197

19

Sherwin BB (1988) Estrogen and/or androgen replacement therapy and cognitive functioning in surgically menopausal women. Psychoneuroendocrinology 13: 345

Sherwin BB, Gelfand MM (1984) Effects of parenteral administration of estrogen and androgen on plasma hormone levels and hot flushes in the surgical menopause. Am J Obstet Gynecol 148: 552

Sherwin BB, Gelfand MM (1985) Differential symptom response to parenteral estrogen and/or androgen administration in the surgical menopause. Am J Obstet Gynecol 151: 153

Sherwin BB, Tulandi T (1996) »Add-back« estrogen reverses cognitive deficits induced by a gonadotropin-releasing hormone agonist in women with leiomyomata uteri. J Clin Endocrinol Metab 81: 2545

Shlipak MG, Angeja BG, Go AS et al. (2001) Hormone therapy and in-hospital survival after myocardial infarction in postmenopausal women. Circulation 104: 2300

Speroff L, Rowan J, Symons J et al. (1996) The comparative effect on bone density, endometrium, and lipids of continuous hormones as replacement therapy (CHART study). A randomized controlled trial. JAMA 276: 1397

Staland B (1985) Continuous treatment with a combination of estrogen and gestagen – a way of avoiding endometrial stimulation. Clinical experiences with Kliogest. Acta Obstet Gynecol Scand [Suppl] 130: 29

Steiner M (1983) Psychobiologic aspects of the menopausal syndrome. In: Buchbaum HJ (ed) The menopause. Springer, Berlin Heidelberg New York Tokyo, p 151

Steingold KA, Laufer L, Chetkowski RJ et al. (1985) Treatment of hot flashes with transdermal estradiol administration. J Clin Endocrinol Metab 61: 627

Stone K, Bauer DC, Black DM et al. (1998) Hormonal predictors of bone loss in elderly women: a prospective study. The Study of Osteoporotic Fractures Research Group. J Bone Miner Res 13: 1167

Tang GW (1994) The climacteric of Chinese factory workers. Maturitas 19: 177

Tang MX, Jacobs D, Stern Y et al. (1996) Effect of oestrogen during menopause on risk and age at onset of Alzheimer's disease. Lancet 348: 429

The Writing Group for the PEPI (1996) Effects of hormone therapy on bone mineral density: results from the postmenopausal estrogen/progestin interventions (PEPI) trial. JAMA 276: 1389

Tikkanen MJ, Kuusi T, Nikkila EA, et al. (1986) Post-menopausal hormone replacement therapy: effects of progestogens on serum lipids and lipoproteins. A review. Maturitas 8: 7

Torgerson DJ, Bell-Syer SE (2001) Hormone replacement therapy and prevention of nonvertebral fractures: a meta-analysis of randomized trials. JAMA 285: 2891

Utian WH (1987) Overview on menopause. Am J Obstet Gynecol 156: 1280

Varas-Lorenzo C, Garcia-Rodriguez LA, Perez-Gutthann S et al. (2000) Hormone replacement therapy and incidence of acute myocardial infarction. A population-based nested case-control study. Circulation 101: 2572

Viscoli CM, Brass LM, Kernan WN et al. (2001) A clinical trial of estrogen-replacement therapy after ischemic stroke. N Engl J Med 345: 1243

Westendorp IC, Veld BA, Grobbee DE et al. (2000) Hormone replacement therapy and peripheral arterial disease: the Rotterdam study. Arch Intern Med 160: 2498

WHO (1994) Assessment of fracture risk and its application to screening for postmenopausal osteoporosis. Report of a WHO Study Group. World Health Organ Tech Rep Ser 843: 1

Williams SR, Frenchek B, Speroff T et al. (1990) A study of combined continuous ethinyl estradiol and norethindrone acetate for postmenopausal hormone replacement. Am J Obstet Gynecol 162: 438

Windler E (2002) Medizin des Alters – Forschung des Alterns und Prävention des Alternden. Gynäkologe 10: 944–950

Winkler UH (1997) Thromboembolierisiko, hormonelle Kontrazeption und Östrogensubstitution. Gynäkologe 30: 341

Wolff F (1988) Östrogensubstitutionstherapie im Klimakterium. MMW [Suppl 1] 130: 60

Writing Group for the Women's Health Initiative Investigators (2002) Risks and benefits of estrogen plus progestin in healthy postmenopausal women. JAMA 288: 321

Xu H, Gouras GK, Greenfield JP et al. (1998) Estrogen reduces neuronal generation of Alzheimer beta-amyloid peptides. Nat Med 4: 447

Yaffe K, Grady D, Pressman A et al. (1998) Serum estrogen levels, cognitive performance, and risk of cognitive decline in older community women. J Am Geriatr Soc 46: 816

Endometriose

E. Malik

20.1 Einleitung

> Die Endometriose ist definiert als das Vorhandensein und die Proliferation endometrialen Gewebes außerhalb der uterinen Kavität. Bereits 1690 wurden Klinik und Morphologie in der «Disputatio Inauguralis Medica de Ulceribus Ulceri» von Daniel Shroen (1690) beschrieben. Sie ist eine der häufigsten benignen Erkrankungen der fertilen Frau. Größere Studien zeigen eine Prävalenz der Endometriose zwischen 0,5 und 5% bei fertilen und 25 bis 40% bei infertilen Frauen. Brosens (1992) hat in einer Studie zur Inzidenz der laparoskopisch gesicherten Endometriose die höchste Inzidenz in der Gruppe der Patientinnen mit idiopathischer Sterilität beobachtet. Eine unwesentlich geringere Inzidenz konnte in der Gruppe der Schmerzpatientinnen festgestellt werden. Bei Patientinnen, die sich einer laparoskopischen Sterilisation unterzogen, konnte die Endometriose deutlich seltener gesichert werden. Hieraus lässt sich ableiten, dass der Krankheitswert der Endometriose in der Schmerzsymptomatik und in der Sterilität besteht.
>
> Ein Zusammenhang zwischen Endometriose und individuellem reproduktiven Verhalten liegt nahe. Multigravidität, Multiparität und chronische Oligo- und Anovulation disponieren weniger zur Entwicklung einer Endometriose, während die Anzahl ovulatorischer Menstruationszyklen sowie eine langjährige Sterilität positiv mit der Inzidenz der Endometriose korrelieren.

20.2 Pathogenese

Die am weitesten verbreitete Theorie der Pathogenese wurde 1924 von Sampson beschrieben und Transplantationstheorie genannt. Sie beinhaltet die retrograde Menstruation von endometrialem Gewebe vom Cavum uteri über die Tuben und die Fimbrien bis ins kleine Becken mit anschließender Implantation der Gewebsfragmente am Peritoneum. Untermauert wird die Theorie der retrograden Menstruation durch weitere epidemiologische Beobachtungen: Patientinnen mit häufigeren, stärkeren oder längeren Menstruationen haben ein erhöhtes Risiko einer Endometriose (Rock u. Markham 1992). Allerdings menstruieren 90% aller Frauen retrograd, so dass man eine Inzidenz von 90% erwarten würde. Da die tatsächliche Inzidenz offenbar geringer ist, muss die gesunde Frau über Mechanismen verfügen, die sie vor der Implantation von endometrialem Gewebe schützt. In diesem Zusammenhang werden funktionelle Veränderungen des peritonealen Milieus bei Patientinnen mit einer Endometriose diskutiert.

Das peritoneale Milieu übernimmt mit einer Vielzahl von proliferationshemmenden und -fördernden Substanzen die Modulation der Erkrankung. Intraperitoneale immunkompetente Zellen wie Makrophagen und Monozyten sezernieren solche Substanzen und übernehmen eine Vielzahl von Funktionen; beispielsweise erkennen und phagozytieren sie Mikroorganismen und Fremdmaterial und fördern das Zellwachstum. Die Aktivität von Adhäsionsmolekülen, Zytokinen und Wachstumsfaktoren (Tumornekrosefaktor TNF-α, TGF-α, α-FGF, Prostaglandine, Interleukine etc.) spiegelt die Dynamik der Endometriose wider.

> Von besonderer Bedeutung sind Gefäßneubildung (Angiogenese) und für die Angiogenese relevante Peptide, wie z. B. der »vascular endothelial growth factor« (VEGF) oder die Angiopoietine. Die Angiogenese fördert die Entstehung der Endometriose, indem endometriale Fragmente an das Gefäßsystem angeschlossen werden.

Zahlreiche Studien belegen die erhöhte Expression von Zytokinen, Wachstumsfaktoren und Angiogenesefaktoren sowie die verstärkte Angiogenese bei Frauen mit einer Endometriose. Eine vermehrte Makrophagen- und Monozytenmigration durch das Gefäßendothel in die Peritonealhöhle repräsentiert den ersten Schritt der entzündlichen Reaktion des Mesothels. Lokale, autokrine und parakrine Mechanismen steuern den Zellkontakt von Zellen des Immunsystems untereinander und fördern Invasion und Wachstum von ektopem Endometrium (⬛ Abb. 20.1). Unklar ist, ob diese Veränderungen zur Entstehung der Erkrankung beitragen oder durch die Erkrankung verursacht werden, also Folge der Erkrankung sind.

Die Bedeutung des uterinen Faktors bei der retrograden Menstruation haben Leyendecker et al. (1998) postuliert, indem sie das pathologische Kontraktionsverhalten des Uterus infolge einer funktionellen Alteration der subendometrialen Gewebsschicht, der Archimetra, zum Verursacher der Endometriose erklärt haben.

Diese beiden Theorien können jedoch die Präsenz der Endometriose außerhalb des kleinen Beckens, z. B. in der Pleura, im zentralen Nervensystem und in einigen seltenen Fällen sogar in der Prostata, nicht erklären. Für diese Fälle wäre es denkbar, dass eine lymphatische oder hämatogene Streuung, die Metaplasie von peritonealem Mesothelium oder embryonale Reste für die Entwicklung der Endometriose verantwortlich sind (Rock u. Markham 1992).

Eine Kombination zweier Theorien ist die Induktionstheorie, welche die retrograde Menstruation als Stimulus für das Mesothel zur Ausbildung endometrialer Zellen und deren Implantation versteht.

Eine familiäre Häufung der Erkrankung ist wahrscheinlich (Treloar et al. 2002). Der genetische Einfluss wurde bis dato kontrovers diskutiert (Hadfield et al. 2001; Baranova et al. 1997, 1999) und ist Inhalt derzeitiger Studien.

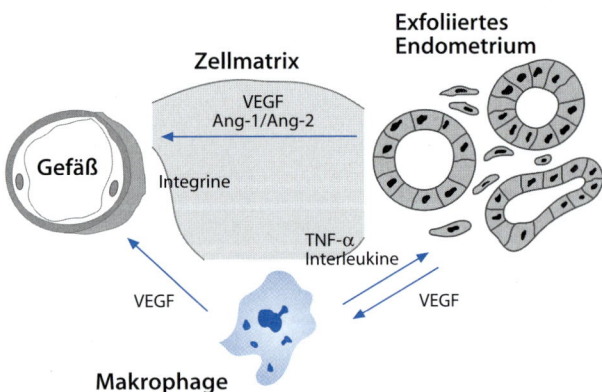

⬛ **Abb. 20.1.** Schematische Darstellung der für die Angiogenese relevanten Faktoren der Endometriose. Ang-1 bzw. -2 Angiopoietin 1 bzw. 2 (Malik et al. 2002)

20.3 Symptome und Lokalisation

Auch wenn Endometriosepatientinnen beschwerdefrei sein können, sind Unterbauchschmerzen das klassische und führende Symptom der Erkrankung. Frauen können an schmerzhaften Periodenblutungen (Dysmenorrhö) oder an Schmerzen beim Geschlechtsverkehr (Dyspareunie) leiden. Auch dauerhafte, zyklusunabhängige Unterbauchschmerzen sind bei einer fortschreitenden Endometriose möglich. Schmerzen können darüber hinaus während Defäkation und Miktion auftreten, da die Endometriose Blase und Rektum befallen kann. Zyklische Blutungen aus Blase und Rektum sind beschrieben worden. Die Inzidenz und Prävalenz der Erkrankung legen einen Zusammenhang zwischen Endometriose und Infertilität nahe. Die möglichen Lokalisationen der Endometriose gibt ◘ Tabelle 20.1 wieder.

20.4 Stadieneinteilung

Die Einteilung der Stadien der Endometriose erfolgt nach der revidierten Klassifikation der »American Society for Reproductive Medicine« (ASRM) aus dem Jahre 1996. Diese Stadieneinteilung basiert auf der Verteilung von Punkten für die Ausdehnung der Endometriose am Peritoneum und am Ovar, wobei zwischen oberflächlichen und tiefen Endometrioseherden differenziert wird. Darüber hinaus wird eine Punktzahl für die inkomplette und komplette Obliteration des Douglas-Raums vergeben. Es erfolgt eine Auswertung der peritubaren und periovariellen Adhäsionen. Hier wird zwischen dichten und schleierartigen Adhäsionen unterschieden, die Flächenausdehnung bewertet und aus der Kombination der verschiedenen Erscheinungsbilder eine Punktzahl zusammengestellt (◘ Abb. 20.2).

In der revidierten Fassung wird darüber hinaus unterschieden zwischen roten, weißen und schwarzen Läsionen der Erkrankung, die prozentual angegeben werden sollen. Bedauerlicherweise wird den unterschiedlichen Erscheinungsbildern, insbesondere den unterschiedlichen Aktivitätsgraden der Endometriose, keine weitere Bedeutung beigemessen. So beziehen sich nahezu alle Publikationen der Gegenwart auf die ASRM-Klassifikation und berücksichtigen die Aktivität der Erkrankung gar nicht oder nur marginal. Zukünftig wird allerdings die Aktivität der Erkrankung stärker berücksichtigt werden, indem die Auswirkungen der unterschiedlichen Therapieformen auf die Aktivität der Erkrankung erforscht werden. Derzeit ist völlig unklar, in welchem funktionellen Zusammenhang die unterschiedlichen ASRM-Stadien zur Aktivität der Erkrankung stehen, und wie sie mit den Symptomen der Erkrankung korrelieren. Auch dies wird Mittelpunkt zukünftiger Untersuchungen sein.

20.5 Diagnostik

Wie oben bereits erwähnt, korreliert die Diagnose der Endometriose einerseits mit einer chronischen oder intermittierenden Schmerzsymptomatik (Dysmenorrhö, Dyspareunie, Unterbauchschmerzen, Schmerzen während der Defäkation oder Miktion), andererseits mit einer Sterilität (Evers 1997; Pittaway et al. 1985; Schweppe 1985). Neben Anamnese und klinischer Untersuchung hat präoperativ die Ultraschalluntersuchung ihren Platz in der Diagnostik, gelegentlich auch die Magnetresonanztomographie (MRT). Besonders die Ultraschalldiagnostik eignet sich zur Identifizierung von Endometriomen. Der Nachweis von Endometriomen gelingt mit Hilfe eines 7,5 mHz transvaginalen Ultraschallkopfes mit einer Sensitivität von 83% und einer Spezifität von 98% (Duleba 1997). Die MRT eignet sich zur Diagnostik der tiefen Endometriose (z. B. Spatium rectovaginale, Lig. sacrouterinum, Rektum, Blase; Kinkel et al. 1999).

> Bildgebende Verfahren können oberflächliche peritoneale Endometrioseherde oder Adhäsionen nicht identifizieren. Unerlässlich ist somit eine intraoperative, d. h. überwiegend eine laparoskopische Diagnose der Endometriose.

Die intraoperative Diagnose der Endometriose, insbesondere der minimalen und der milden Endometriose, ist schwierig. Wichtig ist der Nachweis von nichtpigmentierten Veränderungen des Peritoneums und die Fähigkeit zu deren Interpretation (Jansen u. Russel 1986; Murphy et al. 1986). Darüber hinaus gibt es Endometrioseläsionen in einem lupenoptisch unauffällig erscheinenden Peritoneum (Redwine u. Yocom 1990), was die Diagnostik zusätzlich erschwert.

Uneinigkeit besteht darüber, wie man makroskopisch erkennbare peritoneale Phänomene benennt: Einige Autoren unterteilen sie in pigmentierte und nichtpigmentierte Areale (Jansen u. Russel 1986; Redwine 1987), andere sprechen von typischen und atypischen Veränderungen (Donnez et al. 1996a; Martin et al. 1989; Nisolle et al. 1993; Schweppe 1989).

Die nichtpigmentierten Areale können sehr unterschiedliche Erscheinungsformen annehmen, was zu einer Fehldiagnose prädisponiert. Eine für die Endometriose typische lupenoptische Erscheinungsform fehlt. Insbesondere nichtpigmentierte Endometrioseherde können mit anderen Strukturen verwechselt werden, so z. B. mit Narben, Adhäsionen, postentzündlichen Veränderungen, Karzinomen, ektopen Graviditäten, oberflächlichen epithelialen Metaplasien und Mesothelproliferationen (Jansen u. Russel 1986; Martin u. Diamond 1986; Stovall u. Ling 1988). Die verwirrende Vielzahl an Beschreibungen der unterschiedlichen Erscheinungs-

◘ **Tabelle 20.1.** Lokalisationen der Endometriose. (Redwine 1987; Schweppe 1989)

Lokalisation	Redwine [%]	Schweppe [%]
Douglas-Raum	61	28
Lig. latum	71	16
Lig. sacrouterinum	74	60
Blase	20	15
Uterus	11	-
Kolon	12	19
Ovar	28	52
Tube	7	2–8

Patientin _____ Datum _____

Stadium I	(Minimal)	-1-5
Stadium II	(Mild)	-6-15
Stadium III	(Moderate)	-16-40
Stadium IV	(Schwer)	->40

Laparoskopie _____ Laparotomie _____
Foto _____ Empfohlene Behandlung _____
_____
Prognose _____

Abb. 20.2. Modifizierte ASRM-Stadieneinteilung der Endometriose. (American Society for Reproductive Medicine 1997)

	Endometriose	<1 cm	1-3 cm	>3 cm
Peritoneum	oberflächlich	1	2	4
	tief	2	4	6
Ovar	R oberflächlich	1	2	4
	R tief	4	16	20
	L oberflächlich	1	2	4
	L tief	4	16	20

	Douglas	partiell	komplett
	Obliteration	4	40

	Adhäsionen	<1/3	1/3-2/3	>2/3
Ovar	R schleierartig	1	2	4
	R dicht	4	8	16
	L schleierartig	1	2	4
	L dicht	4	8	16
Tube	R schleierartig	1	2	4
	R dicht	4*	8*	16
	L schleierartig	1	2	4
	L dicht	4*	8*	16

* Falls die Fimbrien komplett verschlossen sind, die Punktzahl auf 16 ändern.
Notieren Sie die Art der Endometrioseimplantate: Rot (R) rot, pink, flammenartig, bläschenartig.
Weiß (W) weiß, opak, peritoneale Defekte, gelblich. Braun (B) braun, schwarz, blau,
Hämosiderin Ablagerungen. Notieren Sie die Prozentangaben aller beschriebenen Implantate
als R _____ %, W _____ %, B _____ %. Die Summe sollte 100 % ergeben.

formen der Endometrioseherde hat bereits 1921 begonnen, als Sampson (1921, 1924, 1927) von roten himbeerfarbenen, lila himbeerfarbenen, blaubeerfarbenen, bläschenartigen Regionen und von peritonealen Taschen berichtete. Die Verwirrung hält bis heute an.

Die histologische Nachweisrate der Endometriose lag hierbei zwischen 16% bei kohleartig/vesikulären und 94% bei schwarz/narbigen Arealen. Die histologische Nachweisrate innerhalb des Gesamtkollektivs betrug 51% betreffend alle Endometrioseformen. Andere Autoren (Donnez et al. 1996a; Portuondo et al. 1982) nennen eine Nachweisrate zwischen 70 und 100%, abhängig von Erscheinungsform, Lokalisation und Therapieform. Pigmentierte und nichtpigmentierte Areale kommen in der Regel nebeneinander vor. Martin et al. (1989) beschrieben 84% pigmentierte und 92% nichtpigmentierte Areale. Jansen u. Russell (1986) beobachtete in 53% der

Fälle pigmentierte und in 57% der Fälle nichtpigmentierte Endometrioseherde.

Aufgrund der mangelhaften diagnostischen Zuverlässigkeit insbesondere der lupenoptischen Betrachtung während einer Laparoskopie, sind Forderungen laut geworden, die Technik der derzeitigen Diagnostik zu standardisieren und neue Nachweismethoden zu entwickeln. Zu diesen gehört die Fluoreszenzdiagnostik, ein in der Entwicklung befindliches Verfahren, das auf der Applikation eines fluoreszierenden Farbstoffs (5-Aminolävulinsäure, 5-ALS) beruht, welcher durch violettes Licht zur Fluoreszenz angeregt wird (Hillemanns et al. 2000; Malik et al. 2000). Prospektive Studien müssen die vermutlich höhere Sensitivität und Spezifität dieses diagnostischen Verfahrens zum Nachweis insbesondere von nichtpigmentierten Endometrioseherden untermauern.

Entgegen allen Vermutungen ist die höhergradige und schwere Endometriose allein auf der Basis der klinischen

Symptome nicht ohne Weiteres zu diagnostizieren; ein ausgedehnter intraabdominaler Adhäsionssitus mit multiplen Läsionen korreliert nicht zwingend mit der Schmerzsymptomatik sowie mit der eher mechanischen Sterilität. Schwierig ist auch die Diagnostik und Charakterisierung des Schweregrads der Erkrankung bei Vorliegen uni- oder bilateraler Endometriome (das sind meist größere Endometrioseherde in den Ovarien) ohne Obliteration des Douglas-Raums. Borsellino et al. (1993) konnten dokumentieren, dass in bis zu 80% der Fälle eine Assoziation von Ovarendometriose und Endometriose des Rektosigmoidbereichs besteht; diese Assoziation repräsentiert die schwerste Form der Endometriose überhaupt. In einer neueren Arbeit (Redwine 1999) ist eine intestinale Beteiligung bei 34% der Patientinnen mit Endometriomen nachgewiesen worden. Zu unterscheiden ist hierbei der Befall der Darmserosa allein vom Befall der tieferen Schichten der Muskel- und Mukosaschicht des Darms. Bei Befall dieser Schichten kann eine erhebliche Darmsymptomatik auftreten. Am häufigsten findet man die Endometriose der Rektosigmoidregion, gefolgt von Ileum, Appendix und Zökum. Um laparoskopisch den Douglas-Raum einzusehen und somit eine Endometriose des Rektosigmoidbereichs nachzuweisen, muss man die Patientin in eine maximale Kopftieflagerung bringen und sorgfältig den retrozervikalen Bereich und die Sakrouterinligamente überprüfen. Richtungsweisend für die sorgfältige laparoskopische Diagnostik sind klinische und anamnestische Symptome wie Rückenschmerzen und Störungen der Defäkation. Eine sorgfältige Palpation und Spekulumeinstellung der Fornix posterior der Vagina wird in vielen Fällen eine sonst leicht zu übersehende retrozervikale Knotenbildung sichtbar werden lassen. Eine präoperative Koloskopie wird nur in seltenen Fällen den Befall der Mukosa zeigen (Cameron et al. 1995), sollte aber bei entsprechendem klinischen Verdacht durchgeführt werden, um die operative Sanierung zu planen.

Neben der Endometriose der Harnblase als eher seltenes Ereignis ist die von den Sakrouterinligamenten ausgehende narbige Endometriose nicht zu verharmlosen, denn sie kann die Ureteren ummauern und das Nierenbeckenkelchsystem aufstauen.

> **Daher ist bei jeder Erstuntersuchung eine Sonographie der Nieren durchzuführen und ggf. eine radiologische Diagnostik der ableitenden Harnwege unter Verwendung von Kontrastmitteln zu veranlassen.**

Extraabdominale Lokalisationen von Endometrioseherden, wie im Nabelbereich, in Narbengewebe, in der Lunge oder im Gehirn, die in der Literatur beschrieben sind, gelten als eher selten.

Zusammenfassend ist zu sagen, dass eine sorgsame Anamnese und gynäkologische Diagnostik, eine Vaginal- und Transabdominalsonographie sowie eine präoperative Zystoskopie und Rektoskopie Hinweise auf den zu erwartenden Schweregrad der Erkrankung geben können. In ausgesuchten Fällen sind darüber hinaus eine weiterführende Diagnostik der ableitenden Harnwege und eine Koloskopie erforderlich.

20.6 Aktivität

Angesichts der häufig extremen Schwierigkeit, die Endometriose nachzuweisen – insbesondere die nichtpigmentierten Endometrioseherde – muss man die Frage nach ihrer klinischen Bedeutung stellen. Zahlreiche Untersuchungen zeigen, dass gerade diesen peritonealen Bezirken aktive Endometrioseherde zugrunde liegen. Nisolle et al. (1993) dokumentierten bei den unterschiedlich gefärbten Endometrioseherden Unterschiede bezüglich ihrer Vaskularisation und der Mitoserate als Marker ihrer Aktivität, und zwar anhand von Biopsien aus peritonealen Endometriosebezirken, die sie bei 135 infertilen Patientinnen in schwarze (typische), rote oder weiße (atypische) Läsionen einteilten. In diesen Proben ermittelten sie jeweils die Anzahl von Kapillaren/mm² Stroma, ihre durchschnittliche Oberflächenausdehnung, das Verhältnis von Kapillaren zur Stromaoberfläche und die mitotische Aktivität.

Die ausgeprägteste **Vaskularisation** und **mitotische Aktivität** fanden sie in roten Läsionen, was die Vermutung nahe legt, dass solche Läsionen sehr aktiv sind und wahrscheinlich das Frühstadium der Implantation von endometrialen Drüsen und Stroma darstellen. Die sehr geringe Vaskularisation und das Fehlen von Mitosen in weißen Läsionen lässt darauf schließen, dass diese Läsionen wesentlich weniger aktiv sind als die roten und ein Ruhestadium der Endometriose darstellen. Die weißen Läsionen sind nach den obigen Kriterien mit den braunschwarzen Läsionen vergleichbar. Diese Studie legt die Vermutung nahe, dass die Vaskularisierung von peritonealen Endometrioseherden Ausdruck ihrer Aktivität sein könnte.

Ergänzend zu den Untersuchungen von Nisolle et al. konnten andere Untersucher belegen, dass die Endometriose im rektovaginalen Segment geringer vaskularisiert ist, eine niedrigere Aktivität aufweist und insofern mit der Adenomyosis uteri vergleichbar ist (Donnez et al. 1996b). Diese Lokalisationen korrelieren offenbar mit einer niedrigen Aktivität der Erkrankung. Auf der Basis dieser Ergebnisse und anhand stereometrischer Untersuchungen postulieren Donnez et al. (1996a), dass die Endometriose im rektovaginalen Segment eine Läsion der Adenomyosis darstelle und sich aus Müller-Gang-Resten entwickeln könne und somit – abweichend von der peritonealen Endometrioseform – eine spezifische Erkrankung darstelle.

Donnez et al. (1998) und Smith (1996) halten die Angiogenese für einen fundamentalen Prozess in der Pathogenese der Endometriose. Entsprechend der Theorie der retrograden Menstruation bzw. Transplantation von Sampson (1927) bedarf das in den Peritonealraum verschleppte Endometrium zur Implantation und Ausbildung einer Endometriose der Neoangiogenese.

Die Neubildung von Gefäßen als Voraussetzung der Implantation und der Endometrioseaktivität spiegelt sich im Nachweis verschiedener peptidartiger Angiogenesefaktoren, zu denen der **»vascular endothelial growth factor« (VEGF)** sowie **Angiopoietin I** und **Angiopoietin II** gehören. Diese werden sowohl im normalen Endometrium als auch in Endometrioseherden gebildet, abhängig vom ovariellen Zyklus und der Aktivität der jeweiligen Endometrioseherde (Donnez et al. 1998; McLaren et al. 1996; Shifren et al. 1996). Aufgrund dieser Daten besteht heute kein Zweifel mehr daran, dass die Fähigkeit zur Synthese von Angiogenesefaktoren und damit zur Implantation die essentielle Voraussetzung für die Histogenese der Endometriose ist (Küpker et al. 1998; Oosterlynk et al. 1993; Kressin et al. 2001).

Neben den genannten Aktivitätsmarkern ist offensichtlich auch **Prostaglandin F** ein Aktivitätsmarker, es wird in roten petechialen Läsionen im Vergleich zu schwarzen Läsionen in höherer Konzentration nachgewiesen und korreliert mit einer erhöhten biochemischen Aktivität der roten Läsionen (Vernon et al. 1986). Somit kann man zusammenfassend feststellen:

- Die nichtpigmentierten Endometrioseherde besitzen eine höhere biologische Aktivität als die pigmentierten, die Endometriose im Spatium rectovaginale und die Adenomyosis uteri. Innerhalb der nichtpigmentierten Endometrioseherde gibt es einen Aktivitätsgradienten, der von den roten bis zu den weißen Läsionen abzunehmen scheint (◘ Abb. 20.3).
- Die nichtpigmentierten Endometrioseherde können mit nicht endometrialen Herden verwechselt werden, so dass eine Diagnose der Endometriose unterbleibt.

20.7   Therapie

Die Therapie der Endometriose zielt darauf ab, Endometrioseherde und damit Symptome der Erkrankung zu beseitigen. Dies ist auf chirurgischem und medikamentösem Wege möglich. Die Beobachtung, dass die Symptome der Erkrankung während der Schwangerschaft und nach der Menopause milder sind oder ganz verschwinden, hat zu der Überlegung geführt, dass eine Simulation dieser hormonalen Situationen einen Therapieansatz darstellen könnte. Einige endokrine Gegebenheiten während der Schwangerschaft kann man simulieren, indem man orale Kontrazeptiva oder kontinuierlich Gestagene verabreicht (Kistner 1958, 1959). Einen relativen oder absoluten Östrogenmangelzustand wie in der Postmenopause kann man erzeugen, indem man Danazol, GnRH-Agonisten und Gestagene verabreicht.

Im Idealfall sollten als Ergebnis der medikamentösen Therapie die endometriosebedingten Symptome beseitigt sein. Zu bedenken ist jedoch, dass während der medikamentösen Therapie eine Schwangerschaft über einen Zeitraum von mehreren Monaten nicht möglich ist, da die Patientin durch die Medikation anovulatorisch ist. Daneben haben alle z. Z. verwendeten Medikamente ein spezifisches Nebenwirkungsspektrum.

Mit Hilfe unterschiedlicher laparoskopischer Techniken (Exzision, bipolare/monopolare Koagulation, Vaporisation, Laser, Argonbeamer) können Endometrioseherde chirurgisch beseitigt werden.

20.7.1   Medikamentöse Therapie

Grundlage der medikamentösen Therapie ist die sog. Östrogenschwellenwert-Hypothese (Barbieri 1992; ◘ Abb. 20.4): In der Endometriosebehandlung wird ein therapeutisches Fenster postuliert, in welchem die Östrogenkonzentration niedrig genug ist, um eine Verbesserung der Symptomatik zu erreichen, gleichzeitig jedoch ausreicht, unerwünschte Nebenwirkungen zu verringern.

Substanzen
Gestagene

Gestagene,
- Medroxyprogesteronacetat (MPA),
- Norethisteronacetat (NET),
- Lynestrenol,
- Dydrogesteron,
- Cyproteronacetat und
- Megestrolacetat

werden seit über drei Dekaden zur Therapie der Endometriose verwendet. Sie verursachen bei kontinuierlicher Einnahme eine Anovulation und einen relativen Hypoöstrogenismus durch Suppression der Freisetzung der hypophysären Gonadotropine. Eutopes und ektopes Endometrium dezidualisieren und Endometrioseherde atrophieren.

Der Vorteil der Gestagentherapie gegenüber anderen Therapieformen liegt neben der guten Verträglichkeit in den wesentlich niedrigeren Therapiekosten. MPA kann man oral

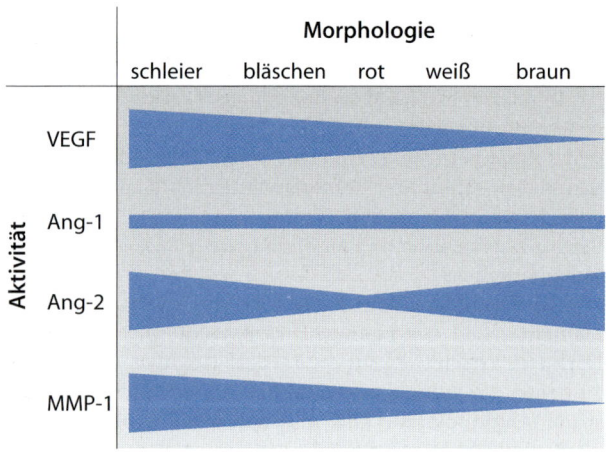

◘ **Abb. 20.3.** Expression angiogeneserelevanter Faktoren innerhalb der unterschiedlichen Endometrioseläsionen als Ausdruck ihrer Aktivität. Deutlich werden die veränderten Expressionsspiegel der einzelnen Faktoren bei der Progression von »aktiven« zu »inaktiven« Läsionen. Ang Angiopoietin, MMP-1 Matrixmetallproteinase-1 (Malik et al. 2002)

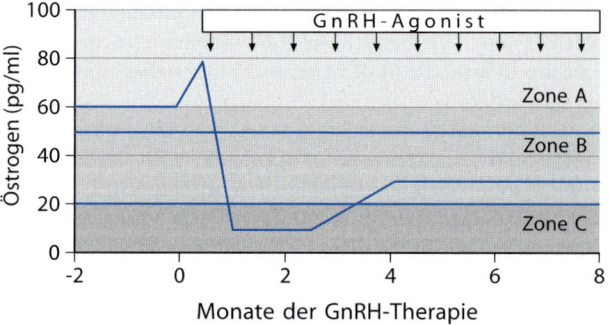

◘ **Abb. 20.4.** Darstellung der Östrogenschwellenwert-Hypothese (Barbieri 1992). In den Zonen B und C ist die Wirksamkeit der medikamentösen Therapie nachgewiesen, in Zone C begleitet von einer hohen Nebenwirkungsrate

oder parenteral verabreichen. Die orale Applikation erfolgt mit 30 mg pro Tag (höhere Dosierungen haben keine Vorteile) kontinuierlich für 90 Tage, die parenterale Dosierung von 150 mg wird alle drei Monate intramuskulär verabreicht. Nach einer dreimonatigen Therapie erfolgt eine Evaluierung des Therapieerfolges. Eine Fortführung der Therapie über den genannten Zeitpunkt hinaus ist möglich. Nach der letzten Injektion bewirkt MPA eine verlängerte Phase der Amenorrhö und Anovulation, was bei Patientinnen mit Kinderwunsch nachteilig sein kann. Nebeneffekte der Gestagentherapie sind Durchbruchblutungen (25%) und eine mäßige Gewichtszunahme durch Wassereinlagerung.

Östrogen-Progesteron-Kombinationen

Auch Kombinationspräparate aus Östrogenen und Gestagenen unterdrücken die ovarielle Funktion und induzieren deziduale und atrophische Veränderungen des uterinen und – partiell – auch des ektopen Endometriums. Bei langer Therapiedauer kann es zur Regression der ektopen Implantate kommen. Bei einigen Patientinnen kann man, insbesondere zu Beginn der Therapie, eine Zunahme von Symptomen und eine Vergrößerung von bereits vorhandenen Endometriosezysten beobachten.

Antigestagene

Bei den bisher eingesetzten Medikamenten handelt es sich um Gestrinon und Mifepriston (▶ Kap. 10). Antigestagene hemmen die Ovulation, induzieren einen relativen Östrogenmangel und hemmen die Proliferation; sie ähneln insofern den Gestagenen. Auch hemmen sie die Angiogenese.

Danazol

Danazol ist ein Derivat des synthetischen Steroids 17α-Ethinyl-Testosteron (▶ Kap. 10.5). Seine Funktionsweise ist multifaktoriell: Letztlich erzielt man mit ihm eine Anovulation, einen relativen Östrogenmangel und einen hyperandrogenen Zustand. Danazol unterdrückt auf hyperphysärer Ebene die mittzyklischen FSH- und LH-Spitzen, reduziert die hypothalamische GnRH-Pulsfrequenz und senkt in geringem Maße die basalen FSH- und LH-Spiegel. Auf der Ebene der Ovarien und der Nebennierenrinden werden multiple Enzymsysteme der Steroidbildung beeinträchtigt, mit der Folge, dass die ovarielle Östradiol- und Progesteronsynthese der Ovarien und die Kortikosteroidsynthese der Nebennierenrinden reduziert werden. Im Blut verdrängt Danazol kompetitiv Testosteron von seiner Bindung an das sexualhormonbindende Globulin (SHBG) und vermindert darüber hinaus durch einen direkten Effekt auf den Leberstoffwechsel die Neubildung von SHBG. Der als Folge beider Mechanismen ansteigende Spiegel des freien, biologisch aktiven Testosterons prädisponiert zu Androgenisierungserscheinungen und anderen Androgenwirkungen. Interessant ist der Wirkungsmechanismus des Danazols auf das Immunsystem: es unterdrückt die Autoantikörperproduktion bei verschiedenen Autoimmunerkrankungen und bei der Endometriose.

Zu den anabolen und/oder androgenen Nebenwirkungen gehören Gewichtszunahme, Appetitzunahme, Akne und Seborrhö. Stärkere androgene Wirkungen wie Stimmveränderung und Hirsutismus sind selten.

> **Cave**
>
> **Danazol darf man während einer Schwangerschaft nicht verabreichen, allein schon wegen des potentiellen Risikos der Androgenisierung des Feten.**

Andere Nebenwirkungen, die eher dem Östrogenmangel anzulasten sind, wie Reduktion der Brustgröße, Hitzewallungen, Schweißausbrüche, Schlafstörungen und Nervosität sind zwar relativ häufig, meist aber geringgradig ausgeprägt. Häufigkeit und Intensität weiterer Nebenwirkungen wie Muskelkrämpfe, Muskel- oder Kopfschmerzen variieren erheblich.

GnRH-Agonisten

GnRH-Agonisten sind synthetische, dem natürlichen GnRH analoge Polypeptide. Bei kontinuierlicher Verabreichung unterdrücken diese Substanzen die Gonadotropinsekretion und damit die ovarielle Östradiolsynthese, ein direkter Effekt an den Ovarien ist unwahrscheinlich. Zu den heute eingesetzten GnRH-Agonisten gehören Napharelin, Leuprorelin, Proserelin, Decapeptyl und Goserelin. GnRH-Agonisten unterdrücken die Ovarfunktion weitaus stärker als andere zur Therapie eingesetzte Medikamente, daher kann die Therapie bei prämenopausalen Frauen nur wenige Monate erfolgen.

Zum Nebenwirkungsprofil gehören eine signifikante, möglicherweise irreversible Abnahme der Knochendichte, eine urogenitale Atrophie und vasomotorische Reaktionen. Diese Nebenwirkungen kann man durch verschiedene Medikamente abschwächen, z. B. mit Gestagenen, Östrogen-Gestagen-Kombinationen, Tibolon und Bisphosphonaten (Kiesel et al. 2000).

In der medikamentösen Endometriosetherapie hat sich der Hormonersatz in Form einer kontinuierlichen, niedrigdosierten Östrogen-Gestagen-Kombination (im der englischsprachigen Literatur »add-back therapy«) durchgesetzt.

Hormonersatztherapie (sog. Add back-Therapie)

Den Verlust an Knochendichte und die vasomotorischen und vaginalen Nebenwirkungen der GnRH-Agonisten-Therapie kann man durch Zusatz von Östrogenen und Gestagenen mindern (z. B. 0,3 bis 0,625 mg konjugierte Östrogene und 5 mg Medroxyprogesteronacetat täglich; Moghissi et al. 1998). Hierunter kommt es zu einer signifikanten Verringerung der Hitzewallungen und zu einer Verbesserung der Libido; auch der Verlust an Knochendichte (gemessen an den Wirbelkörpern) wird weitgehend vermieden, die Wirkung des GnRH-Agonisten bleibt unbeeinflusst. Hornstein et al. 1998 haben an einer großen Patientinnenzahl die Wirkung einer Hormonersatztherapie (»hormone replacement therapy«, HRT) auf Knochendichte und Endometriosesymptomatik anhand einer Reihe von Therapieoptionen verglichen, die neben GnRH-Analoga variable Konzentrationen verschiedener Östrogene und Gestagene beinhalteten. Offensichtlich mindern niedrigdosierte Kombinationstherapien und reine Gestagene den Verlust an Knochendichte signifikant und reduzieren deutlich Frequenz und Intensität von Nebenwirkungen (◨ Abb. 20.5). Eine alleinige Substitution mit Östrogenen (z. B. 0,625 mg konjugierte Östrogene täglich) erscheint weniger wirksam und birgt das Risiko einer Endometriumhyperplasie.

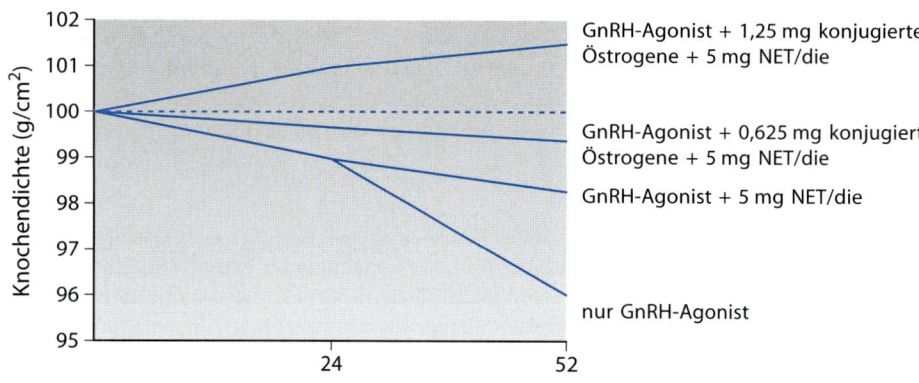

Abb. 20.5. Wirkung der Add-back-Therapie nach GnRH-Agonisten-Gabe. Die Kombination mit einem niedrig dosierten Östrogen-Gestagen-Präparat (die hochdosierte Substitution wird schlecht vertragen) führte zu einer signifikanten Knochenprotektion gegenüber der alleinigen GnRH-Agonisten-Behandlung. (Hornstein et al. 1998)

Tibolon ist ein synthetisches Steroid mit schwacher östrogener, gestagener und androgener Potenz. Auch Tibolon verringert die Abnahme der Knochendichte und mildert Hitzewallungen und Schweißausbrüche, ohne die Wirksamkeit der Endometriosebehandlung zu beeinträchtigen (Lindsay et al. 1996).

Medikamentöse Schmerztherapie

Zahlreiche Studien haben sich speziell mit der therapeutischen Beeinflussung von Schmerzen bei Endometriose befasst. Eingesetzt wurden in diesen Studien alle bisher erwähnten Therapieansätze (Prentice et al. 2000a; Overton et al. 1994; Vercellini et al. 1996; Bromham et al. 1995; The Gestrinone Italian Study Group 1996; Moore et al. 2000; Fedele et al. 1989 a, b) einschließlich der zusätzlichen Hormonersatztherapie bei GnRH-Analoga-Therapie (Moghissi et al. 1998; Howell et al. 1995; Hornstein et al. 1998; Lindsay et al. 1996). Ein Problem in der Bewertung der Therapieergebnisse dieser Studien sind die unterschiedlichen, zur Auswertung vorliegenden Schmerzskalen (Linearskalen, Analogskalen und verbale Skalen). Zusammenfassend kann man bei der Bewertung dieser Studien feststellen, dass die Effektivität der unterschiedlichen Medikamente bei der Schmerzbehandlung vergleichbar ist. Die Effektivität von Danazol (Telimaa et al. 1987a,b) und GnRH-Agonisten ist erwiesen (Prentice et al. 2000b, Hornstein et al. 1995, Lemay et al. 1988).

Die Studien, die sich mit der Wirkung anderer zur Endometriosebehandlung geeigneter Medikamente beschäftigen, wählen meist den Vergleich mit Danazol oder GnRH-Agonisten. Da die Medikamente ähnlich gute Resultate erzielen wie der GnRH-Agonist bzw. Danazol, scheinen sie ebenso effektiv bei der Behandlung der Endometriose zu sein.

Wie oben erwähnt, unterscheiden sich die Nebenwirkungsprofile der verschiedenen Therapieformen. Betroffene scheinen GnRH-Agonisten am ehesten zu tolerieren, insbesondere, wenn sie zusätzlich eine niedrigdosierte Hormonersatztherapie erhalten.

Bei der Wahl der Therapieform ist auch zu berücksichtigen, dass die Kosten der verschiedenen medikamentösen Therapieformen sehr unterschiedlich sind (Vercellini et al. 1997). Wie in allen Ländern, so ist auch in Deutschland die Behandlung mit GnRH-Agonisten deutlich teurer als die mit Danazol. Demgegenüber stehen die wesentlich niedrigeren Kosten für Ovulationshemmer bzw. reine Gestagene.

Medikamentöse Therapie der Infertilität

Die Literatur zur medikamentösen Therapie der endometriosebedingten Infertilität ist spärlich. Es finden sich lediglich vier randomisierte kontrollierte Studien (Bayer et al. 1988; Fedele et al. 1992a,b; Telimaa 1988; Thomas u. Cooke 1987), welche die Wirkung von Danazol, MPA und Gestrinon mit einem Plazebo vergleichen. Keine dieser Studien zeigte eine Steigerung der Schwangerschaftsraten durch die medikamentöse Therapie der endometriosebedingten Infertilität.

20.7.2 Chirurgische Therapie

Ziel einer chirurgischen Therapie ist es, Endometrioseherde, Endometriome und Adhäsionen zu beseitigen und im kleinen Becken normale anatomische Verhältnisse herzustellen. Hierfür ist die Laparoskopie die Methode der Wahl. Bei großen Endometriomen, ausgeprägten Unterbauchadhäsionen und bei Beteiligung des Darms kann jedoch eine Laparotomie erforderlich werden. Die radikale Chirurgie kann die Entfernung des Uterus, der Ovarien oder anderer erkrankter Organe (z. B. des Darms) einschließen. Die therapeutischen Optionen und das therapeutische Vorgehen sind auch davon abhängig, ob sich die Patientin die Möglichkeit offen halten möchte, ein Kind zu gebären.

Chirurgische Therapie der Schmerzen

Bei vielen Patientinnen mit einer moderaten und schweren Endometriose steht die Schmerzlinderung im Vordergrund. Die chirurgische Intervention scheint eine geeignete Alternative zur medikamentösen Therapie zu sein, um endometriosebedingte Schmerzen zu beseitigen. Die Effizienz der Laparoskopie ist mit der der Laparotomie vergleichbar. Diese Aussage stützen allerdings nur retrospektive Daten (Crosignani et al. 1996; Bateman et al. 1994; Wilson et al. 2000; Tabelle 20.2).

Eine besondere Form der Endometriose stellt die Endometriose im Spatium rectovaginale dar. Bei knapp einem Fünftel der Patientinnen mit einer infiltrierenden Douglas-Endometriose (Chapron et al. 2001; Koninckx u. Martin 1992) findet sich eine Infiltration des Spatium rectovaginale. Das Rektum wird in etwa drei von vier Fällen infiltriert (Redwine u. Wright 2001), wobei bei lediglich ca. 10% dieser Fälle eine Beteiligung der Mukosa zu beobachten ist (Possover et al. 2000). Diese Besonderheit weist auf das eigentliche Problem bei der Sanierung der Endometriose im Spatium rectovagi-

◨ Tabelle 20.2. Kumulative Rate an persistierenden Beschwerden 24 Monate nach operativer Sanierung einer moderaten und schweren Endometriose mit Hilfe der Laparoskopie (LSK; n=67) oder der Laparotomie (LAP; n=149; Crosignani et al. 1996)

Beschwerden	Verbale Ratingskala		Visuelle Analogskala	
	LSK	LAP	LSK	LAP
Dysmenorrhö	16,4%	20,3%	20,3%	24,7%
Dyspareunie	33,3%	15,4%	28,6%	10,4%
Nicht menstruelle	25,0%	15,9%	17,5%	20,1%

Effizienz medikamentöser und chirurgischer Intervention zur Behandlung von endometriosebedingten von Schmerzen und Infertilität

Infertilität	Medikamentöse Behandlung	Die medikamentöse Behandlung beinhaltet Progesteron, Antigestagene, Danazol, orale Kontrazeptiva und GnRH-Agonisten. Alle Therapien bewirken Anovulation und Hypöstrogenismus, sie können also nicht empfohlen werden, wenn Infertilität das Hauptproblem ist
	Assistierte Reproduktion	Die In-vitro-Fertilisation bietet die höchsten Chancen auf eine Schwangerschaft
	Chirurgische Behandlung	Die laparoskopische Behandlung der minimalen und milden Endometriose steigert die Schwangerschaftsrate. Die Rolle der Chirurgie bei moderater und schwerer Endometriose ist unklar
Unterbauchschmerzen	Medikamentöse Behandlung	Sie beinhaltet Progesteron, Antigestagene, Danazol, orale Kontrazeptiva und GnRH-Agonisten: Sie sind im Allgemeinen gleich effektiv bei der Reduktion der Schmerzscores, unterscheiden sich jedoch deutlich in ihren Nebenwirkungsprofilen
	Chirurgische Behandlung	Die laparoskopische Behandlung aller Endometriosestadien reduziert die Schmerzscores. Ob die medikamentöse oder die chirurgische Therapie effektiver ist, ist z. Z. unklar

nale hin, nämlich auf die Frage der Darmresektion. Während Donnez et al. (1997) den Verzicht auf eine Darmteilresektion propagieren, empfehlen Possover et al. (2000) eine Resektion mit einer End-zu-End-Anastomose bei Herden, die größer als 2 cm sind. Donnez et al. rechtfertigen eine Darmteilresektion lediglich bei aufgetretenen Mukosadefekten, der eigentliche Effekt der Resektion der Endometriose im Spatium rectovaginale bestehe in der Dekompression des rektozervikalen Nervenplexus. Auf diese Weise konnten Unterbauchschmerzen bei 96,3% und eine Dyspareunie bei 98,2% der Betroffenen beseitigt werden (Beobachtungszeitraum zwei Jahre; Donnez et al. 1997).

Chirurgische Therapie der Infertilität

Die Mehrzahl der zu dieser Thematik publizierten Studien ist weder randomisiert noch kontrolliert. Es steht lediglich eine Reihe von retrospektiven oder beobachtenden Studien zur Verfügung, die wegen mangelhafter Planung nur eingeschränkt aussagekräftig sind. Dies gilt sowohl für die milden, als auch für die moderaten und schweren Formen der Endometriose. Auch hinsichtlich Letzterer kann man nur auf retrospektive und Beobachtungsstudien zurückgreifen (◨ Tabelle 20.3). Demnach kann man annehmen, dass die chirurgische Sanierung der anatomischen Defekte die postoperative Schwangerschaftserwartung günstiger beeinflusst als die rein

medikamentöse Therapie oder ein abwartendes Verhalten. Diese Annahme auf der Basis obiger Studien ist jedoch niemals adäquat getestet worden (Adamson u. Pasta 1994).

Die medikamentöse Behandlung von Endometriomen ist ineffektiv. Die chirurgische Intervention ist hier das Mittel der Wahl. Allerdings ist die Effizienz der chirurgischen Entfernung von Endometriomen niemals in kontrollierten, randomisierten Studien mit einer medikamentösen Therapie oder abwartendem Vorgehen verglichen worden. Die kumulativen Schwangerschaftsraten nach laparoskopischer und offen chirurgischer Therapie von Endometriomen unterschieden sich im Rahmen einer retrospektiven Studie nicht (52% vs. 46%; Adamson et al. 1992).

20.8 Endometriose als Ursache für Sterilität

Der Zusammenhang zwischen Endometriose und Infertilität wurde bereits dargestellt. Nachfolgend sollen Besonderheiten der Techniken der assistierten Reproduktionsmedizin im Zusammenhang mit der Endometriose dargestellt werden.

Die Frage, ob Patientinnen mit einer Endometriose nach Stimulation der Ovarien und homologer Insemination eine höhere Schwangerschaftserwartung haben, kann derzeit nicht eindeutig beantwortet werden, die hierzu vorhandenen Daten

◘ Tabelle 20.3. Schwangerschaftsrate nach operativer Therapie einer moderaten und schweren Endometriose mit Hilfe der Laparoskopie (LSK) oder der Laparotomie (LAP)

Autoren	Jahr	Schwangerschaftsrate n	LSK [%]	n	LAP [%]
Reich et al.	1991	30	70		
Canis et al.	1992		37,5		
Adamson et al.	1992		30		24
Donnez et al.	1993		44		
Adamson u. Pasta	1994	102	44	120	62
Bateman et al.	1994	39	43	21	47
Crosignani u. Vercellini	1995	67	45	149	63
Donnez et al.	1996a	814	51		
Beretta et al.	1998	26	67		
Busacca et al.	1999	366	55		
Milingos et al.	1999	23	53	70	47

sind widersprüchlich. Während in einer prospektiv randomisierten multizentrischen Studie an 103 Patientinnen nach FSH-Stimulation mit anschließender intrauteriner Insemination eine höhere Schwangerschaftsrate im Vergleich zu einem abwartenden Verhalten beobachtet worden ist (Tummon et al. 1997), konnten andere Autoren diese Befunde in einer ebenfalls prospektiv-randomisierten Studie nicht bestätigen (Fedele et al. 1992a).

Der Versuch ist naheliegend, bei sterilen Frauen mit Endometriose in der Hoffnung auf eine höhere Schwangerschaftserwartung eine **In-vitro-Fertilisation (IVF)** zu versuchen. Allerdings konnten weder in einer prospektiven (Soliman et al. 1993) noch in einer retrospektiven Studie (Kodama et al. 1996) höhere kumulative Schwangerschaftsraten nach IVF-Behandlung im Vergleich zu abwartendem Verhalten nachgewiesen werden.

Da weitere, prospektive randomisierte Studien fehlen, kann man einen Vorteil dieser aufwändigen Therapieform nicht belegen.

◘ Tabelle 20.4 illustriert, dass eine Endometriose offenbar keine Auswirkungen auf die Schwangerschaftsraten nach IVF-Behandlung hat. Die in der überwiegenden Mehrzahl retrospektiven Studien zeigen keine relevanten Unterschiede der Schwangerschaftsraten nach einer IVF-Behandlung von Patientinnen mit einer Endometriose oder einer tubaren Sterilität. Auch hier ist kritisch anzumerken, dass prospektive randomisierte Studien derzeit fehlen. Der Schweregrad der Endometriose scheint keinen Einfluss auf den Erfolg der Behandlung auszuüben, wie ◘ Tabelle 20.5 verdeutlicht. Leider sind auch zu dieser Frage kaum prospektive Studien publiziert.

Wahrscheinlich jedoch beeinflusst eine sechsmonatige **Vorbehandlung mit GnRH-Agonisten** die Schwangerschaftsrate pro Transfer günstig, wie in einer prospektiven randomisierten Studie gezeigt worden ist (Dicker et al. 1992). Günstig soll sich diese Vorbehandlung auch auf die Oozytenzahl und auf die Senkung der Abortrate auswirken. Zur Frage der chirurgischen Vorbehandlung vor Anwendung der Techniken der assistierten Reproduktion existieren nur spärliche Informationen aus einer retrospektiven Untersuchung (Pagidas et al. 1996), in welcher eine signifikante Überlegenheit des mit IVF behandelten Kollektivs gegenüber einem rein chirurgisch behandelten Kollektiv aufgezeigt worden ist. Für die Praxis ergeben sich folgende Empfehlungen:

Minimale und milde Endometrios	**Chirurgische Behandlung bei Diagnosestellung** Laparoskopie bevorzugter Zugangsweg Medikamentöse Behandlung der mit der Endometriose assoziierten Infertilität nicht sinnvoll Abwartendes Verhalten sinnvoll bei chirurgisch behandelten Patientinnen, jungen Patientinnen und kurz andauernder Infertilität
Moderate und schwere Endometriose	**Chirurgische Behandlung bei Diagnosestellung** Erfolge bei Laparoskopie und Laparotomie ähnlich Abwartendes Verhalten ungeeignet IVF-Behandlung frühzeitig indiziert
Ovarstimulation und homologe Insemination IVF	**Fraglich, ob sinnvoll; Datenlage uneinheitlich** Bei funktionsfähigen Tuben fraglich, ob sinnvoll; Datenlage uneinheitlich

◾ Tabelle 20.4. Schwangerschaftsraten von Patientinnen mit Endometriose und mit tubarer Sterilität nach IVF-Behandlung

| Autor | Jahr | Studienart | Schwangerschaften pro Gesamtzahl an Behandlungszyklen | | |
			Endometriose	Tubar	Signifikanzniveau
Yovich et al.	1988	Retrospektiv	1/30	7/25	p<0.05
Inoue et al.	1992	Retrospektiv	109/131	165/372	n.s.
Simon et al.	1994	Retrospektiv	12/96	34/96	p<0,004
Dmowski et al.	1995	Retrospektiv	31/119	25/118	n.s.
Geber et al.	1995	Prospektiv	44/189	465/1.139	n.s.
Olivennes et al.	1995	Retrospektiv	104/360	57/160	n.s.
Arici et al.	1996	Retrospektiv	12/89	35/147	n.s.

◾ Tabelle 20.5. Einfluss des Endometriosestadiums (ASRM) auf den Erfolg einer IVF-Behandlung

| Autor | Jahr | Schwangerschaftsrate/Zyklus | | |
		ASRM I/II	ASRM II/IV	Signifikanzniveau
Chillik et al.	1985	6/10	1/14	p<0,01
Matson u. Yovich	1986	8/61	3/93	n.s.
Oehninger et al.	1988	46/191	7/35	n.s.
Inoue et al.	1992	78/294	53/82	n.s.
Olivennes et al.	1995	36/82	5/11	n.s.
Geber et al.	1995	29/100	15/29	n.s.
Dmowski et al.	1995	22/89	9/30	n.s.
Arici et al.	1996	5/43	7/46	n.s.

Zahlreiche Fragen zur Sterilitätstherapie bei Endometriose sind noch nicht beantwortet. So sind beispielsweise die Auswirkungen der ovariellen Stimulation auf die nachgewiesene Endometriose unklar: werden möglicherweise Aktivität und Ausdehnung der Erkrankung ungünstig beeinflusst? Ebenfalls unklar ist die Behandlung von Endometriomen vor Beginn einer assistierten Reproduktion sowie die Bedeutung der Aktivität der Endometriose für die Anwendung dieser Techniken.

20.9 Endometriose und Malignität

Die maligne Transformation einer Endometriose ist erstmals von Sampson im Jahre 1925 beschrieben worden. Seither sind mehr als 250 solcher Fälle in der englischsprachigen Literatur beschrieben worden (Heaps et al. 1990). Die Kriterien für die Diagnose einer malignen Transformation einer Endometriose sind nach Sampson (1925) folgende:

- Nachweis von Karzinomgewebe und Endometriose im selben Organ (z.B. Ovar),
- Nachweis von typischem Stromagewebe, welches charakteristische Drüsen umgibt,

- eine Infiltration durch ein Karzinom von außerhalb muss ausgeschlossen sein.

Scott (1953) forderte eine genauere Definition und verlangte den histologischen Nachweis der Kontinuität von benigner Endometriose bis hin zum Karzinomgewebe. Die meisten Auswertungen basieren auf den Kriterien von Sampson.

Das größte Kollektiv von Frauen mit einer malignen Entartung einer Endometriose ist in der Arbeit von Heaps (1990) zusammengefasst (n=205). Das Durchschnittsalter bei Diagnosestellung betrug 46 Jahre. Lediglich 43 der 205 Patientinnen waren zuvor wegen einer Endometriose behandelt worden. Die häufigsten Symptome waren abdominale und pelvine Schmerzen (53%), ein Unterbauchtumor (28%) und vaginale Blutungen (18%), weitere waren Hämaturie und rektale Blutungen. Am häufigsten kamen Malignome in den Ovarien vor (79%). Unter den 21% extraovariellen Karzinomen waren die häufigsten Lokalisationen das rektovaginale Segment, das Beckenperitoneum, die Vagina und das Kolon, zahlreiche weitere Lokalisationen sind beschrieben. Histologisch fand sich sowohl unter den ovariellen als auch unter den extraovariellen Tumoren am häufigsten ein endometroides Adenokarzinom (69% bzw.76%).

Die Inzidenz für eine maligne Transformation einer Endometriose wird im Allgemeinen mit 0,6 bis 1% aller Fälle angegeben (Mostoufizadeh u. Scully 1980; Stern et al. 2001). Werden die Fälle mit Endometriose und Tumor im selben Organ, aber nicht notwendigerweise mit histologisch kontinuierlichem Wachstum berücksichtigt, steigt die Inzidenz auf 8,8%.

Die Fünfjahresüberlebensrate beträgt 77%. Liegt lediglich ein lokales Wachstum vor, beträgt die Fünfjahresüberlebensrate bei extraovariellen Lokalisationen 100%, bei ovariellen Tumoren um 65% und im metastasierten Stadium um 10% (Heaps et al. 1990).

Eine standardisierte Therapie gibt es nicht, da aufgrund der insgesamt geringen Fallzahlen keine aussagekräftigen Daten zur Effektivität einzelner Therapien existieren. In der Regel wird eine komplette operative Resektion des Tumorgewebes angestrebt. In Abhängigkeit von der Lokalisation kann zusätzlich eine Strahlentherapie angezeigt sein. Diskutiert wird auch die alleinige oder kombinierte Chemotherapie, deren Ansprechraten allerdings eher gering sind (Fishman et al. 1996).

Es gibt Hinweise darauf, dass mit der Diagnose einer Endometriose ein allgemein erhöhtes Krebsrisiko assoziiert ist. Brinton et al. (1997) werteten die Krankengeschichten von 20.686 Endometriosepatientinnen bezüglich der Inzidenz von Malignomen über einen durchschnittlichen Nachbeobachtungszeitraum von 11,4 Jahren aus. Verglichen mit den entsprechenden Inzidenzraten der Normalbevölkerung wiesen Endometriosepatientinnen ein relatives Malignomrisiko von 1,2 (95%ige Vertrauensgrenzen 1,1–1,4) auf. Signifikant erhöht war das Risiko für Mammakarzinome [RR 1,3 (1,1–1,4)], Non-Hodgkin-Lymphome [RR 1,8 (1,2–2,6)] und für Ovarkarzinome [RR 1,9 (1,3–2,8)]. Weitere Untersuchungen zu genetischen und hormonellen Alterationen könnten Antworten auf die Frage nach der Ursache für diese Beobachtung geben.

Unter einer einjährigen Substitutionstherapie ausschließlich mit konjugierten equinen Östrogenen (0,625 mg) kommt es bei postmenopausalen Frauen in bis zu 20% der Fälle zu einer Endometriumhyperplasie (Woodruff u. Pickar 1994). Etwa 10% der Frauen mit einer komplexen Endometriumhyperplasie entwickeln über einen Zeitraum von durchschnittlich fünf Jahren ein Endometriumkarzinom (Kurman et al. 1985). Da es sich bei der Endometriose um ektopes Endometrium handelt, muss man vermuten, dass auch die Endometrioseherde den gleichen Mechanismen einer malignen Transformation ausgesetzt sind. In der Tat konnten Zanetta et al. (2000) zeigen, dass die alleinige Östrogensubstitution und Adipositas einen Risikofaktor für die maligne Entartung einer Endometriose darstellen. Da die Hormonsubstitution seit den letzten 15 bis 20 Jahren weit verbreitet ist, kann man eine zunehmende Inzidenz von Karzinomen auf dem Boden einer Endometriose erwarten (Zanetta et al. 2000).

> **Cave**
>
> Daher sollte eine HRT, insbesondere wenn man nach chirurgischer Sanierung der Endometriose Residuen annehmen muss, nur mit einem Östrogen-Gestagen-Kombinationspräparat erfolgen (Martin 1997; Zanetta et al. 2000).

20.10   Zukunftsaussichten

Unser Wissen über die Endometriose wird beeinträchtigt durch die Tatsache, dass zahlreiche Studien zur Inzidenz und zur Therapie ohne eine histologische Sicherung der Erkrankung durchgeführt worden sind. Hier liegt möglicherweise eine der Erklärungen für häufig widersprüchliche Resultate bisheriger Untersuchungen.

Für die Zukunft ist deshalb eine Verbesserung und Standardisierung der Diagnostik der Endometriose zu fordern. Die Ausdehnung insbesondere atypischer Erscheinungsformen der Endometriose wird häufig unterschätzt. Dann wird die Erkrankung weder diagnostiziert noch histologisch gesichert – sie wird unvollständig chirurgisch saniert und eine systemische Therapie unterbleibt. Die Durchführung der Fluoreszenzdiagnostik verbessert möglicherweise die Diagnostik, dies muss in prospektiven Studien untersucht werden.

Der »Aktivität« der Endometriose wird in Zukunft ein höherer Stellenwert zukommen. Die Unterscheidung zwischen aktiven und inaktiven Manifestationsformen der Endometriose macht es vielleicht möglich, therapiebedürftige und nichttherapiebedürftige Endometrioseformen zu differenzieren. Ein oder mehrere noch zu etablierende »Aktivitätsmarker« sind hierfür Voraussetzung und könnten die Diagnostik standardisieren.

 Die Zuordnung von Endometrioseläsionen nach der Klassifikation der ASRM ist beobachterabhängig, außerdem werden bei dieser Einteilung viele atypische Manifestationsformen der Endometriose nicht berücksichtigt.

Ein reproduzierbarer Marker der biologischen Aktivität der Erkrankung würde es ermöglichen, Verläufe nach unterschiedlichen Therapiekonzepten objektiver miteinander vergleichen zu können. Am Ende einer solchen Entwicklung stünde die Differenzierung zwischen therapiebedürftigen und nichttherapiebedürftigen Endometrioseformen.

Basierend auf dem derzeitigen Kenntnisstand deuten sich mindestens auf drei Gebieten Ansätze für neue Therapieformen der Endometriose an:

— Modulation einer alterierten Immunantwort auf die ektopen Endometrioseimplantate,
— Hemmung der lokalen Östrogenproduktion durch Aromataseinhibitoren und
— Hemmung der Implantation und Neovaskularisation des ektopen Gewebes.

Modulation einer alterierten Immunantwort auf die ektopen Endometrioseimplantate. Über Veränderungen der zellulären Immunität bei Endometriosepatientinnen ist in zahlreichen Arbeiten berichtet worden. Wegen uneinheitlicher Methodik und unterschiedlicher Patientenkollektive sind die Resultate oft widersprüchlich (Nothnick 2001). Unter anderem zeigen sog. natürliche Killerzellen bei Endometriosepatientinnen eine reduzierte Zytotoxizität gegenüber autologem und heterologem Endometrium (Oosterlynck et al. 1991). Andere Autoren konnten eine höhere Anzahl von peritonealen Makrophagen in erhöhtem Aktivierungszustand nachweisen (Halme et al. 1984b, Halme et al. 1987). Parallel dazu fanden sich erhöhte Spiegel von Zytokinen und Wachstumsfaktoren im Peritonealsekret von Endometriosepatientinnen (Taylor et al. 1997; Küpker et al. 1998). Als Folge der lokalen Entzündungsreaktion werden weitere Zytokine und Wachstumsfaktoren sezerniert, welche die Angiogenese und Implantation des ektopen Endometriums begünstigen, dies begründet möglicherweise einen Circulus vitiosus, der zur Unterhaltung der Erkrankung beiträgt. Die Hemmung oder Modulation von Mediatoren von Entzündungsreaktionen scheint daher ein möglicher Ansatz für die Therapie der Endometriose zu sein. TNF-α gilt hierbei als ein möglicher Kandidat, TNF-α aktiviert Leukozyten und fördert die Ausschüttung weiterer proinflammatorischer Zytokine (Nothnick 2001).

Als mögliche Substanz für eine Anti-TNF-α-Therapie gilt Pentoxifyllin. Im Tiermodell hemmt diese Substanz das Wachstum von Endometrioseimplantaten, ohne die peripheren Steroidspiegel zu alterieren. Balasch et al. (1997) haben nach Behandlung mit Pentoxifyllin (im Vergleich mit einem Plazebo) eine Verdoppelung der Schwangerschaftsrate bei Patientinnen mit minimaler und milder Endometriose beobachtet. Die Resultate bedürfen jedoch weiterer Bestätigung. Wenn sich dieser Therapieansatz als wirksam herausstellt, ist er insbesondere deshalb attraktiv, weil man die mit einem Östrogenmangel assoziierten Nebenerscheinungen vermeiden könnte (Nothnick et al. 1994).

Hemmung der lokalen Östrogenproduktion durch Aromataseinhibitoren. Kürzlich konnte die Expression von Aromatase-Cytochrom p450 in Endometrioseläsionen und im eutopen Endometrium von Patientinnen mit Endometriose nachgewiesen werden (Kitawaki et al. 1999). Dieses Enzym katalysiert bekanntlich die Konversion von C19-Steroiden (Androgenmetaboliten) zu Östrogenen. Die lokale Östrogenproduktion unterhält möglicherweise postmenopausale Endometrioseerkrankungen und erklärt, warum Endometrioseläsionen trotz eines durch GnRH-Analoga induzierten Östrogenmangels persistieren können.

Therapieversuche mit Aromatasehemmern sind bisher nur in kasuistischen Berichten beschrieben. So haben Takayama et al. (1998) mit einem Aromatasehemmer erfolgreich eine Frau mit einer schweren postmenopausalen Endometriose behandelt: Die Endometrioseläsion ist deutlich geschrumpft, die Schmerzen sind vollständig verschwunden.

Ein weiterer potentieller therapeutischer Ansatz ist die Hemmung des Enzyms Cyclooxygenase-2 (COX-2), das über erhöhte Spiegel von Prostaglandin E2 die Aktivität der Aromatase in Stromazellen von Endometrioseläsionen fördert (Zeitoun u. Bulun 1999).

Hemmung der Implantation und Neovaskularisation des ektopen Gewebes. Ein zentraler Schritt in der Pathogenese der Endometriose ist die Vaskularisierung des Endometrioseimplantats. Auch bei der Progression der Erkrankung muss die Angiogenese von Bedeutung sein, da jedes proliferative Gewebe jenseits einer bestimmten Größe (0,15–0,25 mm Durchmesser), auf die Neubildung von Blutgefäßen angewiesen ist (Denekamp 1984). Inzwischen sind eine Vielzahl von Substanzen mit antiangiogenetischer Wirkung bekannt. Einige davon befinden sich bei onkologischen Fragestellungen in der klinischen Prüfung (Saaristo et al. 2000). Für eine auf die Angiogenesehemmung bei Endometriose abzielende Therapie scheint vor allem VEGF ein viel versprechender Kandidat zu sein. In Frage kommen Anti-VEGF-Antikörper und lösli-

che VEGF-Rezeptoren, die freies VEGF neutralisieren bzw. inaktivieren könnten. Denkbar ist auch der Einsatz von Tyrosinkinaseinhibitoren, welche die durch VEGF ausgelösten intrazellulären Signalketten hemmen (Saaristo et al. 2000).

Die Hemmung anderer Enzymsysteme, die der Matrixmetalloproteinasen (MMP), behindert sowohl Implantation von Endometrioseläsionen als auch die Angiogenese. In Tiermodellen konnten Bruner et al. (1997) das Therapiepotential von MMP-Hemmern dokumentieren.

Kurz- und mittelfristige Ziele der Endometrioseforschung sollten also sein
- Verbesserung und Standardisierung der Diagnostik der Endometriose und
- Erprobung neuer antiangiogenetischer und antiinflammatorischer Therapieansätze unter Berücksichtigung der Aktivität der Erkrankung.

20.11 Synopsis

In diesem Kapitel werden alle aktuellen Aspekte der Endometriose wiedergegeben. Von besonderer Relevanz für Diagnostik und Therapie der Endometriose zum heutigen Zeitpunkt ist die Tatsache, dass die Diagnostik nicht standardisiert erfolgt und der Wert des Großteils aller klinischen Studien zur Endometriose relativiert ist, da infolge mangelhafter Standardisierung der Diagnostik Studien nicht miteinander vergleichbar sind und die Qualität der Studienentwürfe häufig zu bemängeln ist. Es ist zu hoffen, dass die heute vorhandenen Möglichkeiten der molekularen Biologie und der Bildgebung diese diagnostischen Schwierigkeiten überwinden und dass die oben kurz umrissenen neuen Therapieansätze eine individualisierte Therapie ermöglichen werden.

Literatur

Adamson GD, Pasta DJ (1994) Surgical treatment of endometriosis-associated infertility: meta-analysis compared with survival analysis. Am J Obstet Gynecol 171: 1488

Adamson GD, Subak LL, Pasta DJ et al. (1992) Comparison of CO2 laser laparoscopy with laparotomy for treatment of endometriomata. Fertil Steril 57: 965

American Society for Reproductive Medicine (1997) Revised American Society for Reproductive Medicine classification of endometriosis: 1996. Fertil Steril 67: 817

Arici A, Oral E, Bukulmez O et al. (1996) The effect of endometriosis on implantation: results from the Yale University in vitro fertilization and embryo transfer program. Fertil Steril 65: 603

Balasch J, Creus M, Fabregues F et al. (1997) Pentoxifylline versus placebo in the treatment of infertility associated with minimal or mild endometriosis: a pilot randomized clinical trial. Hum Reprod 12: 2046

Baranova H, Bothorishvilli R, Canis M et al. (1997) Glutathione S-transferase M1 gene polymorphism and susceptibility to endometriosis in a French population. Mol Hum Reprod 3: 775–780

Baranova H, Canis M, Ivaschenko T et al. (1999) Possible involvement of arylamine N-acetyltransferase 2, glutathione S-transferases M1 and T1 genes in the development of endometriosis. Mol Hum Reprod 5: 636–641

Barbieri RL (1992) Hormonal therapy of endometriosis. Infertil Reprod Med Clin N Am 3: 187

Testfragen

1. Welche unterschiedlichen Erscheinungsbilder der Endometriose kennen Sie?
2. Ordnen Sie die folgenden peritonealen Läsionen nach absteigender Aktivität ein: braun, rot, weiß, adhäsionsartig.
3. Welches Phänomen bildet das Grundprinzip aller medikamentösen Therapieansätze?
4. Bei hoher Aktivität der Endometriose und Schmerzen als Leitsymptom entscheiden Sie sich für eine GnRH-Agonisten Therapie nach der chirurgischen Sanierung. Wie lange therapieren Sie? Welche Form der Hormonersatztherapie wählen Sie?
5. Würden Sie eine 25-jährige infertile Patientin mit einer aktiven Endometriose Stadium II nach der Klas-

sifikation der ASRM chirurgisch behandeln? Ist eine medikamentöse Therapie sinnvoll?
6. Wie würden Sie eine 23-jährige Patientin mit Schmerzen und ohne aktuellen Kinderwunsch nach endoskopischer Sanierung einer aktiven Endometriose im Stadium II (ASRM) behandeln?
7. Ist eine Stimulationstherapie mit anschließender Insemination bei Endometriosepatientinnen mit aktuellem Kinderwunsch sinnvoll?
8. Gibt es eine medikamentöse Therapie vor der Anwendung der Techniken der assistierten Reproduktion, von der die Patientin profitieren könnte?

Bateman BG, Kolp LA, Mills S (1994) Endoscopic versus laparotomy management of endometriomas. Fertil Steril 62: 690

Bayer SR, Seibel MM, Saffan DS et al. (1988) Efficacy of danazol treatment for minimal endometriosis in infertile women: a prospective, randomized study. J Reprod Med 33: 179

Beretta P, Franchi M, Ghezzi F et al. (1998) Randomized clinical trial of two laparoscopic treatments of endometriomas: cystectomy versus drainage and coagulation. Fertil Steril 70: 1176

Borsellino G, Buonaguidi A, Veneziano S et al. (1993) Endometriosis of the large intestine. A report of two clinical cases. Minerva Ginecol 45: 443

Brinton LA, Gridley G, Persson I et al. (1997) Cancer risk after a hospital discharge diagnosis of endometriosis. Am J Obstet Gynecol 176: 572

Bromham DR, Booker MW, Rose GL et al. (1995) Updating the clinical experience in endometriosis – the European perspective. Brit J Obstet Gynaecol 102: 12

Brosens I (1992) Pelvic endometriosis. Some pathophysiological and clinical conditions. Rev Med Suisse Romande 112: 787

Bruner KL, Matrisian LM, Rodgers WH et al. (1997) Suppression of matrix metalloproteinases inhibits establishment of ectopic lesions by human endometrium in nude mice. J Clin Invest 99: 2851

Busacca M, Marana R, Caruana M et al. (1999) Recurrence of ovarian endometrioma after laparoscopic excision. Am J Obstet Gynecol 180: 519

Cameron IC, Rogers S, Collins MC, Reed MW (1995) Intestinal endometriosis: presentation, investigation, and surgical management. Int J Colorectal Dis 10: 83

Canis M, Pouly JL, Wattiez A et al. (1992) Incidence of bilateral adnexal disease in severe endometriosis (revised American Fertility Society [AFS], stage IV): should a stage V be included in the AFS classification. Fertil Steril 57: 691

Chapron C, Jacob S, Dubuisson JB et al. (2001) Laparoscopically assisted vaginal management of deep endometriosis infiltrating the rectovaginal septum. Acta Obstet Gynecol Scand 80: 349

Chillik CF, Acosta AA, Garcia JE et al. (1985) The role of in vitro fertilization in infertile patients with endometriosis. Fertil Steril 44: 56

Crosignani PG, Vercellini P (1995) Conservative surgery for severe endometriosis: should laparotomy be abandoned definitively? Hum Reprod 10: 2412

Crosignani PG, Vercellini P, Biffignandi F et al. (1996) Laparoscopy versus laparotomy in conservative surgical treatment for severe endometriosis. Fertil Steril 66: 706

Cullen TS (1914) Adenomyoma of the rectovaginal septum. JAMA 62: 835

Denekamp J (1984) Vascular endothelium as the vulnerable element in tumours. Acta Radiol Oncol 23: 217

Dicker D, Goldman JA, Levy T, Feldberg D et al. (1992) The impact of long-term gonadotropin-releasing hormone analogue treatment on preclinical abortions in patients with severe endometriosis undergoing in vitro fertilization-embryo transfer. Fertil Steril 57: 597

Dmowski WP, Rana N, Michalowska J et al. (1995) The effect of endometriosis, its stage and activity, and of autoantibodies on in vitro fertilization and embryo transfer success rates. Fertil Steril 63: 555

Donnez J, Nisolle M, Casanas F (1993) Endoscopic surgery. Baillieres Clin Obstet Gynaecol 7: 839

Donnez J, Nisolle M, Casanas-Roux F et al. (1996a) Stereometric evaluation of peritoneal endometriosis and endometriotic nodules of the rectovaginal septum. Hum Reprod 11: 224

Donnez J, Nisolle M, Gillet N et al. (1996b) Large ovarian endometriomas. Hum Reprod 11: 641

Donnez J, Nisolle M, Smoes P et al. (1996c) Peritoneal endometriosis and «endometriotic» nodules of the rectovaginal septum are two different entities. Fertil Steril 66: 362

Donnez J, Nisolle M, Gillerot S et al. (1997) Rectovaginal septum adenomyotic nodules: a series of 500 cases. Br J Obstet Gynaecol 104: 1014

Donnez J, Smoes P, Gillerot S et al. (1998) Vascular endothelial growth factor (VEGF) in endometriosis. Hum Reprod 13: 1686

Duleba AJ (1997) Diagnosis of endometriosis. Obstet Gynecol Clin North Am 24: 331

Evers JLH (1997) Do all women have endometriosis? Reflection on pathogenesis. In: Minaguchi H, Sugimoto O (eds) Endometriosis today – Advances in research and practice. Parthenon, New York London, p 14

Fedele L, Arcaini L, Bianchi S et al. (1989a) Comparison of cyproterone acetate and danazol in the treatment of pelvic pain associated with endometriosis. Obstet Gynecol 73: 1000

Fedele L, Bianchi S, Viezzoli T et al. (1989b) Gestrinone versus danazol in the treatment of endometriosis. Fertil Steril 51: 781

Fedele L, Bianchi S, Marchini M et al. (1992a) Superovulation with human menopausal gonadotropins in the treatment of infertility associated with minimal or mild endometriosis: a controlled randomized study. Fertil Steril 58: 28

Fedele L, Parazzini F, Rasici E et al. (1992b) Buserelin acetat versus expectant management in the treatment of infertility associated with minimal or mild endometriosis: a randomized clinical trial. Am J Obstet Gynecol 166: 1345

Fishman A, Demirel D, Laucirica R et al. (1996) Malignant tumors arising in endometriosis: clinical-pathological study and flow cytometry analysis. Eur J Obstet Gynecol Reprod Biol 70: 69.

Geber S, Paraschos T, Atkinson G et al. (1995) Results of IVF in patients with endometriosis: the severity of the disease does not affect outcome, or the incidence of miscarriage. Hum Reprod 10: 1507

Gestrinone Italian Study Group (1996) Gestrinone versus a gonadotropin releasing hormone agonist for the treatment of pelvic pain associated with endometriosis: a multicenter, randomized, double-blind study. Fertil Steril 66: 911

Hadfield RM, Manek S, Weeks DE and the OXEGENE Collaborative Group (2001) Linkage and association studies of the relationship between endometriosis and genes encoding the detoxification enzymes GSTM1, GSTT1 and CYP1A1. Mol Hum Reprod 11: 1073–1078

Halme J, Becker S, Haskill S (1987) Altered maturation and function of peritoneal macrophages: possible role in pathogenesis of endometriosis. Am J Obstet Gynecol 156: 783

Halme J, Hammond MG, Hulka JF et al. (1984a) Retrograde menstruation in healthy women and in patients with endometriosis. Obstet Gynecol 64: 151

Halme J, Becker S, Wing R (1984b) Accentuated cyclic activation of peritoneal macrophages in patients with endometriosis. Am J Obstet Gynecol 148: 85

Heaps JM, Nieberg RK, Berek JS (1990) Malignant neoplasms arising in endometriosis. Obstet Gynecol 75: 1023

Hillemanns P, Weingandt H, Stepp H et al. (2000) Assessment of 5-aminolevulinic acid-induced porphyrin fluorescence in patients with peritoneal endometriosis. Am J Obstet Gynecol 183: 52

Hornstein MD, Surrey ES, Weisberg GW, Casino LA (1998) Leuprolide acetate depot and hormonal add-back in endometriosis: a 12-month study. Lupron Add-Back Study Group. Obstet Gynecol 91: 16

Hornstein MD, Yuzpe AA, Burry KA et al. (1995) Prospective randomized double-blind trial of 3 versus 6 months of nafarelin therapy for endometriosis associated pelvic pain. Fertil Steril 63: 955

Howell R, Edmonds DK, Dowsett M et al. (1995) Gonadotropin-releasing hormone analogue (goserelin) plus hormone replacement therapy for the treatment of endometriosis: a randomized controlled trial. Fertil Steril 64: 474

Inoue M, Kobayashi Y, Honda I et al. (1992) The impact of endometriosis on the reproductive outcome of infertile patients. Am J Obstet Gynecol 167: 278

Jansen RPS, Russell P (1986) Nonpigmented endometriosis: clinical, laparoscopic, and pathologic definition. Am J Obstet Gynecol 155: 1154

Kennedy S (1998) The genetics of endometriosis. J Reprod Med 43: 263

Kiesel L, Lengerke C, Mielke G, Wallwiener D (2000) Indikationen zur add-back Therapie bei Einsatz der GnRH-Analoga. In: Mettler L (Hrsg) Endometriose, pmi, Frankfurt, S 258

Kinkel K, Chapron C, Balleyguier C et al. (1999) Magnetic resonance imaging characteristics of deep endometriosis. Hum Reprod 14: 1080

Kistner RW (1958) The use of newer progestins in the treatment of endometriosis. Am J Obstet Gynecol 75: 264

Kistner RW (1959) Treatment of endometriosis by inducing pseudopregnancy with ovarian hormones. Fertil Steril 10: 539

Kitawaki J, Kusuki I, Koshiba H et al. (1999) Detection of aromatase cytochrome P-450 in endometrial biopsy specimens as a diagnostic test for endometriosis. Fertil Steril 72: 1100

Kodama H, Fukuda J, Karube H et al. (1996) Benefit of in vitro fertilization treatment for endometriosis-associated infertility. Fertil Steril 66: 974

Köhler G, Lorenz G (1991) Zur Korrelation von endoskopischem und histologischem Bild der Endometriose. Endometriose 9: 42

Kokorine I, Marbaix E, Henriet P et al. (1996) Focal cellular origin and regulation of interstitial collagenase (matrix metalloproteinase-1) are related to menstrual breakdown in the human endometrium. J Cell Sci 109: 2151

Kokorine I, Nisolle M, Donnez J et al. (1997) Expression of interstitial collagenase (matrix metalloproteinase-1) is related to the activity of human endometriotic lesions. Fertil Steril 68: 246

Koninckx PR, Martin DC (1992) Deep endometriosis: a consequence of infiltration or retraction or possibly adenomyosis externa? Fertil Steril 58: 924

Kressin Ph, Moubayed P, Diedrich K, Malik E (2001) Expression of angiopoietin 2 in endometriotic lesions. Hum Reprod 16 (abstract book 1): 171

Küpker W, Schultze-Mosgau A, Diedrich K (1998) Paracrine changes in the peritoneal environment of women with endometriosis. Hum Reprod Update 4: 719

Kurman RJ, Kaminski PF, Norris HJ (1985) The behavior of endometrial hyperplasia. A long-term study of «untreated» hyperplasia in 170 patients. Cancer 56: 403

Lemay A, Maheux R, Huot C et al. (1988) Efficacy of intranasal or subcutaneous luteinizing hormone-releasing hormone agonist inhibition of ovarian function in the treatment of endometriosis. Am J Obstet Gynecol 158: 233

Leyendecker G, Kunz G, Noe M et al. (1998) Endometriosis: a dysfunction and disease of the archimetra. Hum Reprod Update 4: 752

Lindsay PC, Shaw RW, Bennink HJ, Kicovic P (1996) The effect of add-back treatment with tibolone (Livial) on patients treated with the gonadotropin-releasing hormone agonist triptorelin (Decapeptyl). Fertil Steril 65: 342

Malik E, Berg C, Meyhöfer-Malik A et al. (2000) Fluorescence diagnosis of endometriosis using 5-aminolevulinic acid. Surg Endosc 14: 452

Malik E, Kressin P, Buchweitz O et al. (2002) Endometriose und Aktivität. Der Gynäkologe 35:232

Marcoux S, Maheux R, Berube S (1997) Laparoscopic surgery in infertile women with minimal or mild endometriosis. Canadian Collaborative Group on Endometriosis. N Engl J Med 337: 217

Martin DC (1997) Cancer and endometriosis: do we need to be concerned? Semin Reprod Endocrinol 15: 319

Martin DC, Diamond MP (1986) Operative laparoscopy: comparison of lasers with other techniques. Curr Prob Obstet Gynecol Fertil 9: 564

Martin DC, Hubert GD, Van der Zwaag R, El-Zeky FA (1989) Laparoscopic appearence of peritoneal endometriosis. Fertil Steril 51: 63

Matson PL, Yovich JL (1986) The treatment of infertility associated with endometriosis by in vitro fertilization. Fertil Steril 46: 432

Mc Laren J, Prentice A, Charnock-Jones DS, Smith SK (1996) Vascular endothelial growth factor (VEGF) concentrations are elevated in peritoneal fluid of women with endometriosis. Hum Reprod 11: 220

Milingos S, Loutradis D, Kallipolitis G et al. (1999) Comparison of laparoscopy with laparotomy for the treatment of extensive endometriosis with large endometriomata. J Gynecol Surg 15: 131

Moghissi KS, Schlaff WD, Olive DL et al. (1998) Goserelin acetate (Zoladex) with or without hormone replacement therapy for the treatment of endometriosis. Fertil Steril 69: 1056

Moore J, Kennedy S, Prentice A (2000) Modern combined oral contraceptives for pain associated with endometriosis (Cochrane review). In: The Cochrane Library 1. Oxford: update software

Mostoufizadeh M, Scully RE (1980) Malignant tumors arising in endometriosis. Clin Obstet Gynecol 23: 951

Murphy AA, Green WR, Bobbie D et al. (1986) Unsuspected endometriosis documented by scanning electron microscopy in visually normal peritoneum. Fertil Steril 46: 522

Nisolle M, Casanas-Roux BS, Anaf V et al. (1993) Morphometric study of the stromal vascularization in peritoneal endometriosis. Fertil Steril 59: 681

Nothnick WB (2001) Treating endometriosis as an autoimmune disease. Fertil Steril 76: 223

Nothnick WB, Curry TE, Vernon MW (1994) Immunomodulation of rat endometriotic implant growth and protein production. Am J Reprod Immunol 31: 151

Oehninger S, Acosta AA, Kreiner D et al.(1988) In vitro fertilization and embryo transfer (IVF/ET): an established and successful therapy for endometriosis. J In Vitro Fert Embryo Transf 5: 249

Olivennes F, Feldberg D, Liu HC et al. (1995) Endometriosis: a stage by stage analysis – the role of in vitro fertilization. Fertil Steril 64: 392

Oosterlynck DJ, Cornillie FJ, Waer M et al. (1991) Women with endometriosis show a defect in natural killer activity resulting in a decreased cytotoxicity to autologous endometrium. Fertil Steril 56: 45

Oosterlynck DJ, Meulemann C, Sobis H et al. (1993) Angiogenic activity of peritoneal fluid from women with endometriosis. Fertil Steril 59: 778

Overton CE, Lindsay PC, Johal B et al. (1994) A randomized, double-blind, placebo-controlled study of luteal phase dydrogesterone (Duphaston) in women with minimal to mild endometriosis. Fertil Steril 62: 701

Pagidas K, Falcone T, Hemmings R, Miron P (1996) Comparison of reoperation for moderate (stage III) and severe (stage IV) endometriosis-related infertility with in vitro fertilization-embryo transfer. Fertil Steril 65: 791

Parazzini F (1999) Ablation of lesions or no treatment in minimal-mild endometriosis in infertile women: a randomized trial. Gruppo Italiano per lo Studio dell'Endometriosi. Hum Reprod 14: 1332

Pittaway DE, Vernon C, Fayez JA (1985) Spontaneous abortion in women with endometriosis. Am Fert Soc, Ann Meeting Abstract 90

Portuondo JA, Herrán C, Echanojauregui AD, Riego AG (1982) Peritoneal flushing and biopsy in laparoscopically diagnosed endometriosis. Fertil Steril 38: 538

Possover M, Diebolder H, Plaul K, Schneider A (2000) Laparoscopically assisted vaginal resection of rectovaginal endometriosis. Obstet Gynecol 96: 304

Prentice A, Deary AJ, Bland E (2000a) Progestagens and anti-progestagens for pain associated with endometriosis (Cochrane review). In: The Cochrane Library 1. Oxford: update software

Prentice A, Deary AJ, Goldbeck-Wood S et al. (2000b) Gonadotropin-releasing hormone analogues for pain associated with endometriosis (Cochrane review). In: The Cochrane Library 1. Oxford: Update Software

Redwine DB (1987) Age-related evolution in color appearance of endometriosis. Fertil Steril 48: 1062

Redwine DB (1999) Ovarian endometriosis: a marker for more extensive pelvic and intestinal disease. Fertil Steril 72: 310

Redwine DB, Wright JT (2001) Laparoscopic treatment of complete obliteration of the cul-de-sac associated with endometriosis: long-term follow-up of en bloc resection. Fertil Steril 76: 358

Redwine DB, Yocom LB (1990) A serial section study of visually normal pelvic peritoneum in patients with endometriosis. Fertil Steril 54: 648

Reich H, McGlynn F, Salvat J (1991) Laparoscopic treatment of cul-de-sac obliteration secondary to retrocervical deep fibrotic endometriosis. J Reprod Med 36: 516

Rock JA, Markham SM (1992) Pathogenesis of endometriosis. Lancet 340: 1264

Saaristo A, Karpanen T, Alitalo K (2000) Mechanisms of angiogenesis and their use in the inhibition of tumor growth and metastasis. Oncogene 19: 6122

Sampson JA (1921) Perforating hemorrhagic (chocolate) cysts of the ovary. Arch Surg 3: 245

Sampson JA (1924) Benign and malignant endometrial implants in the peritoneal cavity and their relationship to certain ovarian tumors. Surg Gynecol Obstet 38: 287

Sampson JA (1925) Endometrial carcinoma of the ovary, arising in endometrial tissue in that organ. Arch Surg 10: 1

Sampson JA (1927) Peritoneal endometriosis due to dissemination of endometrial tissue into the peritoneal cavity. Am J Obstet Gynecol 14: 422

Schweppe KW (1985) Endometriose und Ovarfunktion. Endometriose 3: 56

Schweppe KW (1989) Ätiologie, Histologie und Pathophysiologie der Endometriose. In: Schindler AE, Schweppe KW (Hrsg) Endometriose – neue Therapiemöglichkeiten durch Buserelin. De Gruyter, Berlin A 3

Scott RB (1953) Malignant change in endometriosis. Obstet Gynecol 2: 283

Shifren JL, Tseng JF, Zaloudek CJ et al. (1996) Ovarian steroid regulation of vascular endothelial growth factor in the human endometrium: Implications for angiogenesis during the menstrual cycle and in the pathogenesis of endometriosis. J Clin Endocrinol Metab 81: 3112

Shroen D (1690) Disputatio Inauguralis Medica de Ulceribus Uteri. Jena: Krebs: 6

Simon C, Gutierrez A, Vidal A et al. (1994) Outcome of patients with endometriosis in assisted reproduction: results from in-vitro fertilization and oocyte donation. Hum Reprod 9: 725

Smith SK (1996) Vascular endothelial growth factor and the endometrium. Hum Reprod 11: 56

Soliman S, Daya S, Collins J, Jarrell J (1993) A randomized trial of in vitro fertilization versus conventional treatment for infertility. Fertil Steril 59: 1239

Stern RC, Dash R, Bentley RC et al. (2001) Malignancy in endometriosis: frequency and comparison of ovarian and extraovarian types. Int J Gynecol Pathol 20: 133

Stovall TG, Ling FW (1988) Splenosis: report of a case and review of the literature. Obstet Gynecol Surv 43: 69

Takayama K, Zeitoun K, Gunby RT et al. (1998) Treatment of severe postmenopausal endometriosis with an aromatase inhibitor. Fertil Steril 69: 709

Taylor RN, Ryan IP, Moore ES et al. (1997) Angiogenesis and macrophage activation in endometriosis. Ann N Y Acad Sci 828: 194

Telimaa S (1988) Danazol and medroxyprogesterone acetate inefficacious in the treatment of infertility in endometriosis. Fertil Steril 50: 872

Telimaa S, Puolakka J, Ronnberg L, Kauppila A (1987a) Placebo-controlled comparison of danazol and high-dose medroxyprogesterone acetate in the treatment of endometriosis. Gynecol Endocrinol 1: 13

Telimaa S, Ronnberg L, Kauppila A (1987b) Placebo-controlled comparison of danazol and high-dose medroxyprogesterone acetate in the treatment of endometriosis after conservative surgery. Gynecol Endocrinol 1: 363

Thomas EJ, Cooke ID (1987) Successful treatment of asymptomatic endometriosis: does it benefit infertile women? Br Med J (Clin Res Ed) 294: 1117

Treloar SA, O'Connor DT, O'Connor VM, Martin NG (1999) Genetic influences on endometriosis in an Australian twin sample. Fertil Steril 71: 701

Treloar SA, Hadfield R et al. (2002) The International Endogene Study: a collection of families for genetic research in endometriosis. Fertil Steril 78: 679–685

Tummon IS, Daniel SA, Kaplan BR et al. (1997) Randomized, prospective comparison of luteal leuprolide acetate and gonadotropins versus clomiphene citrate and gonadotropins in 408 first cycles of in vitro fertilization. Fertil Steril 58: 563

Vasquez G, Cornillie F, Brosens IA (1984) Peritoneal endometriosis: scanning electron microscopy and histology of minimal pelvic endometriotic lesions. Fertil Steril 42: 696

Vercellini P, De Giorgi O, Oldani S et al. (1996) Depot medroxyprogesterone acetate versus an oral contraceptive combined with very-low-dose danazol for long-term treatment of pelvic pain associated with endometriosis. Am J Obstet Gynecol 175: 396

Vercellini P, Cortesi I, Crosignani PG (1997) Progestins for symptomatic endometriosis: a critical analysis of the evidence. Fertil Steril 68: 393

Vernon MW, Beard JS, Graves K, Wilson EA (1986) Classification of endometriotic implants by morphologic appearance and capacity to synthesize Prostaglandin F. Fertil Steril 46: 801

Wilson ML, Farquhar CM, Sinclair OJ, Johnson MP (2000) Surgical interruption of pelvic nerve pathways for primary and secondary dysmenorrhea (Cochrane Review). In: The Cochrane Library, Issue 1, Oxford: update software

Woodruff JD, Pickar JH (1994) Incidence of endometrial hyperplasia in postmenopausal women taking conjugated estrogens (Premarin) with medroxyprogesterone acetate or conjugated estrogens alone. The Menopause Study Group. Am J Obstet Gynecol 170: 1213

Yovich JL, Matson PL, Richardson PA, Hilliard C (1988) Hormonal profiles and embryo quality in women with severe endometriosis treated by in vitro fertilization and embryo transfer. Fertil Steril 50: 308

Zanetta GM, Webb MJ, Li H, Keeney GL (2000) Hyperestrogenism: a relevant risk factor for the development of cancer from endometriosis. Gynecol Oncol 79: 18

Zeitoun KM, Bulun SE (1999) Aromatase: a key molecule in the pathophysiology of endometriosis and a therapeutic target. Fertil Steril 72: 961

Benigne Brusterkrankungen

O. Ortmann

Einleitung

⊻ **Wachstum und Funktion der Brust sind hormonabhängige Prozesse; die Inzidenz von gut- und bösartigen Erkrankungen der Brust, wie beispielsweise von Fibroadenomen, der fibrozystischen Mastopathie und des Mammakarzinoms ist abhängig vom hormonalen Milieu, dem die Brust ausgesetzt ist (▶ Abschn. 19.4.6, 22.2.1). Gutartige Brusterkrankungen und Entwicklungsstörungen der Brust sind fast ausschließlich begrenzt auf den Zeitraum der Adoleszenz und der Fortpflanzungsfähigkeit. Viele Therapieformen, die man bei gut- und bösartigen Erkrankungen der Brust einsetzt, bestehen aus Hormonen oder pharmazeutischen Substanzen, die in das Endokrinium und in die lokalen auto- und parakrinen Prozesse der Brust eingreifen, zu diesen gehören u. a. Östrogene, Gestagene, androgen wirksame Substanzen, Prolaktinhemmer, Antiöstrogene und Aromatasehemmer.**

Die multiplen Steuerungsmöglichkeiten physiologischer und pathologischer Prozesse der Brust durch natürliche Hormone und in das Endokrinium eingreifende Pharmaka lassen es angebracht erscheinen, den gut- und bösartigen Brusterkrankungen und den Entwicklungs- und Funktionsstörungen der Brust genügend Raum in diesem Buch einzuräumen, zumal sie den Arzt in seiner täglichen Arbeit häufig beschäftigen.

Wenn Frauen wegen Schmerzen in der Brust, einer Mamillensekretion oder wegen eines tastbaren Knotens den Frauenarzt aufsuchen, so haben sie häufig Angst, dass diese klinischen Veränderungen im Zusammenhang mit einem Mammakarzinom stehen. Zumeist handelt es sich allerdings um gutartige Brusterkrankungen. Hierunter kann man jede Erkrankung oder Veränderung der Brust verstehen, bei der es sich nicht um ein Karzinom handelt. Gutartige Brusterkrankungen sind ausgesprochen heterogen: man findet physiologische Veränderungen der Brust, die zu klinischen Symptomen führen können, daneben eindeutig pathologische Veränderungen mit charakteristischen klinischen Bildern oder typischen mammographischen Veränderungen wie Mikrokalzifikationen und Änderungen der mammographischen Dichte. Kritisch ist die sichere Abgrenzung gegenüber malignen Veränderungen. Während das Mammakarzinom heute sehr differenziert behandelt wird, trifft dies auf benigne Brusterkrankungen nicht zu.

Diese Kategorie von Brusterkrankungen wird häufig pauschal unter dem Begriff der fibrozystischen Mastopathie zusammengefasst. Mit diesem Begriff wird nicht im eigentlichen Sinne die histopathologische Veränderung des Brustgewebes beschrieben, sondern eine nicht näher klassifizierte benigne Brusterkrankung. Diese Form der Brusterkrankung tritt häufig im Zusammenhang mit endokrinen Veränderungen auf, eine Störung des Endokriniums kann ursächlich sein. Aus Sicht des behandelnden Arztes ist es von entscheidender Bedeutung, die Differentialdiagnostik zu beherrschen. Dieses Kapitel gibt eine Übersicht über das gesamte Spektrum gutartiger Brusterkrankungen, wobei besonders auf die Abhängigkeit vom Endokrinium und auf die Hormontherapie eingegangen wird.

21.1   Brustentwicklung

Die funktionellen Komponenten des Brustdrüsenparenchyms sind die Lobuli. Sie bestehen aus einzelnen Alveoli bzw. Milchdrüsen, die durch ein einschichtiges, milchsezernierendes Drüsenepithel ausgekleidet sind. Diese entwickeln sich beim Embryo in der 10. bis 12. Schwangerschaftswoche durch Einwachsen der Epidermis in das darunter liegende Mesenchym. Jeder Alveolus ist von einem Mantel kontraktiler Myoepithelialfasern umgeben. Zusätzlich wird die Milchdrüse von einem dichten kapillarem Netzwerk umgeben. Kapilläre Milchgänge einzelner Alveoli vereinen sich in intralobulären Gängen, die von kontraktilen Muskelzellen umgeben sind. Diese vereinen sich in ca. 15 bis 20 Gängen, die in radiärer Anordnung zur Mamille führen. Das Wachstum dieses Systems wird durch verschiedene hormonale Faktoren kontrolliert. Die Hauptphasen sind dabei die Pubertät und später die Schwangerschaft. Während der Schwangerschaft stimuliert vorwiegend das humane plazentare Laktogen (HPL) das Brustwachstum und die Sekretion; ca. 50% der weiblichen und männlichen Neugeborenen weisen eine Brustsekretion auf.

Während der Pubertät wird die Brustentwicklung vorwiegend durch Östradiol gefördert. Unter dem Einfluss dieses Sexualsteroids nehmen zunächst Größe und Pigmentation der Areola zu, darunter formiert sich das Brustgewebe. Das Brustgewebe exprimiert Östrogenrezeptoren sowohl vom α- als auch vom β-Typ, ihre Entwicklung ist prolaktinabhängig. Östrogene stimulieren den duktalen, Gestagene differenzieren den alveolären Teil des Brustdrüsengewebes. Für eine regelrechte Brustentwicklung ist also das Zusammenspiel beider Hormone erforderlich, für die Differenzierung der Brustdrüse außerdem Insulin, Kortisol, Thyroxin, Prolaktin und Wachstumshormon. Das Schlüsselhormon für die Ausdifferenzierung des Gewebes ist Progesteron. Auch Wachstumsfaktoren spielen für die Brustentwicklung eine Rolle, allerdings ist diese weniger gut geklärt. Während der Pubertät wird bekanntlich der hypothalamische Pulsgenerator aktiviert, was die pulsatile GnRH-Sekretion zur Folge hat. GnRH fördert neben der Sekretion der Gonadotropine auch die Prolaktinsekretion. Dieser Effekt wird durch Östrogene verstärkt.

Während des normalen Menstruationszyklus unterliegt die Brustdrüse zyklusabhängig dem Einfluss des Östradiols und des Progesterons, maximal groß ist sie in der späten Lutealphase. Während der Lutealphase findet man die höchste mitotische Aktivität und DNA-Produktion im Stroma sowie im Brustdrüsenepithel. Diese Veränderungen sind Grundlage für die prämenstruelle Mastodynie. In der Lutealphase nimmt die Expression von Östrogenrezeptoren ab, die der Progesteronrezeptoren bleibt während des gesamten Menstruationszyklus unverändert. Eine längerfristige Einwirkung von Progesteron auf das Brustdrüsengewebe führt zu einer Proliferationshemmung von Zellen.

Ihre endgültige Differenzierung erreichen die alveolären Epithelzellen während der Schwangerschaft. Verantwortlich sind hierfür die hohen Östrogen- und Progesteronkonzentrationen in Kombination mit Prolaktin. Im ersten Trimester der Schwangerschaft ist die Proliferation des Brustgewebes ausgeprägt; später stehen Differenzierungsprozesse und die Zunahme der sekretorischen Aktivität im Vordergrund.

Die Gewebearchitektur des Brustgewebes verändert sich mit dem Alter. Junge Frauen besitzen ein dichteres Brustdrüsengewebe, es besteht überwiegend aus glandulären Bestandteilen. Im weiteren Verlauf des Lebens dominiert die Fetteinlagerung. Dieser Prozess verstärkt sich in der Postmenopause, in dieser Lebensphase enthält die Brust überwiegend Fettgewebe.

Abnorme Formen- und Größenentwicklungen der Brust, die während der Pubertät sichtbar werden, führt man auf eine frühe Fehldifferenzierung des Brustdrüsenkörpers in der Fetalperiode zurück. Gelegentlich beobachtet man einen einseitigen Beginn der Brustentwicklung. Die Wachstumsgeschwindigkeit kann also seitendifferent sein. Meist gleichen sich diese Asymmetrien mit der Zeit aus. Einen leichten Größen- und Formunterschied beider Mammae kann man allerdings nicht selten auch im Erwachsenenleben beobachten. Besteht bei der erwachsenen Frau ein relevanter Seitenunterschied bzw. eine Hypoplasie oder Hypertrophie, kann man einen plastischen Eingriff erwägen. Hormonale Behandlungsmöglichkeiten zum Ausgleich von Seitenunterschieden oder zur Förderung des Brustwachstums gibt es nicht. Lediglich beim Östrogenmangel infolge einer primären Ovarinsuffizienz erreicht man mit der Substitution mit Sexualsteroiden ein Brustwachstum. Unter der Gabe von Ovulationshemmern nimmt das Volumen der Brust zu. Dieser Effekt ist nach dem Absetzen der Therapie reversibel.

21.2 Inzidenz benigner Brusterkrankungen

Schätzungsweise jede zweite Frau entwickelt eine Form von fibrozystischer Mastopathie und eine von fünf Frauen ein Fibroadenom. Obwohl diese Veränderungen häufig sind, ist wenig bekannt über die Ätiologie dieser benignen Brusterkrankungen. Benigne pathologische Veränderungen des Brustgewebes machen ca. 90% aller Konsultationen beim Frauenarzt aus, die sich auf die Brust beziehen. Die Inzidenz einzelner, näher spezifizierbarer benigner Brusterkrankungen ist alters- und risikofaktorabhängig. Zysten als Ursache eines knotenartigen Tastbefunds werden häufiger bei prämenopausalen Frauen über dem 40. Lebensjahr gefunden, vor dem 40. Lebensjahr nur in 10%.

21.3 Histopathologie

21.3.1 Nichtproliferative Brusterkrankungen

> **Klassifikation benigner Brusterkrankungen. (Dupont u. Page 1985)**
> - Nichtproliferative Läsionen
>   - Zysten
>   - Papilläre apokrine Veränderungen
>   - Epitheliale Kalzifikationen
>   - Milde Hyperplasien
> - Proliferative Läsionen ohne Atypie
>   - Moderate (floride) duktale Hyperplasie
>   - Intraduktale Papillome
>   - Sklerosierende Adenose
>   - Fibroadenome
> - Atypische Hyperplasien
>   - Atypische duktale Hyperplasie
>   - Atypische lobuläre Hyperplasie

Nichtproliferative Läsionen umfassen Zysten, papilläre Veränderungen, epitheliale Kalzifikationen und milde Hyperplasien.

Zysten entwickeln sich aus der terminalen Einheit der Ductuli und Lobuli. **Papilläre apokrine Veränderungen** sind charakterisiert durch die Proliferation von duktalen Epithelzellen, die apokrine Veränderungen aufweisen. **Epitheliale Kalzifikationen** werden häufig im Brustgewebe und in normalen Ductuli und Lobuli sowie bei fast allen pathologischen Veränderungen gefunden. **Milde Hyperplasien** sind durch eine Zunahme von epithelialen Zellen in Milchgängen charakterisiert; sie nehmen nicht das gesamte Lumen ein.

Die Gesamtheit der nichtproliferativen Brusterkrankungen ist nicht mit einem erhöhten Mammakarzinomrisiko verbunden (◘ Tabelle 21.1). Allerdings haben Patientinnen mit großen Zysten ein relatives Risiko für ein Mammakarzinom von ca. 1,5; dies steigt bei Frauen mit zusätzlicher familiärer Belastung auf 3 (◘ Tabelle 21.2).

21.3.2 Moderate oder floride duktale Hyperplasien, intraduktale Papillome

Unter einer **moderaten** oder **floriden Hyperplasie** versteht man intraduktale Zellproliferationen von mehr als vier Zellen, die häufig den intraduktalen Raum überbrücken.

Intraduktale Papillome können solitär oder multipel vorkommen. Als **solitäre intraduktale Papillome** sind sie meist 3 bis 4 mm groß. Sie betreffen überwiegend Frauen zwischen dem 30. und 50. Lebensjahr und gehen mit einer Mamillensekretion einher. **Multiple intraduktale Papillome** hingegen treten häufiger bei jüngeren Patientinnen auf. Sie sind meist peripher und bilateral lokalisiert, eine Mamillensekretion findet sich bei ihnen seltener.

> **Cave**
>
> Im Vergleich zu solitären Papillomen weisen multiple intraduktale Papillome ein hohes Karzinomrisiko auf.

Bei der **juvenilen Papillomatose,** die meist adoleszente und jüngere Frauen im geschlechtsreifen Alter betrifft, handelt es sich um einen schmerzlosen umschriebenen Tumor, der einem Fibroadenom ähnelt. Die Läsion kann bis zu 8 cm groß sein und enthält oft bis zu einem Zentimeter große multiple Zysten. Sie ähnelt der fibrozystischen Mastopatie. Histologisch finden sich duktale Papillomatosen, Zysten, papilläre apokrine Hyperplasien, eine sklerosierende Adenose und Gangverschlüsse.

Die **sklerosierende Adenose** ist meist eine mikroskopische Zufallsdiagnose. Die Läsion ist charakterisiert durch eine Proliferation glandulärer Strukturen und des Stromas und ist häufig mit Kalzifikationen verbunden (Dupont u. Page 1985; Jensen et al. 1989).

21.3.3 Atypische Hyperplasien

Atypische Hyperplasien sind proliferative Läsionen, die einige Charakteristika eines Carcinoma in situ besitzen (Dupont

Tabelle 21.1. Relatives Risiko (mit 95%igen Vertrauensgrenzen nach Dupont u. Page 1985) eines Mammakarzinoms in Abhängigkeit vom Typ benigner Brusterkrankungen

Studie	Histologie Nichtproliferativ	Proliferativ ohne Atypie	Atypische Hyperplasie
Nashville (Dupont u. Page 1985)	1	1,9 (1–2,3)	5,3 (3,1–8,8)
Nurses Health Study (Marshall et al. 1997)	1	1,6 (1,2–2,2)	3,9 (2,6–5,9)
Breast Cancer Detection Demonstration Project (Dupont et al. 1993)	1	1,3 (0,77–2,2)	4,3 (1,7–11)
Florenz (Palli et al 1991)	1	1,3 (0,5–3,5)	13,0 (4,1–41,7)

Tabelle 21.2. Relatives Risiko (mit 95%igen Vertrauensgrenzen) für die Entwicklung eines Mammakarzioms bei benignen Brusterkrankungen in Abhängigkeit von der familiären Belastung

Studie	Proliferativ ohne Atypie Keine familiäre Belastung	Familiäre Belastung	Atypische Hyperplasie Keine familiäre Belastung	Familiäre Belastung
Nashville (Dupont u. Page 1985)	1,9 (1,2–3)	2,7 (1,4–5,3)	4,3 (2,4–7,8)	8,4 (2,6–27)
Nurses Health Study (Marshall et al. 1997)	1,6 (1,1–2,2)	2,4 (1,4–4,2)	4,1 (2,6–6,4)	4,7 (2,1–10,4)
Breast Cancer Detection Demonstration Project (Dupont et al. 1993)	1,7 (0,9–3,2)	2,6 (1,0–6,4)	4,2 (1,4–12,0)	22,0 (2,4–20,3)

u. Page 1985; Page et al. 1985; Page u. Rogers 1992). Sie zeigen jedoch nicht alle Kriterien eines duktalen Carcinoma in situ (DCIS) bzw. eines Carcinoma lobulare in situ (CLIS; Marshall et al. 1997). Sie können sowohl von den Milchgängen als auch von den Lobuli ausgehen. Die atypischen Hyperplasien prädisponieren zu einem erhöhten Mammakarzinomrisiko (**Tabelle 21.1**). Dieses Risiko ist bei Vorhandensein einer familiären Belastung zusätzlich erhöht (**Tabelle 21.2**).

21.3.4 Fibroadenome

Bei Fibroadenomen handelt es sich um gutartige Tumoren, die gegenüber dem umgebenden Brustgewebe gut abgegrenzt sind und epitheliale und stromale Komponenten enthalten. Hyperplasien und Kalzifikationen können mit ihnen assoziiert sein. Komplexe Fibroadenome enthalten Zysten, epitheliale Kalzifikationen, papilläre apokrine Veränderungen oder eine sklerosierende Adenose (► Abschn. 21.3.2).

Juvenile Fibroadenome zeigen ein anderes pathologisches Bild als die Erwachsener. Mikroskopisch findet man im Vergleich zu Fibroadenomen bei Erwachsenen eine höhere Glandularität und stromale Zellularität. Verschiedene Autoren verwenden den Begriff »juveniles Fibroadenom« unterschiedlich. Gelegentlich werden schnell wachsende Läsionen als juvenile Fibroadenome bezeichnet.

Riesenfibroadenome unterscheiden sich histologisch nicht von einem typischen Fibroadenom, sondern nur durch ihre außergewöhnliche Größe. Einige Autoren verwenden den Begriff synonym mit **Phylloidtumoren**. Von Letzteren unterscheiden sich Riesenfibroadenome jedoch durch die Zellularität der stromalen Komponente. Gelegentlich kann die Unterscheidung extrem schwierig sein.

Adenome sind gut umschriebene Tumoren, die benigne epitheliale Elemente mit nur geringer Stromakomponente enthalten.

21.3.5 Radiäre Narben

Radiäre Narben können sowohl bei der histopathologischen als auch bei der mammographischen Diagnostik Mammakarzinome vortäuschen. Ob sie das Risiko für ein Mammakarzinom erhöhen, ist nicht eindeutig geklärt (Jacobs et al. 1999). Mikroskopisch handelt es sich um einen zentralen Kern mit glandulären Elementen, von dem Ductuli mit einem unterschiedlichen Grad der epithelialen Hyperplasie und Papillomatose ausgehen.

21.3.6 Fibromatose

Die Fibromatose der Brust entspricht derjenigen anderer Lokalisationen. Es handelt sich um einen lokal invasiven, nicht abgekapselten Prozess mit Proliferation von gut differenzierten Spindelzellen. Die Erkrankung metastasiert nicht, kann aber lokal rezidivieren.

21.3.7 Verschiedene benigne Läsionen

Neben den beschriebenen gibt es eine große Anzahl von weiteren, allerdings selteneren benignen Läsionen, z. B. Hämangiome, chondromatöse Veränderungen, Lipome, Leiomyome, Neurofibrome, Hamartome, mukozelenähnliche Läsionen und Myofibroblastome.

21.4 Diagnostische Verfahren

21.4.1 Anamnese und klinische Untersuchung

Anamnese

Vor der klinischen Untersuchung sollten wichtige anamnestische Angaben erhoben werden; zu diesen gehören
- Alter bei der Menarche,
- Anzahl der Schwangerschaften,
- Anzahl der Geburten,
- Stillanamnese,
- Alter bei der Menopause,
- Familienanamnese bezüglich Mammakarzinom (Grad der Verwandtschaft, Anzahl der Erkrankten, Alter bei Diagnosestellung),
- Mammabiopsien (einschließlich histopathologischer Befunde).

Zusätzlich sollten erfragt werden
- bei prämenopausalen Frauen:
  - Datum der letzten Menstruation,
  - Zykluslänge und -regularität sowie
  - Einnahme oraler Kontrazeptiva;
- bei postmenopausalen Frauen
  - Alter bei der Menopause und
  - Hormonersatztherapie.

Klinische Untersuchung
Inspektion

Die Untersuchung der Brust soll in stehender oder sitzender und in liegender Position erfolgen. Bei der Inspektion beurteilt man Brustgröße und -form und vergleicht beide Mammae miteinander. Bei einer Größendiskrepanz – ein häufiges Phänomen – beider Brüste muss nach deren Dauer gefragt werden (▶ Abschn. 21.1).

> **Cave**
>
> Die rasche Entwicklung einer Größendifferenz kann Hinweis auf eine Neoplasie sein.

Besonderer Beachtung bedürfen Konturunregelmäßigkeiten einer nicht operierten Brust. Tumoren können zur Vorwölbung der Brust oder zur Hauteinziehung (Retraktion) führen. Diese Retraktion kann durch einen unmittelbar unter der Haut liegenden Tumor zustande kommen oder durch Zug auf die Cooper-Ligamente (bindegewebige Septen im mammären Fettgewebe).

Die Retraktion der Haut ist ein häufiges Zeichen eines Malignoms, sie kommt aber auch bei benignen Läsionen vor. Auch die Beschaffenheit der Haut sollte man aufmerksam untersuchen. Von besonderem Interesse ist der Nachweis

von Ödemen (Peau d'Orange). Das Brustödem wird häufig durch eine Obstruktion der Lymphspalten durch Tumorzellen oder durch einen ausgedehnten axillären Lymphknotenbefall hervorgerufen. Auch nach axillärer Lymphonodektomie kann dieses Phänomen auftreten. Ein Erythem lässt an ein inflammatorisches Karzinom denken. Es kommt allerdings auch bei einer Zellulitis oder anderen entzündlichen Brusterkrankungen vor.

Die Untersuchung der Brustwarzen schließt die Beurteilung von Form und Symmetrie, den Nachweis oder Ausschluss einer Retraktion und anderer Hautveränderungen ein. Ulzerationen können auf die Paget-Erkrankung hinweisen. Eine Retraktion kann gelegentlich anlagebedingt sein oder unmittelbar nach dem Abstillen auftreten.

> ❯ Am Ende der Inspektion sollte die Patientin die Arme heben und anschließend die Hände gegen die Hüften pressen: In beiden Positionen werden gelegentlich vorher nicht sichtbare Veränderungen erkennbar.

Palpation

An die Inspektion schließt sich die Palpation an. Diese erfolgt zunächst in aufrechter Position der Patientin. Die Brust wird mit einer Hand gehalten, während die andere Hand palpiert. Anschließend sollte man die Brust auch in liegender Position der Patientin untersuchen. Die Beurteilung des Gewebes kann durch noduläre oder irreguläre Beschaffenheit des Brustgewebes erschwert sein. Knotige Veränderungen müssen nicht pathologisch sein. Hilfreich ist ein Seitenvergleich. Derartige Veränderungen können auch zyklusabhängig sein. Die klinische Untersuchung sollte bei auffälligen Befunden nach Abklingen der Menstruation wiederholt werden.

Die regionären Lymphabflussgebiete sollte man bei nicht belastetem, am besten aufgelegtem und gebeugtem Arm untersuchen. Konsistenz und Größe tastbarer Lymphknoten müssen dokumentiert werden. Auch ihre Mobilität ist wichtig. Aufgrund dieser Angaben kann man beurteilen, ob es sich um suspekte Veränderungen handelt oder nicht (Morrow 2000).

21.4.2 Mammographie

Die Mammographie ist nach wie vor der Goldstandard der bildgebenden Verfahren der Mammadiagnostik (Norris 2001). Sie eignet sich zur Differenzierung von Tastbefunden und zur Früherkennung des Brustkrebses. Auch noch nicht palpable Läsionen können mammographisch nachgewiesen werden. Typische Befunde sind Mikrokalzifikationen und Läsionen unterschiedlicher Formationen, die sich in ihrer Dichte vom umliegenden Parenchym unterscheiden. Schwierig kann die Diagnose bei hoher Parenchymdichte sein. Diese findet man bei jüngeren Frauen und bei Frauen, die eine Hormonersatztherapie (»hormone replacement therapy« , HRT) erhalten. Die Reaktion auf eine HRT ist unterschiedlich, im Zweifelsfall muss die HRT für mindestens 4 bis 6 Wochen unterbrochen werden. Auch eine operative oder strahlentherapeutische Behandlung kann die Differentialdiagnostik erschweren. Dann sind gelegentlich Zusatzuntersuchungen wie Sonographie und Magnetresonanztomographie (MRT) erforderlich.

21

21.4.3   Sonographie

Die Sonographie wird oft routinemäßig als Ergänzungsuntersuchung zur Mammographie eingesetzt. Aufgrund der physikalischen Unterschiede zur Mammographie ist diese Methode geeignet, wichtige Zusatzinformationen zu liefern. Sie erlaubt eine Differenzierung zwischen zystischen und soliden Befunden. Benigne Läsionen wie Fibroadenome oder Zysten stellen sich echoarm dar. Allerdings trifft dies häufig auch auf Mammakarzinome zu. Als Zeichen der Benignität sind eine echoreiche, glatt begrenzte Struktur, ein echoarmer Herd mit ellipsoider Form und zarter echogener Kapsel zu werten.

21.4.4   Magnetresonanztomographie

Die Kontrastmittel-MRT stellt ein ergänzendes Untersuchungsverfahren dar, welches hochsensitiv für die Entdeckung kleiner Karzinome ist. Die Spezifität liegt zwischen 30 und 70%. Unabdingbar ist der Vergleich des magnetresonanztomographischen Befundes mit sonographisch und mammographisch erhobenen Befunden.

Indikationen für eine MRT sind
- schwer beurteilbare Mammographie nach brusterhaltender Therapie des Mammakarzinoms,
- Rekonstruktion der Brust mit Fremdmaterial nach Mastektomie,
- Ausschluss multilokulär auftretender Karzinome bei mammographisch und sonographisch schlechter Beurteilbarkeit,
- Suche nach dem Primärtumor bei okkultem Mammakarzinom und die
- Hochrisikopatientin.

Bei der Beurteilung von Mikrokalk, bei Entzündungen, vorbestehenden proliferativen Parenchymveränderungen und mammographisch dichtem Drüsenkörper bringt die MRT keine Vorteile.

21.4.5   Andere bildgebende Verfahren

Mit der Doppler- und der Powerdopplersonographie können Gefäße dargestellt werden. Derzeit liegen aber keine Standards vor, um anhand von Vaskularisierungsmustern zwischen benignen und malignen Befunden differenzieren zu können.

Nuklearmedizinische Techniken wie die Szintigraphie, SPECT und die PET werden derzeit erprobt.

21.4.6   Biopsiemethoden

Zur perkutanen Biopsie werden heute die Feinnadelpunktion, die Hochgeschwindigkeitsstanzbiopsie und die Vakuumstanzbiopsie eingesetzt. Die Feinnadelbiopsie hat man weitgehend zugunsten stanzbioptischer Verfahren verlassen. Dies hängt mit der mangelnden Zuverlässigkeit der zytologischen Beurteilung zusammen; aufgrund zytologischer Befunde allein werden keine therapeutischen Entscheidungen getroffen. Mammographisch oder sonographisch nachweisbare Läsionen können entweder mittels Hochgeschwindigkeitsstanzbi-

opsie oder stereotaktisch gestanzt werden. Die Vakuumbiopsie ist besonders zur Abklärung von Mikroverkalkungen unklarer Dignität geeignet.

21.4.7   Empfehlungen zum Einsatz bildgebender Verfahren

Bei Patientinnen, die klinische Symptome und einen Tastbefund haben, ist die Wahl des Verfahrens abhängig vom Alter. Bei Frauen unter 40 Jahren ohne Risikofaktoren ist primär die Sonographie indiziert. Erscheint ein Befund klinisch und sonographisch benigne, sollte man ihn in engem Abstand kontrollieren. Bei Größenzunahme ist eine offene Biopsie angebracht.

Zur Abklärung eines Tastbefundes ist ab dem 40. Lebensjahr die Mammographie indiziert. Mit Hilfe dieses Verfahrens lassen sich Läsionen näher charakterisieren. Die Mammographie erleichtert die Entscheidung über das weitere Vorgehen. Es gibt aber eine Reihe von Läsionen, die Zusatzuntersuchungen erforderlich machen: durch Vergrößerungsaufnahmen kann man Herdbefunde besser abgrenzen. Die Sonographie kann den Tastbefund als Zyste identifizieren. Bei komplizierten Zysten kann eine weitere Abklärung durch Feinnadelpunktion erfolgen und solide Anteile kann man mit der Stanzbiopsie abklären. Solide Befunde, die in der Mammographie und Sonographie nicht eindeutig benigne Kriterien aufweisen, muss man histologisch abklären. Dazu kommt je nach Konstellation die Stanzbiopsie oder eine offene Biopsie in Frage. Besondere Aufmerksamkeit ist Hochrisikopatientinnen zu widmen (s. unten), bei diesen sollte man zusätzlich die MRT einsetzen.

> **Hochrisikokonstellation bei familiärem Brustkrebs**
> - Mindestens zwei an Brust- oder Eierstockkrebs erkrankte Frauen in der Familie (eine von ihnen prämenopausal)
> - Eine an Brust- oder Eierstockkrebs erkrankte Frau von weniger als 30 Jahren
> - Eine an beidseitigem Mammakarzinom erkrankte Frau von weniger als 40 Jahren
> - Eine an einem Ovarkarzinom erkrankte Frau von weniger als 40 Jahren

Bei einer pathologischen Sekretion aus den Milchgängen ist nach der Sekretzytologie die Galaktographie indiziert. Nicht suspekt ist die milchige, seröse, auf manuellen Druck nachweisbare Sekretion. Ursache für dieses Symptom sind überwiegend benigne, proliferative bzw. papillomatöse Veränderungen der Milchgänge. Bei ungefähr 10% der Fälle eines duktalen Carcinoma in situ findet man eine pathologische Sekretion. Umgekehrt findet man bei ca. 3% der Frauen mit einer pathologischen Sekretion ein duktales Carcinoma in situ, bei knapp 10% invasive Karzinome.

Schmerzen in der Brust beruhen meist auf benignen Veränderungen. Allerdings beobachtet man immer wieder Patientinnen, bei denen Schmerzen die erste Wahrnehmung eines malignen Tumors sind. Bei jungen Frauen mit Brustschmerzen sollte man neben der Palpation die Sonographie einsetzen. Lässt sich auf diese Weise kein pathologischer Befund nachweisen, sind keine weiteren Maßnahmen erforderlich. Findet sich ein suspekter Palpationsbefund, folgt eine Mammographie. Ab dem 40. Lebensjahr ist bei Schmerzen neben Inspektion und Palpation die Mammographie indiziert, sie wird in der Regel durch die Sonographie ergänzt.

Bei der asymptomatischen Patientin liegt der Wert der Mammographie in der Früherkennung eines Karzinoms. Hoch suspekt sind unscharf begrenzte Herdbefunde mit radiären Ausläufern sowie typischer duktaler Mikrokalk. Um meist benigne Veränderungen handelt es sich bei Herdbefunden, wenn diese zu mehr als 75% glatt konturiert sind bzw. typisch lobulären Mikrokalk aufweisen.

21.5 Tastbare Läsionen und Zysten

21.5.1 Zysten

Mehr als 50% aller Frauen haben sog. Mikrozysten. Bei ca. 20% treten Zysten mit einem Durchmesser von >1 cm auf (Dupont u. Page 1985). Ihr Volumen kann sich zyklusabhängig verändern. Am häufigsten findet man sie bei Frauen unmittelbar jenseits des 40. Lebensjahres und bei perimenopausalen Frauen. Bei postmenopausalen Frauen, die keine HRT erhalten, sind sie selten. Aufgrund der klinischen Untersuchung ist es oft nicht möglich, eine zystische von einer soliden Läsion zu unterscheiden. Dann sind die Sonographie und die Feinnadelaspiration hilfreich. Nur bei ca. 1% aller Zystenpunktionen wird ein maligner Befund erhoben (Smith et al. 1997).

> **Cave**
>
> Größte Aufmerksamkeit ist geboten, wenn der palpable Befund nicht zurückgeht oder komplizierte Zysten vorliegen.

21.5.2 Fibroadenome

In Autopsiestudien findet man bei ca. 10% aller Frauen Fibroadenome. Bei 7 bis 13% der in Brustkliniken untersuchten Frauen werden Fibroadenome diagnostiziert. Sie umfassen ungefähr 50% der histopathologischen Befunde nach Mammabiopsien. Die meisten Fibroadenome sind solitär, 10 bis 15% multipel (Gadd u. Souba 1998; Schuerch et al. 1982). Am häufigsten sind sie im oberen äußeren Quadranten lokalisiert. Sonographisch handelt es sich um runde oder ovale, umschriebene, homogene und solide Läsionen. Ca. 25% haben allerdings unregelmäßige Ränder und 6 bis 10% eine dorsale Schallauslöschung.

Einige klinische Studien zu Fibroadenomen verfolgten das Ziel, unnötige Operationen bei Patientinnen mit Fibroadenomen zu vermeiden. Dabei wurden Kriterien wie Form, Kontur, Echotextur, Echogenität, Schalltransmission und Verdacht auf malignes Gewebe formuliert. Der Einsatz dieser Kriterien hat zu einer Reduktion der Biopsiehäufigkeit um ca. 60% geführt (Wilkinson et al. 1989; Skaane u. Engedal 1998; Stavros et al. 1995).

Fibroadenome resultieren wahrscheinlich aus einer geringgradigen Aberration vom normalen Prozess der Lobulentwicklung. Sie sind mit einem geringgradig erhöhten Mammakarzinomrisiko (relatives Risiko 1,2 bis 3,0) assoziiert. Diese marginale Erhöhung ist auf komplexe Fibroadenome begrenzt und darauf zurückzuführen, dass im umgebenden Gewebe von Fibroadenomen bei einigen Patientinnen proliferative Prozesse nachweisbar sind. Höher ist das Risiko bei positiver Familienanamnese (Dupont et al. 1993; London et al. 1992; McDivitt et al. 1992).

Die Behandlung des Fibroadenoms besteht meist in der Tumorexstirpation. Diese erlaubt eine definitive Diagnose, vermeidet weitere aufwändige Kontrolluntersuchungen und nimmt der Patientin die Karzinomangst. Auf der anderen Seite sind offene Biopsien mit einer Reihe von operationsbedingten Nachteilen verbunden. Deshalb wählt man gelegentlich eine Kombination aus klinischer Untersuchung, Ultraschalluntersuchung und Stanzbiopsie. Dabei muss für Sonographie und Biopsieentnahme ein hoher Qualitätsstandard gewährleistet sein. Für ein derartiges kombiniertes Vorgehen spricht der Häufigkeitsgipfel von Fibroadenomen, er liegt zwischen dem 21. und 25. Lebensjahr, in einer Lebensphase also, in der die Karzinominzidenz sehr niedrig ist. Verschiedene Autoren begrenzen diese Vorgehensweise auf die Altersgruppe bis zu 35 bis 40 Jahren. Drei bis vier Monate nach diesem triplediagnostischen Vorgehen erfolgt die erste Kontrolluntersuchung, danach in Abständen von sechs Monaten, insgesamt für zwei Jahre. Diese Vorgehensweise muss man mit der Patientin diskutieren und sie auch auf das kleine Restrisiko einer verzögerten Mammakarzinomdiagnose hinweisen (Morrow et al. 1998).

Schnell wachsende juvenile Fibroadenome sollten operativ entfernt werden. Bei multiplen juvenilen Fibroadenomen kann man das größte und am stärksten beeinträchtigende entfernen und die anderen Läsionen sonographisch und klinisch verfolgen. Eine andere Möglichkeit besteht in der genauen Beurteilung der Ultraschallkriterien und der zusätzlichen Biopsie jeder Läsion. Dann werden alle Läsionen, für die keine eindeutige Diagnose gestellt werden kann, entfernt.

21.6 Mastodynie

Unter einer Mastodynie (Mastalgie) versteht man die Schmerzhaftigkeit der (oft geschwollenen) Brust ohne organische Veränderungen. Die Mastodynie ist ein sehr häufiges Phänomen, es tritt meist in der zweiten Zyklushälfte und prämenstruell auf und erfordert aufgrund der kurzen Dauer der Symptomatik meist keine ärztlichen Interventionen. Es gibt allerdings auch relativ lang anhaltende, zyklische oder azyklische Mastodynien, welche die betroffenen Frauen erheblich beeinträchtigen können. Ungefähr 70% der Frauen, die an einem Mammographie-Screening teilnehmen, berichten über teilweise schwere Mastodynien, aber nur 3% begeben sich deswegen in Behandlung (Leinster et al. 1987).

21.6.1 Ursachen

Die Ursachen einer Mastodynie sind nicht eindeutig geklärt. Bei den meisten prämenopausalen Frauen ist die Brust prämenstruell vergrößert. Diese Größenzunahme ist mit Brustspannen oder Schmerzen verbunden. In einigen Studien hat

21

man eine Assoziation der Mastodynie mit einer inadäquaten Corpus-luteum-Funktion gefunden, in anderen Untersuchungen konnte diese nicht bestätigt werden. Es gibt meist keine Assoziation der Serumkonzentrationen von Prolaktin mit der Mastodynie. Man fand jedoch bei Frauen mit schwerer Mastodynie erhöhte Prolaktinspiegel nach Stimulation der Prolaktinsekretion. Insgesamt betrachtet besteht keine eindeutig erkennbare Korrelation zwischen dem Auftreten einer Mastodynie und einer spezifischen endokrinen Konstellation (Sitruk-Ware et al. 1977; Walsh et al. 1984; Watt-Boolsen et al. 1981; Kumar et al. 1984). Da die Mastodynie ein Phänomen des geschlechtsreifen Alters ist und auf Therapieformen reagiert, die in das Endokrinium eingreifen (s. unten), muss die Mastodynie jedoch als hormonassoziiertes Phänomen eingestuft werden.

21.6.2   Klassifikation

Aufgrund klinischer Kriterien kann man drei Gruppen unterscheiden: zyklische Mastodynien, nichtzyklische Mastodynien und extramammäre Brustschmerzen (meist von der Thoraxwand ausgehend; Fentiman 1986).

21.6.3   Diagnostik

Bei der klinischen Untersuchung ist es wichtig, zwischen mammären und extramammären Beschwerden zu differenzieren. Gelegentlich handelt es sich nämlich um kostale oder interkostale Beschwerden oder Schmerzen anderen Ursprungs. Selten kann die Symptomatik auch von einem Tumor ausgehen.

Das mittlere Alter von Frauen mit Mastodynie liegt bei etwa 32 Jahren. Bei diesen Frauen ist eine Mammographie als Standarduntersuchung nicht zu empfehlen. Wenn ein Tastbefund nicht eindeutig beurteilbar ist, kann man ergänzend eine Sonographie veranlassen, bei über 35-Jährigen eine Mammographie. Es gibt allerdings keine für die Mastodynie typischen radiologischen Zeichen. Selten wird bei der Abklärung von Brustschmerzen ein subklinisches Karzinom gefunden. Vorsicht geboten ist bei älteren Frauen, die spezifische Angaben zu einer neu aufgetretenen, ungewöhnlichen Schmerzsymptomatik machen.

21.6.4   Therapie

Bevor man versucht, eine Mastodynie medikamentös zu beeinflussen, sollte sicher sein, dass die Beschwerden erheblich sind und länger als sechs Monate andauern. Wenn dies nicht der Fall ist, kann man mit unspezifischen Maßnahmen, z. B. mit leichten Analgetika (Paracetamol 2×500 mg p.o.), versuchen, die Beschwerden zu lindern.

Für Frauen, die nachhaltig unter der Mastodynie leiden, sind in prospektiv randomisierten Studien verschiedene endokrine Behandlungsmethoden geprüft worden. Man konnte zeigen, dass die Gabe von Danazol (▶ Abschn. 10.5) in bis zu 93% der Fälle zu einer Verbesserung der Schmerzsymptomatik führt, sie ist allerdings mit einer Reihe potentieller Nebenwirkungen wie Übelkeit, Depressionen, Menstruationsstörungen, Kopfschmerzen und Androgenisierungserscheinungen verbunden (Mansel et al. 1982; Doberl et al. 1984).

Auch Bromocriptin kann Brustschmerzen lindern. Die Behandlungsdosis liegt bei $2 \times 2{,}5$ mg/Tag; um Nebenwirkungen zu vermeiden sollte man das Präparat einschleichend verordnen, beginnend mit einer niedrigen, abendlichen Dosis. 25 bis 30% der so behandelten Frauen brachen die Therapie wegen Nebenwirkungen wie Übelkeit und Hypotoniesymptomen ab (Mansel u. Dogliotti 1990; Hinton et al. 1986). Unter der Vorstellung, dass eine Mastodynie auf einem Lutealphasendefekt, d. h. auf einem Gestagendefizit bzw. einer relativen Östrogendominanz beruhen kann, wurden verschiedene Gestagene zur Behandlung erprobt. Neben Progesteron kamen u. a. Medroxyprogesteronacetat (MPA; 10 bis 20 mg), Gestrinon, Lynestrenol (5 bis 10 mg) zum Einsatz. Die Applikation erfolgte oral, vaginal oder lokal (2,5 mg Progesterongel auf jede Brust). In der Mehrzahl der kontrollierten Studien war ein geringer, aber eindeutiger Effekt dieser Behandlungsversuche nachzuweisen (McFadyen et al. 1989; Nappi et al. 1992; Maddox et al. 1990; Colin et al. 1978; Peters 1992).

Auch sind eine Reihe von randomisierten Studien zur Wirksamkeit von Tamoxifen bei Mastodynie erfolgt. Die Substanz wurde in Tagesdosen von 10 bis 20 mg appliziert, die Ansprechraten lagen zwischen 70 und 96% (◻ Tabelle 21.3). Die häufigsten Nebenwirkungen sind Hitzewallungen.

Auch eine diätetische Behandlung in Form einer Reduktion der Fettaufnahme soll zur Abnahme der Mastodyniehäufigkeit und -intensität führen (Boyd et al. 1988). Vitamin E hingegen hat sich als unwirksam herausgestellt (Ernster et al. 1985).

◻ **Tabelle 21.3.** Wirkung von Tamoxifen bei der Behandlung von Mastodynien. (Nach Fentiman 2000)

Studie	Studienentwurf	Ansprechrate	Ansprechrate	Ansprechrate
Fentiman 1986	Tamoxifen (20 mg) vs. Plazebo	Tamoxifen 22/31 (71%)	Plazebo 11/29 (38%)	-
Messinis 1988	Tamoxifen (10 mg) vs. Plazebo	Tamoxifen 16/18 (89%)	Plazebo 6/16 (38%)	-
Fentiman 1988	Tamoxifen 10 vs. 20 mg	10 mg 26/29 (90%)	20 mg 24/28 (86%)	-
GEMB 1997	Tamoxifen 10 vs. 20 mg	10 mg 127/155 (82%)	20 mg 107/142 (75%)	-
Powles 1987	Tamoxifen (20 mg) vs. Danazol (100 mg)	20 mg 24/25 (96%)	100 mg 23/25 (92%)	-
Kontostolis 1997	Tamoxifen (10 mg) vs. Danazol vs. Plazebo	10 mg 23/32 (72%)	Danazol 21/32 (66%)	Plazebo 11/29 (38%)
Sandrucci 1990	Tamoxifen (10 mg) vs. Bromocriptin (7,5 mg)	10 mg 18/20 (90%)	7,5 mg 17/20 (85%)	-

Bei fehlender Wirkung einer Gestagentherapie kann der Einsatz von Tamoxifen oder Danazol empfohlen werden, zu berücksichtigen ist dabei das ungünstigere Nebenwirkungsprofil von Danazol. Zusätzlich ist eine Kontrazeption erforderlich. Zunächst sollte ein dreimonatiger Behandlungsversuch mit einer Tagesdosis von 10 mg Tamoxifen erfolgen. Wenn man damit eine Verbesserung der Symptomatik erzielt, kann man die Tagesdosis halbieren. Bei Nichtansprechen kann diese auf 20 mg erhöht werden. Erst bei Wirkungslosigkeit von Tamoxifen empfiehlt sich ein Versuch mit Danazol (100 bis 200 mg p.o.) oder Bromocriptin (□ Abb. 21.1).

Die Mastektomie wegen extremer Beschwerden ist die letzte therapeutische Option nach Ausschöpfen aller endokrinen Therapiemöglichkeiten.

21.7   Erkrankungen des Milchgangsystems

Erkrankungen des Milchgangsystems äußern sich in einer Sekretion aus der Brustwarze, einer Einziehung derselben, einem Palpationsbefund oder einer periareolären Infektion.

Ungefähr jede 20. Frau, die eine Brustklinik oder -sprechstunde aufsucht, tut dies wegen einer Sekretion aus der Mamille (Dixon u. Mansel 1994). Dieses Symptom beunruhigt Frauen, weil sie Angst vor Brustkrebs haben. In über 90% der Beobachtungen jedoch ist die zugrundeliegende Erkrankung benigne (Ambrogetti et al. 1996). Wenn die Sekretion spontan, d. h. ohne Druck auf die Brustwarze beobachtet worden ist, aus einem einzigen Milchgang austritt, kontinuierlich nachweisbar ist oder Blut enthält, liegt meist eine Milchgangserkrankung zugrunde. Es muss dann geprüft werden, ob sie einseitig oder beidseitig ist. Auch auf die Beschaffenheit des Sekrets sollte man achten. Die milchig-klare Sekretion bezeichnet man als **Galaktorrhö**. Sie ist meist beidseitig aus mehreren Milchgängen nachweisbar. Die betroffenen Milchgänge kann man durch Druck auf die Brustwarzen identifizieren. Die Lokalisation des Ursprungs der Sekretion ist auch im Hinblick auf eine möglicherweise erforderliche Milchgangsexsision wichtig, da damit die Region des betroffenen Segments bestimmt werden kann. Bei knapp 10% der Patientinnen mit blutiger Sekretion findet man ein Malignom. In diesem Zusammenhang muss das Alter berücksichtigt werden: Bei nur

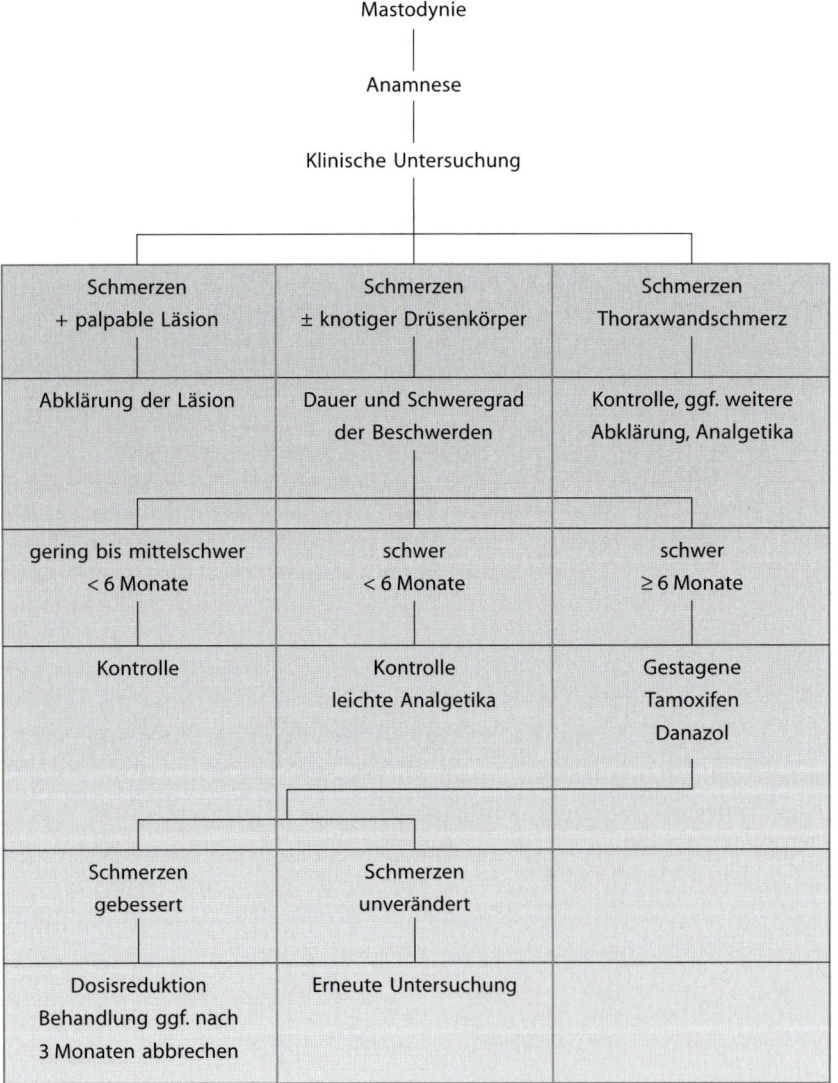

□ **Abb. 21.1.** Diagnostische und therapeutische Schritte bei Frauen mit Mastodynie

3% der Frauen unter 40 Jahren mit einer blutigen Sekretion ist ein Malignom die Ursache der Sekretion, dieser Anteil steigt auf 10% zwischen dem 40. und 60. und auf 32% über dem 60. Lebensjahr an (Seltzer et al. 1979). Die zytologische Untersuchung des Sekrets ist zwar Bestandteil der Diagnostik, hat jedoch für den Nachweis eines Malignoms nur eine Sensitivität zwischen 35 und 45% (Ambrogetti et al. 1996; Groves et al. 1996). Die weitere Abklärung besteht in einer Galaktographie. Auch diese Untersuchung hat eine geringe Sensitivität für den Nachweis eines Mammakarzinoms. Wenn neben der Mamillensekretion ein abklärungsbedürftiger Palpationsbefund oder in der Mammographie eine suspekte Läsionen nachzuweisen ist, ist eine histologische Abklärung erforderlich. Ist dies nicht der Fall, sollte man das Vorgehen davon abhängig machen, ob die Sekretion aus einem Milchgang stammt oder ob mehrere Gänge beteiligt sind.

> **Die histologische Abklärung ist indiziert bei Sekretion aus einem Milchgang, wenn eine Blutbeimischung vorhanden ist, wenn sie persistierend vorhanden ist, mit einem Palpationsbefund assoziiert ist oder bei Frauen über 40 Jahren neu auftritt.**

Es gibt eine Reihe von Ursachen für die Mamillensekretion: bei ca. zwei Dritteln gesunder, nicht stillender Frauen kann auf Druck eine kleine Flüssigkeitsmenge aus den Mamillen entleert werden. Diese physiologische Sekretion kann von unterschiedlicher Farbe (weiß, gelb, grün, braun, blauschwarz) sein. In diesen Fällen erübrigt sich eine spezifische Behandlung (◻ Abb. 21.2).

Intraduktale Papillome sind die häufigste Ursache für eine seröse oder serös-blutige Mamillensekretion. Die Papillome sind in einem der Hauptmilchgänge subareolär lokalisiert. Sie sind abzugrenzen von der sog. papillären Hyperplasie, die den terminalen Milchgang oder die Lobuli betrifft. Die Behandlung besteht in der Milchgangsexzision. Gelegentlich finden sich multiple intraduktale Papillome, selten sind diese weit ausgedehnt. Im letzteren Fall ist mit einem erhöhten Risiko eines Mammakarzinoms zu rechnen, da diese Papillome Areale einer atypischen epithelialen Hyperplasie einschließen können. Häufig ist eine palpable Läsion vorhanden. Selten findet man eine juvenile Papillomatose. Auch in diesen Fällen ist meist ein abklärungsbedürftiger Palpationsbefund vorhanden. Die Läsion ist in der überwiegenden Anzahl der Fälle peripher lokalisiert. Die Behandlung besteht in der operativen Entfernung, wegen des erhöhten Mammakarzinomrisikos muss die Patientin überwacht werden.

Sowohl das noch nicht invasive duktale Carcinoma in situ als auch das invasive Mammakarzinom können mit einer Mamillensekretion assoziiert sein. Aufgrund der Verbreitung der Mammographie wird das duktale Carcinoma in situ, das man bei ca. 10% der Fälle mit einseitiger Mamillensekretion nachweisen kann, zunehmend diagnostiziert. Bei entsprechendem Verdacht ist eine Milchgangsexstirpation erforderlich.

Die Duktektasien und die periduktale Mastitis werden häufig in kausalen Zusammenhang gebracht, haben aber nach heutigem Kenntnisstand eine unterschiedliche Ätiologie. Die Duktektasie scheint ein Involutionsphänomen zu sein, während die periduktale Mastitis bei Raucherinnen und bakterieller Infektion auftreten soll.

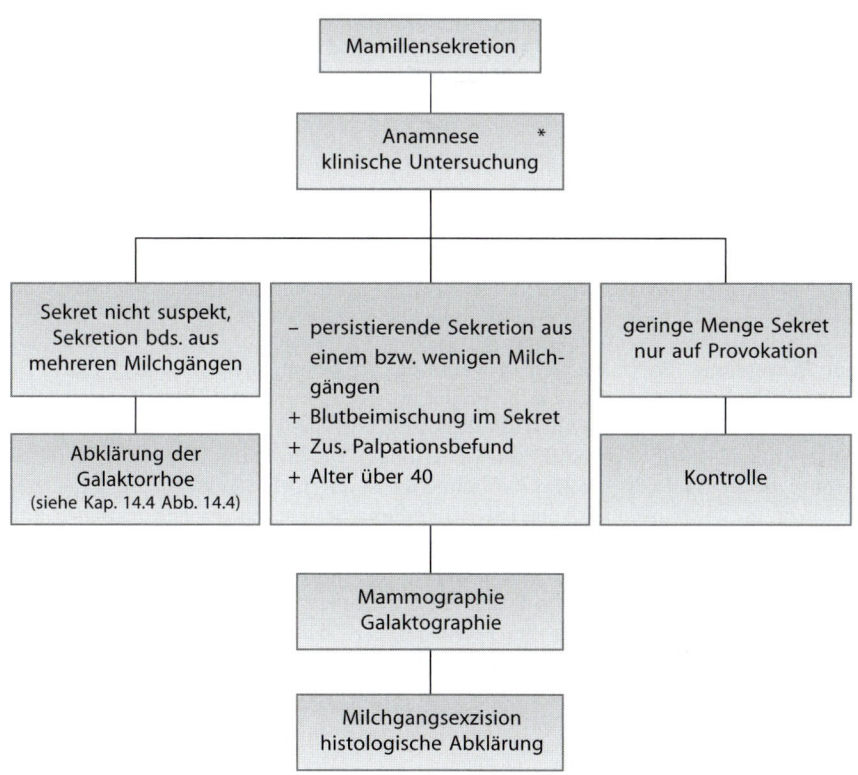

◻ **Abb. 21.2.** Abklärung der Mamillensekretion. (Mod. nach Fentiman 2000)

* siehe Anamneseerhebung
Klinische Untersuchung siehe 21.4.1

21.8 Galaktorrhö

Die beidseitige seröse bis milchige Mamillensekretion bezeichnet man als Galaktorrhö. Bei diesem klinischen Symptom ist eine Prolaktinbestimmung erforderlich, ggf. auch die Differentialdiagnostik der Hyperprolaktinämie, zu der u. a. eine detaillierte Medikamentenanamnese und der Ausschluss eines Prolaktinoms gehören (▶ Abschn. 14.4.1). Die Behandlung besteht in der Gabe von Prolaktinhemmern, sofern die Galaktorrhö oder die damit assoziierte Hyperprolaktinämie behandlungsbedürftig ist (▶ Abschn. 14.5.3).

Die Differentialdiagnose der Galaktorrhö ist zusammen mit derjenigen der Hyperprolaktinämie detailliert in ▶ Abschn. 14.4 und in ◻ Abb. 14.4 beschrieben.

Die Galaktorrhö als solche ist nicht behandlungsbedürftig, es sei denn, sie nähme ein Ausmaß an, das die Patientin stark belästigt. Dann und bei bestehenden Zyklusstörungen und Kinderwunsch besteht die Therapie in der Gabe von Dopaminagonisten, sofern die Behandlung einer zur Hyperprolaktinämie führenden Grunderkrankung (z. B. Hypothyreose) nicht ohnehin die Galaktorrhö und die Hyperprolaktinämie beseitigt (▶ Abschn. 14.5, 23.4.3).

21.9 Mamillenretraktion

Einziehungen der Mamille können angeboren oder erworben sein. Ursachen für eine erworbene Mamillenretraktion sind Milchgangsektasien, eine periduktale Mastitis, ein Karzinom und eine Tuberkulose. Bei Patientinnen mit einer erworbenen Mamillenretraktion muss zunächst eine klinische Untersuchung der Brust und bei Frauen über 35 Jahre zusätzlich eine Mammographie erfolgen. Das weitere Vorgehen hängt vom Vorhandensein eines abklärungsbedürftigen Palpationsbefundes oder einer mammographisch suspekten Läsion ab.

Die Mamillenretraktion aufgrund benigner Ursachen bedarf nicht unbedingt einer Behandlung, es sei denn, die Patientin empfindet sie als störend. In diesen Fällen kann man die retromammillären Milchgänge durchtrennen oder die Retraktion exzidieren. Eine Laktation ist danach nicht mehr möglich.

21.10 Infektiöse Brusterkrankungen

Die Mastitis ist eine heute relativ seltene Erkrankung. Gelegentlich betrifft sie Neugeborene, meistens jedoch Frauen zwischen dem 18 und 50. Lebensjahr. Man unterscheidet zwischen der Mastitis puerperalis und nonpuerperalis. Infektionen können auch von der Haut ausgehen (zur Übersicht s. Dixon 1994).

21.10.1 Mastitis neonatorum

Bei ca. 60% der Neugeborenen findet man eine Vergrößerung des Brustdrüsenkörpers und damit gelegentlich assoziiert eine Infektion. Die ursächlichen Keime sind meist Staphylococcus aureus oder Escherichia coli. Im Frühstadium reicht in der Regel eine antibiotische Behandlung aus, während die Abszessbildung einer Inzision und Drainage bedarf.

21.10.2 Mastitis puerperalis

Die Mastitis puerperalis ist in den westlichen Industrienationen heute seltener als früher. Die Infektion wird meist durch Staphylococcus aureus, durch Staphylococcus epidermidis oder durch Streptokokken hervorgerufen, Eintrittspforten sind Rhagaden und andere Verletzungen im Bereich der Mamille. Die Infektion tritt meistens in den ersten 6 Wochen der Laktationsphase auf. Klinische Symptome sind typischerweise Schmerzen, Rötung, Schwellung und Fieber, bei Abszessbildung kann man ein fluktuierendes Areal tasten. Die axillären Lymphknoten sind meist nicht angeschwollen. Im Frühstadium besteht die Therapie in der Gabe von Antibiotika, z.B. Flucloxacillin (3 × 2g i.v.) oder Erythromycin (2 × 1g i.v.). Abszesse muss man eröffnen und drainieren.

21.10.3 Mastitis nonpuerperalis

Diese tritt häufig bei jüngeren Frauen – meistens Raucherinnen – auf. Sie entwickelt sich in einem oder mehreren Milchgängen. Klinisch findet man eine periareoläre Entzündung, einen periareolären Abszess oder eine Milchgangsfistel. Sofern eine Milchgangsekretion nachweisbar ist, ist diese purulent. Das Keimspektrum besteht aus Staphylococcus aureus, Enterococcus species, Anaerobiern und Bacteroides species. Zur antibiotischen Behandlung gehören Flucloxacillin (3 × 2g i.v.) oder eine Kombination aus Erythromycin (2 × 1g i.v.) und Metronidazol (2 × 500 mg). Abszesse müssen eröffnet und drainiert werden. Nach wiederholtem Auftreten der Erkrankung ist häufig das Mittel der letzten Wahl die komplette Entfernung des betroffenen Milchgangsystems.

> **Bei Patientinnen jenseits des 35. Lebensjahres sollte man nach Abklingen der Infektion eine Mammographie veranlassen, um ein malignes Geschehen auszuschließen.**

Seltene Infektionen sind granulomatöse lobuläre Mastitiden und die Tuberkulose. Die **granulomatöse Mastitis** imponiert klinisch als derber Tumor oder abszessähnliche Struktur. Keime werden zwar isoliert, sind aber nicht die primäre Ursache. Die Diagnose wird zytologisch oder durch histologische Untersuchung einer Stanzbiopsie gestellt. Bei Abszessbildung sollte eine Aspiration oder kleine Inzision erfolgen. Eine Exzision ist wegen der schlechten Heilung zu vermeiden. Da die Ursache unklar ist, gibt es keine spezifische Therapie.

Die **Tuberkulose** betrifft meist Frauen in der späteren reproduktiven Lebensphase. Die Brust ist meist sekundär befallen. Das klinische Bild ist durch eine Abszessbildung gekennzeichnet. Die Behandlung besteht aus der chirurgischen und tuberkulostatischen Therapie.

Zu den häufigen Infektionen der Haut gehören die Intertrigo und Schweißdrüsenabszesse, insbesondere bei Frauen mit großen Brüsten. Diese Abszesse können inzidiert werden. Reichen hygienische Maßnahmen nicht aus, ist bei rezidivierenden Infektionen der Haut in seltenen Fällen eine Reduktionsplastik zu erwägen.

21.11 Weitere Brusterkrankungen in Schwangerschaft und Stillzeit

In der Schwangerschaft wandeln sich Größe, Form, Feinstruktur und Funktion der Brust in Vorbereitung auf die Laktation. Die Brustgröße nimmt zu, die Konsistenz des Drüsenkörpers wird dichter und seine Nodularität nimmt zu, tumoröse Veränderungen sind daher schwerer zu palpieren. Es empfiehlt sich, zu Beginn der Schwangerschaft die Brust zu untersuchen, denn im weiteren Verlauf der Schwangerschaft sind kleinere Veränderungen nicht mehr palpabel. Man hat bisher überwiegend die Meinung vertreten, dass die Mammographie in der Schwangerschaft wegen des dichten Drüsenkörpers wenig informativ sei. Entgegen diesen Erwartungen wird in den wenigen systematischen Studien hierzu die Aussagekraft der Mammographiediagnostik in der Schwangerschaft als meist nicht eingeschränkt beschrieben. Dies ist von klinischer Relevanz: Bei klinisch auffälligen Befunden kann und sollte selbst während der Schwangerschaft und Stillphase eine Mammographie erfolgen (Swinford et al. 1998; Liberman et al. 1994). Auch wenn die Strahlenbelastung des Feten minimal ist, sollte man diese Untersuchung nur bei dringender Indikation veranlassen. Systematische Untersuchungen zur Validität der Sonographie in der Schwangerschaft gibt es nicht. Ebenso ist der Stellenwert der MRT bei verdächtigen Mammabefunden in der Schwangerschaft noch nicht definiert.

Palpable Befunde in der Brust während der Schwangerschaft und Stillzeit entsprechen in der überwiegenden Anzahl denjenigen außerhalb der Schwangerschaft. Nur ein kleiner Prozentsatz von ihnen ist spezifisch für die Schwangerschaft; darunter finden sich lobuläre Hyperplasien, Galaktozelen und die Mastitis puerperalis. Die Wahrscheinlichkeit eines Mammakarzinoms ist während der Schwangerschaft nicht erhöht. Die meisten Palpationsbefunde, die während der Schwangerschaft operiert werden, sind schon vor der Schwangerschaft nachweisbar gewesen.

Eine Milchgangsekretion während der Schwangerschaft ist relativ häufig. In ca. 20 bzw. 15% ist sie blutig. Nur sehr selten ist dieses Phänomen mit einem Karzinom oder einer benignen Läsion verbunden. Möglicherweise sind für dieses Symptom eine schnelle duktale Proliferation und die Hypervaskularität während der Schwangerschaft verantwortlich.

In der Praxis sollte man eine Mamillensekretion mit Hilfe der Inspektion und Palpation der Mammae sowie der zytologischen Untersuchung des Sekrets abklären. Bei fehlendem Nachweis von malignen Zellen muss man eine engmaschige Kontrolluntersuchung sicherstellen, der Nachweis maligner Zellen macht eine weitergehende Diagnostik erforderlich.

21.12 Synopsis

Bei Veränderungen der Brustdrüse denkt der Frauenarzt häufig primär an eine Karzinomerkrankung, was unter differentialdiagnostischen Erwägungen auch sinnvoll ist. Allerdings findet er meist benigne Veränderungen. In Abhängigkeit vom Alter und vom reproduktiven Status muss er die jeweils angemessene Diagnostik wählen. Viele Brusterkrankungen sind zyklusabhängig. Endokrine Behandlungsstrategien können gerade bei eindeutigem Kausalzusammenhang sehr effektiv sein, so z. B. die Behandlung des Hyperprolaktinämie-Galaktorrhö-Syndroms. In anderen Situationen (z. B. Mastopathie) sind die Behandlungserfolge weniger eindeutig. Immer ist ein Malignom der Brustdrüse auszuschließen. Im Vergleich zum Repertoire zur Behandlung des Mammakarzinoms ist das zur Behandlung gutartiger Brusterkrankungen begrenzter und wesentlich schlechter untersucht. Es besteht ein erheblicher Nachholbedarf, neue Therapieformen für diese Erkrankung zu entwickeln.

Testfragen

1. Welche histopathologischen Bilder findet man bei benignen Mammaläsionen?
2. Welche diagnostischen Methoden werden zur Abklärung benigner Brusterkrankungen eingesetzt?
3. Welche benignen Brusterkrankungen gehen mit einem erhöhten Mammakarzinomrisiko einher?
4. Wie geht man in der Diagnostik intramammärer Zysten vor?
5. Wie werden Fibroadenome behandelt?
6. Welche Ursachen kommen für eine Mastodynie in Betracht?
7. Welche Formen der Mastodynie kennen Sie?
8. Welche Optionen gibt es zur Behandlung einer Mastodynie?
9. Welche Ursachen der Mamillensekretion kennen Sie?
10. Wann sollte eine bioptische Abklärung der Mamillensekretion erfolgen?
11. Wie entsteht eine Galaktorrhö?
12. Wann muss eine Galaktorrhö behandelt werden?
13. Welche Formen der Mastitis kennen Sie?
14. Gibt es Unterschiede im Auftreten von Brusterkrankungen zwischen schwangeren und nichtschwangeren Frauen?

Literatur

Ambrogetti D, Berni D, Catarzi S et al. (1996) Ruolo della duttogalattografia nella diagnosi differenziale del carcinoma mammario. [The role of ductal galactography in the differential diagnosis of breast carcinoma]. Radiol Med (Torino) 91: 198

Boyd NF, McGuire V, Shannon P et al. (1988) Effect of a low-fat high-carbohydrate diet on symptoms of cyclical mastopathy. Lancet 2: 128

Colin C, Gaspard U, Lambotte R (1978) Relationship of mastodynia with its endocrine environment and treatment in a double blind trial with lynestrenol. Arch Gynakol 225: 7

Dixon JM (1994) ABC of breast diseases. Breast infection. BMJ 309: 946

Dixon JM, Mansel RE (1994) ABC of breast diseases. Symptoms assessment and guidelines for referral. BMJ 309: 722

Doberl A, Tobiassen T, Rasmussen T (1984) Treatment of recurrent cyclical mastodynia in patients with fibrocystic breast disease. A double-blind placebo-controlled study – the Hjorring project. Acta Obstet Gynecol Scand [Suppl] 123: 177

Dupont WD, Page DL (1985) Risk factors for breast cancer in women with proliferative breast disease. N Engl J Med 312: 146

Dupont WD, Parl FF, Hartmann WH et al. (1993) Breast cancer risk associated with proliferative breast disease and atypical hyperplasia. Cancer 71: 1258

Ernster VL, Goodson WH 3rd, Hunt TK et al. (1985) Vitamin E and benign breast « disease": a double-blind, randomized clinical trial. Surgery 97: 490

Fentiman IS (1986) Tamoxifen and mastalgia. An emerging indication. Drugs 32: 477

Fentiman IS (2000) Management of breast pain. In: Harris JR, Lippman ME, Morrow M, Osborne CK (eds) Diseases of the breast, 2nd edn. Lippincott Williams & Wilkins, Philadelphia, p 57

Fentiman IS, Caleffi M, Brame K et al. (1986) Double-blind controlled trial of tamoxifen therapy for mastalgia. Lancet 1: 287

Fentiman IS, Caleffi M, Hamed H, Chaudary MA (1988) Dosage and duration of tamoxifen treatment for mastalgia: a controlled trial. Br J Surg 75: 845

Gadd MA, Souba WW (1998) Evaluation and treatment of benign breast disorders. In: Bland KI, Copeland EM 3rd (eds) The breast: comprehensive management of benign and malignant diseases. WB Saunders, Philadelphia, p 236

GEMB (Grupo de Estudio de Mastopatias Benignas; 1997) Tamoxifen therapy for cyclical mastalgia: dose randomized trial. Breast 5: 212

Groves A, Carr M, Wadhera V, Lennard T (1996) An audit of cytology in the evaluation of nipple discharge. A retrospective study of 10 years' experience. Breast 5: 96

Hinton CP, Bishop HM, Holliday H et al. (1986)A double-blind controlled trial of danazol and bromocriptine in the management of severe cyclical breast pain. Br J Clin Pract 40: 326

Jacobs TW, Byrne C, Colditz Get al. (1999) Radial scars in benign breast-biopsy specimens and the risk of breast cancer. N Engl J Med 340: 430

Jensen RA, Page DL, Dupont WD, Rogers LW (1989) Invasive breast cancer risk in women with sclerosing adenosis. Cancer 64: 1977

Kontostolis E, Stefanidis K, Navrozoglou I, Lolis D (1997) Comparison of tamoxifen with danazol for treatment of cyclical mastalgia. Gynecol Endocrinol 11: 393

Kumar S, Mansel RE, Hughes LE et al. (1984) Prolactin response to thyrotropin-releasing hormone stimulation and dopaminergic inhibition in benign breast disease. Cancer 53: 1311

Leinster SJ, Whitehouse GH, Walsh PV (1987) Cyclical mastalgia: clinical and mammographic observations in a screened population. Br J Surg 74: 220

Liberman L, Giess CS, Dershaw DD et al. (1994) Imaging of pregnancy-associated breast cancer. Radiology 191: 245

London SJ, Connolly JL, Schnitt SJ, Colditz GA (1992) A prospective study of benign breast disease and the risk of breast cancer. JAMA 267: 941

Maddox PR, Harrison BJ, Horobin JM et al. (1990) A randomised controlled trial of medroxyprogesterone acetate in mastalgia. Ann R Coll Surg Engl 72: 71

Mansel RE, Dogliotti L (1990) European multicentre trial of bromocriptine in cyclical mastalgia. Lancet 335: 190

Mansel RE, Wisbey JR, Hughes LE (1982) Controlled trial of the antigonadotropin danazol in painful nodular benign breast disease. Lancet 1: 928

Marshall LM, Hunter DJ, Connolly JL et al. (1997) Risk of breast cancer associated with atypical hyperplasia of lobular and ductal types. Cancer Epidemiol Biomarkers Prev 6: 297

McDivitt RW, Stevens JA, Lee NC et al. (1992) Histologic types of benign breast disease and the risk for breast cancer. The Cancer and Steroid Hormone Study Group. Cancer 69: 1408

McFadyen IJ, Raab GM, Macintyre CC, Forrest AP (1989) Progesterone cream for cyclic breast pain. BMJ 298: 931

Messinis IE, Lolis D (1988) Treatment of premenstrual mastalgia with tamoxifen. Acta Obstet Gynecol Scand 67: 307

Morrow M (2000) Physical examination of the breast. In: Harris JR, Lippman ME, Morrow M, Osborne CK (eds) Diseases of the breast, 2nd edn. Lippincott Williams & Wilkins, Philadelphia, p 33

Morrow M, Wong S, Venta L (1998) The evaluation of breast masses in women younger than forty years of age. Surgery 124: 634–640, discussion 640

Nappi C, Affinito P, Di-Carlo C et al. (1992) Double-blind controlled trial of progesterone vaginal cream treatment for cyclical mastodynia in women with benign breast disease. J Endocrinol Invest 15: 801

Norris TG (2001) Benign breast disease. Radiol Technol 72: 245

Page DL, Dupont WD, Rogers LW, Rados MS (1985) Atypical hyperplastic lesions of the female breast. A long-term follow-up study. Cancer 55: 2698

Page DL, Rogers LW (1992) Combined histologic and cytologic criteria for the diagnosis of mammary atypical ductal hyperplasia. Hum Pathol 23: 1095

Palli D, DelTurco MR, Simoncini R, Bianchi S (1991) Benign breast disease and breast cancer: a case-control study in a cohort in Italy. Int J Cancer 71: 703

Peters F (1992) Multicentre study of gestrinone in cyclical breast pain. Lancet 339: 205

Powles TJ, Ford HT, Gazet JC (1987) A randomised trial to compare tamoxifen with danazol for treatment of benign mammary dysplasia. Breast Dis 2: 1

Sandrucci S, Mussa A, Festa V et al. (1990) Comparison of tamoxifen and bromocriptine in management of fibrocystic breast disease: a randomized blind study. Ann N Y Acad Sci 586: 626

Schuerch C 3rd, Rosen PP, Hirota T et al. (1982) A pathologic study of benign breast diseases in Tokyo and New York. Cancer 50: 1899

Seltzer MH, Perloff LJ, Kelley RI, Fitts WT (1970) The significance of age in patients with nipple discharge. Surg Gynecol Obstet 131: 519

Sitruk-Ware LR, Sterkers N, Mowszowicz I, Mauvais-Jarvis P (1977) Inadequate corpus luteal function in women with benign breast diseases. J Clin Endocrinol Metab 44: 771

Skaane P, Engedal K (1998) Analysis of sonographic features in the differentiation of fibroadenoma and invasive ductal carcinoma. Am J Roentgenol 170: 109

Smith DN, Kaelin CM, Korbin CD et al. (1997) Impalpable breast cysts: utility of cytologic examination of fluid obtained with radiologically guided aspiration. Radiology 204: 149

Stavros AT, Thickman D, Rapp CL et al. (1995) Solid breast nodules: use of sonography to distinguish between benign and malignant lesions. Radiology 196: 123

Swinford AE, Adler DD, Garver KA (1998) Mammographic appearance of the breasts during pregnancy and lactation: false assumptions. Acad Radiol 5: 467

Walsh PV, Bulbrook RD, Stell PM et al. (1984) Serum progesterone concentration during the luteal phase in women with benign breast disease. Eur J Cancer Clin Oncol 20: 1339

Walsh PV, McDicken IW, Bulbrook RD et al. (1984) Serum oestradiol-17 beta and prolactin concentrations during the luteal phase in women with benign breast disease. Eur J Cancer Clin Oncol 20: 1345

Watt-Boolsen S, Andersen AN, Blichert-Toft M (1981) Serum prolactin and oestradiol levels in women with cyclical mastalgia. Horm Metab Res 13: 700

Wilkinson S, Anderson TJ, Rifkind E et al. (1989) Fibroadenoma of the breast: a follow-up of conservative management. Br J Surg 76: 390

Endokrinium und Tumorwachstum

O. Ortmann

22.1 Einleitung

Sexualsteroide sind von größter Wichtigkeit für die sog. hormonabhängigen gynäkologischen Malignome. Einerseits sind sie in deren Entstehungsprozess einbezogen, insbesondere die Östrogene. Die Wechselwirkungen zwischen Östradiol und Progesteron sind für die Karzinogenese bei Malignomen des Endometriums und der Brust von herausragender Bedeutung. Dies gilt auch für einige Androgene, da sie in Östrogene metabolisiert werden können. Für die Praxis ist von besonderer Relevanz, dass auch applizierte Sexualsteroide Tumorerkrankungen begünstigen können.

Andererseits können einige natürliche und synthetische Sexualhormone neben ihren Hauptwirkungen auch protektive Effekte haben. Diese erwünschten Nebenwirkungen lassen sich für eine langfristig wirksame Prävention nutzen. Sexualsteroidantagonisten oder Substanzen aus der Reihe der selektiven Östrogen- und Progesteronrezeptormodulatoren (SERM bzw. SPRM) können zur Therapie hormonabhängiger Malignome eingesetzt werden. Ein Beispiel ist Tamoxifen, eine Substanz, die derzeit einen festen Stellenwert in der adjuvanten Therapie des Mammakarzinoms und in der Behandlung metastasierter Stadien dieser Erkrankung hat. Darüber hinaus ist in den letzten Jahren nachgewiesen worden, dass man mit Tamoxifen die Inzidenz von Mammakarzinomen und des duktalen Carcinoma in situ (DCIS) senken kann.

Das Mammakarzinom und das Endometriumkarzinom sind die beiden gynäkologischen Malignome, deren epidemiologische, ätiologische und therapeutische Aspekte die funktionellen Beziehungen zwischen Endokrinium und Tumorwachstum belegen. Dies gilt auch für das Ovarialkarzinom, auch wenn hier die Zusammenhänge weniger offensichtlich sind. Im Folgenden werden die Grundlagen und die klinischen Aspekte der Beziehungen zwischen Endokrinium und Tumorwachstum dargelegt.

22.2 Mammakarzinom

22.2.1 Epidemiologie

In Deutschland erkranken jährlich ca. 47.000 Frauen an einem Mammakarzinom. In westlichen Industrieländern entwickelt eine von 8 bis 10 Frauen im Laufe ihres Lebens dieses Malignom, nur 1% aller Mammakarzinome treten bei Männern auf. Die Inzidenz der Erkrankung steigt.

Wie im Folgenden zu zeigen ist, stehen die proliferativen, wachstumsfördernden Wirkungen von Östrogenen, ihre Verstoffwechselung und ihre natürlichen und synthetischen Antagonisten im Zentrum unseres Wissens um die Bedingungen, die Entstehen und Progression von Mammakarzinomen begünstigen bzw. hemmen, auch, wenn wir im Folgenden einige Lebens- und Ernährungsgewohnheiten sowie Umweltfaktoren betrachten.

In Abhängigkeit von geographischer Region und ethnischer Abstammung gibt es beträchtliche Unterschiede in der Inzidenz des Mammakarzinoms. Es ist relativ häufig bei jüdischen Frauen und bei Frauen schwarzafrikanischen Ursprungs unter den Lebensbedingungen der westlichen Länder. In den meisten asiatischen und afrikanischen Ländern hingegen sind Inzidenz- und Mortalitätsraten niedrig. Höhere Raten findet man in südeuropäischen und südamerikanischen Ländern, in Nordamerika und Nordeuropa sind sie am höchsten. Für dieses Phänomen gibt es eine Reihe möglicher Erklärungen. Lebens- und Essgewohnheiten kommt keine ausschließliche, aber eine signifikante Bedeutung zu. Diese Hypothese wird durch Migrationsstudien gestützt. Bekannt ist das Beispiel japanischer Frauen, die in ihrer Heimat eine deutlich niedrigere Mammakarzinominzidenz aufweisen. Wenn sie in die USA übersiedeln, so ist die Inzidenz bei ihren Nachkommen nach zwei bis drei Generationen genau so hoch wie die bei Nordamerikanerinnen. In diesem Zusammenhang ist die Veränderung der Ernährungsgewohnheiten von großer Bedeutung, besonders der Wechsel von einer überwiegend pflanzlichen, faserreichen und fettarmen Ernährung zu einer fett- und fleischreichen (Kelsey 1979; ▶ Abschn. 6.6, 7.4).

Zu den Umweltfaktoren, die das Risiko für ein Mammakarzinom potentiell erhöhen, gehört die ionisierende Strahlung. Besonders ungünstig wirkt sich eine Strahlenexposition im Alter zwischen 10 und 14 Jahren aus (Miller et al. 1989).

Mit zunehmendem Alter zum Expositionszeitpunkt nimmt das Risiko eines Mammakarzinoms nach Strahlenexposition deutlich ab.

Dies ist relevant im Zusammenhang mit der Brustkrebsvorsorge, insbesondere mit der Mammographie, deren Vorteile derzeit deutlich höher einzuschätzen sind als das potentielle Restrisiko (Feig 1996; Miller et al. 1989).

Alkoholkonsum geht mit einer Erhöhung des Mammakarzinomrisikos einher. Je nach zugeführter Menge liegt das relative Risiko zwischen 1,3 und 2,3, der Anstieg des Risikos ist ab einer täglichen Alkoholmenge von 30 g oder mehr nachweisbar (Brandt et al. 1995).

In den westlichen Industrieländern können 25 bis 30% aller Krebserkrankungen auf das Rauchen zurückgeführt werden. Eindeutig ist die Beziehung zwischen Zigarettenkonsum und Bronchialkarzinom, 60% bis 80% der Fälle bei Frauen gehen auf diese Noxe zurück. Inwieweit die Bestandteile des Tabakrauchs die Entstehung des Mammakarzinoms begünstigen oder nicht, wird z. Z. kontrovers diskutiert. Möglicherweise ist das Lebensalter wichtig, in dem Frauen rauchen (London et al. 1989).

Umstritten ist, ob die Fettzufuhr mit der Nahrung das Risiko eines Mammakarzinoms erhöht. Verschiedene Metaanalysen haben divergierende Ergebnisse erbracht (Hunter et al. 1996; Holmes 1999; Howe et al. 1990; Wu et al. 1999; Willett 2001). Zusammengefasste Daten aus europäischen und amerikanischen Fall-Kontroll-Studien zeigen bei gesteigerter Fettaufnahme ein erhöhtes relatives Risiko für ein Mammakarzinom (Harrison u. Waterbor 1999). Wahrscheinlich kommt der Fettzusammensetzung eine entscheidende Rolle zu, möglicherweise begünstigt sowohl die Aufnahme von bestimmten Fetten als auch die einer hohen Fettmenge die vermehrte Bildung von Sexualsteroiden, insbesondere von Östrogenen.

Übergewicht ist für eine Reihe von Erkrankungen ein wichtiger Risikofaktor. Zu diesen gehören auch einige Krebserkrankungen. Während bei prämenopausalen Frauen nicht geklärt ist, ob Übergewicht die Inzidenz des Brustkrebses erhöht, ist bei postmenopausalen Frauen ein eindeutiger Zusammenhang zwischen einem hohen Körpermasseindex (»body mass index«, BMI) und dem Mammakarzinomrisiko nachgewiesen worden (Huang et al. 1997; Ziegler et al. 1996; Pathak u. Whittemore 1992). Auf die Bedeutung des im Fettgewebe enthaltenen Enzyms Aromatase für die Synthese von Östrogenen aus Androgenvorstufen ist an anderer Stelle hingewiesen worden (▶ Abschn. 2.5.3, 6.3, 16.8).

22.2.2 Reproduktive Faktoren

Die typischen Risikofaktoren für das Mammakarzinom sind
- Alter >50 Jahre,
- positive Familienanamnese,
- Nulliparität,
- Geburt des ersten Kindes im Alter von über 35 Jahren,
- eine frühe Menarche,
- eine späte Menopause und
- ein hoher BMI (◘ Tabelle 22.1).

Diese Aufzählung macht deutlich, dass reproduktive Funktionen für die Ätiologie des Mammakarzinoms von Bedeutung sind. Von besonderer Relevanz erscheint in diesem Zusammenhang die **Gesamtdauer der Östrogenexposition** zu sein, eine frühe Menopause beispielsweise reduziert das Risiko (Willett et al. 2000; Clemons u. Goss 2001).

Prämenopausale Frauen synthetisieren Östrogene vorwiegend im Ovar. Daher ist es verständlich, dass eine lange Phase uneingeschränkter Ovarfunktion mit einem erhöhten Mammakarzinomrisiko vergesellschaftet ist (Tabelle 22.1). Postmenopausale Frauen hingegen synthetisieren die Hauptmenge ihrer Östrogene durch Aromatisierung von Androgenen in peripheren Geweben.

Die Sensitivität eines Zielgewebes für Östrogene hängt von der Expression von Östrogenrezeptoren (ER) ab. Der ER-α hat eine höhere Affinität zu Östradiol als der ER-β (▶ Abschn. 2.6.1). Der ER-β reduziert die Sensitivität des α-Rezeptors für Östradiol und kann so regulatorisch wirken. Variatio-

nen im Expressionsgrad von ER-α und -β könnten somit das Risiko eines Mammakarzinoms verändern. Die Aktivität von Enzymen, die für die Metabolisierung von Östrogenen verantwortlich sind, z. B. Hydroxylasen oder die Catechol-o-Methyltransferase, beeinflusst das Risiko für die Entstehung eines Mammakarzinoms. Nicht methoxylierte Östrogene wie beispielsweise 4-Hydroxyöstron und 16α-Hydroxyöstradiol sind östrogen wirksam, während ihre methoxylierten Metabolite antikarzinogen wirken. Letztere werden vorwiegend über die Hydroxylierung am Kohlenstoffatom C2 des A-Rings von Östrogenen gebildet. Es liegen Hinweise dafür vor, dass Frauen, bei denen vorzugsweise dieser Weg aktiv ist, ein niedrigeres Brustkrebsrisiko haben (Huang et al. 1999). Das Enzym 17β-Hydroxysteroiddehydrogenase katalysiert die Umwandlung von Östron zu Östradiol. Die Expression der 17β-Hydroxysteroiddehydrogenase ist in Mammatumoren höher als in Normalgewebe, was zu höheren Konzentrationen des biologisch aktiven Östradiols führt.

Umstritten ist, ob die Höhe der Blutöstradiolspiegel prämenopausaler Frauen mit dem Risiko korreliert. Bei postmenopausalen Frauen konnte diese Korrelation zumindest in einigen größeren Studien gezeigt werden (Toniolo et al. 1995; Cauley et al. 1999). Das Skelett ist bekanntlich ein östrogenabhängiges Organsystem. Die Knochendichte spiegelt die kumulative Östrogenexposition wider. Eine niedrigere Knochendichte geht mit niedrigen Blutkonzentrationen von Östrogenen einher und ist mit einem reduzierten Mammakarzinomrisiko vergesellschaftet.

Frauen mit einer hohen **mammographischen Dichte des Brustgewebes** haben höhere Östradiolkonzentrationen im Blut. Die Dichte korreliert positiv mit dem Gehalt des Brustgewebes an epithelialen und bindegewebigen Bestandteilen, während der Fettgewebeanteil invers korreliert. In einer großen Analyse von Byrne et al. (1995), die 280.000 Frauen einbezog, konnte gezeigt werden, dass Frauen mit einer ho-

◘ Tabelle 22.1. Reproduktive Faktoren und Mammakarzinomrisiko. (Mod. nach Clemons u. Goss 2001)

Faktor	Niedriges Risiko	Hohes Risiko	Relatives Risiko[a]
Geschlecht	Männlich	Weiblich	150
Alter	30 bis 34	70 bis 74	17
Menarchealter	>14	<12	1,5
Alter bei Erstparität	<20	≥30	1,9 bis 3,5
Laktation (Monate)	≥16	0	1,37
Parität	≥5	0	1,4
Menopausenalter	<45	≥55	2
Postmenopausaler BMI	<22,9	>30,7	1,6
Positive Familienanamnese	Nein	Ja	2,6
Konzentration von Östradiol im Serum	Niedrigste Quartile	Höchste Quartile	1,8 bis 5
Mammographische Dichte [%]	0	≥75	6
Knochendichte	Niedrigste Quartile	Höchste Quartile	2,7 bis 3,5

[a] Für die Berechnung des relativen Risikos wurde das niedrigere Risiko als Referenz (1,0) gewählt.

hen mammographischen Dichte des Brustdrüsengewebes ein deutlich gesteigertes Mammakarzinomrisiko haben. Dieser Parameter war unabhängig von anderen Risikofaktoren wie belastete Familienanamnese, Alter bei der Geburt des ersten Kindes und anderen. In den letzten Jahren beobachtet man einen leichten Rückgang der Mortalität an Brustkrebs, was sowohl auf eine bessere Früherkennung als auch auf neue therapeutische Strategien zurückzuführen ist.

Da viele der genannten Risikofaktoren durch Veränderung des Lebensstils, des Ess- und Gewichtsverhaltens modifiziert werden können, muss der Frauenarzt zwingend präventivmedizinische Gesichtspunkte in sein Beratungskonzept einbeziehen.

22.2.3   Steroidhormone

Schon vor mehr als 100 Jahren sind die Ovarien zum Entzug der Östrogene bei der Behandlung des fortgeschrittenen Mammakarzinoms entfernt worden, ohne dass damals die wissenschaftliche Basis des Östrogenentzugs hinreichend geklärt war (Beatson 1896). Erst in den 60er-Jahren des 20. Jahrhunderts konnte man mit Hilfe der radioaktiven Markierung die Anreicherung von Östradiol in seinen Zielorganen nachweisen, später wurde das Konzept des Östrogenrezeptors entwickelt. Die Manipulation dieses Rezeptorsystems und seiner Signaltransduktionswege (▶ Abschn. 1.4, 2.7) ist heute fester Bestandteil bei der Behandlung des Mammakarzinoms.

> ❯ Der Östrogenrezeptorstatus ist ein zeitabhängiger prognostischer Faktor: je länger die Nachbeobachtungszeiten sind, desto weniger prädiktiv ist der Nachweis von Östrogenrezeptoren in Bezug auf ein Rezidiv oder das Überleben der Patientin.

Patientinnen mit östrogenrezeptorpositiven Tumoren, die nach der operativen Behandlung keine systemische Therapie erhalten, haben nach fünf Jahren eine um 5 bis 10% niedrigere Rezidivwahrscheinlichkeit als Patientinnen mit östrogenrezeptornegativen Tumoren.

> ❯ Der Östrogenrezeptorstatus korreliert nicht mit dem Befall von axillären Lymphknoten, allerdings ist er ein prognostischer Parameter für die Lokalisation von Metastasen: östrogenrezeptorpositive Karzinome metastasieren häufiger in das Skelettsystem, das Weichteilgewebe und in die Ovarien, während östrogenrezeptornegative Karzinome häufiger Absiedlungen im Gehirn und in der Leber aufweisen. Der Rezeptorstatus ist möglicherweise eher ein Marker für die Wachstumsrate des Karzinoms als für sein metastatisches Potential.

Östrogenrezeptorpositive Tumoren findet man häufiger bei älteren Frauen, bei gut differenzierten Karzinomen, bei niedriger Zellteilungsrate und höherer Diploidierate. Des Weiteren haben östrogenrezeptorpositive Karzinome weniger Mutationen und Amplifikation von P53, HER-2/neu und EGF-Rezeptorgenen.

Der Progesteronrezeptorstatus ist ein schlechterer prognostischer Parameter (Podczaski et al. 2000).

Östrogen- und Progesteronrezeptoren sind auch prädiktive Faktoren. Dies bedeutet, dass ihr Vorhandensein Auskunft darüber gibt, mit welcher Wahrscheinlichkeit das Karzinom auf eine endokrine Therapie anspricht. In dieser Hinsicht ist der Nachweis von Steroidhormonrezeptoren beim Mammakarzinom dem Nachweis aller anderen Faktoren deutlich überlegen. Eine Ausnahme stellt der HER-2/neu-Rezeptor dar (s. unten). Ungefähr 70% der Mammakarzinome exprimieren Steroidhormonrezeptoren. 50 bis 60% aller östrogenrezeptorpositiven Mammakarzinome sprechen auf eine endokrine Therapie an, aber nur 5 bis 10% der östrogenrezeptornegativen.

22.2.4   Peptidhormone, Wachstumsfaktoren

In Mammakarzinomgeweben sind verschiedene Peptidhormone und Membranrezeptoren nachgewiesen worden. Man hat allerdings aus diesem Nachweis keine klinisch relevanten Therapiestrategien ableiten können, die für die Regulation des Wachstums von Mammakarzinomen eine Rolle spielen.

Eine besondere Stellung nimmt die Familie der epidermalen Wachstumsfaktoren (»epidermal growth factor«, EGF) ein. Ursprünglich wurden zwei Hauptklassen von strukturell und funktionell unterschiedlichen Familien der sog. transformierenden Wachstumsfaktoren (»transforming growth factor families«, TGF) charakterisiert, Prototypen sind TGFα und TGFβ. TGFα weist große Homologien mit EGF auf. Viele Faktoren der TGFα/EGF-Familie binden kompetitiv mit EGF an den EGF-Rezeptor. Die EGF-Rezeptor-Familie besteht aus dem EGF-Rezeptor, c-Erb-B2 (HER-2/neu), c-Erb-B3 und c-Erb-B4. Allen Mitgliedern dieser EGF-Rezeptor-Familie scheint eine wichtige Rolle beim Tumorwachstum sowie bei Interaktionen des Tumors mit dem umgebenden Stroma zuzukommen.

Von besonderer Bedeutung ist der schon erwähnte HER-2/neu-Rezeptor. Er wird in ca. 30% aller Mammakarzinome überexprimiert und ist ein prädiktiver Faktor für das Ansprechen auf eine Therapie mit Trastuzumab (Herceptin 150 mg), einem monoklonalen Antikörper gegen HER-2. Mehrere jüngere, experimentelle und klinische Studien haben die Vielfalt von Interaktionen zwischen Wachstumsfaktoren und Östrogenen dokumentiert. Von klinischer Relevanz dürften diese Interaktionen bei der Entwicklung einer Tamoxifenresistenz sein, wenn HER-2 in Mammakarzinomen überexprimiert ist. Diese Überexpression ist Ausdruck der Aggressivität des Tumors (Slamon et al. 2001).

22.2.5   Endokrine Therapie

Für die Wirksamkeit der endokrinen Therapie ist der Nachweis einer Östrogen- und Progesteronrezeptorexpression von entscheidender Bedeutung. Von den Tumoren mit <3 fmol/mg Rezeptorprotein sprechen nur 6% auf eine endokrine Therapie an. Bei Konzentrationen zwischen 3 und 100 fmol/mg bzw. >100 fmol/mg Rezeptorprotein ist in knapp 50 bzw. 80% der Fälle mit einem Ansprechen zu rechnen.

Die derzeit wichtigste Substanz der sog. hormonalen Therapie des Mammakarzinoms ist Tamoxifen. Dieses Triphenylethylen-Derivat wird üblicherweise in einer Dosis von 20 mg/Tag oral verabreicht. Die Substanz ist heute das weltweit am meisten verschriebene antineoplastische Medikament, es wird seit vielen Jahren erfolgreich in der adjuvanten Therapie des Mammakarzinoms eingesetzt.

Nach einer Metaanalyse von 55 Studien mit insgesamt 37.000 untersuchten Frauen haben Mammakarzinom-Patientinnen mit positivem Östrogenrezeptornachweis einen deutlichen Nutzen von der Tamoxifengabe. Der proportionale Rückgang an Rezidiven liegt nach einer Behandlungszeit von 1, 2 und 5 Jahren bei 21, 29 und 47%. In den genannten Zeitintervallen wird die durch das Mammakarzinom bedingte Mortalität um 12, 17 und 26% reduziert. Auch das Risiko eines kontralateralen Mammakarzinoms nimmt nach dieser Metaanalyse deutlich ab (Early Breast Cancer Trialists' Collaborative Group 1998).

Diese seit vielen Jahren bekannte Wirkung führte zur Initiierung von Studien, in denen geprüft werden sollte, ob Tamoxifen zur Prävention des Mammakarzinoms geeignet ist. Die größte ist der »Breast Cancer Prevention Trial« (BCPT-P1) des US-amerikanischen Projekts NSABP (National Surgical Adjuvant Breast and Bowel Project), für die Daten von 13.000 Frauen mit einem Risiko für ein sporadisches Mammakarzinom analysiert wurden. Die Dauer der Tamoxifen-Einnahme betrug 5 Jahre, die mediane Beobachtungszeit 50 Monate. Das Mammakarzinomrisiko war in der Gruppe von Frauen, die Tamoxifen eingenommen hatten, um 55% gesenkt, diese Reduktion betraf allerdings nur östrogenrezeptorpositive Karzinome (Fisher et al. 1998). Diese positiven Ergebnisse veranlassten den vorzeitigen Abbruch der Studie und die Zulassung von Tamoxifen in den USA zur Prävention des Mammakarzinoms. Zwei europäische Studien – allerdings mit kleinerer Fallzahl und familiärem Mammakarzinomrisiko – konnten diese Ergebnisse nicht bestätigen. Obwohl ein genereller Einsatz von Tamoxifen zur Prävention des Mammakarzinoms in Deutschland derzeit noch nicht empfohlen wird, zeigt die oben erwähnte Studie doch das Potential dieser Substanz und anderer SERMs.

GnRH-Analoga blockieren über die Hemmung der Gonadotropinsekretion die Biosynthese der Steroide in den Ovarien und induzieren damit bei prämenopausalen Frauen einen Östrogenmangel. Daher sind sie zur Therapie des metastasierten Mammakarzinoms in der Prämenopause geeignet. In den letzten Jahren ist gezeigt worden, dass sie als Alternative zur Ovarektomie auch in der adjuvanten Therapie erfolgreich eingesetzt werden können.

Aromatasehemmer der jüngsten Generation, welche die Synthese von Östrogenen aus Androgenvorstufen blockieren, werden heute zur nebenwirkungsarmen Therapie bei postmenopausalen Frauen mit einem metastasierten Mammakarzinom eingesetzt. Sie sind z. Z. die Medikamente der Wahl, wenn Patientinnen auf Tamoxifen nicht ansprechen. Mittlerweile zeichnet sich ab, dass sie dem Tamoxifen in der primären hormonalen Therapie des rezeptorpositiven Mammakarzinoms überlegen sind. Erste Daten weisen darauf hin, dass dies auch für die adjuvante Therapie gilt.

22.2.6 Hormonale Kontrazeption

Der Zusammenhang zwischen der Einnahme von Ovulationshemmern und dem Risiko eines Mammakarzinoms wird in einer Vielzahl von Studien widersprüchlich diskutiert. Die

»Collaborative Group on Hormonal Factors in Breast Cancer« (1996) hat eine große Analyse publiziert, die auf der Beobachtung von 53.297 Frauen mit Mammakarzinom und 100.239 Kontrollen basiert. Insgesamt konnte keine Erhöhung des Mammakarzinomrisikos nachgewiesen werden für Frauen, die Ovulationshemmer eingenommen haben (relatives Risiko 1,07; 95%ige Vertrauensgrenzen 1,03 bis 1,1). Frauen, die mit der Einnahme vor dem 20. Lebensjahr beginnen, haben ein um ca. 20% marginal erhöhtes Risiko. Frauen, die zu Risikogruppen gehören, erfahren durch die Einnahme von Ovulationshemmern keine zusätzliche Risikosteigerung. Zehn oder mehr Jahre nach Absetzen der Ovulationshemmer ist die oben erwähnte marginale Risikosteigerung nicht mehr nachzuweisen. Das Risiko eines fortgeschrittenen Mammakarzinoms ist dieser großen Studie zufolge sogar etwas reduziert (relatives Risiko 0,88; 95%ige Vertrauensgrenzen 0,81 bis 0,95).

22.2.7 Hormonersatztherapie

Dass Sexualsteroide das Wachstum existierender Mammakarzinome und wahrscheinlich auch ihre Entstehung begünstigen, ist eindeutig belegt. Zu diesen Fragen sind seit vielen Jahren epidemiologische Studien durchgeführt worden, die allerdings teilweise widersprüchliche Resultate erbracht haben. Deshalb hat die »Collaborative Group on Hormonal Factors in Breast Cancer« eine umfassende Reanalyse der seit 1980 weltweit durchgeführten epidemiologischen Studien (1997) vorgenommen, sie basiert auf Daten von fast 54.000 postmenopausalen Frauen. Von diesen erhielten 33% jemals eine Hormonersatztherapie (HRT). Bei 39% dieser Frauen war die Zusammensetzung der Hormonpräparate bekannt: Der überwiegende Anteil (80%) der Frauen erhielt eine Östrogenmonotherapie, die in der Regel aus equinen, konjugierten Östrogenen bestand. Nur bei 12% aller Frauen mit einer HRT bestand diese aus einer Östrogen-Gestagen-Kombination. Diese große Studie zeigte keine Erhöhung des Mammakarzinomrisikos bis zu einer Einnahmedauer von fünf Jahren. Im Gegensatz dazu war das Risiko bei Frauen, die Östrogene fünf Jahre oder länger eingenommen hatten (mittlere Einnahmedauer 11 Jahre), auf ein relatives Risiko von 1,34 (95%ige Vertrauensgrenzen 1,21 bis 1,49) erhöht (◘ Tabelle 22.2). Dies bedeutet eine Steigerung des Mammakarzinomrisikos um 34% nach Langzeitanwendung von über fünf Jahren. Der jährliche Risikozuwachs wurde mit 2,6% kalkuliert. Dieser entspricht ungefähr dem Wert für den jährlichen Anstieg des Brustkrebs-

◘ Tabelle 22.2. Hormonersatztherapie und Mammakarzinomrisiko: relatives Risiko (RR) und Standardfehler (SE). (Aus Collaborative Group on Hormonal Factors in Breast Cancer 1997)

	HRT <5 Jahre RR (SE)	HRT >5 Jahre RR (SE)
Östrogene	0,99 (0,08)	1,34 (0,09)
Östrogene und Gestagene oder Gestagene alleine	1,15 (0,19)	1,53 (0,33)

risikos bei verzögertem Eintritt der natürlichen Menopause. Legt man die Mammakarzinominzidenz aus Großbritannien und den USA aus der Mitte der 80er-Jahre zu Grunde, so ergibt sich ohne Hormonsubstitution von Mitte der 80er-Jahre bis heute ein Anstieg der Inzidenz von 18 auf 63 Fälle pro 1000 Frauen. Beginnt die HRT im 50. Lebensjahr, so kommt es nach diesem Modell nach 5-jähriger HRT zu einem Anstieg der Inzidenz auf 65 pro 1000 Frauen. Bei 10- bzw. 15-jähriger Einnahme würde die Inzidenz bei 69 bzw. 75 pro 1000 Frauen liegen. Anders ausgedrückt bedeutet dies, dass die Östrogensubstitution zu zwei zusätzlichen Mammakarzinomen bei 5-jähriger Einnahme führt, zu 6 zusätzlichen bei 10-jähriger und zu 12 zusätzlichen nach 15-jähriger Substitution auf 1000 Frauen (Ortmann et al. 2000).

Über die Inzidenz von Mammakarzinomen nach einer **kombinierten HRT** mit Östrogenen und Gestagenen oder einer alleinigen Gestagentherapie liegen wesentlich weniger Daten vor. Die relativen Risiken für die beiden Therapieformen betragen 1,53 (±0,33 SE) und 1,4 (±0,09 SE) bei mindestens 5-jähriger Behandlungsdauer (□ Tabelle 22.2). Nach Absetzen der HRT sinkt dieses zusätzliche Risiko relativ schnell: nach fünf Jahren ist es nicht mehr nachweisbar. Diese Erhöhung des relativen Risikos wird unterschiedlich beurteilt (Bush et al. 2001). Wegen der hohen Inzidenz des Mammakarzinoms müssen diese Daten jedoch in die Nutzen-Risiko-Kalkulation einbezogen werden.

Eine bessere Beurteilung der Sachlage wird nach den laufenden prospektiv randomisierten Studien der Women's Health Initiative (WHI) und des British Medical Research Council möglich sein. Hier werden die Karzinominzidenzen als sekundäre Endpunkte miterfasst. In der WHI-Studie ist nach etwas mehr als fünf Jahren Nachbeobachtung der Studienarm konjugierte Östrogene plus Medroxyprogesteronacetat (MPA) wegen eines als zu hoch eingeschätzten Gesamtrisikos und eines mangelnden kardioprotektiven Nutzens abgebrochen worden. Das relative Risiko des Mammakarzinoms lag in dieser Studie mit einer Risikozunahme von 26% im Bereich der bekannten Datenlage. In dieser Studie erhielten 8506 Patientinnen 0,625 mg konjugierte equine Östrogene mit 2,5 mg MPA, 8102 Patientinnen erhielten ein Placebo. Die Altersverteilung entsprach der Normalbevölkerung, die Studie schloss allerdings für einen als primäre Präventionsstudie geplanten Studienentwurf unerwartet viele Patientinnen höherer Altersgruppen ein, bei denen man mit einem höheren Anteil von Frauen mit kardiovaskulären Risiken und einem Altersdiabetes rechnen kann als bei einer jüngeren Population: 50 bis 59 Jahre 33,4%, 60 bis 69 Jahre 45,3% und 70 bis 79 Jahre 21,3%.

□ **Tabelle 22.3.** Hormonersatztherapie und Risiko einer Brustkrebserkrankung

	Risikoerhöhung [%] pro Anwendungsjahr Östrogenmonotherapie	Östrogen-Gestagen-Therapie
Colditz u. Rosner 1998	3,3	9
Magnusson et al. 1999	2	7
Schairer et al. 2000	1	8

Die folgende Übersicht fasst die bisherigen **Ergebnisse der WHI-Studie** zu Erkrankungsrisiken unter einer HRT mit konjugierten, equinen Östrogenen und Medroxyprogesteronacetat zusammen:

	Relatives Risiko
Kardiovaskuläre Erkrankungen	1,29
Mammakarzinom	1,26
Schlaganfall	1,41
Thromboembolien	2,13
Kolorektales Karzinom	0,63
Endometriumkarzinom	0,83
Oberschenkelhalsfraktur	0,66

Somit fanden sich in dieser Studie 8 zusätzliche Mammakarzinome pro 10.000 Frauen im Zusammenhang mit der HRT. Die Zunahme des Brustkrebsrisikos zeigte sich nach dreijähriger Latenzzeit.

In den letzten Jahren sind eine Reihe von Untersuchungen mit den Auswirkungen der **zusätzlichen Gestagengabe** auf das Mammakarzinomrisiko befasst gewesen (Santen et al. 2001), nachdem aufgrund einer früheren schwedischen Kohortenstudie die Befürchtung geäußert worden ist, dass eine Östrogen-Gestagen-Therapie das Risiko eines Mammakarzinoms im Vergleich zu einer alleinigen Östrogentherapie möglicherweise steigert. Die Hoffnung, dass Gestagene analog ihrer Wirkung am Endometrium auch das Brustdrüsengewebe vor einem Mammakarzinom schützen könnten, ist aufgrund der heute vorliegenden Daten definitiv nicht mehr gerechtfertigt. Dies wird bereits deutlich aufgrund der oben zitierten Ergebnisse der »Collaborative Group on Hormonal Factors in Breast Cancer«, zusätzlich sind in den letzten Jahren einige Kohorten- und Fall-Kontroll-Studien publiziert worden, die in ihrer überwiegenden Zahl der Östrogen-Gestagen-Therapie im Vergleich zur Östrogenmonotherapie eine zusätzliche Steigerung des Mammakarzinomrisikos anlasten. Im umfangreichsten Datenmaterial von Schairer et al. (2000), Magnusson et al. (1999) und in der Nurses Health Study (Colditz u. Rosner 1998) sind Risikosteigerungen durch Östrogen-Gestagen-Kombinationen (im Vergleich zur Östrogenmonotherapie) auf das 3- bis 8fache beobachtet worden (□ Tabelle 22.3).

Diese Studien bestätigten auch Beobachtungen, dass Frauen mit einem niedrigeren BMI im Vergleich zu übergewichtigen Frauen einen stärkeren Anstieg des relativen Risikos eines Mammakarzinoms unter einer HRT haben (ihre absoluten Risiken sind erwartungsgemäß niedriger!). Nach einer weiteren Studie (Magnusson et al. 1999) scheint die Verabreichung von Nortestosteronderivaten mit einer deutlicheren Erhöhung des Mammakarzinomrisikos einherzugehen als die Gabe von Progesteronabkömmlingen. Allerdings reicht die aktuelle Datenlage nicht aus, um im Hinblick auf das Mammakarzinomrisiko ein bestimmtes Gestagen vorzuziehen.

Zusammenfassend kann man also festhalten, dass im Rahmen einer HRT Gestagene im Vergleich zur alleinigen Östro-

Als Konsequenz für die Praxis ergibt sich, dass ein Gestagenzusatz im Rahmen der HRT nur dann angebracht ist, wenn man eine Endometriumhyperplasie oder ein Endometriumkarzinom verhindern will, denn das Risiko für die Entwicklung eines Mammakarzinoms scheint durch die zusätzliche Gestagengabe über die Risikoerhöhung durch die Östrogenmonotherapie hinaus gesteigert zu werden.

genanwendung das Risiko einer Brustkrebserkrankung nicht vermindern.

Im Gegensatz zu den bisher diskutieren Daten zur Zunahme der Morbidität unter einer HRT gibt es zur Mortalität derselben unterschiedliche Angaben. Aufgrund der relativ geringen Sterblichkeit ist allerdings das Datenmaterial hierzu wenig umfangreich. Die Mortalität von postmenopausalen Frauen unter einer HRT ist nicht erhöht. Häufig wird eine günstige Prognose der unter einer HRT beobachteten Mammakarzinome beschrieben. Die Behauptung, dass diese Karzinome besser differenziert und lokalisiert seien, ist jedoch umstritten (Speroff 2000).

Von klinischer Bedeutung ist die unter einer HRT beobachtete Zunahme der **mammographischen Dichte**, was auf eine Zunahme des Brustparenchyms hinweist. Dies gilt sowohl für Östrogene als auch für Östrogen-Gestagen-Kombinationen. In dem »**Postmenopausal Estrogene/Progesterone Interventions(PEPI)-Trial**« erhöhte die alleinige Gabe von equinen Östrogenen die Dichte um 3,5%, während die sequenzielle Verabreichung von equinen Östrogenen und Medroxyprogesteronacetat die Dichte um 23,5% und die kombinierte kontinuierliche Therapie bestehend aus konjugierten Östrogenen und Medroxyprogesteronacetat die Dichte um 19,4% erhöhte. Weniger ausgeprägt scheint die Dichtezunahme bei kombinierter Therapie mit konjugierten Östrogenen und zyklischer Gabe von mikronisiertem Progesteron zu sein (Greendale et al. 1999; Laya et al. 1996; Litherland et al. 1999; Lundstrom et al. 1999; Persson et al. 1997). Diese Befunde unterstützen auf der einen Seite die Hypothese, dass Östrogene und – noch mehr – Östrogen-Gestagen-Kombinationen das Risiko eines Mammakarzinoms erhöhen. Die mammographische Dichte korreliert wahrscheinlich mit diesem Risiko. Auf der anderen Seite ist zu bedenken, dass eine HRT die Früherkennung von malignen Mammaläsionen möglicherweise behindert, was allerdings umstritten ist (▶ Abschn. 21.4.2). Besonders problematisch kann der erschwerte Nachweis eines Mammakarzinoms nach brusterhaltend therapiertem Karzinom sein.

Das **Mammakarzinom** gilt klassischerweise als **Kontraindikation gegen eine HRT**. Die dem zu Grunde liegende Befürchtung beruht auf der Annahme, dass Sexualsteroide das Wachstum von Tumorzellen stimulieren und das Rezidivrisiko erhöhen könnten. Auch ist bekannt, dass adjuvante, auf einem Östrogenentzug oder -antagonismus auf Rezeptorebene beruhende endokrine Therapien das Rezidivrisiko und die Mortalität senken (s. oben).

Eine Reihe von Fachgesellschaften hat sich in den letzten Jahren zur HRT nach Mammakarzinom geäußert (Chlebowski u. McTiernan 1999). Ihr Minimalkonsens besteht da-

rin, dass eine HRT nicht in jedem Falle kontraindiziert ist. Ältere, teilweise auch spezifischere Empfehlungen, so z. B. von der Deutschen Gesellschaft für Senologie (1989) können heute nicht mehr als gültig angesehen werden, denn sie basieren auf nur spärlichen klinischen Studien. An dieser Situation hat sich bis heute nur wenig geändert. Die revidierte Version der älteren Empfehlungen ist daher wesentlich zurückhaltender ausgefallen (Deutsche Gesellschaft für Senologie). Auch sei hier erwähnt, dass eine kürzlich abgehaltene Konsenskonferenz der National Institutes of Health der USA zunächst die Ausschöpfung aller nichthormonalen Alternativen zur Behandlung von klimakterischen Beschwerden und zur Prophylaxe der Osteoporose fordert, bevor man eine Behandlung mit Sexualsteroiden erwägt.

Ein klinisch wichtige Frage ist, inwieweit eine HRT nach behandeltem Mammakarzinom das Risiko des Rezidivs und des Todes beeinflusst. Leider war keine der zu dieser Frage durchgeführten Studien prospektiv randomisiert, plazebokontrolliert und ihre Fallzahlen waren klein. Daher sind die Aussagen, die man heute zur Sicherheit einer **HRT nach Mammakarzinom** treffen kann, von beschränktem Wert. Die diesbezüglichen Studien sind von Col et al. (2001) in einer Metaanalyse zusammengefasst worden.

Hormonersatztherapie und Brustkrebsrisiko, Resultate von Beobachtungsstudien (1993 bis 1999)	
Patientinnenzahl	n=669
Nodalstatus negativ	547
Nodalstatus positiv	183
Mittleres rezidivfreies Intervall vor HRT [Monate]	56
Mittlere Dauer der HRT [Monate]	30
Mittlere Überwachungsdauer nach Beginn der HRT	33
Rezidive	51

Berücksichtigt man in dieser Metaanalyse ausschließlich die kontrollierten Studien, so ergibt sich aus dieser Studie unter einer HRT nach Mammakarzinom ein relatives Risiko für ein Rezidiv von 0,64 (95%ige Vertrauensgrenzen 0,36 bis 1,15). Bei Einbeziehung der unkontrollierten Studien liegt das relative Risiko bei 0,82 (95%ige Vertrauensgrenzen 0,58 bis 1,15). Das mittlere krankheitsfreie Überleben vor Beginn der HRT betrug 56 Monate und die mittlere Einnahmedauer 30 Monate. Diese Resultate zur Mortalität und zu Rezidiven bei einer HRT nach Mammakarzinom sollte man mit großer Zurückhaltung werten, da die Qualität der Studienentwürfe aus unterschiedlichen Gründen gering war und insgesamt wenige Patientinnen beobachtet worden sind. Andererseits erscheint es unwahrscheinlich, dass das Risiko für ein Rezidiv durch die HRT drastisch erhöht wird.

Für die Praxis ergeben sich Aussagen und Erwägungen, die sowohl die epidemiologische Datenlage als auch die derzeitigen Kenntnisse zur Tumorbiologie und Therapie des Mammakarzinoms einbeziehen sollten: Man kann festhalten, dass die Hauptindikation für eine HRT die Behandlung des klimakterischen Syndroms und der Urogenitalatrophie ist. Präventive Aspekte treten bei Frauen nach Mammakarzinom z. Z. in den Hintergrund, zumal die präventiven Wirkungen einer HRT am Herz-Kreislauf-System in jüngster Zeit angezweifelt worden sind.

Andererseits ist zu beachten, dass man eine HRT auch nach der Behandlung eines Mammakarzinoms nicht um jeden Preis vermeiden soll, da sie die Lebensqualität erheblich verbessern kann. Für den Einsatz einer HRT spricht das Auftreten schwerer klimakterischer Beschwerden, die mit nicht hormonalen, alternativen Substanzen (s. unten), deren Wirksamkeit wissenschaftlich nicht hinreichend belegt erscheint, nicht kontrolliert werden können.

Substanz	Tägliche Dosis
Vitamin E	800 IU
Fluoxetin	20 mg
Venlafaxin	75 mg
Paroxetin	20 mg
Clonidin	0,1 mg, oral oder transdermal
Ergotamin und Phenobarbital enthaltende Medikamente	Verschiedene
Soja-Phytoöstrogene	50 mg Soja-Isoflavone

Die Entscheidung für eine HRT muss die Patientin mittragen. Bei schwerer Beeinträchtigung ihrer Lebensqualität fordert die Patientin häufig und berechtigterweise eine HRT. Leichter fällt der Entschluss zu dieser Behandlung bei einem hormonrezeptornegativen Karzinom und einem langen rezidivfreien Intervall. Die HRT sollte nur so lange erfolgen, wie zur Beherrschung der Symptome erforderlich ist, wobei möglichst niedrige Östrogendosen einzusetzen sind. Hysterektomierte Frauen sollten nur Östrogene erhalten.

Eine potentielle Alternative zu Östrogenen oder Östrogen-Gestagen-Kombinationen ist **Tibolon**, das aufgrund seiner bisher in präklinischen und klinisch-experimentellen Untersuchungen beschriebenen Wirkungen möglicherweise das Risiko eines Mammakarzinomrezidivs nicht erhöht. Ergebnisse einer laufenden klinischen Studie liegen allerdings noch nicht vor (Ortmann et al. 1999).

Zur Behandlung der Urogenitalatrophie kann man lokal Östriol applizieren, welches wegen seiner geringeren systemischen Wirksamkeit das Risiko eines Mammakarzinoms nicht erhöhen dürfte.

Eine besondere Gruppe sind Patientinnen, die während der adjuvanten Therapie des Mammakarzinoms GnRH-Analoga oder Tamoxifen erhalten. **Prämenopausale Frauen**, die ausschließlich GnRH-Analoga erhalten, sollten nicht zusätzlich mit Östrogenen behandelt werden, da dann der Zweck der GnRH-Analoga, der temporäre Östrogenentzug, nicht mehr erreicht wird. Anders ist die Situation, wenn diese Patientinnen zusätzlich Tamoxifen erhalten und unter klimakterischen Beschwerden leiden. In dieser Situation können deshalb Östrogene eher appliziert werden, weil Tamoxifen Östrogenrezeptoren in den Mammakarzinomzellen blockiert.

Eine adjuvante Tamoxifentherapie bei **prämenopausalen Patientinnen mit rezeptorpositiven Tumoren** ist bekanntlich wirksam. Bei diesen Frauen sind die Konzentrationen von zirkulierendem Östradiol teilweise sehr hoch, weil die durch Tamoxifen freigesetzten Gonadotropine auf noch stimulierbare Ovarfollikel treffen. Bei prämenopausalen Frauen mit ohnehin schon hohen Östradiolspiegeln dürften zusätzlich verabreichte Östrogene unwirksam sein.

Bei **postmenopausalen Patientinnen,** die mit Tamoxifen behandelt werden, ergeben sich aus diesen Überlegungen heraus weniger Bedenken, zur Kontrolle der klimakterischen Beschwerden zusätzlich Östrogene zu verabreichen. Wirksam ist in diesen Situationen auch Tibolon.

Für keine der Problemsituationen unter laufender adjuvanter endokriner Therapie liegen Studienergebnisse vor, die die Sicherheit hormoneller Interventionen bei klimakterischen Beschwerden belegen.

Falls man eine Osteoporose verhindern oder behandeln will, bieten sich Biphosphonate oder selektive Östrogen-Rezeptor-Modulatoren (SERM), wie z. B. Raloxifen an. **Raloxifen** reduziert die Mammakarzinominzidenz, die Inzidenz von Rezidiven und verhindert die Demineralisierung des Skeletts. Es ist allerdings nicht zur Behandlung der typischen klimakterischen Beschwerden geeignet.

22.3   Endometriumkarzinom

22.3.1   Epidemiologie

Das Endometriumkarzinom ist das häufigste Genitalkarzinom der Frau. Da es durch das Symptom der vaginalen Blutung in der Regel früh erkannt werden kann, wird das Endometriumkarzinom meist in Frühstadien diagnostiziert, seine Prognose ist mit einer Fünfjahresüberlebensrate von 84% relativ gut (Landis et al. 1999). Seine Inzidenz ist am höchsten in Nordamerika, mäßig hoch in Europa, Südamerika und niedrig in Süd- und Ostasien sowie in den meisten afrikanischen Ländern. Es tritt selten vor dem 45. Lebensjahr auf. Das Risiko, an einem Endometriumkarzinom zu erkranken, steigt deutlich zwischen 40 und 65 Jahren. Die in den 70er-Jahren des letzten Jahrhunderts in den USA beobachtete drastische Steigerung der Inzidenz des Endometriumkarzinoms konnte man auf die weite Verbreitung der Monotherapie mit Östrogenen und auf deren hohe Dosierung zur Behandlung des klimakterischen Syndroms während der späten 60er und Anfang der 70er-Jahre vor allem in angloamerikanischen Ländern zurückführen (Weiss et al. 1976). Seit 1979 geht die Inzidenz an Neuerkrankungen zurück, was mit dem Einsatz einer proliferationshemmenden, kombinierten östrogen-gestagen-haltigen HRT in Zusammenhang gebracht wird. Andere Faktoren wie beispielsweise hohe Hysterektomieraten tragen zusätzlich zu diesem Rückgang bei.

Übergewicht ist ein lange bekannter Risikofaktor für das Endometriumkarzinom. Man nimmt an, dass ein Viertel aller Endometriumkarzinome auf diesen Faktor zurückzuführen ist (Brinton et al. 1992; Elwood et al. 1977; Kelsey et al. 1982; Levi et al. 1992; Olson et al. 1995; Swanson et al. 1993). Das Risiko steigt mit zunehmendem Gewicht deutlich an. Frauen, die >100 kg wiegen, haben im Vergleich zu solchen, die weniger als 60 kg wiegen, ein ungefähr 7fach erhöhtes Risiko.

Das Übergewicht wirkt sich ungünstig sowohl auf die prä- als auch auf die postmenopausale Inzidenz des Endometriumkarzinoms aus. Einige Autoren fanden auch eine positive Korrelation zwischen Endometriumkarzinomrisiko und Übergewicht in der Adoleszenz. Diese Beobachtung legt den Schluss nahe, dass eine schon seit dem jungen Erwachsenenalter bestehende Adipositas ein bedeutsamerer Risikofaktor ist als eine Adipositas im Erwachsenenalter (Blitzer et al. 1976), aber anscheinend nur, wenn das Übergewicht der Adoleszenz beibehalten wird, denn ältere normalgewichtige Frauen, die in ihrer Adoleszenz übergewichtig waren, haben kein erhöhtes Risiko (Levi et al.1992).

In letzter Zeit findet die **Körperfettverteilung** besonderes Interesse. Eine stammbetonte Fettverteilung soll, unabhängig von der Körpergröße, mit einem erhöhten Risiko eines Endometriumkarzinoms assoziiert sein, was in vielen, jedoch nicht in allen Studien bestätigt werden kann (Folsom et al. 1989; Austin et al. 1991; Shu et al. 1992; Swanson et al. 1993). **Körperliche Aktivität** scheint – unabhängig vom Körpergewicht – mäßige protektive Wirkungen zu haben (Goodman et al. 1997).

Zusammenfassend lässt sich festhalten, dass ein Zusammenhang zwischen hoher Körperfettmasse, insbesondere mit androider Fettverteilung und dem Risiko eines Endometriumkarzinoms besteht.

In einigen jüngeren Untersuchungen wurde geprüft, ob und inwieweit die Art der **Ernährung** dieses Risiko beeinflusst. Offensichtlich besteht in verschiedenen Populationen eine eindeutige positive Korrelation zwischen der Fettaufnahme mit der Nahrung und der Inzidenz des Endometriumkarzinoms (Goodman et al. 1997; Levi et al. 1992; Potischmann et al. 1993). Inwieweit diese bedingt ist durch die Folgen der übermäßigen Fettaufnahme, nämlich die metabolen Folgen des Übergewichts oder durch die Fettaufnahme bzw. den Typ des Fettes selbst, ist offen.

Mehrere andere Studien dokumentieren ein erhöhtes Risiko eines Endometriumkarzinoms bei Diabetikerinnen; ob dieses Risiko nur bei übergewichtigen oder auch bei normalgewichtigen Diabetikerinnen existiert, ist umstritten (Brinton et al. 1992; Shoff u. Newcomb 1998).

22.3.2   Reproduktive Faktoren

Gerade bei der Entstehung des Endometriumkarzinoms spielen reproduktive Faktoren eine besondere Rolle. Ein anerkannter Risikofaktor ist die **Nulliparität**. Die meisten Studien zeigen eine mindestens dreifache Steigerung des Risikos im Vergleich zu Parae. Mit zunehmender Parität sinkt das Risiko. Im Gegensatz zum Mammakarzinom ist das Alter der Frau bei der Geburt ihres ersten Kindes ohne Bedeutung. Nulliparität ist mit großer Wahrscheinlichkeit deshalb ein Risikofaktor, weil sie oft Ausdruck längerer Phasen der **ovarbedingten Infertilität** ist. Bei Frauen, die sich in eine Sterilitätstherapie begeben haben oder drei und mehr Jahre ungewollt kinderlos geblieben sind, ist das Risiko eines Endometriumkarzinoms um das 3-, 5-, 8-fache erhöht.

Risikofaktoren für die Entwicklung eines Endometriumkarzinoms	Relatives Risiko[a]
Alter	2–3
Bewohner Nordamerikas und Nordeuropas	3–18
Hoher sozioökonomischer Status	1,5–2
Weiße Rasse	2
Nulliparität	3
Infertilität	2–3
Zyklusunregelmäßigkeiten	2
Frühe Menarche	1,5–2
Späte Menarche	2–3
Langfristige HRT mit Östrogen-Monopräparaten	10–20
Anwendung von oralen Kontrazeptiva	0,3–0,5
Anwendung von Tamoxifen	3–7
Übergewicht	2–5
Diabetes mellitus	1,3–3
Zigarettenrauchen	0,5

[a] Angaben nach Literaturübersicht

Frauen mit **chronisch anovulatorischen Zyklusstörungen** sezernieren kein Progesteron; sie sind über lange Zeitspannen ihren endogenen Östrogenen ausgesetzt, deren proliferationsfördernde Wirkung durch Progesteron nicht gehemmt wird. Meist haben sie erhöhte Androstendionspiegel. Androstendion kann über sein Zwischenprodukt Östron leicht zu Östradiol metabolisiert werden. Die Blutspiegel des sexualhormonbindenden Globulins (SHBG) sind bei chronisch anovulatorischen Frauen meist erniedrigt, und zwar als Folge der exzessiven Leberwirkung erhöhter Androgen- und Insulinspiegel. Diese Konstellation prädisponiert zur Erhöhung der Konzentration des freien, nicht SHBG-gebundenen Östradiols und damit zur vermehrten Östradiolwirkung (Kelsey et al. 1982; Henderson et al. 1983; Elwood et al. 1977; Brinton et al. 1992).

Nicht gesichert ist die Beziehung zwischen einem frühen **Menarchealter** und einem erhöhten Risiko, das **Alter bei der Menopause** hingegen ist eindeutig positiv mit dem Risiko korreliert, ein Endometriumkarzinom zu entwickeln. Das relative Risiko für ein Endometriumkarzinom liegt bei Frauen, die eine natürliche Menopause im Alter von über 52 Jahren haben, doppelt so hoch wie bei Frauen, die sie vor dem 49. Lebensjahr erleben (MacMahon 1974). Offensichtlich fördert eine verlängerte Zeitspanne anovulatorischer Zyklen in einer langen Prämenopause das Risiko, ein Endometriumkarzinom zu bekommen, da unter diesen Voraussetzungen die proliferationshemmende Progesteronwirkung entfällt.

Das Risiko von Raucherinnen, ein Endometriumkarzinom zu bekommen, ist nur halb so hoch wie das von Nichtraucherinnen. Chronisch exzessives **Zigarettenrauchen** (>20 pro Tag) führt zu einer schnelleren Metabolisierung von Östradiol, begünstigt eine frühe Menopause und damit einen frühzeitigen Verlust der ovariellen Östradiolsekretion. Einigen Studien zufolge soll die inverse Beziehung zwischen Zigarettenrauchen und Endometriumkarzinomrisiko bei übergewichtigen Patientinnen besonders ausgeprägt sein.

22.3.3 Steroidhormone

Das hormonabhängige Endometriumkarzinom entwickelt sich über verschiedene Formen der Hyperplasie. Die Progression von der Hyperplasie zum Endometriumkarzinom ist abhängig vom Vorhandensein von Atypien.

Klassifikation der Endometriumhyperplasie	
Typ der Hyperplasie	Progression zum Karzinom [%]
Nicht atypische:	
Einfache Hyperplasie (zystisch ohne Atypie)	1
Komplexe Hyperplasie (adenomatös ohne Atypie)	3
Atypische:	
Einfache Hyperplasie (zystisch mit Atypie)	8
Komplexe Hyperplasie (adenomatös mit Atypie)	29

Gering ist die Wahrscheinlichkeit einer Entwicklung zum Karzinom bei einfacher oder komplexer Hyperplasie. Hingegen ist die Progression zum Endometriumkarzinom beim Vorhandensein von Atypien deutlich wahrscheinlicher, umso mehr, wenn zusätzlich eine komplexe Hyperplasie nachweisbar ist.

Endometriumkarzinome exprimieren sowohl **Östrogen-** als auch **Progesteronrezeptoren.** Deren Konzentration kann außerordentlich variieren. Östrogenrezeptoren werden in fast allen Endometriumkarzinomen exprimiert. Ihre Konzentrationen entsprechen etwa denen am Ende der Proliferationsphase des normalen Endometriums. Die Progesteronrezeptorkonzentrationen sind niedriger. Sie sind vergleichbar mit denen, die im Endometrium der späten Lutealphase gefunden werden. In der Regel haben besser differenzierte Karzinome höhere Progesteronrezeptorkonzentrationen. Entdifferenzierte Karzinome und aggressive histologische Typen haben im Vergleich zu dem weitaus häufigeren endometroiden Adenokarzinom deutlich niedrigere Östrogen- und Progesteronrezeptorkonzentrationen. Obwohl diese Beziehungen generell zutreffen, sind Abweichungen durchaus möglich (Podczaski et al. 2000).

22.3.4 Peptidhormone, Wachstumsfaktoren

Neben Östradiol- und Progesteronrezeptoren gibt es in Endometriumkarzinomen Rezeptoren für eine Reihe von Peptidhormonen und Wachstumsfaktoren (Rose et al. 2000). Diese Rezeptorsysteme aktivieren intrazelluläre Signalwege, die

verschiedene Funktionen wie Proliferation und Apoptose regeln. Zu den in Endometriumkarzinomen nachgewiesenen Wachstumsfaktoren gehören die IGF-Rezeptorfamilie, »insulin like growth factors (IGFs)«, »platelet derived growth factors (PDGFs)«, »fibroblast growth factors (FGFs)«, »transforming growth factor-β (TGFβ)" und der »tumor necrosis factor« (TNF). Die Charakterisierung dieser Rezeptorsysteme und ihrer Funktionen beim Endometriumkarzinom hat zur Entwicklung von therapeutischen Strategien geführt, die z. Z. klinisch erprobt werden.

22.3.5 Endokrine Therapie

Endometriumhyperplasien

Endometriumhyperplasien, besonders einfache und solche ohne Atypie, sind mit einer Gestagentherapie oft heilbar. Beim Nachweis von Atypien sollte man daran denken, dass ein okkultes Adenokarzinom vorliegen kann, das man bei einer Endometriumbiopsie oder Abrasio übersehen kann. Bei vier von fünf Frauen mit Endometriumhyperplasien ohne Atypie ist eine Gestagentherapie erfolgreich, aber nur bei der Hälfte der Frauen mit atypischen Hyperplasien. Andere Untersucher haben bei Patientinnen mit einer atypischen Endometriumhyperplasie über deutlich höhere Erfolgsraten nach einer Gestagentherapie berichtet (Ferenczy u. Gefland 1989; Randall u. Kurman 1997). Eine endokrine Therapie der einfachen oder komplexen Endometriumhyperplasie ohne Atypien kann man nach dem aktuellen Kenntnisstand z. Z. empfehlen. Nach einer dreimonatigen kontinuierlichen Gestagengabe (z. B. 10 bis 20 mg Medroxyprogesteronacetat/Tag) ist zumindest bei der komplexen Hyperplasie eine histologische Kontrolluntersuchung erforderlich. Weist man dann Atypien nach, ist die Hysterektomie zu bevorzugen. Nur in Sonderfällen, insbesondere bei noch vorhandenem Kinderwunsch, kann ein weiterer Therapieversuch mit einem Gestagen gerechtfertigt sein.

> **Im Anschluss an eine Gestagenbehandlung sollte zur Erfolgskontrolle eine Hysteroskopie mit fraktionierter Abrasio durchgeführt werden.**

Endometriumkarzinome

Das Endometriumkarzinom wird in Abhängigkeit vom Stadium operativ behandelt. Auch hier kann man im Individualfall bei gut differenzierten Frühestformen und Kinderwunsch eine Gestagentherapie versuchen. In einem solchen Einzelfall bedarf es einer detaillierten Aufklärung der Patientin über die Besonderheit des therapeutischen Vorgehens und einer sehr sorgfältigen Überwachung. In kleinen Studien ist gezeigt worden, dass eine Behandlung mit MPA und Megestrolacetat bei gut differenzierten Adenokarzinomen eine Regression des Endometriumkarzinoms bewirken kann (Farhi et al. 1986; Randall u. Kurman 1997).

Die eigentliche Domäne der endokrinen Therapie des Endometriumkarzinoms ist das **metastasierte Stadium.** Die Ansprechrate (komplette und partielle Remission) liegt bei ungefähr 25%, die Zeit bis zur Tumorprogression bei ca. vier Monaten. Patientinnen, bei denen eine komplette oder partielle Remission erreicht wurde, können von einer endokrinen Therapie zwischen 6 Monaten und mehreren Jahren profitieren. Die durchschnittliche Überlebenszeit nach Gestagenbehandlung eines metastasierten Endometriumkarzinoms ist ungefähr ein Jahr. Die Tagesdosis beträgt für Medroxyprogesteronacetat 200 mg, für Megestrolacetat 160 mg.

Der Erfolg einer Gestagentherapie hängt von der Expression von Progesteronrezeptoren ab, fehlen diese, so ist die Ansprechrate gering (Piver et al. 1980; Ehrlich et al. 1981).

Im Rahmen der endokrinen Therapie des Endometriumkarzinoms ist versuchsweise auch Tamoxifen eingesetzt worden; allerdings sprechen nur ca. 20% der Patientinnen, die nicht mit Gestagenen vorbehandelt worden sind, auf Tamoxifen an. Patientinnen, die auf eine endokrine Therapie mit Gestagenen nicht reagiert haben, profitierten auch nicht von einer Tamoxifengabe.

Da Tamoxifen Progesteronrezeptoren induziert, ist man der Frage nachgegangen, ob die zusätzliche Gabe von Tamoxifen die Wirkung einer Gestagentherapie verbessern kann. Diese Frage muss man heute verneinen (Moore et al. 1991; Kline et al. 1987).

Endometriumkarzinome können auch GnRH-Rezeptoren exprimieren. In präklinischen Experimenten hat man eine Hemmung von Endometriumkarzinomzellen durch GnRH-Analoga nachgewiesen. Klinische Studien hierzu zeigen aber uneinheitliche Reaktionen, was möglicherweise auf den Typ des Analogons (Agonist vs. Antagonist) zurückzuführen ist (Emons et al. 1993; Gallagher et al. 1991; Covens et al. 1997).

22.3.6 Hormonale Kontrazeption

In einer Reihe von Studien wurde der Effekt einer oralen Kontrazeption auf das Endometriumkarzinomrisiko untersucht. Je nach Zusammensetzung der angewendeten Präparate ergaben sich unterschiedliche Resultate. Ältere, heute nicht mehr käufliche **Sequenzpräparate** mit relativ hohen Dosen von Östrogenen, einem schwachen Gestagen und einer kurzen Gestagenphase haben das Risiko eines Endometriumkarzinoms gesteigert.

Demgegenüber führen die heute üblichen **Kombinationspräparate** mit kontinuierlicher Östrogen-Gestagen-Gabe zu einer deutlichen Reduktion des Endometriumkarzinomrisikos. Der protektive Effekt besteht schon nach einjähriger Einnahme und erreicht nach 3 Jahren sein Maximum, er ist insbesondere dann nachzuweisen, wenn das Präparat eine star-

ke gestagen wirksame Komponente hat. Das Risiko wird um ca. 50% gesenkt.

Über den protektiven Effekt nach Absetzen der Präparate liegen unterschiedliche Angaben vor. In manchen Studien ist dieser Effekt bis zu 20 Jahren nachweisbar gewesen. Ein so langfristiger Effekt ist nicht in allen Studien konstant gezeigt worden. Der protektive Effekt oraler Kontrazeptiva scheint bei Nulliparae und Frauen mit niedriger Parität am ausgeprägtesten zu sein. Er betrifft alle histologischen Subtypen wie Adenokarzinome, Adenoakanthome und adenosquamöse Karzinome. Andere Studien beurteilten den protektiven Effekt von Gestagenen als begrenzt auf nicht übergewichtige Frauen und Frauen, die nie eine Östrogenersatztherapie eingenommen haben (The Cancer and Steroid Hormone Study 1987a; Schlesselman 1991; Jick et al. 1993; Vessey u. Painter 1995).

Resümiert man diese Studienergebnisse, so kann man derzeit feststellen, dass die Kombinationspräparate unter den Ovulationshemmern (s. Abschn. 25.3) das Risiko eines Endometriumkarzinoms mindern. Diese Beobachtungen können die Wahl des kontrazeptiven Verfahrens beeinflussen, insofern als Verfahren bevorzugt werden, welche die chronische Östrogenwirkung limitieren.

22.3.7 Hormonersatztherapie

Es ist unbestritten, dass eine Monotherapie mit Östrogenen in der Postmenopause das Risiko eines Endometriumkarzinoms erhöht, insbesondere, wenn sie kontinuierlich erfolgt, wie dies früher gelegentlich praktiziert worden ist (Tabelle 22.4). Dabei handelt es sich um einen zeit- und dosisabhängigen Effekt: Nach 10 Jahren ist das Risiko 9- bis 10fach erhöht, es besteht auch noch, wenn die Hormonsubstitution bereits 5 oder mehr Jahre zurückliegt. Diese Beobachtungen zeigen eindrucksvoll, dass eine Monotherapie mit Östrogenen bei postmenopausalen Frauen mit intaktem Uterus nicht mehr angebracht ist.

Die zusätzliche Gabe von Gestagenen im Rahmen einer HRT reduziert das durch die alleinige Östrogengabe erhöhte Endometriumkarzinomrisiko deutlich (Tabelle 22.4). Aus der überwiegenden Anzahl diesbezüglicher Untersuchungen geht hervor, dass eine mindestens 10-tägige Gestagenbehandlung pro Behandlungszyklus das Risiko demjenigen angleicht, das Frauen ohne HRT haben. Auch darüber hinausgehende Schutzwirkungen sind beschrieben worden. Daten aus jüngeren Untersuchungen lassen allerdings bezweifeln, ob eine se-

 Tabelle 22.4. Hormonersatztherapie und Risiko eines Endometriumkarzinoms

Typ der Hormonersatztherapie		Auswirkung auf das Risiko
Östrogenmonotherapie		↑↑↑
Östrogen-Gestagen-Therapie (zyklisch)	Gestagene weniger als 10 Tage	↑↑
	Gestagene mehr als 10 Tage	- oder ↑
Östrogen-Gestagen-Therapie	kontinuierlich	- oder ↓
Östriolmonotherapie	Oral	↑↑
	Vaginal	-

↑ leicht erhöhtes Risiko, ↑↑ mäßig erhöhtes Risiko, ↑↑↑ deutlich erhöhtes Risiko, - kein Effekt auf das Risiko, ↓ Reduktion des Risikos.

quenzielle Östrogen-Gestagen-Therapie eine ausreichende Sicherheit für das Endometrium bietet. Pike et al. (1997) fanden nämlich bei weniger als 10-tägiger Gestagengabe pro Monat und nach 5-jähriger Anwendungsdauer ein relatives Risiko eines Endometriumkarzinoms von 1,87 (95%ige Vertrauensgrenzen 1,32 bis 2,65). Wurde die Gestagengabe mindestens 10 Tage durchgeführt, lag das relative Risiko bei 1,10 (95%ige Vertrauensgrenzen 0,82 bis 1,41). Die Autoren fanden keinen Unterschied zwischen der mindestens 10-tägigen Gabe und der kontinuierlichen kombinierten Östrogen-Gestagen-Substitution. Nach einer weiteren Studie lag das relative Risiko bei weniger als 16-tägiger Gestageneinnahme bei 2,9 (95%ige Vertrauensgrenzen 1,8 bis 4,6). Allerdings war in dieser Studie die kombinierte kontinuierlichen Substitution protektiv: Das relative Endometriumkarzinomrisiko sank auf 0,2 (95%ige Vertrauensgrenzen 0,1 bis 0,8) im Vergleich zu Frauen ohne HRT (Weiderpass et al. 1999). Beresford et al. (1997) fanden ein relatives Risiko für ein Endometriumkarzinom von 3,1 (95%ige Vertrauensgrenzen 1,7 bis 5,7), wenn Gestagene weniger als 10 Tage pro Monat eingenommen wurden. Bei einer Einnahmedauer von 10 bis 21 Tagen war das relative Risiko mit 1,3 nur marginal erhöht (95%ige Vertrauensgrenzen 0,8 bis 2,2). Einnahmezeiten von 5 Jahren erhöhten dieses relative Risiko auf 3,7, solche von mehr als 5 Jahren auf 2,5.

Die kontinuierliche Monosubstitution mit 1 bis 2 mg Östriol pro Tag erhöht das Risiko für Endometriumhyperplasien mit Atypien (relatives Risiko 8,3; 95%ige Vertrauensgrenzen 4 bis 17,4) und für invasive Endometriumkarzinome (relatives Risiko 3; 95%ige Vertrauensgrenzen 2 bis 4,4). Dagegen erhöht die vaginale Östriolgabe das Risiko eines Endometriumkarzinoms offenbar nicht (Weiderpass et al. 1999).

Die dargestellte Datenlage macht deutlich, dass sog. lange Therapiezyklen, bei denen Gestagene nur alle drei Monate über 10 bis 14 Tage appliziert werden, keinen ausreichenden Schutz vor einem Endometriumkarzinom bieten dürften, man muss sie also als nicht sicher ansehen (von Schoultz et al. 1998).

> **Zusammenfassend kann man festhalten, dass Frauen mit intaktem Uterus, die mit Östrogenen substituiert werden, Gestagene über mindestens 10 Tage pro Behandlungsmonat einnehmen sollten.**

Noch kann man nicht definitiv beurteilen, ob zyklische Behandlungsschemen mit dieser Dauer der Gestagentherapie eine ausreichende Sicherheit vor einem Endometriumkarzi-

nom darstellen. Da kontinuierlich kombinierte Östrogen-Gestagen-Behandlungsschemata protektiv zu sein scheinen, kann man nach der im Klimakterium zunächst sequenziellen Behandlung auf eine kontinuierliche Therapie übergehen, was postmenopausale Frauen auch akzeptieren, weil sie damit blutungsfrei sind (◘ Tabelle 22.5).

Hormonersatztherapie nach Endometriumkarzinom

Eine HRT nach behandeltem Endometriumkarzinom wird nicht mehr als grundsätzlich kontraindiziert angesehen. Die Studien zu dieser Fragestellung sind allerdings nicht sehr umfangreich. Die meisten klinischen Wissenschaftler sehen heute eine HRT nach operativ behandeltem Endometriumkarzinom im Stadium FIGO I als unbedenklich an. Die Behandlung sollte mit kontinuierlichem Gestagenzusatz erfolgen, wenn dieser von der Patientin toleriert wird. In jedem Fall muss für die HRT eine eindeutige Indikation vorliegen.

Bei Frauen mit höheren Stadien eines Endometriumkarzinoms wird zwar – ohne ausreichende Datenbasis – zur therapeutischen Zurückhaltung geraten; allerdings sollte man besonders die Lebensqualität von Patientinnen in fortgeschrittenen Tumorstadien berücksichtigen. In dieser Situation empfehlen sich höhere Dosen von Gestagenen, da diese die Beschwerdesymptomatik positiv beeinflussen können, zusätzlich einen roborierenden Effekt haben und die Tumorerkrankung nicht ungünstig beeinflussen.

22.3.8   Tamoxifen und Endometriumkarzinomrisiko

Der oben schon erwähnte selektive Östrogenrezeptormodulator Tamoxifen, der am Mammagewebe ein Östrogen-Antagonist ist, wirkt auf den Knochen, den Lipidstoffwechsel, das Gerinnungssystem und das Endometrium als Agonist. Tamoxifen schützt also vor einer Osteoporose. Agonistische Effekte können sich allerdings auch negativ auf das Thromboembolierisiko auswirken.

Tamoxifen hat am Endometrium östrogenartige Wirkungen, die dort eine Reihe pathologischer Veränderungen bis hin zum Endometriumkarzinom begünstigen können. Dieser unerwünschte Effekt verunsichert Arzt und Patient.

◘ **Tabelle 22.5.** Histopathologische Befunde des Endometriums unter einer Tamoxifentherapie. (Nach Franchi et al. 1999)

Diagnose	Asymptomatische Patientinnen (n=117)	Symptomatische Patientinnen (n=46)	p
Atrophisches Endometrium	98 (83,7%)	20 (43,5%)	<0,001
Endometrialer Polyp	14 (12%)	18 (39,1%)	<0,01
Einfache Hyperplasie	5 (4,3%)	4 (8,7%)	n.s.
Atypische Hyperplasie	0	0	n.s.
Endometrialer Polyp und einfache Hyperplasie	0	2 (4,3%)	n.s.
Endometriumkarzinom	0	2 (4,3%)	n.s.

> Die adjuvante endokrine Therapie mit Tamoxifen, die mit dem Ziel eingesetzt wird, das Risiko des Mammakarzinoms und das Risiko einer Metastasierung zu mindern, hat am Endometrium also kanzerogenes Potential (Schultze-Mosgau et al. 2002).

Im Folgenden soll die Angst vor einem Endometriumkarzinom unter Tamoxifentherapie relativiert werden; man muss wissen, dass unter Tamoxifengabe benigne und prämaligne Veränderungen viel häufiger sind als Endometriumkarzinome (◘ Tabelle 22.5), Erstere also für die klinische Praxis relevanter sind. Bei den meisten Untersuchungen zu dieser Thematik handelt es sich um Fallberichte und nichtkontrollierte Studien. Im Rahmen des »Tamoxifen Breast Cancer Prevention Trial« des Royal Marsden Hospital, London, wurden pathologische Veränderungen des Endometriums von 463 postmenopausalen Frauen unter einer Tamoxifentherapie untersucht (Powles et al. 1998). Bei 15% fand sich eine vaginalsonographisch ermittelte Endometriumdicke >8 mm. Dieser Anteil war mit 26% in der Gruppe, die Tamoxifen erhielt, deutlich höher. Von den sonographisch auffälligen Befunden waren 23% einfache Verdickungen, 32% zystische/nichtpolypoide Veränderungen, 13% nichtzystische/polypoide und 32% zystisch/polypoide. Eine zyklische Gestagentherapie führte zwar bei 96% der Frauen zu Abbruchblutungen, aber nicht zu Veränderungen der sonographischen Befunde. Bei 39 Patientinnen, die Tamoxifen erhielten, erfolgte eine Hysteroskopie mit Biopsieentnahme bzw. operativer Entfernung pathologischer Befunde. Unter den 28 entnommenen Biopsien fand man in 19 Fällen ein atrophisches, in 5 Fällen ein proliferatives und in 3 Fällen ein hyperplastisches Endometrium mit Atypien. Bei Letzteren war in einem Fall ein Herd eines invasiven Karzinoms nachweisbar. Bei 15 Patientinnen wurde ein Polyp entfernt; in 12 Fällen handelte es sich um einen einfachen, in 3 um einen hyperplastischen Polypen. In weiterführenden Untersuchungen wurde im Rahmen eines Vorsorgeprogramms mit transvaginaler Sonographie bei 1000 Untersuchungen ein einziges Endometriumkarzinom entdeckt.

> Generelle Ultraschalluntersuchungen des Endometriums unter einer Tamoxifentherapie erscheinen demnach wenig sinnvoll.

Tabelle 22.5 gibt einen Überblick über die zu erwartenden histopathologischen Befunde bei sonographisch suspektem Endometrium (Franchi et al. 1999).

Mehrere inzwischen abgeschlossene, valide und große Studien zum Risiko für die Entwicklung eines Endometriumkarzinoms unter einer längeren Tamoxifentherapie haben eine Erhöhung des relativen Karzinomrisikos dokumentiert, das zwischen 1,1 und 7,5 variiert (Anderson 1991; Fornander et al. 1989; 1993; Ryden et al. 1992; Fisher et al. 1994 1996a,b, 1998). Es erscheint somit realistisch, eine 2- bis 3fache Risikosteigerung durch eine längerfristige Tamoxifengabe anzunehmen. Unbestritten bleibt allerdings die Wirksamkeit von Tamoxifen in der adjuvanten Therapie des Mammakarzinoms. Dieser Nutzen überwiegt bei weitem das mäßige Risiko eines Endometriumkarzinoms.

Für die Praxis gibt es derzeit keine klaren Empfehlungen zu einem standardisierten Vorgehen. In Deutschland wird ein unkontrolliertes Screening durchgeführt, Patien-tinnen, die eine adjuvante Tamoxifentherapie erhalten, werden im Rahmen der Nachsorgeuntersuchungen regelmäßig sonographiert. Eine hohe Rate falsch positiver auffälliger sonographischer Befunde verdeutlicht die Problematik dieses Vorgehens. Die meisten internationalen Fachgesellschaften und Expertengruppen lehnen generelle sonographische Kontrollen ab, um unnötige Untersuchungen und operative Eingriffe zur histopathologischen Abklärung zu vermeiden.

Das American College of Obstetricians and Gynecologists (ACOG) empfiehlt derzeit jährliche gynäkologische Untersuchungen mit Zervixzytologie. Selbstverständlich muss man das potentielle Risiko benigner und maligner Veränderungen des Endometriums unter Tamoxifen mit der Patientin besprechen, um früh auf Symptome reagieren zu können. Auch geringgradige vaginale Blutungen oder blutig tingierter Ausfluss sollten Anlass zur histologischen Abklärung sein. Bei atypischen Hyperplasien sollte man eine Hysterektomie erwägen, wenn man die Tamoxifengabe fortführen will.

Wenn, nicht zuletzt unter dem Druck der Patientin, die einen ungünstigen Effekt von Tamoxifen auf das Endometrium befürchtet, häufig eine transvaginale Sonographie im Rahmen der Nachsorgeuntersuchung erfolgt, sollte man eine histologische Abklärung nur bei einer Endometriumdicke von mehr als 8 bis 10 mm oder bei Nachweis polypöser Strukturen veranlassen. Wenn Blutungssymptome zu einer invasiven Diagnostik mit Histologie zwingen, ist eine Hysteroskopie empfehlenswert. Dabei sollte bei der Biopsie die subendometriale Schicht möglichst miterfasst werden. Bei einer asymptomatischen Patientin kann man auf diese Maßnahme verzichten. Bei postmenopausalen Patientinnen, die unter einer Tamoxifentherapie Blutungen entwickeln, ist die Umstellung der Therapie auf einen Aromatasehemmer möglich.

22.4 Ovarialkarzinom

22.4.1 Epidemiologie

In Deutschland werden jährlich ca. 8000 Neuerkrankungen registriert. Unglücklicherweise wird die Erkrankung meist erst in fortgeschrittenen Stadien diagnostiziert, die Fünfjahresüberlebensrate beträgt daher nur 50%. Das Ovarialkarzinom stellt eine besondere Bedrohung dar und ist heute die vierthäufigste Krebstodesursache bei Frauen (Landis et al. 1999). In den meisten westlichen Industrienationen ist die Inzidenz des Ovarialkarzinoms relativ hoch, in Japan vergleichsweise niedrig. Weiße Frauen erkranken häufiger an einem Ovarialkarzinom als afroamerikanische Frauen (Parkin et al. 1999).

Essgewohnheiten, besonders das Ausmaß des Fettanteils an der Nahrung, Rauchen und Alkoholkonsum beeinflussen die Inzidenz des Ovarialkarzinoms nicht. Das Risiko ist auch **nicht** erhöht bei Übergewicht, Hyperlipidämie, Diabetes mellitus, Bluthochdruck, Schilddrüsenerkrankungen und Cholelithiasis (Parazzini et al. 1997a).

22.4.2 Reproduktive Faktoren

Im Vergleich zu nulligraviden Frauen haben Frauen, die schwanger gewesen sind, ein vermindertes Risiko eines Ovarialkarzinoms (relatives Risiko 0,6 bis 0,8). Dieses reduziert sich mit jeder Schwangerschaft (dies gilt auch für vorzeitig beendete) um 10% bis 15%. Nach den meisten Studien ist diese Reduktion des Risikos unabhängig vom Alter bei der ersten Geburt. Stillen ändert das Risiko für die Entwicklung eines Ovarialkarzinoms nicht. Die inverse Korrelation zwischen der Anzahl der Schwangerschaften und dem Risiko eines Ovarialkarzinoms erlaubt keine Spekulationen, warum dieser Schutzmechanismus besteht.

Das Menarchealter hat mit dem Risiko eines Ovarialkarzinoms keine oder eine marginale Korrelation (Booth et al. 1989; Wu et al. 1988), ein hohes Menopausealter ist mit einer nur geringgradigen Steigerung des Risikos assoziiert (Booth et al. 1989; Wu et al. 1988).

Verschiedene Studien haben eine Reduktion des Ovarialkarzinomrisikos nach Hysterektomie oder Tubenligatur gefunden, sie lag zwischen 30 und 40% (Booth et al. 1989; Green et al. 1997; Kreiger et al. 1997; Miracle-McMahill et al. 1997; Risch et al. 1994; Rosenblatt et al. 1996; Whittemore et al. 1992).

Ovarialkarzinom: Risikofaktoren	Relatives Risiko
Alter	3
Bewohnerin Nordamerikas und Nordeuropas	2 bis 5
Hoher sozioökonomischer Status	1,5 bis 2
Weiße Rasse	1,5
Nulliparität	2 bis 3
Infertilität	2 bis 5
Früh Menarche	1,5
Späte Menopause	1,5 bis 2
Status nach Hysterektomie	0,5 bis 0,7
Anwendung von oralen Kontrazeptiva	0,3 bis 0,5
Perineale Talgexposition	1,5 bis 2
Familiäre Belastung	3 bis 4

22.4.3 Steroidhormone

Über die Expression und Funktion von Steroidhormonrezeptoren in Ovarialkarzinomen ist vergleichsweise wenig bekannt. In einer Reihe von Studien konnte nachgewiesen werden, dass epitheliale Ovarialkarzinome sowohl Östrogen- als auch Progesteronrezeptoren enthalten können (zwischen 35 und 90%). Ihr Expressionsgrad ist niedriger als bei Endometrium- und Mammakarzinomen. Für die Funktionalität von Östrogenrezeptoren spricht der Nachweis von Progesteronrezeptoren, denn diese entstehen als Folge einer Östrogenwirkung.

Widersprüchliche Angaben existieren zur Korrelation der Östrogen- und Progesteronrezeptorexpression mit histopathologischen Charakteristika. Es liegt nahe, das Vorhandensein beider Steroidhormonrezeptoren mit der Prognose zu korrelieren. Die bisher dazu vorhandenen Daten lassen jedoch keine klinisch relevante Schlussfolgerung zu. Patientinnen mit fortgeschrittenen Tumorstadien und niedrigeren Ös-

trogen- und Progesteronrezeptorkonzentrationen haben häufig schlecht operable Tumoren und kürzere Überlebenszeiten (Podczaski et al. 2000).

22.4.4 Peptidhormone, Wachstumsfaktoren

Wie beim Endometriumkarzinom hat man bei Ovarialkarzinomen eine Reihe von Peptidhormonen und Wachstumsfaktoren gefunden, die für die Regulation von Tumorwachstum und Apoptose von Bedeutung sind. Besonders intensiv wird derzeit an der Entwicklung therapeutischer Strategien gearbeitet, die auf eine Beeinflussung des Her2-neu-Rezeptors abzielen. In klinisch-experimentellen Studien werden Trastuzumab (Herzeptin) und Tyrosinkinaseinhibitoren eingesetzt. Keinen der neuen potentiellen Therapieansätze kann man zum gegenwärtigen Zeitpunkt als klinisch etabliert bezeichnen.

22.4.5 Endokrine Therapie

Der Nachweis von Steroidhormonrezeptoren in epithelialen Ovarialkarzinomen hat verschiedene Untersucher veranlasst, die Wirksamkeit von Tamoxifen, Gestagenen und GnRH-Analoga zu überprüfen. Überwiegend wurden Patientinnen behandelt, deren Tumore nach einer oder mehreren zytotoxischen Behandlungen therapierefraktär waren.

Insgesamt ist die Wirksamkeit endokriner Behandlungsformen beim fortgeschrittenen Ovarialkarzinom – mit Ansprechraten von ca. 15% – mit der von zytotoxischen Substanzen vergleichbar oder niedriger. Insofern sind sie zumindest eine Alternative für Patientinnen, denen keine zytotoxische Behandlung mehr zuzumuten ist oder die eine solche ablehnen.

22.4.6 Hormonale Kontrazeption

Die hormonale Kontrazeption korreliert mit einem erniedrigten Risiko für die Entwicklung eines Ovarialkarzinoms. Dies gilt für alle histologischen Subtypen. Das Risiko wird um durchschnittlich 40% reduziert. Diese Wirkung ist bereits 3 bis 6 Monate nach Beginn der Anwendung von Ovulationshemmern nachweisbar. Mit zunehmender Einnahmedauer wird diese protektive Wirkung deutlicher; nach 10 Jahren kann eine Risikoreduktion von 80% erreicht werden. Frauen mit erhöhtem Ovarialkarzinomrisiko (z. B. Nulliparae, Frauen mit positiver Familienanamnese) profitieren besonders von diesem Effekt. Mehrere Autoren beschreiben den protektiven Effekt hormonaler Kontrazeptiva auch für BRCA1- bzw. BRCA2-Mutationsträgerinnen (Gross u. Schlesselmann 1994; Hankinson et al. 1992; Mant u. Vessey 1994; Narod et al. 1998; Rosenberg et al. 1994; The Cancer and Steroid Hormone Study 1987b; Whittemore et al. 1992b), in einer kürzlich publizierten Studie ist dies nicht bestätigt worden (Modan et al. 2001).

22.4.7 Hormonersatztherapie

Klinische Studien zum Einfluss einer HRT auf die Inzidenz von Ovarialkarzinomen konnten keine Risikosteigerung belegen (Harris et al. 1992). Allerdings hat eine Metaanalyse von

Studien, die zwischen 1966 und 1997 durchgeführt wurden, eine marginale Änderung des relativen Risikos für die Entwicklung eines Ovarialkarzinoms auf den Faktor 1,15 gezeigt (95%ige Vertrauensgrenzen 1,05 bis 1,27; Garg et al. 1998). Andere Untersucher (Purdie et al. 1999) fanden in einer Fall-Kontroll-Studie ein erhöhtes Risiko nur für endometroide und Klarzellkarzinome. In einer Metaanalyse mehrerer europäischer Studien wurde ein marginal erhöhtes Risiko nach mindestens 2-jähriger Hormonsubstitution nachgewiesen (relatives Risiko 1, 41, 95%ige Vertrauensgrenzen 0,97 bis 2,05; Bosetti et al. 2001). Das umfangreichste Datenmaterial einer Studie der American Cancer Society an über 200.000 Frauen mit einem Beobachtungszeitraum von 14 Jahren ergab ein ungefähr 2fach erhöhtes Risiko nach mindestens 10-jähriger HRT (relatives Risiko 2,2; 95%ige Vertrauensgrenzen 1,53 bis 3,17; Rodriguez et al. 2001).

Zusammenfassend kann man festhalten, dass das Ovarialkarzinomrisiko durch eine HRT zwar marginal gesteigert sein mag, allerdings nur nach sehr langen Behandlungszeiten von über 10 Jahren.

Hormonersatztherapie nach Ovarialkarzinom

Wenige Untersucher haben die Frage zu beantworten versucht, ob eine HRT nach behandeltem Ovarialkarzinom möglich und zulässig ist (Eeles et al. 1991; Guidozzi u. Daponte 1999). Das vorhandene Datenmaterial ergibt keinen Anhalt für ein gesteigertes Risiko. Allerdings steht bei dieser Patientengruppe die Lebensqualität so im Vordergrund, dass eine HRT bei ausgeprägten klimakterischen Beschwerden möglich ist. Einige empfehlen, dass Frauen nach endometroiden Ovarialkarzinomen neben Östrogenen auch Gestagene erhalten sollten. Bisher wurde nicht gezeigt, dass diese theoretisch sinnvolle Überlegung mit einem niedrigeren Rezidivrisiko einhergeht.

22.4.8 Ovarialkarzinomrisiko nach Sterilitätsbehandlung

Die Hypothese, dass eine Stimulation der Ovarien mit Clomifen und Gonadotropinen das Risiko eines Ovarialkarzinoms erhöht, ist biologisch plausibel und prüfenswert, da mit diesen Therapieformen die Zahl der Ovulationen, insbesondere von Polyovulationen erhöht wird. Andererseits ist bekannt, dass Multiparität und die Einnahme oraler Kontrazeptiva das Risiko senken. Diese Lebensbedingungen haben längere Phasen ohne Ovulation gemeinsam. Somit ist es denkbar, dass Maßnahmen, welche die Zahl an Ovulationen erhöhen, das Risiko eines Ovarialkarzinoms möglicherweise erhöhen. In einer Analyse von drei Fall-Kontroll-Studien wurde ein erhöhtes Risiko nach Anwendung von Medikamenten zur Ovulationsinduktion nachgewiesen (Whittemore et al. 1992a), eine weitere Studie zeigte ein erhöhtes Risiko nur nach langer (>12 Zyklen) Behandlung mit Clomifen (Rossing et al. 1994). Die Aussagekraft beider Studien ist durch geringe Fallzahlen begrenzt, nicht jedoch diejenige zweier großer israelischer Untersuchungen, in denen kein höheres Risiko nachgewiesen werden konnte (Ron et al. 1987; Shushan et al. 1996). Zum selben beruhigenden Ergebnis kommen zwei italienische und eine große dänische Fall-Kontroll-Studie (Franceschi et al. 1994; Mosgaard et al. 1997a,b; Parazzini et al. 1997b). Somit besteht derzeit kein Anhalt dafür, dass Medikamente, die zur Ovulationsauslösung eingesetzt werden, die Inzidenz des Ovarialkarzinoms steigern – möglicherweise mit der Ausnahme sehr langer Behandlungszeiten mit Clomifen, was in der Regel ohnehin nicht sinnvoll ist.

Anzumerken ist noch, dass die Nulliparität insbesondere im Zusammenhang mit Infertilität ein leicht erhöhtes Ovarialkarzinomrisiko bedingt, welches durch die ovarielle Stimulationsbehandlung mit Clomifen oder Gonadotropinen nicht gesteigert wird (Mosgaard et al. 1997a,b).

22.5 Hormonabhängige Erkrankungen des Uterus

Uterusmyome sind gutartige, hormonabhängige Geschwülste der glatten Gebärmuttermuskulatur, die sich nur während der fertilen Lebensphase entwickeln. Myome sind unterschiedlich große Tumorknoten mit glatter Muskulatur, die mehr oder weniger stark mit Bindegewebe durchsetzt sind (s. auch die unterschiedlichen Bezeichnungen in der Literatur: Leiomyom, in der englischsprachigen Literatur »fibroleiomyoma«, »myofibroma«, »fibroid«). Etwa 20 bis 25% aller Frauen über 30 Jahre haben Myome. Im postmenopausalen Alter ist ein Uterus myomatosus seltener, wohl als Folge der Rückbildung des Uterus und der Myome in der postmenopausalen Östrogenmangelsituation. Das Häufigkeitsmaximum therapiebedürftiger Myome liegt um das 45. Lebensjahr, die Häufigkeitsverteilung ist also ähnlich wie bei der Mastopathie (Mestwerdt 1988). In dieser Altersgruppe findet man Myome bei 9 von 10 Frauen; in einer weiblichen Durchschnittspopulation über alle Altersgruppen bei 5 bis 6 von 100 Frauen.

Das Risiko einer Myomentwicklung wird neben dem Alter der Frau bestimmt durch die Zahl der ausgetragenen Schwangerschaften, das Alter bei der letzten Schwangerschaft, das Körpergewicht sowie durch Lebens- und Genussgewohnheiten. Frauen, die Ovulationshemmer einnehmen, haben seltener Myome, Raucherinnen ebenfalls.

Myome sind klonalen Ursprungs, sie entwickeln sich also aus einer einzelnen neoplastischen Zelle der glatten Muskulatur des Myometriums (Townsend et al. 1970; Smith 1993). Unterschiedliche Myome im selben Uterus haben also keinen gemeinsamen Ursprung. In einem variablen, jedoch hohen Prozentsatz (20 bis 60%) findet man in Myomen abnorme Karyotypen, die meist die Chromosomen 1, 7, 12 und 14 betreffen. Derzeit kann man nicht ausschließen, dass bei denjenigen Myomen, bei welchen keine chromosomale Aberration festzustellen ist, genetische Veränderungen wie z. B. Punktmutationen vorhanden sind, die man mit der klassischen Chromosomenanalyse nicht nachweisen kann. Myome mit chromosomalen Aberrationen sind im Durchschnitt größer als solche mit einem normalen Chromosomensatz.

Für die Häufigkeit, mit der Mutationen entstehen, ist die Mitoserate eines Gewebes von Bedeutung. Im Uterus wird sie wesentlich von den ovariellen Steroiden beeinflusst, wobei Östradiol auch hier eine Schlüsselrolle spielt. Die Östradiolkonzentrationen sowie die Konzentrationen der Rezeptoren für Östradiol und Progesteron sind im Myomgewebe höher als im normalen Myometrium (Brandon et al. 1995; Pasqualini et al. 1990). Dass Myome in ihrer unmittelbaren Umgebung ein hyperöstrogenes Milieu haben, belegt das häufig hyperplastische Endometrium um Myome herum.

Im Gegensatz zu den Drüsen des Endometriums, deren mitotische Aktivität in der späten Follikelreifungsphase (ca. 10. Zyklustag) am größten ist, zeigen das Myometrium und Myome ihre maximale mitotische Aktivität in der Lutealphase synchron mit dem endometrialen Stroma. Experimentell lässt sich die Mitoserate von Leiomyomen sowohl in vivo als auch in vitro durch Progesteron stimulieren. Progesteronrezeptoren sind in Myomen überexprimiert, und unter dem Einfluss von Progesteron oder von Gestagenen können Myome wachsen (Brandon et al. 1993; Harrison-Woolrych u. Robinson 1995).

Unter **Antigestagenen** (z. B. RU 486) bilden sich Myome zurück, ohne dass – wie durch GnRH-Analoga – ein kompletter Östrogenmangel eintritt. Bei einer Dosierung von 15 bis 20 µg pro Tag nimmt innerhalb von drei Monaten das Myomvolumen um die Hälfte ab. Die so behandelten Frauen werden amenorrhoisch, haben jedoch Östrogenspiegel, die denjenigen in der frühen Follikelreifungsphase entsprechen. Antiprogesterone können also neben GnRH-Analoga eine neue Alternative zur Behandlung klinisch symptomatischer Myome sein (Murphy et al. 1995), insbesondere wenn sie nicht mehr abortiv wirken.

Antiöstrogene vom Typ des Tamoxifen können infolge ihrer organspezifisch partiell agonistischen Wirkung das Wachstum von Myomen stimulieren (Kimya et al. 1994; Kang et al. 1996).

Es wurde gezeigt, dass Insulin an Myogewebe binden kann (Nagamani u. Stuart 1992). Eine seltene Begleiterscheinung von Myomen ist eine Polyzythämie, die möglicherweise durch Bildung des blutbildenden Hormons Erythropoetin im Myom selbst oder in der Niere ausgelöst wird (LevGur u. Levie 1995).

Es ist bereits erwähnt worden, dass Progesteron das Myomwachstum eher stimuliert. Ob dies allerdings auch für eine kontinuierliche und langfristige Progesteron- bzw. Gestageneinwirkung, insbesondere in hoher Dosierung, zutrifft, ist eine andere Frage. **Hochdosierte Gestagene** können offensichtlich degenerative Veränderungen im Sinne der Hyalinisierung, Ödembildung und in Myomen Schrumpfungsprozesse auslösen. Dem entspricht die Beobachtung, dass man im dritten Schwangerschaftstrimenon ein Myomwachstum in der Regel nicht mehr nachweisen kann.

Myome entarten nur selten maligne. Die jährliche Inzidenzrate des prognostisch ungünstigen Leiomyosarkoms soll bei 0,6 bis 0,7 pro 100.000 Frauen über 20 Jahre liegen. Bei 0,5% der Frauen mit Myomen, die wegen Beschwerden hysterektomiert werden, findet man Leiomyosarkome. Betroffen sind meistens Frauen jenseits des 40. Lebensjahrs mit multiplen Myomen.

Dosen **agonistisch wirksamer GnRH-Analoga**, die die hypophysäre Gonadotropinsekretion völlig blockieren, führen nicht nur zu einem Östrogenentzug, sondern nach 16- bis 20-wöchiger Dauerbehandlung auch zu einer Größenabnahme von Myomen um 50 bis 60%. Möglicherweise erreicht man mit **antagonistisch wirkenden** GnRH-Analoga eine schnellere Reduktion von Myomen bereits innerhalb eines Monats (Kettel et al. 1993), da diese Behandlungsform – im Gegensatz zur Therapie mit GnRH-Agonisten – die Hypothalamus-Hypophysen-Ovar-Achse und damit die Östradiolsekretion

sofort supprimiert. Bei anschließender längerfristiger Gestagenbehandlung erreicht der Uterus wieder seine Normalgröße, während Myome lediglich die Hälfte ihres Ausgangsvolumens erreichen (Gesenhues et al. 1989; Benagiano et al. 1990; Friedmann 1995).

Die Erfahrungen mit GnRH-Analoga und etliche andere der oben erwähnten Beobachtungen zeigen, dass man Uterusmyome zu den **östrogenabhängigen Neubildungen** zählen kann.

Wenn GnRH-Analoga die Ovarfunktion komplett supprimieren, kommt es zu einem Östrogenmangel, der sich auch bei kurzfristiger Behandlung in Form einer negativen Kalziumbilanz und einer Demineralisierung des Skeletts nachteilig bemerkbar macht. Eine niedrigdosierte Östrogen-Gestagen-Substitution kann dieses Dilemma lösen, sofern die für eine Osteoporoseprophylaxe kritische Untergrenze nicht unterschritten und die für das Myomwachstum kritische Obergrenze nicht überschritten wird. Bezogen auf die Blutöstradiolspiegel liegt dieses »therapeutische Fenster« zwischen 30 und 50 pg/ml Serum, wobei dem Knochenabbau unter GnRH-Analoga nicht nur niedrige Östrogendosen, sondern wahrscheinlich auch das Gestagen des Substitutionspräparats entgegenwirkt (Friedmann et al. 1990).

Eine Östrogen-Gestagen-Substitution in der frühen Postmenopause ist bei Myomträgerinnen möglich, wenn die Östrogendosis im obigen Sinne möglichst niedrig gehalten wird. Ob eine kontinuierliche Kombinationsbehandlung mit Östrogen-Gestagen-Gemischen oder eine orale Östrogenmonotherapie im Vergleich zu transdermalen Verabreichungsformen das Myomwachstum weniger oder nicht stimulieren, ist derzeit noch offen (Schwartz et al. 1996; Sener et al. 1996).

22.6 Leiomyomatosis peritonealis disseminata

Es handelt sich hierbei um eine sehr seltene, nur in einigen Dutzend Fällen beschriebene Erkrankung, die gekennzeichnet ist durch multiple kleine Knötchen benigner glatter Muskulatur, die über das Eingeweide und das Peritoneum parietale verstreut gefunden werden. Die Erkrankung tritt in der Regel bei Frauen im geschlechtsreifen Alter und extrem selten im postmenopausalen Alter auf. In sehr wenigen Fällen ist eine maligne Entartung beschrieben worden. Die Leiomyomatosis peritonealis disseminata reagiert offensichtlich auf einen Östrogenentzug durch GnRH-Analoga (Minassian et al. 1986; Akkersdijk et al. 1990; Hales et al. 1992), ist also als östrogenabhängig einzustufen.

22.7 Lymphangio-Leiomyomatosis

Die Lymphangio-Leiomyomatosis, meist der Lunge, ist eine seltene Erkrankung, bei der man histologisch gutartige, noduläre Proliferationen glatter Muskelzellen in Alveolar- und Bronchialwänden, Lymphgefäßen, Pulmonalarterien- und -venen sowie in der Pleura findet. Im Allgemeinen führt diese Erkrankung innerhalb eines Jahrzehnts zum Tode. Die seltene Erkrankung tritt überwiegen bei Frauen im geschlechtsreifen Alter auf, selten postmenopausal und ebenso selten bei Männern (Friedmann et al. 1992). Da man bei dieser Erkrankung Steroidrezeptoren nachgewiesen hat (Berger et al. 1990) und ihre Ansprechbarkeit auf hormonale Stimuli bzw. Hormonentzug dokumentiert ist, muss man diese Erkrankungen zu den hormonabhängigen, histologisch gutartigen, aber klinisch-prognostisch infausten Erkrankungen rechnen.

Eine Verschlechterung der Erkrankung hat man durch exogene Östrogengabe beobachtet (Shen et al. 1987), eine Verbesserung durch Ovarektomie, Medroxyprogesteronacetat und GnRH-Analoga (van Milligen de Wit et al. 1990; Rossi et al. 1991). Unter einer langfristigen Antiöstrogenbehandlung mit Tamoxifen sind paradoxerweise Brustkarzinome beobachtet worden (Millward u. Cantwell 1991). Die am häufigsten beschriebene Therapieform ist die Behandlung mit Depotgestagenen. Auch wenn die überwiegende Zahl der Autoren die Lymphangio-Leiomyomatosis zu den östrogenabhängigen Erkrankungen zählt, ist diese Ansicht relativiert worden (Ohori et al. 1991).

22.8 Maligne Melanome

Zu den malignen Tumoren, bei denen man früher Östrogen- und Progesteronrezeptoren nachzuweisen glaubte, gehören auch die malignen Melanome (Neifeld u. Lippman 1980; Chaudhuri et al. 1980; Eiermann et al. 1985). Unter Verwendung modernerer standardisierter Methoden können jedoch Östrogen-, Progesteron- und Androgen-Rezeptoren nicht mehr nachgewiesen werden (Krämer et al. 1994; Østerlind 1992). Es gibt also keine Veranlassung, maligne Melanome den hormonabhängigen Tumoren zuzuordnen. Man hat in früheren Untersuchungen eine Verschlechterung der Fünfjahresüberlebensrate für schwangere Melanompatientinnen (Stadium II; Shiu et al. 1976; Landthaler u. Braun-Falco 1985) befürchtet, während bei einem Stadium I die Prognose durch eine Schwangerschaft nicht verschlechtert gefunden worden ist. Jüngere Untersuchungen (MacKie et al. 1991; Krämer et al. 1994) konnten dies jedoch nicht bestätigen.

Nachdem es also keine Daten gibt, die es rechtfertigen, maligne Melanome als hormonabhängige Tumoren zu bezeichnen, und keine Untersuchungen, die eine Verschlechterung der Prognose während einer Schwangerschaft schlüssig belegen, ist es heute nicht mehr gerechtfertigt, Frauen mit Melanomen eine hormonale Kontrazeption zu verweigern oder ihnen von einer Schwangerschaft abzuraten. Der Rat, den Eintritt einer geplanten Schwangerschaft zu verzögern, basiert also ausschließlich auf dem Stadium der Melanomerkrankung und der damit verbundenen Prognose. Auch die HRT ist nach malignem Melanom nicht kontraindiziert.

22.9 Lebertumoren

Die Zunahme von Leberzelltumoren infolge Einnahme oraler Kontrazeptiva und in Abhängigkeit von der Einnahmedauer erscheint ein heute weithin gesicherter Befund. Vana et al. (1977) fanden unter den primären Lebertumoren, die bei Frauen unter oralen Kontrazeptiva nachgewiesen worden sind, doppelt so häufig benigne wie maligne Tumoren, während sie bei Frauen ohne hormonale Kontrazeption gut- und bösartige Leberzelltumoren gleich häufig und insgesamt seltener fanden. Der Häufigkeitsgipfel benigner Tumoren liegt unter dem 26. bis 30. Lebensjahr. Die durchschnittliche Einnahmedauer hormonaler Kontrazeptiva liegt nach einer anderen Studie zwischen 40 und 64 Monaten (Keifer u. Scott 1977). Unter den gutartigen Leberzelltumoren fanden Vana et al. (1977) 51% Leberzelladenome, 31% fokale noduläre Hyperplasien, 10% Hamartome und 8% andere benigne Tumoren.

Es gilt als eine Vorsichtsmaßnahme, wenn man bei Frauen nach längerer Einnahme hormonaler Kontrazeptiva, insbesondere wenn sie schwanger werden wollen, eine Sonographie der Leber veranlasst. Wilhelm et al. (1990) empfehlen bei Nachweis von Tumoren über vier Zentimetern, die orale Kontrazeption zunächst abzusetzen und die Rückbildung des Tumors zu verfolgen. Bei allen Schwangeren mit entsprechender Anamnese sollte man spätestens bei der ersten Ultraschalluntersuchung in der Schwangerschaft einen Lebertumor ausschließen.

> **Cave**
>
> **Die Schwangerschaft selbst fördert offensichtlich das Wachstum von Lebertumoren nicht; wegen der Möglichkeit der Ruptur und Hämorrhagie ist jedoch eine intensive Überwachung, insbesondere während der Geburt und postpartal, empfehlenswert.**

Bei den während der Einnahme von oralen Kontrazeptiva entstehenden, überwiegend gutartigen Leberzelltumoren handelt es sich nicht ausschließlich um ethinylöstradiolinduzierte Tumoren; vielmehr sind auch andere Sexualsteroide wie Gestagene, Androgene oder Androgenabkömmlinge als ätiologische Faktoren nicht auszuschließen, da sie alle – wenn auch in wechselndem, von ihrer Struktur abhängigem Ausmaß – auf die Leber einwirken. Dies gilt besonders für die C17-alkylierten Substanzen.

> **Cave**
>
> **Anders als beim Endometriumkarzinom haben Gestagene bei diesen Lebertumoren keine prophylaktische oder gar therapeutische Wirkung. Sie sind also – wie Ethinylöstradiol, Mestranol, synthetische Androgene, Danazol und Anabolika – bei Leberzelltumoren kontraindiziert (Mays u. Christopherson 1984).**

Niedrigdosierte konjugierte Östrogene und andere Östrogendarreichungsformen, wie sie zur postmenopausalen Substitutionstherapie benutzt werden, fördern Leberzellproliferationen und -tumoren höchstwahrscheinlich nicht.

22.10 Kolonkarzinom

Kolon- und Rektumkarzinome gehören zu den Karzinomen, deren Häufigkeit abhängig ist vom reproduktiven Verhalten, von der Aufnahme exogener Sexualsteroide und von der Ernährungsweise. Sie verhalten sich also epidemiologisch ähnlich wie das Mammakarzinom.

Da jedoch bei Kolon- und Rektumkarzinomen der Östrogen- bzw. Progesteronrezeptornachweis mit letzter Sicherheit bisher nicht erfolgt ist (Wobbes et al. 1984), kann man diese

Karzinome nicht zu den unmittelbar hormonabhängigen Tumoren rechnen. Kein Zweifel besteht jedoch, dass die Bestandteile der Galle, insbesondere Gallensäuren und ihre Metaboliten, die Karzinogenese im Kolon beeinflussen.

Sowohl endogene als auch exogen verabreichte Sexualhormone modifizieren den hepatischen Cholesterolmetabolismus und die Produktion der Galle. Östrogene erhöhen die Gallensäureproduktion, Gestagene reduzieren sie. Da ein großes Volumen und hohe Konzentrationen an Gallensäuren für die Entstehung kolorektaler Karzinome einen Risikofaktor darstellen (Korpela et al. 1988), wird verständlich, warum Frauen unter Gestageneinfluss (Schwangerschaften, Kontrazeptiva, Östrogen-Gestagen-Substitution) ein niedrigeres Risiko haben, ein Kolon- und Rektumkarzinom zu entwickeln (McMichael u. Potter 1980). Nulliparität, eine niedrige Schwangerschaftsrate und ein hohes Alter bei der ersten Geburt erhöhen das Risiko etwa um den Faktor 2 bis 3. Hormonale Kontrazeptiva und eine postmenopausale Östrogen-Gestagen-Substitution erniedrigen das Risiko (Kampman et al. 1994; Gerhardsson de Verdier u. London 1992; WHI 2002).

Die Beobachtung, dass Menschen, die sich überwiegend vegetarisch ernähren, ein niedrigeres Risiko für die Entwicklung kolorektaler Karzinome haben, wird auf das größere Stuhlvolumen, die schnellere Magen-Darm-Passage und auf den relativ niedrigen Fettgehalt der vegetarischen Ernährung zurückgeführt. Damit assoziiert sind eine geringere Freisetzung von Gallensäuren und niedrigere Konzentrationen von unkonjugierten Gallensäuren im Darmvolumen. Möglicherweise beeinflusst der hohe Gehalt der vegetarischen Ernährung an antagonistisch wirkenden Phytoöstrogenen das Ausmaß der Gallensäureproduktion (Korpela et al. 1988).

22.11 Hormonproduzierende Tumoren

Hormonproduzierende Tumoren werden in der frauenärztlichen Praxis gelegentlich vermutet, selten jedoch stellen sie die Enddiagnose dar. Ihre klinischen Folgen hängen ab von
- den biologischen Wirkungen des sezernierten Hormons sowie der Dauer und Intensität seiner Einwirkungen an den Erfolgsorganen,

- den Auswirkungen der sezernierten Hormone auf andere endokrine Organe und Reglerkreise,
- dem Alter der Patientin und von
- allgemeinen Auswirkungen des Tumors, die nicht hormonspezifisch sind und auch bei anderen, nicht hormonproduzierenden Tumoren vorkommen, (z. B. Verdrängung, Infiltration, Metastasierung).

Eine Klassifizierung hormonaktiver Tumoren ist möglich nach morphologischen Kriterien, nach ihrer Dignität oder nach ihren Hormonprodukten und deren Auswirkungen (◘ Tabelle 22.6).

Der Ausgangslage in der frauenärztlichen Praxis entspricht es am ehesten, wenn man die klinische Symptomatik zum Ausgangspunkt differentialdiagnostischer Überlegungen macht. Hormonaktive Ovartumoren sind selten und werden entweder aufgrund unspezifischer Symptome, bei Routineuntersuchungen oder aufgrund der spezifischen klinischen Auswirkungen ihrer Hormonprodukte entdeckt.

Die am häufigsten vorkommenden Produkte hormonaktiver Ovartumoren sind Östrogene und Androgene, sehr seltene sind Glukokortikoide und Thyroxin.

Teilt man die hormonproduzierenden Ovartumoren nach morphologischen Kriterien ein, so ergibt sich folgende Klassifizierung:
- Granulosa-Stroma-Zell-, Granulosa-Theka-Zelltumoren,
- Androblastome (Sertoli-Leydig-Zelltumoren, Arrhenoblastome),
- Gynandroblastome und
- nichtklassifizierbare.

Zu den potentiell **hormonaktiven Tumoren** gehören auch einige **Keimzelltumoren** wie Dysgerminome, embryonale Karzinome, Chorionkarzinome, Teratome u. a.

In ◘ Tabelle 22.7 sind die hormonproduzierenden Ovartumoren nach ihren hormonalen Hauptprodukten zusammengestellt.

Androgenbildende Tumoren

Die zu diesem Tumortyp gehörenden Sertoli-Leydig-Zelltumoren, Hiluszelltumoren und Lipoidzelltumoren machen sich in der Regel durch rasch auftretende Androgenisierungserscheinungen bemerkbar.

◘ Tabelle 22.6. Hormonaktive Tumoren, ihre Produkte und klinischen Auswirkungen

Tumor	Produkt	Klinische Leitsymptome
Prolaktinome	Prolaktin	Oligo-/Amenorrhö, Galaktorrhö, Östrogenmangelzeichen
Trophoblasttumoren	hCG	Blutungen, Symptome durch Metastasen, Genitalbefund, hohe hCG-Ausscheidung
Ovartumoren	Östrogene, Androgene, Glukokortikoide, Thyroxin	Abhängig von der überwiegenden Hormonwirkung: Feminisierung, Androgenisierung, Symptome des Cushing-Syndroms, Hyperthyreose
M. Cushing	ACTH	Klassische Symptome des M. Cushing
Ektope hormonproduzierende Tumoren (z. B. Bronchialkarzinome)	ACTH, α-MSH, β-Endorphin, Vasopressin, Oxytozin, Somatostatin, Kalzitonin, Prolaktin, PTH, hCG, HPL, STH, Erythropoietin u. a.	Variabel, abhängig u. a. von der jeweiligen spezifischen Hormonwirkung

■ **Tabelle 22.7.** Einteilung von hormonproduzierenden Tumoren nach ihrem überwiegenden Sekretionsprodukt

Tumortyp	Häufigkeit bezogen auf alle Ovartumore	Altersverteilung	Hormonale Aktivität	Dignität und sonstige Besonderheiten
Androgenbildende Tumore				
1. Androblastome (Sertoli-Leydig-Zelltumoren, Arrhenoblastome)	0,2%	Alle Altersgruppen, 75% zwischen 10 und 40 Jahren, Maximum zwischen 20 und 30 Jahren	Erhöhte Testosteronspiegel und Erhöhung anderer Androgenspiegel, erhöhte Ausscheidung von urinären Androgenmetaboliten.	Prozentsatz maligner Tumoren abhängig vom Differenzierungsgrad (13 bis 42%); Fünfjahresüberlebensrate >70%
2. Hiluszelltumoren	Seltener als die unter 1 aufgeführten Tumoren	Meist im postmenopausalen Alter	Meist hohe Testosteronspiegel, gelegentlich sehr hohe Dihydrotestosteronspiegel	Fast alle gutartig, meist einseitig, exzellente Prognose
3. Lipoidzelltumoren	Sehr selten		In der Regel virilisierend, bei hohen Androstendionkonzentrationen meist mäßig erhöhte Testosteronkonzentrationen, hohe Konzentrationen der 17-Ketosteroide im Urin, ca. 75% dieser Tumoren sind virilisierend, 25% feminisierend, 10% verursachen ein Cushing-Syndrom	20 bis 25% der Patientinnen entwickeln Metastasen; Fünfjahresüberlebensrate 75 bis 80%
Östrogenbildende Tumoren				
1. Granulosazelltumoren	1 bis 2% (10% aller malignen Ovartumoren)	Alle Altersgruppen, Häufigkeitsmaximum 40 bis 50 Jahre, 95% prä- und postmenopausal, 5% präpubertär	Fast ausschließlich Östrogene, geringe Androgenmengen	Morphologisch meist maligne, ca. 40% metastasierend; ca. 90% unilateral; 5 bis 25% kombiniert mit einem Endometriumkarzinom; Fünfjahresüberlebensrate mehr als 85 bis 90%
2. Thekazelltumoren	<1%	Breite Altersverteilung, überwiegend bei älteren Frauen	Überwiegend Östrogene, kleiner Anteil an Androgenen	0 bis 12% maligne, davon 7% metastasierend; überwiegend unilateral
Andere				
1. Chorionkarzinom	Extrem selten	Präpubertär und bei jungen Frauen	hCG-Produktion	Äußerst maligne
2. Struma ovarii	0,2 bis 0,3% (10% aller Teratome)	Alle Lebensalter	Thyroxin	Meist benigne, überwiegend einseitig

Cave

Die schnelle Entwicklung eines Virilismus ist bis zum Beweis des Gegenteils ein Hinweis auf einen androgenbildenden Tumor.

Die Androgenspiegel selbst lassen keine Zuordnung zum histologischen Typ des androgenbildenden Tumors zu, da ihre Konzentrationen stark schwanken können.

Sertoli-Leydig-Zelltumoren (Arrhenoblastome)

Sie verursachen bei 95% der Patientinnen Symptome, und zwar bei
— drei Vierteln der Patientinnen einen Hirsutismus,
— zwei Dritteln eine Amenorrhö,
— der Hälfte ein Tieferwerden der Stimme,
— knapp der Hälfte eine Klitorishypertrophie und bei
— einem Drittel Bauchschmerzen, eine Vergrößerung des Bauchumfangs und eine Brustatrophie (Freeman 1986).

20% der Arrhenoblastome haben einen Durchmesser von weniger als 5 cm und mehr als 75% sind kleiner als 15 cm. Ihre hormonalen Charakteristika sind variabel. Meist sind die Testosteronspiegel erhöht, die beobachteten Schwankungen sind erheblich (0,6 bis 10 ng/ml; Rabe et al. 1987; Freeman 1986). Gelegentlich findet man Arrhenoblastome, die nur schwach wirksame Androgenmetabolite (z. B. DHEA, Androstendion) sezernieren.

Hiluszelltumoren

Es handelt sich um seltene androgenproduzierende Tumoren, die in der Regel im postmenopausalen Alter auftreten und meist gutartig sind. Sie haben einen Durchmesser von meist <6 cm und sind fast immer einseitig. Sie fallen durch Androgenisierungserscheinungen, durch erhöhte Testosteron- und gelegentlich durch erhöhte Dihydrotestosteronspiegel auf. Wegen ihrer Größe können sie palpatorisch übersehen werden. Ihre Prognose ist nach Exzision des Tumors hervorragend.

Lipoidzelltumoren

Extrem seltene Tumoren sind Lipoidzelltumoren, die in ihrer großen Mehrzahl virilisierend sind. Ein kleinerer Teil sezerniert jedoch Östrogene und Glukokortikoide, deshalb können sich auch die Zeichen des Cushing-Syndroms entwickeln. Lipoidzelltumoren führen zu hohen Androgenspiegeln im Blut, insbesondere von Androstendion und Testosteron, deren Konzentrationen können jedoch erheblich schwanken. Die Konzentration der Androgenmetabolite im Urin (17-Ketosteroide) ist massiv erhöht. Da nur bei 20 bis 25% der Patientinnen Metastasen auftreten, sind die Heilungschancen sehr hoch (75 bis 80%).

Östrogenbildende Tumoren

Sie umfassen etwa 2% aller Ovartumoren, stellen also die häufigste Form hormonproduzierender Tumoren des Ovars dar. Entsprechend ihrer Herkunft unterscheidet man Granulosazelltumoren, Thekazelltumoren und Mischformen. Sie kommen in allen Altersklassen vor. Das Häufigkeitsmaximum von Granulosazell- und von Granulosa-Theka-Zelltumoren liegt im Alter zwischen 50 und 60 Jahren. Die luteinisierte Variante von Granulosa-Theka-Zelltumoren hat ihr Häufigkeitsmaximum zwischen dem 20. und 30. Lebensjahr (Freeman 1986; Malmström et al. 1994).

Die klinische Symptomatik bei östrogenbildenden Tumoren hängt vom Lebensalter ab. Mädchen vor der physiologischen Pubertät entwickeln Zeichen der isosexuellen Pubertas praecox, bei postmenopausalen Frauen findet man Postmenopausenblutungen, Hyperplasien und Endometriumkarzinome. Feminisierende Tumoren sind in der Lage, Östrogene entweder de novo aus Cholesterol zu synthetisieren oder Androgene in Östrogene umzuwandeln, Letzteres konnte man anhand der Aromataseaktivität von Granulosazelltumoren nachweisen (Freeman 1986). Granulosa-Theka-Zelltumoren können Östrogene und Androgene in variablem Ausmaß sezernieren. Entsprechend variabel sind auch deren klinische Auswirkungen. Auch andere Steroidhormone können in erhöhter Konzentration vorliegen, z. B. 17-Hydroxyprogesteron und Androstendion bei Thekazelltumoren (Givens et al.1975).

Die Prognose östrogenbildender Tumoren ist abhängig vom Zelltyp. Nach einer Übersicht von Freeman (1986) sind 5 bis 58% aller Granulosazelltumoren maligne, des weiteren 8 bis 27% aller Granulosa-Theka-Zelltumoren und bis zu 12% aller Thekazelltumoren, während die luteinisierte Variante der Granulosa-Theka-Zelltumoren in der Regel gutartig sein soll (Novak et al. 1971).

Andere hormonbildende Tumoren der Ovarien
Ovarielle Chorionkarzinome

Primär sich in Ovarien entwickelnde Chorionkarzinome sind so selten, dass sie hier nur erwähnt werden sollen. Sie sezer-nieren hCG und treten fast ausschließlich bei präpubertären Mädchen und jungen Frauen auf. Ovarielle Chorionkarzinome sind auch bei sonst normal verlaufenden Schwangerschaften beschrieben worden.

Struma ovarii

Etwas häufiger ist eine Struma ovarii, die 0,2 bis 0,3% aller Ovartumore und 10% aller Teratome repräsentiert und in allen Lebensaltern auftreten kann. Entsprechend ihrem Sekretionsprodukt (Thyroxin) sind häufige klinische Merkmale die einer Hyperthyreose (▶ Kap. 15). In der überwiegenden Zahl der beobachteten Fälle treten diese Tumore einseitig auf und sind benigne.

Probleme beim Nachweis von hormonproduzierenden Ovartumoren

Auf Probleme bei der Diagnostik und Differentialdiagnostik von Ovartumoren, speziell bösartiger Ovartumoren, gehen Pfleiderer (1986a) und Osmers et al. (1990) in Übersichtsarbeiten ausführlich ein. Die Probleme beim Nachweis bzw. Ausschluss eines hormonbildenden Ovartumors sind dieselben wie bei Ovartumoren generell. In jüngeren Jahren ist die Abgrenzung funktioneller Zysten von echten Tumoren besonders relevant. Follikel-, Corpus-luteum- und Thekaluteinzysten sowie Schwangerschaftsluteome sind die häufigsten funktionellen Zysten. Sie bilden sich mehr oder weniger rasch spontan zurück. Follikel- und vom Corpus luteum ausgehende Zysten imponieren sonographisch als glattwandige, einkammerige Gebilde, die Ausdruck von Ovarfunktionsstörungen sind. Die Anamnese und die Überprüfung des zyklischen Ovargeschehens (▶ Kap. 23) dürften also wichtige Hinweise auf die Funktionalität solcher Zysten geben. Corpus-luteum-Zysten können etliche Wochen funktionell aktiv nachweisbar sein und die Menstruationsblutung verzögern. Ovulationshemmer beschleunigen die Rückbildung bereits bestehender funktionaler Zysten nicht, verhindern jedoch die Bildung neuer Zysten (Graf et al. 1995; Steinkampf et al. 1990).

> **Cave**
>
> Weder durch Sonographie noch durch Pelviskopie ist die Dignität einer Zyste mit allerletzter Sicherheit festzustellen. Deshalb sollte man bei Frauen im fortpflanzungsfähigen Alter eine zunächst als funktionell eingestufte zystische Ovarstruktur, die nicht spätestens innerhalb von 10 bis 12 Wochen unter Spontanbedingungen oder unter einem Ovulationshemmer verschwunden ist, durch invasive Maßnahmen weiter abklären (Pfleiderer 1986a,b).

Wie die Abgrenzung zwischen funktionellen Zysten und echten Tumoren gelegentlich Schwierigkeiten macht und invasive Maßnahmen erfordert, so ist auch eine Differenzierung zwischen gut- und bösartigen Tumoren häufig nicht möglich. Der Rahmen dieses Kapitels ist nicht geeignet, auf alle diesbezüglich relevanten Fragen einzugehen, es sei verwiesen auf auf Pfleiderer 1986a,b, 1989; Serra et al. 1983 und Stegner 1985.

Beim Nachweis einer Ovarvergrößerung müssen Menstruationsanamnese und Alter der Patientin berücksichtigt werden. Ein weicher zystischer Tumor von nicht mehr als 5 bis 6 cm Größe bei einer jüngeren menstruierenden Frau bedarf bei Fehlen anderer Gesichtspunkte eines weniger aggressiven Vorgehens.

Cave

Eine Ovarvergrößerung von mehr als 5 bis 6 cm muss bis zur endgültigen Abklärung verfolgt werden.

Bei **postmenopausalen Frauen** ist der Nachweis eines zystischen oder soliden Tumors Anlass für eine sofortige Abklärung, da die Wahrscheinlichkeit eines malignen Tumors sehr viel größer ist als im jüngeren Lebensalter. Daneben sollte der Grundsatz gelten, dass jedes vergrößerte Ovar, das im prämenopausalen Zustand als noch nicht tumorverdächtig gelten würde, im postmenopausalen Zustand tumorverdächtig ist. Hormonaktive Tumoren (s. oben) sezernieren die eben beschriebenen Produkte in sehr variablem Ausmaß: Während extrem hohe, für das jeweilige Alter völlig atypische Blutkonzentrationen von Östradiol, Testosteron oder anderen Hormonen bei postmenopausalen Frauen höchst tumorverdächtig sind, gibt es im Bereich zwischen normalen und erhöhten Werten keine scharfen Grenzen.

> **Was androgenproduzierende Tumoren betrifft, so gilt in der Regel ein Testosteronspiegel von mehr als 1,5 bis 2 ng/ml bis zum Beweis des Gegenteils als tumorverdächtig (▶ Kap. 16). Für DHEA-Sulfat wird in der Regel ein Grenzwert von 7 µg/ml als Kriterium für die Notwendigkeit der Tumorsuche angesehen.**

Obwohl östrogenbildende Tumoren bei der Frau häufiger nachweisbar sind als androgenbildende, gibt es über ihre hormonale Aktivität sehr viel weniger und nahezu ausschließlich kasuistische Mitteilungen.

Von besonderer Relevanz sind postmenopausal auftretende Zeichen der Östrogenwirkung an den Genitalorganen (z. B. Pyknoseindex am Vaginalepithel), diese sind gelegentlich Anlass für eine Tumorsuche. Während dieser Ausgangsbefund bei gleichzeitiger postmenopausaler Blutung Anlass für eine differentialdiagnostische Abklärung und für den Ausschluss eines Endometrium- oder Ovarkarzinoms sein muss, bleibt die Frage offen, welchen differentialdiagnostischen Aufwand ein isolierter Pyknoseindex als Zeichen der Östrogenwirkung erfordert: Zunächst sollte man klären, ob die Patientin systemisch oder lokal Medikamente zu sich nimmt oder hormonhaltige Externa verwendet (z. B. Digitalis, Östrogene, Haarwässer). Sind solche Faktoren als Ursache einer Östrogenwirkung ausgeschlossen, bietet es sich an, mit Hilfe von Östrogenbestimmungen im Blut (z. B. Östradiol) der Östrogenwirkung näher nachzugehen. Ein häufiger Befund im Alltag des Frauenarztes ist der nur leicht oder mäßig oberhalb eines postmenopausalen Niveaus (Östradiol: 15 bis 20 pg/ml) liegende Östradiolspiegel. Nur knapp oberhalb des postmenopausalen Bereichs liegende Östradiol- und Östronspiegel findet man bei Übergewichtigen, in deren Fettgewebe verstärkt Östron oder Östradiol gebildet werden. Problematischer sind Östradiolspiegel über 30 bis 40 pg/ml.

Auf jeden Fall erfordern alle atypischen Zeichen der Östrogenwirkung im postmenopausalen Alter eine sorgfälti-

ge Kontrolle der Ovargröße durch Palpation und hochauflösende Sonographie. Bei wiederholt deutlich erhöhten Östradiolspiegeln (z. B. >40 bis 50 pg/ml) und weiterhin bestehender Östrogenwirkung am Vaginalepithel oder anderswo (z. B. Endometrium, Zervix, Brust) müssen nicht nur weitere kurzfristige sonographische Kontrollen des Ovarbefunds erfolgen, man sollte auch andere bildgebende Verfahren (z. B. eine Magnetresonanztomographie) erwägen.

Die früher gehegte Hoffnung, dass bei Verdacht auf hormonproduzierende Tumoren Suppressionstests zwischen funktionellen Störungen und tumorösen Prozessen unterscheiden können, hat sich auch bei jüngeren Frauen insofern nicht bestätigt, als hormonproduzierende Ovartumoren beschrieben worden sind, deren hormonale Sekretion sowohl durch Ovulationshemmer und GnRH-Analoga supprimierbar als auch durch Gonadotropine stimulierbar war (Haning et al. 1989; Givens et al. 1975; Emons et al. 1992).

22.12 Trophoblasttumoren

Bei den gestationsbedingten Trophoblasterkrankungen unterscheidet man zwischen der unkomplizierten **Blasenmole** als trophoblastische Erkrankung ohne eigentlichen Tumorcharakter und dem **Trophoblasttumor (Chorionkarzinom),** der invasives und metastasierendes Potential hat. Eine Übergangsform ist die invasive Blasenmole. Blasenmole und Chorionkarzinom haben u. a. folgende Besonderheiten (Käser u. Castaño-Almendral 1977; Tscherne 1987):

— sie zeigen in ausgeprägterem Maße als normales Trophoblastgewebe die Fähigkeit zur Invasion, Gefäßarrosion und zur Metastasierung;
— sie unterscheiden sich genetisch vom Organismus der Frau durch den väterlichen Chromosomenanteil;
— sie produzieren schwangerschaftsspezifische Trophoblastantigene wie hCG, SP_1 und PP_5. HCG dient als spezifischer Tumormarker, der für Diagnose, Therapieüberwachung und Rezidivkontrolle essentiell ist;
— die Inzidenz zeigt regional sehr starke Unterschiede. Komplette und partielle Blasenmolen und Chorionkarzinome kommen bei Südostasiatinnen häufiger vor als bei Europäerinnen;
— zwischen malignen und benignen Formen gibt es fließende Übergänge, sodass die Primärdiagnose häufig schwierig ist;
— maligne Formen sind durch frühzeitige Diagnose benigner Vorstadien und deren angemessene Behandlung teilweise vermeidbar;
— die Chemotherapie ist bei malignen Trophoblasttumoren besonders erfolgreich.

Häufigkeit. Auf 1000 bis 4000 Geburten kommt eine Blasenmole und auf 10.000 bis 40.000 Geburten ein Chorionkarzinom; bezogen auf ausgetragene Schwangerschaften ist das Chorionkarzinom noch seltener (1:160.000). In manchen geographischen Regionen (mittlerer und ferner Osten, Afrika, Mittel- und Südamerika) treten Blasenmolen und Chorionkarzinome wesentlich häufiger auf (Blasenmolen ca. 1:500 und Chorionkarzinome 1:4000; Käser u. Castaño-Almendral 1977; Grimes 1984; Jacobs et al. 1982). Blasenmole und Chorionkarzinom zeigen eine altersspezifische Inzidenz mit einem

Tief zwischen dem 20. und 40. Lebensjahr und einem drastischen Anstieg nach dem 40. Lebensjahr. 45-jährige oder ältere Frauen haben eine über 10fach höhere Wahrscheinlichkeit, eine Blasenmole oder ein Chorionkarzinom zu entwickeln als jüngere Frauen. 15-jährige und jüngere Schwangere haben ein etwa 3fach höheres Risiko (Grimes 1984; Atrash et al. 1986; Bandy et al. 1984).

Die Wahrscheinlichkeit eines Chorionkarzinoms nach einer Blasenmole muss mit ca. 3% angenommen werden und ist somit 1000-mal häufiger als nach Abort oder Geburt (Käser u. Castaño-Almendral 1977). Im hohen Fortpflanzungsalter steigt dieses Risiko auf etwa 20% an (Bandy et al. 1984).

Chorionkarzinome können nicht nur nach einer Blasenmole und nach einem Abort auftreten. Selten sind sie auch gleichzeitig mit einer ausgetragenen Schwangerschaft nachweisbar (Olive et al. 1984; Cunanan et al. 1980; Hutchison et al. 1968). Metastasen können nach unterschiedlich langer Latenzzeit klinisch manifest werden. So sind Chorionkarzinome bei postmenopausalen Frauen nach über 30-jähriger Latenzzeit beschrieben worden (Dougherty et al. 1978). Eine familiäre Häufung von Trophoblasterkrankungen ist in Einzelfällen beschrieben worden (LaVecchia et al. 1982; Parazzini et al. 1984).

Genetik. **Komplette Blasenmolen** haben meist einen diploiden weiblichen Chromosomensatz (46,XX), der allerdings ausschließlich väterlicher Herkunft ist (Verdopplung eines 23,X-Spermatozoengenoms und Degeneration des Oozytenkerns). Bei der **partiellen Mole** bleibt der Oozytenkern zwar erhalten, aber der paternale genetische Einfluss überwiegt, indem es zur Verschmelzung mit zwei väterlichen Keimzellen kommt statt mit einer. Partielle Molen haben also fast immer einen triploiden (zumeist 69,XXY), gelegentlich auch einen tetraploiden Chromosomensatz (Brackertz 1983; Jacobs et al. 1982; Tham u. Ratnam 1995). Etwa 10% der kompletten Blasenmolen haben einen 46,XY-Satz (Jacobs et al. 1982; Kajii et al. 1984). Partielle Blasenmolen mit einem triploiden Satz haben keine Altersprävalenz (Jacobs et al. 1982).

Klinische Hinweise auf Trophoblasterkrankungen und -tumoren. Anhaltende Blutungen nach einem Schwangerschaftsgeschehen (Geburt, Abort, Tubarschwangerschaft) sind Leitsymptome. Der Genitalbefund ist eher uncharakteristisch, der Uterus kann vergrößert sein. Metastasenbildung im Genital- oder Lungenbereich ergeben zusammen mit dem hCG-Nachweis im Blut oder Urin weitere diagnostische Hinweise.

Diagnostik. Die **Ultraschalluntersuchung** gibt über die Invasion einer Blasenmole und deren Ausdehnung ins Myometrium Informationen. Sie ermöglicht die Differenzierung zwischen einem tumor- und einem schwangerschaftsbedingten Anstieg des hCG-Serumspiegels.

Die **diagnostische Kürettage** gilt wegen der Gefahr der Verschleppung von Tumormaterial, der verstärkten Blutung oder der Perforation als problematisch, zumal sie bei intramuralem Sitz eines Tumors falsch-negative Ergebnisse bringen kann (Tscherne 1987).

Computertomographie (CT) oder **ähnliche bildgebende Verfahren** setzt man in speziellen Situationen ein (z. B. Verdacht auf Metastasen, s. unten).

Klassifizierung und Prognose. Die internationale Gesellschaft zum Studium von Trophoblasttumoren hat eine Stadieneinteilung vorgeschlagen, der morphologische Kriterien zu Grunde liegen, die durch anamnestische und klinische Anga-

◻ **Tabelle 22.8.** Gradeinteilung zur Prognosestellung bei Trophoblasttumoren. Ein hohes Risiko wird ab einer Punktzahl von 8 angenommen.

	Punkte 0	1	2	3
Vorausgegangene Schwangerschaft	Blasenmole	Abortus Extrauteringravidität	Geburt	
Intervall in Monaten zwischen Ende der vorausgegangenen Schwangerschaft und Behandlungsbeginn	<3	3 bis 6	7 bis 12	>12
hCG-Wert bei Behandlungsbeginn [mlE/ml]	<1000	1000 bis 10.000	10.000 bis 100.000	>100.000
Blutgruppe der Patientin			B oder AB	
Größter Tumor [cm]	<2		2 bis 5	>5
Sitz von Metastasen		Lunge	Gastrointestinaltrakt, Niere, Milz	Gehirn, Leber
Zahl der diagnostizierten Metastasen		1 bis 4	4 bis 8	>8
Vorausgegangene hemotherapie			Erfolglos (prophylaktische Chemotherapie)	Erfolglos (therapeutische Chemotherapie)

ben ergänzt werden (Tscherne 1987; ■ Tabelle 22.8). Sie dient der Abschätzung des Risikos und der Prognose.

Trophoblasttumoren Stadium 0	Blasenmole
	A – niedriges Risiko B – hohes Risiko
Stadium I	Begrenzt auf das Corpus uteri
Stadium II	Metastasen in Becken und Vagina
Stadium III	Metastasen in der Lunge mit oder ohne Befall der Genitalorgane
Stadium IV	Andere Metastasen (Hirn, Leber)

Die nachfolgende Übersicht listet die Risikofaktoren auf:
- der histologische Befund eines Chorionkarzinoms,
- eine Latenzzeit von mehr als 6 Monaten zwischen Beendigung der vorausgegangenen Schwangerschaft und der Diagnose des Tumors bzw. dem Behandlungsbeginn,
- ein hCG-Titer von mehr als 100.000 mIE/ml im Serum oder im Urin,
- Metastasen in Gehirn oder Leber (nicht dagegen Metastasen im Bereich der Vagina, des Beckens und der Lunge),
- ein Tumor nach Abort, Geburt oder ektoper Schwangerschaft, der nicht im Zusammenhang mit einer Blasenmole steht,
- eine primär nicht angemessene Chemotherapie.
Neben der prognostischen Klassifikation gibt es eine Reihe weiterer Klassifikationen (Tham u. Ratnam 1995).

Diagnose. Zu den diagnostischen Maßnahmen gehört die Ultraschalluntersuchung des Beckens und der Leberregion. Die Farbdoppler-Sonographie hat sich zur Beurteilung der Hämodynamik, der Blutversorgung von Herden und zur Abschätzung der Prognose bewährt.

Zur Suche von Lungenmetastasen eignen sich neben der Röntgenübersichtsaufnahme des Thorax die CT und die Magnetresonanztomographie, Letztere insbesondere für die Lokalisation von Chorionkarzinomherden im Bereich des Schädels und des Myometriums.

Therapie. Vor der Therapie muss die Erkrankung prognostisch klassifiziert sein. **Trophoblasttumoren** werden heute überwiegend konservativ zytostatisch behandelt, die Therapie wird anhand der Serum-hCG-Konzentrationen überprüft. Die Behandlungsdauer kann so individuell begrenzt werden.

Die **Blasenmole** bedarf keiner zytostatischen Therapie; nach Entleerung des Cavum uteri muss sie lediglich überwacht werden, um die Indikation für eine Chemotherapie nicht zu übersehen. Eine **Indikation zur zytostatischen Behandlung** nach Blasenmole ist gegeben, wenn man eine Invasion oder eine Metastasierung annehmen muss. In folgender Übersicht sind die Indikationen für eine zytostatische Behandlung zusammengefasst (nach Tham u. Ratnam 1995).

Indikationen für eine Chemotherapie bei Trophoblasttumoren
- Hohe Serum-hCG-Spiegel mehr als vier Wochen nach Entleerung des Uterus (>20.000 mIE/ml)
- Konstant erhöhte hCG-Spiegel nach mehr als acht Wochen
- Progressive Zunahme der hCG-Spiegel (mindestens zwei Werte innerhalb von zwei Wochen)
- Plateaubildung von hCG-Spiegeln (mindestens zwei Werte innerhalb von zwei Wochen)
- Klinischer und/oder radiologischer Hinweis auf Metastasen
- Histologischer Nachweis eines Chorionkarzinoms

An erster Stelle der chemotherapeutisch genutzten Substanzen steht Methotrexat, an zweiter Stelle Actinomycin D. Die zytostatische Therapie erfolgt in Intervallen mit jeweiligen Abständen zwischen den einzelnen Behandlungszyklen von 7 bis 10 Tagen. Die Länge des therapiefreien Intervalls wird bestimmt durch das Ansprechen auf die Therapie, den Schweregrad der Nebenwirkungen und das Ausmaß der Leukozytendepression. Bei Frauen mit niedrigem Risiko (■ Tabelle 22.8) reicht in der Regel eine Methotrexatbehandlung aus. Eine primäre Polychemotherapie oder eine der Methotrexatbehandlung folgende Polychemotherapie ist erforderlich bei Frauen mit primär hohem Risiko oder solchen, die auf eine Methotrexattherapie allein nicht ansprechen. Kontrovers diskutiert worden ist, ob man Frauen nach Entfernung einer Blasenmole prophylaktisch chemotherapeutisch behandeln soll oder nicht (Goldstein u. Berkowitz 1982). Es hat sich nämlich gezeigt, dass Frauen nach prophylaktischer Nachbehandlung eine geringere Inzidenz von Trophoblasttumoren (ca. 4% statt 14%) haben als nichtbehandelte Frauen. Dem steht die Anwendung potentiell toxischer Medikamente entgegen. In jüngerer Zeit empfiehlt man eine **prophylaktische Chemotherapie nach Entfernung einer Blasenmole** nicht generell; vielmehr wird sie nur erwogen, wenn eine Blasenmole mit einem erhöhten Risiko eines anschließenden Trophoblasttumors assoziiert ist. Risikofaktoren hierfür sind:
- ein hCG-Titer >100.000 mIE/ml vor der Entfernung der Blasenmole,
- eine deutliche Vergrößerung des Uterus über den errechneten Schwangerschaftsstand hinaus,
- Thekaluteinzysten von mehr als 6 cm Durchmesser,
- ein mütterliches Alter von mehr als 40 Jahren,
- vorausgehende Schwangerschaften mit einer Blasenmole,
- Hyperthyreose, Schwangerschaftsgestose, disseminierte intravaskuläre Koagulation und Trophoblastembolien (Goldstein u. Berkowitz 1982).
Für eine chemotherapeutische Prophylaxe nach Entfernung einer Blasenmole wird im Allgemeinen Actinomycin D empfohlen, da es weniger toxisch ist als Methotrexat.

Für die Beurteilung des Behandlungserfolgs ist die Serum-hCG-Konzentration oder die hCG-Ausscheidung im Urin ein wichtiges Kriterium. Nach Abschluss der Therapie sind zunächst ein- bis zweiwöchige hCG-Kontrollen erforderlich. Bei raschem Abfall innerhalb weniger Wochen gilt die Prognose als günstig. Der hCG-Abfall ist auch ein Leitfaden für die Wiederholung zytostatischer Behandlungsphasen. Wenn die

22

hCG-Titer konstant und rasch abfallen (d. h. über wenige Wochen), genügen ein oder zwei Behandlungszyklen. Die hCG-Kontrolle dient also auch dazu, das Minimum der Therapie zu definieren. Je höher das Risiko des Individualfalls eingeschätzt wird, desto wahrscheinlicher ist eine längere Behandlungsdauer, eine Häufung von Komplikationen und eine Verschlechterung der Prognose.

Nachsorge. Nach Ausräumung einer Blasenmole sollen hCG-Bestimmungen wöchentlich wiederholt werden, bis einige Male hintereinander ein negatives Ergebnis vorliegt. Spätestens 12 Wochen nach Entfernung einer Blasenmole sollte hCG nicht mehr nachweisbar sein. Anschließend sind monatliche Kontrollen über ein halbes Jahr erforderlich. Wenn die hCG-Konzentration wieder ansteigt oder ein Plateau bildet, besteht der Verdacht auf das Vorliegen eines Trophoblasttumors.

Nach Behandlung eines Trophoblasttumors muss man die hCG-Spiegel kontrollieren, bis ca. vier Werte hintereinander negativ sind. Anschließend erfolgen einmonatige Kontrollen über die Dauer eines Jahres. Rezidive nach Trophoblasttumoren manifestieren sich überwiegend im ersten halben Jahr. Nach einem Jahr genügen halbjährliche Kontrollen.

Behandlungsergebnisse. Trophoblasttumoren haben auch bei konservativer Behandlung eine hervorragende Prognose. Bei niedrigem Risiko (<7 bis 8 Punkte) ist eine nahezu 100%ige Heilungschance zu erwarten. Bei erhöhtem Risiko findet man nach fünf Jahren eine Totalremission bei immerhin 70 bis 80% der betroffenen Frauen.

Eine Indikation zur operativen Behandlung ist nur in Ausnahmefällen gegeben, z. B. bei vitaler Blutung aus dem Uterus, bei Perforation eines Tumors in das Abdomen, bei massiver Zunahme der Tumormasse oder wenn nach unzureichender Reaktion auf die Chemotherapie die Tumormasse reduziert werden soll (Tscherne 1987; s. folgende Übersicht nach Tham u. Ratnam 1995).

Indikationen für eine chirurgische Intervention
- Behandlung akuter Komplikationen
  - Obstruktionen im Bereich des Gastrointestinaltrakts oder der ableitenden Harnwege
  - Intraabdominale Blutungen
  - Intrakranielle Druckerhöhung
  - Intrakranielle Blutungen
  - Blutungen aus Vaginalherden
- Entfernung singulärer Krankheitsherde
  - Thorakotomie zur Entfernung einzelner Lungenherde
  - Hysterektomie wegen einzelner chemotherapieresistenter Herde
  - Entfernung umschriebener uteriner Herde
  - Kraniotomie und Exzision zerebraler Metastasen

Empfängnisverhütung nach einer Trophoblasterkrankung. Es gibt keine Hinweise darauf, dass die heute übliche niedrigdosierte hormonale Kontrazeption mit ethinylöstradiol- und gestagenhaltigen Kontrazeptiva das Risiko von Trophoblasttumoren nach Blasenmolen erhöht (Eddy et al. 1983;

Berkowitz et al. 1981; Yuen u. Burch 1983). Desgleichen gibt es keine Belege für die Befürchtung, die Einnahme oraler Kontrazeptiva nach Ausräumung einer Blasenmole könne den hCG-Titerabfall verlangsamen (Morrow et al. 1985).

Schwangerschaften nach Blasenmolen und Trophoblasttumoren. Wenn der hCG-Titer nach Entfernung einer Blasenmole ein halbes Jahr und nach Trophoblasttumorbehandlung ein Jahr negativ ist, ist gegen eine neue Schwangerschaft nichts einzuwenden. Die Zwischenzeit soll die Patientin mit einer sicheren Empfängnisverhütungsmethode überbrücken. Während gegen eine hormonale Kontrazeption, wie bereits erwähnt, nichts einzuwenden ist, sollte man unmittelbar nach Evakuation des Uterus keine Intrauterinspirale einlegen.

> Da je nach prätherapeutischer Risikoeinschätzung die Prognose von Trophoblasttumoren meist als gut oder gar hervorragend angesehen werden kann, sollte man die betroffenen Frauen auf die Möglichkeit einer späteren Schwangerschaft hinweisen.

Offensichtlich kommt es nach einer Chemotherapie mit Methotrexat oder Actinomycin D nicht zu einem Verlust der Fertilität, wie anhand mehrerer Studien nachgewiesen werden konnte. Die Medikamente scheinen unter den oben genannten Voraussetzungen auch nicht zur Häufung von Fehlgeburten oder Fehlbildungen zu führen (Pastorfide u. Goldstein 1973; van Thiel et al. 1970; Walden u. Bagshawe et al. 1976; Goldstein u. Berkowitz 1982). Frauen haben nach der Behandlung von Blasenmolen und Trophoblasttumoren bei weiteren Schwangerschaften kein erhöhtes Risiko für eine Schnittentbindung. Nach einer Blasenmole ist jedoch das Risiko erhöht, eine zweite Blasenmole zu entwickeln, bei Nachweis einer zweiten Blasenmole ist das Risiko erhöht, einen Trophoblasttumor zu entwickeln. Es ist deshalb bei weiteren Schwangerschaften wichtig, sich mit Hilfe des Ultraschalls der normalen Entwicklung der Schwangerschaft zu versichern und nach der Geburt die Plazenta sorgfältig histopathologisch untersuchen zu lassen. Sicherheitshalber sollte sechs bis acht Wochen nach Beendigung von Schwangerschaften, die auf Blasenmolen oder Trophoblasttumoren gefolgt sind, eine hCG-Bestimmung erfolgen (Steller et al. 1993).

Da Trophoblasttumoren eine in der gynäkologischen Praxis sehr seltene Erscheinung sind, ist es nicht gerechtfertigt, ohne eigene Erfahrungen solche Patientinnen zu behandeln. Sie sollten in ein mit dieser Erkrankung vertrautes onkologisches Zentrum überwiesen werden.

22.13 Synopsis

Zu den häufigsten gut- und bösartigen Tumoren der Frau in allen Lebensabschnitten gehören die hormonabhängigen Tumoren, das Brust- und Endometriumkarzinom, daneben die gutartigen Myome des Uterus. Auch gibt es häufige Malignome, wie die Kolorektalkarzinome, die zwar nicht direkt den hormonabhängigen Malignomen zugerechnet werden, jedoch mit den eigentlichen hormonabhängigen Tumoren die meisten Risikofaktoren gemeinsam haben.

Die praktische Endokrinologie wird für viele onkologische Fragestellungen in der Frauenheilkunde aus mehreren Gründen immer wichtiger. Zum einen erlaubt die moderne biologische, insbesondere die molekularbiologische Forschung zur Tumorentstehung heute ein vertieftes Verständnis von Wachstum, Metastasierung, Angiogenese und Wachstumshemmung. Viele hormonal gesteuerte Regelkreise, die für die Kontrolle und Hemmung des Tumorwachstums essentiell sind, können heute mit Hormonen oder in das Endokrinium eingreifenden Medikamenten therapeutisch gesteuert werden. GnRH-Analoga, Aromatasehemmer, Östrogen- und Progesteronrezeptormodulatoren sind einige Beispiele solcher jüngerer Entwicklungen. Zum anderen lernt man in jüngster Zeit, die molekulare Basis von Zell- und Gewebespezifität hormonaler Wirkungen zu verstehen. Die moderne, angewandte biologische Forschung hat uns gelehrt, warum der selektive Östrogenrezeptormodulator Tamoxifen in einem Gewebe agonistisch und in einem anderen antagonistisch wirken kann. Es ist heute abzusehen, dass als Folge dieser letztlich auf eine differenzierte und individuelle Therapie von Tumoren abzielenden angewandten Forschung die onkologische Therapie mittelfristig mehr eine medikamentöse und weniger eine chirurgische oder radiologische Therapie sein wird.

Frauen mit gut- oder bösartigen Tumoren kommen auch aus anderen Gründen in die Sprechstunde: Sie sind schwanger oder möchten schwanger werden, brauchen eine zuverlässige Empfängniskontrolle oder haben von der HRT bei Östrogenmangel, ihren Vorteilen und potentiellen Risiken gehört und wollen vom Arzt verlässliche Informationen, ob ihre tumoröse Erkrankung diese oder jene medikamentöse Maßnahme zulässt, ob sie mit einer Schwangerschaft unter diesen Bedingungen ein unangemessenes Risiko eingehen, oder aber ob – sofern sie noch keinen Tumor haben – das Risiko einer Tumorentstehung gefördert oder vermindert wird. Diese wenigen Beispiele aus der täglichen Sprechstunde sollen zeigen, wie eng die praktische Endokrinologie und Onkologie heute miteinander verwoben sind und wie viele gezielte Therapiemaßnahmen mit Hormonen, ihren Derivaten und mit anderen Medikamenten in das Endokrinium und damit in die Tumorbiologie eingreifen.

Die auf die tägliche Praxis ausgerichteten Ausführungen dieses Kapitels lassen aber auch eine weitere Schlussfolgerung zu: Man kann als frauenärztlicher Ratgeber heute weder vor seinen Patientinnen noch vor sich selbst bestehen, wenn man sich nicht systematisch und im Detail mit den endokrinologischen Aspekten der modernen Frauenheilkunde befasst.

Testfragen

1. Welche Sexualsteroide begünstigen die Entwicklung von Mammakarzinomen?
2. Warum bedingt Übergewicht ein erhöhtes Risiko eines Mammakarzinoms?
3. Welche reproduktiven Faktoren steigern das Risiko eines Mammakarzinoms?
4. Welche Hormonrezeptoren sind prädiktive Faktoren?
5. Welche Substanzen werden zur endokrinen Therapie des Mammakarzinoms eingesetzt?
6. Welche Substanz wird zur Prävention des Mammakarzinoms eingesetzt?
7. Beeinflusst die HRT das Risiko eines Mammakarzinoms?
8. Wie wirken Gestagene auf das Risiko eines Mammakarzinoms?
9. Dürfen Patientinnen nach behandeltem Mammakarzinom eine HRT erhalten?
10. Welche reproduktiven Faktoren steigern das Risiko eines Endometriumkarzinoms?
11. Welches Sexualsteroid steigert das Risiko eines Endometriumkarzinoms?
12. Welche Sexualsteroide und synthetischen Derivate sind zur Therapie der prämalignen und malignen Erkrankungen des Endometriums geeignet?
13. Wie wirkt sich die Gabe von Ovulationshemmern auf das Risiko eines Endometriumkarzinoms aus?
14. Welche Veränderungen kann eine Tamoxifentherapie am Endometrium hervorrufen?
15. Wie sollte man eine HRT gestalten, um das Risiko eines Endometriumkarzinoms nicht zu steigern?
16. Welche reproduktiven Faktoren beeinflussen das Risiko eines Ovarialkarzinoms?
17. Warum ist die Mortalität des Ovarialkarzinoms hoch?
18. Welche Hormonpräparate können zur Therapie des Ovarialkarzinoms eingesetzt werden?
19. Beeinflusst die HRT das Risiko eines Ovarialkarzinoms?
20. Darf eine Frau nach einem behandelten Ovarialkarzinom eine HRT erhalten?
21. Wie kann man einen Uterus myomatosus hormonal behandeln?
22. Welche Hormone können von Ovartumoren produziert werden?
23. Darf eine Frau nach Melanombehandlung hormonale Kontrazeptiva anwenden?
24. Welche Lebertumoren können nach hormonaler Kontrazeption auftreten?

Literatur

Akkersdijk GJM, Flu PK, Giard RWM et al. (1990) Malignant leiomyomatosis peritonealis disseminata. Am J Obstet Gynecol 163: 591

Anderson LF (1991) Cancer act anniversary encourages reflection, new visions. J Natl Cancer Inst 83: 1795

Atrash HK, Hogue CJR, Grimes DA (1986) Epidemiology of hydatidiform mole during early gestation. Am J Obstet Gynecol 154: 906

Austin H, Austin JM, Partridge EE et al. (1991) Endometrial cancer, obesity, and body fat distribution. Cancer Res 51: 568

Bandy LC, Clarke-Pearson DL, Hammond CB (1984) Malignant potential of gestational trophoblastic disease at the extreme ages of reproductive life. Obstet Gynecol 64: 395

Beatson GT (1896) On the treatment of inoperable cases of carcinoma of the mamma: suggestions for a new method of treatment, with illustrative cases. Lancet: 104

Benagiano G, Morini A, Aleandri V et al. (1990) Sequential buserelin-medroxyprogesterone acetate treatment of leiomyomata uteri. In: Brosens I, Jacobs HS, Runnebaum B (eds) LHRH analogues in gynaecology, Parthenon, Casterton Hall, Carnforth, p 111

Beresford SA, Weiss NS, Voigt LF, McKnight B (1997) Risk of endometrial cancer in relation to use of oestrogen combined with cyclic progestagen therapy in postmenopausal women. Lancet 349: 458

Berger U, Khaghani A, Pomerance A et al. (1990) Pulmonary lymphangioleiomyomatosis and steroid receptors. Am J Clin Pathol 93: 609

Berkowitz RS, Goldstein DP, Marean AR, Bernstein M (1981) Oral contraceptives and postmolar trophoblastic disease. Obstet Gynecol 58: 474

Bettendorf U, Bauer KH, Kaiser E (1983) Kasuistischer Beitrag zu hormonellen Aspekten in der Therapie der pulmonalen Lymphangio-Leiomyomatose (LLM). Prax Klin Pneumol 37: 1024

Blitzer PH, Blitzer EC, Rimm AA (1976) Association between teenage obesity and cancer in 56,111 women: all cancers and endometrial carcinoma. Prev Med 5: 20

Booth M, Beral V, Smith P (1989) Risk factors for ovarian cancer: a case-control study. Br J Cancer 60: 592

Bosetti C, Negri E, Franceschi S et al. (2001) Relationship between postmenopausal hormone replacement therapy and ovarian cancer. JAMA 285: 3089

Brackertz M (1983) Zur Genetik der Blasenmolen. Geburtshilfe Frauenkeilkd 43: 461

Braendle W, Schulz KD (1998) Hormone und Mammakarzinom. Stellungnahme einer Konsensus-Konferenz. In: W Braendle, KD Schulz (Hrsg) Aktuelle Onkologie 100. Hormone und Mammakarzinom. Zuckschwerdt, München Bern Wien New York

Brandon DD, Bethea CL, Strawn EY et al. (1993) Progesterone receptor messenger ribonucleic acid and protein are overexpressed in human uterine leiomyomas. Am J Obstet Gynecol 169: 78

Brandon DD, Erickson TE, Keenan EJ et al. (1995) Estrogen receptor gene expression in human uterine leiomyomata. J Clin Endocrinol Metab 80: 1876

Brandt PA, Goldbohm RA, van't Veer P (1995) Alcohol and breast cancer: results from The Netherlands Cohort Study. Am J Epidemiol 141: 907

Brinton LA, Berman ML, Mortel R et al. (1992) Reproductive, menstrual, and medical risk factors for endometrial cancer: results from a case-control study. Am J Obstet Gynecol 167: 1317

Bush TL, Whiteman M, Flaws JA (2001) Hormone replacement therapy and breast cancer: a qualitative review. Obstet Gynecol 98: 498

Byrne C, Schairer C, Wolfe J et al. (1995) Mammographic features and breast cancer risk: effects with time, age, and menopause status. J Natl Cancer Inst 87: 1622

Cauley JA, Lucas FL, Kuller LH et al. (1999) Elevated serum estradiol and testosterone concentrations are associated with a high risk for breast cancer. Study of Osteoporotic Fractures Research Group. Ann Intern Med 130: 270

Chaudhuri PK, Walker MK, Briele HA et al. (1980) Incidence of estrogen receptor in benign nevi and human malignant melanoma. JAMA 244: 791

Chlebowski RT, McTiernan A (1999) Elements of informed consent for hormone replacement therapy in patients with diagnosed breast cancer. J Clin Oncol 17: 130

Clemons M, Goss P (2001) Estrogen and the risk of breast cancer. N Engl J Med 344: 276

Col NF, Hirota LK, Orr RK et al. (2001) Hormone replacement therapy after breast cancer: a systematic review and quantitative assessment of risk. J Clin Oncol 19: 2357

Colditz GA, Rosner B (1998) Use of estrogen plus progestin is associated with greater increase in breast cancer risk than estrogen alone. Am J Epidemiol 147 [Suppl]: 645

Collaborative Group on Hormonal Factors in Breast Cancer (1996) Breast cancer and hormonal contraceptives: collaborative reanalysis of individual data on 53,297 women with breast cancer and 100,239 women without breast cancer from 54 epidemiological studies. Lancet 347: 1713

Collaborative Group on Hormonal Factors in Breast Cancer (1997) Breast cancer and hormone replacement therapy: collaborative reanalysis of data from 51 epidemiological studies of 52,705 women with breast cancer and 108,411 women without breast cancer. Lancet 350: 1047

Covens A, Thomas G, Shaw P et al. (1997) A phase II study of leuprolide in advanced/recurrent endometrial cancer. Gynecol Oncol 64: 126

Cunanan RG, Lippes J, Tancinco PA (1980) Choriocarcinoma of the ovary with coexisting normal pregnancy. Obstet Gynecol 55: 669

Dougherty CM, Cunningham C, Mickal A (1978) Choriocarcinoma with metastasis in a postmenopausal woman. Am J Obstet Gynecol 132: 700

Early Breast Cancer Trialists' Collaborative Group (1998) Tamoxifen for early breast cancer: an overview of the randomised trials. Lancet 351: 1451

Eddy GL, Schlaerth JB, Nalick RH et al. (1983) Postmolar trophoblastic disease in women using hormonal contraception with and without estrogen. Obstet Gynecol 62: 736

Eeles RA, Tan S, Wiltshaw E et al. (1991) Hormone replacement therapy and survival after surgery for ovarian cancer. BMJ 302: 259

Ehrlich CE, Young PC, Cleary RE (1981) Cytoplasmic progesterone and estradiol receptors in normal, hyperplastic, and carcinomatous endometria: therapeutic implications. Am J Obstet Gynecol 141: 539

Eiermann W, Luderschmidt C, Burgkart A et al. (1985) Steroidrezeptoren bei malignen Melanomen. Hautarzt 36: 393

Elwood JM, Cole P, Rothman KJ, Kaplan SD (1977) Epidemiology of endometrial cancer. J Natl Cancer Inst 59: 1055

Emons G, Ortmann O, Pahwa GS et al. (1992) In-vivo- und In-vitro-Effekte von GnRH-Analoga auf einen ovariellen Leydigzelltumor. Geburtshilfe Frauenheilkd 52: 487

Emons G, Schroder B, Ortmann O et al. (1993) High affinity binding and direct antiproliferative effects of luteinizing hormone-releasing hormone analogs in human endometrial cancer cell lines. J Clin Endocrinol Metab 77: 1458

Farhi DC, Nosanchuk J, Silverberg SG (1986) Endometrial adenocarcinoma in women under 25 years of age. Obstet Gynecol 68: 741

Feig SA (1996) Assessment of radiation risk from screening mammography. Cancer 77: 818

Ferenczy A, Gelfand M (1989) The biologic significance of cytologic atypia in progestogen-treated endometrial hyperplasia. Am J Obstet Gynecol 160: 126

Fisher B, Costantino JP, Redmond CK et al. (1994) Endometrial cancer in tamoxifen-treated breast cancer patients: findings from the National Surgical Adjuvant Breast and Bowel Project (NSABP) B-14. J Natl Cancer Inst 86: 527

Fisher B (1996a) Commentary on endometrial cancer deaths in tamoxifen-treated breast cancer patients. J Clin Oncol 14: 1027

Fisher B, Dignam J, Bryant J et al. (1996b) Five versus more than five years of tamoxifen therapy for breast cancer patients with negative lymph nodes and estrogen receptor-positive tumors. J Natl Cancer Inst 88: 1529

Fisher B, Costantino JP, Wickerham DL et al. (1998) Tamoxifen for prevention of breast cancer: report of the National Surgical Adjuvant Breast and Bowel Project P-1 Study. J Natl Cancer Inst 90: 1371

Folsom AR, Kaye SA, Potter JD, Prineas RJ (1989) Association of incident carcinoma of the endometrium with body weight and fat distribution in older women: early findings of the Iowa Women's Health Study. Cancer Res 49: 6828

Fornander T, Rutqvist LE, Cedermark B et al. (1989) Adjuvant tamoxifen in early breast cancer: occurrence of new primary cancers. Lancet 1: 117

Fornander T, Hellstrom AC, Moberger B (1993) Descriptive clinicopathologic study of 17 patients with endometrial cancer during or after adjuvant tamoxifen in early breast cancer. J Natl Cancer Inst 85: 1850

Franceschi S, La Vecchia C, Negri E et al. (1994) Fertility drugs and risk of epithelial ovarian cancer in Italy. Hum Reprod 9: 1673

Franchi M, Grezzi F, Donadello N et al. (1999) Endometrial thickness in tamoxifen-treated patients: an independent predictor of endometrial disease. Obstet Gynecol 93: 1004

Freeman DA (1986) Steroid hormone-producing tumors in man. Endocr Rev 7: 204

Friedman AJ, Lobel SM, Rein MS, Barbieri RL (1990) Efficacy and safety considerations in women with uterine leiomyomas treated with gonadotropin-releasing hormone agonists: the estrogen threshold hypothesis. Am J Obstet Gynecol 163: 1114

Friedman AJ (1995) Treatment of uterine leiomyomas with gonadotropin-releasing hormone agonists. Endocrinologist 5: 61

Friedmann W, Chmielewski G, Minguillon C et al. (1992) Disseminierte Lymphangioleiomyomatose. Geburtshilfe Frauenheilkd 52: 175

Gallagher CJ, Oliver RT, Oram DH et al. (1991) A new treatment for endometrial cancer with gonadotrophin releasing-hormone analogue. Br J Obstet Gynaecol 98: 1037

Garg PP, Kerlikowske K, Subak L, Grady D (1998) Hormone replacement therapy and the risk of epithelial ovarian carcinoma: a meta-analysis. Obstet Gynecol 92: 472

Gerhardsson de Verdier M, London S (1992) Reproductive factors, exogenous female hormones, and colorectal cancer by subsite. Cancer Causes Control 3: 355

Gesenhues T, Hackenberg R, Deichert U et al. (1989) Neue Möglichkeiten zur differenzierten Therapie von Leiomyomen des Uterus mit dem GnRH-Agonisten «Zoladex". Geburtshilfe Frauenheilkd 49: 96

Givens JR, Andersen RN, Wiser WL et al. (1975) A testosterone-secreting, gonadotropin-responsive pure thecoma and polycystic ovarian disease. J Clin Endocrinol Metab 41: 845

Goldstein DP, Berkowitz RS (1982) Gestational trophoblastic neoplasms. WB Saunders, Philadelphia

Goodman MT, Hankin JH, Wilkens LR et al. (1997) Diet, body size, physical activity, and the risk of endometrial cancer. Cancer Res 57: 5077

Grady D, Gebretsadik T, Kerlikowske K et al. (1995) Hormone replacement therapy and endometrial cancer risk: a meta-analysis. Obstet Gynecol 85: 304

Graf M, Krüssel JS, Conrad M et al. (1995) Zur Rückbildung funktioneller Zysten: Hochdosierte Ovulationshemmer und Gestagentherapie ohne zusätzlichen Effekt. Geburtshilfe Frauenheilkd 55: 387

Greendale GA, Reboussin BA, Sie A et al. (1999) Effects of estrogen and estrogen-progestin on mammographic parenchymal density. Postmenopausal Estrogen/Progestin Interventions (PEPI) Investigators. Ann Intern Med 130: 262

Grimes DA. (1984) Epidemiology of gestational trophoblastic disease. Am J Obstet Gynecol 150: 309

Gross TP, Schlesselman JJ (1994) The estimated effect of oral contraceptive use on the cumulative risk of epithelial ovarian cancer. Obstet Gynecol 83: 419

Guidozzi F, Daponte A (1999) Estrogen replacement therapy for ovarian carcinoma survivors: A randomized controlled trial. Cancer 86: 1013

Hales HA, Peterson CM, Jones KP, Quinn JD (1992) Leiomyomatosis peritonealis disseminata treated with a gonadotropin-releasing hormone agonist. Am J Obstet Gynecol 167: 515

Haning RV, Loughlin J, Shapiro SS (1989) Diagnosis and resection of an oral contraceptive-suppressible Sertoli-Leydig cell tumor with preservation of fertility and a 7-year follow-up. Obstet Gynecol 73: 901

Hankinson SE, Colditz GA, Hunter DJ et al. (1992) A quantitative assessment of oral contraceptive use and risk of ovarian cancer. Obstet Gynecol 80: 708

Hankinson SE, Colditz GA, Hunter DJ et al. (1995) A prospective study of reproductive factors and risk of epithelial ovarian cancer. Cancer 76: 284

Harris R, Whittemore AS, Intyre J (1992) Characteristics relating to ovarian cancer risk: collaborative analysis of 12 US case-control studies. III. Epithelial tumors of low malignant potential in white women. Collaborative Ovarian Cancer Group. Am J Epidemiol 136: 1204

Harrison RA, Waterbor JW (1999) Understanding meta-analysis in cancer epidemiology: dietary fat and breast cancer. Cancer Detect Prev 23: 97

Harrison-Woolrych M, Robinson R (1995) Fibroid growth in response to high-dose progestogen. Fertil Steril 64: 191

Henderson BE, Casagrande JT, Pike MC et al. (1983) The epidemiology of endometrial cancer in young women. Br J Cancer 47: 749

Holmes MD, Hunter DJ, Colditz GA et al. (1999) Association of dietary intake of fat and fatty acids with risk of breast cancer. JAMA 281: 914

Howe GR, Hirohata T, Hislop TG et al. (1990) Dietary factors and risk of breast cancer: combined analysis of 12 case-control studies. J Natl Cancer Inst 82: 561

Huang Z, Hankinson SE, Colditz GA et al. (1997) Dual effects of weight and weight gain on breast cancer risk. JAMA 278: 1407

Huang CS, Chern HD, Chang KJ et al. (1999) Breast cancer risk associated with genotype polymorphism of the estrogen-metabolizing genes CYP17, CYP1A1, and COMT: a multigenic study on cancer susceptibility. Cancer Res 59: 4870

Hunter DJ, Spiegelman D, Adami HO et al. (1996) Cohort studies of fat intake and the risk of breast cancer-a pooled analysis. N Engl J Med 334: 356

Hutchison JR, Peterson EP, Zimmermann EA (1968) Coexisting metastatic choriocarcinoma and normal pregnancy. Obstet Gynecol 31: 331

Jacobs PA, Hunt PA, Matsuura JS, Wilson CC (1982) Complete and partial hydatidiform mole in Hawaii: cytogenetics, morphology and epidemiology. Br J Obstet Gynaecol 89: 258

Jick SS, Walker AM, Jick H (1993) Oral contraceptives and endometrial cancer. Obstet Gynecol 82: 931

Käser O, Castaño-Almendral A (1977) Die gestationsbedingten Trophoblasterkrankungen (GTE). Gynäkologe 10: 190

Kajii T, Kurashige H, Ohama K, Uchino F (1984) XY and XX complete moles: Clinical and morphologic correlations. Am J Obstet Gynecol 150: 57

Kampman E, Bijl AJ, Kok C, van't Veer P (1994) Reproductive and hormonal factors in male and female colon cancer. Europ J Cancer Prevention 3: 329

Kang J, Baxi L, Heller D (1996) Tamoxifen-induced growth of leiomyomas. J Reprod Med 41: 119

Keifer WS, Scott JC (1977) Liver neoplasms and the oral contraceptives. Am J Obstet Gynecol 128: 448

Kelsey JL (1979) A review of the epidemiology of human breast cancer. Epidemiol Rev: 174

Kelsey JL, Li Volsi VA, Holford TR et al. (1982) A case-control study of cancer of the endometrium. Am J Epidemiol 116: 333–342

Kettel LM, Rivier J, Murphy AM et al. (1993) Rapid regression of uterine leiomyomas in response to daily administration of gonadotropin-releasing hormone antagonist. Fertil Steril 60: 642

Kimya Y, Cengiz C, Tolunay S (1994) Endometrial polyps, cystic glandular hyperplasia and atypical leiomyoma associated with tamoxifen therapy. Int J Gynecol Obstet 46: 94

Kline RC, Freedman RS, Jones LA (1987) Treatment of recurrent or metastatic poorly differentiated adenocarcinoma of the endometrium with tamoxifen and medroxyprogesterone acetate. Cancer Treat Rep 71: 327

Korpela JT, Adlercreutz H, Turunen MJ (1988) Fecal free and conjugated bile acids and neutral sterols in vegetarians, omnivores, and patients with colorectal cancer. Scand J Gastroenterol 23: 277

Krämer U, Schulte KW, Schürer NY, Schuppe HC (1994) Das maligne Melanom unter besonderer Berücksichtigung der Aspekte in der Frauenheilkunde. Gynäkologe 27: 321

La Vecchia C, Franceschi S, Fasoli M, Mangioni C (1982) Gestational trophoblastic neoplasms in homozygous twins. Obstet Gynecol 60: 250

Landis SH, Murray T, Bolden S, Wingo PA (1999) Cancer statistics, 1999. CA Cancer J Clin 49: 8

Landthaler M, Braun-Falco O (1985) Maligne Melanome in der Schwangerschaft. Dtsch Med Wochenschr 110: 1319

Laya MB, Larson EB, Taplin SH, White E (1996) Effect of estrogen replacement therapy on the specificity and sensitivity of screening mammography. J Natl Cancer Inst 88: 643

LevGur M, Levie MD (1995) The myomatous erythrocytosis syndrome: a review. Obstet Gynecol 86: 1026

Li HW, Tsao SW, Cheung AN (2002) Current understandings of the molecular genetics of gestational trophoblastic diseases. Placenta (England) 23: 20

Levi F, La Vecchia C, Negri E et al. (1992) Body mass at different ages and subsequent endometrial cancer risk. Int J Cancer 50: 567

Litherland JC, Stallard S, Hole D, Cordiner C (1999) The effect of hormone replacement therapy on the sensitivity of screening mammograms. Clin Radiol 54: 285

London SJ, Colditz GA, Stampfer MJ et al. (1989) Prospective study of smoking and the risk of breast cancer. J Natl Cancer Inst 81: 1625

Lundstrom E, Wilczek B, von Palffy Z et al. (1999) Mammographic breast density during hormone replacement therapy: differences according to treatment. Am J Obstet Gynecol 181: 348

MacKie RM, Bufalino R, Morabito A et al. (1991) Lack of effect of pregnancy on outcome of melanoma. Lancet 337: 653

MacMahon B (1974) Risk factors for endometrial cancer. Gynecol Oncol 2: 122

Magnusson C, Baron JA, Correia N et al. (1999) Breast-cancer risk following long-term oestrogen- and oestrogen-progestin-replacement therapy. Int J Cancer 81: 339

Malmström H, Högberg T, Risberg B, Simonsen E (1994) Granulosa cell tumors of the ovary: prognostic factors and outcome. Gynecol Oncol 52: 50

Mant JW, Vessey MP (1994) Ovarian and endometrial cancers. Cancer Surv 287: 19–20

Mays ET, Christopherson W (1984) Hepatic tumors induced by sex steroids. Sem Liv Dis 4: 147

McMichael AJ, Potter JD (1980) Reproduction, endogenous and exogenous sex hormones, and colon cancer: a review and hypothesis. JNCI 65: 1201

Mestwerdt W (1988) Gutartige Erkrankungen des Corpus uteri. In: Wulf KH, Schmidt-Matthiesen H (Hrsg) Klinik der Frauenheilkunde und Geburtshilfe Bd 8, Gutartige gynäkologische Erkrankungen I. Urban & Schwarzenberg, München Wien Baltimore, S 159

Miller AB, Howe GR, Sherman GJ et al. (1989) Mortality from breast cancer after irradiation during fluoroscopic examinations in patients being treated for tuberculosis. N Engl J Med 321: 1285

Milligen van de Wit AWM, Meilof-Planteydt MNM (1990) Successful treatment of pulmonary lymphangioleiomyomatosis with oophorectomy and medroxyprogesterone-acetate: report of a case and brief review of the literature. Neth J Med 36: 246

Millward MJ, Cantwell BMJ (1991) Development of breast cancer during long-term tamoxifen therapy for lymphangioleiomyomatosis. Eur J Cancer 27: 806

Minassian SS, Frangipane W, Polin JI, Ellis M (1986) Leiomyomatosis peritonealis disseminata – a case report and literature review. J Reprod Med 31: 997

Modan B, Hartge P, Hirsh-Yechezkel G et al. (2001) Parity, oral contraceptives, and the risk of ovarian cancer among carriers and noncarriers of a BRCA1 or BRCA2 mutation. N Engl J Med 345

Moore TD, Phillips PH, Nerenstone SR, Cheson BD (1991) Systemic treatment of advanced and recurrent endometrial carcinoma: current status and future directions. J Clin Oncol 9: 1071

Morrow P, Nakamura R, Schlaerth J et al. (1985) The influence of oral contraceptives on the postmolar human chorionic gonadotropin regression curve. Am J Obstet Gynecol 151: 906

Mosgaard BJ, Lidegaard O, Andersen AN (1997a) The impact of parity, infertility and treatment with fertility drugs on the risk of ovarian cancer. A survey. Acta Obstet Gynecol Scand 76: 89–95

Mosgaard BJ, Lidegaard O, Kjaer SK et al. (1997b) Infertility, fertility drugs, and invasive ovarian cancer: a case-control study. Fertil Steril 67: 1005

Murphy AA, Morales AJ, Kettel LM, Yen SSC (1995) Regression of uterine leiomyomata to the antiprogesterone RU 486: dose-response effect. Fertil Steril 64: 187

Nagamani M, Stuart CA (1992) Specific binding sites for insulin in the human myometrium and leiomyomas of the uterus. Fertil Steril 58: 120

Narod SA, Risch H, Moslehi R et al. (1998) Oral contraceptives and the risk of hereditary ovarian cancer. Hereditary Ovarian Cancer Clinical Study Group. N Engl J Med 339: 424

Neifeld JP, Lippman ME (1980) Steroid hormone receptors and melanoma. J Invest Dermatol 74: 379

Novak ER, Kutchmeshgi J, Mupas RS, Woodruff JD (1971) Feminizing gonadal stromal tumors. Obstet Gynecol 38: 701

Ohori NP, Yousem SA, Sonmez-Alpan E, Colby TC (1991) Estrogen and progesterone receptors in lymphangioleiomyomatosis, epitheloid hemangioendothelioma, and sclerosing hemangioma of the lung. Am J Clin Pathol 96: 529

Olive DL, Lurain JR, Brewer JI (1984) Choriocarcinoma associated with term gestation. Am J Obstet Gynecol 148: 711

Olson SH, Trevisan M, Marshall JR et al. (1995) Body mass index, weight gain, and risk of endometrial cancer. Nutr Cancer 23: 141

Ortmann O, Strowitzki T, Diedrich K (1999) Tibolon in der postmenopausalen Hormonsubstitution: Gewebespezifische Metabolisierung als Therapieprinzip. Frauenarzt 40: 523

Ortmann O, Schulz KD, Diedrich K (2000) Hormonersatztherapie in der Postmenopause und Mammakarzinomrisiko. Gynäkologe 33: 402

Osmers R, Völksen M, Hinney B et al. (1990) Klinisches Management von zystischen Ovarialtumoren. Geburtshilfe Frauenheilkd 50: 20

Østerlind A (1992) Hormonal and reproductive factors in melanoma risk. Clinics Dermatol 10: 75

Parazzini F, La Vecchia C, Franceschi S, Mangili G (1984) Familial trophoblastic disease: case report. Am J Obstet Gynecol 149: 382

Parazzini F, Moroni S, La Vecchia C et al. (1997a) Ovarian cancer risk and history of selected medical conditions linked with female hormones. Eur J Cancer 33: 1634

Parazzini F, Negri E, La Vecchia C et al. (1997b) Treatment for infertility and risk of invasive epithelial ovarian cancer. Hum Reprod 12: 2159

Parkin DM, Pisani P, Ferlay J (1999) Global cancer statistics. CA Cancer J Clin 49: 33

Pasqualini JR, Vella C, Cornier E et al. (1990) Effect of decapeptyl, an agonist analog of gonadotropin-releasing hormone on estrogens, estrogen sulfates, and progesterone receptors in leiomyoma and myometrium. Fertil Steril 53: 1012

Pastorfide GB, Goldstein DP (1973) Pregnancy following hydatidiform mole. Obstet Gynecol 42: 67

Pathak DR, Whittemore AS (1992) Combined effects of body size, parity, and menstrual events on breast cancer incidence in seven countries. Am J Epidemiol 135: 153

Persson I, Thurfjell E, Holmberg L (1997) Effect of estrogen and estrogen-progestin replacement regimens on mammographic breast parenchymal density. J Clin Oncol 15: 3201

Pfleiderer A (1986a) Die Diagnostik des Ovarialkarzinoms. Gynäkologe 19: 142

Pfleiderer A (1986b) Maligne Tumoren der Ovarien. Enke, Stuttgart

Pfleiderer A (1989) Malignome des Ovars. In: Schmidt-Matthiesen H (Hrsg) Spezielle gynäkologische Onkologie II. Urban & Schwarzenberg, München Wien Baltimore, S 45

Piver MS, Barlow JJ, Lurain JR, Blumenson LE (1980) Medroxyprogesterone acetate (Depo-Provera) vs. hydroxyprogesterone caproate (Delalutin) in women with metastatic endometrial adenocarcinoma. Cancer 45: 268

Pike MC, Peters RK, Cozen W et al. (1997) Estrogen-progestin replacement therapy and endometrial cancer. J Natl Cancer Inst 89: 1110

Podczaski ES, Satyaswaroop PG, Mortel R (2000) Hormonal interactions in gynecologic malignancies. In: WJ Hoskins, CA Perez, RC Young (eds) Principles and practice of gynecolgic oncology, 3rd edn. Lippincott, Williams & Wilkins, Philadelphia

Potischman N, Swanson CA, Brinton LA et al. (1993) Dietary associations in a case-control study of endometrial cancer. Cancer Causes Control 4: 239

Powles T, Eeles R, Ashley S et al. (1998) Interim analysis of the incidence of breast cancer in the Royal Marsden Hospital tamoxifen randomised chemoprevention trial. Lancet 352: 98

Purdie DM, Bain CJ, Siskind V et al. (1999) Hormone replacement therapy and risk of epithelial ovarian cancer. Br J Cancer 81: 559

Rabe T, Leppien G, Runnebaum B (1987) Hormonaktive Ovarialtumoren. In: Runnebaum B, Rabe T (Hrsg) Gynäkologische Endokrinologie. Springer, Berlin Heidelberg New York Tokyo, S 625

Randall TC, Kurman RJ (1997) Progestin treatment of atypical hyperplasia and well-differentiated carcinoma of the endometrium in women under age 40. Obstet Gynecol 90: 434

Risch HA, Marrett LD, Howe GR (1994) Parity, contraception, infertility, and the risk of epithelial ovarian cancer. Am J Epidemiol 140: 585

Rodriguez C, Patel AV, Calle EE et al. (2001) Estrogen replacement therapy and ovarian cancer mortality in a large prospective study of US women. JAMA 285: 1460

Ron E, Lunenfeld B, Menczer J et al. (1987) Cancer incidence in a cohort of infertile women. Am J Epidemiol 125: 780

Rose GS, Carlson JW, Birrer MJ (2000) Basic biology and biochemistry of gynecologic cancer. In: Hoskins WJ, Perez CA, Young RC (eds) Principles and practice of gynecologic oncology, 3rd edn. Lippincott, Williams & Wilkins, Philadelphia

Rosenberg L, Palmer JR, Zauber AG et al. (1994) A case-control study of oral contraceptive use and invasive epithelial ovarian cancer. Am J Epidemiol 139: 654

Rossi GA, Balbi B, Oddera S, Lantero S, Ravazzoni C (1991) Response to treatment with an analog of the luteinizing-hormone-releasing hormone in a patient with pulmonary lymphangioleiomyomatosis. Am Rev Respir Dis 143: 174

Rossing MA, Daling JR, Weiss NS et al. (1994) Ovarian tumors in a cohort of infertile women. N Engl J Med 331: 771

Ryden S, Ferno M, Moller T et al. (1992) Long-term effects of adjuvant tamoxifen and/or radiotherapy. The South Sweden Breast Cancer Trial. Acta Oncol 31: 271

Santen RJ, Pinkerton J, McCartney C, Petroni GR (2001) Risk of breast cancer with progestins in combination with estrogen as hormone replacement therapy. J Clin Endocrinol Metab 86: 16

Schairer C, Lubin J, Troisi R et al. (2000) Menopausal estrogen and estrogen-progestin replacement therapy and breast cancer risk. JAMA 283: 485

Schlesselman JJ (1991) Oral contraceptives and neoplasia of the uterine corpus. Contraception 43: 557

Schoultz von B, Söderquist G, Cline JM (1998) Möglichkeiten der Hormonsubstitution: zyklische Therapie. In: Römer T, Mueck OA (Hrsg) Endometrium und Hormonsubstitution. Thieme, Stuttgart New York, S 95

Schultze-Mosgau A, Koshimizu T, Katzur AC et al. (2000) Expression and coupling of P2Y2 receptors in human ovarian cancer cells. Mol Hum Reprod 6: 435

Schultze-Mosgau A, Ortmann O, Diedrich K (2002) Wirkungen von Tamoxifen auf das Endometrium. Geburtshilfe Frauenheilkd 62: 743

Schwartz LB, Lazer S, Mark M et al. (1996) Does the use of postmenopausal hormone replacement therapy influence the size of uterine leiomyomata? A preliminary report. N Am Menopause Soc 3: 38

Sener AB, Gökmen O, Seckin NS et al. (1996) The effects of hormone replacement therapy on uterine fibroids in postmenopausal woman. Fertil Steril 65: 354

Serra GB, Villani L, Panici PB (1983) Ovarian tumors. In: Serra GB (ed) The ovary, Raven, New York, p 391

Shen A, Iseman MD, Waldron JA, King TE (1987) Exacerbation of pulmonary lymphangioleiomyomatosis by exogenous estrogens. Chest 91: 782

Shiu MH, Schottenfeld D, Mclean B, Fortner JC (1976) Adverse effect of pregnancy on melanoma. Cancer 37: 181

Shoff SM, Newcomb PA (1998) Diabetes, body size, and risk of endometrial cancer. Am J Epidemiol 148: 234

Shu XO, Brinton LA, Zheng W (1992) Relation of obesity and body fat distribution to endometrial cancer in Shanghai, China. Cancer Res 52: 3865

Shushan A, Paltiel O, Iscovich J (1996) Human menopausal gonadotropin and the risk of epithelial ovarian cancer. Fertil Steril 65: 13

Slamon DJ, Leyland Jones B, Shak S et al. (2001) Use of chemotherapy plus a monoclonal antibody against HER2 for metastatic breast cancer that overexpresses HER2. N Engl J Med 344: 783

Speroff L (2000) The estrogen receptor: changing concepts. Climacteric 3: 2

Smith SK (1993) The regulation of fibroid growth: time for a re-think? Brit J Obstet Gynaecol 100: 977

Stegner HE (1985) Geschwülste der Adnexe. In: Käser O, Friedberg V, Ober KG, Thomsen K, Zander J (Hrsg) Gynäkologie und Geburtshilfe. Thieme, Stuttgart New York, Kap. 10.2

Steinkampf MP, Hammond KR, Blackwell RE (1990) Hormonal treatment of functional ovarian cysts: a randomized, prospective study. Fertil Steril 54: 775

Steller MA, Goldstein DP, Berkowitz RS (1993) Endocrine aspects of gestational trophoblastic disease. Endocrinologist 3: 136

Swanson CA, Potischman N, Wilbanks GD et al. (1993) Relation of endometrial cancer risk to past and contemporary body size and body fat distribution. Cancer Epidemiol Biomarkers Prev 2: 321

Tham KF, Ratnam SS (1995) Current views on the management of trophoblostic tumors. Int J Gynecol Obstet 49 [Suppl]: 77

The Cancer and Steroid Hormone Study of the Centers for Disease Control and the National Institute of Child Health and Human Development (1987a) Combination oral contraceptive use and the risk of endometrial cancer. JAMA 257: 796

The Cancer and Steroid Hormone Study of the Centers for Disease Control and the National Institute of Child Health and Human Development (1987b) The reduction in risk of ovarian cancer associated with oral-contraceptive use. N Engl J Med 316: 650

Thiel van D, Ross GT, Lipsett MB (1970) Pregnancies after chemotherapy for trophoblastic neoplasms. Science 169: 1326

Toniolo PG, Levitz M, Zeleniuch-Jacquotte A et al. (1995) A prospective study of endogenous estrogens and breast cancer in postmenopausal women. J Natl Cancer Inst 87: 190

Townsend DE, Sparkes RS, Baluda MC, Mc Chelland G (1970) Unicellular histogenesis of uterine leiomyomas as determined by electrophoresis of glucose-6-phosphate dehydrogenase. Am J Obstet Gynecol 107: 1168

Tscherne G (1987) Trophoblasttumor: Diagnostik, Therapie und Nachsorge. Speculum 5: 3

Vana J, Murphy GP, Aronoff BL, Baker HW (1977) Primary liver tumors and oral contraceptives. JAMA 238: 2154

Vessey MP, Painter R (1995) Endometrial and ovarian cancer and oral contraceptives – findings in a large cohort study. Br J Cancer 71: 1340

Walden PAM, Bagshawe KD (1976) Reproductive performance of women successfully treated for gestational trophoblastic tumors. Am J Obstet Gynecol 125: 1108

Weiderpass E, Adami HO, Baron JA et al. (1999) Risk of endometrial cancer following estrogen replacement with and without progestins. J Natl Cancer Inst 91: 1131

Weiss NS, Szekely DR, Austin DF (1976) Increasing incidence of endometrial cancer in the United States. N Engl J Med 294: 1259

22

Writing group for the Women's Health Initiative Investigators (2002) Risks and benefits of estrogen plus progestin in healthy postmenopausal women. Principal results from the women's Health initiative randomised controlled trail. JAMA 288: 321–333

Whittemore AS, Harris R, Intyre J (1992a) Characteristics relating to ovarian cancer risk: collaborative analysis of 12 US case-control studies. II. Invasive epithelial ovarian cancers in white women. Collaborative Ovarian Cancer Group. Am J Epidemiol 136: 1184

Whittemore AS, Harris R, Intyre J (1992b) Characteristics relating to ovarian cancer risk: collaborative analysis of 12 US case-control studies. IV. The pathogenesis of epithelial ovarian cancer. Collaborative Ovarian Cancer Group. Am J Epidemiol 136: 1212

Wilhelm C, Quaas L, Zahradnik HP, Breckwoldt M (1990) Durch orale Kontrazeptiva induzierte Lebertumoren und Schwangerschaft. Geburtshilfe Frauenheilkd 50: 806

Willett WC (2001) Diet and breast cancer. J Intern Med 249: 395

Willett WC, Rockhill B, Hankinson SE et al. (2000) Epidemiology and nongenetic causes of breast cancer. In: Harris JR, Lippman ME, Morrow M, Osborne CK (eds) Diseases of the breast, 2nd edn. Lippincott, Williams & Wilkins, Philadelphia

Wobbes T, Beex LVAM, Koenders AMJ (1984) Estrogen and progestin receptors in colonic cancer? Dis Colon Rectum 27: 591

Wu AH, Pike MC, Stram DO (1999) Meta-analysis: dietary fat intake, serum estrogen levels, and the risk of breast cancer. J Natl Cancer Inst 91: 529

Wu ML, Whittemore AS, Paffenbarger RS et al. (1988) Personal and environmental characteristics related to epithelial ovarian cancer. I. Reproductive and menstrual events and oral contraceptive use. Am J Epidemiol 128: 1216

Yuen BH, Burch P (1983) Relationship of oral contraceptives and the intrauterine contraceptive devices to the regression of concentrations of the beta subunit of human chorionic gonadotropin and invasive complications after molar pregnancy. Am J Obstet Gynecol 145: 214

Ziegler RG, Hoover RN, Nomura AM (1996) Relative weight, weight change, height, and breast cancer risk in Asian-American women. J Natl Cancer Inst 88: 650

Praktisches Vorgehen bei gestörter Ovarfunktion und mit ihr assoziierter Phänomene

T. Strowitzki

23.1 Einleitung

Die Frage, ob die Ovarfunktion normal verläuft, ist eine der häufigsten Fragen in der frauenärztlichen, speziell in der Sterilitätssprechstunde. Dass hierbei meist nach der Normalität der Follikelreifung, der Ovulation und nach der aus diesen beiden Prozessen resultierenden Corpus-luteum-Funktion gefragt wird, versteht sich bei Frauen im geschlechtsreifen Alter, insbesondere bei denjenigen, die schwanger werden wollen, fast von selbst. Streng genommen ist jedoch diese Einengung der Definition »normale Ovarfunktion« auf die ovulatorische Funktion nicht korrekt, denn es gibt eine Reihe physiologischer Situationen, in denen die Ovarfunktion zwar normal, aber nicht ovulatorisch ist. Zu diesen gehören

– die anovulatorischen Zyklusverläufe Adoleszenter unmittelbar nach der Menarche (▶Abschn. 4.9),
– die Amenorrhö während Schwangerschaft und Stillzeit,
– die anovulatorischen Zyklen in der Perimenopause und
– die Amenorrhö in der Postmenopause.

Das Lebensalter, das kontrazeptive und das reproduktive Verhalten bestimmen also mit, ob eine Frau ovulatorisch ist oder nicht. Jenseits der Frage, ob unter bestimmten Lebensbedingungen und Verhaltensweisen das Ovar normal funktioniert oder nicht, bleibt festzustellen, dass die Gesamtdauer ovulatorischer Zyklen bzw. schwangerschaftsbedingter amenorrhoischer Phasen im geschlechtsreifen Alter, das reproduktive Verhalten also, darüber mitbestimmen, mit welcher Wahrscheinlichkeit eine Frau bestimmte hormonassoziierte Krankheiten und Beschwerden entwickelt. So kommen beispielsweise bei Frauen, die häufig schwanger gewesen sind, viele Kinder geboren und gestillt haben, Myome, Endometriose, Dysmenorrhö, Anämie und hormonassoziierte Malignome, insbesondere das Mammakarzinom, seltener vor.

Den oben erwähnten physiologischen Funktionszuständen, die durch eine Anovulation gekennzeichnet sind, kann man die gestörte Ovarfunktion einer Frau im geschlechtsreifen Alter gegenüberstellen, die keine hormonale Empfängnisverhütung betreibt oder gar aktuell eine Schwangerschaft anstrebt.

Im Folgenden konzentrieren wir uns auf die ovulatorische Funktion der jüngeren Frau. Es wird dargestellt werden, welche anamnestischen, klinischen und technisch-analytischen Befunde für eine gestörte Ovarfunktion sprechen und wie und in welcher Reihenfolge wir diese diagnostischen Werkzeuge einsetzen. Die Systematik der Abklärung (◻ Abb. 23.1) gibt der Arzt vor, der folgende Fragen beantworten muss:

– Welche anamnestischen Angaben, klinischen und technisch-analytischen Befunde sprechen für eine gestörte Ovarfunktion?
– Hat die Patientin demnach eine Ovarfunktionsstörung und wie lässt sich diese mit Hilfe der zur Verfügung stehenden Methoden dokumentieren?
– In welcher Form äußert sich die Störung (z. B. keine Blutung, seltene Blutung, zu häufige Blutung)?
– Auf welcher Ebene (Ovar oder Hypothalamus-Hypophyse) ist die Funktionseinheit Hypothalamus-Hypophyse-Ovar gestört?
– Warum ist die Störung entstanden?
– Welche Schlussfolgerung lassen sich aus den Antworten auf die obigen Fragen für Prognose, Therapierbarkeit und Therapienotwendigkeit ableiten?

Allgemeine Überlegungen zur Diagnostik

Folgende Überlegungen sollten die zu wählende Diagnostik, den Zeitpunkt und die Reihenfolge diagnostischer Maßnahmen beeinflussen:

Am Ende der Diagnostik muss klar sein,

– ob eine Therapie erforderlich ist,
– welche Konsequenzen es für die Patientin kurz- und langfristig hat, wenn die Ovarfunktion gestört bleibt, und
– ob sich aus dem Nachweis einer Ovarfunktionsstörung präventive Maßnahmen ableiten lassen.

Eine Störung der Ovarfunktion ist kein isoliertes Ereignis, sondern Folge von meist nicht auf das Ovar begrenzten krankhaften Prozessen und von Allgemeinerkrankungen. Da zumindest bei denjenigen Erkrankungen, die das Ovargewebe nicht direkt und irreversibel schädigen, die Ovarfunktion sich meist normalisiert, wenn die Ursache der Störung beseitigt worden ist, müssen die differentialdiagnostischen Maßnahmen alle potentiellen Begleiterkrankungen erfassen, desgleichen alle Formen des Lebensstils und von Verhaltensweisen, die zu Ovarfunktionsstörungen prädisponieren. Diesem zentralen Anliegen der gynäkologischen Endokrinologie sind mehrere Kapitel dieses Buches gewidmet.

Die Ovarfunktionsstörung muss demnach als ein sehr häufiges Symptom von Störungen des Gesamtorganismus angesehen werden. Dies bedeutet, dass die Differentialdiagnostik der gestörten Ovarfunktion interdisziplinär ausgerichtet sein muss. Der Aufwand hierfür ist in der Regel dann gering, wenn eine systematisch erhobene, detaillierte Anamnese Leitlinie für diagnostische Maßnahmen ist.

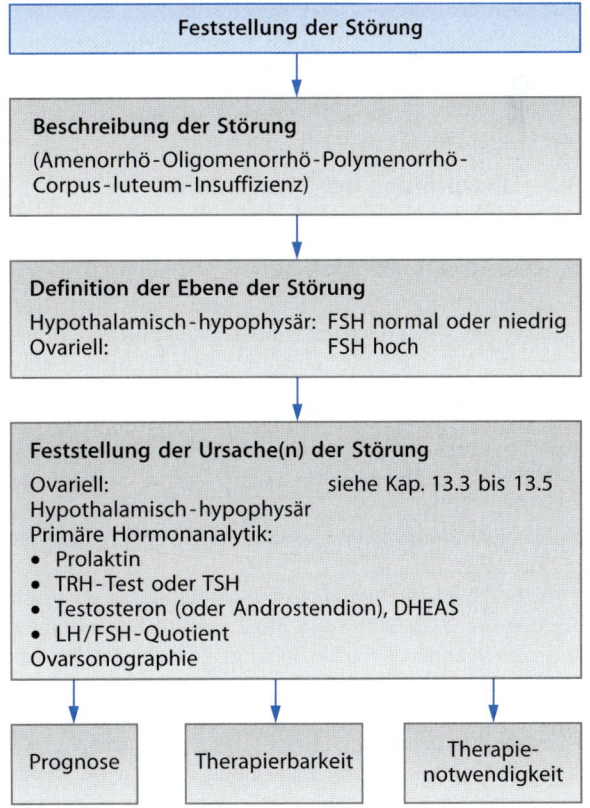

◻ **Abb. 23.1.** Systematik der Abklärung einer Ovarfunktionsstörung

> Entscheidet man sich dafür, mögliche differentialdiagnostische Schritte zu unterlassen, so muss man sicher sein, dass der Patient daraus keine Nachteile entstehen. Die zeitliche Abfolge einer abgestuften Differentialdiagnostik richtet sich nach dem Grundsatz: »Häufiges ist häufig, Seltenes kann aber auch vorkommen«.

Allgemeine Überlegungen zu den Therapiekonsequenzen:

Sofern eine Therapie, welche die Ovarfunktion normalisieren soll, möglich ist, sollte sie, wann immer möglich, kausal sein, denn eine Kausaltherapie zielt nicht nur auf die gestörte Ovarfunktion ab, sondern auch auf die zugrunde liegende Störung oder Allgemeinerkrankung und schützt somit die Patientin vor anderweitigen Krankheitsfolgen.

Wenn eine Frau mit gestörter Ovarfunktion aktuell eine Schwangerschaft anstrebt, so verbessert eine Kausaltherapie auch die intrauterinen Lebens- und Entwicklungsbedingungen der Frucht; denn die Wahrscheinlichkeit einer normalen intrauterinen und postpartalen Entwicklung ist für das Kind am größten, wenn die Mutter gesund ist und keine Risikofaktoren hat.

Die vorgesehene Therapie muss eine realistische Erfolgschance bieten und sich an den Lebensumständen und der Diagnostik ausrichten. Sie muss verständlich und ausführlich mit der Patientin besprochen werden, um ihr zu ermöglichen, die Behandlung zu verstehen und zu akzeptieren;

Nutzen, Risiko und Aufwand der Therapie müssen sorgsam abgewogen werden; die Belastungen für die Patientin, z. B. durch den von der jeweiligen Therapie abhängigen Zeitaufwand, muss man der Patientin verdeutlichen; die seelische Befindlichkeit der Patientin muss sowohl in die differentialdiagnostischen als auch in die therapeutischen Überlegungen eingehen.

23.2 Überprüfung der Ovarfunktion

Klinische Ausdrucksformen von Ovarfunktionsstörungen

Die normale Menstruationsblutung setzt im ovulatorischen Zyklus 12 bis 14 Tage nach der Ovulation ein und dauert nicht länger als 5 bis 7 Tage; der Blutverlust beträgt hierbei maximal 80 bis 100 ml (Medenhall 1984; Weise 1988). Regelmäßige 28-tägige Blutungsintervalle sprechen mit 85 bis 90%iger Wahrscheinlichkeit für ovulatorische Zyklen. Umgekehrt sind zu seltene, zu häufige, unregelmäßige, zu schwere oder zu lange dauernde oder gar keinen monatlichen Rhythmus erkennen lassende Blutungen ein leicht fassbarer Hinweis auf eine gestörte Ovarfunktion.

Zu beachten ist allerdings, dass insbesondere sehr unregelmäßige vaginale Blutungen ohne monatlichen Rhythmus häufig durch andere Ursachen bedingt sind, die primär nichts mit einer gestörten Ovarfunktion zu tun haben. Hierzu gehören gestörte Frühschwangerschaften, lokale organische Ursachen und systemische Erkrankungen, beispielsweise Gerinnungsstörungen. Relativ regelmäßig auftretende Blutungen hingegen, welche lediglich mehr oder weniger vom vierwöchigen Menstruationsrhythmus ovulatorischer Zyklen abweichen und regelmäßig nachweisbare minimale Blutungen

(sog. Schmierblutungen), die prä-, postmenstruell oder um den Zeitpunkt der vermuteten Ovulation herum auftreten, sind meist funktionell und klinischer Ausdruck einer gestörten Ovarfunktion.

Bei den Abweichungen vom normalen, vierwöchigen Blutungsrhythmus unterscheidet man folgende Phänomene:

- die Menstruation hat nie eingesetzt, dann spricht man von **primärer Amenorrhö**;
- die Menstruation hat ausgesetzt, dies ist eine **sekundäre Amenorrhö**;
- die Menstruation tritt zu selten ein (Intervalle >35 Tage), diesen Zustand nennt man **Oligomenorrhö**;
- die Menstruation kommt zu häufig (Intervalle <25 Tage), dies ist eine **Polymenorrhö**;
- die Menstruation oder menstruationsähnliche Blutung kommt unregelmäßig oder lässt überhaupt keine Rhythmik mehr erkennen, dann spricht man von **Meno-Metrorrhagie**;
- die Menstruationsblutung ist sehr schwach; dies ist eine **Hypomenorrhö**;
- die Menstruationsblutung ist zu stark; dies ist eine **Hypermenorrhö**;
- die Menstruation dauert zu lange (>7 Tage), dies ist eine **Menorrhagie**.

Eine sehr leichte Blutung, eine sog. Schmierblutung, die schon einige wenige Tage vor der eigentlichen Blutung einsetzt, ist eine **prämenstruelle Schmierblutung**; sie spricht für eine frühzeitige Luteolyse, kann also Hinweis auf eine Corpus-luteum-Insuffizienz sein; eine **postmenstruelle Schmierblutung** belegt, dass die Reparaturvorgänge am Endometrium verzögert ablaufen und kann somit den Verdacht auf eine Störung der Follikelreifung und eine zu geringe Östrogensekretion des Follikels begründen. Schließlich findet man gelegentliche mittzyklische, ein bis zwei Tage dauernde Schmierblutungen bei in der Regel ovulatorischen Zyklen, die man auf einen zu starken präovulatorischen Östradiolabfall zurückführt und **Ovulationsblutungen** nennt.

Diese unterschiedlichen Formen der Blutungsrhythmik, -dauer und -intensität kann man in einem Schema dokumentieren (◘ Abb. 23.2).

Spezielle Fragen ergeben sich, wenn die Menstruation noch nie (primäre Amenorrhö) aufgetreten ist, wieder aufgehört hat (sekundäre Amenorrhö), zu stark ist und zu lange dauert (Hypermenorrhö, Menorrhagie) und wenn Blutungen unregelmäßig sind (Metrorrhagien, Dauerblutungen).

Bevor der Arzt, wie unten im Detail beschrieben, die Frage beantwortet, auf welcher Ebene (Hypothalamus, Hypophyse oder Ovar) und warum die Ovarfunktion gestört ist, muss er alle nichtendokrinen, organischen und physiologischen Ursachen ausschließen:

Primäre Amenorrhö	Fehlbildungen der Müller-Gang-Abkömmlinge, der Vagina und des äußeren Genitale (Uterus, Zervix, Vagina, Hymen)
Sekundäre Amenorrhö	Schwangerschaft, Laktation Postmenopause

	Zustand nach Uterusexstirpation oder funktionelle bzw. organische Endometriumschädigung
Hypermenorrhö, Meno-Metro-rhagie	Systemische Erkrankungen wie Blutungs- und Gerinnungsstörungen, lokale Erkrankungen (s. unten), gestörte Schwangerschaft
Hypomenorrhö	Partielle Zerstörung des Endometriums

Organische Ursachen regelwidriger Blutungen sind
— intrauterine oder zervikale Polypen,

— Kontaktblutungen bei Ektopie der Zervix,
— intrakavitäre und intramurale Myome,
— Genitalentzündungen und
— Karzinome.

Nachdem organische, physiologische und systemische, nichtendokrine Ursachen ausgeschlossen sind, steht fest, dass die Ovarfunktion gestört ist. Dann sind folgende Fragen zu beantworten (◘ Abb. 23.1):
— auf welcher Ebene (Hypothalamus, Hypophyse, Ovar) und
— warum
ist die Ovarfunktion gestört?

Die Hierarchie der obigen Fragestellungen ist in ◘ Abb. 23.3 zusammengefasst: Wenn lokale, mechanische Faktoren, eine

Normaler Zyklus

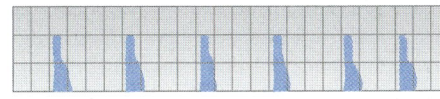

◘ **Abb. 23.2.** Schema zur Dokumentation von Blutungsrhythmus, -dauer und -stärke

Tempoanomalien
    Oligomenorrhö
    (zu seltene Regel)

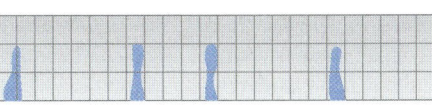

    Polymenorrhö
    (zu häufige Regel)

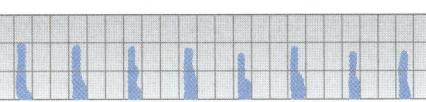

Typusanomalien
    Hypomenorrhö
    (zu schwache Regel)

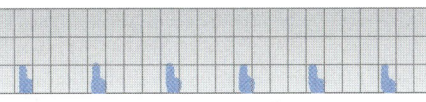

    Hypermenorrhö
    (zu starke Regel)

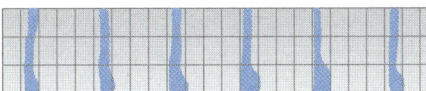

    Menorrhagie
    (zu lange Regel)

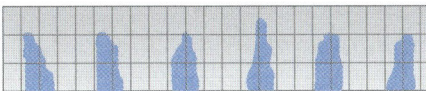

Zusatzblutungen
    Irreguläre Zusatzblutungen

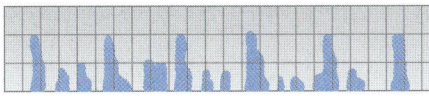

    Prä- oder postmenstruelle Blutung

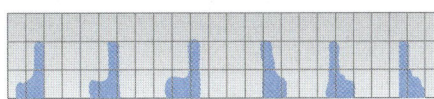

    Ovulationsblutung

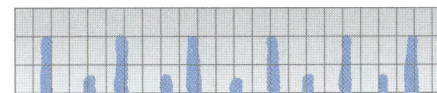

Azyklische Blutung
    Metrorrhagie
    (Dauerblutung)

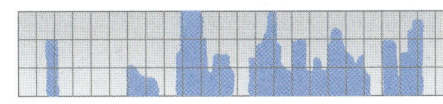

Amenorrhö
    Sekundäre Amenorrhö

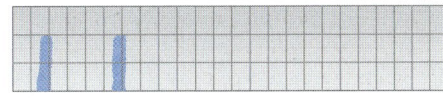

normale oder gestörte Schwangerschaft, systemische, nichtendokrine Erkrankungen oder Medikamente (z. B. Prolaktinstimulatoren, Gestagene) als Ursache fehlender oder irregulärer Blutungen ausgeschlossen sind, liegt definitiv eine Ovarfunktionsstörung vor. Eine Blutungsstörung, die auf einer Ovarfunktionsstörung beruht, nennt man eine **dysfunktionelle Blutung**. Dieser Begriff setzt also den Ausschluss der oben erwähnten differentialdiagnostischen Ursachen einer Amenorrhö bzw. irregulärer Blutungen voraus.

Jede Ovarfunktionsstörung muss man differentialdiagnostisch sorgfältig abklären, unabhängig davon, ob sie in der Adoleszenz, im frühen oder späteren geschlechtsreifen Alter auftritt und ob sie bei einer Frau nachgewiesen wird, die aktuell eine Schwangerschaft anstrebt oder nicht; denn eine Störung der hypothalamo-hypophysär-ovariellen Funktionsachse hat immer eine Ursache. Diese muss der Arzt kennen, denn sehr häufig ist eine Ovarfunktionsstörung Ausdruck und Begleitsymptom einer systemischen Erkrankung oder Störung des Organismus, welche jenseits endokrinologischer oder reproduktionsmedizinischer Fragen im engeren Sinn der Therapie oder präventiver Maßnahmen bedarf.

Zu den Ebenen der Ovarfunktionsstörung. Die Ovarfunktion ist entweder gestört, weil keine Follikel (mehr) vorhanden sind und evtl. noch vorhandene Follikel nicht (mehr) stimulierbar sind (dann hat die betroffene Frau erhöhte Gonadotropinspiegel, d. h. sie ist **hypergonadotrop**), oder weil das Hypothalamus-Hypophysen-System vorhandene und stimulierbare Follikel nicht angemessen stimuliert (dann hat sie entweder normale oder erniedrigte bis nicht nachweisbare Gonadotropinspiegel, d. h. sie ist **normo-** oder **hypogonadotrop**).

Diese Differenzierung ist von fundamentaler Bedeutung, denn von ihr hängt die Prognose einer Ovulationsauslösung und damit einer Sterilitätsbehandlung ab. Frauen, deren Ovarien keine stimulierbaren Follikel enthalten, sind nicht nur hy-

pergonadotrop, sondern haben meist keine Menstruation: Sie sind meist amenorrhoisch und irreversibel infertil (▶ Kap. 13 und 19). Ihr reproduktionsendokriner Status entspricht somit demjenigen einer peri- oder postmenopausalen Frau. Wie im natürlichen Übergang in die Postmenopause, in der Perimenopause also, können der hypergonadotropen Amenorrhö Phasen vorausgehen, in denen die Frau noch regelmäßige oder gestörte Blutungsrhythmen hat.

Frauen, deren Ovarfollikel nicht angemessen stimuliert werden, können alle Schweregrade einer Ovarfunktionsstörung haben: Zwischen einer nur leichten Störung der Follikelreifung bei ovulatorischer Funktion und der ausgeprägtesten Form einer Störung, der hypogonadotropen Amenorrhö, gibt es fließende Übergänge, die man – nach formalem Schweregrad – in folgender Reihenfolge aufführen kann:

■ stabiler ovulatorischer Zyklus,
■ Corpus-luteum-Insuffizienz,
■ Oligomenorrhö,
■ normogonadotrope Amenorrhö und
■ hypogonadotrope Amenorrhö.

Demnach ist die **Corpus-luteum-Insuffizienz** die leichteste Form der gestörten Ovarfunktion, die dann mit den unten beschriebenen klinischen Merkmalen und mit Hilfe der Ultraschalltechnik sowie der Hormonanalytik nachweisbar ist, wenn die Follikelreifung nur mäßig gestört oder eine isolierte Störung des Corpus luteum dokumentierbar ist.

Der **anovulatorische Zyklus** kann sowohl mit relativ regelmäßigen 28- bis 35-tägigen Blutungsintervallen einhergehen als auch mit oligomenorrhoischen oder unregelmäßigen Blutungsintervallen. Diesen unterschiedlichen Schweregraden der Ovarfunktionsstörung ist gemeinsam, dass sie eine relative bis absolute funktionelle Sterilität zur Folge haben, sie unterscheiden sich aber hinsichtlich ihrer Begleitsymptome und Folgen (◨ Tabelle 23.1).

Diesen vier Schweregraden einer hypothalamisch-hypophysären Ovarfunktionsstörung liegt eine Vielzahl von Ursa-

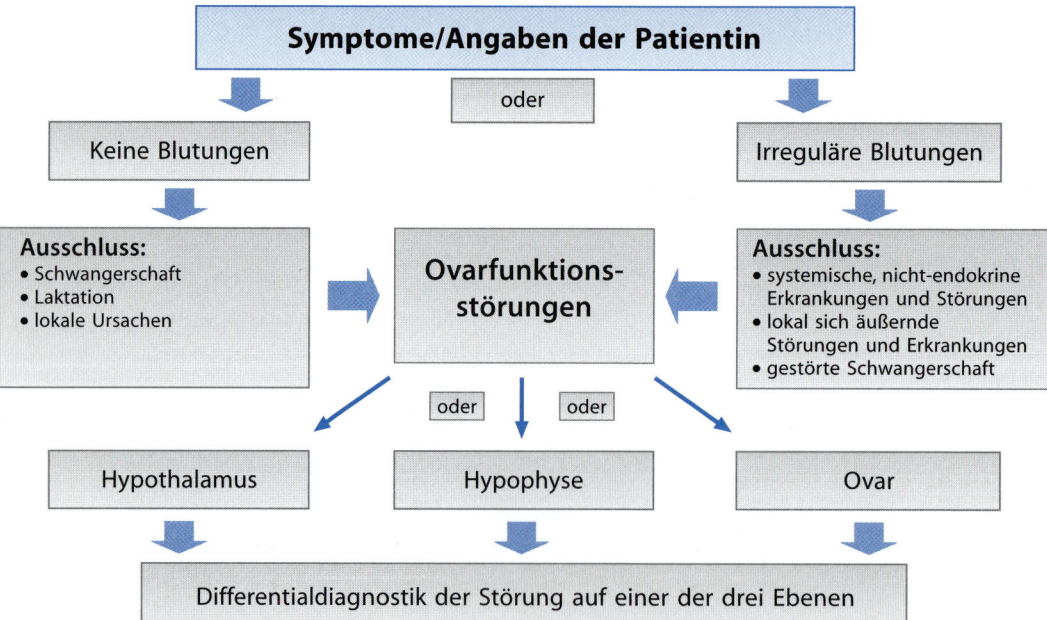

◨ **Abb. 23.3.** Hierarchie der Diagnostik bei Verdacht auf eine Ovarfunktionsstörung

chen zugrunde, die die Symptomatik und häufig auch die Therapiekonsequenzen bestimmen. Einige Beispiele für Symptome und Befunde, die man auf die Ursachen einer Ovarfunktionsstörung zurückführen kann sind:

- bei Prolaktinomen
  - Kopfschmerzen und
  - Sehstörungen;
- bei (androidem) Übergewicht
  - Fettstoffwechselstörungen,
  - Insulinresistenz, Diabetes mellitus Typ II,
  - kardiovaskuläre Probleme und Risiken,
  - erhöhte Risiken hormonassoziierter Tumoren und
  - erhöhte Androgen- und LH-Spiegel;
- bei Schilddrüsenüber- oder -unterfunktion
  - Strumabildung,
  - alle somatischen und psychischen Folgen der Über- bzw. Unterfunktion,
  - im Fall einer Schwangerschaft Stoffwechselentgleisungen,
  - erhöhte Risiken für kindliche Fehlbildungen und intrauterine Entwicklungsstörungen sowie
  - häufig erhöhte Prolaktinspiegel und Galaktorrhö.

23.2.1 Anamnese

Eine ausführliche Anamnese steht am Anfang der Abklärung. Das Erstgespräch soll eine Vertrauensbasis zwischen Patientin und Arzt schaffen und bestimmt somit maßgeblich den weiteren Verlauf von Diagnostik und Therapie.

Dem Erstgespräch kann ein strukturierter Fragebogen vorgeschaltet werden, um mittels Routinefragen Problembereiche systematisch zu dokumentieren und zu identifizieren. Dieses Hilfsmittel entlastet den Arzt und ermöglicht ihm, seine Zeit auf die kritischen Punkte der Anamnese und auf die Beratung zu fokussieren. Der Fragebogen ersetzt nicht das ausführliche Gespräch. Ein Beispiel einer solchen systematischen Anamnese findet sich am Ende dieses Kapitels, in dem alle essentiellen Fragen und Antworten so zusammengefasst sind, dass sie dem Arzt in kürzester Zeit eine ausreichende Übersicht geben, auf die er seine Gesprächsführung, Beratungstätigkeit und die diagnostischen Entscheidungen stützen kann.

Einer der wichtigen prognostischen Parameter, mit dem man abschätzen kann, wie schwerwiegend das Problem ist, ist die Dauer des unerfüllten Kinderwunschs (Wouts et al. 1987). Mit zunehmender Dauer nimmt nämlich die Chance einer Spontankonzeption drastisch ab. Gleiches gilt auch für die Dauer der bisher ergriffenen Therapiemaßnahmen. Während bei bis zu sechsmonatiger Behandlung noch bei bis zu zwei Dritteln der Patientinnen mit einer Schwangerschaft zu rechnen ist, nimmt die Chance nach 18 Monaten erfolgloser Therapie auf weniger als 30% ab (Cavin et al. 1987).

Zyklusanamnese

Von besonderer Bedeutung ist eine ausführliche Zyklusanamnese und -dokumentation. Sie erlaubt zwar keine definitive Differentialdiagnose einer endokrinen Störung, gibt aber häufig erste Spuren, insbesondere zusammen mit Begleitsymptomen.

Da die leichteste Form einer Ovarfunktionsstörung, **die Corpus-luteum-Insuffizienz** meist mit ungefähr vierwöchi-

Tabelle 23.1. Begleitsymptome und Folgen hypothalamisch-hypophysärer Ovarfunktionsstörungen

Corpus-luteum-Insuffizienz	**Relatives Progesterondefizit**
	Relativ häufig vorzeitige Luteinisierung unreifer Follikel
	Häufig verkürzte Lutealphasen
	Häufig prämenstruelle Symptome
	Häufig prä- und postmenstruelle Schmierblutungen
	Fekundabilität vermindert
	Kontrazeptive Unsicherheit
	Häufig unzureichend entwickeltes und transformiertes Endometrium
	Weitere Symptome abhängig von den Ursachen der Corpus-luteum-Insuffizienz
	Physiologischerweise gehäuftes Vorkommen in Adoleszenz und Perimenopause
Oligomenorrhö	**Progesterondefizit, deshalb Östrogendominanz**
	Proliferationsneigung des Endometriums (Hyperplasie, Karzinom)
	Gehäuft Blutungsprobleme (irreguläre Blutungen und/oder prä- und postmenstruelle Schmierblutungen) und Gefahr aszendierender Infektionen
	Drastisch verminderte Fekundabilität
	Kontrazeptive Unsicherheit
	Weitere von den Ursachen abhängige Symptome
	Physiologischerweise gehäuftes Vorkommen in Adoleszenz und Perimenopause
Normogonadotrope Amenorrhö	**Progesterondefizit Relatives Östrogendefizit**
	Somatische Folgen eines relativen Östrogendefizits
	Endometrium unterentwickelt
	Fekundabilität gegen Null
	Kontrazeptive Restunsicherheit
Hypogonadotrope Amenorrhö	**Progesterondefizit Ausgeprägtes Östrogendefizit** (somatische Folgen s. Abschn. 19.4 bis 19.11)
	Endometrium flach, nicht stimuliert
	Keine Fekundabilität

gen Blutungsintervallen und nur gelegentlich mit prä- oder postmenstruellen Schmierblutungen einhergeht, basiert ihre Diagnose nicht auf der Anamnese, sondern in der Regel auf den Ultraschall- und Hormonbefunden (z. B. unzureichende Follikelreifung und Endometriumentwicklung, zu niedrige mittluteale Progesteron- und (häufig Östradiol-)spiegel).

Die Frage nach schmerzhaften Menstruationsblutungen (Dysmenorrhö) erlaubt einen ersten Verdacht auf eine Endometriose.

Neben der Abklärung der Ovarfunktion, die im Mittelpunkt dieses Kapitels steht, sind für die Abklärung der Sterilität bei unerfülltem Kinderwunsch die andrologischen Untersuchungsergebnisse des Mannes und anamnestische Hinweise, die den Ausschluss einer tubaren Sterilität erforderlich machen, von Wichtigkeit.

Lebensstil, körperliche Betätigung und ihre Auswirkungen auf die Ovarfunktion

Wesentliche Hinweise auf mögliche Störungen der Ovarfunktion geben Angaben zu Lebensstil und körperlicher Betätigung. Übergewicht trägt in erheblichem Maße zu Zyklusstörungen bei. Dies geschieht über zwei Stoffwechselwege: Hyperandrogenämie und Hyperinsulinämie, die in gegenseitiger Wechselwirkung stehen (▸ Abschn. 6.3, 16.4, 17.3).

Auch Untergewicht allein oder in Kombination mit ausgiebiger sportlicher Betätigung kann Störungen der Ovarfunktion in allen Ausprägungsgraden auslösen (Zyklusstörungen, Anovulation, Amenorrhö mit Östrogenmangel). Die Anamnese muss also Essgewohnheiten sowie Art und Ausmaß der sportlichen Betätigung erfassen (▸ Abschn. 17.2).

Subjektive und klinische Symptome

Das Zyklusgeschehen und dessen Störungen führen häufig zu charakteristischen, subjektiven Symptomen, die in wechselndem Schweregrad und Zusammensetzung überwiegend prämenstruell oder in der gesamten zweiten Zyklushälfte auftreten und deshalb unter dem Oberbegriff prämenstruelles Syndrom zusammengefasst werden. Bei einer Corpus-luteum-Insuffizienz finden sich oft prämenstruelle Schmierblutungen sowie Symptome eines prämenstruellen Syndroms, die allerdings nicht beweisend sind für eine Corpus-luteum-Insuffizienz. Das prämenstruelle Syndrom gehört zu den subjektiv am eindrucksvollsten, von der Patientin geschilderten Symptomenkomplexen.

Häufige Beschwerden und Klagen beim prämenstruellen Syndrom

- Brustspannen und Berührungsempfindlichkeit (Mastodynie)
- Ziehen im Unterleib und im Rücken
- Aggressive und/oder depressive Verstimmung
- Prämenstruelle Akne
- Kopfschmerzen
- Völlegefühl und Blähbauch
- Ödemneigung
- Gewichtsschwankungen mit prämenstrueller Gewichtszunahme
- Prämenstruelle Schmierblutungen

23.2.2   Klinische Untersuchung

Gynäkologische Befunde

Die allgemeine körperliche und die gynäkologische Untersuchung mit Spiegeleinstellung und bimanueller Palpation gehören zur Basisdiagnostik bei jedem Verdacht auf eine Störung der Ovarfunktion, unabhängig davon, ob eine Frau aktuell eine Schwangerschaft anstrebt oder nicht. Mit der gynäkologischen Untersuchung lassen sich Fehl- und Neubildungen des Genitales erfassen, wie z. B. Vaginalatresien, Scheidensepten, ein Uterus duplex, eine doppelte Portio, eine Hymenalanomalie, Myome u. a. Insbesondere ist zu achten auf

- die Östrogenisierung des Scheidenepithels, auch im Nativabstrich,
- Zervixfaktoren (Muttermundsweite, Spinnbarkeit, Farnkrautphänomen des Zervixschleims), insbesondere in der Zyklusmitte und in der zweiten Zyklushälfte,
- Größe und Form des Uterus, insbesondere, um Myome zu erfassen, sowie auf den
- Palpationsbefund der Adnexe und des Douglas-Raums.

Ein zytologischer Abstrich von der Portio ist Teil der Erstuntersuchung, wenn keine verlässliche Information über jüngere und unauffällige Vorsorgebefunde vorliegt.

Allgemeine Befunde

Neben den allgemeinen Befunden (s. unten) ist, insbesondere bei Übergewichtigen, der Quotient aus Taillen- und Hüftumfang von großer Wichtigkeit (▸ Abschn. 6.3, 16.4, 17.3.2), der es erlaubt, die eher abdominale Form der Fettverteilung zu erfassen (◘ Abb. 23.4). Werte von >0,8, insbesondere bei Übergewichtigen, weisen auf dieses Verteilungsmuster hin und signalisieren ein metaboles Syndrom (▸ Abschn. 17.3.2). Aus dem Nachweis desselben ergeben sich spezifische Konsequenzen auch für die Therapie der gestörten Ovarfunktion (▸ Abschn. 23.4.5). Zu den allgemeinen Befunden gehören

- Körpergröße und -gewicht, Körpermasseindex (»body mass index«, BMI),
- bei Übergewicht Taillen/Hüft-Quotient und Fettverteilung,
- Körperproportionen,
- sonstige körperliche Auffälligkeiten;
- klinische Zeichen bei chronischem Untergewicht (Kachexie, Hautveränderungen mit Trockenheit, Hypotonie, Hypertrichose mit Lanugobehaarung, Obstipation, Hypothermie);
- Hinweise auf eine Androgenisierung (Klitorisgröße, Pubesbehaarung, Behaarungstyp, Kopfhaar, Akne, Seborrhö, Hirsutismus, Akanthosis nigricans);
- Hauteinblutungen, Trockenheit der Haut, Pigmentbildung, Striae, Vitiligo;
- Brustentwicklung, Galaktorrhö (auch auf Druck);
- Größe, Form und Konsistenz der Schilddrüse.

Der BMI ist der wichtigste Index zur Bestimmung der Relation von Größe zu Körpergewicht, er ergibt sich aus dem Quotienten von Körpergewicht in kg und der Körpergröße in m² (BMI=kg/m²).

Weitergehende Maßnahmen und bildgebende Verfahren

Apparative, bildgebende Diagnostik und Labordiagnostik, insbesondere die Hormonanalytik ergänzen Anamnese und

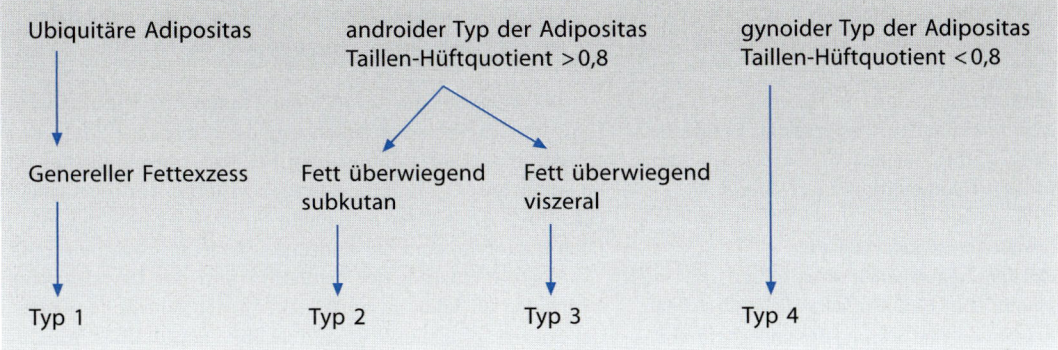

Ubiquitäre Adipositas

androider Typ der Adipositas
Taillen-Hüftquotient >0,8

gynoider Typ der Adipositas
Taillen-Hüftquotient <0,8

Genereller Fettexzess

Fett überwiegend
subkutan

Fett überwiegend
viszeral

Typ 1

Typ 2

Typ 3

Typ 4

Abb. 23.4. Typen der Fettverteilung. (Nach Lefebvre et al. 1997)

klinische Befunde, um die Verdachtsdiagnose einer Ovarfunktionsstörung zu bestätigen und Hinweise auf die Genese der Störung zu bekommen. Es liegt in der Natur der Ovarzyklen, dass man bei der Diagnostik der Ovarfunktion die Zyklusphase berücksichtigen muss, in der die jeweiligen Befunde erhoben werden.

Besondere Bedeutung hat die vaginale Sonographie. Sie erlaubt ohne Notwendigkeit einer Blasenfüllung einen exakten Überblick über die Organe des kleinen Beckens. Die simultane Beurteilung des Follikelwachstums und der Endometriumdicke- und -struktur erlaubt mit einfachen Mitteln eine erste Beurteilung des Zyklusgeschehens sowie die anderer relevanter Befunde, wie zystischer Adnextumoren, Myome u. a.

23.2.3 Zyklusüberwachung

Hierunter sind alle diagnostischen Maßnahmen zur klinisch angemessenen Beurteilung des Zyklusgeschehens zu verstehen. Ziel der Zyklusüberwachung ist der Nachweis eines regelrechten ovulatorischen Zyklus, die Beurteilung der Ovarstruktur und -größe, der Implantationsbedingungen (des Endometriums) und der Zervixsekretion. Die verwendeten Untersuchungsmethoden haben unterschiedliche Aussagekraft und ergänzen sich.

Basaltemperaturkurve

Die Basaltemperaturkurve (BTK) als einfachste Maßnahme zur Zyklusbeurteilung gibt einen ersten orientierenden Überblick, lässt aber keine detaillierten Aussagen über die Qualität des Zyklus zu. Der exakte Zeitpunkt der Ovulation ist nicht sicher feststellbar. Im Regelfall soll die morgendliche Temperatur ein bis zwei Tage nach der Ovulation um bis zu 0,5°C ansteigen und mindestens 10 Tage erhöht bleiben. Allerdings haben bis zu 10% aller Frauen Ovulationen trotz monophasischer Kurvenverläufe (Johansson et al. 1972; Moghissi 1976), ihr hypothalamisches Temperaturzentrum reagiert also nicht auf das sonst thermogenetisch wirksame Progesteron. Auch die Beurteilung der Zervixfaktoren mit Spinnbarkeit und Farnkrauttest lässt keine exakte Aussage zum Zeitpunkt der Ovulation zu.

Besonderheiten im Verlauf der BTK
Monophasischer Verlauf: meist Hinweis auf einen anovulatorischen Zyklus
Treppenförmiger Anstieg: Verdacht auf ungenügende Follikelreifung und Corpus-luteum-Insuffizienz
Hyperthermie <12 Tage: Hinweis auf Corpus-luteum-Insuffizienz, seltener: Unzureichender thermogenetischer Effekt des Progesterons bei normaler Corpus-luteum-Funktion
Temperaturanstieg vor dem 12. oder nach dem 17. Tag: Hinweis auf Follikelreifungsstörung mit vorzeitiger bzw. verspäteter Luteinisierung

Die BTK erlaubt keine Aussage zur Ursache der Ovarfunktionsstörung oder gar zur Therapie. In der Sprechstunde ist die BTK abgelöst worden von der
- transvaginalen Sonographie,
- (zeitlich gezielten) Hormondiagnostik und
- der Endometriumbiopsie.

Da viele Patientinnen Kurven geführt haben, sollte man diese für einen ersten Überblick über die Periodizität des Zyklusverlaufs nutzen.

Sonographie

Sonographisch lässt sich das Zyklusgeschehen sehr genau beobachten. Während zum Zeitpunkt der Menstruation bzw. in der frühen Follikelphase das Endometrium nur strichförmig abgrenzbar ist, weist es bis zur Ovulation eine allmähliche Dickenzunahme auf eine Gesamtstärke von über 10 mm auf. Die Beschreibung unterschiedlicher Typen der Echogenität hilft bei der Beurteilung des endometrialen Reifegrads nicht weiter. Der dominante Follikel lässt sich ab einem Durchmesser von etwa 10 mm sicher von zystischen Auflockerungen des unauffälligen Ovars abgrenzen. Zum Zeitpunkt der Spontanovulation ist sein Durchmesser variabel, beträgt aber in den meisten Fällen über 20 mm. Frühe Zeichen nach der Ovulation sind ein echodichtes Endometrium mit einer Dicke von 10 mm oder mehr, ein unregelmäßig begrenzter Follikel mit Binnenstrukturen und ein Flüssigkeitssaum um die Adnexe oder im Douglas-Raum. Der Gelbkörper selbst grenzt sich durch die zunehmend dichte Binnenstruktur im ehemaligen Follikel als Zeichen der Gefäßeinsprossung und bindegewebigen Durchbauung ab. Im Falle der Frühschwangerschaft gelingt ein erster Nachweis der intrauterinen Fruchtanlage bei normozyklischem, 28- bis 30-tägigem Verlauf frühestens ab dem 30. Zyklustag.

Für die Zyklusüberwachung ist beim stabilen 28- bis 30-tägigen Zyklus meist eine einmalige sonographische Untersuchung zwischen dem 10. und 12. Tag mit Ausmessen des dominanten Follikels und des Endometriums ausreichend.

> **❯ Eine Diskrepanz zwischen Follikelgröße und Endometriumdicke erlaubt auch ohne Überprüfung hormonaler Parameter erste Hinweise auf eine unzureichende Follikelreifung oder auf eine Störung des Endometriums.**

Ob die Ovulation in engem Abstand sonographisch verfolgt wird oder ob die einmalige Sonographie im weiteren Verlauf, beispielsweise durch die hormonale Analytik zur Eingrenzung des Ovulationszeitpunkts durch LH-Bestimmung ergänzt wird, ist für eine exakte Zyklusbeurteilung sekundär.

Hormonale Diagnostik bei normozyklischem Geschehen

Die Hormonuntersuchungen zur Zyklusüberwachung und zur Differentialdiagnostik der gestörten Ovarfunktion beginnen mit der hormonalen Basisdiagnostik. Sofern die Patientin nicht amenorrhoisch ist, erfolgt Letztere standardisiert in der ersten Zyklushälfte (3. bis 5. Zyklustag), um Fehlinterpretationen zu vermeiden. Auch bei normozyklischem Geschehen ist die Bestimmung von Prolaktin und von TSH zur orientierenden Überprüfung der Schilddrüsenfunktion wichtig, denn Hyperprolaktinämien und Störungen im Schilddrüsenstoffwechsel finden sich bei bis zu 30% aller normozyklischen Sterilitätspatientinnen.

> **❯ Die simultane Erfassung der Androgene ist ebenfalls fester Bestandteil der Erstdiagnostik, fehlen doch trotz Nachweises erhöhter Androgenspiegel häufig die klassischen klinischen Symptome der exzessiven Androgenwirkung an der Haut, wie Akne, Hirsutismus, Seborrhö oder Haarausfall.**

Während bei nur ca. 10% der Frauen mit relativ normalen Menstruationsintervallen ein oder mehrere Androgenspiegel erhöht sind, findet man bei 50% oder mehr der oligo- oder amenorrhoischen Frauen erhöhte Androgenspiegel (❍ Abb. 23.5). Bei der androiden Form des Übergewicht mit Oligomenorrhö sind die Androgenspiegel fast obligat erhöht.

Um die Qualität der Ovulation und der Lutealfunktion beurteilen zu können, nutzt man in der Lutealphase neben der Sonographie die Progesteron- und Östradiolbestimmung. Progesteronspiegel von >10 ng/ml, ab dem 19. bis 20. Zyklustag in dreitägigem Abstand oder zweimal in der Mitte der Lutealphase bestimmt, schließen eine Corpus-luteum-Insuffizienz und somit eine Follikelreifungsstörung weitgehend aus. Auf weitere Analysen, wie die mittzyklische LH-Bestimmung in Serum oder Urin oder die engmaschige zusätzliche mittzyklische Bestimmung von Östradiol und Progesteron, kann man bei der Beurteilung des ersten Kontrollzyklus meist verzichten; sie können dem detaillierten Ovulationsnachweis und der Überwachung während des Therapiezyklus vorbehalten bleiben.

> **❯ Die Hormonanalytik darf nie isoliert, sondern immer im klinischen Kontext bewertet werden, insbesondere muss sie zyklusphasengerecht veranlasst und interpretiert werden.**

Bevor man von einer für die Patientin relevanten und therapiebedürftigen Störung der Ovarfunktion spricht, bedarf es der Kontrolle von mindestens zwei bis drei Zyklen und einer gleichsinnigen Aussage der erhobenen Befunde.

Endometriumbiopsie

Die Bewertung der Endometriumbiopsie zur Diagnose einer unterwertigen endometrialen sekretorischen Umwandlung

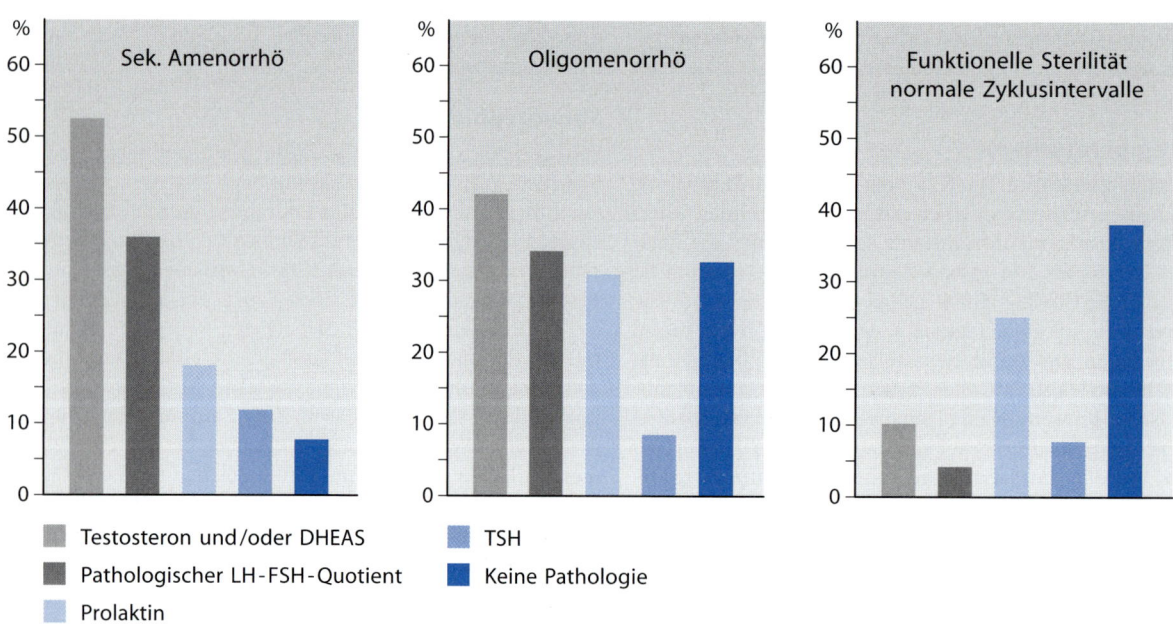

❍ Abb. 23.5. Frequenz pathologischer Hormonwerte bei sekundärer Amenorrhö, Oligomenorrhö und funktioneller Sterilität (Corpus-luteum-Insuffizienz). (Nach Weise et al. 1989a)

des Endometriums ist abhängig von der exakten Datierung des Zyklus. Diese geschieht anhand der Bestimmung des ovulatorischen, mittzyklischen LH-Gipfels. Die Endometriumbiopsie erfolgt in der Phase des sog. **Implantationsfensters**, d. h. 8 oder 9 Tage nach dem LH-Gipfel. Dies ist der Zeitraum, in dem normalerweise die Implantation stattfindet. Mit den modernen Kunststoffküretten ist sie problemlos durchführbar. Verfügt der Histologe über sehr genaue Kenntnisse der endometrialen zyklusabhängigen Histologie, ist der Entwicklungsstand des Endometriums auf zwei Tage exakt eingrenzbar.

23.3 Praktisches Vorgehen bei gestörter Ovarfunktion

In ▶ Abschn. 23.2 ist dargestellt worden, mit welchen diagnostischen Werkzeugen man die Ovarfunktion als normal oder gestört beurteilen kann. ◘ Abb. 23.6 illustriert anhand des hypothalamo-hypophysär-ovariellen Regelkreises die zentrale Bedeutung der FSH-Bestimmung für die Prognose einer Ovarfunktionsstörung, während ◘ Abb. 23.1 die gedankliche Systematik bei der Beschreibung der Form, der Ebene und der Ursachen einer Ovarfunktionsstörung illustriert hat.

Mit der in ◘ Abb. 23.1 illustrierten Vorgehensweise ist die Störung der Ovarfunktion selbst zunächst ausreichend charakterisiert und es sind prinzipielle Aussagen zur Prognose, zur Therapierbarkeit und zur Therapienotwendigkeit möglich. Allerdings erfordert der eine oder andere Befund, z. B. bei

einer Störung der Schilddrüsenfunktion oder bei Hyperandrogenämie, eine erweiterte Differentialdiagnostik (s. unten).

◘ Tabelle 23.2 zeigt, dass die hormonale Diagnostik bei den verschiedenen deskriptiven Formen der Ovarfunktionsstörungen (Amenorrhö, Oligomenorrhö, Corpus-luteum-Insuffizienz) sehr ähnlich ist. Allerdings verbergen sich hinter den einzelnen Ursachengruppen, wie Hyperprolaktinämie, Hyperandrogenämie, Hypo- und Hyperthyreose, Hypergonadotropinämie jeweils eine Vielzahl von Ursachen, die zu erfassen sind, ergeben sich doch aus ihrem Nachweis spezifische prognostische, therapeutische oder präventive Konsequenzen (s. systematische Darstellungen in den ▶ Kap. 12 bis 17).

Im Folgenden werden wir die oben beschriebene und in den ◘ Abb. 23.1 und 23.3 und in ◘ Tabelle 23.2 illustrierte grobe Klassifizierung der Ovarfunktionsstörung verlassen und uns den multiplen, spezifischen Ursachen zuwenden. Dabei gehen wir – wie dies auch im Alltag der Sprechstunde erfolgt – von den Symptomen aus, die uns die Patientin berichtet (z. B. »ich habe keine Regel; mir wachsen Haare am Körper; ich beobachte Milchfluss; ich habe zugenommen und Übergewicht«; u. a.), desgleichen von der Assoziation der Ovarfunktionsstörung mit pathologischen Prolaktin-, Androgen-, Gonadotropinspiegeln und Schilddrüsenparametern.

Häufig wird die Frage gestellt, ob die Störung der Ovarfunktion psychogenen Ursprungs sein könnte. Anhaltspunkte dafür ergeben sich aus der Anamnese und ggf. aus einem psychologischen Konsil. Festzuhalten bleibt bei Ovarfunktionsstörungen psychogenen Ursprungs zweierlei: Sie sind keine Ausschlussdiagnose und sie manifestieren sich in somati-

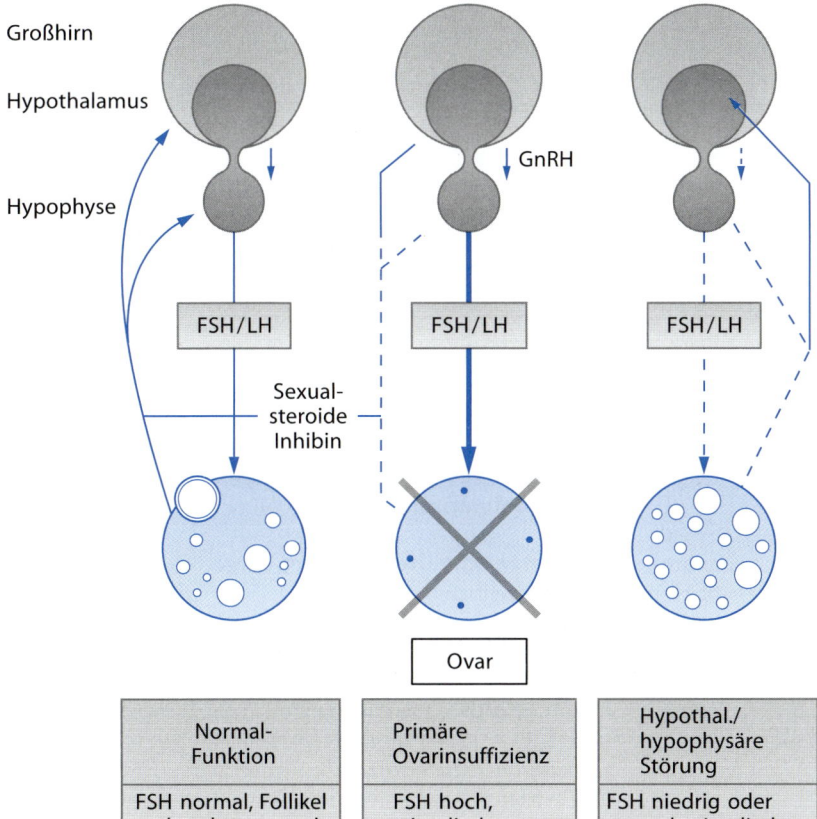

◘ **Abb. 23.6.** Vereinfachtes Schema der hypothalmisch-hypophysär-ovariellen Rückkopplung

Großhirn

Hypothalamus

Hypophyse

GnRH

FSH/LH   FSH/LH   FSH/LH

Sexualsteroide Inhibin

Ovar

Normal-Funktion	Primäre Ovarinsuffizienz	Hypothal./ hypophysäre Störung
FSH normal, Follikel vorhanden, normale Follikelentwicklung	FSH hoch, stimulierbare Follikel **fehlen**	FSH niedrig oder normal, stimulierbare Follikel **vorhanden**

◘ Tabelle 23.2. Primärdiagnostik bei Vorliegen oder Verdacht auf eine gestörte Ovarfunktion

Schritt 1	Bei Amenorrhö Ausschluss einer genitalen Fehlbildung und einer Schwangerschaft		
Schritt 2	**Amenorrhö** [c]	**Oligomenorrhö** [e]	**Corpus-luteum- Insuffizienz** [e]
	Prolaktin	Prolaktin	Prolaktin
	TSH	TSH	TSH
	Testosteron oder Androstendion	Testosteron oder Androstendion	Testosteron oder Androstendion
	DHEA-S	DHEA-S	DHEA-S
	FSH und LH [a]	FSH und LH [a]	FSH und LH [a]
	Östradiol Ovarsonographie	Ovarsonographie	Ovarsonographie
	Selladiagnostik [b]		
	Gestagentest (optional)		
Schritt 3	Pathologisches TSH		Internistisch-endokrinologische Abklärung
	Prolaktin >40–50 ng/ml		MRT zum Ausschluss eines Prolaktinoms
	Androgenexzess mit/ohne Tumorverdacht		Abklärung durch endokrinologisch versierten Arzt [d]
	Östradiol <20 pg/ml, LH und FSH erniedrigt		Selladiagnostik, wenn Ursache nicht offensichtlich ist
	Gestagentest positiv		Kein massiver aktueller Östrogenmangel
	Gestagentest negativ		Östrogenmangel oder lokale zervikale/uterine Ursache

[a] FSH-Bestimmung zumindest bei Frauen von mehr als 35 Jahren mit Sterilitätsproblematik vor einer Therapieentscheidung; LH/FSH-Quotient bei vorhandenem Zyklus am 3. bis 5. Zyklustag.
[b] Selladiagnostik (MRT) erforderlich bei hyperprolaktinämisch-amenorrhoischen Frauen und bei hypogonadotropen Frauen mit Östrogenmangel.
[c] Bei primärer Amenorrhö Chromosomenanalytik.
[d] Bei nicht tumorverdächtiger Hyperandrogenämie Ausschluss/Nachweis einer Insulinresistenz/Hyperinsulinämie bzw. eines Diabetes mellitus Typ II und eines AGS; bei Tumorverdacht Lokalisation durch selektive Venenkatheterisierung.
[e] Basisdiagnostik am 3. bis 5. Zyklustag.

schen Befunden, wie in pathologischen Veränderungen des Stoffwechsels und des Endokriniums.

23.3.1 Diagnostik bei Amenorrhö

Eine jüngere Frau berichtet in der Sprechstunde, keine Menstruationsblutungen zu haben: bevor man beginnt, eine Amenorrhö mit Hilfe der Hormondiagnostik zu klassifizieren, muss man ihre immer noch häufigste Ursache im geschlechtsreifen Alter, eine Schwangerschaft, ausschließen, desgleichen anatomische Ursachen, wie Fehlbildungen von Uterus, Endometrium, Zervix und Vagina. Den Ablauf der Differentialdiagnostik der Amenorrhö fasst ◘ Tabelle 23.3 zusammen.

Fallbeispiel primäre Amenorrhö

Überweisung einer 17-jährigen Patientin wegen primärer Amenorrhö. Thelarche und Pubarche mit 12 Jahren, Famili-enanamnese unauffällig, Ovarien sonographisch nicht nachweisbar. Internistische Abklärung bei unklarer Hyperandrogenämie mit Ausschluss eines NNR-Tumors.

Gewicht 61 kg, Größe 176 cm, BMI 19,7 kg/m². Kein Hirsutismus, weiblicher Habitus, allerdings sehr spärliche Achsel- und Schambehaarung.

Gynäkologische Untersuchung. Virgo, Scheide o. B., Portio nicht darstellbar.

Sonographie. Uterus nicht darstellbar.

Hormonstatus. Prolaktin 11 ng/ml (Referenzbereich: <16 ng/ml); FSH 7,2 mIE/ml (Referenzbereich: <10 mIE/ml); LH 30,3 mIE/ml (Referenzbereich: <7 mIE/ml); DHEA-S 4,06 µg/ml (Referenzbereich: <3 µg/ml); Testosteron 6,9 ng/ml (Referenzbereich: <0,5 ng/ml); Androstendion 8,08 ng/ml (Referenzbereich:0,47–2,68 ng/ml); SHBG 26,75 nmol/l (Referenzbe-

◻ Tabelle 23.3. Differentialdiagnostisches Vorgehen bei Amenorrhö

Anamnese, Untersuchung, Basissonographie

⇓

Ausschluss einer Schwangerschaft (hCG-Bestimmung)

⇓

Ausschluss genitaler Fehlbildungen (bei primärer Amenorrhö)

⇓

Hormonale Diagnostik: LH, FSH, Östradiol, Prolaktin, Testosteron, DHEA-S, TSH

⇓

Prolaktin erhöht	⇒	Ausschluss eines Prolaktinoms
TSH pathologisch	⇒	Hyper- oder Hypothyreose, (spezielle Abklärung, ▶ Abschn. 15.3)
Testosteron, DHEA-S erhöht	⇒	V. a. hyperandrogenämische Ovarinsuffizienz, V. a. PCOS, (weitere Abklärung ▶ Abschn. 23.3.6)
Testosteron und/oder DHEA-S massiv erhöht	⇒	Ausschluss eines Tumors (selten)

⇓

Chromosomenanalytik: Nur bei primärer Amenorrhö; bei hypergonadotroper, sekundärer Amenorrhö, nur wenn die Patientin jünger ist (▶ Abschn. 12.5.3)

⇓

Radiologische Selladiagnostik: Bei hypogonadotroper Amenorrhö mit Östrogenmangel oder sonstigem V. a. intrakraniellen Raummangel und bei Prolaktinspiegeln >40--50 ng/ml)

Weitere Differenzierung:

LH, FSH erhöht, Östradiol erniedrigt, LH/FSH-Quotient meist <1	⇒	V. a. hypergonadotrope Amenorrhö (weitere Abklärung ▶ Abschn. 13.4)
LH und FSH erniedrigt, Östradiol <20 pg/ml	⇒	V. a. hypogonadotrope Amenorrhö

GnRH-Test: bei hypogonadotroper Amenorrhö zum Ausschluss einer primär hypophysären Schädigung und zur Feststellung des Schweregrads der hypothalamischen Störung (▶ Abschn. 24.6, 23.4.4)

Gestagentest (optional):

Positiv	⇒	Kein massiver aktueller Östrogenmangel
Negativ	⇒	Östrogenmangel, wenn anatomische Ursachen ausgeschlossen

Die TSH-Bestimmung ist eine Ausschlussdiagnostik. Wenn die TSH-Konzentration normal bis niedrignormal ist, ist die Patientin euthyreot. Bei nicht nachweisbarem, erhöhten oder im oberen Grenzbereich liegenden TSH-Spiegeln müssen zusätzliche diagnostische Schritte erfolgen (▶ Abschn. 15.3).

reich: 30–95 nmol/l); 17OH-Progesteron 1,32 ng/ml (Referenzbereich: 0,2–1 ng/ml); Östradiol 12 pg/ml (Referenzbereich: >40 pg/ml, bezogen auf eine normale frühe Follikelreifungsphase); TSH 0,58 µIE/ml (Referenzbereich: 0,2–3,5 µIE/ml).

Chromosomenanalyse und molekulargenetische Untersuchung. 46,XY, Mutation des Androgenrezeptorgens: Exon 5 des Androgenrezeptorgens ATG nach ATT-Transversion in der Ligandenbindungsdomäne an Basenposition 2597, Mutation M745I.

Laparoskopie mit beidseitiger Gonadektomie. Beidseits histologisch Hodengewebe ohne Malignität.

Diagnose. Testikuläre Feminisierung

Therapie. Hormonersatztherapie

23.3.2 Diagnostik bei Ovarfunktionsstörungen mit noch vorhandenen Blutungen

Das Schema zur Diagnostik bei dieser Gruppe (◻ Tabelle 23.4) ist ähnlich wie das für die Diagnostik der Amenorrhö (◻ Tabelle 23.3). In diese Gruppe gehören Frauen mit Oligo- und Polymenorrhö, unregelmäßigen und variabel starken Blutungen und Frauen, bei denen bei der Zyklusüberwachung eine Corpus-luteum-Insuffizienz nachgewiesen worden ist. Die

□ Tabelle 23.4. Differentialdiagnostisches Vorgehen bei Verdacht auf Ovarfunktionsstörungen mit noch vorhandenen Blutungen

Anamnese, Untersuchung, Basissonographie

⇓

Ausschluss einer (gestörten) Schwangerschaft (hCG-Bestimmung)

⇓

Hormonanalytik: Bei noch erkennbarem Menstruationsrhythmus vorzugsweise an Tag 3 bis 5 des Zyklus. LH, FSH, Östradiol, Prolaktin, Testosteron, DHEA-S, TSH

⇓

Chromosomenanalyse: nur in Ausnahmefällen bei jüngeren Frauen mit erhöhtem FSH-Spiegel (z. B. zum Ausschluss eines Turner-Mosaiks s. Abschn. 13.3)

⇓

Radiologische Sella-Diagnostik: in der Regel überflüssig

⇓

Gestagentest: entfällt, da nicht sinnvoll

⇓

Weitere Differenzierung:

LH, FSH erhöht, Östradiol variabel	⇒	V. a. hypergonadotrope Störung (weitere Abklärung s. Abschn. 13.4)
Testosteron und DHEA-S erhöht	⇒	V. a. hyperandrogenämische Ovarinsuffizienz, V. a. PCOS (weitere Abklärung s. auch Abschn. 23.3.6)
Prolaktin (meist nur mäßig) erhöht	⇒	Prolaktinome bei Prolaktinspiegeln <40–50 ng/ml sehr unwahrscheinlich, Hyperprolaktinämie bei dieser Patientengruppe oft Folge der chronischen Östrogenwirkung bei Anovulation
TSH pathologisch	⇒	Hyper- oder Hypothyreose (spezielle Abklärung erforderlich)

Basisdiagnostik erfolgt am 3. bis 5. Zyklustag. Bei der differentialdiagnostischen Abklärung, insbesondere beim Symptom Menometrorrhagie sollte man daran denken, dass Blutungen auch lokale organische oder systemische Ursachen haben können, wie aszendierende Infektionen, Polypen, Ektopien, Karzinome, Gerinnungsstörungen sowie eine gestörte (ektope) Schwangerschaft, und dass sie Ausdruck gestörter Regenerationsprozesse am Endometrium sein können, insbesondere bei chronisch-anovulatorischem Zyklusverlauf mit Endometriumhyperplasie.

23.3.3 Spezielle Gesichtspunkte bei hypothalamischen Störungen

Alle Störungen der Ovarfunktion, die nicht auf einen unmittelbaren Defekt des Ovars (z. B. vorzeitiger Verlust des Follikelapparats) oder der Hypophyse zurückzuführen sind, haben ihren Ursprung in einer Fehlsteuerung der Ovarfunktion durch das Zentralnervensystem, die sich in fehlender, unzureichender oder aberranter GnRH-Sekretion der hypothalamischen Nuclei und ihrer Neurone manifestiert.

In diesem Sinne kann man alle nicht primär auf der Ovarebene verursachten oder nicht unmittelbar Hypophysenstörungen zuzuordnenden Ovarfunktionsstörungen als solche hypothalamischen Ursprungs bezeichnen. Da jedoch auch die Ovarfunktionsstörungen bei Hyperprolaktinämie und bei Schilddrüsendysfunktion, ebenso wie diejenigen aus dem hyperandrogenämischen Formenkreis durch eine aberrante oder unzureichende GnRH-Sekretion gekennzeichnet sind, gehören diese Untergruppen der Ovardysfunktion eigentlich zur großen Gruppe hypothalamischer Störungen. Es hat sich allerdings in der medizinischen Literatur eingebürgert, nur solche Ovarfunktionsstörungen als hypothalamischen Ursprungs zu bezeichnen, bei denen zwar die pulsatile GnRH-Sekretion gestört oder erloschen ist, die oben erwähnten Systemstörungen (Hyperprolaktinämie, Hypo-/Hyperthyreose, Hyperandrogenämie) aber nicht nachweisbar sind. Die so definierten hypothalamischen Ovarfunktionsstörungen werden also mit Hilfe der Ausschlussdiagnostik erfasst und äußern sich je nach Schweregrad als hypogonadotrope oder normogonadotrope Amenorrhö, als Oligomenorrhö, als anovulatorischer Zyklus oder als Corpus-luteum-Insuffizienz.

Die Östradiolkonzentrationen sind variabel, von hoch bis nicht nachweisbar, die Androgen-, Prolaktin-, TSH- und Schilddrüsenhormonspiegel sind (definitionsgemäß, s. oben) unauffällig.

Zur Gruppe der Frauen mit Ovarfunktionsstörungen hypothalamischer Genese zählt man konventionellerweise auch diejenigen, die durch Essstörungen auffallen, so bei Anorexia nervosa (s. hierzu ausführliche Darstellung in ▶ Abschn. 17.2). Auch weniger ausgeprägte Formen von Essstörungen, des Nahrungsentzugs und damit assoziierter Verhaltensauffälligkeiten gehören in die Gruppe hypothalamischer Störungen. Diese Zuordnung der Ovarfunktionsstörungen bei Frauen mit Essstörungen ist allerdings nur korrekt, solange man sich bei der Differentialdiagnostik solcher Ovarfunktionsstörungen auf den Ausschluss der hypergonadotropen Störung, des Hypophysendefekts, der Störung des Androgenhaushalts, der Schilddrüsenfunktion und der Hyperprolaktinämie beschränkt. Frauen mit Essstörungen haben nämlich eine ganze Reihe anderer endokriner und metaboler Anomalien, die in der gynäkologisch-endokrinologischen Sprechstunde nicht routinemäßig erfasst werden (s. Abschn. 17.2), und zwar umso ausgeprägter, je massiver das Untergewicht ist. Frauen mit einer klassischen Anorexia nervosa haben eine hypothalamische hypogonadotrope Amenorrhö mit ausgeprägtem Östrogenmangel. Eine primäre hypogonadotrope Amenorrhö hypothalamischen Ursprungs assoziiert mit Riechstörungen haben Frauen mit dem Kallmann-Syndrom (▶ Abschn. 17.10.5).

Zu den hypothalamischen Störungen gehören auch Hypophysenstielläsionen durch Tumoren oder als Folge von Schädel-Hirn-Traumen. Tumoren machen sich oft durch chronische Kopfschmerzen und Sehstörungen bemerkbar, Traumen sind anamnestisch erfassbar (z. B. posttraumatisch Ausbleiben der Menses bzw. der Pubertät).

> ◗ Die Diagnostik einer hypogonadotropen Amenorrhö hypothalamischen Ursprungs ist eine Ausschlussdiagnose. Sie ergibt sich aus dem Nachweis niedriger oder nicht nachweisbarer Gonadotropin- und Östradiolspiegel nach Ausschluss hypophysärer organischer Schäden mit Hilfe bildgebender Verfahren, Computer- (CT)- oder Magnetresonanztomographie (MRT) und des GnRH-Stimulationstests.

Bei der Anamnese zur Differentialdiagnostik dieser hypothalamischen Amenorrhöform sind folgende Fragen zu beantworten:
- Gab es überhaupt schon eine Menstruationsblutung?
- Hat die körperliche Entwicklung normal eingesetzt?
- Hat die Patientin Riechstörungen?
- Hat die Patientin Familienmitglieder, die eine mit Riechstörungen assoziierte ausbleibende Pubertät hatten?
- Hat die Patientin Essstörungen und Untergewicht?
- Hatte die Patientin einen Unfall mit Schädelverletzungen (Bewusstlosigkeit)?

23.3.4 Spezielle Gesichtspunkte bei hypophysären Störungen

Eine hypophysäre Störung als Ursache einer Amenorrhö ist dann nicht auszuschließen, wenn eine amenorrhoische Patientin über Sehstörungen, Kopfschmerzen und Schädeltraumen mit Bewusstlosigkeit berichtet.

Die Diagnostik bei vermuteter hypophysärer Störung entspricht der bei hypothalamischer Amenorrhö (◖ Tabelle 23.3), schließt aber obligat die bildgebende Diagnostik der Hypophyse ein. Diese ist dann angezeigt, wenn anamnestische Angaben oder der Nachweis einer hypogonadotropen Amenorrhö den Ausschluss eines raumfordernden Prozesses erfor-

derlich machen. Besondere Bedeutung kommt dem GnRH-Test zu: Ein unzureichender Anstieg der Gonadotropinspiegel nach GnRH-Applikation (GnRH-Test: Durchführung ▶ Abschn. 24.6) zwingt zur bildgebenden Diagnostik. Darüber hinaus müssen vom internistischen Endokrinologen die übrigen Partialfunktionen der Hypophyse abgeklärt werden, nämlich die kortikotropen, thyreotropen, somatotropen Funktionsachsen und die Prolaktinspiegel. Bei Hypophysen- oder hypophysennahen Tumoren und nach Traumen könne alle oder nur einzelne Partialfunktionen ausfallen (zur Überprüfung derselben ▶ Abschn. 24.6).

23.3.5 Spezielle Gesichtspunkte bei Corpus-luteum-Insuffizienz

In ▶ Abschn. 23.2 wurde die Corpus-luteum-Insuffizienz als eine der Ausdrucksformen von Ovarfunktionsstörungen dargestellt und ihre Merkmale und Folgen beschrieben. Wenn man sie als formal leichteste Störung der Ovarfunktion bezeichnet, so bedeutet dies lediglich, dass die Follikelreifung nur wenig gestört ist, nicht jedoch, dass die Therapie einfach sein muss. Offen ist auch ihre Ursache: Eine Corpus-luteum-Insuffizienz kann zentraler, d. h. hypothalamisch-hypophysärer Ursache sein, Begleiterscheinung von Störungen anderer endokriner und metaboler Funktionen oder Ausdruck einer beginnenden Ovarinsuffizienz, beispielsweise im Rahmen eines Klimakterium praecox. Sie ist also nur ein Symptom.

Sie kann sich gelegentlich nur durch erniedrigte Progesteronspiegel bemerkbar machen, ist aber meist auch Ausdruck einer mäßiggradigen Störung der Follikelreifung oder Folge einer zu frühzeitigen Luteinisierung (Hinney et al. 1996).

> ◗ Die Corpus-luteum-Insuffizienz ist als eine von vielen Sterilitätsursachen gut dokumentiert, sie führt u. a. zu einer unzureichenden sekretorischen Transformation des Endometriums mit konsekutiv deutlich niedrigerer Implantationswahrscheinlichkeit.

Auch Aborte kommen bei Corpus-luteum-Insuffizienz häufiger vor. Niedrige Progesteronspiegel wirken sich darüber hinaus nachteilig auf die Motilität der Tuben aus, möglicherweise ist diese Motilitätsstörung Ursache der erhöhten Prävalenz tubarer Graviditäten bei Corpus-luteum-Insuffizienz (Guillaume et al. 1995).

> ◗ Die Diagnostik bei Verdacht auf Corpus-luteum-Insuffizienz besteht – analog zum Vorgehen bei anderen Formen der Ovarfunktionsstörung (◖ Tabelle 23.2) – aus zwei Stufen:
> - dem Nachweis der Insuffizienz mit den unten beschriebenen Methoden und
> - der Suche nach den Ursachen.

Die Bestimmung der morgendlichen Aufwachtemperatur und das Aufzeichnen einer BTK geben grob orientierend Auskunft über die Länge der Lutealphase (Moghissi 1976). Eine Verkürzung der hyperthermen Phase auf weniger als 12 Tage kann ein erster Hinweis auf eine Störung der Gelbkörperfunktion sein. Aus einem verzögerten Anstieg der morgendlichen Temperatur lassen sich aber keine sicheren Rückschlüsse auf eine Corpus-luteum-Insuffizienz ziehen (zu den Grenzen der

Methode ▶ Abschn. 23.2.3). Die Kombination einer abnorm erscheinenden BTK mit klinischen Symptomen, wie beispielsweise dem prämenstruellen Syndrom oder prämenstruellen Schmierblutungen, machen das Vorliegen einer Corpus-luteum-Insuffizienz wahrscheinlicher. Darüber hinaus bestärken diese Verdachtsdiagnose alle anderen klinischen Zeichen, bei denen die Wahrscheinlichkeit einer Ovarfunktionsstörung erhöht ist, wie z.B. deutlicher Unter- oder Übergewicht, Galaktorrhö, Hirsutismus, Akne.

> Den Nachweis einer Corpus-luteum-Insuffizienz erlaubt die Kombination der Hormonanalyse mit der sonographisch kontrollierten Entwicklung des Follikels und des Endometriums.

Den Verdacht auf eine Corpus-luteum-Insuffizienz bestätigt man durch zwei bis drei Progesteronbestimmungen in der mittlutealen Phase frühestens 5 Tage nach der Ovulation in 2- bis 3-tägigen Abständen, wobei mittlere Progesteronspiegel <10 ng/ml im Serum auf eine Corpus-luteum-Insuffizienz hinweisen. Zusätzlich bestimmt man die Östradiolkonzentration.

Bei einer Corpus-luteum-Insuffizienz können sich folgende Konstellationen finden:
- erniedrigte Progesteronspiegel in der Lutealphase mit ausreichend hohen Östradiolspiegeln,
- erniedrigte Östradiolspiegel trotz normaler Progesteronspiegel,
- erniedrigte Östradiol- und Progesteronspiegel,
- Persistenz des luteinisierten, aber nicht rupturierten Follikels (LUF-Syndrom, ▶ Abschn. 23.4.7),
- eine unzureichende endometriale Entwicklung.

Folgende Tatsachen müssen bei der Beurteilung der Progesteronkonzentrationen berücksichtigt werden:
- Progesteron wird ab dem 6. Tag nach dem ovulatorischen LH-Anstieg als Folge der hypophysären LH-Pulse pulsatil ausgeschüttet; hingegen zeigen die Progesteronspiegel in der Frühphase der Corpus-luteum-Funktion nur geringe Schwankungen (Filicori et al. 1984; Steele et al. 1985; Healy et al. 1984).
- Die Bestimmung von Östradiol zur Beurteilung der Corpus-luteum-Funktion ist wichtig, da nachgewiesen ist, dass auch Frauen mit normalen Progesteronspiegeln, aber erniedrigten Östradiolkonzentrationen eine erniedrigte Konzeptionswahrscheinlichkeit (Fekundabilität) haben (Goldstein et al. 1982).
- Die endometriale Reifung und die Konzentration des Progesterons korrelieren nicht immer miteinander (Shangold et al. 1983; Gautray et al. 1981).

Die Bestimmungen der Prolaktin-, TSH-, Testosteron- und DHEA-S-Konzentrationen schließen eine Hyperprolaktinämie, eine Schilddrüsenfunktionsstörung und eine Hyperandrogenämie als Ursachen einer Corpus-luteum-Insuffizienz aus. Da diese manchmal auch der erste Hinweis auf eine Vorstufe und Variante eines PCO-Syndroms sein kann, ist auch die Bestimmung von FSH und LH sowie die Ermittlung des LH/FSH-Quotienten in der frühen follikulären Phase (3. bis 5. Zyklustag) sinnvoll. Hohe LH-Spiegel in der Frühphase des Zyklus prädisponieren nämlich zu Störungen der Follikelreifung, zur vorzeitigen Luteinisierung, zur vorzeitigen Beendigung der Reduktionsteilung der Oozyte und zu einer Störung des quantitativen Gleichgewichts zwischen der LH-abhängigen Androgensekretion und der FSH-abhängigen Östradiolsekretion des Follikels. Daneben ist bei zu hohen LH-Spiegeln in der frühfollikulären Phase die Implantationswahrscheinlichkeit und damit die Fekundabilität vermindert (◘ Abb. 23.9).

Eine Endometriumbiopsie in der Lutealphase für den Nachweis einer unzureichenden Östrogen- und Progesteronwirkung am Endometrium erlaubt zwar eine auf maximal 2 Tage genaue Beurteilung einer zeitgerechten endometrialen Ausreifung (Noyes et al. 1950), ihre Aussagekraft ist aber sehr vom beurteilenden Pathologen und einer exakten Eingrenzung des Ovulationszeitpunktes abhängig (Balasch et al. 1992). Deshalb ist die Biopsie für die Praxis wenig zweckmäßig und nur geeignet, wenn ein geübter Gynäko-Pathologe die Biopsie beurteilt.

23.3.6 Spezielle Gesichtspunkte bei Ovarfunktionsstörungen aus dem hyperandrogenämischen Formenkreis

Störungen im Androgenhaushalt sind bei Frauen mit Ovarfunktionsstörungen hypothalamisch-hypophysärer Genese außerordentlich häufig. Bei rund 50% der sekundär amenorrhoischen, bei ca. 40% der oligomenorrhoischen Frauen und bei ca. 10% der Frauen mit Corpus-luteum-Insuffizienz und normozyklischen Menstruationsintervallen sind ein oder mehrere Serum-Androgenspiegel erhöht (◘ Abb. 23.5). Zudem haben Frauen mit Ovarfunktionsstörungen aus dem hyperandrogenämischen Formenkreis häufig Stoffwechselstörungen (Insulinresistenz, Feststoffwechselstörungen).

Deshalb gehören Hormon- und Stoffwechselparameter, die entweder für einen gestörten Androgenhaushalt sprechen oder mit diesem vereinbar sind, zur primären Differentialdiagnostik der gestörten Ovarfunktion (◘ Tabelle 23.2).

Wie erwähnt sind Androgenisierungserscheinungen der Haut das klinische Korrelat erhöhter Androgenspiegel; diese Zeichen sind jedoch nicht obligat und umgekehrt findet man häufig bei noch normalen Serum-Androgenspiegeln die genannten Zeichen der exzessiven Androgenwirkung. Dieser scheinbare Widerspruch ist dann nicht erstaunlich, wenn man sich daran erinnert, dass die Androgenkonzentrationen im Blut nur einer von mehreren Faktoren sind, die das Ausmaß der Androgenwirkung bestimmen (▶ Abschn. 2.6.3).

Die häufigsten Auslöser und Ursachen von Androgenisierungserscheinungen und Ovarfunktionsstörungen aus dem hyperandrogenämischen Formenkreis sind
- Übergewicht, insbesondere das mit einer androiden (abdominal-viszeralen) Fettakkumulation (◘ Abb. 23.4),
- das postpuberale adrenogenitale Syndrom und
- alle anderen Stoffwechselstörungen, die mit Insulinresistenz und Hyperinsulinämie einhergehen.

Cave

Hyperandrogenämische Ovarfunktionsstörungen, insbesondere, wenn sie mit Adipositas, Insulinresistenz und Hyperinsulinämie assoziiert sind, sind immer Warnhinweise auf das metabole Syndrom (▶ Abschn. 17.3.2) und damit auf kardiovaskuläre und onkologische Risiken.

Hyperandrogenämische Ovarfunktionsstörungen mit dem Hauptmerkmal polyzystischer Ovarien (PCO) sind heute deshalb so häufig zu beobachten, weil ihre Hauptursache, das Übergewicht, mittlerweile auch bei jüngeren Menschen epidemische Ausmaße angenommen hat.

Sexualhormonbindendes Globulin (SHBG). Die Bestimmung von SHBG bei Ovarfunktionsstörungen aus dem hyperandrogenämischen Formenkreis ist zwar nicht zwingend; die bei hyperandrogenämischen Störungen meist erniedrigten SHBG-Spiegel erlauben jedoch eine klinisch wichtige Aussage, da SHBG in der Leber synthetisiert wird: Die SHBG-Konzentrationen sind umso niedriger, je stärker Androgene und Insulin auf die Leber einwirken. Besonders niedrige SHBG-Spiegel findet man deshalb dann, wenn sowohl die Androgen- als auch die Insulinspiegel erhöht sind.

ACTH-Test. Er ist indiziert bei erhöhten Androgenspiegeln zum Ausschluss eines postpuberalen adrenogenitalen Syndroms (AGS). Es ist sinnvoll, neben der obligaten Bestimmung von 17OH-Progesteron auch Kortisol zu bestimmen, um die auch beim postpuberalen AGS gelegentlich eingeschränkte Kortisolsyntheseleistung zu erfassen. Steigt eine Stunde nach i.v.-Injektion von 25 IE ACTH das 17OH-Progesteron um weniger als 2,5 ng/ml an, gilt ein AGS als ausgeschlossen.

Mit diesem Test (Details ▶ Abschn. 24.6) werden die Defekte der 21-Hydroxylase und damit über 90% aller zu einem postpuberalen AGS führenden adrenalen Enzymdefekte erfasst. Die zusätzliche Bestimmung von 11-Desoxykortisol und DHEA dient dem Hinweis auf andere adrenale Enzymdefekte.

Molekulargenetische Untersuchung des Gens für die 21-Hydroxylase. Sie bestätigt die Verdachtsdiagnose und erlaubt Aussagen zur Lokalisation der Mutationen im Gen, das dieses Enzym kodiert. Falls aktuell Kinderwunsch besteht, muss bei pathologischem Ausfall des ACTH-Test oder der molekulargenetischen Untersuchung letztere auch beim Partner erfolgen, da von dem Ergebnis dieser Untersuchung abhängt, ob auch embryonales oder fetales Gewebe molekulargenetisch untersucht werden muss.

Cave
Bei Homozygotie der Frucht ist eine Therapie mit einem plazentagängigen Glukokortikoid in der Schwangerschaft zwingend indiziert, um die Virilisierung eines weiblichen Feten zu verhindern.

Metabole Diagnostik. Diese erfasst die Insulinresistenz mit Hyperinsulinämie, den Diabetes mellitus Typ II und die Serumlipide. Da die Prävalenz der Hyperinsulinämie und der Insulinresistenz bei bis zu ca. 50% der PCOS-Patientinnen in den USA und nach eigenen Daten bei mindestens 30% liegt, ist die hierzu erforderliche Diagnostik bei Frauen mit polyzystischen Ovarien wichtig. Allerdings gibt es keine einheitlichen und in der Praxis leicht bestimmbaren Kriterien, um Patientinnen als insulinresistent bzw. insulinsensitiv zu klassifizieren. Meist wird ein oraler Toleranztest (oGTT) mit 75 g Glukose über 2 Stunden empfohlen, in dessen Verlauf in halbstündi-

gen Abständen eine Blutentnahme zur Bestimmung von Glukose und Insulin erfolgt (Durchführung ▶ Abschn. 24.6). Die Berechnung der jeweiligen Fläche unter der Verlaufskurve der Glukose- bzw. Insulinspiegel erlaubt eine hinreichende Einschätzung der Insulinsensitivität. Unter Routinebedingungen kann man die Diagnostik problemlos auf die Bestimmung von Glukose und Insulin im nüchternen Zustand reduzieren. Ein Quotient der Konzentrationen von Glukose (mg/dl) zu Insulin (µIE/ml) <4,5 ist ein guter Indikator der Insulinresistenz. An einer Gruppe übergewichtiger Frauen hispanischer Herkunft konnte gezeigt werden, dass die Sensitivität dieses Quotienten zur Erfassung einer Insulinresistenz bei Frauen mit einem PCO-Syndrom bei 95% liegt, die Spezifität bei 84% (Legro et al. 1998). Diese Ergebnisse bedürfen allerdings noch der Überprüfung an anderen Kollektiven. Eine möglichst praktikable Überprüfung des Glukose- und Insulinhaushalts im Rahmen der Differentialdiagnostik aller PCOS-Patientinnen ist deshalb wichtig, weil man hieraus Konsequenzen für die Wahl der Therapie ableiten kann (z. B. Gewichtsreduktion, Sport, Metformin). Aufgrund der Assoziation zwischen Insulinresistenz und Adipositas lässt sich ein pathologisch erniedrigter Glukose/Insulin-Quotient bevorzugt bei übergewichtigen PCOS-Patientinnen nachweisen. Das gilt auch für eine gestörte Glukosetoleranz und den Diabetes mellitus Typ II: Während die Untersuchung von 254 PCOS-Patientinnen eine Prävalenz von 31,1% für die gestörte Glukosetoleranz und 7,5% für Typ-II-Diabetes ergab, betrugen die entsprechenden Werte in der Untergruppe mit einem BMI <27 kg/m² immerhin noch 10,3% bzw. 1,5% (Legro et al. 1999). Auch bei schlanken Frauen mit polyzystischen Ovarien ist häufig eine Insulinresistenz mit Hyperinsulinämie vor oder nach Glukosebelastung nachweisbar (Dunaif 1997), die Überprüfung des Glukose- und Insulinhaushalts darf also keinesfalls auf übergewichtige Frauen mit polyzystischen Ovarien beschränkt werden. Zu den sich aus einer Insulinresistenz oder einem Diabetes mellitus Typ II ergebenden Konsequenzen für die Patientin und im Fall des Schwangerschaftswunschs für ihr ungeborenes Kind ▶ Abschn. 23.4.5.

Zum Syndrom polyzystischer Ovarien (PCOS)

Das PCOS gehört zu den Ovarfunktionsstörungen aus dem hyperandrogenämischen Formenkreis, ist aber ein von anderen Störungen des Androgenhaushalts abgrenzbares Krankheitsbild und soll deshalb gesondert besprochen werden.

Es beinhaltet die Kombination der typisch veränderten Ovarien (s. unten) mit klinischen Symptomen und analytischen Hinweisen auf eine Störung im Androgenhaushalt und auf Stoffwechselstörungen.

Der transvaginalen Sonographie kommt eine zentrale Bedeutung für die Diagnose zu: Als Kriterien werden mindestens 10 subkapsulär gelegene Follikel von weniger als 10 mm Durchmesser in einer Schnittebene und ein hyperdenses, vermehrtes ovarielles Stroma gefordert (Polsen et al. 1988). Eine Vergrößerung der Ovarien ist nicht obligat.

Allgemein gültige und international akzeptierte diagnostische Kriterien gibt es nicht. In Großbritannien gilt die Diagnose PCOS als gestellt, wenn sonographisch polyzystische Ovarien nachweisbar sind und die Patientin ein oder mehrere assoziierte klinische Symptome oder endokrine Veränderungen aufweist, wobei anderweitige Ursachen ausgeschlossen sein müssen (Balen et al. 1995; Conway et al. 1989;

Franks 1989; Michelmore et al. 1999). In den USA wird die Diagnose eines PCOS gestellt, wenn der Testosteronspiegel erhöht ist oder ein Hirsutismus vorliegt und eine Oligo- oder Amenorrhö (Dunaif 1997). Einen sonographischen Nachweises polyzystischer Ovarien beinhalten die amerikanischen Kriterien nicht. In Deutschland stützt sich die Diagnostik in erster Linie auf den typischen sonographischen Befund.

Klinik des PCOS. Die Klinik ist vielfältig; etwa die Hälfte der Frauen ist adipös. Weitere mögliche klinische Zeichen sind Hirsutismus, Anovulation, eine sekundäre Oligo-Amenorrhö, aber auch eine primäre Amenorrhö (◘ Tabelle 23.5; nach Franks 1995). Bei Adoleszenten mit einer primären Amenorrhö besteht der Verdacht auf ein PCOS insbesondere dann, wenn klinisch nichts für eine Gonadendysgenesie spricht, wenn ein Prolaktinom, Untergewicht und Essstörungen ausgeschlossen sind. Androgenisierungserscheinungen müssen (noch) nicht vorhanden sein.

Gesundheitliche Konsequenzen des PCOS. Problematisch ist das PCOS mit Hyperandrogenämie aufgrund der möglichen Progredienz der Störung, der klinisch belästigenden Erscheinungen wie Hirsutismus, der chronischen Hyperöstrogenämie und wegen der außerordentlich häufigen Insulinresistenz mit diabetogener Stoffwechsellage (bei 30 bis 50% der PCOS-Patientinnen in Europa findet sich eine Hyperinsulinämie mit Insulinresistenz). Zu den potentiellen gesundheitlichen Konsequenzen des PCO-Syndroms zählen:

- Hyperinsulinämie, Insulinresistenz, Diabetes mellitus,
- Hyperöstrogenämie mit erhöhtem Risiko für die Entwicklung eines Endometriumkarzinoms,
- progrediente Ovulationsstörung mit Sterilitätsproblematik und
- Störungen des Lipidstoffwechsels mit kardiovaskulärem Risiko.

Hormonale und metabole Diagnostik beim PCOS. Diese findet sich zusammengefasst im Flussdiagramm der ◘ Tabelle 23.6.

23.3.7 Spezielle Gesichtspunkte bei Hyperprolaktinämie

Die Bestimmung des Prolaktinspiegels gehört bekanntlich zur Basisdiagnostik eines jeden gestörten Zyklus. Der Prolaktinspiegel im Serum wird aus Standardisierungsgründen zusammen mit anderen Parametern in der ersten Zyklushälfte (3. bis 5. Zyklustag) bestimmt.

Der spontane oder durch Druck auf die Mamillen provozierte Milchfluss (Galaktorrhö) ist zwar das Leitsymptom einer exzessiven Prolaktinwirkung, kann aber ebenso wie ausgeprägte Zyklusstörungen fehlen. Bei mäßig erhöhtem Prolaktinspiegel findet sich oft nur eine Corpus-luteum-Insuffizienz. Das Ausmaß der Hyperprolaktinämie korreliert mit dem Grad der Ovarfunktionsstörung, von der Corpus-luteum-Insuffizienz bis zur Amenorrhö.

> **Cave**
>
> Inspektion und Palpation der Mammae sind obligate Bestandteile der Erstdiagnostik; sie sollten erst nach der Blutentnahme für die Prolaktinbestimmung erfolgen, da Manipulationen an der Brust eine Prolaktinausschüttung provozieren können.

Der Nachweis einer Sekretion der Milchgänge erfordert evtl. eine erweiterte Differentialdiagnostik mit Hilfe der Sekretzytologie und bildgebenden Verfahren (▶ Abschn. 21.6).

Die Prolaktinspiegel sind vielen endogenen und exogenen Einflüssen und Störfaktoren unterworfen (◘ Tabellen 14.2, 14.3), die man großenteils mit einer gezielten Anamnese ausschließen kann. Werden insbesondere bei einer oligoamenorrhoischen Patientin Prolaktinspiegel >40 bis 50 ng/ml nachgewiesen, sollten raumfordernde Hypophysentumoren mit Hilfe bildgebender Verfahren (kraniale CT oder MRT) ausgeschlossen werden, sofern es keine plausiblen anderen Ursachen gibt (z. B. Medikamente, exzessive Stimulation der Brustwarzen u. a.). Die Röntgenübersichtsaufnahme der Sella hat gegenüber den genannten Verfahren ihre frühere Bedeutung weitgehend verloren.

◘ **Tabelle 23.5.** Häufigkeit klinischer Zeichen bei PCOS. (Nach Franks 1995)

	Sonographisch positiv (Franks et al. 1991)	Sonographisch positiv (Conway et al. 1989)	Histologisch positiv (Goldzieher u. Green 1962)
Anzahl der Patientinnen	300	556	1079
Hirsutismus	64%	61%	69%
Akne	27%	24%	--
Adipositas	35%	35%	41%
Sterilität	42%	29%	74%
Amenorrhö	28%	26%	29%
Oligomenorrhö	52%	45%	29%
Regulärer Zyklus	20%	25%	15%

23

☐ Tabelle 23.6. Flussdiagramm zur Diagnostik hyperandrogenämischer Overfunktionsstörungen/PCOS

Anamnese	s. Fragebogen und Ergänzungsbogen »Androgenisierungserscheinungen«
	Zyklusanamnese
	Vorherige Schwangerschaften bzw. Aborte
	Pubertätsentwicklung (insbesondere Zeitpunkt der Thelarche, Pubarche und Menarche)
	Familienanamnese
Klinische Untersuchung	Kopfbehaarung (Alopezie)
	Haut (Akne, Hirsutismus, Seborrhö, Akanthosis nigricans)
	Körpergröße, -gewicht, BMI, Taillen/Hüft-Quotient
Apparative Diagnostik	Blutdruck
	Transvaginale Sonographie (Vergrößerung der Ovarien, vermehrtes hyperdenses ovarielles Stroma, subkapsuläre Follikelgirlanden mit mehr als 10 Follikeln <10 mm Durchmesser in einer Ebene, Endometriumdicke)
	CT oder MRT[a] nur bei dringendem V. a. auf androgenproduzierenden Tumor (sehr selten!)
Hormonanalytik	Testosteron oder Androstendion
	DHEA-S
	FSH
	LH
	LH/FSH-Quotient
	Östradiol[a]
	Prolaktin
	TSH
	SHBG [a]
	ACTH-Test mit Messung von Kortisol[a], 17OH-Progesteron, 11-Desoxykortisol[a] und DHEA
	Evtl. genetische Mutationsanalyse[a] zum Ausschluss eines 21-Hydroxylase-Defekts
Metabole Analytik	Glukose
	Insulin
	Alternativ oraler Glukosetoleranztest mit 75 g Glukose[a]
	Triglyzeride
	Cholesterol (Gesamt-, HDL/LDL-)

[a] fakultativ, nicht obligat

Sog. latente und transiente Hyperprolaktinämien sind leichtere Formen der Hyperprolaktinämie; man erfasst sie durch wiederholte Blutentnahmen oder mit Hilfe eines Stimulationstests mit TRH oder Metoclopramid. Die Bedeutung dieser Stimulationstests ist in der heutigen Differentialdiagnostik zweifelhaft, zumal im Individualfall kaum zu entscheiden ist, ob eine dieser leichten Hyperprolaktinämien Ursache einer Ovarfunktionsstörung ist oder lediglich ein Sekundärphänomen, z. B. Folge einer chronisch-exzessiven Östrogenwirkung auf hypophysärer Ebene oder Begleiterscheinung einer Hypothyreose. Das Flussdiagramm der ☐ Tabelle 23.7 fasst das differentialdiagnostische Vorgehen bei Hyperpro-

☐ Tabelle 23.7. Flussdiagramm zur Diagnostik bei Hyperprolaktinämie [a]

Anamnese	Fragebogen und Ergänzungsbogen »Galaktorrhö/Hyperprolaktinämie«
	Differentialdiagnostische Überlegungen (☐ Tabellen 14.2 und 14.3)
	Zyklusanamnese (normozyklische Intervalle, Oligo-/Amenorrhö)
	Sexualanamnese (Libidoverlust)
	Hinweise auf Raumforderung (Kopfschmerzen, Sehstörungen)
Klinische Untersuchung	Allgemeine und gynäkologische Untersuchung
	Brustuntersuchung (Ausschluss einer Brustsekretion nach der Blutentnahme)
	Transvaginale Sonographie
	Haut (Vitiligo)
	Körpergröße, Körpergewicht, BMI, Taillen/Hüft-Quotient
	Blutdruck
Hormonanalytik	Prolaktin
	TSH
	Testosteron oder Androstendion
	FSH
	LH
	Östradiol [b]
Selladiagnostik [b]	CT oder MRT bei Tumorverdacht
	(Kriterium: Prolaktinspiegel >40–50 ng/ml, Oligo-/Amenorrhö, Sehstörungen, Kopfschmerzen)
Ophthalmologische Diagnostik	Bei Tumornachweis

[a] ► Abschn. 14.4.
[b] fakultativ.

laktinämie und hyperprolaktinämischen Ovarfunktionsstörungen zusammen.

23.3.8 Spezielle Gesichtspunkte bei Störungen der Schilddrüsenfunktion

Die Überprüfung der Schilddrüsenfunktion ist essentieller Bestandteil der Differentialdiagnostik der gestörten Ovarfunktion, insbesondere im Hinblick auf eine Schwangerschaft (▶ Abschn. 15.6). Sie ist eine Ausschlussdiagnostik. Schilddrüsenerkrankungen sind häufig, sie bergen für die Mutter und die Entwicklung des Kindes spezifische Risiken und sind gelegentlich Teil systemischer Erkrankungen. Sie lassen sich in der Hormon- und Sterilitätssprechstunde bei 10 bis 15% aller Frauen mit sekundärer Amenorrhö, Oligomenorrhö oder Corpus-luteum-Insuffizienz nachweisen (Abb. 23.5; Moltz et al. 1991, 1987; Gerhard et al. 1988).

Bei der klinischen Untersuchung sollte man auf eine Struma achten. Die Ausschlussdiagnostik erfolgt mit Hilfe der TSH-Bestimmung oder mit Hilfe des TRH-Stimulationstests (Durchführung ▶ Abschn. 24.6).

Patientinnen mit einer klinisch manifesten Hypo- oder Hyperthyreose sollte ein internistischer Endokrinologe betreuen. Eine ausführliche Darstellung der Diagnostik und Therapie von Schilddrüsenfunktionsstörungen bei gestörter Ovarfunktion, in der Schwangerschaft und in der Postmenopause findet sich in ▶ Kap. 15.

23.3.9 Spezielle Gesichtspunkte bei hypergonadotroper Ovarinsuffizienz

Der Diagnostik, Differentialdiagnostik und Therapie der hypergonadotropen Ovarinsuffizienz ist ein spezielles Kapitel gewidmet (▶ Kap. 13), in dem sich auch ausführliche Aussagen zum praktischen Vorgehen finden.

23.3.10 Spezielle Gesichtspunkte bei Endometriose

Der Endometriose ist ein eigenes Kapitel (▶ Kap. 20) gewidmet. Sie wird deshalb hier nur kurz wegen ihrer Bedeutung für die gestörte Ovarfunktion behandelt.

Leitsymptome sind die primäre oder sekundäre Dysmenorrhö und die Sterilität. Der klassische bimanuelle Palpationsbefund ist bei 60% der Endometriosepatientinnen unauffällig und sollte stets durch die rektovaginale Untersuchung ergänzt werden. Die Vaginalsonographie kommt vor allem zur Abbildung von ovariellen Endometrioseherden in Betracht. Große Bedeutung hat die Endometriose bei unerfülltem Kinderwunsch, da Begleiterscheinungen, insbesondere bei ovarieller Endometriose, Ovarfunktionsstörungen und eine erniedrigte Schwangerschaftsrate trotz gegebener Tubenfunktion sind.

Die häufigste eine Endometriose begleitende Ovarfunktionsstörung ist die Corpus-luteum-Insuffizienz. Erwägt man bei Endometriose den Einsatz der assistierten Reproduktion wie der In-vitro-Fertilisation, so kann man Schwangerschafts-

raten erwarten, die identisch sind mit denjenigen bei der tubaren Indikation (Meden-Vrtovec et al. 2000; Hull et al. 1998).

23.4. Therapie der gestörten Ovarfunktion bei Sterilität

Wenn man die Differentialdiagnostik abgeschlossen hat und sich für eine spezielle Therapie zu entscheiden hat, sind folgende Fragen zu beantworten:
- Ist die Ovarfunktionsstörung therapierbar?
- Besteht Kinderwunsch, d.h. strebt die Patientin aktuell eine Schwangerschaft an?
- Wünscht oder benötigt sie eine sichere Antikonzeption?
- Bestehen Begleiterkrankungen, welche die Auswahl der therapeutischen Möglichkeiten einschränken, gegen eine Schwangerschaft bzw. gegen eine spezielle Form der Empfängnisverhütung sprechen?
- Sind therapeutische Maßnahmen auch unter präventiven Gesichtspunkten erforderlich?

Alle Störungen der Ovarfunktion, die durch normale, erniedrigte oder nicht nachweisbare Gonadotropinspiegel gekennzeichnet sind, gelten als therapierbar, da mit der Existenz stimulierbarer Follikel zu rechnen ist. Hierzu gehören Störungen
- hypothalamischer und
- hypophysärer Genese sowie
- Ovarfunktionsstörungen, die als Begleiterscheinung eine Hyperandrogenämie, eine Hyperprolaktinämie, eine Störung der Schilddrüsenfunktion aufweisen oder unter- bzw. übergewichtsbedingt sind.

Ovarielle Funktionsstörungen mit erhöhten Gonadotropinspiegeln sind dagegen prognostisch ungünstig, weil sie fehlende oder nicht stimulierbare Follikel signalisieren. In diesem Fall ist eine Hormonersatztherapie angebracht.

Möchte die Patientin nicht schwanger werden, so ist die nächste anstehende Frage, ob sie eine sichere Antikonzeption wünscht; eventuell kann man einen oder mehrere günstige Nebeneffekte eines Ovulationshemmers nutzen (z.B. antiandrogene Wirkungen, Regulierung von Zyklusstörungen oder die Prävention einer Endometriumhyperplasie).

Anders sind die therapeutischen Ziele bei Kinderwunsch. Hier kommt es darauf an, dass der Follikel heranreift und rupturiert, und zwar so, dass nach dem Eisprung als Folge der normalen Follikelreifung und Ovulation ein funktionierendes Corpus luteum entsteht, und dass der Follikel und das Corpus luteum zyklusphasengerecht normale Mengen an Sexualsteroiden synthetisieren und sezernieren.

Das Spektrum der Therapiemöglichkeiten ist heute außerordentlich breit; es ist folgender Übersicht zusammengefasst. Die zu wählende Therapie wird einerseits vom Ergebnis der Differentialdiagnostik vorgegeben, andererseits muss sie die individuelle Situation des Paares berücksichtigen, z.B. Lebensalter, psychische Belastbarkeit, definitive Ablehnung einzelner Behandlungsmethoden.

Methoden zur Normalisierung der Ovarfunktion
- Systemische Ansätze
  - Optimierung der Rahmenbedingungen, z. B. Gewichtsabnahme, Gewichtszunahme, Stressabbau, Änderung von Lebens-, Genuss- und Ernährungsgewohnheiten
  - Normalisierung gestörter anderer endokriner Systeme, z. B.
    Normalisierung erhöhter Prolaktinspiegel, Einstellung eines Diabetes mellitus, Beseitigung einer Insulinresistenz, Therapie/Substitution bei gestörter Schilddrüsenfunktion, Normalisierung erhöhter Androgenspiegel
- Stimulation der Follikelreifung
  - Indirekte Stimulation durch Ovulationsauslöser (Clomifen, Tamoxifen), pulsatil verabreichtes GnRH
  - Direkte Stimulation durch Gonadotropine
- Andere Verfahren
  - Methoden der assistierten Reproduktion
  - Chirurgische Methoden

23.4.1 Beratung vor der Therapie

Bekanntlich kann man die Ovarfunktion nicht nur normalisieren, indem man die Follikelreifung medikamentös stimuliert; vielmehr ist es priorität, gestörte metabole und endokrine Rahmenbedingungen zu verbessern, die sich negativ auf die Ovarfunktion auswirken können. Zunächst ist deshalb eine ausführliche Beratung über folgende Inhalte erforderlich:
- Lebensführung und Genussgewohnheiten (insbesondere Nikotin und Alkohol),
- Einfluss des Körpergewichts auf die Behandlungschancen,
- Stoffwechseloptimierung zur Verbesserung der Stimulierbarkeit der Ovarien und der Schwangerschaftserwartung,
- Abhängigkeit der Fekundabilität und der Fekundität vom Alter, von der Dauer des Kinderwunsches u. a. Faktoren,
- Erfolgswahrscheinlichkeit der vorgeschlagenen Behandlung,
- Risiken der vorgeschlagenen Behandlung,
- mögliche Risiken in einer Schwangerschaft,
- Bedeutung weiterer Faktoren für Fekundabilität und Fekundität, wie andrologischer Befund, Funktionalität der Tuben, Endometriumentwicklung, Zervixfaktoren (► Abschn. 23.4.2).

Faktoren, die für die Schwangerschaftserwartung bei funktioneller Sterilität wichtig sind. In ◘ Abb. 23.9 und 23.10, sowie in den dazugehörigen Ausführungen wird auf die Bedeutung hoher LH-Spiegel zu Beginn eines Zyklus sowie auf Endometrium- und Zervixfaktorentwicklung als Parameter einer normalen Ovarfunktion hingewiesen. Die folgenden Tabellen und Abbildungen illustrieren die Bedeutung dieser Faktoren für die Schwangerschaftserwartung pro Therapiezyklus und rechtfertigen die in ◘ Abb. 23.7 dargestellte Überwachung von Kontroll- und Therapiezyklen.

Aus ◘ Abb. 23.8 geht hervor, dass die kumulative Schwangerschaftsrate nach medikamentöser Ovulationsauslösung wegen verschiedener Formen der Ovarfunktionsstörung vergleichbar oder nur unwesentlich niedriger ist als die kumulative Schwangerschaftsrate einer Durchschnittspopulation (Balen et al. 1994).

Ein hoher LH-Tonus in der frühen und späteren Follikelreifungsphase vermindert die Schwangerschaftserwartung deutlich, wie aus zahlreichen Untersuchungen hervorgeht, ◘ Abb. 23.9 illustriert dies anhand von Frauen, die mit Clomifen behandelt worden sind: Die Gruppe der Frauen, die unter Clomifen schwanger geworden sind, unterscheidet sich von derjenigen, die nicht schwanger wurden, durch einen niedrigeren LH-Tonus (erkennbar am niedrigeren LH/FSH-Quoti-

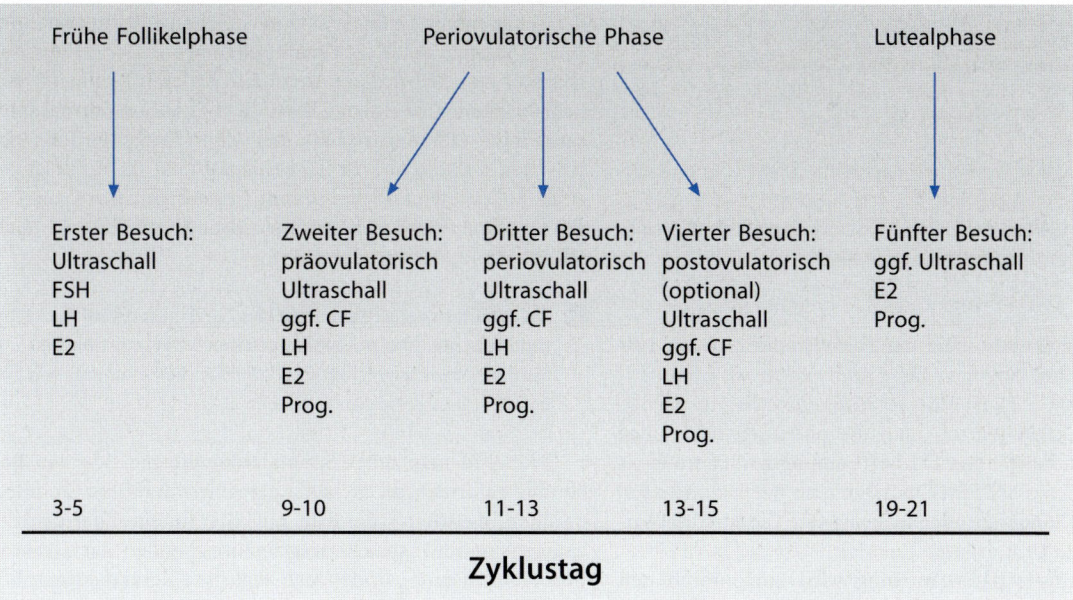

◘ **Abb. 23.7.** Eine der möglichen Vorgehensweisen zur Überwachung von Kontroll- und Therapiezyklen in der Sterilitätssprechstunde

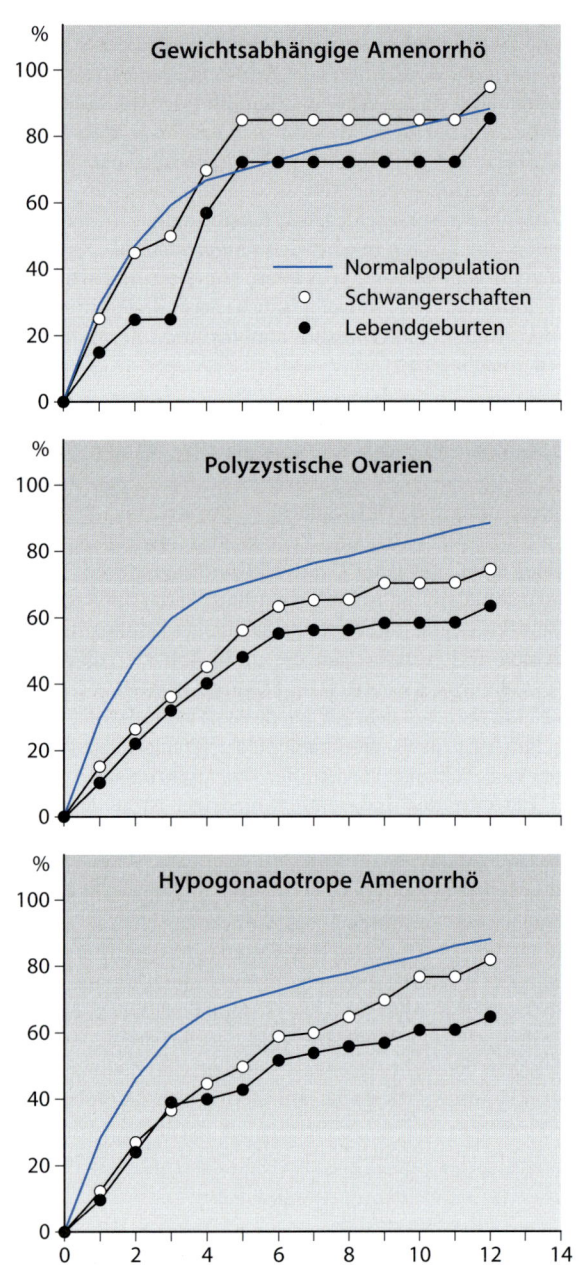

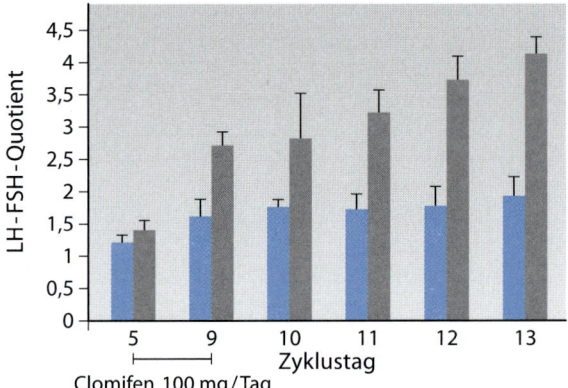

☐ **Abb. 23.9.** Ein hoher LH-Tonus bzw. ein hoher LH-FSH-Quotient in der frühen und späten Follikelreifungsphase wirkt sich nachteilig auf die Schwangerschaftserwartung aus, wie man anhand des Vergleichs von Frauen nachweisen kann, die nach einer Clomifenbehandlung schwanger (blaue Säule) oder nicht schwanger (graue Säule) waren. (Daten aus Shoham et al. 1990)

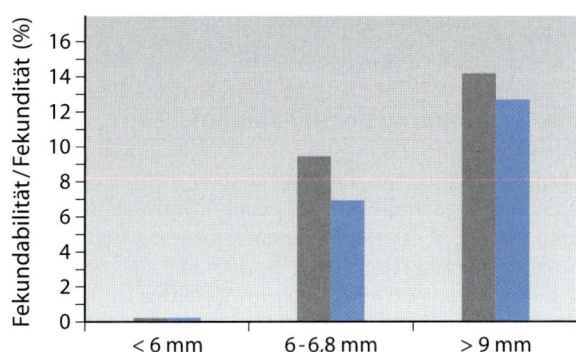

☐ **Abb. 23.10.** Prozentsatz/Zyklus eingetretener (graue Säule) und ausgetragener (blaue Säule) Schwangerschaften in Abhängigkeit von der sonografisch ermittelten Endometriumdicke in mm. (Nach Dickey et al. 1993

der Fekundabilität gibt es eine gleichsinnige Korrelation: Bei einer Endometriumdicke (beide Seiten gemessen) <6 mm beobachtet man selbst dann, wenn alle anderen Parameter der Follikelreifung und der ovulatorischen Funktion normal sind, kaum eine Schwangerschaft; bei einer Endometriumdicke zwischen 6 und 9 mm ist die Fekundabilität im Vergleich zu einer Endometriumdicke >9 mm (jeweils gemessen am Tag der Ovulation bzw. Ovulationsauslösung) nur halb so hoch (☐ Abb. 23.10; Dickey et al. 1993).

> Die qualitative Beschaffenheit des Zervixsekrets im unmittelbar prä- und periovulatorischen Stadium ist für die Spermatozoenaszension und damit für die Fekundabilität ein entscheidender Faktor (▶ Abschn. 3.7).

Während man unter Spontanbedingungen oder bei Behandlungsformen, die nicht auf der Anwendung von Clomifen beruhen, in etwa 10% der Fälle mit einer für eine Spermatozoenaszension und -speicherung unzureichenden Zervixsekretion rechnen muss, findet man schlechte Zervixfaktoren bei Clomifenbehandlungen dosisabhängig bei 50 bis 60% aller Zyklen (Gelety u. Buyalos 1993). ☐ Abb. 23.11 illustriert, wie

☐ **Abb. 23.8.** Kumulative Schwangerschafts- und Lebendgeburtrate nach Ovulationsinduktion bei verschiedenen Ovarfunktionsstörungen; zum Vergleich kumulative Schwangerschaftsrate einer Normalbevölkerung. (Nach Balen et al. 1994)

enten) über die Gesamtdauer der Follikelreifungsphase. LH-Spiegel >7 mIE/ml zwischen Tag 3 und 5 gelten als ungünstiger Prognosefaktor. Es ist eine der differentialdiagnostischen Variationsmöglichkeiten, ob man die potentiell nachteilige Rolle des LH in Form einer LH-Bestimmung zu Beginn eines Zyklus, anhand des LH/FSH-Quotienten zu Beginn und nach Stimulationsbehandlung oder in Form der Gesamtausscheidung von LH im Urin erfasst.

Die Schwangerschaftserwartung wird auch durch den anatomischen und funktionellen Zustand des Endometriums bestimmt. Zwischen der Dicke des Endometriums und

sich im Fall einer Clomifenbehandlung eine zervikale Dysmukorrhö auf die kumulative Schwangerschaftsrate auswirkt.

Die Wahrscheinlichkeit des Erfolges einer Sterilitätsbehandlung ist von sehr unterschiedlichen Faktoren abhängig, von denen einige genannt seien:

- Zahl und Schweregrad einzelner Sterilitätsfaktoren,
- andrologischer Befund,
- Alter der Patientin,
- Willen und Fähigkeit der Patientin/des Paares zur Kooperation,
- Art und Therapierbarkeit der Ovarfunktionsstörung sowie
- Aborthäufigkeit einzelner Therapieformen und Abhängigkeit der Aborthäufigkeit von der Grundstörung.

Um einem Paar die Zusammenarbeit mit dem Arzt zu ermöglichen, ist es essentiell ihm mitzuteilen, wie hoch ohne jede Störung die natürliche Schwangerschaftserwartung pro Zyklus (Fekundabilität), die natürliche altersbedingte Abortrate und die Wahrscheinlichkeit der Geburt eines Kindes pro Behandlungszyklus (Fekundität) und über einen bestimmten Zeitraum sind. Das Paar muss vor allem zweierlei wissen: Einmal, dass die Fekundabilität auch gesunder, jüngerer Frauen nie höher als 25 bis 30% ist und zum Zweiten, dass man, was die Ovarfunktionsstörung anbetrifft, die altersabhängige Schwangerschaftserwartung vergleichbarer gesunder Frauen erreichen kann, sofern die richtige Therapieform gewählt worden und die Patientin bzw. das Paar zur Kooperation fähig und willig ist.

Lebensführung, Stoffwechseloptimierung, Körpergewicht. Übergewicht, Rauchgewohnheiten, Diabetes mellitus Typ II und Störungen des Lipidstoffwechsels sind zwar die wichtigsten Risikofaktoren für spätere kardiovaskuläre Erkrankungen, haben aber auch unmittelbare Bedeutung in der Sterilitätssprechstunde, nämlich für die Planung der Therapie.

> Durch Reduktion des Körpergewichts bei Übergewicht trägt die Patientin mit gestörter Ovarfunktion essentiell zum Therapieerfolg bei. Übergewicht ist eine der Hauptursachen der Hyperinsulinämie und Insulinresistenz. Die Insulinsensitivität lässt sich durch eine gezielte Gewichtsreduktion deutlich verbessern; selbst eine Gewichtsabnahme von nur etwa 5% kann die ovulatorische Funktion wiederherstellen bzw. die Chancen einer Stimulationsbehandlung verbessern. Vergleichbare Erfolge erzielt man durch die medikamentöse Korrektur der Hyperinsulinämie mit Metformin (Vandermolen et al. 2001).

Für die Schwangerschaft stellen Hypertonie, Übergewicht, Zucker- und Lipidstoffwechselstörungen sowie Rauchen beachtliche Risikofaktoren dar. So sind Hypertonie und Übergewicht mit dem signifikant häufigeren Auftreten einer Gestose korreliert, Störungen des Zuckerstoffwechsels erhöhen die Wahrscheinlichkeit für die Entwicklung eines Gestationsdiabetes. Mit einer Normalisierung des Stoffwechsels vor einer Stimulationsbehandlung und vor einer Schwangerschaft erhöhen sich sowohl die Erfolgswahrscheinlichkeit der Sterilitätsbehandlung als auch die Chancen des ungeborenen Kindes, sich im Uterus normal zu entwickeln.

Alter. Die Chance auf eine Schwangerschaft und darauf, diese auszutragen, korreliert negativ mit dem Alter. Dies zeigen deutlich die Daten des IVF(In-vitro-Fertilisation)-Registers, in dem durch den Einsatz der IVF viele andere Einflussgrößen wie andrologische Faktoren, Fertilisationsrate oder Tubentransport eliminiert sind. Aus diesen Daten lässt sich ableiten, dass die Schwangerschaftswahrscheinlichkeit pro Punktion ab dem 35. Jahr kontinuierlich abnimmt (Tabelle 23.8).

Neben dem Alter hängt die Schwangerschaftserwartung von der gewählten Methode und von begleitenden Faktoren ab, beispielsweise vom andrologischen Befund. Mit der IVF sind unter den gesetzlichen Bedingungen in Deutschland monatliche Schwangerschaftsraten von bis zu 30% zu erreichen. Verschiedene Formen der hormonalen Stimulation ohne Kombination mit Maßnahmen der künstlichen Befruchtung ermöglichen nach Ausschluss begleitender einschränkender Faktoren monatliche Schwangerschaftsraten von 20 bis 25%. Diese entsprechen etwa der natürlichen Fekundabilität im jüngeren bis mittleren geschlechtsreifen Alter.

Zeitpunkt des Konzeptionsoptimums. Vor einer Behandlung muss der Arzt das Paar darüber informieren, zu welchem Zeitpunkt die Chancen einer Empfängnis am höchsten

 Tabelle 23.8. Behandlungsergebnisse in Abhängigkeit vom Alter der Frau (Deutsches IVF-Register 2000)

Alter der Patientin [Jahre]	Klinische Schwangerschaftsrate pro Punktion [%]
<30	25,7
30 bis 34	23,9
35 bis 39	20,6
>39	12,4

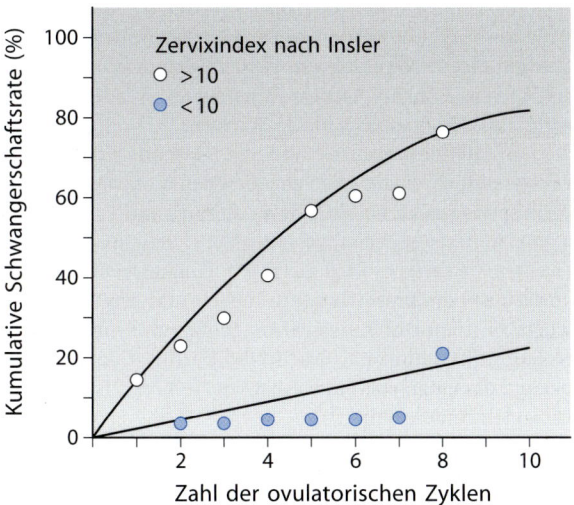

 Abb. 23.11. Auswirkungen einer absoluten oder relativen Dysmukorrhö bei Clomifenbehandlung auf die Schwangerschaftsrate. (Nach Hammond et al. 1983)

sind und mit welcher Wahrscheinlichkeit in einem Behandlungszyklus mit einer Schwangerschaft zu rechnen ist. Anhand der Auswertung von mehr als 600 Zyklen haben Wilcox et al. (1995) gezeigt, dass die Wahrscheinlichkeit einer Konzeption in den zwei Tagen vor und am Tag der Ovulation mit jeweils 35 % am höchsten ist, um am Tag nach der Ovulation auf praktisch null abzufallen (◘ Abb. 23.12). Von besonderer Bedeutung sind diese Daten, weil sie Konzeptionszyklen repräsentieren, in denen nur einmal Geschlechtsverkehr stattfand.

In der Sterilitätstherapie ist es sinnvoll, den möglichen Termin des Eisprungs eng einzugrenzen, nicht nur vor Maßnahmen der künstlichen Befruchtung, sondern auch in den Behandlungszyklen, in denen eine Frau auf natürliche Weise empfangen kann.

Mit folgenden Methoden hat man versucht, den Zeitraum der Ovulation einzugrenzen:
- Ovulatorischer LH-Anstieg im Serum oder Urin (z. B. mit LH-Urinheimtests),
- BTK,
- Zervixfaktoren,
- Sonographie.

Von den genannten Methoden hat nur die **LH-Bestimmung** in ihren verschiedenen Formen prognostische Relevanz, da die anderen Methoden lediglich den Zeitpunkt der bereits stattgehabten Ovulation anzeigen können. Vor allem hat sich die Kombination von LH-Bestimmung und **transvaginaler Sonographie** bewährt. Sonographische Zusatzkriterien für eine bevorstehende Ovulation können das typische dreischichtige Bild des Endometriums, eine Flüssigkeitsstraße im Douglas-Raum oder die beginnende Unschärfe des Follikelrandes mit Ausbildung von intrafollikulären Binnenechos sein.

Von allen Parametern ist der LH-Anstieg (nicht der LH-Gipfel!) der verlässlichste Einzelparameter zur Voraussage der Ovulation. In einer WHO-Studie von 1978 wurden mehrere Parameter und ihr zeitlicher Abstand zur Ovulation geprüft (◘ Tabelle 23.9). Dabei hat sich auch gezeigt, dass bei etwa 16 % der Frauen die Ovulation bereits vor dem LH-Gipfel stattgefunden hat, sodass die alleinige Erfassung des LH-Gipfels in einigen Problemfällen versagen kann

Soll bei noch basal niedrigen LH-Werten mit hCG eine Ovulation ausgelöst werden, so kann vom Zeitpunkt der hCG-Injektion bis zur Ovulation mit einem dem natürlichen LH-Anstieg vergleichbaren Intervall gerechnet werden, d. h. die Ovulation erfolgt nach 35 bis 40 Stunden.

Die **Follikulometrie** als alleinige Methode erlaubt keine exakten zeitlichen Hinweise auf die Ovulation, weil die Größe des sprungreifen Follikels dafür zu stark variiert (Lemay et al. 1982; Robertson et al. 1979; Queenan et al. 1980; Liebeskind et al. 1979; de Cherney et al. 1982). Ein Follikel wächst präovulatorisch durchschnittlich 2 mm täglich und erreicht bis zur Ovulation einen Durchmesser von 20 mm und mehr. Aus der Ovulationsinduktion bei der In-vito-Fertilisation ist jedoch bekannt, dass man auch in wesentlich kleineren Follikeln reife Oozyten finden kann.

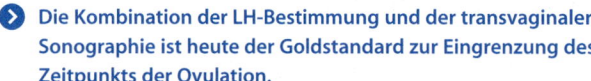

> Die Kombination der LH-Bestimmung und der transvaginaler Sonographie ist heute der Goldstandard zur Eingrenzung des Zeitpunkts der Ovulation.

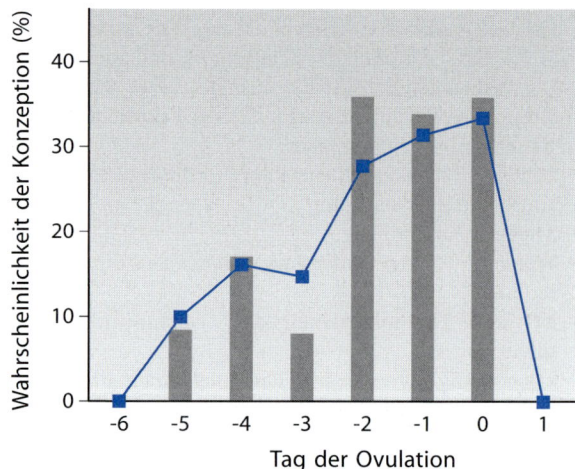

◘ **Abb. 23.12.** Wahrscheinlichkeit einer Empfängnis in Tagen nahe der Ovulation. Die Balken stellen Schwangerschaftswahrscheinlichkeiten anhand von mehr als 100 Zyklen dar, in denen Sexualkontakt nur ein Mal stattfand. Die durchgezogene Linie repräsentiert die Wahrscheinlichkeit einer Empfängnis anhand von mehr als 600 Konzeptionszyklen, in denen ein Mal oder mehrfach Verkehr stattfand. (Nach Wilcox et al. 1995)

◘ **Tabelle 23.9.** Durchschnittliche Zeitabstände [Stunden] von einem definierten hormonalen Ereignis bis zur Ovulation (WHO 1978)

		95%ige Vertrauensgrenze
Östradiolanstieg	96,8	86,8–106,9
Östradiolgipfel	41,5	33,6–49,4
LH-Anstieg	41	34,9–47,1
LH-Gipfel	18,4	13,3–23,5
FSH-Anstieg	31,3	24,9–37,8
FSH-Gipfel	18,8	12,9–24,8
Progesteronanstieg	11,7	4,9–18,5

Die **Basaltemperaturkurve** ist zur Vorhersage des Ovulationszeitpunktes nicht geeignet, denn den Tiefpunkt kann man erst aus dem postovulatorischen Temperaturanstieg sicher bestimmen. Außerdem findet man diesen am Tag des LH-Gipfels bei nur knapp 40 % aller Frauen, im Zeitraum von einem Tag vor bis einem Tag nach dem LH-Gipfel bei nur 55 % (Templeton et al. 1982).

Ein Optimum des **zervikalen Sekretes** findet sich am Tag des LH-Gipfels bei 44 % der Frauen, im Zeitraum von einem Tag vor und einem Tag nach dem LH-Gipfel sogar bei 92 % (Templeton et al. 1982).

23.4.2 Zyklusüberwachung während der Stimulation des Ovars

Die Zyklusüberwachung dient nicht nur der Diagnostik des normalen oder gestörten Zyklus, sondern dokumentiert auch die Effizienz der Therapie des gestörten Zyklus. Sie soll deshalb vorab gesondert dargestellt werden.

Die Instrumente der Zyklusüberwachung sind der vaginale Ultraschall, die Hormonanalytik und die Überprüfung des Zervixsekrets, mit Hilfe derer folgende wichtige Informationen gewonnen werden können:

- Dynamik des Follikelwachstums,
- Größe und Struktur des Follikels,
- Zahl der heranreifenden Follikel (Risiko der Überstimulation und von Mehrlingen),
- Zeitpunkt der Luteinisierung und der Ovulation,
- Qualität der Endometriumentwicklung,
- optimaler Zeitpunkt der Konzeption,
- Spermienpassage- und -speicherung und
- Qualität der Corpus-luteum-Funktion.

Die Zykluskontrolle sollte man auf einige, möglichst standardisierte Termine beschränken. Im Folgenden wird eine der möglichen Vorgehensweisen beschrieben (◘ Abb. 23.7).

Der erste Besuch. Die Zyklusüberwachung beginnt mit dem ersten Besuch zu Beginn des Stimulationszyklus. Sonographisch werden Zysten der Ovarien ausgeschlossen; evtl. werden – wenn nicht im vorausgehenden Zyklus schon geschehen – LH und FSH bestimmt. Ein FSH-Spiegel von >10 mIE/ml um den 3. bis 5. Zyklustag signalisiert eine primäre Ovarinsuffizienz und lässt eine eingeschränkte ovarielle Reaktion auf die geplante Stimulationsbehandlung erwarten. Ein erhöhter LH-Wert von >7 mIE/ml kann ein Hinweis auf einen endogen erhöhten basalen LH-Tonus sein, beispielsweise bei Vorliegen polyzystischer Ovarien und anderer hyperandrogenämischer Störungen. Auch signalisiert ein erhöhter LH-Spiegel eine geringere Wahrscheinlichkeit einer Schwangerschaft im geplanten Zyklus. Finden sich Zysten, ist zu entscheiden, ob man den Stimulationsbeginn um einen Monat verschiebt und eine erneute sonographische Kontrolle nach der nächsten Menstruationsblutung abwartet. Allerdings gibt es nur indirekte Hinweise dafür, dass bei Nachweis funktioneller Zysten zu Zyklusbeginn die Erfolgsaussichten der Behandlung spürbar beeinträchtigt sind.

Zuletzt bietet der erste Besuch nochmals Gelegenheit, letzte Fragen zum Stimulationsprotokoll, zu den weiteren Terminen der Überwachung und zu eventuellen Risiken zu beantworten.

Der zweite Besuch. Eine zweite Kontrolle ist am 10. Zyklustag sinnvoll, bei einzelnen Stimulationsprotokollen, wie z. B. bei der Gonadotropinstimulation schon um den 8. Zyklustag. Bei normaler Zykluslänge und bei Clomifenstimulation im Zeitraum vom 5. bis 9. Zyklustag ist das Risiko, am 10. Tag bereits die Ovulation verpasst zu haben, relativ gering. Überprüft wird sonographisch die Follikelzahl und -größe und die Dicke des Endometriums. Die Dicke des Endometriums erlaubt es, den Grad der Östrogenisierung einzuschätzen, ermöglicht im spontanen Zyklus allerdings kaum, die Wahrscheinlichkeit einer nachfolgenden Schwangerschaft vorauszusagen (Check et al. 1995). Die Kontrolle der Zervixfaktoren

bei der Spekulumuntersuchung kann zusätzlich Aufschluss über den Grad der Östrogenisierung und über eine Beeinträchtigung des zervikalen Mukus geben.

Fakultativ können LH-, Östradiol- und Progesteronkonzentrationen bestimmt werden. LH erlaubt, die möglicherweise schon bevorstehende Luteinisierung oder Ovulation abzuschätzen; den Östradiolspiegel kann man mit dem sonographischen Befund des dominanten Follikels und der Endometriumdicke korrelieren; Progesteron kann zum einen eine vorzeitige Luteinisierung anzeigen, zum anderen – bei beginnendem Anstieg – die bevorstehende Ovulation.

Der dritte Besuch. Ein dritter Kontrolltag kann erforderlich sein, um das weitere präovulatorische Follikelwachstum um den 12. bis 13. Zyklustag abzuschätzen. Der genaue Zeitpunkt hängt von den Ergebnissen der Voruntersuchung ab. Die Wachstumsrate des dominanten Follikels liegt bei 1 bis 2 mm täglich. Dieser erreicht auch im clomifengestützten Zyklus zum Zeitpunkt der Ovulation einen Durchmesser von 20 mm oder mehr. Zusätzlich ist die weitere Entwicklung des Endometriums von Relevanz: Sie gilt als angemessen, wenn das Endometrium über beide Schichten gemessen mehr als 8 mm dick ist. Zwischen der Dicke des Endometriums und der Fekundabilität besteht eine positive Korrelation. Bei einer Dicke von weniger als 6 mm beobachtet man selbst dann, wenn alle anderen Faktoren der Follikelreifung und der ovulatorischen Funktion normal sind, nur selten eine Schwangerschaft (Dickey et al. 1993; Check et al. 1995). Die Bestimmung von LH, Östradiol und Progesteron erfolgt aus den gleichen Gründen wie beim zweiten Besuch.

Der vierte Besuch. Ob in einer vierten Untersuchung die Ovulation im Nachhinein sonographisch bestätigt werden sollte, ist strittig, dies gehört meist nicht zum obligaten Überwachungsprotokoll. Falls eine Überprüfung der Lutealphase geplant ist, sollte der Progesteronspiegel frühestens 6 Tage nach der Ovulation überprüft werden, da erst dann die volle sekretorische Aktivität des Corpus luteum erreicht ist. Bestimmt werden die Östradiol- und Progesteronspiegel.

Insbesondere bei klinischen Zeichen eines Überstimulationssyndroms, wie man es häufig bei der Gonadotropinbehandlung, seltener bei der Clomifenbehandlung findet, ist die Sonographie wichtig, um Zysten und einen Aszites zu erfassen. Das Risiko eines Ovarüberstimulationssyndroms ist vor allem bei den hochdosierten Stimulationsprotokollen für Maßnahmen der künstlichen Befruchtung deutlich erhöht.

Der fünfte Besuch. Letztlich kann noch eine zweite Progesteron- und Östradiolbestimmung 4 bis 5 Tage später sinnvoll sein, wie bei der Diagnostik der Lutealphase beschrieben.

23.4.3 Induktion ovulatorischer Zyklen durch Normalisierung gestörter endokriner Regelkreise

Bei Hyperprolaktinämie
Indikationen

Die Indikation zur Therapie mit Prolaktinhemmern ist eine hyperprolaktinämieassoziierte Ovulations- oder Zyklusstörung bei Kinderwunsch.

> Vor Beginn einer Therapie mit Prolaktinhemmern muss geklärt sein, ob die Hyperprolaktinämie ein Begleitphänomen anderer endokriner Störungen ist. Ein typisches Beispiel hierfür ist die Hypothyreose, bei der sich die sekundär erhöhten Prolaktinspiegel meist normalisieren, wenn die Patientin euthyreot wird.

Bei hyperprolaktinämischen Frauen, die nicht schwanger werden wollen, muss man die Prolaktinspiegel nicht in jedem Fall normalisieren, da man nachteilige Folgen der chronischen Hyperprolaktinämie oft einfacher beheben kann. Ist beispielsweise eine hyperprolaktinämische Frau, die aktuell keine Schwangerschaft anstrebt, anovulatorisch und neigt deshalb zu Blutungsstörungen und zur Endometriumhyperplasie, reicht meist ein zyklisch verabreichtes Gestagen über den Zeitraum von 12 bis 14 Tagen aus, um die genannten Komplikationen zu verhindern.

Eine Therapie der Hyperprolaktinämie mit Prolaktinhemmern kann in verschiedenen klinischen Situationen sinnvoll sein; solche Indikationen sind:

- Hemmung des Wachstums eines mit bildgebenden Verfahren nachgewiesenen Prolaktinoms,
- Verbesserung klinischer Symptome (Galaktorrhö, Zyklusstörungen, Mastodynie, prämenstruelles Syndrom),
- Beseitigung der hypöstrogenen Stoffwechsellage sowie
- Ovulationsinduktion bei Kinderwunsch und hyperprolaktinämischer Ovarfunktionsstörung.

Ist die Hyperprolaktinämie medikamentös bedingt, muss man zunächst klären, ob man das Medikament absetzen und gegen eines austauschen kann, das keine Hyperprolaktinämie auslöst. Ist dies nicht möglich, sind Prolaktinhemmer sinnlos. In diesem Fall muss man auf andere Formen der Ovulationsauslösung zurückgreifen, sofern keine Kontraindikation gegen eine Schwangerschaft vorliegt.

Therapie (► Abschn. 25.10)

Die Pharmakologie von Prolaktinhemmern ist ausführlich in ► Abschn. 10.13 beschrieben worden.

Die Wahl des Prolaktinhemmers hängt unter anderem vom Nebenwirkungsspektrum ab. Prolaktinhemmer der zweiten Generation zeichnen sich durch eine geringere Nebenwirkungsrate aus. Wegen ihrer potentiellen Nebenwirkungen, insbesondere auf das Herz-Kreislauf-System und den Magen-Darm-Trakt, soll die Patientin die Einnahme abends und einschleichend beginnen. Bei Eintritt einer Schwangerschaft kann der Prolaktinhemmer meist abgesetzt werden. Eine Ausnahme von dieser Regel stellen Schwangerschaften bei präexistenten Makroprolaktinomen dar. Während der Schwangerschaft ist Bromocriptin das Medikament der Wahl, da für dieses Präparat die größte Zahl dokumentierter unauffälliger Verläufe vorliegt.

Die Höhe der Dosierung richtet sich nach dem Ziel, d. h. danach, ob eine Normoprolaktinämie und eine regelrechte Ovulation angestrebt wird. Ein eigentlicher unterer Normwert für die Prolaktinspiegel im Serum existiert nicht; besonders niedrige oder nicht mehr nachweisbare Prolaktinspiegel sind jedoch mit Störungen der Ovarfunktion im Sinne einer Corpus-luteum-Insuffizienz oder Anovulation assoziiert. Man sollte also eine Überdosierung vermeiden. Handelt es sich um eine latente oder eine andere leichtere Form der Hyperpro-laktinämie, bei der Behandlungsbedarf gegeben ist, so kommt man in der Regel mit der Minimaldosis aus (◘ Tabelle 23.10).

Die meisten Prolaktinhemmer werden täglich und einschleichend verabreicht, z. B. eine halbe Tablette Bromocriptin, Lisurid oder eine Tablette Metergolin abends. Für Cabergolin hingegen, einen Prolaktinhemmer der zweiten Generation mit langer Wirkdauer, ist eine Dosierung von ein bis zwei Tabletten wöchentlich ausreichend. Die handelsüblichen Präparate sind ausführlich in ► Kap. 25 aufgeführt.

Es ist angebracht, die Prolaktinspiegel ungefähr 14 Tage nach Beginn der Medikation zu überprüfen. Alternativ kann man zunächst über einen längeren Zeitraum die Entwicklung des Zyklusgeschehens und etwaiger Begleitbefunde wie eine Galaktorrhö beobachten. Zur Kontrolle des Therapieerfolges sollte man die Blutprobe frühestens 6 Stunden nach der letzten Tabletteneinnahme abnehmen, da zu diesem Zeitpunkt die Prolaktinspiegel am niedrigsten sind. Die weiteren Kontrollen können in größeren Abständen von ungefähr zwei bis drei Monaten erfolgen. Sind die Prolaktinspiegel normal, behält man die entsprechende Dosis bei und überprüft den Zyklus wie oben beschrieben; Letzteres aber nicht vor dem zweiten Einnahmemonat, da die hypothalamische pulsatile GnRH-Freisetzung sich verzögert normalisiert. Auch Schwangerschaften treten selten im ersten Behandlungsmonat ein. Die Behandlung erfolgt kontinuierlich bis zum Eintreten einer Schwangerschaft und wird zumeist in der Frühschwangerschaft beendet, da sie dann nicht mehr erforderlich ist. Teratogene Wirkungen sind nicht beschrieben.

Es hat sich nicht bewährt, Prolaktinhemmer zur Ovulationsinduktion bei Hyperprolaktinämie zyklisch oder nur kurzfristig zu verabreichen, weil bei intermittierender Behandlung Nebenwirkungen häufiger und intensiver sind als bei einer kontinuierlichen. Die Therapie ist also für die Zeitspanne, in der ovulatorische Zyklen erforderlich sind, eine Dauerbehandlung. Nach Beendigung der Behandlung steigen die Prolaktinspiegel wieder an. Eine Kombination mit Ovulationshemmern ist bei Frauen, die eine Empfängnisverhütung wünschen, möglich, wenn auch nur sinnvoll, um eine lästige Galaktorrhö zu beseitigen oder das Wachstum eines Makroprolaktinoms zu verhindern. Niedrigdosierte Ovulationshemmer und andere Östrogen-Gestagen-Präparate induzieren weder eine Hyperprolaktinämie noch fördern sie das Wachstum von Prolaktinomen.

Nebenwirkungen

Die häufigsten sind in ◘ Tabelle 23.11 zusammengefasst. Unter den gastrointestinalen Symptomen dominieren Übelkeit

◘ **Tabelle 23.10.** Anfangsdosen von Prolaktinhemmern in der Sterilitätsbehandlung

Bromocriptin	Tbl. à 2,5 mg	1/2 täglich abends
Lisuridmaleat	Tbl. à 0,2 mg	1/2 täglich
Metergolin	Filmtbl. à 4 mg	1 täglich
Cabergolin	Tbl. à 0,5 mg	1/2–1 pro Woche
Quinagolid	Tbl. à 25 µg	1 täglich beginnend über 3 Tage

und Brechreiz. Zusätzlich zeigen sich Zeichen des Blutdruckabfalls, insbesondere Schwindel. Kann die Patientin ausgeprägte Nebenwirkungen nicht tolerieren, so bleiben folgende alternative Möglichkeiten:

- vaginale Applikation von Bromocriptin oder Lisurid,
- D2-Rezeptor-spezifische dopaminerge Agonisten (Cabergolin, Quinagolid),
- bei Kinderwunsch Kombination einer suboptimalen Dosis eines Prolaktinhemmers mit einer direkten Stimulation der Follikelreifung (s. unten).

◻ **Tabelle 23.11.** Nebenwirkungen von Prolaktinhemmern in der Reihenfolge ihrer Häufigkeit. (Mod. nach Hammond 1984 b) [a]

Nebenwirkung	Häufigkeit [%] [a]
Übelkeit	ca. 50
Geringer Blutdruckabfall	ca. 15
Mäßiger Blutdruckabfall	ca. 5
Kopfschmerzen	15–20
Müdigkeit	5–10
Abdominale Beschwerden	5–10
Benommenheit	ca. 5
Erbrechen	ca. 5
Nasenbluten, Obstipation	5
Durchfall	<5

a Die Angaben zur Häufigkeit von Nebenwirkungen der Prolaktinhemmer schwanken in der Literatur relativ stark. Die Ursache dürfte vermutlich weniger in der Auswahl des Klientels liegen als in der Art und Weise, wie Nebenwirkungen abgefragt werden

Kombination mit anderen Medikamenten

Oftmals ist die alleinige Gabe von Prolaktinsenkern selbst in einer Dosis, welche die Prolaktinspiegel normalisiert, nicht ausreichend, um ovulatorische Zyklen zu induzieren. Dann ist eine zusätzliche Stimulation angezeigt. Vor allem bietet sich die Kombinationsbehandlung dann an, wenn man aufgrund von Nebenwirkungen keine optimale Dosis verabreichen kann. Mittel der Wahl ist in einem solchen Fall die Stimulationsbehandlung mit Clomifen, sofern mit Clomifen ein Erfolg zu erwarten ist. Bei Versagen dieser Behandlung und vor allem bei persistierend hohen Prolaktinspiegeln ist die Stimulation mit Gonadotropinen mit niedrigdosierten Protokollen zu erwägen, alternativ auch die pulsatile GnRH-Stimulation (▶ Abschn. 23.4.4).

Ergebnisse

Lassen sich im Rahmen der Sterilitätstherapie mit Prolaktinhemmern allein normoprolaktinämische Bedingungen mit ovulatorischen Zyklen wieder herstellen, so ist die Schwangerschaftserwartung hoch, sofern keine anderen Sterilitätsfaktoren vorhanden sind. Nach mehrmonatiger Behandlung finden sich bei fast allen hyperprolaktinämisch-amenorrhoischen Frauen regelmäßige Zyklen (De Cecco et al. 1982; ◻ Abb. 23.13).

Schwangerschaften treten allerdings selten vor Ablauf einer mindestens zwei- bis dreimonatigen Behandlung ein. Weder die Abortrate bei Schwangerschaften nach Prolaktinhemmerbehandlung ist im Vergleich zu einem Normalklientel erhöht, noch die Häufigkeit von Schwangerschaftskomplikationen und kongenitalen Anomalien (Turkaly et al. 1982; Scholz u. Horowski 1985; ◻ Tabelle 23.12).

Bei Hyperandrogenämie und beim Syndrom polyzystischer Ovarien

Das Ausmaß einer Hyperandrogenämie und der Grad damit assoziierter Ovarfunktionsstörungen korrelieren miteinander. Bei 40% der oligomenorrhoischen Frauen finden sich Störungen im Androgenhaushalt und immerhin bei bis zu

◻ **Tabelle 23.12.** Schwangerschaften nach Behandlung mit Bromocriptin und Lisuridmaleat

	Bromocriptin (Turkaly et al. 1982)		Lisuridmaleat (Scholz u. Horowski 1985)	
	[n]	[%]	[n]	[%]
Schwangerschaften	1410	100	540	100
Spontanaborte	148	10,5	50	9,2
Induzierte Aborte	25	1,8	4	0,7
»Missed abortion«	9	0,6	-	-
Extrauteringravidität	12	0,8	6	1,1
Blasenmole	3	0,2	2	0,4
Zwillinge	28	2	5	0,9
Drillinge	3	0,2	-	-
Einlinge	1164	82,5	468	86,6
Lebende Kinder	1241	88	478	88,5
Kongenitale Anomalien	43	3	9	1,7

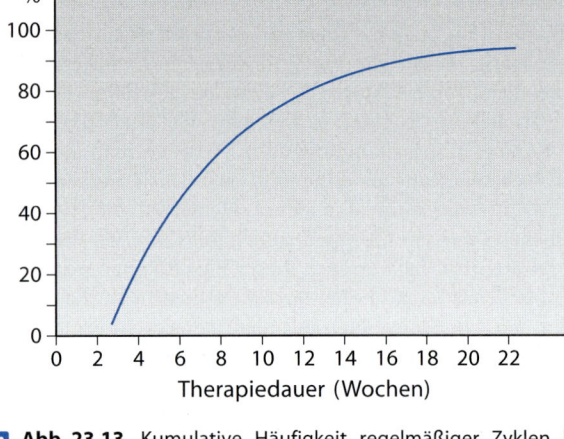

Abb. 23.13. Kumulative Häufigkeit regelmäßiger Zyklen bei hyperprolaktinämisch-amenorrhoischen Frauen während einer Behandlung mit Lisuridhydrogenmaleat (n=45). (Nach DeCecco et al. 1982)

20% der Frauen mit Corpus-luteum-Insuffizienz (Moltz et al. 1987; Weise et al. 1989a; ◘ Abb. 23.5)

Wegen der besonderen Bedeutung der Hyperinsulinämie und der Insulinresistenz für Pathogenese und Klinik des PCOS ist der Therapie der Hyperinsulinämie und Insulinresistenz ein gesonderter Abschnitt (23.4.5) gewidmet. Daneben gibt es eine Reihe weiterer Verfahren, um bei Hyperandrogenämie und beim PCOS spontane ovulatorische Zyklen zu ermöglichen:

— Gewichtsreduktion bei Übergewicht,
— Glukokortikoide,
— Thermokoagulation der Ovaroberfläche sowie
— Vorbehandlung mit Ovulationshemmern und/oder Gn-RH-Analoga.

Bevor man sich für die eine oder andere Therapieform entschließt, muß man mit Hilfe des Glukosetoleranztests oder der Bestimmung von Glukose und Insulin eine Insulinresistenz ausgeschlossen haben.

Die Gewichtsreduktion bei Übergewicht mit hyperandrogenämischer Ovarfunktionsstörung ist eine Kausaltherapie. Sie allein schon kann eine stabile ovulatorische Funktion ermöglichen. Kombiniert mit sportlicher Betätigung reduziert sie darüber hinaus die Insulinresistenz. Die Patientin sollte ihr Gewicht auch deshalb so früh wie möglich normalisieren, weil mit der Dauer der übergewichtsbedingten Ovarfunktionsstörung die Wahrscheinlichkeit ovulatorischer Zyklen unter therapeutischen Maßnahmen abnimmt.

Die Forderung an eine übergewichtige Patientin, vor weiteren Therapiemaßnahmen zunächst drastisch ihr Gewicht zu reduzieren oder gar zu normalisieren, ist zwar pathophysiologisch und mit Blick auf andere Krankheitsrisiken (► Abschn. 17.3) gerechtfertigt, aber meist unrealistisch, insbesondere bei chronischer Adipositas. In der Praxis kommt es meist zu einem Kompromiss mit einer moderaten Gewichtsreduktion und medikamentösen Therapieformen.

Einsatz von Glukokortikoiden

Seit langem ist bekannt, dass die Therapie hyperandrogenämischer infertiler Frauen mit niedrigdosierten Glukokortikoiden die ovariell bedingte Sterilität durchbrechen kann

(Greenblatt et al. 1956; Ferriman et al. 1961; Steinberger et al. 1979). Bei adrenaler Hyperandrogenämie können Androgenspiegel und hierüber der ovariellen Zyklus mit Glukokortikoiden normalisiert werden. Die höchsten Schwangerschaftsraten wurden beobachtet, wenn die erhöhten Ausgangsspiegel mit Glukokortikoiden um mehr als 60% supprimiert werden konnten (Steinberger et al. 1979). Bestätigt wurden diese Beobachtungen allerdings nicht von allen Autoren (Westhoff et al. 1985).

Voraussetzungen für eine Glukokortikoidtherapie sind
— die Existenz stimulierbarer Follikel, erkennbar an normogonadotropen FSH-Spiegeln und die
— Hyperandrogenämie adrenaler Genese, erkennbar durch Androgensuppression mit Glukokortikoiden, z. B. mit Dexamethason.

Die Reaktion auf eine alleinige Glukokortikoidtherapie ist individuell unterschiedlich und hängt vom Ausmaß der ovariellen Beteiligung an der Hyperandrogenämie, das heißt auch vom Ausmaß der insulininduzierten ovariellen Hyperandrogenämie ab, desgleichen vom Grad der morphologischen Veränderungen des Ovars. Die Androgenproduktion des Ovars wird durch Glukokortikoide im Gegensatz zur adrenalen Produktion wahrscheinlich erst bei höheren Dosen unterdrückt (Kirschner et al. 1976).

Das gängige Behandlungsschema besteht aus der täglichen Gabe von 0,25 bis 0,5 mg Dexamethason oder 5 bis 7,5 mg Prednison.

> Da die Nebennierenrinde in den Nacht- und frühen Morgenstunden verstärkt sekretorisch aktiv ist, muss die Einnahme der Glukokortikoide zwischen 22 und 23 Uhr erfolgen.

Überdosierungserscheinungen sind bei diesen Dosierungen nur sehr selten zu erwarten. Bei abendlicher Einnahme von Dexamethason bzw. Prednison sollten die morgendlichen Nüchternkortisolspiegel (8 bis 9 Uhr) noch 20 bis 30 ng/ml betragen als Zeichen dafür, dass die Kortisolproduktion durch die Glukokortikoidgabe nicht völlig blockiert ist. Die erste Kontrolle der morgendlichen Androgen- und Kortisolspiegel kann nach 10- bis 20-tägiger kontinuierlicher abendlicher Einnahme erfolgen. Nach 6 bis 8 Wochen ist mit der maximal möglichen Wirkung auf die Ovarfunktion zu rechnen. Eine langfristige Therapie bis zum Eintreten einer Schwangerschaft ist nur sinnvoll, wenn die Androgenspiegel deutlich abgefallen sind, d. h. beispielsweise um mehr als es den Androgenspiegeln im Blut bei normaler Ovarfunktion entspricht (z. B. >0,25 bis 0,3 ng/ml Testosteron).

Während der Schwangerschaft ist die weitere Einnahme von Glukokortikoiden nicht mehr notwendig. Besteht kein weiterer Kinderwunsch, so können erhöhte Androgenspiegel auch durch Ovulationshemmer weitgehend unterdrückt werden. Hat die Patientin Androgenisierungserscheinungen an der Haut, so sind antiandrogen wirksame Ovulationshemmer vorzuziehen (► Abschn. 23.5).

Mit 50 bis 60%iger Wahrscheinlichkeit setzt bei allein mit Glukokortikoiden behandelten Frauen, bei denen die Androgenspiegel signifikant abfallen, die Menstruation wieder ein. Ein Drittel der amenorrhoischen Frauen mit präexistenter Hyperandrogenämie kann mit einer Ovulation rechnen. Die Follikelreifungsphase bleibt jedoch oft verlängert. Anovula-

23

torische und hyperandrogenämische Frauen mit noch erhaltener Menstruation haben eine Wahrscheinlichkeit von 80 bis 90%, durch eine Monotherapie mit Glukokortikoiden eine Ovulation zu erzielen.

Die Therapie mit Glukokortikoiden ist zumindest in der neueren Literatur umstritten. So kam es beispielsweise unter einer Behandlung mit täglich 0,5 mg Dexamethason über vier Zyklen bei 36 Frauen mit PCOS zwar bei allen Patientinnen zu einer signifikanten Abnahme der Androgenspiegel, 78% der Zyklen verliefen jedoch weiterhin anovulatorisch, die Hälfte erreichte in den vier überwachten Zyklen keine einzige Ovulation (Azziz et al. 1999). Die basalen DHEA-S-Spiegel sind kein verlässliches Kriterium, über eine Glukokortikoidmonotherapie zu entscheiden; sie sagen nichts über die zu erwartende Reaktion des Ovars auf diese Therapie aus.

Da die Reaktion auf die Glukokortikoidmonotherapie schlecht voraussagbar ist, kombiniert man diese Therapie häufig mit denjenigen Formen der Ovulationsinduktion, die die Hypothalamus-Hypophysen-Ovar-Achse oder die Ovarfunktion direkt stimulieren (Clomifen oder Gonadotropine). Der mangelhafte Abfall primär erhöhter Androgenspiegel unter einer Glukokortikoidmonotherapie gilt als Hinweis auf eine überwiegend oder ausschließlich ovarielle Hyperandrogenämie. Diese wiederum deutet entweder auf exzessiv erhöhte LH- oder Insulinspiegel hin. In diesen Fällen kommt frühzeitig die hormonale Stimulation mit Clomifen oder mit niedrigdosierten Gonadotropinen zum Einsatz; allerdings sollte vorher mit Hilfe eines Glukosetoleranztests und einer LH-Bestimmung eine Hyperinsulinämie und Insulinresistenz sowie ein hoher LH-Spiegel ausgeschlossen werden, denn daraus ergeben sich andere therapeutische Konsequenzen (► Abschn. 23.4.5).

Hauptsorge der Patientinnen unter Glukokortikoidtherapie ist eine unkontrollierte Gewichtszunahme, wofür aber bei niedrigen Dosierungen wissenschaftliche Belege fehlen; es kann allerdings zu verstärktem Appetit kommen. Die nied-

rigdosierte Glukokortikoidtherapie bei Hyperandrogenämie darf nicht mit der hochdosierten Behandlung, z. B. zur Immunsuppression verwechselt werden. Die dort bekannten Nebenwirkungen eines iatrogen induzierten Cushing-Syndroms kommen mit der hier beschriebenen, niedrigen Dosierung praktisch nicht vor. Zu unterscheiden ist diese Therapie auch von der Glukokortikoidgabe bei klassischem angeborenen adrenogenitalem Syndrom (AGS), bei dem man wegen mangelhafter Kortisolbiosynthese substituiert. Entsprechend dem Kortisoltagesrhythmus wird beim AGS die höhere Dosis in den frühen Morgenstunden und die niedrigere am Abend gegeben (► Abschn. 16.4).

Ob man zur Behandlung der hyperandrogenämischen Ovarfunktionsstörung Dexamethason, Prednison oder Prednisolon verabreicht, ist eine Frage persönlicher Erfahrungen und Prioritäten. Die letzteren Präparate haben eine kürzere Plasmahalbwertszeit und eine kürzere biologische Halbwertszeit am Zielorgan (■ Tabelle 23.13).

Thermokoagulation

Neuere operative Verfahren zur Ovulationsinduktion wie die laparoskopische Kauterisierung der Ovaroberfläche bei polyzystischen Ovarien orientieren sich an der klassischen Keilexzision der Ovarien mit neuen technischen Mitteln und haben durchaus praktische Berechtigung, allerdings eher als letzte therapeutische Option (Gjönaess 1984; Daniell u. Miller 1989; Weise et al. 1989b; Naether 1996). Bei der laparoskopischen Thermokoagulation werden pro Ovar 15 bis 20 Koagulationsstellen auf der Oberfläche des Ovars angebracht. Ovulationen nach Elektrokauterisierung des Ovars werden in bis zu 90% aller so behandelten Frauen beschrieben, Schwangerschaften in bis zu 80% (Liguori et al. 1996; Kriplani et al. 2001). Belastet ist die Methode durch das Risiko der Adhäsionsbildung von über 20% (Liguori et al. 1996; nach der klassischen Keilresektion bis zu 90%). In der Langzeitnachbeobachtung verlaufen auch nach drei bis sechs Jahren noch bis zu 70% der Zyklen

■ **Tabelle 23.13.** Charakteristika einiger Glukokortikoide, die für die Behandlung der hyperandrogenämischen Ovarfunktionsstörung in Frage kommen. (Nach Bentley 1980)

Medikament	Äquivalenzdosis mg]	Suppression der HHN-Achse[a] [mg]	Plasmahalbwertszeit [min]	Biologische Halbwertszeit [h]
Kurz wirksam:				
Kortisol[b] (Hydrokortison)	20	15–20	90	8–12
Mittellang wirksam:				
Prednisolon und Prednison	5	7,5	≥200	18–36
Lang wirksam:				
Dexamethason	0,6	1–1,5	≥300	36–54
Betamethason	0,75	1–1,5	≥300	36–54

a Dosis, bei der bereits eine völlige Suppression der HHN-Achse möglich ist; HHN-Achse: Hypothalamus-Hypophysen-Nebennierenrinden-Achse.

b Bei der chronischen Suppression der Androgene unpraktisch, da dieses Präparat vom endogenen Kortisol nicht zu unterscheiden ist und somit das Ausmaß der endogenen Kortisolsuppression durch das exogen verabreichte Glukokortikoid mit Hilfe der Kortisolbestimmung nichtfeststellbar ist; andere Glukokortikoide wie Dexamethason oder Prednisolon gehen in das Ergebnis der immunologischen Kortisolbestimmung nicht ein.

ovulatorisch, die Testosteronspiegel bleiben deutlich gesenkt (Naether et al. 1994). Nach Anwendung dieses Verfahrens haben Naether et al. 211 Schwangerschaften beobachtet, darunter annähernd 50% spontane, die im zeitlichen Zusammenhang mit dieser Methode eingetreten sind. Die Mehrlingsrate bei diesen Spontanschwangerschaften betrug 4 bis 5%. Die Abortrate war mit 15 bis 20% fast innerhalb der zu erwartenden Häufigkeit bei normozyklischen Frauen, was für Frauen mit polyzystischen Ovarien insofern bemerkenswert ist, als bei ihnen die clomifen- und gonadotropininduzierten Schwangerschaften mit einer bis zu 35 bis 40%igen Abortrate belastet sind. Die meisten Schwangerschaften treten innerhalb des ersten Jahres ein. Nach der Oberflächenkoagulation der polyzystischen Ovarien ist auch die ovarielle Reaktion auf eine niedrigdosierte Gonadotropinstimulation signifikant verbessert (Farhi et al. 1995). Diese Methode kann man deshalb sehr gut auch mit den verschiedenen Formen der hormonalen Stimulation kombinieren, wenn in einem überschaubaren Zeitraum von drei bis fünf Monaten die Oberflächenkoagulation allein nicht zu ovulatorischen Zyklen führt. Vergleichbare Resultate liefert möglicherweise auch die Stimulation der Ovarien mit Clomifen oder Gonadotropinen nach einer Langzeitsuppression der ovariellen Aktivität mit GnRH-Analoga über 6 Monate (Münstermann u. Kleinstein 2000).

Der Wirkungsmechanismus der Thermokoagulation ist immer noch unklar. Bemerkenswert ist, dass bei Frauen mit polyzystischen Ovarien und Hyperinsulinämie nach Thermokoagulation auch die Insulinresistenz nach Glukosebelastung verbessert zu sein scheint (Saleh et al. 2001). Letztlich ist aber noch nicht bewiesen, dass die laparaskopische Thermokoagulation mit einer Nachbeobachtungszeit von 6 bis 12 Monaten zu besseren Ergebnissen führt als 3 bis 6 Zyklen direkter Stimulation mit Gonadotropinen (Farquhar et al. 2001). Eindeutige Vorteile dieser Methode sind die deutlich niedrigere Mehrlingsrate und der geringere Aufwand im Vergleich zur Gonadotropintherapie.

Ovulationshemmer und GnRH-Analoga

Die Behandlung mit Ovulationshemmern über die Dauer von bis zu 12 Monaten mit dem Ziel, nach deren Absetzen ovulatorische Zyklen zu provozieren, ist ein alter therapeutischer Wunschtraum. In neuerer Zeit haben Genazzani et al. dieses Prinzip nochmals überprüft und mit der Kombination von GnRH-Analoga und Ovulationshemmern verglichen (Genazzani et al. 1997). Im Gegensatz zur Kombinationstherapie, die nach Absetzen der sechsmonatigen Therapie meist zu ovulatorischen Zyklen führte, war die Suppressionstherapie ausschließlich mit Ovulationshemmern deutlich weniger effektiv.

Zur Ovulationsauslösung beim PCOS mit Insulinresistenz und Hyperinsulinämie ▸ Abschn. 23.4.5 und ◰ Abb. 23.14, in der Hierarchie und Wahlmöglichkeiten therapeutischer Optionen beim PCOS zusammengefasst sind.

Bei Schilddrüsenstoffwechselstörung

Die Bedeutung der Schilddrüsenfunktion für Ovarfunktion und Sterilität ist ausführlich in den ▸ Abschn. 15.6 und 23.3 dargestellt worden. In der gynäkologisch-endokrinologischen Sprechstunde ist die Schilddrüsenabklärung eine Ausschlussdiagnostik, die Differentialdiagnostik gehört zu den Aufgaben des internistischen Endokrinologen.

Eine interdisziplinäre Betreuung von Frauen mit Schilddrüsenerkrankungen ist vor allem erforderlich bei

- Störungen der Fortpflanzungsfunktionen, insbesondere der Ovarfunktion,
- rezidivierenden Spontanaborten vor allem bei autoimmunbedingten Schilddrüsenfunktionsstörungen,
- Schilddrüsenerkrankungen während der Schwangerschaft und für die
- Behandlung der gestörten Schilddrüsenfunktion während der Stillzeit.

Der Frauenarzt ist im Rahmen der Hormon- und Sterilitätssprechstunde vor allem mit latenten (subklinischen) Hy-

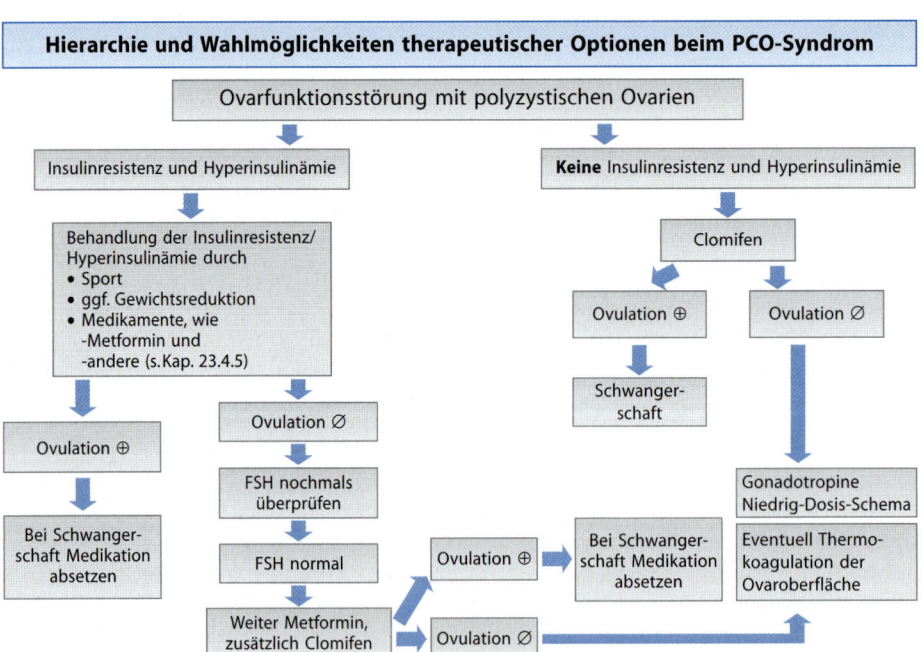

◰ **Abb. 23.14.** Hierarchie und Wahlmöglichkeiten therapeutischer Optionen beim PCOS

pothyreosen befasst. Der Ausgleich bei klinischer oder subklinischer Hypothyreose erfolgt nach denselben Prinzipien wie bei anderen gestörten hormonalen Regelkreisen und Hormonmangelsituationen. Die L-Thyroxindosis muss so bemessen sein, dass eine adäquate Versorgung mit Schilddrüsenhormon gewährleistet ist. Als adäquat gilt die Substitution, wenn der TRH-Test eine normale Reaktion zeigt, d. h. die Differenz zwischen nichtstimuliertem und stimuliertem TSH zwischen 5 und 10 µE liegt oder der basale TSH-Spiegel im niedrigen Referenzbereich (<1,5 µE/ml).

Schilddrüsenhormone werden wegen der besseren Resorption eine halbe Stunde vor dem Frühstück eingenommen. Eine einschleichende Dosierung ist bei gesunden jungen Frauen nicht erforderlich. Meist sind 50 µg L-Thyroxin ausreichend. Vier bis sechs Wochen nach Therapiebeginn sollte mit Hilfe der TSH-Bestimmung oder des TRH-Tests unter standardisierten Bedingungen überprüft werden, ob die Dosis ausreichend ist. Hierbei sollte die letzte Thyroxineinnahme 24 Stunden zurückliegen. Da latente Hypothyreosen häufig nur Ausdruck eines Jodmangels sind, reicht oft schon die tägliche Substitution mit 200 µg Jodid aus, leicht erhöhte TSH-Spiegel zu normalisieren.

Die Strumatherapie ist eine ausschließlich internistische Therapie, ebenso die Behandlung manifester Hypo- oder Hyperthyreosen.

23.4.4 Direkte Stimulation der Ovarien

Wenn bei einer Frau im geschlechtsreifen Alter Ovarfollikel nicht zur kompletten Reifung und zur Ovulation kommen, so muss man primär die Rahmenbedingungen, die zur Störung der Ovarfunktion geführt haben, normalisieren (s. oben). Nicht immer jedoch führt die Normalisierung der metabolen und endokrinen Rahmenbedingungen zu einer ovulatorischen Funktion, und nicht immer findet man bei gestörter Ovarfunktion Störungen des Stoffwechsels oder anderer endokriner Reglerkreise. In diesem Fall kann man Follikelreifung und Ovulation fördern, indem man die Hypothalamus-Hypophysen-Achse mit Clomifen oder anderen Antiöstrogenen (z. B. Tamoxifen) zur vermehrten Freisetzung von Gonadotropinen bringt oder mit Letzteren die Follikelreifung unmittelbar stimuliert.

Eine dritte Form der direkten Stimulation ist die pulsatile, intravenöse oder subkutane Verabreichung von Gonadotropin-Releasing-Hormonen (GnRH), die allerdings einen sehr begrenzten Indikationsbereich hat (▶ Abschn. 23.4.4).

Diese drei Formen der direkten Stimulation sind an einige Voraussetzungen geknüpft:

Die erforderliche Diagnostik des Endokriniums und des Metabolismus muss abgeschlossen und gestörte metabole Rahmenbedingungen soweit wie möglich normalisiert sein. Der andrologische Befund und der Zustand der Tuben müssen mit dem Eintreten einer Schwangerschaft vereinbar sein. Ein Klimakterium praecox muss durch den Nachweis normaler FSH-Spiegel ausgeschlossen sein, ebenso Kontraindikationen für die geplante Stimulationsbehandlung und für eine Schwangerschaft. Eine Stimulation ist nicht indiziert, wenn die Patientin aktuell nicht schwanger werden möchte. Bei Kinderwunsch kann die direkte Stimulation als Zusatztherapie notwendig werden, wenn die alleinige Verbesserung der meta-

bolen oder endokrinen Rahmenbedingungen nicht zu spontanen ovulatorischen Zyklen führt. Bei jeder direkten Form der Stimulationsbehandlung muss es möglich sein, den Zyklus mit Hilfe der Sonographie und der Hormonbestimmungen engmaschig zu überwachen. Vor der Stimulationsbehandlung muss auch klar sein, ob die Patientin zur Gruppe derjenigen Patientinnen gehört, die zu einem Überstimulationssyndrom neigt (s. unten).

Vor einer Stimulation der Ovarien mit Clomifen oder Gonadotropinen muss die Patientin über mögliche Risiken aufgeklärt werden:

- ovarielle Überstimulationssyndrom mit
  - Ovarzysten, Stieldrehung, Aszites, Dyspnoe, Hämokonzentration,
  - Thromboembolierisiko, Pleuraergüssen, Niereninsuffizienz und
  - möglicher stationärer Intensivüberwachung,
- multifollikuläres Wachstum und
- Mehrlingsrisiko.

Stimulation mit Clomifen

Das am häufigsten zur Stimulation der Follikelreifung eingesetzte Präparat ist Clomifen. Mit gleicher Indikation wie Clomifen kann man auch Tamoxifen verabreichen. Die Wirkung von Clomifen ist ausreichend belegt (Kaiser et al. 1968; Zander et al. 1970; Weise et al. 1982).

Indikationen

Die normogonadotrope Ovarfunktionsstörung hypothalamisch-hypophysären Ursprungs ist der Indikationsbereich für Clomifen. Sie kann sich bekanntlich als Corpus-luteum-Insuffizienz, als anovulatorischer Zyklus oder als Oligo-/Amenorrhö äußern. Bei Frauen im geschlechtsreifen Alter ist Clomifen in der Regel dann als Primärtherapie indiziert, wenn diese aktuell schwanger werden möchten und eine Ovarfunktionsstörung hypothalamisch-hypophysärer Genese haben, die nicht primär eine Indikation für Prolaktinhemmer, L-Thyroxin oder Glukokortikoide darstellt. Frauen, die primär Ovulationsauslöser bekommen, sollten nicht deutlich unter- oder übergewichtig sein und keine Hyperinsulinämie und Insulinresistenz haben.

Als Zusatztherapie wird Clomifen eingesetzt, wenn bei hyperprolaktinämischen, hyperandrogenämischen oder hypothyreoten Patientinnen der Ausgleich der Primärstörung nicht zu einer Normalisierung der Ovarfunktion führt.

Wirkweisen

Clomifen ist ein Triphenyläthylenderivat, also eine nichtsteroidale Substanz, und entfaltet sowohl östrogenagonistische als auch -antagonistische Wirkungen. Erfolgsorgane sind u. a. das Hypothalamus-Hypophysen-System, das Ovar, das Endometrium, die Vaginalhaut und die Zervixdrüsen. Seine Halbwertszeit beträgt 5 Tage. Clomifen wirkt über eine längerfristige Bindung an die Östrogenrezeptoren. Da es durch die Langzeitbindung überwiegend antiöstrogene Effekte entfaltet, wird ein niedriger Östradiolspiegel simuliert. Als Folge der antiöstrogenen Wirkung kommt es zu einer Steigerung der hypothalamischen Aktivität mit gesteigerter GnRH-Sekretion. Diese fördert die FSH- und LH-Sekretion und damit die Follikelreifung und Ovulation (Nasseri u. Ledger 2001). Auf hypophysärer Ebene soll Clomifen im Sinne eines positiven Rückkopplungsmechanismus wie ein Östrogen wirken und insbesondere die Sekretion von LH fördern. Möglicherweise fördert Clomifen die Degeneration von Oozyten nach der Ovulation (Yoshimura et al. 1986). Bei Patientinnen mit polyzystischen Ovarien steigert Clomifen die Sekretion der hepatischen IGF(»insulin-like growth factor«)-I bindenden Globuline. Dadurch wird IGF-I vermehrt reversibel gebunden; es kann dann die Androgensynthese der Thekazellen des Ovarfollikels nicht mehr stimulieren (de Leo et al. 2000).

Zu den oft nachteiligen antiöstrogenen Effekten von Clomifen auf die Zervix und den Zervixmukus vgl. Abschn. »Kontraindikationen, Nebenwirkungen und Risiken«.

Behandlungsablauf

Clomifen wird üblicherweise in einer Standarddosierung von 50 bis 100 mg täglich vom 5. bis einschließlich 9. Zyklustag, oder bei Amenorrhö am 3. bis 5. Tag nach einer Abbruchblutung durch ein Gestagen oder eine Östrogen-Gestagen-Kombination oral verabreicht. Ein Stimulationsbeginn am 2., 3. oder 4. Tag ist möglich, führt jedoch nicht zu anderen Ergebnissen (Wu u. Winkel 1980). Bei suboptimaler Follikelreifung und bei zu niedrigen Progesteronspiegeln in der Lutealphase kann man die Dosis auf 100 bis 150 mg täglich steigern.

Die Clomifentherapie wird heute fast ausschließlich mit Hilfe der Spekulumeinstellung und Kontrolle der Zervixsekretion, der Vaginalsonographie und der Bestimmung von LH, Östradiol und Progesteron überwacht.

Ziele der Therapieüberwachung sind:
- Zystenausschluss bzw. -beurteilung vor Therapiebeginn,
- Erkennen eines multifollikulären Wachstums,
- rechtzeitiges Erkennen von Überstimulationssyndromen,
- Überprüfung der Qualität und der Seite (wichtig bei einseitigem Tubenverschluss) der Follikelreifung sowie der Endometriumentwicklung,
- ggf. Nachweis der stattgehabten Ovulation und
- Überprüfung der östrogenabhängigen mittzyklischen Zervixsekretion.

Die Basaltemperaturkurve hat bei der Therapieüberwachung keine Bedeutung mehr; zur Bedeutung und Kontrolle der Zervixfaktoren s. unten.

Um den Ovulationszeitpunkt besser eingrenzen zu können, kann man periovulatorisch die LH-Konzentration im Urin mit handelsüblichen Heimtests oder die Östradiol-, LH- und Progesteronkonzentrationen im Serum bestimmen (■ Abb. 23.7).

Die erste Vaginalsonographie erfolgt am 10. oder 11. Zyklustag. In ein- bis zweitägigen Abständen kontrolliert man das Follikelwachstum und die Dickenzunahme des Endometriums. Bei einem Durchmesser des Leitfollikels von 20 mm oder mehr, einer maximalen Zahl von drei gereiften Follikeln und einer adäquaten endometrialen Entwicklung (etwa 10 mm Gesamtdicke) kann man mit der intramuskulären oder subkutanen Gabe von 5.000 Einheiten hCG die Ovulation auslösen. Sie erfolgt etwa 36 Stunden nach der hCG-Injektion, sofern nicht vorher schon die endogene LH-Konzentration angestiegen ist.

Im Gegensatz zur Zyklusüberwachung ausschließlich mittels Basaltemperaturkurve und Zervixfaktoren bietet die Sonographie in Kombination mit der LH-Bestimmung und nach hCG-Verabreichung die Möglichkeit, den Ovulationszeitpunkt exakt festzulegen und bei engmaschiger weiterer

Kontrolle ein LUF-Syndrom (Syndrom des luteinisierten, aber nicht rupturierten Follikels, »luteinized unruptured follicle«, ▶ Abschn. 23.4.7) auszuschließen. Häufig finden sich sonographisch ein ungenügend entwickeltes Endometrium und bei der Spekulumeinstellung ungünstige Zervixfaktoren. Wenn diese Befunde nicht Ausdruck einer noch suboptimalen Clomifenwirkung bzw. unzureichenden Follikelreifung sind, können sie Anlass sein, möglichst frühzeitig auf eine andere Therapie zu wechseln, ohne die maximal sinnvolle Zahl von Clomifenzyklen auszuschöpfen. Zu weiteren Details der Zykluskontrolle ▶ Abschn. 23.4.2.

Ergebnisse der Clomifentherapie

Die Ovulationsrate wird global mit 70 bis 90% (d. h. pro 100 beobachtete Therapiezyklen) angegeben, die Schwangerschaftsrate pro Therapiezyklus (Fekundabilität) mit bis zu 30%. Bezüglich der multifollikulären Entwicklung besteht eine nur ungenaue Dosis-Wirkungs-Beziehung, die keine Vorhersage erlaubt. Ebenso ist die Seite, auf der die Ovulation eintreten wird, nicht vorauszusehen (Shalev et al. 1989; Check et al. 1992). Die Chance auf eine Schwangerschaft kann wesentlich durch Verbesserung der Ausgangsbedingungen beeinflusst werden: z. B. durch Gewichtsreduktion bei Übergewicht mit Korrektur der Hyperandrogenämie, Normalisierung erhöhter Prolaktinwerte und ggf. Therapie einer gestörten Schilddrüsenfunktion. Auch bei sog. ungeklärter Sterilität ist die Behandlung mit Clomifen der Plazebotherapie überlegen (Hughes et al. 2000a).

Unter Clomifentherapie treten 75% der Schwangerschaften während der ersten drei ovulatorischen Behandlungszyklen ein (■ Abb. 23.15, 23.17); nach sechs Zyklen kommt es nur noch sporadisch zu Schwangerschaften. Dies liegt nicht daran, dass die Schwangerschaftserwartung mit jedem Zyklus schlechter wird, sondern an der Heterogenität des Klientels: Frauen bzw. Paare mit leicht überwindbaren Funktionsstörungen haben eine hohe Schwangerschaftserwartung und durchleiden selten mehrere Behandlungsversuche.

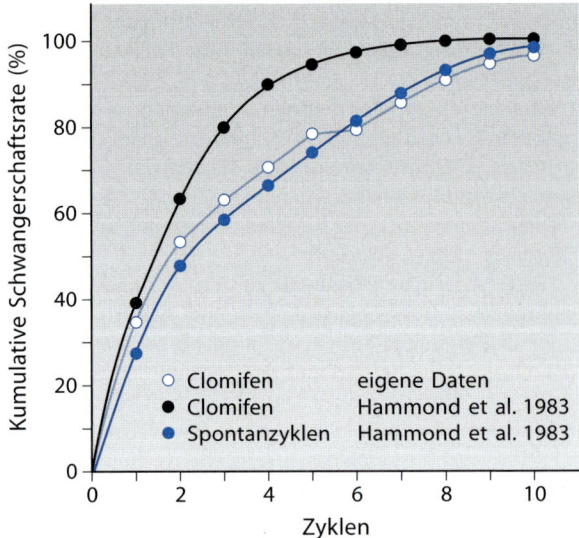

■ **Abb. 23.15.** Kumulative Schwangerschaftsrate bei Clomifenbehandlung im Vergleich zu spontanen Zyklen

Die Abortrate liegt bei 15 bis 25%, die Mehrlingsrate bei etwa 6%, wovon 95% auf Zwillingsschwangerschaften entfallen (Garcia et al. 1977). Die Abortrate unter Clomifen wird in hohem Maße von der Grundstörung und anderen unabänderlichen Größen, wie dem Alter der Frau, mitbestimmt.

Die Fehlbildungsrate nach Clomifentherapie ist nicht erhöht. In großen Sammelstatistiken wird die Rate größerer Fehlbildungen mit 1,8%, die Rate kleinerer mit 1,2% angegeben (◨ Tabellen 23.14, 23.15).

Ein erhöhter LH-Tonus schon zu Beginn des Behandlungszyklus wirkt sich nachteilig auf die Schwangerschaftsraten aus (▶ Abschn. 23.4.2, ◨ Abb. 23.9). Frauen, die unter Clomifenstimulation nicht schwanger werden, haben häufig in der follikulären Phase signifikant erhöhte LH-Spiegel. Shoham et al. (1990) fanden bei Frauen, die nach einer Clomifenstimulation anovulatorisch blieben, von Tag 9 des Zyklus bis zur Ovulation signifikant erhöhte LH-Spiegel.

Kontraindikationen, Nebenwirkungen und Risiken

Zu den Kontraindikationen gehören:
- eine bestehende Schwangerschaft,
- Kontraindikationen für eine Schwangerschaft,
- psychiatrische Erkrankungen,
- eine aktuelle thromboembolische Erkrankung,
- Leberfunktionsstörungen,
- unklare uterine Blutungen,
- persistierende Ovarzysten.

Wird die empfohlene Standarddosierung beachtet, so zeichnet sich Clomifen durch ein relativ geringes Nebenwirkungsspektrum aus (◨ Tabelle 23.16). Am häufigsten finden sich ovarielle Zysten als Folge einer multifollikulären Reaktion der Ovarien, insbesondere bei Hyperandrogenämie und polyzystischen Ovarien, desgleichen Hitzewallungen, Stimmungsschwankungen, Unterleibsbeschwerden, Kopfschmerzen, Schwindel und Sehstörungen.

Bei Zystenbildung kann in fast allen Fällen die spontane Regression abgewartet werden.

◨ **Tabelle 23.14.** Beobachtete angeborene Fehlbildungen bei 3211 clomifeninduzierten Schwangerschaften. (Nach Hammond 1984 b)

Fehlbildung	[n]
Herzdefekte	8
Down-Syndrom	5
Klumpfuß	4
Gastrointestinale Fehlbildung	4
Hämangiome	2
Polydaktylie	2
Multiple Anomalien	7
Hypospadien	3
Mikrozephalie	2
Lippen- und Gaumenspalte	2
Angeborene Hüftluxation	2
Siamesische Zwillinge	2
Spina bifida	1
Andere	14

◨ **Tabelle 23.16.** Häufigkeit von Nebenwirkungen bei 8029 anovulatorischen Frauen, die Clomifen erhalten haben. (Mod. nach Clark u. Markaverich 1982)

Symptome	Patientinnen [%]
Ovarvergrößerung	13,6
Vasomotorische Erscheinungen (Hitzewallungen, Schweißausbrüche)	10,4
Abdominale Beschwerden (Blähbauch, Völlegefühl)	5,5
Kopfschmerzen	1,3
Abnorme uterine Blutungen	1,2
Schwindel	0,9
Nervosität, Schlaflosigkeit	0,7
Ermüdbarkeit, Depressionsneigung	0,7

◨ **Tabelle 23.15.** Fehlbildungen nach Clomifentherapie. (Nach Hammond 1984 b)

Autoren	Land	[n]	Fehlbildungen pro 1000 Schwangerschaften Schwere	Leichtere
Hack u. Lunenfeld 1979	Israel	344	14,5	32
Gysler et al. 1982	USA	193	10	5
Correy et al. 1982	Tasmanien	156	12,8	19
Ahlgren et al. 1976	Schweden	148	54	54
Adashi et al. 1979	USA	86	23	0

> **Cave**
>
> Ein schwerwiegendes wenn auch sehr seltenes Ereignis ist eine ovarielle Zystenbildung mit Stieldrehung. Letztere stellt eine akute Operationsindikation dar. Bei rechtzeitiger Intervention kann man die Stieldrehung des Ovars laparoskopisch rückgängig machen und damit das Ovar erhalten.

Sehstörungen zwingen meist zu einem Absetzen der Medikation. Clomifen führt nach Daten einer israelischen Fall-Kontroll-Studie nicht zu einer erhöhten Inzidenz an Endometriumkarzinomen (Benshushan et al. 2001). Ebenso wenig konnte in anderen israelischen Studien eine erhöhte Inzidenz von Mamma- und Ovarialkarzinomen nach Stimulation mit Clomifen belegt werden (Potashnik et al. 1999). In einer früheren Arbeit (Rossing et al. 1994) fand sich bei Frauen mit 12 und mehr Clomifenzyklen eine signifikante Erhöhung des relativen Risikos um den Faktor 7,2 bis 11, an diesen Malignomen zu erkranken. Bei weniger als 12 Zyklen bzw. bei Frauen mit einer Schwangerschaft unterschied sich das Risiko jedoch nicht von demjenigen des Vergleichskollektivs. Wenn man sich also auf die empfohlene und therapeutisch sinnvolle Höchstzahl von sechs Zyklen beschränkt, ist nach dem gegenwärtigen Kenntnisstand nicht mit einem erhöhten Risiko der genannten Karzinome zu rechnen.

Eine unerwünschte Erscheinung und Ausdruck einer unzureichenden Reaktion der Ovarien auf eine Clomifenstimulation ist die Spätovulation. Eine solche unzureichende Reaktion ist dann zu erwarten, wenn eine Frau mit Ovarfunktionsstörungen sich der Menopause oder einem Klimakterium praecox nähert, oder wenn die gestörten Rahmenbedingungen, die zur Ovarfunktionsstörung geführt haben, nur unzureichend verbessert worden sind.

Eine verzögerte Follikelreifung soll auch mit Alterungsprozessen der Oozyten und chromosomalen Störungen, wie einer Polyploidie, einhergehen (Boue u. Boue 1973). Die wahrscheinlich häufigste Ursache einer verspäteten Follikelreifung mit Spätovulation ist ein erhöhter LH-Tonus bei Frauen mit Ovarfunktionsstörungen aus dem hyperandrogenämischen For-

menkreis. Erhöhte LH-Spiegel supprimieren frühzeitig den die Meiose inhibierenden Faktor (MIF), sodass die Reifung der Oozyte zum Ovulationszeitpunkt schon so weit vorangeschritten ist, dass nur selten eine Schwangerschaft eintritt.

Eine erhöhte Fehlbildungsrate nach versehentlicher Einnahme von Clomifen in der Schwangerschaft ist statistisch nicht belegt. Die Rate beträgt 50:1000 Geburten verglichen mit 23:1000 Geburten bei regelrechter präkonzeptioneller Einnahme des Clomifens. Dies ist kein signifikanter Unterschied (Hammond 1984b). Unter Berücksichtigung der Tatsache, dass eine erhöhte Mehrlingsrate per se mit einer höheren Anomalierate verbunden ist (Hendricks 1966; Myrianthopoulos u. Chung 1974) gibt es keine Hinweise auf eine Teratogenität von Clomifen (⬛ Tabellen 23.14, 23.15).

Als Folge des antiöstrogenen Effektes findet man präovulatorisch häufig eine ungenügende zervikale Sekretion (Dysmukorrhö). Die zervikale Sekretion lässt sich am besten mit dem Punktesystem nach Insler beschreiben (Insler score; ⬛ Tabelle 23.17), in das vier verschiedene Parameter der Östrogenwirkung eingehen.

Eine clomifenassoziierte Dysmukorrhö soll die Schwangerschaftserwartung auf ein Drittel bis ein Viertel derjenigen bei optimalem Zervixindex erniedrigen (Hammond et al. 1983; ⬛ Abb. 23.11). Schlechte Zervixfaktoren findet man bei Clomifen- und Tamoxifenbehandlungen in 50 bis 60% aller Zyklen (Gelety u. Buyalos 1993). Wenn jedoch nach den oben beschriebenen Kriterien die Ovarfunktion nach Clomifenstimulation normal ist, liegt die Wahrscheinlichkeit eine Dysmukorrhö bei nur 9% (Aeyers et al. 1989). Demnach ist eine Dysmukorrhö unter Clomifen in den meisten Fällen Ausdruck einer suboptimalen Follikelreifung und eines relativen Östrogendefizits.

Die zusätzliche mittzyklische Gabe von Östradiol zur Überwindung der clomifenassoziierten Dysmukorrhö ist umstritten, eine höhere Schwangerschaftsrate unter dieser Zusatztherapie ist bisher nicht nachgewiesen ist, möglicherweise hat sie günstige Einflüsse auf das Endometrium. Unter der Gabe von zusätzlich 0,02 oder 0,05 mg Ethinylöstradiol haben Unfer et al. (2001) eine größere endometriale Dicke und mit Hilfe der Endometriumbiopsie ein morphologisch ausgereifteres Endometrium nachgewiesen.

⬛ **Tabelle 23.17.** Insler-Score

	Punkte 0	1	2	3
Schleimmenge	Nicht nachweisbar	Geringe Menge, kann vom Zervikalkanal aspiriert werden	Glänzender Schleimtropfen im äußeren Muttermund, kann leicht aus dem Zervikalkanal aspiriert werden	Reichlich (>400 µl) Schleim ergießt sich aus dem Muttermund
Spinnbarkeit	Nicht nachweisbar	1/4 der Scheidenlänge	>1/2 der Scheidenlänge	>8 cm
Farnkrautphänomen	Nicht nachweisbar, amorpher Schleim	Linear, keine Seitenverzweigungen	Deutliches Farnkrautphänomen neben linear verlaufenden Ästen	Voll ausgeprägt über das gesamte Präparat
Zervixöffnung	Geschlossen	Geschlossen	Partiell offen, Zervikalkanal passierbar für Sonde mit 2–4 mm Durchmesser	Klaffend, Mukosa hyperämisch, Muttermund >4 mm geöffnet

23

Bedeutung der Lutealphasensubstitution

Dosierung und Schemata der Lutealphasenunterstützung nach Stimulation der Follikelreifung mit Clomifen oder Gonadotropinen sind in ▶ Abschn. 23.4.6 beschrieben. Eine Substitution mit Progesteron in der Lutealphase bei Lutealinsuffizienz ohne vorausgehende Stimulation der Follikelreifung ist fragwürdig.

Dauer

Um die Dauer der Clomifenbehandlung auf einen vertretbaren Zeitraum zu begrenzen, hat es sich bewährt, die clomifenstimulierten Zyklen entsprechend dem in ▶ Abschn. 23.4.2 beschriebenen Vorgehen zu überprüfen. Gelingt es nicht, während der kurzen Zeitspanne einer Clomifentherapie die Kriterien eines Normalzyklus zu erfüllen, ist es angebracht, eine alternative, Erfolg versprechende Therapieform (z. B. Gonadotropinbehandlung) zu wählen. Wie in ◘ Abb. 23.9. illustriert, sind hohe LH-Konzentrationen zu Beginn einer Clomifenbehandlung (5. Zyklustag >7 mIE/ml) oder ein deutlicher Anstieg der LH-Spiegel in der späteren Follikelreifungsphase Ausdruck einer ungünstigen Prognose. Deshalb hat sich auch bei der Clomifentherapie die Bestimmung von LH vor oder in der Stimulationsphase, z. B. am 8. Zyklustag, bewährt. Bei Frauen mit einem Anstieg des endogenen LH-Spiegels unter Clomifen bereits in der Follikelphase ist die Schwangerschaftsrate deutlich niedriger als bei Frauen mit gleichbleibend niedrigem LH-Spiegel (Shoham et al. 1990). Diese Patientinnen sollten nicht mit Clomifen, sondern mit Gonadotropinen in niedriger Dosierung behandelt werden, da man mit weiteren Clomifenzyklen nur Zeit verschwendet.

Ansonsten ist eine Begrenzung auf maximal sechs Zyklen sinnvoll. Danach treten Schwangerschaften nur noch sporadisch auf (◘ Abb. 23.15 und 23.17a).

Ausbleiben einer Schwangerschaft nach Behandlung mit Clomifen

Clomifenstimulierte Zyklen sollte man, wie oben beschrieben, immer überwachen, um einerseits dokumentieren zu können, unter welchen Voraussetzungen eine Frau schwanger geworden ist, zum anderen um eine unzureichende Reaktion auf Clomifen frühzeitig zum Anlass nehmen zu können, die Voraussetzungen dieser Therapie nochmals zu überprüfen oder die Therapie zu ändern. Wenn keine Schwangerschaft eingetreten ist, stellen sich folgende Fragen:

1. War die Reaktion auf die Stimulation zufriedenstellend, oder wurden Faktoren übersehen, die die Ansprechbarkeit auf Ovulationsauslöser mindern (z. B. Untergewicht, Übergewicht, Hyperandrogenämie, hoher LH-Tonus zu Beginn des Zyklus, Klimakterium praecox, Hyperprolaktinämie, Hypothyreose)?
2. Kommt es tatsächlich zur Reifung eines oder mehrerer voll funktionsfähiger Follikel (Sonographie, Östradiol)?
3. Ist es wirklich zur Ovulation und damit zu Voraussetzungen für die Freisetzung einer Oozyte gekommen oder lag lediglich eine Luteinisierung eines nicht rupturierten Follikels vor (LUF-Syndrom; Sonographie)?
4. Ist die Lutealfunktion normal (Progesteron, Östradiol)?
5. Ist die zervikale Sekretion hinreichend dokumentiert?
6. Sind die Implantationsbedingungen angemessen und das Endometrium ausreichend gereift (Endometriumdicke)?

7. Ist der andrologische Befund hinreichend abgeklärt, wann zuletzt? Entspricht der andrologische Befund dem klinischen Eindruck (Postkoitaltest)?
8. Ist der andrologische Befund ohne die Methoden der assistierten Reproduktion mit dem Eintreten einer Schwangerschaft vereinbar?
9. Sind die Tubenfunktion und die intraabdominalen Verhältnisse mit adäquater Methodik (Laparoskopie) abgeklärt? Wenn ja, wann zuletzt?
   – Ist eine Endometriose ausgeschlossen?
   – Hat die Patientin möglicherweise nur eine funktionsfähige Tube?
   – Oviliert sie im letzteren Fall möglicherweise häufig oder immer auf der »falschen« Seite?
10. Liegen bei Frau oder Mann möglicherweise Antikörper gegen Spermatozoen vor?
11. Ist das Paar hinreichend über das Empfängnisoptimum aufgeklärt und nimmt es dieses wahr (Postkoitaltest)?

Nach Beantwortung dieser Fragen muss der Arzt entscheiden, ob es sinnvoll ist, mit der bisherigen Therapie fortzufahren oder nicht.

Stimulation mit Tamoxifen

Tamoxifen als antiöstrogen wirksame Substanz ist zwar in Deutschland nicht zur Ovulationsauslösung zugelassen, kann aber dazu eingesetzt werden. Die Ergebnisse sind denen von Clomifen vergleichbar: Ovulations- und Schwangerschaftsraten pro ovulatorischem Zyklus unterscheiden sich nicht von denjenigen nach Clomifenbehandlung (Boostanfar et al. 2001). Tamoxifen wird in einer Tagesdosis von 10 bis 40 mg gegeben, beginnend mit Tag 3 bis 5 des Zyklus (Tajima 1984; Messinis u. Nillius 1982). Die Nebeneffekte sind denjenigen von Clomifen vergleichbar, die Kontraindikationen identisch.

Stimulation mit Gonadotropinen

Vorbemerkungen zur Follikellreifung. Der normale, ovulatorische Zyklus ist bekanntlich durch das Heranreifen meist eines einzelnen Follikels gekennzeichnet, während die anderen in der frühen Follikelphase nachweisbaren Follikel von 4 bis 5 mm Durchmesser atretisch werden. Wie in ▶ Kap. 5 dargestellt, ist FSH für die Östrogenbildung der Granulosazellen und die Follikelreifung, LH für die Androgenbildung in den Thekazellen und die Ovulation verantwortlich. Die Androgene der Thekazellschicht sind die obligaten Vorstufen für die Östradiolsynthese in der Granulosazelle. Das Follikelwachstum und die Zellteilung innerhalb des Follikels sind zwar nur mit FSH möglich, die für die Funktionalität des reifen Follikels charakteristische Östradiolsynthese basiert jedoch auf der FSH- und LH-Wirkung, wobei nur geringe LH-Konzentrationen erforderlich sind.

Die Selektion des dominanten Follikels kann man folgendermaßen beschreiben: Die Empfindlichkeit des individuellen Follikels in der frühen Follikelphase gegenüber FSH variiert offensichtlich. Die FSH-Konzentration, bei der ein Follikel sein Wachstum im Vergleich zur Restkohorte an Follikeln aufnimmt, ist individuell unterschiedlich und wird die **Schwellenkonzentration des FSH** genannt. Der dominante Follikel schafft sich durch Synthese von Östradiol und von Inhibin seine eigene Mikroumgebung und ist dadurch besser als die im Wachstum zurückgebliebenen Follikel befähigt, die Androgene der Thekazellschicht in Östrogene umzuwandeln.

Sein Milieu ist deshalb mehr östrogen- als androgenbetont. Die Follikel der im Wachstum zurückgebliebenen Kohorte sind einem androgenen Milieu ausgesetzt, bleiben im Wachstum weiter zurück und gehen letztlich zugrunde. Dieser Vorgang wird in der späten Follikelphase zusätzlich noch dadurch verstärkt, dass die Inhibinfreisetzung des dominanten Follikels die hypophysäre FSH-Freisetzung bremst.

Therapieziele. Entscheidet man sich für den Einsatz von Gonadotropinen muss man zunächst definieren, ob die möglichst monofollikuläre Ovulation oder die polyfollikuläre Reaktion therapeutisches Ziel ist. Letztere ist nur in Kombination mit Maßnahmen der künstlichen Befruchtung (In-vitro-Fertilisation) sinnvoll, bei denen eine kontrollierte Entnahme der Eizellen erfolgt. Bei der Gonadotropinstimulation ohne Eizellentnahme darf man in der Regel ein Maximum von zwei bis drei reifen Follikeln nicht überschreiten, um ein ovarielles Überstimulationssyndrom und die unkontrollierbare Gefahr einer Mehrlingsschwangerschaft höheren Grades zu vermeiden. Dies stellt hohe Anforderungen an die Überwachung der Stimulationsbehandlung.

Gonadotropinpräparate. Die direkte ovarielle Stimulation mit Gonadotropinpräparaten ist seit mehr als 30 Jahren Bestandteil der klinischen Praxis. Anfang der 60er-Jahre wurde von ersten Schwangerschaften nach ovarieller Stimulation mit humanem, aus dem Urin postmenopausaler Frauen extrahierten Menopausengonadotropin (hMG) berichtet (Lunenfeld et al. 1962). Mittlerweile steht neben hMG auch reines FSH zur Follikelreifung zur Verfügung (Shaw et al. 1985). Der vorerst letzte Schritt in der Entwicklung gonadotroper Hormonpräparate ist mit der Einführung von gentechnisch hergestelltem, sog. rekombinanten FSH in die ovarielle Stimulationsbehandlung vollzogen worden (Devroey et al. 1993; Germond et al. 1992).

Die z. Z. auf dem Markt befindlichen Gonadotropine sind entweder aufgereinigte Extrakte aus dem Urin postmenopausaler Frauen oder gentechnisch hergestellte, rekombinante Präparate. Das aus dem Urin postmenopausaler Frauen gewonnene hMG besteht zu praktisch gleichen Teilen aus LH und FSH und enthält unterschiedliche Beimengungen sonstiger urinärer Proteine. Außerdem gibt es aus dem Urin extrahiertes, hochgereinigtes FSH. Aus gentechnischer Herstellung stehen reines FSH und in neuester Zeit auch LH und hCG zur Ovulationsinduktion zur Verfügung. Pharmakokinetik und Pharmakodynamik der auf dem Markt befindlichen FSH- und hMG-Präparate unterscheiden sich voneinander erheblich. Die aus dem Urin extrahierten Präparationen enthalten einen FSH-Typ, der bei postmenopausalen Frauen mit Östrogenmangel dominiert. Als Folge des Östrogenmangelmilieus hat das aus Postmenopausenurin extrahierte FSH einen Kohlenhydratanteil, der saurer ist als bei dem im östrogenbetonten Milieu jüngerer Frauen synthetisierten FSH. Das postmenopausale urinäre FSH ist biologisch weniger aktiv, hat aber eine längere biologische Halbwertszeit. Gentechnisch hergestellte Präparate bieten den Vorteil des höheren Reinheitsgrades und der besseren Standardisierbarkeit. In pharmakokinetischen Studien zeigt gentechnisch hergestelltes humanes FSH ähnliche Charakteristiken wie urinäres FSH (Matikainen et al. 1994; Mannaerts et al. 1993; le Cotonnec et al. 1994).

Wenn auch die FSH-Stimulation im Vergleich zur hMG-Stimulation bei PCO-Patientinnen nicht zu einer höheren Schwangerschaftsrate zu führen scheint (Nugent et al. 2000), so ist doch die Wahrscheinlichkeit eines Überstimulationssyndrom unter FSH signifikant seltener (relatives Risiko 0,2). Auch die für die Patientinnen praktischere subkutane Anwendung hat die FSH-Stimulation zur bevorzugten Methode werden lassen.

Pharmakokinetik und Pharmakodynamik von FSH werden außer durch die den FSH-Molekülen inhärenten Kohlenhydratvariationen bestimmt durch die Applikation (Daya et al. 1995; Ben-Rafael et al. 1995; Dobbs et al. 1994): Maximale FSH-Konzentrationen findet man bei der intravenösen Injektion unmittelbar nach der Verabreichung, bei intramuskulärer Injektion nach 12 bis 15 Stunden und bei subkutaner Applikation nach 18 bis 24 Stunden. Die Halbwertszeit kann nach intramuskulärer oder subkutaner Injektion bis zu 40 Stunden betragen.

> **Ein wichtiger Grundsatz der Gonadotropintherapie ist die individualisierte Dosierung. Starre Dosierungsschemata sind wegen der Gefahr der Überdosierung und wegen der niedrigen Effizienz seit Jahrzehnten obsolet.**

Um die Dosierung zu individualisieren, benutzt man heute den vaginalen Ultraschall und die in kürzester Zeit zur Verfügung stehende Östradiol- und LH-Messung. Seit den letzten 10 bis 20 Jahren werden niedrigdosierte Stimulationsprotokolle mit einer Initialdosis von 50 bis 75 IE benutzt. Diese zeichnen sich vor allem durch eine hohe Rate monofollikulärer Zyklen, ein geringes Nebenwirkungsspektrum und eine niedrige Mehrlingsrate aus.

Indikationen

Die Gonadotropintherapie ist in der Regel nur dann indiziert, wenn eine Frau aktuell schwanger werden möchte. Ihre Ovarfunktionsstörung muss hypothalamisch-hypophysärer Genese sein und somit als behandelbar gelten (d. h. sie muss noch stimulierbare Follikel haben); die Funktionsstörung darf durch andere, einfachere und risikoärmere Therapieformen nicht zu beheben sein. Auch sollte vor einer Gonadotropinbehandlung sichergestellt sein, dass metabole Störungen, soweit sie für die Ovarfunktionsstörungen und den Schwangerschaftsverlauf relevant sind, möglichst ausgeglichen werden. Dies gilt insbesondere für die Insulinresistenz bei polyzystischen Ovarien. Die unten folgende Übersicht fasst die wichtigsten Voraussetzungen und Indikationen zusammen.

Zu den primären Indikationen für eine Gonadotropinbehandlung gehörte früher die hypogonadotrope Amenorrhö. Diese ist durch niedrige oder nicht mehr nachweisbare Gonadotropinkonzentrationen im Blut und durch einen Östrogenmangel gekennzeichnet. Bei intakter Hypophysenstruktur ist auch diese primäre Indikation heute relativiert, da mit der pulsatilen GnRH-Therapie eine deutlich weniger riskante therapeutische Alternative zur Verfügung steht (► Abschn. 23.4.4). Somit bleibt als ursprünglich alleinige primäre Indikation für eine Gonadotropinbehandlung die Ovarstimulation bei einer Patientin mit aktuellem Kinderwunsch, die hypophysektomiert ist oder deren Hypophyse aus anderen Gründen strukturell nicht mehr intakt ist.

Eine weitere, seltene sekundäre Indikation für den Einsatz von Gonadotropinen kann bei Frauen mit aktuellem Kinderwunsch vorliegen, die wegen einer hyperprolaktinämischen Amenorrhö mit Prolaktinhemmern behandelt worden sind, diese aber nicht vertragen haben, oder bei denen trotz Prolaktinhemmertherapie die Prolaktinspiegel nicht adäquat abgefallen sind und die Ovarfunktionsstörung weiter besteht. Die Gonadotropintherapie kann des weiteren sekundär dann indiziert sein, wenn die Ovarien bei der gestagenpositiven, hypothalamisch-hypophysären Form der Amenorrhö (normale bis niedrignormale Gonadotropinspiegel, Östradiol auf dem Niveau der normalen frühen Follikelreifungsphase) auf die Gabe von Clomifen nicht adäquat reagieren und andere Therapieformen (Prolaktinhemmer, Glukokortikoide, Schilddrüsenhormone) nicht in Frage kommen. Patientinnen mit einer solchen Amenorrhö können alternativ auch mit der pulsatilen GnRH-Applikation behandelt werden (▶ Abschn. 23.4.4).

Eine letzte Gruppe bilden Frauen mit gestörter, aber noch zyklischer Ovarfunktion (Corpus-luteum-Insuffizienz, anovulatorischem Zyklus, Oligomenorrhö, Polymenorrhö), bei denen die oben erwähnten Therapieformen primär entweder nicht indiziert sind oder nicht zur Normalisierung der Ovarfunktion geführt haben, bzw. wenn unter Therapieversuchen Nebenwirkungen aufgetreten sind, die das Absetzen der Therapie erforderlich gemacht haben (z. B. das Augenflimmern oder die nicht beeinflussbare Dysmukorrhö bei Clomifentherapie).

▣ Tabelle 23.18 fasst die Indikation für eine Gonadotropintherapie zusammen.

Voraussetzungen und prioritäre Alternativen

> **Voraussetzungen für eine Gonadotropintherapie**
> 1. Aktueller Schwangerschaftswunsch
> 2. Existenz stimulierbarer Follikel (hypothalamisch-hypophysäre Ovarfunktionsstörung mit niedrigen, nicht nachweisbaren oder normalen Gonadotropinspiegeln)
> 3. Keine andere, risikoärmere Therapieform möglich oder: andere mögliche Therapieformen ohne Erfolg oder mit inakzeptablen Nebenwirkungen behaftet
> 4. Weitere Voraussetzungen (s. unten)

Vor dem Entschluss zur Gonadotropinbehandlung sollten folgende weitere Voraussetzungen erfüllt sein:

Andere Sterilitätsfaktoren müssen mit hinreichender Methodik abgeklärt sein; dies betrifft insbesondere den andrologischen Befund und den Zustand der Tuben. Bei amenorrhoischen Patientinnen muss aufgrund der klinischen Situ-

▣ **Tabelle 23.18.** Indikationen für eine Gonadotropintherapie und prioritäre Therapiealternativen

		Prioritäre Alternativen
Primäre Indikation	Hypogonadotrope Amenorrhö wegen fehlender oder zerstörter Hypophyse	Keine
Sekundäre Indikation	Hypothalamisch-hypogonadotrope Amenorrhö	Bei durch Untergewicht bedingte Störung Gewichtsnormalisierung, bei Normalgewicht GnRH-Applikation
	Alle normogonadotropen Ovarfunktionsstörungen (Amenorrhö, Oligomenorrhö, Corpus-luteum-Insuffizienz), die auf primäre Therapien nicht reagieren und/oder clomifenresistent sind, z. B.	Clomifen
	Hyperprolaktinämische Störungen	Prolaktinhemmer
	Hyperandrogenämische Störungen und Störungen im Rahmen eines metabolen Syndroms (z. B. PCOS)	Gewichtsreduktion bei Übergewicht, Glukokortikoide, Insulinsensitizer
	Störungen bei Schilddrüsendysfunktion	Schilddrüsentherapie
	Normoprolaktinämische, normoandrogenämische, euthyreote Störungen	Clomifen
Kontraindikationen	Kein aktueller Kinderwunsch	
	Unfähigkeit der Patientin zur Kooperation	
	Kontradindikationen für eine Schwangerschaft	
	Bestehende Schwangerschaft	
	Einige psychiatrische Erkrankungen	
	Akute thromboembolische Erkrankung	
	Hypergonadotrope Ovarinsuffizienz	

ation oder durch radiologische Überprüfung der Hypophyse sichergestellt sein, dass seitens der Hypophyse während der Gonadotropinbehandlung oder nach Eintreten einer Schwangerschaft keine Komplikationen zu erwarten sind. Der verantwortliche Arzt muss über breite Erfahrung mit dieser Therapieform verfügen, außerdem über die Möglichkeit zu täglichen Östradiol- und Gonadotropinbestimmungen im Blut und zur Vaginalsonographie.

Vor einer Gonadotropinbehandlung muss man das Risiko einer Überstimulation und Mehrlingsschwangerschaft abschätzen. Zur Risikogruppe gehören zum einen solche Frauen, die eine Ovarfunktionsstörung aus dem hyperandrogenämischen Formenkreis haben. Sie sind nicht nur anhand erhöhter Androgenspiegel und eines häufig hohen LH/FSH-Quotienten im Blut erkennbar, sondern haben oft, wenn auch keineswegs immer, eine Oligo- oder Amenorrhö, an der Haut mehr oder weniger deutliche Hinweise auf einen Androgenexzess und Ovarien mit einem sonographisch kleinzystisch-polyzystischen, wabenartigen Bild. Zum anderen haben auch hypogonadotrop-amenorrhoische und untergewichtige sowie jüngere Frauen ein höheres Risiko.

Protokolle

Frühere Behandlungsschemata, insbesondere wenn sie höher dosiert und starr waren, waren mit einem erheblichen Risiko der Überstimulation und der Mehrlingsschwangerschaft belastet. Insbesondere bei Patientinnen mit einem PCOS sind ältere konventionelle Schemata zur Gonadotropinbehandlung trotz kumulativer Schwangerschaftsraten von bis zu 80% nach sechs Zyklen mit einem deutlichen Risiko der Entwicklung eines Überstimulationssyndroms in Verbindung mit einer schwer kalkulierbaren Rate höhergradiger Mehrlingsschwangerschaften belastet gewesen (Farhi et al. 1993).

Um diese Risiken und Nebenwirkungen weitestgehend zu vermeiden, wurden in den letzten Jahren verschiedene Protokolle einer schrittweise niedrigdosierten Stimulation mit Gonadotropinen erprobt (Buvat et al. 1989; Mizunuma et al. 1991; Shoham et al. 1991; Strowitzki et al. 1994). Ziel hierbei war, die FSH-Spiegel langsam an den individuellen ovariellen FSH-Schwellenwert anzunähern, um möglichst nur einen Follikel zur vollen Ausreifung zu führen. Dabei hat sich gerade bei Frauen mit polyzystischen Ovarien der Einsatz von reinem FSH zur Senkung der endogen häufig erhöhten LH-Spiegel bewährt (Shoham et al. 1991), obwohl auch mit niedrigdosierter hMG-Stimulation vergleichbare Ergebnisse erzielbar sind (Sagle et al. 1991; Hamilton-Fairley et al. 1991).

Es werden zwei Arten der niedrigdosierten Stimulation unterschieden: das eine Protokoll mit ansteigenden FSH-Mengen (»Step-up-Protokoll«), das andere mit abfallenden (»Step-down-Protokoll«). Ersteres basiert auf der Theorie des individuellen FSH-Schwellenwertes (Schoemaker et al. 1993): überschreitet der endogene FSH-Spiegel einen individuellen Schwellenwert, so wird der am stärksten auf FSH ansprechende Follikel zum Wachstum angeregt. Bei PCOS-Patientinnen soll dieser Schwellenwert im Vergleich zu dem eumenorrhoischer Frauen niedriger sein, weshalb Frauen mit polyzystischen Ovarien während einer Gonadotropintherapie zur Überstimulation prädisponiert seien. Dieses Konzept ist zwischenzeitlich modifiziert, denn unterschiedliche Schwellenwerte bei PCOS-Patientinnen und eumenorrhoischen Kontrollpatientinnen konnten nicht sicher nachgewiesen werden

(van der Meer et al. 1998). Heute vermutet man, dass die Neigung von Frauen mit polyzystischen Ovarien, auf eine Gonadotropintherapie mit einer Überstimulation zu reagieren, wahrscheinlich auf die größere Anzahl FSH-empfindlicher Follikel zurückzuführen ist.

Mit dem **Step-down-Protokoll** soll der physiologische FSH-Verlauf, der durch eine Abnahme der FSH-Spiegel in der späten Follikelphase gekennzeichnet ist, imitiert werden. Auch dieses Protokoll ist praktikabel und sicher (Fauser et al. 1993).

▣ Tabelle 23.19 fasst heute gängige Schemata der niedrigdosierten Gonadotropintherapie zusammen.

Unser Stimulationsprotokoll, mit dem wir breite Erfahrungen sammeln konnten, stellt eine Modifikation des von Shoham et al. (1991) beschriebenen dar (▣ Abb. 23.16). In diesem Protokoll beginnen wir nach spontaner oder gestageninduzierter Blutung am dritten Zyklustag mit der täglichen Injektion von 50 oder 75 IE FSH ohne simultane Blockade der hypophysären Gonadotropinsekretion (Strowitzki et al. 1994). Zu diesem Zeitpunkt können fakultativ Östradiol, FSH und LH gemessen werden. Ein Östradiolspiegel >30 pg/ml signalisiert einen bereits erheblichen Grad der Follikelreifung und damit ein höheres Risiko eines multifollikulären Wachstums. Ein FSH-Spiegel >10 mIE/ml kann ein Hinweis auf eine zu erwartende eingeschränkte ovarielle Stimulierbarkeit sein (Verdacht auf Klimakterium praecox); eine LH-Konzentration >6 bis 7 mIE/ml sollte nochmals an eine Störung der Ovarfunktion aus dem hyperandrogenämischen Formenkreises denken lassen. Ab dem 8. Zyklustag werden Follikelzahl und -größe sonographisch erfasst, dazu die Östradiolkonzentration bestimmt. Die zusätzliche Kontrolle des LH- und evtl. auch des Progesteronspiegels gibt Hinweise auf eine vorzeitige endogene Ovulation bzw. vorzeitige Luteinisierung. Letztere Komplikationen beobachtet man nur bei Frauen, die noch spontane Zyklen haben; sie kommen bei amenorrhoischen Patientinnen fast nie vor. Bei ungenügender ovarieller Reaktion erhöhen wir frühestens nach 12 bis 14 Tagen um 25 bis 37,5 IE und behalten diese Dosis bis zum Tag der Ovulationsinduktion bei. Eine weitere Erhöhung auf 150 IE täglich ist nur in Ausnahmefällen erforderlich. Die Ovulation wird bei einem Durchmesser des Leitfollikels von mehr als 16 mm, einem adäquatem Östradiolanstieg und einer Endometriumsdicke von ≥ 10 mm mit 5.000 oder 10.000 IE hCG ausgelöst. Bei Dosierungen unter 5.000 IE kann es zur Luteinisierung des Folli-

▣ Tabelle 23.19. Schemata der niedrigdosierten FSH/hMG-Stimulation

Buvat et al. 1989	75 IE FSH für 14 Tage, Steigerung auf 150 IE
Sagle et al. 1991	75 IE FSH für 7 Tage, wöchentliche Steigerung um 37,5 IE
Franks et al. 1994	52,5 IE FSH für 14 Tage, Steigerung auf 75 IE für 7 Tage, dann wöchentliche Steigerung um 37,5 IE
Strowitzki et al. 1994	75 IE FSH für 12–14 Tage, Steigerung um 37,5 IE FSH

23

kels ohne Ruptur kommen. Mit einer Ovulation kann die Patientin ca. eineinhalb Tage nach der hCG-Injektion rechnen, so dass der Tag der hCG-Gabe und der folgende Tag das Konzeptionsoptimum darstellen. Alternativ kann man heute die Ovulation auch mit rekombinantem hCG oder mit GnRH-Analoga auslösen. Ob die Ovulationsauslösung mit GnRH-Analoga das Risiko der Überstimulation senkt, ist umstritten (van der Meer et al. 1993; Gerris et al. 1995).

Auch noch geringere Anfangsdosierungen von FSH können erfolgreich eingesetzt werden: Mit einer initialen Dosis von täglich 37,5 IU haben Balasch et al. Therapieerfolge erzielt, die mit denjenigen der Protokolle mit täglich 50 IU vergleich-

bar sind (Balasch et al. 2000). ■ Abb. 23.16a zeigt eines der möglichen Behandlungsschemata mit niedriger FSH-Dosierung. Die Kasuistiken der ■ Abb. 23.16b und 23.16c illustrieren die individuelle Reaktion auf eine Gonadotropintherapie.

Sind sonographisch mehr als drei Follikel von mehr als 16 mm Durchmesser nachweisbar, so verzichten wir wegen der Gefahr der Überstimulation und höhergradiger Mehrlingsschwangerschaften in der Regel auf die Ovulationsauslösung und raten der Patientin kurzfristig zur Empfängnisverhütung. Aus den Erfahrungen mit der IVF mit ungleich höheren Östradiolspiegeln und größeren Follikelzahlen wissen wir aber auch, dass diese beiden Parameter keine verläss-

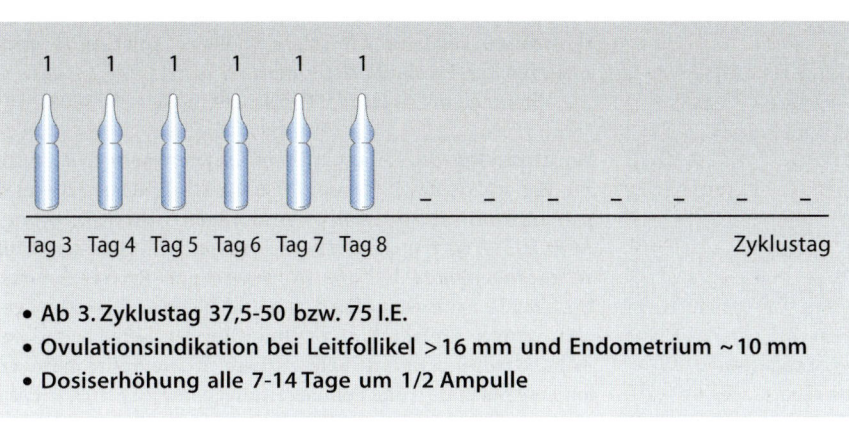

■ **Abb. 23.16a–c.** Gonadotropintherapie. **a** Schema der niedrigdosierten Stimulation, **b** individuelle Reaktion (1. Zyklus), **c** individuelle Reaktion (2. Zyklus)

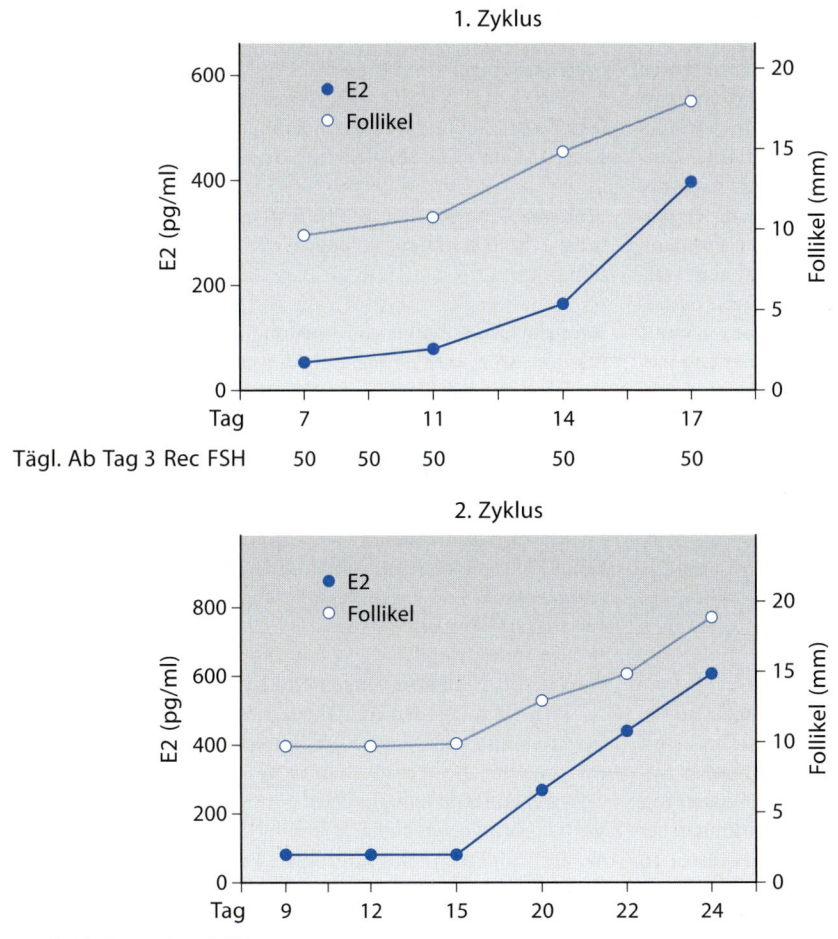

liche Voraussage über ein höhergradiges Überstimulationssyndrom zulassen. Liegen neben einem Leitfollikel von 17 bis 18 mm oder mehr mehrere Follikel von 10 bis 12 mm Durchmesser vor, so ist das Mehrlingsrisiko gering. Die simultane Bestimmung von Östradiol ist bei der Abschätzung dieses Risikos und der Follikelreifung hilfreich. Die sekretorische Aktivität eines einzelnen reifen Follikels führt zu Östradiolspiegeln von etwa 250 pg/ml. Allerdings sind beträchtliche Abweichungen von diesem Wert möglich, zumal der additive Beitrag kleiner und kleinster Follikel zur Östradiolkonzentration im Blut nicht zu unterschätzen ist.

Die nachfolgende Übersicht zeigt Faktoren und Patientinnengruppen mit einem erhöhten Risiko für die Entwicklung eines Überstimulationssydroms (nach Graf u. Fischer 1996).

Faktoren, die das Risiko eines Überstimulationssydroms erhöhen

- Polyzystisches Ovarsyndrom
- Hohe Östradiolspiegel vor hCG-Gabe (>1500 pg/ml)
- Multiple Follikel (mehr als 15 bis 16 mm Durchmesser)
- Niedriges Lebensalter
- Untergewicht
- hCG-Stimulation in der Lutealphase
- Klinische Manifestation des Überstimulationssyndroms bei Eintritt einer Schwangerschaft
- Stimulation in Kombination mit GnRH-Analoga.

Eine Substitution der Lutealfunktion mit Progesteron ist bei niedrigdosierter Gonadotropinstimulation meist entbehrlich. Die Lutealphase ist die Phase, in der sich ein ovarielles Überstimulationssyndrom manifestiert: Der kritische Zeitpunkt für klinische Symptome liegt um und kurz nach der Implantation, also ungefähr am 9. bis 10. Tag nach der Ovulationsauslösung mit hCG. Sollte im niedrigdosierten Protokoll doch ein höhergradiges Überstimulationssyndrom auftreten, ist die Patientin darüber zu informieren, dass sich die Symptome meist mit der nächsten Blutung oder spätestens in der 8. bis 10. Schwangerschaftswoche mit dem Abfallen der endogenen hCG-Spiegel zurückbilden.

Cave

Zysten im Rahmen eines Überstimulationssyndroms ohne Zusatzkomplikationen stellen deshalb nie eine Operationsindikation dar, es sei denn, sie führten zu einer Stieldrehung mit entsprechender klinischer Symptomatik.

Ist die endogene Gonadotropinsekretion weitgehend erhalten, so ist die Zeitphase von Beginn der Stimulation bis zu einer sonographisch und hormonanalytisch verfolgbaren Stimulation des Follikelwachstums relativ kurz. Bei Frauen mit hypogonadotroper Amenorrhö dagegen muss man mit einer deutlich längeren Stimulationszeit rechnen, da bei ihnen zu Beginn der Stimulation noch keine Follikel dominant sind.

Cave

Eine zu rasche Steigerung der Gonadotropindosis bei hypogonadotropen Frauen prädisponiert zum multifollikulären Wachstum.

Über die klinische Relevanz der zusätzlichen Gabe von rekombinantem LH in niedrigdosierten FSH-Protokollen liegen noch keine umfangreichen Daten vor.

Fallbeispiel niedrigdosierte FSH-Stimulation bei PCOS

31-jährige Patientin, Kinderwunsch seit einem Jahr, Hysteroskopie und Laparoskopie o. B. Sekundäre Amenorrhö nach Absetzen von Ovulationshemmern.

Menarche mit 13 Jahren, Größe 1,70 m, Gewicht 58 kg,.

Hormonbefunde. LH 17,9 mIE/ml (Referenzbereich <7 mIE/ml, Tag 3 bis 5 des Zyklus); FSH 6,3 mE/ml (Referenzbereich <10 mIE/ml); Testosteron 1 ng/ml (Referenzbereich 0,5 ng/ml); DHEA-S 2,4 µg/ml (Referenzbereich <3 µg/ml); freier Androgenindex, FAI 9,74 (Normwert 1,28, Referenzbereich 0,2 bis 7,6); Androstendion 2,74 ng/ml (Referenzbereich 0,47–2,68 ng/ml); Prolaktin 28,3 ng/ml (Referenzbereich <16 ng/ml). Östradiol 51 pg/ml (Referenzbereich >40 pg/ml, bezogen auf eine normale frühe Follikelreifungsphase); TSH 3,5 µIE/ml (Referenzbereich 0,2–3,5 µIE/ml).

Sonographie. Beidseits PCO-typische Ovarien, Endometriumdicke 6 mm.

Diagnose. Sekundäre Amenorrhö, primäre Sterilität, Verdacht auf ein PCOS, begleitende Hyperprolaktinämie.

Weitere Diagnostik. ACTH-Test o. B.; Insulinresistenztestung o. B.; Therapievorschlag: niedrigdosierte FSH-Stimulation.

Stimulation. 1. Zyklus 50 IE rekombinantes FSH ab Tag 3 mit bifollikulärem Wachstum; 2. Zyklus 50 IE rekombinantes FSH ab Tag 3 mit bifollikulärem Wachstum, Steigerung auf 75 IE FSH ab Tag 16.

Geminigravidität.

Ergebnisse der Gonadotropinbehandlung

Da die Gonadotropinbehandlung eine aufwändige und riskante Therapieform ist, sollten die folgenden Kriterien sorgfältig bedacht und gegeneinander abgewogen werden:

- angestrebter Erfolg,
- Gesamtaufwand,
- Risiken, Nebenwirkungen und Langzeitfolgen.

Wie die folgenden Ausführungen zeigen werden, hängen die Ergebnisse der Gonadotropintherapie von verschiedenen Faktoren ab. Diese kann man in der Reihenfolge ihrer Relevanz folgendermaßen gliedern:

- patientinbezogene Faktoren,
- arzt- und technologiebezogene Faktoren und
- medikamentenbezogene Faktoren.

Die letztgenannten beeinflussen, wie zu zeigen sein wird, die Behandlungsergebnisse eher marginal. Zu den Faktoren, die Arzt und Technologie betreffen, zählen

- spezifische Therapieerfahrungen des Arztes,
- seine technischen Möglichkeiten, speziell Ultraschall und Zugang zum Labor,
- seine innere Bereitschaft und Fähigkeit zur Selbstkritik und seine Sorgfalt.

Arztbezogene Erfolgsfaktoren als gegeben vorausgesetzt, wiegen patientinbezogene Faktoren am meisten. Die wichtigsten sind:

- Alter der Patientin,
- Art der Ovarfunktionsstörung,
- andere, relative Sterilitätsfaktoren (z. B. andrologische Befunde, Tubenbefunde, Endometriumentwicklung, Zervixfaktoren),
- Dauer der Behandlung sowie
- Kooperationsfähigkeit und Frustrationstoleranz der Patientin bzw. des Paares.

Was ist ein Behandlungserfolg? Als solchen kann man zweifellos eine durch die Behandlung induzierte Schwangerschaft ansehen, die komplikationslos verläuft und in der Geburt von ein oder zwei gesunden Kindern endet.

Um die Einsatzmöglichkeiten der Gonadotropintherapie bei den einzelnen Indikationen richtig zu gewichten, sind noch weitere Kriterien zu beachten, u. a.:

- die jeweilige Abortrate,
- die Überstimulationsrate,
- die Mehrlingsrate,
- die Häufigkeit abgebrochener Zyklen und
- die Therapieeffizienz, die man anhand des Gesamtaufwands pro ausgetragener Schwangerschaft oder anhand der durchschnittlichen Zeitdauer vom Therapiebeginn bis zu einer ausgetragenen Schwangerschaft messen kann.

Die Therapieeffizienz wird seitens der Patientin beeinträchtigt durch

- Uninformiertheit und mangelhafte Kooperation,
- Alter,
- Abbruch von Zyklen
  - wegen der Gefahr der Überstimulation und der Mehrlingsschwangerschaft
  - bei vorzeitigem Anstieg der endogenen LH-Spiegel und Luteinisierung oder
  - bei unzureichender Reaktion der Ovarien trotz hoher Dosierung.

Das Reaktionsmuster einzelner Patientinnengruppen unter der Gonadotropintherapie wird, vergleichbares Alter vorausgesetzt, am ausgeprägtesten durch die ovarielle Grundstörung beeinflusst (◨ Tabelle 23.20). Ein wesentlicher Faktor ist, ob die hypothalamisch-hypophysäre Funktionseinheit noch signifikante Gonadotropinmengen sezerniert oder nicht. Im ersteren Fall nämlich tragen die endogenen Gonadotropine subklinisch zur Follikelreifung bei mit der Konsequenz, dass für die exogene Stimulation bis zum reifen, sprungbereiten Follikel weniger Gonadotropine benötigt werden, häufig ein dominanter Follikel vorhanden und damit die Überstimulationsgefahr aufgrund einer multifollikulären Reaktion vermindert ist; andererseits neigen Frauen mit subklinisch wirksamen endogenen Gonadotropinspiegeln häufiger als hypogonadotrope zur vorzeitigen Luteinisierung unreifer Follikel. Infolge des letzteren Mechanismus ist dann die Therapieeffizienz eingeschränkt.

Hypogonadotrope Frauen ohne endogene Gonadotropinsekretion brauchen zur Ovulationsauslösung durchschnittlich mehr Gonadotropine; bei ihnen ist die erforderliche Zeitdauer der Gonadotropinstimulation durchschnittlich länger und die Gefahr, dass mehrere Follikel voll heranreifen und damit einer Überstimulation und Mehrlingsschwangerschaft Vorschub ge-

◨ **Tabelle 23.20.** Reaktionsmuster verschiedener Formen der Ovarfunktionsstörungen unter einer Gonadotropinbehandlung

	Hypogonadotrope Amenorrhö	Normogonadotrope Amenorrhö	Oligomenorrhö	Corpus-luteum-Insuffizienz
1. Durchschnittlicher Gonadotropinverbrauch	Hoch	Weniger hoch	Weniger hoch	Gering
2. Durchschnittliche Stimulationsdauer	Lang	Weniger lang	Weniger lang	Kurz
3. Gefahr der Überstimulation und Mehrlingsschwangerschaft	Sehr groß	Relativ groß	Relativ groß	Gering
4. Abortrate	Gering	Gering	Hoch, besonders bei PCOS	Relativ hoch
5. Wahrscheinlichkeit der vorzeitigen Luteinisierung	Entfällt	Entfällt	Mäßig hoch	Hoch
6. Abbruchrate	Bei Überdosierung hoch wegen 3	Bei Überdosierung hoch wegen 3	Relativ hoch wegen 5	Relativ hoch wegen 5
7. Durchschnittliche Zahl von Behandlungszyklen bis zur Schwangerschaft	Sehr niedrig	Niedrig	Hoch	Hoch
8. Therapieeffizienz	Hoch	Hoch	Mäßig	Mäßig

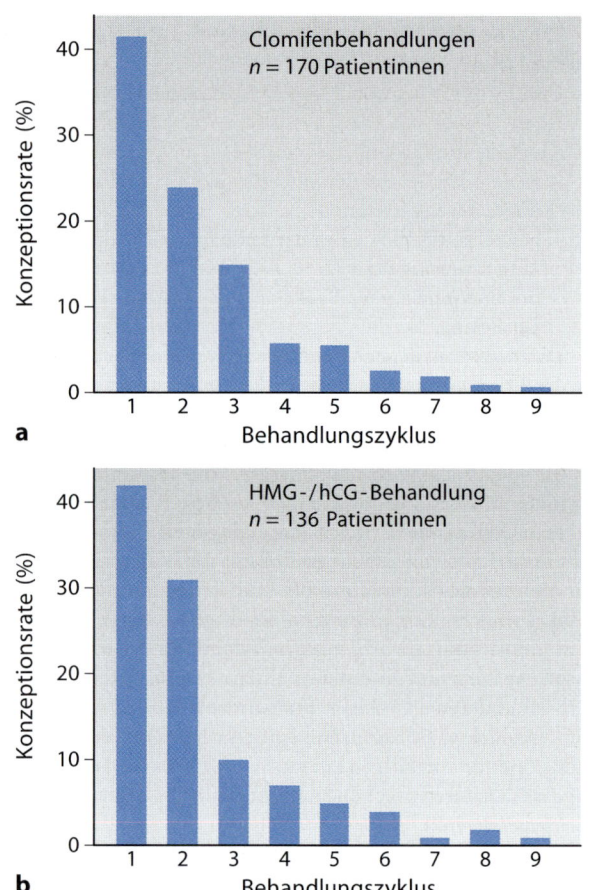

Abb. 23.17a,b. Ergebnisse der Sterilitätsbehandlung. Eintritt der Empfängnis unter Clomifen (**a**), unter hMG/hCG-Therapie (**b**) (Eigene Daten)

leistet wird, erhöht. Hingegen kommt es bei ihnen nie zur vorzeitigen Luteinisierung.

Die therapeutisch schwierigste Gruppe stellen Frauen mit polyzistischen Ovarien dar. Bei ihnen findet man gehäuft eine aberrante LH-Sekretion und unter der Therapie mit Gonadotropinen eine relativ geringe Therapieeffizienz.

Im Durchschnitt aller Behandlungen mit Gonadotropinen erreicht man eine Schwangerschaftserwartung pro Behandlungszyklus (Fekundabilität), die knapp derjenigen einer vergleichbaren Gruppe gesunder Frauen entspricht, d. h. etwa 25% pro Zyklus. Bei Frauen mit Oligomenorrhö, polyzistischen Ovarien oder einer Corpus-luteum-Insuffizienz ist die Fekundabilität deutlich niedriger als bei vergleichbaren, gesunden Frauen.

Zur Dauer der Behandlung

Wenn das unmittelbare Ziel der Therapie die Ovulation eines einzelnen reifen Follikels und eine Einlingsschwangerschaft ist, so ist bei einer Fekundabilität von maximal 25% damit zu rechnen, dass Frauen, die beim ersten Behandlungsversuch nicht schwanger werden, ihre kumulative Schwangerschaftserwartung durch weitere Behandlungszyklen erhöhen können. Dies ist in der Tat der Fall. Allerdings beobachtet man nach dem 5. bis 6. Behandlungszyklus kaum mehr Schwangerschaften. Deshalb ist es in der Regel nicht sinnvoll, die Behandlungsdauer über diese Anzahl von Therapiezyklen hinaus auszudehnen, es

sei denn, man habe bei der Primärdiagnostik und während der ersten Behandlungsversuche Sterilitätsfaktoren übersehen, die zwischenzeitlich beseitigt worden sind. ☐ Abb. 23.17 illustriert den Eintritt der Schwangerschaft unter der Gonadotropintherapie im Vergleich zur Clomifentherapie. Aus dieser Abbildung geht hervor, dass in der Regel eine langfristige Gonadotropinbehandlung nicht gerechtfertigt ist.

> **Cave**
>
> Bei einer hypergonadotropen Amenorrhö sind Behandlungsversuche mit Gonadotropinen in aller Regel nicht sinnvoll und somit kontraindiziert.

Ergebnisse der verschiedenen Formen der Gonadotropinbehandlung

Vergleicht man Effektivität und klinische Sicherheit der niedrigdosierten FSH-Stimulation mit der Therapie mit urinären Menopausengonadotropinen (hMG), so findet man keine signifikanten Unterschiede. Die Rate ovulatorischer Zyklen bei maximal drei Follikeln wird mit 75 bis 80% angegeben. Die Ovulation kann meist nach ca. 14 Tagen und nach einem durchschnittlichen Verbrauch von 15 bis 20 Ampullen FSH à 75 IE induziert werden (Strowitzki et al. 1998). In weiteren Studien waren die Ovulationsraten bei Anwendung von urinären hMG, hochgereinigtem urinären FSH oder rekombinatem FSH vergleichbar und wurden zwischen 70 und 85% bei maximal zwei bis drei reifen Follikeln angegeben (Sagle et al. 1991; Hamilton-Fairley et al. 1991; Homburg et al. 1995; Wiedemann et al. 1995). Auf der Basis der gegenwärtigen Datenlage lässt sich nicht entscheiden, ob bei der ovariellen Stimulation von Patientinnen mit polyzistischen Ovarien rekombinantes FSH gegenüber urinärem vorteilhafter ist (Bayram et al. 2001). Ebenso wenig ist bei dieser Untergruppe von Frauen die Datenlage einheitlich, wenn urinärer FSH und hMG miteinander verglichen werden (Nugent et al. 2000).

Die Angaben zur Abortrate nach einer Gonadotropinbehandlung schwanken zwischen niedrigen, der gesunden Durchschnittspopulation entsprechenden Prozentsätzen bei Frauen mit hypogonadotroper oder normogonadotroper Amenorrhö und fast 40% bei Frauen mit polyzistischen Ovarien. Die Abortrate ist unter einer Gonadotropinbehandlung älterer Frauen höher als bei jüngeren. Sie ist also nicht vom Gonadotropinpräparat und vom Dosierungsschema abhängig, sondern von der zugrunde liegenden Ovarfunktionsstörung und vom Alter der Patientin.

Vergleich von sog. Step-up- und Step-down-Protokollen

Vergleicht man den Einsatz von rekombinantem FSH in Step-up- und Step-down-Protokollen (Balasch et al. 2001), so finden sich keine Unterschiede der Behandlungsdauer (15,2 im Vergleich zu 15,7 Tagen). Step-up-Protokolle scheinen aber zu einer signifikant höheren Zahl von Follikeln jeder Größe zu führen. So betrug in der Studie von Balasch et al. (2000) die durchschnittliche Zahl der Follikel von mehr als 17 mm Durchmesser nach Step-up-Protokoll 1,5 im Vergleich zu 1,08 nach Step-down-Protokoll. Folglich war auch die Abbruchrate wegen multifollikulären Wachstums in der ersteren Gruppe signifikant höher. Allerdings haben andere Untersuchungen zum Vergleich

23

beider Protokolle uneinheitliche Ergebnisse gezeigt: In einer Studie mit niedrigdosierter hMG-Stimulation lag die Zahl der mittleren Follikel zwischen 14 und 18 mm Durchmesser am Tag der hCG-Gabe und die Zahl der Follikel zwischen 11 und 14 mm in beiden Protokollen gleich niedrig (Andoh et al. 1998).

Erfolg versprechend scheint letztlich die Individualisierung der Dosierung zu sein. Beginnend mit einem niedrigdosierten Step-up-Protokoll kann die FSH-Dosis ab einem Follikelwachstum von über 14 mm Durchmesser gesenkt werden. Dieses Vorgehen führt zu einer niedrigen Zahl von Follikeln mittlerer Größe und zu relativ niedrigen Östradiolspiegeln am Tag der Ovulationsinduktion (Hugues et al. 1996).

Kombination anderer Therapieformen mit der niedrigdosierten Gonadotropinstimulation

Der Kombination von GnRH-Analoga und Gonadotropinen liegt die Überlegung zugrunde, die nicht kontrollierbare endogene Sekretion, insbesondere von LH mit GnRH-Analoga zu supprimieren, so dass das Ovar ausschließlich unter dem Einfluss der exogenen Gonadotropine steht. Damit geht auch die Vorselektion eines dominanten Follikels verloren, die Gefahr der multifollikulären Entwicklung wächst.

Die Kombination der Niedrigdosis-Protokolle mit GnRH-Analoga ist vor allem vor dem Hintergrund der bei PCOS-Patientinnen häufigen endogenen LH-Hypersekretion ein interessanter therapeutischer Ansatz. Dies gilt insbesondere für Frauen, die unter einer Gonadotropinstimulation wiederholt vorzeitig luteinisiert haben. Während die Schwangerschaftsrate nach kombinierter Behandlung mit GnRH-Analoga und Gonadotropinen nicht höher zu sein scheint als nach alleiniger Gonadotropintherapie (Hughes et al. 2000b), soll die Überstimulationsrate höher sein (Nugent et al. 2000) und Abbruchrate wegen vorzeitiger Luteinisierung deutlich niedriger. Umfangreichere Daten zur Kombination von GnRH-Antagonisten mit niedrigdosierter Gonadotropinstimulation liegen noch nicht vor.

Die kombinierte Behandlung mit Clomifen und Gonadotropinen soll durch Stimulation der endogenen Gonadotropinfreisetzung eine verbesserte ovarielle Reaktion ermöglichen und Gonadotropine einsparen. Abgesehen von dem etwas niedrigeren Verbrauch an Gonadotropinen scheint diese Behandlungsform keine Vorteile gegenüber einer reinen Stimulation mit Gonadotropinen zu bieten (Kistner 1976; March et al. 1976).

Die Kombination von Prolaktinhemmern mit niedrigdosierter Gonadotropinstimulation ist bei primär hyperprolaktinämischer Ausgangssituation sinnvoll. Um die ovarielle Reaktion zu fördern und möglichst wenig Gonadotropine zu benötigen, sollte man bei hyperprolaktinämischen Frauen die erhöhten Prolaktinspiegel mit Prolaktinhemmern soweit wie möglich senken. Der Einsatz der Gonadotropine ist dann angezeigt, wenn es mit Prolaktinhemmern allein nicht gelingt, eine ovulatorische Funktion zu erzielen, oder, wenn man keine optimale Dosis an Prolaktinhemmern verordnen kann, weil die Patientin diese nicht verträgt.

Die pulsatile Gabe von Gonadotropinen ist mehrfach überprüft worden, bietet jedoch gegenüber der niedrigdosierten Gonadotropinstimulation keine wesentlichen Vorteile (Kemmann et al. 1983; Yuen et al. 1984).

Bei Patientinnen, die trotz normaler endogener Gonadotropinspiegel selbst bei hohen Gonadotropindosen kein adäquates Follikelwachstum aufweisen, ist die zusätzliche Therapie mit Wachstumshormon (STH) diskutiert worden (Homburg et al. 1990). Der Stellenwert dieser Therapie ist nicht zuletzt wegen der Therapiekosten umstritten (Dor et al. 1995). Auch die alternative Gabe des Releasing-Hormons für STH hat die ovarielle Reaktion auf Gonadotropine nicht verbessert (Howles et al. 1999).

Kontraindikationen, Nebenwirkungen, Risiken

Eine Gonadotropinbehandlung ist dann nicht indiziert, wenn kein aktueller Kinderwunsch besteht, eine Sterilitätsbehandlung generell nicht sinnvoll ist oder Gegenindikationen für eine Schwangerschaft vorliegen (Tabelle 23.18). Selbstverständlich stellt auch eine hypergonadotrope Ovarinsuffizienz eine Gegenindikation dar. Daneben ist es fragwürdig, eine solche Behandlung durchzuführen, wenn der zu erwartende Aufwand nicht durch eine angemessene Kooperationsfähigkeit der Patientin gerechtfertigt wird oder wenn sie nicht bereit ist, das der Gonadotropinbehandlung inhärente Risiko einer Überstimulation und einer Mehrlingsschwangerschaft zu tragen. Wie oben beschrieben, kann man dieses Risiko durch eine individualisierte, engmaschige Überwachung und durch niedrigdosierte Schemata weitestgehend minimieren, auch wenn das Risiko einer höhergradigen Mehrlingsschwangerschaft selbst bei niedrig dosierten Stimulationsprotokollen nicht völlig auszuschließen ist.

Fallbeispiel multifollikuläre Reaktion

32-jährige Patientin, sekundäre Amenorrhö nach Absetzen eines oralen Kontrazeptivums, heterozygoter 21-Hydroxylase-Defekt, laparoskopischer Befund normal, Zustand nach sechs Clomifen-Stimulationszyklen.

Hormonbefunde. LH 11,8 mIE/ml (Referenzbereich <10 mIE/ml), FSH 9,4 mIE/ml (Referenzbereich <10 mIE/ml), Testosteron 0,42 ng/ml (Referenzbereich <0,5 ng/ml), DHEA-S 0,53 μg/ml (Referenzbereich <3 μg/ml), Prolaktin 10,6 ng/ml (Referenzbereich <16 ng/ml), TSH 2,5 μIE/ml (Referenzbereich 0,2–3,5 μIE/ml).

Vorgehen und Ergebnis. Induktion einer Abbruchblutung mit einem Gestagen, verabreicht über 12 Tage; ab 3. Zyklustag rekombinantes FSH 75 IE täglich subkutan.

7. Zyklustag: beidseits kein Follikel >10 mm, Endometriumdicke 5 mm.

12. Zyklustag: gleicher Befund, Erhöhung auf rekombinantes FSH 150 IE täglich.

17. Zyklustag: rechtes Ovar 1 Follikel 15 × 17 mm, linkes Ovar 5 Follikel je 15 × 14 mm, Endometriumdicke 8 mm, Östradiol 518 pg/ml.

Konsequenz aufgrund dieses Befundes: Abbruch bei multifollikulärer Reaktion.

Die Nebenwirkungen und Risiken der Gonadotropintherapie lassen sich alle aus der Neigung zur multifollikulären Entwicklung und zur Überstimulation ableiten. Die Neigung zur polyfollikulären Reaktion äußert sich klinisch nicht nur in einer erhöhten Mehrlingsrate, sondern auch – abhängig vom Ausmaß der Überstimulation – in einer Reihe klinischer Symptome, die im Folgenden nach Stadien zusammengefasst sind (nach Golan 1989, ■ Abb. 23.18).

Stadieneinteilung des ovariellen Überstimulationssydroms

Leichte Überstimulation

Grad 1   Gespanntes Abdomen

Grad 2   Symptom von Grad 1 plus Übelkeit, Erbrechen,
         Diarrhö, vergrößerte Ovarien (⌀ 5 bis 12 cm)

Mäßige Überstimulation

Grad 3   Symptome der leichten Überstimulation
         und Aszites (Ultraschall)

Schwere Überstimulation

Grad 4   Symptom der mäßigen Überstimulation plus Aszites
         und/oder Hydrothorax oder Dyspnoe

Grad 5   Zusätzlich zu Grad 4 Hämokonzentration, Gerinn-
         ungsstörungen, eingeschränkte Nierenfunktion

In der frühen Ära der Gonadotropinbehandlung sind als Folge massiver Überstimulationen mehrere Todesfälle berichtet worden. Auch heute noch wird in der Laienpresse immer wieder über die Geburt von Mehrlingen nach einer »Hormonkur« berichtet, die aber fast immer Ergebnis unzureichender Erfahrung und unkritischen Umgangs mit dieser Behandlung sind.

Cave

Die Patientin ist vital gefährdet, wenn große Flüssigkeitsmengen in relativ kurzer Zeit in den extravasalen Raum verschoben werden (Aszites, Hydrothorax, Zystenflüssigkeit, Ödeme) und die hierdurch bedingte Hämokonzentration zur Thrombusbildung und zur Embolie prädisponiert (▶ Abb. 23.18). Andere vitale Risiken sind abdominale Blutungen aus rupturierten Zysten und ein akutes Abdomen als Folge einer Stieldrehung.

Im Folgenden sind die häufigsten im Zusammenhang mit einer Schwangerschaft nach ovarieller Überstimulation auftretenden Komplikationen aufgeführt (nach Schenker et al. 1981).

Komplikationen in der Schwangerschaft bei einem Überstimulationssyndrom

━ Häufung mütterlicher Komplikationen
  – Präeklampsie
  – Hydramnion
  – Herzinsuffizienz
  – Postpartale Hypotonie
  – Zunahme extrauteriner Schwangerschaften
  – Anämie
  – Pruritus gravidarum
  – Ruptur von uteroovariellen Venen

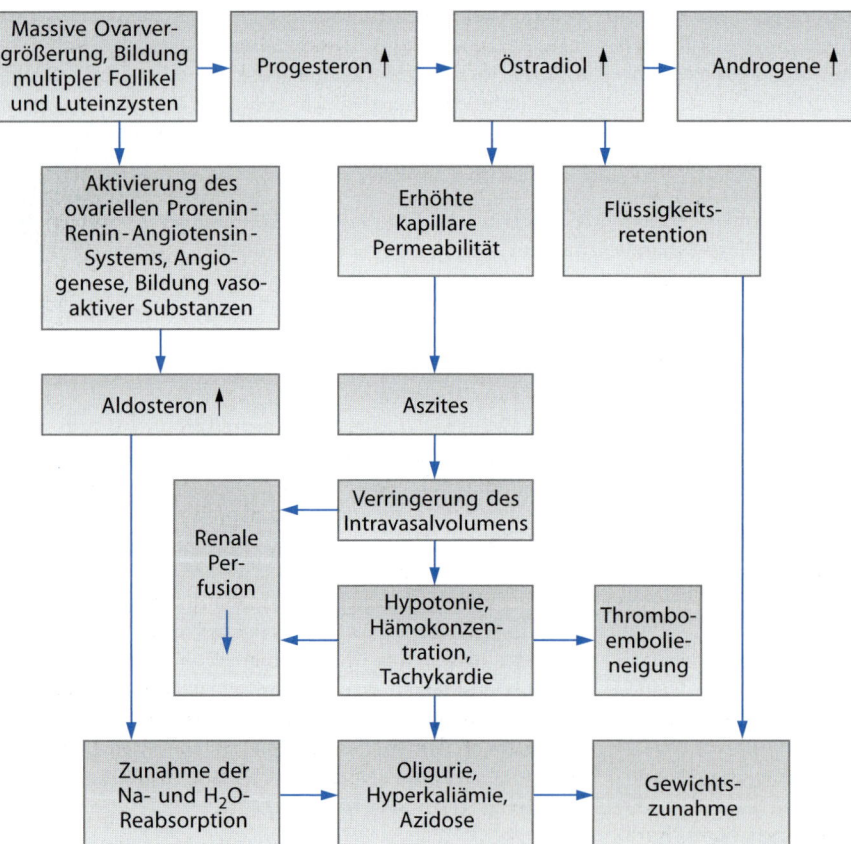

▫ **Abb. 23.18.** Pathogenese der ovariellen Überstimulation unter einer Gonadotropinbehandlung. (Nach Engel et al. 1972)

> – Postpartale Blutungen
> – Aszites, Hydrothorax, Ödeme
> – Thrombusbildung, Embolie
> – Akutes Abdomen
> ▬ Häufung kindlicher Komplikationen
> – Mehrlinge
> – Abortrate
> – Intrauterine Wachstumsverzögerung
> – Vorzeitige Geburt
> – Perinatale Mortalität
> – Frühkindliche Morbidität

Sieht man von den Folgen der Überstimulation in Form der Mehrlingsschwangerschaft und der erhöhten Abortrate ab, die für einige Untergruppen aufgrund der zugrunde liegenden Ovarfunktionsstörung typisch ist, so unterscheidet sich der Schwangerschaftsverlauf nach Gonadotropinstimulation nicht von jeder spontan eingetretenen Schwangerschaft. Auch angeborene Fehlbildungen werden nach Gonadotropinstimulation nicht gehäuft gefunden (Schwartz u. Jewelewicz 1981; Schenker et al. 1981; Hack et al. 1970).

Vor Einführung der niedrigdosierten Gonadotropinprotokolle und der sonographischen Follikulometrie als Überwachungsmethode neben der Östrogenbestimmung musste man bei größeren Patientenkollektiven mit einer Wahrscheinlichkeit von 3 bis 6% mit leichteren und von 0,5 bis 2% mit schweren Überstimulationserscheinungen rechnen (Lunenfeld et al. 1982). Schwere Überstimulationssyndrome kann man heute weitestgehend vermeiden, indem man die in diesem Kapitel zusammengestellten Richtlinien, insbesondere die Risikogruppen beachtet.

Bei Überstimulation hängen Behandlung und Art der Überwachung vom Grad derselben ab: Bei leichteren Überstimulationsreaktionen, entsprechend Grad 1 (s. oben) kann nach detaillierter Instruktion der Patientin die Kontrolle engmaschig ambulant erfolgen. Die Patientin muss man darüber informieren, dass die zystisch vergrößerten Ovarien keine operationsbedürftigen Tumoren sind, sondern sich früher oder später spontan zurückbilden, nach Beginn der Menstruation bzw. bei Eintritt einer Schwangerschaft spätestens zu Beginn des zweiten Trimenons.

Cave

Die von einer Überstimulationsreaktion betroffene Patientin sollte keine abrupten Bewegungen ausführen, um eine Stieldrehung zu vermeiden. Es muss sichergestellt sein, dass sie jederzeit einen auf diesem Gebiet erfahrenen Arzt erreichen kann. Sicherheitshalber ist zu unterstellen, dass die meisten an der Notfallversorgung teilnehmende Ärzte mit dieser Therapie und ihren Konsequenzen nicht hinreichend vertraut sind.

Therapie und Überwachung bei höheren Graden der Überstimulation sind ebenfalls streng konservativ. Hauptaufgabe ist es, vitale Körperfunktionen bis zum Abklingen der Überstimulation aufrechtzuerhalten. Dazu gehört es, eine Hämokonzentration zu vermeiden, die Funktion der Nieren zu überwachen und sicherzustellen, dass der pulmonale Gasaustausch durch einen Pleuraerguss nicht behindert ist. Abdomen und ovarielle Zysten sollten weitestgehend in Ruhe gelassen werden, um sowohl eine Stieldrehung als auch ein akutes Abdomen durch intraabdominale Blutungen zu vermeiden.

Cave

Aus Sicherheitsgründen müssen Patientinnen mit einer Überstimulation der Grade 2 bis 5 stationär aufgenommen werden. Ein akutes Abdomen aufgrund von Stieldrehungen und/oder Blutungen aus Zysten ist die einzige Indikationen für eine Laparotomie.

Für die Diagnostik und Überwachung beim Überstimulationssyndrom gelten die in den folgenden Übersichten zusammengefassten Richtlinien (nach Graf u. Fischer 1996). Die Behandlung ist abhängig vom Schweregrad zu individualisieren.

Diagnostik und Überwachung des ovariellen Überstimulationssyndroms
▬ Sonographie (Ovarien, Aszites)
▬ Messung des Bauchumfangs
▬ Auskultation und Perkussion (Pleuraerguss)
▬ Tägliche Gewichtskontrolle
▬ Strenge Flüssigkeitsbilanzierung
▬ Evtl. Messung des zentralvenösen Drucks
▬ Bestimmung von
> – Hämatokrit, Hb, Leukozyten, Thrombozyten
> – Serumeinweiß
> – Serumelektrolyten (Na$^+$, K$^+$)
> – Harnstoff, Kreatinin, evtl. Kreatininclearance
> – Leberwerten
> – Gerinnungsstatus (ggf. Faktorenanalyse, Antithrombin III, Protein S und, C zur Abschätzung des Thromboserisikos)

Behandlung des ovariellen Überstimulationssyndroms
▬ Leichte Überstimulation
> – Engmaschige Beobachtung
▬ Mäßiggradige Überstimulation
> – Abwarten, häusliche Schonung, ggf. Bettruhe, viel trinken
▬ Schwere Überstimulation
> – i.v.-Flüssigkeitszufuhr mit Elektrolytausgleich, Eiweißsubstitution (Humanalbumin, Frischplasma), Plasmaexpander (Dextran, HAES) zur Therapie bzw. Prophylaxe von Hypovolämie, Hypoproteinämie, Hämokonzentration, Elektrolytentgleisung
> – Diuretika erst nach Hämodilution!
> – ggf. Dopamin als »Nierenstarter« bei Oligo-/Anurie
> – Heparinisierung bei Hyperkoagulabilität

– Entlastungspunktion von Spannungsaszites und/
bzw. Pleuraerguss
– Evtl. Operation bei Zystenruptur, Stieldrehung,
Tubargravidität
– Schwangerschaftsabbruch als ultima ratio bei
lebensbedrohendem Zustand

Bei Hochrisikopatientinnen kann man prophylaktisch Humanalbumin oder den Plasmaexpander Hydroxyäthylstärke (HAES) verabreichen, und zwar 50 g Humanalbumin in 1.000 ml physiologischer Kochsalzlösung 36 Stunden nach hCG oder 1.000 ml HAES in 10%iger Lösung, 36 Stunden nach der ersten hCG-Gabe und 500 ml 48 Stunden später. Diese präventive Maßnahme verhindert wahrscheinlich in den meisten Fällen eines schweren Überstimulationssyndroms die lebensbedrohlichen Komplikationen, die durch die Flüssigkeitsverschiebung aus dem Intravasalraum bedingt sind (Graf u. Fischer 1996).

Gibt es einen Schutz vor Überstimulation? Einen absoluten Schutz gibt es nicht, zumal der therapeutische Spielraum der Gonadotropinbehandlung sehr gering sein kann. Wir verstehen unter diesem Spielraum die Gratwanderung bei der Dosierung von Gonadotropinen zwischen unzureichender Stimulation und Überstimulation. Besonders eng ist dieser Spielraum bei hyperandrogenämischen Frauen mit polyzystischem Ovarsyndrom und bei untergewichtigen Patientinnen mit einer Amenorrhö.

Ein relativer Schutz besteht darin, dass der behandelnde Arzt die Richtlinien für eine hMG (FSH)-/hCG-Therapie strikt berücksichtigt:

– Diese Therapie ist keine Anfängertherapie, man sollte sie von einem Erfahrenen erlernt und selbst hinreichende Erfahrungen haben.
– An diese Therapie sollte man sich heute ohne die Möglichkeit zur sonographischen Follikulometrie und zur täglichen Hormonbestimmung (auch an Wochenenden!) nicht mehr heranwagen.
– Es sollte sichergestellt sein, dass es keine andere, weniger riskante Therapiealternative gibt. Dies gilt insbesondere für die Risikogruppe der hyperandrogenämischen Patientinnen (PCO-Syndrom).
– Man sollte sich durch den noch so verständlichen Wunsch einer Patientin nicht dazu verleiten lassen, bei multifollikulärer Reaktion und hohen Östradiolspiegeln und somit akuter Überstimulationsgefahr wider besseres Wissen eine Ovulation auszulösen.

Nicht nur die Überstimulation per se stellt eine potentielle akute Gefährdung dar, sondern auch die hieraus häufig resultierende Mehrlingsschwangerschaft sowie die bei Überstimulation wahrscheinlich gehäuft auftretende ektope Schwangerschaft (McBain et al. 1980; Gemzell et al. 1982; Navot et al. 1982; Yovich et al. 1984; Fernandez et al. 1991). Die Mehrlingsschwangerschaft lässt die Wahrscheinlichkeit der mütterlichen und kindlichen Mortalität und Morbidität drastisch ansteigen.

Planung weiterer Zyklen

Die individuelle Reaktion wird in jedem Behandlungszyklus anders verlaufen. Deshalb ist eine engmaschige Überwachung wie oben beschrieben auch im Wiederholungszyklus unentbehrlich. Lediglich die zu wählende Anfangsdosis kann man aufgrund der Erfahrungen aus der vorausgegangenen Stimulation festlegen. Zu Beginn eines jeden folgenden Behandlungszyklus sollte man Restzysten aus dem vorausgegangenen Therapiezyklus sonographisch ausschließen.

Pulsatile GnRH-Therapie

Im Jahr 1971 isolierten Schally und Mitarbeiter einen hypothalamischen Releasingfaktor für LH und FSH und noch im gleichen Jahr wurde dessen Aminosäuresequenz bestimmt und GnRH synthetisch hergestellt (Matsuo et al. 1971; Schally et al. 1971). In Experimenten an Primaten konnten Knobil et al. (1980) zeigen, dass die für eine ovulatorische Funktion erforderliche Sekretion hypophysärer Gonadotropine von der pulsatilen Freisetzung des GnRH aus dem Hypothalamus abhängig ist (s. hierzu ausführlich Kap. 5). Eine gestörte GnRH-Sekretion hat nahezu alle Formen der Ovarfunktionsstörung bin hin zur hypogonadotropen hypothalamischen Amenorrhö zur Folge. Um einen ovulatorischen Zyklus zu induzieren, wurde zu Beginn der 80er-Jahre die pulsatile Therapie mit GnRH in die Klinik eingeführt (Leyendecker et al. 1980). Mittlerweile ist die pulsatile Behandlung mit GnRH weltweit verbreitet, mit allerdings nur begrenzter Indikation (s. unten).

Wird GnRH nicht pulsatil, sondern kontinuierlich verabreicht, so werden die gonadotropen Zellen der Hypophyse refraktär, die Gonadotropinsekretion unterbleibt und folglich wird die ovarielle Follikelreifung und Sekretion von Sexualsteroiden eingestellt. Das Ergebnis ist eine hypöstrogene, hypogonadotrope Amenorrhö. Mit GnRH kann also die Hypophyse aktiviert oder gehemmt werden, je nachdem, ob sie GnRH pulsatil oder kontinuierlich ausgesetzt ist.

Indikationen und Kontraindikationen, Voraussetzungen

Aus der oben beschriebenen Wirkweise leiten sich die Indikationen für die pulsatile GnRH-Stimulation ab. Als Hauptindikationen gelten Ovulationsstörungen, die auf einem GnRH-Mangel oder einer gestörten GnRH-Sekretion beruhen. Hierzu gehören die primäre oder sekundäre idiopathische hypogonadotrope Ovarinsuffizienz, das seltene Kallmann-Syndrom, die hypothalamische Amenorrhö in Folge von Essstörungen, wenn wieder Normalgewicht besteht, und seltene hypothalamische Funktionsausfälle bei intrakraniellen Tumoren. Darüber hinaus kann die pulsatile GnRH-Therapie auch mit Erfolg bei Hyperprolaktinämie eingesetzt werden, wenn die erhöhten Prolaktinspiegel mit Prolaktinhemmern nicht gesenkt werden können.

Hingegen stellt die pulsatile GnRH-Applikation bei Frauen mit polyzystischen Ovarien keine effiziente Therapie dar.

> **Cave**
>
> Als Kontraindikationen gelten die hypergonadotrope Ovarinsuffizienz, ein Ausfall der gonadotropen Hypophysenfunktion und eine Anorexia nervosa (Schriock 1990), außerdem alle Kontraindikationen für eine Schwangerschaft.

Da diese Therapie lediglich während der Dauer der pulsatilen Applikation auf die Hypophyse einwirkt, ist sie nur sinnvoll, wenn die Patientin aktuell schwanger werden möchte.

Voraussetzungen und Indikationen für eine pulsatile GnRH-Therapie sind also:

- intakte Hypophyse,
- aktueller Kinderwunsch,
- hypothalamische Amenorrhö,
- andere, einfachere Therapieformen nicht möglich und
- Hyperprolaktinämie, falls andere Methoden nicht erfolgreich oder möglich sind.

Methodik

Die Applikation von GnRH erfolgt mit Hilfe einer automatischen Pumpe (Zyklomat, Fa. Ferring, Kiel, oder Pegasus, Fa. LogoMed, Windhagen). Das von Leyendecker et al. (1980) für die Frau adaptierte, die natürliche pulsatile Stimulation der Hypophyse imitierende Verabreichungsmuster zur Behandlung der hypothalamischen Amenorrhö ist in der Folgezeit vielfach bestätigt worden. Mit den derzeit auf dem Markt befindlichen programmierbaren Pumpen können alle Dosierungen von 1 bis 50 µg pro Injektionsbolus sowie Zeitintervalle von 5 bis 240 Minuten in 5-Minuten-Abschnitten vorgewählt werden.

Dosierung

Die Stimulation der hypothalamisch-hypophysär-ovariellen Achse ist mit sehr unterschiedlichen Pulsfrequenzen und Bolusmengen möglich. Ziel der Stimulation ist ein möglichst monofolliküläres Follikelwachstum. In der normalen Follikelreifungsphase der Frau wird GnRH pulsatil alle 60 bis 90 Minuten vom Hypothalamus an die Hypophyse freigesetzt (Wildt et al. 1981). Diese Frequenz ist auch der Standard bei der pulsatilen GnRH-Therapie. In der Regel erfolgt die GnRH-Applikation alle 90 Minuten. Eine Verlängerung der Pulsintervalle auf zwei Stunden führt zu einer Abnahme der Ovulationsrate von über 90% auf 74%, zu niedrigeren LH-Gipfeln und zu unzureichenden Progesteronspiegeln in der Corpusluteum-Phase (Filicori et al. 1989).

Um die optimale initiale GnRH-Dosis zu definieren, haben Leyendecker und Mitarbeiter den GnRH-Test benutzt (Leyendecker et al. 1983). Eine ausreichende, der Reaktion gesunder erwachsener Frauen entsprechende, hypophysäre LH-Freisetzung (► Abschn. 24.6) auf eine i.v.-Bolusinjektion von 100 µg GnRH lässt eine erfolgreiche Ovulationsinduktion mit einer Dosierung von 5 bis 15 µg pro Puls erwarten (Leyendecker et al. 1980).

Patientinnen mit primärer hypothalamischer Amenorrhö haben nach i.v.-GnRH-Verabreichung meist keine oder eine nur angedeutete Gonadotropinfreisetzung keine subklinische Follikelreifung und folglich einen Östrogenmangel. Sie reagieren weder auf Clomifen noch auf ein Gestagen mit einer Abbruchblutung. Sie gehören in der Regel in die Untergruppe III, insbesondere in die Gruppe IIIb und IIIc der ◘ Tabelle 23.21, während Patientinnen mit sekundärer Amenorrhö selten in der Gruppe IIIc zu finden sind. Sie verteilen sich relativ gleichmäßig auf die Gruppen I, II, IIIa und IIIb (◘ Abb. 23.19).

Da Patientinnen mit hypothalamischer Amenorrhö minderer Schweregrade noch eine GnRH- und Gonadotropinse-

kretion haben, kann man ihnen zunächst niedrigere GnRH-Dosierungen verabreichen, z. B. 5 µg pro Impuls.

Sowohl die subkutane als auch die intravenöse Gabe sind problemlos möglich. Die intravenöse ist zwar effizienter, aber für die Patientin komplizierter zu handhaben als die subkutane Injektion. Die für die klinische Routine gewählte initiale Dosierung pro Bolus beträgt bei intravenöser Gabe meist 5 µg in 90-minütigen Intervallen; sie kann je nach ovarieller Reaktion und Schweregrad auf bis zu 20 µg pro Bolus gesteigert werden.

Wird GnRH subkutan verabreicht, ist die ovarielle Reaktion schwieriger zu kontrollieren. Die benötigten Dosierungen liegen im Vergleich zur intravenösen Zufuhr deutlich höher, und zwar im Bereich von 15 bis 20 µg pro Puls, die Behandlungsdauer bis zur ausreichenden Follikelreifung ist verlängert (Soules et al. 1986; Handelsman et al. 1984) und die Ovulations- und Schwangerschaftsraten sind etwas niedriger (Ley-

◘ **Tabelle 23.21.** Schweregrade der hypothalamischen Amenorrhö, beurteilt anhand des Gestagen-, des Clomifen- und des GnRH-Tests. (Nach Leyendecker u. Wildt 1983)

Grad	Ergebnis des Tests
I	Clomifentest positiv mit Abbruchblutung
Ia	Normale Lutealphase
Ib	Insuffiziente Lutealphase
Ic	Anovulatorischer Zyklus
II	Gestagentest positiv, Clomifentest negativ
III	Gestagentest negativ mit hypophysärer Reaktion auf i.v.-Bolusinjektion von 100 µg GnRH
IIIa	Normale, für Erwachsene typische Reaktion n. GnRH
IIIb	Nur angedeutete, präpuberale Reaktion n. GnRH
IIIc	Keine Reaktion n. GnRH

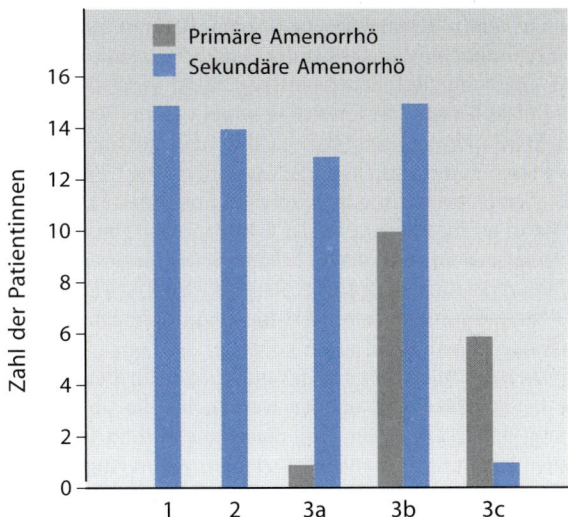

◘ **Abb. 23.19.** Verteilung des Schweregrads der hyothalamischen Amenorrhö. (Nach Leyendecker u. Wildt 1983)

endecker u. Wildt 1983; Menon 1984). Allerdings wird die Patientin durch die subkutane Verabreichung weniger beeinträchtigt, vor allem bei langer Verweildauer der Kanüle. Die Patientin kann die Kanüle problemlos selbst wechseln, wenn dies erforderlich ist.

Zwischen der Dosis des pulsatil verabreichten GnRH und der ovariellen Reaktion besteht eine Dosis-Wirkungs-Beziehung. Eine Reduktion der intravenösen Einzelinjektion auf maximal 2,5 bis 5 µg pro Puls in 60-minütigen Intervallen reduziert die Häufigkeit der multifollikulären Entwicklung und der Mehrlingsschwangerschaft (Hurwitz et al. 1986).

Die Dauer der Follikelreifungsphase reflektiert den Schwergrad der hypothalamischen Störung und damit den Reifegrad der Follikel bei Behandlungsbeginn. Die Länge der Follikelreifungsphase unter pulsatiler GnRH-Therapie und die Wachstumsrate des dominanten Follikels entsprechen in etwa der normalen Dauer bei ungestörtem Zyklusgeschehen (Leyendecker u. Wildt 1983). Bei einem solchen Vergleich ist zu berücksichtigen, dass bei der gesunden Frau mit ovulatorischer Funktion die Endphase der Reifung des zur Ovulation kommenden Follikels nicht erst mit dem ersten Tag der Menstruation beginnt, sondern schon in der Phase der vorausgehenden Luteolyse.

Behandlungsablauf und Zyklusüberwachung

Im hypöstrogenen Zustand der hypothalamischen Amenorrhö kann man die Behandlung zu jedem Zeitpunkt beginnen. Gelegentlich wird zwar die Meinung vertreten wird, dass klinische und hormonale Kontrollen nach Anlegen der Pumpe kaum notwendig und Besuche beim Arzt nur zur Erneuerung des Pumpenreservoirs erforderlich sind; andere Autoren empfehlen jedoch dringend, die GnRH-induzierten Zyklen sorgfältig zu überwachen, da auch unter dieser Behandlung Überstimulationen und Mehrlingsschwangerschaften vorkommen, wenn auch nicht so häufig wie unter der konventionellen Gonadotropinstimulation (Geisthövel et al. 1985; Filicori et al. 1986, 1994). Sofern die Dosis des GnRH vor der Therapie korrekt gewählt worden ist, handelt es sich um eine weitgehend physiologische Stimulation. Deshalb kann man die sonographische Zykluskontrolle wesentlich großzügiger handhaben als bei Gonadotropinstimulationen. Eine erste orientierende Sonographie ist am 8. Tag der GnRH-Applikation sinnvoll. Auf Östradiolkontrollen kann man meist verzichten. Unter der pulsatilen GnRH-Stimulation kommt es meist zur spontanen Ovulation, sie kann aber auch durch Injektion von 5000 bis 10.000 Einheiten hCG ausgelöst werden. Die Überwachung des endogenen, zur Spontanovulation führenden LH-Anstiegs ist dann erforderlich, wenn der Ovulationszeitpunkt bzw. das Konzeptionsoptimum genau bekannt sein muss, beispielsweise, wenn eine Insemination geplant ist. Den LH-Anstieg kann die Patientin mit Hilfe von LH-Bestimmungen im Urin auch zu Hause registrieren.

Da beim Menschen LH das luteotrope Hormon ist, muss die Lutealfunktion unterstützt werden, bis die Implantation erfolgt bzw. bis feststeht, dass diese nicht erfolgt ist. Hierfür stehen zwei unterschiedliche Verfahren zur Verfügung: Zum einen kann man nach der Ovulation die GnRH-Applikation beenden und konsekutiv 2500 IE hCG alle 2 bis 3 Tage injizieren, zum anderen kann man die pulsatile GnRH-Gabe mit Intervallen von meist 2 Stunden fortsetzen und auf diese Weise die Funktion des Corpus luteum aufrecht erhalten. Welches Verfahren man wählt, scheint keinen Einfluss auf die Schwangerschaftswahrscheinlichkeit zu haben.

Fallbeispiel pulsatile GnRH-Therapie

21-jährige Patientin mit primärer hypogonadotroper Amenorrhö; Größe 1,60 m, Gewicht 52 kg

Hormonbefunde. LH <0,1 mIE/ml, stimuliert 0,2 mIE/ml (Referenzbereich >10 mIE/ml); FSH 0,1 mIE/ml (Referenzbereich >10 mIE/ml); Testosteron 0,32 ng/ml (Referenzbereich <0,5 ng/ml); DHEA-S 2 µg/ml (Referenzbereich <3 µg/ml); Prolaktin 4,4 ng/ml (Referenzbereich <16 ng); Östradiol <5 pg/ml (Referenzbereich >40 pg/ml); TSH 1,33 µIE/ml (Referenzbereich 0,2–3,5 µIE/ml).

Andere Diagnostik. Laparoskopie und kraniales CT o. B.

Vorgehen und Ergebnis. 1. Zyklus mit GnRH pulsatil 15 µg/90 min. subkutan abgebrochen, da es nicht zu einer Reaktion kam.

2. Zyklus: GnRH pulsatil 30 µg/90 min subkutan.

7. Stimulationstag: links ein Follikel 12×11 mm, rechts kein Follikel, Endometrium 6 mm.

14. Stimulationstag: links ein Follikel 19×19 mm, rechts kein Follikel, Endometrium 10 mm, Östradiol 214 pg/ml, LH 9,8 mE/ml.

Ovulationsinduktion mit 5000 IE hCG, Lutealphasenunterstützung mit natürlichem Progesteron (Utrogest) 300 mg täglich und GnRH 15 µg/120 min.

Intakte Einlingsgravidität.

Ergebnisse der pulsatilen GnRH-Therapie

Die Ovulationsraten sind im Wesentlichen abhängig von der Art der Ovarfunktionsstörung, von der gewählten Dosis und Pulsfrequenz sowie von der Applikationsweise. Im Durchschnitt aller Patientinnen liegt die Ovulationsrate bei zirka 75% oder mehr (Filicori et al. 1994; Homburg et al. 1989). Bei intravenöser Injektion liegt die Ovulationsrate um 90% und bei subkutaner Injektion bei etwa 80% (Leyendecker et al. 1993). Eine Analyse von 600 Behandlungszyklen bei 292 Patientinnen ergab 105 Schwangerschaften, entsprechend einer Schwangerschaftswahrscheinlichkeit pro Behandlungszyklus von 18% (Filicori et al. 1994).

Die besten Erfolge lassen sich in der Untergruppe der hypogonadotropen normalgewichtigen Frauen erzielen (Filicori et al. 1989, 1994; Homburg et al. 1989). Ist die hypogonadotrope Amenorrhö die einzige der ungewollten Kinderlosigkeit zugrunde liegende Störung, so kann man mit einer Ovulationsrate von 80 bis 95%, mit einer Schwangerschaftsrate von bis zu 25% pro Behandlungszyklus und einer kumulativen Schwangerschaftsrate von über 90% nach einem Jahr rechnen (Filicori et al. 1994; Homburg et al. 1989; Braat et al. 1991). Die unter diesen Voraussetzungen erreichbare Schwangerschaftsrate pro Zyklus entspricht der normalen Fekundabilität gesunder Frauen (Leyendecker u. Wildt 1983). Die durchschnittliche Anzahl von Zyklen bis zum Eintritt einer Schwangerschaft entspricht mit 2 bis 2,5 Zyklen derjenigen nach Gonadotropinbehandlung im gleichen Patientenkollektiv.

Frauen mit einem PCOS weisen unter einer pulsatilen GnRH-Therapie Ovulationsraten von nur 50% auf. Ist jedoch eine Ovulation zu erzielen, so ist die resultierende Schwangerschaftsrate mit etwa 28% pro ovulatorischem Zyklus durchaus mit derjenigen bei der Gruppe mit einer hypothalamischen Amenorrhö vergleichbar (Shoham et al. 1990).

Ineffizient, zu aufwändig und zu teuer ist die pulsatile GnRH-Stimulation, wenn lediglich eine Lutealinsuffizienz vorliegt, da analog zur Situation der Gonadotropinbehandlung bei Frauen mit Corpus-luteum-Insuffizienz die exogene pulsatile GnRH-Applikation die Störung der endogenen hypothalamisch-hypophysären Rückkopplung nicht behebt (Leyendecker u. Wildt 1983).

Risiken und Nebenwirkungen

Die Angaben zur Inzidenz von Mehrlingsschwangerschaften differieren zwischen 3 und 13,5% (Braat et al. 1989; Filicori et al. 1994); das Risiko steigt mit der GnRH-Dosierung. Es ist bei Patientinnen, bei denen die endogene pulsatile GnRH- und Gonadotropinsekretion partiell erhalten ist und die eine sekundäre Amenorrhö haben, signifikant höher als bei primär amenorrhoischen Frauen, insbesondere wenn die Östradiolkonzentrationen im Serum unmittelbar vor Beginn der Therapie als Ausdruck einer mäßigen subklinischen Ovarstimulation höher als 30 pg/ml sind.

Ebenso konnte gezeigt werden, dass die Mehrlingsrate unter einer pulsatilen GnRH-Applikation in den Bereich von nichtstimulierten Spontanzyklen sinkt, wenn zuvor die verbliebene endogene GnRH- und Gonadotropinsekretion mit GnRH-Analoga supprimiert wird. Unter diesen Voraussetzungen ist auch die Wahrscheinlichkeit eines ovariellen Überstimulationssyndroms (5% der Zyklen mit mehr als drei reifen Follikeln) gering. Die bei hypothalamisch-hypophysärer Amenorrhö beobachtete, relativ niedrige Abortrate ist mit der niedrigen Abortrate bei gonadotropinbehandelten amenorrhoischen Patientinnen und gesunden Frauen vergleichbar.

Lokale Infektionen und Septikämien sind auch bei einer längerfristigen i.v.-Therapie seltene Komplikationen. Bei insgesamt 1958 Anwendungstagen konnte man an nur 11% der Katheterspitzen eine Besiedlung mit S. epidermidis nachweisen, ohne dass die Patientinnen Fieberschübe entwickelten (Hopkins et al. 1989).

> **Cave**
>
> Falls sich eine Thrombophlebitis entwickelt, muss der Katheter entfernt und die intravenöse Behandlung unterbrochen werden. Dies gilt auch für lokale Infektionen bei subkutaner Applikation.

Um bei subkutaner Gabe lokale Komplikationen zu vermeiden, empfehlen manche Autoren den häufigeren Wechsel der Einstichstelle (Menon et al. 1984).

> **Cave**
>
> Als relative Kontraindikationen für die i.v.-Applikation werden Herzvitien und ein erhöhtes Endokarditisrisiko eingestuft. Hier zieht man die subkutane Gabe vor.

Zu den Komplikationen der GnRH-Therapie gehört auch die in Einzelfällen beobachtete Antikörperbildung gegen Gn-

RH und damit dessen biologische Inaktivierung sowie eine anaphylaktische Reaktion (Wong u. Asch 1987; MacLeod et al. 1987).

Zusammenfassend lässt sich sagen, dass die pulsatile GnRH-Therapie bei Patientinnen mit hypothalamischer Amenorrhö die Methode der Wahl darstellt. Für diese Patientengruppe ist sie als derzeit sicherste und effektivste Form der Ovulationsinduktion einzustufen. Sie hat eine im Vergleich mit der Gonadotropintherapie deutlich geringere Komplikationswahrscheinlichkeit bei ähnlicher Erfolgsrate.

23.4.5 Spezielle Therapie beim PCOS mit Insulinresistenz und Hyperinsulinämie

Die Ovulationsinduktion mit Clomifen oder mit Gonadotropinen bei Frauen mit einem PCOS ist auch heute noch eine therapeutische Herausforderung. Der Spielraum zwischen unzureichender ovarieller Reaktion und Überstimulation ist bei ihnen besonders eng. Die niedrigdosierten Gonadotropinprotokolle entsprechen noch am ehesten den Prinzipien einer individuellen Gonadotropinstimulation. Das langsame Herantasten an den FSH-Schwellenwert ermöglicht es in einem hohen Prozentsatz, einen einzigen dominanten Follikel heranreifen zu lassen. War in mehreren Behandlungszyklen keine adäquate ovarielle Reaktion bzw. Schwangerschaft zu erzielen, so blieben bisher als therapeutische Alternativen lediglich die IVF oder die operative Thermokoagulation der Ovaroberfläche. In jüngerer Zeit hat man jedoch die Natur der gestörten metabolen Rahmenbedingungen erkannt, die zum Syndrom polyzystischer Ovarien prädisponieren, insbesondere die Insulinresistenz und Hyperinsulinämie, deren nachteiligen Auswirkungen nicht nur auf den Stoffwechsel generell, sondern auch auf Ovarfunktion, Fertilität und Schwangerschaft hinlänglich bekannt sind.

In der Sterilitätssprechstunde stellen Frauen mit Ovarfunktionsstörungen aus dem hyperandrogenämischen Formenkreis und mit polyzystischen Ovarien die größte Gruppe dar. Eine Besonderheit dieser Form der Ovarfunktionsstörung ist es, dass sie mit den oben diskutierten, direkten Methoden der Stimulierung, wie Clomifen-, Gonadotropin- und der pulsatilen GnRH-Therapie häufig schwer überwindbar ist, dass der therapeutische Spielraum zwischen unzureichender Reaktion und Überstimulation sehr eng und zumindest bei diesen Therapieformen die therapeutische Effizienz gering ist.

Mit anderen Ovarfunktionsstörungen hypothalamisch-hypophysären Ursprungs, insbesondere denjenigen bei Untergewicht, Hyperprolaktinämie und Hypothyreose haben hyperandrogenämische Ovarfunktionsstörungen gemein, dass die Rahmenbedingungen für eine normale ovulatorische Funktion gestört sind.

Eine weitere Gemeinsamkeit mit Letzteren besteht darin, dass die Normalisierung der gestörten metabolen Rahmenbedingungen meist auch die Ovarfunktion normalisiert, zumindest aber die Ansprechbarkeit der Ovarien auf die erwähnten direkten Stimulationsverfahren drastisch verbessert.

Gerade in den letzten Jahren haben eine Reihe von Studien eindrucksvoll belegt, dass mit gezielten therapeutischen Maßnahmen, die auf die Normalisierung des Stoffwechsels abzielen, nicht nur der Glukose- und Insulinstoffwechsel, der Fettstoffwechsel und das Gerinnungssystem verbessert bis normalisiert werden können, sondern auch die Ovarfunktion.

Und noch ein Letztes: Bei einem metabolen Syndrom mit polyzystischen Ovarien und Insulinresistenz hat nicht nur die Patientin eine Reihe von Nachteilen, sondern auch das sich im Uterus entwickelnde Kind, wenn man die Patientin mit einer direkten Stimulation der Ovarien in eine Schwangerschaft zwingt (▶ Abschn. 17.3.2).

Gelingt es diesen Frauen aber, die metabolen Voraussetzungen zu verbessern oder gar zu normalisieren, haben sie eine hohe Wahrscheinlichkeit, über die spontane Normalisierung der Ovarfunktion schwanger zu werden und die Schwangerschaft mit minimalem Risiko für sich und das Kind auszutragen.

> **Bei allen Frauen, die zum metabolen Syndrom, zu polyzystischen Ovarien und zur Hyperandrogenämie neigen – dies sind vor allem übergewichtige und androgenisierte Frauen – sollte vor einer Therapieentscheidung ein metaboles Syndrom, insbesondere eine Insulinresistenz ausgeschlossen bzw. bestätigt werden.**

Ist eine Insulinresistenz nachgewiesen, ist die therapeutische Priorität bei Kinderwunsch und polyzystischen Ovarien nicht die direkte Stimulation der Ovarien, sondern die Normalisierung des Stoffwechsels. Hierfür gibt es folgende Ansätze:

- bei Übergewicht, insbesondere androider Adipositas, Gewichtsreduktion mit einer Reduktionsdiät,
- systematische Steigerung der körperlichen Betätigung und von Sport und
- medikamentöse Normalisierung des gestörten Glukose- und Insulinhaushalts.

Erst wenn diese Therapieoptionen soweit wie im individuellen Fall möglich genutzt sind, kommt zusätzlich die direkte medikamentöse Ovarstimulation (z. B. mit Clomifen) oder die Ovulationsinduktion durch die laparoskopische Kauterisierung der polyzystischen Ovarien in Frage.

Bevor man die unten im Detail beschriebenen, inzwischen gut dokumentierten medikamentösen Maßnahmen zur Normalisierung des Insulin- und Glukosehaushalts einleitet, sollten übergewichtige PCOS-Patientinnen mit nachgewiesener Insulinresistenz ihr Gewicht reduzieren. Dass allein dadurch die erhöhten Insulin- und Androgenspiegel abfallen und als Folge davon die Ovarfunktion normalisiert werden kann, ist in zahlreichen Studien gut dokumentiert (Franks et al. 1991; Holte et al. 1995; Kiddy et al. 1992). Hierfür genügt oftmals schon eine moderate Gewichtsreduktion von 5% des Ausgangsgewichts. Neben der Gewichtsreduktion durch hypokalorische Diät ist die längerfristige Steigerung der körperlichen Aktivität eine essentielle Maßnahme, um die Insulinresistenz und die Hyperandrogenämie zu verbessern oder gar zu normalisieren.

Cave

Wenn übergewichtige Frauen mit Kinderwunsch als Zusatzmaßnahme bei der Gewichtsreduktion Orlistat oder Sibutramin einnehmen, muss man sie darauf aufmerksam machen, dass sie diese Pharmaka bei Eintritt einer Schwangerschaft sofort absetzen müssen. Teratogene Effekte dieser Medikamente sind zwar nicht nachgewiesen, aber auch nicht sicher ausgeschlossen worden. Dies gilt sinngemäß auch für die unten beschriebenen, zur Normalisierung der Hyperinsulinämie eingesetzten Substanzen.

Für die medikamentöse Therapie der Hyperinsulinämie gibt es drei Optionen:

- die Senkung der hepatischen Glukoneogenese und die Verbesserung der peripheren Insulinsensitivität durch Metformin,
- die Verbesserung der peripheren Insulinsensitivität durch Thiazolidindione und
- die direkte Hemmung der pankreatischen Insulinsekretion durch Diazoxid oder Somatostatin.

Metformin

Metformin wird seit Jahrzehnten zur Therapie des Typ-II-Diabetes eingesetzt. Im Gegensatz zu Sulfonylharnstoffen stimuliert Metformin nicht die Insulinsekretion, löst also keine Hypoglykämie aus. Unter den verschiedenen Wirkmechanismen scheint die Verminderung der Glukoseausschüttung aus der Leber am wichtigsten für die Senkung erhöhter Blutzuckerspiegel zu sein (Thomitzek et al. 2001). Hierzu trägt die Verminderung der hepatischen Glukoneogenese und der Glykogenolyse bei (Stumvoll et al. 1995). Die vermehrte Aufnahme und Nutzung von Glukose in Skelettmuskel und Fettgewebe (Hamann et al. 1993; Klip et al. 1992; Matthaei u. Hamann 1993; Matthaei et al. 1991) sind Teileffekte, die gerade beim PCOS von wesentlicher Relevanz sind.

> **Indem Metformin die Insulinsensitivität des Skelettmuskels und des Fettgewebes erhöht, senkt es indirekt die erhöhten Insulinspiegel. Die Folge davon ist, dass die insulininduzierte Androgensynthese der Ovarien abnimmt.**

Eine ganze Reihe klinischer Studien hat sich mit der Wirksamkeit von Metformin beim PCOS befasst. Die meisten dokumentieren seine günstige Auswirkung sowohl auf den Insulin- und Glukosestoffwechsel als auch auf die Ovarfunktion, nur in zwei Studien konnte keine Wirksamkeit nachgewiesen werden (Ehrmann et al. 1997a; Acbay et al. 1996).

Die wichtigsten Wirkungen von Metformin

- Verbesserung der Insulinsensitivität von Muskel- und Fettgewebe
- Abfall/Normalisierung der Insulinspiegel vor und während einer oralen Glukosebelastung (Velazquez et al. 1994)
- Abfall/Normalisierung primär erhöhter Androgenspiegel (Velazquez et al. 1997a)

- Abfall erhöhter LH-Spiegel (Velazquez et al. 1997a)
- Anstieg der FSH-Spiegel (Velazquez et al. 1997a)
- Anstieg der SHBG-Spiegel
- Reduzierung des BMI und der abdominalen Fettmasse (Velazquez et al. 1997a)
- Abnahme der Lipoprotein-(a)-Spiegel (Velazquez et al. 1997b)
- Abnahme der Plasminogen-Aktivator-Inhibitor-1-Spiegel (Velazquez et al. 1997b)
- Blutdrucknormalisierung (Velazquez et al. 1997b)
- Normalisierung der primär gestörten Ovarfunktion oder verbessertes Ansprechen auf Clomifen (Glueck et al. 1999; Nestler u. Jakubowicz 1996, 1997)

Unter einer Dosierung von meist 3×500 mg täglich ist bei den meisten Patientinnen mit einem PCOS und einer Insulinresistenz innerhalb von maximal sechs Monaten mit der Normalisierung der Ovarfunktion zu rechnen (Velasquez et al. 1997a: 22 von 26 Patientinnen; Glueck et al. 1999: 39 von 43 Patientinnen). In anderen Studien konnte gezeigt werden, dass der durch Metformin induzierte Abfall der Insulinspiegel mit dem Auftreten spontaner Ovulationen (bei 34% der Patientinnen) oder mit dem Ansprechen auf Clomifen (bei 89% der noch verbliebenen 66% der Patientinnen) korreliert. Hingegen ovulierten unter Plazebo allein oder in Kombination mit Clomifen nur 12% aller Patientinnen (Nestler et al. 1998).

Die Indikation für eine Metformin-Behandlung bei Ovarfunktionsstörungen, insbesondere mit PCOS und Kinderwunsch, ist also dann gegeben, wenn gleichzeitig eine Insulinresistenz und eine Hyperinsulinämie besteht. Der Abfall der Insulin- und Androgenspiegel und parallel hierzu die Normalisierung der Ovarfunktion sind Kriterien der Wirksamkeit. Da Metformin den Stoffwechsel normalisiert und physiologische Verhältnisse herstellt, ist es bei den in Frage kommenden Frauen die Therapie der ersten Wahl. Metformin allein oder in Kombination mit Clomifen verhilft dem größten Teil der Frauen zur Ovulation, bei denen Clomifen allein nicht ausreichend war.

> **Cave**
>
> **Kontraindiziert ist Metformin bei allen Ovarfunktionsstörungen, die nicht mit einer Insulinresistenz und Hyperinsulinämie einhergehen.**

Im Gegensatz zur direkten Stimulation mit Clomifen oder mit Gonadotropinen ist dieser therapeutische Ansatz nicht mit einem erhöhten Risiko für einen Abort oder andere Komplikationen verbunden, so dass auch der Fetus weniger Risiken ausgesetzt ist.

> **Cave**
>
> **Metformin muss bei Nachweis einer Schwangerschaft abgesetzt werden, desgleichen, wenn seine Wirksamkeit nach spätestens sechs Monaten nicht erkennbar ist.**

Thiazolidindione

Die neue Substanzgruppe der Thiazolidindione (Glitazone) greift wie Metformin direkt in den Pathomechanismus des PCOS ein: Sie vermindern die periphere Insulinresistenz und steigern die Glukoseaufnahme in Fettgewebe und Skelettmuskel, so senken also auch sie primär erhöhte Insulinspiegel (Spiegelman 1998). Die zu dieser Substanzklasse durchgeführten Untersuchungen an PCOS-Patientinnen sind mit Troglitazon durchgeführt worden, das wegen vermeintlicher oder tatsächlicher Hepatotoxizität in den USA vom Markt genommen werden musste und in Europa nicht auf dem Markt ist. In allen Studien an jeweils deutlich übergewichtigen Frauen mit PCOS hat Troglitazon die Insulinsensitivität gesteigert und die Plasmainsulinspiegel sowie zuvor erhöhte LH- und Testosteronspiegel gesenkt (Dunaif et al. 1996; Ehrmann et al. 1997b; Hasegawa et al. 1999). Zudem verbessert es die Glukosetoleranz und die fibrinolytische Kapazität.

Zum Einsatz der inzwischen in Deutschland zugelassenen Thiazolidindione Rosiglitazon und Pioglitazon beim PCOS liegen keine ausreichenden Erfahrungen vor.

Diazoxid und Somatostatin

Wie in einer kleineren Studie gezeigt worden ist, hemmt Diazoxid bei Frauen mit PCOS offenbar die pankreatische Insulinsekretion; ebenso senkt es die Konzentration des gesamten und freien Testosterons und fördert die Sekretion des SHBG (Nestler et al. 1989).

Auch Somatostatin hat offensichtlich günstige Wirkungen bei Frauen mit einem PCOS insofern, als es die Insulinsensitivität verbessert und Insulin-, LH- sowie Androgenspiegel senkt (Prelevic et al. 1990).

Beide Therapieformen sind jedoch im Vergleich zu Metformin wenig erprobt.

23.4.6   Therapie der Corpus-luteum-Insuffizienz

Als Corpus-luteum-Insuffizienz bezeichnet man eine Form der Ovarfunktionsstörung, deren Hauptmerkmal eine Störung der sekretorischen Leistung des Corpus luteum ist. Ihre Definition aufgrund erniedrigter Progesteronspiegel ist insofern höchst unvollkommen als Progesteron nur eines von etlichen Produkten des Corpus luteum ist.

Die potentiellen Ursachen der Corpus-luteum-Insuffizienz sind so vielfältig wie die anderer Formen der Ovarfunktionsstörung. Hieraus folgt, dass bei einer Frau mit Kinderwunsch, bei der eine Corpus-luteum-Insuffizienz nachgewiesen worden ist, dieselbe Differentialdiagnostik erfolgen muss wie bei allen anderen Formen der Ovarfunktionsstörung.

Bei Frauen, deren Corpus-luteum-Insuffizienz nicht in die Gruppe hyperprolaktinämischer oder hyperandrogenämischer Störungen gehört, durch Gewichtsprobleme bedingt oder Symptom eines beginnenden Klimakterium praecox ist, also differentialdiagnostischen Untergruppen zuzuordnen ist, aus denen jeweils spezifische Therapiekonsequenzen zu ziehen sind, ergeben sich zwei Therapieoptionen:

- die Stimulation der Follikelreifung und
- die Substitution mit Progesteron oder Retroprogesteron.

Da die Corpus-luteum-Insuffizienz oft unmittelbare Folge der gestörten Follikelreifung ist, ist eine Stimulationsbehandlung mit Clomifen in der follikulären Phase sinnvoll. Es gibt aber auch isolierte Defekte der lutealen Phase mit weitgehend ungestört erscheinender Follikelreifung. Die alleinige Unterstützung der lutealen Phase mit Progesteron beruht auf der Vorstellung, dass durch ein relatives Progesterondefizit die Synchronisation der zur Konzeption und zur Implantation führenden lokalen Mechanismen gestört ist. Insbesondere die unterwertige sekretorische Umwandlung des Endometriums schränkt die Wahrscheinlichkeit einer Implantation ein. Sinnvoll ist die Substitution mit Progesteron in der Lutealphase allerdings nur, wenn das Endometrium zum Zeitpunkt der Ovulation normal proliferiert ist. Diese Proliferation spiegelt eine normale Östradioleinwirkung am Endometrium wider. Erst durch die Einwirkung des Östradiols können die Progesteronrezeptoren gebildet werden, die für eine Progesteronwirkung am Endometrium erforderlich sind.

Indem man das Progesterondefizit durch Substitution in der Lutealphase ausgleicht, erreicht man kumulative Schwangerschaftsraten von bis zu 70% (Soules et al. 1977; Balasch et al. 1982; Check u. Adelson 1987a,b). Check u. Adelson (1987b) haben über eine reine Progesterontherapie im Anschluss an die Ovulation bei isolierter Lutealinsuffizienz berichtet: 35 von 50 Frauen wurden innerhalb von sechs Monaten schwanger. Balasch et al. (1982) haben in einer prospektiven Studie dokumentiert, dass sie bei Frauen mit histologisch und aufgrund der Progesteronbestimmung nachgewiesener Corpus-luteum-Insuffizienz durch Substitution mit Dydrogesteron oder vaginal verabreichtem Progesteron wesentlich höhere Schwangerschaftsraten erzielen konnten als mit abwartendem Verhalten. Eine Metaanalyse anderer Autoren konnte allerdings nicht bestätigen, dass sich die Substitution mit Progesteron in der Lutealphase günstig auf die Schwangerschaftsrate auswirkt (Karamardian u. Grimes 1992). Die kombinierte Behandlung mit hMG und in der gesamten Lutealphase verabreichtem Progesteron scheint insofern eine gute therapeutische Option zu sein, als die Abortrate der zusätzlich mit Progesteron behandelten Patientinnen signifikant niedriger zu sein scheint (Check u. Adelson 1987a, 1987b) als bei alleiniger Gonadotropintherapie. Daneben konnten einige Autoren zeigen, dass die Abortrate unter Progesterongabe dann generell niedriger ist, wenn Progesteron in unmittelbarem Anschluss an die Ovulation bzw. die Ovulationsinduktion gegeben wird (Mochtar et al. 1996; Hamilton et al. 1993; Peters u. Wentz 1995; Frishman et al. 1995).

Mögen die Vorteile der alleinigen Progesteronsubstitution auch nur gering oder marginal sein, so hat die prophylaktische Einnahme von Progesteron in der Lutealphase offensichtlich keine Nachteile.

Günstig auf die Corpus-luteum-Insuffizienz kann sich auch eine Stimulation der Follikelreifung mit Clomifen oder mit FSH auswirken, wenn Erstere die Folge einer unzureichenden Follikelreifung ist.

Ist die Lutealinsuffizienz auf eine vorzeitige Luteinisierung unreifer Follikel zurückzuführen, so muss die Behandlung darauf abzielen, den vorzeitigen LH- und Progesteronanstieg zu verhindern. Dies gelingt gelegentlich durch Stimulation der Follikelreifung z. B. mit FSH. Alternativ kann man den vorzeitigen LH-Anstieg mit Hilfe von GnRH-Analoga unterdrücken. Kurzfristig gelingt dies mit GnRH-Antagonisten; GnRH-Agonisten haben hingegen eine Langzeitwirkung. Sie können also nur zur kontinuierlichen Suppression der endogenen LH-Sekretion eingesetzt werden, nicht zur kurzfristi-

gen Blockade der akuten LH-Freisetzung, und müssen dann mit Gonadotropinen kombiniert werden, wenn das Ziel die ovulatorische Funktion und eine Schwangerschaft ist.

Dosierungen

Progesteron wird im Allgemeinen in einer Dosierung von 200 mg entweder vaginal oder oral verabreicht, Dydrogesteron oral in einer Dosis von 1- bis 2-mal 10 mg, ggf. auch 17-Hydroxyprogesteron 2-mal wöchentlich in einer Dosierung von je 250 mg intramuskulär. Die Substitution mit natürlichem Progesteron, Retroprogesteron oder 17-Hydroxyprogesteron muss unmittelbar nach der Ovulationsauslösung beginnen und soll über die Dauer von ca. 12 Tagen beibehalten werden.

> ❯ **Der Beginn einer Progesteronsubstitution in der späten Lutealphase oder gar bei drohendem Abort ist nicht sinnvoll.**

Gestagene – insbesondere die in hormonalen Kontrazeptiva enthaltenen Gestagene – können sehr unterschiedlich auf die Endometriumarchitektur- und -funktion wirken. Die oben für die Substitution empfohlenen synthetischen Progesteronabkömmlinge haben am Endometrium Wirkungen, die mit denen von Progesteron weitestgehend identisch sind. Sie werden deshalb für diesen Zweck bevorzugt.

Alternativ zu Progesteron oder Gestagenen kann die luteale Phase auch mit hCG gestützt werden. Dazu werden meist 2- bis 3-mal im Abstand von ca. drei Tagen in der Lutealphase je 2500 IE hCG injiziert. Unter hCG wird nicht nur die Progesteron-, sondern auch die Östradiolsekretion stimuliert. In Kombination mit einer Gonadotropintherapie erhöhen hCG-Injektionen im Vergleich zur Progesterongabe das Risiko eines ovariellen Überstimulationssyndroms. Welche Form der Lutealphasensubstitution bessere Therapieerfolge bringt, lässt sich z. Z. nicht entscheiden.

23.4.7 LUF-Syndrom

Beim LUF (»luteinized unruptured follicle«)-Syndrom rupturiert der sprungreife Follikel trotz endogenen LH-Anstiegs nicht. Die Prävalenz dieses Syndroms ist bei Sterilitätspatientinnen größer als früher vermutet, die Angaben hierzu schwanken zwischen 10 bis über 50%. Während beim LUF-Syndrom die Kontrolle der Follikelreifung oft keine Störungen derselben erkennen lässt (Hamilton et al. 1985), kommt es anstelle der Ruptur zu einer weiteren Größenzunahme des Follikels. Die mehr oder weniger häufig beschriebenen hormonalen Merkmale, z. B. ein oft abgeschwächter mittzyklischer LH-Anstieg, das Fehlen des mit dem LH-Anstieg synchron erfolgenden Progesteronanstiegs, Anomalien der Prostaglandinsynthese im Follikel und andere Anomalien ergeben kein einheitliches Bild zur Pathogenese (Zaidi et al. 1995). Möglicherweise ist die Ätiologie des LUF-Syndroms heterogen. Man muss dieses Syndrom als eine der Ausdrucksformen der gestörten Ovarfunktion und als Sterilitätsfaktor ansehen.

Wie weist man ein LUF-Syndrom nach? Die Angaben hierzu sind nicht einheitlich. Die sonographische Diagnose basiert auf dem fehlenden Nachweis der typischen Zeichen der Gelbkörperbildung:

— Kein Hinweis auf Ruptur bzw. Kollaps eines Follikels,

- Größenzunahme des Follikels in der Lutealphase,
- Entwicklung von Binnenechos unmittelbar postovulatorisch und
- kein Nachweis von Flüssigkeit im Douglas-Raum.

Die mittzyklischen LH-Konzentrationen können erniedrigt, der Progesteronanstieg in der frühen postovulatorischen Phase verzögert sein, ebenso können die Progesteronspiegel in der mittleren Lutealphase zu niedrig sein. Frühere Vorschläge zur Diagnostik, wie die Bestimmung der Steroidhormonkonzentrationen in der Flüssigkeit des Douglas-Raums, haben heute keine Bedeutung (Bernardus et al. 1983).

Das LUF-Syndrom ist selbst bei sterilen Frauen, bei denen es in einem vorausgegangenen Zyklus aufgetreten war, kein konstantes Phänomen. Bei Frauen mit Spontanzyklen fanden Hamilton et al. (1985) in 4 von 17 überprüften Zyklen ein LUF-Syndrom, während 16 von 28 clomifeninduzierte Zyklen sowie 17 von 21 kontrollierten Zyklen bei Frauen mit einer Adnexitisanamnese ein LUF-Syndrom aufwiesen.

Ein partielles LUF-Syndrom findet man häufig bei Zyklen mit hormonaler Stimulation der Follikelreifung und Wachstum mehrerer Follikel. Nach Stimulation mit hMG oder Clomifen und Ovulationsinduktion mit hCG rupturieren offensichtlich nur knapp die Hälfte der beobachteten Follikel (Coetsier u. Dhont 1996). Die Wahrscheinlichkeit der Follikelruptur scheint laut der zitierten Studie mit der präovulatorischen Follikelgröße zu korrelieren: nur 6% der Follikel mit einem Durchmesser unter 12 mm rupturieren im Vergleich zu 87% der Follikel über 19 mm.

Die therapeutischen Optionen beim LUF-Syndrom spiegeln das uneinheitliche Bild seiner Pathogenese wider. Die hormonale Stimulation mit z. B. hMG kombiniert mit hCG zur Ovulationsauslösung (5000 bis 10.000 IE) kann in über 90% der Fälle das LUF-Syndrom korrigieren (Check et al. 1992). Die Therapie ähnelt also der Stimulation bei anderen Ovarfunktionsstörungen.

23.5 Therapie der gestörten Ovarfunktion bei aktuell fehlendem Schwangerschaftswunsch

Oben wurde erwähnt und begründet, warum man jede Ovarfunktionsstörung differentialdiagnostisch abklären muss, unabhängig davon, ob eine Frau aktuell schwanger werden möchte oder nicht.

Aus dem Nachweis von Allgemeinerkrankungen und Stoffwechselstörungen als Ursache einer Ovarfunktionsstörung können sich eine Reihe von Konsequenzen für Therapie oder Prävention ergeben, welche die Patientin kennen muss, so beispielsweise die chronischen Folgen einer Insulinresistenz und einer Hyperinsulinämie, von Adipositas, Fettstoffwechsel- oder Schilddrüsenfunktionsstörungen.

Auch wenn eine Frau mit chronisch gestörter Ovarfunktion, die nicht mit einer gravierenden Allgemeinerkrankung oder Stoffwechselstörung assoziiert ist, aktuell keine Schwangerschaft anstrebt und deshalb auf eine ovulatorische Funktion verzichten könnte, sind die nachteiligen Folgen einer chronischen Ovarfunktionsstörung für den Allgemeinzustand zu bedenken (◘ Tabelle 23.22).

In den folgenden Abschnitten werden einige therapeutische und präventive Überlegungen zusammengefasst, die bei hyperprolaktinämischen und hyperandrogenämischen Ovarfunktionsstörungen sowie bei Frauen mit Störungen der Ovar- und Schilddrüsenfunktion beachtet werden sollten.

Hyperprolaktinämische Ovarfunktionsstörungen

Zu den häufigsten möglichen Erscheinungen und Konsequenzen einer chronischen Hyperprolaktinämie zählen
- Galaktorrhö,
- Ovarfunktionsstörungen unterschiedlichen Schweregrads mit
  - Blutungsstörungen,
  - Progesterondefizit und Östrogendominanz,
  - Östrogendefizit mit seinen Folgen,
- Sehstörungen und neurologische Ausfälle bei Makroprolaktinomen und anderen Hypophysentumoren.

Die Senkung von erhöhten Prolaktinspiegeln ist kein Selbstzweck und für sich gesehen nicht erforderlich. Eine Prolaktinhemmerbehandlung kann jedoch sinnvoll sein, wenn das Ausmaß einer Galaktorrhö die Patientin belästigt. Dann muss der Prolaktinhemmer nur so dosiert sein, dass die Galaktorrhö sistiert.

Bei Makroprolaktinomen wirken Prolaktinhemmer antiproliferativ, lassen diese schrumpfen und helfen, ophthalmologische und neurologische Symptome zu beseitigen oder zu vermeiden (Einzelheiten ► Abschn. 14.5.1).

◘ Tabelle 23.22. Potentielle Folgen chronischer Ovarfunktionsstörungen

Form der Ovarfunktionsstörung	Potentielle Konsequenzen neben der Einschränkung der Fertilität
Hypogonadotrope und normogonadotrope Amenorrhö	Folgen des chronischen Östrogendefizits, u. a. Osteoporose und Folgen, Befindlichkeitsstörungen, Östrogenmangelfolgen an allen anderen Organen
Chronisch-anovulatorischer Zyklus, Oligomenorrhö o. a. anovulatorische Ovarfunktionsstörungen, z. B. Menometrorrhagien	Folgen des Progesterondefizits und/oder der Östrogendominanz: Blutungsstörungen, Blutverlust, Anämie, östrogenassoziierte gut- und bösartige Proliferationen am Endometrium, Myometrium und an der Brust, Ödeme, Wassereinlagerungen, gehäuft aszendierende Infektionen
	Folgen eines Androgenüberschusses an Haut und Hautanhangsorganen Kontrazeptive Unsicherheit, Belästigung durch Blutungsstörungen
Corpus-luteum-Insuffizienz	Belästigung durch prä- und postmenstruelle Blutungen, prämenstruelle Ödemneigung, Symptome des prämenstruellen Syndroms, kontrazeptive Unsicherheit

Die Indikation für eine Behandlung mit Gestagenen, Östrogen-Gestagen-Substitutionspräparaten oder oralen Kontrazeptiva hängt vom Schweregrad der Ovarfunktionsstörung und von weiteren Gesichtspunkten ab, wie beispielsweise der Notwendigkeit einer Empfängnisverhütung, nicht aber von der Höhe der Prolaktinspiegel (◘ Tabelle 23.22).

> ◈ Über Überlegungen zur Therapie hyperprolaktinämiebedingter Ovarfunktionsstörungen sollte man nicht vergessen, dass die Hyperprolaktinämie selbst Ausdruck einer Grundstörung (z. B. Hypothyreose) sein kann, die der Korrektur bedarf.

Ovarfunktionsstörungen aus dem hyperandrogenämischen Formenkreis

Zu den häufigsten Begleiterscheinungen und Konsequenzen einer chronischen hyperandrogenämischen Ovarfunktionsstörung gehören

- Androgenisierungserscheinungen an Haut (Akne, Seborrhö, Hirsutismus, Haarausfall) und äußerem Genitale (Klitorishypertrophie),
- fast alle Ausprägungsgrade von Ovarfunktions- und Blutungsstörungen, typischerweise in Form einer Oligo-/Amenorrhö mit polyzystischen Ovarien,
- Übergewicht, Hyperinsulinämie, Insulinresistenz, Diabetes mellitus Typ II, Fettstoffwechselstörungen, Störungen der Hämostase, metaboles Syndrom

Je nach Ausprägungsgrad der hyperandrogenämischen Ovarfunktionsstörung und ihrer Begleiterscheinungen gibt es folgende therapeutische Ansätze, die in anderen Kapiteln detailliert beschrieben werden:

- Senkung der Androgenspiegel und Antiandrogenbehandlung durch
  - Ovulationshemmer,
  - (in Grenzen) zyklische Gestagengabe,
  - antiandrogen wirksame Ovulationshemmer und andere Medikamente (z. B. Spironolacton, Finasterid, Flutamid),
  - Gewichtsreduktion bei Übergewicht durch Reduktionsdiät und Sport sowie
  - Metformin (bei gleichzeitigem metabolen Syndrom);
- Milderung oder Beseitigung der Symptome des metabolen Syndroms durch:
  - Gewichtsreduktion mit Reduktionsdiät und Sport bei Übergewicht sowie
  - Metformin und Medikamente vergleichbarer Wirkung.

Die symptomatische Behandlung von Symptomen, die von der gestörten Ovarfunktion ausgehen, erfolgt nach denselben Kriterien, wie oben beschrieben. Bei der Wahl von Östrogen-Gestagen-Substitutionspräparaten oder von oralen Kontrazeptiva sollte man erwünschte Nebeneffekte berücksichtigen, z. B. antiandrogene Wirkung an der Haut und Suppression erhöhter Androgen- und LH-Spiegel durch Ovulationshemmer.

Glukokortikoide werden bei Frauen mit Ovarfunktionsstörungen aus dem hyperandrogenämischen Formenkreis nur in speziellen Situationen eingesetzt; in der Regel eignen sie sich nicht als Dauertherapie.

Ovarfunktionsstörungen infolge Schilddrüsenerkrankungen

Bei diesen Ovarfunktionsstörungen hat die langfristige Therapie der Schilddrüsenfunktionsstörung Priorität (zur Behandlungsnotwendigkeit der mit Schilddrüsenfunktionsstörungen assoziierten Symptome, wie Galaktorrhö und Ovarfunktionsstörungen s. Ausführungen in ▶ Kap. 15 und ▶ Abschn. 23.4.3.

23.6 Regelwidrige uterine Blutungen

23.6.1 Einführung und Definition

Der Begriff der »regelwidrigen uterinen Blutung« lässt offen, ob diese bedingt ist durch die Auswirkungen einer gestörten Ovarfunktion auf die Endometriumarchitektur- und -funktion, oder ob systemische oder lokale Faktoren (s. unten) die regelwidrigen uterinen Blutungen auslösen.

Die in ▶ Abschn. 3.6 ausführlich dargestellten hormonalen Einflüsse auf die morphologischen und funktionellen Änderungen des Endometriums während eines ovariellen Zyklus sind für das Verständnis funktioneller Blutungsstörungen essentiell.

Eine Reihe von Indizien sprechen gegen bisherige Vorstellungen vom Menstruationsablauf im Sinne einer vollständigen Abstoßung des **Stratum functionale** vom **Stratum basale** des Endometriums: Bei einer Menstruation nach einem ovulatorischen Zyklus handelt es sich um einen Prozess, bei dem der konservierend regenerierte Endometriumanteil den abgestoßenen überwiegt. Dieser steht im Gegensatz zur Blutung beim anovulatorischen Zyklus, insbesondere wenn es sich um eine längere anovulatorische Phase handelt: Ohne den die Östrogenwirkung begrenzenden Einfluss des Progesterons kann beim anovulatorischen Zyklus zwar ein abnorm hoher Aufbau des Endometriums erreicht werden, das Stroma jedoch nicht ausreichend stabilisiert werden. Gefäße und Bindegewebe sind brüchig. Daher kann es während einer länger andauernden anovulatorischen Phase zu umschriebenen Blutungen und Gewebsverlusten kommen, die teilweise bis in das Stratum basale hineinreichen, um dann repariert zu werden. Während es an der einen Stelle blutet, proliferiert das Endometrium an anderer Stelle weiter und verliert zu anderer Zeit seine morphologische und funktionelle Integrität. Der Zustand des Endometriums ist also bei chronischer Anovulation nicht einheitlich.

> ◈ Der Überzug des Endometriums mit Sialomuzinen ist ein progesteronabhängiger Prozess. Der für die chronische Anovulation charakteristische Mangel am endometrialen Muzinüberzug verursacht einen verstärkten Gewebeverlust. Daraus, dass der Mechanismus der Blutstillung durch Vasokonstriktion ebenfalls nicht optimal abläuft, resultiert ein höherer Blutverlust.

Die fibrinolytische Aktivität, gemessen an den Konzentrationen von Plasminogenaktivator und Plasmin ist normalerweise im Menstrualblut deutlich höher als im peripheren Blut, auch bei dysfunktionellen Blutungen (s. unten) gegenüber normalen Menstruationsblutungen (Dockeray et al. 1987).

Eine normale Menstruationsblutung tritt nach einem ovulatorischen Zyklus zum erwarteten Zeitpunkt auf, dauert nicht länger als 5 bis maximal 7 Tage mit einem Blutverlust von nicht mehr als 80 bis 100 ml (Mendenhall 1984; Weise 1988).

Was sind demnach regelwidrige Blutungen? Regelwidrige Blutungen können sich in Veränderungen des Blutungsrhythmus äußern, d. h. zu häufig, zu selten oder unregelmäßig auftreten, Dauerblutungen oder Dauerschmierblutungen sein, so dass kein Rhythmus mehr erkennbar ist. Regelwidrige Blutungen sind aber auch gekennzeichnet durch Anomalien der Blutungsstärke und -dauer (▨ Abb. 23.2).

23.6.2   Ätiologie und Pathogenese

Zunächst ist zwischen solchen Blutungsstörungen zu differenzieren, die organische bzw. lokale Ursachen haben und solchen, die auf funktionelle Störungen zurückzuführen sind. Bei Letzteren sind in erster Linie Funktionsstörungen der Ovarien zu nennen, daneben Störungen des Gerinnungssystems.

Wenn uterine Blutungen auf Ovarfunktionsstörungen zurückzuführen sind, spricht man von **dysfunktionellen Blutungen**. Diese kommen im fortpflanzungsfähigen Alter sehr häufig vor, hauptsächlich in den Phasen, in denen die ovarielle Funktion sich erst zu stabilisieren beginnt (etwa ein Viertel der dysfunktionellen Blutungen betreffen den Zeitraum der Adoleszenz) oder in denen die Ovarfunktion langsam erlischt (die Hälfte der dysfunktionellen Blutungen findet man in der Perimenopause). Die Diagnose »dysfunktionelle Blutungen« kann man also erst nach Ausschluss anderer, lokaler oder systemischer Ursachen stellen, die unabhängig vom Alter einer Patientin in die differentialdiagnostischen Überlegungen einbezogen werden müssen (s. folgende Übersichten nach Mendenhall 1984).

> **Ursachen abnormer uteriner Blutungen**
> ▬ Dysfunktionelle uterine Blutung infolge ovarieller Funktionsstörungen verschiedener Genese
> ▬ Pathologischer Schwangerschaftsverlauf
> ▬ Neoplasie (benigne oder maligne)
> ▬ Endometritis
> ▬ Gerinnungsstörungen
> ▬ Pharmakologisch induzierte Blutungen
> ▬ Stoffwechselstörungen

Diese differentialdiagnostischen Alternativen muss man jeweils ausschließen. Die verschiedenen möglichen Ursachen abnormer Blutungen sind in den einzelnen Altersklassen unterschiedlich häufig nachweisbar, wie folgende Übersicht zeigt.

> **Differentialdiagnose abnormer Blutungen; häufige Ursachen**
> ▬ Kindheit
> – Vaginitis (Infektion, Fremdkörper)
> – Pubertas praecox, idiopathisch
> – Pseudopubertas praecox

> – Uterine Tumoren (Sarcoma botryoides)
> – Hormonproduzierende Ovartumoren
> ▬ Perimenarche
> – Anovulation
> – Hormonproduzierende Ovartumoren
> – Gerinnungsstörungen
> – Infektionen
> ▬ Fertiles Alter
> – Pathologischer Schwangerschaftsverlauf
> – Leiomyome
> – Polypen von Endometrium und Endozervix
> – Ektopie
> – Adenomyosis uteri
> – Endometriose
> – Infektionen
> – Iatrogen
>   (z. B. Intrauterinpessar, Antikoagulation, Hormontherapie, wie Gestagen-Dauertherapie)
> – Zentrale Regulationsstörungen der Ovarfunktion
> – Chronische Erkrankungen und Stoffwechselerkrankungen
> – Ovulationsblutungen
> – Klimakterium praecox
> – Östrogenproduzierende Tumoren
> ▬ Perimenopause
> – Anovulatorische Zyklusstörungen (z. B. Follikelpersistenz)
> – Neoplasien des Uterus
> – Hormontherapie (z. B. Gestagen-Dauertherapie)
> – Infektionen
> ▬ Postmenopause
> – Neoplasien
> – Exogene Östrogene
> – Atrophisches Endometrium
> – Infektionen

Blutungen im Kindesalter. Sie sind häufig durch Fremdkörper verursacht. Hinweise auf eine Pubertas praecox oder Pseudopubertas praecox geben die Anamnese und die allgemeine klinische Untersuchung (zur Differentialdiagnose der Pubertas praecox s. Abschn. 12.8 bis 12.10). Uterine Tumoren oder hormonproduzierende Ovartumoren sind in diesem Alter extrem selten.

Blutungsstörungen in der Adoleszenz. Auch in diesem Lebensalter müssen lokale und systemische Ursachen von Blutungsstörungen ausgeschlossen werden. Um den Zeitpunkt der Menarche oder in den Monaten unmittelbar danach findet man am häufigsten anovulatorische Zyklen, wenn die ovulatorische Funktion noch nicht stabil ist. Innerhalb der ersten eineinhalb bis zwei Jahre nach der Menarche sind immerhin noch 80% der Zyklen anovulatorisch, ca. 10% sind gekennzeichnet durch eine Gelbkörperschwäche und nur weniger als 10% der Zyklen dieser Entwicklungsphase sind ovulatorisch (Lauritzen 1983).

Adoleszente, die wegen verstärkter, verlängerter oder völlig unregelmäßiger Blutungen (Menometrorrhagien) einer Behandlung bedürfen, haben häufig innerhalb der nächsten Jahre weiterhin Probleme mit dysfunktionellen uterinen Blutungen (Vaughn 1984). Der Prozentsatz von jungen Frauen mit über einen längeren Zeitraum bestehenden Blutungsstörungen ist hoch, wenn es sich um primäre Störungen seit der Menarche handelt (◘ Abb. 23.20, 23.21).

Man sollte in diesen Fällen sicherstellen, dass keine chronische Anovulation besteht. Ist eine solche beispielsweise anhand der Basaltemperaturkurve nachweisbar, so muss man der jeweiligen Ursache nachgehen, unabhängig davon, wie die Patientin die Symptomatik einschätzt.

> Da die chronische Anovulation von Adoleszenten nicht nur erster Hinweis und Ausgangspunkt androgenabhängiger Ovarfunktionsstörungen und damit potentieller Fertilitätsprobleme im späteren Lebensalter sein kann, sondern auch als langfristiger Ausgangspunkt östrogenab-

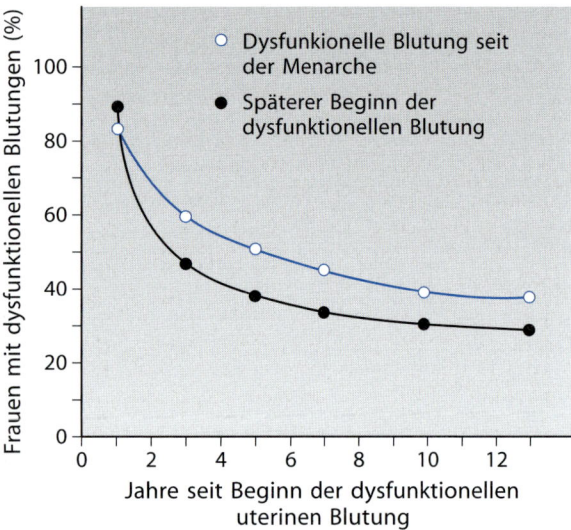

◘ **Abb. 23.20.** Dauer der in der Adoleszenz zum ersten Mal nachgewiesenen dysfunktionellen uterinen Blutung im Vergleich zur sekundär auftretenden dysfunktionellen Blutung. (Nach Vaughn 1984)

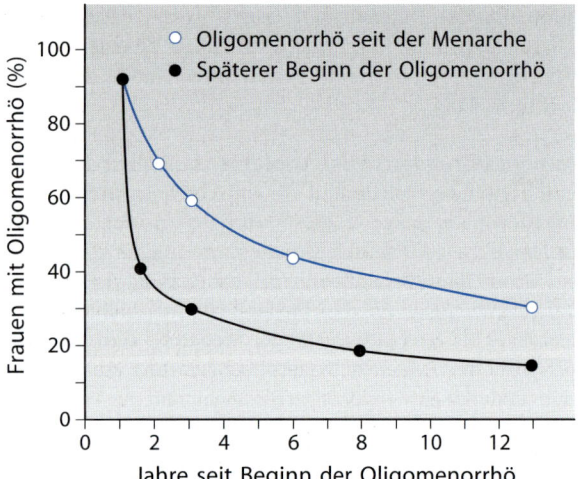

◘ **Abb. 23.21.** Dauer der in der Adoleszenz zum ersten Mal nachgewiesenen Oligomenorrhö im Vergleich zur sekundär auftretenden Oligomenorrhö. (Nach Vaughn 1984)

hängiger Tumoren diskutiert wird, sollte man beim Nachweis einer chronischen Anovulation die Ovarfunktionsstörung spätestens dann abklären, wenn seit der Menarche mehr als zwei bis drei Jahre vergangen sind.

Besonders häufig treten Oligo-/Amenorrhöen mit chronischer Anovulation bei hyperandrogenämischen Störungen auf, die sich in der Pubertät manifestieren. Der Grundstein für die Entwicklung eines PCOS wird in dieser Phase gelegt. Eine Therapieoption zur Zyklusregulierung ist die Verabreichung eines Gestagens, z. B. vom 16. bis 25. Zyklustag in voller Transformationsdosis (◘ Tabelle 10.3), da eine ausreichende Östrogenisierung mit Aufbau des Endometriums und der Ausbildung von Progesteronrezeptoren als Voraussetzung einer Gestagenwirkung gegeben ist; oft aber ist ein Ovulationshemmer sinnvoller. Zur Wahl stehen in erster Linie monophasische Präparate, falls erforderlich mit antiandrogener Partialwirkung. Auf diese Weise vermeiden adoleszente Frauen eine unerwünschte Schwangerschaft und die Hyerplasie des Endometriums. Des Weiteren wird ein hohes Maß an Zyklusstabilität erreicht und gleichzeitig kann man durch die Wahl eines antiandrogen wirkenden Ovulationshemmers die Progredienz beginnender Androgenisierungserscheinungen wirkungsvoll beeinflussen.

> Alle Ovulationshemmer hemmen durch Blockade der Gonadotropinfreisetzung die Sekretion ovarieller Androgene, stimulieren die Synthese von SHBG in der Leber und senken dadurch die Spiegel der endogenen Androgene.

Die früher oft geäußerte Sorge, durch einen frühzeitigen Einsatz von Ovulationshemmern das spätere Auftreten regelmäßiger ovulatorischer Zyklen nachhaltig zu stören, ist unbegründet; altersspezifische Kontraindikationen für die Einnahme von hormonalen Kontrazeptiva durch Jugendliche gibt es nicht. Auch die Post-pill-Amenorrhö tritt bei Jugendlichen nicht häufiger als bei erwachsenen Frauen auf. Das Längenwachstum wird durch langfristige Einnahme oraler Antikonzeptiva nicht gebremst, zumal dieses nach der Menarche ohnehin weitgehend abgeschlossen ist (▶ Abschn. 4.9; zu einigen rechtlichen Einschränkungen bei der Verordnung von Kontrazeptiva an Jugendliche ▶ Kap. 11).

Eine abnorme Gewichtsentwicklung in dieser Lebensphase beeinflusst die Häufung von Blutungsstörungen nachhaltig: Übergewicht erhöht das Risiko, hyperandrogenämische Störungen der Ovarfunktion und dadurch dysfunktionelle Blutungsstörungen zu entwickeln. Diese sind oft mit einer Insulinresistenz assoziiert. Untergewicht ist oft vergesellschaftet mit hypöstrogenen Blutungsstörungen und mit einer Amenorrhö.

Bei hypöstrogenen Zuständen im Rahmen einer Essstörung tritt selten eine Blutungsstörung auf, sondern meist eine sekundäre Amenorrhö. In dieser klinischen Situation ist das Ziel der Therapie, die zugrunde liegende Störung des Essverhaltens zu beseitigen und auf eine ausreichende Östrogenisierung zum Erhalt der Knochenmasse zu achten, entweder indem man ein sequenzielles Östrogen-Gestagen-Präparat oder einen Ovulationshemmer verordnet.

Gerinnungsstörungen, die sich postmenarchal bemerkbar machen, sind möglicherweise häufiger als allgemein angenommen. Claessens u. Cowell (1981) fanden bei einem Fünftel ihrer 59 Patientinnen mit akuter Menorrhagie in den ersten beiden Jahre nach der Menarche Gerinnungsstörungen (idiopathische thrombozytopenische Purpura, Willebrand-Jürgens-Syndrom, Glanzmann-Thrombasthenie, Thalassämie, Fanconi-Anämie). Die Häufigkeit des Willebrand-Jürgens-Syndroms soll bei Frauen in Mitteleuropa etwa 1:5000 betragen (Weise 1988).

Blutungsstörungen im fertilen Alter. Bevor man in dieser Lebensphase eine Blutungsstörung als dysfunktionell deklariert, muss man lokale Ursachen und Blutungen, die auf eine gestörte intrauterine Schwangerschaft oder auf eine extrauterine Schwangerschaft zurückzuführen sind, ausschließen. Organische Veränderungen in Form von Leiomyomen und Endometriumpolypen findet man im fertilen Alter deutlich seltener (10 bis 15%) als bei klimakterischen Patientinnen (>35%).

Eine Endometriose ist in dieser Altersklasse eine der häufigsten Begleiterscheinungen dysfunktioneller Blutungen.

> ❯ Eine Endometriose sollte insbesondere bei verdächtigem vaginalen Tastbefund, ausgeprägter Dysmenorrhö und bei Nachweis einer Anovulation, einer Lutealinsuffizienz sowie bei prämenstruellen Schmierblutungen ausgeschlossen werden.

Blutungen im Rahmen einer Endometritis sind häufig von Unterbauchbeschwerden begleitet, die die Patientin meist von typischen Menstruationsbeschwerden unterscheiden kann. Sie zeichnen sich anamnestisch dadurch aus, dass das Beschwerdebild oft mit oder unmittelbar im Anschluss an eine Menstruationsblutung beginnt.

Die Diagnose **dysfunktionelle Blutung bei zentraler Regulationsstörung der Ovarfunktion** stellt man im Ausschlussverfahren, wenn man die erwähnten und in obiger Übersicht zusammengefassten Möglichkeiten als nicht zutreffend verwerfen kann und entsprechende anamnestische sowie hormonanalytische Hinweise auf eine zentrale Regulationsstörung vorliegen. Dass man den Ursachen dysfunktioneller Blutungen im fertilen Alter auch dann nachgehen muss, wenn die betroffenen Frauen keinen aktuellen Schwangerschaftswunsch haben, ist an anderer Stelle begründet worden. Dies gilt insbesondere für Frauen, die ihr Fertilitätspotential erhalten wollen.

Dysfunktionelle Blutungen jüngerer Frauen lassen sich häufig durch genaue Aufzeichnungen über Blutungsrhythmus, Blutungsdauer und -stärke allein oder mit Hilfe der Basaltemperaturkurve klären. Auf diese klinisch einfache Weise lassen sich Blutungen bei Anovulation, prämenstruelle Schmierblutungen bei Gelbkörperschwäche und leichte Schmierblutungen während des vorübergehenden physiologischen Östradiolabfalls in der Zyklusmitte (Ovulationsblutungen) voneinander unterscheiden (❑ Abb. 23.2).

Blutungsstörungen in der Perimenopause. Frauen in der Perimenopause haben oft anovulatorische Zyklusstörungen und deshalb gehäuft Durchbruchblutungen im Rahmen einer Follikelpersistenz. Wenn man bei bestehender Blutung gleichzeitig dünnflüssigen, östrogenbetonten Zervixschleim findet, ergibt sich mit großer Wahrscheinlichkeit die Diagnose einer Durchbruchblutung bei anovulatorischem Status.

Mit zunehmendem Alter steigt das Risiko einer Neoplasie. Die Indikation für eine diagnostische Hysteroskopie und fraktionierte Abrasio ist in dieser Altersgruppe großzügig zu stellen. Dass eine Blutung in der Postmenopause abklärungsbedürftig ist, und ein bösartiger Tumor mit geeigneten Methoden auszuschließen ist, bedarf keiner besonderen Erwähnung.

Neben der klassischen fraktionierten Kürettage haben heute die Vaginalsonographie und die Hysteroskopie einen festen Stellenwert bei der Differentialdiagnose von Blutungsstörungen, insbesondere in der Peri- und Postmenopause, in einem Zeitraum also, in dem das Risiko einer uterinen Pathologie relativ hoch ist. Die histologische Untersuchung der unter hysteroskopischer Sicht entnommenen Gewebeprobe gibt der Patientin einen hohen Grad an Sicherheit (Indman 1995; Dodson 1994; Akkad et al. 1995).

23.6.3 Therapie

Bei der Auswahl der hormonalen Therapie dysfunktioneller Blutungen ist zu berücksichtigen, dass Gestagene nur dann wirksam sind, wenn zuvor Östrogene angemessen eingewirkt haben, denn Östrogene induzieren nicht nur ihre eigenen Rezeptoren, sondern auch die für Progesteron. Progesteron und andere Gestagene hemmen die Bildung von Östrogen- und Progesteronrezeptoren.

Bei starker Blutung einer bereits anämischen Patientin kann in seltenen Einzelsituationen die intravenöse Gabe wasserlöslicher, konjugierter Östrogene (20 mg, evtl. bis zu 4-mal im Abstand von 3 bis 4 Stunden) als Alternative zur Abrasio hilfreich sein. Auf eine so hochdosierte intravenöse Östrogenmonotherapie muss eine orale Therapie mit einer Östrogen-Gestagen-Kombinationen folgen, wenn es nicht kurzfristig zu einer erneuten Hämorrhagie kommen soll. Kommt es innerhalb weniger Stunden bis zu einem Tag nicht zur Blutstillung, ist eine Abrasio nicht zu vermeiden (DeVore et al. 1982).

Wenn die klinische Situation eine Blutungsstillung über einen Zeitraum von zwei bis drei Tagen erlaubt, kommt für die meisten Patientinnen primär die Verordnung eines Östrogen-Gestagen-Gemisches in Frage (Präparate ▶ Abschn. 25.3.2); die Injektion intramuskulär applizierbarer Depotpräparate hat gegenüber der oralen Medikation im Allgemeinen keine Vorteile.

Wenn man nach einer bereits länger andauernden Blutung in Regelstärke annehmen kann, dass das Endometrium weitgehend abgeblutet ist, so ist es angebracht, kein Gestagenmonopräparat oder Östrogen-Gestagen-Präparat zu verordnen, sondern zunächst ein reines Östrogenpräparat, um die notwendigen Regenerationsvorgänge am Endometrium einzuleiten und durch die östrogenabhängige Induktion von Progesteronrezeptoren die Grundlage für die nachfolgende Gabe eines Östrogen-Gestagen-Gemisches zu schaffen (Beispiel: 10 Tage lang 3×20 µg Ethinylöstradiol, anschließend über die Dauer von 10 bis 14 Tagen dieselbe Dosis und ein Gestagen in voller Transformationsdosis).

Wenn eine dysfunktionelle Blutung zusammen mit den klinischen Zeichen der Endometritis besteht, sollte man die Infektion mit einem Antibiotikum behandeln, wobei die rasche Blutstillung den Heilungsprozess beschleunigt. Das verordnete Östrogen-Gestagen-Kombinations- oder -Sequenzpräparat sollte mindestens solange eingenommen werden, bis der infektiöse Prozess mit der nachfolgenden Abbruchblutung ausgeheilt ist.

Neben Menometrorrhagien, die nach Ausschluss lokaler organischer und systemischer Ursachen (z. B. Gerinnungsstörungen) meist Ausdruck einer chronischen Anovulation mit völlig irregulärem Aufbau des Endometriums darstellen und die einen kompletten Neuaufbau des Endometriums mit Östrogenen und Östrogen-Gestagen-Gemischen erfordern, gibt es in der gynäkologischen Praxis häufig leichtere Formen dysfunktioneller Blutungen, wie sie in ◘ Abb. 23.2 dargestellt sind. Zu diesen gehören die postmenstruellen Schmierblutungen, die Mittel- oder Ovulationsblutungen und die prämenstruellen Blutungen oder Vorblutungen.

Wie man diese Zusatzblutungen (soweit überhaupt eine Therapie erforderlich ist) behandeln kann, wird im Folgenden dargestellt.

Postmenstruelle (Schmier-)Blutungen. Postmenstruelle Blutungen und Schmierblutungen sind, sofern sie nicht organische, lokale oder systemische Ursachen haben (z. B. Endometritis) Ausdruck einer verzögert in Gang kommenden Follikelreifung und Östradiolsekretion.

Sofern es nur um die symptomatische Beseitigung dieser Blutungen geht und keine anderen Gesichtspunkte (z. B. Kontrazeption) die Art der Therapie beeinflussen, bieten sich zunächst ausschließlich Östrogene an. Niedrigdosiert verzögern diese die Follikelreifung nicht. Bis zum vermuteten ovulatorischen Zeitpunkt oder ein bis zwei Tage über die Dauer der antizipierten Schmierblutung hinaus kann man einer Patientin 1, maximal 2 mg eines Östradiol- oder Östradiolvaleratpräparats verabreichen. Eine Alternative ist ein Östrogen-Gestagen-Sequenzpräparat über die Dauer von drei Wochen; dieses supprimiert allerdings die Hypothalamus-Hypophysen-Ovar-Achse nachhaltiger als eine niedrige Östrogendosis in der frühen bis mittleren Follikelreifungsphase über die Dauer weniger Tage.

Mittel- oder Ovulationsblutungen. Durch ein relativ rasches Absinken des endogenen Östradiolblutspiegels kurz vor der Ovulation wird gelegentlich die kritische Schwelle der endogenen Östrogenkonzentration unterschritten, die für die funktionelle Integrität des Endometriums erforderlich ist; zu Beginn der Progesteronwirkung reagiert dann das endometriale Gefäßsystem mit einer meist sehr leichten Blutung.

Die Therapie besteht in der Überbrückung dieses Östrogentiefs z. B. vom 13. bis 17. Zyklustag mit 1 bis 2 mg eines Östradiol- oder Östradiolvaleratpräparats oder 0,6 bis 1,25 mg eines equinen konjugierten Östrogens, alternativ auch mit 20, maximal 40 µg Ethinylöstradiol, beginnend einen Tag vor der antizipierten Schmierblutung bis unmittelbar nach dem vermuteten Zeitpunkt der Ovulation. In der späten Follikelreifungsphase und unmittelbar präovulatorisch unterdrücken selbst hohe Östrogendosen die ovulatorische Funktion nicht.

Prämenstruelle (Schmier-)Blutungen. Diese Vorblutungen sind in der Regel Ausdruck einer vorzeitigen Luteolyse im Rahmen einer Corpus-luteum-Insuffizienz. Das durch das vorzeitige Erlöschen der Lutealfunktion bedingte prämenstruelle Hormondefizit lässt sich prophylaktisch mit Gestagenen oder Östrogen-Gestagen-Kombinationen ausgleichen.

Man beginnt mit der Gestagengabe (eine; maximal zwei Tabletten eines beliebigen Gestagens) ein bis zwei Tage vor dem antizipierten Beginn der Schmierblutung und gibt das Gestagen bis zu dem Zeitpunkt, dem unmittelbar die Abbruchblutung folgen soll.

Alternativ kann man solche prämenstruellen Vorblutungen mit jedem beliebigen Östrogen-Gestagen-Kombinationspräparat beeinflussen und damit auch die Menstruationsblutung beliebig hinauszögern. Wenn die Patientin gleichzeitig eine Empfängnisverhütung wünscht, kann man prämenstruelle Blutungen auch durch einen Ovulationshemmer beseitigen; diesen verordnet man dann nicht nur wenige Tage, sondern nach den dafür üblichen Regeln.

Polymenorrhö. Ein verkürztes Blutungsintervall erfordert nur dann eine Behandlung, wenn die Patientin durch die gehäuften und evtl. verstärkten Blutungen anämisch oder stark beeinträchtigt ist. Bei polymenorrhoischen Intervallen sollte vorher geklärt werden, ob es überhaupt zur Ovulation und Luteinisierung kommt oder ob ihnen ein anovulatorischer Zyklusverlauf zugrunde liegt.

Die Blutungsintervalle können durch Gestagengaben oder durch Östrogen-Gestagen-Kombinationspräparate beliebiger Wahl in der zweiten Zyklushälfte verlängert werden. Ein Gestagen wird man dann benutzen, wenn ein ausreichender proliferativer Effekt des endogenen Östradiols am Endometrium vermutet werden kann. Dies lässt sich durch die Sonographie des Endometriums und durch die Bestimmung des Östradiolspiegels zu Beginn der Gestagenbehandlung feststellen. Wünscht die betroffene Frau gleichzeitig eine Empfängnisverhütung, beseitigt ein beliebiger, oral verabreichter Ovulationshemmer die Polymenorrhö.

Oligomenorrhö. Für die symptomatische Therapie ist wichtig zu wissen, ob die oligomenorrhoische Patientin in der zweiten Zyklushälfte Progesteron bildet, also ovuliert oder wenigstens luteinisiert hat.

> **Cave**
>
> Vor einer symptomatischen Therapie muss eine Oligomenorrhö nach den in ▶ Abschn. 23.3.2 aufgeführten Kriterien differentialdiagnostisch abgeklärt sein, damit allgemeinmedizinisch wichtige potentielle Ursachen nicht übersehen werden.

Wenn die differentialdiagnostische Abklärung keine Befunde ergeben hat, die spezieller Berücksichtigung bedürfen, muss eine ovulatorische Oligomenorrhö nicht behandelt werden, solange das Therapieziel nicht eine optimale Ovarfunktion ist, etwa im Rahmen einer Sterilitätsbehandlung.

Bei anovulatorisch-oligomenorrhoischem Verlauf ist ein Gestagen in der zweiten Zyklushälfte in Transformationsdosis sinnvoll, um eine Endometriumhyperplasie und eine Menometrorrhagie bei chronischer Anovulation zu vermeiden. Wenn man zu Beginn der Gestagengabe eine angemessene Östrogenwirkung vermuten kann, so genügt eine Monotherapie mit einem Gestagen in Transformationsdosis über die Dauer von 10 bis 14 Tagen. Kann man eine adäquate Östrogenwirkung nicht unterstellen, ist ein Östrogen-Gestagen-Kombinationspräparat über eine ähnliche Zeitdauer vorzuziehen. Bei einer chronisch-anovulatorischen Oligomenorrhö muss das Gestagen oder das Östrogen-Gestagen-Gemisch nicht regelmäßig verabreicht werden, wenn es lediglich darum geht, eine Endometriumhyperplasie zu verhindern. Wenn die Patientin regelmäßige monatliche Blutungen oder gar eine Kontrazeption wünscht, sind handelsübliche Östrogen-Gestagen-Sequenzpräparate bzw. Ovulationshemmer angebracht.

Hypermenorrhö. Verstärkte Periodenblutungen sind vielfach durch organische Veränderungen des Genitale bedingt, vor allem durch Myome, Endometritiden oder auch Intrauterinpessare. Wenn diese Faktoren und eine hämorrhagische Diathese ausgeschlossen sind, kann man eine Hypermenorrhö funktioneller Ursache im Sinne der gestörten Ovarfunktion vermuten. Frauen mit einer chronischen Hypermenorrhö haben infolge eines exzessiven Blutverlusts mit Abgang von Koageln häufig Eisenmangelanämien.

Die Therapie der Hypermenorrhö, wie auch bei Myomen und Endometritiden, besteht in der Verabreichung von Östrogen-Gestagen-Präparaten oder von Gestagenen, die zyklisch nur in der zweiten Zyklushälfte eingenommen werden. Die Dauer der Gestagengabe beträgt 10 bis 14 Tage; die Gesamtdosis soll etwa der Transformationsdosis des jeweiligen Gestagens entsprechen. Wenn bei anovulatorischem Zyklusverlauf mit Hypermenorrhö eine Gestagengabe in der zweiten Zyklushälfte nicht ausreicht, die Blutungsstärke deutlich zu vermindern, kann man die Behandlung mit monophasischen Östrogen-Gestagen-Kombinationen fortführen. Letztere haben den Vorteil, dass sie über mehrere Monate ohne Therapiepause gegeben werden können, so dass sich eine Patientin von exzessiven Blutverlusten erholen kann. Bei der Gabe eines Östrogen-Gestagen-Kombinationspräparats über die gesamte Zyklusdauer oder gar über mehrere Monate besteht dann ein kontrazeptiver Schutz, wenn entweder ein Ovulationshemmer oder eine Östrogen-Gestagen-Kombination eingenommen wird, deren tägliche Gestagendosis mindestens der täglichen Ovulationshemmdosis entspricht (◘ Tabelle 10.3).

Hypomenorrhö. Eine schwache Periodenblutung ist entweder Ausdruck eines ungenügenden Aufbaus des Endometriums oder eines fehlenden Reaktionsvermögens des Endometriums auf ein normales hormonales Angebot. Sie kann auch Ausdruck einer primären endometrialen Schädigung sein (Asherman-Syndrom).

Die Differentialdiagnose erfolgt mit Hilfe der Überprüfung der Ovarfunktion mit den in ▶ Abschn. 23.2.3 beschriebenen Mitteln einschließlich der Sonographie der Ovarien und des Endometriums, evtl. auch mit Hilfe einer Hysteroskopie.

Die Hypomenorrhö als solche ist im Allgemeinen nicht behandlungsbedürftig. Man sollte jedoch wissen, ob sie mit einer normalen oder mit einer gestörten Ovarfunktion einhergeht, denn unabhängig von der Hypomenorrhö kann die Differentialdiagnose einer gestörten Ovarfunktion bekanntlich verschiedene therapeutische oder prophylaktische Konsequenzen haben (◘ Tabelle 23.22).

Wenn die Hypomenorrhö Ausdruck eines geschädigten Endometriums ist, kann sie ein Implantationshindernis signalisieren.

23.6.4 Verschieben der Menstruation

Die Menstruation kann man bei besonderen Anlässen, z. B. wegen einer akut indizierten Operation oder anderen dringenden Anlässen entweder vorverlegen oder hinausschieben. Ausschlaggebend für das eine oder andere Vorgehen ist die Phase des ovariellen Zyklus, in der sich die Frau zum Zeitpunkt des antizipierten Ereignisses befindet. Von den Verfahren zur Verlegung der Menstruation sind keine längeren Auswirkungen auf die Hypothalamus-Hypophysen-Ovar-Achse zu erwarten.

Eine **Vorverlegung** gelingt durch Verabreichung eines beliebigen Östrogen-Gestagen-Kombinationspräparats. Die Applikation beginnt etwa am 3. bis 5. Zyklustag und endet zwei Tage vor dem gewünschten Blutungsbeginn. Wenn man also beispielsweise vom 3. bis 14. Zyklustag das Hormon einnehmen lässt, so ist am 16. Tag mit der Abbruchblutung zu rechnen.

Für das **Hinausschieben** geht man analog vor: Eine beliebige Östrogen-Gestagen-Kombination kann entweder bereits zu Anfang des Zyklus eingenommen werden oder zwei bis drei Tage vor der antizipierten Menstruationsblutung, und zwar so lange, bis die Abbruchblutung erwünscht oder akzeptiert wird.

Östrogen-Gestagen-Kombinationen haben auf das Hypothalamus-Hypophysen-System eine supprimierende Wirkung. Man muss also in dem darauf folgenden Spontanzyklus mit einer Verzögerung der Follikelreifung und der ovulatorischen Reaktion rechnen.

23.6.5 Prophylaxe dysfunktioneller Blutungen

Die oben beschriebenen Substitutionstherapien bei Zusatzblutungen, Regeltempoanomalien, Menstruationsverschiebung und bei abnormen Menstruationsblutungen sind nur dann angebracht, wenn eine Patientin aktuell nicht schwanger werden möchte. Strebt sie an, schwanger zu werden, richtet sich das Hauptinteresse darauf, eine gestörte Ovarfunktion und die damit funktionell zusammenhängenden regelwidrigen Blutungen zu normalisieren (s. Abschn. 23.2 bis 23.4), um optimale Voraussetzungen für eine Empfängnis zu schaffen.

> **Cave**
>
> Zur Prophylaxe künftiger dysfunktioneller Blutungen sollte man die Genese derselben abgeklärt haben, bevor die Patientin Sexualsteroide einnimmt. Dies gilt insbesondere für solche jungen Frauen, deren Fertilitätspotential bewahrt werden muss.

Für die hormonale Substitution zur Prophylaxe dysfunktioneller Blutungen gelten folgende Richtlinien:

Ausreichender Östrogeneffekt (proliferierendes bzw. hyperplastisches Endometrium bei der Ultraschallkontrolle)	In der 2. Zyklushälfte verordnetes Gestagen in Transformationsdosis mindestens 10, besser 12 bis 14 Tage
Mangelhafter Östrogeneffekt (inaktives Endometrium)	Sequenzpräparat Östrogen-Gestagen-Gemisch Evtl. Ovulationshemmer

Bei vermutlich ausreichendem Östrogeneffekt bietet sich ein zyklisch verordnetes Gestagen an, das in voller Transformationsdosis (■ Tabelle 10.3) über die Dauer von 10 bis 14 Tagen gegeben werden muss. Prämenopausale dysfunktionelle Blutungen und die meisten Blutungsstörungen bei hyperandrogenämischer Anovulation erfüllen in der Regel diese Bedingungen. Ein längerfristig und zyklisch in ausreichender Dosis, sowie über einen Zeitraum von 10 bis 14 Tagen gegebenes Gestagen bremst die Induktion von Östrogenrezeptoren und hemmt damit die chronisch-proliferative Wirkung von Östrogenen am Endometrium; so verordnete Gestagene können östrogenabhängige Atypien des Endometriums verhindern (▶ Abschn. 19.12).

Ist ein ausreichender Östrogeneffekt zweifelhaft, z. B. aufgrund der Blutungsanamnese und des sonographischen Erscheinungsbilds des Endometriums, so muss man unterstellen, dass ein Gestagen wegen des zu erwartenden relativen Mangels an Progesteronrezeptoren nur unzureichend wirken kann. In solchen Situationen sind Östrogen-Gestagen-Präparate vom Sequenztyp indiziert: Unter Östrogeneinfluss proliferiert das Endometrium, anschließend transformiert es durch das Östrogen-Gestagen-Gemisch (Präparate ▶ Abschn. 25.3.2).

Einen unzureichenden proliferativen Effekt kann man bei Patientinnen mit **Polymenorrhö** annehmen. Bei ihnen dürfte ein Sequenzpräparat meist günstiger sein als ein reines, zyklisch verordnetes Gestagen, denn das Risiko von Durchbruchblutungen ist damit geringer.

23.6.6 Therapierefraktäre Blutungen

Wenn Blutungsstörungen trotz zyklusgerechter Substitutionsbehandlung rezidivierend auftreten, muss man das Cavum uteri mit Hilfe der Hysteroskopie und Abrasio überprüfen. Die Indikation hierfür muss man umso großzügiger stellen, je länger sich die Patientin in der Perimenopause befindet.

Wenn alle hormonalen Therapieversuche einschließlich der intrauterinen Gestagengabe in Form eines Gestagen-IUS frustran verlaufen sind, so müssen invasive Maßnahmen in Erwägung gezogen werden. Als alternative Verfahren zur Hysterektomie hat die Endometriumablation in den letzten Jahren zunehmend Verbreitung gefunden. Hierfür kommen Verfahren der Elektroresektion, der thermischen Ablation oder neuerdings auch Lasertechniken in Frage (Jones et al. 2001).

Sie sind insbesondere dann indiziert, wenn eine Hysterektomie aus verschiedenen Gründen nicht möglich ist (Wallwiener et al. 1994; Goldenberg et al. 1996; O'Connor u. Magos 1996). Verbesserungen der Blutungssituation werden dauerhaft in bis zu 80% erreicht, die Chance auf eine Amenorrhö von mehr als einem Jahr liegt bei etwa 40% bis 50% (Corson 2001).

Bei jüngeren Patientinnen, deren Fertilitätspotential erhalten werden soll, ist als letzte therapeutische Option die vorübergehende ovarielle Suppression durch GnRH-Analoga über die Dauer von bis zu sechs Monaten zu erwägen. Um Östrogenmangelerscheinungen zu vermeiden, kann man der Patientin 5 bis 6 Wochen nach Therapiebeginn ein niedrigdosiertes Östrogen-Gestagen-Kombinationspräparat anbieten.

Die früher bei refraktärer Blutungsstörung empfohlene antifibrinolytische Therapie wird heute höchst selten angewandt. Sie reduziert während der ersten 4 bis 5 Blutungstage offensichtlich den Blutverlust um mindestens 50%. Zur Therapie werden entweder Tranexamsäure (Cyklokapron, 4-mal täglich 1 g) oder Vorstufen derselben empfohlen (Edlund et al. 1995; Bonnar 1994).

23.7 Anamnesebögen

Die Fragebögen zur Anamnese sind nach einem bestimmten Schema aufgebaut. Einleitend gibt der **allgemeine Bogen** einen Überblick über die gesamte Vorgeschichte der Patientin, nicht nur beschränkt auf ausschließlich gynäkologische Fragestellungen. Im zweiten Schritt hilft der **Ergänzungsbogen »Ovarfunktionsstörung allgemein«** bei Zyklusstörungen erste Weichen zu stellen. Detaillierte Ergänzungsbögen gibt es zu folgenden Themenkomplexen:

- Ovarfunktionsstörungen allgemein,
- Amenorrhö,
- Androgenisierungserscheinungen,
- Essstörung,
- Galaktorrhö/Hyperprolaktinämie,
- prämenstruelle Beschwerden,
- Dysmenorrhö/Endometriose und
- unerfüllter Kinderwunsch.

Fragebögen sind nie ein Ersatz für das ausführliche Gespräch zur Anamnese. Als systematische Dokumentation kann der Arzt sie als Leitfaden für das Gespräch nutzen. Wenn die Patientin diese allein ausfüllt, muss der Arzt anschließend mit ihr die relevanten Angaben erörtern

23

Allgemeine Anamnese

Name_____

Vorname_____

Geburtsdatum _____ Alter_____

Adresse_____

Telefon-Nr. _____

Nationalität_____

Ausgeübter Beruf_____

Schulabschluss_____

verheiratet ☐ nein ☐ ja

Körpergröße: _____ cm

Körpergewicht: _____ kg

Partner (bei Kinderwunsch)

Name_____

Vorname_____

Geburtsdatum _____ Alter_____

Adresse_____

Telefon-Nr. _____

Nationalität_____

Ausgeübter Beruf_____

Schulabschluss_____

verheiratet ☐ nein ☐ ja

Körpergröße: _____ cm

Körpergewicht: _____ kg

Lebensführung

Ist Ihr Körpergewicht eher konstant oder neigen Sie zu Schwankungen von mehr als 4 kg?
☐ konstant, ☐ eher schwankend, ☐ eher zunehmend,
☐ eher abnehmend

Kennen Sie Ihr Körpergewicht vor 10 Jahren?
ca._____ kg

Haben Sie jemals Diäten durchgeführt?
Wenn ja, etwa wie oft? ca. _____ Diäten

Treiben Sie Sport?
☐ Selten oder nie, ☐ unregelmäßig,
☐ regelmäßig, mindestens 2-mal pro Woche

Welche Sportart (en) betreiben Sie regelmäßig?

_____

Essen Sie regelmäßig?
☐ 1–2 Mahlzeiten pro Tag, ☐ 2–4 Mahlzeiten pro Tag,
☐ 4 oder mehr
☐ Mischkost, ☐ vegetarisch, ☐ eher einseitig,
☐ überwiegend »Fast Food«
☐ überwiegend biologisch ☐ andere (_____)

Zu welcher Tageszeit haben Sie Ihre Hauptmahlzeit?
☐ morgens, ☐ mittags, ☐ abends

Haben Sie regelmäßig und ausreichend Schlaf?
☐ regelmäßig, ☐ fast regelmäßig, ☐ unregelmäßig
☐ <6 Std., ☐ 6–8 Std., ☐ mehr als 8 Std.

Rauchen Sie?
☐ ja, ☐ nein
☐ 1–5 Zig./Tag, ☐ 5–15 Zig./Tag, ☐ mehr als 15 Zig./Tag
Seit wie viel Jahren rauchen Sie?
ca. _____ Jahre

Trinken Sie Alkohol?
☐ selten oder nie, ☐ gelegentlich, ☐ regelmäßig

Zyklusanamnese

Wie alt waren Sie bei der ersten Monatsblutung?
ca. _____ Jahre
☐ Habe noch nie eine spontane Blutung gehabt.

In welchem Alter hat die Brustentwicklung eingesetzt?
ca. _____ Jahre

Wann hat die Entwicklung der Scham- und Achselbehaarung begonnen?
ca. _____ Jahre

Wie waren die Zyklen in den ersten Jahren nach Einsetzen der Periode?
☐ regelmäßig, ☐ verlängert bis zu _____ Tagen,
☐ völlig unregelmäßig,
☐ Dauerblutungen

Wann wurde der Zyklus regelmäßig?
☐ mit ca. ____Jahren,
☐ nicht beurteilbar wegen Pilleneinnahme, ☐ nie

Hatten Sie Zeiten, in denen die Blutung außerhalb von Schwangerschaften ausgeblieben ist?

☐ nein

☐ ja, wie oft _____, wann? _____, wie lange? _____ Monate

Ist der Zyklus derzeit regelmäßig?

☐ ja, Abstand von Blutungsbeginn zu Blutungsbeginn (Zykluslänge) ca. _____ Tage

☐ ja, nehme die Pille

☐ nein:

☐ Zyklus verlängert bis zu_____ Tagen

☐ Zyklus verkürzt auf _____ Tage

☐ Zyklus völlig unregelmäßig

☐ Periodenblutung bleibt völlig aus seit _____

Wie viele Tage dauert die Regelblutung?

ca._____ Tage

Setzt die Regelblutung in normaler Stärke ein oder beginnt sie mit Schmierblutungen?

☐ normaler Blutungsbeginn, ☐ Vorschmierblutungen

Wie schätzen Sie die Blutungsstärke?

☐ schwach, ☐ mittel, ☐ stark

Ist die Regelblutung schmerzhaft?

☐ nein, ☐ ja, schon immer, ja seit _____

Wann begann die letzte Periodenblutung?

_____ (Tag, Monat, Jahr)

Schwangerschaften

Waren Sie schon einmal schwanger?

☐ nein

☐ ja:

Geburten

Erste (Jahr) _____ SSW _____
Entbindungsart ☐ S ☐ K ☐ Z
gleicher Partner ☐ ja ☐ nein

Zweite (Jahr) _____ SSW _____
Entbindungsart ☐ S ☐ K ☐ Z
gleicher Partner ☐ ja ☐ nein

Dritte (Jahr) _____ SSW _____
Entbindungsart ☐ S ☐ K ☐ Z
gleicher Partner ☐ ja ☐ nein

Weitere (Jahr) _____ SSW _____
gleicher Partner ☐ ja ☐ nein
(S = Spontangeburt, K = Kaiserschnitt,
(Z = Zange oder Vakuumextraktion); SSW =
Schwangerschaftswoche

Fehlgeburten

Erste (Jahr) _____ im _____ Monat
Zweite (Jahr) _____ im _____ Monat
Dritte (Jahr) _____ im _____ Monat
Weitere (Jahr) _____ im _____ Monat

Schwangerschaftsabbrüche

Erste (Jahr) _____ im _____ Monat
Zweite (Jahr) _____ im _____ Monat
Dritte (Jahr) _____ im _____ Monat
Weitere (Jahr) _____ im _____ Monat

Eileiterschwangerschaften

Erste (Jahr) _____ Operation: _____
Zweite (Jahr) _____ Operation: _____
Dritte (Jahr) _____ Operation: _____
Weitere (Jahr) _____ Operation: _____

Hatten Sie unter den Geburten Mehrlingsschwangerschaften?

☐ nein

☐ ja ☐ Zwillinge Jahr _____ ☐ Drillinge Jahr _____

☐ andere Jahr _____

Hatten Sie unter den Geburten eine oder mehrere Frühgeburten?

☐ nein

☐ ja

Wann? Jahr _____ welche Schwangerschaftswoche? _____

Gynäkologische Anamnese

Verhüten Sie?

☐ nein

☐ ja: Haben Sie mit einem der folgenden Mittel verhütet?

☐ Antibabypille (Ovulationshemmer)

von _____ bis _____ (Jahr)

Welche Pille haben Sie benutzt?

_____

Wann haben Sie zuletzt die Pille benutzt?

_____

☐ Spirale von _____ bis _____

Welche Spirale haben Sie benutzt?

_____

Wann haben Sie zuletzt eine Spirale benutzt?

_____

Welche anderen Verhütungsmittel benutzen Sie oder haben Sie benutzt?

_____

Hatten Sie Bauch- oder Unterleibsoperationen?

☐ nein

☐ ja

Wenn ja:

Welche Operationen waren das und wann?

OP _____ Jahr _____

OP _____ Jahr _____

OP _____ Jahr _____

OP _____ Jahr _____

Hatten Sie bereits folgende gynäkologische Erkrankungen?

☐ Entzündungen der Scheide, z. B. Pilzinfektionen,

Jahr _____, wie behandelt? _____

☐ Entzündung der Gebärmutter, Jahr _____,

wie behandelt? _____

☐ Entzündung der Eileiter, Jahr _____,

wie behandelt? _____

☐ Entzündung der Eierstöcke, Jahr _____,

wie behandelt? _____

☐ Zysten der Eierstöcke, Jahr _____,

wie behandelt? _____

☐ Endometriose, Jahr der ersten Diagnose _____,

wie behandelt? _____

☐ Myome, Jahr der ersten Diagnose _____,

wie behandelt? _____

☐ bösartige gynäkologische Erkrankungen

Wenn ja, welche? _____,

wie behandelt? _____

Allgemeine Anamnese

**Sind bei Ihnen eine oder mehrere der folgenden
Erkrankungen bekannt:**

☐ Schilddrüsenerkrankungen: _____ (Jahr)

☐ Zuckerkrankheit: _____ (Jahr)

☐ Fettstoffwechselstörungen: _____ (Jahr)

☐ Bluthochdruck: _____ (Jahr)

☐ Nebennierenerkrankung: _____ (Jahr)

☐ Lebererkrankung: _____ (Jahr)

☐ Herz-Kreislauf- und Gefäßerkrankung: _____ (Jahr)

☐ Nierenerkrankung: _____ (Jahr)

☐ Bösartige Erkrankungen:

_____ (welche?) _____ (Jahr)

☐ andere Tumorerkrankungen:

_____ (welche? Jahr?)

☐ Lungenerkrankungen: _____ (Jahr)

☐ Magen-Darm-Erkrankungen: _____ (Jahr)

☐ Neurologische Erkrankungen: _____ (Jahr)

☐ Erkrankungen des Blutes: _____ (Jahr)

☐ Autoimmunerkrankungen: _____ (Jahr)

☐ Seelische Erkrankungen: _____ (Jahr)

☐ Sonstige: _____

Leiden Sie an chronischen Beschwerden:

☐ Kopfschmerzen: ☐ zyklusabhängig, ☐ nicht zyklusabhängig

☐ Muskel- und Gelenkschmerzen

☐ Rückenschmerzen

☐ Unterleibsschmerzen: ☐ zyklusabhängig,

☐ nicht zyklusabhängig

Sind Allergien bekannt?

☐ nein ☐ ja

Wenn ja, welche? _____

Nehmen Sie regelmäßig Medikamente ein?

☐ nein ☐ ja:

Welche Medikamente sind das?

Präparat _____

Menge _____

Einnahme seit _____ (Jahr)

**Sind Sie an Ihrem Arbeits- oder Ausbildungsplatz
besonderen Belastungen ausgesetzt?**

☐ nein, ☐ ja

☐ Künstliches Licht

☐ Lärm

☐ Staub, Gas oder andere Luftverunreinigungen:

_____

Welche Arbeitszeiten haben Sie?

☐ Mehr als 40 Stunden pro Woche

☐ Schichtdienst

☐ Nachtdienste

☐ Wochenenddienste

Ergänzungsbogen
Ovarfunktionsstörungen allgemein

Ist Ihr Zyklus derzeit regelmäßig?

☐ ja, Abstand von Blutungsbeginn zu Blutungsbeginn

(Zykluslänge) ca. _____ Tage

☐ ja, nehme die Pille

☐ nein:

☐ Zyklus verlängert bis zu _____ Tagen

☐ Zyklus verkürzt auf _____ Tage

☐ Zyklus völlig unregelmäßig

☐ Periodenblutung bleibt völlig aus, seit _____

**Haben Sie einige der folgenden
Beschwerden vor Einsetzen der Periode:**

☐ Schmierblutungen

☐ Brustspannen, empfindliche Brustwarzen

☐ Blähbauch, Völlegefühl

☐ Depressive Verstimmung

☐ Neigung zu aggressivem Verhalten

☐ Migräne

☐ Gewichtszunahme

☐ Morgendliche Schwellung von Händen, Füßen oder Gesicht

☐ Neigung zu Hautunreinheiten

**Haben Sie schon einmal Flüssigkeitsabgang aus der
Brust außerhalb von Schwangerschaft und Stillzeit bemerkt?**

☐ nein ☐ ja

Bemerken Sie eine Veränderung der Körperbehaarung?

☐ nein ☐ ja

Bemerken Sie Veränderungen der Haut?
☐ nein ☐ ja

Waren Sie in der Pubertät übergewichtig?
☐ nein ☐ ja

Ist bei Ihnen eine Schilddrüsenerkrankung bekannt?
☐ nein ☐ ja

Ergänzungsbogen Amenorrhö

Hatten Sie jemals eine spontan aufgetretene Blutung?
☐ nein ☐ ja
Wenn ja, in welchem Alter? _____ Jahre
Wie war der Zyklus vor dem Ausbleiben der Periode?
☐ völlig regelmäßig ☐ über 35 Tage verlängert
☐ ganz unregelmäßig

Haben Sie in dieser Zeit Hormone genommen?
☐ nein ☐ ja
Welche? _____
Wie lange dauerte früher die Regelblutung? _____ Tage

Seit wann haben Sie keine Periode mehr?
Seit ca. _____ Monaten

**Gibt es einen zeitlichen Zusammenhang des Ausbleibens
der Periodenblutung mit einer vorausgegangenen
Schwangerschaft?**
☐ nein ☐ ja, seit der Geburt Ausbleiben der Periode

**Gibt es einen zeitlichen Zusammenhang des Ausbleibens der
Periodenblutung mit einer vorausgegangenen Hormoneinnahme, auch der Antibabypille?**
☐ nein ☐ ja, Dauer der Pilleneinnahme _____ Jahre

**Bemerken Sie Abgang von Flüssigkeit aus
der Brust unabhängig von Schwangerschaft oder Stillzeit?**
☐ nein ☐ ja, ☐ einseitig, ☐ beidseitig

Wenn ja, wie sieht diese aus?
☐ milchig, ☐ trübe-wässrig, ☐ blutig, ☐ dunkel

Hat die Körperbehaarung zugenommen?
☐ nein ☐ ja, falls ja:
☐ an welchen Körperpartien? _____
☐ in welchem Zeitraum? Seit _____ Monaten

Haben Sie Akne entwickelt?
☐ nein ☐ ja ☐ seit wann? Seit _____ Monaten

Bemerken Sie Störungen des Geruchssinns?
☐ nein ☐ ja

**Haben Sie vor Ausbleiben der Periode starke
Gewichtsveränderungen gehabt?**
☐ nein ☐ ja

☐ Zunahme _____ kg, Zeitraum von _____ bis _____
☐ Abnahme _____ kg, Zeitraum von _____ bis _____

Wie ist Ihr aktuelles Gewicht?
_____ kg

Betreiben Sie oder haben Sie Leistungssport betrieben?
☐ nein ☐ ja
Wenn ja, welchen? _____
Über welchen Zeitraum? _____ (Jahr)

Essen Sie regelmäßig?
☐ 1–2 Mahlzeiten pro Tag, ☐ 2–4 Mahlzeiten pro Tag,
☐ 4 oder mehr Mahlzeiten pro Tag
☐ Mischkost, ☐ vegetarisch, ☐ eher einseitig,
☐ überwiegend Fast Food
☐ überwiegend biologisch ☐ andere (_____)

Zu welcher Tageszeit haben Sie Ihre Hauptmahlzeit?
☐ morgens ☐ mittags ☐ abends

Vertragen Sie alle Nahrungsmittel?
☐ nein ☐ ja
Welche nicht? _____

**Sind Sie schon einmal wegen einer Essstörung in Behandlung
gewesen?**
☐ nein ☐ ja
Wenn ja, wann _____ (Jahr)
Stationäre Aufenthalte? _____ (Jahr)

Haben Sie oder hatten Sie eine der folgenden Erkrankungen?
☐ Schilddrüse:
☐ Überfunktion _____ (Jahr)
☐ Unterfunktion _____ (Jahr)
☐ Kropfbildung _____ (Jahr)
☐ Nebenschilddrüse _____ (welche, Jahr)
☐ Nebenniere _____ (welche, Jahr)
☐ Leber/Niere _____ (welche, Jahr)
☐ Zuckerstoffwechsel (z. B. Diabetes) _____ (Jahr)
☐ Gelenkbeschwerden (z. B. Rheuma)
_____ (welche, Jahr)
☐ Muskelschwäche/Muskelerkrankungen
_____ (welche, Jahr)
☐ Darmprobleme (z. B. Durchfallerkrankungen, Fettstühle)
_____ (welche, Jahr)
☐ Blutkrankheiten (z. B. Blutarmut)
_____ (welche, Jahr)
☐ Erkrankungen von Herz/Kreislauf/Gefäßen
_____ (welche, Jahr)
☐ Krebs _____ (welcher, Jahr)
☐ Verletzungen oder Erkrankungen und Operationen im Kopf-
bereich, vor allem der Hirnanhangsdrüse
_____ (welche, Jahr)
☐ Unfälle mit Bewusstlosigkeit
_____ (welche, Jahr)
☐ Operationen der Gebärmutter, der Eierstöcke
_____ (welche, Jahr)
☐ Unterleibsentzündungen

_____ (welche, Jahr)

☐ Starke psychische Belastungen

_____ (welche, Jahr)

☐ Strahlentherapie des Kopfes oder des Unterleibs

_____ (welche, Jahr)

☐ Kontakt mit »giftigen« Chemikalien

_____ (welche, Jahr)

☐ Bekannte Fehlanlagen von Gebärmutter oder Eierstöcken

_____ (welche)

☐ Zeichen des Östrogenmangels (Hitzewallungen, Schlafstörungen, Schwitzen, Nervosität, Knochenbeschwerden, Reizbarkeit, Herzrasen) seit _____ (Jahr)

☐ Knochenschmerzen _____ (welche, Jahr)

☐ Sehstörungen seit _____ (Jahr)

Ergänzungsbogen Androgenisierungserscheinungen

Gibt es in der Familie Fälle von

☐ Haarausfall

☐ zunehmender Körperbehaarung (bei Frauen)

☐ Zyklusstörungen?

Gibt es in der Familie folgende Störungen?

☐ Hauterkrankungen

☐ Diabetes mellitus

☐ Übergewicht

☐ Herz-Kreislauf-Erkrankungen

☐ Fettstoffwechselstörungen

☐ Bluthochdruck?

Bestehen bei Ihnen Zyklusstörungen?

☐ nein ☐ ja ☐ nehme die Pille

Wenn ja:

☐ verlängerter Zyklus, seit _____

☐ unregelmäßiger Zyklus, seit _____

☐ Ausbleiben der Periodenblutung, seit _____

Bemerken Sie eine Veränderung der Körperbehaarung?

☐ nein ☐ ja

Wenn ja:

An welchen Körperpartien? _____

Seit wann? _____

Bemerken Sie Veränderungen der Haut?

☐ nein ☐ ja

Wenn ja, welche? _____

Waren Sie in der Pubertät übergewichtig?

☐ nein ☐ ja

Wenn ja, kennen Sie Ihr Gewicht zum Beginn der ersten Periodenblutung? _____ kg

Haben Sie in letzter Zeit an Gewicht zugenommen?

☐ nein ☐ ja

Wenn ja, wie viel? _____ kg

In welchem Zeitraum? über _____ Monate

Sind folgende Erkrankungen bei Ihnen bekannt?

☐ Schilddrüsenerkrankungen

_____ (welche, Jahr)

☐ Erkrankungen der Nebenschilddrüsen und Nebennieren _____ (Jahr)

☐ Zuckerkrankheit _____ (Jahr)

☐ Fettstoffwechselstörungen _____ (Jahr)

☐ Prolaktinerhöhung? _____ (Jahr)

Nehmen Sie derzeit Medikamente ein?

☐ nein ☐ ja

Wenn ja:

Präparat: _____ seit _____ (Jahr)

Präparat: _____ seit _____ (Jahr)

Präparat: _____ seit _____ (Jahr)

Präparat: _____ seit _____ (Jahr)

Haben Sie in einer früheren Schwangerschaft eine Zuckerstoffwechselstörung entwickelt?

☐ nein ☐ ja, wann? _____ (Jahr)

Sind Sie schon einmal wegen Zyklusstörungen oder Behaarungsproblemen behandelt worden?

☐ nein ☐ ja

Wenn ja, wann und wie? _____

_____

Sind durch Ultraschalluntersuchung vergrößerte Eierstöcke bekannt?

☐ nein ☐ ja

Kommt es bei Ihnen häufig zur Ausbildung von Eierstockszysten?

☐ nein ☐ ja

Sind bereits Hormonbestimmungen durchgeführt worden?

☐ nein ☐ ja

Wenn ja, wissen Sie, welche? _____

Haben Sie unerfüllten Kinderwunsch?

☐ nein ☐ ja

Wenn ja, sind Sie deshalb schon behandelt worden?

☐ hormonale Stimulation

☐ Insemination

☐ In-vitro-Fertilisation

Ergänzungsbogen Essstörung

Bestehen bei Ihnen Zyklusstörungen?

☐ nein ☐ ja nehme die Pille

Wenn ja

☐ verlängerter Zyklus, bis zu _____ Tagen, seit _____

☐ unregelmäßiger Zyklus, von _____ bis zu _____ Tagen, seit _____

☐ Ausbleiben der Periodenblutung, seit _____

Haben Sie je eine spontane Periodenblutung gehabt?
☐ nein ☐ ja

Haben Sie eines oder mehrere der folgenden Symptome?
☐ Hitzewallungen
☐ Schwitzen
☐ Knochenschmerzen
☐ Schlafstörungen

Fühlen Sie sich müde oder wenig belastbar?
☐ nein ☐ ja
Körpergröße: _____ cm
Körpergewicht: _____ kg

Ist Ihr Körpergewicht eher konstant oder neigen Sie zu Schwankungen von mehr als 4 kg?
☐ konstant, ☐ eher schwankend, ☐ eher zunehmend,
☐ eher abnehmend

Kennen Sie Ihr Körpergewicht vor 10 Jahren?
ca. _____ kg

Was war Ihr niedrigstes Gewicht?
ca. _____ kg

Sind Sie mit Ihrem Körpergewicht zufrieden?
☐ zufrieden, ☐ eher zu hoch, ☐ eher zu niedrig

Haben Sie jemals Diäten durchgeführt?
Wenn ja, wie oft etwa? Ca. _____ Diäten

Treiben Sie Sport?
☐ Selten oder nie, ☐ unregelmäßig,
☐ regelmäßig, mindestens 2-mal pro Woche

Welche Sportart (en) betreiben Sie regelmäßig?
_____

Betreiben Sie oder haben Sie Leistungssport betrieben?
☐ nein ☐ ja
Wenn, welche Sportart? _____

Essen Sie regelmäßig?
☐ 1–2 Mahlzeiten pro Tag, ☐ 2–4 Mahlzeiten pro Tag,
☐ 4 oder mehr
☐ Mischkost, ☐ vegetarisch, ☐ eher einseitig,
☐ überwiegend sog. Fast Food
☐ überwiegend biologisch ☐ andere (_____)

Zu welcher Tageszeit haben Sie Ihre Hauptmahlzeit?
☐ morgens ☐ mittags ☐ abends

Achten Sie bewusst auf das, was Sie essen?
☐ ist mir sehr wichtig, ☐ ist mir eher weniger wichtig,
☐ ist mir völlig unwichtig

Nehmen Sie Appetitzügler?
☐ nie, ☐ gelegentlich, ☐ regelmäßig

Vertragen Sie alle Nahrungsmittel?
☐ ja, ☐ nein
Wenn nein, welche nicht? _____

Haben Sie öfters Erbrechen?
☐ nein ☐ ja
Wenn ja: ☐ weniger als 1-mal pro Woche,
☐ mehrmals pro Woche, ☐ praktisch täglich
☐ oft nach dem Essen

Haben Sie häufig Hunger- und Essanfälle?
☐ nein ☐ ja
Wenn, ja: ☐ Weniger als 1x pro Woche,
☐ mehrmals pro Woche, ☐ praktisch täglich

Sind Sie schon einmal wegen Untergewicht oder Essstörungen behandelt worden?
☐ nein ☐ ja
Wenn ja, wann? _____
Stationäre Aufenthalte? _____ (Jahr)

Ergänzungsbogen Galaktorrhö/Hyperprolaktinämie

Haben Sie schon einmal Flüssigkeitsabgang aus der Brust außerhalb von Schwangerschaft und Stillzeit bemerkt?
☐ nein ☐ ja
Wenn ja, wann? _____ (Jahr)
☐ einseitig, ☐ beidseitig

Wie sieht die Flüssigkeit aus?
☐ milchig, ☐ trübe-wässrig, ☐ blutig, ☐ dunkel

Bestehen bei Ihnen Zyklusstörungen?
☐ nein ☐ ja ☐ nehme die Pille
Wenn ja:
☐ verlängerter Zyklus, bis zu _____ Tagen, seit _____
___
☐ unregelmäßiger Zyklus, von _____ bis zu _____ Tagen,
seit _____
☐ Ausbleiben der Periodenblutung, seit _____
☐ Schmierblutungen vor der eigentlichen Periode ca. _____ Tage

Haben Sie Knochen- oder Gelenkbeschwerden?
☐ nein ☐ ja

Ist schon einmal eine Knochendichtebestimmung erfolgt?
☐ nein ☐ ja
Wenn ja, wann? _____, mit welchem Ergebnis? _____

Haben Sie einige der folgenden Beschwerden vor Einsetzen der Periode:
☐ Brustspannen, empfindliche Brustwarzen
☐ Blähbauch, Völlegefühl
☐ Schmierblutungen
☐ Depressive Verstimmung
☐ Neigung zu aggressivem Verhalten
☐ Migräne

23

☐ Gewichtszunahme
☐ Morgendliche Schwellung von Händen, Füßen oder Gesicht
☐ Neigung zu Hautunreinheiten

Bemerken Sie eine Veränderung der Körperbehaarung?
☐ nein ☐ ja
Wenn ja:
An welchen Körperpartien? _____
Seit wann? _____

Bemerken Sie Veränderungen der Haut?
☐ nein ☐ ja
Wenn ja, welche? _____

Haben Sie Sehstörungen?
☐ nein ☐ ja

Haben Sie bemerkt, dass Ihre Lust auf Sex abnimmt?
☐ nein ☐ ja

Haben Sie häufig Kopfschmerzen?
☐ nein ☐ ja
Wenn ja, ☐ zyklusabhängig, ☐ zyklusunabhängig

Sind bei Ihnen folgende Erkrankungen bekannt?
☐ Neurologische Erkrankungen _____ (Jahr)
☐ Tumoren des Kopfes _____ (Jahr)
☐ Sarkoidose _____ (Jahr)
☐ Nierenerkrankungen _____ (Jahr)
☐ Erkrankungen der Hirnanhangsdrüse _____ (Jahr)
☐ Erkrankungen der Nebenschilddrüse _____ (Jahr)
☐ Nebennierenerkrankungen _____ (Jahr)
☐ Porphyrie _____ (Jahr)
☐ Endometriose _____ (Jahr)
☐ Lebererkrankungen (Zirrhose) _____ (Jahr)
☐ Autoimmunerkrankungen _____ (Jahr)

Sind Störungen der Schilddrüsenfunktion bekannt?
☐ nein ☐ ja
Wenn ja, welche? ☐ Überfunktion ☐ Unterfunktion

Werden Sie deshalb behandelt?
☐ nein ☐ ja
Wenn ja, womit? _____, wann? _____ (Jahr)

Leiden Sie an seelischen Erkrankungen, insbesondere Depressionen?
☐ nein ☐ ja

Wenn ja, sind Sie deswegen behandelt worden?
☐ nein ☐ ja
mit welchen Medikamenten? _____

Haben Sie regelmäßig und ausreichend Schlaf?
☐ regelmäßig, ☐ fast regelmäßig, ☐ unregelmäßig
☐ <6 Std., ☐ 6–8 Std., ☐ mehr als 8 Std.

Fühlen Sie sich beruflich oder privat stark gestresst?
☐ nein ☐ ja

Nehmen Sie regelmäßig Alkohol zu sich?
☐ nie ☐ gelegentlich ☐ regelmäßig
Wann haben Sie zuletzt Alkohol eingenommen?
_____ (Tag, Monat, Jahr)

Welche Medikamente nehmen Sie derzeit ein, insbesondere blutdrucksenkende Mittel, Neuroleptika, Mittel gegen Übelkeit, Schmerzmittel, ?
_____
_____
_____

Sind Sie in letzter Zeit operiert worden?
☐ nein ☐ ja
Wenn ja, welche Operation?
_____, wann? _____ (Datum)

Sind schon einmal Röntgenaufnahmen oder vergleichbare Aufnahmen vom Kopf oder eine Gesichtsfeldbestimmung gemacht worden?
Röntgenaufnahme _____ (Jahr)
Computertomographie _____ (Jahr)
Kernspintomographie/Magnetresonanztomographie
_____ (Jahr)
Gesichtsfeldbestimmung _____ (Jahr)

Haben Sie schon einmal Medikamente wegen erhöhter Prolaktinspiegel eingenommen?
☐ nein ☐ ja
Wenn ja, welche? _____, wann? _____ (Jahr)

Ergänzungsbogen prämenstruelle Beschwerden

Haben Sie sehr schwache Blutungen (sog. Schmierblutungen) vor der eigentlichen Periodenblutung?
☐ nein ☐ ja
Wenn ja, wie viel Tage? _____

Haben Sie einige der folgenden Beschwerden vor Einsetzen der Periode:
☐ Brustspannen, empfindliche Brustwarzen
☐ Blähbauch, Völlegefühl
☐ Depressive Verstimmung
☐ Neigung zu aggressivem Verhalten
☐ Migräne
☐ Gewichtszunahme
☐ Morgendliche Schwellung von Händen, Füßen oder Gesicht
☐ Neigung zu Hautunreinheiten
Wenn ja, seit wann haben Sie die Beschwerden?
Nur _____ Tage vor der Periode bereits ab Zyklusmitte

Sind die Beschwerden in jedem Zyklus gleich stark?
☐ nein ☐ ja

Haben Sie schon einmal eine Antibabypille eingenommen?
☐ nein ☐ ja

Wenn ja, waren die Beschwerden darunter gebessert?
☐ nein ☐ ja

Verlaufen Ihre Zyklen mit einem Eisprung?
☐ nein ☐ ja ☐ weiß ich nicht

Wurden Sie deswegen bereits frauenärztlich untersucht und sind Hormonbestimmungen gemacht worden?
☐ nein ☐ ja
Wenn ja, wissen Sie welche? _____

Ergänzungsbogen Dysmenorrhö/Endometriose

Ist Ihre Periodenblutung schmerzhaft?
☐ nein ☐ ja
Wenn ja, seit wann? _____ (Jahr), schon immer

Sind die Schmerzen bei jeder Periodenblutung gleich stark?
☐ nein ☐ ja

Müssen Sie während der Periodenblutung Schmerzmittel einnehmen?
☐ nein ☐ ja
Wenn ja, welche? _____, wie oft? _____
Sind Sie während der Periodenblutung arbeitsunfähig?
☐ nein ☐ ja

Sind die Periodenschmerzen während der Einnahme einer Antibabypille besser?
☐ nein ☐ ja

Haben Sie Zyklusstörungen?
☐ nein ☐ ja ☐ nein, nehme die Pille
Wenn ja
☐ verlängerter Zyklus, bis zu _____ Tagen, seit _____
___
☐ unregelmäßiger Zyklus, von _____ bis zu _____ Tagen, seit _____
Schmierblutungen vor der eigentlichen Periode ca. _____ Tage

Haben Sie Schmerzen beim Verkehr?
☐ nein ☐ ja
Wenn ja:
☐ immer, ☐ eher selten, ☐ eher nur in bestimmten Situationen

Ist schon einmal eine sog. Endometriose (Wucherungen von Gebärmutterschleimhaut außerhalb der Gebärmutter, z. B. im Bauch) diagnostiziert oder behandelt worden?
☐ nein ☐ ja
Wenn ja: wann? _____ (Jahr)

Hatten Sie schon einmal Unterleibsoperationen, z. B. eine Bauchspiegelung?
☐ nein ☐ ja
Wenn ja:
Welche Operation? _____ wann? _____ (Jahr)

Welche Operation? _____ wann? _____ (Jahr)
Welche Operation? _____ wann? _____ (Jahr)
Welche Operation? _____ wann? _____ (Jahr)

Sind schon einmal Zysten des Eierstocks diagnostiziert worden?
☐ nein ☐ ja
Wenn ja, wann? _____ (Jahr)

Sind Sie schon schwanger gewesen?
☐ nein ☐ ja
Wenn ja:
Wann? _____ (Jahr), Verlauf? _____
Wann? _____ (Jahr), Verlauf? _____
Wann? _____ (Jahr), Verlauf? _____

Haben Sie Kinderwunsch?
☐ nein ☐ ja
Wenn ja, sind Sie deshalb schon behandelt worden?
☐ nein ☐ ja

Ergänzungsbogen unerfüllter Kinderwunsch

Wie lange besteht Ihr Kinderwunsch?
Seit _____ (Jahr)

Seit wie viel Jahren betreiben Sie keinen Empfängnisschutz mehr?
Seit _____ Jahren

Waren Sie schon einmal schwanger?
☐ nein
☐ ja:

Geburten
Erste (Jahr) _____ SSW _____
Entbindungsart ☐ S ☐ K ☐ Z
gleicher Partner ☐ ja ☐ nein

Zweite (Jahr) _____ SSW _____
Entbindungsart ☐ S ☐ K ☐ Z
gleicher Partner ☐ ja ☐ nein
(S = Spontangeburt, K = Kaiserschnitt, Z = Zange oder Vakuumextraktion. SSW = Schwangerschaftswoche

Fehlgeburten:
Erste (Jahr) _____ im _____ Monat
Zweite (Jahr) _____ im _____ Monat
Weitere (Jahr) _____ im _____ Monat

Schwangerschaftsabbrüche
Erste (Jahr) _____ im _____ Monat
Zweite (Jahr) _____ im _____ Monat

Eileiterschwangerschaften

Erste (Jahr) _____ im _____ Monat

Zweite (Jahr) _____ im _____ Monat

Weitere (Jahr) _____ im _____ Monat

Haben Sie die Pille genommen?

☐ nein ☐ ja

Wenn ja, von _____ (Jahr) bis _____ (Jahr)

Welche? _____

Haben Sie mit der Spirale verhütet?

☐ nein ☐ ja

Wenn ja: von _____ (Jahr) bis _____ (Jahr)

Wie oft haben Sie durchschnittlich sexuellen Verkehr?

ca. _____ mal pro Woche oder

ca. _____ mal pro Monat

Sind Entzündungen der Gebärmutter, der Eileiter oder der Eierstöcke bekannt?

☐ nein ☐ ja

Wenn, ja wann? _____ (Jahr)

Sind sonstige gynäkologische Erkrankungen bekannt?

☐ nein ☐ ja

Wenn ja, welche?

_____, wann? _____ (Jahr)

_____, wann? _____ (Jahr)

_____, wann? _____ (Jahr)

_____, wann? _____ (Jahr)

Ist die Durchgängigkeit der Eileiter untersucht worden?

☐ nein ☐ ja

Wenn ja, mit welcher Methode?

☐ Bauchspiegelung _____ (Jahr)

☐ Röntgendarstellung _____ (Jahr)

☐ Ultraschalluntersuchung _____ (Jahr)

Sind Sie schon einmal im Unterleib oder im Bauchraum operiert worden?

☐ nein ☐ ja

Wenn ja,

Welche Operation? _____ wann? _____ (Jahr)

Welche Operation? _____ wann? _____ (Jahr)

Welche Operation? _____ wann? _____ (Jahr)

Ist die Periode schmerzhaft, ist schon einmal eine Endometriose (Wucherungen von Gebärmutterschleimhaut außerhalb der Gebärmutter, z. B. im Bauch) diagnostiziert worden?

☐ nein ☐ ja

Nehmen Sie Medikamente ein?

☐ nein ☐ ja

Wenn ja, welche? _____

Rauchen Sie?

☐ ja, ☐ nein

Wenn ja,:

☐ 1–5 Zig./Tag ☐ 5–15 Zig./Tag ☐ mehr als 15 Zig./Tag

Seit wie viel Jahren rauchen Sie?

ca. _____ Jahre

Haben Sie eine Basaltemperaturkurven geführt?

☐ ja ☐ nein

Haben Sie einen Rötelnschutz?

☐ nein ☐ ja ☐ weiß nicht

Ist Ihr Mann/Partner schon untersucht worden?

☐ ja ☐ nein

Wenn ja, wann zuletzt? _____ (Jahr)

Bestehen bei Ihrem Mann/Partner eine sog. Varikozele oder Infektionen der Samenwege

☐ ja ☐ nein

Nimmt Ihr Mann/Partner regelmäßig Medikamente ein?

☐ ja ☐ nein

Wenn ja, welche? _____

Raucht Ihr Mann/Partner?

☐ ja, ☐ nein

Wenn ja,:

☐ 1–5 Zig./Tag ☐ 5–15 Zig./Tag ☐ mehr als 15 Zig./Tag

Seit wie viel Jahren raucht er?

ca. _____ Jahre

Hat Ihr Mann/Partner Kinder?

☐ ja ☐ nein

Wenn ja, wie viel? _____ Geburtsjahr? _____

Ist Ihr Mann/Partner schon einmal am Unterleib operiert worden?

☐ ja ☐ nein

Wenn ja,

Welche Operation? _____ wann? _____ (Jahr)

Sprechen Sie mit Ihrem Mann/Partner über Ihren Kinderwunsch?

☐ ja, häufig ☐ eher selten ☐ so gut wie nie

Sprechen Sie mit Freunden/Freundinnen oder Verwandten über Ihren Kinderwunsch?

☐ ja, häufig ☐ eher selten ☐ so gut wie nie

Glauben Sie, dass es bisher Umstände gab, die das Eintreten einer Schwangerschaft verhindert haben?

☐ Arbeitsplatz/-bedingungen

☐ Abwesenheit/Trennung vom Partner, beruflich, räumlich

☐ andere _____

23.8 Synopsis

Die systematische Differentialdiagnose der gestörten Ovarfunktion mit Hilfe der in diesem Kapitel beschriebenen diagnostischen Werkzeuge schafft die Grundlage, mit geringer Irrtumswahrscheinlichkeit Aussagen zur Ursache und Prognose der Störung zu machen und Therapieentscheidungen zu treffen, die weitestgehend auf die Ursache der Störung abzielen.

Besondere Aufmerksamkeit verdienen heute Stoffwechselstörungen, zu deren Symptomatik auch Störungen der Ovarfunktion gehören. Bei diesen besteht die Primärtherapie in der Beseitigung der Stoffwechselstörung, nicht nur, weil durch die Behandlung derselben sich meist auch die Ovarfunktion normalisiert, sondern auch, weil im Fall einer Schwangerschaft die Frucht höhere Chancen auf eine normale intrauterine Entwicklung hat.

Primäres Therapieziel ist es, bei der Patientin, die eine gestörte Ovarfunktion hat und gleichzeitig schwanger werden möchte, gestörte endokrine und metabole Rahmenbedingungen soweit wie möglich zu normalisieren und Medikamente, die über ihre unmittelbare Einwirkung auf die Hypothalamus-Hypophysen-Ovar-Achse die Follikelreifung und Ovulation fördern, erst dann einzusetzen, wenn man die Ovarfunktion nicht anders normalisieren kann.

Auch bei einer Frau, die aktuell nicht schwanger werden möchte, muss eine Ovarfunktionsstörung nach denselben Richtlinien abgeklärt werden, denn es versteht sich von selbst, dass man auch bei ihr zugrunde liegende endokrine oder metabole Störungen erkennen und soweit möglich, beseitigen muss.

Eine Ovulationsauslösung ist bei letzteren Frauen nicht erforderlich; vielmehr kann man bei ihr Blutungsstörungen symptomatisch mit Sexualhormonen, wie Östrogen-Gestagen-Sequenz- oder Kombinationspräparaten bzw. im Bedarfsfall mit oralen Kontrazeptiva beseitigen.

Testfragen

1. Welche Methoden stehen zur Überwachung eines Zyklus zur Verfügung, und wie kontrolliert man einen ovariellen Zyklus in der Sterilitätssprechstunde?
2. Welche Hormon- und Stoffwechselparameter muss man bei Verdacht auf eine Störung im Androgenhaushalt überprüfen?
3. Welche Auswirkungen kann Übergewicht auf die Fortpflanzungsfunktionen der Frau haben?
4. Nennen Sie die häufigsten Symptome des prämenstruellen Syndroms.
5. Nennen Sie einige klinische Situationen, bei denen man bei Hyperprolaktinämie auf eine Prolaktinhemmertherapie verzichten kann.
6. Welches sind die Hauptrisiken eines PCO-Syndroms und wie kann man ihnen begegnen?
7. Welche Therapieoptionen gibt es beim Syndrom polyzystischer Ovarien, wenn die betroffene Patientin aktuell keine Schwangerschaft anstrebt?
8. Mit welchen Methoden kann der Zeitpunkt der Ovulation ermittelt werden?
9. Welche diagnostischen Kriterien sprechen für das Syndrom luteinisierter, nicht rupturierter Follikel?
10. Was sind die Indikationen für Metformin beim Syndrom polyzystischer Ovarien?
11. Wofür kann eine Hypomenorrhö sprechen?

Literatur

Acbay O, Gundogdu S (1996) Can metformin reduce insulin resistance in polycystic ovary syndrome? Fertil Steril 65: 946

Adashi E, Rock JA, Sapp KC et al. (1979) Gestational outcome of clomiphene related conceptions. Fertil Steril 31: 620

Aeyers JWT, Peterson EP, Knight L, Grady E (1989) Clomiphene and poor cervical mucus – ovulatory dysfunction, not »antioestrogen«. 45th annual meeting, American Fertility Society, Abstract

Ahlgren M, Kallen B, Rannevik G (1976) Outcome of pregnancy after clomid therapy. Acta Obstet Gynecol Scand 53: 371

Akkad AA, Habiba MA, Ismail N, Abrams K, Al-Azzawi F (1995) Abnormal uterine bleeding on hormone replacement: the importance of intrauterine structural abnormalities. Obstet Gynecol 86: 330

Andoh K, Mizunuma H, Liu X et al. (1998) A comparative study of fixed-dose, step-down, and low-dose step-up regimens of human menopausal gonadotropin for patients with polycystic ovary syndrome. Fertil Steril 70: 840

Azziz R, Black VY, Knochenhauer ES et al. (1999) Ovulation after glucocorticoid suppression of adrenal androgens in the polycystic ovary syndrome is not predicted by the basal dehydroepiandrosterone sulfate level. J Clin Endocrinol Metab 84: 946

Balasch J, Vanrell JA, Marquez M et al. (1982) Dehydrogesterone versus vaginal progesterone in the treatment of the endometrial luteal phase deficiency. Fertil Steril (US) 37: 751–754

Balasch J, Fabregues F, Creus M, Vanrell JA (1992) The usefulness of endometrial biopsy for luteal phase evaluation in infertility Hum Reprod 7: 973

Balasch J, Fabregues F, Creus M et al. (2000) Recombinant human follicle-stimulating hormone for ovulation induction in polycystic ovary syndrome: a prospective, randomized trial of two starting doses in a chronic low-dose step-up protocol. J Assist Reprod Genet 17: 561

Balasch J, Fabregues F, Creus M et al. (2001) Follicular development and hormone concentrations following recombinant FSH administration for anovulation associated with polycystic ovarian syndrome: prospective, randomised comparison between low-dose step-up and modified step-down regimens. Hum Reprod 16: 652

Balen AH, Braat DDM, West C et al. (1994) Cumulative conception and live birth rates after the treatment of anovulatory infertility: safety and efficacy of ovulation induction in 200 patients. Hum Reprod 9: 1563

Balen AH, Conway GS, Kaltsas G et al. (1995) Polycystic ovary syndrome: the spectrum of the disorder in 1741 patients. Hum Reprod 10: 2107

Bayram N, van Wely M, van der Veen F (2001) Recombinant FSH versus urinary gonadotrophins or recombinant FSH for ovulation induction in subfertility associated with polycystic ovary syndrome (Cochrane Review). Cochrane Data Syst Rev 2: CD002121

Ben-Rafael Z, Levy T, Schoemaker J (1995) Pharmacokinetics of follicle stimulating hormone: clinical significance. Fertil Steril 63: 689

Benshushan A, Paltiel O, Brzezinski A et al. (2001) Ovulation induction and risk of endometrial cancer: a pilot study. Eur J Obstet Gynecol Reprod Biol 98: 53

Bentley PJ (1980) Endocrine pharmacology, Cambridge University Press, Cambridge, p 197

Bernardus RE, Dop van PA, Kessel van H, Schoemaker J (1983) New evidence for the existence of the luteinized unruptured follicle syndrome as a cause of infertility: a case report. Fertil Steril 39: 376

Bonnar J (1994) Serial and cross-over studies in the treatment of dysfunctional uterine bleeding with tranexamic acid, mefenamic acid and ethamsylate. Dysfunctional uterine bleeding. Key paper conference. The Royal Society of Medicine, London, p 102

Boostanfar R, Jain JK, Mishell DR Jr, Paulson RJ (2001) A prospective randomised trial comparing clomiphene citrate with tamoxifen citrate for ovulation induction. Fertil Steril 75: 1024

Boue JG, Boue A (1973) Increased frequency of chromosomal anomalies in abortions after induced ovulation. Lancet 1: 679–680

Braat DDM, Ayalon D, Blunt SM et al. (1989) Pregnancy outcome in luteinizing hormone-releasing hormone induced cycles: a multicentre study. J Gynecol Endocrinol 3: 35

Braat DDM, Schoemaker R, Schoemaker J (1991) Life table analysis of fecundity in intravenously gonadotropin-releasing hormone-treated patients with normogonadotropic and hypogonadotropic amenorrhea. Fertil Steril 55: 266

Buvat J, Buvat-Herbaut M, Marcolin G et al. (1989) Purified follicle-stimulating hormone in polycystic ovary syndrome: slow administration is safer and more effective. Fertil Steril 52: 553

Cavin C, Riedo R, Samartzis S et al. (1987) Prospects for success in sterility cases. Analysis of 1,296 sterile couples. Ther Umsch 44:328

Check JH, Adelson HG (1987a) The efficacy of progesterone in achieving successful pregnancy: I. Prophylactic use during luteal phase in anovulatory women. Int J Fertil 32: 135

Check JH, Adelson HG (1987b) The efficacy of progesterone in achieving successful pregnancy: II. In women with pure luteal phase defects. Int J Fertil 32: 139

Check JH, Dietterich C, Adelson H (1992) The effect of follicle maturing drugs on side of ovulation in successive cycles. Hum Reprod 7: 475

Check JH, Dietterich C, Lurie D (1995) Relationship of endometrial thickness and echo patterns on pregnancy rates in patients with luteal phase defects. Gynecol Obstet Invest 40: 101

Claessens EA, Cowell CA (1981) Acute adolescent menorrhagia. Am J Obstet Gynecol 139: 277

Clark JH, Markaverich BM (1982) The agonistic-antagonistic properties of clomiphene: a review. Pharmac Ther 15: 467

Coetsier T, Dhont M (1996) Complete and partial luteinized unruptured follicle syndrome after ovarian stimulation with clomiphene citrate/ human menopausal gonadotrophin/human chorionic gonadotrophin. Hum Reprod 11: 583

Conway GS, Honour JW, Jacobs HS (1989) Heterogeneity of the polycystic ovary syndrome: clinical, endocrine and ultrasound features in 556 patients. Clin Endocrinol (Oxf) 30: 459

Correy JF, Merasden DE, Schockman FCM (1982) The outcome of pregnancy resulting from clomiphene induced ovulation. Aust NZ J Obstet Gynaecol 22: 18

Corson SL (2001) A multicenter evaluation of endometrial ablation by Hydro ThermAblator and rollerball for treatment of menorrhagia. J Am Assoc Gynecol Laparosc 8: 359

Daniell JF, Miller W (1989) Polycystic ovaries treated by laparoscopic laser vaporization. Fertil Steril 51: 232

Daya S, Gunby J, Hughes EG et al. (1995) Follicle-stimulating hormone versus human menopausal gonadotropin for in vitro fertilization cycles: a meta-analysis. Fertil Steril 64: 347

De Cecco L, Venturini PL, Ragni N et al. (1982) Dopaminergic ergots in lactation and cycle disturbance. In: DB Calne, R Horowski, RJ McDonald, W Wuttke (eds) Lisuride and other dopamine agonists. Raven, New York, p 291

De Cherney AH, Romero R, Polan ML (1982) Ultrasound in reproductive endocrinology. Fertil Steril 37: 323

De Leo V, la Marca A, Morgante G et al. (2000) Clomiphene citrate increases insulin-like growth factor binding protein-1 and reduces insulin-like growth factor-I without correcting insulin resistance associated with polycystic ovarian syndrome. Hum Reprod 15: 2302

Deutsches IVF-Register (2000) Deutsches IVF-Register. Jahresbericht 2000. D-I-R Bundesgeschäftsstelle bei der Ärztekammer Schleswig-Holstein, Bad Segeberg

DeVore GR, Owens O, Kase N (1982) Use of intravenous premarin in the treatment of dysfunctional uterine bleeding – a double-blind randomized control study. Obstet Gynecol 59: 285

Devroey P, Mannaerts B, Smitz J et al. (1993) First established pregnancy and birth after ovarian stimulation with recombinant human follicle stimulating hormone (Org 32489). Hum Reprod 8: 863

Dickey RP, Olar TT, Taylor SN et al. (1993) Relationship of endometrial thickness and pattern of fecundity in ovulation induction cycles: effect of clomiphene citrate alone and with human menopausal gonadotropin. Fertil Steril 59: 756

Dobbs KE, Dumesic DA, Dumesic JA, Shapiro SS (1994) Differences in serum follicle-stimulating hormone uptake after intramuscular and subcutaneous human menopausal gonadotropin injection. Fertil Steril 62: 978

Dockeray CJ, Sheppard BL, Daly L, Bonnar J (1987) The fibrinolytic enzyme system in normal menstruation and excessive uterine bleeding and the effect of tranexamic acid. Eur J Obstet Gynecol Reprod Biol 24: 309

Dodson MG (1994) Use of transvaginal ultrasound in diagnosing the etiology of menometrorrhagia. J Reprod Med 39: 362

Dor J, Seidman DS, Amudai E et al. (1995) Adjuvant growth hormone therapy in poor responders to in-vitro fertilization: a prospective randomised placebo-controlled double-blind study. Hum Reprod 10:40

Dunaif A, Scott D, Finegood D et al. (1996) The insulin-sensitizing agent troglitazone improves metabolic and reproductive abnormalities in the polycystic ovary syndrome. J Clin Endocrinol Metab 81: 3299

Dunaif A (1997) Insulin resistance and the polycystic ovary syndrome: mechanism and implications for pathogenesis. Endocr Rev 18: 774

Edlund M, Andersson K, Rybo G et al. (1995) Reduction of menstrual blood loss on women suffering from idiopathic menorrhagia with a novel antifibrinolytic drug (Kabi 2161). Br J Obstet Gynaecol 102: 913

Ehrmann DA, Cavaghan MK, Imperial J et al. (1997a) Effects of metformin on insulin secretion, insulin action, and ovarian steroidogenesis in women with polycystic ovary syndrome. J Clin Endocrinol Metab 82: 524

Ehrmann DA, Schneider DJ, Sobel BE et al. (1997b) Troglitazone improves defects in insulin action, insulin secretion, ovarian steroidogenesis, and fibrinolysis in women with polycystic ovary syndrome. J Clin Endocrinol Metab 82: 2108

Engel T, Jewelewicz R, Dyrenfurth I et al. (1972) Ovarian hyperstimulation syndrome. Report of a case with notes on pathogenesis and treatment. Am J Obstet Gynecol 112: 1052

Farhi J, Homburg R, Lerner A, Ben-Rafael Z (1993) The choice of treatment for anovulation associated with polycystic ovary syndrome following failure to conceive with clomiphene. Hum Reprod 8: 1367

Farhi J, Soule S, Jacobs HS (1995) Effect of laparoscopic ovarian electrocautery on ovarian response and outcome of treatment with gonadotropins in clomiphene citrate-resistant patients with polycystic ovary syndrome. Fertil Steril 64: 930

Farquhar C, Vandekerckhove P, Lilford R (2001) Laparoscopic »drilling« by diathermy or laser for ovulation induction in anovulatory polycystic ovary syndrome. Cochrane Database Syst Rev 4: CD001122

Fauser BC, Donderwinkel P, Schoot DC (1993) The step-down principle in gonadotrophin treatment and the role of GnRH analogues. Baillieres Clin Obstet Gynaecol 7: 309

Fernandez H, Coste J, Job-Spira N (1991) Controlled ovarian hyperstimulation as a risk factor for ectopic pregnancy. Obstet Gynecol 78:656

Ferriman D, Purdie AW, Tindall WJ (1961) Use of corticosteroids in infertility associated with hirsutism and oligomenorrhoea. BMJ 1:1006

Filicori M, Butler JP, Crowley WF (1984) Neuroendocrine regulation of the corpus luteum in the human: evidence for pulsatile progesterone secretion. J Clin Invest 73: 1638

Filicori M, Michelacci L, Ferrari P et al. (1986) Triplet pregnancy after low-dose pulsatile gonadotropin-releasing hormone in polycystic disease. Am J Obstet Gynecol 155: 768

Filicori M, Flamigni C, Campaniello E et al. (1989) Evidence for a specific role of GnRH pulse frequency in the control of the human menstrual cycle. Am J Physiol 257: E930

Filicori M, Flamigni C, Dellai P et al. (1994) Treatment of anovulation with pulsatile gonadotropin releasing hormone: prognostic factors and clinical results in 600 cycles. J Clin Endocrinol Metab 79: 1215

Franks S (1989) Polycystic ovary syndrome: a changing perspective. Clin Endocrinol (Oxf) 31: 87

Franks S (1995) Polycystic ovary syndrome. N Engl J Med 333: 853

Franks S, Gilling-Smith C (1994) Advances in induction of ovulation Curr Opin Obstet Gynecol 6: 136

Franks S, Kiddy D, Sharp P et al. (1991) Obesity and polycystic ovary syndrome. Ann N Y Acad Sci 626: 201

Frishman GN, Klock SC, Luciano AA, Nulsen JC (1995) Efficacy of oral micronized progesterone in the treatment of luteal phase defects. J Reprod Med 40:521

Garcia J, Seegar Jones GS, Wentz AC (1977) The use of clomiphene citrate. Fertil Steril 28: 707

Gautray JP, Brux de J, Tajchner G et al. (1981) Clinical investigation of the menstrual cycle. III. Clinical, endometrial, and endocrine aspects of luteal phase defect. Fertil Steril 35: 296

Gemzell C, Guillome J, Wang CF (1982) Ectopic pregnancy following treatment with human gonadotropins. Am J Obstet Gynecol 143: 761

Geisthövel F, Peters F, Breckwoldt M (1985) Ovarian hyperstimulation due to long-term pulsatile intravenous GnRH treatment. Arch Gynecol 236: 255

Gelety TJ, Buyalos RP (1993) The effect of clomiphene citrate and menopausal gonadotropins on cervical mucus in ovulatory cycles. Fertil Steril 60: 471

Gemzell C, Guillome J, Wang CF (1982) Ectopic pregnancy following treatment with human gonadotropins. Am J Obstet Gynecol 143: 761

Genazzani AD, Petraglia F, Battaglia C et al. (1997) A long-term treatment with gonadotropin-releasing hormone agonist plus a low-dose oral contraceptive improves the recovery of the ovulatory function in patients with polycystic ovary syndrome. Fertil Steril 67: 463

Gerhard, I., Kloss, S., Eggert-Kruse, W et al. (1988) Diagnostik und Therapie präklinischer Hormonstörungen in der Sterilitätssprechstunde unter besonderer Berücksichtigung der Schilddrüsenfunktion. Akt Endokr Stoffw 9: 200

Germond M, Desole S, Senn A et al. (1992) Successful in vitro fertilisation and embryo transfer after treatment with recombinant human FSH. Lancet 339: 1170

Gerris J, De Vits A, Joostens M, Van Royen E (1995) Triggering of ovulation in human menopausal gonadotrophin-stimulated cycles: comparison between intravenously administered gonadotrophin-releasing hormone (100 and 500 µg), GnRH agonist (buserelin, 500µg) and human chorionic gonadotrophin (10000 IU). Hum Reprod 10: 556

Gjönaess H (1984) Polycystic ovarian syndrome treated by ovarian electrocautery through the laparoscope. Fertil Steril 41: 20

Glueck CJ, Wang P, Fontaine R, Tracy T, Sieve-Smith L (1999) Metformin-induced resumption of normal menses in 39 of 43 (91%) previously amenorrheic women with the polycystic ovary syndrome. Metabolism 48:511

Golan A, Ron-el R, Herman A et al. (1989) Ovarian hyperstimulation syndrome: an update review. Obstet Gynecol Surv 44: 430

Goldenberg M, Sivan E, Bider D et al. (1996) Endometrial resection vs. abdominal hysterectomy for menorrhagia. J Reprod Med 41: 333

Goldstein D, Zuckermann H, Harpaz S et al. (1982) Correlation between estradiol and progesterone in cycles with luteal phase deficiency. Fertil Steril 37: 348

Goldzieher JW, Green JA (1962) The polycystic ovary. 1. Clinical and histological features. J Clin Endocrinol Metab 22: 325

Graf MA, Fischer R (1996) Diagnostik und Therapie beim ovariellen Hyperstimulationssyndrom. Gynäkologe 29: 300

Greenblatt RB, Barfiel WE, Lampros CP (1956) Cortisone in the treatment of infertility. Fertil Steril 7: 203

Guillaume AJ, Benjamini F, Sicuranza B et al. (1995) Luteal phase defects and ectopic pregnancy. Fertil Steril 63: 50

Gysler M, March CM, Mishell DR, Bailey EJ (1982) A decade's experience with an individualized clomiphene treatment regimen including its effect on the postcoital test. Fertil Steril 37: 161

Hack M, Lunenfeld B (1979) Influence of hormone induction of ovulation on the fetus and the newborn. Pediatr Adol Endocrinol 5: 191

Hack M, Brish M, Serr DM, Insler V, Lunenfeld B (1970) Outcome of pregnancy after induced ovulation. JAMA 211: 791

Hamann A, Benecke H, Greten H, Matthaei S (1993) Metformin increases glucose transporter protein and gene expression in human fibroblasts. Biochem Biophys Res Commun 196: 382

Hamilton CJCM, Wetzels LCG, Evers JLH et al. (1985) Follicle growth curves and hormonal patterns in patients with the luteinized unruptured follicle syndrome. Fertil Steril 43: 541

Hamilton CJCM, Jaroudi KA, Sieck UV (1993) The value of luteal support with progesterone in gonadotropin-induced cycles. Fertil Steril 60: 786

Hamilton-Fairley D, Watson H, Sagle M, Franks S (1991) Low-dose gonadotrophin therapy of ovulation in 100 women with polycystic ovary syndrome. Hum Reprod 6: 1095

Hammond MG, Halme JK, Talbert LM (1983) Factors affecting the pregnancy rate in clomiphene citrate induction of ovulation. Obstet Gynecol 62: 196

Hammond MG (1984a) Monitoring techniques for improved pregnancy rates during clomiphene ovulation induction. Fertil Steril 42:499

Hammond MG (1984b) Anovulation and ovulation induction. In: Aiman J (ed) Infertility. Springer, Berlin Heidelberg New York Tokyo, p 100

Handelsman DJ, Jansen RPS, Boylan LM et al. (1984) Pharmacokinetics of gonadotropin-releasing hormone: comparison of subcutaneous and intravenous routes. J Clin Endocrinol Metab 59: 739

Hasegawa I, Murakawa H, Suzuki M et al. (1999) Effect of troglitazone on endocrine and ovulatory performance in women with insulin resistance-related polycystic ovary syndrome. Fertil Steril 71: 323

Healy DL, Schenker RS, Lynch A et al. (1984) Pulsatile progesterone secretion: its relevance to clinical evaluation of corpus luteum function. Fertil Steril 41: 114

Hendricks CH (1966) Twinning in relation to birth weight, mortality and congenital malformation. Obstet Gynecol 27: 47

Hinney B, Henze C, Kuhn W, Wuttke W (1996) The corpus luteum insufficiency: a multifactorial disease. J Clin Endocrinol Metab 81: 565

Holte J, Bergh T, Berne C et al. (1995) Restored insulin sensitivity but persistently increased early insulin secretion after weight loss in obese women with polycystic ovary syndrome. J Clin Endocrinol Metab 80: 2586

Homburg R, Eshel A, Armar NA et al. (1989) One hundred pregnancies after treatment with pulsatile luteinising hormone releasing hormone to induce ovulation. Br Med J 298: 809

Homburg R, West C, Torresani T, Jacobs HS (1990) Cotreatment with human growth hormone and gonadotropins for induction of ovulation: a controlled clinical trial. Fertil Steril 53: 254

Homburg, R, Levy T, Ben-Rafael Z (1995) A comparative prospective study of conventional regimen with chronic low-dose administration of follicle-stimulating hormone for anovulation associated with polycystic ovary syndrome. Fertil Steril 63: 729

Hopkins CC, Hall JE, Santoro NF et al. (1989) Closed intravenous administration of gonadotropin-releasing hormone: safety of extended peripheral intravenous catheterization. Obstet Gynecol 74: 267

Howles CM, Loumaye E, Germond M et al. (1999) Does growth-hormone releasing factor assist follicular development in poor responder patients undergoing ovarian stimulation for in-vitro fertilization? Hum Reprod 14: 1939

Hughes E, Collins J, Vandekerckhove P (2000a) Clomiphene citrate for unexplained subfertility in women. Cochrane Database Syst Rev 2: CD00057

Hughes E, Collins J, Vandekerckhove P (2000b) Gonadotrophin-releasing hormone analogue as an adjunct to gonadotropin therapy for clomiphene-resistant polycystic ovarian syndrome. Cochrane Database Syst Rev 2: CD000097

Hugues JN, Cedrin-Durnerin I, Avril C et al. (1996) Sequential step-up and step-down dose regimen: an alternative method for ovulation induction with follicle-stimulating hormone in polycystic ovarian syndrome. Hum Reprod 11: 2581

Hull MG, Williams JA, Ray B et al. (1998) The contribution of subtle oocyte or sperm dysfunction affecting fertilization in endometriosis-associated or unexplained infertility: a controlled comparison with tubal infertility and use of donor spermatozoa. Hum Reprod 13: 1825

Hurwitz A, Rosenn B, Palti Z et al. (1986) The hormonal response of patients with polycystic ovarian disease to subcutaneous low frequency pulsatile administration of luteinizing hormone-releasing hormone. Fertil Steril 46: 378

Indman PD (1995) Abnormal uterine bleeding. Accuracy of vaginal probe ultrasound in predicting abnormal hysteroscopic findings. J Reprod Med 40: 545

Johansson EDB, Larsson-Cohn U, Gemzell C (1972) Monophasic basal body temperature in ovulatory menstrual cycles. Am J Obstet Gynecol 113: 933

Jones K, Abbott J, Hawe J et al. (2001) Endometrial laser intrauterine thermotherapy for the treatment of dysfunctional uterine bleeding: the first British experience. BJOG 108: 749

Kaiser R, Daume E, Lang N (1968) Ovulationsauslösung mit Clomiphen und Gonadotropin. MMW 47: 1

Karamardian LM, Grimes DA (1992) Luteal phase deficiency: effect of treatment on pregnancy rates. Am J Obstet Gynecol 167: 1391

Kemmann E, Brandeis VT, Shelden RM, Nosher JL (1983) The initial experience with the use of a portable infusion pump in the delivery of human menopausal gonadotropins. Fertil Steril 40: 448

Kiddy DS, Hamilton-Fairley D, Bush A et al. (1992) Improvement in endocrine and ovarian function during dietary treatment of obese women with polycystic ovary syndrome. Clin Endocrinol (Oxf) 36: 105

Kirschner MA, Zucker IR, Jespersen D (1976) Idiopathic hirsutism – an ovarian abnormality. N Engl J Med 294: 637

Kistner RW (1976) Sequential use of clomiphene citrate and human menopausal gonadotropin in ovulation induction. Fertil Steril 27: 72

Klip A, Guma A, Ramlal T et al. (1992) Stimulation of hexose transport by metformin in L6 muscle cells in culture. Endocrinology 130: 2535

Knobil E, Plant TM, Wildt L et al. (1980) Control of the rhesus monkey menstrual cycle: permissive role of hypothalamic gonadotropin-releasing hormone. Science 207: 1371

Kriplani A, Manchanda R, Agarwal N, Nayar B (2001) Laparoscopic ovarian drilling in clomiphene citrate-resistant women with polycystic ovary syndrome. J Am Assoc Gynecol Laparosc 8: 511

Lauritzen C (1983) Diagnostik und Therapie der Zyklusstörungen während Pubertät und Adoleszenz. Gynäkologe 16: 32

LeCotonnec JY, Porchet HC, Beltrami V et al. (1994) Clinical pharmacology of recombinant human follicle-stimulating hormone (FSH). I. Comparative pharmacokinetics with urinary human FSH. Fertil Steril, 61: 669

Lefebvre P, Bringer J, Renard E et al. (1997) Influences of weight, body fat patterning and nutrition on the management of PCOS. Hum Reprod 12 Suppl. 1: 72

Legro RS, Finegood D, Dunaif A (1998) A fasting glucose to insulin ratio is a useful measure of insulin sensitivity in women with polycystic ovary syndrome. J Clin Endocrinol Metab 83: 2694

Legro RS, Kunselman AR, Dodson WC, Dunaif A (1999) Prevalence and predictors of risk for type 2 diabetes mellitus and impaired glucose tolerance in polycystic ovary syndrome: a prospective, controlled study in 254 affected women. J Clin Endocrinol Metab 84: 165

Lemay A, Bastide A, Lambert R, Rioux JE (1982) Prediction of human ovulation by rapid luteinizing hormone (LH) radioimmunoassay and ovarian ultrasonography. Fertil Steril 38:194

Leyendecker G, Wildt L, Hansmann M (1980) Pregnancies following chronic intermittent (pulsatile) administration of Gn-RH by means of a portable pump («Zyklomat») – a new approach to the treatment of infertility in hypothalamic amenorrhea. J Clin Endocrinol Metab 51: 1214

Leyendecker G, Wildt L, Plotz EJ (1981) Die hypothalamische Ovarialinsuffizienz. Gynäkologe 14: 84

Leyendecker G, Wildt L (1983) Induction of ovulation with chronic intermittent (pulsatile) administration of Gn-RH in women with hypothalamic amenorrhea. J Reprod Fertil 69: 397

Leyendecker G, Waibel-Treber S, Wildt L (1993) Pulsatile administration of gonadotrophin releasing hormone and oral administration of naltrexone in hypothalamic amenorrhoea. Hum Reprod 8: 184

Liebeskind D, Bases R, Mendez F et al. (1979) Sister chromatid exchanges in human lymphocytes after exposure to diagnostic ultrasound. Science 205: 1273

Liguori G, Tolino A, Moccia G et al. (1996) Laparoscopic ovarian treatment in infertile patients with polycystic ovarian syndrome (PCOS): endocrine changes and clinical outcome. Gynecol Endocrinol 10: 257

Lunenfeld B, Sulimovici S, Rabau E, Eshkol A (1962) L'induction de l'ovulation dans les amenorrhees hypophysaires par un traitement combine de gonadotrophines urinaires menopausiques et de gonadotrophines chorioniques. Comptes rendus Soc Franc Gynecologie 5: 1

Lunenfeld B, Romem Y, Blankstein J (1982) Ovulation induction. In: Current problems in obstetrics gynecology V. Year Book Medical, Chicago

MacLeod TL, Eisen A, Sussman GL (1987) Anaphylactic reaction to synthetic luteinizing hormone-releasing hormone. Fertil Steril 48: 500

Mannaerts B, Shoham Z, Schoot B et al. (1993) Single-dose pharmacokinetics and pharmacodynamics of recombinant human follicle-stimulating hormone (Org 32489) in gonadotropin deficient volunteers. Fertil Steril 59: 108

March CM, Tredway DR, Mishell DR (1976) Effect of clomiphene citrate upon amount and duration of human menopausal gonadotropin therapy. Am J Obstet Gynecol 125: 699

Matikainen T, de Leeuw R, Mannaerts B, Huhtaniemi I (1994) Circulating bioactive and immunoreactive recombinant human follicle stimulating hormone (Org 32489) after administration to gonadotropin-deficient subjects. Fertil Steril 61: 62

Matsuo H, Baba Y, Nair RMG et al. (1971) Structure of the porcine LH- and FSH-releasing hormone. Biochem Biophys Res Commun 43: 1334

Matthaei S, Hamann A, Klein HH et al. (1991) Association of metformin's effect to increase insulin-stimulated glucose transport with potentiation of insulin-induced translocation of glucose transporters from intracellular pool to plasma membrane in rat adipocytes. Diabetes 40: 850

Matthaei S, Hamann A (1993) Molekulare Mechanismen der antihyperglykämischen Wirkung von Metformin. Diab Stoffw 2: 307

McBain JC, Evans JH, Pepperell RJ, Robinson HP, Smith MA, Brown JB (1980) An unexpected high rate of ectopic pregnancy following the induction of ovulation with human pituitary and chorionic gonadotrophin. Br J Obstet Gynaecol 87: 5

Meden-Vrtovec H, Tomazevic T, Verdenik I (2000) Infertility treatment by in vitro fertilization in patients with minimal or mild endometriosis. Clin Exp Obstet Gynecol 27: 191

Meer van der S, Gerris J, Joostens M, Tas B (1993) Triggering of ovulation using a gonadotrophin-releasing hormone agonist does not prevent ovarian hyperstimulation syndrome. Hum Reprod 8: 1628

Meer van der M, Hompes PG, De Boer JA et al. (1998) Cohort size rather than follicle-stimulating hormone threshold level determines ovarian sensitivity in polycystic ovary syndrome. J Clin Endocrinol Metab 83: 423

Mendenhall HW (1984) Evaluation and management of dysfunctional uterine bleeding. Semin Reprod Endocrinol 2: 369

Menon V, Brutt WR, Clayton RN et al. (1984) Pulsatile administration of GnRH for the treatment of hypogonadotrophic hypogonadism. Clin Endocrinol 21: 223

Messinis IE, Nillius SJ (1982) Comparison between tamoxifen and clomiphene for induction of ovulation. Acta Obstet Gynecol Scand 61: 377

Michelmore KF, Balen AH, Dunger DB, Vessey MP (1999) Polycystic ovaries and associated clinical and biochemical features in young women. Clin Endocrinol (Oxf) 51: 779

Mizunuma H, Takagi T, Yamada K et al. (1991) Ovulation induction by step-down administration of purified follicle-stimulating hormone in patients with polycystic ovarian syndrome. Fertil Steril 55: 1195

Mochtar MH, Hogerzeil HV, Mol BWJ (1996) Progesterone alone versus progesterone combined with HCG as luteal support in GnRHa/HMG induced IVF cycles: a randomized clinical trial. Hum Reprod 11: 1602

Moghissi KS (1976) Accuracy of basal body temperature for ovulation detection. Fertil Steril 27: 1415

Moltz L, Leidenberger F, Weise C (1991) Rationelle hormonale Diagnostik der normozyklischen funktionellen Sterilität. Geburtshilfe Frauenheilkd 51: 756

Moltz L, Trapp M, Bispink G, Leidenberger F (1987) Rationelle hormonale Diagnostik der sekundären Amenorrhoe. Geburtshilfe Frauenheilkd 47: 228

Münstermann U, Kleinstein J (2000) Long-term GnRH analogue treatment is equivalent to laparoscopic laser diathermy in polycystic ovarian syndrome patients with severe ovarian dysfunction. Hum Reprod 15: 2526

Myrianthopoulos NC, Chung CS (1974) Congenital malformations in singletons: epidemiologic survey. Birth Defects X/11

Naether OGF (1996) Operative Verfahren zur Ovulationsinduktion. Gynäkologe 29: 308

Naether OG, Baukloh V, Fischer R, Kowalczyk T (1994) Long-term follow-up in 206 infertility patients with polycystic ovarian syndrome after laparoscopic electrocautery of the ovarian surface. Hum Reprod 9: 2342

Nasseri S, Ledger WL (2001) Clomiphene citrate in the twenty-first century. Hum Fertil (Camb) 4: 145

Navot D, Mor-Yosef S, Laufer N, Margalioth EJ, Birkenfeld A, Beyth Y (1982) Ectopic pregnancy and human gonadotropins. Am J Obstet Gynecol 143: 115

Nestler JE, Barlascini CO, Matt DW et al. (1989) Suppression of serum insulin by diazoxide reduces serum testosterone levels in obese women with polycystic ovary syndrome. J Clin Endocrinol Metab 68: 1027

Nestler JE, Jakubowicz D (1996) Decreases in ovarian cytochrome P450c17 alpha activity and serum free testosterone after reduction of insulin secretion in polycystic ovary syndrome. N Engl J Med 335: 617

Nestler JE, Jakubowicz DJ (1997) Lean women with polycystic ovary syndrome respond to insulin reduction with decreases in ovarian P450c17 alpha activity and serum androgens. J Clin Endocrinol Metab 82: 4075

Nestler JE, Jakubowicz DJ, Evans WS, Pasquali R (1998) Effects of metformin on spontaneous and clomiphene-induced ovulation in the polycystic ovary syndrome. N Engl J Med 338: 1876

Nillius SJ, Skarin G, Wide L (1984) Subcutaneous pulsatile LH-RH therapy of secondary amenorrhoea. Uppsala J Med Sci 89: 53

Noyes RW, Hertig AT, Rock J (1950) Dating the endometrial biopsy. Fertil Steril 1: 3

Nugent D, Vandekerckhove P, Hughes E et al. (2000) Gonadotrophin therapy for ovulation induction in subfertility associated with polycystic ovary syndrome (Cochrane Review). Cochrane Database Syst Rev 4: CD000410

O'Connor H, Magos A (1996) Endometrial resection for the treatment of menorrhagia. N Engl J Med 335: 151

Peters AJ, Wentz AC (1995) Luteal phase inadequacy: diagnosis, management, and cost concerns. Semin Reprod Endocrinol 13: 162

Potashnik G, Lerner-Geva L, Genkin L et al. (1999) Fertility drugs and the risk of breast and ovarian cancers: results of a long-term follow-up study. Fertil Steril 71: 853

Polson DW, Adams J, Wadsworth J, Franks S (1988) Polycystic ovaries – a common finding in normal women. Lancet 16: 870

Prelevic GM, Wurzburger MI, Balint-Peric L, Nesic JS (1990) Inhibitory effect of sandostatin on secretion of luteinising hormone and ovarian steroids in polycystic ovary syndrome. Lancet 336 900

Queenan JT, O'Brien GD, Bains LM et al. (1980) Ultrasound scanning of ovaries to detect ovulation in women. Fertil Steril 34: 99

Robertson RD, Picker RH, Wilson PC, Saunders DM (1979) Assessment of ovulation by ultrasound and plasma estradiol determinations. Obstet Gynecol 54: 686

Rossing MA, Daling JR, Weiss NS et al. (1994) Ovarian tumors in a cohort of infertile women. N Engl J Med: 331: 771

Sagle MA, Hamilton-Fairley D, Kiddy DS, Franks S (1991) A comparative, randomized study of low-dose human menopausal gonadotropin and follicle-stimulating hormone in women with polycystic ovarian syndrome. Fertil Steril 55: 56–60

Saleh A, Morris D, Tan SL, Tulandi T (2001) Effects of laparoscopic ovarian drilling on adrenal steroids in polycystic ovary syndrome patients with and without hyperinsulinemia. Fertil Steril 75: 501

Schally AV, Arimura A, Kastin AJ (1971) Gonadotropin releasing hormone. One polypeptide regulates secretion of luteinizing and follicle stimulating hormone. Science 173: 1036

Schenker JG, Yarkoni S, Granat M (1981) Multiple pregnancies following induction of ovulation. Fertil Steril 35: 105

Schoemaker J, van Weissenbruch MM, Scheele F, van der Meer M (1993) The FSH threshold concept in clinical ovulation induction. Baillieres Clin Obstet Gynaecol 7 (2): 297

Scholz A, Horowski R (1985) Wirkungen von Lisurid auf die Frühschwangerschaft. In: Schneider HPG (Hrsg) Dopergin in Klinik und Praxis – neue Erkenntnisse. Schering, Berlin, S 49

Schriock ED (1990) Practical aspects of pulsatile gonadotropin-releasing hormone administration. Am J Obstet Gynecol 163: 1765

Schwartz M, Jewelewicz R (1981) The use of gonadotropins for induction of ovulation. Fertil Steril 35: 3

Shalev J, Goldenberg J, Kukia E et al. (1989) Comparison of five clomiphene citrate dosage regimens: follicular recruitment and distribution in the human ovary. Fertil Setril 52: 560

Shangold M, Berkeley A, Gray J (1983) Both midluteal serum progesterone levels and late luteal endometrial histology should be assessed in all infertile women. Fertil Steril 40: 627

Shaw RW, Ndukwe G, Imoedemhe DAG et al. (1985) Twin pregnancy after pituitary desensitization with LHRH agonist and pure FSH. Lancet 2: 506

Shoham Z, Borenstein R, Lunenfeld B, Pariente C (1990) Hormonal profiles following clomiphene citrate therapy in conception and nonconception cycles. Clin Endocrinol 33: 271

Shoham Z, Homburg R, Jacobs HS (1990) Induction of ovulation with pulsatile GnRH. Ballieres Clin Obstet Gynaecol 4: 589

Shoham Z, Patel A, Jacobs HS (1991) Polycystic ovarian syndrome: safety and effectiveness of stepwise and low dose administration of purified follicle-stimulating hormone. Fertil Steril 55: 1051

Soules MR, Wiebe RH, Aksel S, Hammond CB (1977) The diagnosis and therapy of luteal phase deficiency. Fertil Steril 28: 1033

Soules MR, Southworth MB, Norton ME, Bremner WJ (1986) Ovulation induction with pulsatile gonadotropin-releasing hormone: a study of the subcutaneous route of administration. Fertil Steril 46: 578

Spiegelman BM (1998) PPAR-gamma: adipogenic regulator and thiazolidinedione receptor. Diabetes 47: 507

Steele PA, White GH, Judd SJ (1985) Reliability of a single serum progesterone determination as an indicator of ovulation. Clin Reprod Fertil 3: 125

Steinberger E, Smith KD, Tcholakian RK et al. (1979) Testosterone levels in female partners of infertile couples. Am J Obstet Gynecol 133: 133

Strowitzki T, Seehaus D, Korell M, Hepp H (1994) Treatment of patients with polycystic ovary syndrome using low doses of follicle stimulating hormone. J Reprod Med 39: 499

Strowitzki T, Seehaus D, Korell M, Hepp H (1998) Low-dose FSH stimulation in polycystic ovary syndrome: comparison of 3 FSH-preparations. Exp Clin Endocrinol Diabetes 106: 435

Stumvoll M, Nurjhan N, Perriello G et al. (1995) Metabolic effects of metformin in non-insulin-dependent diabetes mellitus. N Engl J Med 333: 550

Tajima C (1984) Endocrine profiles in tamoxifen-induced conception cycles. Fertil Steril 42: 548

Templeton AA, Penney GC, Lees MM (1982) Relation between the luteinizing hormone peak, the nadir of the basal body temperature and the cervical mucus score. Br J Obstet Gynaecol 89: 985

Thomitzek K, Strowitzki T, Hamann A (2001) Polycystisches Ovarsyndrom (PCOS) und Insulinresistenz. Diabetes und Stoffwechsel 10: 247–254

Turkaly I, Braun P, Krupp P (1982) Surveillance of bromocryptin in pregnancy. JAMA 247: 1589

Unfer V, Costabile L, Gerli S et al. (2001) Low dose of ethinyl estradiol can reverse the antiestrogenic effects of clomiphene citrate on endometrium. Gynecol Obstet Invest 51: 120

Vandermolen DT, Ratts VS, Evans WS et al. (2001) Metformin increases the ovulatory rate and pregnancy rate from clomiphene citrate in patients with polycystic ovary syndrome who are resistant to clomiphene citrate alone. Fertil Steril 75: 310–315

Vaughn TC (1984) Dysfunctional uterine bleeding in the adolescent. Semin Reprod Biol 2: 359

Velazquez EM, Mendoza S, Hamer T et al. (1994) Metformin therapy in polycystic ovary syndrome reduces hyperinsulinemia, insulin resistance, hyperandrogenemia, and systolic blood pressure, while facilitating normal menses and pregnancy. Metabolism 43: 647

Velazquez E, Acosta A, Mendoza SG (1997a) Menstrual cyclicity after metformin therapy in polycystic ovary syndrome. Obstet Gynecol 90: 392

Velazquez EM, Mendoza SG, Wang P, Glueck CJ (1997b) Metformin therapy is associated with a decrease in plasma plasminogen activator inhibitor-1, lipoprotein (a), and immunoreactive insulin levels in patients with the polycystic ovary syndrome. Metabolism 46: 454

Wallwiener D, Rimbach S, Kaufmann M et al. (1994) Hysteroskopische Endometriumablation zur Vermeidung einer Hysterektomie bei «High-Risk"-Patientinnen. Geburtshilfe Frauenheilkd 54: 498

Weise W, Honza A, Prügel P (1982) Behandlungsergebnisse bei funktioneller weiblicher Sterilität. Zentralbl Gynäkol 104: 9

Weise HC (1988) Woher kommt die regelwidrige Blutung? Zur Differentialdiagnose und Therapie. Sexualmedizin 10: 596

Weise HC, Moltz L, Bispink G, Leidenberger F (1989a) Rationelle hormonale Diagnostik der Oligomenorrhoe. Geburtshilfe Frauenheilkd 49: 694

Weise HC, Naether O, Fischer R, Berger-Bispink S, Zimmermann RC (1989b) Treatment of polycystic ovarian disease (POD) by laparoscopic ovarian electrocautery (LOE). The American Fertility Society, 45th annual meeting, November 11–16, Abstract

Westhoff G, Braendle W, Sprotte C et al. (1985) Eine klinische Studie zur Sterilitätstherapie bei der hyperandrogenämischen Ovarialinsuffizienz. Geburtshilfe Frauenheilkd 45: 449

WHO (1978) Special program of research, development and research training in human reproduction. Seventh annual report, p 67

Wiedemann R, Katzorke T, Schindler A et al. (1995) R-FSH (Gonal-F) im low dose Protokoll bei Frauen der WHO Gruppe II: Die Therapiealternative zur konventionellen HMG-Stimulation? J Fertil Reprod 3: 55

Wilcox AJ, Weinberg CR, Baird DD (1995) Timing of sexual intercourse in relation to ovulation – effects on the probability of conception, survival of the pregnancy, and sex of the baby. N Engl J Med 333: 1517

Wildt L, Hausler A, Marshall G et al. (1981) Frequency and amplitude of gonadotropin-releasing hormone stimulation and gonadotropin secretion in the rhesus monkey. Endocrinology 109: 376

Wong PC, Asch RH (1987) Induction of follicular development with luteinizing hormone-releasing hormone. Semin Reprod Endocrinol 5: 399

Woodhouse NJY, Niles N, Othman HO (1984) Hypothalamic hypogonadism: induction of ovulation and pregnancy by subcutaneous pulsatile injections of gonadotrophin-releasing hormone. Horm Res 20: 172

Wouts MH, Duisterhout JS, Kuik DJ, Schoemaker J (1987) The chance of spontaneous conception for the infertile couple referred to an academic clinic for reproductive endocrinology and fertility in the Netherlands. Eur J Obstet Gynecol Reprod Biol 26: 243

Wu CH, Winkel CA (1980) The effect of therapy initiation day on clomiphene citrate therapy. Fertil Steril 52: 564–568

Yoshimura Y, Hosoi Y, Atlas SJ, Wallach EE (1986) Effect of clomiphene citrate on in vitro ovulated ova. Fertil Steril 45: 800

Yovich JL, Stanger JD, Tuvic A, Hahnel R (1984) Combined pregnancy after gonadotropin treatment. Obstet Gynecol 64: 855

Yuen BH, Pride SM, Sime MO (1984) Successful induction of ovulation and conception with pulsatile intravenous administration of human menopausal gonadotropins in anovulatory infertile women resistant to clomiphene and pulsatile gonadotropin-releasing hormone therapy. Am J Obstet Gynecol 148: 508

Zander J, Leidenberger F, Holzmann K et al. (1970) Further clinical experiences in the treatment of monophasic cycle anomalies with clomiphene (Dyneric) Geburtsh Frauenheilkd 30:493

Zaidi J, Jurkovic D, Campbell S et al. (1995) Luteinized unruptured follicle: morphology, endocrine function and blood flow changes during the menstrual cycle. Hum Reprod 10: 44

Grundlagen der Laboranalytik in der gynäkologischen Endokrinologie

C. Knabbe

24.1 Methoden der Hormonbestimmung

Methoden zum Nachweis eines Hormons, die auf dessen spezifischer biologischer Wirkung beruhen, nennt man biologische Tests (»bioassays«). Die früher auch klinisch gebräuchlichen Bioassays am lebenden Versuchstier (In-vivo-Bioassay) basieren auf den spezifischen Wirkungen von Hormonen an deren Erfolgsorganen, z. B. auf dem Wachstum des Mäuseuterus als Folge einer durch Gonadotropine an den Ovarien ausgelösten Östrogensekretion, auf der Hyperämie der Ovarien als Folge der Gonadotropinwirkung oder auf dem Wachstum der Prostata als Folge der gonadotropininduzierten Testosteronsekretion der Hoden.

Die klassischen Bioassays am lebenden Tier sind für klinische Routinezwecke durch die leichter durchführbaren Immunoassays ersetzt worden, insbesondere durch die Radioimmunoassays und Enzymimmunoassays. Für wissenschaftliche Zwecke und andere spezielle Fragen, beispielsweise für die Herstellung von Referenz- und Standardpräparationen, sind sie aber immer noch gebräuchlich. Neuere Methoden, die auf der biologischen Wirkung eines Hormons beruhen, sind die In-vitro-Bioassays und die Rezeptorassays.

Bei den In-vitro-Bioassays wird unter den umschriebenen Bedingungen des Reagenzglasversuchs die biologische Wirkung eines Hormons in Suspensionen von Erfolgszellen nachgewiesen. In-vitro-Bioassays gibt es für eine Reihe von Hormonen, u. a. für ACTH, TSH, LH, FSH und Prolaktin. Da sie im Vergleich zu den unten aufgeführten radioimmunologischen Verfahren immer noch relativ aufwändig sind, haben sie sich trotz vergleichbarer Empfindlichkeit und Spezifität für die praktische klinische Endokrinologie nicht durchgesetzt, stellen aber für die klinische Forschung eine wertvolle methodische Bereicherung dar.

Rezeptorassays haben mit den In-vivo- und In-vitro-Bioassays gemeinsam, dass sie auf einem biologischen Parameter beruhen. Während bei den In-vitro-Bioassays eine spezifische Zellleistung als Folge der Hormonwirkung erfasst wird (z. B. die Testosteronsekretion einer Leydig-Zelle als Folge der LH-Einwirkung), weist man in einem Rezeptorassay nur die spezifische Hormon-Rezeptor-Interaktion nach, also nur einen von mehreren Schritten bis zur spezifischen hormoninduzierten Zellreaktion.

Rezeptorassays für Hormone haben bis auf den Nachweis von Steroidrezeptoren in hormonabhängigen Tumoren in der klinisch-endokrinologischen Routinediagnostik keine größere Verbreitung gefunden, weil sie gegenüber den einfacher zu handhabenden und meist auch empfindlicheren Radioimmunoassays im Allgemeinen keine Vorteile bieten. Als kompetitive Proteinbindungsassays ähneln sie in ihrer Methodik den unten zu besprechenden Radio- und Enzymimmunoassays.

Die immunologischen Verfahren, im Speziellen Radio- und Enzymimmunoassays, basieren nicht auf der biologischen Eigenschaft eines Hormons, sondern auf dessen Fähigkeit zur Antikörperbildung, der Antigenität. Ihre Grundlage ist also eine spezifische Antigen-Antikörper-Reaktion.

Manche Hormone sind natürliche Antikörperbildner, beispielsweise alle Hypophysenhormone, Insulin, Glukagon und andere großmolekulare protein- oder peptidartige Hormonsubstanzen. Kleinmolekulare Hormone wie die Steroide oder Schilddrüsenhormone bilden natürlicherweise keine Antikörper. Um trotzdem Antikörper gegen primär nicht antigen wirksame Hormone bilden zu können, bedient man sich des Tricks, das nicht antigene Hormon mit einem Protein so zu koppeln, dass das Versuchstier – in der Regel ein Kaninchen, Meerschweinchen, Schaf oder eine Ziege – das Hormon als Bestandteil eines Antikörperbildners erkennt und gegen die hormonale Komponente des Gesamtkomplexes Antikörper bildet. Das künstlich an das Protein (z. B. Albumin) gekoppelte Hormon nennt man Hapten.

Immunoassays haben gegenüber Bioassays den Nachteil, dass sie nicht die biologische Wirkung des Hormons nachweisen, die in der klinischen Situation eigentlich interessiert. In der Praxis ist dies jedoch nur ein gelegentlicher Nachteil und betrifft potentiell nur die Messung einiger eiweißartiger Stoffe, z. B. der Gonadotropine, deren biologische Aktivität in Einzelfällen von der immunologischen Aktivität abweichen kann.

Hormontests kann man – unabhängig davon, ob es sich um immunologische oder biologische Methoden handelt – auch danach unterscheiden, ob sie ein Hormon lediglich nachweisen (qualitativer Test) oder ob man die Konzentration des Hormons bestimmen kann (quantitativer Test).

Bei den immunologischen Testverfahren unterscheidet man den sog. kompetitiven Assay vom nichtkompetitiven. Zur Gruppe der ersteren Bindungsassays (»one site-assay«) gehört der klassische Radioimmunoassay (RIA): Bei diesem konkurrieren eine konstante Menge an radioaktiv markiertem Hormon und eine variable Menge des zu bestimmenden Hormons der Patientenprobe um eine definierte, im Unterschuss vorliegende Menge hormonspezifischer Antikörper. Der Enzymimmunoassay unterscheidet sich vom Radioimmunoassay dadurch, dass als Marker statt der Radioaktivität hormon- oder antikörpergekoppelte Enzyme, vor allem Peroxidase und alkalische Phosphatase, eingesetzt werden, die eine Farbreaktion auslösen können (s. unten). In absehbarer Zeit werden weitere Detektionsverfahren, u. a. die Elektrochemie- und Lumineszenzassays, die immunologischen Nachweismethoden beherrschen.

Wenn man eine Hormonkonzentration bestimmen lässt, so erfährt man in der Regel vom Hormonlabor lediglich den Mittelwert. Dieser sollte das Ergebnis einer Mehrfachbestimmung sein, hervorgegangen aus einem Vergleich der Probe unbekannter Konzentration (Patientenblut) mit einer Probe bekannter Konzentration (des Standards oder Referenzpräparates). Der wirkliche Wert aber ist nicht der Mittelwert. Er liegt vielmehr in einem Bereich, den man rechnerisch in Form der Vertrauensgrenzen bei vorgegebener Irrtumswahrscheinlichkeit errechnen kann. Wenn beispielsweise die Konzentration von FSH mit einem Mittelwert von 10 mIE/ml und einem Vertrauensgrenzenbereich von 8 bis 12 mIE/ml bei vorgegebener Irrtumswahrscheinlichkeit von 5% angegeben wird, so heißt dies, dass der wahre Wert mit 95%iger Wahrscheinlichkeit zwischen 8 und 12 mIE/ml liegt, mit 5%iger Wahrscheinlichkeit aber außerhalb dieses Bereiches. Je weniger die Ergebnisse von Doppel- bzw. Mehrfachbestimmungen voneinander abweichen, desto enger werden die Vertrauensgrenzen, d. h. desto präziser ist die Bestimmung. Unter der Voraussetzung, dass sich ein Labor rigiden Qualitätskontrollen unterwirft (▶ Abschn. 24.2), reicht bei den heute üblichen radio- oder enzymimmunologischen Verfahren als Mitteilung an den Empfänger in der Regel der errechnete Mittelwert.

Wie funktioniert ein kompetitiver Proteinbindungsassay?

Dies soll anhand des klassischen Radioimmunoassays erläutert werden (◨ Abb. 24.1): Beteiligt sind ein konstantes Volumen und eine konstante Konzentration eines spezifischen, d. h. nur mit dem nachzuweisenden Hormon reagierenden Antikörpers, eine konstante Menge radioaktiv markierten Hormons (Tracer) in einem konstanten Volumen und eine wechselnde Konzentration des zu bestimmenden Hormons im unmarkierten Zustand, sei es in Form des Referenzpräparats oder der unbekannten Serum-(Plasma-)probe. Markiertes und unmarkiertes Hormon sollten sich idealerweise nicht in ihrer Bindungsfähigkeit zum Antikörper unterscheiden, sondern lediglich durch die radioaktive Markierung. Während der Inkubation wird vom radioaktiv markierten Hormon umso mehr an die konstante Menge des spezifischen Antikörpers gebunden, desto weniger unmarkiertes Hormon in der betreffenden Probe ist.

Der B_0-Wert ist diejenige Menge an radioaktiv markiertem Hormon, die gebunden wird, wenn in der Probe kein unmarkiertes Hormon vorhanden ist. Meist sind dies 40 bis 50% des eingesetzten radioaktiv markierten Hormons. Am wenigsten radioaktives Hormon wird gebunden, wenn in der Probe eine exzessive Menge an unmarkiertem Hormon ist, welche die Bindungskapazität des Antikörpers übersteigt. Zwischen diesen Extremen steht das Ausmaß der Bindung von radioaktiv markiertem Hormon im reziproken Verhältnis zur Konzentration des markierten Hormons, d. h. je weniger unmarkiertes Hormon im Referenzpräparat bzw. in der Probe unbekannter Hormonkonzentration ist, desto mehr Tracerhormon wird an den spezifischen Antikörper gebunden (und umgekehrt). Markiertes und unmarkiertes Hormon treten also miteinander in direkten Wettbewerb um die Bindung an eine begrenzte Menge eines hochaffinen spezifischen Antikörpers.

Die Serumprobe unbekannter Konzentration (Patientenprobe) wird in ihrer Fähigkeit, radioaktives Hormon an der Bindung am spezifischen Antikörper zu hindern, verglichen mit Proben bekannter Konzentrationen, nämlich des Referenz- oder Standardpräparats. Das Referenz- oder Standardpräparat wird in verschiedenen Dosen angesetzt, und zwar jede Konzentration ebenso wie das Präparat unbekannter Konzentration in Duplikaten. Hieraus ergibt sich eine Dosis-Wirkungs-Kurve, die durch mathematische Transformation möglichst in eine Gerade verwandelt wird, um die Auswertung des Radioimmunoassays zu erleichtern.

Nach der Inkubation muss das an den Antikörper gebundene radioaktive oder nichtradioaktive Hormon vom ungebundenen Hormon getrennt werden. Diese Trennung kann auf sehr unterschiedliche Weise erfolgen: Der spezifische Antikörper kann beispielsweise durch ein besonderes Herstellungsverfahren bereits an die Röhrchenwand gekoppelt sein, so dass durch einfaches Ausspülen des Röhrchens das an den Antikörper und damit an die Glaswand gebundene Hormon vom freien Hormon getrennt wird.

Eine der vielen anderen Methoden zur Trennung von gebundenem und ungebundenem Hormon ist die Zugabe eines Fällungsmittels (z. B. Alkohol), das den großen Antigen-Antikörper-Komplex vom freien Hormon durch Fällung und anschließende Zentrifugation trennt. Auch ein zweiter, nach der Erstinkubation hinzugegebener Antikörper, der mit dem ersten hormonspezifischen Antikörper reagiert, kann den spezifischen Hormon-Antigen-Komplex zum Ausfallen bringen. Der nach der Zentrifugation der Röhrchen entstehende Rückstand enthält mehr oder weniger Radioaktivität, die den Anteil des gebundenen radioaktiven Hormons repräsentiert. Die hohe Sensitivität der Radioimmunoassays basiert auf dem Nachweis winziger Mengen an Radioaktivität mit Hilfe des Gammazählers.

Was ist ein Enzymimmunoassay?

In den meisten Laboratorien wird heutzutage in der Hormonanalytik der Enzymimmunoassay eingesetzt, der einerseits wie der Radioimmunoassay als kompetitiver Bindungsassay, andererseits auch als immunometrischer Assay (Sandwich-Assay) durchgeführt wird.

Beim kompetitiven Enzymimmunoassay ist der Tracer ein mit dem Hormon gekoppeltes Enzym (alkalische Phosphatase, Meerrettichperoxidase) (◨ Abb. 24.2a). Das in der Probe enthaltene Hormon konkurriert wie beim Radioimmunoassay mit dem Tracer um die Bindung um einen immobilisierten Antikörper. Nachdem sich ein Gleichgewicht eingestellt hat, werden die nichtgebundenen Hormonmoleküle durch einen Waschvorgang entfernt. Die Menge des gebundenen Tracers wird ermittelt, indem das daran gekoppelte Enzym ein chromogenes Substrat umsetzt, dessen Farbumschlag fotometrisch quantifiziert werden kann. Es wird dadurch eine Dosis-Wirkungs-Kurve entsprechend dem in ◨ Abb. 24.1 dargestellten Prinzip erhalten.

Beim Sandwichassay werden zwei spezifische Antikörper eingesetzt, die an unterschiedliche Epitope des Hormons binden (◨ Abb. 24.2b). Der Primärantikörper wird zur Immobilisierung des Hormons (Fänger-Antikörper) eingesetzt, der Sekundärantikörper ist mit einem Enzym konjugiert und dient nach Umsetzung eines chromogenen Substrats zur Quantifizierung des entstehenden Antikörper-Hormon-Antikörper-Komplexes (Sandwich). Die Dosis-Wirkungs-Kurve zeigt daher ein mit der Konzentration der zu quantifizierenden Substanz des Analyten zunehmendes Messsignal.

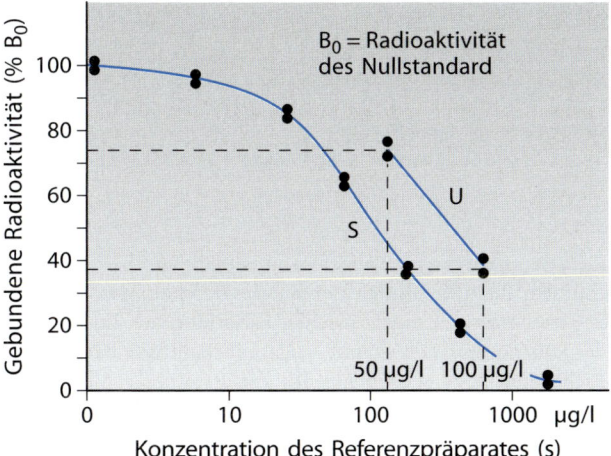

◨ **Abb. 24.1.** Dosis-Wirkungs-Kurven eines Präparats bekannter Hormonkonzentration (des Referenzpräparats S) und einer Patientenprobe unbekannter Konzentration (U), die in zwei Volumina (50 und 100 µl) in die Teströhrchen eingesetzt worden ist

24

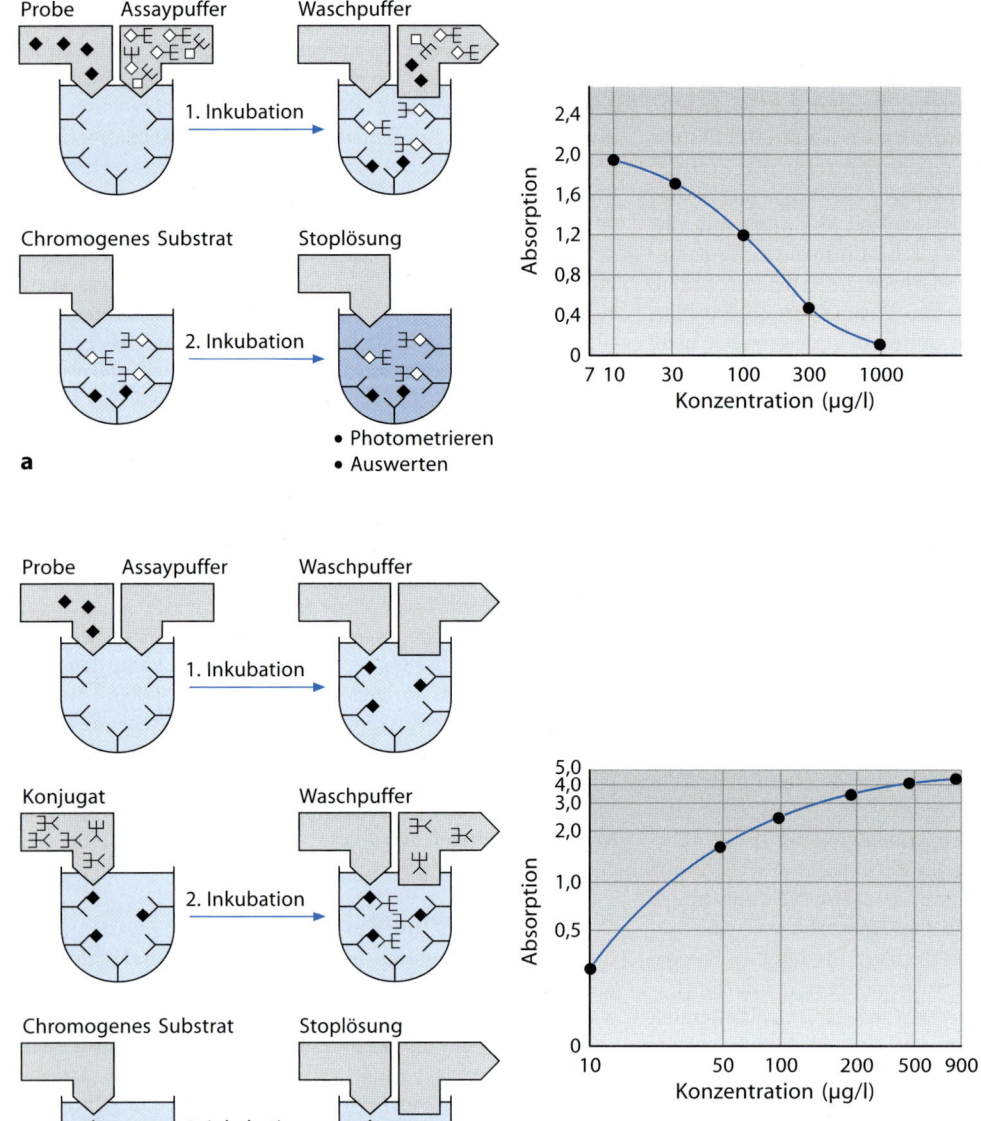

◨ Abb. 24.2a,b. Grundprinzipien enzymimmunologischer Assays (EIA). **a** Kompetitiver Assay (ELISA).
b Nichtkompetitiver Assay (ELISA; Sandwich-Assay)

Die Vorteile des Sandwichassays liegen in der höheren Spezifität aufgrund der Verwendung von zwei Antikörpern, allerdings kann dieses Verfahren in der Regel nur für Proteohormone eingesetzt werden. Die Vorteile des kompetitiven Enzymimmunoassay liegen in der breiten Anwendbarkeit und vor allem in der Automatisierbarkeit, mit der ein exzellentes Kosten-Nutzen-Verhältnis erreicht wird.

24.2   Qualitätskontrolle im Labor

Ein gut geführtes Hormonlabor bedarf einer hausinternen und einer externen Qualitätskontrolle. Für Letztere gelten wie für alle quantitativen laboratoriumsmedizinischen Untersuchungen die »Richtlinien der Bundesärztekammer zur Qualitätssicherung in medizinischen Laboratorien«. Im Rahmen der Hormonanalytik ist eine Verfahrenskontrolle nach diesen Richtlinien gegenwärtig nur für die Parameter Aldosteron, Kortisol, Östradiol, Progesteron, Testosteron und Thyroxin vorgeschrieben, für die jeweils eine Referenzmethode vorgegeben ist. Für die genannten Messgrößen ist eine jährlich mindestens zweimalige Teilnahme am Ringversuch nachzuweisen und ein gültiges Zertifikat vorzulegen. Es wird empfohlen, auch bei anderen Messgrößen die interne und externe Qualitätssicherung, wie in den Richtlinien angegeben, durchzuführen. Die Referenzinstitutionen bieten über diese Messgrößen hinaus Ringversuche für zahlreiche weitere Messgrößen an (»freiwillige Ringversuche«), wobei allerdings methodenabhängige Sollwerte angegeben werden, die deutliche Unterschiede von Testverfahren zu Testverfahren zeigen können. Von den Veranstaltern der Ringversuche werden Proben zur Verfügung gestellt, deren Hormonkonzentrationen dem Labor nicht bekannt sind. Das Labor bestimmt die Konzentrationen der abgefragten Hormone und gibt seine Ergebnisse der Organisation bekannt. Diese vergleicht die Ergebnisse der einzelnen Teilnehmer mit den Ergebnissen von Referenzlabors und erteilt ein entsprechendes Zertifikat. Hiermit soll u. a. auch erreicht werden, dass Analysen von verschiedenen Labors miteinander vergleichbar werden.

Zur analytischen Leistungsfähigkeit eines Labors gehört, dass für jedes einzelne Testverfahren Aussagen zu folgenden Kriterien getroffen werden können:

- Messbereichsgrenzen eines quantitativen Tests,
- analytische Empfindlichkeit,
- Konzentrations-Signal-Beziehungen,
- Präzision und Richtigkeit,
- Selektivität (Spezifität),
- Praktikabilität,
- Einflussgrößen und Störfaktoren.

Bei den **Messbereichsgrenzen** ist die untere Nachweisgrenze problematisch. Sie ist die niedrigste Konzentration des zu messenden Stoffs, die mit dem Verfahren noch glaubhaft erfasst werden kann.

Die **analytische Empfindlichkeit (Sensitivität oder analytisches Auflösungsvermögen)** wird durch die kleinste Konzentrationsdifferenz innerhalb eines Messbereichs charakterisiert, die sicher unterschieden werden kann. Häufig wird die Sensitivität eines Testsystems auch definiert als die kleinste Konzentration, die man noch zuverlässig von einem Kontrollwert unterscheiden kann, der aus einer Probe stammt, welche die zu erfassende Substanz mit Sicherheit nicht enthält.

Die **Präzision** ist ein weiteres, entscheidend wichtiges Qualitätskriterium eines analytischen Verfahrens. Die Präzision wird durch unvermeidbare, zufällige Fehler bei der Testdurchführung eingeschränkt, was zur Impräzision führt. Die Präzision ist also die Übereinstimmung zwischen aufeinanderfolgenden Messungen ein und derselben Probe. Hinweise auf Präzision und Konstanz der Laborqualität geben Angaben zur Intra- und Interassayvariation.

Unter der **Intraassayvariation** versteht man die Variation der ermittelten Konzentration ein und derselben Probe, die im selben Tagesansatz mehrfach bestimmt worden ist. Die Intraassayvariation bei radio- und enzymimmunologischen Verfahren soll um nicht mehr als 5 bis 7% des Mittelwerts schwanken. Unter der **Interassayvariation** versteht man die Variabilität des Ergebnisses der Hormonbestimmungen ein und derselben Probe, die in unterschiedlichen Ansätzen meist an verschiedenen Tagen oder in verschiedenen Wochen ermittelt worden sind. Eine Interassayvariation von ca. 10% des Mittelwerts gilt als noch tolerabel.

Sowohl die Inter- als auch die Intraassayvariation sind Charakteristika nicht nur der Qualität des Labors, sondern auch des verwandten Testbestecks (des Testkits).

Die **Richtigkeit** eines Testergebnisses ist nicht identisch mit der Präzision. Sie stellt vielmehr die Übereinstimmung zwischen der besten Schätzung einer Quantität und ihrem wahren Wert dar. Die Richtigkeit eines Testergebnisses kann durch systematische Fehler bei der Assaydurchführung selbst oder bei der Probenvorbereitung beeinträchtigt werden (z. B. durch Verlust der zu erfassenden Substanz bei der Probenextraktion vor Durchführung eines Tests).

Die **Spezifität (Selektivität)** eines Tests ist dessen Fähigkeit, ausschließlich jene Komponente zu bestimmen, die tatsächlich gemessen werden soll ohne signifikante Interferenz von Begleitsubstanzen. Die Spezifität von radioimmunologischen und analogen immunologischen Verfahren beruht entscheidend auf der Selektivität der Antigen-Antikörper-Reaktion. Aufgrund der unterschiedlichen Kreuzreaktionen in verschiedenen Immunoassays kann es daher zu erheblichen Abweichungen der Messwerte kommen, welche die Interpretation wesentlich erschweren. Dieses gilt insbesondere für die Bestimmung des Östradiols im Serum von Frauen, die hormonal substituiert werden, aber auch für eine Reihe anderer Hormone. Die unterschiedliche Spezifität der Antikörper behindert also die Vergleichbarkeit von Werten, die in verschiedenen Laboratorien erhoben worden sind.

> **Cave**
>
> Bei Verwendung unterschiedlicher Assays kann es zu signifikanten Veränderungen der ermittelten Hormonspiegel kommen, die lediglich auf die mangelhafte Standardisierung immunchemischer Verfahren zurückzuführen sind. Gerade während der Therapiekontrolle sollte daher das eingesetzte Messverfahren nicht gewechselt werden.

Der Laborarzt muss über jede mögliche Kreuzreaktion anderer, in biologischen Flüssigkeiten vorhandener Substanzen mit dem jeweiligen Testsystem oder über jede unspezifische Beeinflussung des jeweiligen Testsystems durch Störfaktoren (► Abschn. 24.3) Bescheid wissen.

Zu den Kennzeichen des hausinternen Qualitätsniveaus gehört es selbstverständlich, dass bei jedem manuellen Testansatz eine Referenzkurve angesetzt wird, und alle einzelnen Konzentrationen – auch die der unbekannten Proben – in der Regel in Doppelwerten angesetzt werden. Bei Verwendung moderner Analyseautomaten kann unter gewissen Voraussetzungen (minimale Intraassayvariationen) auf den Ansatz von Doppelbestimmungen verzichtet werden.

Zu den Qualitätskriterien eines gut geführten Labors gehört nicht nur eine technisch korrekt durchgeführte Hormonmessung, sondern auch die Schnelligkeit der Datenübermittlung, die Verständlichkeit der Darstellung von Daten sowie die Fähigkeit des Laborleiters zur klinischen Beurteilung der Labordaten und – in bestimmten Situationen – auch die Bereitschaft von Mitarbeitern, an Wochenenden oder zu anderen vom Routinebetrieb abweichenden Arbeitszeiten zu arbeiten.

24.3 Störfaktoren

Voraussetzungen für eine richtige Befundinterpretation sind neben der Verlässlichkeit der Laborergebnisse eine umfassende Kenntnis und konsequente Berücksichtigung von Störfaktoren und Einflussgrößen.

Störfaktoren führen in vitro, d. h. nach der Probenentnahme, zu einer falschen Konzentration des nachzuweisenden Hormons. Sie beeinflussen also die Probenqualität oder die analytischen Teilschritte und können generell auftreten bei
- der Abtrennung von Serum oder Plasma von den festen Bestandteilen des Blutes,
- der Lagerung der Probe,
- dem Versand der Probe,
- der Auswahl der Reagenzien für die Hormonbestimmung und bei
- der Antigen-Antikörper-Reaktion (kreuzreagierende Substanzen).

Soll man Serum oder Plasma für die Hormonbestimmung benutzen?

Für Hormonbestimmungen im Rahmen der gynäkologischen Endokrinologie eignen sich Serum und Plasma gleichermaßen. Wegen der größeren Praktikabilität sollte generell Serum verwandt werden.

Zur Serumgewinnung lässt man Venenblut bei Raumtemperatur ca. 30 bis 60 Minuten koagulieren, dann bei ca. 3.000 Umdrehungen pro Minute (1.000 bis 2.000 g) zentrifugieren (ca. 20 min bei 10 bis 20°C).

Störfaktor »Versand von Serumproben«

Für Hormonbestimmungen im Rahmen der gynäkologischen Endokrinologie sind besondere Transportvorkehrungen nicht zu treffen. Trockeneisverpackungen sind nur bei längerem Versand von mehr als 5 bis 7 Tagen empfehlenswert. Pro zu bestimmendem Parameter reicht 1 ml Serum aus. Für die Bestimmung von Steroiden im Urin sollte man eine 100 ml-Teilprobe versenden und die 24-Stunden-Menge angeben.

> **Cave**
>
> Werden Blutproben versandt, muss sichergestellt sein, dass die Blutproben nicht einfrieren, da es sonst zur Hämolyse kommt.

Bei kurzen Postwegen (nicht mehr als 48 Stunden vom Zeitpunkt der Blutentnahme gerechnet) und unter normalen, nicht extremen Witterungsbedingungen reicht für Bestimmungen im Rahmen der gynäkologischen Endokrinologie auch die Übersendung von Blutproben ohne besondere Verpackung aus. Einige wenige Hormonbestimmungen geben mit hämolytischem Blut falsche Werte. Das Hormonlabor muss dies dem Einsender ggf. mitteilen.

Störfaktoren »Hämolyse«, »Hyperbilirubinämie« und »Lipämie«

Die meisten radio- bzw. enzymimmunologischen Hormonbestimmungen sind gegen Hämolyse und Hyperbilirubinämie weitgehend unempfindlich. Diejenigen Radio- und Enzymimmunoassays, für die dies nicht zutrifft, müssen dem Einsender oder mindestens dem Labor bekannt sein.

Eine stärkere Lipämie (Neutralfettkonzentration >400 mg/dl) ist hingegen bei allen Radio- und Enzymimmunoassays als Störfaktor anzusehen, eine Klärung des Serums ist laborseitig vorzunehmen. Grundsätzlich zeigen Enzymimmunoassays eine höhere Anfälligkeit gegenüber den Störfaktoren Hämolyse

und Hyperbilirubinämie als Radioimmunoassays, die in der Routinediagnostik aber keine wesentliche Rolle spielt.

Störfaktor »Art und Zeitdauer der Lagerung der Proben«

Für Hormonbestimmungen im Rahmen der gynäkologischen Endokrinologie ist die Lagerung der Proben in verschlossenen Röhrchen über 48 Stunden bei Raumtemperatur unkritisch. Konservierungsmittel sind nicht angebracht. Temperaturen von -20°C bis -80°C erlauben eine Lagerung von Serumproben über mehrere Monate. Dabei müssen die Proben allerdings verschlossen aufbewahrt werden, um eine Volumenminderung durch Verdunstung zu verhindern.

Sofern eine Konzentration der Probe durch Verdunstung ausgeschlossen ist, ist wiederholtes Einfrieren und Auftauen hinsichtlich der Bestimmung von Steroiden relativ unkritisch, bezüglich der Proteohormone aber weniger tolerierbar. Wenn also Nachbestimmungen aus derselben Serumprobe absehbar sind, ist es besser, die Probe von vornherein auf mehrere Einzelportionen aufzuteilen.

> **Cave**
>
> Je geringer die Menge und je größer die Oberfläche einer Probe ist, desto besser muss sie gegen Verdunstung geschützt werden: So nimmt beispielsweise die Hormonkonzentration um mehr als 10% zu, wenn 1 ml Serum bei Raumtemperatur in einem offenen Glasröhrchen 4 Stunden stehen bleibt.

Urinproben können in verschlossenen Kunststoff- oder Glasbehältern mit Eisessig versetzt bei Raumtemperatur mehrere Tage aufbewahrt werden, wenn Steroide gemessen werden sollen.

24.4 Einflussgrößen

Einflussgrößen führen in vivo zu Konzentrationsveränderungen des nachzuweisenden Hormons. Im Gegensatz zu Störfaktoren sind sie also immer patientenbezogen. Einflussgrößen können unbeeinflussbar oder beeinflussbar sein.

Unbeeinflussbare Größen

Dazu zählen das Geschlecht, Biorhythmen (Tages-, Monats-, Jahresrhythmik), die pulsatile Hormonsekretion, das Alter, die Schwangerschaft, Erbfaktoren und die ethnische Zugehörigkeit.

Beeinflussbare Größen

Der Ernährungszustand beeinflusst zahlreiche Hormonspiegel. So findet man beispielsweise aufgrund eines extremen Untergewichts zahlreiche Hormonparameter der Hypophysen-Ovar-Achse erniedrigt (s. Abschn. 17.2). Deutliche bis massive Änderungen findet man auch bei Übergewicht (▶ Abschn. 17.3).

Nahrungsaufnahme, insbesondere von proteinhaltigen Nahrungsmitteln, kann die Kortisol-, ACTH- und die Prolaktinkonzentration akut beeinflussen. Zumindest für die Bestimmungen dieser Hormone sollte das Blut deshalb im nüchternem Zustand abgenommen werden.

Akuter Stress. Unter der Einflussgröße akuter Stress kommt es schnell zum Prolaktin-, ACTH- und Kortisolanstieg. Unverändert bleibt TSH. Unter chronischer Stresssituation, beispielsweise beim Leistungssport, kommt es zu einem langsamen Abfall von LH, FSH und Sexualsteroiden.

Körperlage. Die Einflussgröße Körperlage kann sich durch Umverteilung des intravasal/interstitiellen Wassers beim Übergang vom Stehen zum Liegen auf die Konzentration eiweißgebundener Hormone (z. B. Kortisol, Sexualsteroide, T3 und T4) sowie der Proteohormone (z. B. LH, FSH, Prolaktin und TSH) marginal auswirken; ihre Konzentration kann geringfügig abnehmen (maximal 10%). Bei Grenzwerten kann hierdurch die Beurteilung erschwert werden. Es ist deshalb wünschenswert, dass die Blutentnahme unter gleichbleibenden, standardisierten Bedingungen vorgenommen wird. Im Grenzbereich befindliche Hormonkonzentrationen sollte man deshalb nicht überinterpretieren und nicht ohne klinischen Zusammenhang beurteilen. Für Hormonbestimmungen aus dem internistisch-endokrinologischen Bereich, die den Wasser- und Elektrolythaushalt betreffen, ist die Lagerung des Patienten für das Ergebnis der Hormonbestimmung kritischer.

Medikamente. Wie Medikamente einzelne Hormonparameter beeinflussen, wird in den jeweiligen Kapiteln beschrieben. Anmerkungen zu den einzelnen Hormonbestimmungen bzw. dynamischen Tests finden sich in ▶ Abschn. 24.6.

24.5 Interpretation von Labordaten

Referenzbereiche

Nach der Analyse wird das Testergebnis gewöhnlich einem Referenzbereich (Referenzintervall) zugeordnet. Damit entsteht aus dem Laborresultat eine endokrinologische Kenngröße, die klinisch-wissenschaftlich beurteilt zu einem endokrinologischen Befund wird.

Die heute noch häufig gebrauchten Begriffe Normalwerte und Normalbereiche sind missverständlich und nicht befriedigend definierbar, da der Begriff »normal« unterschiedlich definiert wird: Klinisch wird »normal« häufig mit »gesund« gleichgesetzt; statistisch bedeutet »normal« entsprechend einer Gauß-Verteilungskurve verteilt; vom Laien wird der Begriff »normal« gleichgesetzt mit »gewohnt« oder »konventionell«. Aus diesen Gründen wurden die Begriffe **Referenzwert** und **Referenzbereich** eingeführt. Die oberen und unteren Referenzgrenzen werden im Allgemeinen so gewählt, dass eine definierte Fraktion der Referenzwerte unterhalb, die zweite oberhalb und alle übrigen innerhalb der Grenzen liegen.

Bei der Ermittlung von Referenzbereichen sollte darauf geachtet werden, dass sie mit den Analysenresultaten von Patienten tatsächlich vergleichbar sind. So sollte beispielsweise für die Ermittlung eines Prolaktinreferenzbereichs zur Fertilitätsdiagnostik für die Referenzgruppe nicht nur das Kriterium »normaler Zyklus« genutzt werden, sondern zu seiner Ermittlung müssen Frauen herangezogen werden, die bereits konzipiert haben. In den Referenzbereich werden häufig 95% aller an der Referenzgruppe beobachteten Daten einbezogen,

in ihm sind also nicht nur Daten gesunder Personen enthalten (s. unten)!

Diagnostische Sensitivität und Spezifität

Jeder Arzt weiß, dass ein positives oder negatives Testergebnis bzw. ein innerhalb oder außerhalb eines Referenzbereichs liegender Messwert noch nicht gleichbedeutend ist mit »krank« oder »nicht krank«. Eine solche sichere Differenzierung erlaubt kein diagnostischer Test, sondern lediglich eine Zuordnung mit mehr oder weniger großer Wahrscheinlichkeit. Die Betrachtung der Wahrscheinlichkeit steht daher im Zentrum der Interpretation. Zu deren Beschreibung dienen bestimmte Kenngrößen, vor allem die Sensitivität und die Spezifität. Die beiden letzteren Begriffe ergeben sich aus Testresultaten, wenn ein bestimmter Test an einem Kollektiv von gesichert Kranken und gesichert Nichtkranken durchgeführt wird (◘ Tabelle 24.1).

Die **Sensitivität** eines Tests ergibt den Anteil der in dem jeweiligen diagnostischen Test als krank erkannten Patienten unter allen wirklich kranken, der Begriff der **Spezifität** ergibt den Anteil der mit dem diagnostischen Test als nicht krank erkannten Personen unter allen möglichen nicht kranken. Im Beispiel der ◘ Tabelle 24.1 ergibt sich also eine Sensitivität von 94% und eine Spezifität von 95% (▶ Abschn. 24.2, zu beachten ist die unterschiedliche Bedeutung der Begriffe Sensitivität und Spezifität bei der Methodik der Tests und bei der Interpretation des Testergebnisses).

Bei quantitativen Tests erfolgt die Zuordnung durch Überschreitung der Grenzwerte des Referenzbereichs.

Die Festlegung von Referenzintervallen mit den entsprechenden Diskriminierungsgrenzen ist kein schematisch-statistischer Vorgang, sondern sollte bereits klinische Überlegungen beinhalten. Dies soll anhand der ◘ Abb. 24.3 erläutert werden: Sie zeigt schematisch die Untergrenze des Referenzintervalls für Östriol für den Schwangerschaftsverlauf bis zur Geburt. Wenn die Grenzwerte nach oben verschoben werden, so wird hierdurch die Sensitivität erhöht, d. h., dass man mehr wirklich hypotrophe Feten identifiziert; andererseits hat die Verschiebung der Grenzwerte nach oben auch die Konsequenz, dass die Spezifität abnimmt, d. h. es werden mehr nichthypotrophe Feten irrtümlich als hypotrophe diagnostiziert. Die Verschiebung der Grenzwerte nach unten wirkt sich entgegengesetzt aus. Da eine gleichzeitige Verbesserung von Sensitivität und Spezifität eines Tests in der Regel unmöglich ist, geht es praktisch um den optimalen Kompromiss zwischen beiden Kenngrößen:

Eine möglichst hohe Sensitivität (möglichst hoher Anteil von als krank erkannten Patienten unter allen wirklich kranken) auf Kosten einer niedrigen Spezifität soll man anstreben, wenn

◘ **Tabelle 24.1.** Beispiel für Sensitivität und Spezifität eines Testergebnisses

	Krank	**Nicht krank**
Test positiv	94 (richtig-positiv)	5 (falsch-positiv)
Test negativ	6 (falsch-negativ)	95 (richtig-negativ)
Summe	100	100

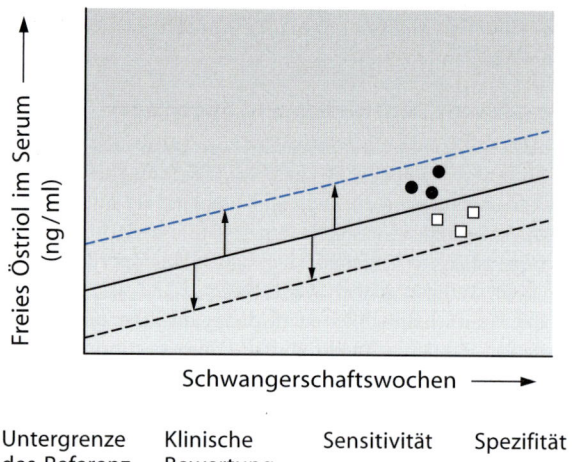

Untergrenze des Referenzbereichs	Klinische Bewertung des Kindes post partum	Sensitivität	Spezifität
————	● Eutroph □ Hypotroph	Optimaler Kompromiß	Optimaler Kompromiß
– – – – –	● Hypotroph □ Hypotroph	Zu hoch	Zu niedrig
– – – – –	● Eutroph □ Eutroph	Zu niedrig	Zu hoch

□ **Abb. 24.3.** Gegensinnige Abhängigkeit der klinischen Sensitivität und Spezifität eines Tests von der Veränderung des Referenzlimits am Beispiel des freien Östriols im Serum während der Schwangerschaft

— die Krankheit ernst ist, aber erfolgreich behandelt werden kann oder eine Frühdiagnose zu vorbeugenden Maßnahmen führen kann (z. B. fetale Hypotrophie, Hypothyreose, Hyperprolaktinämie),

— falsch-positive Befunde mit vertretbarem Aufwand und ohne Risiko abgeklärt werden können (z. B. Verdacht auf fetale Hypotrophie).

Eine möglichst hohe Spezifität (Erfassung des Anteils der mit dem diagnostischen Test als nicht krank erkannten Personen unter allen wirklich nicht kranken mit Hilfe eines engen Referenzintervalls) kann auch auf Kosten einer niedrigen Sensitivität erstrebenswert sein, wenn

— die Krankheit ernst ist, aber nicht behandelt oder geheilt werden kann,

— falsch-positive Befunde zu riskanten Nachfolgeuntersuchungen, zu ernsten psychischen und körperlichen Belastungen oder zu einem nicht vertretbaren ökonomischen Aufwand führen.

24.6 Die wichtigsten Hormonbestimmungen und Funktionstests in der gynäkologischen Praxis

Anmerkungen zur Probenbehandlung im gynäkologisch-endokrinologischen Bereich

Proben. Zentrifugation bei Raumtemperatur bei allen Proben möglich.

Probenmenge. 1 ml Serum oder Plasma pro Bestimmung.

Stabilität. Da bei längerer Lagerung eine Proteolyse nicht auszuschließen ist, müssen die Proben tiefgefroren aufbewahrt werden.

Lagerung/Versand. Lagerung am besten tiefgefroren (-20°C); kurzfristiger Versand innerhalb von 24 bis 48 Stunden bei Raumtemperatur möglich.

Androstendion
Vorbereitung/Probenentnahme. Venös, in Probengefäß beliebiger Art. Die Blutentnahme sollte möglichst in der frühen Follikelreifungsphase erfolgen (Tag 1 bis 5), da außerhalb dieses Zeitraums die Konzentrationen von Androgenen, auch die des Androstendions in größerem Ausmaß schwanken können.

Referenzbereiche. <1,0 ng/ml (Postmenopause), 0,47–2,68 ng/ml (Reproduktionsphase).

Umrechnungsfaktoren. 1 ng/ml=0,29 nmol/l, 1 nmol/l=3,45 ng/ml.

Anmerkungen
(1) Androstendion ist neben Testosteron, Dehydroepiandrosteron (DHEA) und dessen Sulfat eines der quantitativ wichtigsten Androgene der Frau. Es ist ein biologisch nicht aktives 17-Ketosteroid, das zu etwa gleichen Teilen aus der Nebennierenrinde und der Thekazellschicht des Ovars stammt. Etwa zur Hälfte wird es in Testosteron umgewandelt, gleichzeitig ist es eine biosynthetische Vorstufe für Östrogene. Es zeigt einen mäßig ausgeprägten Tagesrhythmus mit Werten, welche in den frühen Morgenstunden etwa 30% höher liegen als in den späten Nachmittags- und frühen Abendstunden. Es wird nicht an SHBG gebunden.

(2) Androstendion kann zusammen mit anderen Androgenen bei allen hyperandrogenämischen Krankheitsbildern erhöht vorgefunden werden (hyperandrogenämische Formen der Ovarinsuffizienz, Hirsutismus, angeborene oder erworbene Formen der adrenalen Hyperplasie, androgenproduzierende Tumoren).

(3) Alle Medikamente, welche die ovarielle oder adrenale Funktion stimulieren, können zur Erhöhung der Androstendionspiegel beitragen (z. B. Clomifen, Mitapiron). Medikamente, die die Funktion dieser beiden Organe supprimieren, führen auch zur Erniedrigung der Androstendionspiegel im Serum (z. B. Glukokortikoide, Ovulationshemmer).

Dehydroepiandrosteron(DHEA)-Sulfat und Dehydroepiandrosteron
Vorbereitung/Probeentnahme. Venös, in beliebigem Probengefäß, keine besonderen Vorkehrungen notwendig, aber ggf. Kortikoidmedikation notieren.

Referenzbereiche. DHEA-Sulfat <3,0 μg/ml (Reproduktionsphase), <1,2 μg/ml (Postmenopause). Kinder: <0,1 μg/ml (bis zum 6. bis 8. Lebensjahr), während der Adrenarche (▶ Kap. 4) schneller Anstieg auf etwa 1 μg/ml, während der Pubertät Anstieg auf Erwachsenenwerte.
DHEA 1,5–8,0 ng/ml (altersabhängig)

Umrechnungsfaktoren. DHEA-Sulfat 1 µg/ml=0,39 µmol/l, 1 µmol/l=2,56 µg/ml.

DHEA 1 ng/ml=0,29 nmol/l, 1 nmol/l=3,46 ng/ml.

Anmerkungen

(1) Die Bestimmung ist unerlässlich für die Abklärung einer Androgenisierung der Frau und androgenabhängiger Ovarfunktionsstörungen, sinnvollerweise meist zusammen mit der Testosteron- oder Androstendionbestimmung und ggf. der 17α-Hydroxyprogesteronbestimmung.

(2) Sie ist auch unerlässlich für die Abklärung einer adrenalen Pseudopubertas praecox (s. Abschn. 12).

(3) Beim DHEA-Sulfat entfallen im Gegensatz zum DHEA weitgehend die Einflussgrößen Tageszeit und Zyklusphase (morgens sind die DHEA-Spiegel höher als in den Abendstunden).

(4) Da die Sulfatierung einen eigenen enzymabhängigen Schritt darstellt, können Divergenzen zwischen den Konzentrationen von DHEA und DHEA-Sulfat auftreten.

Desoxypyridinolin im Urin

Vorbereitung/Probeentnahme. 10 ml des zweiten Morgenurins (lichtgeschützt), ohne Konservierungsmittel.

Referenzbereiche. 2,5–6,0 nmol/mmol Kreatinin (Prämenopause), 3,0–9,5 nmol/mmol Kreatinin (Postmenopause).

Anmerkungen. Desoxypyridinolin und Pyridinolin werden bei der Kollagendegeneration freigesetzt und über die Niere ausgeschieden. Desoxypyridinolin kommt ausschließlich im Knochen vor und ist deshalb ein Marker des Skelettabbaus, während Pyridinolin auch in Knorpel, Sehnenbändern und Gefäßen nachgewiesen werden kann. Eine erhöhte Desoxypyridinolinausscheidung findet sich bei Kindern und Heranwachsenden sowie Gesunden in der frühen Postmenopause, außerdem bei einigen pathologischen Zuständen (primärer Hyperparathyreoidismus, Hyperthyreose, M. Paget, Knochenmetastasen, Glukokortikoidtherapie).

FSH

Vorbereitung/Probenentnahme. Venös, in Probengefäß beliebiger Art.

Referenzbereiche. 2–10 mIE/ml (Follikelphase), 8–20 mIE/ml (Ovulationsphase), 2–8 mIE/ml (Lutealphase), >20 mIE/ml (Postmenopause).

Anmerkungen. Die wichtigste Indikation für die FSH-Bestimmung bei der geschlechtsreifen Frau ist der Ausschluss eines (vorzeitigen) Klimakteriums. Wenn eine Frau in der Perimenopause noch menstruiert, so muss eine FSH-Bestimmung zu Beginn des Zyklus durchgeführt werden (Tag 1 bis 5), da es zu diesem Zeitpunkt am wenigsten Interpretationsschwierigkeiten gibt. In dieser Zeitphase nachgewiesene FSH-Spiegel von mehr als 12 bis 13 mIE/ml sprechen für eine herannahende Postmenopause.

hCG

Vorbereitung/Probenentnahme. Venös, im Probengefäß beliebiger Art zu beliebiger Tageszeit.

Referenzbereiche. Abhängig vom Schwangerschaftsstand (▶ Abschn. 8.4.1, 18.3).

Anmerkungen. Zur Wertigkeit der hCG-Bestimmung bei der Differentialdiagnostik des gestörten Aborts ▶ Kap. 18; zur Verlaufskontrolle bei Trophoblasttumoren ▶ Kap. 22.12.

HPL

Vorbereitung/Probenentnahme. Venös, im Probengefäß beliebiger Art zu beliebiger Tageszeit.

Referenzbereiche. Abhängig vom Schwangerschaftsstand (▶ Abschn. 8.4.1 und 18.4).

Anmerkungen. Die Bestimmung von HPL zur Beurteilung der Plazentafunktion hat gegenüber anderen Methoden der Schwangerschaftsüberwachung an Bedeutung verloren (▶ Abschn. 18.4).

17α-Hydroxyprogesteron

Vorbereitung/Probenentnahme. Venös, in beliebigem Probengefäß, ggf. Kortikoidmedikation und Zyklusphase (letzter Menstruationsbeginn) notieren. Blutentnahme morgens zwischen 8 und 10 Uhr (Uhrzeit notieren).

> **Cave**
>
> Zum Ausschluss eines AGS, auch in dessen heterozygoten Form mit Hilfe eines ACTH-Stimulationstests, sollten die Blutentnahmen in der frühen Follikelreifungsphase, jedenfalls nicht in der zweiten Zyklushälfte erfolgen, denn 17α-Hydroxyprogesteron wird auch im Corpus luteum gebildet.

Referenzbereiche. Frauen: 0,2–1,0 ng/ml (Follikelphase), 0,5–3,5 ng/ml (Lutealphase), Neugeborene: 2,0–8,0 ng/ml, in den ersten zwei Lebensmonaten Abfall auf unter ca. 3,5 ng/ml, nach weiteren 2 Monaten auf unter ca. 1,5 ng/ml, Kinder: 0,2–1,4 ng/ml.

Umrechnungsfaktoren. 1 ng/ml=0,33 nmol/l, 1 nmol/l=3,03 ng/ml.

Anmerkungen

(1) Höchster diagnostischer Stellenwert für AGS-Abklärung.

(2) Bei unbehandeltem AGS morgens stets erhöhte Werte, nachmittags und abends entnommene Proben können bei Nichtbeachtung der Probenentnahmezeit als »normal« fehlinterpretiert werden (ausgeprägter zirkadianer Rhythmus).

(3) Unter Glukokortikoidtherapie wegen AGS sind Konzentrationen bis 4 ng/ml tolerabel.

(4) Bei zu starker Suppression besteht die Gefahr einer Kortikoidüberdosierung.

(5) Beachte Heterozygotentest (ACTH-Test).

Kortisol im Serum

Vorbereitung/Probennahme. Venös, in beliebigem Probengefäß, ggf. Glukokortikoidmedikation notieren, Blut nüchtern und stressfrei morgens zwischen 8 und 10 Uhr (Uhrzeit notieren) abnehmen.

Referenzbereiche. 90–250 ng/ml (morgens), 30–140 ng/ml (abends)

Umrechnungsfaktoren. 1 ng/ml=0,362 nmol/l, 1 nmol/l=2,76 ng/ml.

Anmerkungen
(1) Wegen Spontanschwankungen und ausgeprägter Tagesrhythmik ist für die Ausschlussdiagnostik eines Hyper- bzw. Hypokortisolismus ein Funktionstest (z. B. Dexamethasonhemmtest, ACTH-Stimulationstest) besser geeignet als die Bestimmung der basalen Konzentration.
(2) Die Kortisolkonzentration ist morgens zwischen 7 und 8 Uhr am höchsten, zwischen 16 und 20 Uhr am niedrigsten (16 Uhr um ca. 50%, 20 um ca. 70% niedriger als um 8 Uhr).
(3) Die Kortisolkonzentration im Serum ist in der Schwangerschaft und unter ethinylöstradiolhaltigen Kontrazeptiva bedingt durch den Anstieg des kortisolbindenden Globulins (Transkortin) erhöht.
(4) Erhöhte Kortisolkonzentrationen findet man auch bei endokrin aktiven Nebennierenrindenadenomen und -karzinomen, bei M. Cushing, der ektopen ACTH-Produktion und bei Glukokortikoidresistenz. Erniedrigte Konzentrationen findet man bei sekundärer Nebennierenrindeninsuffizienz, hypothalamischer (tertiärer) Nebennierenrindeninsuffizienz und bei Suppression der Nebennierenrindenfunktion durch Glukokortikoide. Besonders niedrige Konzentrationen werden bei der Nebennierenrindeninsuffizienz (M. Addison) nachgewiesen.

Kortisol (freie Form) im Urin

Vorbereitung/Probennahme. Ggf. Glukokortikoidmedikation notieren.

24-Stunden-Urin: Sammelperiode beginnt nach dem Morgenurin (Uhrzeit notieren) und endet mit dem Morgenurin des folgenden Tages (gleiche Uhrzeit); Sammelgefäß (Kunststoff oder Glas) ohne Zusätze.

Die spontan gelassenen Urinproben können bei Raumtemperatur gesammelt werden.

Probenmenge. 24-Stunden-Sammelurin sorgfältig durchmischen, Gesamtmenge notieren, ca. 10 ml entnehmen.

Der Urin muss angesäuert werden.

Stabilität. Bei Raumtemperatur mehrere Tage, tiefgefroren mehrere Monate stabil.

Lagerung/Versand. Lagerung im Kühlschrank über mehrere Tage möglich, am besten jedoch tiefgefroren (-20°C), Versand bei Raumtemperatur möglich.

Referenzbereich. 20–180 µg/24 h.

Umrechnungsfaktoren. s. Kortisol (Serum).

Anmerkungen
(1) Gemessen wird das freie, d. h. nicht glukuronidiert ausgeschiedene Kortisol.
(2) Erhöht bzw. erniedrigt ist die Kortisolkonzentration im Urin bei allen unter »Kortisol im Serum« erwähnten Krankheitsbildern (s. dort).
Bei Adipositas kann die Konzentration des freien Kortisols im Urin erhöht gefunden werden.

Kortisoltagesprofil

Vorbereitung/Probennahme. Venös, in beliebigem Probengefäß, ggf. Glukokortikoidmedikation notieren, Blut nüchtern und stressfrei morgens zwischen 8 und 10 Uhr (Uhrzeit notieren) abnehmen.

Referenzbereiche. 90–250 ng/ml (morgens), 30–140 ng/ml (abends).

Durchführung
(1) Erste Blutentnahme um 8 Uhr, dabei Vorbereitung/Probenentnahmebedingungen für Kortisolbestimmung beachten (s. dort).
(2) Zweite Blutentnahme um 18 Uhr.

Interpretation. Ein Abfall des 18-Uhr-Wertes gegenüber dem 8-Uhr-Wert um mehr als 50% ist normal. Je geringer der Abfall, umso stärker ist der Verdacht auf einen autonomen Hyperkortisolismus.

Anmerkungen
(1) Auf die Vorbereitung/Probenentnahmebedingungen für die Kortisolbestimmung ist unbedingt zu achten (s. dort).
(2) Eine aufgehobene Tagesrhythmik kann schon dann für einen autonomen Hyperkortisolismus sprechen, wenn der 8-Uhr-Wert noch im oberen Referenzbereich liegt.
(3) Das Tagesprofil ist dem Dexamethasonhemmtest diagnostisch unterlegen.

LH

Vorbereitung/Probenentnahme. Venös, in Probengefäßen beliebiger Art.

Referenzbereiche. <10 mIE/ml (Follikelphase), >20 mIE/ml (Ovulationsphase), <8 mIE/ml (Lutealphase), 20–75 mIE/ml (Postmenopause).

Anmerkungen
(1) LH wird pulsatil ausgeschüttet. Bei primärer Ovarinsuffizienz wird es erhöht gefunden, bei hypothalamisch-hypophysär bedingten sekundären Ovarfunktionsstörungen kann es erniedrigt sein.
(2) Die LH-Bestimmung wird hauptsächlich zur Ermittlung des Ovulationszeitpunkts und damit des Empfängnisoptimums benutzt.

Östradiol

Vorbereitung/Probenentnahme. Venös, im Probengefäß beliebiger Art, Tageszeit beliebig.

Referenzbereiche. 25–200 pg/ml (Follikelphase), 150–300 pg/ml (Ovulationsphase), >80 pg/ml (Lutealphase, mittlere Lutealphase, 5. bis 6. postovulatorischer Tag), <20 pg/ml (Postmenopause).

Umrechnungsfaktoren. 1 pg/ml=0,273 pmol/l, 1 pmol/l=3,67 pg/ml.

Anmerkungen. Zur Beurteilung von Östradiolspiegeln müssen genaue Zyklusangaben und die Medikamentenanamnese (z. B. Kontrazeptiva) vorliegen. Die Domäne der Östradiolbestimmung ist die Kontrolle der Ovarfunktion in der Sterilitätsbehandlung und die Kontrolle von Östradiolspiegeln während der Hormonsubstitution bei Östrogenmangelzuständen, speziell in der Postmenopause.

Östriol (unkonjugiert)

Vorbereitung/Probeentnahme. Venös, in beliebigem Probengefäß.

Bei der Östriolbestimmung zur Beurteilung der fetoplazentaren Einheit nach glukokortikoidhaltigen Medikamenten fragen (notieren), ggf. mehrere Tage vorher absetzen.

Blutentnahme jeweils zur selben Tageszeit, am besten morgens zwischen 8 und 10 Uhr (Uhrzeit notieren).

Referenzbereiche. Abhängig vom Schwangerschaftsstand: 20. Woche ca. 1,3–3,2 ng/ml, 25. Woche ca. 1,6–5,2 ng/ml, 30. Woche ca. 2,6–7,2 ng/ml, 35. Woche ca. 3,5–13,8 ng/ml, 40. Woche ca. 6,4–20,3 ng/ml.

Umrechnungsfaktoren. 1 ng/ml=0,288 nmol/l, 1 nmol/l=3,47 ng/ml.

Anmerkungen. Unter einer Medikation mit Glukokortikoiden ist die Östriolbestimmung in der Schwangerschaft nicht sinnvoll, da es zum Östriolabfall kommt, der die pharmakologische Wirkung des Glukokortikoids auf den Feten darstellt und eine Beurteilung der fetoplazentaren Funktionseinheit nicht zulässt. Die suppressive Wirkung kann über eine Woche anhalten. Die Östriolbestimmung ist bei der Ermittlung des Down-Syndrom-Risikos Bestandteil des sog. Triple-Testes zusammen mit AFP und hCG.

Zur Bedeutung bei der Kontrolle der Funktionsfähigkeit der fetoplazentaren Einheit ▶ Abschn. 18.4 sowie 8.8).

Östron

Vorbereitung/Probenentnahme. Venös, im Probengefäß beliebiger Art, Tageszeit beliebig.

Referenzbereiche. 15–80 pg/ml (Postmenopause).

Umrechnungsfaktoren. 1 pg/ml=0,27 pmol/l, 1 pmol/l=3,7 pg/ml.

Anmerkungen

(1) Östron ist neben Östradiol der zweite im Wesentlichen von den Ovarien produzierte Östrogenparameter. In der Prämenopause werden allerdings nur 70 bis 80% des im Serum messbaren Östrons von den Ovarien synthetisiert, die restlichen 20 bis 30% entstehen als Folge der Konversion von Androstendion und DHEA im Fettgewebe. Höhere Östronwerte findet man deshalb vor allem bei Übergewichtigen.

(2) In der Postmenopause fallen die Östronkonzentrationen nicht so stark ab, wie die des Östradiols. Postmenopausal höhere Östronspiegel korrelieren mit einem etwas geringeren Risiko einer Osteoporose oder anderer Östrogenmangelerscheinungen, andererseits aber mit einem höheren Risiko für Endometriumatypien.

(3) Östron kann in Östradiol umgewandelt werden und stellt somit eine Reserveform für Östradiol dar. Bei oraler Verabreichung von östronhaltigen Präparaten erscheint ein Teil des Östrons nach kurzer Zeit im Blut in Form von Östradiol.

Progesteron

Vorbereitung/Probeentnahme. Venös, im Probengefäß beliebiger Art, Tageszeit beliebig.

Referenzbereiche. <1,0 ng/ml (Follikelphase), >12 ng/ml (Lutealphase), <1 ng/ml Postmenopause.

Umrechnungsfaktoren. 1 ng/ml=0,315 nmol/l, 1 nmol/l=3,18 ng/ml.

Anmerkungen

(1) Progesteronbestimmungen werden im Wesentlichen zur Beurteilung der Corpus-luteum-Funktion benutzt, sowohl im Rahmen der Sterilitätsbehandlung als auch in der Frühschwangerschaft zur Beurteilung der Funktion des Corpus luteum graviditatis.

(2) Bei der Beurteilung der Lutealphase im Rahmen der Sterilitätsbehandlung muss beachtet werden, dass Bestimmungen des Progesterons nach dem 7. postovulatorischen Tag nur noch bedingt sinnvoll sind, weil es nach diesem Zeitpunkt zu LH-abhängigen starken Tagesschwankungen kommen kann. In der Follikelphase und in der Postmenopause sind Progesteronbestimmungen meist unnötig.

Prolaktin

Vorbereitung/Probenentnahme. Venös, in Probengefäß beliebiger Art.

Nach Medikamenten fragen, die zur Hyperprolaktinämie führen können (▶ Abschn. 14.2.3), diese – falls möglich – mehrere Tage vorher absetzen. Stress vermeiden.

Blutentnahme nicht vor 8 Uhr morgens, nicht kurz nach einer Mahlzeit und nicht nach 18 Uhr abends.

Referenzbereiche. <10 ng/ml (Follikelphase), 8–12 ng/ml (Ovulationsphase), <16 ng/ml (Lutealphase), <8 ng/ml (Menopause).

Umrechnungsfaktoren. 1 ng/ml×32,5=1 μIE/ml.

Anmerkungen. Die Prolaktinsekretion erfolgt in einem Tag-Nacht-Rhythmus (▶ Abschn. 14.2.2). Die nächtlichen Prolaktinanstiege und die frühmorgendlichen Prolaktinabfälle folgen dem Tag-Nacht-Rhythmus des Corpus-pineale-Hormons Melatonin. In ▶ Abschn. 14.2 finden sich Tabellen über alle physiologischen und pathologischen Umstände sowie über alle bekannten Medikamente, die zu Änderungen der Prolaktinkonzentrationen führen oder mit solchen einhergehen.

Pyridinolin im Urin

Vorbereitung/Probeentnahme. 10 ml des zweiten Morgenurins (lichtgeschützt).

Referenzbereiche. 7,5–22,0 nmol/mmol Kreatinin (Reproduktionsphase), 11,0–42,0 nmol/mmol Kreatinin (Postmenopause).

Anmerkungen. S. Desoxypyridinolin.
   Pyridinolin wird auch bei der rheumatischen Arthritis erhöht ausgeschieden.

Sexualhormonbindendes Globulin (SHBG)

Vorbereitung/Probeentnahme. Venös, im Probengefäß beliebiger Art, keine relevanten Tagesschwankungen.

Referenzbereich. 30–95 nmol/l (Frauen).

Anmerkungen

(1) SHBG ist ein Protein, das in der Leber gebildet wird. Synthese und Sekretion von SHBG sind östrogenabhängige Prozesse. Deshalb findet man SHBG-Erhöhungen während der Einnahme von ethinylöstradiolhaltigen Präparaten wie der hormonalen Kontrazeptiva und in der Schwangerschaft. Bei hyperandrogenämischen Zuständen wird SHBG häufig erniedrigt gefunden.
(2) Daneben können erhöhte SHBG-Konzentrationen auch bei Hyperthyreose, Leberzirrhose und während der Einnahme von Antiepileptika nachgewiesen werden.
(3) Bei Insulinresistenz, Hypothyreose, Alopezie, Akromegalie, Fettsucht und anderen Erkrankungen, die mit erhöhten Androgenkonzentrationen und -wirkungen einhergehen, sind die SHBG-Spiegel oft erniedrigt.
(4) Als Zusatzuntersuchung zur Bestimmung der Androgene ist SHBG dann ein nützlicher Parameter, wenn ein Verdacht besteht, dass relativ hohe Konzentrationen an freien Androgenen vorliegen. SHBG ist insofern ein biologischer In-vivo-Test, als seine Konzentration die Leberwirksamkeit des Insulins, der Östrogene bzw. Androgene und der Schilddrüsenhormone widerspiegelt.

Testosteron

Vorbereitung/Probeentnahme. Venös, im Probengefäß beliebiger Art, Tageszeit beliebig.

Referenzbereiche. <0,4 ng/ml (Follikelphase), <0,6 ng/ml (Ovulationsphase), <0,5 ng/ml (Lutealphase), <0,5 ng/ml (Postmenopause).

Umrechnungsfaktoren. 1 ng/ml=0,288 nmol/l, 1 nmol/l =3,47 ng/ml.

Anmerkungen

(1) Die Testosteronkonzentrationen schwanken in der frühen Follikelreifungsphase am wenigsten, in der Zyklusmitte am meisten. Aus Standardisierungsgründen ist deshalb die Blutentnahme in der frühen Follikelreifungsphase vorzuziehen.
(2) Testosteron ist bei Störungen im Androgenhaushalt, ähnlich wie Androstendion, eines derjenigen Androgene, das am häufigsten erhöht ist. Deshalb ist es ein Parameter der

Primärdiagnostik bei Androgenisierungserscheinungen und bei der Differentialdiagnostik von Ovarfunktionsstörungen.

TSH

Vorbereitung/Probenentnahme. Venös, in Probengefäß beliebiger Art.
   Keine besonderen Vorkehrungen notwendig, ggf. lediglich Medikamenteneinnahme notieren.

Referenzbereiche. 0,2–3,5 µIE/ml, bis 10 µIE/ml beim Neugeborenenscreening.

Anmerkungen

(1) Die hochempfindliche, supersensitive Bestimmung des TSH-Basalwerts hat diagnostisch für den Ausschluss einer Schilddrüsenstörung den höchsten Stellenwert und hat die Indikation für den TRH-Test weitestgehend eingeschränkt (s. dort).
(2) Zum Nachweis einer manifesten hyper- bzw. hypothyreoten Stoffwechsellage gehört in der Gynäkologie zusätzlich die Bestimmung des fT_4 und in Einzelfällen die des Gesamt-T_3 oder fT_3.
(3) Diagnostische problematisch sind Schwerstkranke, Multimorbide und Greise, bei ihnen darf ein erniedrigter basaler TSH-Wert nicht von vornherein als Schilddrüsenfunktionsstörung gewertet werden.

Freies Thyroxin (fT_4) und freies Trijodthyronin (fT_3)

Vorbereitung/Probeentnahme. Blutentnahme venös, in Probengefäß beliebiger Art, keine besonderen Vorkehrungen notwendig, aber unbedingt Medikamenteneinnahme notieren (z. B. Kontrazeptiva, Antiepileptika, Anabolika, Kortikoide, Azetylsalizylsäure in hohen Dosen, Phenylbutazon, Heparin u. a.).

Referenzbereiche. fT_3 Erwachsene: 2,2–4,7 pg/ml, fT_4 Erwachsene: 8,5–17,0 pg/ml.

Umrechnungsfaktoren. fT_3: 1 pg/ml=0,65 pmol/l, 1 pmol/l=1,54 pg/ml.
   fT_4: 1 pg/ml=0,78 pmol/l, 1 pmol/l=1,29 pg/ml.

Anmerkungen. Neben dem TSH ist die Bestimmung des fT_4 die wichtigste Kenngröße zur primären Beurteilung der Schilddrüsenunterfunktion. Sie kann durch die Bestimmung des fT_3 ergänzt werden. Die hyperthyreote Stoffwechsellage ist durch einen unterhalb der Nachweisgrenze liegenden TSH-Basalwerts und eine Erhöhung des freien T_3-Spiegels gekennzeichnet.

Antikörper gegen thyreoidale Peroxidase (TPO-AK; früher: MAK)

Vorbereitung/Probeentnahme. Venös, im Probengefäß beliebiger Art, Tageszeit beliebig.

Referenzbereich. <100 IE/ml.

Anmerkungen

(1) Antikörper gegen Thyreoglobulin (TAK) zeigen gemeinsam mit den Antikörpern gegen die thyreoidale Peroxidase (TPO-AK) einen Autoimmunprozess in der Schilddrüse an. Bei der Hashimoto-Thyreoiditis und der primär atrophischen Autoimmunhypothyreose sind TPO-AK häufiger (70%) erhöht als TAK und in höheren Konzentrationen nachweisbar. Auch Patienten mit einem M. Basedow (30%) weisen erhöhte Konzentrationen von TAK und TPO-AK auf.

(2) Eine erhöhte Abortneigung ist häufig mit einer Erhöhung der Schilddrüsenautoantikörper assoziiert. Im dritten Trimenon der Schwangerschaft können erhöhte Konzentrationen von TPO-AK und TAK ein erhöhtes Risiko einer peripartalen Schilddrüsendysfunktion anzeigen.

(3) Bei der chronischen Autoimmunthyreoiditis (Hashimoto-Thyreoiditis) sind die TPO-AK in mehr als 90% der Fälle erhöht, beim M. Basedow sind die Konzentrationen in 70% der Fälle positiv.

(4) Antikörper gegen mikrosomale Schilddrüsenantigene richten sich in erster Linie gegen thyreoidale Peroxidase; in hoher Konzentration sprechen sie für eine chronische Autoimmunthyreoiditis.

(5) Im Rahmen der Differentialdiagnose von M. Basedow sollte gleichzeitig die Bestimmung von TSH-Rezeptor- und Thyreoglobulin-Antikörpern (TRAK bzw. TAK) veranlasst werden.

Antikörper gegen Thyreoglobulin (TAK)

Vorbereitung/Probeentnahme. Venös, im Probengefäß beliebiger Art, Tageszeit beliebig.

Referenzbereich. <100 IE/ml.

Anmerkungen

(1) Antikörper gegen Thyreoglobulin (TAK) zeigen gemeinsam mit den Antikörpern gegen das thyreoidale Enzym Peroxidase (TPO-AK) einen Autoimmunprozess in der Schilddrüse an. Bei der Hashimoto-Thyreoiditis und der primär atrophischen Autoimmunhypothyreose sind TPO-AK häufiger (70%) erhöht als die Antikörper gegen Thyreoglobulin und in höheren Konzentrationen nachweisbar. Auch Patienten mit einem M. Basedow (30%) weisen erhöhte Konzentrationen von TAK und TPO-AK auf.

(2) Eine erhöhte Abortneigung ist häufig mit einer Erhöhung der Schilddrüsenantikörper assoziiert. Im dritten Trimenon der Schwangerschaft können erhöhte Konzentrationen von TPO-AK und TAK ein erhöhtes Risiko einer peripartalen Schilddrüsendysfunktion anzeigen.

(3) Bei einer latenten Hypothyreose (auch als Ursache von Zyklusfunktionsstörungen) sollten zum Ausschluss einer Autoimmunerkrankung der Schilddrüse TPO-AK und TAK bestimmt werden.

> **Cave**
>
> Beim Nachweis deutlich erhöhter Antikörper keine Jodidgabe! (Ausnahme: Schwangerschaft).

Antikörper gegen den TSH-Rezeptor (TRAK)

Vorbereitung/Probeentnahme. Venös, im Probengefäß beliebiger Art, Tageszeit beliebig.

Referenzbereich. <14 U/l.

Anmerkungen

(1) Bei der Immunhyperthyreose (M. Basedow) werden blockierende und stimulierenden Antikörper mit der TRAK-Bestimmung global erfasst. Durch die TRAK-Bestimmung können Autoimmunhyperthyreosen vom Typ M. Basedow von autonomiebedingten Hyperthyreosen abgegrenzt werden.

> **Cave**
>
> Bei Patientinnen mit M. Basedow in der Schwangerschaft ist die Kontrolle der TRAK-Konzentration wichtig: Diese Antikörper sind plazentagängig und können in hohen Konzentrationen beim Feten eine Hyperthyreose auslösen.

(2) Bei der Überwachung einer thyreostatischen Therapie ist die TRAK-Konzentration Indikator der Autoimmunaktivität.

ACTH-Test (Kurztest)

Durchführung

(1) Für die erste Blutentnahme venösen Zugang legen, dabei Vorbereitung/Probennahmebedingungen für Kortisolbestimmung beachten (s. dort).

(2) 250 μg ACTH 1–24 (z. B. Synacthen) als i.v.-Bolus.

(3) Nach 30, 60 und 90 Minuten weitere Blutentnahmen (für ein Screening reicht eine weitere Entnahme nach 60 Minuten).

Interpretation. Ein Kortisolanstieg nach 60 Minuten um mehr als 100 ng/ml (1 nmol/l=2,76 ng/ml) ist normal. Ist der Anstieg abgeschwächt oder fehlt er, spricht dies für eine Nebennierenrindeninsuffizienz.

Anmerkungen

(1) Die Differenzierung zwischen primärer und sekundärer Nebennierenrindeninsuffizienz (diese ist Angelegenheit des internistischen Endokrinologen) gelingt nur durch den »Langtest«, von dem mehrere Versionen bekannt sind.

(2) Der ACTH-Test wird als Heterozygotentest bezeichnet, wenn er zur Abklärung eines sich spät manifestierenden heterozygoten adrenogenitalen Syndroms (AGS; 21-Hydroxylasedefekt) dient, wobei zusätzlich zu Kortisol 17α-Hydroxyprogesteron unmittelbar vor und 60 Minuten nach 250 μg ACTH i.v. bestimmt wird. Ein Anstieg des 17α-Hydroxyprogesterons um mehr als 2,5 ng/ml gilt als sicherer Hinweis.

Dexamethasonhemmtest (Kurztest) zum Ausschluss eines Cushing-Syndroms

Durchführung

(1) Erste Blutentnahme zwischen 8 und 9 Uhr stressfrei unter Nüchternbedingungen. Vorbereitung/Probeentnahmebedingungen für Kortisolbestimmung beachten (s. dort).

(2) Am gleichen Tag um 23 Uhr 1 mg (andere empfehlen 2 mg) Dexamethason per os.

(3) Am folgenden Tag zwischen 8 und 9 Uhr zweite Blutentnahme unter Nüchternbedingungen.

Interpretation. Eine Suppression auf unter 40 ng/ml (<80 pmol/ml) ist normal, höhere Werte nach Dexamethason sprechen für einen autonomen Hyperkortisolismus.

Anmerkungen

(1) Zur Ausschlussdiagnostik eines autonomen Hyperkortisolismus ist der Dexamethasonhemmtest am besten geeignet.

(2) Bei ungenügender Suppression mit 1 oder 2 mg Dexamethason sollte eine weitere Differentialdiagnostik durch einen internistischen Endokrinologen erfolgen.

(3) Der Dexamethasonkurztest ist nicht geeignet als Suppressionstest erhöhter Androgene (s. Langzeittest).

Dexamethasonhemmtest (Langzeittest) zur Suppression erhöhter Androgene (Testosteron, Androstendion, DHEA oder DHEA-Sulfat)

Durchführung. Nach Feststellung erhöhter Androgenkonzentrationen abendliche (22 bis 23 Uhr) kontinuierliche Dexamethasoneinnahme von 0,5 mg Dexamethason; frühestens 10 bis 14 Tage nach Beginn der abendlichen Einnahme, um 8 bis 9 Uhr unter stressfreien Nüchternbedingungen, zweite Blutentnahme für die Bestimmung der zuvor erhöhten Androgenparameter und von Kortisol, ca. 10 Stunden nach der letzten Dexamethasoneinnahme.

Interpretation. Es spricht für die weitere Dexamethasoneinnahme in derselben Dosis, wenn während des Langzeittests und unter standardisierten Abnahmebedingungen (s. oben) die Androgenspiegel bis in den Referenzbereich hinein abgefallen sind und der Kortisolspiegel morgens noch zwischen 20 und 40 ng/ml liegt.

Für Testosteron gilt, dass ein erhöhter Spiegel entweder in den Referenzbereich hinein oder um mindestens 0,3 bis 0,5 ng/ml abgefallen sein muss, um eine längerfristige Dexamethasongabe zu rechtfertigen. Voraussetzung für diese Schlussfolgerungen ist allerdings, dass man am morgendlichen Kortisolspiegel deutlich erkennt, dass die Patientin das Präparat eingenommen hat und die Dosis adäquat war.

Anmerkungen

(1) Der Dexamethason-Langzeittest dient dem Ausschluss einer autonomen Sekretion von Kortisol und von Androgenen; er stellt beim Androgenexzess gleichzeitig einen therapeutischen Ansatz dar, indem bei adäquatem Abfall der Androgenkonzentrationen Dexamethason weitergegeben werden kann (▶ Abschn. 23.4).

(2) Kein wesentlicher Abfall von Androgenen nach Dexamethason spricht entweder für eine ungenügende Dosierung des Dexamethason, für Nichteinhalten der standardisier-

ten Bedingungen, für Nichteinnahme des Präparats, für eine überwiegend oder ausschließlich ovarielle Sekretion von Androgenen oder (extrem selten) für einen autonomen Prozess im Sinne eines Tumors. Die gleichzeitige Kortisolbestimmung zeigt, ob es zu einem Kortisolabfall gekommen ist, erlaubt also die Differenzierung, ob die Patientin Dexamethason eingenommen hat oder nicht, und erlaubt damit eine weitere Differenzierung und Interpretation.

(3) Der Abfall von DHEA-Sulfat erfolgt nach Dexamethasongabe langsamer als der des freien DHEA und des Testosterons. Deshalb ist die Bestimmung von DHEA-Sulfat in einem Dexamethasonkurztest nicht sinnvoll.

Gestagentest

Durchführung

(1) Ausschluss einer Schwangerschaft.

(2) An 10 bis 12 aufeinander folgenden Tagen tägliche orale Einnahme eines Gestagenpräparates (▶ Abschn. 25.2).

Interpretation. Ein positives Ergebnis liegt vor, wenn innerhalb von 2 bis 4 Tagen nach Absetzen eine Entzugsblutung auftritt.

Anmerkungen

(1) Bei negativem Ergebnis sollte sich ein Östrogen-Gestagen-Test anschließen.

(2) Die notwendige Gesamtdosierung einzelner Gestagenpräparate ist unterschiedlich und richtet sich nach der präparatespezifischen Transformationsdosis. Beim Unterschreiten der Gestagendosis kann es zu falsch-negativen Ergebnissen kommen.

(3) In Einzelfällen kann bei oligomenorrhoischen Frauen mit weitgehender Follikelreifung die Entzugsblutung bis zu 16 Tagen nach Beginn der Einnahme beginnen.

(4) Transformationsdosis einzelner Gestagene ▢ Tabelle 10.3.

(5) Ein positiver Gestagentest sagt etwas aus über den Mindestgrad der Endometriumproliferation aus, eignet sich jedoch nicht als Kriterium für die Indikation zur Substitution mit Östrogenen bei Östrogenmangelzuständen.

(6) Die Bedeutung des Gestagentests ist infolge anderer methodischer Entwicklungen (Hormonbestimmungen, Ultraschall) relativiert worden.

Glukosetoleranztest

Zeitpunkt. Zwischen 8 und 9 Uhr in nüchternem Zustand und nach 12-stündigem Fasten.

Durchführung. Nach venöser Blutentnahme für die Bestimmung der Nüchternglukose und für Insulin oder C-Peptid wird eine Menge von 75 g Glukose in 100 ml Wasser innerhalb von 5 Minuten getrunken.

Für die Mitbestimmung von C-Peptid oder Insulin ist Heparinplasma vorzuziehen.

Nach 120 Minuten zweite Blutentnahme für die Bestimmung von Glukose und Insulin oder C-Peptid. Wenn die Bestimmung nicht am gleichen Tag erfolgt, Aufbewahrung bei -20° C.

Die als Grenzwerte geltenden Konzentrationen im Plasma von venösem Blut finden sich auf Seite 649:

	Nüchternwerte [a] Angaben in mg/dl (mmol/l), [b] Angaben in mU/l (pmol/l; [Thomas 2000]), [c] hierfür liegen noch keine einheitlichen Referenzwerte vor, Bestimmung erfolgte bisher nur im Rahmen von Studien.	120-Minuten-Werte
Normalzustand		
Glukose	<110 (<6,1)[a]	<140 (<7,8)
Insulin	6–25 (36–150)[b]	c
C-Peptid	0,7–2 (0,2–0,6)[b]	c
Verminderte Glukosetoleranz		
Glukose	110–125 (6,1–6,9)	140–199 (7,8–11)
Insulin	>25 (>150)	c
C-Peptid	>2 (>0,6)	c
Diabetes mellitus		
Glukose	>126 (>7,0)	>200 (>11,1)
Insulin	>25 (>150)	c
C-Peptid	>2 (>0,6)	c

Anmerkungen

(1) Der orale Glukosetoleranztest ist in der gynäkologischen Endokrinologie vor allem in denjenigen Situationen sinnvoll, die durch erhöhte kurz- und langfristige Risiken für die Patientin und für den Feten gekennzeichnet sind. Solche Risikosituationen sind: Adipositas, insbesondere mit abdominalem Fettansatz (Taillen/Hüft-Quotient >0,8), Androgenisierungserscheinungen an der Haut und Ovarfunktionsstörungen aus dem hyperandrogenämischen Formenkreis, insbesondere polyzystische Ovarien.

(2) Bei Ovarfunktionsstörungen im Rahmen der Sterilitätsbehandlung, die durch eine Insulinresistenz (erhöhte Insulin- und/oder C-Peptid-Werte) bei noch normalen Glukosewerten gekennzeichnet sind, ist der erste und kausale Schritt der Therapie die Beseitigung der Insulinresistenz, z. B. durch Gewichtsreduktion bei Übergewicht, Gabe von Insulin-Sensitizern.

(3) Zum Ausschluss eines Gestationsdiabetes empfiehlt die American Diabetes Association (ADA 2002) folgendes Vorgehen:

- Bestimmung der Nüchternglukose; bei einem Wert <140 mg/dl ist das Vorliegen eines Gestationsdiabetes unwahrscheinlich.
- Bei einer Nüchternglukosekonzentration >140 mg/dl sollte ein Glukosetoleranztest mit 100 g durchgeführt werden (nach 3-tägiger kohlenhydratreicher Kost und anschließendem Fasten über die Dauer von 8 bis 14 Stunden) und stündlich der Glukosewert bestimmt werden.
- Wenn mindestens zwei der gemessenen Glukosewerte höher sind als die jeweils empfohlenen (1-Stunde: <180 mg/dl, 2-Stunden: <155 mg/dl, 3-Stunden: <140 mg/dl), liegt ein Gestationsdiabetes vor.

GnRH-Test

Durchführung

(1) Für die erste Blutentnahme venösen Zugang legen, dabei Vorbereitung/Probennahmebedingungen für LH-/FSH-Bestimmung beachten (s. dort).

(2) Bei Männern 100 µg GnRH, bei Frauen 25 µg, bei Kindern 25 µg (andere empfehlen 25 bis 30 µg/m2 Körperoberfläche) als i.v.-Bolus.

(3) Nach 30 Minuten zweite Blutentnahme für LH-Bestimmung.

(4) Nach 45 Minuten dritte Blutentnahme für FSH-Bestimmung.

Interpretation. Bei Männern und Kindern im Pubertätsalter gelten ein LH- und FSH-Anstieg um mindestens das Doppelte des jeweiligen Basalwertes als normal.

Bei geschlechtsreifen Frauen hängt die Reaktion von der Zyklusphase ab: Nach 30 Minuten findet man:

LH >20 mIE/ml und FSH 5–10 mIE/ml (Follikelphase),
LH >40 mIE/ml und FSH 5–15 mIE/ml (Ovulationsphase),
LH >30 mIE/ml, FSH 5–10 mIE/ml (Lutealphase).

Anmerkungen

(1) In der Frauenheilkunde hat der GnRH-Test zur Beurteilung von Ovarfunktionsstörungen gegenüber der einfachen Bestimmung der basalen Gonadotropinkonzentrationen in Kombination mit medikamentösen Funktionstests (Gestagentest, Versuch der Clomifenstimulation der Ovarfunktion) wenig Bedeutung. Er wird als Vortest zur Dosierung von GnRH bei der pulsatilen GnRH-Therapie empfohlen (▶ Abschn. 23.4.4).

(2) Der Test besitzt höchsten diagnostischen Stellenwert für die Differenzierung zwischen hypothalamisch und hypophysär bedingten Formen des Hypogonadismus.

(3) Der Test ist gut geeignet zur Differenzierung zwischen konstitutioneller Entwicklungsverzögerung (LH-/FSH-Anstieg nachweisbar) und hypogonadotropem Hypogonadismus (LH-/FSH-Anstieg nicht nachweisbar).

(4) Bei negativem Ergebnis (kein LH-/FSH-Anstieg) ist der Test nach einwöchiger pulsatiler GnRH-Gabe zu wiederholen, um definitiv zwischen hypothalamisch (LH-/FSH-Anstieg dann nachweisbar) und hypophysär (LH-/FSH-Anstieg dann auch nicht nachweisbar) bedingtem Hypogonadismus zu unterscheiden.

(5) Neben LH und FSH sollten aus der 1. Blutprobe auch Testosteron (bei Männern) bzw. Östradiol (bei Frauen) bestimmt werden (s. dort).

(6) Bezüglich der GnRH-Applikationsmenge und Blutentnahmezeiten bestehen unterschiedliche Auffassungen.

(7) Bei erhöhten LH-/FSH-Basalwerten ist ein GnRH-Test in der Regel entbehrlich.

Metoclopramidtest

Durchführung

(1) Stress vermeiden, Durchführung zu beliebiger Tageszeit, jedoch nicht vor 8 Uhr morgens oder nach 18 Uhr abends, aus Standardisierungsgründen am besten in der Mitte der Lutealphase.

(2) Venösen Zugang legen, Blutentnahme für den Prolaktinbasalspiegel.

(3) 10 mg Metoclopramid (z. B. Paspertin®) i.v..

(4) nach 25 min weitere Blutentnahme für die 2. Prolaktinbestimmung.

Interpretation. Bei normalem Prolaktinbasalspiegel ist ein Anstieg von Prolaktin auf nicht mehr als 200 ng/ml normal (Lutealphase). Ist bei einem normalen Prolaktinbasalspiegel der Anstieg stärker, so spricht man von latenter Hyperprolaktinämie, sind beide Werte erhöht, von einer manifesten Hyperprolaktinämie.

Anmerkungen

(1) Prolaktinsynthese und -sekretion hängen ab von der Höhe und der Dauer der Östrogeneinwirkung, dies erklärt die Zyklusabhängigkeit des Metoclopramidtests. In der frühen Follikelreifungsphase findet man eine geringere Prolaktinkonzentration nach Metoclopramid.

(2) Der Metoclopramidtest spielt heute in der gynäkologischen Endokrinologie eine nur untergeordnete Rolle.

> **Cave**
>
> **Die Reaktionsfähigkeit nach einem Metoclopramidtest kann beeinträchtigt sein, so dass man unmittelbar danach kein Fahrzeug steuern sollte.**

Östrogen-Gestagen-Test

Durchführung.

(1) Ausschluss einer Schwangerschaft.

(2) 20 Tage lang (1.–20. Testtag) 60 µg Ethinylöstradiol täglich oral.

(3) Vom 11.–20. Testtag zusätzlich täglich ein Gestagenpräparat in voller Transformationsdosis (▶ Abschn. 25.1, 25.2).

Interpretation. Ein positives Ergebnis liegt vor, wenn innerhalb einer Woche eine Entzugsblutung auftritt.

Anmerkungen

(1) Bei Sterilitätsproblemen sollte der Östrogentest mit einer Hysteroskopie kombiniert werden, um intrauterine Synechien auszuschließen.

(2) Der Östrogen-Gestagen-Test erlaubt eine Aussage über die Proliferationsfähigkeit des Endometriums. Er dient zum Ausschluss einer uterinen Amenorrhoe bei der Differentialdiagnostik der Amenorrhoe.

(3) Transformationsdosis von Gestagenen ❑ Tabelle 10.5.

(4) Der Östrogentest sollte einem negativen Gestagentest nachgeschaltet sein.

(5) Die notwendige Gesamtdosis einzelner Gestagenpräparate ist unterschiedlich, sie richtet sich nach der präparatespezifischen Transformationsdosis. Beim Unterschreiten kann es zu falsch-negativen Ergebnissen kommen.

TRH-Test

Durchführung. Intravenös: (1) Leichtes Frühstück einnehmen zur Minimierung der Nebenwirkungen. (2) Venösen Zugang legen (Bedingungen zur Vorbereitung und Probennahme wie für TSH beachten, s. dort) und 1. Blutentnahme für TSH-Basalwert. (3) 200 µg (andere empfehlen 400 µg) TRH als Bolus (bei Kindern: 7 µg/kg Körpergewicht). (4) Nach 30 Minuten zweite Blutentnahme.

Nasal: (1) Leichtes Frühstück einnehmen zur Minimierung der Nebenwirkungen. (2) In jedes Nasenloch ein Sprühstoß (insgesamt 2 mg TRH; bei Kindern nur ein Sprühstoß). (3) Nach 30 Minuten zweite Blutentnahme.

Interpretation für beide Durchführungsformen. Ein TSH-Anstieg (Δ-TSH) um 2–17 µE/ml ist normal und gilt als »positives« Ergebnis. Ein Δ-TSH <2 µE/ml (»negatives« Ergebnis) spricht meistens für eine hyperthyreote, ein Δ-TSH von >30 µE/ml (»überschießendes« Ergebnis) praktisch immer für eine hypothyreote Stoffwechsellage. Ein Δ-TSH <2 µE/ml ist auch für die vergleichsweise sehr seltene sekundäre Hypothyreose typisch.

Die latente Hypothyreose ist durch einen normalen bzw. im oberen Grenzbereich des Referenzbereichs liegenden TSH-Basalspiegel und durch einen exzessiven TSH-Anstieg nach TRH gekennzeichnet (Δ-TSH >17 µE/ml. Die peripheren Schilddrüsenhormone sind hierbei noch im Normalbereich.

Anmerkungen

(1) Durch die Entwicklung hochempfindlicher supersensitiver TSH-Bestimmungen hat der TRH-Test im internistischen Bereich wesentlich an Bedeutung verloren, auch in der Gynäkologie kommt er lediglich zum Ausschluss einer latenten Hypothyreose zu Anwendung.

(2) Ein negatives Testergebnis bei normalem TSH-Basalspiegel findet sich bei jedem 5. bis 6. klinisch euthyreoten Kropfpatienten aus Strumaendemiegebieten.

(3) Diagnostische Problemfälle sind Schwerstkranke, multimorbide Patienten und Greise, bei denen ein negatives Testergebnis nicht von vornherein als Schilddrüsenfunktionsstörung gewertet werden darf (»Low-« oder »Non-responder«).

(4) Während oder kurz nach einer Thyroxintherapie kann der Test negativ sein.

(5) Die Gabe von Glukokortikoiden, L-Dopa, Acetylsalizylsäure und dopaminergen Prolaktinhemmern kann zur Abschwächung der TRH-induzierten Reaktion oder zu einem negativen Testergebnis führen.

(6) Bei negativem Ergebnis ist eine Wiederholung des Tests erst nach 2 Wochen zu empfehlen.

(7) Die TRH-Wirkung wird durch die gleichzeitige Gabe von Metoclopramid verstärkt, desgleichen findet man ge-

legentlich unter starkem Östrogeneinfluss (Schwangerschaft, Ethinylöstradiol) eine Verstärkung der TRH-induzierten TSH-Sekretion. Solche Testergebnisse können dann fälschlicherweise im Sinne einer latenten Hypothyreose gedeutet werden.

(8) Der orale TRH-Test (40 mg oral, TSH-Bestimmung vor sowie 3 bis 5 h nach Einnahme) wird von der Sektion Schilddrüse der Deutschen Gesellschaft für Endokrinologie nicht empfohlen.

(9) TRH stimuliert auch die Prolaktinsekretion, so dass der Test für die Abklärung der latenten Hyperprolaktinämie empfohlen worden ist, diesbezüglich aber dem Metoclopramidtest (s. dort) unterlegen ist.

24.7 Was Sie von der molekularen Diagnostik, insbesondere einiger Endokrinopathien wissen sollten

Neuere Methoden der Molekularbiologie haben wesentlich zum Verständnis der Pathophysiologie erblich bedingter endokriner Erkrankungen beigetragen. Molekulare Defekte in den Trägern der Erbinformation, den Genen also, die an Synthese, Sekretion, Transport und Übertragung hormonaler Signale beteiligt sind, werden mit der nuklearen oder der mitochondrialen DNA von den Eltern auf die Kinder übertragen. Auch sporadische Erkrankungen können auf defekten Genen basieren. Diese somatischen Mutationen*, die in einzelnen Körperzellen auftreten, werden an alle Zellen weitergegeben, die von der betroffenen Zelle abstammen und können Ursache für Funktionsausfälle, Überfunktionen, Hyperplasien sowie benigne oder maligne Tumore sein.

Um die molekularen Grundlagen von genetisch bedingten Krankheiten zu verstehen, wäre es wünschenswert, alle Einzelheiten über die Gene zu kennen: chromosomale Lokalisation, genaue Sequenz, Regulation der Expression* und Funktionsweise des Produktes, für das ein bestimmtes Gen den Bauplan darstellt. Von diesem umfassenden Wissen sind wir jedoch noch sehr weit entfernt. In einer koordinierten internationalen Zusammenarbeit haben sich Wissenschaftler zum Ziel gesetzt, das menschliche Genom* vollständig zu entschlüsseln (Human Genome Project). Auch wenn dieses Projekt mittlerweile weitgehend abgeschlossen ist, ist damit immer noch nicht vollständig die Sprache entschlüsselt, die in dieser Information enthalten ist. Für die meisten Krankheiten wird vorerst noch die Vererbung aus dem klinischen Phänotyp abgeleitet. Der zugrunde liegende molekulare Defekt ist häufig nach wie vor unbekannt. Bei denjenigen Krankheiten jedoch, deren Molekularbiologie aufgeklärt ist, kann eine molekulare Diagnostik nutzbringend eingesetzt werden.

24.7.1 Molekulargenetische Grundlagen

Erbsubstanz

Die Erbinformation ist bei allen Lebewesen von gleicher Struktur. Chemisch besteht sie aus einem oder mehreren langkettigen Molekülen, den Desoxyribonukleinsäuren (DNS

bzw. »desoxyribonucleic acid«, DNA) bzw. der Ribonukleinsäuren (RNS bzw. RNA). Der Name DNA oder RNA leitet sich aus den chemischen Bestandteilen ab. Außer einem Zuckerrest, Desoxyribose (in der DNA) oder Ribose (RNA), und einem Phosphatrest sind in der DNA die vier Nukleotidbasen Adenin (A), Guanin (G), Cytosin (C) und Thymin (T) enthalten. In der RNA ersetzt Uracil (U) die Base Thymin. Die Basen sind über Zuckerreste an Phosphatreste gebunden, die wiederum zwischen den Zuckern als Phosphat-Diesterbindungen das Rückgrat der Nukleotidkette bilden.

In der variablen Reihenfolge der Basen ist die genetische Information kodiert*. Sie ist in bestimmten DNA-Abschnitten, die als Gene bezeichnet werden, zusammengefasst und bestimmt sowohl den Bauplan von Proteinen als auch die Struktur der Ribonukleinsäuremoleküle, die für die Proteinsynthese benötigt werden, wie ribosomale RNA und transfer-RNA. Die genetische Sprache, die durch dieses Alphabet kodiert wird, ist in allen Organismen gleich. Allerdings enthalten nach heutigen Erkenntnissen lediglich 3 bis 5 % der Basen des Genoms spezifische Informationen. Die Funktionen der restlichen 95 bis 97% sind nicht bekannt.

Die DNA liegt als Doppelstrang von zwei antiparallel angeordneten DNA-Molekülen vor. Diese Struktur kann sich nur dann bilden, wenn sich im Verlauf des gesamten Doppelstranges immer die Basenpaare G/C und A/T bilden. Durch spezifische Wasserstoffbrücken zwischen den Basen C und G sowie A und T werden die Stränge zusammengehalten und die Konformation einer linksgängigen Doppelhelix angenommen. Die beiden Moleküle der Doppelhelix enthalten somit in ihrer Basenabfolge identische Informationen. Bei der Zellteilung muss sich die DNA replizieren*. Dieses geschieht durch enzymatische Auftrennung der Doppelhelixstruktur und durch die Neuverknüpfung von Nukleotidbausteinen, die sich jeweils komplementär zu der vorgegebenen Sequenz an die nun einzeln vorliegenden DNA-Stränge anlagern. Dadurch entsteht eine perfekte Kopie jedes Stranges, wobei der bereits vorhandene Strang als Matrize dient. Der Vorgang wird als semikonservative Replikation* bezeichnet.

Bei höheren Organismen ist die genetische Information auf mehrere DNA-Moleküle verteilt. Die einzelnen Moleküle bilden dicht gepackt mit Strukturproteinen (u. a. Histone) die Chromosomen. Das menschliche Genom besteht aus 46 Chromosomen, wobei 22 Chromosomen (Autosomen) jeweils doppelt vorhanden sind (diploide Zellen), während je nach Geschlecht entweder zwei X-Chromosomen (weiblich) oder ein X und ein Y-Chromosom (männlich) vorhanden sind. In den reifen Keimzellen liegt jeweils nur ein Chromosom jedes Typs (haploide Zellen) sowie ein X- oder ein Y-Chromosom vor.

Isoliert man das genetische Material während einer bestimmten Phase des Zellzyklus, der sog. Metaphase, so kann man die verschiedenen Chromosomen lichtmikroskopisch identifizieren. Sie unterscheiden sich in ihrer Größe und im charakteristischen Bandenmuster, das auf unterschiedlich dichte Bereiche in den einzelnen Chromosomen zurückzuführen ist. Dieses Bandenmuster ermöglicht auch eine sehr grobe räumliche Einteilung, die über die Numerierung der Banden ausgedrückt wird. Der Verlust größerer DNA-Abschnitte (Deletionen*) lässt sich am veränderten Banden auf dem betreffenden Chromosom feststellen.

Erklärungen der mit * gekennzeichneten Begriffe im Glossar am Ende dieses Kapitels.

24

Struktur von Genen

Auf der chromosomalen DNA sind drei Arten von Genen kodiert: Die weitaus größte Gruppe, die wahrscheinlich an die 100.000 verschiedene Gene umfasst, enthält die Baupläne für Proteine. Diese Gene werden zunächst in eine RNA-Vorstufe umgeschrieben (transkribiert*), die dann durch verschiedene »Prozessierungsschritte«* in die reife Boten-RNA (»messenger-RNA«, mRNA) umgeformt wird und als Matrize für die Proteinbiosynthese an den Ribosomen dient. Dabei kodieren immer 3 Basen (Triplett*) für eine Aminosäure (Kodon). Da bei 4 verschiedenen Basen insgesamt 64 Kombinationsmöglichkeiten für Tripletts möglich sind, aber nur 20 Aminosäuren existieren, die in Proteinen oder Peptiden vorkommen, können für die meisten Aminosäuren mehrere verschiedene Tripletts alternativ verwendet werden. Außerdem gibt es ein Triplett, dass den Beginn der Proteinkette definiert (meist ATG) und ein Stopkodon, welche das Ende der Proteinkette definiert (TAA, TAG, TGA).

Die zweite Gruppe von Genen kodiert die RNA-Moleküle, die zum Prozessieren* der mRNA-Vorstufen und beim »Translatieren«* der mRNA in ein Protein benötigt werden. Ihre Anzahl ist auf wenige Dutzend beschränkt. Am besten untersucht sind die ribosomalen RNA-Moleküle, die bei der Bildung der Ribosomen eine wichtige Rolle spielen.

Die dritte Gruppe von Genen kodiert für die sog. Transfer-RNA. Diese relativ kleinen RNA-Moleküle werden für den korrekten Einbau der verschiedenen Aminosäuren während der Proteinbiosynthese benötigt. Sie binden die Aminosäure-Bausteine in aktivierter Form und bestimmen den korrekten Zeitpunkt des Einbaus in die Proteinkette.

Die Gene bestehen zum einen aus dem zu transkribierenden Abschnitt*, der die Kodierung* für die Proteine oder die verschiedenen RNA-Spezies enthält. Diese Bereiche werden Exons* genannt. Sie sind unterbrochen von Abschnitten, die nicht für relevante Informationen kodieren und als Introns* bezeichnet werden. Zum anderen enthalten die Gene Steuerbereiche, die für die Regulation der Transkription* der Gene notwendig sind.

Regulation der Expression von Genen

Das genetische Material liegt zwar in allen Zellen (außer den kernlosen Erythrozyten und den Keimzellen) im zweifachen Satz vor. Im Laufe der Evolution haben sich aber Zelldifferenzierungen ergeben, durch die jedes Gen nur in bestimmten Zellen und nur unter bestimmten Bedingungen genutzt wird. Die Expression eines Gens muss daher präzise gesteuert werden. An spezifische kurze DNA-Sequenzen der oben beschriebenen Steuerbereiche, die als regulatorische Elemente bezeichnet werden, binden Transkriptionsfaktoren, Proteine, die in der Lage sind, die Transkription eines Gens spezifisch zu verstärken oder zu hemmen. Die Transkriptionsfaktoren sind entsprechend ihrer speziellen Funktion entweder gewebsspezifisch exprimiert, durch äußere Bedingungen in Ihrer Aktivität moduliert oder durch Liganden (wie z. B. Hormone) reguliert (s. hierzu auch ▶ Abschn. 2.7, Wirkungsmechanismen von Sexualsteroiden).

Bei der Transkription entsteht zunächst ein Primärtranskript*, das noch die von den Introns* kodierten Abschnitte enthält. Anschließend werden während eines Reifungsvorganges die Intronabschnitte aus dem Primärtranskript entfernt. Diesen Vorgang nennt man Spleißen*. Erst die reife mRNA

gelangt in das Zytoplasma, wo sie für die Proteinbiosynthese zur Verfügung steht.

Pathogene Veränderungen der Erbinformation

Genetisch bedingte Erkrankungen sind auf verschiedene Arten von Defekten der DNA zurückzuführen. Die Gendefekte können darauf beruhen, dass in Extremfällen Chromosomen ganz (numerische Aberrationen) oder teilweise (segmentale Aberrationen) fehlen. Krankheitsursache kann aber auch der Austausch einer einzelnen Base im kodierenden Bereich eines Gens (intragenetische Mutation) sein. Dies ist derjenige Bereich eines Gens, der die genetische Information für ein spezielles Protein enthält.

Chromosomale Veränderungen
Numerische Aberrationen

Abweichungen von der normalen numerischen chromosomalen Ausstattung führen zu sehr komplexen Syndromen. Alle Produkte der Gene, die auf dem überzähligen oder fehlenden Chromosom lokalisiert sind, werden in zu großer oder zu kleiner Menge exprimiert. Wenn auch die veränderte Menge für viele Genprodukte phänotypisch ohne Auswirkung ist, so gibt es doch bestimmte Produkte, deren veränderte zelluläre Konzentration zu einem pathologischen Phänotyp führen, z. B. beim Down-Syndrom (Trisomie 21; Sinet et al. 1991) Ein Begleitsymptom numerischer Chromosomenaberrationen ist häufig eine mentale Retardierung, da durch die komplexen chromosomalen Veränderungen auch Genprodukte des Zentralnervensystems mit hoher Wahrscheinlichkeit nicht adäquat exprimiert sind (Money 1993). Aus demselben Grund werden komplexe Beeinträchtigungen hormonaler Systeme beobachtet, da die Wahrscheinlichkeit recht hoch ist, dass die Funktion einer oder mehrerer endokriner Drüsen sowie von Hormonrezeptoren oder von Komponenten der Signalübertragungsmechanismen betroffen sind.

Segmentale Aberrationen
Partielle Deletionen* oder Duplikationen. Wenn diese größere Abschnitte eines Chromosoms betreffen ($>3\times10^6$ Basenpaare), sind sie zytogenetisch unter dem Lichtmikroskop feststellbar (Schmickel 1986). Diese Veränderungen können zu unterschiedlich komplexen Krankheitsbildern führen, je nach dem wie viele und welche Gene dabei betroffen sind. Das Spektrum von Symptomen kann von Patient zu Patient stark variieren. Kleinere Veränderungen der DNA, die Bereiche betreffen, die deutlich kleiner als 3×10^6 Basenpaare sind und nicht zu sichtbaren Veränderungen der Chromosomen führen, sind nur mit molekularbiologischen Methoden zu analysieren.

Interchromosomale Rearrangements*. Umlagerungen (Translokationen*) von Genabschnitten zwischen verschiedenen Chromosomen können ebenfalls sehr komplexe Krankheitsbilder erzeugen, da auch hier möglicherweise mehrere Gene betroffen sind. Auch diese Form genetischer Aberrationen lässt sich durch zytogenetische Verfahren nachweisen, wenn die ausgetauschten Bereiche eine bestimmte Größe überschreiten. Andernfalls sind molekularbiologische Verfahren notwendig.

Intrachromosomale Rearrangements*. Der Austausch von Abschnitten von benachbarten Regionen auf einem Chromosom wie sog. Konversionen* und Inversionen* lässt sich durch zytogenetische Verfahren nachweisen, wenn die betroffenen Abschnitte ausreichend groß sind, um am veränderten Bandenmuster im Lichtmikroskop erkennbar zu sein. Andernfalls sind auch hier molekularbiologische Methoden heranzuziehen.

Intragenetische Veränderungen

Intragenetische Deletionen* und Insertionen*. Häufig sind genetische bedingte Erkrankungen auf kleinere molekulare Veränderungen zurückzuführen, wie Punktmutationen, kleinere Deletionen, Insertionen oder Duplikationen. Diese Veränderungen haben zur Folge, dass entweder Genprodukte teilweise fehlen oder durch eingefügte Bereiche unterbrochen sind. Häufig wird dabei das Leseraster unterbrochen. Auch Stopkodons* (s. oben) können entstehen, die einen vorzeitigen Abbruch der Proteinkette bei der Proteinsynthese (Translation) verursachen.

Punktmutationen*. Es sind drei Arten von Punktmutationen zu unterscheiden, die in den kodierenden Bereichen der Gene, also in den Exons vorkommen: Mutationen, deren Basenaustausch nicht zur Kodierung einer anderen Aminosäure führen, werden als stumme Mutationen bezeichnet. Mutationen, die zur Kodierung einer anderen Aminosäure führen, werden als Missense-Mutationen bezeichnet und können die Funktion eines Genproduktes stark beeinträchtigen. Hier führt der veränderte Genotyp häufig zu einer phänotypischen Veränderung. (Betrifft die Mutation einen Bereich des Genproduktes, der für die Funktion nicht sehr wichtig ist, so kann diese auch phänotypisch neutral sein.) Der dritte Typ von Punktmutationen führt zu Stopkodons und damit zu Genprodukten, die nicht oder nur sehr eingeschränkt funktionsfähig sind.

Zum Nachweis von Mutationen auf der Ebene der DNA sind molekularbiologische Verfahren notwendig. Voraussetzung hierfür ist immer, dass die Struktur des Genabschnittes ausreichend bekannt ist.

Spleißmutationen*. Tritt ein Basenaustausch an den Übergängen von Exons zu Introns auf, so kann dieses dazu führen, dass der Spleißapparat* ein Exon oder mehrere überspringt und dabei ein Genprodukt erzeugt, dem ein mehr oder weniger großes Stück fehlt. Die Proteine, die aus solchen Mutationen resultieren, sind nicht funktionsfähig. Liegen derartige Mutationen vor, ist die Analyse auf Proteinebene durch protein- oder immunchemische Methoden möglich, vorausgesetzt, das Genprodukt wird in Zellen exprimiert, die einer Analyse zugänglich sind.

Instabile repetitive Sequenzen. Eine weitere Variante genetischer Veränderungen ist in den letzten Jahren immer häufiger gefunden worden. Sie betrifft sich wiederholende (repetitive) DNA-Sequenzen, die in vielen Bereichen des Genoms gefunden werden. Diese «Sequenzmotive» können unterschiedlich häufig wiederholt werden, ohne dass daraus für das Individuum Konsequenzen resultieren müssen. Expandiert aber die Anzahl der Wiederholungen über ein bestimmtes Maß hinaus, so tritt ein pathologischer klinischer Phänotyp auf. Dieses Phänomen ist beispielsweise beim Fragile-X-Syndrom, bei der Chorea Huntington und bei myotoner Dystrophie die Krankheitsursache.

Veränderungen des mitochondrialen Genoms. Eine Reihe von chronisch degenerativen Erkrankungen wie sie Gehirn, Herz, Muskel, Leber und Niere, aber auch endokrine Drüsen betreffen, lassen sich auf Mutationen im mitochondrialen Genom zurückführen (Wallace 1992). Das mitochondriale Genom kodiert einige Enzyme des mitochondrialen ATP-generierenden Systems und der oxidativen Phosphorylierung sowie ribosomale RNA- und transfer-RNA-Moleküle, die für die mitochondriale Proteinbiosynthese benötigt werden. In der mitochondrialen DNA kommen ebenso wie in der nuklearen DNA Punktmutationen, Insertionen und Deletionen vor. Da die mitochondriale DNA bei der Befruchtung und der anschließenden Zellteilung fast ausschließlich aus dem Zytoplasma der Eizelle weitergegeben wird, findet man bei mitochondrialen Gendefekten einen mütterlichen Erbgang. Mitochondrien haben eine hohe Mutationsrate, da sie keinen Mechanismus zur DNA-Reparatur besitzen, somatische Mutationen können also jeder Zeit auftreten. Unter anderem wird die Akkumulation von Mutationen im mitochondrialen Genom für Alterungsprozesse der Zellen verantwortlich gemacht.

Methoden zur Untersuchung von Genen
Theoretische Grundlagen

In der Vergangenheit, bevor effektive molekularbiologische Methoden zur Verfügung standen, musste der Defekt, der ein bestimmtes Krankheitsbild hervorrief, in der Regel auf biochemischem Wege definiert werden. Als Beispiel seien die zahlreichen Defekte von Enzymen des Intermediärstoffwechsels genannt, die man über das Auftreten entsprechender Metabolite und die Messung der Enzymaktivitäten identifizieren konnte, z. B. den 21-Hydroxylasedefekt beim adrenogenitalen Syndrom (▶ Abschn. 16.4.1). Auch zahlreiche Hämoglobinopathien sind auf biochemischem Wege durch Untersuchung des Proteins und dessen veränderten Eigenschaften entdeckt und erst später auf DNA-Ebene charakterisiert worden.

In vielen Fällen ist jedoch das betroffene Protein nicht bekannt und somit keiner direkten biochemischen Untersuchung zugänglich. Teilweise ist man dennoch in der Lage, das verursachende Gen mit molekulargenetischen Methoden zu identifizieren.

Prinzip der Polymerase-Kettenreaktion

Die in der ersten Hälfte der 80-er Jahre entwickelte Methode der Polymerase-Kettenreaktion («polymerase chain reaction«, PCR) basiert auf dem natürlichen Vervielfältigungsprinzip der DNA. Mittels eines speziellen Enzyms, nämlich der DNA-Polymerase wird ein definiertes Segment vervielfältigt. Bei jedem Vervielfältigungszyklus verdoppelt sich die Anzahl der Kopien des zu untersuchenden Genabschnittes. Theoretisch liegt nach 30 Zyklen ausgehend von einem einzigen DNA-Molekül eine Zahl von 2^{30} Molekülen (ca. $1 \times 10^9 = 1$ Milliarde) vor. Diesen Vorgang bezeichnet man als Amplifikation*. Die Polymerase-Kettenreaktion wird durch die enorme Vervielfältigung eines definierten DNA-Segments zu einer äußerst sensitiven Nachweismethode.

24.7.2 Molekulare Diagnostik genetischer Erkrankungen

Allgemeine Aspekte

Für eine Reihe von vererbten Krankheiten ist es heute möglich, eine sinnvolle molekularbiologische Diagnostik durchzuführen. Voraussetzung ist, dass der genetische Defekt genau charakterisiert ist. Dieses gilt besonders für die Erkrankungen, die für präventive Maßnahmen zugänglich sind, oder für die eine kurative Therapie möglich ist. Die molekularbiologische Diagnostik basiert auf der Untersuchung der Keimbahn-DNA und ist bereits möglich, bevor klinische Symptome auftreten (präsymptomatische Diagnose). Eine Therapie kann so frühzeitig eingeleitet werden. Für Erkrankungen, bei denen es z. Z. noch keine Therapie oder Präventionsmöglichkeiten gibt, liegt der Nutzen vor allem darin, dass Nichtgenträgern die belastende Ungewissheit genommen werden kann, während für Genträger eine genetische Beratung bei der allgemeinen Lebensplanung und der Familienplanung eine wichtige Hilfestellung bedeutet.

> **Cave**
>
> Insbesondere bei genetischen Syndromen, für die es keine Präventionsmöglichkeit bzw. Therapie gibt, kann das Wissen um den Genträgerstatus zu erheblichen psychischen Beeinträchtigungen führen. Daher muss in diesen Fällen vor einer molekulargenetische Diagnostik immer eine humangenetische und psychologische Beratung erfolgen.

Der Aufwand, der für die molekularbiologische Diagnostik einer bestimmten Erkrankung notwendig ist, hängt zum einen von der Größe des zu untersuchenden Gens ab, zum anderen von der Variabilität der möglichen Mutationen. Erkrankungen, die nur auf einer Mutation oder wenigen, bestimmten beruhen, lassen sich sehr effektiv, preiswert und schnell diagnostizieren, während bei Erkrankungen, bei denen in einem sehr großen Gen mit vielen Mutationen zu rechnen ist, sehr viel Fleißarbeit und Kosten erforderlich sind, um die für einen Patienten relevante Mutation zu finden.

> **Cave**
>
> Eine Abweichung der Basensequenz bedeutet nicht automatisch einen pathophysiologischen Zusammenhang, sondern kann auch einen Polymorphismus* darstellen, eine Variante auf Genebene also, die phänotypisch keine Auswirkungen hat.

Die Möglichkeit zum molekularbiologischen Nachweis eines konkreten Defekts in einem bekannten Krankheitsgen ermöglicht eine molekularbiologische Diagnostik im Sinne der direkten Genanalyse für den einzelnen Patienten. Das Ergebnis ist somit keine statistische Angabe wie bei der indirekten Genanalyse, sondern eine definitive Information über den Genträgerstatus dieses Individuums. Eine gewisse Restunsicherheit kann lediglich durch methodische Fehler bei der Durchführung der molekularbiologischen Analyse oder durch logistische Fehler im Laborablauf, wie z. B. Probenverwechslung, begründet sein.

Ist in einer Familie eine Mutation für ein Krankheitsgen identifiziert worden, so kann erwogen werden, die weiteren Mitglieder dieser Familie nur noch auf diese Mutation zu untersuchen. Dieses würde den diagnostischen Aufwand erheblich reduzieren. Ob ein solches Verfahren zu vertreten ist, hängt von der Häufigkeit ab, mit der Mutationen, die zu dieser Erkrankung führen können, in der Gesamtpopulation vorkommen und damit von der Wahrscheinlichkeit, dass in einer Familie zwei oder mehr verschiedene Mutationen vorkommen.

Für den Fall, dass das Krankheitsgen nicht identifiziert, aber seine chromosomale Lokalisation hinreichend bekannt ist, um flankierende genetische Marker einsetzen zu können, kann eine molekularbiologische Diagnostik durch sog. Kopplungsanalysen* erfolgen. Dieses kann jedoch nur in Form einer Familienuntersuchung durchgeführt werden, bei der mindestens ein, besser mehrere sicher betroffene Patienten und möglichst viele weitere Familienmitglieder verteilt über zwei bis drei Generationen für die Untersuchung zur Verfügung stehen. Für das einzelne Individuum dieses Stammbaums kann dann eine Wahrscheinlichkeit angegeben werden, Träger des Krankheitsgens zu sein. Diese Form der Untersuchung wird als indirekte Genanalyse bezeichnet. Sie ist von großem klinischen Nutzen, wenn das Krankheitsgen noch nicht identifiziert ist und die verwendeten Marker ausreichend informativ sind. Aber auch wenn das Krankheitsgen bekannt ist, findet die indirekte Genanalyse für Familienuntersuchungen Anwendung, wenn der Zeitaufwand zur Untersuchung aller Mutationen in keinem Verhältnis zur Aussage steht.

Molekulargenetik von Endokrinopathien

Endokrine Erkrankungen sind oft recht komplexer Natur. Der Ausfall eines Hormons oder seiner Signalübertragung in das Zellinnere betrifft in den meisten Fällen mehr als ein Zielorgan und hat über die z. T. vielschichtigen und komplizierten Wechselwirkungen von Hormonsystemen untereinander Auswirkungen, die im Detail nicht vorherzusehen sind. Es verwundert deshalb nicht, dass genetisch bedingte Endokrinopathien zu sehr variablen phänotypischen Manifestationen führen können. Eine Korrelation zwischen Genotyp und Phänotyp ist hier noch schwieriger zu erkennen als bei anderen genetischen Erkrankungen.

Auch genetische Erkrankungen, die komplexe Ursachen haben wie z. B. numerische Chromosomenaberrationen, Translokationen oder Mutationen in zentralen Genprodukten, die nicht direkt Hormonsysteme betreffen, können indirekt Endokrinopathien auslösen. So haben beispielsweise die meisten numerischen chromosomalen Aberrationen Störungen der Geschlechtsentwicklung und Stoffwechselstörungen ähnlich einem Diabetes mellitus zur Folge. Ähnliches gilt für Mutationen im mitochondrialen Genom, die zu neurologischen und endokrinen Störungen führen.

Soweit die molekularen Ursachen von Endokrinopathien aufgeklärt sind, ist eine direkte molekulargenetische Diagnostik möglich und häufig auch sinnvoll. Der Nachweis von molekulargenetischen Veränderungen ist meist eindeutig zu führen, so dass differentialdiagnostisch klare Aussagen möglich werden. Falsche therapeutische Maßnahmen können dadurch in vielen Fällen verhindert und wertvolle Zeit zur Einleitung der angemessenen Therapie gewonnen werden.

Im folgenden Teil dieses Kapitels werden einige Beispiele für molekulargenetische bedingte Endokrinopathien vorgestellt. Die Einteilung erfolgt nach Art der Veränderung der davon betroffenen Genprodukte und deren Funktion. Begonnen wird mit numerischen chromosomalen Aberrationen, die nicht im eigentlichen Sinne über die Keimbahn vererbt werden, sondern durch fehlerhafte Aufteilung der Chromosomen während der Reduktionsteilung (Meiose) entstehen (chromosomale Disjunktion*).

Numerische Aberrationen von Geschlechtschromosomen

Klinefelter-Syndrom. Patienten mit überschüssigen X-Chromosomen (am häufigsten mit dem Karyotyp 46,XXY, klassisches Klinefelter Syndrom) zeigen eine Keimdrüsenunterfunktion im Sinne eines primären hypergonadotropen Hypogonadismus des männlichen Geschlechts im Pubertätsalter (Girard 1994; Jockenhövel u. Reinwein 1992) Die sporadisch auftretende Erkrankung entsteht in den meisten Fällen (90%) während der Gametogenese.

XYY-Syndrom. Bei dieser Aberration ist ein überzähliges Y-Chromosom vorhanden. Äußerlich fallen die Patienten häufig durch ein übermäßiges Längenwachstum auf.

Turner-Syndrom. Aus dieser chromosomalen Anomalie resultiert ein weiblicher Phänotyp mit einem hypergonadotropen Hypogonadismus. Die äußeren und inneren Genitalorgane sind hypoplastisch. Die Ovarien bestehen nur noch aus Bindegewebsanteilen ohne follikuläre Strukturen (»Streak-Gonaden«). In seltenen Fällen sind rudimentäre Ovarstrukturen vorhanden, die Pubertät und Menstruation auslösen können. Einige wenige Fälle von erfolgreicher Schwangerschaft sind berichtet worden. Im Regelfall ist das Turner-Syndrom aber mit Infertilität verknüpft.

Das Turner-Syndrom ist die einzige Monosomie*, die postnatal lebensfähige Individuen hervorbringt. Es ist allerdings bekannt, dass 99% aller 45,XO-Genotypen vor der 28. Gestationswoche absterben und einen hohen Prozentsatz der spontanen Aborte repräsentieren. Der Mechanismus, der zur Monosomie führt, ist nicht bekannt. Anders als bei den anderen bekannten chromosomalen Anisomien hängt das Risiko für einen 45,XO-Genotyp nicht vom Alter der Mutter ab (▶ Abschn. 12.3).

Defekte in Peptidhormongenen

Peptidhormone werden auf genomischer Ebene meist als Peptidvorstufen kodiert, die durch eine sog. posttranslationale Prozessierung* in die aktive Endform umgewandelt werden. Genetische Defekte können dazu führen, dass diese Umwandlungsschritte nicht korrekt ablaufen oder die Aminosäuresequenz des Hormons abweicht und seine Funktion dadurch beeinträchtigt ist.

Ein Beispiel für die fehlerhafte Synthese eines Peptidhormons ist eine seltene Form der familiären Hyperproinsulinämie. Bei dieser Erkrankung liegen im Verhältnis zum Insulin hohe Konzentrationen an biologisch inaktivem Proinsulin oder anderen Vorstufen vor und die Freisetzung des aktiven Insulins unterbleibt. Biochemisch lässt sich die Erkrankung über die erhöhten Proinsulin- und erniedrigten Insulinspiegel im Serum diagnostizieren. Da die Genstruktur des Insulin-Gens vollständig bekannt ist, ist auch ein molelkularbiologischer Nachweis möglich. Die betroffenen Individuen haben einen insulinpflichtigen Diabetes (Steiner et al.1990).

Defekte der Hormonsynthese und der Hormonaktivierung

Mit dem Begriff kongenitale adrenale Hyperplasie wird ein Syndrom (adrenogenitales Syndrom, AGS) bezeichnet, das auf vererbten Defekten in Enzymen der Kortisolbiosynthese beruht. Jedes der an der Biosynthese beteiligten Enzyme kann betroffen sein. Die beeinträchtigte Kortisolsynthese führt zu einem Ausbleiben der Rückkopplungsreaktion auf die ACTH-Freisetzung in der Hypophyse und damit zu einer erhöhten ACTH-Konzentration und einer ständigen Stimulation der Nebennierenrinde. Die auftretenden Symptome erklären sich durch die verminderte Synthese von Kortisol und die vermehrte Sekretion der Steroidhormonvorstufen, insbesondere der Nebennierenandrogene (▶ Abschn. 16.4.1.). Diese Erkrankungen werden immer autosomal-rezessiv vererbt (Kalaitzoglou u. New 1993). Unterformen der kongenitalen adrenalen Hyperplasie sind

- der Steroid-21-Hydroxylasemangel,
- der Steroid-11β-Steroid-Hydroxylasemangel,
- der Steroid-17α-Hydroxylasemangel und
- der 3β-Hydroxysteroid-Dehydrogenasemangel.

Gendefekte der Rezeptorproteine und der Siganalübertragung
Membranrezeptoren

Der Insulinrezeptor ist ein membrangebundener Glykoproteinkomplex, der die biologische Wirkung des Insulins in die Zielzelle überträgt. Im Gen des Insulinrezeptors sind zahlreiche pathogene Mutationen gefunden worden, die je nach der Schwere der Beeinträchtigung der Rezeptorfunktion zu verschiedenen Syndromen führen (Taylor et al. 1992). Die Mutationen des Insulinrezeptors wirken sich sowohl auf die klassischen insulinabhängigen Gewebe wie Fett, Muskel und Leber aus als auch auf die nichtklassischen wie Haut, Ovar, Niere und Gehirn (Flier 1992). Die Auswirkung der Mutationen auf den Phänotyp ist abhängig von der Natur der Mutation, aber offenbar auch von individuellen Faktoren, da sich gleiche Mutationen bei verschiedenen Patienten klinisch unterschiedlich auswirken.

Eines der Syndrome eines Insulinrezeptordefekts ist die Insulinresistenz Typ A, bei der zur schweren Insulinresistenz eine Acanthosis nigricans und eine Hyperandrogenämie als Hauptsymptome kommen. Eine Adipositas, wie sie häufig bei insulinresistenten Diabetikern beobachtet wird, liegt nicht vor. Die defekten Insulinrezeptoren erklären die Insulinresistenz und die extrem erhöhten Insulinkonzentrationen. Betroffene Frauen haben neben den oben genannten Phänomenen eine hyperandrogenämische Amenorrhoe, Hirsutismus und polyzystische Ovarien (▶ Abschn. 16.4.2).

Symptome, die bei einzelnen Patienten zusätzlich auftreten können sind eine partielle oder totale Lipodystrophie und eine mehr oder weniger ausgeprägte Glukoseintoleranz.

Die Vermutung liegt nahe, dass Mutationen im Insulinrezeptor auch bei der Pathogenese des nichtinsulinabhängigen Diabetes mellitus beteiligt sein können. Es gibt jedoch immer noch keine endgültigen epidemiologischen Daten, die diese Rolle belegen.

Nukleare Hormonrezeptoren

Hydrophobe (nicht wasserlösliche) Hormone, wie beispielsweise die freien Steroidhormone, Schilddrüsenhormone, Retinolsäure oder Vitamin D, entfalten ihre physiologische Wirkung nicht über membranständige Rezeptoren, sondern über intrazelluläre (▶ Abschn. 2.7). Nachdem die Hormone über Mechanismen, die noch nicht genau bekannt sind, die Zellmembran passiert haben, treffen sie entweder im Zytoplasma oder im Zellkern auf den hormonspezifischen Rezeptor und aktivieren diesen, indem sie eine Konformationsänderung auslösen. Dadurch wird die Transkriptionsrate des entsprechenden Gens erhöht oder erniedrigt.

Die Rezeptoren für verschiedene hydrophobe Hormone stellen eine sog. Super-Genfamilie dar, d. h. dass sie einander bezüglich ihrer Aminosäurensequenz und ihrer Wirkungsmechanismen außerordentlich ähnlich sind.

Mutationen in diesen Rezeptorgenen führen zur verminderten oder völlig ausbleibenden Übertragung der hormonalen Signale auf die Genexpression und stellen eine Form der Hormonresistenz dar (Endorganresistenz). Zu diesen Formen der genetisch bedingten Hormonresistenz gehören die Schilddrüsenhormonresistenz und die Androgenresistenz (zu Letzterem ▶ Abschn. 12.5).

Molekulargenetik von endokrinen Tumoren

Die Entstehung von Krebszellen beruht nach heutigen Erkenntnissen auf der Transformation ursprünglich intakter körpereigener Zellen. Dabei verändern sich Differenzierungszustand, Wachstumsverhalten und Lokalisation der Zellen. Als molekulare Ursache dieser Veränderungen wird die Akkumulation molekulargenetischer Veränderungen in den Genen verschiedener Regulatorproteine angesehen, wodurch die Kontrolle der zelltypischen Funktionen nach und nach verloren geht. Diese Veränderungen werden bei der Zellteilung an die Tochterzellen weitergegeben. Genprodukte, deren genetischer Defekt dominant ist und zur Tumorentstehung führt, werden als Proto-Onkogene* bezeichnet.

Auslöser solcher molekulargenetischen Veränderungen können neben Fehlern bei der Replikation der DNA vor allem Umwelteinflüsse wie ionisierende Strahlen oder mutagene Substanzen sein. Tumorauslösende Viren exprimieren in den infizierten Zellen virale Proteine, sog. virale Onkogene, die den zellulären Proteinen, den Proto-Onkogenen, stark ähneln, aber ihre Funktion so verändert haben, dass sie nicht im Interesse der Zelle, sondern zugunsten der Integration oder Vermehrung des Virus aktiv sind.

Neben diesen somatischen genetischen Veränderungen mit Verlust der Kontrolle von Zellfunktionen gibt es Fälle, in denen molekulargenetische Veränderungen bereits in der Keimbahn vorliegen und vererbt werden. Kommen weitere somatische molekulargenetische Veränderungen hinzu, so führt dieses zur Entstehung von Tumorzellen. Dabei ist die Wahrscheinlichkeit, dass Zellen transformieren, in denen das genetisch defekte Gen exprimiert ist, besonders groß. Keimbahnmutationen in Proto-Onkogenen haben daher häufig die Tumorentstehung in spezifischen Geweben zur Folge.

Multiple endokrine Neoplasie Typ 1

Die multiple endokrine Neoplasie Typ 1 (MEN1) ist eine autosomal-dominant vererbte Erkrankung, die durch isolierte oder kombinierte Neoplasien der Nebenschilddrüse, der neuroendokrinen Zellen von Pankreas und Duodenum sowie der Hypophyse charakterisiert ist (Skogseid et al. 1994). Die Klinik wird einerseits bestimmt durch Tumorbildung der betroffenen Organe, andererseits durch Hypersekretion (z. B. Hyperprolaktinämie) oder Ausfall der entsprechenden Hormone.

Wegen der altersabhängigen Penetranz der Erkrankung kommen Symptome bei Betroffenen selten vor dem dritten Lebensjahrzehnt vor. Potentiell Betroffene werden daher regelmäßig mit biochemischen Methoden untersucht, um die Erkrankung möglichst früh zu diagnostizieren. Eine molekularbiologische Diagnostik ist hier in der Lage, eine präsymptomatische Erkennung von Genträgern bzw. Nichtbetroffenen vorzunehmen. Für diese indirekte Genanalyse sind lediglich 5 bis 10 ml Vollblut (EDTA-Blut) von verschiedenen Familienmitgliedern notwendig. Bei ausreichend großen Familienstammbäumen kann man unter bestimmten Voraussetzungen eine nahezu 100%ige Vorhersagegenauigkeit erzielen.

Multiple endokrine Neoplasie Typ 2

Charakteristisch für die multiple endokrine Neoplasie Typ 2a (MEN 2a) ist die Kombination von medullären Schilddrüsenkarzinomem, Phäochromozytomen und Hyperparathyreoidismus (die Variante MEN 2b zeigt zusätzlich neuroektodermale Fehlbildungen).

Die MEN 2a wird autosomal-dominant vererbt. Genträger, die eine Mutation im ret-Proto-Onkogen aufweisen, entwickeln mit hoher Wahrscheinlichkeit ein manifestes medulläres Schilddrüsenkarzinom (70% bis zum 70. Lebensjahr). Die Erkrankung bricht in den meisten Fällen zwischen dem 30. und 40. Lebensjahr aus, kann aber in Einzelfällen bereits im frühem Kindesalter vorkommen.

24.7.3 Für die Endokrinologie bzw. Frauenheilkunde relevante molekularbiologische Parameter

Adrenogenitales Syndrom (AGS, Steroid-21-Hydroxylasemangel)

Vorbereitung/Probeentnahme. 5 ml EDTA-Blut.

Dauer. Direkter Mutationstest bei Einzelpersonen 4 Wochen, Pränataldiagnose 10 Tage, Kopplungsanalysen (Familienuntersuchung: 2 Wochen).

Methodik

(1) Mutationsnachweis durch Polymerase-Kettenreaktion (direkte Genuntersuchung). Nachweis aller 13 bekannten Mutationen im Steroid-21-Hydroxylase-Gen durch DNA-Direktsequenzierung.
(2) Kopplungsanalyse über genetische Marker (indirekte Genuntersuchung, Familientest).

Indikationen

(1) Klinische Anzeichen einer kongenitalen adrenalen Hyperplasie und biochemische Hinweise auf fehlende Umwand-

lung von 17-Hydroxylase-Progesteron in 11-Desoxykortisol.

(2) Bereits aufgetretenen AGS-Erkrankungen in der Familie.
(3) Kinderwunsch, wenn in der Familie eines der beiden Partner Hinweise auf AGS-Erkrankungen vorliegen.
(4) Pränataldiagnostik.
(5) Hirsutismus, prämature Pubarche, Akne, Seborrhö, Großwuchs, akzeleriertes Knochenalter und Klitorishypertrophie (nichtklassische, Late-onset-Form des AGS).

Anmerkungen

Physiologie und klinische Bedeutung. Der häufigste bekannte und klinisch wichtigste genetische Defekt der Steroidhormonsynthese betrifft die 21-Hydroxylase. Der Steroid-21-Hydroxylase-Mangel kommt in der westlichen weißen Bevölkerung etwa einmal auf 5.000 bis 15.000 Geburten vor. Er wird autosomal-rezessiv vererbt. Die Erkrankung kann sich in verschiedenen Ausprägungen manifestieren. Die schwereren Formen (klassisches AGS) führen bei weiblichen Feten in utero bereits zu einer Virilisierung, die sich u. a. in Vergrößerung der Klitoris und Verschmelzung der Labien äußert, und die durch Gabe eines plazentagängigen Kortisolderivats, das die ACTH-Produktion des Feten und der Mutter blockiert, verhindern lässt. Nach der Geburt kann neben den Virilisierungserscheinungen vorübergehend ein Salzverlustsyndrom beobachtet werden, das auf den ebenfalls vorhandenen relativen Mangel an Aldosteron zurückzuführen ist.

Die Erkrankung kommt auch als »Late-onset-« oder kryptische Form (nichtklassische Form) vor, beide verlaufen deutlich milder. Symptome, die auf einen Androgenexzess hindeuten, zeigen sich klinisch beim Late-onset-AGS erst im Kindesalter oder in der Pubertät. Knaben und Männer sind meist asymptomatisch. Das klinische Bild bei Mädchen kann stark variieren. Beobachtet werden prämature Pubarche, Akne, Seborrhö, Hirsutismus, Großwuchs, akzeleriertes Knochenalter und Klitorishypertrophie. Trotz des bestehenden biochemischen Defektes können die klinischen Symptome bisweilen vollständig verschwinden. Die kryptische Form ist nur biochemisch oder molekulargenetisch nachzuweisen. Signifikante klinische Symptome sind nicht feststellbar (▶ Abschn. 16.4).

Das Gen für die Steroid-21-Hydroxylase ist auf dem kurzen Arm des Chromosom 6 lokalisiert und seine Struktur ist vollständig aufgeklärt.

Methodische und patientenbezogene Angaben. Eine Pränataldiagnostik ist möglich. Sie ist indiziert, wenn der begründete Verdacht besteht, dass ein weiblicher Fet homozygoter Träger eines Gendefektes sein könnte. Als therapeutische Maßnahme wäre in diesem Fall eine termingerechte pränatale Kortisolsubstitutionstherapie durchzuführen. Die Late-onset-Form des AGS beruht auf dem Vorliegen einer schwerwiegenden Mutation in einem Allel des 21-Steroid-Hydroxylase-Gens und eines gesunden Allels (heterozygoter Genotyp) oder einer milden Mutation auf dem anderen Allel (Compound-Heterozygotie), während die kryptische Form wohl homozygot auf milden Mutationen beruhen. Auch das gleichzeitige heterozygote Auftreten von Defekten in zwei verschiedenen Enzymen der Steroidbiosynthese wird als Ursache für Late-onset-Formen des AGS diskutiert.

Faktor-V-Genmutation (Mutation Leiden)

Vorbereitung/Probeentnahme. 5 ml EDTA-Blut.

Dauer der Untersuchung. 3 Tage.

Indikation. Die Bestimmung der Mutation im Faktor-V-Gen zur Prävention schwerer Thromboembolien ist sinnvoll bei:
- familiärer Häufung von thromboembolischen Ereignissen,
- Auftreten von Thromboembolien in jungem Lebensalter,
- Anwendung hormonaler Kontrazeptiva bei Verdacht auf Prädisposition und für
- Angehörige von Mutationsträgern (Familienuntersuchung).

Anmerkungen

(1) Thromboembolische Ereignisse sind potentiell lebensbedrohlich, sie betreffen ca. 0,1% der Bevölkerung, die sich in zwei Gruppen einteilen lassen:
- Patienten mit Grunderkrankungen wie Karzinomen, mit Risikofaktoren wie z. B. einem chirurgischen Eingriff oder mit einer erworbenen Abnormität wie z. B. Cardiolipin-Antikörpern.
- Patienten mit thromboembolischen Ereignissen ohne die oben genannten Risiken, jedoch mit familiärer Häufung.
(2) Bislang wurden einige genetische Defekte beschrieben: Mutationen im Antithrombin-III-, Protein-S- oder Protein-C-Gen, die zu einem Mangel oder einer Dysfunktion führen. Diese Defekte sind eher selten. Häufig ist bei diesen Patientengruppen eine Mutation im Faktor-V-Gen zu finden: Die Aminosäure Arginin an Position 506 ist zu Glutamin mutiert. Die Mutation löst eine Resistenz des aktivierten Faktor V gegenüber aktiviertem Protein C aus (APC-Resistenz), Faktor V kann nicht mehr inaktiviert werden. Durch diesen Mechanismus wird eine erhöhte Thromboseneigung verursacht (◻ Abb. 24.4).
(3) Die Mutation im Faktor V findet sich häufig (>20%) bei zufällig ausgewählten Patienten mit thromboembolischen

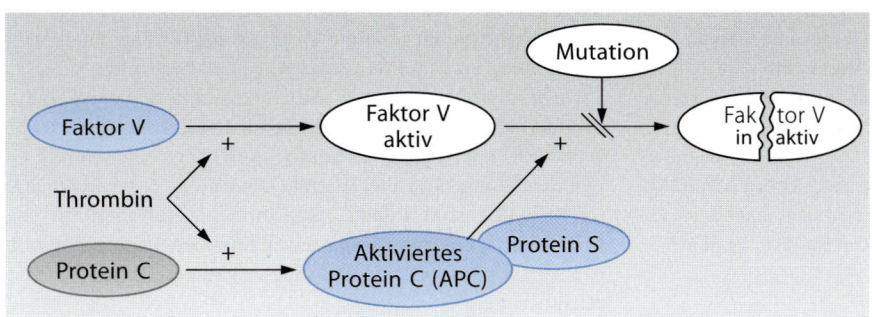

◻ Abb. 24.4. Mechanismen der Thromboseneigung bei Faktor-V-Genmutation

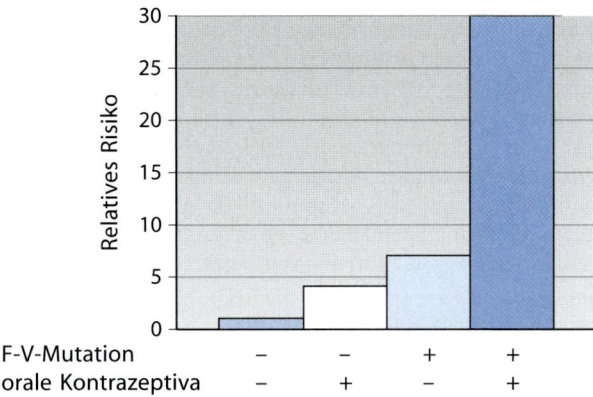

Relatives Risiko

F-V-Mutation	−	−	+	+
orale Kontrazeptiva	−	+	−	+

Abb. 24.5. Auswirkungen von oralen Kontrazeptiva und Faktor-V-Mutationen auf das Thromboserisiko. (Vandenbroucke et al. 1994)

Ereignissen, während sie bei Kontrollpersonen selten vorgefunden (<4%) wird. Im eigenen Patientenklientel haben wir unter 520 Frauen, die hormonale Kontrazeptiva einnehmen wollten oder einnahmen und deren Familienanamnese durch thromboembolische Ereignisse belastet war, bei 12,3% die Faktor-V-Mutation gefunden (Heterozygotie 11,9%, Homozytogie 0,4%). Unter 98 Frauen mit einer Thromboembolie in der eigenen Vorgeschichte fanden sich 22,4% mit einer Faktor-V-Mutation (Heterozygotie 21,4%, Homozygotie 1%).

(4) Patienten mit Mutationen dieses Gens erleiden in der Regel in jüngerem Alter und wiederholt eine Thrombose und/oder Lungenembolie. Die Anwendung oraler Kontrazeptiva führt bei ihnen zu einer weiteren Risikoerhöhung. Frauen, die bei genetischer Prädisposition orale Kontrazeptiva anwenden, haben ein mindestens 30fach erhöhtes Risiko für Thromboembolien (Abb. 24.5).

(5) Die Ermittlung der Mutation im Faktor-V-Gen mit molekularbiologischen Methoden schließt Störfaktoren aus, die bei biochemischen Nachweisverfahren immer wieder auftreten und ist z. Z. die Methode mit der höchsten Spezifität und Sensitivität. Diese Analyse kann auch unter Einnahme oraler Kontrazeptiva sowie gerinnungshemmender Medikamente durchgeführt werden.

(6) Zur Ermittlung einer genetischen Prädisposition von Thrombosen ist folgende Stufendiagnostik sinnvoll:
- Familienanamnese: Verdacht eines genetisch bedingten erhöhten Thromboserisikos,
- Analyse der Faktor-V-Genmutation (APC-Resistenz) bei Häufung thromboembolischer Ereignisse im näheren Verwandtenkreis oder bei der Patientin selbst.

Etwa 40% aller Thrombosen beruhen auf einer genetisch bedingten Gerinnungsstörung. Unter diesen sind 90% durch die Faktor-V-Genmutation (Mutation-Leiden) verursacht; die verbleibenden 10% werden auf Mutationen im Faktor VIII, Protein S und Protein C zurückgeführt sowie auf Mechanismen, die noch nicht näher bekannt sind.

> **Erst wenn eine Faktor-V-Mutation ausgeschlossen ist, erfolgt bei gesicherter positiver Familienanamnese eine weitere gerinnungsphysiologische Diagnostik (Protein C, Protein S, Antithrombin III).**

Zystische Fibrose (Mukoviszidose)

Vorbereitung/Probeentnahme. 5 ml EDTA-Blut (normaler Postversand) oder 10 mg (Feuchtgewicht) Chorionzotten, gekühlt versenden.

Die Pränataldiagnostik muss im Labor telefonisch angekündigt werden!

Dauer. Zwei Wochen. Pränataldiagnostik 3 Arbeitstage.

Indikationen
(1) Ermittlung des Genträgerstatus bei Mitgliedern von Familien, in denen die zystische Fibrose als Erkrankung bereits aufgetreten ist und bei deren Partnern, wenn Kinderwunsch besteht.
(2) Patienten mit klinischen Symptomen, die auf zystische Fibrose hinweisen, bei denen klassische Methoden (z. B. Schweißtest) aber kein eindeutiges Ergebnis bringen.
(3) Infertile Männer mit erblich bedingter Veranlagung zu Missbildungen des Samenleiters (Vas deferens) und Ermittlung des Genträgerstatus der Partnerin.
(4) Pränataldiagnostik, wenn bekannt ist, dass Eltern Genträger sind.
(5) Pränataldiagnostik, wenn sonographische Hinweise auf einen Mekoniumileus oder Missbildungen im Bereich des Rektums vorliegen.

Anmerkungen. Die zystische Fibrose (»cystic fibrosis«, CF) ist eine der häufigsten autosomal-rezessiv vererbten Krankheiten. Die Erkrankung tritt mit einer Häufigkeit von 1:2.500 Geburten auf. Die Frequenz der heterozygoten Genträger ist 1:25. Nach der Identifizierung des Gens auf Chromosom 7 ist es heute in den meisten Fällen möglich, Genträger – auch pränatal – zu identifizieren. Im Jahr 1989 wurde die erste und am meisten verbreitete Mutation entdeckt, inzwischen sind über 400 weitere Mutationen beschrieben, von denen die meisten außerordentlich selten vorkommen.

Mit vertretbarem analytischen Aufwand lassen sich mit molekulargenetischen Methoden mehr als 85% aller Genträger sicher durch direkte Genanalysen identifizieren. Die nicht direkt zu analysierenden Patienten lassen sich, wenn erforderlich, durch Methoden der indirekten Genanalyse untersuchen. Dazu ist es erforderlich, mehrere eng verwandte Familienmitglieder in die Untersuchung einzubeziehen.

Klinik: Das Protein, das von dem genetischen Defekt betroffen ist, ist an der Bildung von Sekreten beteiligt. Die Fehlfunktion führt zu eingedickten Sekreten und Verstopfung der Abflussgänge. Bei 85% der CF-Patienten sind Lunge und exokrines Pankreas betroffen, 15% leiden ausschließlich unter Lungenkomplikationen. Zu den Begleiterscheinungen der Erkrankung gehören bakterielle Infektionen der Lunge. Lungenkomplikation sind die häufigste Todesursache. Bei 85% der Patienten findet sich eine ausgeprägte Pankreasinsuffizienz. Diese wird durch Zerstörung der Pankreasgänge hervorgerufen.

10% der Neugeborenen mit Mukoviszidose zeigen als besonders schwierige Komplikation einen Mekonium-Ileus. Etwa 2 bis 5 % entwickeln im Laufe ihres Lebens eine schwere Lebererkrankung. 98% aller männlichen und 90% der weiblichen CF-Patienten sind infertil. Bestimmte Mutationen im sog. CFTR-Gen können auch für Fertilitätsstörungen verantwortlich sein, die auf einer Fehlbildung des Samenleiters (Vas deferens) beruhen.

Die heutige Lebenserwartung von Patienten, die an zystischer Fibrose leiden beträgt ca. 30 Jahre. Man hofft, dass verbesserte therapeutische Möglichkeiten den heute geborenen Kindern eine bessere Lebensqualität und ein längeres Leben bescheren.

Azoospermiefaktor (AZF)

Vorbereitung/Probeentnahme. 5 ml EDTA-Blut (normaler Postversand).

Dauer. ca. 3 Wochen.

Indikationen. Azoospermie (Spermienzahl $<1\times10^6$), sowie bei schwerem OAT-Syndrom. Bei betroffenen Männern sollte auch eine Untersuchung des Vaters und fertiler Brüder erfolgen, um genetische Polymorphismen auszuschließen.

Anmerkungen. Auf dem Y-Chromosom sind eine Reihe von Genen lokalisiert, die für die männliche Keimzellentwicklung wichtig sind. Dies sind u. a. Gene im Bereich Yq11, die als Azoospermiefaktoren (AZF) zusammengefasst wurden. Bei Patienten mit mikroskopisch erkennbaren Deletionen im Y-Chromosom sind Azoospermien und schwere Oligozoospermien beschrieben worden. Ca. 10% aller Männer mit Azoospermie weisen eine submikroskopische De-novo-Deletion in dem Bereich Yq11 auf; genaue Daten über die Häufigkeit dieser Deletionen bei Patienten mit schwerer Oligozoospermie liegen bislang nicht vor. Veränderungen im Abschnitt Yq11 scheinen für die Oligozoospermie mitverantwortlich zu sein. Durch eine Reihe von Polymerase-Kettenreaktionen, die diesen Bereich abdecken, kann der relevante Abschnitt des Y-Chromosoms auf Mikrodeletionen untersucht werden.

Mittels der intrazytoplasmatischen Spermieninjektion (ICSI) können normale Schwangerschaften nicht nur bei hochgradig pathologischem Spermiogramm erzielt werden, sondern auch mit bioptisch isolierten Samenzellen. In der Behandlung der andrologischen Subfertilität hat sich die ICSI als außerordentlich erfolgreiche Technik erwiesen und wird zunehmend häufiger eingesetzt. Werden Spermien von Keimzellen mit defektem Y-Chromosom verwendet, kann dies zu männlichen Nachkommen führen, die alle wieder eine Azoospermie bzw. eine schwere Oligozoospermie aufweisen, sonst aber gesund sind. Alle Töchter dieser Paare sowie deren Kinder werden normal fertil sein (Engel u. Schmidt 1995).

Die Deutsche Gesellschaft für Gynäkologie und Geburtshilfe und die Arbeitsgemeinschaft für Gynäkologische Endokrinologie und Fortpflanzungsmedizin haben daher in ihren »Empfehlungen zur Durchführung der intrazytoplasmatischen Spermieninjektion (ICSI) als Zusatzmaßnahme bei IVF-ET-Therapie« 1995 vorgeschlagen, dass vor einer wegen einer hochgradigen andrologischen Störung durchgeführten ICSI eine Chromosomenanalyse und eine molekulargenetische Analyse des Azoospermiefaktors in Verbindung mit einer genetischen Beratung durchgeführt wird.

Bei einer Aplasie des Ductus deferens sollte ebenfalls das CF-Gen (s. oben) auf Mutationen hin untersucht werden.

Weitere, in der Reproduktionsendokrinologie vorkommende, seltenere genetische Störungen

Mit den oben beschriebenen molekulargenetischen Parametern ist das Potential der Molekulargenetik zur Diagnostik endokriner Störungen keineswegs erschöpft, zumal mittlerweile nicht zuletzt als Nebeneffekt des weltweiten Forschungsprojekts »Human Genome« eine Fülle von seltenen genetischen Störungen bekannt geworden ist, deren Nachweis durch Automatisierung der molekularen Diagnostik heute durchaus preiswert und schnell möglich ist.

Im Folgenden sollen einige dieser Störungen kurz erwähnt werden, um den Leser erahnen zu lassen, welche praktische Bedeutung die molekulargenetische Diagnostik innerhalb dieses Teilgebiets der Frauenheilkunde in kürzester Zeit haben wird.

Es handelt sich hierbei um Mutationen von Genen für Hormone, für Hormonrezeptoren oder für eine der Komponenten seiner Signalübertragungswege.

Mutationen von Genen für Proteohormone bzw. Rezeptorproteine

Dies sind Mutationen auf hypophysärer Ebene, die sowohl zu Defekten einzelner hypophysärer Partialfunktionen führen als auch zu einem sekundären Ausfall mehrerer Hormonfunktionen. Solche Ausfälle sind beispielsweise gekennzeichnet durch embryonale Fehlbildungen der Adenohypophyse oder den Ausfall der Synthese von STH, Prolaktin und der TSH-β-Untereinheit (Radovick et al. 1992; Dattani u. Robinson 2000).

Störungen der Ovarfunktion können entweder aufgrund der Mutation des Gens für die FSH-β-Untereinheit oder aufgrund einer Mutation des FSH-Rezeptorgens entstehen (Layman et al. 1997; Aittomaki et al. 1995).

Mutationen im Gen, das den GnRH-Rezeptor exprimiert, führt zum Krankheitsbild des Kallmann-Syndroms (▶ Abschn. 17.10.5).

Mutationen von Rezeptorproteinen können zu einer permanenten, von Hormonen unabhängigen Aktivierung des Rezeptors führen, z. B. bei Patienten, die an einer familiären Pubertas praecox leiden: Ein einziger Basenaustauch im Gen des LH-Rezeptors führt zu einem mutierten LH-Rezeptor, der auch in der Abwesenheit seines Liganden LH aktiv ist (Shenker et al. 1993).

Eine Mutation des Thyreotropin(TSH)-Rezeptors induziert eine Aktivierung desselben und verursacht eine mit Schilddrüsenadenomen verbundene Hyperthyreose (Parma et al. 1993).

Eine Mutation des V2-Vasopressinrezeptors führt zum Verlust der Rezeptorfunktion und zu einem Diabetes insipidus (Rosenthal et al. 1993).

Eine Mutation im ACTH-Rezeptor unterbindet jegliche Bildung von sekundären Botenstoffen in der Zelle, was zu einem familiären Glukokortikoidmangel führt (Tsigos et al. 1995).

Eine Mutation des Insulinrezeptors führt zu bestimmten Formen von Insulinresistenz kombiniert mit Acanthosis nigricans, polyzystischem Ovarsyndrom und Amenorrhö; Martin 1976; Flier et al. 1979; Bar et al. 1980; Olefsky 1976).

Ein STH-Rezeptordefekt führt zu einer bestimmten Form des Zwergwuchses (Laron-Zwergwuchs; Laron et al. 1976; Laron 1984).

Als Folge biologisch defekter Hormone (z. B. von biologisch inaktiven, jedoch immunologisch nachweisbaren Prolaktin und Gonadotropinen; Farkouth et al. 1979) kann es zur Verminderung der Rezeptorkonzentration kommen.

24

Eine Östrogenrezeptormutation führt zu Hochwuchs, Osteoporose und verzögerter Skelettreifung (Smith et al. 1994).

Androgenrezeptordefekte sind mit dem Syndrom der testikulären Feminisierung assoziiert (Bardin et al. 1973; Faiman u. Winter 1974; Aiman u. Griffin 1982; ▶ Abschn. 12.4).

LDL-Rezeptordefekte können bestehen bei bestimmten Formen der Fettstoffwechselstörung (Brown u. Goldstein 1981; Tolleshaug et al. 1983; Lehrman et al. 1985; Bilheimer et al. 1979).

Mutationen in der intrazellulären Signalübertragungskette

Außerdem ist eine ganze Reihe von Krankheitsfällen beschrieben, die auf Mutationen in der intrazellulären Signalübertragungskette beruhen, z. B. auf einer Mutation der α-Untereinheit des heterodimeren G-Proteins mit der Folge einer konstitutiven, d. h. hormonunabhängigen Aktivierung des G-Proteins (Iirl et al. 1994). Ein derartig mutiertes G-Protein aktiviert also die Adenylatzyklase auch in Abwesenheit eines hormonalen Stimulus.

Die Gesamtzahl an Individuen mit Mutationen und Polymorphismen in denjenigen ihrer Gene, welche die reproduktiven Funktionen kontrollieren, ist relativ klein. Dies ist wahrscheinlich darauf zurückzuführen, dass Individuen mit zur Unfruchtbarkeit führenden genetischen Störungen in der Regel von der Fortpflanzung durch natürliche Selektion ausgeschlossen sind.

24.8 Synopsis

Zwei Entwicklungen haben in den letzten Jahrzehnten die Endokrinologie und Reproduktionsmedizin zu einem essentiellen Tätigkeitsfeld des Frauenarztes in seiner täglichen Arbeit gemacht: Die Entwicklung immunologischer Verfahren zum spezifischen und sensitiven Nachweis großer und kleiner Moleküle in nativen Körperflüssigkeiten und die Entwicklung molekularbiologischer Verfahren und ihre Anwendung in der molekulargenetischen Diagnostik von Erkrankungen des Endokriniums und von Störungen der reproduktiven Funktionen.

Heute in der Forschung und Entwicklung schon genutzte Methodenentwicklungen werden in absehbarer Zeit Eingang in die ärztliche Versorgung von Patientinnen finden und Diagnostik, Therapie sowie präventive Ansätze nachhaltig verändern. Die Diagnostik der nahen Zukunft wird folgende Merkmale haben: In vielen Bereichen wird die Labordiagnostik automatisiert, miniaturisiert und computergestützt sein. Durch diese Merkmale wird sie erschwinglich bleiben. Auch die Auswertung multipler Daten wird mit Computerprogrammen erfolgen. Der Nachweis von Veränderungen des Genoms, wie z. B. Mutationen und Polymorphismen, wird automatisiert sein. Dies ist bereits heute möglich. Auch Peptide und Proteine werden mit Hilfe der modernen computergestützen Methoden (Proteomik*) weitgehend automatisiert analysiert werden. Anamnestische, klinische und laboranalytische Daten werden integriert und gewichtet mit Hilfe bioinformatischer Methoden. Diese Methoden werden für umfassende differentialdiagnostische und prognostische Aussagen zur Verfügung stehen und auch bei individualisierten Therapieansätzen verwandt werden. Die Diagnostik der nahen Zukunft wird Erkrankungswahrscheinlichkeiten voraussagen können, also prädiktiv sein und somit auch ein wertvoller Ausgangspunkt für präventive Maßnahmen.

Heute basiert eine den aktuellen Anforderungen angemessene Diagnostik von Erkrankungen des Endokriniums und von Störungen der reproduktiven Funktionen gleichgewichtig auf folgenden drei Säulen:

- Erkrankungstypische anamnestische Angaben,
- erkrankungstypische klinische Befunde und
- erkrankungstypische laboranalytische Befunde und anderen medizintechnische Daten.

Jeder erfahrene Arzt weiß, dass es müßig ist, darüber zu rechten, welcher der drei Säulen mehr Gewicht zukomme; dies entscheidet der individuelle Fall. Welche diagnostischen Werkzeuge ein Arzt auch immer einsetzt, muss er mit diesen folgende Ziele anstreben:

- Eine Diagnose mit möglichst niedriger Irrtumswahrscheinlichkeit;
- Einsatz des jeweiligen Diagnostikums, wenn einfachere, schnellere und preiswertere Diagnostikschritte nicht möglich sind, ihre Aussagekraft zu gering ist, oder weil die Ernsthaftigkeit der Erkrankung einer sicheren Bestätigung bedürfen;
- die eingesetzte Diagnostik sollte zu einer möglichst ursachenorientierten und gezielten Therapie führen, die möglichst wenig Nebenwirkungen hat;
- die Wahl des jeweiligen diagnostischen Werkzeugs muss dazu führen, dass nichts Gravierendes übersehen wird, was der Patientin jetzt oder später schadet oder sie benachteiligt;
- der Gesamtaufwand an Ressourcen (Geld, Technik, Zeit) sollte in einem möglichst günstigen Verhältnis zu den Konsequenzen (diagnostische Sicherheit, Therapie, prognostische und prädiktive Aussagen, präventive Ansätze) stehen.

Hieraus ist abzuleiten, dass der sinnvolle und gezielte Einsatz des gesamten vorhandenen Spektrums an Diagnostik nur möglich ist, wenn man sich profunde Kenntnisse der klinischen Endokrinologie angeeignet hat.

Testfragen

1. Worin liegt der grundsätzliche Unterschied zwischen einem Bioassay und den im Routinelabor üblicherweise eingesetzten immunologischen Assays?
2. Wie funktioniert ein kompetitiver Proteinbindungsassay?
3. Nennen Sie die zwei am häufigsten im Routinelabor eingesetzten Formen von Enzymimmunoassays und erklären Sie die grundsätzlichen Unterschiede.
4. Nennen Sie die in der endokrinologischen Labordiagnostik besonders wichtigen Einflussgrößen und Störfaktoren.
5. Erläutern Sie die in der Qualitätskontrolle verwandten Begriffe analytische Spezifität, analytische Sensitivität, Interassayvariation, Präzision und Richtigkeit.
6. Was ist ein Referenzbereich?
7. Beschreiben Sie den Zusammenhang zwischen diagnostischer Sensitivität und Spezifität.

8. Welche Laborparameter sollten zum Ausschluss einer Schilddrüsenfunktionsstörung eingesetzt werden?
9. Nennen Sie die Indikation(en) zur Bestimmung des 17α-Hydroxyprogesterons.
10. Was ist bei der Interpretation des Ergebnisses eines TRH-Testes besonders zu beachten?
11. Nennen Sie mindesten zwei Beispiele für molekulargenetisch bedingte Endokrinopathien.
12. Worin liegt der Vorteil des Einsatzes molekulargenetischer Methoden gegenüber klassisch-biochemischen Verfahren in der Differentialdiagnostik des adrenogenitalen Syndroms und der erhöhten Thromboseneigung?
13. Welche molekulargenetische Untersuchung sollte in der Differentialdiagnostik der multiplen endokrinen Neoplasie Typ 2 durchgeführt werden?

Literatur

Aiman J, Griffin JE (1982) The frequency of androgen receptor deficiency in infertile men. J Clin Endocrinol Metab 54: 725

Aittomäki K, Lucena JLD, Pakarinen P et al. (1995) Mutation in the follicle-stimulating hormone receptor gene causes hereditary hypergonadotropic ovarian failure. Cell 82: 959

Bar RS, Gordon P, Roth J (1980): Characterization of the insulin receptors in patients with the syndromes of insulin resistance and acanthosis nigricans. Diabetologia 18: 209

Bardin CW, Bullock LP, Sherins RJ, Mowszowics I, Blackburn WR (1973) Part II: Androgen metabolism and mechanisms of action in male pseudohermaphroditism: a study of testicular feminization. Rec Prog Horm Res 29: 65

Bilheimer DW, Stone NJ, Grundy SM (1979) Metabolic studies in familial hypercholesterolemia: evidence for a gene dosage effect in vivo. J Clin Invest 64: 524

Brown MS, Goldstein JL (1981) Lowering plasma cholesterol by raising LDL-receptors. N Engl J Med 305: 515

Dattani MT, Robinson IC (2000) The molecular basis for developmental disorders of the pituitary gland in man. Clin Genet 57: 337

Deutsche Gesellschaft für Gynäkologie und Geburtshilfe, Arbeitsgemeinschaft für Gynäkologische Endokrinologie und Fortpflanzungsmedizin (1995) Empfehlungen zur Durchführung der intrazytoplasmatischen Spermieninjektion (ICSI) als Zusatzmaßnahme bei IVF-ET-Therapie. Frauenarzt 6: 618

Engel W, Schmid M (1995) Gibt es genetische Risiken der mikroassistierten Reproduktion? Fertilität 11: 214

Faiman C, Winter JSD (1974) The control of gonadotropin secretion in complete testicular feminization. J Clin Endocrinol Metab 39: 631

Farkouth NH, Packer MG, Frantz AG (1979) Large molecular PRL with reduced receptor activity in human serum: high proportion in basal state and reduced after TRH. J Clin Endocrinol Metab 48: 1026

Flier J, Roth J (1979) Diabetes in acromegaly and other endocrine disorders. In: DeGroot LJ, Cahill GF Jr et al. (eds) Endocrinology, vol 2. Grune & Stratton, New York, p 1089

Flier JS (1992) Lilly Lecture: Syndromes of insulin resistance – from patient to gene and back again. Diabetes 41: 1207

Girard J (1994) Endokrine Diagnostik in der Pubertät – pathophysiologische Grundlagen. Ther Umschau 51: 294

Iirl T, Herzmark P, Nakamoto JM et al. (1994) Rapid GDP release from GsÐ in patients with gain and loss of endocrine function. Nature 371: 164

Jockenhövel F, Reinwein D (1992) Klinefelter-Syndrom. Neue Erkenntnisse zur Klinik und Therapie. Dtsch Med Wochenschr 117: 383

Kalaitzoglou G, New MI (1993) Congenital adrenal hyperplasia – molecular insights learned from patients. Receptor 3: 211

Laron Z (1984) Laron-type dwarfism (hereditary somatomedin deficiency): a review. Erg Inn Med Kinderheilkd 51: 117

Laron Z, Pertzelan A, Karp M (1976) Pituitary dwarfism with high serum levels of growth hormone. Isr J Med Sci 4: 883

Laymann LC, Lee EJ, Peak DB et al. (1997) Delayed puberty and hypogonadism caused by mutations in the follicle-stimulating hormone β-subunit gene. N Eng J Med 337: 607

Lehrman MA, Goldstein JL, Brown MS et al. (1985) Internalization of defective LDL receptors produced by genes with nonsense and frame shift mutations that truncate the cytoplasmic domain. Cell 41: 735

Martin DB (1976) Insulin resistance: new insights. N Engl J Med 294: 778

Money J (1993) Specific neuro-cognitive impairments associated with Turner (45,X) and Klinefelter (47,XXY) syndromes: a review. Soc Biol 40: 147

Olefsky JM (1976) The insulin receptor: its role in the insulin resistance of obesity and diabetes. Diabetes 25: 1154

Parma J, Duprez L, van Sande J et al. (1993) Somatic mutations in the thyrotropin gene cause hyperfunctioning thyroid adenomas. Nature 365: 649

Radovick S, Nations M, Du Y et al. (1992) A mutation in the POU-homeodomain of Pit-1 responsible for combined pituitary hormone deficiency. Science 257: 1115

Rosenthal W, Antaramian A, Gilbert S, Birnbaumer M. (1993) Nephrogenic diabetes insipidus: A V2 vasopressin receptor unable to stimulate adenylate cyclase. J Biol Chem 268: 13030

Schmickel R (1986) Contigous gene syndromes: A component of recognizable syndromes. J Pediat 109: 231

Shenker A, Laue L, Kosugi S et al. (1993) A constitutively activating mutation of the luteinizing hormone receptor in familial male precocious puberty. Nature 365: 652

Sinet RM, Rahmani Z, Theophile D, Noel B, Pangalos C, Mattei, Kraus J, Delabar M (1991) Molecular definition of 7 minimal regions on chromosome 21 involved in the pathogenesis of 23 features of Down syndrome. Cytogenet Cell Genet 58: 2040

Skogseid B, Rastad J, Öberg K (1994) Multiple endocrine neoplasia type 1, clinical features and screening. Endocr Metabol Clinic North Am 23: 1

Smith EP, Boyd J, Frank GR et al. (1994) Estrogen resistance caused by a mutation in the estrogen receptor gene in a man. N Engl J Med 331: 1056

Steiner F, Tager HS, Chan SJ, Nanjo K, Sanke T, Rubenstein AH (1990) Lessons learned from molecular biology of insulin-gene mutations. Diabetes Care 13: 600

Taylor SI, Cama A, Accili D et al. (1992) Mutations in the insulin receptor gen. Endocrine Rev 13: 566

Tolleshaug H, Hopgood KK, Brown MS, Goldstein JL (1983) The LDL receptor locus in familial hypercholesterolemia: multiple mutations disrupt transport and processing of a membrane receptor. Cell 32: 941

Tsigos C, Arai K, Latronico AC et al. (1995) A novel mutation of the adrenocorticotropin receptor (ACTH-R) gene in a family with the syndrome of isolated glucocorticoid deficiency, but no ACTH-R abnormalities in two families with the triple a syndrome. J Clin Endocrinol Metab 80: 2186

Vandenbroucke JP, Koster T, Briêt E, Reitsma PH, Bertina RM, Rosendaal FR (1994) Increased risk of venous thrombosis in oral-contraceptive users who are carriers of factor V Leiden mutation. Lancet: 344: 1453

Wallace DC (1992) Diseases of the mitochondrial DNA. Annu Rev Biochem 61: 1175

Glossar

Allel

eine von zwei oder mehreren alternativen Formen eines Gens, die am selben chromosomalen Locus vorkommen

Amplifikation

Vermehrung bestimmter DNA-Abschnitte mittels Polymerase-Kettenreaktion *

Chromosomale Disjunktion

Fehlerhafte Aufteilung der Chromosomen bei der Meiose (Reduktionsteilung)

Deletion

Verlust von DNA-Abschnitten

DNA

Desoxyribonukleinsäure

cDNA

copy Desoxyribonukleinsäure; wird hergestellt durch reverse Transkription* von (Gesamt-)RNA

Expression

siehe Genexpression

Exon

Sequenzabschnitt eines Gens, der auch nach dem Spleißen* Bestandteil der vollständig prozessierten* mRNA bleibt (s. auch Intron)

Genexpression (Expression)

Regulierte Schritte zur «Übersetzung» des Gens in das funktionelle Genprodukt (z. B. in ein funktionell aktives Protein)

Genkonversion (Konversion)

Vorgang, bei dem ein Allel* eines Gens während der meiotischen Rekombination in ein anderes Allel überführt wird

Genom

Gesamtheit der genetischen Information eines Organismus

Insertion

Einfügung von DNA-Abschnitten an «unpassenden» Stellen

Interchromosomale Rearrangements

Austausch von DNA-Abschnitten zwischen verschiedenen Chromosomen (häufig reziprok)

Intron

Sequenzabschnitt eines Gens, der beim Spleißen* herausgeschnitten wird und nicht mehr Bestandteil der vollständig prozessierten mRNA ist (s. auch Exon)

Inversion

Umkehrung eines Chromosomenstücks um 180°

kodieren

Verschlüsseln, »übersetzen« einer genetischen Information; hiermit ist z. B. die Übersetzung der genetischen Information in eine Aminosäurensequenz bzw. in ein Protein gemeint

Konversion

s. »Genkonversion«

Kopplungsanalyse

Ermittlung der Vererbung eines Krankheitsmerkmals durch einen polymorphen genetischen Marker, der selbst nicht krankheitsauslösend ist. Der Abstand des Markers zum Genlocus muss so gering sein, dass eine getrennte Vererbung durch Rekombination unwahrscheinlich ist.

Leseraster

Bereich der mRNA, dessen Basentripletts für die Aminosäuresequenz eines Proteins kodieren* (endet mit einem Stopkordon)

Monosomie

Vorliegen nur eines Autosoms in einer diploiden Zelle

Mutation

Abweichung von der normalen Gensequenz

Polymerase-Kettenreaktion

Vervielfältigung von DNA-Sequenzen durch eine zyklische Synthese der beiden komplementären Stränge [mit Hilfe von sequenzspezifischen Startermolekülen und einem DNA-synthetisierenden Enzym (DNA-Polymerase)]

Polymorphismus

Variante auf Genebene (Genotyp), die phänotypisch keine Auswirkung hat

Posttranslationale Prozessierung

Reifungsschritte des Proteins nach Fertigstellung des primären Translations*produkts im speziellen Abspalten von Peptidabschnitten. Dadurch entstehen ein, häufig auch mehrere Peptide oder Proteine (Beispiel: aus Proopiomelanocortin ACTH, β-Endorphin, ▶ Abschn. 1.4)

Primärtranskript

komplette Abschrift eines Gens als RNA, in der noch die Intron-Sequenzen* vorliegen

Proteom

der komplette Satz aller Proteine, die basierend auf dem Genom einer Zelle innerhalb ihrer Lebensspanne exprimiert werden können

Proteomik

Analyse des Proteoms

Proto-Onkogene

Gen, dessen Mutation die Entstehung eines bösartigen Tumors zur Folge hat (z. B. Ras Proto-Onkogen)

Prozessierung

Reifung des Primär-Transkripts* zur mRNA u. a. durch enzymatische Entfernung der Intron-Sequenzen*

Punktmutation

Veränderung bzw. Austausch einer einzelnen Nukleinsäure im Gen

Rearrangement

Austausch bzw. Umlagerung von Chromosomenabschnitten

Replikation (replizieren)

Vervielfältigung bzw. identische Kopien

RNA

Ribonukleinsäure

mRNA

Boten-Ribonukleinsäure

Semikonservative Replikation

Mechanismus der DNA-Verdoppelung, wobei zu jedem der beiden DNA-Stränge der jeweils komplementäre Strang neu synthetisiert wird

Spleißapparat

Molekülkomplex aus Proteinen und RNA-Molekülen, der das Entfernen der Intron-Sequenzen* aus den Primär-Transkripten* katalysiert

Spleißen

Entfernen der Intron-Sequenzen* aus den Primär-Transkripten*

Spleißmutation

Basenaustausch, der verhindert, dass der Spleißapparat* an der richtigen Stelle wirkt

Stopkodon

Basentriplett*, durch welches das Ende eines offenen Leserasters* bestimmt ist (s. auch »Triplett«)

Transkribierter Abschnitt

der Teil der DNA, der in das Primärtranskript umgeschrieben wird

Transkript

Synonym zu »mRNA«

Transkription

»Übersetzung« des DNA in RNA

Transkriptionsfaktoren

Proteine, welche die Transkription* der DNA in RNA regulieren

Translation

»Übersetzung« der mRNA in eine Aminosäurenabfolge

Translokation

Umlagerung von DNA-Abschnitten von einem Genort (Lokus) zu einem anderen

Triplett

Nukleotidabfolge dreier Purin- bzw. Pyrimidinbasen der DNA, welche für eine bestimmte Aminosäure kodieren*

Verzeichnis der in Deutschland kommerziell erhältlichen Hormonpräparationen und Präparate mit hormonartiger Wirkung

T. Gudermann und A. Möller

25.1 Östrogenpräparationen

25.1.1 Klimakterische Beschwerden

Arzneimittel	Hersteller	Darreichungsform	Zusammensetzung	Dosis
Nur Östrogene enthaltende Präparate				
AERODIOL 150µg	Servier Deutschland	Nasenspray	Estradiol	150 µg/Sprühstoß
Estradiol 2 mg/-4 mg JENAPHARM	Jenapharm	Tbl.	Estradiolvalerat	2 mg/4 mg
Estradiol-Depot 10 mg JENAPHARM	Jenapharm	Inj.-Lsg.	Estradiolvalerat	10 mg/ml
Estrifam/1 mg/-forte	Novo Nordisk	Filmtbl.	Estradiol	2 mg/1 mg/4 mg
ESTRING	Pharmacia	Vaginalring	Estradiol	7,5 µg/24 h über 3 Monate
Estronorm 1 mg/-2 mg	Jenapharm	Filmtbl.	Estradiol	1 mg/2 mg
Femoston mono 2 mg	Solvay Arzneimittel	Filmtbl.	Estradiol-Hemihydrat	2 mg
Gynokadin	Kade	Tbl.	Estradiolvalerat	2 mg
Merimono 1 mg/-2 mg	Novartis Pharma/ Pierre Fabre Pharma	Filmtbl.	Estradiolvalerat	1 mg/2 mg
Progynova 21/-mite	Schering	Drg.	Estradiolvalerat	2 mg/1 mg
Progynova	Schering	Tropfen	Estradiolvalerat	4 mg/ml
Estriol 2 mg JENAPHARM	Jenapharm	Tbl.	Estriol	2 mg
Gynäsan 1000	Bastian-Werk	Drg.	Estriol	1 mg
OeKolp-Tabletten 2 mg	Kade	Tbl.	Estriol	2 mg
Ovestin 1 mg Tabletten	Organon	Tbl.	Estriol	1 mg
Synapause E	Nourypharma	Tbl.	Estriol	1 mg
NeoÖstrogynal Dragees	Schering	Drg.	Estriol	2 mg Estradiolvalerat 1 mg
Climarest 0,6/-1,25	Wyeth	Drg.	Konjugierte Estrogene	0,625 mg/1,25 mg
Femavit 0,625/-1,25	Pharmacia	Drg.	Konjugierte Estrogene	0,625 mg
Oestrofeminal 0,3 mg/-0,6 mg/-1,25 mg	Mack, Illert.	Kps.	Konjugierte Estrogene	0,3/0,6/1,25 mg
Presomen 0,3/-0,6/-1,25/-28/0,3/0,6--28/1,25	Solvay Arzneimittel	Drg.	Konjugierte Estrogene	0,3/0,6/1,25 mg
Transannon/-mite	Pharmacia	Drg.	Konjugierte Estrogene	1,25 mg/0,625 mg
Transdermale Darreichungsformen				
Cerella/-100	Schering	Matrixpfl.	Estradiol	50 µg/100 µg/Tag
Cutanum 50/-100	Jenapharm	Matrixpfl.	Estradiol	50 µg/100 µg/Tag
Dermestril 25/-50/-100	Opfermann	Matrixpfl.	Estradiol	25/50/100 µg/Tag
Dermestril-Septem 25/-50/-75	Opfermann	Matrixpfl.	Estradiol	25/50/75 µg/Tag über 7 Tage
ephelia 25/-37,5/-50/-75/-100	NIDDApharm	Matrixpfl.	Estradiol + Hemihydrat	25/37,5/50/75/100 µg/Tag
Estrabeta 25/-50/-100 Pflaster	betapharm	Matrixpfl.	Estradiol	25/50/100 µg/Tag
Estraderm MX 25/-50/-100	Novartis Pharma	Matrixpfl.	Estradiol	25/50/100 µg/Tag

▼ 25

Arzneimittel	Hersteller	Darreichungsform	Zusammensetzung	Dosis
Estraderm TTS 25/-50/-100	Novartis Pharma	Membranpfl.	Estradiol	25/50/100 µg/Tag
Estramon 25/-50/-100	Hexal	Matrixpfl.	Estradiol	25/50/100 µg/Tag
Estramon Uno 50/-Uno 100	Hexal	Matrixpfl.	Estradiol	50 µg/100 µg/Tag über 7 Tage
Estreva Gel 0,1%	Merck	Gel	Estradiol-Hemihydrat	0,5 g Gel + 0,516 mg/g Gel
Evorel	Janssen-Cilag	Membranpfl.	Estradiol-Hemihydrat	0,05 mg/24h
Fem7-50 µg/-75 µg/-100 µg	Merck	Matrixpfl.	Estradiol-Hemihydrat	50/75/100 µg/Tag über 7 Tage
Gynokadin Gel/-Dosiergel	Kade/Besins	Gel	Estradiol	0,6 mg/g Gel
Menorest 37,5/-50/-75	Novartis Pharma	Matrixpfl.	Estradiol	37,5/50/75 µg/Tag
Sandrena 0,5 mg/-1,0 mg	Organon	Eindosis-Btl./Gel	Estradiol-Hemihydrat	0,5 mg/0,5 g Gel 1 mg/g Gel
Sisare Gel mono 0,5 mg/-1 mg	Nourypharma	Eindosis-Btl./Gel	Estradiol-Hemihydrat	0,5 mg/0,5 g Gel 1 mg/g Gel
Tradelia 25/-50/-100	Wolff	Matrixpfl.	Estradiol	25/50/100 µg/Tag
Tradelia seven 50 µg/-75 µg	Wolff	Matrixpfl.	Estradiol	50 µg/75 µg/Tag über 7 Tage

Hybridsubstanz mit östrogener, androgener und gestagener Wirkung

Arzneimittel	Hersteller	Darreichungsform	Zusammensetzung	Dosis
Liviella	Organon/ Nourypharma	Tbl.	Tibolon	2,5 mg

Estrogene und Androgene

Arzneimittel	Hersteller	Darreichungsform	Zusammensetzung	Dosis
Gynodian Depot	Schering	Inj.-Lsg.	Estradiolvalerat Prasteronenantat	4 mg 200 mg

Vaginalcremes, Vaginalgele, Vaginalzäpfchen u. a.

Arzneimittel	Hersteller	Darreichungsform	Zusammensetzung	Dosis
Cordes Estriol	APS	Creme	Estriol	0,5 mg/g
Estriol-Ovulum JENAPHARM	Jenapharm	Vaginalzäpfchen	Estriol	0,5 mg
Estriolsalbe	TEOFARMA	Salbe	Estriol	1 mg/g
Linoladiol N	Wolff	Creme	Estradiol	0,1 mg/g
Linoladiol-H N	Wolff	Creme	Estradiol Prednisolon	5 mg/g 0,4 mg/g
OeKolp-Creme Vaginalcreme	Kade	Creme	Estriol	0,1 mg
OeKolp/-forte Ovula 0,5 mg	Kade	Ovula	Estriol	0,03/0,5 mg
OeKolp/-forte Vaginalzäpfchen	Kade	Vaginalsupp.	Estriol	0,03/0,5 mg
OeKolp Vaginalzäpfchen/-Creme	Kade	Kombi-Packung	Estriol	0,03 mg bzw. 1 mg/g
OeKolp forte Vaginalzäpfchen/-Creme	Kade	Kombi-Packung	Estriol	0,5 mg bzw. 1 mg/g
Oestro-Gynaedron M 0,5/-M 1,0	Artesan/Cassella-med	Creme	Estriol	0,5/1,0 mg/g
Ortho-Gynest	Janssen-Cilag	Creme	Estriol	0,1 mg/ml
Ortho-Gynest	Janssen-Cilag	Vaginalsupp.	Estriol	0,5 mg
Ovestin 0,5 mg	Organon	Ovula	Estriol	0,5 mg
Ovestin 1 mg	Organon	Creme	Estriol	1 mg/g
Vagifem	Novo Nordisk	Vaginaltbl.	Estradiol	0,025 mg
Xapro	Jenapharm	Creme	Estriol	1 mg/g

25.1.2 Sonstige östrogenhaltige Präparate

Arzneimittel	Hersteller	Darreichungsform	Zusammensetzung	Dosis
Ethinylestradiol 25 µg JENAPHARM	Jenapharm	Drg.	Ethinylestradiol	25 µg
Progynon-Depot-10	Schering	Inj.-Lsg.	Estradiolvalerat	10 mg/ml

25.2 Gestagenpräparationen

25.2.1 Störungen des Menstruationszyklus, Corpus-luteum-Insuffizienz, prämenstruelles Syndrom, Mastodynie, Abortprophylaxe u. a.

Arzneimittel	Hersteller	Darreichungsform	Zusammensetzung	Dosis
Chlormadinon 2 mg JENAPHARM	Jenapharm	Tbl.	Chlormadinonacetat	2 mg
Crinone 4%/-8%	Serono	Vaginalgel	Progesteron	45 mg/90 mg
Gestafortin	Merck	Tbl.	Chlormadinonacetat	2 mg
Clinofem 2,5/-5/-10	Pharmacia	Tbl.	Medroxyprogesteronacetat	2,5/5/10 mg
G-Farlutal 5 mg	Pharmacia	Tbl.	Medroxyprogesteronacetat	5 mg
MPA GYN 5	Hexal	Tbl.	Medroxyprogesteronacetat	5 mg
Duphaston 10 mg	Solvay Arzneimittel	Tbl.	Dydrogesteron	10 mg
Gestakadin	Kade	Tbl.	Norethisteronacetat	1 mg
Norethisteron 1 mg/-5 mg JENAPHARM	Jenapharm	Tbl.	Norethisteronacetat	1 mg/5 mg
Primolut-Nor-5/-10	Schering	Tbl.	Norethisteronacetat	5 mg/10 mg
Sovel	Novartis Pharma	Filmtbl.	Norethisteronacetat	1 mg
Orgametril	Organon	Tbl.	Lynestrenol	5 mg
Progesteron-Depot JENAPHARM	Jenapharm	Inj.-Lsg.	Hydroxyprogesteroncaproat	250 mg/ml
Proluton Depot	Schering	Inj.-Lsg.	Hydroxyprogesteroncaproat	250 mg/ml
Prothil 5 mg/25 mg	Solvay Arzneimittel	Tbl.	Medrogeston	5 mg/25 mg
Progesteron 25 mg Eifelfango	Eifelfango	Inj.-Lsg.	Progesteron	25 mg/ml
Utrogest	Kade/Besins	Kps.	Progesteron	100 mg

25.2.2   Endometrium- und Mammakarzinom

Arzneimittel	Hersteller	Darreichungsform	Zusammensetzung	Dosis
Clinovir 100 mg/-250 mg/-500 mg	Pharmacia	Tbl.	Medroxyproges-teronacetat	100/250/500 mg
Farlutal 100/-200/-250/-500	Pharmacia	Tbl.	Medroxyproges-teronacetat	100/200/250/500 mg
Farlutal 500/-1000/-Oralsuspension	Pharmacia	Susp., i.m. oder p.o.	Medroxyproges-teronacetat	500 mg/1000 mg
MPA 250/-500 Hexal	Hexal/OncoHexal	Tbl.	Medroxyproges-teronacetat	250 mg/500 mg
MPA-beta 500	betapharm	Tbl.	Medroxyproges-teronacetat	500 mg
MPA-Noury 250 mg/-500 mg	Nourypharma	Tbl.	Medroxyproges-teronacetat	250 mg/500 mg
Megestat 40/-160	Bristol-Myers Squibb	Tbl.	Megestrolacetat	40 mg/160 mg
Orgametril	Organon	Tbl.	Lynestrenol	5 mg
Sovel	Novartis Pharma	Filmtbl.	Norethisteronacetat	1 mg

25.2.3   Kontrazeptiva

Nur Gestagene enthaltende Präparate, »Minipillen«

Arzneimittel	Hersteller	Darreichungsform	Zusammensetzung	Dosis
Cerazette	Organon	Filmtbl.	Desogestrel	75 µg
Depo-Clinovir	Pharmacia	Fertigspritze	Medroxyproges-teronacetat	150 mg/ml für 3 Monate
Implanon	Nourypharma	Implantat	Etonogestrel	68 mg/3 Jahre
Microlut	Schering	Drg.	Levonorgestrel	30 µg
Mikro-30 Wyeth	Wyeth	Drg.	Levonorgestrel	30 µg
28 mini	Jenapharm	Drg.	Levonorgestrel	30 µg
Noristerat	Schering	Inj.-Lsg.	Norethisteronenantat	200 mg/ml
Mirena	Schering	Intrauterinpessar	Levonorgestrel	52 mg Abgabe 20 µg/Tag

25.3 Östrogen-Gestagen-Präparationen

25.3.1 Kontrazeptiva/Interzeptiva

Kombinationspräparate (Einphasenpräparate)

Arzneimittel	Hersteller	Darreichungsform	Zusammensetzung	Dosis [mg]
Belara	Grünenthal	Filmtbl.	Ethinylestradiol Chlormadinonacetat	0,03 2
Cilest	Janssen-Cilag	Tbl.	Ethinylestradiol Norgestimat	0,035 0,25
Conceplan M	Grünenthal	Tbl.	Ethinylestradiol Norethisteron	0,03 0,5
Desmin 20/-30	Grünenthal	Filmtbl.	Ethinylestradiol Desogestrel	0,02/0,03 0,15/0,15
Diane-35	Schering	Drg.	Cyproteronacetat Ethinylestradiol	2 0,035
EVE 20	Grünenthal	Tbl.	Ethinylestradiol Norethisteron	0,02 0,5
Femigoa	Wyeth	Drg.	Ethinylestradiol Levonorgestrel	0,03 0,15
Femovan	Schering	Drg.	Ethinylestradiol Gestoden	0,03 0,075
Femranette mikro	Wyeth	Drg.	Ethinylestradiol Levonorgestrel	0,03 0,15
Gestamestrol N	Hermal	Drg.	Chlormadinonacetat Mestranol	2 0,05
Gravistat 125	Jenapharm	Drg.	Ethinylestradiol Levonorgestrel	0,05 0,125
LAMUNA 20/-30	Hexal	Filmtbl.	Ethinylestradiol Desogestrel	0,02/0,03 0,15/0,15
Leios	Wyeth	Drg.	Ethinylestradiol Levonorgestrel	0,02 0,1
Lovelle	Organon	Tbl.	Ethinylestradiol Desogestrel	0,02 0,15
Marvelon	Organon	Filmtbl.	Ethinylestradiol Desogestrel	0,03 0,15
Microgynon	Schering	Drg.	Ethinylestradiol Levonorgestrel	0,03 0,15
Minisiston	Jenapharm	Drg.	Ethinylestradiol Levonorgestrel	0,03 0,125
Minulet	Wyeth	Drg.	Ethinylestradiol Gestoden	0,03 0,075
Miranova	Schering	Drg.	Ethinylestradiol Levonorgestrel	0,02 0,1
MonoStep	Asche-Chiesi	Drg.	Ethinylestradiol Levonorgestrel	0,03 0,125
Neogynon 21	Schering	Drg.	Ethinylestradiol Levonorgestrel	0,05 0,25

▼

Arzneimittel	Hersteller	Darreichungsform	Zusammensetzung	Dosis [mg]
Neo-Stediril	Wyeth	Drg.	Ethinylestradiol Levonorgestrel	0,05 0,125
NuvaRing	Organon	Vaginalring	Ethinylestradiol Etonogestrel	0,015 0,12
Nora-ratiopharm	ratiopharm	Filmtbl.	Ethinylestradiol Norethisteron	0,03 0,5
Ovoresta M	Organon	Tbl.	Ethinylestradiol Lynestrenol	0,0375 0,75
Ovysmen 1/35	Janssen-Cilag	Tbl.	Ethinylestradiol Norethisteron	0,035 1
Petibelle	Jenapharm	Filmtbl.	Ethinylestradiol Drospirenon	0,03 3
Stediril	Wyeth	Drg.	Ethinylestradiol Norgestrel	0,05 0,5
Stediril 30/-30/28	Wyeth	Drg.	Ethinylestradiol Levonorgestrel	0,03 0,15
Stediril-d	Wyeth	Drg.	Ethinylestradiol Levonorgestrel	0,05 0,25
Valette	Jenapharm	Drg.	Ethinylestradiol Dienogest	0,03 2
Yasmin	Schering	Filmtbl.	Ethinylestradiol Drospirenon	0,03 3

Zweistufenpräparate

Arzneimittel	Hersteller	Darreichungsform	Zusammensetzung	Dosis 1.Stufe [mg]	2. Stufe [mg]
Biviol	Nourypharma	Tbl.	Ethinylestradiol Desogestrel	0,04 0,025	0,03 0,125
Neo-Eunomin	Grünenthal	Filmtbl.	Ethinylestradiol Chlormadinonacetat	0,05 1	0,05 2
Perikursal 21	Wyeth	Drg.	Ethinylestradiol Levonorgestrel	0,05 0,05	0,05 0,125
Sequilar 21/Sequilar 28	Schering	Drg.	Ethinylestradiol Levonorgestrel	0,05 0,05	0,05 0,125

Dreistufenpräparate

Arzneimittel	Hersteller	Darreichungsform	Zusammensetzung	Dosis 1.Stufe [mg]	2. Stufe	3. Stufe
NovaStep	Schering	Drg.	Ethinylestradiol Levonorgestrel	0,03 0,05	0,04 0,075	0,03 0,125
Novial	Organon	Filmtbl.	Ethinylestradiol Desogestrel	0,035 0,05	0,03 0,1	0,03 0,15
Pramino	Janssen-Cilag	Tbl.	Ethinylestradiol Norgestimat	0,035 0,18	0,035 0,215	0,035 0,25
Synphasec	Grünenthal	Tbl.	Ethinylestradiol Norethisteron	0,035 0,5	0,035 1	0,035 0,5
Triette	Wyeth	Drg.	Ethinyestradiol Levonorgestrel	0,03 0,05	0,04 0,075	0,03 0,125
Trigoa	Wyeth	Drg.	Ethinylestradiol Levonorgestrel	0,03 0,05	0,04 0,075	0,03 0,125
Trinordiol 21	Wyeth	Drg.	Ethinylestradiol Levonorgestrel	0,03 0,05	0,04 0,075	0,03 0,125
TriNovum	Janssen-Cilag	Tbl.	Ethinylestradiol Norethisteron	0,035 0,5	0,035 0,75	0,035 1
Triquilar	Schering	Drg.	Ethinylestradiol Levonorgestrel	0,03 0,05	0,04 0,075	0,03 0,125
Trisiston	Jenapharm	Drg.	Ethinylestradiol Levonorgestrel	0,03 0,05	0,04 0,075	0,03 0,125
TriStep	Schering	Drg.	Ethinylestradiol Levonorgestrel	0,03 0,05	0,05 0,05	0,04 0,125

Zweiphasenpräparate

Arzneimittel	Hersteller	Darreichungsform	Zusammensetzung	Dosis 1.Stufe [mg]	2. Stufe [mg]
Lyn-ratiopharm-Sequenz	ratiopharm	Kps.	Ethinylestradiol Lynestrenol	0,05	0,05 2,5
Oviol 22/Oviol 28	Nourypharma	Tbl.	Ethinylestradiol Desogestrel	0,05	0,05 0,125

Gestagene enthaltende Interzeptiva

Arzneimittel	Hersteller	Darreichungsform	Zusammensetzung	Dosis [µg]
duofem 750	Hexal	Tbl.	Levonorgestrel	750
Levogynon	Schering	Tbl.	Levonorgestrel	750

25.3.2   Klimakterische Beschwerden

Einphasenpräparate

Arzneimittel	Hersteller	Darreichungsform	Zusammensetzung	Dosis [mg]
ActivelleTM	Novo Nordisk	Filmtbl.	Estradiol-Hemihydrat Norethisteronacetat	1,03 0,5
Climodien 2/2 mg	Schering	Drg.	Estradiolvalerat Dienogest	2 2
Climopax 0,625/2,5 mg/-0,625/5 mg	Wyeth	Drg.	Konjugierte Estrogene Medroxyproges-teronacetat	0,625 2,5/5
Femoston conti 1 mg/5 mg	Solvay Arzneimittel	Filmtbl.	Estradiol-Hemihydrat Dydrogesteron	1 5
Indivina 1 mg/2,5 mg/-1 mg/5 mg	Orion Pharma/ Grünenthal	Tbl.	Estradiolvalerat Medroxyproges-teronacetat	1 2,5/5
Indivina 2 mg/5 mg	Orion Pharma/ Grünenthal	Tbl.	Estradiolvalerat Medroxyproges-teronacetat	2 5
Kliogest N	Novo Nordisk	Filmtbl.	Estradiol Norethisteronacetat	2 1
Lafamme 2/2 mg	Jenapharm	Drg.	Estradiolvalerat Dienogest	2 2
Merigest	Novartis Pharma/ Pierre Fabre Pharma	Filmtbl.	Estradiolvalerat Norethisteronacetat	2 0,7

Zweiphasenpräparate

Arzneimittel	Hersteller	Darreichungsform	Zusammensetzung	Dosis 1.Stufe [mg]	2. Stufe [mg]
Climen	Schering	Drg	Estradiolvalerat Cyproteronacetat	2	2 1
Climopax cyclo 0,625/5 mg	Wyeth	Drg.	Konjugierte Estrogene Medroxyproges-teronacetat	0,625	0,625 5
Cyclo-Menorette	Wyeth	Drg.	Estradiolvalerat Estriol Levonorgestrel	1 2	1 2 0,25
CycloÖstrogynal	Schering	Drg.	Estradiolvalerat Estriol Levonorgestrel	1 2	1 2 0,25
Cyclo-Progynova	Schering	Drg.	Estradiolvalerat Norgestrel	2	2 0,5
Cyclosa	Nourypharma	Tbl.	Ethinylestradiol Desogestrel	0,05	0,05 0,125
Estrafemol	Henning Berlin	Kps.	Estradiolvalerat Medroxyproges-teronacetat	1	1,25 5

▼

Arzneimittel	Hersteller	Darreichungsform	Zusammensetzung	Dosis 1.Stufe [mg]	2. Stufe [mg]
Femoston 1/10 mg/-2/10 mg	Solvay Arzneimittel	Filmtbl.	Estradiol Dydrogesteron	1-2	1-2 10
Gianda	Grünenthal	Kps.	Estradiolvalerat Medroxyproges-teronacetat	1	1,25 5
Gynamon	Jenapharm	Filmtbl.	Estradiol Norethisteronacetat	2	2 1
Klimonorm	Jenapharm	Drg.	Estradiolvalerat Levonorgestrel	2	2 0,15
Mericomb 1 mg/-2 mg	Novartis Pharma/ Pierre Fabre Pharma	Filmtbl.	Estradiolvalerat Norethisteron	1-2	1-2 1
Novofem	Novo Nordisk	Filmtbl.	Estradiol-Hemihydrat Norethisteronacetat	1,03	1,03 1
Östronara	Kade	Drg.	Estradiolvalerat Levonorgestrel	2	2 0,075
Osmil	Opfermann	Filmtbl.	Estradiol Medroxyproges-teronacetat	2	2 5
Presomen 0,3/-0,6/-1,25 compositum/-28 compositum 0,6	Solvay Arzneimittel	Drg.	Konjugierte Estrogene Medrogeston	0,3/0,6/1,25	5
Procyclo	Organon	Tbl.	Estradiolvalerat Medroxyproges-teronacetat	2	2 10
Sisare	Nourypharma	Tbl.	Estradiolvalerat Medroxyproges-teronacetat	2	2 10

Dreiphasenpräparate

Arzneimittel	Hersteller	Darreichungsform	Zusammensetzung	Dosis 1.Stufe [mg]	2. Stufe	3. Stufe
Trisequens	Novo Nordisk	Filmtbl.	Estradiol-Hemihydrat Norethisteronacetat	2	2 1	1
Trisequens forte	Novo Nordisk	Filmtbl.	Estradiol-Hemihydrat Norethisteronacetat	4	4 1	1
Vitrena	Grünenthal	Tbl.	Estradiolvalerat Medroxyproges-teronacetat	2	2 10	1

Transdermale Applikationsformen
Einphasenpräparate

Arzneimittel	Hersteller	Darreichungsform	Zusammensetzung	Dosis [µg/Tag]
Estragest TTS	Novartis Pharma	Depotpfl.	Estradiol Norethisteronacetat	25 125

Zweiphasenpräparate

Arzneimittel	Hersteller	Darreichungsform	Zusammensetzung	Dosis 1.Stufe [µg]	2. Stufe [µg]
Estalis sequi	Novartis Pharma	Matrixpfl.	Estradiol Norethisteronacetat	50	50 50
Estracomb TTS	Novartis Pharma	Membranpfl.	Estradiol Norethisteronacetat	50	50 50
Fem 7 Combi	Merck	Matrixpfl.	Estradiol Levonorgestrel	50	50 50

25.3.3 Zyklusstörungen, prämenstruelles Syndrom, Mastodynie, Abortprophylaxe u. a.

Zweiphasenpräparate

Arzneimittel	Hersteller	Darreichungsform	Zusammensetzung	Dosis 1.Stufe [µg]	2. Stufe [µg]
Cyclosa	Nourypharma	Tbl.	Ethinylestradiol Desogestrel	0,05	0,05 0,125

25.4 Antiöstrogene und Ovulationsauslöser

25.4.1 Selektive Östrogenrezeptormodulatoren

Arzneimittel	Hersteller	Darreichungsform	Zusammensetzung	Dosis [µg/Tag]
Jenoxifen 10/-20/-30	Jenapharm	Tbl.	Tamoxifen	10/20/30
Kessar 10/-20/-30	Pharmacia	Tbl.	Tamoxifen	10/20/30
Nolvadex 10 mg/-20 mg/-30 mg/-40 mg	AstraZeneca	Filmtbl.	Tamoxifen	10/20/30/40
Nourytam 20 mg/-30 mg	Nourypharma	Filmtbl.	Tamoxifen	20/30
Tamokadin 10 mg/-20 mg/-30 mg	Kade	Tbl.	Tamoxifen	10/20/30
Tamopham 20 mg	PHAMOS	Tbl.	Tamoxifen	20

▼

Arzneimittel	Hersteller	Darreichungsform	Zusammensetzung	Dosis [µg/Tag]
Tamox 10/-20/-30/-40--1 A Pharma	1 A Pharma	Filmtbl.	Tamoxifen	10/20/30/40
Tamox 10 mg/-20 mg/-30 mg AbZ	AbZ-Pharma	Tbl.	Tamoxifen	10/20/30
Tamoxasta 20	Baxter Oncology	Tbl.	Tamoxifen	20
Tamox-GRY 10/-20/-30/-40	GRY	Filmtbl.	Tamoxifen	10/20/30/40
Tamoxifen 10/-20/-30/-40 cell pharm	cell pharm	Tbl.	Tamoxifen	10/20/30/40
Tamoxifen 10/-20/-30/-40 Heumann	Heumann	Tbl.	Tamoxifen	10/20/30/40
Tamoxifen 10/-20/-30/-40 Hexal	Hexal/OncoHexal	Filmtbl.	Tamoxifen	10/20/30/40
tamoxifen 10/-20/-30/-40 von ct	ct-Arzneimittel	Tbl.	Tamoxifen	10/20/30/40
Tamoxifen 10 mg/-20 mg/-30 mg	medac	Tbl.	Tamoxifen 10/20/30	
Tamoxifen AL 10/-20/-30	ALIUD PHARMA	Tbl.	Tamoxifen	10/20/30
Tamoxifen beta 10/-20/-30	betapharm	Filmtbl.	Tamoxifen	10/20/30
Tamoxifen-biosyn 20 mg	biosyn	Filmtbl.	Tamoxifen	20
Tamoxifen NC 20 mg/-30 mg	Neocorp	Tbl.	Tamoxifen	20/30
Tamoxifen-ratiopharm 10/-20/-30/-40	ratiopharm	Tbl.	Tamoxifen	10/20/30/40
Tamoximerck 20 mg/-30 mg	Merck dura	Tbl.	Tamoxifen	20/30
Tamoxistad 1 0 mg/-20 mg/-30 mg/-40 mg	STADA	Tbl.	Tamoxifen	10/20/30/40
TAMOX-PUREN 10/-20/-30/-40	ALPHARMA-ISIS	Filmtbl.	Tamoxifen	10/20/30/40
Tamox-TEVA 10 mg/-20 mg/-30 mg/-40 mg	TEVA Generics	Tbl.	Tamoxifen	10/20/30/40
Zemide 10/-20/-40/-30	ALPHARMA-ISIS	Tbl. Filmtbl.	Tamoxifen Tamoxifen	10/20/40 30
Fareston 60 mg	Baxter Oncology	Tbl.	Toremifen	60
EVISTA	Lilly	Filmtbl.	Raloxifen	60

25.4.2 Präparate zur Follikelreifung und Ovulationsauslösung

Arzneimittel	Hersteller	Darreichungsform	Zusammensetzung	Dosis [mg]
Clomhexal 50	Hexal	Tbl.	Clomifencitrat	50
Clomifen GALEN	GALENpharma	Tbl.	Clomifencitrat	50
Clomifen-ratiopharm	ratiopharm	Tbl.	Clomifencitrat	50

25.4.3   Aromatasehemmstoffe

Arzneimittel	Hersteller	Darreichungsform	Zusammensetzung	Dosis [mg]
Orimeten	Novartis Pharma	Tbl.	Aminoglutethimid	250
Fludestrin	Bristol-Myers Squibb	Tbl.	Testolacton	50
Arimidex	AstraZeneca	Filmtbl.	Anastrozol	1
AROMASIN	Pharmacia	Filmtbl.	Exemestan	25
Femara	Novartis Pharma	Filmtbl.	Letrozol	2,5
Lentaron Depot	Novartis Pharma	Trockensubstanz + Suspensionsmittel	Formestan	250

25.5   Androgene und Anabolika

25.5.1   Androgene

Arzneimittel	Hersteller	Darreichungsform	Zusammensetzung	Dosis
Andriol	Organon	Kps.	Testosteronundecanoat	40 mg
ANDRODERM 2,5 mg	AstraZeneca/Promed	Membranpfl.	Testosteron	2,5 mg/Tag
Testogel 25/50 mg	Jenapharm	Gel	Testosteron	25/50 mg
Testosteron Depot 250 mg Eifelfango	Eifelfango	Inj.-Lsg.	Testosteronenantat	250 mg/ml
Testosteron-Depot JENAPHARM	Jenapharm	Inj.-Lsg.	Testosteronenantat	250 mg/ml
Testosteron Depot-Rotexmedica	Rotexmedica	Inj.-Lsg.	Testosteronenantat	250 mg/ml
Testosteron propionat 50 mg Eifelfango	Eifelfango	Inj.-Lsg.	Testosteronpropionat	50 mg/ml
Testoviron-Depot-250	Schering	Inj.-Lsg.	Testosteronenantat	250 mg/ml

25.5.2   Anabolika

Arzneimittel	Hersteller	Darreichungsform	Zusammensetzung	Dosis
Arzneimittel	Hersteller	Darreichungsform	Zusammensetzung	Dosis
Deca-Durabolin 25 mg/-50 mg	Organon	Fertigspritze	Nandrolondecanoat	25 mg/50 mg/ml
Megagrisevit mono	Pharmacia	Tbl. Inj.-Susp.	Clostebolacetat	15 mg 10 mg/1,5 ml
Primobolan S	Schering	Tbl.	Metenolon 17-acetat	25 mg
Primobolan Depot	Schering	Inj.-Lsg.	Metenolon 17-enantat	100 mg/ml

Arzneimittel	Hersteller	Darreichungsform	Zusammensetzung	Dosis
Deca-Durabolin 25 mg/-50 mg	Organon	Fertigspritze	Nandrolondecanoat	25 mg/50 mg/ml
Megagrisevit mono	Pharmacia	Tbl. Inj.-Susp.	Clostebolacetat	15 mg 10 mg/1,5 ml
Primobolan S	Schering	Tbl.	Metenolon 17-acetat	25 mg
Primobolan Depot	Schering	Inj.-Lsg.	Metenolon 17-enantat	100 mg/ml

25.6 Antiandrogene

Arzneimittel	Hersteller	Darreichungsform	Zusammensetzung	Dosis
Androcur/-10	Schering	Tbl.	Cyproteronacetat	50 mg/10 mg
Androcur Depot	Schering	Inj.-Lsg. i.m.	Cyproteronacetat	300 mg/3 ml
Cyproteronacetat-GRY 50 mg	GRY	Tbl.	Cyproteronacetat	50 mg
Virilit	Jenapharm	Tbl.	Cyproteronacetat	50 mg
Kombinationen s. Kontrazeptiva (▶ Abschn. 25.3.1)				
Diane-35	Schering	Drg.	Cyproteronacetat Ethinylestradiol	2 mg 0,035 mg
Gestamestrol N	Hermal	Drg.	Chlormadinonacetat Mestranol	2 mg 0,05 mg
Valette	Jenapharm	Drg.	Dienogest Ethinylestradiol	2 mg 0,03 mg
Yasmin	Schering	Filmtbl.	Ethinylestradiol Drospirenon	0,03 mg 3 mg

Zweistufenpräparate

Arzneimittel	Hersteller	Darreichungsform	Zusammensetzung	Dosis 1.Stufe [mg]	2. Stufe [mg]
Neo-Eunomin	Grünenthal	Filmtbl.	Chlormadinonacetat Ethinylestradiol	1 0,05	2 0,05

Indikation: Prostatakarzinom

Arzneimittel	Hersteller	Darreichungsform	Zusammensetzung	Dosis [mg]
Apimid	Apogepha	Tbl.	Flutamid	250
Flumid	Hexal/OncoHexal	Tbl.	Flutamid	250
Fluta 250-1 A Pharma	1 A Pharma	Tbl.	Flutamid	250
FLUTA-cell 250	cell pharm	Tbl.	Flutamid	250

▼

Arzneimittel	Hersteller	Darreichungsform	Zusammensetzung	Dosis [mg]
Fluta-GRY	GRY	Tbl.	Flutamid	250
Flutamid 250 Heumann	Heumann	Tbl.	Flutamid	250
Flutamid acis 250	acis	Tbl.	Flutamid	250
Flutamid AL 250	ALIUD Pharma	Tbl.	Flutamid	250
Flutamid-biosyn	biosyn	Tbl.	Flutamid	250
Flutamid Kanoldt	Abbott	Tbl.	Flutamid	250
Flutamid-ratiopharm	ratiopharm	Tbl.	Flutamid	250
Flutamid STADA	STADA	Tbl.	Flutamid	250
flutamid von ct	ct-Arzneimittel	Tbl.	Flutamid	250
Flutamid WÖRWAG	Wörwag	Tbl.	Flutamid	250
Fugerel	Essex Pharma	Tbl.	Flutamid	250
Prostica	TAD Pharma	Tbl.	Flutamid	250
Prostogenat	Azupharma	Tbl.	Flutamid	250
Testotard	Chephasaar	Tbl.	Flutamid	250
Casodex	AstraZeneca	Filmtbl.	Bicalutamid	50

25.7 Antigonadotropine

Arzneimittel	Hersteller	Darreichungsform	Zusammensetzung	Dosis [mg]
Danazol-ratiopharm 100/-200	ratiopharm	Kps.	Danazol	100/200

25.8 Hypothalamische Releasing-Hormone einschließlich Analoga

25.8.1 Gonadotropin-releasing-Hormone (GnRH)

Arzneimittel	Hersteller	Darreichungsform	Zusammensetzung	Dosis
Kryptocur	Aventis Pharma	Nasenspray	Gonadorelin	2 mg/ml
LHRH Ferring	Ferring Arzneimittel	Inj.-Lsg.	Gonadorelinacetat	0,1 mg/ml
Lutrelef 0,8 mg/-3,2 mg	Ferring Arzneimittel	Trockensubst. + Lsgm. Pulsatil s.c. oder i.v.	Gonadorelinacetat	0,8 mg/3,2 mg
Relefact LH-RH 0,1 mg	Aventis Pharma	Inj.-Lsg.	Gonadorelin	0,1 mg/ml

25.8.2   Corticorelin und Somatorelin

Arzneimittel	Hersteller	Darreichungsform	Zusammensetzung	Dosis
CRH Ferring	Ferring Arzneimittel	Trockensubst. + Lsgm.	Corticorelin	100 µg/ml
GHRH Ferring	Ferring Arzneimittel	Trockensubst. + Lsgm.	Somatorelin	50 µg/ml

25.8.3   TSH-releasing-Hormone (TRH)

Arzneimittel	Hersteller	Darreichungsform	Zusammensetzung	Dosis
Antepan oral	Henning Berlin	Tbl.	Protirelin	40 mg
Antepan nasal	Henning Berlin	Nasenspray	Protirelin	1 mg/Spühstoß
Antepan 200/-400	Henning Berlin	Inj.-Lsg.	Protirelin	200 µg/400 µg/ml
Relefact TRH nasal	Aventis Pharma	Nasenspray	Protirelin	1 mg/Spühstoß
Relefact TRH 200/-400	Aventis Pharma	Inj.-Lsg.	Protirelin	200 µg/400 µg/ml
Thyroliberin oral TRH Merck	Merck	Tbl.	Protirelin	40 mg
Thyroliberin 200/-400 TRH Merck	Merck	Amp.	Protirelin	200 µg/400 µg/2 ml
TRH Berlin-Chemie	Berlin-Chemie	Inj.-Lsg.	Protirelin	200 µg
TRH Ferring	Ferring Arzneimittel	Inj.-Lsg.	Protirelin	200 µg/ml

25.8.4   GnRH-Analoga

Rezeptoragonisten

Arzneimittel	Hersteller	Darreichungsform	Zusammensetzung	Dosis
Enantone-Gyn Monats-Depot	Takeda	Einmalspritze	Leuprorelin	3,57 mg für 1 Monat
Enantone Monats-Depot	Takeda	Einmalspritze	Leuprorelin	3,57 mg
Trenantone	Takeda	Einmalspritze	Leuprorelinacetat	11,25 mg für 3 Monate
Uno-Enantone	Takeda	Inj.-Lsg.	Leuprorelinacetat	1 mg/0,2 ml
Profact Depot 2-/3-Monatsimplantat	Aventis Pharma	Implantat s.c.	Buserelin	6,3 mg/9,45 mg
Profact nasal	Aventis Pharma	Nasenspray	Buserelin	100 µg/Sprühstoß
Profact pro injectione	Aventis Pharma	Inj.-Lsg.	Buserelin	1 mg/ml
Suprecur	Aventis Pharma	Nasenspray	Busrelin	15 mg
Synarela	Pharmacia	Nasenspray	Nafarelin	0,2 mg/Sprühstoß
Zoladex	AstraZeneca	Implantat	Goserelin	3,6 mg für 1 Monat
Zoladex 10,8	AstraZeneca	Implantat	Goserelin	10,8 mg für 3 Monate
Zoladex-Gyn	AstraZeneca	Implantat s.c.	Goserelin	3,6 mg für 1 Monat
Decapeptyl 0,1 mg/-0,5 mg	Ferring Arzneimittel	Inj.-Lsg.	Triptorelinacetat	105 µg/525 µg/ml
Decapeptyl Depot	Ferring Arzneimittel	Einmalspritze	Triptorelin	3,75 mg
Decapeptyl Gyn	Ferring Arzneimittel	Einmalspritze	Triptorelin	3,75 mg

Rezeptorantagonisten

Arzneimittel	Hersteller	Darreichungsform	Zusammensetzung	Dosis [mg]
Cetrotide 0,25 mg/-3 mg	Serono	Pulver + Lsgm.	Cetrorelix	0,25/3
Orgalutran 0,25 mg/0,5 ml	Organon	Inj.-Lsg.	Ganirelix	0,25

25.9 Hypophysen- und Plazentahormone

25.9.1 Kortikotropin (ACTH)

Arzneimittel	Hersteller	Darreichungsform	Zusammensetzung	Dosis [I.E./ml]
Synacthen	Novartis Pharma	Inj.-Lsg.	Tetracosactid (synthet. ACTH)	25
Synacthen Depot 1 mg	Novartis Pharma	Inj.-Susp.	Tetracosactid	100

25.9.2 Thyroidstimulierendes Hormon (TSH)

Arzneimittel	Hersteller	Darreichungsform	Zusammensetzung	Dosis
Thyrogen	Genzyme	Pulver f. Inj.-Lsg.	Thyrotropin	0,9 mg

25.9.3 Gonadotropine: urinäre Hypophysengonadotropine, Follitropin (FSH) und Lutropin (LH)

Arzneimittel	Hersteller	Darreichungsform	Zusammensetzung	Dosis
Fertinorm HP 75 I.E./-HP 150 I.E. (hochgereinigt)	Serono	Pulver + Lsgm.	Urofollitropin (FSH)	75 I.E./150 I.E.
Gonal-F 37,5 I.E./-75 I.E./-150 I.E./-600 I.E.	Serono	Pulver + Lsgm.	Follitropin alpha (FSH)	37,5/75/150/600 I.E./ml
Humegon	Organon	Trockensubst. + Lsgm.	Urogonadotropin	Entspr. 75 I.E. FSH + 75 I.E. LH
Luveris 75 I.E.	Serono	Pulver + Lsgm.	Lutropin alpha (LH)	75 I.E.
Menogon/-HP (hochgereinigt)	Ferring Arzneimittel	Trockensubst. + Lsgm.	Menotropin (hMG)	Entspr. 75 I.E. FSH + 75 I.E. LH
Pergonal	Serono	Pulver + Lsgm.	Menotropin (hMG)	Entspr. 75 I.E. FSH + 75 I.E. LH
Puregon 50 I.E./0,5 ml/-75 I.E./0,5 ml/ -100 I.E./0,5 ml/-150 I.E./0,5 ml /-200 I.E./0,5 ml/-300 I.E./ 0,36 ml/-600 I.E./0,72 ml	Organon	Inj.-Lsg.	Follitropin beta (FSH)	s. links

25.9.4   Choriongonadotropine (hCG)

Arzneimittel	Hersteller	Darreichungsform	Zusammensetzung	Dosis
Choragon 1500/-5000	Ferring Arzneimittel	Trockensubst. + Lsgm.	Choriongonadotropin	1500 I.E/5000 I.E
Ovitrelle 250 Mikrogramm	Serono	Pulver + Lsgm.	Choriongonadotropin alpha	250 μg
Predalon 500 I.E./-5000 I.E.	Organon	Trockensubst. + Lsgm.	Choriongonadotropin	500 I.E./5000 I.E.
Pregnesin 5000 I.E.	Serono	Pulver + Lsgm.	Choriongonadotropin	5000 I.E.

25.10   Prolaktinhemmer

Arzneimittel	Hersteller	Darreichungsform	Zusammensetzung	Dosis
Bromocrel 2,5	Hexal/Neuro Hexal	Tbl.	Bromocriptinmesilat	2,5 mg
bromocriptin 2,5 von ct	ct-Arzneimittel	Tbl.	Bromocriptinmesilat	2,5 mg
Bromocriptin beta 2,5	betapharm	Tbl.	Bromocriptinmesilat	2,5 mg
Bromocriptin-ratiopharm 2,5	ratiopharm	Tbl.	Bromocriptinmesilat	2,5 mg
Bromocriptin-TEVA 2,5 mg	TEVA Generics	Tbl.	Bromocriptinmesilat	2,5 mg
kirim gyn	Taurus Pharma	Tbl.	Bromocriptinmesilat	2,5 mg
Pravidel 2,5 mg	Novartis Pharma	Tbl.	Bromocriptinmesilat	2,5 mg
Dopergin-0,2	Schering	Tbl.	Lisuridmaleat	0,2 mg
Dostinex	Pharmacia	Tbl.	Cabergolin	0,5 mg
Liserdol	TEOFARMA	Filmtbl.	Metergolin	4 mg
Norprolac 25 μg/-50 μg/-75 μg/-150 μg	Novartis Pharma	Tbl.	Quinagolid	25/50/75/150 μg

25.11   Glukokortikoide zur Androgensuppression und für Hemmtests

Arzneimittel	Hersteller	Darreichungsform	Zusammensetzung	Dosis [mg]
Celestamine N 0,5	Essex Pharma	Tbl.	Betamethason	0,5
Dexamethason 0,5 mg/-1,5 mg/ -4 mg/-8 mg GALEN	GALENpharma	Tbl.	Dexamethason	0,5/1,5/4/8
Dexamethason 0,5 mg/-1,5 mg/ -4 mg/-8 mg JENAPHARM	Jenapharm	Tbl.	Dexamethason	0,5/1,5/4/8
Dexamonozon 0,5/-1,5 mg	Medice	Tbl.	Dexamethason	0,5/1,5
Fortecortin 0,5/-1,5/-4/-8 mg	Merck	Tbl.	Dexamethason	0,5/1,5/4/8
Hydrocortison 10 mg JENAPHARM	Jenapharm	Tbl.	Hydrocortison	10

25

Arzneimittel	Hersteller	Darreichungsform	Zusammensetzung	Dosis [mg]
Hydrocortison Hoechst	Aventis Pharma	Tbl.	Hydrocortison	10
Hydrocutan Tabletten 10 mg	Dermapharm	Tbl.	Hydrocortison	10
MEDRATE 2/-4/-16/-100	Pharmacia	Tbl.	Methylprednisolon	2/4/16/100
Methylprednisolon 4 mg/-8 mg/ -16 mg JENAPHARM	Jenapharm	Tbl.	Methylprednisolon	4/8/16
Methylprednisolon acis 4 mg/-8 mg/-16 mg	acis	Tbl.	Methylprednisolon	4/8/16
Metypred 4 mg/-8 mg/ -16 mg GALEN	GALENpharma	Tbl.	Methylprednisolon	4/8/16
Metysolon 4 mg/-8 mg/-16 mg	Dermapharm	Tbl.	Methylprednisolon	4/8/16
Predni M Tablinen 4 mg/-8 mg/-16 mg	Lichtenstein	Tbl.	Methylprednisolon	4/8/16
Urbason 4 mg/-8 mg/-16 mg/-40 mg	Aventis Pharma	Tbl.	Methylprednisolon	4/8/16/40
Decortin 1 mg/-5 mg/-20 mg/-50 mg	Merck	Tbl.	Prednison	1/5/20/50
Prednison 5 mg/-20 mg/-50 mg GALEN	GALENpharma	Tbl.	Prednison	5/20/50
Prednison 5 mg ‚Sanhelios'	Börner	Tbl.	Prednison	5
Prednison acis 5 mg/-20 mg/-50 mg	acis	Tbl.	Prednison	5/20/50
Prednison-ratiopharm 5 mg	ratiopharm	Tbl.	Prednison	5
Predni Tablinen 5 mg	Lichtenstein	Tbl.	Prednison	5
Decortin H 1 mg/-5 mg/-20 mg/-50 mg	Merck	Tbl.	Prednisolon	1/5/20/50
Dermosolon 5 mg/-10 mg/-20 mg/-50 mg	Dermapharm	Tbl.	Prednisolon	5/10/20/50
duraprednisolon 5 mg	Merck dura	Tbl.	Prednisolon	5
hefasolon	Hefa Pharma	Tbl.	Prednisolon	5
Predni H Tablinen 5 mg/-20 mg/-50 mg	Lichtenstein	Tbl.	Prednisolon	5/20/50
Prednisolon 1 mg/-5 mg/ -20 mg/-50 mg JENAPHARM	Jenapharm	Tbl.	Prednisolon	1/5/20/50
Prednisolon 1 mg GALEN	GALENpharma	Tbl.	Prednisolon	1
Prednisolon 2,5/-5-Rotexmedica	Rotexmedica	Tbl.	Prednisolon	2,5/5
Prednisolon 2 mg/-5 mg/ -20 mg/-50 mg GALEN	GALENpharma	Tbl.	Prednisolon	2/5/20/50
Prednisolon 5 mg ‚Sanhelios'	Börner	Tbl.	Prednisolon	5
Prednisolon acis 5 mg/-10 mg/-20 mg/-50 mg	acis	Tbl.	Prednisolon	5/10/20/50
Prednisolon-ratiopharm 5/-50 Tabletten	ratiopharm	Tbl.	Prednisolon	5/50

25.12 Mineralokortikoide

Arzneimittel	Hersteller	Darreichungsform	Zusammensetzung	Dosis [mg]
Astonin H	Merck	Tbl.	Fludrocortison	0,1
Fludrocortison	Bristol-Myers Squibb	Tbl.	Fludrocortisonacetat	0,1

25.13 Schilddrüsenhormone

Arzneimittel	Hersteller	Darreichungsform	Zusammensetzung	Dosis
Berlthyrox 50/-100/-150	Berlin-Chemie	Tbl.	Levothyroxin-Natrium	50/100/150 µg
Eferox 25/-50/-75/-100/-125/-150	Hexal	Tbl.	Levothyroxin-Natrium	25/50/75/100/125/150 µg
Euthyrox 25 µg/-50 µg/-75 µg/ -100 µg/125 µg/-150 µg/ -175 µg/-200 µg/-300 µg	Merck	Tbl.	Levothyroxin-Natrium	25/50/75/100/125/150/ 175/200/300 µg
L-Thyroxin Henning 25/-50/-75/ -100/-125/-150/-175/-200	Henning Berlin	Tbl.	Levothyroxin-Natrium	25/50/75/100/125/ 150/175/200 µg
L-Thyroxin Henning depot	Henning Berlin	Ret.-Tbl.	Levothyroxin-Natrium	1 mg
L-Thyroxin Henning inject.	Henning Berlin	Trockensubst. + Lsgm.	Levothyroxin-Natrium	0,5 mg
Thevier 50/-100	GlaxoSmithKline	Tbl.	Levothyroxin-Natrium	50/100 µg
Thybon 20/-100 Henning	Henning Berlin	Tbl.	Liothyronin	20/100 µg
Thyrotardin-inject. N	Henning Berlin	Trockensubst. + Lsgm.	Liothyronin	0,1 mg
Trijodthyronin BC 50	Berlin-Chemie	Tbl.	Liothyronin	50 µg
Kombinationen				
Jodthyrox	Merck	Tbl.	Levothyroxin-Natrium Kaliumiodid	100 µg 100 µg
Novothyral 25/-75/-100	Merck	Tbl.	Levothyroxin-Natrium Liothyronin	25/75/100 µg 5/15/20 µg
Prothyrid	Henning Berlin	Tbl.	Levothyroxin-Natrium Liothyronin	100 µg 10 µg
Thyreocomb N	Berlin-Chemie	Tbl.	Levothyroxin Kaliumiodid	70 µg 150 µg
Thyreotom/-forte	Berlin-Chemie	Tbl.	Levothyroxin Liothyronin	40/120µg 10/30 µg
Thyronajod 50/-75/-100/-125 Henning	Henning Berlin	Tbl.	Levothyroxin-Natrium Kaliumiodid	50/75/100/125 µg 150 µg
Thyroxin-T3 »Henning«	Henning Berlin	Tbl.	Levothyroxin-Natrium Liothyronin	100 µg 20 µg

25.14   Sonstige Präparationen

25.14.1   Metoclopramid
für Prolaktinstimulationstest

Arzneimittel	Hersteller	Darreichungsform	Zusammensetzung	Dosis [mg/ml]
Cerucal-Inject	Temmler Pharma	Inj.-Lsg.	Metoclopramid	10/2
Gastronerton	Dolorgiet	Inj.-Lsg. i.m./i.v.	Metoclopramid	10/2
Gastrosil 10/-50 Amp.	Heumann	Inj.-Lsg.	Metoclopramid	10/2/50/10
MCP von ct SF sulfitfrei	ct-Arzneimittel	Inj.-Lsg.	Metoclopramid	10/2
MCP Hexal injekt	Hexal	Inj.-Lsg.	Metoclopramid	10/2
MCP-ratiopharm SF/-50 SF	ratiopharm	Inj.-Lsg.	Metoclopramid	10/2/50/10
Paspertin 10 mg/2 ml/-50 mg/10 ml	Solvay Arzneimittel	Inj.-Lsg.	Metoclopramid	10/2 und 50/10

Stichwortverzeichnis